儿童发育行为心理

评|定|量|表 第 2 版

Rating Scales for Children's
Developmental Behavior and
Mental Health

主编 杨玉凤

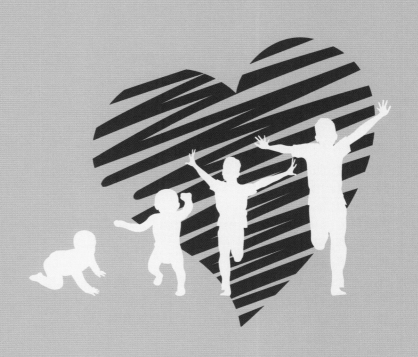

人民卫生出版社
·北 京·

图书在版编目（CIP）数据

儿童发育行为心理评定量表 / 杨玉凤主编 . —2 版
. —北京：人民卫生出版社，2023.3（2024.2重印）
ISBN 978-7-117-34295-7

Ⅰ. ①儿⋯　Ⅱ. ①杨⋯　Ⅲ. ①儿童 – 行为发育 – 心理
影响 – 评估　Ⅳ. ①R339.31

中国版本图书馆 CIP 数据核字（2022）第 248170 号

人卫智网　www.ipmph.com	医学教育、学术、考试、健康，购书智慧智能综合服务平台	
人卫官网　www.pmph.com	人卫官方资讯发布平台	

儿童发育行为心理评定量表
Er'tong Fayu Xingwei Xinli Pingding Liangbiao
第 2 版

主　　编：杨玉凤
出版发行：人民卫生出版社（中继线 010-59780011）
地　　址：北京市朝阳区潘家园南里 19 号
邮　　编：100021
E － mail：pmph @ pmph.com
购书热线：010-59787592　010-59787584　010-65264830
印　　刷：天津市光明印务有限公司
经　　销：新华书店
开　　本：889×1194　1/16　印张：57　插页：4
字　　数：1766 千字
版　　次：2016 年 3 月第 1 版　2023 年 3 月第 2 版
印　　次：2024 年 2 月第 3 次印刷
标准书号：ISBN 978-7-117-34295-7
定　　价：189.00 元

打击盗版举报电话：**010-59787491**　　E-mail：WQ @ pmph.com
质量问题联系电话：**010-59787234**　　E-mail：zhiliang @ pmph.com
数字融合服务电话：**4001118166**　　E-mail：zengzhi @ pmph.com

编|委|名|单

万宇辉	安徽医科大学公共卫生学院	李文藻	陆军军医大学第二附属医院
万国斌	深圳市妇幼保健院	李生慧	上海交通大学医学院
王　佳	空军军医大学唐都医院	李胜利	中国残疾人联合会
王　琳	首都儿科研究所	李瑞莉	首都儿科研究所
王　葵	中国科学院心理研究所	杨　红	复旦大学附属儿科医院
王文强	厦门市精神卫生中心	杨　峰	深圳市人民医院
王争艳	首都师范大学心理学院	杨玉凤	西安交通大学第二附属医院
王惠珊	中国疾病预防控制中心	杨世昌	新乡医学院第二附属医院
王惠梅	山西省儿童医院	杨志伟	深圳市康宁医院
王媛婕	天津中医药大学护理学院	杨斌让	深圳市儿童医院
尤黎明	中山大学护理学院	吴汉荣	华中科技大学同济医学院
卜晓燕	上海市妇幼保健中心	吴至凤	陆军军医大学第二附属医院
石淑华	华中科技大学同济医学院	何守森	山东省妇幼保健院
史　惟	复旦大学附属儿科医院	迟　霞	南京市妇幼保健院
代　英	重庆医科大学附属儿童医院	张　悦	中国疾病预防控制中心
冯围围	中国疾病预防控制中心	张　嵘	北京大学神经科学研究所
曲成毅	山西医科大学	张　翔	兴义民族师范学院教育科学学院
吕　晔	西安交通大学第二附属医院	张劲松	上海交通大学医学院附属新华医院
朱大乔	上海交通大学护理学院	张雨平	陆军军医大学第二附属医院
刘　可	中山大学护理学院	张显达	中国香港教育大学
刘　灵	西安交通大学第二附属医院	陈　佳	湛江妇幼保健院
刘　婧	北京大学第六医院	陈育智	首都儿科研究所
刘国艳	深圳大学师范学院	邵　智	重庆市第九人民医院
刘海琴	西安交通大学第二附属医院	范琼丽	陆军军医大学第二附属医院
衣明记	青岛大学附属医院	尚　磊	空军军医大学
关宏岩	首都儿科研究所	罗学荣	中南大学湘雅二医院
江　帆	上海交通大学医学院	金星明	上海交通大学医学院附属
花　静	上海市第一妇婴保健院		上海儿童医学中心
苏林雁	中南大学湘雅二医院	郑　毅	首都医科大学附属北京安贞医院
杜亚松	上海交通大学医学院附属精神卫生中心	赵聪敏	陆军军医大学第二附属医院
李　明	北京大学第一医院	胡国清	中南大学湘雅公共卫生学院
李　燕	山东第一医科大学第一附属医院	胡炳正	洛阳师范学院
李开东	成都市妇女儿童中心医院	柯晓燕	南京脑科医院

主 | 编 | 简 | 介

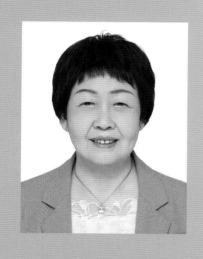

杨玉凤　研究员,主任医师,硕士研究生导师,曾任西安交通大学第二附属医院儿童行为及发育儿科学研究室主任、儿科教研室副主任;《中国儿童保健杂志》创办人、编辑部主任。现任《中国儿童保健杂志》主编。

社会兼职:联合国儿童基金会(United Nations International Children's Emergency Fund,UNICEF)项目专家委员会专家;国家关心下一代工作委员会专家;中国疾病预防控制中心儿童保健中心儿童保健专家;国家卫生健康委员会及陕西省卫生健康委员会儿童早期发展基地评审委员会专家;中国优生优育协会婴幼儿照护与发展专业委员会副主任委员;中国妇幼保健协会妇幼健康教育专业委员会原副主任委员;中华预防医学会儿童保健分会原副主任委员、儿童心理行为学组原组长;中国优生优育协会儿童发育专业委员会原副主任委员;陕西省预防医学会儿童保健专业委员会原主任委员;陕西省优生优育协会常务理事;西安市营养学会名誉会长及妇幼营养分会主任委员;以及中国妇幼保健协会高危儿健康管理专业委员会、托幼机构儿童保健专业委员会、孤独症康复专业委员会、高危儿健康管理专业委员会顾问;中国优生优育协会婴幼儿养育照护专业委员会、儿童脑科学专业委员会顾问;中国妇幼健康研究会等多个学术组织的顾问;曾担任过《中国妇幼健康研究》《中华临床医药杂志》《中国实用儿科杂志》《儿童与健康》《妈咪宝贝》《妈妈宝宝》等多本杂志的编委或顾问。主持及参与国家卫生健康委员会、教育部、陕西省等10多项科研课题研究,发表科研论文130余篇,获省、市科技成果奖5次。参加中国疾病预防控制中心儿童保健中心关于儿童保健多个规范的编写,以及各保健学会、学组组织的儿童保健专家共识、指南的编写。

主编的《发育行为儿科手册》《儿童发育行为心理评定量表》《儿童孤独症谱系障碍康复训练指导》均为我国首次发行,副主编全国高等学校规划教材《妇幼心理学》。其中《儿童发育行为心理评定量表》一书,得到了儿童保健、发育行为儿科、儿童精神以及心理工作者的高度评价。共参编全国高等学校教材和科技著作19本,如参编《儿童少年精神医学》第2版、第3版,《儿童发育与行为儿科学》第1版、第2版,《高危儿童保健指导手册》等。举办或承办全国性学术会议18次,全国及省级学习班50多次,参加过百次以上的学术会议讲座及多次健康知识科普讲座活动。

1991年接受申请创办《中国儿童保健杂志》任务,经过前期筹办,于1993年开始出刊,经过三十多年的努力,在国家卫生健康委员会儿童卫生处的领导下,努力把握杂志方向,做好出版计划,认真组织国内著名专家,通过述评和专家笔谈栏目介绍国内外儿童保健的学术动态和发展趋势,对我国儿童保健的学科发展起到了引领和促进的作用,得到了国家卫生和健康委员会、广大作者和读者的一致好评,同时杂志也被国际、国内多家数据库收录。创刊三十多年来,曾二十多次被教育部、中华预防医学会、陕西省新闻出版局等评为优秀期刊,多次被评为国家及省级优秀编辑、编辑贡献奖和十佳主编奖。2007年被中华预防医学会评为"全国优秀科技工作者",2013年获中国优生优育协会"第三届先进个人奉献奖",2021年被评为中华医学会儿科学分会发育行为学组"终身成就奖",2022年获中国儿童保健杂志"终身成就奖"等称号。

第2版 / 序

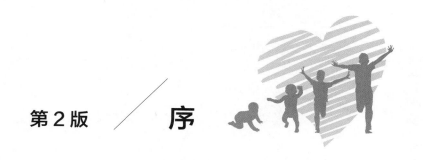

迄今为止，许多发育行为疾病和儿童精神类疾病的病因仍然不完全清楚，多数疾病是由遗传因素与后天环境因素共同作用的结果，这已是不争的事实，给疾病诊断带来了一定的不确定性。尽管目前关于儿童精神类疾病的诊断标准已经有《国际疾病分类》第 11 版（International classification of diseases-11，ICD-11）、《中国精神障碍分类与诊断标准》第 4 版（Chinese Classification and Diagnostic Criteria of Mental Disorders-4，CCMD-4）和《美国精神障碍诊断与统计手册》第 5 版（The Diagnostic and Statistical Manual of Mental Disorders-5，DSM-5），但临床症状评定量表依然是发育行为和儿童精神类疾病诊断的重要参考依据。随着我国儿童保健、发育行为儿科及精神心理专业学科的快速发展，对发育行为心理评定量表的知识需求不断地在增加。量表评定作为一种心理测量技术，对于儿童发育评估、高危儿早期筛查、行为儿科疾病的诊断及康复治疗效果判断方面起到了重要作用。

《儿童发育行为心理评定量表》自 2016 年出版至今，受到了相关工作者的一致好评，对于开展儿童心理行为疾病的诊断和特点评价均具有独特的价值和贡献。书中所介绍的各类量表在临床及学科发展中起到一定的作用：其一，目前国家已经把儿童心理保健纳入基本公共卫生当中，评定量表对于进一步开展健康儿童心理保健的监测工作起到积极作用；其二，许多量表在发育行为疾病筛查、临床诊断、疾病预防及康复治疗工作中均起到极大地促进作用；其三，弥补了我国开展发育行为心理科学研究缺少评定方法的遗憾，有利于开展科学研究与创新；其四，通过量表知识的介绍与学习，对编制本土化量表起到了推动作用，第 2 版共刊出了 260 个量表的介绍，其中新增加的量表多数是我国自主编制的量表。

进入 21 世纪以来，世界各国都已清楚地认识到，国家强盛凭科技实力，科技发展靠人才，人才的培养要从娃娃抓起。联合国儿童基金会和世界卫生组织在涉及儿童发展目标中均指出：儿童保健工作不仅仅是要消除疾病和致病因素对儿童的伤害，同时要保障并促进儿童获得体格、社会-情绪，以及认知-语言能力的全面发展。早期发展的最终目标就是要帮助儿童发挥最大的潜能，通过提高人口综合素质，最终达到国家发展的目标和人类全程健康。儿童早期发展就是遵循着"评估-发展-再评估-再发展"过程。婴幼儿养育照护与儿童早期发展工作得到了国家前所未有的重视，儿童发育监测，高危儿早期筛查、康复训练效果的评定，均需要评定量表作依据，量表评定已经成为儿童保健、托育及临床工作者必须掌握的一种技能，因此，临床医生对量表的需求量还会迅速增大。

第 2 版《儿童发育行为心理评定量表》是一本理论与应用价值兼备的书籍。是杨玉凤主编不辞辛苦，经过辛勤努力，在第 1 版基础上又增加了 100 余个新量表，特别是增加目前开展工作急需要的儿童早期发展、依恋与亲子互动、回应性照护、运动行为，以及养育能力、孤独症谱系障碍筛查与诊断等量表。尽可能为儿童的养育保健、临床、康复和科研使用提供更多的评定方法和判断依据。相信第 2 版会得到广大相关工作者更大的青睐！

姚凯南

2023 年 2 月

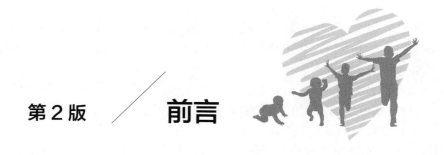

第2版 / 前言

《儿童发育行为心理评定量表》首版于2016年出版,得到了广大儿童保健、发育行为儿科、儿童心理工作者的一致好评,极大地促进了我国儿童心理保健和发育行为儿科临床业务的开展和学科的发展。该书也成为开展儿童发育行为评定、临床诊断、咨询康复效果评估和科学研究必不可缺的工具书,弥补了我国开展发育行为心理工作和科学研究缺少症状评估方法的遗憾。从2016年出版至今,已几次印刷,但仍不能满足广大医务工作者的需求。

为了更好地促进儿童心理行为保健和行为心理疾病防治工作的开展,我们从2020年起再次组织全国多位专家,在第1版原有的量表小幅度调整的基础上,编写了第2版。新书中所刊出的症状评定量表按类别分为13章37节,除第1章为发育行为心理评定量表的基础知识外,其余章节共计包含260个量表,增加新量表(含问卷与检核表)115个(占44.2%)。内容包括从新生儿到18岁儿童的发育进程、各种能力、行为与症状、行为障碍疾病、气质与人格、情绪发展与社会性、心理健康与自我意识、社会生活适应及应对方式、忽视虐待与成瘾、神经心理与精神评定、健康危险行为与临床疾病、社会与家庭养育等13大类症状评定量表。

第2版《儿童发育行为心理评定量表》选录的量表遵循以下5项原则:

1. 量表的研制或修订过程符合心理测验编制程序,并且这些量表具有较好的信度和效度,或在国内临床使用被业内人士认可。

2. 所选量表已经在国际国内心理学专业期刊或儿童保健杂志公开发表。

3. 能力及认知类量表由于其性质所决定,量表仅有介绍而无量表内容。

4. 为了更好地维护编制者的著者权或专利,所刊出的各类量表根据编制者自愿的原则,决定是否公布量表内容。书中量表的几种介绍形式(部分量表缺少评判界值或维度内容)均被认可。欲使用者可与其编制者或修订者联系。敬请理解。

5. 量表应用者应经过培训学习,了解量表的概况、相关理论、内容结构特点、信度与效度、年龄范围和评分方法以及临床应用情况,经考核合格后方可开展量表的测评工作。

第2版《儿童发育行为心理评定量表》内容上的特点:

1. 本书较第1版内容新且全面。儿童心理行为发育保健应是儿童保健工作的核心,儿童从小养成良好的生活习惯、行为习惯、情绪等早期发展及道德意识等这些综合素质,直接关系到国家将来的综合国力和国际竞争力,也是世界公认的消灭贫困最有效的途径。我国儿童青少年占总人口的20%,但却代表着中国100%的未来。党和政府高度关注儿童的早期健康发展,通过开展儿童早期发展的最终目标帮助儿童发挥最大的潜能,通过提高人口综合素质,最终达到国家发展和人类全程健康的目标。而早期发展本身就是遵循着评估-发展-再评估-再发展的过程。因此,本书新增加的量表更符合当前形势发展的需要,特别是增加了目前急需的儿童早期发展、依恋、亲子互动、回应性照护、养育环境及类型、幼儿创造性人格倾向、认知发育、运动行为等量表,尽可能为开展儿童早期发展和科研工作提供方便。

2. 第2版增加了国家重点关注的儿童发育行为障碍性疾病的临床症状评定量表,如儿童孤独症谱系障碍(autism spectrum disorder,ASD)、注意缺陷多动障碍(attention deficit and hyperactive disorder,ADHD)、婴幼儿睡眠行为与障碍、儿童饮食行为问题及临床疾病的筛查和诊断量表等。如本书介绍的 ASD 症状评定量表达到 24 个，较上版增加了 12 个新量表（包括筛查与诊断量表），而且细化到 ASD 儿童的饮食行为和刻板行为等各类表现。

3. 党和政府提出"要解决好婴幼儿照护和儿童早期教育服务民生问题"的目标，为更好地实现这一目标，新版增加了父母的养育能力、家庭喂养、育儿效能及育儿压力类的评定量表，为更好地开展早期发展和养育照护服务工作提供帮助。

4. 本书增加的新量表多（占 42.6%），涉及的内容更广泛、更丰富，而且多数是我国自主编制的量表，全书共介绍各类量表共计 277 个。参编人员队伍庞大，多达 200 余名心理专家与医务工作者，仅编委就 95 人，该书是大家共同努力劳动的结晶。

鉴于第 2 版所涵盖量表的编制者和修订者的慷慨奉献，以及辛勤劳动才使得本书得以出版，给使用者提供了获取这些量表的更方便途径，在此，我仅代表即将学习使用的读者向量表的编制者和修订者表示崇高的敬意和衷心的感谢！同时也希望使用者运用这些量表总结发表研究成果或论文时，在其方法中能写出量表的来源和编制者、修订者的姓名，他们也真心希望自己的研究成果得到更广泛的应用。由于本书的编委会人数受限，不能将所有编者的姓名全部列出，敬请谅解。但是，在每一个量表的后面都将所有提供的编者姓名全部保留。在此，也一并向大家的辛勤劳动致谢！

第 2 版《儿童发育行为心理评定量表》是有关儿童发育行为心理评定量表的工具书，其重点是儿童的发育和行为心理症状量表的介绍。由于编写时间短，工作量大，难免收集评定量表不够全面，不能满足所有使用者的需求，本书出版之际，恳切希望广大读者在阅读过程中不吝赐教，欢迎发送邮件至邮箱 renweifuer@pmph.com，或扫描封底二维码，关注"人卫儿科学"，对我们的工作予以批评指正，以期再版修订时进一步完善，更好地为大家服务。

杨玉凤

2023 年 2 月

目录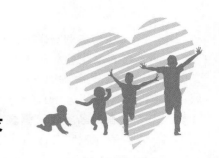

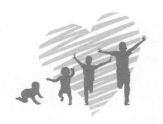

第一章

发育行为心理评定量表的基础知识

儿童发育行为心理量表评定是一种测量技术，是被用来取得儿童发育行为心理变化的数据，比较、鉴别和评定不同个体之间的差异，或同一个体在不同时间、不同条件或不同情景下差异比较、鉴别和评定的一种技术。

当前，我国正处在一个快速发展的转型时期，国家发达强盛有赖于科学发展，科学发展进步有赖于大量德才兼备的高科技人才，而人才的培养应从儿童抓起，这是为社会储备建设人才的大事，只有这样才能使我国成为世界强国。然而随着人民生活水平的不断提高，儿童的体质在逐渐增强，躯体疾病的发病率逐年下降，但发育行为心理问题和疾病却不断上升，这已经成为一个不争的事实，也引起了国家、卫生保健专业人员及每一位家长的高度重视。儿童占我国总人口的 20%，但儿童却代表着中国 100% 的未来，为这些儿童保驾护航是我国儿童卫生保健相关专业人员的职责和任务。

我国儿童保健、发育行为儿科及心理专业学科开展，对发育行为心理评定量表的知识需求不断增加，本着这一目的，本书着重介绍开展以上业务工作的人员或从事量表测试工作者必需掌握的发育行为心理量表评定的一般知识，以及各发育年龄阶段（0~18 岁）的认知、情绪、行为、精神、适应能力及心理疾病诊治预防等方面的国内外常用的评定量表，以供大家工作使用时参考。尤其是目前正在大力开展的儿童婴幼儿养育照护和早期发展工作，其本身就遵循着"评估-发展-再评估-再发展过程"，因此，各类量表的评定工作开展尤为重要，需求量迅速增大，量表评定成为许多儿童保健和婴幼儿护理工作者必须掌握的一种技能。

另外，通过第一版的出版，已经明显看到有了发育行为心理量表的评定，极大地促进了我国儿童心理保健和发育行为疾病预防治疗工作的开展；同时，近五年来，通过本书的介绍与学习，对提高我国发育行为心理评定工作者的使用量表与编制本土量表起到了推动作用。下面，本章着重对儿童青少年常用评定量表的基本知识做一介绍。

第一节　发育行为心理评定量表的概论

一、我国儿童青少年发育行为心理学科的发展史

国际上心理卫生工作开展已有一百多年的历史，原本的基本宗旨为："完全从事慈善的、科学的、文艺的、教育的活动，致力于维护世界各国人民的心理健康，增强对精神疾病与心理缺陷的研究、治疗和预防，增进全人类的幸福"。

20 世纪 30 年代初，随着行为评定的兴起，主观的评定量表开始受到重视，量表着重评定外显行为和日常生活中各种情景下的行为表现，如儿童的欺骗、说谎、偷窃、合作性、性心理等。进入 70 年代，评定量

表经过了近半个世纪的发展,编制方法不断完善,种类迅速增加,标志着评定量表已开始进入成熟期。同时,影响人类健康的心理社会因素的各类行为心理评定量表开始具有富于各自特色的手段,评定量表也相继开始大量出现。

我国儿童青少年心理卫生始于 20 世纪 40 年代,最早开展儿童心理卫生的著名心理学专家如丁瓒、陶国泰、龚耀先教授等,所使用的儿童发育行为心理评定量表多是从国外移植、在国内进行标准化常模的量表。随后,到 20 世纪 70—90 年代,我国儿科界的郭迪、林传家、宋维村(中国台湾)、陈作耘(中国香港)、许积德、姚凯南、鲍秀兰、魏书珍等教授率先开展了发育行为儿科。如 1978 年郭迪教授就将美国儿科学院加州分院的入学准备测试在我国重新做了标准化常模,改名为学前儿童能力筛查方案;林传家教授牵头引进并标准化了丹佛儿童发展筛查测验及格塞尔发育诊断量表;1981 年龚耀先教授完成了标准化的韦氏智力测验(Wechsler Intelligence Scale)、艾森克个性量表、儿童适应行为评定量表;宋维村教授在中国台湾修订了中文克氏孤独症行为量表;随后许积德教授完成了图片词汇测试的标准化常模;姚凯南教授完成了中国儿童气质量表、关键数学性诊断算术诊断测验、2~3 岁儿童行为量表等常模。90 年代后国内就有多家单位开展儿童发育行为心理量表的移植再标准化和新编制工作了。同期将原来在中国台湾建立亚洲第一个儿童心理卫生培训基地,迁移到南京脑科医院。陶国泰教授受原国家卫生部委托,80 年代末即开始连续举办"全国儿童心理卫生学习班",为我国各地培养出第一批儿童心理行为保健及疾病防治人员。郭迪和许积德教授在上海新华医院儿童保健科开展了发育行为儿科业务;原西安医科大学于 1988 年成立了我国第一个以"发育行为儿科学"命名的研究室,开启了真正意义上的儿童发育行为心理的临床与研究工作。目前,国内各省已成立了多个从事儿童发育行为心理保健与临床的科室及多个学术团体,比如,1996 年中华预防医学会儿童保健分会姚凯南副主任委员在分会下组建成立了全国第一个儿童心理行为发育学组(简称儿童心理行为学组),并担任第一任组长,第二、三任组长由杨玉凤教授担任,第四任组长交给静进教授。组员也从第一届 4 人增加到第三届的 19 人,到现在的更多人员参加。仅前三届学组就在全国举办了 10 次学术大会和 40 余次的儿童发育行为心理与适宜技术学习班,培养了数千名基层儿童发育行为心理保健医生。2011 年,在中华医学会儿科学分会下又成立了发育行为儿科学组,金星明教授担任第一、二任组长,李廷玉教授担任第三、四任组长。发育行为儿科学组成立后开展了多次学术会议、学术会议及国际国内学术交流活动,为我国的发育行为学科发展和知识普及做出了诸多促进工作。同时,由郑毅教授担任组长的中华精神卫生学会儿童精神卫生学组,由李雪荣、苏林雁和罗学荣教授先后担任主任委员的中国心理卫生学会儿童心理卫生专业委员会,由鲍秀兰教授担任主任委员的中国优生优育协会儿童发育专业委员会,还有小儿神经界、儿童教育心理界,以及各省市的相应机构,均为我国儿童青少年的发育行为心理保健做出了重要贡献。中国疾病预防控制中心妇幼保健中心儿童卫生保健部王惠珊主任在国家卫生和计划生育委员会妇幼司儿童处的领导下,于 2014 年制定了《儿童心理保健技术规范》,同期编制了具有良好信度及效度的《儿童心理行为发育预警征象筛查问卷》,并将儿童心理行为发育保健纳入我国的社区保健服务之中。这些都为推动我国的儿童发育行为心理保健和儿童早期发展与养育照护工作起到了巨大的作用。

近年来,国内的学者们新编制出许多适合于我国国情的儿童评定量表,这些量表具有比较好的代表性、较高的信度和效度,标准化常模为临床提供了一批可靠、有效的测试工具,为我国儿童发育行为心理研究取得可喜的成果。但是,应该看到我国这方面工作起步较晚,与发达国家相比还有一定差距,无论是在量表的种类和数量、还是在量表应用质量上都有待进一步的提高。目前,这些评定量表已在儿童发育行为心理科学研究和临床实践中发挥了重要作用,并在行为心理评定工作中继续占有重要地位。

二、发育行为心理量表评定的意义

发育行为表现和心理现象与物理、生理现象一样,也是客观事物存在的一种现象。其表现和心理现象包括感觉、知觉、记忆、思维、情感、意志、性格、气质、各种能力、个性倾向等现象的总和,以及随儿童年龄变化的情况。

心理测量的内涵

婴儿出生后,运动、语言、情绪、适应、交往等各种行为习惯都和体格发育一样,一直处于不断的发育过程之中,不同的年龄阶段大多数儿童都能达到相应的程度和水平。在儿童发育的过程中,大约有10%~15%的儿童在3岁以内具有某种程度的发育和行为问题,我们称这些儿童为"高危儿"。随年龄增长这一数据还会出现变化,一部分儿童经过康复回归到正常儿童队伍中来,但同时在不同年龄阶段又会出现各种行为心理问题或障碍,到18岁之前最高可达到12%~25%。比如,儿童若到了某一年龄,身高、体重达到了该年龄的水平,而行为心理发育落后于该年龄,或者两者都落后,或者出现与同龄儿童不同的异常行为、心理,我们认为该儿童的发育行为心理出现了问题。如何判断这种状况及其严重程度呢?经过长期的实践研究和争论,科学家们发现可以采用一种测量和数量化分析的技术,这种技术称之为心理测量(psycho logical measurement)。

美国心理学家阿那斯达希(Anastasias)认为:"心理测量实际上就是行为样本客观的和标准化的测量"。近代心理学家桑代克指出:"凡是存在的事物必定具有数量"。测验心理学家麦柯尔补充道:"凡是具有数量的事物都必定可以测量"。在心理测量学上,评定量表是用来量化观察中所得印象的一种测量工具,评定所使用的工具在心理学上称之为"评定量表(测验)"。评定量表是发育行为心理评定中收集资料的重要手段之一,其在儿童发育行为心理保健和疾病诊断的重要作用,就如小儿心脏科医生离不开心电图、呼吸科医生离不开肺部X射线片和计算机断层扫描(computed tomography,CT)一样,量表评定为临床诊断和病情观察可以提供很好的科学依据。

在当前,人们对"健康"这一概念,有了新的认识和理解,由传统的"生物健康模式",转变为"生物-社会-心理健康模式"。现代的医学模式已逐步过渡到"生物-心理-社会医学模式",三者之间相互作用、相互依存。儿童早期的心理社会发展偏离和各种心理障碍不仅影响儿童的生长发育,以及成人期的学习和生活质量,也是儿童伤害易感性的明显预测因子,有行为问题的儿童是发生伤害的高危人群,也是增加社会、学校和家庭的负担的原因之一。同时,儿童在品德、行为上的严重缺陷,也影响着青少年的社会适应不良、精神疾病的发生和违法犯罪行为,多种反社会行为均可追溯至儿童期的心理不健全。因此,儿童期心理发展对整个一生都将产生重要而深远的影响。

随着我国体制的转轨,社会变革的逐渐深入,对儿童群体的冲击越来越大,学习压力、竞争压力、家庭和社会压力导致儿童心理卫生问题持续上升。以北京为例,1984年北京地区儿童行为问题检出率为8.3%,1993年为12.9%,2005年上升至16.4%。不同地区城乡儿童行为问题的检出率可能存在一定差异,但均相对较高,为11.1%~43.6%。留守儿童、单亲儿童、不和谐家庭的儿童心理行为问题尤其突出。周晓彬、陈红慧等学者采用Achenbach儿童行为量表分别在我国青岛、南宁、珠海等地托幼园所的调查,儿童心理行为问题检出率为14.17%~24.8%。

近年关于儿童孤独症谱系障碍(autistic spectrum disorder,ASD)的研究日益受到重视。2006年第二次全国残疾人抽样调查残疾标准中将儿童孤独症纳入精神残疾范畴。调查结果显示,我国0~6岁精神残疾(含多重)儿童占0~6岁儿童总数的1.10%。近来的研究发现,目前我国儿童ASD的患病率呈增加趋势,其原因除了遗传因素外,环境因素造成的婴儿基因突变也是主要原因之一;另外,DSM-5中对儿童ASD诊断概念的改变和扩展,将症状性孤独症包括在内;还有目前人们对ASD的认识增高,特别是对智能正常的非典型孤独症和Asperger综合征的诊断能力的提高,也不可忽视。非典型孤独症在内的最新的ASD患病率调查显示:6~12岁学龄儿童ASD估计患病率为0.7%。而且不能否认,还有许多ASD儿童没有被发现、诊断,更说不上治疗。中国ASD儿童患者人数和治疗矫正方面都始终面临巨大的挑战。

随着我国经济的发展,城市化进程的加速,农村人口向城市的流动速度呈逐年上升的趋势。这种人口流动的现象,促成了流动和留守儿童两大特殊社会群体的产生。目前我国约有2 000多万流动儿童,以户籍为基础的儿童福利政策,导致跟随打工父母来到城市的流动儿童很难享受到正常的城市公共卫生服务,加之父母收入低、生活条件较差、居无定所,对儿童的教育、卫生保健以及身心健康发展造成相当大的影响。有研究发现,农民工子弟学校初中生中各种心理行为问题的检出率为36.02%,高于当地学生的

22.71%,具体表现为学习焦虑、孤独倾向、身体症状、恐怖倾向、冲动倾向共五个维度上的得分相对较高。同时,我国广大农村和边远地区留守儿童总数高达近6 000万,关于留守儿童的心理健康问题,国内早有报道,留守儿童有分离焦虑、情绪障碍、自卑心理和逆反心理、人际交往问题、性格孤僻、心理评价低等心理问题,伴随而来的还有辍学和网络依赖者增多,意外伤害、离家出走、遭受忽视虐待和性侵犯,以及品行障碍和青少年违法者增多等问题。中国7省市农村地区4~7岁留守儿童情绪与行为问题的研究显示:我国目前农村地区留守儿童情绪与行为问题检出率为43.6%;其中,情绪问题检出率为8.3%,品行问题检出率为9.5%,多动、注意不能检出率为8.7%,同伴交往问题检出率为18.9%,反社会行为检出率为16.8%。其他局部地区的调查结果也基本相似。研究还提示男性、低年龄组留守儿童情绪与行为问题检出率较高,是留守儿童群体中的高危人群,应该成为关注的重点。有报道指出,儿童离家与亲戚家居住的时间越长,其发生少年犯罪、高危性行为、药物滥用等发生率增加,且儿童的社会功能整体较差。其实,国外亦有类似的情况。

面对当前儿童存在的发育行为心理问题的逐渐增多,迫切地需要我国儿童行为心理保健、发育行为儿科、儿童心理卫生、精神、教育等临床业务和研究普遍开展起来,对儿童的发育行为心理问题进行及时有效地早期诊断、早期干预治疗,以免发展到危害自己、危害他人、危害社会的难以挽回的地步。对于临床工作者来说,无论是进行心理咨询和心理治疗,还是进行发育行为心理的研究,在此都必须掌握量表评定的基本知识。就像临床医生对患儿做诊断时离不开生化、影像等辅助检查结果作为依据一样重要。

值得注意的是,每一项评定量表都有其使用要求和特点,如量表适用的人群范围、特殊的诊断目的等,因此,要求在开展量表评定之前,必须掌握儿童心理发展的基本知识和常用评定量表使用时的基本知识,才能更好地为广大儿童服务。

儿童健康水平的提高带来了新时期儿童保健工作新的挑战。联合国儿童基金会以及世界卫生组织在涉及儿童发展目标中均指出:"儿童保健工作不仅仅是要消除疾病和致病因素对儿童的伤害,同时要保障并促进儿童获得体格、社会-情绪,以及认知-语言能力的全面发展"。未来社会需要的人才不仅要体格健壮,更需要有良好的心理素质和社会适应能力,健康的心理,这将成为了新世纪人才的重要标志。儿童早期是儿童智力、个性和社会行为发育的关键期和特殊敏感期,这段时期是人类大脑发育的最快时期,也是可塑性最强的时期。国务院刘延东副总理曾说:"儿童早期发展是回报率最高的人力资本投资,应当早投入、多投入,制定法律政策和配置公共资源优先考虑儿童需要"。

通过儿童早期发展的各项已经发现,婴幼儿养育照护是早期发展的基础,是世界公认的消除贫穷代际相传最有效的方法,因此,消除疾病、为儿童健康成长保驾护航,得到国家空前的高度重视。近年,政府已出台多个文件,如《中国儿童发展纲要(2021—2030年)》《健康儿童行动提升计划(2021—2025年)》《关于推进儿童友好城市建设的指导意见》,这是对当今儿童保健学科发展极大地支持和挑战! 如何借助脑科学优化0~3岁婴幼儿养育照护的最佳模式,推进儿童早期发展的均等化,使每个儿童都拥有尽可能好的人生开端,并帮助儿童发挥最大潜能,通过提高人口综合素质,最终达到国家发展的目标和人类全程健康;如何在新形势下通过大数据更好地监测婴幼儿的发育行为心理健康成长,如何应对儿童疾病谱的改变,解决日益增多的儿童心理行为偏异/障碍性疾病,探索符合我国国情并具有循证依据的新干预治疗策略,是今后儿童保健服务的新领域、新业务。让我们携手共同努力完成这一伟大而神圣的任务!

(杨玉凤)

第二节　发育行为心理评定量表的性质与评定方法

一、发育行为心理评定量表的性质、任务和作用

（一）发育行为心理评定量表的性质

经过长期的实践研究,绝大多数学者认可心理现象是可以通过测量得到的。那么,应用什么方法可以测量呢? 在心理测量学上,评定量表是用来量化观察中所得印象的一种测量工具。

评定(rating)是指在发育行为心理理论研究和临床实践中,常常需要对群体或个体的发育、行为、心理和社会现象进行观察,并对观察结果以数量化方式进行评价和解释的过程。

评定是需要按照标准化程序来进行,这个程序称为量表(测验),例如《0~6岁儿童发育行为评估量表》(简称《儿心量表-Ⅱ》)《婴幼儿社会认知发展筛查量表》《孤独症行为量表》等。在编制这些量表的过程中,要对这些量表进行标准化,目的在于量表的内容(项目)只是所研究现象的部分有代表性标准样本,从而取部分代表全体。另外,对所有儿童受检者进行同样的内容评定,按照相同的评定规则进行结果描述,或给予一个具体分数,或划分某一范畴,并进行解释评价。评定量表分为"他评量表"与"自陈量表"两大类。

实际上,现在对评定量表的理解要广泛得多,各种各样的行为问卷、调查表、检核表、测验也归类于评定量表。评定量表和测验在性质上越来越接近,二者之间并无绝对划界,而且评定量表的应用越来越广泛。

（二）儿童发育行为心理评定的任务

发育行为心理评定的对象是儿童,包括了健康者和患儿,故评定的范围既涉及健康者,又涉及疾病儿童,而且更重视健康的评定。发育行为心理强调生物-心理-社会医学模式,评定的内容必须涉及三个方面,以及之间的相互间影响。行为心理评定任务包括如下方面:

1. **可以全面描述儿童个体的健康状况** 量表评定可以从生理、心理、社会等方面对构成健康的各要素进行评定,为研究增进儿童的健康机制和方法提供科学依据。

2. **评定儿童发育水平、日常健康行为习惯的形成和生活方式的有效水平** 儿童区别于成人主要是处在不断地发育过程之中,因此,每一年龄阶段都有其独特的发育水平和行为表现及生活方式,极少数远离该年龄阶段范畴的可能为异常,通常可以根据表现和采用评定量表来发现。

3. **评定儿童青少年健康和疾病状态下的认知、行为、社会、情感等行为心理表现及对发育的影响** 其中包括行为心理疾病和躯体疾病患儿。

4. **评定环境因素(社会、学校、家庭)对防治行为心理疾病和增进健康的影响** 过去,人们不太关注环境因素对儿童行为、情绪、个性、能力的影响,近年来通过多项研究发现,婴幼儿时期不仅是大脑发育的关键时期,也是良好社会化行为、情绪等形成的关键时期。许多异常行为的儿童都能追溯到环境因素的影响,尤其是家庭环境。比如,小时候受过忽视虐待的儿童,部分到成人后又会家暴自己的孩子。

5. **评定疾病康复过程中的各种治疗方法的效果及其与心理社会影响因素的相互作用** 目前,许多认知发育落后、运动发育迟缓、ASD、抽动障碍、注意力缺陷多动障碍(attention deficit hyperactivity disorder,ADHD)等儿童等诊断后会进行康复训练,康复训练采用的方法是否有效,对儿童疾病是否有更好地帮助作用,心理社会因素有无影响及其相互作用,均可以用评定量表进行监测。

6. **评定个体对不同应激刺激的反应** 主要指在实验室控制条件下,观察个体对各种应激事件心身反应的性质和程度。

（三）发育行为心理评定的作用

发育行为心理评定是为了促进婴幼儿良好的早期发展,促进儿童健康的预防保健及发育行为心理疾病的诊断工作,其服务对象可以包括所有儿童群体和个人。

了解儿童群体的心理卫生状况,同时也能为卫生行政管理部门制订提高人群健康计划和防治疾病措施的重要依据。

对个体的服务可以是健康儿童的发育检测,可以是生理或行为心理上发育有问题、偏异或有障碍并需要治疗的儿童患者,也可能是在情绪或适应环境上遇到困惑、需要帮助的来访咨询者,在帮助或治疗前,发育行为心理评定在全面了解受检者心身状况方面发挥了重要作用。

姚凯南教授(2008)指出:"儿童保健的核心是儿童发育行为心理的保健"。这个理念当前已得到广大儿童行为心理保健工作者的普遍认可。同时,随着儿童发育行为心理的服务范畴不断扩大,也更加重视临床疾病状态、特别是一些慢性疾病患儿的生活质量、生活方式及各种心理因素在疾病发生和发展中的作用。儿科慢性疾病患儿会有更多的行为心理问题,医务人员在临床治疗中往往忽略这些问题,因而严重地影响临床药物治疗的结果或整体治疗结局。杨玉凤教授(2010)呼吁:"将儿科慢性疾病患儿的心理行为问题的干预治疗纳入患儿的整体治疗方案中。"通过近十年的临床实践,这一理念越来越被得到广泛认可,临床疾病加心理行为的整体治疗方案正在逐步被广大儿科医生接受已是不争的事实。因此,发育行为心理量表评定是今后儿童保健、发育行为儿科和临床疾病治疗工作不可缺少的辅助工具。

二、发育行为心理评定的方法和技巧

儿童的发育行为心理的评定方法较多,有传统的医学检查方法,也有发育行为心理测量学技术及社会学检测手段。为了使评定结果更真实、更具有科学性和更有价值,可以采取多种方法结合使用,这样收集的资料更为全面。

(一) 发育行为心理评定的方法

1. 健康状况及既往史的自我报告 通常采用一些有关调查表,让儿童或儿童家长填写。报告内容主要涉及既往出生情况,喂养及生长发育、健康状况,家庭与社会功能及生活情况等。这种方式对在人群中大面积调查较为适用。

2. 儿童发育行为病历提纲

(1) 一般资料:包括姓名、性别、出生年月、实足年/月龄、幼儿园学校的年级、就诊日期。

父母亲姓名、年龄、文化程度、职业;兄弟姐妹的年龄、学习或工作情况。病史提供者的姓名、与患儿的关系、对患儿了解的程度,所提供病史可靠性及联系电话地址等。

(2) 主诉及现在史:主诉是指由陪诊者(最好是父母)或儿童本人主动提出的、要求解决的最主要问题及病期。此时,最好让家长或儿童主动诉述,医生不要过多地提示或查询。

现病史是诊断的关键性资料,需要重点了解:发病形式;症状表现(询问包含对诊断有意义的阴性症状);发病时间及病程;可能的病因或诱因;过去求医情况;发病前后的活动记录,如儿童的日记、绘画、作业本、成绩单及老师评语等。

(3) 个人生长发育史:包括①围产期情况,如母孕期情况、出生情况、喂养史、健康史等;②儿童期发育情况,如运动、语言发育,控制大小便情况,情绪控制,利手的分化情况等;学习情况、入托入学情况,第二性征发育,是否寄宿,学习成绩及在校表现如何,学习时注意力是否集中,理解及记忆能力如何;③老师的评价,留级或转学原因等;④儿童的兴趣爱好,儿童性格特点及人际交往情况;⑤父母期望、养育环境及态度等。

(4) 家庭情况:包括经济收入,父母婚姻情况,居住条件,父母及其他家人的精神健康状况及人格特点;儿童在家中所处的地位;家族精神病病史,家族有无药物酒精依赖成员等。

(5) 体格检查及神经系统检查:同儿内科的体格检查及神经系统检查。

(6) 精神状况检查:包括①直接观察:从儿童进候诊室,其父母或自己提供病史时,医生就应留意儿童的语言、认知水平、情绪、社会行为及运动异常等表现;②个别交谈:交谈时采用适合儿童年龄或理解能力的方式及语言,便于儿童理解和做出适宜的反应。

(7) 其他实验室检查:如神经电生理、脑形态或功能学检查、遗传学检查、生化检查等。以上检查也应根据病情需要选择应用。

(8) 根据以上情况进行综合判断,选出适合儿童实际情况的评定量表进行评定,根据得出的结果进一步正确诊断。

3. 正确选择合适的评定量表 正确掌握收集儿童的发育史及相关检查方法并正确进行评估,对于做出正确的临床诊断是非常重要的。收集儿童青少年的相关资料是一项技巧性很强的工作。

首先,儿童处在不断发育之中,其体格及行为发展均处于动态变化之中。故儿童行为发育的评定及病史收集必须有发育的观点。

其次,儿童与成人最大的不同是处在不断地发育过程之中,因此,在判断儿童发育行为心理是否正常使用量表时,要考虑到年龄、性别、生长环境等特点。用成人量表去测查儿童往往得不到正确的结果。如Achenbach 儿童行为(4~16 岁)小年龄组因子是一致的,但较大年龄组的因子项目却不相同。另外,一些量表根据生长环境不同,标准化常模分城市版和农村版,因此选择使用量表一定要恰当正确。

再次,发育行为心理疾病或障碍往往合并一些共病,有时还不仅是一种,遇到此种情况用一种量表测查会出现偏差或漏诊。因此,根据儿童的家庭情况有时需要几个量表联合使用,这样才能得出更准确的评估结果,为下一步的全面精准治疗和康复提供更准确的依据。如一位 ADHD 的儿童,不仅有注意力涣散情况,而且还好动、冲动,喜欢与同学实施拳脚等症状,同时,他可能共病学习障碍,如考试成绩不及格、情绪易激惹、与父母之间存在对立违抗等症状。因此,在量表测查时,首先要排除有无智力发育落后,除使用 ADHD 的量表外,还要根据症状分别使用学习障碍、情绪障碍、对立违抗等相关量表,为心理医生提供更全面的诊断依据。

4. 收集资料的注意事项　收集儿童青少年资料时可用下面四方面来判断行为问题的存在:

(1) 问题发生的频度或强度及发生时的情境。

(2) 对于行为的异常与否应与同年龄、同性别的儿童比较。

(3) 其他异常行为的数目与紊乱的过程和类型。

(4) 自己对问题的认识和态度。

评估功能损害的严重程度收集资料时,Rutter(1975)提出:个人不幸遭遇的总含量;社会活动受限的范围;对儿童心理发育干扰的程度和儿童行为对其他人的影响如何。

对某些特定人群,如特殊疾病患者,像脑瘫患儿、先天遗传病患儿等。某一些发育行为疾病,如注意力缺陷多动障碍、儿童抽动症等个案的医疗、学习及生活中记录进行收集、整理和分析,以便发现与疾病或健康有关联的资料(病历、日记等)。不管档案是何种来源,资料收集者都应严格遵守其职业道德,注意保密,保护当事人利益。

5. 标准化测试　标准化测试又称标准化常模参照评价(standardized norm-referenced assessments,SNRAs),是用于测量婴儿、儿童发展最常用的评价系统。标准化测试常通过一系列任务来考察儿童在某种能力上的表现,然后将这些结果与标准化量表中的参照标准进行比较。当被试对象为婴儿时,严格执行手册规定的程序非常困难,在施测速度和顺序等程序上可以适当灵活,但施测规则仍应该严格遵守。

通常利用 SNRAs 进行测试可帮助临床医生了解两方面的问题:

1. 被试儿童较对照组常模比较处于何等水平?

2. 被试儿童究竟有何种问题或缺陷。

通过 SNRAs 评价结果能够发现儿童发展的优点和不足,进而帮助临床诊疗。实际上,可以将 SNRAs 数据认为是临床提供的参考,但不能据此对儿童发展做出最终评价。此外,单独一项测试结果只能反映儿童某方面能力,不能揭示儿童认知和行为发展的全部内涵。

应该注意的是,SNRAs 测试并不具有普适性。特别是当考察对象是婴儿时,由于婴儿亦受陌生环境等因素干扰,加之测试目的为评价而非诊断,因此要充分考虑 SNRAs 测试的可行性和有效性。总之,标准参照评估在儿童心理测量和评价实践中作用各不相同,但相互间又起到互补和支持效应。究竟选用何种评估方式需要仔细分析受试对象、测试环境以及评价目的等诸多因素。

(二) 发育行为心理评定的技巧

学龄前儿童自述感受或病情比较困难,因此,往往由家长代述,由于不同病史提供者观点及看法差异,这样所收集的儿童行为发育或心理方面的病史资料比较间接和具有很大不确定性。据此所得的病史资料,对同一儿童可能有很大的差异。因此,收集病史时医生要掌握一定的技巧。

1. 熟悉儿童各年龄阶段的心理发育水平及其特征　整个评定过程要明确界定其发展的年龄特性或不同的发育阶段。因此,医生必须熟悉不同年龄阶段儿童的心理发育水平及其特征,才能准确评定儿童的行为发育是否正常。其次,不同年龄阶段儿童的应激因素及其敏感性有所不同,如婴幼儿期特别容易出现与父母的分离焦虑;4~6 岁儿童害怕动物;学龄期喜欢活动;青春期则依附性与独立意识的冲突明显等。因此,熟悉儿童各年龄阶段的心理发育水平及其特征是十分必要的。

2. **掌握好交谈的技巧**　掌握与家长的交谈技巧,可以明显提高收集病史的准确性与可靠性。在与家长约见交谈中,首先要取得对方的信任,表示对他们的理解和同情,消除其顾虑,了解对方叙述问题的方式和对问题的看法,逐步深入了解到核心问题,这样家长就比较容易理解和接受医生的询问。在收集病史时,应注意患儿行为与当时情境的关系。可采用传统、自由的交谈方式,医生明确家长或患儿自己要了解的主要问题,可以对重点问题进行引导和深入的询问;了解前因后果的具体关系,抓住重点、灵活、深入地交谈。

在收集发育史、过去疾病史的时候,要注意让父母尽可能正确回忆真实的情况,避免情感因素的影响。有的儿童主要问题表现在学校,则应请老师反映情况,可采用儿童行为评定的教师问卷或量表,也可请老师简单地书写儿童的主要问题,或约请老师面谈。如能掌握交谈技巧,又有足够的临床经验,这种交谈仍为一种有效的、比较简单的临床病史收集方式。

3. **了解检查儿童的技巧**　对儿童的检查包括交谈、观察与测查。

对较大儿童进行面对面地交谈,可以得到十分重要的资料。往往有些情况父母或老师不得而知,儿童是唯一的情况提供者。如儿童的某些内心想法或反社会行为,性心理或性活动,只有当医生有意识地倾心交谈时才有可能暴露出来。有的儿童由于害怕父母的干涉或影响,常常不让父母知道。临床观察包括自然观察法和标准情境中观察法两种,两种方法各具特点。

(1) 自然观察法:是指在日常生活环境中对受检儿童的发育行为心理进行观察,该种方法可观察较广的行为范围,但需要较多的时间并与受试儿童接触,并且观察者要有敏锐的洞悉力。

(2) 标准情境中观察法:是在特殊的试验环境下观察受检儿童对特定刺激的反应。该方法是预先精心设计的,而且按一定程序进行,每个受检儿童都接受同样的刺激内容,观察到的结果具有较高的可比性和更具有科学性。虽然这种试验可观察到的行为范围有限,但个体某些特征此时表现更为明显,因而更有效。

(3) 正确对待和判断不同来源的资料差异:临床观察发现,在与儿童个别交谈中发现的情绪问题,通常比父母反映的多得多。儿童个人诉述的内心体验常常是比较可靠的。如果医生能得到儿童的充分信任,他常常愿意向你倾吐他心中的不快,放下内心的负担,寻求帮助和支持。

儿童在不同的场景中,行为表现可能差异较大,因此,父母与教师评定量表的相关很低,医生应根据情况灵活掌握交谈方式,并能综合评定。在与受试儿童交谈中,必须持同情、亲切、真诚的态度,医生应以语调柔和、表情微笑、倾听耐心、整洁而不华丽的外表等,使儿童感到安全、亲切又可信,这样才能让儿童感到医生是真正关心他,将自己的想法无保留地谈出来。

4. **临床观察应特别注意的几方面行为**　为了达到与儿童亲近、了解到真实情况,有时采用一些特殊技巧,如游戏技术。游戏常常是与儿童沟通的良好手段。儿童倾注于玩耍时,可以表现很多父母或老师未曾叙述的情况,如对年龄较大儿童的沙盘游戏等。游戏形式有助于评定发育障碍的严重程度及语言中枢发育受损的儿童的功能水平。交谈时可以在门诊从儿童自然玩耍状态下进行。比如,目前提倡在正规的发育行为心理门诊设立观察室,观察室可以是在诊室内或旁边设立的一间带有单向玻璃的独立房间,其内设有简单的桌子、椅子,儿童画册、书籍和少量不同类型的玩具。在医生与家长交谈时,让儿童独自待在观察室内,医生通过单向玻璃或摄像头可以观察到儿童在观察室内的真正表现,而儿童在其内却看不到外面的情况,同时也听不到家长与医生的交谈内容,家长也可不必顾及孩子听到说其问题和不良表现而发生的尴尬和冲突场面。医生可以通过单向玻璃或摄像头更真实、清楚地观察到儿童的真正表现,从而对儿童形成一个初步印象。

临床观察还可从以下几个方面观察其行为:

(1) 对视观察:了解儿童有无眼神游离、对视回避,潜在的情绪心理活动等,判断是否存在孤独症谱系障碍的表现。

(2) 了解活动水平:观察自然状态下的活动情况,有无与场景不相符的行为表现,如多动、冲动、兴奋、违拗、攻击、自言自语等。

(3) 观察协调运动:观察有无动作笨拙、步态欠协调、手眼精细动作欠协调等。必要时通过绘画、沙盘游戏了解手眼协调性以及智力、情绪的发展状况等。

（4）观察固执性：主要观察儿童有无刻板、固执行为活动，有无固执的偏好、游戏、重复语言等问题。

（5）冲动性：观察儿童有无不合场景的突发行为，不顾及危险的活动，进入陌生环境立即触动别人的东西或骚扰他人。

（6）需求耐受性：了解儿童是否特别容易欲求不满、容易纠缠父母；常提出无理要求；对他人情感的理解程度如何等。这些情况若表现突出，则可能预示有情绪问题。

（7）动机：了解儿童活动动机如何，是否容易放弃，或过分执着。

儿童发育行为的检测常运用投射技术来协助分析儿童的心理活动，如让受试儿童随意画一个人、一间房子或画家里人，或在沙盘任意摆设不同的场景或造型，医生根据图画或场景或造型来推测其情绪、心理障碍及与家庭成员间关系的亲密度等。这类方法推测的儿童心理活动多少带有主观成分，与医生个人的经验有关。

总之，对儿童行为问题的评估，非常重要的一点是离不开与其相应年龄的正常发育水平相比较，而且要与所处环境联系起来考虑其是否异常。离开发育的观点，无法评价儿童行为活动是否偏离。

（三）约见和晤谈

1. 约见的作用　约见是医生与被评定者或患儿之间进行有意识、有目的的交谈，是经过深思熟虑和事先计划的过程。约见是动态的、诊断性的，包含了心理咨询与治疗的内容。约见有三种形式：诊断性约见、治疗-解释性约见和追踪性约见。

约见是费时而复杂过程。医生可以分几个步骤进行构思，在不同阶段运用不同的约见交谈技巧，使约见更有组织性和有效率。

（1）约见前阶段：在诊断性会谈前这一阶段，有五个组成部分和不同的技巧：①记录与被试人的联系方式，如电话号码；②就诊过其他专家的资料与背景资料；③确定家长并与他建立联系；④安排约见地点、房间和座位；⑤医生形成初步暂时的假设。

（2）约见交谈阶段

A. 诊断性交谈：包括介绍；陈述问题；收集其他信息；提供支持。

B. 治疗-解释性约见：包括给予安慰；提出建议；提供资源；推荐；提供读物；总结。

C. 追踪性约见：追踪性会谈由以下部分组成：以开放式提问开始；评估是否完成以前确定的目标；如有必要，确定情况未改善的原因；如有必要，可以提出新的问题；对家长的期望给予指导；称赞、总结、鼓励提问和讨论、预约下次会谈时间。

（3）约见后阶段：约见后阶段由两部分组成，修正假设、完善诊断。

（4）初级保健中的简短约见：在美国初级卫生保健中，以发育行为和心理社会问题为主诉者占25%。初级保健体系（the primary care provider，PCP）要对这些问题进行检测和筛查，处理力所能及的问题，然后将无法处理的问题推荐给专门机构。保健管理机构要求PCP对许多这类问题进行初步评估服务，早期发现和治疗这类问题能减少更难以治疗的并发症和减轻病情。PCP可缩短晤谈过程，许多问题只需要做一两次的晤谈就可以解决。PCP医生通过保健门诊了解了儿童及其家庭，有利于直接、快速地诊断目前存在的问题。PCP医生应经常保持与儿童、家庭和社区的联系。

目前，随着现代社会的发展、医学的进步，人们对防病治病认识的逐步深化，医疗保健从个体向群体转变，寻求群体防病治病的措施和方法。为适应儿童少年的心理卫生需求，向儿童少年及其家庭提供及时、方便、低价、优质的社区卫生服务（community health service，CHS），使儿童少年从医疗、预防、保健、康复等方面得到多方位、全过程的保障，这已是世界各国所追求的目标。我国政府正在对基层开展的社区卫生服务提出了更高要求：①高标准、高起点地发展CHS，CHS在我国尚处于起步和逐步完善阶段，工作基本原则之一是要"坚持实事求是、积极稳妥、循序渐进、因地制宜、分类指导、一点带面、逐步完善"。②牢固树立"大卫生"观念，坚持政府行为。③切实加强对CHS的规范化管理，尽快制订和完善各种配套政策。

在基层CHS中，儿童保健在既往体格保健的基础上，又增加发育行为心理保健内容，在每年4-2-1健康查体过程中，增加了发育行为监测，同时制订并教会基层医生可以掌握的一些儿童发育行为筛查的工具，如《0~6 岁儿童的预警征象筛查问卷》(Warning Sign for Children Mental and Behavioral Development, WSCMBD)、《丹佛儿童发展筛选测验》(Denver Development Screening Test, DDST)等。将筛查有问题的高危儿童转诊到上一级的相关部门。在高危儿童的保健规范中制订了高危儿童的筛查诊断流程和双向转诊制度，以便高危儿童能被早期发现、早期诊断和早期接受干预治疗。相信今后我国政府会加大 CHS 的投入与管理，使我国儿童能够得到更好地早期发展。

发育行为心理评定的方法，包括发育行为心理的评定量表和测验，是评定的主要标准化手段之一。各量表具体方法将在各节做详尽介绍。

2. 晤谈　晤谈(interview)是一种有目的谈话，目前也称为访谈。是行为心理评定的一种基本技术。若按照一定的固定程序进行晤谈，则称为定式晤谈(structured interview)。晤谈目的为与接受晤谈的儿童青少年之间进行感情思想方面的沟通，或通过与其抚养人的沟通了解受检者情况。沟通的方式可以是言语方面的，如听和谈；也有非言语性的，如表情、手势和姿势等。

约见晤谈技术是儿童心理行为保健、发育行为儿科学的核心成分之一，这种约见的进程是动态持续的，但不一定是连续性的。约见综合了医生的经验、判断、技术、知识和个人风格。通过约见可以获得被评定者或患儿不同的信息并为之提出建议。有效的约见需要对儿童正常与异常行为、疾病、父母性格、家庭、文化背景、社会经济影响等的了解，这就需要医生具备相当的沟通技巧和相关的知识背景，同时需要良好的个人素质并能尽快取得被评定者或患儿的信任，以减轻其焦虑，逐渐建立自信心和解决问题的能力。

与儿童青少年的父母(或其他养育者)进行交谈和适当的讨论是约见和晤谈的另一重要组成部分。擅长约见交谈不仅有益于医生的诊断，也能使医生提出最有效的建议或指导。传统医疗门诊主要是诊断性约见和治疗-解释性约见，较少进行追踪性约见。诊断性约见常用一些访谈类的量表，如孤独症诊断观察量表包括诊断访谈问卷修订版都属于此类。

通常儿童发育行为心理问题的约见一般是没有预期程序的。有时几种约见方式可能同时进行，而有时一种约见方式可能发挥两种作用。如治疗干预措施也可作为诊断性探查方法，由此产生的认识和理解，会使医生重新确定预期目标，安排先后顺序，不断地引导约见进行下去。

3. 约见和晤谈在发育行为心理评定中的作用

晤谈的作用主要如下：

(1) 建立相互合作和信任的关系。

(2) 获得受检儿童青少年的初步信息。

(3) 收集受检儿童青少年个人的健康史，对其生活及社会关系做出全面、尽可能详尽的估计，尤其对其心理应激情况做出评价。

(4) 对受检儿童青少年的行为心理症状和有关精神问题进行精确地描述。

(5) 向受检儿童青少年及抚养人介绍有关发育行为心理的卫生知识。

(6) 支持受检儿童青少年建立改进的信心，并提供解决问题的具体办法。

(四) 生物医学检查

儿童青少年的发育行为心理问题，量表评定和测验的结果不是疾病诊断的全部依据，在许多情况下，还需要了解测查对象的相关资料，包括体格检查和各种实验室检测，具体内容详见相关医学专著。如21-三体综合征，发育筛查仅能发现其行为发育的落后，真正确诊还需要染色体和基因芯片的检查，方能做出最终的诊断。

(五) 其他方法

随着人们对儿童青少年的发育行为心理工作质量要求的提高，以及现代科学技术的迅速发展，发育行为心理评定也开始注意到其他学科一些最新技术，如功能影像技术、生物反馈技术、神经因子/基因检测等。发育行为心理的评定量表和测验的结果固然重要，但其他方法的检测结果也不可忽视。只有对行为心理评定方法全面了解，多种方法结合使用，综合各种方法收集的信息并结合评定人群或个体的具体情况,才能对评定对象做出正确的分析判断,较好地完成发育行为心理评定的任务。

三、评定量表的形式与应用价值

发育行为心理评定量表的形式有多种多样,除具有他评量表性质的主观评定量表外,常见的形式还有自陈量表、问卷、调查表和检核表等,这几类量表均有评定量表的性质,但其内容、结构及功用略有不同。

(一) 发育行为心理评定量表的形式

1. 他定量表(主观量表) 他定量表的特点是结构明确,量表各项目描述精细,通过知情人对受评儿童、青少年的行为心理特点等项目的了解,根据观察印象逐项判断。要判断每一项目被评定者是否出现,还要按照量表项目程度等级标准做出程度估计。由于评定依据来源是客观的,所以具有良好的真实性。

2. 自陈量表(自评量表) 目前多用于人格测量。个体情感、兴趣及行为调查的问卷、调查表等均属于此类。此类量表均是让受评者自己按照量表内容要求,提供关于自己的行为、心理,及个人成长、家庭社会材料的报告。量表内容通常为一系列陈述句或问题,每个句子或问题描述一种行为特征或现象,要求受试者做出是否符合自己情况的回答。量表项目以"是"或"否"回答方式最常见,一些量表也有"折中是非式"(是、否、不一定)。常见的形式有二选一式、多项数字选择式、文字量表式等方式。自陈量表主要特点为其项目数量多,项目描述清晰,内容较全面,了解的信息量大,而且可以团体测验。但受评者报告自己行为时常常会带有某些偏向。

3. 检核表 在性质上通常属于他评量表,也有少数属自评量表。常作为了解个体行为特征,尤其是调查异常行为的工具。量表项目具体,通常包含一系列行为描述语句。量表操作简便,评定者仅只需确定各行为项目是否在受评者身上出现即可。

4. 调查表 一些科学性强、被广泛认可、可信度好的以调查某一种异常行为或心理状态为目的的工具,调查表的项目通常包含一系列行为描述语句,量表操作简便,评定者仅只需确定各行为项目是否在受评者身上出现即可。

(二) 儿童发育行为心理评定量表应用价值

评定量表之所以广泛使用,主要在于其具有以下的应用价值:

1. 客观 通常每个评定量表都有一定的客观标准,不论是何人、何时、任何条件下评定受评者,都应根据客观标准进行评定,所得结果比较客观、真实。

2. 数量化 对影响儿童健康的发育行为心理和社会因素描述,使用统一的数字量化,便于比较、分析和研究。

3. 全面系统 评定量表的内容通常全面而系统,等级清楚。儿童的各种发育行为心理调查所得结果,可用于各种研究课题。

4. 经济方便 评定量表操作方法简便,易于学习,且无需特殊器材和条件,完成每一份量表评定通常只需 10~30 分钟,省时、省力、省钱。评定者和受评者都容易接受。

四、发育行为心理评定量表的种类

发育行为心理评定量表(测验)按不同的要求有多种分类。可以按量表项目编排方式,也可以按评定者性质进行,最常见的是按量表内容进行分类。此外,还有按量表功能分为特征描述性量表、筛查性量表和诊断性量表,由于发育行为心理评定量表主要是针对儿童的不同情况做出评定,即使是诊断性量表,也主要是指"发育行为心理特点诊断",而不是临床医学的疾病诊断。常用的发育行为心理评定量表有以下几种分类方法。

(一) 以沟通方式划分

可分为言语测验和非言语(或称操作)测验两类评定量表。

1. 言语测验量表　言语测验是以言语来提出刺激,受试者用言语做出反应。主要用言语进行主试和被试者间的沟通。大部分心理测验都属于该类。言语沟通常分口头言语和书面言语两种,"纸笔测验"便属于该类。

在临床上使用言语评定量表进行测验,可以了解受试者以言语为中介的智力、记忆等。人们在正常状况下,智力和记忆有言语或操作方面的优势,在不同的病理情况下,可发生选择性损害,一些有肢体残疾而言语无障碍的患儿只能进行言语测验。有部分测验是在同一测验(或评定量表)中可能包括言语和非言语两部分。如韦克斯勒儿童智力量表等。

2. 操作测验量表　为了解受试者的操作能力或不能用言语测验者而设计的一类测验。操作是以身体行为来进行沟通,如用动作、表情来进行反应。在操作类测验中,主试者呈现刺激可以用操作、也可用言语,但受试者的反应必定是操作性的。如 0~1 神经运动 20 项检查法、视觉-运动发育整合发育测验等。

在一些情况下常常是言语与操作测验结合使用。例如 Wechsler 的三套智力量表(即成人、儿童和幼儿)每套均分成言语和操作两类测验。

(二) 按测试目的或性质划分

在临床实践中,决定使用何种测量手段需要根据具体问题而定,同时考虑时间成本和测量成本等相关因素。根据测量目的、测量复杂程度不同,心理测量通常划分为如下三种:

1. 筛选性测试量表　其结果通常只具有提示性。发育筛查常分为三个筛查过程,即非正规筛查、常规筛查、重点筛查。

(1) 非正规筛查:也称为监测。包括在常规保健检查中观察儿童,询问父母儿童的发育状况如何,或进行与年龄相符发育筛查。实施非正规筛查时,测试者主要依赖于父母谈话提供情况,不宜单凭直接观察进行记录。其优点是方法简便易行、所需时间和资料少,但对问题儿童应在此基础上使用常规筛查方法。

(2) 常规筛查:主要运用标准化测评工具对群体儿童进行系统发育筛查,适合于群体儿童预防保健工作。实施标准化的筛查量表预先筛查,可以节省时间、人力及费用。

(3) 重点筛查:适用于一些高危疾病如脑性瘫痪、遗传代谢病的儿童,其次适用于具有高危因素出生的儿童。重点筛查也可针对其他医生、老师、或托幼机构及社区怀疑有问题的儿童实施。

发育筛查时包括以下注意事项:

(1) 发育筛查时应注意,0~3 岁的新生儿或婴幼儿应该重点接受发育筛查。筛查测验结果不能用于诊断,例如筛查不能作为发育迟缓的诊断依据。筛查测试不合格时不能直接得出结论,需要做进一步诊断性评定才能作出结论。早产、低出生体重儿童的父母第一年应该根据婴儿的具体情况增加发育筛查的次数,也可以使用调查问卷或用口头提问方式进行调查,及早识别潜在的问题。

(2) 发育筛查应遵循如下指导方针:尽管发育筛查操作简单和经济方法,对于进行筛查的人员也一定要受过良好的培训才能进行操作,通常可以由经过培训的护士或技师进行筛查。发育筛查应遵循以下指导方针:①筛查工具使用时应符合它的特殊目的,应可靠和有效;②进行筛查的人员需经过详细和综合的专业培训;对测试的任务和操作越熟悉,筛查结果就会越有效;③发育筛查是基于儿童发育的周期性和阶段性的;④筛查过程应有家庭成员参加,并应利用多种途径的信息;⑤发育筛查不通过者或可疑者应作为进一步评定的依据。

(3) 如果儿童所患先天性疾病或慢性病的临床表现涉及认知、动作、言语或感觉障碍时,应建议他们到医疗机构进行相应地评估和治疗。但是,那些由于生物学因素(如颅内出血、新生儿窒息或脑膜炎)或环境因素(如物质滥用的父母)而处于高危情况的儿童必须定期接受发育筛查。如果没有通过筛查测试,要建议他们除此而外,还要进行多学科的临床评估。

以前未接受过筛查的学龄前儿童必须接受一次普通发育筛查,多数筛查量表只能筛查出中度到重度缺陷的儿童。对于轻微缺陷如言语、感知、运动障碍、多动或其他行为问题,医生应使用专用工具进行专门评估。在一些社区,学校可以进行发育和入学测试。

2. 诊断性测试量表　这些测试是针对发育、认知、语言、动作、适应性等功能开展的,相比筛查结果,该层面测试结果通常对临床诊断具有更强的预测性,或者提示可以作为临床诊断的依据之一,常用的量表如0~6岁儿童发育行为评估量表（儿心量表-Ⅱ）、贝利婴儿发展量表、格塞尔发育诊断量表等。

3. 专项测试量表 测量通常针对一些特殊领域进行专项评估，然后结合前两个层次的结果、生活史、访谈记录和临床观察结果最终对受试儿童进行全面评估。

（三）以测验材料的严谨程度划分

可分为有结构测验和无结构测验两类。

1. 有结构测验 该类测验在心理测验中占绝大多数。凡是测验中提出的刺激词句、图形等意义明确，只需受试者直接理解，无需发挥想象力来猜测、遐想，都属于有结构的测验；否则便是无结构的测验。绝大多数能力测验（如智力、记忆、特殊才能以及成就测验等）都是有结构测验。例如儿童"图片-词汇测验"在提呈一种状态（如大笑）后，要求受试者在几张不同表情的人物画面中选择一个与这种状态相符合的画面。这里提呈的刺激语意明确，提呈的人物画面表情清楚，所以都属于有结构的。

2. 无结构测验（又称投射测验） 提呈的刺激为无严谨结构。例如一句未完成的句子，一幅模糊的墨迹图，一幅主题不清楚的图画。这些均称无结构或者说结构不严谨。受试者做出反应时，一定要凭自己的想象来加以填补，使之有结构或变成有意义。在此过程中，恰好投射出受试者的思想、感情和经验。故又称投射测验。过去许多临床心理医生曾用该类测验去发现患儿的内心矛盾和个人的特殊问题。近年来利用其中的某些测验（如罗夏测验）来研究个性，发现在研究人格类型时，无结构测验比有结构问卷的方法更有其独特用处。无结构测验种类较少，常使用的测验有：墨迹测验（如罗夏墨迹测验）、主题统觉测试（thematic apperception test，TAT）、自由联想测验等。

（四）按每次测验人数划分

按每次测验的人数来划分，有个别测验和团体测验两类评定方法。

1. 个别测验 一次一个被试。临床上常采用这种测验，如DDST、瑞文智力测验等。

2. 团体测验 一次可以有几个或多个被试。可以一个主试，也可以多个主试。其优点为可在较短时间内完成多个人的测验。缺点是不易个别观察，所以多用于教育、社会学、军事心理等方面，而临床上较少应用，如艾森克个性问卷（Eysenck personality questionnaire，EPQ），婴幼儿养育量表（the Baby Care Questionnaire，BCQ）等。团体测验可以个别进行，但个别测验不一定都能采用团体方法进行。

（五）按被试者年龄划分

可以分为新生儿阶段、婴幼儿阶段、学龄前期儿童、学龄期儿童、青春期及成人期量表。如Wechsler的三套智力量表（即幼儿、儿童和成人）。使用量表时一定根据被试者的年龄选择合适的量表。若选错年龄阶段量表，所测得的结果与儿童的实际情况会出现一定差异。

（六）按评定性质划分

按测验目的和性质划分，可分出多类测验，在医学上常用的有能力测验，行为和症状评定量表，以及情绪、人格、神经心理测验等类别。

1. 能力测验量表 包括认知测验、发展量表、各种能力测验和特殊才能测验等，属心理测验的重要一类。智力测验在临床上用途很广，在研究智力水平和其他病理情况（如神经心理）时都是必需使用的工具。儿童发展量表也与智力有关。婴儿、幼儿智力正处在发育期，5~6岁前所观察到的心理发展指标，与其之后的智力水平相关度不太高。根据测验目的，可以分为筛查量表与诊断量表。筛查量表常用于基层初步检查使用，如2014年国家卫生和计划生育委员会制定的《儿童心理保健技术规范》中指出，基层社区儿童保健查体时可使用《儿童心理行为发育问题预警征象筛查问卷》发现异常者可转诊县级妇幼保健系统进一步采用DDST等筛查量表，依然发现有问题者再转诊省市或专科医院进行使用0~6岁儿童神经心理发育量表、贝利婴儿发展量表等进行诊断。一些疾病可以影响智力发展，需早期诊断并进行治疗，才能减少或消除对智力发育落后所带来的危害。常使用的发育评估量表如贝利婴儿发展量表、格塞尔发育量表等,在临床上都有一定的应用价值。

特殊才能测验:该类测验多为升学、培养一些特殊行业人员的筛选所用。常用的如音乐、美术、体育、技巧及文书等才能测验。这些测验在临床上应用较少,但在今后人才招聘方面的使用会越来越多。

2. 适应行为评定量表　适应行为评定量表是从心理测量学(psychometrics)中衍生出来的具有心理测验基本特征的一类量表。其内容以智力为主,并联系到社会性方面。从适应的意义来看,一是指个体有效地应对;二是顺应自然和社会环境。适应行为包括多方面的因素,如智慧、情感、动机、社会、运动以及其他因素。适应行为往往不是智力测验所能检查清楚的,因此,应设立独立类的专门量表。例如,智力低下的定义是智商(intelligence quotient,IQ)低下和适应行为受损。所以在诊断智力低下和确定低下等级时,除了智力测验低于正常水平外,适应行为的测定也是同等重要的。现在已有一些用途很广的量表,如我国所移植并标准化的社会适应能力量表等。

3. 人格测验量表　该类心理测验为心理测验中的另一大类。该类多属自陈量表,即由受试者自己报告的一种客观调查表。广泛使用的自陈问卷有艾森克个性问卷(Eysenck personality questionnaire,EPQ)、卡特尔16种人格因素问卷(Cattell 16 Personality Factor Questionnaire,16PF)等。其应用效果不能与现代的智力测验相比。

4. 神经心理测验量表　为近30年发展使用的心理测验的一个分支。它的任务是研究脑与行为的关系。测量不同部位和性质的脑损害时,所损害的特征性心理功能,为临床诊断、治疗及预后提供依据。有名的成套神经心理测验如成套神经心理测验儿童版等。

5. 精神病学评定量表　为另一大类的评定量表,其目的是评定精神病症状。为临床心理学家、精神病学科及其他专业人员所使用。这类量表数量很多,用途很广,发展之快超过了前面所述的各种心理测验。精神病学的研究几乎是量表化了。由于采用了计算机测查,在使用上更加简便,分析迅速且准确。有一些量表已在国际上通用。我国目前常用该类量表有抑郁自评量表(Self-rating Depression Scale,SDS),明尼苏达多相人格调查表(Minnesota Multiphasic Personality Inventory,MMPI)是测查病理人格的量表,在临床上得到广泛应用。这些量表在青春期使用的越来越多。对于儿童期的情绪问题,也常常采用专用的儿童焦虑和忧郁量表。

6. 社会及家庭环境类评定量表　儿童青少年的发育行为和心理问题与社会环境、家庭养育环境有密切关系。社会环境中包括居住环境,幼儿园、学校环境,师生关系等。家庭养育环境中包括家庭类型、父母或抚养人的文化水平、经济收入、养育方式、亲子依恋关系、父母的婚姻稳定性、是否单亲家庭等类评定量表,如1~2岁幼儿依恋问卷、0~6岁儿童家庭养育环境量表、父母教养和家庭适应量表等。

(杨玉凤)

第三节　评定量表的编制与标准化评定量表特征

一、评定量表的主要编制方法

心理表现的可测性得到绝大多数学者的认可。在选择使用量表时,首先应对评定量表的编制与标准化评定量表特征有所了解,这样在选择量表时才能做到准确,达到预期的目的。评定量表的编制方法因量表的目的、种类和编制者不同而异。按心理测量学原理,主要有下面四种方法:

(一) 推理法

推理法重视理论根据,依赖内容效度而编织,量表项目是出自编制者个人的经验推论。其项目表面上反映了所评定的内容,实际上可能并不一定测量这些内容,这是早期评定量表编制者常用的方法,所编制的量表的表面效度并不能保证其真正效度。

(二) 实证法

实证法与推理法不同,实证法的依据是实证效度,是以量表项目与校标的关系来编写的。实证法编制量表通常分三个步骤。

第一步:挑选一个由具有所评定特质或特征的人群组成的校标组,以普通人群组成的对照组。

第二步:要确定哪些行为特征可以区分校标组、普通人组的材料,根据这些材料可以编写和选择量表项目。

第三步:是将所编制的项目施测于校标组与对照组,将能区分两组人群的项目保留并组合成量表。

实证法编制的量表有较好的实证效度,但结果的解释会受原始校标的影响。

(三) 同质法

同质法指量表具有较高的一致性。采用同质法编制量表是要把量表中没有相关的项目删除,从而保证量表各不相同的项目都能测量相同的品质。按照同质法编制量表通常也分三个步骤进行。

第一步:对标准样本某一人群,应施测大量的项目。

第二步:采用因素分析或其他相关分析,把项目归为若干同质性类别,将与各类别中相关性很低的项目或较高的项目删除。

第三步:对各类别项目的内容进行分析、重新排列并命名,便得到若干个同质量表(分量表或因子),这些同质量表合起来就是一个完整的评定量表。同质法编制的量表虽有较好的结构效度,但有时难以保证实证效度。

(四) 综合法

在实际编制评定量表时,编制者大都采用多种方法的综合,而不是单一的方法。多是采用推理法编写大批项目,用实证法和同质法对这些项目进行筛选和编排。如果量表的目的主要用于预测查或作实际决定,项目的筛选则偏重实证法;如果主要用于理论研究,则偏重同质法。综合法编制出来的量表既具有理论依据又有实用价值。

在编制评定量表时,不管采用哪种方法,都需要有大量的心理统计学的技术。

二、标准化发育行为心理评定量表的基本特征

发育行为心理评定量表编制方法完成后,还需要对该量表的行为样本进行标准化工作,建立一个标准化常模才有评定功能。对于国外移植来的量表(问卷),由于各国的文化背景与生活习俗不同,也需要对评定量表作重新标准化。

量表的标准化过程包括几个步骤:首先将量表(问卷)翻译为中文,按此中文再翻译为原文,检查是否符合原量表所包含的内容;然后按原文翻译回中文,再反复修改量表内容中受试者难以理解的词汇,以达到使用通俗易懂的语句表示,先在小范围地区经过预试验,再根据所得结果按要求进行调整,然后进行标准化常模后才能被使用。一个发育行为心理评定量表测验是否标准化,应在下面几个方面受到检验:

(一) 标准化取样的代表性

发育行为心理评定量表是衡量儿童某一心理品质的标尺,这个标尺产生于样本。儿童的心理活动千差万别,所以在发育行为心理评定量表标准化取样时,必须考虑到取样的代表性。

取样方法分多种,如随机、整群和分层比例取样等。通常,无论筛查或诊断性测试,在其测试方法建立过程中,都要使样本具有足够的代表性,整群所含的诸变量能代表全体,则整群可做样本。用于全国范围推广的测量工具,常模样本需具有全国代表性,人口学变量必须能涵盖所有样本的人口学特征,如样本选取地区、民族、社会经济状况等。若诸变量在某一群体中分布均匀,随机样本则具有代表性,但一般即要变量分布均匀和又要做到某一整群有足够的代表性的人群有时也会有困难的。如果量表样本不具有代表性,样本的人口学特征则可能有偏倚,在结果推广到一个更大的群体中时就缺乏科学依据。按分层比例取样也是可取的。以取样人群代表全体,再按照全体人群中各变量的人数比例来分配各层人数。根据样本结果使评定量表标准化,该样本便是评定量表的标准化样本。在选取常模样本时,应尽可能将每

个年龄阶段的被试都选取在内,而且年龄跨度需与待测能力的发育年龄对应,这样,测量结果才有稳定性和推广性。此外,样本选取过程中还需考虑男女比例问题等,以保证不同发展模式的群体间可进行比较。

在选择评定测验时,除要了解所取样本的代表性外,还要注意这一样本与受试的情况是否相应。通常要考虑样本的年龄范围、性别、地区、民族、教育程度、职业等基本特征。如果是临床量表,还应有疾病诊断、病程及治疗等背景。受试者的情况在这些方面与样本相应,所测结果与样本才有可比性。

在心理测试量表引进和发展阶段,需要对一些项目不太实用或者评估效果较差的指标进行删减和完善。实践中,通常采用全面条目分析法(conventional item analysis),对量表回答正确率较低的一些项目或者一些维度进行逐项分析。此时,常用的统计变量包括项目区分指数(item discrimination indexes,条目之间的相关度)和效度(item validity,通过 t 检验、χ^2 检验获得的常模和特定群体之间的比较结果)。此外,近期比较成熟的量表——贝利婴儿发展量表(第 3 版)(BITD-Ⅲ)在完善过程中,还涉及项目反应理论。

(二) 心理测量学中常用的一些术语

1. 正态范围(normal range)　依据统计学原则,针对某种测试得到的儿童发展能力分布或测试分数分布来界定的某个特定范围。正常情况下,儿童发育水平是一个正弦的正态分布曲线。这种曲线所反映的发展能力分布情况对于心理测量学中常模建立和发展非常重要。

2. 偏态(skewness)　得分不符合正态分布的数据都可称为偏态。例如,对一组社会经济水平较低的贫穷儿童进行智力测验,结果可能是常模平均分以下的儿童数量在增加。这是一种正偏态分布(曲线的尾部越来越接近于正分,也就是趋近 X 轴的右侧部分)。在这种情况下,众数比中位数小,而中位数又比平均数小。基于正态分布的百分比会低估得分低的一端数据,高估得分高的一端数据。相反,如果这个测试的对象是社会经济水平较高的个体,呈现出的数据就是一个负偏态分布,单从分布图来看,这些儿童的表现都非常好(曲线的尾部接近于低分端,也就是趋近 X 轴的左侧部分)。在负偏态分布中,中位数小于平均数,而平均数小于众数。同理,基于正态分布的百分比会高估得分低的一端数据,低估得分高的一端数据。由于偏态分布的数据明显偏离正态分布,故我们对数据结果进行解释时要持谨慎的态度。

3. 平均数(mean,M)　是考察一个样本分布集中趋势和平均分数的指标,因为平均数有可能会受到一些极端值的影响,因此,如果一个样本中各被试之间的差异过大,平均数其实是不能反映集中趋势的。

4. 标准差(standard deviation,SD)　是一个在分布中考察数据离散程度的指标,即考察各数据偏离平均数的程度。它是在一个特定的数据分布中,每一个单独离差之和的平均。标准差越大,那么这个数据的域值范围越大。在一个正态分布的数据中,68% 儿童的得分应该在−1 个标准差和 +1 个标准差之间。一般意义上来讲,多数智力测试和发展测试量表,其常模的平均得分为 100,标准差为 15。其他一些量表分数,如韦克斯勒量表(Wechsler Scale),常模的平均分为 10,标准差为 3,全距为 7~13。如果一个儿童的得分低于常模两个标准差,即智力为 70 分时,提示该儿童可能存在认知问题。

5. 中位数(media)　是指将统计总体当中的各个变量值按大小顺序排列起来,形成一个数列,处于变量数列中间位置的变量值就称为中位数,也是考察数据集中趋势的指标。中位数不受极端值影响,因此适用于多变量的大样本。在一个偶数个数的数据中,中位数是相邻的两个中间数字的平均数。

6. 众数(mode)　是另外一个在统计分布上具有明显集中趋势点的数值,代表数据的一般水平(众数可以不存在或多于一个)。众数是一组数据中出现次数最多的数值。

7. 全距(range)　是反映数据离差的指标,即一个数据分布中最大值和最小值之间的差再加 1。然而,如果一个测量的分布中最小数和最大数是两个极端值,那么以这两个数恒定的数据范围不是一个可信的得分范围,尤其当遇到一个偏态分布的样本时,常采用四分位数间距(interquartile range)进行描述,它反映的是中间 50% 数据的离散程度,即当把所有数值由小到大排列并分成四等份,处于三个分割点位置的得分就是四分位数。分数之间通过三个四分位数进行区分,第一四分位数,是该样本中所有数值由小到大排列后第 25% 的数字。第二四分位数,等于该样本中所有数值由小到大排列后第 50% 的数字。第三四分位数,又称"较大四分位数",是该样本中所有数值由小到大排列后第 75% 的数字。

8. 峰态(kurtosis)　反映的是一组数据分布的峰值和平缓度。一个呈平缓分布的数据,数据多分布在两端,中间数据较少,称为低峰态分布(platykurtic distribution)和正态分布相比,当峰值高于正态分布的平均数,数据则多分布在中间,集中在平均数附近,尾巴两端的数据较少,这称为高峰态分布(leptokurtic distribution)。

9. **线性转换(linear transformation)**　在心理测量时,通过对儿童测试原始分数的线性转换可以使我们了解儿童个体发展水平在群体中所处的位置。常用的线型转换包括 Z 值转化和 T 值转化。Z 值是一种标准化值(标准化过程是指将原始数据转化成 Z 值的过程,具体算法为用原始分减去平均分后再除以标准差,所得的值即为 Z 值),Z 值为 1 时,即这个得分高于平均分 1 个标准差,Z 值为 -1 时,意味着得分低于平均分 1 个标准差。平均分的 Z 值刚好为 0,因此 Z 值在 -1 和 $+1$ 之间就是正常得分范围。换句话说,如果一个儿童的原始分数转化后 Z 值为 1,也就是意味着他的得分高于样本中 84% 儿童的得分。

10. **等面积转换(area transformation)**　等面积转换最常用的统计量是百分位数(percentile),指按照从小到大的顺序排列,将最小值与最大值划分为 100 个等份,每一个等份为一个百分位数。按照从小到大顺序确定各百分位的数值,即百分位数。当变量呈非正态分布式时,百分位数能更准确地反映出被测儿童相对于常模的发展程度。一般采用第 3、10、25、50、75、90、97 百分位。第 3 个百分数在临床上通常被作为一个节点,第 10 个百分位是曲线下 10% 的面积(每个十分位包含这一范围内 10% 的典型发展儿童)。对于父母和教师来说,百分位数的概念很容易理解,常常作为一个参考标准来描述在一组分数分布中,特定儿童的得分处于什么样的位置。比如,韦氏智力测验(第 4 版)中,智力为 70 分对应着第 3 个百分位数,意味着有 3% 的同龄儿童智力低于 70 分,97% 的儿童分数高于 70 分。

(三) 常模

常模(norm)是一种供比较的标准量数,由标准化样本测试结果计算而来,即某一标准化样本的平均数和标准差。它是测评用于比较和解释测验结果时的参照分数标准。测验分数必需与某种标准比较,才能显示出它所代表的意义。主要参数是平均数与标准差。通常常模有如下几种:

1. **均数常模**　是常模的一种普通形式。某一受试者所测成绩(粗分,或称原始分)与标准化样本的平均数相比较时,才能确定其成绩的高低。

2. **标准分常模**　均数所说明的问题是有限的。只看均数,不注意分散情况,所得受试者的信息非常有限。如用标准分作常模,便可提供更多的信息。标准分能说明受试者的测验成绩在标准化样本的成绩分布图中位居何位置。

$$标准分(Z)=(X-\bar{x})/SD \quad (X=受试者成绩;\bar{x}=样本均数;SD=标准差)$$

3. ***T* 分常模**　T 值是另外一种形式的线性转换。表示为:(Z 值 $\times10$)+50,从公式中可以看出,T 值的平均数为 50,标准差为 10。因此,Z 值为 1,相当于 T 值为 60。T 值在心理病理学的测试中使用广泛,如儿童行为检查测试(child behavior checklist),在这些量表中,当 T 值达到 70 或者更高时,意味着在很多病理特征上具有相关性。很多计分系统中,都以 T 值为 70 作为一个分界点。T 分计算的公式如下。

$$T=50+10(X-\bar{x})/SD$$

4. **其他形式的常模**　由标准分衍化而来的其他形式的常模,如标准 20 分和标准 10 分即属于这一类,都是改变均数及标准差值而得。其计算公式如下。

$$标准 20 分 =10+3(X-\bar{x})/SD$$

$$标准 10 分 = 5+1.5(X-\bar{x})/SD$$

在韦氏智力测验量表中,有粗分、量表分以及离差智商多个量数。其中量表分的计算方法即属此处的标准 20 计算法。

5. **百分位常模**　为另一类常用常模,比标准分应用得早且更适用。优点为不需要统计学的概念便可理解。习惯将成绩从好到差、自上向下排列,计算出样本分数的各百分位范围。如将受试者的成绩与常模相比,高于第 50(P_{50})个百分位,说明样本中有 50% 的人成绩比他差。如在 P_{25},说明样本中 25% 的人成绩在他之下或至多和他一样。

6. **划界分常模**　筛选测验中常用此常模。如教育上用 100 分制时,以 60 分为及格,此即为划界。而入学考试时的划界分,因考生成绩和录取人数而异。在临床神经心理测验中,将正常儿童与脑病患者的测验成绩比较,设立划界分,用这个分数作为界定有无脑损害。如果某测验对检查某种脑损害很敏感,这说明设立的划界分很有效,如果不敏感,则假阳性或假阴性概率将增加。

7. 比率常模　此类常模也较常用,其计算方法如下。

$$IQ(智商)=MA(心理年龄)/CA(实际年龄)\times100$$

该公式中是将心理年龄(mental age,MA)与实际年龄(chronological age,CA)都设作 100,以使 IQ 成为整数。例如,一位实际年龄为 5 岁的儿童,若其心理年龄也达到 5 岁,其 IQ 即为 100;若其心理年龄为 6 岁,其 IQ 即为 120(优秀智商);若其心理年龄仅为 4 岁,其 IQ 即为 80(边缘智商)。H.R.B. 中的损伤指数就是比率常模。

不同测试分与 Z 分和正态分布的关系见图 1-1。

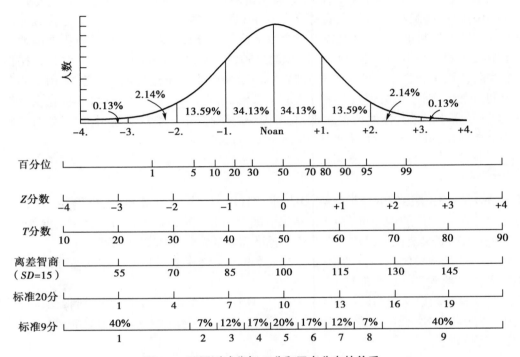

图 1-1　不同测试分与 Z 分和正态分布的关系

此外,还有各种性质的常模。如年龄常模(按年龄分组建立)、性别、区域和各种疾病诊断常模。从可比性看,常模越特异就越有效。从适应性讲,以通用常模使用更方便。以智力测验为例,全国常模运用的范围广,而区域常模应用地区则有限。但后者比前者更精确。

(四) 信度

发育行为心理评定量表(测验)的信度(reliability)是指同一受试儿童在不同时间用同一测验(或用另一套相等的测验)重复测验,所得结果的一致性程度。

信度用系数来表示。一般系数越大,说明一致性越高,测得的分数越可靠;反之则相反。信度的高低与测验性质有关。通常能力测验信度高,要求 0.80 以上,人格测验信度稍低,要求 0.70 以上。凡标准化的评定量表手册,都需要说明本测验用各种方法所测得的信度。检验信度的方法有如下。

1. 重测信度　同一受试组在两次不同的时间作同一套量表评定,对两次结果作相关性检验,以估计量表结果的稳定性。

2. 复本信度　个别测验同时编制成平行的正副本,同一受试组在两套测验上得分的相关系数。

3. 分半信度　将一套量表各项目(按难度为序)按奇、偶数分成两半,受试组在两半测验上得分的相关性检验。

4. 同质性信度　是指评定量表内部所有项目间分数的一致性。量表内各项目分数相关越高,则量表项目就越同质。对两次结果作相关性检验，以估计量表结果的稳定性。而对多重记分法量表则常用 Cronbach's α 系数（Cronbach's α coefficient）估计。

5. **评定者信度**　数名不同评定者采用同一套量表对相同受评者进行评定，对所得结果进行一致性检验，用以估计评定量表的客观性。一般要求在成对的受训评定者之间进行，平均相关系数达到 0.9 以上，才认为评分是客观的。

（五）效度

效度（validity）即指评定量表的有效性，即指一个测量工具能够测查出其所要测量的信息的程度。效度检查与同信度检查一样，有多种方法。美国心理学会在《心理测验和诊断技术介绍》中将它们分为三类。即内容效度（content validity）、结构效度（construct validity）和校标效度（criterion validity）三类。量表的效度研究，不管是在量表编制过程中，还是编制之后都要持续地进行。量表的效度材料越丰富，对量表的功能认识就越全面。

1. **内容效度**　指量表项目反映所测量内容的程度，如汉语阅读技能诊断测验反映受试者汉语阅读能力的程度等。内容效度通常无理想评定指标，主要通过专家对量表内容的评价和编制量表时严格按预定的定义、行为取样的范畴进行项目筛选来保证。

2. **结构效度**　反映编制此量表所依据理论的程度。如编制一个智力测验，必定依据有关智力的理论，该量表所反映此智力的程度是否符合原来预计的理论框架，也可用结构效度来检验。

3. **校标效度**　也称实证效度。是指一个量表对处于特定情境中的个体的行为进行预测的有效性，即对于我们所需要得知的行为能够预测的程度。评定量表在行为心理评定中常常是作为预测个体或群体的健康状态，或者确定影响健康的各种因素，因此，这类量表实证效度意义要大于结构效度。

4. **信度和效度的关系**　统计学上，信度上可以使得一个量表的效度更高，即信度是效度的必要条件，但非充分条件。在现场操作时常常发现，一个测量工具信度可以很高，但当测试内容与测试目的不相符时，则效度很低。因此，没有信度的测试工具谈不上效度问题，但有信度的测试工具，其效度可能良好也可能不好。通常，效度高的测试工具其信度都在良好标准以上。

（六）敏感度和特异度

通常情况下，解释测量结果时，应考虑该测量工具中一些关键划分点。

1. **敏感度（sensitivity）**　是指通过量表正确测量出有问题儿童的比例，是一种具有包容性的值域。儿童是否有问题，在量表中有一些关键的分数截点，如果低于这个分数截点可能就被视为有问题。在实际测量中，当儿童的确存在问题但量表测量结果却显示正常，这种结果称为假阴性（false-negative scores）。在发育行为儿科学中，金标准（gold standard）通常只是一个参考范围。理想的敏感度是在 70%~80% 范围内。

2. **特异度（specificity）**　是指经过量表正确判别为正常儿童的比例。如果正常儿童经过量表测量，所得分数提示为有问题，我们称为假阳性（false-positive scores）。理想的特异性指标是在 70%~80%。测试目的不同，对量表的敏感度和特异度要求不同。例如，在筛查性测试时，为保证可能有风险的儿童不被遗漏，对量表敏感性要求大于特异性。而在诊断性测试量表中，量表特异性的要求则更高。

实践中，通过调整截点分数（cut-off score），可以调整量表的敏感度和特异度。当放宽判别疾病的截点标准时，一些有问题但没有被筛查出来的儿童比例会变小，这时发生假阳性结果（false-positive）的可能性会增加。反之，特异性增加，那些原本正常的儿童被判定为有问题的比例也会减小，但那些有问题的儿童很可能被遗漏，容易引起假阴性结果（false-negative scores）。

3. **阳性预测值（positive predictive value）**　是指量表把有问题儿童错误判定为没有问题儿童的比例。它反映的是当测试结果为阳性时，发现问题的可能性。理想的量表其阳性预测价值的范围为 30%~50%。

4. **阴性预测值（negative predictive value）**　是指量表把正常儿童错误判定为问题儿童的比例。它反映的是当结果是阴性时，不出问题的可能性。阴性预测值受患病的影响。在某种患病率疾病（或问题）中，特异度较之阴性预测值是更为可靠的统计学指标。

（七）评定方法的标准化

评定量表的测验内容、施测方法、记分方法、标准结果的换算法等都要按一定的规定进行，才能符合标准测验的条件。评定量表的标准化特征不尽相同，标准化程度高一些则更好。每一个测试者在使用量表前都应该先了解每个具体量表编制时做了哪些标准化工作，如常模样本、施测方法、信度和效度资料。当然，每个量表都应尽可能详细地在量表使用手册上说明。

三、儿童评定量表的基本内容

每个儿童评定量表编制后，必须经过一定的标准化过程便算完成。尽管各个量表的种类和功能不同，但总体包括的基本内容大致相同。

（一）评定量表的项目定义与名称

1. 评定量表的项目定义　评定量表的项目最好应有比较严格的定义，否则评定者对项目的理解容易混淆。

2. 评定量表的名称　量表的名称可以仅指量表的种类，也可以是既表明种类，又包括量表的编制者或编制的单位（或单位所在地名），如儿心量表就是指首都儿科研究所和中国科学院心理研究所所编制的量表。在研究或临床报告中，首先要写明所使用的量表名称。

（二）评定量表的项目内容

评定量表由若干项目组成，每一个项目可以是一种行为、一种现象的简单名词，也可以是描述一种心理特质、症状、现象的陈述句。评定量表的项目内容应尽量做到项目描述简明，应能反映所评定内容的特征，这样才能编制出比较优质的量表。设计问卷时注意不要将性质、方向相同的形容词放在同一边，以避免被试者形成定势，不加思考地随意作答。

（三）项目分级数量

有些评定量表项目采用二分法分级（即"是""否"回答项目）。而大多数行为心理评定量表的项目为多级评分。如果分级太少，量表的敏感性便降低；分极太多，则分级标准不易掌握，影响评定者之间的一致性。通常等级划分在3~7级之间，以5级最为常见。如0分=无；1分=轻度；2分=中度；3分=重度；4分=严重。

（四）评定量表的项目评分标准

评定标准一般有两种，即项目内容出现的频度和其严重程度，或者是二者结合。一般自评量表的评分标准在量表的前面有简短的指导语说明；他评量表通常对每个项目评分标准都有特殊规定。

（杨玉凤）

第四节　评定量表的选择原则及注意事项

一、发育行为心理评定量表的选择原则

使用发育行为心理量表之前，使用者应首先根据自己研究目的和评定对象的问题性质，选择标准化程度较高的量表，这样得出的评定结果才能具有更好地客观性和真实性。在使用时，需要根据以下原则对各类量表进行比较和评价。

（一）量表的功效

量表的功效，是指所使用的量表能否全面、清晰、真实地反映所要评定的内容特征，这与量表本身内容结构有关。不同的量表具有不同的特质，适用的人群范围也不一样，等级划分也不同。质量好的量表

应该项目描述清晰,等级划分合理,定义明确,以反映出行为的细微变化为好。量表应尽可能简短,又不缺少必要的细节。

（二）敏感性

敏感性,指所选量表应对所评定的内容是否敏感,能否测出受评者的某种特质、行为或程度上差异。量表敏感性既与量表的项目数量和结果表达形式有关,又受量表的标准化程度和信度高低影响。另外,敏感性也与评定者的经验和使用量表的动机有关。

（三）简便性

简便性,指所选择的量表简明、省时和方便实施。通常,使用者可以用简短量表进行筛查,再使用项目多、功能较齐全的量表进行特征性分类研究或病情诊断。

（四）可分析性

可分析性,指量表应有其比较标准或是常模或是描述性标准。分析方式有手工分析和计算机分析。量表中单项分、因子分及总分都是常用分析指标。总分常反映受评者总的情况和变化,单项分、因子分则是分析受试者特质、行为或程度上差异的主要指标,把单项分或因子分画成曲线或构成轮廓图,更能直观、清晰显示受评者的某方面心理特质、行为特征或社会背景情况特点。

二、评定量表的实施过程

（一）实施过程

评定量表具体的实施应严格按使用手册规定的步骤进行。使用时按以下四个步骤进行。

1. **准备阶段** 在采用量表对所选对象实施评定之前,一般需要对评定者进行系统培训,培训内容包括组织量表的使用者全面学习所使用量表的理论基础、量表的内容;量表的具体操作方法和结果解释。以达到熟练掌握所使用的量表评定方法,并能较准确地分析解释评定结果的目的。通常在正式使用量表前最好要求先做预测试,进行一致性检验,符合要求者才能正式成为合格的评定者。

评定工具的准备是要选择适合评定对象情况的评定量表。量表选择正确与否,直接影响了评定的结果和质量。评定量表一般均为纸笔形式或计算机作答形式。评定儿童时,有时需要一些辅助器材如玩具等,心理测试中称为"测查工具"。辅助器材以备评定行为能力或特征性反应之用。评定场地一般在安静、光线明亮的房间进行即可。

2. **量表的填表过程** 填写评定量表时,首先应填写受评者的一般背景资料,如姓名、年龄、性别、父母职业、通信地址、家庭类型及经济状况等,婴幼儿应填写出生情况、喂养及生长史、主要抚养人、既往疾病史等;如果是临床用量表,尤其要注明病种。量表各项目的记录或填写方法,自评量表与他评量表不同。

（1）自评量表:各项目填写前应有一段简短指导语,说明评定主要目的、评定内容的范围、评定的时间界定、频度或程度标准及记录方法与其他要求等。测评前应严格按指导语口头加以说明。量表项目由受评者自己、家长或抚养人独立完成填表过程。如受评者文化程度低,对一些项目不理解,评定者可逐项念题,并以中性态度把项目意思告诉受评者。自评量表也可以作为团体评定工具,受评者人数不应太多,以10~20人为宜。以免人数太多相互干扰,难以管理。

（2）他评量表:评定者一般都为专业人员。评定依据多数由知情者提供,这种评定方法亦称间接评定法;有些临床量表常是通过评定者自己对受评者进行过较系统地观察印象直接记录量表各项目的评分,这种评定法称为直接评定方法。不管是哪种评定方法,评定者最好应与受评者现场见面和晤谈,以取得某些准确证据或判断资料来源的可靠性。最后,评定者对各种来源的依据材料,对照评分标准进行评分。

3. **结果换算** 量表各项目评分需要累加为因子分(或分量表分)和总分,这些分数均为原始分。很多量表要求转换成各种形式的标准分或百分位,或者作加权处理,转换后的得分更有意义。以绘人测验为例,如果9岁2个月的男童1和11岁1个月的男童2绘人测验初分都为20分,经过加权处理后IQ分男童1为85,而男童2仅为75。每一个测试量表必须提供加权处理的对应测查表。

4. 评定结果的解释和报告　为了达到评定量表的使用目的,需要对各种评定结果进行分析,提出结论并对其意义进行解释。量表的种类、功能和评定的原因不同,其解释的深度而异。将评定主要结果、结论及解释用文字或口头形式表达即报告。报告用语要精确明了,解释合理才有科学性(在本章最后有一份儿童行为心理评定的报告单,可参考)。

（二）正确对待发育行为心理评定结果

心理评定(测验)是心理学的一种测试方法,这种评定比物理、化学、实验室检测要复杂得多。因此,对心理评定应采取实事求是的态度,将现场观察与测查结果相结合,这样会更符合实际情况,使评定结果的准确性更高一些。在使用心理评定时应注意以下几点:

1. 应以实事求是的态度对待评定技术　心理评定(测验)技术是一门正在发展的技术,各种评定量表发展是不平衡的,如能力测验比人格测验发展得好一些。另外各国的发展情况不同,测验技术也有差别。

2. 正确使用心理测验提供的信息　心理测验可为临床工作提供一些有用的信息,但不能单纯依赖这些信息或使用测验结果作结论。因为,测验结果所提供的信息是有限的,所以应将测验的信息与现场观察、晤谈所得的信息综合起来,进行全面评定才更有意义。

3. 遵守职业道德　从事心理测验的人员,必须经过专门训练,遵守有关职业道德,尤其应注意以下几点。

（1）对测验工具、测验材料和测试结果的保密。

（2）测验手册、工具、记录纸等,均应由有资格的专业人员保存。

（3）测验内容在测验前不得让受试者知道,否则,将无法反映真实的发育行为心理状况。

（4）通常受试者对主试者是信任的,在测验整个评定过程中得到的材料,只供评定时参考,并由有资格的专家妥为保管,不得让其他人或机构知道。

（5）保护受试者利益,主试者应充分尊重人权,与受试者处于平等地位,保护受试者的合法利益。

（6）在试验报告、提供证词、回答有关机构的询问等场合,必须保护他们的合法权益不受损害。

（三）如何提高评定量表的使用效果

提高评定量表的效果,一方面是评定量表应符合使用要求,还要涉及评定者使用量表的效用(与评定人员的选择是否适当、评定者是否受过良好的训练密切相关)。要做到此点,对评定者应有较高要求。

1. 对评定者的要求　评定者必须具有较多的专业知识,人格健全;进行过训练,切实能把握评定目标,了解所要评定的各种行为及症状的含义,充分掌握评定量表的使用方法,评定结果一致性检验符合要求;并能了解被评定者情况的评定者方符合要求。

2. 建立友好信任关系　评定者与被评儿童之间切记要建立友好信任关系,这样可以使评定量表结果更准确。若被评儿童不能合作,测试结果可能导致不准确或无意义,甚至无法进行评定。

3. 提高评定动机　评定者应有机会直接观察被评者在所评定方面的行为,尤其对于某些不十分了解的评定项目,更需多花时间观察和搜集被评儿童资料。有些评定人员可能专业知识有限,评定人员应多与专业医生一起讨论量表内容和评定结果,调动其参与意识,增进评定动机,以提高评定结果的可靠性。

4. 正确掌握评定方法　要使评定结果更有效,就要熟悉并严格按照量表使用手册规定的方法进行评定。如果不同评定者对所评定的行为或症状项目有不同的判断标准时,最好由多人分别评定,再将评定结果加以平均。只有各评定者评定的等级差异较小时,所得的均数才有意义。

5. 正确和合理使用评定量表　评定量表的作用是使儿童心理品质或社会现象数量化的主要手段之一。但其数量化的难度大,加上影响因素颇多,评定量表的应用也有一定的局限性。若发现评定结果与临床所见不相符或不能解决自己的疑难问题时,评定者不能机械地只凭评定量表结果来做解释,这样往往做出与实际不符的结论。评定者要更深入掌握心理测量技术,提高自己综合利用有关资料能力,对评定结果做出符合实际的分析。评定量表应用合理,而且节省受评者的精力。

另外,也要注意防止滥用评定量表。应注意到量表的社会文化经济背景对量表使用效度的影响,用这些量表时还应充分估计文化差异所致的误差,尽量选用适合我国文化背景具有我国标准化常模的量表。

（四）一致性检验的问题

为了使评定者能正确使用评定量表,除了上述所说,一般都需进行一致性检验。评定者的一致性是指初学评定者在使用同一量表过程中其观察、记录和评分方面与熟练掌握者之间的一致性程度,或者是不同评定者相互间在这些方面的一致性程度,即评定结果的一致性。一致性程度越高,则评定结果就越可靠。一致性检验计算方法很多,主要根据研究者的使用精确性要求和资料类型来选择。

1. **符合率**　符合率(percent of agreement,PA)是指两个或两个以上评定者检查同一批受评者,计算评定结果完全一致的人数占所评定人数的比例。这是一种较简单的统计方法,一般符合率达75%即可,达90%就比较理想,表示评定结果较可靠。

2. **相关分析法**　相关分析法(correlation analysis)同上,然后计算评定结果之间的相关程度(常用相关系数表示)。相关系数最常用的有积差相关(Pearson correlation)法和斯皮尔曼等级相关(Spearman's rank correlation)法,前者适用计量资料,后者适用于计数资料。对多名评定者评定两种结果,可用组内相关系数法(the intraclass correlation coefficient,ICC)计算。一般相关系数为0.7以上即可接受,大于0.9为评定结果较可靠。相关系数仅表示评定结果之间的相关关系,并不表示真正的一致。

3. **Kappa系数法**　这是一组衡量评定者评定结果一致性的理想的统计方法,既能排除符合率中的机遇成分,又能避免相关分析法中由于系统性误差所引起的过高相关假象,但这套方法只适用于计数性资料。对两名评定者、两种评定结果的一致性检验,采用普通Kappa系数(K)计算方法即可;对两名评定者、多种评定(多级评定)结果,则需用加权Kappa系数(Kw)计算方法;对多名评定者、多种评定结果则要用泛用Kappa系数(GK)计算方法。一般要求Kappa系数大于0.5,则认为评定者之间一致性检验符合要求(见表1-1)。

表 1-1　检验一致性方法

评定结果类型	评定者人数	适用的统计方法
2 种	2 人	K、Kw、ICC、Spearman 相关系数、PA
2 种	≥3 人	ICC、GK、PA
多种	2 人	GK、Kw、PA
多种	≥3 人	GK、PA
计量资料	≥2 人	ICC、via、ANOVA、Pearson 相关系数

注:ANOVA. 方差分析(analysis of variance)。

三、提高评定测验效果的注意事项

（一）建立友好信任关系

心理评定(测验)的结果要精确,不仅要选择适合的信度、效度高的测验工具,而且评定者与被评儿童之间一定要保持友好和信任关系。被评儿童如果不信任评定者,便不能很好地合作,以致无法进行测验或测试结果不准确。在与被评儿童建立友好、信任关系的过程中,评定者应起主导作用。评定者要根据被评儿童的年龄、性别、性格、经历以及被评儿童所患疾病的性质调整自己的交往方式。心理测验时,评定者首先要尊重被评儿童,在人格上与其同等,绝不可有藐视被评儿童的行为;对年幼被评儿童更要表示关心、热情、同情与友好;受试者遇到困难时要有耐心,要设法给予鼓励,增加其完成测验的信心。对于不同被评儿童需采用不同的对待方式,要有一定的灵活性。

（二）善于观察被评儿童行为

要求评定者具有娴熟、老练的测试技术,敏锐的观察能力及有处理问题的技巧。评定者要注意观察被评儿童的情绪状态、注意力是否集中、对指导语能否很好地了解、是否愿意做好测验、有无影响测验的外来因素等。在观察中，既要仔细认真，又不能干扰测验进行。

（三）准确处理受试者在测验中的提问

被评儿童在测验或预备时往往提出两类问题：一类是关于她/他疾病的问题和治疗问题；另一类是与测验有关的问题。评定者不应过多地与其讨论疾病问题，否则会延误时间并分散注意力。当被评儿童询问测试回答的对或错及如何答题时，不要直接作肯定或否定的回答，更不能告诉测验的标准答案，否则会影响测试结果，并使测验公开化。

（四）不合作受试儿童的测验方法

拒绝测验或不能做测验即属于测试不合作对象。不能做测验的原因一类是情绪障碍、激动不安，或抑郁、焦虑；另一类是由于疾病损伤难于与评定者沟通。对于这些对象应具体分析原因，并根据不同原因进行应对处理，以便顺利完成测验，得到可靠资料。

（五）注意夸大病情的情况

能力测验是要求被评儿童尽到自己最大的努力，回答出他应有的成绩，该结果才是可靠的。通常被评儿童都会尽自己的努力去做。但也有少数对象因种种原因夸大自己的病情，故意装作无能。对这种情况如不及时发现，将会因此而做出错误判断。故意夸大病情装作无能的原因，大体有三类：

1. **寻找同情**　被评儿童总认为别人不同情、不理解他的困难，也许不是有意装作无能，但表现却与实际情况不符。

2. **逃避责任**　个别被评儿童为了逃避责任（家庭责任、学习，甚至法律责任），往往夸大病情，在测验中表现无能。

3. **要求补偿**　为了延长病假或者法律上的生活补偿金，而在测验中表现出特别低能。在病情有夸大时，测验成绩常会出现全面下降，使测验结果与临床或其他实验室检查不符。夸大病情常表现为容易出现一些低级错误，或在一个测验内或几个测验之间出现矛盾结果，测验结果与他们的经历及实际情况极不相符。对于是否真的夸大病情，需要通过对质核实来确定。对质方法可直接揭穿夸大行为，也可采用比较迂回的方法。未经对质核实不可随意做出有夸大病情的结论。

总之，要想提高评定测验效果，针对不同的评定目的选择适合的测验量表，测验时注意以上事项，客观、全面、科学、认真分析结果，并应全面考虑被评儿童其他方面的影响，才能达到预期目的。

第五节　发育行为心理评定结果分析与报告

发育行为心理评定量表是用于评价儿童行为心理特征的重要手段和工具。合理地运用质量可靠的心理测验和量表，正确地解释和应用测评的结果，能够帮助我们科学客观地了解和评价研究对象的行为发育、心理品质和特征。也就是说，只有综合分析判断才可能得到客观科学的结论。

但是滥用心理测评方法和工具，错误地解释和应用测评结果，不仅得不到科学的研究结论，甚至有可能对被测对象造成心理伤害。每位测验或量表的使用者对这个问题应当给予足够的重视。

一、发育行为心理测评结果分析

（一）发育行为心理测评结果的真实性

儿童自评式行为心理量表多采用客观评分方式，不容易出现评分困难。但是许多学前儿童往往是由父母或抚养人进行测验量表，他评量表容易受评者的主观影响，例如一名小学生分别由父母亲填写DSM-4的注意力测试，有可能得出相反的结果。影响量表测查结果真实性的因素应了解影响量表结果的各种误差来源和原因,常见的原因有以下几种。

1. 被评儿童不配合 不同评价者在使用量表进行自评或他评时通常都是按照自己的理解进行评价,各自所把握的标准未必一致,可能导致评定结果不一致。清楚的指导语、不易引起歧义的条目内容有助于减少这方面误差。良好的培训是降低他评量表这方面误差的保证。

2. 避免光环效应 评定者受到被评儿童一个好的或坏的特征不适当的影响,继而影响对其他特征的判断。优秀的评定者应当在评价过程中时常提醒自己避免这种光环效应(halo effect)的影响。

3. 避免极端分数 一些评定者在评分时习惯于选择量表中段,避免极端分数,所产生的结果可以使分数的分布范围偏窄,区分效果下降。出现趋中误差(error of central tendency)。

有的评定者不愿意打否定分数,分数集中于一端,这种宽大误差(leniency error)。常常会影响数据,呈现偏态分布,范围也变窄。一种解决办法是编制量表时,一部分条目采用否定句方式,但是在中文背景下,被评儿童似乎不太习惯这种表述方式,特别是使用双重否定的句子。

(二)测试分析者必须熟悉量表的各种性能

心理量表结果的测试分析者必须非常熟悉该量表的各种性能,包括量表设计使用的目的和对象、常模或样本的特征及局限性、量表的信效度指标、量表的划界分、或分类值的错误,以及灵敏度和特异度。只有结合这些指标,对测验结果进行综合分析和判断,才能做出准确、可靠的结论。

正确理解实施临床心理测试的目的和正确解读临床心理测试的结果极为重要。各种临床心理测试为临床医生诊疗提供了有力的参考信息,但临床医生切不可仅凭测试结果进行盲目诊断。临床医生在实施心理测试的过程中,需要深切理解并体会父母对儿童的担忧,仔细结合临床观察和病史,正确解读测试结果,并为家长提供进一步的评价和建议,或者及时进行转诊。

二、评定报告的书写内容和方式

书写评定报告是测验工作的重要步骤,评定人员和申请评定人通过报告了解被评儿童,一个好的报告应起到这种沟通作用。如何写好报告,起到真正的沟通作用,如下是一些基本内容和要求。

1. 一般资料

(1)受试者姓名、性别、年龄、出生日期、籍贯、民族、职业和住址。

(2)检查人姓名、检查地点及日期。

2. 申请理由 包括申请人和准备申请解决的问题。

3. 采用量表(测验)的名称 包括现在和过去(注明结果)。

4. 有关历史 特别是与评定内容有关的。

5. 测验时的行为观察 通常可从以下几方面着手。

(1)仪表。

(2)测验情境的适应。

(3)合作程度。

(4)努力程度。

(5)注意力。

(6)对测验或测验中某一特殊部分及主试的态度。

(7)言语(包括声调高低、快慢、词语表达能力)。

(8)测验时的主动性。

(9)社交能力。

(10)焦虑的证据。

(11)从一个活动转换到另一个活动的能力。

6. 测验结果的综合和解释 以韦氏智力测验量表为例,应包括如下内容:

(1)列出简要结果,IQ 的可信范围,结果的可靠性(指许多材料,如行为观察,既往史,以及其他不同来源资料的一致性)。

(2) 比较言语智商(verbal IQ,VIQ)和操作智商(performance IQ,PIQ),各分测验之间的差异,找出智力的强点和弱点,这些发现与申请者要求解决的问题有何关系,与行为表现的符合程度。

7. 总结 包括结论、建议和申请的以外发现,建议应针对申请要求做出。总结内容中温习和综合测验发现时可能与前面有重复,注意不要过长。用词要求简洁、精确,抓住要点。

下面列举一份儿童行为心理评定报告单:

韦氏儿童智力测验报告

姓名:××× 　　　　性别:男 　　　　年龄:8 岁 1 个月 22 天 　　　出生日期:×××× 年 × 月 × 日

文化程度:小学 　　　职业:学生 　　　　以往测验:无

检查日期:×××× 年 × 月 × 日 　　检查者:××× 　　检查地点:办公室

检查项目:韦氏儿童智力量表中国修订本(WISC-CR)

申请检查理由:该儿童现上二年级,因学习成绩差、反应慢、和同学相处不好,由父母带来医院就诊。父母诉说该儿童出生时有缺氧病史,生长发育较同龄孩子稍落后。学校老师评价自控力差,上课时注意力不集中,有时不能明确表达自己的想法。在儿科排除了器质性疾病后,要求评估智力的程度并提出建议、给予治疗。

观察结果:该儿童衣着整洁,体态稍胖,五官端正。对于环境表现出好奇,东张西望,言语较多。整个测试过程与主试的合作尚可,但反应较慢,注意力不集中,常需重复指导语,表现似听非听,回答问题不喜欢思考和做出努力,容易放弃,会直接告知"不知道"。回答问题声音适中,语速较慢,吐字清晰。操作动作较慢。

1. WISC-CR 的测验结果

分测验	粗分	量表分	分测验	粗分	量表分
常识	8	7	填图	5	3
类同	1	4	图片排列	9	4
算术	6	1	积木	10	7
词汇	9	5	拼图	4	5
理解	6	3	译码	10	2

言语量表总分 20 　 VIQ:63 　 操作量表总分 21 　 PIQ:59 　 全量表总分 41 　 FIQ:58

WISC-CR 剖析图(未录)

被试的言语智商(verbal IQ,VIQ)、操作智商(performance IQ,PIQ)和全量表智商(full scale IQ,FIQ)分别为 63、59 和 58,根据智力分级,IQ 在 50~69 的范围,属于轻度智力缺陷,其百分位为 2.14,也就是说,受试者与同年龄组的人进行比较,其智力比 2.14% 的人好,比 97.86% 的人差。

2. 智商结果解释

(1) 该儿童的智商较低(FIQ 为 58),处于轻度智力缺陷范围。就 VIQ 和 PIQ 而言,他的能力在各方面发展比较平衡。言语智商和操作智商差值只有 4 分,无统计学意义。说明儿童大脑优势半球相关的能力发展与非优势半球相关的能力发展相对平衡。换句话说,他的一般知识的丰富性、词概念的形成和理解能力、言语的逻辑推理能力与空间感知、分析及逻辑推理和视觉-手运动的协调等方面的能力发展基本平衡。

(2) 言语分测验比较,常识相对强,而算术则相对弱。例如,被试可以回答出"儿童节是在哪个月的哪一天""太阳落在哪个方向"等一般知识问题;而在进行算术分测验时,对答案为 10 以上的加减法应用题则不能算出。提示其对日常生活中可能接触到的事情的认知能力相对较强,而数的概念、对数的敏感性及心算能力、注意力、解决问题的能力较差。说明该儿童一般知识的广泛性比数量概念形成、计算及推理应用的心算能力发展的相对较好。

(3) 操作分测验比较,积木和拼图是他的相对强点,译码分测验是相对弱点。这说明在与大脑右半球相关的能力中,其视觉动作协调和组织能力、空间想象能力、形象背景分辨能力相对是一个优势。而被试短时记忆能力、心理操作的速度和学习能力较差。

(4) 任一分测验与全量表平均分进行比较,尽管该儿童各分测验的量表分均低于正常同龄儿均值,但相对他自身而言算术是他的弱点,而常识和积木仍然是他的强点。词汇和拼图分测验的得分低于常识和积木,但高于其他分测验,说明他一般实用知识的掌握、记忆、概念形成和空间想象能力、视觉动作协调能力、知觉整体与部分关系的能力及组织能力是他自己的一个亮点。

续表

3. 测试过程中的表现 该儿童在测试过程中注意力不集中,表现"似听非听",如在进行算术分测验的应用题时,测验要求只允许每个题目重读一次,但被试儿童会说"再读一遍",要求主试复述题目。进行理解分测验时也有此现象。在测试中还表现容易放弃,如在进行拼图时,当呈现出"马"的部件时,他觉得有难度,甚至不愿尝试,直接告知"不会"而放弃。

总结及建议:该患儿的智力水平落后于正常同龄儿童,证实了儿童家长所报告的情况,测试结果可提示被试儿童出现学习成绩差的原因。建议家长可给被试儿童适当安排专业训练及治疗,包括儿童注意力、记忆力、自制力、反应能力、协调性、动手能力和社会适应能力方面的综合训练。采取科学的教养方法,尽可能开发其智力潜能,智力应有一定提升空间。在学业培训方面要根据智能发育落后儿童的心理特点:即发展起点迟(出现的年龄要晚),发展速度慢(掌握一项技能要慢),达到水平低(最终达到的级别低),提倡因材施教;在教育方法上要了解智能发育落后儿童的思维特点,即思维直观、具体,概括水平低,主要依赖事物的具体形象(或表象)。充分利用实物教学,便于患儿理解,特别要培养良好的学习习惯,温故知新,这样对提高患儿的综合能力和自信心都会有很大程度的帮助。

报告人:×××

(杨玉凤)

参 考 文 献

[1] 杨玉凤,金星明,静进.发育行为儿科学手册[M].南京:江苏科学技术出版社,2009.

[2] 石淑华.妇幼心理学[M].北京:人民卫生出版社,2008.

[3] SINCOVICH A,GREGORY T,ZANON C,et al.Measuring early child development in low and middle income countries:Investigating the validity of the early Human Capability Index [J].SSM Popul Health,2020,11:100613.

[4] PENDERGAST LL,SCHAEFER BA,MURRAY-KOLB LE,et al. Assessing Development Across Cultures:Invariance of the Bayley-Ⅲ Scales Across Seven International MAL-ED Sites [J]. School Psychology Quarterly,2018,33(4):604-614.

[5] BOGGS D,MILNER KM,CHANDNA J,et al. Rating early child development outcome measurement tools for routine health programme use [J]. Archives of Disease in Childhood,2019,104(1):22-33.

[6] 丁美琦,许梦雪,关宏岩,等.常用观察法评估量表研究进展[J].中国儿童保健杂志,2018,26(6):641-644.

[7] 杨玉凤.我国儿童早期发展面临的挑战[J].中国儿童保健杂志,2016,24(3):225-227.

[8] ROBERT FD.量表编制理论与应用[M].魏勇刚,龙长权,宋武,等译.重庆:重庆大学出版社,2006:55-147.

[9] 徐姗姗,黄红,张劲松,等.贝利婴幼儿发育量表-第三版评价上海市婴幼儿发育水平的应用初探[J].中国儿童保健杂志,2011,19(1):30-32.

[10] 刘湘云,陈荣华,赵正言.儿童保健学[M].4版.南京:科学技术出版社,2011:41-49.

[11] 戴晓阳.常用心理评估量表手册.北京:人民军医出版社,2014.

[12] 董奇,林崇德.中国6~15岁儿童青少年心理发育关键指标与测评.北京:北京科学出版社,2011:16-47.

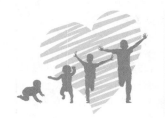

第二章

发育筛查诊断与早期发展类评定量表

第一节　发育筛查类评定量表

一、儿童心理行为发育预警征象筛查问卷（WSCMBD）

（一）概述

儿童心理行为发育预警征象问卷（Warning Sign for Children Mental and Behavioral Development，WSCMBD）简称"预警征"，是应我国《儿童心理保健技术规范》制定要求，目的是为基层儿童保健服务人员编制一个简单、易掌握、好操作、快速的儿童心理行为发育的常规监测工具。该问卷于 2011 年由中国疾病预防控制中心妇幼保健中心组织国内儿童心理行为发育及儿童精神卫生领域专家王惠珊、杨玉凤、金星明、郑毅、邹小兵、贾美香、静进等联合编制。2013 年，该工具首次公布于《儿童心理保健技术规范》（卫办妇社发〔2013〕26 号），其内容适用于 0~3 岁儿童。2017 年《国家基本公共卫生服务规范》（第 3 版）将其纳入 0~6 岁儿童健康管理服务规范，同期补充了 4~6 岁指标。

考虑到国内现有量表标化年代陈旧、大多数较为复杂、不适合基层儿童保健服务人员监测儿童发育使用等问题，预警征筛查问卷在年龄分组上按照国家基本公共卫生服务 0~6 岁儿童健康体检的时间来设计，筛查条目依据在中国进行过标准化研究，并得到广泛推广使用，且有研究数据的发育量表中选择，再经过国内专家的临床经验确定。该工具在制定过程中进行文献回顾及测评指标分析，建立测评条目池，根据量表条目筛选的原则，多次组织国内专家对条目进行讨论、筛选和修订。基于专家商榷，对每个年龄点的入选条目进行概念定义分解，研定各条目的内涵，并通过预试验对条目语义表达准确性及可行性做进一步评价和调整。

（二）问卷的结构及评分标准

1. **问卷的结构**　0~6 岁预警征筛查问卷共包括 11 个年龄监测点，分别为 3 月龄、6 月龄、8 月龄、12 月龄、1.5 岁、2 岁、2.5 岁、3 岁、4 岁、5 岁、6 岁。每个年龄点包含 4 个条目，分别反映大运动、精细运动、言语能力、认知能力（视、听力）、社会能力（孤独症）等方面能力。各条目主测年龄均以 90% 以上人群通过年龄为准。

2. **测试方法**　为家长询问式，由评价者与儿童照养人进行一对一的询问。要求评价者能准确表达所测条目，家长能理解评价者的描述。研究显示测试所需时间中位数为 1 分钟（四分位间距 0.6 分钟）。评价者可参考本工具的教学视频和条目释义学习询问和解释的方法。

3. **评分标准**　测评时出现相应年龄段一项不通过，即为可疑异常，应在相应条目的"□"内打"√"。

该年龄段任何一条预警征象阳性,提示有发育偏异的可能,须采用其他儿童发育筛查或诊断工具做进一步评价。本机构人员不具备进一步筛查诊断条件时,应及时转诊。

(三)问卷的信效度及临床应用研究

1. 问卷的信效度 课题组采取分层随机抽样方法,从全国 11 个省市抽取低危人群 1 513 名,高危人群 597 名,累计 2 110 名 0~6 岁儿童进行预警征问卷的信度和效度评估。结果显示重测信度及测试者信度的相关系数均达到 0.7 及以上,表明预警征筛查结果的稳定性较好。在效度评估上,预警征与年龄与发育进程问卷(Ages and Stages Questionnaires,ASQ)测评结果高度一致,一致性 Kappa 值为 0.63。以 Gesell 为效标,预警征筛查发现可疑发育偏异儿童的灵敏度为 82.2%,特异度为 77.7%,总体约登指数(Youden index)为 0.6。

2. 临床应用研究 预警征筛查表自纳入国家基本公共卫生服务以来,广泛用于我国 0~6 岁儿童健康检查,已成为目前我国基层应用最广的 0~6 岁儿童发育评价工具。在我国局部贫困农村和城市社区的研究中分别显示该工具筛查阳性率为 9.7% 和 1.0%,全国残疾预防综合试验区创建试点工作中期评估(2019 年)报告,预警征筛查发育问题阳性率为 2.1%。另有研究对 18~34 个月预警征象筛查阳性的儿童进行进一步诊断,其中未见异常者仅占 5.6%;部分条目与孤独症谱系障碍、全面发育落后、语言发育落后等高度相关。因此,有必要进一步强化预警征筛查的普及和落实,达到早发现、早干预的目的。

(四)问卷的特点及使用中的注意事项

1. 问卷的特点 该工具是提供给基层儿童保健人员在健康体检时使用的,也可以供儿科及相关工作人员在为儿童提供健康服务时使用,还可以由家长自我监测使用,以快速了解儿童心理行为发育状况。该工具采用家长愿意参与的询问式筛查方法,虽然每个年龄测试条目仅 4 项,但往往一个条目可以筛查多个方面的问题,并且增加了早期发现孤独症的筛查项目,筛查简便快速,效果好,适合机构和家庭共同监测。

2. 使用过程中的注意事项

(1)当照养人无法清晰作答时,测试者可依据释义进行正确解释,必要时可通过现场测试进行判断。

(2)如果儿童测试时间与问卷中月龄不匹配,建议采用实足月龄点条目进行检查。如接近下一月龄点(1 周之内),可以下一月龄为参考。

(3)该工具不能替代诊断量表,不作为临床诊断的依据。当与其他测试结果不一致时,应请专业人员进行检查和判断。

(五)量表编制者

编制者:王惠珊、杨玉凤、金星明、郑毅、邹小兵、贾美香、静进、梁爱民、张悦、黄小娜。

(六)联系单位

中国疾病预防控制中心妇幼保健中心儿童保健部。

(王惠珊 张 悦)

参 考 文 献

[1] 周穗赞,张敬旭,王晓莉. 农村 3 岁以下儿童心理行为发育问题预警征象筛查发育偏异及影响因素[J]. 中国儿童保健杂志,2020,28(9):967-970.

[2] 鲍筝,常新蕾,王曼丽,等. 北京市通州区 6 岁以下儿童心理行为发育问题预警征筛查现状[J]. 中国生育健康杂志,2018(6):501-505.

[3] 金曦,王惠珊,张悦,等. 高危儿童保健指导手册[M]. 北京:北京大学医学出版社,2020.

［4］张悦,黄小娜,王惠珊,等.中国儿童心理行为发育问题预警征编制及释义［J］.中国儿童保健杂志,2018,26(1):112-114.

［5］黄小娜,张悦,冯围围,等.儿童心理行为发育问题预警征象筛查表的信度效度评估［J］.中华儿科杂志,2017,55(6):445-450.

［6］欧萍,卢国斌,张冰凌,等.小儿神经心理发育预警征象应用效果评价［J］.中国妇幼保健杂志,2014,29(9):366-370.

儿童心理行为发育问题预警征象筛查问卷

年龄	预警征象		年龄	预警征象	
3个月	1. 对很大声音没有反应	□	6个月	1. 发音少,不会笑出声	□
	2. 逗引时不发音或不会微笑	□		2. 不会伸手抓物	□
	3. 不注视人脸,不追视移动人或物品	□		3. 紧握拳松不开	□
	4. 俯卧时不会抬头	□		4. 不能扶坐	□
8个月	1. 听到声音无应答	□	12个月	1. 呼唤名字无反应	□
	2. 不会区分生人和熟人	□		2. 不会模仿"再见"或"欢迎"动作	□
	3. 双手间不会传递玩具	□		3. 不会用拇食指对捏小物品	□
	4. 不会独坐	□		4. 不会扶物站立	□
18个月	1. 不会有意识叫"爸爸"或"妈妈"	□	2岁	1. 不会说3个物品的名称	□
	2. 不会按要求指人或物	□		2. 不会按吩咐做简单事情	□
	3. 与人无目光交流	□		3. 不会用勺吃饭	□
	4. 不会独走	□		4. 不会扶栏上楼梯/台阶	□
2岁半	1. 不会说2-3个字的短语	□	3岁	1. 不会说自己的名字	□
	2. 兴趣单一、刻板	□		2. 不会玩"拿棍当马骑"等假想游戏	□
	3. 不会示意大小便	□		3. 不会模仿画圆	□
	4. 不会跑	□		4. 不会双脚跳	□
4岁	1. 不会说带形容词的句子	□	5岁	1. 不能简单叙说事情经过	□
	2. 不能按要求等待或轮流	□		2. 不知道自己的性别	□
	3. 不会独立穿衣	□		3. 不会用筷子吃饭	□
	4. 不会单脚站立	□		4. 不会单脚跳	□
6岁	1. 不会表达自己的感受或想法	□			
	2. 不会玩角色扮演的集体游戏	□			
	3. 不会画方形	□			
	4. 不会奔跑	□			

注:语言、个人社交、精细运动、大运动4个能区。适用于0~6岁儿童。检查有无相应月龄的预警征象,发现相应情况在"□"内打"√"。该年龄段任何一条预警征象阳性,提示有发育偏异的可能。

二、国际儿童发育监测指南服务包（GMCD）

（一）概述

国际儿童发育监测指南服务包（International Child Development Monitoring Guide Service Pack,GMCD）由土耳其安卡拉大学 Ilgi O. Ertem 教授开发,为0~42个月儿童提供发育监测、个性化支持与早期干预的综合服务包。该工具以生物生态学、家庭为中心和世界卫生组织（World Health Organization,WHO）国际功能-残疾-健康分类（International Classification of Functioning,ICF）等多个理论为基础,主要目标是促进 GMCD 服务提供者与儿童照顾者之间的伙伴关系,在这种伙伴关系的引导下,使儿童的发展最优化。该工具得到《柳叶刀》杂志、WHO《儿童早期发展养育照护框架》等认可的系列服务工具。

中国疾病预防控制中心妇幼保健中心自2017年起在联合国儿童基金会大力支持下,着手引进

GMCD 服务包。课题组先后完成了服务包全部材料的汉化和回译,获得了该工具在中国的培训授权,并培养我国本土培训师资 7 名,为该工具在中国的推广奠定了良好的基础。

(二) GMCD 结构及特点

1. GMCD 的结构　该工具涉及发育监测、支持和早期干预三部分内容,材料包括儿童发育监测记录表,儿童发展支持材料和"伴你成长"系列儿童书。发育监测部分包括 7 个开放性问题和 12 个月龄段的标准化发育里程碑指标编码表,用于儿童语言理解、语言表达、大运动、精细运动、与人关系、玩耍和自理这七个领域的功能了解和解读。编码表将 0~42 个月分为 1~2 月龄、3~4 月龄、5~6 月龄、7~8 月龄、9~11 月龄、12~14 月龄、15~17 月龄、18~21 月龄、22~25 月龄、26~29 月龄、30~35 月龄和 36~42 月龄,每个月龄段包含 7~13 个发育里程碑指标。

发育支持部分包括开放性问题、儿童发展支持材料和"伴你成长"系列儿童书,为照养人提供儿童发育的支持信息。儿童发展支持材料分 5 个年龄段为照养人提供情绪、交流、动作方面促进的方法,"伴你成长"系列以儿童的口吻、诗的形式向照养人介绍儿童需要哪些支持。

2. 使用方法　该工具由经过培训、认证合格的服务者提供,通过访谈、编码、指导的方式对儿童照养人进行支持。

发育监测部分为访谈式,由服务者使用标准化的开发性问题,与儿童照养人进行一对一的访谈。服务者在访谈后使用标准化的发育监测记录表进行编码,并对未涉及的条目进行补充。

发育支持部分与监测部分无缝衔接,通过询问开放式问题获得家庭对于儿童发育的支持信息,并通过儿童发展支持材料、"伴你成长"系列儿童书等多种方式将支持信息传递给照养人。

早期干预部分通过培训使服务者了解发育困难儿童的权利,以及如何利用 GMCD 和社区资源来制订干预机会,解决发展风险或困难,并监测干预后的发展情况。

3. 评价标准　该工具不给照养人提供儿童发育迟缓或障碍的评价结果,而是采用"需要关注""需要特别关注"的表述,无缝衔接过渡到儿童发育支持和早期干预部分。

(三) 工具的信效度及临床应用研究

1. 工具的信效度　该工具开发者强调 GMCD 已经在全球四大洲的 4 个国家进行了国际标准化,可用于任何国家 0~42 个月的儿童,而不需要重新标化或重新验证。

2. 临床应用研究　来自世界各地 20 多个国家的提供者接受了培训。该工具先后应用于联合国儿童基金会"母子系统保健项目""高危儿管理工作规范和技术指南试点"等项目,对我国儿童保健业务人员进行了培训,并对其使用情况进行了调查。截至 2020 年年底,来自全国 15 个省的 263 名儿童保健专业技术人员接受培训,其中贵州省率先实现了区县级以上妇幼保健机构全覆盖。

(四) 问卷特点及注意事项

1. 工具特点　不同于以往孤立的儿童发育评价工具或干预方法,GMCD 是一套独特的、全面的干预工具。它采用纵向连续的方法进行儿童发育监测,并无缝对接支持和早期干预。该工具是经过国际标准化认证,更强调确定儿童和家庭的个性化需求。

2. 注意事项　使用者须经过培训认证,任何人不得在未经培训认证的情况下使用该工具,针对该工具的研究须经过原开发者的培训和授权。该工具不对儿童贴标签,无发育迟缓、障碍等评价结果,强调使用者监测评价的目的是提供发育支持和干预。如果不是以支持为目标,则不允许使用该工具。

(五) 量表开发及国内推广单位

开发者:Ilgi O. Ertem,土耳其安卡拉大学。
国内推广单位:中国疾病预防控制中心妇幼保健中心。

（张　悦）

参 考 文 献

［1］ ERTEM IO，KRISHNAMURTHY V，MULAUDZI M，et al. The development of healthy children in the first three years：similarities and differences across genders and countries：a cross-sectional observational study［J］. Lancet Glob Health，2018，6：279-291.

［2］ OZTURK ERTEM I，KRISHNAMURTHY V，MULAUDZI MC，et al. Validation of the International Guide for Monitoring Child Development demonstrates good sensitivity and specificity in four diverse countries. Acta Paediatr，2019，108（6）：1074-1086.

三、新生儿20项行为神经测查方法（NBNA）

（一）概述

新生儿20项行为神经评分法（neonatal behavioral neurological assessment，NBNA）来自布雷泽尔顿（Brazelton）新生儿行为评价量表（Neonatal Behavioral Assessment Scale，NBAS）。

布雷泽尔顿（Brazelton）新生儿行为估价评分是一种综合性行为和神经检查法。包括27个行为项目和20个神经反射。行为项目分4个方面：相互作用、运动能力、状态控制和生理应激反应。检查需持续20~30分钟，行为项目评分有9个分度。此方法能较好地了解新生儿行为特征，但正常和异常行为能力的区别无明显界限。由于测查项目多，需时间长，结果分析较复杂，在我国较难推广应用。

（二）新生儿20项行为神经测查法

1. **内容及结构**　这是吸取美国布雷泽尔顿的新生儿行为评价量表和法国阿米尔-梯桑（Amiel-Tison）神经运动测定方法的优点，结合我们自己的经验，于1990年建立的我国新生儿20项行为神经测查方法。20项行为神经测查分为5个部分：即行为能力（6项）、被动肌张力（4项）、主动肌张力（4项）、原始反射（3项）、一般估价（3项）。每项评分为三个分度，即0分、1分和2分，满分为40分，35分以下为异常。

2. **适用范围**　NBNA方法只适用于足月新生儿，早产儿需要等胎龄满40周后测查，因为早产儿肌张力较低，NBNA评分低下不能反映其正常与否。但早产儿可有视听反应。足月窒息儿可从生后3天开始测查，如果评分低于35分，第7天应重复，仍不正常者12~14天再测查，因为该日龄测查有评估预后的意义。

3. **测查环境和检查者的训练**　测查者应在新生儿两次喂奶中间进行，检查环境宜安静、半暗。测查室温应为22~27℃。检查在10分钟内完成。

测查者不可能单靠阅读资料或看录像学会合格的NBNA检查方法。掌握此方法必须通过传授、亲自操作，并接受数次辅导，最后通过合格检验，才能达到测查合格标准。总分误差不应超过2分。

4. **NBNA评分正常值的建立**　1988年全国12城市25个单位协作研究，测查正常新生儿714人（男369人，女345人），对每个新生儿生后第2~3天，12~14天和26~28天测查3次。结果为90.4%总分在39~40分，97%在37分以上，无1人在35分以下，3次测查结果显示，正常新生儿视听定向能力和颈部的主动肌张力随日龄增长而增强。NBNA在应用中有显著的稳定性和可靠性，地区差别对评分结果无明显影响。

NBNA是一种信度和效度可靠的新生儿临床检查方法，反复测查对新生儿无害。测查方法和评分易掌握，工具简便经济。目前在我国由鲍秀兰团队培训推广，我国儿科医生和妇幼保健工作者在临床和科研工作中广泛应用。

5. **NBNA在评估预测发育结局方面的临床应用**　NBNA通过对生后满月内的新生儿进行神经行为评估，可以早期有效预测各类高危足月儿（包括按纠正胎龄足月的早产儿）的神经发育结局。

（1）NBNA 测定预测新生儿窒息和缺氧缺血性脑病预后：1989 年全国 13 个单位对 NBNA 预测窒息儿预后进行协作研究。研究结果显示，生后 7 天和 12~14 天 NBNA 评分对评估预后的敏感性和特异性分别为 88.9%、82.6% 和 84.6%、97.4%。其评估预后的价值优于 Sarnat 分度(即缺氧缺血性脑病分度)、头颅 CT 和 B 超。我国协作组研究 NBNA 于足月窒息儿，结果显示为 NBNA<35 分组预后不良和智能低下发生率明显高于 NBNA≥35 分组。生后 7 天预测预后的敏感性为 88.9%、特异性为 82.6%。黎淑芬等(2008)采用 NBNA 评分和加分法表明对于缺氧缺血性脑病(hypoxic ischemic encephalopathy，HIE)患儿预后也有很高的预测价值。

（2）NBNA 测定预测胆红素脑病预后：NBNA 应用于 67 例高胆红素血症患儿预后研究(足月儿)(1997，邵洁)，结果显示 NBNA 能预测新生儿胆红素脑病，并能指导临床治疗，对 NBNA<35 分的患儿应采取积极有效的措施，甚至换血治疗，以防止核黄疸的发生。

（3）NBNA 测定预测早产儿脑损伤和脑发育：张晓燕等(2010)探讨 NBNA 评分法对 234 例早产儿脑发育及脑损伤的诊断价值。评分可以反映 33 周以上早产儿脑发育的状况和发展规律，以及其脑损伤后的变化。吴文坚等(2012)对 136 例早产儿研究表明，NBNA 可有效评估早产儿脑损伤和脑发育规律。

（4）NBNA 预测围产高危因素对新生儿的影响：杨谦(1996)、高树辉(2015)研究表明，围产高危儿包括妊娠糖尿病孕妇分娩新生儿的神经行为发育在主动、被动肌张力及行为能力等方面有一定下降，其中合并低血糖新生儿及大于胎龄儿表现较为突出，NBNA 评分低和宫内窘迫、妊娠高血压综合征、足月小样儿等围产高危因素密切相关。因此，NBNA 可作为围产高危儿早期干预的敏感指标。

6. NBNA 在早期干预方面的应用　2012 年鲍秀兰教授受 Kevin Nugent 新生儿行为观察(newborn behavioral observation，NBO)的应用特点和理念的启发，提出医务人员在使用 NBNA 进行神经行为评估的同时，需要和父母共享观察，并解读这些行为，使父母能了解其婴儿的行为和独特的个性，并给予必要的早期指导，让父母学会满足新生儿发展需要的护理策略，从而提高他们对其新生婴儿能力和个性(气质)的敏感度，从出生早期开始发展积极的亲子关系，建立安全依恋。孟群等(2009)就采用 NBNA 对早产儿父母进行宣教，产生积极的影响，使父母在认识早产儿各种行为能力的同时，接受早期干预的概念，为后期积极参与儿童保健工作打下了基础。

我们将 NBNA 用于高危儿早期干预的过程也称为——新生儿行为神经观察(neonatal behavioral neurological observation，NBNO)。即在使用 NBNA 检查过程中，通过和父母的共享观察，解读新生儿的各种行为，增加父母对新生儿的了解，从而给予新生儿合适的早期干预方法和护理策略，促进亲子关系的建立，发展安全依恋，为促进儿童全面发展打好基础。NBNO 适用于早产儿和各种高危儿从出生到 3 个月的早期干预。

（三）新生儿 20 项行为神经测查方法

第一部分　新生儿行为能力共 6 项(1~6 项)。

1. 对光刺激反应减弱　也称对光刺激习惯化。在睡眠状态下(状态 1 和 2)，婴儿对手电筒短暂照射眼睛产生不愉快的反应后，重复光刺激有反应减弱的能力。此项测验就是检查这种反应减弱的能力。用 2 节 1 号电池的手电筒 1 个，手电光扫射新生儿两眼 1 秒，观察其反应。第 1 次反应终止后 5 秒钟，再重复刺激，每次照射时间和手电筒距眼的距离相同。连续 2 次反应减弱后停止测试，如不减弱，连续照射最多 12 次。如果新生儿对最初次刺激无反应或反应极小。可以松解包被和轻摇小床，以便使婴儿进入更适合于测试的状态。如果婴儿对下 1 次刺激有反应，以此次算作第 1 次刺激。如果几次刺激后仍无反应，则进入下一项检查，如果婴儿醒来或已经觉醒，必须停止项目测试，在 1~2 天内适当时间再测试。

评分方法：观察和记录反应减弱甚至消失的连续 2 次的前 1 次次数。0 分≥11 次；1 分为 7~10 次；2 分≤6 次。

2. 对"咯咯"声反应减弱　此项测查新生儿对扰乱性听刺激抑制的能力。长方形小红塑料盒(8cm×3.5cm×3.5cm)内装有黄豆，摇动时发出"咯咯"声。在安静环境小儿对突然的"咯咯"声产生反应。测查应在睡眠状态(状态 1 和 2)进行，距小儿约 10~15cm 处，响亮地垂直摇动"咯咯"声 3 次约 1 秒，小儿可产生惊跳，用力眨眼和呼吸改变等反应，等反应停止后 5 秒钟再重复刺激。连续 2 次反应减弱时停止测试，如不减弱，连续刺激最多 12 次。

观察和评分方法如第 1 项。

3. **非生物性听定向反应(对"咯咯"声反应)**　这是一种在婴儿觉醒状态时对"咯咯"声刺激反应的测查方法。如果对初次刺激未引出反应,在以后检查中可以重复刺激。将小儿头放在中线位,在新生儿视线外距耳约 10~15cm 处连续轻轻摇动小塑料盒,使发出柔和的"咯咯"声,持续摇到小儿最优反应。可以变更声音的强度和节律性,以引起小儿的注意,避免反应减弱和习惯化。持续摇动不超过 15~20 秒,左右交替刺激共 4 次。测查时避免其他声音或因看检查者的脸而分散其注意力,观察新生儿眼和头转向声源的能力。

评分方法:0 分为头和眼球不能转向"咯咯"声源;1 分为头和眼球转向"咯咯"声源,但转动 <60°;2 分为头和眼球转向"咯咯"声≥60°。并记录头转向声源≥60°的次数。如刺激 4 次中,转向声源≥60° 2 次,评分为 2 分(2),括号内为转头次数。

4. **非生物性视定向反应(对红球反应)**　大多数新生儿觉醒状态时有注视物体和简短地追随物体运动的能力。红球直径约为 5cm。环境安静,半暗,使小儿不因为光线太亮而睁不开眼。做视定向测查时,将小儿包裹好,暴露颈部,因头部转动可受颈部衣服和包被的影响。抱新生儿在膝上或半卧位用手托起小儿头和背部,如新生儿不完全觉醒时,可以轻轻地上下摇动使其睁开眼,包裹可限制其干扰性运动,半卧位抱起有助于小儿觉醒。检查者将小儿头放在中线位,手持红球,距小儿眼前方约 20cm 左右,轻轻转动小球,吸引小儿注视,然后慢慢地沿水平方向移动小球,从中线位移动到一边,如果眼和头追随红球到一边将头和红球恢复到中线位,红球再向另一侧移动。然后垂直方向移向头上方,再呈弧形从一侧移动到另一侧 180°,看小儿是否继续追随,一时引不出反应,在规定时间内可重复进行。进行操作时,应避免和小儿谈话或因你的脸分散他们的注意力。

评分方法:0 分为头和眼球不转动;1 分为头和眼球转动 <60°;2 分为头和眼球转动 ≥60°。如果向上垂直方向看红球抬头 ≥30° 加 1 分,头追随移动红球 180° 又加 1 分。在移动 180° 时,视线可以中断,但经过努力又能继续追随即可。例如新生儿在水平方向转头 60° 后又能弧形追随红球 180°,评分为 2 分(+2 分)。

5. **生物性视听定向反应(对说话的人脸反应)**　新生儿在觉醒状态,检查者和新生儿面对面,相距约 20cm,用柔和的高调的声音说话,从新生儿的中线位慢慢移向一侧,然后再另一侧,移动时连续发声,观察新生儿的头和眼球追随检查者说着话的脸移动的能力,操作同第 4 项。注意测查时小儿视和听同时反应,如果小儿未注视你,不要过早移动你的脸和声音,不然新生儿是听到声音才转动头,仅测查了听的能力。

评分方法:同第 4 项。

6. **安慰**　是指哭闹的新生儿对外界安慰的反应。

评分:0 分为哭闹时经任何安慰方式不能停止;1 分为哭闹停止非常困难,需要抱起来摇动或吃奶才不哭;2 分自动不哭,也可经安慰,如和小儿面对面说话,手扶住小儿上肢及腹部或抱起来即不哭。

第二部分　被动肌张力共 4 项(7~10 项):受检新生儿在觉醒状态,呈仰卧头在正中位,以免引出不对称的错误检查结果。

7. **围巾征**　检查者一手托住新生儿于半卧位姿势,使颈部和头部保持正中位,以免上肢肌张力不对称。将新生儿手拉向对侧肩部,观察肘关节和中线的关系。

评分方法:0 分为上肢环绕颈部;1 分为新生儿肘部略过中线;2 分为肘部未达到和刚到中线。

8. **前臂弹回**　只有受检新生儿双上肢呈屈曲姿势时才能检查,检查者用手拉直新生儿双上肢,然后松开使其弹回到原来的屈曲位,观察弹回的速度。

评分方法:0 分为无弹回;1 分为弹回的速度慢或弱,弹回时间 >3 秒;2 分为弹回时间 ≤3 秒,可重复引出。

9. **下肢弹回**　只有受检新生儿髋关节呈屈曲位时才能检查,如未呈屈曲位,检查者可屈伸小儿下肢 2~3 次,使其自动屈曲位。新生儿仰卧,头呈正中位,检查者用双手牵拉新生儿双小腿,使之尽量伸直,然后松开,观察弹回情况。

评分方法:同上肢弹回项目。

10. **腘窝角**　新生儿平卧,骨盆不能抬起,屈曲下肢呈膝胸位,固定膝关节在腹部两侧,然后举起小腿,测量腘窝的角度。

评分方法:0 分为 >110°;1 分为 90°~110°;2 分为 ≤90°。

第三部分　主动肌张力共 4 项(11~14 项):主动肌张力均应在觉醒状态时测查。

11. **颈屈、伸肌主动收缩(头竖立反应)**　此项为检查新生儿颈屈、伸肌主动肌张力。拉新生儿从仰卧位到坐位姿势,新生儿试图竖起他的头部,使之与躯干平行,但新生儿头相对重,颈屈、伸肌主动肌张力较弱,当小儿起坐时头向后仰,正常新生儿颈屈、伸肌主动肌张力是平衡的。在坐位时,头一般能竖立 1~2 秒。在坐位稍向前倾时头向前倒。检查时,新生儿呈仰卧位,检查者用双手握住新生儿双上臂和胸部乳头及肩胛骨下方,以适当速度拉新生儿从仰卧位到坐位,观察其颈部屈、伸肌收缩及试图竖起头的努力情况,并记录坐直位时头竖立的秒数。操作可重复 2 次。

评分:0 分为无竖头反应或异常;1 分为有竖头的动作,但不能维持;2 分为能竖立 1~2 秒或以上。并在评分后括号内注明竖头秒数。如坐位时头竖立 3 秒,评分为 2(3″)。

12. **手握持**　新生儿呈仰卧位,检查者的手指从小儿手的尺侧伸进其掌心,观察其抓握的情况。

评分方法:0 分为无抓握;1 分为抓握弱;2 分为非常容易抓握并能重复。

13. **牵拉反应**　新生儿呈仰卧位,手应是干燥的,检查者示指从尺侧伸进其手内,先引出抓握反射。然后检查者拉住新生儿上臂屈曲,伸直来回拉 1~2 次。在肘部伸直时突然提起小儿离开检查台(同时用大拇指在必要时抓住新生儿的手,加以防护)。一般新生儿会主动抓住检查者的手指使其身体完全离开检查台。注意检查者不能因为怕小儿坠落而用自己的手抓住新生儿的手拉起来,这样无法检查和评定新生儿对牵拉的主动肌张力。

评分方法:0 分为无反应;1 分为提起部分身体;2 分为提起全部身体。

14. **支持反应**　检查者用手握住新生儿前胸,拇指和示指外其他手指分别放在两腋下,示指放在拇指对侧锁骨部位,支持新生儿呈直立姿势,观察新生儿头颈部、躯干和下肢主动肌张力和支持身体呈直立位情况。评分主要根据头颈部和躯干直立情况,正常时下肢也可保持屈曲。

评分方法:0 分为无反应;1 分为不完全或短暂,直立时头不能竖立;2 分为有力地支撑身体,头竖立。

第四部分　原始反射共 3 项(15~17 项):在觉醒状态时测查。

15. **自动踏步和放置反应**　自动踏步和放置反应的意义相同,一项未引出可用另一项代替。自动踏步:新生儿躯干在直立位时,使其足底接触检查桌面数次,即可引出自动迈步动作,如果检查者扶着小儿身体顺迈步方向向前,新生儿似能扶着走。放置反应:竖抱起新生儿,一手扶住新生儿一下肢,另一下肢自然垂下,使该垂下的下肢的足背接触检查桌边缘,该足有迈上桌面的动作。然后交替测查另一足的放置反应。

评分方法:0 分为无踏步也无放置反应;1 分为踏 1 步或有 1 次放置反应;2 分为踏 2 步或在同足有 2 次放置反应或两足各有 1 次放置反应。

16. **拥抱反射**　新生儿呈仰卧位,检查者拉小儿双手上提,使小儿颈部离开检查桌面约 2~3cm,但小儿头仍后垂在桌面上,突然放下小儿双手,恢复其仰卧位。由于颈部位置的突然变动引出拥抱反射。表现为双上肢向两侧伸展,手张开,然后屈曲上肢,似拥抱状回收上肢至胸前。可伴有哭叫。评定结果主要根据上肢的反应。

评分方法:0 分为无反应,1 分为拥抱反射不完全,上臂仅伸展,无屈曲回收,2 分为拥抱反射完全,上臂伸展后屈曲回收到胸前。

17. **吸吮反射**　将乳头或手指放在新生儿两唇间或口内,则引起吸吮动作。注意吸吮力、节律,与吞咽是否同步。哺乳时需要呼吸、吸吮和吞咽 3 种动作协同作用。

评分方法:0 分为无吸吮动作;1 分为吸吮力弱;2 分为吸吮力好,和吞咽同步。

第五部分　一般估价共 3 项(18~20 项)。

18. **觉醒度**　在检查过程中能否觉醒和觉醒程度。

评分方法:0 分为昏迷;1 分为嗜睡;2 分为觉醒好。

19. **哭声**　在检查过程中哭声情况。

评分方法:0 分为不会哭;1 分为哭声微弱、过多或高调;2 分为哭声正常。

20. **活动度**　在检查过程中观察新生儿活动情况。

评分方法:0 分为活动无或过多,1 分为活动减少或增多,2 分为活动正常。

总分不包括加分。视听定向力加分和头竖立秒数是新生儿行为能力进步的指标。

（四）量表原文及修订者联系方式

鲍秀兰,E-mail:baoxiulanyisheng@163.com;刘维民,E-mail:lwmyj@163.com。

（鲍秀兰　刘维民）

参 考 文 献

［1］鲍秀兰.0~3 岁儿童最佳的人生开端:中国宝宝早期教育和潜能开发指南(高危儿卷)［M］.北京:中国妇女出版社,2013.

［2］全国新生儿行为神经科研协作组.中国 12 城市正常新生儿 20 项行为神经评价［J］.中华儿科杂志,1990,28(2):160-161.

［3］新生儿行为协作组.应用 20 项新生儿行为神经测定预测窒息儿的预后［J］.中华儿科杂志,1994,32(10):212-214.

［4］鲍秀兰.0~3 岁婴幼儿早期教育和早期干预［M］.北京:人民卫生出版社,2018.

足月新生儿行为神经评分表

父或母姓名:_____　　住址:_____　　电话:_____

姓名:_____　性别:_____　怀孕周数:_____　出生体重:_____g　首次检查日期:_____

病历号:_____　父母职业:_____　经济收入:_____　平均每人:_____

文化程度:小学、中学中专、大专大学

项目		检查时状态	评分/分			日龄/天			
			0	1	2	2~3	5~7	12~14	26~28
行为能力	1. 对光习惯形成	睡眠	≥11 次	7~10 次	≤6 次				
	2. 对声音习惯形成	睡眠	≥11 次	7~10 次	≤6 次				
	3. 对"咯咯"声反应	安静觉醒	头眼不转动	头或眼转动 <60°	头或眼转动≥60°				
	4. 对说话的人脸反应	同上	同上	同上	同上				
	5. 对红球反应	同上	同上	同上	同上				
	6. 安慰	哭	不能	困难	容易或自动				
被动肌张力	7. 围巾征	觉醒	环绕颈部	肘略过中线	肘未到中线				
	8. 前臂弹回	同上	无	慢弱 >3 秒	活跃,可重复≤3 秒				
	9. 腘窝角	同上	>110°	90°~110°	<90°				
	10. 下肢弹回	同上	无	慢,弱 >3 秒	活跃,可重复≤3 秒				
主动肌张力	11. 颈屈、伸肌主动收缩(头竖立)	觉醒	无或异常	困难,有	好,头竖立 1~2 秒以上 *				
	12. 手握持	同上	无	弱	好,可重复				
	13. 牵拉反应	同上	无	提起部分身体不完全,短暂	提起全部身体				
	14. 支持反应(直立位)	同上	无		有力,支持全部身体				
原始反射	15. 踏步或放置	同上	无	引出困难	好,可重复				
	16. 拥抱反射	同上	无	弱,不完全	好,完全				
	17. 吸吮反射	同上	无	弱	好,和吞咽同步				
	18. 觉醒度	觉醒	昏迷	嗜睡	正常				
	19. 哭声	哭	无	微弱,尖,过多	正常				
	20 活动度	觉醒	无或过多	略减少或增多	正常				

注:*.需记录确切时间(秒)。　　　　　　　　　　　　　　　　　总分:_____

检查者:_____

四、年龄与发育进程问卷-第3版(ASQ-3)

（一）概述

1. 量表的主要作者及编制年

（1）量表的主要作者：英文版主要作者为 Jane Squires（美国俄勒冈大学特殊教育和临床科学系主任、人类发育中心早期干预研究所所长）、Diane Bricker（美国俄勒冈大学人类发育中心早期干预研究所荣誉教授、前所长）。中文版主要作者是卞晓燕（上海市妇幼保健中心主任医师、美国俄勒冈大学早期干预研究所国际应用研究执行主任和 ASQ 系统中文版研发主任）、王若水（美国俄勒冈大学早期干预系硕士、ASQ 环太平洋地区研究主任）。

（2）编制年：年龄与发育进程问卷（Ages and Stages Questionnaires，ASQ）问世以来，已经更新了3个版本，分别是 1995 年的第 1 版，1999 年的第 2 版和 2009 年的第 3 版（即 ASQ-3）。在中国，于 2013 年中文版 ASQ-3 问世，于 2017 年进行了优化升级。

2. 编制目的及意义　ASQ 来自美国，是为了开展普惠性儿童早期发育筛查以及发育监测，从而及早发现发育迟缓，并且使父母及照护人（简称家长）真正参与到儿童发育评估和干预中，开发适于家长施测的发育筛查和发育监测量表。在生命早期准确识别发育迟缓或发育障碍的儿童，是及时获得早期干预服务、改善预后的前提。建立一套完整的初级筛查系统是使儿童及其家庭获得所需干预服务的第 1 步。由于初级筛查系统需要评估大量儿童，所以筛查测验/筛查量表的程序应该简便而易于实施、成本低廉、儿童的家长真正参与、适用于各种人群。ASQ-3 就是符合上述标准的筛查系统。如今，无论在美国还是世界范围内，ASQ-3 已经成为儿科医生最普遍使用的发育筛查和发育监测量表。

3. 编制过程简介　Jane Squires 及其团队自 1979 年年底开始研发针对儿童发育的家长问卷方式的筛查量表，至今进行了多次修订、扩充和优化升级，不断提高量表的心理测量质量并降低完成问卷的难度和筛查成本。并且，根据医疗、儿童福利、幼儿教育、早期干预等不同服务系统的需要，开发及更新升级网络版本、促进儿童发育的亲子游戏活动及有针对性的数据管理系统。卞晓燕及其团队在借鉴英文版的基础上，将中文版 ASQ-3 的筛查载体由 2013 年的纸质版为主发展为 2017 年的以网络版本为主、以手机或电脑为终端，使家长能更加方便及准确地实施项目评估，从而节省专业人员的时间、提高筛查的效率及准确性；网络版本对促进儿童发育的亲子游戏活动由仅分年龄阶段到也分能区的改进，使其不仅是一个筛查量表，还具有早期教育或早期干预功能。2000 年后，英、中文版本相差一年相继出版的儿童社会和情绪行为筛查和监测量表《年龄与发育进程问卷：社会-情绪》（ASQ:SE，2002；ASQ:SE-2，2015）及育儿指导书籍《ASQ:SE-2 学习活动及其延伸》（ASQ:SE-2 Learning Activities and More，2018），与 ASQ-3 组成了全面关注儿童发育和行为的 ASQ 系统。

4. 适用对象　适用于 1 个月 0 天（矫正龄）~66 个月 0 天的儿童。

5. 中文版的修订、标准化引进过程　按照 Jane Squires 教授等推荐、国际测验委员会（International Test Commission）制订的 6 个步骤对 ASQ-3 进行标准化的翻译和文化适应性改编，在 2003—2004 年 100 例 3~31 个月儿童中与格塞尔发育量表等其他量表的对照研究、2007—2008 年上海市 8 472 例 3~66 个月儿童中的标准化研究和 2007—2010 年对 32 例 3~4 个月发育迟缓高危儿至 12~25 月龄进行的队列研究 3 个预试验的基础上，于 2011—2012 年春夏对 ASQ-3 在中国大陆儿童中进行了标准化研究，建立了 ASQ-3 的中国儿童常模、心理测量学数据以及 ASQ 系统中文版线上系统。

卞晓燕及其团队先后获得了 ASQ 系统的版权所有者美国保罗布鲁克斯出版有限公司授权，得到 ASQ-3 简体中文的翻译、研究、出版许可。

（二）量表的编制要素

1. 量表的内容及结构

（1）量表的内容及结构：ASQ-3 分为 2、4、6、8、9、10、12、14、16、18、20、22、24、27、30、33、36、42、48、54

及 60 个月 21 月龄组及 20 套问卷（9 个月及 10 个月是一套问卷）。每份问卷都包括沟通（communication，CM）、大动作（gross motor，GM）、精细动作（fine motor，FM）、解决问题（problem solving，CG）和个人 - 社会（personal-social，PS）五个能区。CM 评估儿童咿呀学语、语言表达、倾听和理解能力；GM 评估儿童的手臂、身体和腿的运动能力；FM 评估儿童的手和手指的运动能力；CG 评估儿童学习和玩玩具的能力；PS 评估儿童单独社交性玩耍、玩玩具以及与其他儿童玩的能力。另外还有综合问题部分是开放式题目，询问儿童的整体发育情况和家长对儿童的发育可能有的担忧，不参与评分，供制订干预计划和转介时参考。

（2）测试方法：ASQ 系统中文版以网络版本作为服务载体，使用者或用户需要配备一台联网的台式、笔记本或平板电脑，在 ASQ 系统中文版网站（网址：www.neoballoon.com）上拥有自己的账户。使用者自 ASQ 系统中文版网站输入账号和密码进入自己的账户后，共有 3 种完成项目评估或问卷的方式供选择：①直接答题，即直接在联网的电脑上答题；②扫码答题，即输入手机号后联网的电脑提供专有的二维码，手机微信扫码后在手机上答题；③短信答题，即联网的电脑向手机发送短信链接，打开链接后在手机上答题。当家长和/或使用者按照网站简单直白的语言及智能化程序的指引及帮助下完成问卷并提交成功后，网站即刻自动生成电子筛查报告及筛查后干预措施并永久存储于用户的 ASQ 系统中文版档案库中，使用者可以根据需要全部或部分下载和打印下来、发给家长，同时向家长解读并指导家长实施干预。

电子报告及推荐的干预措施包括：①旨在给家长的筛查报告；②旨在专业机构留存的筛查信息汇总；③基于筛查结果的儿童月龄针对性的亲子游戏活动。

（3）测试需要的时间：扫码或发送短信链接，耗时约 0.5 分钟；完成问卷即答题，绝大多数家长在 15~20 分钟以内；专业人员下载和打印筛查报告及游戏活动，并为家长解读及指导实施干预，耗时约 5~10 分钟。

（4）对主试的要求：所有儿科医生、护士、幼教教师及相关专业人员，经过 ASQ-3 儿童发育筛查系统应用培训至少 2 个学时。

（5）项目数分类及因子组成：ASQ-3 的每个能区都有 6 个项目，每份问卷都有 CM、GM、FM、CG 和 PS 五个能区，共 30 个项目；综合问题部分有 6（2 个月 ASQ-3）~10 个问题（60 个月 ASQ-3）。

2. **评分标准及结果分析** 每个项目评分都是三选一选项："是""有时是""否"。项目特指的行为如果是孩子的日常表现，勾选"是"（赋值 10 分）；如果是孩子偶尔或新出现的行为，勾选"有时是"（赋值 5 分）；如果孩子尚未表现出来、还不会或还不能，勾选"否"（赋值 0 分）。每个能区都有定量（0-60 分）和定性评估，定性评估有 3 种可能。

（1）高于界值，可以认为孩子目前发育正常。

（2）接近界值而落在监测区，需要对孩子进行发育监测。建议积极从事系统推荐的年龄与能区针对性的亲子游戏活动等以促进孩子的发育并在短时间（1~3 个月）内再次筛查。

（3）低于界值，建议由专业人员进行临床和/或发育诊断评估。当孩子的 ASQ-3 有一个或多个能区的得分低于界值时，认为该孩子"被识别"，即被 ASQ-3 识别为需要专业人员进行临床和/或进一步发育诊断评估。

3. **相关的常模图表** ASQ-3 采用离均差常模，高于界值即能区总分高于平均值（$\bar{X}$）– 1 标准差（S）；接近界值即能区总分低于/等于 $\bar{X}-S$、高于 $\bar{X}-2S$；低于界值即能区总分低于/等于 $\bar{X}-2S$。

（三）量表中文版的信度及效度研究

1. **抽样的代表性** 中文版 ASQ-3 的全国常模样本在我国大陆的行政区域构成比、性别构成比、城镇及乡村构成比等人口统计学指标均基本符合 2010 年第六次全国人口普查数据，少数民族的样本量偏低（5.75%，第六次全国人口普查为 8.49%）。

2. **信度研究指标**

（1）内在信度：ASQ-3 的 Cronbach' α 系数为 0.77；

（2）外在信度：①测试者间信度，量表总分相关度 r 为 0.84，CM、GM、FM、CG、PS 能区得分相关度 r 分别为 0.81、0.85、0.64、0.75、0.76（P 均 <0.000 1）；②重测信度，量表总分相关度 r 为 0.82，CM、GM、FM、CG、PS 能区得分相关度 r 分别为 0.81、0.86、0.77、0.78、0.84（P 均 <0.000 1）。

3. 效度研究指标　以《贝利婴儿发展量表》（第 2 版）及北京格塞尔作为效度标准显示，ASQ-3 的敏感度分别为 85.00% 及 87.50%、特异度分别为 84.26% 及 84.48%、发育分类一致率分别为 84.31% 及 84.74%、识别不足分别为 1.18% 及 1.05%、过度识别分别为 14.51% 及 14.21%。

（四）量表中文版的临床应用研究

ASQ-3 自 2013 年在我国出版以来，迅速在儿科医疗、儿童保健、早期（特殊）教育、公共卫生、社会学等领域的科研及临床广泛应用，已经在中外不同级别的有关杂志上刊登了近百篇论文，例如：作为研究视屏暴露对婴幼儿发育的影响的评估工具，研究 659 名 18 月龄健康检查的儿童。多因素二分类 Logistic 回归发现每天总视屏时间超过 1 小时的婴幼儿沟通能区发育低常和低下的发生风险分别为 OR=1.55（95% CL：1.05-2.28）和 OR=3.57（95% CL：1.49-8.53），差异有统计学意义（P<0.05）。说明，长时间的视屏暴露对儿童语言发育有消极影响，应该提高公众对婴幼儿视屏暴露危害的认识。1 611 例上海市家长 12 个月龄 ASQ-3 问卷接受度调查，超过 90% 家长认为问卷的问题很适合孩子的年龄特点，而且有助于提高家长对于如何通过游戏促进孩子成长的认识；98% 的家长表示愿意再次参与 ASQ-3 筛查；陈宇等在浙江省嘉兴市妇幼保健院儿保门诊随机抽取了 6~30 个月儿童 229 例，同时使用 ASQ-3 及 0~6 岁儿童智能发育筛查测验量表（Developmental Screening Test for Child under six，DST）进行对照研究，显示 ASQ-3 识别婴幼儿发育落后较 DST 敏感（χ^2=33.91，P<0.01）。认为 ASQ-3 对于基层儿保医生易于学习、掌握，有很强的可操作性。建议基层作为适宜技术推广使用。另外，通过城乡儿童比较，发现我国 1~66 个月儿童的发育存在城乡差异，乡村儿童 ASQ-3 各个能区的发育普遍落后于城镇儿童。研究人员收集了 149 例 12 月龄儿童不同分娩方式 ASQ-3 得分进行发育分析，结果显示，顺产组儿童（n=85）智力水平高于剖宫产组（n=64）（t=3.039）；顺产组儿童在 CM（t=2.933）、FM（t=2.455）和 PS 能区（t=3.039）的得分均高于剖宫产组儿童的得分（P 均 <0.01），而在 GM（t=1.774）和 CG 能区（t=1.810），两组得分无差异（P 均 >0.05）。对我国中西部 8 个贫困县的 1 748 例 1~59 个月儿童进行的研究表明，中晚期早产儿五个能区发育迟缓的发生率都比足月儿高。

通过中国与美国 ASQ-3 常模数据比较显示，我国 2~3 岁内生命早期儿童的发育落后于美国儿童，这需引起我国政府、科研人员、儿童保健工作者等与儿童早期发展有关的机构及人员的高度重视。此外，研究人员将 ASQ-3 作为遴选入组脆性 X 综合征基因检测的工具，将发育行为儿科门诊病人中 ASQ-3 任意能区的得分低于界值即疑似发育迟缓的儿童纳入脆性 X 综合征基因检测组。

（五）量表的特点及使用中的注意事项

1. 量表的特点

（1）家长测试，孩子的依从性好。

（2）家长完成问卷的过程以及筛查后亲子游戏活动，可以使家长学到有关孩子发育的知识、自己孩子的优势和劣势，以及与孩子做游戏的技能，从而成为孩子发育促进的积极参与者。

（3）信效度良好，敏感性和特异性高，近 10~15 年以内的量表及常模具有时效性。

（4）筛查易于实施，问卷的题目即量表的项目，是按小学四~六年级的阅读水平编写，用语简单直白易于理解；项目是儿童日常或容易诱发出来的行为而容易观察到；家长可以在候诊厅、在家等非专用的房间完成项目评估，从而使用者即不必从事项目评估也不必提供专门的房间；网络版本呈现量表、提供自动化标准程序，绝大部分家长不需医务人员的特别协助即可完成问卷。问卷成功提交后系统即刻产生的电子筛查报告及筛查后干预措施，帮助使用者在繁忙的门诊环境中轻松且高质量地为儿童及其家庭服务，使发育筛查和监测的工作效率及质量都得到非常大的提高。

（5）筛查实施的灵活性：ASQ 系统中文版的使用方式非常灵活，能满足不同机构、不同项目的多种需求。可以远程发送链接到家长的手机,家长在家完成问卷。然后,机构再将电子或打印的纸质筛查报告及筛查后干预措施的建议通过微信、电子邮件或信件等不同途径交给家长,使孩子及其家人不需出家门就能接受到服务,即远程服务。

2. 使用中的注意事项

(1) 使用者应具有 ASQ-3 量表《年龄与发育进程问卷》(第 3 版),以及《年龄与发育进程问卷使用指南》两本工具书、ASQ 系统中文版网络版本账户。

(2) 使用者最好经过系统的 ASQ 系统中文版培训,掌握有关理论知识及实际应用方法。

(3) 在指导家长完成问卷时,注意对家长强调使用程序设置的各种标准化"帮助"功能,从而更准确地理解题意和完成项目评估;在向家长解释筛查结果时,注意使用准确、客观的语言,例如筛查报告中所用的高于界值、接近界值或低于界值,避免使用诊断性质的语言,例如"正常""不正常"。

(4) 在分析筛查结果时需要综合考虑多方面因素,例如儿童是否有机会发展这些技能、健康状况如何、家庭文化和生长环境是否有影响等以做出筛查判断和转介建议。

(5) 筛查后,要向家长介绍、推荐筛查后干预措施,这些符合孩子年龄及发育水平的亲子游戏活动可以帮助孩子的发育。

(六) ASQ 系统中文版主要作者

卞晓燕,手机:18930590961;E-mail 邮箱:xybian2000@163.com;地址:上海市妇幼保健中心。

(卞晓燕)

参 考 文 献

[1] RADECKI L,SAND-LOUD N,O'CONNOR K G, ,et al. Trends in the Use of Standardized Tools for Developmental Screening in Early Childhood:2002-2009[J]. Pediatrics,2011,128(1):14-19.

[2] 魏梅,卞晓燕,SQUIRES J,等. 年龄与发育进程问卷中国常模及心理测量学特性研究[J]. 中华儿科杂志,2015,53(12):913-918.

[3] 周珊珊,严双琴,曹慧,等. 婴幼儿视屏暴露对发育行为的影响[J]. 中国儿童保健杂志,2020,28(5):587-590.

[4] 喻茜,缪琼,卞晓燕.《年龄与发育进程问卷》中文版实用性研究[J]. 中国实用儿科杂志,2017(04):74-75.

[5] 陈宇,李晶,刘惠娟. 年龄与发育进程问卷和发育筛查测验229 例结果分析[J]. 中国儿童保健杂志,2012,20(1):78-79.

[6] 朱锡翔,刘芳,SQUIRES J,等. 基于《年龄与发育进程问卷-第 3 版》调查的中国大陆城乡1-66 个月儿童发育状况的比较[J]. 中国循证儿科杂志,2017,12(2):116-120.

[7] 卢平,朱锐. 不同分娩方式对12 月龄儿童智力发育水平的影响[J]. 中国儿童保健杂志,2014,22(6):657-659.

[8] ZHOU H,QU X,YANG Y,et al. Relationship between moderate to late preterm,diet types and developmental delay in less-developed rural China. Nutritional neuroscience,2020.

[9] 缪琼,柴臻,SQUIRES J,等. 基于《年龄与发育进程问卷-第 3 版》调查的中国和美国 1-66个月儿童发育状况的比较[J]. 中国循证儿科杂志,2017,12(2):111-115.

[10] ZHANG JY,WU DW,YANG RL,et al. FMR1 allele frequencies in 51 000 newborns:a large-scale population study in China [J]. World journal of pediatrics:WJP,2021,17(6):6.

五、中国幼儿入园准备量表（CPRS）（教师用）

（一）概述

中国幼儿入园准备量表（Chinese Preschool Readiness Scale，CPRS）（教师用）是由中国香港大学教育学院谢莎和澳大利亚麦考瑞大学李辉于 2019 年编制的。基于国内对于幼儿入园准备研究尚在初级阶段，缺乏对幼儿入园准备评估的量表，本课题试图从教师的角度来考察幼儿入园准备的发展情况，为能了解中国城市幼儿入园准备水平，满足生育政策的新政下幼儿入园率提高的实践和研究需要，进一步开展家园合作、指导入园准备工作提供有效的评价工具。

（二）CPRS 量表编制及标准化的过程

1. CPRS 量表编制的过程　课题组在广泛文献综述的基础上，参考国内外已有量表编制的维度，如加拿大麦克马斯特大学研究团队开发的早期发展指数工具（the Early Development Instrument，EDI）、加利福尼亚大学研究团队开发的幼儿园学生入学描述（Kindergarten Student Entrance Profile）、Piotrkowski 等人编制的社区对入学准备的态度（Community Attitudes on Readiness for Entering School），同时参考国内《3~6 岁儿童学习与发展指南》，总结这些量表的共性和特异性，从身心发展、社会与情绪发展、语言与认知发展、学习品质 4 个维度编制《中国幼儿入园准备量表》（教师用）该量表共计 52 个项目，并在 3~4 岁幼儿中进行应用评价。

按照文献综述、参考相关心理评定量表条目等方法，经过课题组和专家咨询，该量表初步制订了由 52 条项目组成，在 288 名小班新生中应用，在此基础上进行了探索性因素分析，删去了 22 条项目。在 661 名小班新生中再次应用，进行了验证性因素分析与验证性结构方程模型，删去了 6 条项目，得出比较拟合指数（comparative fit index，CFI）为 0.92，近似均方根误差（root mean square error of approximation，RMSEA）为 0.056，各指标拟合优度良好。最终得出四个维度：自理能力与情绪稳定，认知与沟通能力，社会能力，学习品质，以及遵守教室规则，共计 24 条项目。

2. 计分规则　CPRS 量表共分五个维度。

（1）自理能力和情绪稳定（self-care and emotional maturity）：包含的项目为 1~6。

（2）认知和沟通能力（cognitive and communication）：包含的项目为 7~11。

（3）社会能力（social competence）：包含的项目为 12~15。

（4）学习品质（learning disposition）：包含的项目为 16~19。

（5）遵守班级规则（classroom rules）：包含的项目为 20~24。

其中反向计分的项目为：1~6、23。

（三）CPRS 量表的信度和效度

1. 信度检验　对各分量表内部克朗巴哈系数（Cronbach's α）计算，自理能力和情绪稳定、认知和沟通能力、社会能力、学习品质、遵守班级规则等 5 个分量表的 Alpha 系数分别为 0.92、0.89、0.91、0.91、0.80。

2. 结构效度检验　用 Mplus 进行验证性因素分析（confirmatory factor analysis，CFA）和探索性结构方程模型（exploratory structural equation model，ESEM），28 个项目五因素模型拟合均较好（χ^2=816.069*，CFI=0.930，TLI=0.920，RMSEA=0.056，SRMR=0.063；χ^2=388.829*，CFI=0.973，TLI=0.955，RMSEA=0.042，SRMR=0.018）。

3. 校标检验　对 91 名幼儿同时进行了社会能力与行为评价量表（Social Competence and Behavior Evaluation Scale，SCBE）和对 661 名幼儿进行了儿童行为问卷（Children Behavior Checklist，CBQ）中的行为控制（effortful control）分量表的评定，对两个量表的各因子分进行相关分析。幼儿的社会能力与 SCBE 的焦虑害羞因子相关系数为 -0.23，与敏感合作因子相关系数为 0.24；幼儿的认知和沟通能力、社会能力、学习品质、遵守班级规则与行为控制因子相关系数分别为 0.10、0.16、-0.21、0.16。

（四）注意事项

1. 本量表为教师用,量表测试者为教师。
2. 量表中的第 9 和第 10 个项目可依据本地区情况进行修改。

（五）联系单位及联系人

深圳大学师范学院:刘国艳;中国香港大学教育学院:谢莎。

（刘国艳　谢　莎）

参 考 文 献

[1] XIE S, LI H. Development and validation of the Chinese Preschool Readiness Scale [J].Early Education and Development, 2019, 30 (4): 522-539.

[2] LAFRENIERE PJ, DUMAS JE. Social competence and behavior evaluation in children ages 3 to 6 years: The short form (SCBE-30). Psychological Assessment, 1996, 8 (4): 369-377.

[3] ROTHBART MK, AHADI SA, HERSHEY KL, et al. Investigations of temperament at three to seven years: The Children's Behavior Questionnaire. Child Development, 2001, 72 (5): 1394-1408.

[4] 中华人民共和国教育部. 3-6 岁儿童学习与发展指南 [M]. 北京:首都师范大学出版社, 2012.

中国幼儿入园准备量表

指导语:下面是描述幼儿入园准备的情况,请根据孩子从入园至今在幼儿园的情况回答每一题,在相应的数字上打"√"或者画圈,您的回答没有好坏之分,我们对您的回答将严格保密。请注意不要漏题或串行,感谢您的参与。

幼儿姓名:＿＿＿＿＿＿　　班级:＿＿＿＿＿＿　　填表人:＿＿＿＿＿＿　　填表日期:＿＿＿＿＿＿

项目	非常不符合	比较不符合	大致符合	比较符合	非常符合
1. 早上入园时大哭大闹或持续闷闷不乐,不愿与家人分开	1	2	3	4	5
2. 吃饭时持续哭泣或抗拒进餐	1	2	3	4	5
3. 午睡时哭泣要回家或要找妈妈/家人,或者闷闷不乐	1	2	3	4	5
4. 大部分时间在哭泣或情绪低落	1	2	3	4	5
5. 依恋老师,经常黏着老师	1	2	3	4	5
6. 午睡时间不愿进入睡房或上床	1	2	3	4	5
7. 辨别基本的颜色,如黄色、蓝色、绿色等	1	2	3	4	5
8. 辨别基本的形状,如正方形、长方形、圆形等	1	2	3	4	5
9. 会说普通话	1	2	3	4	5
10. 能够听懂普通话	1	2	3	4	5
11. 发音清晰	1	2	3	4	5
12. 自信,相信"我可以"	1	2	3	4	5
13. 表现出同伴交往的愿望	1	2	3	4	5
14. 能够主动发起与同伴的友好互动	1	2	3	4	5
15. 积极主动向老师表达意愿	1	2	3	4	5
16. 集体活动中大部分时间注意力集中	1	2	3	4	5

续表

项目	非常不符合	比较不符合	大致符合	比较符合	非常符合
17. 遇到困难愿意想办法解决	1	2	3	4	5
18. 集体活动中积极回应老师	1	2	3	4	5
19. 即使遇到困难也能坚持完成任务	1	2	3	4	5
20. 不争抢、独霸玩具	1	2	3	4	5
21. 排队时能自觉站好	1	2	3	4	5
22. 玩完玩具后，能主动把玩具归位	1	2	3	4	5
23. 需要老师反复提醒才能遵守集体活动的规则	1	2	3	4	5
24. 吃完饭后，记得把餐具送到指定的地方	1	2	3	4	5

六、中文版 INFANIB 量表（INFANIB）

（一）概述

1. 编制过程简介 INFANIB 量表（Infant Neurological International Battery）是美国 Ellison PH 等人于 1981 年 1 月—1982 年 11 月用 20 项测试项目检测 308 名曾经在美国新生儿监护病房受过治疗的婴儿，并随访这些婴儿至 15 月龄（矫正胎龄），观察这些婴儿的最终神经运动发育结局，并对 20 项测试项目进行了信度及效度的检测。1985 年 Ellison PH 等把这 20 项检测项目修正后形成了 INFANIB 量表。编制目的及意义在于：早期筛查出神经运动发育异常的高危儿。适用对象为 0~18 月龄儿童（早产儿需矫正年龄）。

2. 中文版的修订及标准化过程

（1）中文版形成背景：2010 年世界卫生组织发布了首份全球早产儿报告，早产儿的出生概率约为 10%，其中 54% 在亚洲，而中国是亚洲的一个人口大国，因此中国每年有大量的早产儿出生。随着围产期医学技术的提高，使具有早产、低出生体重、胎儿生长受限、新生儿窒息、脑室内出血及慢性肺病等危险因素的高危新生儿在中国存活率不断上升，由此造成婴幼儿神经运动发育异常、认知、行为障碍等后遗症发生率也逐渐增多。目前的研究表明，生后 1 岁内是大脑发育的关键期，此时大脑的可塑性强，在此期内发现神经运动发育异常进行早期干预可有效降低其发生率，改善最终预后。但是，具有高危因素的高危儿中只有部分会出现发育异常，若对所有高危儿均进行早期干预治疗，无疑会造成医疗及社会资源的浪费，并给家长带来精神和经济上的巨大压力。中国实行新医改政策以来，基层卫生社区服务中心覆盖率达 90.4%，这些初级卫生保健机构在早期发现神经运动发育异常应该担当重要的角色，但目前中国在基层从事儿童保健的医务人员早期能筛查或识别高危儿的神经运动发育障碍的知识非常欠缺，选取一个简便易学、耗时少、适合基层医疗机构开展、信度及效度均高的筛查量表，早期发现高危儿的神经运动发育异常在中国社区的儿童保健工作中尤为重要。

（2）修订及标准化过程：2006 年第三军医大学第一附属医院儿科廖伟等人将英文版 INFANIB 量表评估方法及评分标准经过翻译、回译及专家审定，并考虑到儿童早期的运动发育受到人种、环境的影响等因素，形成了中文版 INFANIB 量表及手册，并对形成的中文版 INFANIB 量表在中国高危婴幼儿中进行了信度及效度测试，发现其具有信度好，效度较好的特点，可以适用于中国基层社区的儿童保健工作中。

（二）量表的结构及评分标准

1. 量表的内容及结构介绍

（1）量表内容及结构：共有 20 项测试项目，评估 0~18 月龄儿童肌张力、原始反射、平衡反射、立直反射及特定的运动发展水平。其中，14 项从出生就可以测试，另外 6 项则于 3~9 月龄加入。项目共 20 项，分为 5 大能区,每个项目依据其年龄表现评分 1、3、5 分。

(2) 测试方式:测试者熟悉检测项目,根据患儿表现(清醒、安静、良好状态下),给出每个测试项目的得分。

(3) 测试需要的时间:7~10 分钟。

(4) 对主试的要求:患儿处于清醒、安静、良好状态下,环境要求光线适中、安静,可由看护者或家长陪同。

2. 评分标准及结果分析

(1) 评分标准 原始分数为五大能区得分相加,五大能区为痉挛能区(spasticity)、前庭功能能区(vestibular function)、头及躯干能区(head and trunk)、法国角/静态能区(french angles/ resting tone)及腿(leg)能区相加,各能区每项依据其年龄表现评分 1、3、5 分。

(2) 结果分析 总分结果分为 3 个年龄组(4 月龄以下、4~8 月龄内、大于 8 月龄)判断为不正常(abnormal)、可疑(transient)及正常(normal),见表 2-1。

表 2-1 各月龄总分结果判断表

单位:分

月龄	正常	可疑	不正常
<4 月龄	≥66	49~65	≤48
4~8 月龄	≥72	55~71	≤55
8~18 月龄	≥83	69~82	≤68

(三) 量表的信度及效度研究

1. 抽样代表性 英文版 IFANBIB 量表是依据 1981 年 1 月—1982 年 11 月 308 名在美国新生儿监护病区接受治疗的婴儿建立。中文版 IFANBIB 量表是随机选取 2008—2010 年在笔者科室高危儿门诊就诊的 96 例患儿(均为重庆地区,汉族,农村:城市为 4:1),具有一定的代表性。

英文版量表除了对低张力婴儿预测效度低(39%)外,对脑性瘫痪预测接近 80%。项目 1:双手张合能力(hands closed or open),项目 14:紧张性迷路姿势能力(tonic labyrinthine-prone),项目 15:坐位能力(sitting),项目 16:侧位平衡反应能力(sideways parachute)有最好预测率(83.3%)。

整个量表的敏感性(sensitivity)为 97%;特异性(specificity)为 50%;阳性预测值(positive predict rate)为 87%;阴性预测值(negative predict rate)为 80%。

2. 信度研究指标 具有 5 年以上工作经验的物理治疗师(physical therapist,PT)接受婴儿神经运动发育理论及 INFANIB 评估的培训后对 96 名儿童进行测试。每名儿童均在 3~5 天后进行第 2 次测试,最后发现 7 名治疗师测量 65 名对象,每位对象由 2 个治疗师进行,每位治疗师同时进行 2 次测量发现组间信度及组内信度均在 80% 以上。

3. 效度研究指标 英文版量表除了对低张力婴儿预测效度低(39%)外,对脑性瘫痪预测接近 80%。项目 1:双手张合能力(hands closed or open),项目 14:紧张性迷路姿势能力(tonic labyrinthine-prone),项目 15:坐位能力(sitting),项目 16:侧位平衡反应能力(sideways parachute)有最好预测率(83.3%)。

整个量表的灵敏度(sensitivity)为 97%;特异性(specificity)为 50%;阳性预测值(positive predict rate)为 87%;阴性预测值(negative predict rate)为 80%。

中文版量表发现其特异性较好及于 7 月龄儿童的灵敏度均较好,但对于矫正年龄 <7 月龄以前的早产儿由于常常存在暂时性肌张力障碍,可能灵敏度稍差(<80%)。

(四) 量表的特点及使用中的注意事项

1. 特点 量表简单易学、评估时间短,信度、效度好,可作为中国基层社区卫生服务中心作为高危儿筛查神经运动发育障碍量表。

2. 使用注意事项

（1）早产儿需矫正年龄。

（2）由于矫正年龄<7月龄以前的早产儿常常存在暂时性肌张力障碍，存在假阳性可能，评估为不正常，不要轻易结论为运动发育延迟，至少需随访至1岁。

（五）量表修订者联系方式

廖伟，E-mail：liaowei01@163.com，单位：陆军军医大学第一附属医院儿科

胡琦，E-mail：861097015@qq.com，单位：重庆市沙坪坝区人民医院儿科

钟世民，E-mail：26898649@qq.com，单位：重庆市第七人民医院儿科

（廖伟 胡琦 钟世民）

参 考 文 献

［1］ ELLISON PH.Scoring sheet for the Infant Neurological International Battery（INFANIB）：suggestion from the field［J］. Physical Therapy，1986，66（9）：548-550.

［2］ ELLISON PH，HORN JL，BROWNING C A.Construction of an Infant Neurological International Battery（Infanib）for the assessment of neurological integrity in infancy［J］.Phys Ther，1985，65（9）：1326-1331.

［3］ BECK S，WOJDYLA D，SAY L，et al. The worldwide incidence of preterm birth：a systematic review of maternal mortality and morbidity［J］. Bull World Health Organ，2010，88（1）：31-38.

［4］ LIAO W，WEN EY，LI C，et al. Predicting neurodevelopmental outcomes for at-risk infants：reliability and predictive validity using a Chinese version of the INFANIB at 3，7 and 10 months［J］. BMC Pediatr，2012，12（1）：72.

［5］ FARUK T，KING C，MUHIT M，et al. Screening tools for early identification of children with developmental delay in low-and middle-income countries：a systematic review［J］. BMJ Open，2020，10（11）：1-17.

七、丹佛发展筛查测验（DDST）

（一）概述

丹佛儿童发展筛选测验（Denver Developmental Screening Test，DDST）是美国弗兰肯堡（Frankenburg）与多兹（Dodds）编制的简明发育筛查工具，于1967年发表在美国Pediatrics杂志上。该工具适用于从出生至6岁的婴幼儿，测试一般需要10~20分钟。

DDST是根据丹佛城人口分布做出标准，后来在全美国人口范围内应用并认为用之有效，继而在美国托儿所、幼儿园及保健医疗机构常规地采用。

1978—1979年我国得到Frankenburg的协助进行标化，获得上海市区正常小儿发育进程数据，随后北京、上海、山西、成都、西安、沈阳、哈尔滨等12个省市进行了标准化。1982年北京市儿童保健所林传家教授牵头，召集组织全国协作组进行DDST全国再标准化研究，因武汉资料被洪水冲毁，仅对北方六市6 866名DDST标准化资料进行汇总，制订出我国小儿智能发育筛查量表，目前在国内广泛应用的是这个再标准化的中文版。

（二）量表的结构及测试工具

1. 国内标化后 DDST 的项目　原 DDST 量表共 105 个项目,其中一个项目在修订时因名词的单复数不适合中文环境而删去,因此,国内标准化后的 DDST 为 104 个项目。该量表包括个人-社会、精细动作-适应性、言语、大动作四个能区:个人-社会(personal-social skill)反映了小儿对周围人回应、料理自己生活的能力,如与大人逗笑等;精细动作-适应性(fine motor-adaptive)反映小儿眼手协调等能力,如看、用手取物和画图等;言语(language)反映了小儿言语接受、理解和表达的能力,如理解大人指示、用言语表达需求;大动作(gross motor)反映了小儿坐、立、行走和跳跃等能力。

2. DDST 测验工具　包括:红色绒线球(直径约 10cm)1 个;葡萄干(或类似葡萄干大小的小丸)若干粒;有柄拨浪鼓 1 把;无色透明玻璃瓶(瓶口直径 1.5cm)1 个;小铃铛 1 个;皮球(直径分别为 7cm 和10cm)2 个;正方形积木(边长 2.5cm)11 块,其中红色 8 块,蓝色、黄色、绿色各 1 块;红铅笔 1 支;白纸1 张。语言测验卡片。

（三）量表的测试方法及评分标准

1. 量表的测试方法　DDST 为现场测试,一般需要 10~20 分钟,大部分项目由测试者通过现场观察儿童对测试项目的反应和完成情况进行评判,也有小部分项目由询问家长获得(筛查表中标有"R")。测试时,首先根据受试儿童年龄在测试表上画出年龄竖切线,每个能区先测年龄线左侧的项目,至少测 3 项,然后向右侧项目测查,直到测到年龄线通过的所有项目 . 因为项目难度是越靠右越难,所以不需再向年龄线右侧项目测查。每个项目可重测 3 次。询问家长的项目要详细问明儿童完成时的具体情境和过程,尽可能还原实际情况,同时要避免暗示性的语言。早产和过期产儿童年龄线不做调整。进行下一项测试时,应先收起上一项目的所有用具。

2. 量表的评分标准　DDST 筛查表中每个横条表示一个测查项目。这些项目以横向或梯形排列于出生至 6 岁年龄的范围内,并分别安排在四个能区。横条上标有 25%、50%、75% 和 90%(见图 2-1)刻度,表明该年龄组的正常儿童中能通过该项目的比例。横条内"R"(report)表示该项目可通过询问家长获得结果;阿拉伯数字"1,2,3, ……"提示该项目可依据编号在 DDST 测查表或筛查手册中查到简要注解(见图 2-1);

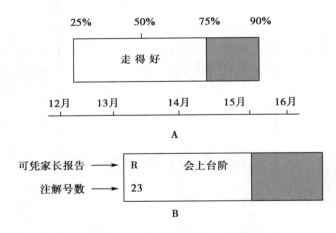

图 2-1　DDST 检查项目示意图

注:R 表示可询问家长;23 解释为自己穿鞋时不要求系带,穿时不要求自己扣背部纽扣。

测试结果标记在项目横条上,以"P"表示通过,完成测试项;"F"表示失败,没完成测试项目;"R"表示拒绝,不合作;"NO"表示儿童没有机会或条件做该项目。"R"和"NO"在总分计算时不考虑在内。在年龄线左侧的项目如果不通过,认为"发育延迟",用"F"表示并用红笔标记出来。且压年龄线的项目如果不通过,仅用"F"表示,不认为发育延迟,也不必用红笔标记。

测试结果分为正常、可疑、异常及无法判断。具体标准如下:

1. **异常**　2 个或 2 个以上能区,有≥2 项迟缓;1 个能区有≥2 项迟缓,同时另外 1 个或多个能区有 1项迟缓且同区压年龄线的项目都未通过。

2. **可疑**　1 个能区有 2 项或更多迟缓;或 1 个或更多能区有 1 项迟缓且同区压年龄线的项目都未通过。

3. **无法评判**　不合作项目、没有机会或条件做的项目过多者。

4. **正常**　无上述情况者。

如果第 1 次为异常、可疑或无法判断时,2~3 周后应予以复查。如果复查结果仍为异常、可疑或无法判断,而且家长认为测查结果与儿童日常的表现基本符合,应转诊至专业机构做进一步检查。

（四）量表条目释义

严格按照标准进行测试、评价和解释。

1. 个人—社交能区

（1）注意人脸:当小儿仰卧、检查者面对小儿的脸距离约 30cm 时,小儿能肯定地注视检查者。

（2）反应性微笑:小儿仰卧时,检查者或家长用声音、表情等引逗小儿笑,小儿以微笑来回应。逗笑时注意不要接触小儿。询问家长时可问:小儿在未接触身体的逗笑时是否微笑过?

（3）自发的微笑:小儿在没有任何刺激(身体接触、声音、表情等)时会自发地微笑。若当场未观察到,可询问家长:在不与小儿接触或说话时,小儿会自动地笑吗?

（4）自己吃饼干:小儿能自己拿着饼干吃,可询问或当场试验。

（5）拒绝把玩具拿走:小儿玩弄玩具时,检查者轻轻地试着把玩具拉开,小儿握住玩具不肯放手或有拒绝的表现。

（6）躲猫猫游戏:小儿眼看检查者时,检查者用测查纸遮住自己的脸部,然后沿纸边露面两次说:"猫-猫"。随后检查者从测查纸中央的小孔(提前用铅笔戳好)观察小儿,看他是否注视着脸再次露出的地方。此时不要移动纸,防止小儿注意到纸的移动上去。

（7）设法拿够不到的玩具:把一件小儿喜欢的玩具放在他刚好够不到的桌面上,小儿有企图够玩具的动作,如一臂或双臂或躯干表现伸张动作等。即使不能够到,也算通过。

（8）见生人有反应(R):小儿初见检查者时有害羞或拘谨的表现,如表现出犹疑或有点害羞等。如未能观察到,可询问家长小儿是否能分辨生人和熟人,但不能问小儿是否"怕见"陌生人。

（9）玩拍手或挥手再见(R):和小儿玩拍手或挥手表示再见。检查者说"拍手"(或"再见")并示范,看小儿是否有相似的动作等反应。不要接触小儿手或手臂,若未观察到,可询问家长小儿是否玩过拍手或再见。家长不可摇动小儿手或手臂。

（10）会表示需要(非以哭)(R):小儿需要某东西时会用手指、拉人去或讲出一个字等来表示,但以哭表示不算。可询问家长小儿需要某东西时如何表示。

（11）与检查者玩球:检查者把球滚向小儿,让他把球滚回来或扔回来,小儿把球向着检查者滚回或扔回。把球送到检查者手里,不算通过。

（12）用杯子喝水(R):小儿能拿着杯子喝水并洒出不多。

（13）模仿做家务(R):小儿会模仿做家务,例如擦桌子或扫地等。

（14）在家里会帮助做简单的事(R):小儿能帮助成人做些简单家务,如把玩具放回或按家长要求拿东西。

（15）会脱外衣、鞋、小裤(R):小儿能脱掉外衣、鞋或短裤中的 1 种,不包括帽、袜。

（16）自喂狼藉少(R):小儿用匙吃饭时很少洒出。可询问家长小儿用匙吃饭时洒多少。

（17）能玩需要交往的游戏和捉人游戏(R):小儿能与其他小儿一起玩,如玩捉迷藏、捉人等。强调与其他小儿游戏时互相玩,打架不算。

（18）会洗手并擦干手(R):小儿能自己洗净手并擦干。

（19）会穿短袜、鞋或短裤(R):小儿能自己穿上衣服,短裤、短袜或鞋中的 1 种即可。穿鞋不要求系带或左右脚穿正。

（20）能容易地与母亲分开(R):若小儿的头和眼同时从一侧转向另一侧,完成 180°,为"跟随 180°"。检查者如确定线团吸引了小儿注意力,但小儿确实未跟踪它,为未通过。

（21）在协助下穿衣(R):小儿能自己穿上和脱下衣服,懂得区别衣服的前后,能扣纽扣(不要求系鞋带或扣正纽扣)。家长可在旁边叮嘱他,但不能用行动帮助。

（22）会扣纽扣(R):小儿能扣上衣服的纽扣,不要求扣正。

(23) 会自己穿衣(R):小儿能自己独立穿衣,系鞋带、衣服背面的纽扣或拉链可以帮助。

2. 精细动作—适应性能区

(1) 对称动作:小儿仰卧,双臂或双腿的活动几乎一样多。出生时就 100% 通过。

(2) 跟至中线、跟过中线、跟随 180°:小儿仰卧,使其脸转到一侧,把红线团离小儿脸约 15cm 处,摇动线团引起小儿注意,然后把线团慢慢移动,移动沿着弧形从一侧开始,达到小儿头部中线,最后移到另一侧。必要时可停止移动,引起小儿注意后再继续移动,可重复 3 次,注意观察小儿的头部和眼的活动。

若小儿的头及双眼跟着线团抵达中点,为"跟至中线";若小儿的头和眼跟随线团移动,跟过中线,为"跟过中线";若小儿的头和眼跟随线团同时移动,从一侧转向另一侧,完成 180° 弧形整个过程,为"跟随180°"。

(3) 两手握在一起(R):小儿双手能在身体前中线处互相接触。家长抱着强迫小儿双手并拢,不算。

(4) 抓住拨浪鼓:小儿能握住拨浪鼓细杆数秒钟。检查时,让小儿仰卧或抱在家长怀中,把拨浪鼓细杆接触小儿手指背或指端使他抓住。

(5) 注意葡萄干(小丸):把 1 粒葡萄干或相当大小的小丸放在小儿面前桌上,小儿盯着葡萄干看。检查时小儿座位靠近桌边,检查者可用手指点着葡萄干,引起小儿注意,观察小儿是否看着葡萄干。若小儿不注视葡萄干,或注视检查者手指或手,不算通过。葡萄干或小丸与桌面颜色对比要分明。

(6) 伸手够东西(R):小儿坐在家长腿上,两肘放在桌面上。检查者将一玩具放在小儿够得到的地方,说或示意小儿取玩具。小儿有伸手向着玩具的动作,不一定要拿到。如未观察到,可询问家长小儿是否曾做过这种动作。

(7) 坐着会找线团:检查者拿出红线团,引起小儿注意,当小儿注视线团时,放手让线团落下,小儿追视线团。注意小儿取坐位,检查者放落线团时手臂不要动。

(8) 坐着拿两块积木(R):将两块积木放在小儿面前的桌面上,说或示意小儿拾起积木。小儿会拾起 2 块积木,并每手握 1 块。注意不要把积木递给小儿。如未观察到,可询问家长小儿能否拾起像这样的两件东西。

(9) 把小丸拿到手:小儿取坐位,两手放桌面。检查者将 1 粒小丸直落在小儿面前够得到的地方,指点或摸着小丸,引起小儿注意,小儿能抓起小丸。手指黏起小丸不算。小丸与桌面颜色对比分明。

(10) 将积木在手中传递(R):小儿能将 1 块积木从一手递到另一只手,不通过口、躯干或桌面等其他途径。为引出此行为,检查者可先给小儿 1 块积木,再将第 1 块积木呈现在他握第 1 块积木的手前;这时小儿常会把第 1 块积木递交另一只手,而用这只手接受第 2 块积木。传递物品不能为有把的物品(拨浪鼓等)。如未观察,可询问家长小儿是否能把小物件从一只手换到另一只手。

(11) 将手中拿的积木对敲(R):小儿两手各拿一块积木,能拿着积木对敲。检查者鼓励或空手示意小儿对敲积木,但不能拿着小儿的手或替小儿去敲。如未观察到,可询问家长小儿是否曾敲击过小积木或小物件(敲缸、锅等不算)。

(12) 拇-他指抓握、拇-示指抓握:小儿能用拇指的任何部位及另一只手指把葡萄干拿起,为拇-他指抓握;用拇指端和示指端抓起葡萄干(腕部抬起),为拇-示指抓握。检查时,小儿取坐位,两手放桌上,检查者将一葡萄干放在小儿面前够得着的地方,可指着葡萄干引起小儿注意,观察小儿如何拿起葡萄干。葡萄干或小丸与桌面颜色要对比鲜明。

(13) 从瓶中倒出小丸(按示范)、从瓶中倒出小丸(自发地):小儿未经示范,把瓶内小丸倒出,为"自发地从瓶中倒出小丸";示范 2~3 次后,能把小丸倒出瓶外,为"按示范从瓶中倒出小丸"。检查时,将放有小丸的瓶子呈现在小儿面前,观察小儿是否会自发地把小丸从瓶中倒出(把小丸直接倒进口中,或用手指拨出,不算)。如小儿不倒,检查者可把一粒小丸放进瓶内,嘱小儿取出,但不要使用"倒出来"这个词,也不告诉小儿如何倒出小丸,这种情况认为是"自发地"。

(14) 自发乱画(R):小儿在纸上有目的地画出 2 种或更多画痕(偶然的记号和无目的地用铅笔在纸上乱画或乱点,不算)。把 1 张白纸和 1 支铅笔放在小儿面前,检查者可把铅笔放在小儿手中,但不要作示范。如当时未观察到,可问家长小儿是否能在没有成人帮助时自己乱画。

（15）用积木搭 2 层塔、搭 4 层塔、搭 8 层塔：小儿能把 1 块积木放在另 1 块上且移开手时积木不倒。把积木放在小儿面前桌面上，检查者在旁鼓励他搭高高(可示范或逐块给他)，尽他能力搭得越高越好。可测试 3 次。

（16）模仿画直线：在小儿面前放 1 张白纸和铅笔，让他模仿检查者画线。检查者演示画竖线时，应从小儿的角度看，线条是自上而下画出的竖直线。小儿画出的线条应长度≥2.5cm，斜度≤30°（与竖/垂直线的夹角)，线条不要求完全笔直。注意不能握着小儿手帮助他画。

（17）模仿搭桥：小儿能照示范搭出图样的形状。检查者将 2 块积木并列摆在小儿面前，中间留出小于积木边长的距离，将第 3 块积木放在前两块积木之上，并盖住下面两块的间隙，然后给小儿 3 块积木叮嘱他照样搭桥。在搭桥过程中可叮嘱小儿仔细看着，但不得指出桥孔。倘若下边的两块积木互相接触，便问小儿："你搭的桥跟我搭的一样吗？"如小儿仍然搭的不正确，检查者不得暗示小儿改正其错误。

（18）会挑较长线段 3 试 3 成：颠倒图样 3 次，小儿都能指出其中较长的线。把画的两条平行线指给小儿看，问他：哪根线长？（不能问"哪根大些"）在小儿指出他认为长的线后，把平行线倒转过来，再问他。反复 3 次，3 次都挑出较长线的算通过。

（19）模仿画圆：小儿能模仿画出闭合的圆形。检查者给小儿示范画圆形，但不说出圆的名称，然后让小儿模仿画出。小儿画出的任何闭合的圆形都算通过，没有闭合或连续不断地画下去，不算通过。

（20）模仿画"十"形：检查者给小儿示范画"十"形，但不说出"十"形的名称，然后让小儿照着画出来。线条不必强求垂直。小儿画出 2 条线在任何点上相互交叉，或画了 3~4 条线，其中有两条相互交叉，都算通过。

（21）模仿画方形：小儿模仿画出图样有 4 条直线和 4 个方角。检查者示范时要先画出一边，再画出相邻的各边，不要一笔连续地画成正方形。小儿的图样要求构成方角的线条应相互交叉，所画的角都近似直角，不应是圆的或尖的，近似正方形的长度不得超过宽度的 2 倍。

（22）复制方形：小儿在未示范的情况下画出具有直线和 4 个方角图样。将方形图样给小儿看，叮嘱小儿照图画出"如下图"。检查者不要讲出它的名称，或移动手指或铅笔表示如何画出。小儿的图样要四角由交叉直线形成，角形不应是圆的或尖的，方形长边不应超过宽的 2 倍。

（23）画人像——画 3 处、画 6 处：给小儿纸和铅笔，让他画一个小朋友。小儿能画出 3 处或以上的身体部位，则"画 3 处"通过；如小儿能画出 6 处及以上，则"画 6 处"通过。画的过程中不要提示他加任何部分，看他好像画完时，问他画完了吗？若小儿回答：画完了，便对图画评定。耳、眼等成对的部分画出两个算 1 处，成对部分画一侧不算 1 处。如画出的部分有怪样，小儿可能认为属于身体正常部分时，应注明。

3. 语言能区

（1）对铃声反应：检查者拿着铃，在小儿一侧接近他耳后轻轻地摇铃，小儿有听到铃声眨眼、呼吸节律有改变、活动改变等反应。若小儿第 1 次好像没有听到，可再试 1 次。

（2）会发语音不是哭（R）：小儿有除哭声以外的喉音。可在测查期间观察，如当场没有听到，可询问家长小儿有无发过喉音。

（3）出声笑：小儿会笑出声。测查期间观察可逗引，但不能接触他。如未听到，可询问家长小儿笑时是否有声音。

（4）尖声叫（R）：在测查期间记下小儿曾否发出过 1 种或几种高兴的、高音的或尖的声音。

（5）叫名字有反应：小儿听到叫名字，向声音的方向转头。小儿取坐位，测查者走到小儿背后接近小儿耳后 20cm 处，轻声耳语般的叫唤小儿名字数次，注意不要使自己呼出的气吹到小儿。可试 3 次。

（6）咿呀学语（R）：小儿能发出和他刚听到的声音相仿的声音。家长或检查者发出的声音，让小儿模仿，看 1 分钟内小儿能否发出和他刚听到的声音相仿的声音。

（7）说"ba-ba，ma-ma"无所指、有所指（R）：小儿会说出"ba-ba"、"ma-ma"等音中的 1 个。如果说出时和爸爸妈妈没有联系，为无所指；如果能正确地称呼他母亲为"妈妈"或父亲为"爸爸"，为有所指。

（8）除会说"ba-ba，ma-ma"外还会 3 个词（R）：小儿能说出除了爸爸或妈妈外的 3 个特殊的词，每个词必须针对着相应的 1 件事物。可询问家长小儿对人、物品或动作等常用哪些字来称呼。发音不要求成人听懂。

（9）会把两个不同的词组合起来（R）：小儿能说由两个或更多词表达有意义的短语，如"玩球""喝水""要吃奶"或"放下来"等，单义词组如"拿拿""谢谢"不算。

（10）指出1个说出名称的身体部分（R）：小儿能指出至少1个自己的身体部位，如眼、鼻、足或身体其他部分。

（11）说出1张画的名字：小儿能说对所指图样上的至少1个物名。发音不一定要求准确，但学动物叫不算通过。

（12）能跟3个方向性指令中的2个：检查者给小儿3个方向性的指令，小儿至少能完成3个中的2个。检查者给小儿一积木，告诉小儿"把积木给妈妈"，看小儿能否完成。再依次发出"把积木放在桌面上""把积木放在地上"的指令。注意发出指令时检查者和家长都不要用眼看要放的地方（妈妈、桌面或地板），家长也不要走动。

（13）说出姓名（R）：小儿能说出自己的姓名或乳名，别人听懂但不一定发音很准确。问小儿"你叫什么？"如小儿只说出他的名，再问他的姓或一块儿问他姓名。如未观察到，询问家长不给暗示的情况下小儿能否讲出自己的姓名或乳名及姓。

（14）理解冷、累、饿：检查者询问小儿下列问句（每次1句），小儿能对3个问题中的2个回答合理。

①你累了怎么办？（去睡觉、坐下、休息）

②你冷了怎么办？（穿衣、进屋、点起火炉）（如回答："咳嗽""吃药"或涉及感冒了，为不通过。因为他不懂得所指是什么）

③你肚子饿了怎么办？（吃、吃晚饭、要东西吃）

（15）理解介词4个对3个：小儿能完成4项中的3项。检查者让妈妈坐在椅子上不动，给小儿1块积木，让小儿分别做：①把积木放在桌面上。②把积木放在桌子下面。③把积木放在妈妈椅子前面。④把积木放在妈妈椅子后面。每次做1件事，放错了不提示。

（16）认识4种颜色中的3种（R）：小儿认识4种颜色中的3种。在小儿面前桌上同时放红、蓝、绿及黄色积木各1块，说"你告诉我哪个是红积木？"小儿将积木给检查者，然后再叫出第2种颜色的积木。检查者不要把积木重放在桌面上。不要使小儿知道他们反应正确或错误，也不要求小儿说出颜色名称。若未能观察到，可询问家长。

（17）会说3种词中的2个反义词：检查者先确认小儿在认真听问话，然后询问下列问题，每次问1句，给小儿充分的时间应答。必要时每句可重复3次，看小儿能否恰当说出3个中的2个。

①火是热的，冰呢？（冷、凉；如回答湿、水，为不对）。

②妈妈是女的，爸爸呢？（男人，如回答爸爸、男小孩、丈夫，为不对）。

③马是大的，鼠呢？（小的）。

（18）会对9个词中的6个下定义：问小儿9个词的意思，他能解释至少6个词，说出用途、结构、成分或分类都算通过。这9个词为：球、河、香蕉、桌子、房屋、天花板、窗帘、篱笆（围墙）、人行道。必要时每个词可以重复3次，检查者说出每个词后应耐心等待小儿回答。

提问前确认小儿在认真听问话，然后说：我现在说一个东西，你告诉我这是什么？（每次只询问一个词）：什么是球？什么是桌子、房子、人行道（或便道，答人行横道也对）？什么是天花板（或房顶）、窗帘、香蕉、篱笆（围墙）、河（问时可提示：公园的河、外面的大河）。小儿可根据用途、形状、原料、属类说出词义。如问："什么是球"，他讲出"圆圈"，也算通过。但要进一步启发他："你再说说球？球还有别的特点吗？"。使小儿体会到除了形状，还可以有其他意思。

（19）说出东西是什么做的：小儿能说出3种常见物品是什么做的。提问前确认小儿在认真听问话，然后提出下列问题，每次问1句，每句可重复3次。问题及答案如下：

①勺是用什么做的？（勺是金属/或某种金属名称。塑料做的或木制的）

②鞋是用什么做的？（鞋是用皮、橡皮、布、塑料或木制的等符合实际情况）

③门是用什么做的？（门是用木、金属或玻璃做的）

4. 大运动能区

（1）俯卧举头（R）：小儿俯卧一平面上（桌子或床上），能抬头片刻，下颌离开桌面，而不是向侧面转动。

（2）俯卧、抬头 45°：小儿俯卧在一平面上，抬头时脸与桌面约成 45°。

（3）俯卧、抬头 90°：小儿俯卧在一平面上，能抬头和胸部，脸和桌面约成 90°。

（4）俯卧抬胸、手臂能支持：小儿俯卧在一平面上，能抬起头和胸部，用伸出的双手或前臂支撑住，使其脸面对前方。

（5）坐、头稳定：小儿保持坐位，竖头正而稳，不摇动（如小儿竖头稳仅几秒钟便倾倒，为不通过）。

（6）翻身（R）：小儿能从仰卧滚向俯卧或从俯卧滚向仰卧，翻转 2 次及以上。

（7）腿能支撑一点重量：扶小儿站立在桌面旁，慢慢地放松手的支撑（不完全放开），小儿能用腿支撑他的大部分体重片刻。

（8）拉坐、头不滞后：小儿仰卧，检查者握住他的双手或腕部，缓慢轻拉到坐位，拉坐过程中小儿头部始终未往后垂。

（9）不支持的坐：扶小儿坐于一平面上（桌面或床面），在肯定小儿不致倾倒的情况下，慢慢地放松两手，小儿能独坐 5 秒或更多时间。允许小儿把双手放在他的腿上或平面上以帮助自己撑住坐着。

（10）能自己坐下（R）：小儿能自己从站到坐。

（11）扶东西站（R）：小儿能扶着硬物站立 5 秒或以上。扶人或人手不算。

（12）拉物站起（R）：小儿能自己扶着硬物（围栏或桌、椅腿）站起来，不用大人帮忙。

（13）能站瞬息（R）：小儿站在地上，站稳后放开支持，能独立 2 秒及以上。

（14）独站（R）：小儿站在地上，站稳后放开支持，能独站 10 秒及以上。

（15）弯下膝再站起来（R）：小儿单独站在地上，在他前面地上放一小玩具，小儿能弯腰拾起玩具，不撑住地面再回到站立位。检查者或家长可告诉他拾起来。

（16）扶家具可走（R）：小儿能扶着家具或其他物体走。

（17）走得好（R）：小儿步行平稳、自如，不左右摇摆，很少摔跤。

（18）走、能向后退（R）：小儿能退走两步或更多。检查者可给小儿示范如何退走。

（19）会上台阶（R）：小儿能跨步走上扶梯，可扶墙或扶栏杆来支持，但不能扶成人或爬行。

（20）踢球（R）：小儿独自站立，能把脚前 15cm 处的球向前踢出。脚晃动触到球或踏在球上或扶着物件踢球，均不算。检查者可先给小儿示范，也可询问家长小儿是否会踢同样大小的球。

（21）举手过肩扔球：小儿站在离检查者 90cm 处，向检查者扔球，扔球远度达到检查者臂长范围，高度在检查者膝与脸之间。检查者可先示范如何举手过肩抛球。检查时应嘱小儿向着检查者扔。如小儿不肯把球投向检查者，而是反复扔向他处，为不通过。

（22）独脚站 1 秒钟：小儿能用任何一只脚独立 1 秒及以上，试 3 次中有 2 次成功即可。检查者可先示范不扶东西独脚站。

（23）双足并跳：小儿能双足离地跳出些距离。他落地的双脚不能是他开始跳出的地方，也不得在跳前先跑步、边跑边跳或扶任何东西跳。可先示范。

（24）能骑三轮脚踏车（R）：小儿能骑三轮脚踏车在平地上向前行 3 米左右，滑下坡不算。有条件可试骑，一般可询问，无机会时写 NO。

（25）跳远：小儿能并脚跳过约 21cm 的宽度。检查者把纸（纸宽约 21cm）平放在地上，给小儿示范怎样跳过纸面，然后嘱小儿照样子做。试 3 次中有 1 次通过即可，交替单足跳过不算。

（26）3 次中有 2 次独足立 5 秒：小儿能用任一只脚独脚立 5 秒或以上，试 3 次中有 2 次成功即可。检查者先示范，然后嘱小儿照样子做，并用手表计时。

（27）3 次中有 2 次独足立 10 秒：小儿能用任一只脚独脚立 10 秒或以上，试 3 次中有 2 次成功即可。检查者先示范，然后嘱小儿照样子做，并用手表计时。

（28）独脚跳：小儿独脚跳，连续 2 次或以上。可示范。

(29) 3次中有2次抓住蹦跳的球：检查者和小儿面对面站立（相距90cm），把球向地拍，让球跳向小儿，叫小儿抓住蹦跳的球。小儿用单手或双手捉到球（可以手和胸抱住，但不能用臂抱球），试3次要2次成功。球触地点要在小儿与检查者之间的一半距离，球蹦起高度应到达小儿的颈部和腰部之间。

(30) 3次中有2次脚跟对脚尖向前走：小儿能足尖对足跟走直线4步或更多，要求足跟与另一足尖距离小于3cm，试3次中有2次成功即可。先示范走8步，然后嘱小儿照样走。

(31) 3次中有2次脚跟对着脚尖退走：小儿能足尖对足跟退走4步或更多，要求足尖与另一足的足跟相距不超过3cm，试3次中有2次成功即可。检查者先示范，然后嘱小儿照样子走。

（五）量表的信效度及临床应用研究

小儿智能发育筛查量表的测查方法、测查工具、记录和评价方法均按原丹佛标准。目前国内使用最广泛的小儿发育筛查量表（DDST）常模是1982年来自北方六市6 866名正常儿童汇总资料获得的。有学者表示，国内无论北京还是上海所进行标化的版本信度、效度良好，不同版本在记录图表的排列上有所差异，但对测验结果没有影响。陈佳英等（2008年）以Gessel为金标准，测得DDST的灵敏度为23.1%、特异度为99.1%，假阳性率为0.9%，假阴性率为76.3%，正确诊断指数为0.22、符合率为88.1%。

DDST是目前国内应用较广的发育评价和智能筛查工具。自20世纪80年代国内标化以来，在广州（1985年）、云南五个少数民族农村（1992年）、秦巴山区农村（1994年）等地也进行了应用或再标化。近年来，北京市积极推动儿童发育筛查工作，将DDST作为社区儿童神经心理发育迟缓筛查方法，2012年全市0~1岁在册儿童发育筛查人数为103 699人，占63.41%。结合国内现实状况，原国家卫生计划生育委员会在《儿童心理保健技术规范》中将DDST作为现阶段我国区（县）妇幼保健机构开展儿童发育筛查的推荐工具。

（六）量表的特点及使用中的注意事项

DDST作为个体筛查测验，测查和评价方法简便、容易掌握，测试时间较短，适合于一般医务人员和保健工作，可作为儿童发育评价和精神发育迟缓的筛查工具。该量表给出了每个条目25%、50%、75%和90%儿童通过的年龄，有利于更加客观、具体的描绘儿童发育水平。

使用时应注意以下几点：

1. 仔细阅读筛查和技术手册，严格按照标准进行测试、评价和解释。

2. 测验过程中检查者要观察儿童的行为、注意力、自信心、有无异常活动、与家长的关系以及与检查者配合情况等，并做出记录。

3. 使用量表规定的测试工具，不能随意更换或替代，测试工具损坏应及时照原样补充。

4. DDST筛查异常或可疑后，应即时复查或做进一步地检查。

5. DDST不能替代诊断性评定。对小儿将来适应环境能力和智力发展潜力无预测作用。

（王惠珊　张　悦）

参 考 文 献

[1] 朱月妹,卢世英,唐彩虹,等.丹佛智能发育筛选检查(DDST)在国内的应用:回顾与瞻望[J].临床儿科杂志,1983,1(3):129-132.

[2] 黄小娜,张悦,冯围围,等.儿童心理行为发育问题预警征象筛查表的信度效度评估[J].中华儿科杂志,2017,55(6):445-450.

[3] 刘树强,杨明清,熊英.丹佛智能发育筛查法在秦巴山区农村儿童中再标准化[J].西安医科大学学报,1994,15(1):102-105.

小儿智能发育（DDST）筛查表

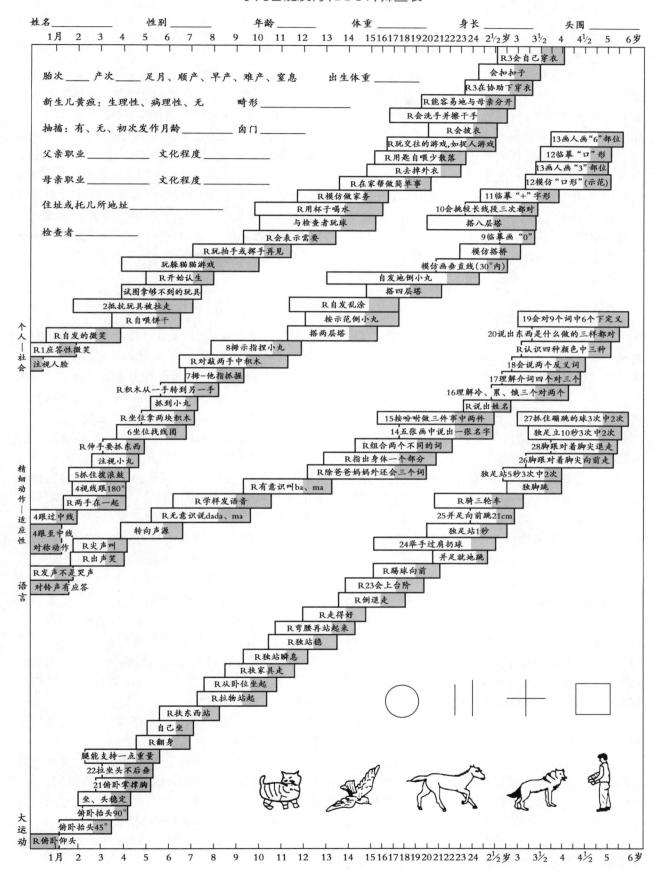

姓名 _____ 性别 _____ 年龄 _____ 体重 _____ 身长 _____ 头围 _____

胎次 ____ 产次 ____ 足月、顺产、早产、难产、窒息   出生体重 _____

新生儿黄疸：生理性、病理性、无   畸形 _____

抽搐：有、无、初次发作月龄 _____ 囟门 _____

父亲职业 _____   文化程度 _____

母亲职业 _____   文化程度 _____

住址或托儿所地址 _____

检查者 _____

八、0~6 岁儿童智能发育筛查测验量表（DST）

（一）概述

0~6 岁儿童智能发育筛查测验量表（Developmental Screening Test for Child under six，DST）是我国自己编制的用于 0~6 岁儿童的智力筛查工具。在 20 世纪 80 年代，儿童保健工作范围逐渐扩大，不仅关注儿童营养与体格生长，也开始从事开展儿童早期教育和认知、行为等发育领域的工作。在发育行为领域工作中，需要有一个适用于 0~6 岁儿童的智能发育筛查测验，以便在社区儿童保健工作中开展定期发育监测，从而达到早期发现发育偏离、早期诊断和早期干预的目的。当时国内应用的是国际上常用的丹佛儿童发展筛选测验（DDST），虽然适用于 0~6 岁儿童，但 4 岁以上项目明显不足，导致假阴性率较高，且部分内容受文化差异的影响，不适合中国儿童的实际情况。因此，在原卫生部"七五"国家重点科技攻关项目计划资助下，由原上海医科大学儿科医院（现为复旦大学附属儿科医院）郑慕时、冯玲英、刘湘云、朱畅宁、华健等教授领衔编制，符合我国国情的 0~6 岁儿童智能发育筛查测验，并组织全国 6 个单位协作完成全国常模的制订，1996 年通过了卫生部课题验收，1998 年获卫生部科技成果奖三等奖。

（二）量表的结构及评分标准

1. 量表的内容及结构介绍

（1）量表的内容：量表测验内容分为运动、社会适应、智力 3 个能区，共有 120 个项目。3 个能区的项目比例按 1：1：2 由易到难安排。在运动能区和社会适应能区各有 30 个项目，在智力能区则有 60 个项目。测验项目编排从 0~96 个月共分 29 个年龄组，1 岁以内每月为 1 组，1~3 岁每 3 个月为 1 组，3 岁以上每 6 个月为 1 组。在每个年龄组中运动和社会适应能区各有 1 个项目，智力能区则有 2 个项目。0 个月组除外，各能区的项目数比其他年龄组加倍。DST 的适用年龄是出生到 72 个月，即用于 6 岁以下儿童。

量表中的运动能区主要测定神经肌肉成熟状况，全身运动的发展，运动协调和平衡等。运动能力的发展对儿童（特别对婴幼儿）的智力和社会交往能力的发展都有重要意义。婴幼儿阶段运动发育障碍或迟缓常常是神经系统损伤，脑发育不全，特别是脑瘫的早期迹象。社会适应能区是测定儿童对现实社会文化的反应能力和料理自己生活的能力。格塞尔（Gesell）发育量表和 DDST 也测定了应人能。本测验在社会适应能区所设计的项目，基本上是按照我国的养育方式而定。智力能区是通过测定各种感知和认知活动了解儿童的智力发展水平。本测验智力能区项目包括语言和操作，一方面使智力能区有充足的项目，从而使智力能区得分有较可靠的意义，另一方面也有利于不同难度的智力能区项目在编排时相互调剂。

（2）测验表的结构：测验表由一般情况部分和正式测验部分组成。正式测验部分由 3 个能区即运动能区、社会适应能区和智力能区组成。在每个能区中，从左到右依次为年龄组、项目号、得分栏、情景栏和项目名称。其中项目号是每个项目在所处能区中的编号，根据其在各能区中出现的先后依次排号；得分栏用以记录项目测试结果；情景栏是指同一情景的项目标以相同的英文字母，测试者只需浏览附近相同的字母，即可很快找到同一情景的项目。如在操作"仰卧抬头 90°"时，该项目的情景编码为"A"，浏览附近的情景编码，很快找到有 2 个项目的情景编码为"A"，他们是"跪爬状动作"和"短暂抬头"。这些项目均是在小儿俯卧姿势时测试的，应连在一起完成。

（3）测验所需时间：测验时间长短随实际测试项目的数量和复杂性，儿童反应的敏捷性及测试者操作的熟练程度而异。对于 1 个熟练的测试者来说，平均测试时间约为 15 分钟，包括记录和评分。

（4）使用测验的人员和培训要求：使用测验的人员要求具备儿童心理学和发育儿科学基础，并熟悉其他各种智力测试的有经验专业人员，使用本筛查测验前都需要经过正式培训。培训需要 5 天时间，包括讲解、示教和实习。使测试者熟悉本量表所用的材料和测验方法，掌握每个项目的操作方法及本测验的结果解释和应用，且通过培训掌握智能发育筛查的基本理论，有助于对测验结果做出恰当的解释。

2. 评分标准及结果分析 对于每一个项目，测试者在记录成功的表现时，在得分栏中标以"P"（即 pass 通过），失败标以"F"（即 failure，失败），未观察到或缺漏标以"NO"。

为以后评价参考起见,测试者还应记下小儿的某些特殊表现。如小儿当时的身体状况、注意力集中情况、是否过于内向、有无自信心、神经质或其他异常情况。

(1) 量表原始分的计算:每个能区的原始分就是小儿在该能区通过的项目数。测验表中每个能区均有"项目号"栏,将得分为"P"的最后一个项目号减去此项目前的失败项目数,即可很快地得到该能区的原始分数。3 个能区原始分数之和即为测验原始总分。

(2) 常模表的使用方法:针对原始总分相当的发育商(development quotient,DQ)以及与智力能区原始分相当的智力指数(mental index,MI)均编制了相应的常模表。

在这两个常模表中的标准分,包括自 50~150 分的范围。对于每一个年龄,50~150 的标准分包括了平均 DQ 或 MI 上下超过 3 个标准差的范围。对于绝大多数儿童来说,DQ 和 MI 将落在此范围之内。而特殊儿童的得分有可能低于或高于表中所列 DQ 或 MI 的范围。在这种范围下,DQ 和 MI 应写作"低于 50"或"高于 150"。

计算得到儿童年龄和测试原始分后,就可以在对应的发育商和智力指数的常模表中分别查出 DQ 和 MI。

(3) 结果表达:DST 结果以定量和定性两种方法表达。定量方式 DQ 和 MI 的计算和查表方法已在前面介绍。定性表达根据 DQ 或 MI 将结果分为 3 类:正常、可疑和异常。具体标准为:DQ 或 MI 小于 70 为异常;70~84 为可疑;85 以上为正常。

选择使用哪一种指标来表达结果可参考有关资料并根据实际需要。一般可按以下原则应用本测验的实施结果,①发育筛查:3 岁以下用 DQ,并根据 DQ 划分为正常、可疑、异常,在 4 岁以上同时用 DQ 和 MI,并根据 DQ 和 MI 划分正常、可疑和异常。无论根据 DQ 还是 MI 划分出的可以和异常均作为本测验可疑和异常结果。但在报告结果时应具体注明。②发育纵向检测:用 DQ 对 0~6 岁儿童进行定期检查比较,并用 DQ 划分正常、可疑和异常。③测验间结果比较:3 岁以下用本测验 DQ 可同 Gesell 量表 DQ 和儿心量表 DQ 比较,用本测验 MI 可同 Bayley 量表和 0~3 岁婴幼儿发育量表(Child Development Center of China,CDCC)智力发展指数比较。4 岁以上用本测验 MI 同韦氏学前儿童智力量表总 IQ 和比奈-西蒙智力量表 IQ 比较。④非诊断性大样本研究,根据研究需要选择 DQ。

(三) 量表的信效度研究及

1. 样本的代表性 按照全国行政划分的六大行政区——华东、华北、东北、西北、中南和西南区,在每个大行政区各选一个代表性城市:华东区为上海,华北区为太原,东北区为鞍山,西北区为西安,中南区为南宁,西南区为玉溪。其中上海和西安属于大城市,太原和南宁属于中等城市,鞍山和玉溪属于小城市。每个城市又根据地理、经济、文化状况选 3 个点,按年龄、性别、集散居比例分层随机抽样。共 6 569 名健康儿童。其中男童 3 312 名,女童为 3 257 名。各城市儿童所占总人数的比例分别为:上海 20.0%、西安 18.1%、太原 17.4%、南宁 16.9%、鞍山 16.9%、玉溪 10.7%。玉溪为小城市,人口总数少,故所占样本量少。

2. 信度研究指标

(1) DST 的信度:研究指标包括测试者间信度和重测信度。DST 的测试者间信度相关系数为 0.94;重测信度相关系数为 0.90,均有统计学意义。

(2) DST 的效度:研究指标以格塞尔发育量表(Gesell Developmental Schedule)和韦氏幼儿智力量表(Wechsler Preschool and Primary Scale of Intelligence,WPPSI)为效标,对 DST 进行效度研究。本测验 DQ、MI 与格塞尔发育量表总 DQ 相关系数分别为 0.60 和 0.57,呈中度相关;DST 的 DQ、MI 与 WPPSI 总 IQ 相关系数分别为 0.53 和 0.68,呈中度相关,均有统计学意义。

(四) 量表的临床应用研究

复旦大学附属儿科医院于 1991 年以 0~6 岁儿童智能发育筛查测验(DST)为主要内容成功申请到国家级继续教育培训项目"儿童智测学习班",开展 DST 的临床应用培训和推广,至今已成功地举办 18 期培训班,累计培训来自全国各省、市、自治区近 800 名专业人员,DST 的临床应用价值得到同道的高度评价,是基层妇幼保健机构开展儿童发育监测工作的一项有效评估工具。目前国内已发表的 DST 临床应用研究的相关论文近 40 篇。

（五）量表的特点及使用中的注意事项

1. **本测验的特点**　本测验增加了适用年龄的顶端（0岁组）的项目，使本测验在各年龄组都有充足的项目；本测验项目难度适中，且鉴别力很高，使用研究结果显示对发育迟缓的漏检率只有8%。对于测验结果，不仅有定性表达，而且有定量表达，能充分利用测验中得到的众多信息。此外，由于该测验是我国自己编制，符合中国国情，从而避免了引用国外量表所受文化差异的影响。

2. **DST的适应年龄**　从出生到72个月，即用于6岁以下儿童。虽然测验项目的编排一直延伸到96个月，但这仅是为了使6岁以下儿童超过平均水平的能力也能得到合理的评价而设计的，绝非用于测量7岁甚至8岁儿童。因此，在常模表中查不到7岁或8岁儿童的得分，使用本测试者不能应用此测验评价7岁或8岁儿童。

3. **早产儿的测试**　对于1岁以内早产儿，应将年龄做适当调整，根据儿童的生理年龄减去其早产的天数。若儿童是过期产儿，则不必做任何调整。

4. **三个能区的测试程序**　首先测试智力区的项目，其次测定社会适应能区的项目，最后测定运动能区的项目。因为如果先测定运动能区项目，有些孩子到处走动游玩后不易再安静地坐下来完成其他能区的项目。

5. **通过的要求**　在所有测验项目中，涉及任何询问家长的项目，都要有十分肯定地回答才算通过。

6. **测验材料的要求及工具制作**　测验包中所用的测验材料都是按特定要求选择和制作的，注意不要使用规格不一致的物品代替。因测验用具的重量、大小、质地、颜色等因素往往会影响小儿的表现能力，若有遗失或损坏，当地又没用完全符合规格的物品代替，可与复旦大学附属儿科医院儿童保健科DST编制组联系。

7. **量表购买的地址及联系方式**　0~6岁儿童智能发育筛查测验（DST）的知识产权归属于复旦大学附属儿科医院儿童保健科。购买该测验的具体地址及联系方式：复旦大学附属儿科医院儿童保健科，上海市闵行区万源路399号，邮编201102。

（徐　秀）

参 考 文 献

［1］华健，郑慕时，刘湘云，等．0~6岁发育筛查测验的编制［J］．中华儿科杂志，1992，30（2）：84-85．

［2］郑慕时，冯玲英，刘湘云，等．0~6岁儿童智能发育筛查测验全国城市常模的制定［J］．中华儿科杂志，1997，35（3）：117-120．

［3］杨舒，张俊霞，王若思．昆明市6~36月龄婴幼儿神经心理发育现状及其影响因素研究［J］．中国儿童保健杂志，2019，27（4）：425-428．

［4］胡瑷，张丽娟，朱鑫荣，等．发育筛查量表联合改良版婴幼儿孤独症筛查量表在孤独症早期筛查中的效果分析［J］．中国妇幼保健杂志，2020，35（21）：4083-4086．

［5］张越，李云，黄俊，等．孤独症患儿早期发育筛查方法比对与临床意义研究［J］．中国儿童保健杂志，2020，28（9）：1047-1050．

九、视觉-运动发育整合测验（VMI）

（一）概述

视觉-运动发育整合测验（the Developmental Test of Visual-Motor Integration，VMI）是美国学者 Keith.

E.Beery 在 1967 年编制的一种早期预测儿童学习和行为问题的筛查测验。VMI 自 1967 年发表以来,经过多年使用,已成为国际上评估儿童视觉-运动发育技能的常规筛查工具。该测验分别在 1981 年、1997 年完成修订。修订后的视觉-运动发育整合及其补充测验(VMI-4R)延长了测试年龄,增加了视知觉(visual perception,VP)、运动协调(movement coordination,MC)两个补充测验,有利于观察感觉输出、运动输出以及整合过程中的问题。我国从 1993 年开始由西安医科大学(现西安交通大学第二附属医院)发育行为儿科研究室的李公正和史雪川教授等对引进的 1981 年版 VMI 进行了移植、修订和标准化研究,对 4 284 例样本资料进行了统计学分析,建立了区域常模。并在 1999 年对最新修订的视觉-运动发育整合及其补充测验引进,对其在我国儿童中的使用信度、效度进行了初步研究,在标准化基础上编制了新的常模。

视觉-运动发育整合能力是指个体在有目的地操作过程中视觉感知和手部运动间的协调能力,是影响个体活动过程和动作技能水平高低的重要内在因素。几乎所有目的性活动的完成,如写字、画画、手对物品的够取等都需要视觉-运动发育整合的参与。神经生理学研究在脑内有两条视觉通路:一条为腹侧通路,沿着大脑皮质的枕颞叶分布。从枕叶的初级视皮层(V1)区、次级视皮层区(V2)经高级视皮层(V4)区投射至下颞叶;另一条为背侧通路,沿着枕顶叶分布,从区经内侧颞叶(MT)投射至枕顶叶。腹侧通路司知觉视觉,通过对视觉信息中的形状颜色大小等客体特征的加工最终输出为知觉判断;背侧通路司行动视觉,通过对视觉信息中的位置空间运动等信息的加工最终输出为视觉运动控制,两个通路是相对独立的。越来越多的研究表明,大脑皮质的许多区域参与视觉-运动发育整合过程,大脑任何一个单独的位点都不能承担起视觉信息整合、形成运动计划的功能。司知觉视觉的腹侧通路和司行动视觉的背侧通路既相互联系又相对独立,不能截然分开。随着人们对视觉整合能力研究的深入,发现视觉-运动发育整合能力并不仅仅限于简单的视觉知觉和简单的操作活动,它与儿童的学业成绩、智力水平等存在密切关系。依据上述理论,VMI 由 24 个从简单到复杂按顺序排列的几何图形组成,可用于 2~14 岁儿童,但最适使用对象为学龄前儿童和低年级学龄儿童。

(二)量表的结构及评分标准

1. 量表的内容及结构介绍　VMI 属于一种非文字型的儿童发育技能测查。测试题册由 24 个从简单到复杂按顺序排列的几何图形组成,其中既简单的平面图形,亦有复杂的三维图形。每 3 个 1 组印制在 1 张测验纸上,每个图形下方有与图形相应的空格,测试时要求儿童在图形下方的空格中临摹。该测试工具的 24 个图形和排序是原作者在众多几何图形和几千名儿童筛查测试后筛选出来的,且各图均建立了儿童发育年龄和随年龄增长儿童临摹各图的变化特征,并依此制订了各图的通过与失败的评分标准。VMI 属于纸笔测验,可采用集体测试或个别测试的形式,测试不限定时间,一般在 20 分钟左右即可完成。测试者必须严格按照指导手册的说明施测,测验图册的纸张要求不能透视到下一页的图形,且纸张不能反光。测验开始时告诉被试:"照图上的样子画,必须按照顺序来画,每图只允许画 1 次,不能用橡皮擦或涂改液"。并要求儿童保持坐姿和测验册位置端正,不得移动,以免影响测验结果。主试不能提及图形的名字和用手比画暗示图形的画法,以确保测验结果的准确性,如果需要示范时,不要选择测验图册中的图形。测验结束后,由主试将测试量表核对姓名及出生年月后统一收回。

2. 评分标准及结果分析　评分按《Beery VMI 发育测试手册》提供的通过与失败标准进行。评分为二级评分法,即每通过 1 图记 1 分,未通过则不计分,连续 3 图不通过停止计分,最后根据通过图形的多少计算总原始分,原始分最高为 24 分,最低为 0 分。测试结果有三种表示方式:标准分、年龄等值、百分位。将年龄等值与实际年龄相比可得到比率商数。国内在对 VMI 进行标准化时,也建立 3 种常模分数。年龄等值均数常模反映了标准化人群 VMI 的整体测试水平,通过被试的测试 VMI 粗分的年龄等值与实际年龄的比较,可判断出被试视觉-运动能力的强弱;百分位常模以各年龄组标准化人群各 VMI 测试粗分水平以下所占人群百分比表示,被试 VMI 测试粗分低于第 20 百分位为异常;标准分常模消除了年龄因素的影响,使不同年龄儿童可进行测试结果的比较。

(三)量表的信度及效度研究

1. VMI 测验手册的翻译和 VMI 测验图排序　翻译力求符合中国的口语文化习惯,为了保证中英文手册在表述意义上的等值性,译文由英语专家审校。对测验指导语、实施细则和评分方法等进行了回译。为了检验 VMI 原量表图片排序在我国的难度适用性,选取 300 名 4~12 岁儿童进行了预试验,经计算 VMI 24 个测验图的通过率发现,通过率随原图形编排顺序依次下降,范围 98%~3%,与原作者设计要求相符,故难度排序不改动。

2. 抽样的代表性 对 1991 年 VMI 版本进行标准化时,常模样本参照第 3 次全国人口普查的陕西省统计资料,按比例分层在全省 9 个主要城市的幼儿园、小学和中学随机取样,年龄为 4~15 岁,进入统计的样本量为 4 284 人,其中男童 2 186 人,占 51%,平均年龄(9.13±2.70)岁;女童 2 098 人,占 49%,平均年龄(9.04±2.74)岁。样本的性别比率及父母文化程度、职业等符合人口统计学特征。根据 VMI 的结构特点,按照 Taylor 等所述常模编制法分别通过对样本的统计学分析,编制了 VMI 的年龄等值、百分位和标准分常模,并与 Beery 原量表常模的形式保持一致。其中除年龄等值常模以总样本人群计算外,后两常模均按样本年龄以 3 个月为 1 组,把每岁分成 4 组编制常模表。对最新修订的 VMI 及 VMI-4R 进行标准化时,按照西安市 1997 年人口统计资料,选取市区 3~18 岁儿童 1 789 人,其中男性 939 人,女性 859 人,组成标准化样组。

3. 信度研究指标 样本来源于标准化人群,按照相邻年龄划为 1 组,将 4~15 岁儿童分为 6 组,每组 100 人,男、女各半,共 600 人。分半信度以 VMI 24 个测验图的奇、偶数排序分半进行相关分析;重测信度是同组被试间隔 30 天进行复测并进行相关分析;评定者间信度是两评分者对同组被试的独立评分结果与专家评分标准的符合程度分析,求 Kappa 系数。结果表明:各年龄组分半信度为 0.77~0.93,重测信度为 0.88~0.93,评定者间信度为 0.71~0.87。说明 VMI 作为判别类生物心理测查工具不但能判别不同的个体,而且在不同的时间内能对同一个体进行同样的判定,即测验结果具有较好的稳定性。

4. 效度研究指标 选择符合 DSM-Ⅲ-R 诊断标准的多动注意障碍(attention deficit hyperactivity disorder,ADHD)组 35 名,精神发育迟滞(mental retardation,MR)组 42 名,符合《国际疾病分类》(ICD-10)诊断标准的学习困难(learning difficulty,LD)组 30 名,正常对照组 32 名。采用韦氏儿童智力量表中国修订本(WISC-CR)和标准化学业成就测验数学关键测验(Key Math)及本德视觉动作格式塔测验(Bender Visual Motor Gestalt Test,BVMGT)为校标进行效度检验。入组儿童均进行 WISC-CR 测试,应用 Key Math 和 BVMGT 对正常组和 LD 组进行了测试。对正常、LD、ADHD 和 MR 四组儿童测试结果进行独立分析发现,除 ADHD 儿童外,VMI 与 WISC-CR 多数分测验和 FIQ、VIQ、PIQ 在其他三组儿童均有中度以上相关。而在四个组总人群中,VMI 与 WISC-CR 所有分测验及合成分数项目均有明显相关,$r=0.63~0.86$。研究结果还显示 VMI 与 WISC-CR 个操作分测验的相关性高于语言分测验。VMI 与 Key Math 各测验项目的效度:正常组为 0.33~0.62,LD 组为 0.31~0.73。以上研究表明 VMI 有较好的效度。

在对 VMI-4R 进行的效度检验中发现,VMI-4R 的三个测验与 WISC-CR、WPPSI-CR 多项分测验有中-高度相关,与反映手眼协调、知觉组织能力的积木、迷津、排列分测验的相关性较好;与言语测验中的类同、词汇、算术亦有较好的相关性。分析其原因,因为 VMI-4R 的图案是有一些意义的规律图形,测验不仅反映操作能力,也反映出一定的言语能力。

(四)量表的临床应用研究

1. VMI 的临床识别能力 国外学者曾发现,MR 儿童的 VMI 图形临摹能力比正常儿童差,说明视觉-运动发育整合能力是智能的重要组成部分。有人报道,ADHD 和焦虑障碍的青少年 VMI 测验得分均低于常模正常水平。1999 年抽取深圳市 2.5~14 岁 8 400 例儿童标准化样本,对其进行 VMI 的评估,并对在心理行为专科确诊的 172 名 ADHD 的 VMI 测查结果进行了分析,发现得到相同的 VMI 原始分的年龄,ADHD 组儿童大于常模组,即 ADHD 患儿达到某一原始分的年龄要落后于正常儿童,提示 ADHD 患儿的认知心理过程受损。年龄愈小差异越大,原始分为 9 分组差异有高度显著性。说明此测验更适用于学前儿童和低年级学龄儿童使用。神经心理学研究表明儿童的智能和学习成就、行为发展是建立在感觉运动基础之上的,较高水平的思维和行为必须通过大脑感知觉信息输入和活动反应整合而实现,视觉-运动发育整合是感觉反应整合发育最早的。视觉-运动发育整合能力整合异常的儿童可能会存在动作笨拙、协调不佳和认字、阅读、书写等方面的困难。对 ADHD 患儿在 VMI 测查过程中的操作错误进一步分析,表现为非持续性错误。考虑为 ADHD 的多动、注意力不集中的表现所致。通过对 172 名 ADHD 患儿各亚型的 VMI 结果进行方差分析,发现注意缺陷为主型(PI 型)儿童的视觉运动整合能力最差,PI 型和多动 /冲动为主型(HI 型)之间差异有显著性。表明 VMI 更能反映 ADHD 儿童的注意力障碍问题。

2. 不同视觉-运动发育整合水平儿童脑电功率的研究 对 42 名 6~12 岁无神经、肌肉系统疾患,无不良孕产史及生长发育史的健康儿童进 VMI 测验。以同年龄段 VMI 成绩均值为界,分为高分组、低分组,每组儿童 21 名,按年龄相差 <3 个月、同年龄、汉族、均为右利手配对比较研究。两组儿童 VMI 值分别 107.2 ± 12.6,82.3 ± 6.1。采用双盲法,由 1 名高年资技师行脑电图和脑电地形图检查。对 VMI 高分组与低分组儿的脑电功率谱分析呈现。

(1) 两组儿童枕区功率值最高,符合脑电活动的年龄特点。

(2) VMI 高分组儿童各脑区不同频段的平均功率值均高于低分组儿童。

(3) 高分组儿童平均功率的标准差小于低分组儿童。

(4) 复合指标显示,低分组慢波比例大,总功率则高分组大于低分组。结果提示:VMI 高分组儿童的脑电活动水平高于 VMI 低分组儿童。研究发现:各个部位中,两组儿童各频带在枕区均有差异,各频带内 α 频带差异最显著,涉及的部位最多。提示这些区域均承担着视觉运动整合活动,以枕区比较突出,而且以 α 活动为主。提示在促进大脑发育及脑功能康复治疗中,突出视觉运动整合训练有极其重要的作用。

3. 早产儿学龄前期认知与视觉-运动发育整合能力的研究 对 69 名学龄前期儿童(其中早产儿 31 例,正常足月儿 38 例)采用上海韦氏学前儿童智力量表及 VMI 进行评估。两组在测评时月龄、性别构成比、孕母年龄及母亲受教育时间等方面无显著性差异。两组儿童视觉-运动发育整合能力比较显示:早产儿组和正常足月儿组 VMI 分值分别为,88 ± 16,109 ± 18。从均值上看早产儿组的视觉运动整合能力处于临界发育水平,正常足月儿则位于平均水平,两组间 VMI 分值比较差异有统计学意义($t=4.93$,$P<0.01$);将 VMI 分值与 FIQ 作相关分析发现,两者呈正相关($r=0.60$,$P<0.05$)。两组儿童认知能力比较显示:两组儿童在语言、操作测验及总智商分值上虽处于平均水平,但正常足月儿组的 VIQ、PIQ 和 FIQ 得分均远高于早产儿组($P<0.01$),尤其是操作测验均值高出早产儿组 21 分,达 20%。进一步将 10 个分测验比较后发现,早产儿在类同、理解分测验及图画补缺、几何图形分测验与足月儿得分差距达 30% 以上,提示早产儿在言语的高级思维及视觉细节感知和手眼协调方面与足月儿存在差异。

(五)量表的特点及使用中的注意事项

1. VMI 不同于目前我国常用的以语言文字为内容的发育测试,它很少受地域和文化背景影响。尤其对于有言语发育障碍或有退缩行为的儿童,亦可用于聋哑儿童。

2. VMI 测查结果与学前儿童和学习困难儿童的书写技能明显相关,对儿童的学习能力有一定预测作用。

3. VMI 测试工具简单,可集体测试或个别测试,适用于在幼儿园对学前儿童进行发育评估,通过对视觉运动整合技能的测评,对学龄前期 ADHD、LD 等行为发育疾病的早期甄别和早期干预有积极的作用。

(洪 琦)

参 考 文 献

[1] 史雪川,李公正. 视觉-运动整合发育测验的修订[J]. 中国临床心理学杂志,1995,3(3): 9-10.

[2] 洪琦,李公正,张凤. 视觉运动整合发育测验和团体儿童智力测验的相关研究[J]. 中华儿科杂志,1997,3(5):3-4.

[3] 兰莉,李公正. 西安城市儿童视觉运动整合及其补充测验常模的修订[J]. 西安医科大学学报,2001,22(2):159-161.

［4］兰莉,李公正,刘灵.视觉运动整合不同发育水平儿童脑电功率差异[J].中国行为医学科学,2002,11(3):321-322.

［5］冯菁菁,徐秀,郭书娟,等.低危晚期早产儿学龄前期认知和视觉运动整合能力研究[J].中国儿童保健杂志,2011,19(12):1080-1083.

［6］徐蕖,区嘉欣,张青宇,等.南京市学龄前儿童视觉运动整合发育测验评估及相关因素分析[J].中国儿童保健杂志,2019,27(4):355-357.

十、瑞文智力测验(RIT)

(一) 概况

瑞文智力测验(Raven Intelligence Test,RIT)是由英国心理学家 John Carlyle Raven 于 1938 年创制的一种非文字智力测验,最初的版本原名"瑞文渐进矩阵"(Raven's Progressive Matrices Test),后称"瑞文推理测验",主要适用于 8 岁以上的普通人群,可以测量人解决问题的能力、观察力、思维能力、发现和利用自己所需的信息及适应社会生活的能力。所以,瑞文测验被认为是测量智力一般因素的有效工具,尤其是推断性能力或液体智力,因而应用普遍,已修订成许多国家版本。

瑞文标准推理测验的编制,理论上根源于 20 世纪初期斯皮尔曼(C.Spearman)对智力本质的研究。众所周知,斯皮尔曼主张智力的二因素论,认为任何活动都包含一般因素(即"g"因素)和特殊因素(即"s"因素)。通常所谓一个人的智力可以用 g 因素解释,但是斯皮尔曼也认为笼统地用智力一词还不足以描绘人的多种认知能力。于是,在 1927 年明确提出存在着两种既对立又协同,有着发生学上内在联系的行为——再生和推断理论,并且强调分别探讨这两种行为的实质,对于个体能力心理学具有极为重要的意义。依据上述观点,Raven 把智力的 g 因素划分为两种相互独立的能力,一种称再生性能力(reproductive ability),一种称推断性能力(deductive ability)。再生性能力指一个人当前所具备的回忆已获得信息并进行言语交流的能力。它表明一个人通过接受教育所能达到的水平。显然,该能力的获得和学校的教学内容有着密切的关系。瑞文认为,测量这种能力用词汇测验最为有效,为此,他编制了一套词汇量表称"米尔·希尔词汇量表(Mill Hill Vocabulary Scale,MHV)。推断性能力指一个人做出理性判断的能力,是一个人智能活动的能量(capacity),它与一个人的知识多少或受教育水平关系并不紧密,但对于适应社会生活却有重要意义。为了测量推断性能力,他编制了一种非言语测验,全部采用几何图形,这就是著名的"瑞文渐进矩阵"。后来被修订为"瑞文标准推理测验"(Raven's Standard Progressive Matrices,SPM),包含 60 道题目,分为 A、B、C、D、E 共 5 组,每组题目由易到难,并且每组各自考察一类推理能力。

瑞文测验的编制者曾于 1947 年、1956 年对瑞文推理测验做过小规模修订,1947 年又编制出适合小年龄儿童和智力落后者的瑞文彩图推理测验(Raven's Color Progressive Matrices,CPM),同时还编制了适合高智商者的瑞文高级推理测验(Raven's Advanced Progressive Matrices,APM),此测验可以较好地测量高智商人的智力水平。所以,目前瑞文文推理测验按照难易程度分成三个不同水平的测验。

1. **瑞文彩图推理测验** 瑞文彩图推理测验(Raven's Colored Progressive Matrices,CPM)适用于幼儿和智力水平较低的人。

2. **瑞文标准推理测验** 瑞文标准推理测验(Raven's Standard Progressive Matrices,SPM)适用于年龄在 5.5 岁以上且智力发展正常的人群。

3. **瑞文高级推理测验** 瑞文高级推理测验(Ravens Advanced progressive Matrices,APM)适用于在 SPM 上得高分或者智力水平较高的人。但从产生年代来讲,APM 是 SPM 向更高智力水平一端的扩展,它最初使用是在 1941 年,而 CPM 则是 SPM 向更小年龄,更低水平一端的扩展,最初使用是在 1947 年。显然,SPM 在瑞文测验系列中处于最重要的地位。

在我国,华东师范大学心理学系李丹教授将瑞文测验的彩色型前三单元和标准型后三单元,合成六单元 72 题的测验,称为联合型瑞文测验(Combined Raven's Test,CRT)。于 1987 年建立了 5~16 岁儿童上海常模,首先在上海市区儿童中试用,证明了它的信度和效度都较高,是一种诊断儿童智力的良好工具。

1986—1988 年,李丹教授等与天津医科大学医学心理学教研室王栋教授等合作,分别建立了中国城市儿童(city children)(CRT-CC)智商常模和中国农村儿童(rural children)(CRT-RC)智商常模,开始在全国城乡广泛使用,尤其在防治碘缺乏病领域应用广泛。

几乎在同期,根据英国心理学家瑞文设计的"标准推理测验(SPM)",在我国学者北京师范大学心理系张厚粲教授主持下,成立了由 17 个单位组成的全国协作组,对瑞文标准推理测验进行了修订。常模的建立以 1982 年全国人口普查资料为依据,按各地区人口分布,各类人员比例取样,共包括年龄跨度从 5 岁半~70 岁以上的 5 108 人。经过标准化的施测过程,建立了 1986 年中国城市常模(R'SPM-CR)。测验结果的项目分析、信度和效度等技术指标达到或超过了国外同类研究。

1995 年一项名为"中国十大城市学龄儿童碘营养状况调查"中,对 10 岁儿童采用 CRT-CC 测试智力,其平均智商为 105.8±2.42,而北京、上海、郑州等市平均智商已超过 108。可见随着社会的发展,儿童智力水平也在不断增长,因而有所谓"弗林效应"之说。为此,原测验需要进行再标准化。在天津医科大学医学心理学教研室王栋教授主持下,1997 年完成再修订,称为"中国第二次修订联合型瑞文测验(CRT-C2)"。

10 年后,在原卫生部组织的"2005 年全国第五次碘缺乏病监测"中,用 CRT-CR 对 8~10 岁儿童进行了智力测验。全国 32 个省份(包括新疆建设兵团)总共测查 38 448 人,在省内采用人口比例抽样,结果 IQ 均值为 103.4±17.7,其中 IQ 均值为 105~110 有 12 个;IQ 均值 >110 有 4 个,即全国已有一半省份 IQ 均值超过 105。因此,客观形势迫使测验进行第三次标准化。仍由天津医科大学医学心理学教研室王栋教授牵头,联合 17 个省、自治区的地方病防治研究单位,于 2006 年 4~7 月完成再次取样工作,现将再标准化后的新智力测验常模称为"第三次修订联合型瑞文测验中国儿童常模(CRT-C3)"。

(二)量表的结构及评分标准

1. 量表的内容及结构介绍 瑞文渐进矩阵测题形式全部是以无意义的图形构成,或为一张整图,或为 2×2、3×3 的方阵,其中(右下角)缺失 1 块(空白),要求被试从呈现(于整图的下方)给出的另 6(或 8)小块截片图形中选择一块符合方阵整体结构的图片填补上去。

瑞文测验的最初型称为标准型,包括 A、B、C、D、E 五个测验单元,每单元 12 题,从易到难排列,每单元之间在智力活动的要求上也是从简单到复杂演变。A、B 单元主要是测验儿童直接观察和辨别的能力,A 单元反映知觉辨别能力;B 单元反映类同比较能力。C、D、E 三单元则要求通过对比、类比推理找出图形间变化的系列关系,如递增、位移、交错、互换、套合等关系,而这些关系的发现是间接的、抽象的。C 单元反映比较推理能力;D 单元反映系列关系能力;E 单元反映抽象推理能力。通过这五个方面得分的结构比较,在一定程度上有助于了解被测者的智力结构。

彩色型是将标准型中的 A、B 两单元加上彩色以突出图形的鲜明性,另外加入一个 Ab 单元,共三个单元 36 题。高级型包括渐进矩阵 I 型(12 题)及 II 型(48 题)。

瑞文测验联合型(Combined Raven's Test,CRT-RC)中国修订版由彩色型的前 A、B、Ab 三个单元和标准型中的 C、D、E 三个单元组成,合成六单元,每单元 12 题,共 72 个题,这样,可使整个测验的上下限延伸,适用范围可扩大为 5~76 岁。

2. 评分标准及结果分析 由于它的非文字性质,又是由无意义的图案构成,较少受文化知识背景的影响,故引进时在内容上可以不加任何修改。适合于做各种跨文化的比较研究,更可用于因语言障碍或言语交流不便的情况下的智力测量。且本测验既可个别测试,亦可团体施测。一般 7 岁以下及年老或智力缺陷者需个别测试,其他可以 10~60 人的团体进行。

(1)测试方式:对于儿童测试,建议采用个别测试法,被试儿童指出答案,由主试为其记录答案。为了提高测量的可靠性和稳定性,测试在被试熟悉的环境中,由被试儿童所熟悉的家长或老师陪同进行。用被试儿童对各题的通过率进行分析。A1、A2 通过率为 1,由于这两道题目为示范题目,意在让被试理解和适应本套测验,因而不期望其有难度。在做 C、D、E 三单元时,连续 3 题未通过者测试停止。测验一般没有时间限制,但在必要时也可限制时间,在个别测验时,如果记录下测试所用时间,并分析其错误的特性,还可以有助于了解被试者的气质、性格和情绪等方面的特点。一般人完成瑞文标准推理测验大约需要半小时,最好在 45 分钟之内完成。

(2) 记分方法:每答对 1 题记 1 分,答错记 0 分。首先合计得出粗分,然后通过常模确定其年龄窗口所处的百分位以及相应的 IQ 值和智力类别(表 2-2)。

表 2-2　智力类别及相应百分位数、IQ 和 Z 分数

智力类别	百分位数	智商	Z 分数
超优	≥98%	>130	3.08~2.05
优等	97%~91%	129~120	1.88~1.34
中上	90%~74%	119~110	1.28~0.64
中等	73%~25%	109~90	0.61~−0.67
中下	24%~9%	89~80	−0.71~−1.34
临界	8%~3%	79~70	−1.41~−1.88
落后	≤2%	<69	−2.05~−3.08

(三) 量表的信度及效度研究

1. 抽样的代表性　联合型瑞文测验中国儿童常模第三次修订(CRT-C3),采用原 CRT 图册和测试规定,按 2001 年全国人口普查数据,在 6 大行政区(东北、华北、华东、中南、西南、西北)中选定 17 省(辽宁、黑龙江、山西、内蒙古、江苏、安徽、福建、山东、河南、湖南、湖北、广西、贵州、四川、云南、陕西、甘肃)为取样地区。取样地点规定为非碘缺乏流行地区,以可代表本省文化经济中等水平的某一城市和一个农村中取样,目的是增强可操作性和减少工作量。设计每一年龄组样本量为 240 名(男女各半),城市 10 个年龄组总样本 2 400 名;农村 8 个年龄组总样本 1 920 名,以每 1 岁为 1 年龄组。常模年龄范围改成城市为 7~16 岁;农村为 7~14 岁。

2. 信度研究指标　对福建省 30 名农村被试在半个月后进行复测,计算两次得分的相关系数 $r=0.88$。按测题号的奇数和偶数分半的方法计算相关数,再经斯皮尔曼-布朗公式(Spearman-Brown formula)的修正,城市儿童分半信度是 0.83;农村儿童分半信度是 0.91。根据 Kuder Richardson 提出的分析测量间一致性估计信度的方法,即 K-R20 公式计算出城市校正后 Cronbach's α 系数为 0.93;农村校正后 Cronbach's α 系数是 0.94。各年龄组的抽样标准误(standard error of sampling,SEs),其结果显示各年龄组样本的平均等分与总体均分之间差距的估计值。城市儿童 SEs=0.32~0.80;农村儿童 SEs=0.52~0.82。

3. 效度研究指标　随机查阅样本学生期终语文、数学成绩,与其所得的测验分数求相关系数(r),结果表明均有显著相关性。城市样本 186 例,与语文、数学成绩的相关系数分别为 0.18($P<0.05$)和 0.20($P<0.01$);农村样本 210 例,与语文、数学成绩的相关系数分别为 0.35($P<0.01$)和 0.40($P<0.01$)。

(四) 量表的临床应用研究

瑞文智力测验已是我国研究智力的有力工具,并作为特殊人群的智力残疾的评估方法之一。瑞文测验共有 3 套,分别是彩色型、标准型和高级型。彩色型用于低龄儿童、老年人和低智群体,标准型用于正常人群,而高级型用于大龄人群及高智人群。联合型测验修订的目的是用于鉴别低智人群,并采用智商常模,以适应现场流行病学工作的需要。

(五) 量表的特点及使用中的注意事项

瑞文测验由于它的非文字性质,又是由无意义的图案构成,较少受文化知识背景的影响,故引进时在

内容上可以不加任何修改,适合于做各种跨文化的比较研究,更可用于因语言障碍或言语交流不便的情况下的智力测量,甚至是自闭症患者都可以完成测验。

本测验既可个别测试,亦可团体施测。一般 7 岁以下及年老或智力缺陷者宜个别做,其他可以 10~50 人的团体进行测验,而且只需时半小时左右,操作简便容易实施,省时省力,结果解释直观简单,且测验结果具有较高的信度和效度。

因题目是逐渐变难的,测验内容也有一定趣味性,有助于发挥被试者的真实水平。

但其缺点也十分明显,首先只能考察被测者的逻辑推理能力,考察范围十分片面不能测量整体智力。测验内容受个体经验影响严重,有过类似经验的个体成绩明显高于其他的个体,有时甚至出现难易倒错的现象。另外由于适用范围过大,导致常模的精确性下降。所以,对分数做解释时一定注意其局限性和片面性。由于瑞文测验强调推理方面的能力,并非完全的智力,目前仅用于智力方面的筛选。

（六）量表原文及修订者联系方式

王栋,狄敏,钱明。天津医科大学医学心理学教研室,邮政编码:300070。

（王惠梅）

参 考 文 献

[1] STANKOVI L,SCHWEIZER K.Raven's Progressive Matrices,manipulations of complexity and measures of accuracy,speed and confidence [J].Psychology Science,2007,49(4):326-342.

[2] 李丹.瑞文测验联合型(CRT-RC)中国修订版手册[M].上海:华东师范大学,1989:2-10.

[3] 李丹,胡克定,陈国鹏,等.瑞文测验联合型(CRT)在上海市区试测报告[J].心理科学通讯杂志,1988,4(1):27-31.

[4] 王栋,钱明,方意英,等.瑞文测验联合型中国农村(CRT-RC)修订报告[J].心理科学通讯杂志,1989,5(1):23-27.

[5] 高岩,钱明,王栋.中国儿童智力发展的 10 年比较研究-联合型瑞文测验新建常模的分析[J].中国临床心理学杂志,1998,6(3):185-186.

[6] 王栋,狄敏,钱明.联合型瑞文测验中国儿童常模第三次修订[J].中国临床心理学杂志,2007,15(6):559-561.

[7] 钟立萍,冷小兵,王健,等.联合瑞文测验与韦氏成人智力测验在I型、II型精神分裂症的应用[J].当代医学杂志,2018,24(14):43-44.

[8] SILVA LÚCIO P,COGO-MOREIRA H,PUGLISI M,et al. Psychometric Investigation of the Raven's Colored Progressive Matrices Test in a Sample of Preschool Children [J]. Assessment,2019,26(7):1399-1408.

[9] GONTHIER C,ROULIN JL. Intraindividual Strategy Shifts in Raven's Matrices,and Their Dependence on Working Memory Capacity and Need for Cognition [J]. Journal of Experimental Psychology:General,2020,149(3):564-579.

十一、0~6 岁儿童发育筛查父母问卷

（一）概述

发育障碍的评价分为筛查方法和诊断方法,筛查方法适合大样本、群体性、快速的评价,而诊断性方法适合于对门诊个别病例进行精确的评估和诊断。

目前国内用于发育筛查评价的工具主要为丹佛儿童发展筛选测验和 0~6 岁儿童智能发育筛查测验量表（DST）两种，均由受过专门训练的医生操作完成，每次测试一个儿童需要半小时左右，当基层儿童保健医生工作任务繁重、人手紧缺时难以推广应用。国外近年来发展了一些由家长填写的发育问卷，操作方便，节约专业人员的时间，易于推广。

本问卷编制的目的就是拟编制一套在儿童保健门诊和托幼机构使用，由家长回答填写，能够简单有效地筛查出 0~6 岁儿童的发育障碍，对推动儿童心理保健工作的开展产生积极的作用。

（二）量表的取样与常模建立

1. **常模样本**　本量表的样本包括两个部分。

第一部分：是 2~30 个月龄段的取样，样本来自深圳 6 区 10 家医院儿童保健体检门诊。按照半岁内每个月、7~12 个月每 2 个月、1 岁以上每 3 个月设定年龄组，共计 13 个年龄组。共计样本 1 667 例。

第二部分：是 2 岁半~6 岁 11 个月年龄段的取样。样本来自深圳 6 区 36 家幼儿园，每 3 个月为 1 个年龄组共计 19 个年龄组，共计样本 4 115 例。两部分样本合计 5 782 例，其中男性 3 040 例，女性 2 742 例。

2. **量表条目库的建立**　儿童早期的心理发展包括视听反应、手眼协调、躯体运动、语言理解、语言表达、视觉空间、数概念、记忆力、分类能力、解决问题等方面，一般归类为大运动、精细运动、语言、适应行为、社会与生活自理 5 大方面。不同年龄阶段各个方面孩子心理能力发展的速率不同。本研究主要根据格塞尔儿童心理发展理论，参考国内外儿童心理发育测验以及个人的临床经验，征询国内有关同行专家的意见，筛选和编制量表的条目，并按照条目难易程度进行条目顺序排位。然后在门诊由部分家长填写，进行实证验证，最后形成 158 个条目的初步量表。

使用初步量表进行采样，完成所有采样后，对样本数据进行条目分析，对于不合适的条目、家长容易误解的条目删除，按照同一条目在相邻各年龄组通过率高低重新调整条目顺序，最后形成 135 个条目的问卷。

3. **常模的建立**　对男女各年龄组量表总分的均数进行比较，显示随着月龄的增加，量表总分呈线性增加，与儿童随着年龄增长能力逐渐增加的发展趋势一致。在多数年龄组男女之间存在差异。因此，各性别与各年龄组的常模分开建立。

首先采用 100 为均数，15 为标准差，根据 $MDQ=100+(X-\bar{X})/s$ 的公式计算心理发展能力的离差商数，建立心理发展商数的常模。其中 X 为儿童的量表总分，$\bar{X}$ 为相应年龄与性别组的量表总分均数，s 为标准差。

按照表 2-3 的方法，对人群的心理发展商数进行等级划分，反映儿童心理发展水平。另外，制定了男女孩和各月龄组的心理发展筛查量表总分的百分位划界分常模。以第 15 百分位作为划界点，小于或等于 15 百分位界定为筛查异常，大于第 15 百分位界定为筛查正常。

表 2-3　心理发展能力水平等级划分

分级	中度低下	轻度低下	边缘	平常	强	极强
MDQ	<55	55~69	70~84	85~114	115~129	>130
人数/%	0.5	1.8	12.6	69.0	14.7	1.4

（三）量表的评分与结果分析

1. **量表的实施与评分**　本量表由父母或直接带养人回答填写，耗时 10~15 分钟。每个年龄段选择不同条目的问卷，各月龄段儿童所使用问卷的条目数与起止条目范围见表 2-4。

每个条目的回答采取是与否两级评分，"是"评为 1 分，"否"评分 0 分。各年龄问卷起始条目之前的所有条目不用回答，算为全部通过，全部计 1 分，终止条目之后的所有条目也不用回答，全部算作不能通过，全部计 0 分。将全部条目得分相加形成量表总分。

表 2-4 各月龄段儿童所使用问卷的条目数与起止条目范围

月龄范围/月	条目数	起止条目顺序	月龄范围/月	条目数	起止条目顺序
1~4	35	1~35	22~28	31	62~92
5~7	37	13~49	29~35	37	75~111
8~10	41	21~61	36~47	36	88~123
11~15	32	43~74	48~59	36	93~128
16~21	33	55~87	60~83	24	112~135

以量表总分查发育商数转换表,获得个体的心理发展商数。

以量表总分查百分位划界表,判断个体的心理发展水平是否异常。

2. **量表的结果分析** 在做大样本的群体筛查时,建议使用百分位划界分常模。当个体得分低于或等于划界分时为筛查阳性,提示儿童的心理发展水平可能落后,即儿童在语言、运动、智力、社会交往能力和生活自理能力的一个方面或多个方面可能存在发展落后,建议转诊进行进一步地诊断评估。当得分高于划界分时为筛查阴性,提示儿童在上述各方面的能力发展处于正常发展水平。

在门诊进行个体发育筛查时建议使用心理发展商数常模。当个体心理发展商数低于 70 分时,提示儿童的心理发展水平可能落后,立即进行发育诊断评估。当心理发展商数介于 70~84 时,提示儿童心理发展水平不理想,处于边缘范围,可以立即进行诊断评估,也可以预约下次筛查。当心理发展商数大于等于 85 分,提示儿童可能在上述各方面的能力发展处于正常发展水平。

(四) 信度与效度检验

1. **信度检验** 对 178 名 5 个月~6 岁幼儿,在 4 周后进行重测,重测相关系数为 0.992($P<0.01$),提示该量表在前后重复测量的一致性较好。

对量表内部一致性进行 Cronbach's α 系数计算,2~30 个月龄阶段的 Cronbach's α 系数为 0.986 8,2 岁半~6 岁 11 个月阶段的 Cronbach's α 系数为 0.947 6,说明该量表的内部一致性较高。

2. **效度检验** 将本量表与其他同类量表的评分进行平行效度检验。其中对 237 名 5~30 个月龄的婴幼儿同时实施了贝利婴儿发展量表,心理发展商数与贝利婴儿发展量表的智力发展指数(mentality development index,MDI)和运动发展指数(psychomotor development index,PDI)存在中度相关,相关系数分别为 0.589 和 0.602($P<0.01$)。

对 41 名 4~6 岁儿童同时进行了韦氏幼儿智力测验。心理发展指数与韦氏幼儿智力测验的语言智商、操作智商和总智商的相关系数为 0.64~0.74。对于 28 名 3~6 岁儿童同时进行了儿心量表评估,MDI 与儿心量表各项发展商数的相关系数为 0.663~0.789。对 10 名 3~6 个月儿童同时进行皮博迪运动发育量表评估,MDI 与粗大运动商数(gross motor quotient,GMQ)、精细运动商数(fine motor quotient,FMQ)、总的运动商数(total motor quotient,TMQ)之间的相关系数分别为 0.802、0.902 和 0.901,结果见表 2-5。

表 2-5 心理发展商数与智力测验的相关

MDQ	韦氏幼儿智力测验(n=41)				儿心量表(n=28)					PDMS(n=10)		
	FIQ	VIQ	PIQ	DQ	大运动	精细运动	适应行为	语言	社交行为	GMQ	FMQ	TMQ
r	0.738	0.640	0.749	0.756	0.688	0.725	0.789	0.663	0.695	0.802	0.902	0.901
P	<0.01	<0.01	<0.01	<0.01	<0.01	<0.01	<0.01	<0.01	<0.01	<0.01	<0.01	<0.01

注:PDMS. Peabody 运动发育量表(Peabody Developmental Motor Scales,PDMS)。

以上分析显示,该量表与目前国内常用的智力测验与发育诊断评估测验的相关性较高,提示该量表能够作为儿童心理发展筛查工具,有效地评估儿童的心理发展水平是否存在发育落后。

（五）量表的临床应用研究

作者所在单位从 2009 年开始,成功地将该量表应用到儿童心理门诊与托幼机构儿童心理发育筛查之中,筛查数万名儿童,筛查结果与发育诊断评估结果或临床印象之间的一致性高。因为操作简单,短时间内可以进行一个幼儿园数百人的筛查,使得幼儿园的心理发育筛查易于实施而得以开展。

由于该量表体现在集体儿童心理发育筛查中的优越性,因此本单位已经将其作为集体儿童心理筛查的常规方法使用。该方法也已经推广至深圳及深圳以外的地区,一些单位也陆续将其列为常规性项目,对推动托幼机构心理筛查与心理保健工作的开展起到了积极的作用。

（万国斌）

参 考 文 献

［1］郑慕时,冯玲英,刘湘云,等. 0~6 岁儿童智能发育筛查测验全国城市常模的制定［J］.中华儿科杂志,1997,35（3）:117-120.

［2］FRANKENBURG W K. The Denver developmental screening test［J］. Pediatrics,1967,71（2）:181-191.

［3］姚树桥,龚耀先.儿童适应行为评定量表全国常模的制定［J］.中国临床心理学杂志,1993,1（2）:76-80.

0~6 岁儿童发育筛查问卷

指导语:下面是一些反映儿童语言、运动、智力等发育情况的条目,请根据你平常对孩子的观察结果回答这些问题。若有些条目问的问题你平常未注意到,请在回答问题时就地对孩子进行测验了解。有些条目涉及儿童使用一些特殊器具,如"踩三轮车"这个项目,你的孩子没有三轮车,也没有踩过别人的三轮车,那么你回答时就写上"无机会"。但是,对于孩子在日常生活中应该经历的事件,你未看到,你就不能回答"无机会",例如玩拍手的游戏,若你没见孩子做过,可能说明孩子不会做,而不是"无机会"。也许对一些题目你存在不同的理解,请你尽量参考每题后面括号中的注解。

1. 小孩仰卧时,他的头能否从一侧转向正前方(可以是自动转头或在你的逗引下跟随转头,如图 2-2 所示)……………………………………………能　否

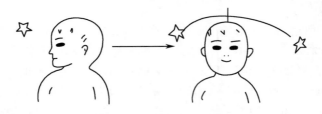

图 2-2　小孩仰卧时头能从一侧转向正前方示意图

2. 当你准备抱他或喂他时,他会表现出身体活动、发出声音或高兴的表情来迎接你………………………………………………………………………能　否
3. 小孩除了哭叫以外,能否发出像咯咯声、咕咕声、咿呀学语声等声音………………………………………………………………………………能　否
4. 在你对小孩微笑和说话时,他能否也对你微笑……能　否
5. 在俯卧时,小孩能否稍微抬起头来使面部、鼻子和口离开床面(如图 2-3 所示)………………………………………………………………………能　否
6. 小孩仰卧时,他的头能否从一侧越过中线转向另一侧(如图 2-4 所示)……………………………………………………………………………能　否

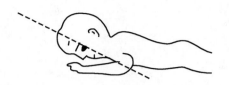
图 2-3　小孩俯卧时能稍微抬起头示意图

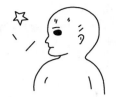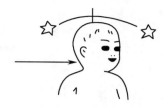
图 2-4　小孩仰卧时头能否从一侧越过中线转向另一侧示意图

7. 小孩被扶起或竖抱着时,他的头能否竖直并维持平稳(注:如果头倒向一侧或垂在胸前不算通过) ……………………… 能　否

8. 当小孩仰卧时,你把玩具放到他的胸、腹部上方 30cm 处,他能否立即转过头来看到玩具 ………… 能　否

9. 小孩仰卧时,他的头能否跟随你的运动完全地从一侧转到另一侧(转动角度达 180°,如图 2-5 所示)……………… 能　否

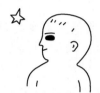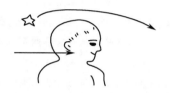
图 2-5　小孩仰卧时头能跟随运动物转动 180° 示意图

10. 用铃、鼓等有声响的玩具在小孩耳旁对着耳朵摇动产生声音,他能否将头转向声源处

　　(注意:玩具不能让他看到)…………………………………………………………………………………………… 能　否

11. 在俯卧时,小孩能否抬头 45°(如图 2-6 所示,头的纵轴与床面夹角达 45°) ………………………… 能　否

12. 在小孩清醒时,他的手掌是否基本处于张开状态(不是握拳头)……………………………………… 是　否

13. 在你逗弄小孩时,他能否笑出声来(即咯咯地笑)……………………………………………………… 能　否

14. 小孩能否将一只手抓、摸、碰另一只手,两手相互玩耍………………………………………………… 是　否

15. 当你对小孩发音时,他能否模仿你发出同样的音或相似的音来回应你……………………………… 能　否

16. 小孩仰卧时,你握住他的手腕部轻轻地将他拉为坐位,他的头能否随着身体抬起来

　　(如图 2-7 所示:头与躯干在一条直线上或头部向前抬,而不是头后仰)………………………… 能　否

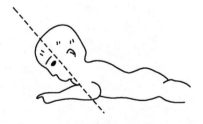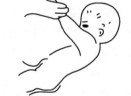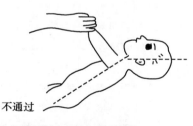

通过　　　　　　　　　　　　不通过

图 2-6　俯卧时小孩能否抬头 45° 示意图　　　**图 2-7　仰卧时拉手腕部坐起通过与不通过示意图**

17. 当你用双手扶小孩腋下让他站立时,他能否依靠自己两腿的力量支撑他的体重站立片刻

　　(你感觉他是靠自己的力量在支撑自己的双腿直立)……………………………………………… 能　否

18. 小孩能否将他手中的玩具送到嘴里………………………………………………………………… 能　否

19. 你把摇鼓、摇铃或笔等玩具碰触小孩手指背面或手指末端时,他的手能否主动地张开来抓住玩具并握住一会儿

　　(注意:玩具不能触碰手掌)………………………………………………………………………… 能　否

20. 小孩能否两眼注视如豌豆、葡萄干、药片等小的物品…………………………………………… 能　否

21. 小孩能否分辨陌生人(注意:表现出任何分辨陌生人的行为,如凝视、好奇、皱眉、躲避、哭泣等)…… 能　否

22. 在俯卧时,小孩能否抬头 90°(如图 2-8 所示,头的纵轴与床面夹角达 90°)……………… 能　否

23. 用手帕、摇铃等物品引起小孩的注意,然后把这些物品丢到地下,他能否移动头部追随或追寻落地的物体 ……… 能　否

24. 小孩处于坐位时,如果将玩具放在前面的桌子上他的手很容易够得到的地方,他能否伸展手臂或身体去够抓,

　　并且能成功地把玩具抓起来(注意:动作不要求灵活,只要经过反复努力抓起就算通过)························ 能　否

25. 小孩俯卧时,他能否用前臂或手支撑而抬起胸部(如图2-9所示,胸部必须离开床面)·················· 能　否

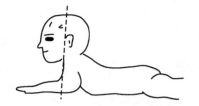
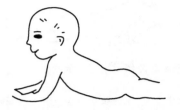

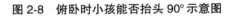

图 2-8　俯卧时小孩能否抬头 90°示意图　　图 2-9　俯卧时小孩能否用前臂或手支撑而抬起胸部示意图

26. 小孩能否从俯卧位翻转向仰卧位(注意:至少要求看到过两次)·· 能　否

27. 你藏在一张纸或一个人的后面,当你从一侧出现后又藏起来,如此两侧交替躲藏几次后,
小孩能否会到你可能出现的一侧找你或等待你从这一侧再出现(注意:做躲猫猫的游戏,
能主动注视所期望的一侧或寻找为通过)··· 能　否

28. 在没有枕头、椅背或墙等物体的支持下,小孩能否自己独坐30秒钟以上(注意:可以是弯腰或用手支撑)·· 能　否

29. 小孩能否从仰卧位翻转为俯卧位(注意:至少要求看到过两次)·· 能　否

30. 小孩处于坐位时,如果将玩具放在前面的桌子上他能够够到的地方,他能否灵活而直接地把玩具抓起来
(注意:必须是手直接抓到玩具,而不是反复尝试后才成功)·· 能　否

31. 小孩能否将摇鼓、铃铛等物体从一只手传递到另一只手中
(注意:至少要求看到过两次。另外一只手碰巧触到物体拿过去的不算)·· 能　否

32. 小孩能否用整个手掌和手指一起抓起葡萄干或药丸等小物品·· 能　否

33. 小孩能否用两只手各抓起玩具或饼干等物体并握在手中一会儿(注意:至少看到过两次)······················· 能　否

34. 小孩不需要任何支撑,能否挺直背独坐30秒以上(注意:不能弯腰或用手支撑)································· 能　否

35. 小孩能否自己吃饼干··· 能　否

36. 小孩能否发出"ma-ma-ma-ma"(妈-妈-妈)或"da-da-da"(大-大-大)或"ga-ga-ga-ga"等连续音节
(注意:不是有意识的叫人)·· 能　否

37. 小孩能否独自坐稳(注意:坐着时自由活动也不会摔倒)·· 能　否

38. 小孩能否用拇指和另外一个手指抓起葡萄干这样的小物品
(注意:这里不要求用指尖抓,只要用两个手指的侧面抓起就行)·· 能　否

39. 小孩能否不依靠你的帮助,自己扶着椅子或其他物体站30秒以上·· 能　否

40. 小孩能否匍匐式(腹部贴床)往前爬行20cm远·· 能　否

41. 小孩能否不依靠你的帮助,通过抓扶栏杆等自己站立起来··· 能　否

42. 小孩能否用两只手各持一块积木或勺子正中相互对敲
(注意:用一只手的玩具去敲另一只手的不算,必须是双手同时向中间对敲才算通过)······················ 能　否

43. 小孩能否用拇指和示指拾起葡萄干等小物品(注意:这里指的是用两手指的指尖拾起)······················· 能　否

44. 小孩能否模仿你的动作玩"拍手"或"再见"等类型的游戏
(不能扶着他的手做,只要有主动模仿行为,不要求动作到位)··· 能　否

45. 小孩能否用肘和膝向前爬行1m以上(注意:胸腹部必须离开床面)·· 能　否

46. 小孩能否不依靠你的帮助,通过抓扶物体或手的支撑自己从卧位坐起来·· 能　否

47. 小孩能否拍手(注意:两手掌接触在中线相拍,握拳姿势拍不算)·· 能　否

48. 小孩能否听懂除自己的名字以外的3个词。如听到"再见""点头""拍手"等词时会做出相应的动作;
问"爸爸在那里"时会转头看着爸爸或用手指向爸爸(注意:发出言语指令时,不能伴有手势和眼神的指示)··· 能　否

49. 当小孩扶物站立时,能否依靠手扶物的支撑慢慢将身体重心下移而坐下来(注意:需要自己维持平衡,
不是身体随重力猛地坐下)·· 能　否

50. 小孩能否拿着有把柄的杯子或抱着无把柄的杯子,在父母的轻微帮助下自己喝水
   (注意:父母可以稍微帮他扶一下杯子,所用的杯子是宽口的)······ 能 否

51. 小孩能否独自扶着栏杆、家具等物体走 1m 以上······ 能 否

52. 小孩能否不扶任何东西独自站 5 秒以上······ 能 否

53. 小孩能否抓起积木、葡萄干等物品,然后松手放入杯子或其他容器内······ 能 否

54. 你牵着小孩的一只手行走时,他能否走 5m 以上的距离······ 能 否

55. 小孩能否有意识地叫"爸爸""妈妈"或其他人(注意:一定是有所指地叫人)······ 能 否

56. 如果将球滚向小孩,他能否将球滚回或抛给你(如果是送给你或根本没有试过这种动作为不通过)······ 能 否

57. 小孩能否弯腰从地上拾起物品,然后再站起来(注意:整个过程中不扶任何物体,也没有大人扶他,
   他身体弯下去时也不能用手扶地)······ 能 否

58. 小孩能否独走 3 步以上······ 能 否

59. 小孩能否说除爸爸、妈妈以外的第 3 个词······ 能 否

60. 小孩能否自己有意识的翻书页(注意:小孩在看书时有意识地把书页朝着 1 个方向翻动,1 次可以是翻起多张)······ 能 否

61. 经你的示范后,让小孩用笔在纸上画写,他能否在纸上画出笔道······ 能 否

62. 小孩能否将瓶盖盖上(注意:只要把盖子盖在瓶子或盒子上不掉下就行)······ 能 否

63. 小孩能否独自行走 5m 以上的距离······ 能 否

64. 小孩平常能否在房间内行走自如,很少跌倒······ 能 否

65. 小孩能否指出 3 件以上物品(注意:在对他说出球、杯子、椅子、电视机等常用物品的名称后让其用手指点。
   大人不能给予任何目光或手势示意)······ 能 否

66. 小孩能否搭两块方木而不倒(注意:方木如核桃般大小)······ 能 否

67. 小孩能否倒退走 5 步以上而不失去平衡(注意:你可以看他拉着玩具走 1 次)······ 能 否

68. 小孩能否尊指令指点出 3 个以上身体部位(注意:你只能说指令,不能用手指点及目光示意等来帮助他)······ 能 否

69. 给小孩 1 支铅笔,没有示范也没有扶他的手给予帮助时,他能否自己在纸上乱画
   (注意:仅用铅笔在纸上画点不算,一定要画出许多笔道才能算通过)······ 能 否

70. 小孩能否用词语表达他的要求(如要喝奶时说"要""奶奶"或"瓶",要上街时会说"街街")······ 能 否

71. 小孩能否自己独立用杯子喝水,洒出来不多(注意:所用杯子为宽口的)······ 能 否

72. 小孩能否扶着墙或扶手上楼梯(注意:如果用手爬着台阶上楼梯或扶着人上楼梯都不算)······ 能 否

73. 小孩能否说出 1 个身体部位的名称(如手、脚、嘴、鼻子、眼睛等)······ 能 否

74. 不给任何帮助,小孩能否搭 4 块方木而不倒(方木如核桃般大小)······ 能 否

75. 小孩能否向前抛球(注意:抛球的动作是出手的高度要在肩以上,从肩以下各种位置丢出的球都不能算通过)······ 能 否

76. 小孩能否说出 3 件常用物品的名称(如球、书、笔、杯子、碗、纸、钟、电视机、桌子、椅子、鞋子等)······ 能 否

77. 小孩能否跑得好,且动作协调(注意:快步走不能算,必须是跑步的动作,双手摆动协调,
   如能跟着大人跑就算通过)······ 能 否

78. 小孩能否拧紧瓶盖(注意:如有盖的药瓶或其他小瓶,瓶口与瓶盖有螺旋)······ 能 否

79. 小孩能否自己用勺子吃饭,不需成人帮助(注意:洒少量食物在桌子上算通过,
   若洒出的饭菜太多就不能算通过)······ 能 否

80. 小孩能否将两个词连在一起说,如妈妈抱、要果果、爸爸走(注意:再见、谢谢等只表示一个概念不算。
   表示不同概念的两个词连在一起才算通过)······ 能 否

81. 小孩能否并腿跳起来(注意:要求两脚同时离地与同时落地才算通过)······ 能 否

82. 小孩能否独自一页一页地翻书(注意:一次只能翻一张,同时翻多张不算)······ 能 否

83. 小孩说话时能否用到"我""我的"这些词······ 能 否

84. 小孩能否独自上楼梯(注意:不扶栏杆,两脚踏在同一台阶上)······ 能 否

85. 小孩能否不完整地说儿歌(注意:如你说前一句或开始的一个词,他接着说下面的内容,
   能断断续续地把一首儿歌说完)······ 能 否

86. 小孩能否说5~6个字长度的短句子(注意:一句话中包含主语、谓语和宾语)······ 能　否

87. 小孩能否模仿画垂直线(注意:家长在纸上示范画一条垂直线,让小孩在竖线旁边模仿画一竖线。
如图2-10所示评价结果)······ 能　否

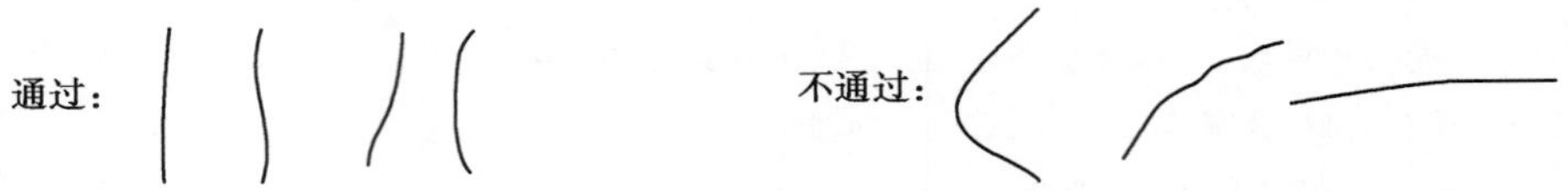

通过:　 | |\ | |(　　不通过:　〈 ＼ ——

图2-10　小孩模仿画垂直线通过与不通过示意图

88. 小孩能否分辨大小(注意:如将两个大小不同的球或苹果等物体摆在桌子上,对他说"哪个球大",
在他做出反应后,把球的位置互换,再问"哪个球大"。如此做3次,他都能正确作出判断算通过)······ 能　否

89. 小孩能否自己穿鞋(注意:不要求系鞋带,也不要求分清左右脚。拖鞋不算)······ 能　否

90. 小孩能否两脚交替上楼梯(注意:不扶栏杆,一脚踏上一级台阶,另一只脚接着踏到上一级台阶,
两脚如此交替上楼梯)······ 能　否

91. 小孩在说话时能否正确地用到"他"字······ 能　否

92. 小孩能否搭稳8块方木而不倒(注意:方木如核桃般大小)······ 能　否

93. 小孩能否独脚站2秒以上(注意:如果以前没做过,请当场测试。不能扶东西,可示范,
让小孩试做3次,有1次到达就算通过)······ 能　否

94. 小孩能否独自两脚交替下楼梯(注意:不扶栏杆,一脚踏上一级台阶,另一只脚接着踏到下一级台阶,
两脚如此交替下楼梯)······ 能　否

95. 小孩能否识别2种颜色(注意:对小孩发出"请指出红色方形"等类似指令让他辨认不同颜色,
若能正确指出两种颜色就算通过)······ 能　否

96. 小孩能否从1点数实物到5(注意:要求口中念的数与手点到的数是一致的,
但最后说出的结果不是5也算通过)······ 能　否

97. 小孩能否说出2~3天以前发生的事(只要能说出部分内容就可以)······ 能　否

98. 小孩能否分辨多少(注意:如两堆糖果,一堆少,一堆多,问他"哪堆多?",在他指出多的一堆后,
把两堆对换位置,再问。如此做3次,3次都能正确回答就算通过······ 能　否

99. 小孩能否模仿画圆(注意:先示范画一个圆形,然后对孩子说:"你也画一个这样的圆形",
不能给予其他帮助。如图2-11所示评价结果)······ 能　否

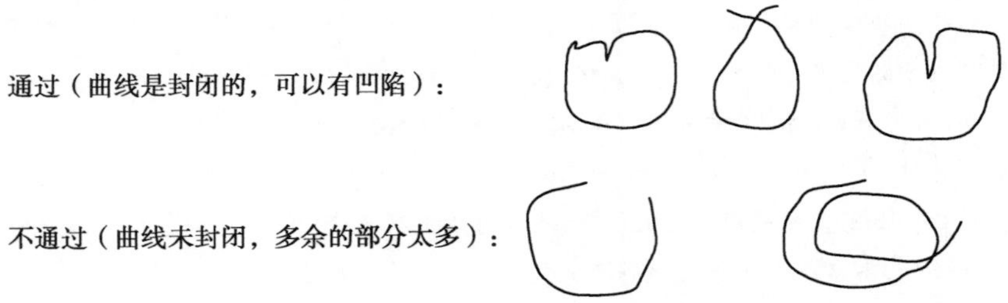

通过(曲线是封闭的,可以有凹陷):

不通过(曲线未封闭,多余的部分太多):

图2-11　小孩模仿画圆通过与不通过示意图

100. 小孩能否模仿画"十"字形状(注意:在纸上示范画一个"十"字形状,对小孩说"请画一个像这样的十字形",不能扶他
的手帮助他画。如图2-12所示评价结果)······ 能　否

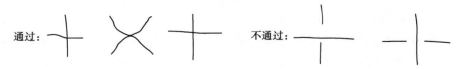

图2-12　小孩模仿画"十"字形状通过与不通过示意图

101. 小孩能否立定跳远 20cm 以上(注意:双脚同时离地,同时落地) ·············· 能　否
102. 小孩能否从 1 连续念到 5(注意:不是数实物,仅仅是在口中按顺序念数) ·········· 能　否
103. 小孩能否说完整的儿歌(注意:能说一首就行,但必须是没有帮助独自说完) ········ 能　否
104. 小孩说话时,能否在句子中用到"和""但是"等连词 ···························· 能　否
105. 小孩能否识别 4 种颜色(注意:对小孩发出"请指出红色方形"等类似指令让他辨认不同颜色,
　　　若能正确指出四种颜色就算通过,也可以指着家中不同颜色的物体提问) ········· 能　否
106. 小孩能否从 1 点数实物到 5,并能说对结果(注意:要求口中念的数与手点到的数是一致的,
　　　最后说出的结果必须是 5) ·· 能　否
107. 小孩能否脱有扣子的裤子、内衣、外衣(注意:不能协助,扯拉开衣扣和腰带不算,
　　　只有包括解扣子等过程才算通过) ·· 能　否
108. 在不给暗示的情况下,小孩能否说出自己的姓名(注意:不包括小名和乳名) ········ 能　否
109. 小孩能否自己解扣子(注意:揪下来不算,如果以前没做过,请当场测试) ············ 能　否
110. 小孩能否独脚站 5 秒以上(注意:若以前没做过,先示范后让孩子试做 3 次) ········· 能　否
111. 小孩在不扶任何物体的情况下,能否连续独脚跳 2 次以上 ······················· 能　否
112. 小孩能否自己独立穿有扣子的衣服(注意:不能协助,只要能穿单衣就行。穿没扣子的套头衫不算) · 能　否
113. 小孩能否自己穿鞋,并且左右脚穿正确(注意:不要求系鞋带) ··················· 能　否
114. 小孩能否正确地从 1 点数实物到 10(注意:要求口手一致,结果正确) ············· 能　否
115. 小孩能否述说在幼儿园或外面发生的事件(注意:包括主要的时间、地点、人物,发生顺序基本正确。
　　　通过听他的描述你能听懂是怎么回事) ·· 能　否
116. 小孩能否分辨上午与下午(注意:提问时,如处于上午就问"现在是上午还是下午",
　　　若处在下午就问"现在是下午还是上午",以避免他用重复你问话的最后部分作为回答的倾向) · 能　否
117. 小孩能否用手接住从地上弹起的小球(注意:如网球大小。足球般大的不算) ········· 能　否
118. 小孩能否独脚站 10 秒以上(注意:不能扶任何物体) ···························· 能　否
119. 在纸上画上一个三角形,小孩能否用剪刀沿着边缘剪下一块类似三角形的纸块(注意:边缘不一定光滑。
　　　若边上出现突出的角或明显的凹陷、角是圆弧形则不算。如图 2-13 所示评价结果) ···· 能　否

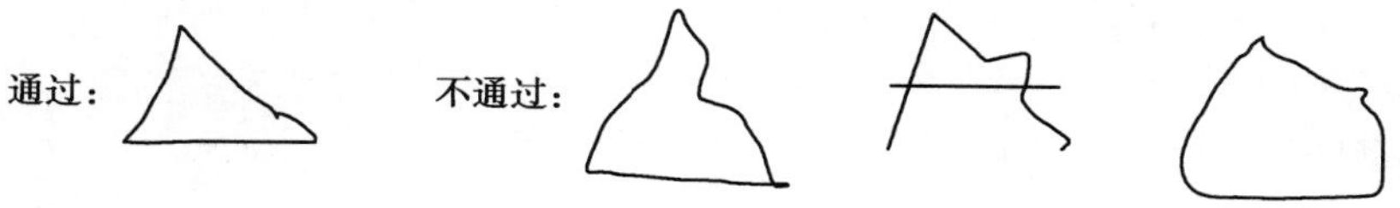

通过:　　　　不通过:

图 2-13　小孩模仿画"三角形"通过与不通过示意图

120. 小孩能否独脚连续跳 1m 以上的距离 ·· 能　否
121. 小孩能否模仿画方形(注意:示范画一个方形,对他说:"像我一样画一个方形",之后不能给予任何协助。
　　　给他 3 次机会。如图 2-14 所示评价结果) ······································ 能　否

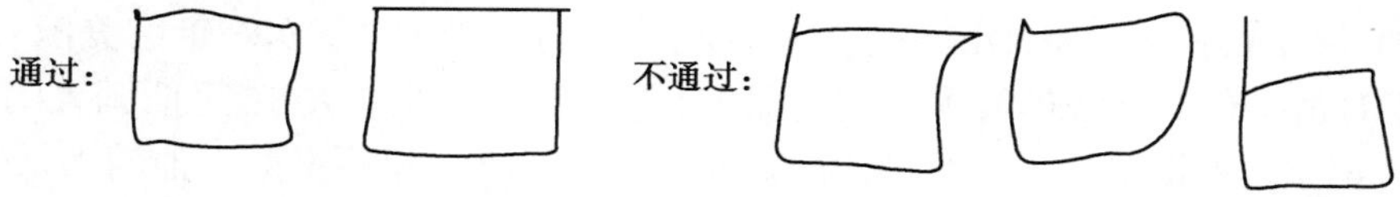

通过:　　　　不通过:

图 2-14　小孩模仿画"方形"通过与不通过示意图

122. 小孩能否正确相加手指(注意:如问"你左手有几个手指? 右手有几个手指?
　　　两手一共有几个手指?"要求小孩用心算而不能数手指,最后说出正确答案) ········· 能　否
123. 小孩能否画 1 个包括 3 个部分的人像(注意:只能对他说"画 1 个小朋友",不能做其他任何提示,
　　　也不能问小孩少画了哪个部分。能画 3 个部分就算通过。像眼、上肢、下肢、耳等成对的器官,
　　　一对才算 1 个部分) ··· 能　否

124. 小孩能否用筷子夹起花生米(注意:能夹小块的菜也算)·· 能　否

125. 在纸上画上一个圆形,小孩能否用剪刀沿着边缘剪下一块类似圆形的纸块

    (注意:边缘不一定光滑,但是不能出现角或明显的凹陷,如图 2-15 所示评价结果)······················· 能　否

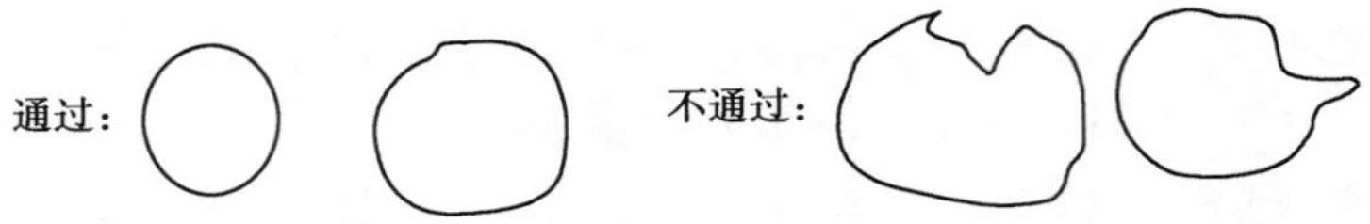

通过:　　　　　　　　不通过:

图 2-15　小孩模仿画圆并用剪刀沿边剪下通过与不通过示意图

126. 小孩能否画一个包括 6 个部分的人像(注意:只能对他说"画一个人像",

    不能做其他任何提示,也不能问小孩少画了哪个部分。能画 6 个部分就算通过。

    像眼、上肢、下肢、耳等成对的器官,一对算一个部分)··· 能　否

127. 小孩能否正确地以心算做 5 以内的加法(注意:做 3 次全对。或者在日常生活中,你与他玩这种计算游戏,

    他几乎全能做对算通过)·· 能　否

128. 小孩能否从 10 倒背数字到 1(注意:不给任何提示。数字连续、顺序没错才算通过)···················· 能　否

129. 小孩能否正确地以心算做 5 以内的减法(注意:做 3 次全对,或者在日常生活中,你与他玩这种计算游戏,

    他几乎全能做对算通过)·· 能　否

130. 小孩能否连续拍球 3 次以上(注意:用网球或小皮球。足球那样的大球不算)······························ 能　否

131. 小孩能否从 1 连续数到 100(注意:其中出错 3 次以上、中间漏数和倒退位置都算错误不能通过。

    在某一数上重复停顿不算错误)··· 能　否

132. 小孩能否以心算做 5 以内数的连加(注意:做 3 次全对,或者在日常生活中,

    你与他玩这种计算游戏他几乎全能做对算通过)·· 能　否

133. 小孩能否正确回答下列 3 个问题(注意:对小孩提下列 3 个问题,并在空格内填入小孩回答的内容,

    不能给予任何提示。对每个问题可以连续问 3 次。"勺子是什么做的?";"鞋是什么做的?";

    "门是什么做的?"。可以接受的回答是,勺是金属做的,或讲出某种具体的金属名称;

    门是塑料或木头做的;鞋是布、皮、塑料做的。3 个问题都能说出 1 个正确答案就算通过)··················· 能　否

134. 小孩能否连续跳绳 3 次以上(注意:不论姿势,无中断地连续跳 3 次就算)································· 能　否

135. 小孩能否自己正确地系鞋带(注意:即能够打活结)··· 能　否

十二、绘人测验(DPT)

(一) 概述

绘人测验(Draw a Person Test,DPT)是一种简便易行的测验方法,1926 年由美国 Goodenoughsh 首次提出。1963 年 Harris 对本方法进行了系统的研究,并发表了古迪纳夫-哈里斯画人测验(Goodenough-Harris Drawing Test)。作者提出 4 岁为初试年龄。20 多年后,1963 年哈里斯在他的大量研究后提出的常模中包括了 3~15 岁的儿童。1935 年,我国学者萧孝嵘将绘人测验引入国内,1981 年首都儿科研究所薛沁冰、张家健等在北京市六个区对 6 062 名 4~12 岁儿童进行了测验,根据日本学者小林重雄的评分系统修订了适合于 4~12 岁儿童绘人智力测验的常模。

绘人测验适用于有绘画技能的儿童,属筛查或筛选性质的智能测验方法。它工具简单、不需要复杂的指导语,绝大多数儿童乐于接受。通过绘画活动,反映出小儿的注意力、观察力、记忆力、想象力和创造力,以及空间知觉和方位知觉水平,体现着小儿的智能由形象思维向抽象逻辑思维的发展。因此,它是一种心理测验,既测验儿童智能的成熟程度,又可提示儿童的心理状态。所以绘人测验既有发育筛查意义,

又有个性投射意义,是较为广泛应用的智力筛查测验,但同时也是以心理分析为基础的投射技术,用于临床了解儿童心理问题的一项技术。另外,测验的工具特别简单,只需要一张白纸,一支带有橡皮的铅笔即可,无需道具及其他测查工具。

（二）测验及评分方法

1. 测验方法

（1）安排:绘人测验可个别或团体进行,测试环境应安静、光线充足,桌面平整,不放置任何有人物画的书刊,墙上也避免有人物画。

（2）工具:一张白纸或绘人测验用纸,一支带橡皮擦的铅笔或另备一块橡皮擦。

（3）绘人测验的要求:告诉儿童要画脑子里想象的人,不可画机器人、火柴人、动画片里的人或演戏跳舞的人,不能照着墙上或书刊上的人物画。

（4）测验时间:通常不限时间,但多在 10~20 分钟内完成,画的过程中可用橡皮擦,必要时可用纸的背面重画一张。

（5）观察和记录:个人测验过程中主试者应观察、记录小儿的行为表现。

2. 评分方法　采用日本小林重雄 50 分评分法。儿童绘人作品表现出千姿百态,有的项目由于理解程度不同,给分不易准确统一,使得智商换算会出现误差,因此,把握住评分标准是个至关重要的问题。在评分时尤其要注意人物的轮廓、形状、位置、比例和连接。在实际应用中,为使评分更加统一,易于掌握,特将 50 分评分按身体部位归纳为 17 项列表说明,这样使操作更为简单,便于统计工作。

（三）量表的信度及效度研究

1968 年 Koppite 将古迪纳夫-哈里斯画人测验与韦氏儿童智力量表及斯坦福-比奈量表（Stanfovd-Binet Scale）进行相关分析,相关系数为 0.55~0.80,相关较为密切。

2000 年郑立新等人运用绘人测验与中国韦氏儿童智力量表对 6 岁儿童进行比较,研究表明二者结果差别较大,相关偏低,与智商相关系数仅为 0.2~0.3。

（四）常模

根据北京市 6 062 名 4~12 岁儿童测查结果,计算出常模。绘人智商表见《儿童智能测查手册》。

绘人测验在国内得到临床和心理学界的广泛应用。研究者认为通过绘人测验中人物形象的完整性和写实细节内容等绘画特征,可反映绘画者的智力发展水平,故临床用于儿童智能筛查。还有研究认为,儿童绘人测验结果了解到的只是智商的一部分,如观察力、精细运动技巧能力,但尚不能反映儿童的整体智能水平。因此,绘人测验得到智商相对粗糙,不能反映儿童各方面能力特征和差异。但是绘人测验应用于语言不通及残障群体时,仍是对个体智力进行评估的重要手段。

有研究者将绘人测验应用于注意缺陷多动障碍、抽动症、自闭症、学习障碍患儿,了解其认知特点,同时可反映儿童心理成熟、情感行为问题、潜意识特征和社会发展水平,可作为一个研究儿童心理特点比较简单而有效的人格投射测量工具,为诊断和干预提供依据。

（五）量表的特点及使用中的注意事项

1. 量表的特点

（1）绘人测验属非语言测验方法,可做跨文化比较。因操作简便和评分快捷,可操作性强,既可个别施测,又可团体施测,易为儿童所接受。

（2）近年来,绘人测验较多地应用在心理咨询和治疗的实践中,既可作为沟通媒介,又可帮助了解被试的心理问题及深层人格特点,但对应用方法的系统研究和经验总结尚不足。

（3）绘人测验作为投射工具应用于情绪和人格特征时,可间接将被试的态度、情绪和人格特征投射到所绘图中,且不受时间、地点的影响,受到临床和心理咨询工作者青睐。但因为现有的指标评定未进行量化,较难进行标准的解释,信度和效度会受到一定影响,尚需进一步探索研究。

2. 使用注意事项

(1) 检查者应先以对话的方式与被试儿童建立融洽关系,鼓励小儿努力去做。重要的是希望被测试者能轻松愉快地完成绘画。

(2) 绘人测验只反映儿童对人体的认识,不能全面地反映其智能。

(3) 评定时应考虑到绘画技巧受教育的影响,同时应注意评定会受到主观因素的影响。

(刘　灵)

参 考 文 献

[1] 张家健,耿聃,高振敏,等.儿童智能测查手册[S].北京:首都儿科研究所保健研究室,1985:1-13.

[2] MANCINI G.Trait Emotional Intelligence and Draw-A-Person Emotional Indicators:a First Study on 8-Year-Old Italian Children [J]. Child Indicators Research,2019,12(5):1629-1641.

[3] El-Shafie A. Draw-a-person test as a tool for intelligence screening in primary school children [J].Menoufia Medical Journal,2019,32(1):329-334.

[4] 黄赛君,静进,俞红,等.ADHD 儿童绘人测验与 CBCL 偏相关分析[J].临床儿科杂志,2013(11):1005-1010.

[5] 韦泽珺,李璧,王文英,等.贵州省苗族与布依族儿童绘人测验的智商和情绪特征分析[J].校园心理杂志,2011,9(05):318-320.

[6] 徐桂凤,静进,麦坚凝,等.抽动症儿童在绘人测验上的反应特征研究[J].中华行为医学与脑科学杂志,2011,20(5):437-438.

[7] 杨仁志,傅根跃.画人智力测验方法的应用价值[J].浙江预防医学杂志,2002(08):50-52.

[8] 朱倩云,傅根耀.画人智力测验的城乡比较研究[J].中国临床心理学杂,2002(01):54-55.

[9] WILLOCK BP. Transitional Phenomena,and the Rorschach [J]. Joumal of Personality Assessment,1992,59(1):99-110.

[10] 胡卓杰,陈意振.注意力缺陷障碍儿童微量元素检测机绘人智商分析[J].中国儿童保健杂志,2003,11(2):124-125.

[11] 郑立新,成新宁,吴宗文.绘人测验与中国-韦氏儿童智力量表的比较研究[J].中国临床心理学杂志,2000,8(2):111-112.

十三、学龄前儿童 50 项智能筛查量表

(一) 概述

1. **编制目的及过程**　学龄前儿童 50 项智能筛查量表是参考国外资料,结合我国国情制订的智能测验方案。原为 43 项,是美国儿科学院加州分院使用的"儿童入学准备测验",包括运动、常识、记忆、视觉、听觉、思维、语言等多方面的能力。后由上海交通大学医学院附属新华医院在上海试用后修改为40 项。试用结果证明入学前测试的得分与入学第一学期语文成绩有较明显的相关。1979 年,由上海、北京等 14 个省市构成全国智能协作组根据国家卫生部提出的"儿童智能迟缓和智能测验"国家研究课

题,拟定了通过数次人群预测及量表标准化工作制订的"50项提问智能测验法(简称50项量表)",作为智力测查方案。1986年在福建召开的全国统一智力量表研讨会上认可本方法并定为全国统一智能量表作为4~7岁智能筛查方法之一。之后,在全国20多个省市推广应用,反馈的资料表明此方法行之有效。

2. **测查对象**　4~7岁(3岁10个月~7岁3个月)儿童。实足年龄应准确计算,落实到岁、月、天。

3. **应用范围**

(1) 可在儿童保健和儿科临床应用,通过检查了解小儿智能发展的情况,并在促进智能发育方面予以相应指导。

(2) 可用来分析和判断某些产前因素或疾病所造成的智力低下患儿,及早给予训练和矫治。

(3) 为托幼机构提出培养和提高儿童智能的方法。

(4) 为教育系统提供小学入学检查方法,同时,为小学生均衡分班提供依据,以促进教学质量的提高。

4. **量表特点**　50项量表方法简便易行,不需特殊设备,评分方法明确,易于掌握。

(二)量表的结构、测查方法及评分

1. **结构**　50项量表是个人测验量表,属于一种测验儿童综合能力的筛查工具。分为回答问题和操作两大类,共有50个测验题目,包括:自我认识能力13项,如指出身体部位,说出姓名、家庭住址等;运动能力包括大运动和精细运动,共13项,如独脚站、并足跳、穿衣裤、用筷子等;记忆能力4项,如复述数字、句子、故事内容等;观察能力6项,如指出图画中缺损部分、错误及拼图等;思维能力9项,包括左右概念、日期概念、听故事进行分析推理等;常识5项,如认识颜色、指出几何图形、动物名称和食物来源等。

2. **测查方法**　本量表为个别测验,对每一个儿童按50题顺序逐题进行。

3. **评分**　评分采取2分法计分,即答对一题记1分,答错或部分答对不记分。满分50分。

(三)量表的信度及效度研究

50项量表经过大量人群的预测,最后经过9市8 337名4~7岁学龄前儿童测查验证(即量表标准化),证明50项量表对评定我国儿童智能有较高的可靠性,并在儿童保健及儿科临床领域提供了一个切实可行的测查方法。

1. 50项量表与韦氏学前儿童智力量表比较,所得智商的相关系数 r=0.78,有密切正相关。

2. 50项量表与丹佛儿童发展筛选测验(DDST)比较,两者结果的符合率为86.8%。丹佛儿童发展筛选测验国内已标准化,并推广应用,但该测验只能定性,不能定量,而且4~6岁年龄项目仅有18项,不能全面反映小儿智能发展状况。

3. 50项量表的内容比绘人测验更为全面。

4. 用50项量表在全国9城市测查了8 337名学龄前儿童,所得结果与北京市的资料基本一致。

5. 该量表资料系统、完整、结果反映了我国学龄前儿童智能发展特点。资料的结果证明在整个学龄前期,儿童的智能发展速度迅速,智能随年龄的增长而提高,5.5~6岁年龄期是学龄前儿童智能发展的转折点,此时小儿的记忆能力、观察能力等已发展到有可能接受小学教育程度。用50项量表测定后,智能发展好的儿童可提前入小学。

6. 通过大量人群调查,各年龄组儿童的平均能力商在100左右,且呈正态曲线分布,符合儿童智能发展的客观规律。

(四)量表的临床应用研究

学龄前儿童50项智能筛查能全面客观地评价儿童能力状况,尽管不存在预测一个儿童能否在学校得到完善的成功,但能在入学前提出潜在的问题,向家长提示这些儿童某些发育中有较为落后的迹象和症状,对今后的学习提供帮助。有较多的研究将50项筛查应用于幼儿园学龄前儿童,还有研究者连续8

年对幼儿园大班入学前儿童进行筛查,了解儿童的能力状况,初步衡量其是否具备足够的学习能力,发现可能潜在问题,采取针对性的干预措施,纵向观察能力得以提高,促进儿童心理和生理正常发育,减少入学后学习困难。

（五）量表使用中的注意事项

1. 测试时主试应严格按手册规定的程序进行。在测验过程中,主试不能改变任一测验题所规定的语句或超过允许的范围给被试提供帮助,以保证测试结果的可靠。

2. 在测试前主试应与儿童交谈,和颜悦色、态度和蔼,建立合作协调的关系。

3. 测试环境安静,避免噪声或其他外界干扰,桌椅高低、大小适宜儿童。

4. 施测时,室内除主试和被试外,不得有第三者在场。被试坐在主试的右侧。

5. 选择在儿童精神饱满的状态时进行测试,力求排除儿童饥饿、疲倦、怕生等影响测试结果的因素。

6. 主试应在记录单上注明儿童在测验过程中的反应速度、注意力及情绪状况。

7. 了解儿童的测试目的,家长对儿童行为表现的评价及既往史、家族史,便于在进行指导时作为参考。

（刘 灵）

参 考 文 献

［1］郭迪.学前儿童能力筛查方案［J］.上海第二医科大学学报,1981,1（2）:67-70.

［2］倪鹏飞,周娟,李旭峰.铜仁市常住与流动学龄前儿童智能发育水平及影响因素调查［J］.疾病预防控制通报杂志,2019,34（3）:4-6.

［3］王燕,张勇,李玉芬.154名学前儿童智力水平的现状调查［J］.中国优生优育杂志,1998,9（4）:2-4.

［4］侯如兰,王维清.学龄前儿童智能及影响因素研究［J］.中国学校卫生杂志,1997,18（5）:2-5.

［5］刘杰.学龄前儿童智能筛查分析［J］.实用医技杂志,1996,3（2）:2-4.

［6］武秀春,崔文娟,宁玉锋,等.302名学龄前儿童50项智能测验调查报告［J］.中国初级卫生保健杂志,1993,7（1）:26-27.

［7］WILSON DA,KNUDTSON MD.Assessing school readiness through the school-entry screening exam［J］.Nurses Pract,1992,17（9）:24-33.

［8］吴起武,王爱珍,韩栋光,等.50项智能筛查量表在海南岛458例学龄前儿童中的应用［J］.中国优生与遗传杂志,1990,9（4）:57-59.

学龄前儿童 50 项智能筛查量表

姓名：_____　　　性别：_____　　　出生史：第一胎、足月、早产、过期产、双胎。　　　出生体重：__g__

分娩方式：_____　　窒息　　　　　　　无、有（　　）分

重要疾病史：_____

父：姓名_____　　职业：_____　　文化程度：_____　　联系方式：_____

母：姓名_____　　职业：_____　　文化程度：_____　　联系方式：_____

测查日期：_____年____月____日

出生日期：_____年____月____日　　　　　年龄：_____岁____月____日

评分：_____　　能力商：_____　　测查者：_____

测　验　题

1. 请指给我看,你的眼睛在哪儿?
2. 请指给我看,你的耳朵在哪儿?
3. 请指给我看,你的颈项在哪儿?
4. 告诉我,你叫什么名字?
5. 你的手指在哪儿?
6. 请把衣服上的扣子扣好。
7. 有一双鞋(鞋头对着小儿),你穿穿看。
8. 请把裤子重新穿一下。
9. 请指给我看,你的眉毛在哪儿?
10. 请你学我的样子,倒退走路(2m)。
11. 你并住双足,往前跳一下(20cm左右)。
12. 你今年几岁(虚岁和实岁都可以)。
13. 你自己会穿衣服吗?穿给我看看。
14. 你知道哪些是动物吗?请你说两种。
15. 请指给我看,你的足跟在哪儿?
16. 重复说一个数目 4213(61976)。
17. 给孩子看一张未画腿的人物画像,请孩子指出哪部分未画完或请他补画。
18. 请指给我看,你的肩在哪儿?
19. 正确地说出图形 △○□。
20. 从30cm高处跳,足尖着地。
21. 请你按我说的次序做这3件事:①把门打开;②将那小椅子搬过来;③用那抹布擦擦这张桌子。
22. 你能用筷子夹起这豆子(或花生米)吗?做做看。
23. 说5个反义词(用反事物提问)火,大象、老虎、头发、棉花。
24. 你会独脚站立吗?(试试看)。
25. 足跟对着足尖直线往前走(2m)。
26. 你知道自己属什么吗?(生肖)
27. 让孩子抓住弹跳到胸前的球(测试者和孩子相距1m)。

28. 说出红、黄、蓝、绿四种颜色。
29. 用拼板照样拼椭圆形。
30. 看图,说出有什么不对的地方(鸡在水中游)。
31. 告诉我你姓什么?
32. 学我的样子,足尖对着足跟倒退走。
33. 请描绘图形 | — ○ /。
34. 看图,说出有什么不对的地方(雨下看书)。
35. 看牛、兔的画说3处错误。
36. 你住在哪儿?(要有路名、门牌号)。
37. 请用线绳捆住这双筷子,并打一活结。
38. 用拼版拼图,圆形、正方形、长方形。
39. 请指给我看你的膝盖在哪儿?
40. 你知道吃的蛋是从哪里来的吗?吃的青菜(白菜)是从哪里来的?
41. 你知道吃的肉是从哪里来的吗?
42. 你想一想回答我:鸟、蝴蝶(或蜜蜂)和苍蝇有什么相同之处?
43. 你想一想回答我:毛线衣、长裤、鞋子有什么共同之处?
44. 请你用左手摸摸右耳朵,用右手摸左耳,用右手摸右腿。
45. 今天是星期×(说出星期几),请告诉我后天是星期几?明天呢? 3/3。
46. 讲1个"公鸡为什么脸红了"的短故事给孩子听,听完后要他回答5个问题5/5。
47. 倒着说3位数:238、619、596。
48. 我说一句话,你仔细听着,并照样说给我听,连说两遍(妈妈叫我一定不要和小朋友打架)
49. 你想一想然后回答我:口罩、帽子、手套有什么共同之处?
50. 听故事后回答,小公鸡为什么脸红了。

第二节　发育诊断类评定量表

一、0~6 岁儿童发育行为评估量表(儿心量表-Ⅱ)

(一) 概况

1. **基本信息**　国家卫生行业标准"0~6岁儿童发育行为评估量表"(Developmental scale for children aged 0~6 years)为"0~6岁儿童神经心理发育量表"("儿心量表")的修订版,简称"儿心量表-Ⅱ"。该量表包括大运动、精细动作、适应能力、语言和社会行为五个能区,共28个月龄段,每个月龄组8~10个测查项目,共计261个测查项目,用于测查0~6岁儿童发育行为状况,评估其发育程度,量表的评估内容及测查方法等标准刊登于国家卫生健康标准网,标准号为 WS/T580-2017。

2. **背景介绍**　首都儿科研究所自1980年开始研究基于中国文化的儿童行为发育评估量表,与中国科学院心理研究所一起,随访首都医科大学附属复兴医院产科出生的60名新生儿,历时3年半,纵向观察记录早期儿童行为发育情况,依据中国儿童发育规律和行为特征设计编制测查项目,制定出符合我国国情的儿童行为发育评估量表——"0~6岁小儿神经心理发育检查表"("儿心量表"),后期使用和修订的过程中又更名为"0~6岁儿童神经心理发育量表""中国儿童发育量表"等,在国内有广泛的应用基础。然而,该套方法的应用距今已有30多年。随着社会的发展,儿童生活、成长环境已经发生明显变化,某些测试方法和工具对于当今的儿童来说,已很少使用。儿童对这些测试方法和工具常表现为陌生、配合不佳、注意涣散,因此不能全面、真实地反映儿童的行为发育状况。

2009年开始,首都儿科研究所陈博文研究员先后在首都医学发展科研基金和国家科技部"十二五"国家科技支撑计划"儿童健康管理研究"的持续支持下,组织专家成立全国协作组(中山大学、中国医科大学附属盛京医院、四川省妇女儿童医院、山西省儿童医院、安徽省妇幼保健院、西北妇女儿童医院和湖南省妇幼保健院)对原量表进行了修订,受到了业内专家的肯定。

2014年5月,为了更好地推广和应用修订后的"儿心量表",课题组决定将其转化为行业标准,课题组向国家卫生和计划生育委员会提交了《首都儿科研究所关于申请组织制定卫生行业标准〈0~6岁儿童神经心理发育评价方法〉的函》,同年8月,国家卫生和计划生育委员会推荐将《0~6岁儿童神经心理发育评价方法》纳入2014年卫生行业标准立项计划。

2015年5月,《0~6岁儿童神经心理发育评价方法》正式立项,按照标准制定程序,经过广泛征求意见、预审、会审等多轮论证和修订,2017年10月12日,修订后的量表正式发布,2018年4月1日开始正式实施。发布时,根据专委会意见最终将量表名称改为《0~6岁儿童发育行为评估量表》,考虑到与原"儿心量表"的延续性,简称"儿心量表-Ⅱ"。

(二) 量表的修订过程

1. 测查项目的修订及初始修订量表的编制

(1) 完善测查项目库:通过了解"儿心量表"使用单位的体会,听取专家的建议和意见,提出需删除、修改和新增的项目及依据,经过前期准备和专家研讨,确定修改项目38个,新增项目92个,共计130个项目进入预试验进行项目测查。

(2) 预试验:随机选取前往首都儿科研究所保健科就诊的0~6岁健康儿童、社区卫生服务机构进行健康管理的0~3岁以及幼儿园的4~6岁健康儿童对新增和修改的项目进行测试(确定初始修订量表),每个项目测查50名儿童。

计算每个项目的通过率,对于新编项目在对应主测月龄段测试通过率达50%~75%,且测查小组讨论无异议的,直接编入初始修订量表,对于通过率虽然满足条件,但是测查小组讨论时有异议的提交专家讨论。修订的项目全部提交专家讨论确认是否编入初始修订量表。

经专家讨论后修订完善的38个项目全部编入初始量表。新增项目选择了87个,同时专家组提出的5个项目共计92个直接编入初始修订量表。

原量表总项目数177,删除项目数8,保留项目数130,完善项目数38,新增项目数92,初始修订量表总项目数261,通过建立项目库以及预试验最终形成了由261个项目组成的初始修订量表。

2. 对初始修订量表进行信效度检验(形成正式修订量表)

(1) 对象:采取分层整群随机抽样,在北京市选择受测儿童,共测查0~6岁儿童2 779名。

(2) 信度:①内部一致性,按照每个主测月龄段理论受试月龄段进行分析,Cronbach's α系数均在0.8以上。②折半信度,按照主测月龄的实际受试奇数和偶数项目对半分析,若能区只有一个项目,则该项目即作为奇数项目,又作为偶数项目进行分析。相关系数均在0.8以上。③重测信度,对101个儿童进行了重测,各能区及总的发育商的相关性均在0.9以上。

(3) 效度。

1) 项目决断值和难度系数:一个量表的项目要有区分度,区分度反映题目对被试水平的鉴别能力,使用决断值进行判断,99.3%的项目的决断值$P<0.05$,具备鉴别能力。

理想的测验项目的辨别力应尽可能地高,所包含的项目应既有高难度的,也有中、低难度的。本量表的项目各难度系数呈正态分布,平均难度系数0.65,72.7%的项目难度系数在0.2~0.8之间。难易程度适中。

2) 建构效度:因子载荷系数一般要求大于0.3,该值越大说明该题对对应因子的贡献越大。通过验证性因素分析发现本次数据除了项目 4 以外,其他均能(较)好的拟合量表的五因子模型。

3)效标关联效度:选择原量表、格塞尔发育量表(1985 年北京市妇幼保健院采用 1974 年版本格塞尔原量表修订的版本),中国修订韦氏幼儿智力量表(湖南 1986 年版)作为校标进行测查分析,相关系数分别为 0.83、0.64、0.78。

3. 全国常模的建立　采用分层整体随机抽样在全国范围内按照 7 大行政区域进行抽样,每个区域抽取一个省份,每个省份每个月龄抽取 30 名儿童,设计样本量为 5 880,实际测查儿童 6 173 名。

（三）正式修订量表的信度、效度检验

1. 信度

(1)内部一致性:按照每个主测月龄段理论受试月龄段进行分析,各子集相关系数均在 0.9 以上。

(2)重测信度:按照小年龄组(6、7、8 月龄)、中年龄组(15、18 月龄)和大年龄组(48、54、60 月龄)进行分类,各年龄段分别选取 50 例进行重测,相关性均在 0.8 以上,具有统计学意义。

2. 效度

(1)项目决断值:所有项目的决断值均有统计学意义。

(2)建构效度:验证性因素分析模型的 CFI,NNFI 指标均大于 0.9,RMSEA 小于 0.1。因子载荷系数均大于 0.3。

(3)效标关联效度:选择格塞尔发育量表(1985 年北京市妇幼保健院采用 1974 年版本盖赛尔原量表修订的版本),中国修订韦氏幼儿智力量表(湖南 1986 年版)作为校标进行测查分析,相关系数分别为 0.52、0.67,达到统计要求。

（四）临床应用情况及效果

本标准是在前期科研工作成果的基础上转化而来的,它的发布和实施为规范和促进我国儿童发育行为评估提供了技术支持,提供了生长发育评估的标准化工具,有助于早期识别生长发育异常儿童,在保障儿童健康和促进儿童发展工作中有巨大的应用价值。另外,本标准操作简单、测查时间相对较短,量表的修订从技术上提供了保障。

1. 量表修订团队由从事保健科、发育儿科、儿童心理发展、心理学、统计学领域方面的专家和专业人士共同组成。

2. 依据神经系统发育成熟与认知发展提出原量表需要修订的项目;观察各月龄儿童神经心理行为特征,确定新补充测查项目内容,其操作方法经临床反复修改验证。

3. 修订的不同阶段均有专家对题项的可操作性、针对性、适用性、目的性等进行分析,并作必要的修改。

4. 量表的修订过程和方案得到了论证和专家认可。

本标准发布后,课题组研发了相关培训课程、标准化培训课件,除首都儿科研究所外,还通过科技成果转化的方式授权相关单位开展相关规范化培训。受到各级医疗卫生保健机构、托育机构和康复机构等的欢迎。

（五）量表使用注意事项

"儿心量表"从 20 世纪 80 年代研制到推广应用,到修订以及最后转化成标准,倾注了老一代专家及研究团队的大量心血,希望可以为我国的儿童行为发育工作提供技术支持。量表使用注意事项如下:

1. 虽然标准的内容进行了公开,但是主试必须经过专业培训获得相关资质,方能应用该量表进行测试。

2. 使用"儿心量表-Ⅱ"时,必须使用配套的标准化工具箱才能施测,测查工具箱内相关测查工具不可随意配置,否则影响相关结果可靠性。

3. 对测评结果解释时,应结合儿童的综合情况,恰当地向家长解释儿童发育行为水平,尤其是对于发育落后的儿童更要慎重。

（六）量表修订者的联系方式

首都儿科研究所，李瑞莉，E-mail：chacreally@163.com。

（陈博文 李瑞莉）

参 考 文 献

［1］薛红，茅于燕，张春如，等.以纵横查结合的方法制定0-3岁小儿神经发育量表的一次尝试［J］.中华医学杂志，1986，66（2）：70-74.

［2］张家健，高振敏，薛红，等.0-4岁小儿发育诊断量表的研究［J］.中华儿童保健杂志，1997，5（3）：144-147.

［3］J.J.F.ter 拉克.心理诊断［M］.陈会昌，译.北京：华文出版社，2000.

［4］徐姗姗，黄红，张劲松.婴幼儿诊断性发育量表研究及应用进展［J］.中国儿童保健杂志，2010，18（11）：859-861.

［5］金春华，张悦，李娜等.《中国儿童发育量表》修订的基本思路［J］.中国儿童保健杂志，2014，22（9）：899-901.

［6］杨玉凤.大力促进幼儿社会性的发展［J］.中国儿童保健杂志，2014，22（3）：225-227.

［7］马军.公共卫生领域标准化范例荟萃学校卫生分册［M］.北京：中国标准出版社，2020.

［8］江帆.儿童早期发展-新时期儿童保健工作的挑战［J］.中国儿童保健杂志，2014，22（3）：1327-1329.

［9］张丽丽，金春华，李瑞莉，等.《中国儿童发育量表》（0-4岁部分）修订与信度分析［J］.中国儿童保健杂志，2015，23（6）：573-576.

［10］李瑞莉，金春华，张丽丽，等.《中国儿童发育量表》（4-6岁部分）信度与效度研究［J］.中国儿童保健杂志，2015，23（9）：934-936.

二、格塞尔发育诊断量表

（一）概述

格塞尔发育诊断量表（Gesell Developmental Schedule）是评估诊断0~6岁儿童发育水平的心理测量工具，目前广泛在儿童保健、儿科、神经康复专业领域应用，也是国内用于评定0~6岁儿童智力残疾的标准化方法之一。

阿诺德·格塞尔（1880—1961）是格塞尔发育诊断量表创始人，并于耶鲁大学退休后创办了耶鲁儿童研究中心。19世纪20年代研究中心培养的医生、护士、研究人员利用摄像技术对儿童发展进行了开创性的研究，记录了10 000名4周~5岁儿童的真实状态，并且专注于通过影像分析研究每名儿童的语言、运动、社会性、情绪和认知的发育变化，以更好地了解各年龄状态儿童的发育特点及与神经系统完整性、成熟性的关系。他的《婴幼儿行为图册》记录了3 200名儿童发育的过程及资料，堪称不朽之作，为儿童发育诊断量表的诞生奠定了重要而关键的基础，因而，阿诺德·格塞尔被称为儿童发展量表之父。研究中心于1925年首次编制发表了《格塞尔发育诊断量表》（Gesell Developmental Schedule），之后于2008—2010年进行了修订，年龄扩充至9岁。2012年将评估年龄段扩充至16岁。由于版权关系，我国未再引进修订后的量表。

我国目前应用的格塞尔发育诊断量表是20世纪70年代由林传鼎教授引入的1974年版本的格塞尔量表，由林传家教授带领，以原北京市儿童保健所作为主要修订单位完成了国内的标准化修订，并在临床实践中取得了良好的应用效果。量表的修订过程分为两个阶段：

1. **第一阶段**　是对0~3岁部分的修订,即"婴幼儿发育监测量表"。原北京市儿童保健所和原北京医科大学第一附属医院保健科共同组成的"北京智能发育协作组"作为修订单位。预试验于1981年开始,对884名北京城区正常婴幼儿进行了横断面测查,并采用纵向系统观察法,完成60名儿童的3年追踪,于1985年完成北京城区正常婴幼儿发育进程数据。之后继续扩大样本量,完成了全国五省一市2 128人次测查。并获得北京市卫生局鉴定的应用技术成果(成果年度编号91213910,应用行业码754,中图分类号R175)。1986—1987年将此国内修订的量表对全国29个省市130人进行了师资培训,推广使用该量表,期间测查1 377人,获得较好的应用效果。1987年4月由中国残疾人联合会组织专家论证,确定将其作为全国第一次残疾人调查0~3岁儿童智力残疾诊断工具,在全国29省、市150万人口的调查中使用。在应用过程中,其应用效果表明,量表诊断价值较高,具有客观性和有效性,并可与国际资料相比较。

2. **第二阶段**　是量表3.5~6岁部分的修订。由原北京市儿童保健所、原北京医科大学第一临床医院预防保健科、首都医科大学附属北京儿童医院保健科于1990—1992年共同完成的修订工作。预试验中,由原量表筛选出97项较为理想的项目,完成了北京市501名3.5~6岁常住正常发育儿童的测查,经过统计处理,将各年龄组50%~75%小儿能通过的项目定位,制定出3.5~6岁量表。并获得原北京市卫生局鉴定的应用技术成果(成果年度编号99025389,应用行业码754,中图分类号B844.1)。经过补充修订后的量表,与0~3岁衔接成一体,既扩大了年龄范围,又具有了量表的连续性,也保持了原格塞尔量表的基本特征。为儿童保健及儿科临床的发育诊断、儿童早期的发育干预以及与其有关的流行病学调研工作,提供了理想的标准化工具。

(二)量表的结构及评价标准

1. **格塞尔发育诊断量表结构**　量表以正常儿童的行为模式为标准,鉴定、评价观察到的行为模式,以发育年龄、发育商表示儿童的发育水平,作为判断小儿神经系统完善性和功能成熟度的手段。全量表分为13个关键年龄,即:4周、16周、28周、40周、52周、18月、24月、36月、42月、48月、54月、60月、72月,共有500余个项目,根据发育年龄的次序分布于各个年龄组中,根据发育的内容分布在5个能区中,即适应性行为(adaptive behavior)、大动作(gross motor)行为、精细动作(fine motor)行为、语言(language)行为、个人-社会行为(personal-social behavior)五部分。

(1)适应行为:是反应儿童发育整体状况的最重要能区,它涉及对刺激物的组织,相互关系的知觉,将刺激物的整体分解成它的组成部分,并将这些组成部分按有意义的方式再组成整体。

(2)大动作行为:包括姿势反应、头的稳定、坐、站、爬、走等。

(3)精细动作行为:包括手和手指抓握、紧握和操纵物体。

(4)语言行为:包括对别人语言的模仿和理解。

(5)个人-社会行为:包括婴幼儿对他所居住的社会文化的个人反应。

量表测评时间约需40~120分钟,时间长短与儿童的年龄、测试状态、发育水平均有关。每名儿童均需测查完成五个能区。

2. **计算方法与评价标准**

(1)计算方法:发育商(DQ)=发育年龄(developmental age,DA)/实际年龄(chronological age,CA)×100;发育年龄(DA)的计算,需根据儿童实际测查的发育年龄区间项目完成情况,采用不同的公式(共4类)进行分析并计算。

(2)评价标准:见表2-6。

表2-6　格塞尔发育诊断量表评价标准

分度	发育商数(DQ)	适应行为	分度	发育商数(DQ)	适应行为
轻度	75~55	轻度缺陷	重度	39~25	重度缺陷
中度	54~40	中度缺陷	极重度	<25	极重度缺陷

根据标准的评价标准,针对每个能区进行发育年龄及发育商的计算,以适应性能区的评价水平代表该儿童的总体发育状况;评定智力残疾时,主要参考此能区的评定结果。

（三）量表的信度及效度研究

量表修订年代较早，多以常模人群中项目的通过率（75%或90%）考察行为模式的排列方式，在应用中考察量表的使用价值，并无相应的、目前制定量表所要求的信度、效度统计数据体现在文献中。

（四）量表的临床应用研究

由于格塞尔发育诊断量表能够相对全面、连续、真实地反映个体发育情况，目前在我国儿科、儿童保健、康复、科研等领域得到广泛应用，是制定发育量表所选择的金校标。

自20世纪90年代后期，随着医学模式的改变，儿童发育性疾病的诊疗获得发展，相应的格塞尔发育诊断量表在临床、康复、保健领域的诊断价值得到认识和确认，同时其内涵也有所发展。主要表现为三条线索：

其一，在儿童神经、康复领域，采用格塞尔发展诊断量表辅助临床进行相关疾病的诊断。

其二，残疾诊断方面，中国残疾人联合会于2005年组织北京妇幼保健院、首都儿科研究所等专家经过反复实地调研，并与世界卫生组织共同论证后，确定沿用1987年第1次全国残疾调查的方法，继续采用格塞尔发育诊断量表作为第2次全国残疾调查0~6岁儿童智力残疾的诊断的方法，并于2013年联合卫生部共同出台残疾人残疾分类和分级国家标准，确定格塞尔发育量表作为0~6岁儿童智力残疾诊断的国家行业标准。同年，在两部委推出的《0~6岁儿童残疾筛查工作规范（试行）》中，指定此量表作为儿童智力残疾、发育迟缓的诊断方法。

其三，在儿童保健领域，随着我国婴幼儿发育监测逐步在儿童保健领域展开，格塞尔量表成为重要的发育诊断工具。北京市自1997年试点探索高危儿发育监测条件成熟后，于2005年在全市范围内全面实施0~6岁儿童发育监测工作，针对发育筛查阳性的儿童，采用格塞尔发育量表进行发育水平的评估，根据评估五个能区的关系，进行发育迟缓的评估诊断，以明确儿童的发育状况及干预康复方向。2013年全国试行0~6岁儿童残疾筛查工作规范及儿童心理保健技术规范后，格塞尔量表在全国得到广泛应用，通过实践，肯定了其不可替代的应用价值。

（五）量表的特点及使用中的注意事项

1. **格塞尔量表的特点** 格塞尔量表具有较强的专业性，能够相对系统、准确地判断儿童发育水平。但其应用时，对测试人员要求较高，需要具备一定的儿科临床、儿童保健、儿童发育的经验或经历，且经过标准化培训并取得资格的医生完成。测评过程中要求态度和蔼，使用标准的测验工具，并严格按照指导语进行操作，针对结果，需结合养育行为、临床症状进行标准化解释，以避免出现结果的主观偏倚和错误。测试人员必须遵守职业道德，遵守保密原则；不能将测验方法和评分标准公开宣传，影响其使用的标准性，以致失去测试意义；不能将测验内容作为教学或训练的内容，以避免给被试带来损害。

2. **格塞尔发育诊断量表以适应性能区作为儿童发展水平的总体代表** 因五个能区的结果体现儿童行为发育的各个不同维度水平，故进行结果分析时，需针对每个维度的行为模式进行分析，而不能以计算的总和或平均值代表儿童的发育水平。

3. **不能将心理测评与神经病学检查截然分开** 对于婴幼儿来说，不能将心理测评与神经病学检查截然分开。如果在婴儿期，行为发育完善、质量好、速度正常，证明大脑皮质发育是完整的。若没有损害事件发生，大脑皮质的完整性将继续保持。由于行为发育的结果受生物学因素、社会心理因素的同时作用，故在预测儿童未来发育水平，尤其智力方面，具有很大局限性，因此，不能认为测查分值越高，儿童智能发育越好，或者未来成就越高。

4. **残疾儿童测试时需结合儿童的具体行方式** 具有听觉障碍、肢体运动障碍、或语言行为问题的儿童，易造成测验结果的偏倚，需结合儿童的具体行方式分析结果的真实性、客观性及其影响因素。

5. **发育诊断是结合临床表现估计智力潜力** 发育诊断是根据儿童发育成熟程度分析儿童的发育状况，并不试图直接测试智力水平，而是结合临床表现估计智力潜力。

6. **格塞尔发育诊断量表配有指导手册和专用的工具箱** 如图2-16、图2-17、图2-18所示。

北 京—GESELL 量 表

编号＿＿＿＿

姓名 ＿＿＿＿＿＿＿＿＿

性别 ＿＿＿＿＿＿＿＿＿

出生日期 ＿＿＿＿年 ＿＿月 ＿＿日

出生体重 ＿＿＿＿＿＿＿＿kg

是否早产，早产周数＿＿＿＿＿＿

疾病 ＿＿＿＿＿＿＿＿＿

＿＿＿＿＿＿＿＿＿＿＿＿

筛查方法及结果

＿＿＿＿＿＿＿＿＿＿＿＿

联系人 ＿＿＿＿＿＿＿＿＿

通信地址 ＿＿＿＿＿＿＿＿

＿＿＿＿＿＿＿＿＿＿＿＿

电话＿＿＿＿＿＿＿＿＿＿

检查日期（年、月、日）						
实足年龄						
适应性	DA					
	DQ					
	评　价					
大运动	DA					
	DQ					
	评　价					
精细动作	DA					
	DQ					
	评　价					
语　言	DA					
	DQ					
	评　价					
个人－社交	DA					
	DQ					
	评　价					
头　围	Cm					
	评　价					
初 步 诊 断						
处 理 意 见						
检 查 者 签 名						

北京妇幼保健院印

（1）

北 京—GESELL 量 表

姓名 ＿＿＿＿＿＿＿＿ 编号＿＿＿＿＿＿

H O	4 周或更小	H O	8 周
■ ■ ■	**适 应 性** 悬环，拨浪鼓：在视线范围内注视(*8周) 悬环，拨浪鼓：视线跟至中线(*8周) 拨浪鼓：保留片刻(*16周) 铃声：注意，活动减少(*20周) 铃声：面部有反应(*20周)	■	悬环：拨浪鼓：在中线迟缓地注视(*12周) 悬环：跟过中线(*16周) 悬环：视线跟随环上下移动
■ ■	**大 运 动** 仰卧：头转向一侧占优势(*12周) 仰卧：以颈肢反射姿势为主(*12周) 拉坐：头完全滞后(*20周) 坐：头低垂(*8周) 坐：背弯(*16周) 托腹悬空：头和下肢下垂(*8周) 放置俯卧：头向侧转(*12周) 俯卧：勉强举头(*8周) 俯卧：臀部高(*8周) 俯卧：两腿蠕动(*8周)	■	仰卧：头在中线位置(*12周) 对称姿势(*12周) 坐：头一晃一晃竖一下(*12周) 托腹悬空：举头取得平衡，腿仍下垂(*16周) 俯卧：反复举头至45°(*12周) 俯卧：臀部低，蛙式(*12周)
■	**精 细 动 作** 悬环，拨浪鼓：触到手指时握得更紧(*16周) 仰卧：两手握拳(*12周)		悬环：留握
■ ■	**语 言** 表情：面部无表情(*8周) 表情：能注视，不持久(*8周) 发音：细小的喉音(*8周)	■	表情：灵敏模样 表情：明确地注意 发音：交流发音 发音：发单元音(*28周) 发音：咕咕声(*28周)
■	**个 人——社 交** 仰卧：不明确地凝视四周(*8周) 社交：注意检查者，活动减少(*8周) 社交：目光跟随走动的人 哺喂：夜间喂两次(*8周)	■	仰卧：反复注意检查者的脸(*12周) 社交：反应性地微笑 哺喂：夜间喂一次(*……)

H：历史；O：观察；(*)：在以后年龄阶段将被更成熟的行为所代替　　　　北京市儿童保健所印

（2）

图 2-16　GESELL 量表样张 (4/11)

北 京—GESELL 量 表　　　　　　　　　　姓名＿＿＿＿　编号＿＿＿＿

H O	36 周	H O	40 周	H O	44 周
	方木、杯：用方木击打杯子（*44周）		**适 应 性**		方木、杯：(示范)将方木拿到杯中，但不松手（*48周）
■	方木、杯：从杯中取出方木		方木：握住两块，比配（*56周）	■	方木：揭开纸见到方木（玩具）
■	小丸、瓶：先抓握瓶（*44周）		小丸：用示指拨弄小丸		小丸：先接近小丸
■	铃：抓住铃柄		铃：注意铃舌，用手指拨弄铃		小丸、瓶：隔着玻璃指小丸（*15个月）
■	铃：自动地摇		悬环与绳，看环拉绳		形板：能从洞里拿出圆木块
					形板：拿圆板敲或放在洞边（*52周）
					图画书：看书中图画
	坐：稳定		**大 运 动**		走：拉着两手走（*48周）
	坐：从坐到俯卧能控制		坐：左右转动自若		
	爬：用手和膝盖爬（*56周）		围栏：用双手扶栏，挪动脚（*44周）		围栏：用一只手扶栏，挪动脚（*52周）
	俯卧：从俯卧到坐		围栏：自己能坐下		围栏：从地上拾起东西（*52周）
	站：拉栏杆站起（*52周）		围栏：会抬起一只脚又放下（*52周）		
■			**精 细 动 作**		方木：笨拙地放下（*56周）
	小丸：平剪式抓握（*40周）		小丸：低级钳式捏	■	绳：立即拿起
			小丸：立即拿起		
			绳：剪式抓握（*48周）		
	词汇：说任何一字		**语 言**		词汇：叫妈妈（有所指）
			词汇：爸爸（有所指）		
	发音：发妈妈音（无所指）（*44周）		词汇：任何两个字		词汇：任何三个字
			理解：表演一个幼儿游戏		词汇：开始出现难懂的话
	发音：听音乐时，跟着唱		理解：对"不行"有反应		理解：表演两个幼儿游戏
			理解：听到"妈妈在哪儿，爸爸在哪儿"转头找		
	哺喂：自己握住奶瓶吃奶（*21个月）		**个 人——社 交**		社交：用手势或语言要求时，给人玩具
			社交：模仿三个幼儿游戏		
	社交：模仿两个幼儿游戏		社交：招手表示"再见"		穿衣：穿裤时伸脚（*30个月）
			社交：伸手把玩具给别人，但不松手（*44周）		对镜：手握球击镜面
	社交：玩躲猫猫游戏		穿衣：手进袖后会伸（*30个月）		哺喂：会从杯中喝水

H：历史；O：观察；(*)：在以后年龄阶段将被更成熟的行为所代替　　　　　　　　北京妇幼保健院印

(3)

北 京—GESELL 量 表　　　　　　　　　　姓名＿＿＿＿＿　　编号＿＿＿＿

H O	48 周	H O	52 周	H O	56 周
■	方木、杯：放二块方木进杯中	■	**适 应 性**		方木：搭二层塔
■	方木、杯：拿开杯子，找到藏在下面的方木（玩具）	■	方木：试着搭塔未成（*56周）	■	方木、杯：放9块方木进杯中
	小丸、瓶：首先抓小丸		方木、杯：放5块方木进杯中		瓶与盖：有意识地将盖往瓶上放，失败
	小丸、瓶：试投小丸入瓶，失败（*52周）		方木、纸：展开纸，找到方木		绘画：开始模仿一笔一笔画（*18个月）
	瓶与盖：分别拿起玩		小丸、瓶：放小丸于瓶中		形板：将圆木放进圆洞（不示范）
	绘画：模仿点点		瓶与盖：有意识地相碰		形板：转180°后，经指点将圆木放进圆洞
			绘画：模仿乱画（*15个月）		
			形板：经示范，将圆木放进圆洞（*56周）		
			环与绳：拉绳把环提起		
	站：独站片刻，保持平衡		**大 运 动**		走：独自站起，走几步（*15个月）
			站：弯腰拣玩具		走：不再爬行
	走：拉着一只手能走（*52周）		走：从一个物体到另一个物体能走几步（*56周）		走：蹲下再站起
			楼梯：爬上楼梯		小椅：自己坐下
■	**精 细 动 作**				
	小丸：灵巧地钳式捏		方木：一手能同时抓两块		方木：搭二层塔
■	球：轻轻地抛球（*52周）		球：抛球		书：帮助翻书页（*18个月）
	词汇：能说4个字		**语 言**		词汇：能说8个字
			词汇：能说6个字		
	理解：能找到成人所说的东西		发音：说出难懂的话		理解：懂得几样物品的名称
			书：用手轻拍书中的画（*15个月）		身体部位：指出二个部位
			理解：根据要求指鞋		
			身体部位：指出一个部分		
	玩耍：模仿捏有响的玩具		**个 人——社 交**		玩耍：抱娃娃或玩具动物
	玩耍：有目的地掷玩具		交往：指所想要的东西（*……）		哺喂：用自己手指拿东西吃
	对镜：把玩具给镜中的影像		玩耍：玩时或拒绝时扔玩具		
			球：与检查者共同玩球		

H：历史；O：观察；(*)：在以后年龄阶段将被更成熟的行为所代替　　　　　　　　北京妇幼保健院印

(4)

图 2-16(续)　GESELL 量表样张(4/11)

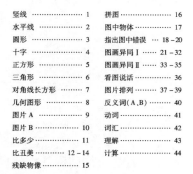

0—6 岁儿童发育检查

卡片册

图 2-17　GESELL 手册目录

图 2-18　GESELL 部分图片

（六）量表原文及修订者联系方式。

目前没有量表原文的联系方式。修订版有软件。

修订版软件联系方式：毛欣，北京妇幼保健院，电话：010-52275312。

（梁爱民　朱雪娜）

参 考 文 献

［1］ARNOLD GESELL，CATHERIME S. AMATRUDA. Developmental Diagnosis ［J］. Journal of Nervous and Mental Disease，1945，101（1）：24-30.

［2］ARNOLD GESELL，THOMPSON HELEN. infant Behavior：Its Genesis and Growth ［J］. Journal of Nervous and Mental Disease，1935，82（3）：334-335.

［3］刘湘云，陈荣华，赵正言，等 . 儿童保健学［M］.4 版 . 江苏：江苏科学技术出版社，2011.

［4］林传家，李寄平，张秀玲，等 . 婴幼儿发育检查手册［M］. 北京：北京市儿童保健所，1986.

［5］张秀玲，李寄平，王慧珊，等 . 3 岁半-6 岁 Gesell 智力发育诊断量表测查手册［M］. 北京：北京市儿童保健所 .1992.

［6］张秀玲，李寄平，秦明镜，等 . Gesell 智力发育诊断量表 3 岁半-6 岁北京修订版的制定 . 中国临床心理学杂志，1994，2（3）：148-150.

［7］中国残联办公厅，国家卫生计生委办公厅 . 0-6 岁儿童残疾筛查工作规范（试行）：［2013］8 号，2013.

［8］中国残疾人联合会，中华人民共和国卫生部 . 残疾人残疾分类和分级国家标准实施手册-智力残疾评定手册［M］. 北京：华夏出版社，2013.

［9］北京市残疾人联合会 . 北京市残疾儿童少年康复服务办法实施细则：［2013］37 号，2013.

［10］王晓华，曲成毅，施继良，等 . 北京市 0-6 岁儿童五类残疾现状和影响因素调查［J］. 中华流行病学杂志，2005，26（8）：569-573.

［11］梁爱民，武英华，张秀玲，等 . 北京市 0-6 岁儿童智力低下的现患率调查［J］. 中国实用儿科杂志，2006，11（11）：829-832.

［12］梁爱民，陈雪辉，王凤芝，等 . 0-3 岁儿童发育迟缓监测研究［J］. 中国康复理论与实践研究杂志，2012，18（8）：748-751.

［13］李勇,施继良,邵翠霞,等.北京市三类残疾儿童3年随访研究［J］.中国康复理论与实践研究,2011,17(1):53-55.

［14］周文娟,梁爱民,王凤芝,等.北京市四区/县18月龄儿童发育迟缓的流行病学研究［J］.北京大学学报(医学版),2013,45(2):211-216.

［15］胡继红,张惠佳,王益梅.精神发育迟滞患儿运动发育特点初探［J］.中国康复理论与实践杂志,2012,18(7):662-664.

三、贝利婴幼儿发展量表(BSID)

(一) 概述

贝利婴幼儿发展量表(Bayley Scales of Infant Development,BSID)是目前国内外广泛应用于婴幼儿发育评估的诊断性量表之一。1928年,就职于美国儿童福利研究所(Institute of Child Welfare)的量表创始人南希·贝利博士(Dr. Nancy Bayley)开始研制"加州1岁婴儿智力量表"(California First-Year Mental Scale),并于1933年发表。之后,为进一步完善量表,贝利及其同事吸收了格塞尔量表及其他婴儿测验的某些项目,并结合自己多年的研究成果,在"加州1岁婴儿智力量表"的基础上增加了一些条目,并在1958—1960年间对量表增加的条目进行了预试验。经过对数千名婴幼儿测验,研制出了一套比较全面的婴幼儿行为发展的评定工具。1969年,美国心理学会发布了由Bayley编制的BSID。该量表主要用于2~30月龄婴幼儿发育的评估,包括智力量表和运动量表两部分,结果分别用智力发展指数(mental development index,MDI)和心理运动发展指数(psychomotor development index,PDI)来表示,用于儿童发育监测、发育落后的诊断、干预效果的评估以及相应年龄的个体发展研究。该量表的标准化样本为1262名儿童,按年龄、性别、种族、城乡、家长教育水平等指标分层取样,因此,它的标准化优于其他婴儿智力测验,且具有完整的信度和效度的检验资料,因而在当时众多的婴儿测验中编制得最为出色,得到了同行的广泛认可。

1993年,Bayley发布了修订版的贝利婴幼儿发展量表,即BSID-Ⅱ。此量表包括智力量表、运动量表和行为量表3个部分。智力量表有178个条目、运动量表有111条项目,其中108个条目为新增项目。BSID-Ⅱ的标准化样本来源于1988年的美国统计局人口数据,共抽取了1700名1~42月龄的婴幼儿为测试对象,分为17个年龄组,每组为100名。

2006年,Bayley等在美国又对BSID-Ⅱ进行了修订,剔除了原BSID-Ⅱ的部分条目,增加和更新了很多条目,形成了更加全面的评估体系,即贝利婴幼儿发展量表——第Ⅲ版(Bayley Scales of Infant and Toddler Development-Third Edition,BSID-Ⅲ)。包括认知、语言、运动、社会-情绪、适应性行为5个部分。BSID-Ⅲ的标准化于2006年在美国完成,样本为1~42月龄的1700名婴幼儿,为认知、语言和运动量表的标准化对象,分为17个年龄组,每100名为1个组;456名婴幼儿为社会-情绪量表标准化的测试对象,1350名婴幼儿为适应性行为量表标准化的测试对象。

许多欧美国家、亚洲和非洲国家都已相继引用或修订了各国自己的BSID常模,成为国际通用的婴幼儿发展量表之一。它不仅是一套可靠的婴幼儿发展的临床诊断和科研工具,而且已成为一种婴幼儿行为发展的跨文化研究手段和工具。

我国原湖南医科大学易受蓉教授于20世纪80年代在美国接受了本量表施测的专门训练,并获得资格证书。回国后,将BSID 1969年版本译成中文本,建立了长沙市的常模。经过预试验,认为BSID基本上适用我国城市的婴幼儿,具有较好的使用价值。1990年6月,受卫生部委托,湖南医科大学举办了"贝利婴幼儿发展量表培训班",并成立了修订BSID全国协作组。在1991年完成了全国12个城市(北京、南京、成都、长沙、杭州、合肥、南宁、无锡、佛山、沙市、攀枝花、运城)的取样工作,样本总数为2409名2~30月龄的正常婴幼儿,并对原量表进行了修订。1992年完成资料处理工作,在1993年又对BSID-Ⅱ进行了修订和标准化。修订后的量表全称为"贝利婴幼儿发展量表-中国城市修订版(BSID-CR)",作为婴幼儿行为发展的临床诊断和科研工具,获得了高度评价和广泛应用,先后获得湖南省以及原卫生部医药卫生科技进步奖。

(二)贝利婴幼儿发展量表-中国城市修订版(BSID-CR)

1. 量表的内容及结构 BSID-CR 包括智力量表(mental scale)、运动量表(motor scale)和行为记录(infant behavior record)三部分。国内只对前两部分进行修订。贝利量表共有 244 个条目,其中智力量表163 项,运动量表 81 项。

(1)智力量表:包括各种适应性行为、语言和探索活动,用以评估感知敏锐性、辨别力及对外界的反应力;早期获得物体的恒常性、记忆、学习及解决问题的能力;发声、语言交流以及简单概括和分类能力。

(2)运动量表:包括全身各部分的粗大运动、手的精细运动等,用以评估婴幼儿身体控制程度、粗大肌肉运动以及手指精细操作技能。

(3)行为记录:是一种等级评定量表,有 24 个条目,用于记录婴儿的情绪、合作性、对父母和施测人员的反应、兴趣和注意的广度等三部分。这部分不计分,仅供参考。

该量表用于评价 2~30 月龄婴幼儿的心理发育状况,所有条目按难易程度,从易到难排列,年龄定位从小到大排列。当婴幼儿神经中枢受损或心理发育落后时,就不能通过相应年龄应该通过的条目。施测时间约需 45 分钟。

贝利量表只记录当场测验的分数,虽然父母报告也记下来,但不记分。智力量表的得分称"智力发展指数(MDI)",运动量表的得分称"心理运动发展指数(PDI)"。其得分由实际年龄和所通过的项目计算出来,相当于离差智商。

2. 评分标准及结果分析 智力量表和运动量表分别计分。首先根据儿童通过的总条目数得出粗分,然后通过常模得出相应年龄的均值为 100,标准差为 16 的标准分,即智力量表的 MDI 和运动量标的 PDI;最后还可找出等值的智龄,即以 MDI 和 PDI 为 100,按照所测粗分,查表找出与儿童智力或运动发展水平相应的年龄组。

发展指数的等级与百分位数按照婴幼儿智力量表智商等级划分的原则,将发展指数划分为从非常优秀至发育迟滞 7 个等级,MDI 与 PDI 的等级分布均呈常态分布。另外,也计算了 MDI 与 PDI 的百分位数的值(表 2-7)。

表 2-7 智力与运动量表发展指数的实际等级与百分比例 /%

发展指数	等级	智力量表	运动量表	发展指数	等级	智力量表	运动量表
130 以上	非常优秀	1.6	2.8	80~89	中下	14.0	15.0
120~129	优秀	9.4	8.2	70~79	临界状态	8.6	8.1
110~119	中上	18.8	16.7	69 以下	发育迟滞	3.1	2.9
90~109	中等	44.4	46.4				

3. 量表的信度及效度研究

(1)抽样代表性:标准化样本的地理人口资料参照 1990 年第 3 次全国人口普查资料图,对样本的性别、母亲教育程度、职业和城市等级进行分配。最后共抽取全国 12 个城市,其中大城市 3 个(北京、南京、成都,人口在 150 万人以上),中等城市 5 个(长沙、杭州、合肥、南宁、无锡,人口在 10 万人左右),小城市 4 个(佛山、沙市、攀枝花、运城,人口在 50 万人以下),以中等城市为多。样本总数为 2 409 名 2~30 月龄的正常婴幼儿,男女比例为 50.9∶49.1,民族为汉族或熟悉汉文化的少数民族。

(2)量表信度指标:对修订后的量表作分半相关分析,智力量表和运动量表各月龄的分半相关系数分别为 0.79~0.98 和 0.69~0.95,与原量表的分半相关系数 0.81~0.93 和 0.68~0.92 基本相似。各年龄组智力与运动量表的测量标准误分别为 2.51~7.34 和 3.46~8.89,比原量表的 4.2~6.9 和 4.6~9.0 分布范围稍大。对 18 名 8 月龄和 24 名 24 月龄的幼儿一周后重测,其重测相关系数在智力量表分别为 0.90 和 0.73,在运动量表分别为 0.94 和 0.83,这与国内 CDCC 对 100 名 24~30 月龄的幼儿重测结果为 0.76~0.94 和 0.86~0.94 近似。测试者与观察者之间的相关分析显示,智力与运动量表的相关系数分别为 0.97 和 0.99,Kappa 值为 0.86,与 CDCC 的测试者之间相关系数 0.99 与 0.99 接近。

(3) 量表效度指标:本量表以格塞尔量表为效标,对 108 名 2~30 月龄婴幼儿以两种测验先后测试。其发展指数与格塞尔量表的发展商之间的相关系数为 0.70。

(三) 贝利婴幼儿发展量表(第 3 版)

1. 量表的内容及结构　贝利婴幼儿发展量表(第Ⅲ版)(BSID-Ⅲ)是对从出生到 42 月龄婴幼儿的各项能力发展进行全面评估的量表。在 BSID-Ⅱ评估领域(认知、语言、运动)的基础上又增加了社会-情绪以及适应性行为领域的评估。

BSID-Ⅲ对于婴幼儿的评估分为五大领域:认知、语言、运动、社会-情绪、适应性行为。其中前三者由专业人员对婴幼儿进行评估,后两者则由家长填写,针对婴幼儿发展状况的问卷进行反馈。施测所需时间在 50~90 分钟。12 月龄及其以下年龄段的测查时间大约需 50 分钟,13 月龄及其以上年龄段需 90 分钟。

(1) 认知量表(Cognitive Scale):包括 91 个条目,主要包含 10 个维度:感知觉发展、探索与操作、客体关联性、概念建立、记忆力、习惯、视力、视觉偏好、客体永久性,以及认知加工的其他方面。

(2) 语言量表(Language Scale):分为语言表达(expressive communication subtests)与语言理解(receptive communication subtests)两个分测验。语言表达分测验共 48 个条目,语言理解 49 个条目。通过语言表达的评估,可以清楚地了解幼儿在交流过程中对于语音语调、手势、词汇等掌握和运用的情况。而语言理解则是评估幼儿对语音的识别能力,以及在多大程度上能够理解相应的词汇与指令。

(3) 运动量表(Motor Scale):分为大动作(gross motor subtests)与精细动作(fine motor subtests)两个分测验。大动作分测验包括 72 个条目,评估幼儿对自身身体的控制能力,包括静态定位(头部控制、坐、站);动态运动,包括运动(爬行、走、跑、跳、上下楼梯),运动质量(站立、走、踢等时的身体协调),平衡以及运动规划。精细动作分测验包含 66 个条目,评估幼儿控制小肌肉的能力,包括手指捏小物体、知觉动作整合、运动规划和速度、视觉跟踪、伸手够、物体抓握和操作等、手眼协调能力等精细动作的发育水平。

(4) 社会-情绪量表(Social-Emotional Scale):BSID-Ⅱ中的"行为评估量表"(Behavior Rating scale)被"格林斯潘社交情绪发展表"(Greenspan Social-Emotional Growth Chart:A Screening Questionnaire for Infants and Young Children)替代,后者是针对婴幼儿情绪发展和相关行为的筛查问卷,有 35 个条目,由儿童的主要照顾者来完成。主要评估四个方面:早期社会-情绪发展能力、社会性与情绪健康、早期人际交往模式以及检测社会-情绪能力发展的缺陷。

(5) 适应性行为量表(Adaptive Behavior Scale):增加了适应性行为评定体系(第Ⅱ版)(Adaptive Behavior Assessment System-Second Edition,ABAS-Ⅱ),主要包含 10 个维度:人际交流、社区应用、生活技能、居家能力、健康安全、休闲娱乐、自理能力、自我管理、社会交往和身体功能。

2. 评分标准及结果分析　BSID-Ⅲ的计分直接、简便,测查得分为 0 或 1 分,所得出的分数为粗分。认知量表的粗分转化为量表分(M=10,SD=3),该分再转化成相应的合成分(M=100,SD=15)。语言量表中的理解和表达分测验也可以应用量表分,这两者结合起来便是语言量表合成分。同样运动量表的合成分由精细动作和粗大运动的量表分组成。通过这 3 个能区把样本划分为 10 天 1 个年龄段(比如 2 个月零 6 天~2 个月 15 天)。以时间窗为基础将认知、语言和运动分测试的粗分转化成量表分,5 个月 16 天前以 10 天为 1 个年龄段,5 个月 16 天以后以 1 个月为 1 个时间段(比如 5 个月 16 天~6 个月 15 天、35 个月 16 天~36 个月 15 天),最长的时间窗为 3 个月(如 36 个月 16 天~39 个月 15 天)。以 10 天、1 个月、3 个月的时间窗为基础可以计算百分位数、可信区间、实际分数和发育商。

BSID-Ⅲ中的社会-情绪量表,采用 6 级评分法:0(看不出来)、1(没有)、2(一些时间)、3(一半的时间)、4(大部分时间)或 5(所有的时间)。计分简便直接,总粗分转换成量表分(M=10,SD=3),然后再转换成相应的合成分(M=100,SD=15)。社会-情绪能区的样本划分为 9 个年龄段(月龄:0~3、4~5、6~9、10~14、15~18、19~24、25~30、31~40)。

适应性行为量表采用适应性行为评定体系(第Ⅱ版)(ABAS-Ⅱ)的评分标准,为 4 级评分法:0(不能)、1(在需要的时候从未出现)、2(有时在需要的时候出现)、或者 3(总是在需要时出现)。10 个技能领域的每一个技能的粗分都能转换成量表分(M=10,SD=3),从这些量表分中可以计算总的合成分(M=100,SD=15)。适应性行为量表的样本时间窗为 11 月龄以下 1 个月为 1 个年龄段,13~23 月龄 2 个月为 1 个年龄段,24~42 月龄 3 个月为 1 个年龄段。

另外,各分量表还可得出其相应年龄窗口的百分位数和可信区间,有助于测试者向受试儿童父母解释结果。

(四) 量表的信度及效度研究

1. 抽样的代表性　BSID-Ⅲ的标准化样本来源于 2000 年 10 月完成的美国统计局人口数据,样本为 1~42 月龄的 1 700 名美国婴幼儿,为认知、语言和动作量表的标准化对象,分为 17 个年龄组,每 100 名为 1 个组;456 名婴幼儿为社会-情绪量表标准化的测试对象,1 350 名婴幼儿为适应性行为量表标准化的测试对象。采用全国分层抽样方式,按年龄、性别、种族/民族、家长教育程度、地理区域等指标分层取样。

2. 量表的信度指标　各量表的平均信度为:认知量表 0.91,语言量表 0.93,运动量表 0.92,社会-情绪量表 0.90,适应性行为量表 0.97。

(1) 认知、语言和运动量表。

分半信度:对样本进行测试获得了认知、语言以及运动的标准分与分测试量表的内部一致性。量表标准分的平均信度系数在 0.91(认知)~0.93(语言),而分测验的平均信度系数在 0.86(精细运动分测验)~0.91(语言表达与大运动分测验)。最低的信度系数 0.71(语言理解和表达分测验)来自 1~5 月龄的儿童。样本中特殊群体的平均信度系数均高于 0.94。

重测信度:由样本中的 197 名儿童的重测获得,两次测试的间隔为 2~15 天,平均间隔 6 天。2~4 月龄儿童的校正相关系数在 0.67(精细运动分测验)~0.80(语言表达分测验),33~42 月龄儿童从 0.83(大运动分测验)~0.94(语言表达分测验和语言合成分)。所有年龄段的平均稳定系数≥0.8。

(2) 社会-情绪量表:为 Greenspan 社会-情绪成长量表标准化的信度系数。Cronbach's α 系数为 0.83~0.94(社会-情绪条目)和 0.76~0.91(感觉加工条目)。

(3) 适应性行为量表:适应性行为量表的内部一致性来自 ABAS-Ⅱ标准化过程。采用费希尔精确概率检验估计平均信度系数 α。技能方面、适应方面和总适应分值(general adaptive composite,GAC)的平均信度系数为 0.79~0.98。重测的稳定性数据由样本中 207 名儿童的重测结果中获得,两次测试的间隔为 2 天~5 周,平均间隔 12 天。GAC 和适应性行为方面的平均稳定性系数≥0.8,而技能方面系数稍低。内部一致性测定通过 56 名儿童的父母双方对儿童的评估测得。GAC 内部一致性系数为 0.82,适应性系数为 0.79,适应性技能系数为 0.73。

3. 量表的效度指标　BSID-Ⅲ认知和语言量表的发展指数与韦氏学龄前儿童智力量表(Wechsler Preschool and Primary Scale of Intelligence-Third Edition)(Wechsler,2002)的言语、操作和总量表分之间有相对较高的相关性,相关系数为 0.71~0.83;语言量表与学龄前儿童语言量表(第 4 版)中听觉理解和表达分量表(Auditory Comprehension and Expressive Communication subscales of the Preschool Language Scale-Fourth Edition)的相关系数为 0.51~0.71;运动量表与皮博迪运动发育量表(第Ⅱ版)(Peabody Developmental Motor Scales—Second Edition)之间的相关系数为 0.49~0.57;适应行为量表(ABAS-Ⅱ)与文兰适应性行为量表——访谈版(Vineland Adaptive Behavior Scale—Interview Edition)之间的相关系数为 0.58~0.70。

效度研究对象还包括一些特殊的群体,包括唐氏综合征、普遍性发育障碍、脑瘫、特殊语言损害、发育迟缓、出生窒息、胎儿酒精综合征、小于胎龄儿、早产儿和低出生体重儿。

我国徐姗姗等应用贝利婴幼儿发育量表(第Ⅲ版)评价上海市婴幼儿发育,分析了该量表的信度和效度。选取 0~42 月龄正常婴幼儿 457 例行 BSID-Ⅲ测试。结果显示,BSID-Ⅲ的重测信度为 0.711~0.831 (P 均 <0.001),Cronbach's α 系数为 0.956~0.993,评分者间信度为 0.906~0.950(P 均 <0.001)。BSID-Ⅲ动作合成分数与格塞尔发育量表的动作能发育商(developmental quotient,DQ)相关系数为 0.367(P<0.05),认

知合成分数与格塞尔发育量表的应物能 DQ 相关系数为 0.164（*P*>0.05），语言合成分数与格塞尔发育量表的言语能 DQ 相关系数为 0.119（*P*>0.05）。457 例正常婴幼儿 BSID-Ⅲ认知、语言和动作分量表得分均高于美国常模参考值（*P* 均 <0.001），适应性行为量表得分低于美国常模参考值（*P*<0.001）。女孩在认知、语言和社会情感量表中得分高于男孩（*P* 均 <0.05）。得出结论：中美儿童发育存在一定差异，但 BSID-Ⅲ信度良好，应用于中国婴幼儿发育状况评估具有可行性。

（五）BSID-Ⅲ的其他特点

（1）除了精准细化的五大评估领域，BSID-Ⅲ还有一些独有的特点。其中，BSID-Ⅲ婴幼儿观察指标对于年龄的标准划分非常细化，并详细地分成了 17 个婴幼儿月龄段。施测者可以按照儿童的年龄开始操作，提高了评估效率。

（2）将影响婴幼儿发展的重要因素——家庭纳入评估中。在 BSID-Ⅲ评估中家庭扮演了很重要的角色，从而可以提高家长或照料者对儿童发展的认识和重视程度，为个别化家庭服务以及早期干预服务提供有价值的信息，可以帮助家长与干预者制定有效的幼儿干预策略。

（六）量表的临床应用研究

从测验编制技术的角度看，因其具有科学的可靠性和有效性的材料特点，贝利量表是目前被公认为最好的婴幼儿测验工具。在心理学试验上，常用它作智力前后变化的对比。然而，该量表主要用来测量当时的发展状况，而不是预测将来的能力水平，或者说用婴儿的测验分数做出长远的预测并无多大价值。另外，BSID-Ⅲ的主要目的是鉴别儿童是否有发育迟缓，而不是用于诊断一种障碍。

目前，BSID-Ⅲ尚未在中国进行标准化及使用，现在国内应用的还是易受蓉教授等修订的城市版 BSID-CR，它已经成为评价婴幼儿发展的综合性量表。在国内已广泛应用于对围产期高危儿智能发育状况的检测，对婴幼儿智力和运动评价及影响因素的探讨，对婴幼儿发育迟滞的早期筛查、诊断及监测，对高危儿干预效果的评价研究，以及对高危儿干预计划的制订起到了一定的指导作用。

（王惠梅）

参 考 文 献

［1］BELL S，ALLEN B.Book Review：Bayley Scales of Infant Development，Second Edition：Manual［J］.Journal of Psychoeducational Assessment，2000，18（2）：185-195.

［2］YU Y T，HSIEH WS，HSU CH，et al.A psychometric study of the Bayley Scales of Infant and Toddler Development-3rd Edition for term and preterm Taiwanese infants［J］.Res Dev Disabil，2013，34（11）：3875-3883.

［3］易受蓉，罗学荣，杨志伟，等 . 贝利婴幼儿发展量表在我国的修订（城市版）［J］. 中国临床心理学杂志，1993，1（2）：71-75.

［4］徐姗姗，黄红，张劲松，等 . 贝利婴幼儿发育量表-第三版评价上海市婴幼儿发育水平的应用初探［J］. 中国儿童保健杂志，2011，19（1）：30-32.

［5］杨进，刘小红 . 贝利婴幼儿发展量表北京农村地区常模的制订［J］. 中国妇幼健康研究杂志，2016，27（9）：1031-1034.

［6］TORRAS-MAÑÁ1 M，GUILLAMÓN-VALENZUELA1 M，RAMÍREZ-MALLAFRÉ' A，et al.Usefulness of the Bayley scales of infant and toddler development，third edition，in the early diagnosis of language disorder［J］. Psicothema，2014，26（3）：349-356.

［7］HOSKENS J，KLINGELS K，SMITS-ENGELSMAN B.Validity and cross-cultural differences of the Bayley Scales of Infant and Toddler Development，Third Edition in typically developing infants［J］. Early Human Development，2018，125：17-25.

[8] PENDERGAST LL,SCHAEFER BA,E MURRAY-KOLB L,et al. Assessing Development Across Cultures:Invariance of the Bayley-Ⅲ Scales Across Seven International MAL-ED Sites [J]. School Psychology Quarterly,2018,33(4):604-614.

四、格里菲斯发育评估量表中文版(GDS-C)

（一）概述

格里菲斯发育评估量表中文版(Griffiths Development Scale-Chinese Edition,GDS-C)是基于2006年Griffiths发育评估量表Ⅱ版(英文版)修订,于2009年至2013年在中国北京、上海、天津、郑州、西安、昆明、香港7个城市完成中国常模研究修订,具有相关知识产权,适用于0~8岁中国儿童的发育评估诊断工具。

1953年,在英国和澳大利亚工作的儿童心理学家露丝·格里菲斯(Ruth Griffiths)在研究苯丙酮尿症预防食疗配方时,研究并发布了一套0~2岁儿童精神发育评估量表(Griffiths Mental Development Scales,GMDS),为儿童发育指标制订了创新性标准。经大量数据研究后,格里菲斯在1970年又将这一量表评估年龄扩展到了0~8岁,涵盖了人类大脑发育最重要的时期。1996年,格里菲斯对第1版GMDS进行了0~2岁婴幼儿常模的重新修订。2006年,对2~8岁儿童常模进行了重新修订,并将GMDS重命名为格里菲斯精神发育量表-扩展修订版(Griffiths Mental Development Scales:Extended Revised,GMDS-ER)。2009—2010年间,经英国婴幼儿与儿童发育研究协会(the Association for Research in Infant and Child Development,ARICD)批准,基于GMDS-ER,开始在中国建立试点研究。2011—2013年在我国北京、上海、天津、郑州、西安、昆明、香港7个城市开展0~8岁儿童信度和效度的研究,并完成了中国常模研究的修订。

（二）量表的内容结构及评价标准

1. **量表的内容与结构**　GDS-C共分为6个领域。

（1）领域A:为运动能力测试。测试者对儿童的粗大运动技能如平衡性、协调控制和姿势控制等能力进行评估。测试项目包括与儿童年龄相适应的运动,如上下楼梯、踢球、骑自行车及跳跃等。

（2）领域B:为个人-社会测试。这一领域评估儿童日常生活能力、独立程度和与其他儿童的交往能力。测试项目包括与儿童年龄相适应的活动,包括穿脱衣服、使用餐具、运用知识信息的能力如知道生日或家庭住址等。

（3）领域C:为听-语言能力测试。该领域测试儿童的接受和表达语言的能力。测试项目包括与儿童年龄相适应的活动,如说出物体的名称和颜色、重复话语、描述一幅图画并回答一系列关于内容的相同点或不同点的问题。

（4）领域D:为手眼协调能力测试。评估儿童的精细运动技巧、手部灵巧性和视觉追踪能力、使用的项目包括与儿童年龄相对应的活动,如串珠子、用剪刀剪、复制图形、写字母和数字等。

（5）领域E:为表现力测试。主要测试儿童的视觉空间能力,包括工作的速度和准确性。测试项目包括与儿童年龄相适应的活动,如搭建桥或楼梯,完成拼图和模式制作等。

（6）领域F:为实际推理能力测试,适用于3~8岁儿童。主要评估儿童解决实际问题的能力,对数学基本概念的理解及有关道德和顺序问题的理解。测试项目包括与儿童年龄相适应的活动,如数数,比较大小、形状、高矮等,此外,该领域还测试儿童对日期的理解、视觉排序能力以及对错认识和理解。

2. **评分标准及结果分析**

（1）裸分计算。

部分Ⅰ:每个领域通过的总项目数/35×12。

部分Ⅱ:领域A、D、E通过的总项目数/19×12;

领域 B:通过的总项目数/23×12;

领域 C:通过的总项目数/21×12。

部分Ⅲ和Ⅳ:每个领域的总项目数 ×2。

每个领域的总裸分是此领域所有部分得到的裸分的总和。

（2）查找百分位数及与发育相当的年龄:按照常模手册,根据每个领域裸分的总和,查找每个领域的百分位数。按照第 50 百分位数为每个月龄的平均裸分值,根据每个领域总的裸分查找对应的月龄,即为该领域与发育相当的年龄。由于 F 领域在第Ⅰ、Ⅱ部分均无条目,故计分相对复杂。如果 F 领域第Ⅲ部分连续通过 6 项,则默认Ⅰ、Ⅱ部分得满分。若果 F 领域连续通过 4 项,且 A~E 领域Ⅰ、Ⅱ部分全通过,则仍默认 F 领域Ⅰ、Ⅱ部分得满分。若果 F 领域连续通过 4 项,且 A~E 领域Ⅰ、Ⅱ部分有项目没有通过,则取 A~E 领域裸分平均值给 F 领域Ⅰ、Ⅱ部分计分。若果 F 领域没有连续通过 4 项,则 F 领域不计分。

（3）百分位数:对于任何一个领域,百分位数低于 2.5%,提示该领域存在显著的发育迟缓（落后平均水平 2 个标准差以上）。百分位数低于 16%,说明此领域存在发育迟缓（落后平均水平 1 个标准差以上）。百分位数为 50%,表明此领域的能力达到同龄儿童的平均水平。

（4）计算方法及结果解释:发育商（DQ）= 发育年龄（DA）/实际年龄（CA）×100。DQ<70 分（落后平均水平 2 个标准差以上）提示此领域发育存在显著发育迟缓。DQ 介于 70 分至 85 分（落后平均水平 1 个标准差与 2 个标准差之间）提示该领域发育能力存在轻度延迟。DQ≥85 分提示儿童此领域发育水平在正常范围内。

（三）量表的信度及效度研究

1. 抽样的代表　由昆明医科大学夏晓玲教授团队带领的一组专家成员,对中国 6 个不同地区进行随机抽样。常模建立过程共取样及评估 815 名年龄在生后 7 天~8 岁之间的儿童,其中,男童 424 例,女童 391 例。

2. 量表的信度指标　本量表采用内部一致性进行信度测验,领域 A 运动、领域 B 个人-社会、领域 C 听语言、领域 D 手眼协调、领域 E 表现的 Cronbach's α 系数分别为 0.70、0.72、0.73、0.71、0.69,均在 0.6 以上,提示具有良好的内部一致性。2020 年,天津医科大学张欣教授研究发现,GDS-C 应用于 3~8 岁孤独症谱系障碍（Autism Spectrum Disorder,ASD）儿童,纳入样本,ASD 儿童 296 例,健康对照儿童 141 例,并进行了 GDS-C 量表内部一致性、重测信度和量表间信度计算,结果显示,ASD 儿童各分量表 Cronbach's α 系数为 0.957,评估者间信度系数介于 0.796~0.925,复测信度介于 0.83~0.945,提示本量表对 ASD 儿童的评估具有良好信度。

3. 量表的效度指标　目前尚缺乏 GDS-C 对健康 0~8 岁儿童的效度研究。张欣教授团队评价本量表应用于 ASD 儿童的效度,结果显示,本量表可将 85.5% 的 ASD 儿童有效区分出来,提示具有良好的区分效度,同时,将 GDS-C 各领域分值与 CARS 行相关性分析,结果显示 GDS-C 的各领域分值与 CARS 评分具有中-高度相关,提示具有良好的校标效度。

（四）量表的临床应用研究

GDS-C 是一套适合 0~8 岁中国儿童发育行为标准,经过严格心理计算和临床测试的评估工具,供广大儿科医生、发育行为学专家、儿科康复医生和治疗师以及教育学家等专业技术人员使用,并据此为儿童提供相应的医疗介入手段和干预救助措施。其临床应用广泛,国外有研究报道 GMDS 可用于某些疾病如癫痫对儿童认知能力的影响,抗癫痫药物对子代认知发展的影响,先天性心脏病手术对婴儿神经发育的影响以及早期 GMDS 评估对未来发育结局的预测等。国内亦有临床应用研究报道,2019 年,陈燕妮教授采用 GDS-C 作为轻-中度学前 ASD 儿童的认知评估工具,并探讨了 GDS-C 各领域评分与面部表情识别中眼动参数的相关性,结果显示,ASD 儿童对悲伤情绪的识别时,其持续注视时间、注视次数与 GDS-C 中个人-社会领域的 DQ 呈中度相关。2019 年,吉林大学白求恩第一医院贾飞勇教授团队以 GDS-C 作为参考标准,探讨了我国本土化量表儿童神经心理与行为量表 2016 版(CNBS-R2016)与 GDS-C 的一致性,结果显示两者在评估 ASD 儿童的发育状况时具有良好的一致性,与此同时,贾教授团队也应用 GDS-C 评估了 ASD 儿童的症状发育状况,结果显示 ASD 儿童认知结构不均衡,且不均衡程度受 ASD 严重程度、性别和年龄因素的影响。

（五）量表使用注意事项

1. GDS-C 专业性较强,能系统、准确地评估儿童的发育水平。在临床应用时,对测试人员要求较高,需具备一定的儿科临床、儿童发育和保健基础和经验,且经过标准化培训并取得资格的医生完成。测试过程中要求态度温和,使用标准化评估工具,并严格按照指导语进行操作。测试人员需遵守职业道德,遵守保密原则;不能将测试方法和评分标准公开宣传,以避免给被试带来损害。

2. GDS-C 发育评估量表六大领域的结果体现儿童行为发育的各个不同维度水平,因此,在进行结果分析时,需要针对每个维度的测试情况进行分析,而不能以计算的总和或均值代表儿童的发育水平。

3. 具有听力障碍或语言障碍的儿童,通常会在语言领域及依赖语言的实际推理和个人-社会领域表现不好;具有肢体障碍的儿童,通常在粗大和精细运动方面有问题;如果视力有问题,表现领域则会受影响,需结合儿童的具体行为表现去分析结果。

（李洪华　贾飞勇）

参 考 文 献

［1］ GRIFFITHS R. The Griffiths Mental Development Scales from birth to 2 years,manual,the 1996 revision. Henley:Association for Research in Infant and Child Development［S］.Test agency, 1996.

［2］ LUIZ D,BARNARD A,KNOESEN N,et al. Griffiths Mental Development Scales:Extended Revised. Two to eight years. Analysis Manual［M］. Oxford,United Kingdom:Hogrefe,2006.

［3］ TSO WWY,WONG VCN,XIA X,et al. The Griffiths Development Scales-Chinese(GDS-C): A cross cultural comparison of developmental trajectories between Chinese and British children［J］. Child Care Health Dev,2018,44(3):378-383.

［4］ LI PY,FU NN,LI QY,et al. The Griffiths Development Scales-Chinese(GDS-C):A reliable and valid neurodevelopmental assessment tool in children with ASD aged 3-8 years old in Tianjin, China［J］. Asian J Psychiatr,2020,52:102-144.

［5］ LI HH,WANG CX,FENG JY,et al. A Developmental Profile of Children with Autism Spectrum Disorder in China Using the Griffiths Mental Development Scales［J］. Front Psychol,2020, 11:570923.

［6］ LI HH,FENG JY,WANG B,et al. Comparison Of The Children Neuropsychological And Behavior Scale And The Griffiths Mental Development Scales When Assessing The Development Of Children With Autism［J］. Psychol Res Behav Manag,2019,12:973-981.

五、儿童数字划消智能评定量表（NCIRSC）

（一）概述

儿童数字划消智能评定量表(Number Cancellation Intelligence Rating Scale for Children,NCIRSC)是由禹东川和池霞等人编制的,以传统数字划消任务为基础,采用禹东川课题组研发的智能纸笔交互与评定技术,用于评定 5~12 岁儿童的注意力指数、视觉搜索策略指数、视觉运动整合指数、划消准确度、划消速度等指标。

传统的数字划消任务采用的是纸笔测试，只能获得正确数、错误数、漏划数等静态指标，无法从手写运动学角度了解纸笔测试过程的时空动力学特征，而且需要人工记录时间并对正确数、错误数等进行人工统计。NCIRSC 量表则采用了智能纸笔交互与评定技术，可以评定被试在划消任务纸笔测试中手写运动的时空动力学特征，为涉及注意力缺陷和视觉运动整合功能缺陷等有关的神经发育性障碍（如注意缺陷多动障碍和学习障碍等）的临床筛查与诊断提供参考。

（二）量表的结构及评分标准

1. 量表施测所需系统的简介　NCIRSC 量表的施测需要采用禹东川课题组研发的智能纸笔交互与评定技术系统。该系统主要有如下三个部分构成：①数字划消测试纸；②智慧笔；③智能终端。其中，数字划消测试纸采用的是标准的 B5 印刷纸，共有 26 行 40 列数字（其中：目标数字是"3"，其余数字为干扰项）；智慧笔在笔尖上方嵌入了微型智能摄像头，可精确识别出笔尖的实时坐标与时间信息，为观察指标的计算提供原始数据信息；智能终端通过蓝牙设备与智慧笔连接，获得笔尖的实时坐标和时间信息，实现对观察指标的计算结果的提取。

2. 量表的施测过程　NCIRSC 量表的施测中，被试使用智慧笔，需要在数字划消测试纸上找到目标数字"3"，而抑制其余数字的干扰。整个测试时间长度设定为 2 分钟。

3. 量表维度与结构　NCIRSC 量表包括五个维度：划消准确度；划消速度；注意力指数；视觉搜索策略指数；视觉运动整合指数。

（三）量表的心理学指标

1. 样本的代表性　采用多阶段分层随机抽样的方法，从南京市随机抽取 6 所小学 720 名儿童和 3 所幼儿园儿童 540 名。因儿童无法配合测试、设备信号等原因，实际回收小学有效数据 503 份和幼儿园有效 492 份，共计 995 份。

2. 信度研究指标　采用重测信度和测试者间信度分析。在调研前，对参与测试人员进行考核，对测试者操作一致性进行考核，测试者间一致性为 0.997。在对儿童参加完 NCIRSC 量表测试 2 周后，随机抽取参与测试的 117 名儿童再进行第 2 次 NCIRSC 量表测试。结果显示：各维度重测信度 ICC>0.62，这表明 NCIRSC 量表各维度均具备合适的重测信度。

3. 效度研究指标　通过对 NCIRSC 量表各维度与视觉运动整合量表总分及学习障碍问卷各维度与总分进行相关分析，结果显示，NCIRSC 量表与视觉运动整合量表以及学习障碍问卷各维度之间存在明显的相关性。

4. 统计结果分析　采用双因素方差分析进行统计检验，检验结果如下：

（1）视觉搜索度和划消准确度这两大维度存在年级主效应显著。

（2）划消速度、注意力指数、划消准确度和视觉运动整合指数这三大维度的年级和性别主效应显著，但无交互效应。

（四）量表在 ADHD 辅助诊断中的临床应用

1. 研究对象　选取 2020 年 12 月—2021 年 4 月于南京市妇幼保健院儿童保健科心理行为门诊诊断为 ADHD 的 54 名儿童［男童 42 名，年龄（7.25 ± 1.71）岁］作为试验组，并从南京市普通小学和幼儿园中挑选了 54 名性别年龄匹配的健康儿童作为对照组［（7.27 ± 1.71）岁］。经统计检验，试验组与对照组儿童不存在显著的年龄差异（t_{106}=−0.03，P=0.97）以及性别差异（χ^2=0.00，P=1.00）。试验组的纳入标准：①根据 DSM-5 的诊断标准，由专业医生明确为 ADHD 的患儿；②能完成韦氏幼儿智力量表（第 4 版）（WPPSI-Ⅳ）或韦氏儿童智力量表（第 4 版）（WISC-Ⅳ）的患儿；③能完成纸笔测试的患儿。对照组的纳入标准：①没有神经或精神疾病病史；②按正常年龄入学儿童，没有出现留级或跳级；③智力正常，学业成绩处于年级中位数水平；④能完成纸笔测试。

2. 研究结果

（1）对 ADHD 组与对照组的 NCIRSC 量表各维度指标进行组间差异统计分析,结果显示:仅在注意力指数、划消准确度、划消速度这三个维度上,ADHD 组显著低于对照组($P \leqslant 0.02$)。

（2）对 26 例 ADHD 幼儿以及 20 例 ADHD 学龄儿,分别对 NCIRSC 量表各维度与韦氏智力评估分维度及总智商进行相关分析,结果显示:NCIRSC 量表各维度与多个韦氏智力评估分维度及总智商具有较高的相关性($r>0.4$,$P<0.05$),其中注意力指数与总智商的相关系数 >0.577($P<0.01$)。

（3）构造逻辑回归分类模型对正常儿童和 ADHD 儿童进行划分,准确率达到了 71%,受试者操作特征曲线（receiver operator characteristic curve,ROC curve）曲线下面积（area under curve,AUC）达到了 0.83。

（五）量表修订者联系方式

禹东川,东南大学学习科学研究中心,E-mail:dcyu@seu.edu.cn。

（禹东川 池 霞）

参 考 文 献

［1］KELLAND DZ,LEWIS RF.Evaluation of the reliability and validity of the Repeatable Cognitive-Perceptual-Motor Battery［J］. Clin Neuropsychologist,1994,8:295-308.

［2］RICHARDSON ED,MAROTTOLI RA. Visual attention and driving behaviors among community-living older persons［J］. Journals of Gerontology Series A:Biological Sciences and Medical Sciences,2003,58（9）:832-836

［3］刘建新,廖捷,罗焰琼,等. 不同亚型多动症儿童的智力研究［J］.中国现代医药杂志,2006,8（12）:50-52.

［4］金星明,章依文,王建忠.注意缺陷障碍的临床研究［J］.中国实用儿科杂志,2005,20（1）:18-20.

［5］MARGOLIS H,SHERIDAN R,LEMANOWICZ J. The efficiency of Myklebust's pupil rating scale for detecting reading and arithmetic difficulties［J］. Journal of Learning Disabilities,1981,14（5）:267.

［6］静进,森永良子.学习障碍筛查量表的修订与评价［J］.中华儿童保健杂志,1998,6（3）:197-200.

［7］PREDA C.Partial cross-validation of low correlation for scores on the test of visual-motor integration and the Beery-Buktenica developmental test of visual-motor integration［J］. Perceptual & Motor Skills,1998,86（1）:224-226.

六、韦氏智力量表

（一）概述

韦氏智力量表是国际公认的最权威、使用范围最广的诊断性智力测验。由美国心理学家 David Wechsler 编制,包括三套智力量表,即。

幼儿智力量表（Wechsler Preschool and Primary Scale of Intel-Ligence,WPPSI,1967,适用于 4~6 岁）;

儿童智力量表（Wechsler Intelligence Scale for Children,WISC,1949,适用于 6~16 岁）;

成人智力量表（Wechsler Adult Intelligence Scale,WAIS,1955,适用于 16 岁以上）。

韦氏智力测验问世后曾多次修订:WAIS-R（1981）,WAIS-Ⅲ（1997）,WAIS-Ⅳ（2008）;WPPSI-R（1989）,

WPPSI-Ⅲ(2002),WPPSI-Ⅳ(2012);WISC-R(1974),WISC-Ⅲ(1991),WISC-Ⅳ(2003)。韦氏智力量表分为言语和操作两个部分。每一部分由测量相同智力结构的若干分测验组成,题目按照难度从易到难的顺序排列。测验结果以离差智商表示,除了得出各分测验的量表分,最后计算出全量表的总智商外,还可以分别得出言语智商和操作智商。我国从20世纪80年代开始由北京师范大学林传鼎、张厚粲教授主持对韦氏智力量表(Wechsler Intelligence Scales)进行了修订和标准化。修订后的韦氏智力量表有较高的信度和较好的效度。在20世纪90年代,湖南医科大学湘雅医院龚耀先、戴晓阳、蔡太生教授等对韦氏智力测验亦进行了修订和标准化,其特点是除沿用韦氏智力测验的基本框架外,在测验内容上做了较大改动。以WISC-R为例,沿用项目仅占9.4%,新编项目占77.7%,并制订了城乡两套常模。韦氏智力测验在我国的引进和标准化,有力促进了智力测评在中国的规范性发展,为心理学和医学科研及教学实践提供了有效的心理测量工具。

随着认知心理学和神经心理学的发展,研究认为工作记忆是区分个体学习能力和流体推理(fluid reasoning)能力的重要指标,认为个体的工作记忆能力强,个体的注意力就更高,学习能力也能随之提高。与此同时,加工速度也被证明是认知功能很重要的一个指标,加工速度的提高往往预示着随年龄增长连接到中枢神经系统的突触间的联系增加,同时意味着髓鞘化的程度和功能的增长。认知心理学和神经心理学的研究认为工作记忆、加工速度和推理之间是一种动态影响的关系,快速的信息加工速度需要很强的推理能力为辅助,信息加工速度的提高可以减少儿童工作记忆的工作量。这些研究成果对韦氏智力量表的进一步修订发展提供了理论基础。韦氏智力测验前几次的修订,测试结果均以3种合成分数呈现,即言语智商、操作智商、总智商;2003年起在北美正式发行和出版的WISC-Ⅳ有较大改动,与WISC-Ⅲ相比,删除了3个分测验,新增了5个分测验。测试结果由五种合成分数表示,即言语理解指数、知觉推理指数、工作记忆指数、加工速度指数、总智商。WISC-Ⅳ中文版的修订是经韦氏儿童智力量表的知识产权拥有者美国培生(Pearson)测评公司授权、珠海市京美心理测量技术开发有限公司代理,北京师范大学张厚粲教授主持,在全国各地多位心理学工作者参与下,从2006年开始进行全国标准化工作,在2008年3月通过了中国心理学会心理测量专业委员会鉴定;2012年10月美国正式发行了韦氏幼儿智力测验(第Ⅳ版)(WPPSI-Ⅳ),该版本在修订过程中结合了有关智力、认知发展、神经发育和认知神经科学的新研究,增加并更新了合成分数的名称,是其与韦氏儿童智力量表(第Ⅳ版)(WISC-Ⅳ,2003)和韦氏成人智力测验(第Ⅳ版)(WAIS-Ⅳ,2008)更加一致,且能够更精确地反映分测验的功能以及对认知能力的测量。WPPSI-Ⅳ的重要修订还包括延伸了测评的年龄范围,从2岁6个月~7岁7个月。WPPSI-Ⅳ美国版本由15个分测验组成,其中10个分测验是从WPPSI-Ⅲ保留下来的:积木、常识、矩阵推理、类同、图画概念、拼图、词汇、理解、指认图片和图片命名,新开发的5个分测验为:找虫、图片记忆、动物译码、动物家园、划消。WPPSI-Ⅳ中文版(WPPSI-Ⅳ-CN)由李毓秋和朱建军教授等在2014年完成了修订和标准化,WPPSI-Ⅳ(CN)保留了美国版本中的13个分测验,删掉的两个分测验为词汇和理解,因这两个分测验不属于核心分测验且不参与计算总智商,故删掉后不会影响WPPSI-Ⅳ(CN)的整体结构和功能。WPPSI-Ⅳ(CN)的适应年龄为2岁6个月~6岁11个月。

(二)量表的结构及评分标准

1. 量表的内容及结构组成 韦氏智力量表为诊断测验,属个别测试,测试时间约60~80分钟,测试人员需经过严格培训方能实施测验。测试过程必须严格按照指导手册的要求实施,以保证测试结果的有效性。测试内容以分测验的形式呈现,一般分为两大部分,即言语分测验和操作分测验,每一部分由5个分测验组成(还有一些备选分测验)。

韦氏儿童智力量表(WISC)是在韦氏智力量表系列中最早问世的(1949年),尔后又将WISC向年幼一端延伸,至最小年龄4岁,并成为独立量表,可测量4~6岁半(学龄前和学龄初期)儿童,即WPPSI。WPPSI有11个分测验,其中8个分测验来自WISC:知识、词汇、算术、相似性、领悟、图画填充、迷津、木块图案;增补了3个分测验:语句、动物房子和几何图形。11个分测验分为两个量表,即言语量表:包括知识、词汇、语句算术、相似性、领悟6个分测验;操作量表:包括图画填充、迷津、木块图案、动物房子和几何图形

5 个分测验。WPPSI-Ⅳ(CN)参照美国原版,也把年龄范围分为两个年龄阶段:从 2 岁半至 3 岁 11 个月为幼儿年龄段,由 7 个分测验组成;从 4 岁 0 个月至 6 岁 11 个月为学前与学龄初期年龄段,由 15 个分测验组成。

本文以韦氏儿童智力量表(WISC-Ⅳ)及韦氏幼儿智力量表(第Ⅳ版)中文版(WPPSI-Ⅳ-CN)为代表介绍韦氏智力量表的内容及结构。

2. WISC-Ⅳ由 14 个分测验组成 与 WISC-Ⅲ相比,WISC-Ⅳ删除了图片排列、拼图、迷津,新增了图画概念、矩阵推理、词语推理、字母-数字排序、划消测验。测试结果由五种合成分数表示,即言语理解指数、知觉推理指数、工作记忆指数、加工速度指数、总智商。各分测验的内容及心理学意义如下:

(1)积木分测验:由 14 个题目组成,第 1~2 题由主试摆出示范模型,再由被试摆出相同积木图案;第 3 题由主试摆出测题本上的图案,打乱积木后再由被试按照测题本上的图案摆出相同积木图案;第 4~14 题直接由被试按照测题本上的图案摆出正确积木图形。被试应具备理解部分与整体的关系,视觉空间协调能力、非语文抽象视觉刺激的分析推理综合能力。主要测试分析整合视觉-空间刺激的能力、视觉-动作协调能力。高得分者往往有着发展较好的空间知觉、视觉处理速度和非言语抽象思维的能力;低得分往往预示着发展不完善的视觉分析和整合能力以及滞后的手眼协调能力。

(2)类同分测验:由 23 个题目组成,要求用一个最恰当的分类来概括所给出的表示常见物体或概念的两个词。答案的"抽象概括"得分高于"具体概括"。主要测量语言的抽象逻辑推理能力、概括能力、语言概念的形成和同化、信息的整合能力。该测验也涉及被试者的听觉理解、记忆、对于概念的基本特征和表面特征的区别能力以及语言表达能力。低分者往往缺乏良好的抽象思维和归纳推理的能力,语言能力较同龄儿落后;高分者往往有良好的概念形成和同化能力、精确的语言表达能力、良好的长时记忆。

(3)背数分测验:由 19 个题目组成,分为两部分即顺序背数(10 道题)和倒序背数(9 道题)。要求被试对口头呈现的数字进行储存、加工,并按照特定顺序进行转换组织。顺背数字主要考察机械记忆力、注意力、听觉处理能力;倒背数字考察工作记忆能力,对信息的短暂储存、加工、编码、重新排序的能力,思维灵活性及认知的觉醒程度。

(4)图画概念分测验:由 28 个题目组成,要求被试从主试呈现的 2 排或 3 排图片中,每排选出 1 张,组成一组具有共同特征的图画。测验分为两部分,即从 2 排图片中选择的题目(第 1~12 题)和从 3 排图片中选择的题目(第 13~28 题)。主要测量非语言的抽象概念形成,分类和推理能力,概括能力。

(5)译码分测验:在规定的时限内,仿画简单的几何图形或与数字匹配的符号。要求被试快速学习与符号操作加工,在抽象符号间建立联系以及手眼协调。主要测量:短时视觉记忆、专注力、手眼协调能力、思维的速度和准确性。

(6)词汇分测验:由 36 个题目组成。分为图片测试题(第 1~4 题)和口头测试题(第 5~36 题)。图片测试题要求被试对测题本上呈现的图片命名,口头测试题要求主试大声读出每一个词,由被试解释这个词的意思。主要测量对字词的定义,口头语言表达能力,语文能力等。

(7)字母-数字排序分测验:由 10 个题目组成。每道题由字母和数字组成。在主试读完一串数字和字母后,被试必须先将听到的数字按从小到大的顺序背出,再将听到的字母按 26 个英文字母顺序背出。主要测量注意力、听觉工作记忆能力、处理信息的速度、排序能力、空间和视觉的想象能力等。

(8)矩阵推理分测验:由 35 个题目组成。每道题由一个不完整的矩阵图和五个备选图形组成,要求被试在备选图形中找出一个能填补矩阵图缺少部分的图形。通过考察抽象思维推理,问题的解决,测量被试非语言的理解和解决问题的能力、分析能力及空间知觉和空间辨别能力。

(9)理解分测验:由 21 个题目组成。选择的问题涉及日常生活知识、安全、社会情境等。考察被试了解与文化传统及社会准则有关的知识,并能够恰当合理的应用这些知识做出正确推理判断的能力。主要测量概念形成、语文理解、推理与表达、对于社会道德规范和准则的理解和运用能力及个体社会化的成熟程度。

(10)符号检索分测验:由 105 道题目组成。测题分为 A 测验和 B 测验两部分。A 测验包括 45 道题,适用于 6~7 岁儿童,每道题目由 1 个目标符号和 3 个寻找符号组成,要求被试在 3 个寻找符号中判断是否存在目标符号;B 测验包括 60 道题,适用于 8~16 岁儿童,每道题目由 2 个目标符号和 5 个寻找符号组成,要求被试在 5 个寻找符号中判断是否存在目标符号。主要测量短时记忆、注意力、认知的灵活性、手眼处理速度等。

(11) 填图分测验:属于补充分测验,由 38 个题目组成。每张图片均缺少一个重要的部分,要求被试在限定的时间内准确指出来。主要测量对熟悉物体的缺陷的视觉辨认、区分主要次要、注意环境细节、视觉再认与辨别能力、本质属性和非本质属性的分析和辨别能力、推理及视觉信息的判断能力。很低的得分可能预示着被试的视觉再认、组织和辨别能力发展不完善,或者注意力不集中,或者比较粗心大意,不善于观察事物的细枝末节。

(12) 划消分测验:属于补充分测验。要求被试在限定的时间内,从随机排列和有序排列的两大张图片中,逐一划掉规定的目标图案。主要测量加工速度、知觉分辨、专注力、选择性视觉注意与忽略能力。

(13) 常识分测验:属于补充分测验,由 33 个题目组成。问题涉及和日常生活有关的常识。主要测量从环境中习得一般知识的广度,获取、保存、提取一般知识的能力。

(14) 算术分测验:属于补充分测验,由 34 个题目组成,第 1~5 题通过出示测题本中相应的图片并由主试读出题目来完成测试;第 6~34 题没有图片,由主试逐字把题目读给被试听,在规定的时间内被试通过心算回答题目。考查基本算术知识以及对算术问题同时进行存储、加工及推理的心理运算能力。主要测量数字推理能力、记忆力及注意力、心理运算及语言理解能力,特别是被试的听觉言语理解能力和工作记忆能力。

在韦氏智力测验中,设有一些替代测验或称补充分测验。在计算不同合成分数时,有时因为被试的某些原因,主试需要选择一个补充分测验来代替核心分测验。如 WISC-Ⅳ 测验中:言语理解指数的核心分测验为类同、词汇、理解,补充分测验是常识;知觉推理指数的核心分测验为积木、图画概念、矩阵推理,补充分测验是填图;工作记忆指数的核心分测验为背数、字母-数字排序,补充分测验是算数;加工速度指数的核心分测验为译码、符号检索,补充分测验是划消。

3. WPPSI-Ⅳ(CN) 两个年龄段测验的结构都分为三个水平,包括全量表、主要指数量表和辅助指数量表。测验结构的每个水平均由一或多个量表组成。每个水平的量表包括核心分测验和补充分测验。其中核心分测验用于计算合成分数,而补充测验可以替代缺失或失效的核心分测验。

(1) 2 岁 6 个月~3 岁 11 个月:该年龄段幼儿主要的认知活动是通过动作思考、具体形象材料的思考而进行的,抽象思考如概括和推理能力尚未发展,因此用于此阶段的测验材料主要是图片以及需要动手摆弄的图块和积木。全量表水平有 5 个核心分测验(即:指认图片、常识、积木、拼图、图片记忆)以及 2 个补充分测验(即:图片命名、动物家园)。主要指数量表有 6 个核心分测验,分为三个指数:言语理解(指认图片、常识);视觉空间(积木、拼图);工作记忆(图片记忆、动物家园)。辅助指数量表有三个:语言接收(指认图片、图片命名);非语言(积木、拼图、图片记忆、动物家园);一般能力(指认图片、常识、积木、拼图、图片命名,其中图片命名为补充分测验)。

(2) 4 岁 0 个月~6 岁 11 个月:对于学前与学龄初期年龄段,由于被试的认知能力发展水平已逐渐提高,抽象思考的能力开始出现,因此对他们施测的材料除了包括 4 岁前幼儿的内容之外,还包括了测量抽象思考能力的语言类分测验以及考察反映速度和视觉-动作协调能力的用纸笔回答的答题册。全量表水平有 6 个核心分测验(即:常识、类同、积木、矩阵推理、图片记忆、找虫)以及 5 个补充分测验(即:拼图、图画概念、动物家园、划消、动物译码)。主要指数量表有 10 个核心分测验,分为五个指数:言语理解(常识、类同);视觉空间(积木、拼图);流体推理(矩阵推理、图画概念);工作记忆(图片记忆、动物家园);加工速度(找虫、划消)。辅助指数量表有四个:语言接收(指认图片、图片命名);非语言(积木、拼图、矩阵推理、图画概念、图片记忆、找虫、划消、动物译码,其中拼图、动物家园、划消和动物译码为补充分测验);一般能力(常识、类同、积木、拼图、矩阵推理、图画概念,其中拼图和图画概念为补充分测验);认知效率(图片记忆、动物家园、找虫、划消、动物译码,其中动物译码为补充分测验)。

(三) 评分标准及结果分析

韦氏智力测验的每个分测验均有独立、严谨的评分系统。在指导手册中对评分标准有详尽的解释和示例。

韦氏智力测验采用离差智商,规定均数为100,标准差为15。将每个分测验的项目得分相加即得到该分测验的原始分,根据原始分查询年龄等值量表分换算表,得出各分测验的量表分。将属于言语分测验的各量表分相加得出言语量表分,属于操作分测验的各量表分相加得出操作量表分,将言语量表分和操作量表分相加得出总量表分,查询量表分等值智商转换表可得出言语智商(VIQ)、操作智商(PIQ)、总智商(FIQ)。

1. WISC-IV其测量结果　提供一个全量表的总智商,用以说明儿童的总体认知能力,同时也导出另外四个合成分数,用以说明儿童在不同领域中的认知能力;四个指数也可以再次组合反映被试认知能力的差异。

(1) 言语理解指数:言语理解指数的各个分测验主要是用于测量学习语言的能力、概念形成、抽象思维、分析概括能力等。该项指数有助于教师和家长更好地了解孩子的言语方面的能力,对于有言语发展障碍的孩子能起到较好的诊断作用。

(2) 知觉推理指数:知觉推理指数的各个子测验主要测量人的推理能力、空间知觉、视觉组织等。为了避免和加工速度混淆,WISC-IV的知觉推理量表不再包括译码、查找符号等和加工速度相关的项目。因此和以往的韦氏智力量表的操作量表相比,知觉推理量表可以减少由于不同被试加工速度的高低不等所带来的影响,以利于更精确地测查被试的非言语推理能力。有助于家长和老师更好地了解儿童的推理能力、空间思维能力等。

(3) 工作记忆指数:工作记忆指数主要反映人的记忆能力、对外来信息的理解应用能力。工作记忆是人的学习能力的一个重要测量指标,该项指数可以准确地帮助人们了解孩子的注意力、记忆能力以及推理能力等。

(4) 加工速度指数:加工速度考察的是人对外界简单信息的理解速度、记录的速度和准确度、注意力、书写能力等。日常的学习生活往往要求个体既有处理简单信息的能力,也有处理复杂信息的能力。加工速度比较慢的个体往往需要更长的时间来完成日常作业和任务,也更容易引起大脑的疲劳。该项指数可以更有效地检测出孩子完成信息处理的能力。

(5) 四个指数可以再次组合:例如,一般能力指数(general ability index,GAI)由构成言语理解和知觉推理的六个分测验导出,它的g值载荷高。在某些临床情况下,它比总智商更能表达被试的智力潜力。再如,认知熟练(效率)指数(cognitive proficiency index CPI),由构成工作记忆和加工速度的4个分测验导出,它的g值载荷虽然低,但侧重认知效率,因此具有独特的临床价值。两者相差大于10考虑存在显著性差异,提示存在认知效率相对低下的特征。

(6) 儿童的言语理解量表:分数总和是3个言语理解分测验量表分之和(类同、词汇、理解分测验),知觉推理量表分数总和是3个知觉推理分测验量表分之和(积木、图画概念、矩阵推理分测验),工作记忆量表分数总和是两个工作记忆分测验量表分之和(背数、字母-数字排序分测验),加工速度量表分数总和是两个加工速度分测验量表分之和(译码、符号检索背数),全量表分数总和为言语理解、知觉推理、工作记忆、加工速度等四个量表分的总和。

2. WPPSI-IV中文版的测验结果　按照年龄段分为两套测验,2岁6个月~3岁11个月(测验A)的测验结果由总智商和3个主要合成指数组成;4岁0个月~6岁11个月(测验B)的测验结果由总智商和5个主要合成指数组成。

(1) 测验A:总智商由5个核心分测验分数合成(指认图片、积木、图片记忆、常识、拼图),反映了幼儿的语言接收和表达的基本能力,配合动手操作对看到的视觉图形进行分析和组织的能力,以及反映幼儿记忆当前看到的形象材料的能力。如果1个核心分测验因被试某种原因导致失效时可以选择属于同一领域的补充分测验;3个主要合成分数包括言语理解指数、视觉空间指数、工作记忆指数。言语理解由指认图片、常识、图片命名分测验的分数合成,反映幼儿对语言信息的接收、理解、准确表达能力。视觉空间由积木和拼图分测验的分数合成,反映幼儿对图案材料的分析组织能力,空间知觉及视觉运动整合能力。工作记忆由图片记忆、动物家园分测验分数合成,反映幼儿对图案材料的短时记忆能力。

（2）测验 B：总智商由 6 个核心分测验的分数合成，反映了被试以语言获得的常识性知识和运用语言进行概括、推理和表达的能力，配合动手操作对看到的视觉图形进行分析和组织的能力，根据看到的图片材料寻找其中规律的抽象思考能力，记忆当前看到的形象材料的能力，以及用笔完成目标的涂划任务的能力。主要指数有 5 个：言语理解指数、视觉空间指数、流体推理指数、工作记忆指数和加工速度指数。言语理解由常识、类同分测验的分数合成，反映被试对语言信息的概括、理解、准确表达能力。视觉空间由积木和拼图分测验的分数合成，反映被试对图案材料的分析组织能力，空间知觉及视觉运动整合能力。流体推理由矩阵推理、图画概念分测验分数合成，反映被试根据图片材料进行抽象概括、推理等高级思考能力。工作记忆由图片记忆、动物家园分测验分数合成，反映被试对图案材料的短时记忆能力。加工速度由找虫、划消分测验分数合成，反映被试快速扫描并辨别视觉图案并动手划记的能力。辅助指数有四个：语言接收指数，非言语指数，一般能力指数和认知效率指数。分别反映被试能否听懂别人讲的话或说出常见物品的名称的能力，对图片材料反应和思考的能力，对具体事物进行抽象思考的能力，被试的认知能力在不考虑工作记忆的作用时所能达到的水平，以及快速做出反应和视觉-动作协调的能力。

（四）量表的信度及效度研究

1. **抽样的代表性**　韦氏智力量表在我国的修订和标准化一般包括以下几个阶段：对原量表及指导手册的翻译和移植，使之符合中国的语言及文化背景；预试验；根据预试验结果对量表的心理测量学特征进行评判，对题目进行筛选和排序，对计分标准进行调试；全国标准化取样；建立全国常模；通过专业鉴定并推广应用。如 WISC-Ⅳ中文版标准化，取样依据 2000 年全国人口普查数据，并经过 2005 年 1% 人口分析统计资料校正，在全国七大行政区标准化样本共 1 100 名儿童，年龄范围从实足年龄 6~16 岁 11 个月，共分为 11 个年龄组，性别男女各半。其他家庭环境因素符合人口学特征，故取样具有代表性。

2. **信度研究指标**　对内部一致性信度、评定者间一致性、重测信度等信度指标进行检验。如 WISC-Ⅳ采用原版中介绍的方法，对类同、词汇、理解及常识分测验的评分者间一致性作了检验，类同的评分者间信度系数为 0.98、词汇为 0.98、理解为 0.96、常识为 0.99；重测信度研究为 58 名被试，复测时间间隔为 24~42 天，各分测验、四个合成分数及总智商的校正稳定系数均在 0.70 以上。

3. **效度研究指标**　对内部结构效度、效标关联效度进行检验。如 WISC-Ⅳ对分测验及合成分数的内部相关系数进行检验。结果表明：所有分测验间的相关都是显著的。WISC-Ⅳ还对特殊群体儿童进行了临床效度研究，包括 55 名超常儿童、66 名智力障碍儿童和 56 名学习困难儿童。主要结果与早先的相关研究和 WISC-Ⅳ原版的特殊群体研究结果基本一致，说明 WISC-Ⅳ具有良好的甄别能力和临床适用性。

（五）量表的临床应用

1. **应用 WISC-Ⅳ对 ADHD 患儿智力内部结构的分析**　2011 年上海交通大学附属精神卫生中心对 56 例 6~14 岁 ADHD 患儿进行了病例对照研究。病例组注意缺陷型 23 人，混合型 32 人，多动型 1 人。两组儿童 WISC-Ⅳ智力测试结果比较：病例组的总智商水平显著低于对照组（$t=3.486, P=0.001$），认知加工效率指数（$t=4.344, P=0.000$）及其分量表，包括工作记忆分量表（$t=3.588, P=0.001$）和加工速度分量表（$t=3.749, P=0.000$）的得分均显著低于对照组；而两组的一般能力指数及其分量表组成得分均未见显著性差异。两组男、女生之间的各智力参数比较未见显著性差异。两组儿童智力结构内部分析结果：病例组中，认知效率指数低于 90 分者 23 例，占 41.07%；得分在 91~110 分者 28 例，占 50.00%；得分在 110 分以上者 5 人，占 8.93%；而对照组中，认知效率指数低于 90 者 5 例，占 14.29%；得分在 91~110 分者 17 例，占 48.57%；得分在 110 分以上者 13 人，占 37.14%；两组得分分布存在显著性差异（$F=13.699, P=0.001$）。在研究组中，男性认知效率指数明显低于一般能力指数（认知效率相对低下的发生率为 72.34%，女性为 33.33%，男女之间存在显著性差异（$\chi^2=5.127, P=0.024$），认知效率相对低下的总体发生率为 66.07%；对照组中，男性认知效率指数显低于一般能力指数（认知效率相对低下）的发生率为 35.00%，女性为 13.33%，男女之间存在显著性差异（$\chi^2=2.106, P=0.147$），认知效率相对低下的总体发生率为 25.71%。两组认知效率相对低下特征发生率存在显著性差异（$\chi^2=14.034, P=0.000$）。

2. 对学习困难儿童韦氏智力测验对照研究的荟萃分析 首都儿科研究所及北京信息科技大学的研究者对发表于 2012 年 5 月前的相关数据库文献检索,获得中国内地学习困难和正常儿童 WISC 测量的对照研究。WISC 中文版为北京师范大学版(WISC-CR)或原湖南医科大学版(C-WISC),提取总智商(FIQ)、言语智商(VIQ)和操作智商(PIQ)。共 23 篇文献进入荟萃分析,10 篇文献采用 WISC-CR,13 篇采用 C-WISC,对照组来自同校或同班同学。荟萃分析结果显示,FIQ、VIQ 和 PIQ 的 WMD 分别为 -16.23(95% CI:$-18.20\sim-14.25$)、-19.90(95% CI:$-21.04\sim-16.77$)和 -11.92(95% CI:$-13.90\sim-9.94$)学习困难组均显著低于对照组(P 均 <0.001);对 VIQ 和 PIQ 各分项进行亚组分析,结果显示 VIQ 的 6 个分测验和 PIQ 的 5 个分测验的文献间均具有显著异质性,采用随机效应模型分析。荟萃分析结果显示,学习困难组的 VIQ 和 PIQ 各分项得分均显著低于对照组(P 均 <0.001),各分测验中以常识、类同、积木和译码的延迟发展更明显。

(六) 量表的特点及使用中的注意事项

1. 韦氏智力量表使用中年龄段的衔接问题 3 套测验分别在 6 岁组、16 岁组有重叠,对正常人群的测试结果显示,使用高年龄段量表的得分往往高于在低年龄段量表的得分。在重叠年龄段如何选择测验量表:首先要考虑被试的智力水平,如果被试属于特殊需要儿童或残疾患者,则选择低年龄段的量表测试较好,可以操作实施的有效项目多一些,可以增加被试的兴趣和信心。智力水平高的被试可以选择高年龄段的量表。中等智力的被试则两者均可以选择。其次,最好选择最新修订和标准化的量表。

2. 对智力测验的结果解释应注重临床实践意义 在解释全量表得分之前,测试者必须对各分量表的得分进行详细地分析。找出各分测验在常模中所处的位置(属于强项还是弱项)以及各分测验得分之间是否有显著性差异。由于神经心理疾病的被试者,如注意缺陷-多动障碍、学习困难、孤独症谱系障碍等患儿在分量表得分往往参差不齐,而这些时高时低的成绩互相平衡后,反映在全量表得分上可能是一个和正常群体很接近的全量表得分。所以韦氏智力测验结果解释的主要目的是要鉴别和分析被试者智力结构各方面的优势及劣势,为家长及儿童提供干预指导意见。

3. "重测效应"对复测结果的影响 在临床使用过程中对被试需要进行重复测试时,要考虑到"重测效应"对复测结果的影响。

4. 韦氏幼儿智力量表(第Ⅳ版)(WPPSI-IV)的使用 可以对幼儿的认知能力进行评估和鉴定;可鉴别幼儿认知能力的强项和弱项,分析幼儿认知能力的内部差异,为辅导和干预提供信息;对 4 岁前幼儿测评时注意引出被试最佳表现,必要时选用分测验中的补充分测验。

(七) 量表原文及修订者联系方式

中国修订韦氏智力测验:中南大学湘雅二医院医学心理研究中心。
韦氏幼儿智力测验中文版:北京师范大学珠海分校,李毓秋教授。

(洪 琦)

参 考 文 献

[1] 张厚粲.韦氏儿童智力量表第 4 版(WISC-Ⅳ)中文版的修订[J].心理科学,2009,32(5): 1177-1179.

[2] 龚耀先,蔡太生.中国修订韦氏儿童智力量表[M].长沙:湖南地图出版社,1993.

[3] 曹洪建,周楠.韦氏儿童智力量表与特殊儿童测查:挑战、改革与发展[J].中国特殊教育杂志,2011,7(6):17-23.

[4] 江文庆,李焱,杜亚松,等.注意缺陷多动障碍韦氏智力测验第四版测量结果分析[J].中国临床心理学杂志,2013,21(4):579-581.

七、0~3 岁婴幼儿发育量表（CDCC）

（一）概述

0~3 岁婴幼儿发育量表（Child Development Center of China，CDCC）为中国儿童发展中心英文名称"Child Development Center of China"的缩写。是 20 世纪 80 年代由中国科学院心理研究所与中国儿童发展中心合作编制的婴幼儿发育诊断量表，于 1987 年完成全国常模。量表主要编制者为中国科学院心理研究所范存仁教授。为了探讨我国从出生到 3 岁婴幼儿智能发育的规律，制订出适合我国实际情况的儿童早期发育诊断量表，从 1985 年开始先在北京、上海、西安、桂林 4 个城市为试点，对测验项目进行了预试验，每个年龄组取样 30 人共测验 480 人，根据预试的结果对量表的测验项目进行了筛选。1986 年开始在全国 6 大行政区的 12 个大、中、小城市，由 20 个协作单位参加的全国范围标准化工作，对生后 2 个月~3 岁阶段共分为 16 个年龄组，半岁前每隔 1 个月为 1 年龄组，半岁~1 周岁每隔 2 个月为 1 年龄组，1~3 岁每隔 3 个月为 1 年龄组。每个年龄组取样 100 人，共计取样 1 600 人。1987 年对样本进行了统计学处理及分析，建立了国内城市常模，完成了该量表标准化工作。

（二）量表的结构及评分标准

0~3 岁婴幼儿发育量表为个别测试，适用于 2 个月~3 岁儿童，量表测试平均时间约为 30 分钟，测试者必须经过培训，熟练掌握该量表所用的材料和测验程序。

1. 量表的结构及特点　量表内容分为两个领域，分别为智力量表和运动量表。智力量表测试的内容包括：婴儿感知觉、注意、记忆和认识能力的发展规律，语言发展的规律及语言交流能力。这部分共有 121 个项目，是从 200 多个项目中筛选出来的。运动量表测试的内容包括：对身体的控制能力；全身运动的发展及大肌肉的协调；手及手指操作技巧的发展；手精细动作的发展规律等。这部分共有 61 个项目，是从 100 多个项目中筛选出来的。两个分量表的项目编排顺序是一样的，即按照年龄定位（50% 被试取得成功的估计年龄）从小到大排列。该量表在测试中有两点需要特别注意：其一是确定每名被试的测试范围（基线和顶线），基线是指（根据被试年龄定位）最早未获得通过的项目的前一个项目；顶线是指被试取得成功项目中最难的一个项目。如果是正常儿童，一般可以用比被试者实足年龄早 1 个月的年龄定位项目开始测验。在确定基线和顶线时，也可以采用以下准则：在用智力量表测查时应测得连续 7 个通过或失败的项目，用运动量表时测要测得 4 个连续这样的项目。其二是测验项目的情景编码，即把具有相同的刺激物但表现不同难度的测试项目归为同一情景编码组。智力量表按照情景编码共分为 26 个组，运动量表共分为 15 个组。同一情景编码组内的项目可以在同一个呈现过程中观察和评分。比如智力量表中的蓝形板项目（情景编码 O：项目号 62，72，80，91，103，110 及 111）可以从 1 次呈现的蓝形板中，通过观察同时对 7 个项目进行评分。这样可以使测试更加有序，同时节省测验时间。

2. 评分标准及结果分析　每通过一个项目得 1 分。测试完成后，分别得出智力量表和运动量表的原始分。规定每一年龄水平，平均值为 100 量表分，每增加或减少 1 个标准差为 16 量表分。分年龄组求出个年龄组的总量表平均数和标准差，根据公式：$100+(X-\bar{X})/SD\times16$（$\bar{X}$ 和 SD 分别为被试者所属年龄组总量表分平均数和标准差），分别得出智力发育指数（mental development index，MDI）和运动发育指数（psychomotor development index，PDI），制订出个年龄组量表分的等值发育指数换算表。智力发育指数和运动发育指数，两者都是一种指数或标准分，与"IQ"具有同样的数值特点。为了避免混淆智力量表和运动量表的缩写（第 1 个字母都是 M），用 PDI（精神运动发育指数）表示运动量表的标准得分。对于每一年龄组，标准分的范围为 50~150，概括了智力发育指数和运动发育指数超过正负 3 个标准差的范围。对一部分特殊儿童的总分则有可能高于或低于量表的指数范围，在这种情况下，MDI 或 PDI 应写作"低于 50"或"高于 150"。

（三）量表的信度和效度研究

1. 抽样的代表性　量表在标准化时,采用分层样本设计的原则,参照 1982 年全国人口普查的资料,在每一年龄组都对样本的性别、家长的教育程度、职业类型、行政地区、城市级别进行比率分层取样,样本能够代表我国不同社会文化背景 2~36 个月阶段儿童的比例分配。

2. 信度研究指标　将两个分量表的项目按顺序的奇偶数分为两部分,计算其分半信度。智力量表的分半系数为 0.35~0.99,运动量表的分半系数为 0.82~0.98;智力量表与运动量表标准分之间的相关系数为 0.35~0.67;智力量表的复测信度 0.96,运动量表为 0.97。

3. 效度研究指标　采用格塞尔发育量表和儿心量表进行校标效度研究。选取 101 名 30~36 个月的儿童同时应用 CDCC 量表和格塞尔量表进行测试,求得 CDCC 发育指数和格塞尔发育商之间的相关系数为 0.5,$P<0.01$;选取 80 名儿童用 CDCC 量表和儿心量表同时进行测试,求得两量表得分之间的相关系数为 0.58,$P<0.01$。表明该量表有较好的效度。

（四）量表的特点及注意事项

1. 该量表在我国 20 世纪 80 年代即完成了量表的修订和标准化,对评定我国 0~3 岁儿童智能发育水平提供了一个有效的测试工具,对于促进儿童心理行为学科的临床和科研发挥了很好的作用。

2. 量表的得分具有识别作用,即通过被试儿童所得原始分数的百分位、标准分和年龄等值与常模组进行比较,旨在发现低于平均发育水平或明显异常的儿童。但这种识别更多的是基于目前的表现而非将来的表现。故对 1 次测验的解释应谨慎,必要时通过动态评估神经心理发育过程来明确诊断。

3. CDCC 的运动分量表测试项目中没有包括神经反射(原始反射和病理反射)及姿势反应方面的内容,故不能有效识别非典型的姿势和异常运动模式,也不能识别完成此项目的质量,如姿势的对线、控制、平衡和协调功能等。故对有异常运动模式儿童的识别有局限性。

4. 仅有一套城市常模,缺少农村常模。在使用时应注意。

（洪　琦）

参 考 文 献

范存仁 .CDCC 婴幼儿智能发育量表测验手册 [M]. 北京:团结出版社,1988.

八、中国儿童发展量表(3~6 岁)

（一）概述

为了探索我国 3~6 岁幼儿神经心理发展的规律,编制一套适合评估我国幼儿心理发展的诊断测验,1985 年在北京师范大学张厚粲教授主持下与中国儿童发展中心合作开始编制"中国 3~6 岁儿童发展量表"。编制的过程分为 4 个阶段。

第一阶段为量表项目内容的筛选,在参考当时国内外现有儿童心理测验的同时,主要参考了我国心理工作者在幼儿语言、认知发展、社会性发展及动作发展等方面的最新研究成果,并吸取幼教工作者的实践经验。在 1986 年 7 月编制出包括语言、认知、社会性、动作 4 个部分,共 16 个项目计 152 个小题的测验初稿。

从 1988 年开始第二阶段即进入预试验,在北京、济南、大连、武汉等 6 个地区,选取 500 名 3~6 岁正常幼儿进行了预试验,对测试结果进行信度、效度检验和项目分析,从 152 个题目中确定 111 个题目为量表内容。对项目的排列顺序、指导语、计分标准重新调整,并编制出抽样施测指导手册。

第三阶段为全国常模的抽样工作,在 1990 年先举办了量表常模抽样主试者培训,然后在全国六大行政区选取 18 个城市进行了常模抽样测试工作。

第四阶段为量表的常模及测验指导手册编制。并从 1990 年 12 月起,在北京、太原、福州、乌鲁木齐等地幼儿园进行试用,经过一年半的试用,根据反馈意见对各项目及小题的排列顺序以及施测方法做了一些变动。于 1992 年 10 月通过了专家鉴定。

(二) 量表的结构及评分标准

量表属诊断测验,个别测试。适用于 3~6 岁儿童,量表长度适中,内容形式多样,易于施测。施测者需经过培训,熟练掌握测验内容与操作技术,严格按照指导手册所规定的方法及要求,不得任意更改。

1. **量表的结构及特点** 本量表分为智力发展量表与运动发展量表两个部分。智力发展量表由 11 个项目组成,分别是:

(1) 看图命名:包括 10 个题目,要求被试能正确识别图片上的内容,能用恰当的词给每张图片命名。

(2) 量词使用:包括例题及 8 个题目,要求被试者能准确理解图画的含义并使用量词说明图上所画的东西是多少。

(3) 看图补缺:由 10 个图片组成,每张图片缺少 1 个主要部分。要求被试者有敏锐的视觉观察能力及对事物本质特征及非本质特征的识别能力。

(4) 语言理解:分为 7 个题目。要求被试者能正确理解测试者所叙述的句子和所含的空间词汇,又要正确识别、理解每幅图画的含义。

(5) 按例找图:包括 10 个题目和 1 张例图。主要测量被试者的视觉辨别能力,图形比较、图形想象、图形组合,以及分析概括、类比推理能力。

(6) 袋中摸物:分为 8 个题目,要求被试从布袋中,一个一个取出测试者所提出的物品。主要测试被试者对物体的形状、大小、质地等特性的认知与分类,词语的理解,手的感觉与精细动作反应能力等。

(7) 拼摆图形:分为按图纸照样摆图和记忆摆图两类共 12 个题目。要求被试者有很好的视觉-运动能力,色彩分辨力,记忆力、想象力与空间知觉能力。

(8) 数数算算:包括 16 个题目,第 1 题到 12 题的材料是实物与图片,第 13 题到 16 题是口头回答问题。这项测验要求儿童具有一定的数的概念,推理能力与计算能力。

(9) 分析错误:分为 6 个题目,6 张图片分别画出在不同的情境中个别人的某些错误行为,测验时儿童不仅要有很好的观察力和记忆力,更重要的是能准确识别正确与错误,好与坏的行为准则判断能力。

(10) 社会常识:分为 8 个题目,由画有各种社会生活常识的 4 张图片及 4 个有关社会生活常识问题组成。测查被试对社会生活及行为规范正确认知能力。

(11) 人物关系:由 11 个问题组成。通过对图片的综合观察,判断出人物的性别、年龄、职业等特征以及人物之间的关系。以上 11 项共 106 个题目构成智力发展量表。运动发展量表由 5 个项目组成。

(12) 单脚站立:主要是测量被试的平衡能力。

(13) 立定跳远:测量被试的弹跳爆发力。

(14) 左跳右跳:测量被试大运动的灵活性。

(15) 蹲蹲站站:主要是测查被试的耐久力。

(16) 快捡小豆:主要是测量被试手眼协调和手部动作的灵活性。

2. **项目的因素分析** 智力量表中的第 1、2、4 三项为语言能力测验,它包括语言感知与理解、语言表达等多个方面的能力;第 3、5、6、7、8 五项是认知能力测验,它包括视觉-运动能力,色彩辨别能力,空间知觉能力,观察力,记忆力,想象力,分析概括与类比推理,以及数学运算等方面的能力;第 9、10、11 三项是社会认知能力的测验,它包括社会常识,道德判断,以及对人、人际关系等的认知能力;运动量表中的第 12、13、14、15、16 五项是对幼儿身体素质和动作技能发展的测查,它包括身体的平衡性、动作的灵敏性、爆发力、耐久力及协调能力的测量。

3. **评分标准及结果分析** 智力量表的评分根据不同的项目有相应的得分标准,每道题目均有时限的要求;运动量表根据被试完成该项目的难易程度分为不同级别,有相应的得分标准。如第12项:单脚站立,以坚持的秒数记分,2秒以下得0分,3~5秒得1分,6~10秒得2分,11~15秒得3分,16~20秒得4分,20秒以上得5分。将智力及运动量表的原始分根据被试儿童的年龄组分别转化为标准分,标准分以百分等级表示;将智力量表和运动量表的原始分相加得测验总分,转化为总分的百分等级。中国儿童发展量表(3~6岁)的测验结果有两种表示方式:其一为被试测验总分、智力发展及运动发展的百分等级;其二是根据百分等级对被测儿童的发展水平做出评价(表2-8)。

表2-8 发展水平分级标准

分级	内容	标准
一级	测验标准分等于或超过同年龄常模组的95%	优秀
二级	测验标准分在75%~95%	发展水平良好
三级	测验标准分在25%~75%	发展水平中等
四级	测验标准分在5%~25%	发展水平中下
五级	测验标准分在5%以下	为发育迟滞

(三)量表常模的建立及信度和效度研究

1. 抽样的代表性 量表在标准化时,采用阶段分层样本设计的原则,参照1986年全国人口普查的资料,在每一年龄组都对样本的性别、家长的教育程度、职业类型、行政地区、城市级别进行比率分层取样,抽样的年龄范围从3~6岁6个月。共分为12个年龄组,5岁前,每隔3个月为1个年龄组,5岁以后,半岁为1个年龄组,总抽样人数2 368人。样本能够代表我国不同社会文化背景3~6岁阶段儿童的比例分配。

2. 信度研究指标 本量表采用内部一致性和复测信度进行信度检验。抽取44名被试,间隔2周后复测,复测信度0.89($P<0.001$);对总样本的语言、认知、社会认知、运动等项目分别与测验总分进行相关分析,相关系数分别为0.872、0.953、0.925、0.708(P均<0.001),说明该量表有良好的一致性信度。

3. 效度研究指标

(1)从样本的测验结果分析可以看出,不同年龄儿童的各项测验得分随年龄增长而提高,量表能够较好地反映幼儿的心理发展,提示有较好的内容效度。

(2)采用比内儿童智力发育量表进行校标效度研究。选取50名4岁的儿童同时应用本量表和比内儿童智力量表进行测试,求得两项测验的相关系数为0.603($P<0.001$);表明该量表有较好的效度。

(3)采用主成分分析法和方差最大正交旋转法对量表的项目进行因素分析,结果表明本量表有着较好的因子结构,能够反映幼儿的心理发展,并适用于对3~6岁幼儿发展水平的诊断。

4. 编制百分量表 将常模样本各年龄组测验结果按原始分数所得的均数与标准差建立年龄常模;以各年龄组原始分数的均数为依据,再以正态分布模型确定不同原始分所对应的百分等级。分别按智力发展量表、运动发展量表、全量表编制成百分等级量表。

(四)量表的特点及注意事项

1. 该量表在我国19世纪90年代即完成了量表的编制和标准化,对评定我国3~6岁儿童心理发育水平提供了一个有效的测试工具。对于促进我国幼儿心理行为的发展,更有效地进行教育训练和干预,推动临床和科研发挥了很好的作用。

2. 量表的项目设计涵盖了儿童智力结构中的主要因素构成,包括感知觉、认知能力、推理及计算、社会化等,测验结果能够较好地鉴别3~6岁儿童各领域的发展水平。

3. 仅有一套城市常模,缺少农村常模。在使用时应注意。

(洪 琦)

参 考 文 献

张厚粲.中国儿童发展量表(3~6岁)手册:城市版[M].北京师范大学,1992.

九、发育异常评定量表(DAS)

(一)概述

发育异常评定量表(Developmental Anomalies Scale,DAS)由杨志伟于1999年编制。

1. **目的及意义** 近年来发现神经发育异常相关障碍,如:儿童学习障碍、精神发育迟滞、广泛性发育障碍(孤独症)与儿童精神病、早发分裂症、成人分裂症等,较多存在大脑发育异常有关的生物学标记。孤独症、阅读障碍具有某些皮纹学异常。目前认为,这些异常可看作遗传因素和胚胎神经发育早期宫内损害的标记。本量表是为学习障碍等以大脑神经发育生物学异常为基础的有关神经发育障碍,提供一种评定胚胎期神经发育异常生物学标记的操作性定义方法,为神经发育异常的定性诊断和研究提供参考依据。

2. **编制过程** 目前美国国立精神卫生研究所(National Institute of Mental Health,NIMH)等许多研究认为,对胚胎期神经发育异常指标大致有以下几方面价值:

(1)用作有关心理发育障碍病因学的定性评价:如精神发育迟滞、学习障碍、多动症、孤独症及其他有关儿童期行为发育障碍。

(2)精神分裂症:发育异常的评定方法与脑影像学技术意义相似,可看作神经解剖生物学层面异常指标,作为分类研究的同质性标记。

(3)已有用于情感障碍研究的阳性结果报告。

(4)可看作遗传标记和早期神经发育阶段异常基因表达的生物学效应和结果。

这些评定指标的理论依据是:这些部位的发育与神经系统同源于胚胎期的外胚层,手末梢与皮嵴的分化以神经纤维为导向,与中枢神经系统发育同步进行,约从胚胎第16~24周基本形成。这一时期是脑细胞从脑室周围的生发层逐层向皮质迁移和皮质分化成形的阶段,因而这些异常指标与神经发育异常有密切联系。并且,皮纹学的某些特征与遗传有关,这些特征一旦形成,终身不变。这些项目中,许多测量标准具有种族差异。

3. **适用对象** 目前采样于汉族人群。其他民族人群的分布特征和评定标准尚待进一步研究。

4. **DAS的修订及标准化过程** 国内对于早期发育异常迄今尚无有效而实用的临床评定方法。虽然国外已有一些研究,由于不同种族的躯体特征和测量标准不同,有些指标、评分标准和方法我国不能直接引用。本研究的目的是希望通过对我国汉族阅读障碍(reading disorder,RD)儿童的"发育性异常"研究,建立早期神经发育异常评定方法。

对于精神障碍相关神经发育异常的评定,国外有Waldrop等编制,Green等修订的轻微躯体异常评定量表(Minor Physical Anomalies Scale,MPAS)及Bracha等编制的手发育不良评分法(Hand Maldevelopment Score,HMS),但其信度、效度不佳。前者原有18项,主要包括头3项,眼2项,耳5项,嘴(上腭、舌)3项,手2项,足3项。HMS为手的形态与皮纹异常,共7项。有关测量评定标准是根据白种人制订的。

本研究在参阅有关文献的基础上,对评定项目作了修订和增补,建构成DAS量表。

由于躯体、皮纹等生物学测量评定指标在不同民族间可能存在人类学差异,初步研究只选择父母均为汉族的儿童进行了考察。有关研究结果已经发表。

(二)量表的结构及评分标准

1. **量表的内容及结构介绍** DAS量表的原始项目共计36项,含MPAS 18项;主要包括头3项,眼2

项,耳5项,嘴(上腭、舌)3项,手2项,足3项。HMS 7项。新增项目11项,计有头部3项,掌、指皮纹7项,跖掌皮纹1项。

(1) 测试方式:采用有关工具进行躯体生物学标记观察测量,根据规定标准评分。

(2) 测试需要的时间,评定时间为10~15分钟。

(3) 对主试的要求:需要经过躯体标记生物测量方法的专门培训,以掌握相关技术和评分标准,并通过一致性考核检验。

2. 评分标准及结果分析　异常评分标准:对9~12岁正常儿童进行有关指标的测量,以制定有关项目异常评分参考标准。结果:除头围随年龄而增长,各年龄组间差别明显外,其余各项指标在各年龄组间无明显差别。各项评分按照"有/无"或等级标准评分,累加计分。综合考虑诊断敏感性与特异性,可用3分以下为正常,4分为可疑,5分及以上为异常作为划界标准。评分异常具有遗传发育神经生物学异常和病因学意义,提示有胚胎期神经发育异常。

(1) 发育异常评分的组间比较:RD组和正常组各项评分的中位数(median,M)、分布范围(range,R)与比较结果,在MPAS、HMS、增补项目以及DAS评分上,RD组均明显高于正常组($P<0.001$)。

(2) 阅读障碍儿童不同性别和自身左、右侧间的比较:对RD男女儿童作不同评定方法比较结果,不同性别RD儿童在手皮纹异常HMS评分上,女性患儿高于男性患儿,差异有显著性($P<0.05$)。其余各项评分差异均无显著性。对男女患儿手皮纹异常进一步作项目频率分析,结果表明,男性患儿在近侧掌线断开,鱼际花样,桡箕(双手)等项目上高于女性患儿,其余各项以女性患儿较高。另外发现男性atd角异常在两手分布不对称,以左手较高,女性患儿无此现象。对正常儿童男女性别、左右两侧间比较,差异均无显著性($P=0.06~1.00$)。

3. 相关的常模　发育异常划界分的累计百分数分布与比较见表2-9。

表2-9　发育异常划界分的累计百分数分布与比较

划界分	组别	MPAS	HMS	增补项目	DAS
0分	RD	0	44.6	28.6	0
	对照	13.7	72.5	7.0	19.6
3分	RD	25.0	100	100	7.1
	对照	76.5	100	100	62.7
4分	RD	37.5	100	100	12.5
	对照	84.3	100	100	74.5
5分	RD	57.1	100	100	25.0
	对照	88.2	100	100	86.3
6分	RD	69.6	100	100	53.6
	对照	90.2	100	100	88.2
	χ^2	32.94	13.95	11.98	44.61
	P	0.000	0.000	0.000	0.000

(三) 量表的信度及效度研究

1. 抽样的代表性　研究对象为采用ICD-10定义标准,诊断为汉语阅读障碍的9~12岁汉族儿童101人(男性70人,女性31人)。在阅读障碍儿童所在同一班级随机抽取汉族正常儿童共计66人(男性40人,女性26人)作为正常标准样本。排除标准:排除出生及既往脑损伤可疑病史。

2. 信度研究指标　重测信度0.98,一致性信度0.91~0.92,表明评定结果稳定可靠,一致性较好。

3. 效度研究指标　对异常儿童的检出率(灵敏度)判别分析法为84.6%,3分划界为92.9%,较Green等报道的31.3%明显要高。评定特异度判别分析法达94.1%,5分划界为86.3%,表明DAS对早期神经发育异常评定的敏感性和准确性较为满意,具有临床实用价值。

（四）量表的临床应用研究

Jamison 观察到 RD 儿童以双手 atd 角增大等标记比较多见，双侧的不对称性在 RD 儿童比正常儿童要明显，而且左侧数值较高。他认为，这种异常的不对称性支持 Geschwind 等人的观点——胎儿过量睾酮激素对神经生长因子（nerve growth factor，NGF）和表皮生长因子（epidermal growth factor，EGF）等细胞因子的作用，可影响外胚层组织分化和脑皮质不对称性发育。

本研究发现，在汉族 RD 儿童，女性的 HMS 评分较男性明显较高，对此尚未见到文献报道。在具体项目上，男性患儿有 3 个项目频率高于女性，前两项与 Jamison 和 Bracha 的报告相符。在其他项目上则以女性患儿较多见。此外，atd 角的异常在男性患儿以左手较多见，在女性患儿两侧无明显差异。这些可能提示大脑的不对称性发育发生了改变，且存在性别差异。

应用 DAS 量表在孤独症研究中已获得阳性发现。

（五）量表的特点及使用中的注意事项

该量表目前主要在汉族原发性阅读障碍及正常对照进行了系统检验。对其他神经发育性障碍如智力发育障碍、ADHD 及 ASD 患者，有一些临床个案获得阳性发现，存在神经功能障碍严重程度呈正相关趋势，但还有待于进一步验证。

（六）量表原文及修订者的联系方式

杨志伟，E-mail：yangzw99@163.com（标题请注明：DAS）。

（杨志伟）

参 考 文 献

［1］杨志伟，李雪荣.阅读障碍儿童神经发育异常与临床评定方法初步研究［J］.中华精神科杂志，1999，32（1）：50-52.

［2］卢建平.孤独症儿童神经发育异常的评定研究［J］.中国现代医学杂志，2004，14（12）：42-44.

十、中国比内测验（第 3 版）

（一）概述

1905 年，法国医生兼心理学家比内和他的助手西蒙合编了智力等级测验，在书中按照年龄大小分组设计了不同的测验内容，其难度随年龄递增，用以测试儿童的智力，这是智力测验的开端。比内首先提出了智力年龄的概念（也称心理年龄），是根据对儿童进行智力测验的结果而得出的年龄，即根据儿童智力发育所表现出来的特征所判断的年龄。例如一个 4 岁的儿童，做智力测验得出的智龄是 5 岁，那么他的智力水平超前 1 年；如果被测试儿童是 6 岁，则其智力水平落后 1 年。即用智力年龄减去实际年龄得出智力差数来表示一个人智力水平。1916 年，美国斯坦福大学特尔曼将比内西蒙智力量表进行了修订，编制成适合美国应用的"斯坦福-比内量表"，并提出了智力商数的概念，即我们现在熟知的 IQ，其计算公式是：智力年龄除以实际年龄再乘以 100 所得的商数。与比内在智力测验初期提出的智力年龄相比，智商可以表示一个人智力相对的高低，并可以与不同年龄阶段的儿童进行比较。我国心理学界老前辈陆志韦先生以"斯坦福-比内量表"为蓝本，于 1924 年对其进行了第 1 次修订，使其适合在中国使用，到 1936 年又与吴天敏先生进行了第 2 次修订。由于种种历史原因，这套具有传统意义的智力测验几乎濒于绝迹。1978

年,我国心理学界恢复了它应有的科学地位,吴天敏教授组织国内相关专家,于 1981 年完成了第 3 次修订工作,并定名为"中国比内测验"。为亟须使用标准智力测验进行科研及实践工作的我国心理学、教育和医疗等领域提供了一套与国际接轨的智力测验工具。

（二）量表的结构及评分标准

1. 量表的内容介绍 中国比内测验(第 3 次修订)按照每岁 3 个试题的方式编排,从 2~18 岁共由 51 个试题组成。部分试题又有几个小题组成。属于个别测验,采用 1 对 1 方式测试,完成测试约需 30 分钟。主试应熟悉各试题的指导语,熟练掌握测试流程,并严格按照指导手册实施测试,及时记录测试结果。中国比内量表共有 51 个大题,有的大题中含有若干小题,共有 183 个题目。各大题的名称如下:

试题 01:比圆形	试题 02:说出物名	试题 03:比长短线
试题 04:拼长方形	试题 05:辨别图形	试题 06:数纽扣 13 个
试题 07:问手指数	试题 08:上午和下午	试题 09:简单迷津
试题 10:解说图画	试题 11:找寻失物	试题 12:倒数 20 至 1
试题 13:心算(一)	试题 14:说反义词	试题 15:推断情景
试题 16:指出缺点	试题 17:心算(二)	试题 18:找寻数目
试题 19:找寻图样	试题 20:对比	试题 21:造语句
试题 22:正确答案	试题 23:对答问句	试题 24:描画图样
试题 25:剪纸	试题 26:推出谬误	试题 27:数学巧术
试题 28:方形分析(一)	试题 29:心算(三)	试题 30:迷津
试题 31:时间计算	试题 32:填字	试题 33:盒子计算
试题 34:对比关系	试题 35:方形分析(二)	试题 36:记故事
试题 37:说出共同点	试题 38:语句重组(一)	试题 39:倒背数目
试题 40:说出反义词(二)	试题 41:拼字	试题 42:评判语句
试题 43:数立方体	试题 44:几何形分析	试题 45:说明含义
试题 46:填数	试题 47:语句重组(二)	试题 48:校正错数
试题 49:解释成语	试题 50:明确对比关系	试题 51:区别词义

2. 量表的结构组成 从智力的能力成分可分为五类。

（1）测观察能力的题目:有 1、2、3、5、8、9、10、20、21、22、30 共 12 个。

（2）测记忆能力的题目:有 6、12、15、32、33、34、36、40、41 共 9 个。

（3）测思维能力的题目:有 7、lx、15、17、23、26、27、29、37、38、42、45、46、47 共 14 个。

（4）测想象能力的题目:有 4、24、25、28、31、35、45 共 7 个。

（5）测综合运用多种能力的题目:有 4、16、15、18、19、39、44、45、50、51 共 10 个。

3. 评分标准及结果分析 指导手册对每道测试题有明确的标准答案,每道测试题均有时限要求,答对 1 题得 1 分,未答对不得分;连续 5 题不能通过时则停止测验。中国比内测验的总分由两部分组成:一部分是被试答对若干试题的分数和;另一部分是根据测验手册要求,各年龄有不同的开始测验试题,如 6 岁组,从第六题开始;9 岁组从第 14 题开始。对于这些被试要"补加分",即对前面的题目算做通过。比如 6 岁组补加 6 分,9 岁组补加 13 分,所以测试总分由答对试题的分数和加上补加分构成。最后根据被试实际年龄(岁、月)和测验总分,在手册的智商表上查出对应的 IQ 值。

（三）量表的信度及效度研究

1. 修订及抽样 中国比内测验第 3 版的修订工作从 1979 年开始,与第 2 次修订相比做了较大改动。在测验内容方面,删改了一部分试题,增加了一部分试题。在评定结果方面,将原来以实足年龄除智力年龄求得智商的方法,改为以被试测试成绩与他所在群体的中常成绩相比较的结果为智商。在第 2 次修订本中,一个试题往往有不止一个年龄标准,以至于使用起来很不方便。在第 3 次修订时,改为每岁 3 个试题,从 2~18 岁共 51 个试题。在当时的条件下,为了节约国家经费,吴天敏教授邀请国内几个代表地区的心理学或教育学专家以及当地的儿童保健工作者参与了标准化的取样工作,有南京、昆明、武汉、福州、广州、沈阳等地的师范大学。

2. 信度及效度研究 中国比内测验第 3 版测查手册中,除了实测程序与记分方法及智商转换表外,对于量表的取样常模、信度及效度均未公布。

(四) 量表的临床应用研究

1. 中国比内量表与韦氏儿童智力测验结果的比较研究 1989 年选择合肥市某小学 6~7 岁健康儿童共 106 名,其中男 62 名,女 44 名。对每个学生分别采用"韦氏儿童智力量表中国修订本"及"中国比内智力量表"测验两次,其间间隔 7 天。两次主试者、被试者不变。测试者按照指导书要求进行,且均为个体测试。比较 106 名儿童两种智力测验的结果显示:$P>0.05$,说明两者差异无显著性。进一步的相关分析,相关系数为 $r=0.729$,$t=10.87$($P<0.001$),具有非常显著的统计学差异。说明两种智力测验结果有密切的相关性。就实际应用来讲,韦氏测验方法花费时间较多,而比内测验则较简便、经济、省时、省力,便于基层工作人员掌握,特别是在大面积普查时,更有它的优点。

2. 对学龄儿童智力测验分析 1995 年中国医科大学第二临床医学院儿童保健门诊就诊的 219 名学龄儿童,其中多数有学习困难。其中男童 131 例,女童 88 例。采用中国比内量表进行智力测试及影响因素分析。测查结果:智力正常者 104 例(47.49%),临界状态者 45 例(20.55%),智力轻度低下者 54 例(24.66%),重度低下者 16 例(7.30%)。测试结果中 IQ 偏低的比率较高,可能与样本中学习困难患儿较多有关。通过智力正常组和智力低下组两组资料对比,发现在早产或过期产、出生时窒息、癫痫、家庭不和、父母离婚及家庭教育差等方面两组有显著性差异。提示中国比内量表有较好的临床识别能力。

(五) 量表的特点及使用中的注意事项

1. 中国比内量表(第 3 次修订)测试年龄 2~18 岁,最佳适用年龄为小学至初中阶段,测试时间一般 1 小时,量表测试年龄跨度较大,测试内容简捷便于操作,测试工具简单易携带,测试项目包括常识、判断、推理、计算和图形分析等。在当时填补了新中国成立 30 年来的一项空白。

2. 比内测验主要测量言语理解—推理、数学推理和记忆因素。图形分析测验主要测量图形关系推理因素,但缺乏对知觉组织因素和动手操作因素的测量。另外,因其试题基本按年龄水平排列,就造成测量某一因素的试题排列不连续、无秩序、有的题目在这一年龄阶段有在另一阶段没有的缺点。所以,比内量表的修订及发展应向分测验方向发展,也就是按照试题的因素负荷特征组成主要测量某一因素的分测验,并使其在各个年龄阶段都有难度不同的题目出现。

(洪 琦)

参 考 文 献

[1] 吴天敏. 中国比内测验指导书[M].北京:北京大学出版社,1978.

[2] 郝风贤,陶芳标,周学勤. 两种智力量表智力测验结果的比较研究[J].安徽医科大学学报,1990,25(4):258-259.

[3] 郑书元,邰春燕.219 例学龄儿童智力测验分析[J].辽宁医学杂志,1995,9(4):197-198.

十一、团体儿童智力测验（GITC）

（一）概述

团体儿童智力测验（The Group Intelligence Test for Children，GITC）是在我国改革开放后自行编制的一个与韦氏儿童智力测验（WISC-R）相似但可以团体施测的诊断性智力测验。它由多个分测验组成，分为语言（文字）和非语言（非文字）两大类，采用纸笔测验的形式，测验题目格式是选择题（5 个答案选 1 个），适用于 9~16 岁儿童。GITC 的编制者为华东师范大学心理学系金瑜教授，从 1986 年开始团体儿童智力测验的编制工作，1995 年完成全国常模。GITC 是在作者和我国心理工作者十多年对智力测验的研究和应用的基础上进行的，它在编制过程中参考并汲取了国内外各种量表的长处，更重要的是体现了作者对诊断性智力测验施测形式的创新性及适用性地探索。

该量表的编制分为以下几个阶段：

（1）准备阶段（1986 年 2 月—1987 年 10 月）：收集国内外各种类型的智力测验量表进行分析，同时作者对上海 660 名被试施测韦氏儿童智力量表中国修订版（WISC-CR）上海常模的原始数据进行因子分析，进一步掌握 WISC-CR 测量 G 因素的实质。

（2）第 1 次试用测验稿阶段（1988 年 12 月）：根据对 WISC-CR 上海常模的原始数据因子分析的结果，初步确定选择常识、类同、算术、理解、词汇、图片排列、积木、译码、拼图等 9 个分测验，并设计出另一种分测验"辨异"替代韦氏智力测验中的填图分测验。根据以上 10 个分测验编制测验题及答案，第 1 稿确定的测验题数共 650 个。第 1 次施测样组随机挑选上海几所学校 4 个年级 376 名被试完成测试。

（3）第 2 次试用稿阶段（1988 年 4 月）：对第 1 次试用稿测试结果进行数据资料分析，计算出点二列相关及鉴别力（D），对测验题进行精选，并对部分分测验的测题图画重新绘制，组成第 2 稿量表，总测验题数减至 352 个。选取 176 人完成第 2 稿测试。

（4）第 3 次试用稿阶段（1989 年 2 月）：首先对第 2 次试用稿测试结果进行分析，包括对每一测验题的点二列相关、鉴别力、校正难度的分析。并重点确定各分测验实施的时间长短及分测验的长度（测验题的数目）。根据中小学生的年龄特点，实施每个分测验的时间确定为 6 分钟。对测验题再次进行精选并按照难度重新排列，组成第 3 次试用稿，总测验题数 292 个。

（5）测验的英文稿（第 4 稿）和第 5 稿阶段：英文稿是作者在美国进修期间对团体儿童智力测验第 3 的再加工过程，尤其是总指导语和 4 个语言分测验的例题、指导语做了较大修改。在翻译过程中，力求做到每个词和句都更准确达意。第 5 次试用稿是建立在第 3 次试用稿基础上完成的，在分测验的安排和测验题数量上无变化，但指导语和 4 个语言分测验的内容和质量又有所改变，更加简明扼要。1994 年底组成全国常模制定协作组，协作组成员以及被试分布在全国六大行政区 19 个大、中、小城市中，共抽样 3 916 人，分为 10 个年龄组完成全国常模及标准化工作。1996 年 2 月完成 GITC 使用指导手册编制。

（二）量表的结构及评分标准

GITC 属于团体施行的测验，形式是多重选择的纸笔测验。被试通过自己阅读指导语而理解其测验要求，因此量表适用于 9~16 岁（相应年级是小学三年级至高中一年级）学龄儿童。对于每一测验题，被试将从所提供的 5 个答案中选择最佳的 1 个。量表测试时间约为 1 小时 20 分钟，由主试统一掌控每个分测验的开始及结束时间，每个分测验限定时间是 6 分钟。主试必须经过心理测量及智力测验方面的培训，具有主持进行测验的经验，熟练掌握该量表测验程序，使整个测验紧张而有序进行。

1. 量表的结构及特点　GITC 由语言量表和非语言量表两大部分组成，语言量表测题是以书面文字语言形式出现，非语言量表是以非文字形式出现，比如：图画、图案和图形等。语言量表由常识（38 题）、类同（32 题）、算术（20 题）、理解（32 题）、词汇（50 题）5 个分测验组成，共 172 题；非语言量表由辨异（26 题）、排列（13 题）、空间（30 题）、译码（34 题）、拼配（17 题）5 个分测验组成，共 120 题，全量表总测验题数 292 题。

测试时两个量表的分测验交替进行,这种独特的编制方式不仅使测验的内容丰富多样,易引起被试的兴趣,而且对正确评价和诊断被试的智力水平和结构是有效的。

2. **评分标准及结果分析**　根据标准答案,每选对 1 道测验题得 1 分,首先计算出每个分测验的原始分,使用指导手册中的《与原始分等值的量表分》,把个分测验的原始总分分别转换成量表分;第二步是把语言量表、非语言量表的各 5 个分测验的量表分相加得全量表总分,然后利用常模表中《与量表分等值的语言 IQ 分》《与量表分等值的非语言 IQ 分》《与量表分等值的全量表 IQ 分》表,把三种量表总分进行转换,即获得每名被试的语言、非语言、全量表智商(IQ)分数。最后还可利用答案记分纸上的剖面图了解被试在各分测验中表现较强和较弱的信息。根据测验得出的智商分数对被试智力水平的评定与韦克斯勒智力测验智商结果具有相同意义,可参照公认的"智力水平分类表"进行。

(三) 量表的信度和效度研究

1. **抽样的代表性**　组成全国城市常模制定协作组后,对抽样和施测的具体操作均提出严格的统一要求,编写了抽样要求、主试施测和评分须知等内容下达协作组成员。抽样要求随机选择所在城市 1~2 所普通中、小学,排除重点学校后实验班学生,随机抽样。每个地区完成 200 名有效被试的测试任务,共分为 10 个年龄组,每个年龄组 20 名,男女各半。抽取被试时优先选取某一年龄的半岁左右不超过 3 个月的儿童,如 9 岁组优先选取的是 9 岁 3 个月至 9 岁 9 个月的儿童,共测查 3 916 名被试。

2. **测验题目的难度和鉴别力研究**　在制定全国常模时,难度(P)使用通过率(%)求得的,即通过每道测验题的人数和总人数之比;鉴别力(D)使用的是测验题与量表总分的相关数。经统计学分析,全量表中有 143 题具有中等难度(通过率在 31%~70%)占总数的 48.97%;有 69 题较难(通过率在 0~30%)占总数的 23.63%;有 80 题较易(通过率在 70%~100%)占总数的 27.40%。全量表鉴别力较高的测题有 270 题(优良的 208 题,良好的 62 题);占全部测验题的 92.46%;鉴别力尚可的有 15 题(5.14%);鉴别力差的仅 7 题(2.40%)。说明量表的测题有较好的鉴别力和适当的难度分布。

3. **信度研究指标**　量表采用分半信度和库德-理查森信度(Kuder-Richardson reliability,K-R 20)内部一致性分析进行信度检验。首先是对全体被试所得测验数据进行 10 项分测验的分半相关分析,语言 5 项分测验的分半相关系数为 0.95,非语言 5 项分测验为 0.93,全量表为 0.96;K-R 20 分别为:语言 5 项分测验 0.97,非语言 5 项分测验 0.95,全量表 0.98。说明每个分量表及全量表具有较好的内部一致性和同质性。

4. **效度研究指标**

(1) 从样本的测验结果分析可以看出,不同年龄儿童的各项测验得分随年龄逐渐增长,说明本量表能够较好地反映儿童的心智发展,提示有较好的内容效度。

(2) 采用主成分分析法,求得未经旋转的第一公共因子,即 G 因子的特征根的百分比,以及分布在各分测验上的负荷量,用以检验测验的效度并验证测验的设计。结果显示 G 因子的特征根值为 6.515 8,所占百分比为 65.18,贯穿于各分测验的因素的负荷量均高于 0.5,说明各分测验对 G 因子均有较大贡献。

(3) 采用韦克斯勒智力量表中国修订版(WISC-CR)为效标,选取 100 名 12 岁的被试,在 12 周内同时测试 GITC 及 WISC-CR,GITC 全量表总智商与 WISC-CR 的全量表总智商的相关,$r=0.604\,5$;GITC 语言量表智商与 WISC-CR 语言智商的相关,$r=0.616\,9$;GITC 非语言量表智商与 WISC-CR 操作智商的相关,$r=0.461\,5$。

(4) 从全国常模样组中抽取 100 名被试,由班主任老师对其智力水平进行评定(采用优、良、中、中下、差五级评分)与 GITC 三种智商分数进行比较。教师评定与 GITC 语言量表智商的相关,$r=0.594\,6$;与非语言量表智商的相关,$r=0.564\,7$;与全量表智商的相关,$r=0.641\,9$。

(四) 量表的临床应用

视觉-运动发育整合能力与 GITC 的相关性研究。

视觉-运动发育整合测验(VMI)是由美国学者 Beery 设计的一种儿童发育筛查工具。通过让儿童临摹 24 个标准几何图形,评估与智力等级密切相关的视觉-运动发育整合能力。为了进一步明确视觉-运动发育整合测验(VMI)对儿童智能发育评估的应用价值,选取西安市城区普通中、小学各 1 所,自小学四年级至高三,年龄范围为 9~18 岁,随机选择 210 名被试按年龄分为 10 组。男、女之比为 1∶1,采用 VMI 测验和团体儿童智力测验(GITC)对 210 名被试进行测查。结果表明:VMI 测验得分与 GITC 各分测验均有较好的相关性($r=-0.26\sim0.63$,$P<0.01$),与空间分测验的相关性最好($r=0.63$,$P<0.01$);在多元逐步回归分析中,与 VMI 测验得分偏相关系数最大的亦是 GITC 中的空间分测验。随着父亲文化程度的提高,儿童 VMI 测验得分依次增高,其差值有显著意义。VMI 测验与 GITC 中反映视觉运动和视觉定向能力的分测验相关很好,提示 VMI 测验具有较好的平行效度。父亲的文化程度对儿童视觉-运动发育整合能力的发展有明显的影响作用。

（五）量表的特点及注意事项

1. GITC 是 1 个在结构上与韦氏儿童智力量表(WISC-R)相似,但可以团体施测的诊断性智力测验,适用于 9~16 岁的儿童;该测验在编制中采用两分法,即把全量表分为言语量表和操作量表,并创造性的应用书面文字语言和非文字形式(图画、图形和图案),使施测以纸笔方式进行,为方便科研和大规模使用提供了一个信度和效度良好的诊断性智力测验工具。

2. GITC 分为 10 个分测验,其测量的神经心理学特征与韦氏儿童智力量表相似,所得出的结果可以正确评价和诊断被试的智力水平和智力结构,具有良好的临床和科研使用价值。

3. 由于是团体测验,主试对集体被试在整个施测过程中的状态把握非常重要。首先必须严格按照指导语引导每一个分测验的测查,其次必须严格掌控每个分测验施测的时间,以保证测验结果的准确性。

（洪　琦）

参 考 文 献

［1］金瑜.团体儿童智力测验(GITC)指导手册［S］.华东师范大学心理系,1996,19(3):144-149.

［2］洪琦,刘灵,李公正,等.视觉运动整合测验与团体儿童智力测验的相关研究［J］.中华儿科杂志,1997,35(3):125-127.

［3］金瑜.团体儿童智力测验上海市区常模的制订［J］.上海教育科研杂志,1994,82(10):30-34.

十二、麦卡锡幼儿智能量表中国修订版(MSCA)

（一）概述

麦卡锡儿童智力量表(McCarthy Scale of Children Abilities,MSCA)是由美国儿童发展心理学家 D·麦卡锡(D·McCarthy)于 1972 年编制的,适用年龄范围 2.5~8.5 岁,是一种个别施测的诊断性测验。它既能对正常幼儿及小学入学前后的儿童智能发育水平及各种主要能力做出较全面的评价,也适用于特殊需要儿童诊断之用。该量表自问世以来受到儿童心理学家及发育儿科的关注。1989 年,由上海华东师范大学李丹及陈国鹏教授主持对该量表进行了国内修订及标准化工作。

此项工作分为两个阶段完成,首先是对引进的量表进行翻译,此次修订所依据的版本是日本 1977 年的修订版,并参照了麦卡锡 1972 年的英文原版,完成了上海市区的试测常模。对测试内容基本保持原版特色,仅对个别处做了文化相容性的改动,如人像图中国化,图片中的"叉"改为"刀"等;

第二阶段是全国常模标准化样本的收集及资料统计、编制常模及测试指导手册等，于 1992 年完成。

（二）量表的结构及评分标准

1. 量表属诊断测验，个别测试　适用于 2.5~8.5 岁儿童，测试时间约 1 小时。也可延伸至 8~14 岁智力发育障碍儿童的评定。量表测查内容较全面，既反映儿童多方面的认知能力，同时又检查了动作的协调及一侧化发展情况。施测者需经过培训，熟练掌握测验内容与操作技术，严格按照指导手册所规定的方法及要求。

2. 量表的结构及特点　麦卡锡幼儿智能量表中国修订版（MSCA-China Revision，MSCA-CR）共由 18个测验组成。分为 6 个分量表：言语（V）、知觉-操作（P）、数量（Q）、记忆（Mem）、运动（Mot），前三者又合成"一般智能（general intelligence，GI）"分量表。测查结果来自 6 个分量表，量表分数分为两种：其一是 T 分，用于前 5 个分量表的粗分转换；其二是 IQ，用于"一般智能"分量表的得分转换。6 个分量表的构成内容如下：

（1）言语分量表（V）：由 5 个测验组成。要求被试应用单词、词组或句子来回答包括短时记忆、长时记忆、发散思维、演绎推理的项目，从而评定被试言语表达能力和词语概念理解程度。是预测学业成绩的一个良好指标。5 个测验分别是：①图画记忆，属于即时测验项目，考察言语表达和短时记忆功能。②词语知识，分为两个部分，其一为看图回答，主要为年龄较小幼儿设计；其二为说话，10 个词汇按具体到抽象的难度排列，要求儿童说出词的意义。③词语记忆，包括难度不同的两个部分。其一为复述由单词组成的序列或语句；其二为复述主试即时讲过的故事。考察言语和短时记忆功能。④词语流畅，要求被试在规定的时间内尽量说出指定范畴内的事物，主要测试儿童分类思维能力及敏捷性、有控制的联想能力。⑤反义类推，要求被试用反义词填句。

（2）知觉-操作分量表（P）：通过操作玩具来测试儿童的推理、概括归类、模仿即视知识能力。包括以下 7 个测验：①积木，通过模仿搭积木观察儿童的动作技能和空间知觉能力。②拼图，被试拼组 6 套动物或水果的拼图版，难度呈递增性。③连续敲击，要求儿童模仿主试敲击铁琴的序列进行敲击，难度逐渐增加。本测验呈现的是听觉与视觉同时性刺激，可以观察儿童的注意和知觉-动作协调，以及短时记忆功能。④左右方向，测试内容有儿童对自身左右的认知及对图片人物相对左右的认知。此测验从 5 岁及以上开始施测。⑤图形临摹，共有 9 个图形，前 3 个是模仿主试者的作图，后 6 个是临摹画本上的模型。⑥画人，要求被试画一个与自己同性别的人。通过评判分析可提供有关智力及人格方面的信息。⑦概括归类，测试工具为 12 块积木，包括 2 种形状、2 种大小、3 种颜色。用以测试儿童的分析、归纳等处理事物的能力。共分为 9 题，前 3 题测试儿童对颜色、形状、大小的理解，4~6 题是要求儿童按一维（形）、两维（大小、颜色）、三维（形、色、大学）的角度来操作，最后 3 题要求儿童发现分类的规律从而进行组合。

（3）数学分量表（Q）：由 3 个测验组成，所有的解答都只需一步计算。①数的问题：共有 12 个有关加、减、乘、除的简单计算和数量知识问题；②数字记忆：即数字跟读广度，包括顺背数字（2~7 位）和倒背数字（2~6 位）两部分，考察短时记忆和注意力；③计数与数的区分：由 9 个测试题组成，测试儿童的计算和理解概念、数量词的能力。

（4）一般智能分量表（GI）：由言语分量表（V）、知觉-操作分量表（P）、数学分量表（Q）中所有的测验构成，即 GI=V+P+Q。这三个分量表从整体上对儿童的认知功能提供了全面的评价。

（5）记忆分量表（Mem）：该分量表的测验分别来自言语分量表、知觉-操作分量表、数学分量表中的相关测验。包括 4 个测验项目：图画记忆（与 V 重叠），连续敲击（与 P 重叠），词语记忆（与 V 重叠）数字记忆（与 Q 重叠）。记忆项目的得分在一定程度上反映出儿童对所记材料的加工处理能力，如词语记忆得分与言语技能有关；数字记忆得分与注意的品质及数字的熟练程度有关；连续敲击与视听觉记忆有关。

（6）运动分量表（Mot）：测试儿童大运动平衡和精细动作的整体协调能力。包括 5 个项目，其中腿的动作、手臂动作、动作模仿 3 个项目主要是评定粗大运动能力；而图形临摹和画人则是检测手的协调和手指的灵活性，同时由于这两项有较强的智能成分，所以它们也属于 P 分量表及 GI 分量表。测验时应注意运动量表的项目最佳适应年龄为 5 岁组以下儿童，随着年龄的增长运动量表的指数（T 分）与一般智能之间的相关渐减少。

3. 评分标准及结果分析

（1）粗分及加权分：本测验各分量表的评分根据不同的项目有相应的得分标准，多属于等级评分，部分题目有时限的要求；运动量表根据被试完成该项目的难易程度分为不同级别，有相应的得分标准。18 个测验共包含 150 个左右的测题，由这 18 个测验直接得到的评分称为粗分（原始分），因为有两个测验分为Ⅰ、Ⅱ两部分需分别计分，故 18 个测验共得到 20 个原始分。为了使各个测验对各个分量表所作的贡献较为合理，编制者用加权法对粗分进行了调整，将那些在儿童发展中特别重要而得分较难的测验粗分给予加倍加权（即粗分 ×2）；将得分值较大而不应占很大比重的测验粗分缩小（即粗分 ×1/2）；一般情况下维持原分值（即粗分 ×1）。具体加权数计算如表 2-10 所示。

表 2-10 MSCA 中国修订版加权数折算表

测验	1	2	3	4	5	6	7Ⅰ	7Ⅱ	8	9	10	11	12	13	14Ⅰ	14Ⅱ	15	16	17	18
权数	1	0.5	1	1	2	1	0.5	1	1	1	1	1	1	1	1	2	0.5	1	2	1

（2）合成粗分与量表分：经过加权的测验粗分按各分量表所包含的测验各自合成分量表的总分，即得到五个分量表"合成粗分"（言语、知觉-操作、数量、记忆、运动），一般智能分量表（GI）合成粗分 =V+P+Q。根据被试的实足年龄所对应的年龄组，在全国常模转换表中查出每个分量表合成粗分对应的 T 分或 IQ 分，即为量表分（V、P、Q、Mem、Mot 转换为 T 分，GI 转换为 IQ 分）。

（3）测验结果意义：T 分与 IQ 分有相对应的关系，如 T 分 50 的位置相当于与 IQ 为 100 的位置，T 分 40 相当于与 IQ 为 85 分，T 分 60 相当于 IQ 为 115 分等。两种常模量表分于其他智力测验的智商分级具有同等意义。

（三）量表常模的建立及信度和效度研究

1. 抽样的代表性 量表在标准化时，在全国六大行政区各选取 1~2 个城市（兼顾大、中、小）共计 10 个城市组成全国标准化样组。按照分层样本设计的原则，每个城市选择具有代表性的幼儿园、学校 1~2 所，按年龄、性别要求随机抽取被试。抽样的年龄范围从 2 岁 6 个月~8 岁 6 个月。共分为 10 个年龄组。2.5~5 岁每半岁为一个年龄组，5.5~8.5 岁，每 1 岁为一个年龄组，每个年龄组为 100 人（男女各半）总抽样人数 1 000 人。样本能够代表我国不同社会文化背景 2.5~8.5 岁阶段儿童的比例分配。

2. 信度研究指标 本量表采用分半信度和复测信度进行信度检验。抽取 60 名被试，间隔两周后复测，6 个分量表复测信度 0.71~0.91（$P<0.001$）。与日本、美国的资料一致；从全国常模组中选取 3.5 和 5.5 岁两个年龄组各 90 人，按奇偶原则将 18 个测验的测试题分为两半，全量表平均分半相关系数为 0.91，说明每个分量表及全量表具有较好的内部一致性和同质性。

3. 效度研究指标

（1）从样本的测验结果分析可以看出，不同年龄儿童的各项测验得分随年龄增长而提高，说明本量表能够较好地反映儿童的心理发展，提示有较好的内容效度。

（2）采用韦氏智力量表中国修订版（WPPSI-CR 及 WISC-CR）为效标，选取 6~6.5 岁被试 30 名，同时测试 MSCA 及 WPPSI-CR，MSCA6 个分量表与 WPPSI-CR 3 种 IQ 之间的相关系数为 0.34~0.74，提示 MSCA 的"一般智能（GI）IQ"与 WPPSI-CR 的全量表 IQ 相关较高，说明两者在同性质的 IQ 得分有较好的一致性；为了检验该量表是否适应于智力发育障碍儿童，选取在特殊学校或辅读班的智力障碍儿童 35 名（男童 19 人，女童 16 人），年龄范围 7.5~12.5 岁，在半个月内同时使用 MSCA 及 WISC-CR 测试，数据表明两者智力发育障碍的总符合率为 0.97，分等级的符合率为 0.80。表明该量表有较好的准则关联效度。

（四）量表的特点及注意事项

1. MSCA-CR 适用于 2.5~8.5 岁儿童的智力发育水平评估及诊断，能够较全面地反映该阶段儿童的言语（V）、知觉-操作（P）、数量（Q）、记忆（Mem）、运动（Mot）及"一般智能"（GI）的发展水平，同时还附带测查了儿童的利手（偏侧性）情况。

2. MSCA-CR 由于测验内容的玩趣性较强，涵盖内容丰富多样，适用于测查幼小及智力发育障碍儿童，属于为数不多的测试年龄范围较广的儿童诊断性智力测验。对于智力发育障碍儿童的测查可延伸至14 岁左右。

3. 该量表对于 7~8.5 岁的高智商（IQ>130）者的区分度不够，因为许多测验在该年龄段平均分已接近最高值，说明该年龄段项目的测量难度不够。故在解释测验结果时应谨慎。

（洪　琦）

第三节　儿童早期发展与养育类评定量表

一、儿童早期能力指数（eHCI）

（一）概况

儿童早期能力指数（Early Human Capability Index，eHCI）由澳大利亚儿童早期发展专家 Sally Brinkman 在 2013 年开发，为群体性儿童早期发展评估工具。该量表特别为不同文化背景和国家的普适性而设计，已经在 7 个中低收入国家中完成了当地语言版本的信效度分析。适用于 3~6 岁儿童，由父母、老师、社工或其他熟悉儿童的人员进行填写。

1. **中文版的修订及标准化过程**　通过儿科医学、教育等领域的专家共同探讨，对翻译成中文的版本进行逐条修订，确保每个条目符合中国的文化特色，并且注重防范在中国人群中天花板效应或地板效应的发生。第一版本修订后，在农村地区（甘肃）和城市地区（上海）分别对 273 名和 207 名 3~6 岁的儿童进行了试点，结果显示这一工具在不同的社会经济水平和不同年龄的中国儿童中均有较好的区分度。

2. **儿童早期能力指数量表内容**　2015 年，基于 3 000 名儿童的调查数据，开发者对 eHCI 进行了 Rasch 模型分析，并根据分析结果对条目进行删减。最终定稿的量表共有 62 个条目，参与计分共 59 个条目，分为 9 个维度：

（1）语言交流。

（2）学习方法。

（3）数和概念。

（4）阅读。

（5）书写。

（6）文化认同。

（7）社会和情感技能。

（8）坚持性。

（9）健康。

其中，数和概念、阅读及书写 3 个维度平均得分为语数能力；所有 9 个维度平均得分为总体发育。

（二）量表的信度及效度研究

2016 年，在上海学龄前儿童代表性人群 20 324 名儿童样本中，完成量表的信效度检验。

1. **信度研究指标**

（1）内在信度：总体发育和语数能力的 Cronbach's α 系数分别为 0.87 和 0.84。

（2）重测信度：通过间隔 9 天的父母填写问卷，总体发育和语数能力的组内相关系数（intra-class correlation coefficient，ICC）分别为 0.85 和 0.97，各分维度的 ICC 范围为 0.48（坚持性）~0.96（阅读）。

（3）评分者信度：通过对 168 名学龄前儿童父母及老师的评分，总体发育和语数能力的 ICC 分别为

0.63 和 0.81,各分维度的 ICC 范围为 0.02(文化认同)~0.78(数和概念),不同评分者之间的差异较大,在后续研究设计中需考虑评分者因素,见表 2-11。

表 2-11　eHCI 中文版内在信度、重测信度及评分者信度

项目	内在信度,Cronbach's α 系数	重测信度,ICC	评分者信度,ICC
1. 语言交流	0.61	0.71	0.18
2. 学习方法	0.54	0.65	0.11
3. 数和概念	0.75	0.92	0.78
4. 阅读	0.78	0.96	0.65
5. 书写	0.53	0.92	0.71
6. 文化认同	0.71	0.75	0.02
7. 社会和情感技能	0.66	0.60	0.28
8. 坚持性	0.54	0.48	0.35
9. 身体健康	0.18	0.77	0.27
总体发育	0.87	0.85	0.63
语数能力	0.84	0.97	0.81

2. 效度研究指标

(1)结构效度:验证性因子分析结果显示模型的拟合度良好(χ^2=509,323,$P<0.001$;CFI=0.901;RMSEA=0.038),除了 50、51、55、56、57 条目的因子载荷低于 0.4,各条目的因子载荷均大于 0.7。

(2)校标效度:eHCI 与其他儿童早期发展评估工具均显著相关,相关系数范围为 −0.42~0.52,详见表 2-12。

表 2-12　eHCI 中文版的校标效度

项目	量表	样本人群	年度	样本量	相关性(r)	P
总体发育	ASQ	叶县	2016	1 918	0.53	<0.001
	ASQ:SE	上海	2016	16 478	−0.42	<0.001
	SDQ	上海	2016	20 277	−0.45	<0.001
	EAP-ECDS	大名县	2018	1 199	0.364	<0.001
语数能力	ASQ	叶县	2016	1 918	0.1254	<0.001
	ASQ:SE	上海	2016	16 477	−0.24	<0.001
	SDQ	上海	2016	20 276	−0.26	<0.001
	EAP-ECDS	上海	2018	1 199	0.445	<0.001

注:ASQ,年龄进程问卷;ASQ:SE,年龄进程问卷:社会心理;SDQ,长处与困难问卷;EAP-ECDS,东亚-亚太儿童早期发展量表。

(3)区分效度:eHCI 在不同人群中的区分度较好,女孩在总体发育和语数能力的得分均显著高于男孩,社会经济水平越高,eHCI 的得分也越高。

(三)计分规则

1. 计算每个条目的得分　"已能/是"=1;"还不能/否"=0。

条目 50、51、55、56、57 为反向计分:"已能/是"=0;"还不能/否"=1。

2. 计算9个分维度得分 若应答条目数量≥计算得分最少条目数量,分维度得分为各个维度包含条目的平均值。若应答条目数量<计算得分最少条目数量,该分维度得分记为缺失。各维度得分范围0~1分。9个分维度的条目及计算得分最少条目数量见表2-13。

表2-13 9个分维度的条目及计算得分最少条目数量

分维度	条目	计算得分最少条目数量
语言交流能力	1、2、3、4、5、6	4
学习方法	7、8、9、10、11、12	4
数和概念	13、14、15、16、17、18、19、20、21、22、23、24	9
阅读	25、26、27、28、29、30、31、32	6
书写	33、34、35	2
文化认同	36、37、38、39、40、41、42	5
社会和情感技能	43、44、45、46、47、48、49、50、51、52	8
坚持性	53、54、55、56	3
身体健康	57、58、60	2

3. 计算两大总维度得分 语数能力为数和概念、阅读及书写3个分维度条目得分的均值(计算得分最少条目数量=18);总体发育为所有分维度得分的均值(计算得分最少维度数量=6)。

(四)常模

2016至2018年期间在上海市、浙江省、云南省和甘肃省的幼儿园中进行抽样调查,共收集69个县/市1 201所幼儿园209,405名36-83月龄儿童数据参与常模制定。该常模根据儿童年龄,以3个月为间隔进行分组(分别为36-38月龄,39-41月龄,42-44月龄,45-47月龄,48-50月龄,51-53月龄,54-56月龄,57-59月龄,60-62月龄,63-65月龄,66-68月龄,69-71月龄,72-74月龄,75-77月龄,78-80月龄,81-83月龄),列出了各年龄段eHCI总体发育的平均分、标准差、P_{10}^{th}分值、P_{20}^{th}分值、P_{30}^{th}分值(见表2-14)。应用该量表时,推荐按照被试儿童对应年龄段的P20th分值作为区分正常发育和发育落后风险的界值。

表2-14 各年龄段eHCI常模表

年龄/月	平均分	标准差	P_{10}^{th}分值	P_{20}^{th}分值	P_{30}^{th}分值
36~38	0.619	0.138	0.437	0.506	0.556
39~41	0.643	0.131	0.472	0.538	0.588
42~44	0.662	0.129	0.494	0.561	0.609
45~47	0.678	0.126	0.511	0.579	0.625
48~50	0.697	0.126	0.533	0.602	0.646
51~53	0.715	0.125	0.556	0.624	0.667
54~56	0.747	0.123	0.588	0.657	0.699
57~59	0.773	0.120	0.620	0.685	0.727
60~62	0.790	0.116	0.640	0.704	0.745
63~65	0.811	0.111	0.669	0.729	0.769
66~68	0.831	0.106	0.690	0.755	0.796
69~71	0.843	0.103	0.712	0.773	0.810

续表

年龄/月	平均分	标准差	P_{10}^{th} 分值	P_{20}^{th} 分值	P_{30}^{th} 分值
72~74	0.852	0.099	0.722	0.780	0.819
75~77	0.870	0.090	0.722	0.790	0.829
78~80	0.870	0.094	0.690	0.759	0.804
81~83	0.816	0.126	0.660	0.716	0.762

（五）量表应用情况及效果

该工具目前已经在浙江、云南、青海、甘肃等早期发展项目开展地区广泛应用。主要用于评估某一地区儿童早期发展的水平，以此与其他不同地区进行比较；或对同一地区不同时间儿童早期发展水平的变化进行比较。除了自然发展水平以外，也可对政府推行的儿童早期发展项目或政策的效果进行评估，了解干预实施的进程、质量以及公平性（对弱势儿童的可及性）。

（六）量表修订者与联系方式

参考该量表中文版介绍，如有疑问请与量表修订者联系。

修订者：江帆，E-mail：fanjiang@shsmu.edu.cn；

赵瑾，E-mail：zhaojin0610@hotmail.com。

（江帆　赵瑾）

参 考 文 献

［1］ZHAO J，BRINKMAN S A，ZHANG Y，et al. Measuring early childhood development with The Early Human Capability Index（eHCI）：a reliability and validity study in China ［J］. BMC Pediatr，2020，20（1）：323.

［2］SINCOVICH A，GREGORY T，ZANON C，et al.Measuring early child development in low and middle income countries：Investigating the validity of the early Human Capability Index ［J］. SSM Popul Health，2020，11：100613.

［3］SINCOVICH A，GREGORY T，ZANON C，et al.Measuring early childhood development in multiple contexts：the internal factor structure and reliability of the early Human Capability Index in seven low and middle income countries ［J］. BMC Pediatr，2019，19（1）：471.

［4］WANG X，ZHANG Y，JIANG FAN，et al. Cohort Profile：The Shanghai Children's Health，Education and Lifestyle Evaluation，Preschool（SCHEDULE-P）study. Int J Epidemiol. 2021 May 17；50（2）：391-399. doi：10.1093/ije/dyaa279. PMID：33575735.

［5］ZHANG Y，KANG L，ZHANG J，et al. Assessing the Inequality of Early Child Development in China-A Population-Based Study. Lancet Reg Health West Pac，2021 Jul 22；14：100221. doi：10.1016/j.lanwpc.2021.100221. PMID：34671753；PMCID：PMC8484893.

［6］高越，张云婷，江帆，等 .（2021）. 养育环境与儿童早期发展的相关性 . 中华儿科杂志，59（3），6.

［7］WU S，ZHANG D，JIANG FAN，et al. Siblings and Early Childhood Development：Evidence from a Population-Based Cohort in Preschoolers from Shanghai. Int J Environ Res Public Health，2022 May 9；19（9）：5739. doi：10.3390/ijerph19095739. PMID：35565134；PMCID：PMC9099463.

中国儿童能力指数量表

指导语:请在每题的答案框内选上您的答案。每个儿童都有他自己的发育和成长轨迹,如:有些儿童学会走路比其他儿童早,这是正常的。儿童不需要能完成问卷中的每件事,请您给出一个诚实的答案。

语言交流能力	已能	还不能
1. 孩子是否能够通过哭或手势来表达他们的需求?	○	○
2. 孩子是否能够用简单的词/字来描述日常事情?	○	○
3. 孩子是否能用简单的句子来描述日常事情?	○	○
4. 孩子是否能用复杂句来描述日常事情?(如:孩子能使用"如果我好好穿衣服,你就给我买糖吃")	○	○
5. 孩子是否能与人交谈?(有问有答,一问一答)	○	○
6. 孩子能否像大人一样与人交谈?(有来有往,交互探讨)	○	○

学习方法	是	否
7. 与熟悉的东西相比,孩子是否对没见过的东西更感兴趣?	○	○
8. 孩子是否会探索一个新的玩具/游戏/智力游戏(如:汽车、积木、拼图)应该怎么玩?	○	○
9. 孩子是否总想学新的东西?	○	○
10. 当有熟人(如:父母)在时,孩子是否能在陌生的环境中玩得很开心?	○	○
11. 孩子是否能认真地做新事情?(如:第一次自己穿衣、自己洗漱等)	○	○
12. 遇到不懂的问题,孩子是否愿意去寻找答案?	○	○

数和概念	已能	还不能
13. 孩子认识物体的形状(如:三角形、圆形、方形)吗?	○	○
14. 孩子能说出并区分至少3种颜色吗?	○	○
15. 孩子能依据某种共同特性(如:形状、颜色、大小)将物品归类吗?	○	○
16. 孩子能认识1到10这些数字吗?	○	○
17. 在没有提示的情况下,孩子能数到10吗?	○	○
18. 在没有提示的情况下,孩子能数到20吗?	○	○
19. 在没有提示的情况下,孩子能数到100吗?	○	○
20. 孩子知道牛和狗哪个高吗?	○	○
21. 孩子知道日常生活的先后次序吗(如:早饭后是午饭,然后是晚饭,然后睡觉)?	○	○
22. 孩子能理解昨天、今天、明天的概念吗?	○	○
23. 孩子知道牛和老鼠哪个重吗?	○	○
24. 孩子知道8和2哪个大吗?	○	○

阅读	已能	还不能
25. 孩子能认识10个汉字吗?	○	○
26. 孩子能认20个汉字吗?	○	○
27. 孩子能认识100个汉字吗?	○	○
28. 孩子能将书拿正,不颠倒吗?	○	○
29. 孩子能按照正确的阅读顺序读书吗(从左到右,从上到下)?	○	○
30. 孩子能独立地一页一页翻书看吗?	○	○
31. 孩子是否能读出有3~5个汉字的简单句?	○	○
32. 孩子是否能读出有6~8个汉字的简单句?	○	○

续表

书写	已能	还不能
33. 孩子能模仿老师(家长)写不同的笔画吗?	○	○
34. 孩子能写3个不同的汉字吗?	○	○
35. 孩子能写简单句吗?	○	○

文化认同	已能/是	还不能/否
36. 孩子能表现出对他人的同情和理解吗?(如:在别人摔倒痛哭时表现出不自在或痛苦,或者前去安慰他人)	○	○
37. 孩子能容忍或原谅他人的错误吗?	○	○
38. 孩子能否识别两种常见的传统节日食物?(如:月饼、饺子、汤圆等)	○	○
39. 孩子说话是否有礼貌?	○	○
40. 孩子是否能做到别人对他好,他也对别人好?	○	○
41. 孩子对成人是否尊重?	○	○
42. 孩子是否孝敬父母?(如:好东西与父母分享、做事让父母开心)	○	○

社会和情感技能	已能/是	还不能/否
43. 孩子是否愿意分享他的玩具和物品?	○	○
44. 孩子是否爱护自己的东西?	○	○
45. 孩子是否尊重其他小朋友?(如:不取笑他人)	○	○
46. 孩子是否能对自己的行为负责?(如:做错事,愿意承认)	○	○
47. 孩子是否总是考虑他人的感受?	○	○
48. 孩子是否总是乐于助人?	○	○
49. 孩子是否和其他小朋友友好相处?	○	○
50. 孩子是否会踢、咬、打大人或其他小朋友?	○	○
51. 孩子是否容易失去耐心?	○	○
52. 孩子是否总能知道什么是对的,什么是错的?	○	○

坚持性	是	否
53. 孩子是否总能在没有大人帮助下独立完成自己力所能及的事情?	○	○
54. 孩子是否能从头到尾坚持做完一件事?	○	○
55. 孩子在完成事情的过程中,是否需要家长不断地提醒和督促?	○	○
56. 孩子做事时是否容易分心?	○	○

身体健康	是	否
57. 孩子是否频繁生病?(如:经常感冒、发热等)	○	○
58. 孩子是否能够总是做到饭前便后洗手?	○	○
59. 孩子是否有残障或特殊需求?(如:需要听力、智能和身体方面的帮助)	○	○
60. 孩子是否能规律进食(早、中、晚饭)?	○	○
61. 孩子身高。		_____cm
62. 孩子体重。		_____kg

二、1~2 岁幼儿依恋问卷（IAQ）

（一）概述

1. 编写目的和意义　婴幼儿依恋对儿童情绪社会性发展影响深远，依恋理论研究和实际应用离不开适宜依恋测评方法。虽然 Ainsworth 所建立的陌生情境测验（strange situation procedure，SSP）成为儿童早期依恋测评标准方法，但 SSP 需要一定场地和设备，分析方法复杂、费时，不方便日常工作中应用。另一个依恋 Q 分类法（attachment Q-set，AQS）——由实验者在儿童家庭中观察评价儿童依恋行为，虽然避免了 SSP 缺乏生态效度的缺陷，但要到家庭中进行现场观察，测评过程也较为费时，且该方法只能将儿童区分出安全型和非安全型两类，也不方便应用。1~2 岁儿童依恋问卷（Infant Attachment Questionnaire，IAQ）通过幼儿母亲报告考察儿童早期依恋行为，方法简单、快捷，适合平常筛查之用。

2. 编制过程

（1）初始问卷编制：采用因素分析方法，问卷构念参考借鉴 Water 修订 AQS 3.0 版有关内容，形成 90 个原始条目。由 6 名从事儿童心理发展、儿童保健的专家就问卷条目内容及表述方式文化适宜性进行论证，根据儿童依恋理论对儿童依恋问卷条目内容作适当修改，力求使所形成"初始问卷"的内容在理论上和生活情景上都比较契合本土儿童生活实际。

（2）问卷测试与结构分析：在山东省 5 市 2 县城区健康儿童中随机抽取 12~24 个月儿童 612 名参与调查测试，排除单亲、重组家庭和留守儿童家庭以及父母精神异常者。采用"一般人口学资料问卷""1~2 岁儿童依恋初始问卷"进行测试，问卷资料进行项目分析，条目的 CR 值没有达到显著性标准（$P>0.05$）予以删除。对剩余条目进行了反复 6 次探索性因素分析包括 KMO（Kaiser-Meyer-Olkin measure of sampling）、Bartlett 球状检验和碎石检验，因素分析斜交旋转，形成成分矩阵，剔除负荷量 <0.4 的条目，剩余所有条目的负荷量均大于 0.4，所抽取因子也满足单个因子不少于 3 个条目的要求，最后形成包含 8 个因子 36 个条目的"1~2 岁儿童依恋问卷"。

3. 信度、效度检验　信度检验包括同质信度、分半信度、重测信度。效度检验包括内容效度、结构效度和验证性因素分析。

4. 判别函数构建　济南市城区抽取 128 名 1~2 岁正常幼儿作为测试对象，儿童母亲填写儿童家庭一般情况问卷和"1~2 岁儿童依恋问卷"；同时进行陌生情境测验。按照 Ainsworth 陌生情境测验标准设置测验现场和程序，依次进行 8 个场景儿童行为观察。以 Ainsworth 和 Main 的编码系统进行评分和分型。整个测验过程全部用录像设备记录，由经过统一培训的 2 组研究人员回放和观看录像分析判定。对个别评定结果不一致的，研究人员复核录像集体讨论决定。不同评定者之间 SSP 评定一致性系数为 0.93。根据 128 名儿童母亲填写依恋问卷所获得各因子数据作为预测变量（自变量），以 SSP 所确定的幼儿依恋类型作为判定依据（因变量），进行判别分析。根据幼儿依恋问卷各个因子得分，建立评价标准，得出各个依恋类型 Fisher 判别函数。

（二）量表的结构及评分标准

1. 问卷内容及结构　问卷包含 36 个条目，内容分为 8 个因子，分别为：活跃性、安全基地行为、顺从性、情绪性、躯体接触、探索性、趋近性。

2. 评分结果分析　问卷由日常主要带养孩子的家长（一般是母亲）完成，根据儿童近 2~3 周日常生活中的行为表现，选择在一定情境下哪一项符合自己孩子情况。条目采用李克特 1~7 级记分。根据幼儿依恋问卷各个因子得分，分别代入幼儿依恋行为 Fisher 判别函数，然后对 3 个函数计算值进行比较，值最大者即为儿童依恋类型。

（三）量表的信度与效度研究

1. 信度分析　包括同质信度、分半信度和重测信度。

（1）**同质信度**：同质信度常用指标为 Cronbach's α 系数。本问卷 Cronbach's α 系数为 0.77，同样方法求得 8 个因子 Cronbach's α 系数多数在 0.70 以上，说明问卷内部一致性较好。

（2）**分半信度**：本问卷 Guttman 分半信度为 0.74，分半信度良好。

（3）**重测信度**：选取 30 名被试在 3 个月后采用同一问卷进行重测，两次施测结果进行相关分析。各因子及问卷总分相关系数除第 6 因子和第 8 因子较低外，其他各个因子和总体相关度在 0.46~0.77 之间，达到显著性水平。

2. **效度检验**　主要进行了内容效度、结构效度和验证性因素分析等检验。

（1）**内容效度**：本问卷是在参考 ASQ 的基础上，结合本土社会文化和儿童养育现状，经过专家访谈和家长问卷调查讨论修改和筛选而成，内容效度具有较好的基础。

（2）**结构效度**：应用因素分析，各因子间相关度在 0.002~0.48 之间，说明各个因子之间独立性相对较好。各因子与问卷总分相关系数在 0.284~0.675 之间，达到了中~高度相关，各个因子与问卷总体一致性较好，较充分地反映问卷所要测的内容。

（3）**验证性因素分析**：用 6 市 656 名健康儿童数据资料进行验证性因素分析。χ^2 检验与拟合指数除 RFI、NFI 偏低外，其他指标均达或接近标准要求（见表 2-15），认为本模型是一个可用的模型。

表 2-15　验证性因素分析模型拟合指标

x^2	df	x^2/df	GFI	RFI	IFI	NFI	CFI	RMSEA
1 202.529	656	2.12	0.91	0.70	0.84	0.73	0.83	0.041

3. **判别函数建立**　在 128 名 1~2 岁健康幼儿中，安全型（B 型）99 人，占 77.3%；回避型（A 型）24 人，占 18.8%；抗拒型（C 型）5 人，占 3.9%；未发现混乱型。根据 128 名幼儿依恋问卷所获得的各因子数据作为预测变量，以 SSP 试验所确定的幼儿依恋类型作为判定依据进行判别分析。判别分析数据见表 2-16。根据幼儿依恋问卷各个因子得分，建立评价标准，得出各个依恋类型判别函数（表 2-17）。判别函数对儿童依恋分类结果矩阵如表 2-18 所示。

表 2-16　不同类型依恋类型幼儿依恋问卷各个因子得分（$M \pm SD$）

项目	B 型（99）	A 型（24）	C 型（5）	F 值
F1 活跃性	49.22 ± 4.47	47.50 ± 3.67	30.20 ± 2.28	47.35**
F2 安全基地	32.43 ± 5.25	18.17 ± 3.48	27.00 ± 9.03	75.03**
F3 顺从性	26.86 ± 4.07	15.71 ± 3.88	22.20 ± 4.38	74.23**
F4 情绪性	18.11 ± 5.41	22.33 ± 2.82	7.20 ± 2.59	20.42**
F5 躯体接触	25.15 ± 2.80	11.38 ± 2.87	16.00 ± 2.74	244.53**
F6 探索性	17.30 ± 2.76	16.50 ± 2.83	13.00 ± 3.54	6.03**
F7 进取性	17.11 ± 3.01	15.50 ± 3.53	15.80 ± 0.45	2.92
F8 趋近性	12.72 ± 4.53	15.58 ± 2.99	6.00 ± 2.92	11.45**

注：**0.01 水平显著。

表 2-17　幼儿依恋行为 Fisher 判别函数

项目	判别函数 I 系数	判别函数 II 系数	判别函数 III 系数
F1 活跃性	2.713	3.083	1.593
F2 安全基地	0.746	0.596	0.628
F3 顺从性	0.513	−0.134	0.614
F4 情绪性	−0.347	0.161	−0.505
F5 躯体接触	1.347	−0.653	0.772

续表

项目	判别函数Ⅰ系数	判别函数Ⅱ系数	判别函数Ⅲ系数
F6 探索性	0.997	1.583	0.603
F7 进取性	1.053	0.980	1.216
F8 趋近性	2.452	2.433	1.576
常数	−133.892	−116.369	−63.061

表 2-18　判别分析结果矩阵

项目	SSP 分型	判别函数判定的类型 B	A	C	总数
例数	B	97	1	1	99
	A	0	24	0	24
	C	0	0	5	5
符合率/%	B	98.0	1.0	1.0	100.0
	A	0.0	100.0	0.0	100.0
	C	0.0	0.0	100.0	100.0

典型判别函数在各个案上的得分坐标图如图 2-19 所示。

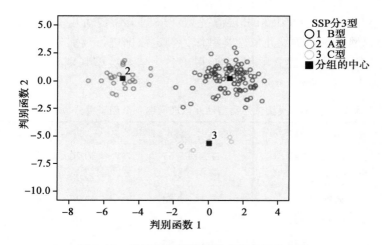

图 2-19　典型判别函数分类个案坐标分布图

表 2-17 结果显示,判别函数对 A 型、C 型判定准确度高,正确性达 100%;对 B 型判定到 98%。经 χ^2 检验,判别分析所得结果与 SSP 判定结果之间没有统计学意义差异(χ^2=0.13,P=0.94)。说明所构建判别函数是有效的。

由于影响依恋发展的因素很多,其中抚养者养育行为是最重要的因素,受地域文化的影响,不同国家、不同民族之间儿童依恋行为会有一定地区特点和差异。一个地域有限样本数据的分析结果能否用于其他地域儿童依恋类型分析,有待于进一步的研究来加以验证。

(四)量表的应用

问卷编制完成后,在保健机构儿童早期发展门诊得到一定的应用,主要用于幼儿情绪-社会性发展的指导。在发育行为门诊也可用于有情绪问题儿童和社会性发展异常儿童辅助筛查与原因追踪。

(何守森)

参 考 文 献

[1] VIVIEN PDG. Understanding Attachment and Attachment Disorders-Theory, Evidence and Practice [M]. Philadelphia: Jessica Kingsley Publishers, 2006.

[2] IJZENDOORN MH, VEREIJKEN CM, BAKERMANS-KRANENBURG MJ, et al. Assessing attachment security with the Attachment Q Sort: meta-analytic evidence for the validity of the observer AQS [J]. Child Dev, 2004, 75(4): 1188-1213.

[3] 余建英, 何旭宏. 数据统计分析与 SPSS 应用[M]. 北京: 人民邮电出版社, 2004.

[4] 林震岩. 多变量分析: SPSS 的操作与应用[M]. 北京: 北京大学出版社, 2007: 369.

[5] ROBERT FD. 量表编制理论与应用[M]. 魏勇刚, 龙长权, 宋武, 等译. 重庆: 重庆大学出版社, 2006.

[6] 何守森, 周倩, 丁丽丽. 城市 1-2 岁幼儿依恋问卷及其判别函数的建立[J]. 中国儿童保健杂志, 2014, 22(6): 586-590.

[7] MEIJSSEN D, WOLF MJ, VAN BAKEL H, et al. Maternal attachment representations after very preterm birth and the effect of early intervention [J]. Infant Behav Dev, 2011, 34(1): 72-80.

[8] 张艳, 何守森, 丁丽丽. 1-2 岁幼儿依恋特征及有关影响因素的探讨[J]. 中国儿童保健杂志, 2012, 20(11): 995-997.

1~2 岁幼儿依恋问卷(示例)

序号	生活情景	孩子的行为表现	完全不符合	很不符合	有点不符合	说不清楚	有点符合	很符合	完全符合
1	孩子大多数时间的心情	是愉快的	1	2	3	4	5	6	7
2	在妈妈与孩子日常亲密接触中	孩子常常主动地依偎或拥抱妈妈	1	2	3	4	5	6	7
3	当妈妈要求或建议孩子做某事时	孩子乐于接受妈妈的建议和要求	1	2	3	4	5	6	7
4	当要求孩子交给妈妈某件东西时	孩子总会服从(游戏式的拒绝不算在内)	1	2	3	4	5	6	7
5	当孩子在家里玩的时候	孩子会始终关注妈妈的行踪(不时地叫妈妈,注意妈妈在房间的走动或活动情况)	1	2	3	4	5	6	7
…	……	……							……

填表人:＿＿＿＿＿ 日期:＿＿＿年＿＿月＿＿日 审核人:＿＿＿＿＿

三、儿童早期养育综合问卷(CECPAQ-CV)

(一) 概述

父母养育方式对儿童成长和发展起着至关重要的作用,尤其是幼儿时期。将养育行为概念化并进行评估是儿童和家庭发展研究的基础,针对幼儿的多种养育行为进行综合评估十分必要。

儿童早期养育综合问卷(the Comprehensive Early Childhood Parenting Questionnaire, CECPAQ)是一份包含 54 个项目的问卷,最初是由 Marjolein Verhoeven 教授为有 1~4 岁孩子的荷兰父母设计的。CECPAQ

根据依恋理论、社会学习理论和维果茨基的社会文化学习理论,提出了父母教养方式的5个宏观维度(即父母支持性、环境刺激性、育儿结构化、严厉管教和积极管教),包含了父母养育行为13个微观维度(敏感性、反应性、情感表露、参与活动、接触、使用玩具、一致性、过激、松懈、言语惩罚、身体惩罚、心理控制和积极管教)。5个父母教养方式维度具有较好的内部一致性和时间稳定性。CECPAQ与父母压力和儿童问题行为测量之间的适度相关性证明了其有效性。该量表的评估目的在于涵盖广泛的养育行为,为早期养育行为提供较为完整的写照,通过关注养育行为本身,不混淆父母的认知,相对准确地揭示养育行为和儿童结果之间的联系。CECPAQ中的各养育维度与发展的相关性已经得到了跨文化研究的验证,其中也包括中国家庭,因此,CECPAQ具有较好的理论和文化基础。

现有的基于中国样本的养育问卷存在一些不足:所关注的养育行为维度有限,混淆了父母认知和养育行为,不适用于婴幼儿的父母,缺乏理论和文化基础。首都师范大学心理学院王争艳教授、董书阳博士团队对该问卷的跨文化适用性进行了研究,考察了"中文版儿童早期养育综合问卷"(CECPAQ-CV)在中国母亲中的因素结构、信度和效度,建立了一套完善、全面的幼儿养育行为测评工具,团队已验证该问卷中荷跨文化比较的测量等值性。

(二) 问卷结构及评分标准

1. **问卷内容及其结构介绍**　儿童早期养育综合问卷(CECPAQ)适用于对1~4岁儿童父母的养育行为进行评估。问卷包括54个条目,分为5个宏观维度,涵盖13个微观维度。

(1) 父母支持性:敏感性(4条);反应性(5条);情感表露(4条)。

(2) 环境刺激性:参与活动(3条);接触(5条);使用玩具(5条)。

(3) 育儿结构化:一致性(3条);过激(4条);松懈(5条)。

(4) 严厉管教:言语惩罚(3条);身体惩罚(3条);心理控制(6条)。

(5) 积极管教:积极管教(4条)。

2. **计分方式**　CECPAQ的54个项目大多按从1分(从不)到6分(总是)的6分制进行评估。9个项目(项目14~23)的6分制评分建立于养育情况的有效和无效反应(例如,对情况的反应从"当我的孩子有问题时",从1=事件升级,我会做出不是故意要做的事情,到6=事情不会失控)。

(三) 问卷的信效度

1. **信度**　中文版儿童早期养育综合问卷(CECPAQ-CV)有较好的信度(大于临界值0.6)。

2. **效度**

(1) 校标效度:与由"中国幼儿情绪性及社会性发展量表"(Chinese version of Infant-Toddler Social and Emotional Assessment,CITSEA)所测的儿童问题行为和由"养育压力指数简版"(Parenting Stress Index-Short Form,PSI-SF)所测的母亲养育压力建立。

CITSEA:CECPAQ-CV的五个宏观维度与儿童问题行为之间的相关关系为父母支持性、环境刺激性、育儿结构化、积极管教与儿童外化行为和内化行为呈负相关,而严厉管教与儿童外化行为和内化行为呈正相关。

PSI-SF:CECPAQ-CV的五个宏观维度与PSI-SF三个养育压力维度的相关关系为父母支持性、环境刺激性、育儿结构化、积极管教正相关(10项),严厉管教负相关。

(2) 区分/聚合效度:与由"亲子冲突解决策略量表(Parent-Child Conflict Tactics Scale,CTSPC)"所测的严厉管教建立。CECPAQ-CV区分效度检验结果表明差异有显著性,$\Delta_r=0.31$,$95\% CI=[0.16,0.46]$,Wald test $\chi^2(1)=16.87$,$P<0.001$,Cohen's$d=0.69$。聚合效度结果表明严厉管教具有可接受的收敛效度,与"亲子冲突解决策略量表"(CSTPC)中的类似测量呈中度相关,而CECPAQ-CV中的其他宏观维度与CSTPC中的这些测量不相关。

具体数值可参考发表于国际期刊《Current Psychology》题为"Chinese version of comprehensive early childhood parenting questionnaire(CECPAQ-CV):Factor structure,reliability,and validity"的原文文章。

（四）问卷的应用

"中文版儿童早期养育综合问卷"（CECPAQ-CV）是一个有效的测量工具,可以用来测查有 1~4 岁儿童的中国父母的养育行为。

（五）问卷的特点及使用中的注意事项

1. 问卷特点 涵盖了广泛的养育行为,为早期养育行为提供较为完整的写照;关注养育行为本身,不混淆父母的认知,可以相对准确地揭示养育行为和儿童结果之间的联系。

2. 问卷使用 使用本问卷不收取授权费用,但仅可用于科学研究,如若计划在研究项目中使用此问卷,请联系王争艳。未经许可,侵权必究。

（六）问卷开发者联系方式

1. 原始英文问卷联系人:Marjolein Verhoeven,E-mail:J.C.T.Verhoeven@uu.nl。
2. 中文版问卷联系人:王争艳,E-mail:wangzhengyan@cnu.edu.cn。

（王争艳）

参 考 文 献

［1］VERHOEVEN M,DEKOVIĆ M,BODDEN D,et al. Development and initial validation of the comprehensive early childhood parenting questionnaire（CECPAQ）for parents of 1-4 year-olds［J］. European Journal of Developmental Psychology,2017,14（2）:233-247.

［2］DONG S,DUBAS JS,DEKOVI M,et al. Chinese version of comprehensive early childhood parenting questionnaire（CECPAQ-CV）:Factor structure,reliability,and validity［J］. Current Psychology,2021:1-16.

［3］DEATER-DECKARD K,LANSFORD JE,MALONE PS,et al. The association between parental warmth and control in thirteen cultural groups［J］. Journal of Family Psychology,2011,25（5）:790-794.

［4］HUANG L,MALONE PS,LANSFORD JE,et al. Measurement invariance of discipline in different cultural contexts.Family Science,2011,2（3）:212-219.

［5］MESMAN J,VAN IJZENDOORN MH,BAKERMANS-KRANENBURG MJ . Unequal in opportunity,equal in process:Parental sensitivity promotes positive child development in ethnic minority families［J］. Child Development Perspectives,2012,6（3）:239-250.

［6］LUO R,TAMIS-LEMONDA CS,SONG L. Chinese parents' goals and practices in early childhood［J］. Early Childhood Research Quarterly,2013,28（4）:843-857.

中文版儿童早期养育综合问卷（CECPAQ）

说明:请根据题目描述,选择一个最符合您与您孩子真实情况的选项然后作答。

请您根据题目描述,选择一个最符合您与您孩子真实情况的选项画圈。	从不	很少	偶尔	有时	经常	总是
1. 当孩子悲伤或感到不好时,我会注意到。	1	2	3	4	5	6
2. 无需特殊的原因,我也拥抱、亲吻或抱着孩子。	1	2	3	4	5	6
3. 当孩子遇到困难的时候,我能够帮助他/她。	1	2	3	4	5	6
4. 我告诉孩子他/她使我多么快乐。	1	2	3	4	5	6

续表

请您根据题目描述,选择一个最符合您与您孩子真实情况的选项画圈。

	从不	很少	偶尔	有时	经常	总是
5. 我知道孩子的感受或需求。	1	2	3	4	5	6
6. 当孩子害怕的时候,我能够给予安慰。	1	2	3	4	5	6
7. 我倾听孩子的感受并给予理解。	1	2	3	4	5	6
8. 当孩子急躁时,我能够让他/她冷静下来。	1	2	3	4	5	6
9. 我了解为什么孩子会害怕或沮丧。	1	2	3	4	5	6
10. 我善于吸引孩子的注意力。	1	2	3	4	5	6
11. 孩子和我有温暖和亲密的共同时光。	1	2	3	4	5	6
12. 当孩子不舒服时,我能够安抚他/她。	1	2	3	4	5	6
13. 我通过拥抱、亲吻或抱住孩子来表达情感。	1	2	3	4	5	6

请您选择最符合您与孩子情况的分数,在对应评分上画圈。

14. 当我沮丧或压力大时……	我会指责我的孩子	1 2 3 4 5 6	我不会比平时更挑剔
15. 当孩子做了某些我不喜欢的事情时……	每次发生时,我都会对此有所行动	1 2 3 4 5 6	我通常置之不理
16. 当孩子做错事时……	我会提高声音或者大声喊叫	1 2 3 4 5 6	我会冷静地和孩子说话
17. 当孩子不按照我要求的去做时……	我常常会不管他或最终我会自己去做	1 2 3 4 5 6	我会采取其他措施
18. 当孩子出现问题时……	事件升级,我会做出不是故意要做的事情	1 2 3 4 5 6	事情不会失控
19. 当我给孩子某个直接的威胁或警告……	我通常不会说到做到	1 2 3 4 5 6	我总是说到做到
20. 当孩子行为不端时……	我会在不沮丧的情况下掌控事情	1 2 3 4 5 6	我会变得很受挫或很愤怒以至于我的孩子都能看出我是沮丧的
21. 当我告诉孩子不能做某些事情时……	我还是会让孩子去做	1 2 3 4 5 6	我会坚持我说的话
22. 当孩子做了我不喜欢的事情时,我会辱骂他/她	从不	1 2 3 4 5 6	总是
23. 当孩子因为我说"不"而感到沮丧时……	我会让步和屈服	1 2 3 4 5 6	我会坚持我所说的

请您根据题目描述,选择一个最符合您与孩子真实情况的选项画圈。

	从不	很少	偶尔	有时	经常	总是
24. 我向孩子解释为什么有一些规则必须遵守。	1	2	3	4	5	6
25. 当孩子不服从时,我会愤怒并提高我的声音。	1	2	3	4	5	6
26. 我告诉孩子当他/她做错事时应当感到惭愧。	1	2	3	4	5	6
27. 当孩子做错事时,我会打他/她耳光。	1	2	3	4	5	6
28. 当孩子做错事时,我会过早让孩子免受惩罚。	1	2	3	4	5	6

请您根据题目描述,选择一个最符合您与孩子真实情况的选项画圈。	从不	很少	偶尔	有时	经常	总是
29. 当孩子做了我不喜欢的事情时,我会对他/她阴沉着脸并假装他/她不存在。	1	2	3	4	5	6
30. 我向孩子解释为什么他/她被责罚或受到限制。	1	2	3	4	5	6
31. 当孩子做错某件事时,他/她不会受到惩罚。	1	2	3	4	5	6
32. 当孩子做错事时,我会愤怒并且抓住他/她。	1	2	3	4	5	6
33. 当孩子未能达到我的预期时,我会让他/她感到内疚。	1	2	3	4	5	6
34. 当孩子做得很好时,我会称赞或拥抱他/她。	1	2	3	4	5	6
35. 在孩子在做了错事之后他/她说服了我不责罚他/她。	1	2	3	4	5	6
36. 当孩子哼哼唧唧地抱怨时,我会愤怒并且提高我的声音。	1	2	3	4	5	6
37. 当孩子做了我不喜欢的事情时,直到他/她的行为变好我才会和他/她讲话。	1	2	3	4	5	6
38. 我向孩子解释他/她的行为的后果。	1	2	3	4	5	6
39. 我会因为孩子哼哼唧唧地抱怨而打他/她屁股。	1	2	3	4	5	6
40. 我对孩子的责罚取决于我的心情。	1	2	3	4	5	6
41. 当孩子未能达到我的预期时,我会批评他/她。	1	2	3	4	5	6
42. 我给孩子讲故事或读书。	1	2	3	4	5	6
43. 我和孩子一起唱歌和跳舞或者和他/她一起听音乐。	1	2	3	4	5	6
44. 我带孩子外出去游玩、散步或骑车。	1	2	3	4	5	6
45. 我鼓励孩子独自玩耍和探索他/她所处的环境。	1	2	3	4	5	6
46. 我会定期让孩子和别的孩子玩耍。	1	2	3	4	5	6
47. 我会定期让孩子和除父母之外的成人玩耍。	1	2	3	4	5	6
48. 我会让孩子参与日常活动,如做饭、照料宠物或者给植物浇水。	1	2	3	4	5	6
49. 我会带孩子同我一起去商店购物。	1	2	3	4	5	6
50. 我会和孩子一起玩彩色的、由不同材料做成的玩具(如:毛绒玩具、木制积木、摇铃)。	1	2	3	4	5	6
51. 我会和孩子一起玩能滚动的玩具(如:球、汽车、能拉的小动物)。	1	2	3	4	5	6
52. 我会和孩子一起搭积木、乐高或者其他堆积类玩具。	1	2	3	4	5	6
53. 孩子有他/她自己可以玩的书,即使他/她未必会小心对待它们。	1	2	3	4	5	6
54. 我会和孩子一起玩音乐类的玩具(如:鼓、笛子)。	1	2	3	4	5	6

四、亲子互动-喂养量表(PCI-FS)

(一) 概述

1. 量表简介　亲子互动-喂养量表(Caregiver/ Parent-Child Interaction Feeding Scale,PCI-FS)也称 PCI 喂养量表,由美国华盛顿大学护理学院 Kathryn Barnard 教授于 1978 年编制而成。该量表基于依恋理论、

发展心理学等相关理论提出亲子互动质量评估的理论框架,包括 Barnard 模型和儿童健康评估模型。

基于观察法的 PCI 喂养量表已经在全球多个国家得到广泛应用,在美国、澳大利亚、加拿大、墨西哥、日本和韩国等国家都取得良好的信效度。2017 年,我国妇幼健康研究会与美国华盛顿大学护理学院 Barnard 婴幼儿发展中心合作开展 PCI 量表中文版的修订与培训,首都儿科研究所课题组作为技术单位,严格按照国际测试委员会(International Test Commission)推荐的规范步骤,PCI 喂养量表中文版经翻译-回译-对比回译版本与原量表-修改翻译版本-测验翻译版本-定稿六大步骤修订完成。并在北京、宁夏、甘肃和安徽选取 4 家妇幼保健院共招募 1~12 个月龄的婴儿及其母亲 310 对,最终获得有效样本 273 对作为样本,开展了量表信效度研究。

2. **适用范围**　适用于 0~1 岁婴幼儿及其主要照护者在喂养情境下的亲子互动质量评估。

(二) 内容及评分方法

1. **量表的内容及结构**　PCI 喂养量表由 6 个维度,76 个条目组成。

(1) 其中 4 个维度用于评估照护者喂养行为(50 个条目),包括:对儿童信号的敏感性(16 个条目);对儿童不安的回应(11 个条目);社会情感发展培养(14 个条目);认知发展培养(9 个条目)。

(2) 2 个维度用于评估孩子的行为(26 个条目),包括:儿童信号的清晰性(15 个条目);对照护者的回应性(11 个条目)。

量表总分由所有 76 个条目相加形成。

(3) 其中 18 个条目还可以用于评估相依性,即亲子互动过程中双方沟通交流的相依模式,例如当照护者说话时,婴儿转过头去听。相依性体现的是互动过程中的双方职责,并由此推动积极照护行为和有质量的亲子互动。

2. **评分标准及结果分析**　量表采用李克特式二分法,依据《亲子互动-喂养量表评估手册》进行评分。"是"得 1 分,"否"得 0 分。各维度得分越高,表明双方亲子互动质量越好;照护者总分高,表明照护者能准确解读婴儿发出的信号,并做出相应积极反馈(包括缓解儿童不安、促进儿童认知及社会情绪发展)的能力越强;儿童总分高,表明儿童能够准确表达并回应照护者;相依性总分越高,表明照护者与儿童的互动质量越高。

3. **评估流程及评估人员**

(1) 视频准备:视频采集可以在家庭或在医院的特定观察室,由培训后的家庭成员或者医院相关人员录制一次照护者喂养婴儿的过程。由照护者发出提示后,开始录制。录制时间从喂养开始,持续到喂养结束。

注意事项:录制前确保儿童处于正常情绪状态;录制环境要安静、安全、光线充足;确保照护者和婴儿的脸部面向镜头,录制人员可以提醒;如果视频无法捕捉到整个喂养过程,则需要重新录制。

(2) 评估人员:评估人员通常包括儿童保健医生、发育行为儿科医生、康复治疗师及研究人员等。

评估人员须经严格的量表使用培训,并考核合格获得量表使用资质后,才能开展评估工作。评估人员通过反复观看录制的视频,对量表中每个条目进行逐条打分。一般每例亲子互动-喂养量表的评估时间需要 20~30 分钟。

(三) 信效度研究

1. **抽样情况**　在北京、宁夏、甘肃和安徽选取四家妇幼保健院,共招募 1~12 个月龄的婴儿及其母亲 310 对,最终获得有效样本 273 对;据第 1 次测试 14~21 天后,随机选择 31 例进行重测;抽取 6 例进行评分者之间一致性评估;随机抽取 41 例,家访进行中文版婴儿-学步儿家庭环境观察评估表(The Chinese version of the Infant-Toddler Home Observation for Measurement of the Environment Assessment,IT-HOME-C)评估。

2. **信度情况**

(1) 内部一致性:量表总分、照护者总分和婴儿总分的 Cronbach' α 系数分别为 0.85、0.80 和 0.69,与英文版(0.86、0.83 和 0.73)保持一致,说明具有良好的内部一致性。

(2) 重测信度:量表总分、照护者总分和婴儿总分的 Pearson 相关性系数分别为 0.84、0.79 和 0.47

（$P<0.01$），总量表、照护者良好说明具有较好重测信度；儿童量表的重测信度可接受。

（3）评分者信度：总量表肯德尔和谐系数为 0.86，符合原 PCI 量表要求。

3. 效度情况　量表总分、照护者总分和婴儿总分与 IT-HOME-C 总分呈中度正相关，斯皮尔曼（Spearman）相关系数分别为 0.526、0.506、0.427，$P<0.01$。

由此看出，PCI 喂养量表中文版在我国具有良好的文化适用性，并取得良好的信效度。

（四）应用价值

PCI 喂养量表的应用领域包括以下：

（1）儿童保健门诊评估喂养过程中的亲子互动质量。

（2）评估高危儿（如脑损伤婴儿和早产儿等）亲子互动水平。

（3）评估有潜在养育风险的照护者（如青少年母亲和成瘾母亲等）亲子互动质量。

（4）指导婴幼儿家庭顺应喂养行为，帮助照护者识别婴儿饥饿/饱腹感信号。

（5）用于亲子互动相关应用研究等。

（五）编制人联系方式

首都儿科研究所，关宏岩。

（关宏岩）

参 考 文 献

［1］BARNARD K. Measurement and meaning of parent-child interaction［J］. Psychological Development in Infancy，1989，3：39-80.

［2］OXFORD M，FINDLAY D. Parent Child Teaching Interaction Scales Manual［M］. Washington DC.：Parent-Child Relationship Programs，2013.

［3］丁美琦，许梦雪，关宏岩，等 . 常用观察法评估量表研究进展［J］. 中国儿童保健杂志，2018，26（06）：641-644.

［4］BYRNE E，CAMPBELL SK. Physical therapy observation and assessment in the neonatal intensive care unit［J］. Physical & Occupational Therapy in Pediatrics，2013，33（1）：39-74.

［5］BADR LK，BOOKHEIMER S，PURDY I，et al. Predictors of neurodevelopmental outcome for preterm infants with brain injury：MRI，medical and environmental factors［J］. Early Human Development，2009，85（5）：279-284.

［6］卢珊，李璇，姜霁航，等 . 中文版婴儿-学步儿家庭环境观察评估表的信效度分析［J］. 中国临床心理学杂志，2018，26（2）：244-248.

［7］CHO Y，HIROSE T，TOMITA N，et al. Infant Mental Health Intervention for Preterm Infants in Japan：Promotions of Maternal Mental Health，Mother-Infant Interactions，and Social Support by Providing Continuous Home Visits until the Corrected Infant Age of 12 Months［J］. Infant Mental Health Journal，2013，34（1）：47-59.

［8］SHLOIM N，SHAFIQ I，BLUNDELL-BIRTILL P，et al.Infant hunger and satiety cues during the first two years of life：Developmental changes of withinmeal signalling［J］. Appetite，2018，128：303-310.

［9］SHLOIM N，VEREIJKEN CMJL，BLUNDELL P，et al. looking for cues infant communication of hunger and satiation during milk feeding［J］. Appetite，2017，108：74-82.

五、亲子互动评估量表中文版（IRS-C）

（一）概述

1. 量表的编制及意义　"亲子互动"是指儿童与养育人之间彼此联系,相互作用的过程,是儿童获得情感支持和社会学习的有效手段,渗透到儿童日常生活的各个环节。"亲子互动"的概念研究始于20世纪30年代,是近十几年来心理学和教育学等领域研究的热门话题。本文所指的是狭义的亲子互动,即在同一时空下、瞬间的养育人与儿童之间直接的接触和交互作用的过程。

大量的研究证明良好的亲子互动对儿童的认知、语言、社会性和情感发展都有着重要影响。而且这种影响可持续到青春期和成年期。例如,研究表明母婴互动会导致婴儿日后的自我控制和其他自我调节行为的发展。因此如何量化评估亲子互动的内涵与质量显得尤为重要,"亲子互动评估"作为一种科学的评估方法,近几十年来得到了国际学者和实践人员的重视,被广泛应用于科学育儿指导、心理行为干预和科学研究等领域。国外学者开发了一些亲子互动的评估量表和问卷。为我们开展儿童心理行为评估和养育人的养育行为提供了科学评估工具。

2. 原版量表介绍　亲子互动评估量表（Interaction Rating Scale, IRS）原版作者是日本筑波大学的安梅敕江（Tokie Anme）教授。量表通过观察养育人与孩子之间的互动,来衡量孩子的社会能力和养育人的养育能力。该量表的开发是日本大型儿童队列研究的重要组成部分,并在日本政府科技部门,即日本科学技术振兴机构的资助下完成。IRS 是基于家庭环境观察量表（Home Observation for Measurement of the Environment, HOME）,社会技能评定系统（Social Skills Rating Systems, SSRS）儿童养育评估卫星培训（Nursing Child Assessment Satellite Training, NCAST）的教学量表［亲子互动评估量表（Parent-Child Interaction Teaching Scales, PCI）］开发。量表分类有家长和儿童两个领域,每个领域有5维度（分量表）,共有10维度。家长的每个维度有10个条目,儿童的每个维度有5个条目,共有70条目。IRS 适用于评估0~8岁儿童的亲子互动。

3. 量表中文版概况

（1）评估内容　亲子互动评估量表是在观察亲子互动场景的过程中,评估儿童的社会性发展水平和养育者的养育能力,以及整体的亲子互动水平。评估内容和维度内容一致,即儿童社会性的5个维度:自主性、回应性、共情、运动调节和情绪调节;养育人的5个维度:尊重自主发展、应答性、敏感性、社会情感的培养和认知能力的培养。

（2）适用对象:IRS-C 适用于评估0~6岁儿童及其照护人的亲子互动,因为中国常模的样本儿童年龄为0~6岁。

（3）评估场景:不仅适用于在实验室场景下的亲子互动观察,也是用日常生活中,如游戏、日常照护和喂养等多场景下的亲子互动观察。

（4）量表优势:评估内容丰富,包括儿童维度、养育者维度和亲子互动的总体水平;能系统评价儿童社会能力发展的多个维度;专业人员可灵活使用,既可以用于评估正常发育儿童,也可以用于筛查问题儿童和问题行为等;信效度良好,被证明对发育问题儿童筛查有较好的灵敏度;各维度的量化评估,便于开展量化研究和不同研究之间的比较;评估时间短,仅需要10分钟左右的观察。

（5）评估人员要求:由于亲子互动评估量表是基于观察法开展的,对评估人员的专业性有较高的要求,必须经过量表开发者组织的系统专业培训才可以使用。

（二）中文版亲子互动量表开发过程

由于我国缺乏一个信效度良好、多维度、基于大样本研制的亲子互动观察评估工具,复旦大学公共卫生学院童连副教授在获得原作者安梅敕江教授的独家授权后将亲子互动评估量表从日本引入我国,并开发适合我国本土文化的亲子互动评估工具。亲子互动中文版开发作者童连博士在日本攻读博士期间,师从安梅敕江教授,有幸全程参与了原量表的开发过程。本文介绍的亲子互动评估量表是国内首个基于亲子互动评估工具。

1. 量表的翻译及回译　依据 Brislin 量表翻译原则,采用 Brislin 双人翻译-回译模式进行量表转化,以保证实现最大限度地概念、内容和语义的对等性,形成初步中文版的"亲子互动量表"。

2. 预试验及文化调适　使用最终翻译量表在上海某小区方便抽取 30 个家庭进行预试验拍摄视频,在编码过程中,记录存在疑惑的条目,以及语句混淆情况,并进行进一步修订,形成中文版亲子互动评估量表和相应的评估手册。

3. 数据收集　2015—2018 年期间在全国招募了 500 对 0~6 岁儿童亲子组,包括正常儿童 370 组和特殊儿童 130 组。本研究采用多地区、多中心抽样的方法,样本招募单位和场所包括幼教机构、社区、医疗机构等,完成了对互动视频的观察、编码和评估。

4. 项目分析与筛选　为了初步测试条目在实际调查中是否具有一定的区分度、敏感性等,本次研究基于经典测量理论进行区分度分析、内部一致性分析。主要采用以下 3 个标准作为题目筛选的依据:①某题目的 CR 值未达到显著性标准($P>0.05$);②相关系数 <0.3;③去掉某题目后,其所在的分表的 Cronbach's α 系数增大。以上 3 项指标中,某题目符合 2 项及以上时,经项目讨论后考虑删除,最终形成正式版量表。

5. 经费支持　本课题由上海市公共卫生重点学科建设计划重点学科建设项目资助,上海市重点学科"妇幼卫生与儿童保健学"(项目编号:15GWZK0402)。

（三）量表的内容及评分标准

1. 量表的条目　中文版亲子互动量表保留原量表的 10 个维度,即 5 个儿童维度:自主性、回应性、共情、运动调节和情绪调节,共 25 个条目;和 5 个养育人维度:尊重自主发展、应答性、敏感性、社会情感的培养和认知能力的培养,由于对个别条目的调整,由原来的 45 个条目变成 40 个条目,共 65 个条目。

2. "亲子互动"视频资料收集　在安装有录像设备的"亲子互动室"或者没有人打扰的环境下,对每对亲子组分别实施 8 分钟左右的视频拍摄。要求每对亲子组完成 3 个环节的活动:设定的任务(2~3 分钟),自由玩耍(2~3 分钟)和整理(2~3 分钟)。3 个环节由工作人员引导切换或语音提示切换。亲子活动的难度稍微超出孩子的能力,家长在其中扮演引导的角色。

采用亲子互动评估量表对视频进行"双人"编码,即由两位经过系统训练的研究成员对视频内容进行同步编码,要求两位成员的编码一致性达到 90% 及以上。

3. 量表的评分标准　具体评分方法有两种:

（1）采用 2 等级计分法:通过约 8 分钟的视频记录观察,若评估对象出现量表中描述的行为,则给出 1 分,相反,如果参与者没有出现量表中描述的行为,则给出 0 分。

（2）采用 5 等级计分法,对应评估量表中描述的行为进行客观评估,1= 非常不明显,2= 不明显,3= 一般,4= 明显,5= 非常明显。最后计算各维度的得分和各维度相加得分,分别获得儿童维度和养育人维度的总得分,以及量表的总得分。

（四）量表的信度与效度检验

1. 信度检验　对中文版亲子互动量表的内部一致性用库德-理查森信度(Kuder-Richardson reliability)系数计算,量表总分的 K-R 20 为 0.855,表明内部一致性良好。在 1 个月的间隔内也显示出良好的重测信度,量表总分相关度为 $r=0.809$;儿童维度和养育人维度的得分相关度分别为 0.814 和 0.804(表 2-19)。

表 2-19　亲子互动量表中文版信度

维度内容	条目数	K-R20	重测信度
儿童维度	25	0.808	0.814
自主性	5	0.793	0.689
应答性	5	0.604	0.762

续表

维度内容	条目数	K-R20	重测信度
共情	5	0.639	0.839
运动抑制	5	0.403	0.870
感情抑制	5	0.832	0.942
养育人	40	0.833	0.804
敏感性	8	0.610	0.773
应答性	8	0.756	0.920
对自主性的尊重	8	0.721	0.681
社会情感的培养	8	0.677	0.720
认知能力的培养	8	0.661	0.803
总计	65	0.855	0.809

2. **效度检验** 将本量表与亲子互动编码系统(the Dyadic Parent-Child Interaction Coding System, DPICS)的评分进行了相关分析,以评估本量表得分的收敛效度。其中130对亲子组视频利用DPICS进行编码。本量表的儿童维度得分与DPICS中儿童亲社会行为得分呈显著正相关($r=0.220$,$P<0.05$),与DPICS中的父母不当行为得分呈负相关($r=-0.203$,$P<0.05$)。

使用验证性因素分析(confirmatory factor analysis,CFA)对本量表得分的结构效度进行了测试。调整模型后,儿童维度模型的拟合优度(χ^2/df=4.054,$P<0.001$;RMSEA=0.094,90% CI:0.088 0.100;CFI=0.934,TLI=0.924)和养育人维度模型(χ^2/df=1.667,$P<0.001$,RMSEA=0.044,90% CI:0.040~0.048,CFI=0.879,TLI=0.871)是可接受的。

(五)量表的应用

1. **学术研究** 亲子互动评估量表被用于开展儿童心理行为发展的相关研究,如互动与学龄前儿童焦虑的相关研究以及国际比较研究。

2. **实践应用** 亲子互动量表也有着广泛地应用。2019年,童连博士和量表的原作者安梅敕江与国际系统保健服务学会(International Systems Science in Health-Social Services,SYSTEM)联合在中国和日本同步启动了"亲子互动评估师"培训工作。培训内容由理论和实操课构成,具体包括亲子互动和儿童早期发展的理论和知识介绍、亲子互动评估量表维度和量表条目的逐条介绍和解析,视频演示,学员实操等和考核环节。使学员真正获得在多种场景中观察和量化评估儿童心理行为特点和养育人互动水平的技能,同时能有效提高了学员对儿童行为的观察和评估能力。由于量表的条目丰富,每个条目设置背后都有系统的心理学理论和知识体系,对于量表熟悉后,自然会获得对亲子互动的观察能力,以及对亲子互动的指导能力。

经过系统培训"亲子互动评估师"将具备如下能力:①评估0~6岁儿童社会性发展水平;②评估养育者的养育能力水平;③增强儿童照护人员对儿童心理行为的观察能力,提高回应性照护水平;④开展儿童心理行为问题筛查的辅助评估;⑤实施亲子互动干预(治疗)指导和效果评估等。

目前,已在我国上海、苏州两地已开展了五期"亲子互动评估师"培训,培训对象有来自全国的儿童保健医生、幼儿园园长、托育园老师、大学老师和研究人员等,共有数百位专业人员获得"亲子互动评估师"资质。同时,亲子互动评估技术也已经在医院、社区等地进行运用。目前,上海嘉定区和闵行区的社区卫生服务中心已建立标准化亲子互动观察室;上海市儿童医院已开展"亲子互动评估"业务。

综上所述,亲子互动评估中所蕴含的对儿童和养育人的心理行为和互动质量的观察技术,适用于家庭内、托育机构和幼教机构内开展对儿童和照护人员互动质量的观察与评估,并可用于改善亲子互动水平,有效提高照护人的回应性照护质量。

有关量表信效度的文章已经被心理评估的权威杂志 *Psychological Assessment* 正式接受(2022.1),详细信息可参考论文全文(Huang Y,Yan Q,Tong L. 2022)。

(六)量表编制及联系人

复旦大学公共卫生学院妇幼与儿少卫生教研室,邮政编码:200032。童连,E-mail:ltong@fudan.edu.cn。

(童　连)

参 考 文 献

[1] ANME T. The reliability and validity of the assessment method for children's social competence:Parent-child Interaction Rating Scale [J]. Japanese Journal of Human Science of Health-Social Services,2007,14,23-31.

[2] ANME T,SHINOHARA R,SUGISAWA Y,et al. Gender differences of children's social skills and parenting using Interaction Rating Scale(IRS)[J]. Procedia-Social and Behavioral Sciences,2010,2(2):260-268.

[3] ANME T,SHINOHARA R,SUGISAWA Y,et al. Interaction Rating Scale(IRS)as an evidence-based practical index of children's social skills and parenting [J]. J Epidemiol,2010,20(2),419-426.

[4] CALDWELL BM,BRADLEY RH. Home observation for measurement of the environment [M]. Little Rock,AR:University of Arkansas at Little Rock,1984.

[5] CARSON JL,PARKE RD. Reciprocal Negative Affect in Parent-Child Interactions and Children's Peer Competency [J]. Child development,1996,67(5):2217-2226.

[6] HAVEN EL,MANANGAN CN,SPARROW JK,et al. The relation of parent-child interaction qualities to social skills in children with and without autism spectrum disorders [J]. Autism,2014,18(3):292-300.

[7] TONG L,SHINOHARA R,SUGISAWA Y,et al. Buffering effect of parental engagement on the relationship between corporal punishment and children's emotional/ behavioral problems [J]. Pediatrics International,2015,57(3):385-392.

[8] TONG L,SHINOHARA R,SUGISAWA Y,et al. Children' Study Group. Early development of empathy in toddlers:effects of daily parent-child interaction and home-rearing environment [J]. Journal of Applied Social Psychology,2012,42(10):2457-2478.

[9] 来晶晶. 12-24 个月儿童词汇发展与社会经济地位、亲子互动之间的关系[D]. 杭州:浙江大学,2013.

[10] 李雪莹. 母亲教养知识、亲子互动质量与婴幼儿社会情绪能力关系的研究[D]. 上海:上海师范大学,2018.

[11] CARSON JL,PARKE RD. Reciprocal negative affect in parent-child interactions and children's peer competency [J]. Child development,1996,67(5):2217-2226.

[12] MORRISON E F,RIMM-KAUFFMAN S,PIANTA R C. A longitudinal study of mother—child interactions at school entry and social and academic outcomes in middle school [J]. Journal of school psychology,2003,41(3):185-200.

[13] 童连,安梅敕江. 0-6 岁儿童心理行为发展评估[M]. 上海:复旦大学出版社,2017.

[14] 丁美琦,许梦雪,朱宗涵,等. 早期亲子互动常用观察法评估量表研究进展[J]. 中国儿

童保健杂志,2018,26(6):641-644.

[15] 严琼.亲子互动与学龄前儿童焦虑症状的关联性研究[D].复旦大学,2019.

[16] 李燕燕.亲子互动与儿童心理理论的发展[D].华东师范大学,2004.

[17] 乔环环.亲子互动中1-3岁儿童主动行为与母亲回应方式的关联研究[D].华东师范大学,2015.

[18] 郭力平,郝俊,谢萌.婴幼儿视频对1-2岁儿童亲子互动的影响[J].心理科学杂志,2013,36(4):892-898.

[19] 李敏.亲子互动与亲子教师专业发展[J].吕梁学院学报,2014,4(5):53-55.

六、中国儿童早期发展指标体系(CECDI)

(一) 概述

中国儿童早期发展指标体系(China Early Childhood Development Indicators,CECDI)是由联合国儿童基金会(United Nations International Children's Emergency Fund,UNICEF)牵头,首都师范大学心理学院王争艳教授、卢珊副教授及其团队在2017~2020年间研发的用于测量中国0~3岁儿童适宜发展(optimal development)的指标体系。

儿童早期发展的研究取向经历了缺陷观到优势观的转变。在相关研究领域,研究者已经达成一种共识,婴幼儿早期成长最重要的决定因素不是遗传和种族,而是营养、哺育方式、环境和医疗保健。只要提供正确喂养方式、良好医疗卫生服务和健康环境,任何地区儿童的生长发育潜能都能得到充分发挥。基于人类积极发展的资源模型,适宜发展不关注问题儿童或发育迟滞儿童的筛查,而是着眼于积极视角,核心关注在适宜条件下抚养的儿童的生长模式。

因此,CECDI有别于传统的筛查工具,其关注的是0~3岁健康儿童群体,以及这些儿童应当达到的最佳发展状态,而非发育落后。研究团队在开发量表时,制订了严格的参与者入组标准,以健康儿童为基础,最终制订出一套指标体系,用于评估儿童早期发展潜能的发挥。

(二) 量表结构及评分标准

1. 量表的内容及其结构介绍　CECDI由138个指标构成,其中包括51个动作技能(motor)指标、40个语言及沟通(language and communication)指标,20个认知(cognitive)指标以及27个情绪社会性(social emotional)指标。该问卷按照月龄分为10个子量表。

CECDI的评估采用照料者自我报告和临床医生现场测试两种方式结合(现场施测时配有辅助测评的便携式工具箱)。此外,测试者可依据《操作指南》的释义进行标准施测。CECDI采用"是"和"否"两点式响应,评估时间为5~10分钟。

2. 评分标准及结果分析　如果一个孩子在规定的年龄段内有2个指标不通过或前一个年龄段有1个指标不通过,提示儿童的发展潜能可能未充分发挥,值得关注。

(三) 量表的信效度

在1 138名健康的0~3岁儿童中发现,CECDI的10个月龄子量表的内部一致性均在0.75~0.86之间。此外,对各子量表进行验证性因素分析,结果表明各模型拟合良好,CFI在0.90~1.00之间,RMSEA在0.03~0.06之间。CECDI的有效性有待在更多临床应用中得以验证。

(四) 量表的临床应用

CECDI条目较少,简单快捷,可以针对个体单独施测,也适用于大规模人群同时施测。该指标体系结合了主观报告和现场观察的评估方式,评估结果也更加客观准确。目前,CECDI正计划在各医院的儿童保健门诊中推广应用。

（五）量表的特点及使用中的注意事项

1. 在选取与儿童年龄相符的子量表时,应注意每个月龄段的前端是未足月,末端为足月,例如,1~3月子量表,指的是1个月0天~3个月30天。

2. 需要由专业人员进行现场施测的指标前面标记有"*"号。

3. 在解释结果时应谨慎,某指标不通过并不代表发育迟缓,仅提示发展潜能未充分发挥。

4. 本量表需要经过专业培训后使用。

（六）量表开发者联系方式

北京市海淀区首都师范大学心理学院儿童早期发展中心。王争艳,E-mail:cdcenter@sina.com。

（王争艳）

参 考 文 献

［1］BOGGS D,MILNER KM,CHANDNA J,et al. Rating early child development outcome measurement tools for routine health programme use［J］. Archives of Disease in Childhood,2019,104(1):22-33.

［2］ERTEM IO,KRISHNAMURTHY V,MULAUDZI MC,et al. Similarities and differences in child development from birth to age 3 years by sex and across four countries:a cross-sectional,observational study［J］. Lancet Global Health,2018,6(3):279.

［3］ONIS,M. WHO Motor Development Study:Windows of achievement for six gross motor development milestones［J］. Acta Paediatrica,2006,95(450):86-95.

［4］VILLAR J,ALTMAN D,PURWAR M,et al.The objectives,design and implementation of the intergrowth-21st Project［J］. BJOG:An International Journal of Obstetrics & Gynaecology,2013,120(2):9-26.

［5］曹霞,梁爱民 .0~3岁儿童早期发展的评估方法［J］.中国妇幼卫生杂志,2010,1(3):161-164.

［6］杨玉凤 . 我国儿童早期发展面临的挑战［J］.中国儿童保健杂志,2016,24(3):225-227.

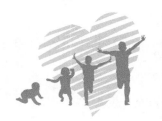

第三章

能力类评定量表

第一节 学习与认知能力类评定量表

一、学龄前儿童学习能力量表（PLSS）

（一）概述

学龄前儿童学习能力量表（Preschool Learning Skills Scale，PLSS）是由南京市妇幼保健院儿童保健科池霞教授团队编制的，是用于识别学龄前儿童有学习障碍倾向的筛查量表。

学习障碍（learning disorder，LD）是指智力正常儿童在阅读、书写、拼写、表达、计算、推理等方面的基本心理过程中存在一种或一种以上特殊性功能障碍，并且在常规的教育辅助下仍表现出与智力发展潜能不相匹配的学习困难。虽然目前无法在学龄前进行学习障碍诊断，但学习障碍患者在学龄前便表现出一些偏离正常的早期征象，如语言发育迟缓、数数困难、动作协调性差、记忆缺陷、异常活跃等。

课题组通过文献调研基于学习障碍理框架，以认知能力（注意力、记忆力、视知觉、听知觉、知觉运动等）和基本学习技能（口语理解及表达、数学概念）作为考察重点构建学龄前儿童学习能力量表编制的理论框架；通过参考国内外相关量表以及专家知识体系构建量表项目池；通过专家咨询及小样本预调查，根据专家意见和家长的反馈对量表进行修订，形成量表的预测版。利用预试的数据，对量表进行项目分析，剔除适切性较差及因子载荷较低的项目，进行初步的探索性因素分析，形成学龄前儿童学习能力量表正式版。通过 Cronbach's 系数、折半信度评价正式版量表的信度，探索性因素分析检验量表结构效度；通过验证性因素分析进一步验证量表的效度，分析模型拟合度；并以"学龄前儿童执行功能行为评定量表"和"康奈氏儿童行为（父母）测试问卷"中的学习问题分量表评价量表校标效度。

（二）量表的内容及实施方法

学龄前儿童学习能力量表包括38个条目，7个维度，分别为：

1. **言语能力** 9个条目。
2. **注意力** 8个条目。
3. **记忆力** 5个条目。
4. **视知觉** 5个条目。
5. **听知觉** 4个条目。
6. **知觉运动** 4个条目。
7. **数学概念** 3个条目。

该量表的使用范围为学龄前儿童。由儿童主要代养人进行评定,根据儿童日常表现以 5 级评分法计分:"从不"代表 1 分,"偶尔"代表 2 分,"有时"代表 3 分,"经常"代表 4 分,"总是"代表 5 分。得分越高说明学习障碍的倾向性越高。

(三)量表的信度和效度研究

1. **结构效度** 探索性因素分析结果显示,KMO 值为 0.970,Bartlett 球状检验 χ^2=28 676.78(P<0.001);在不限定因子个数的情况下,通过主成分分析和最优斜交法提取因子,结果显示,特征根大于 1 的因子有 7 个,累计方差解释率为 55.20%,各条目因子载荷在 0.416~0.818 之间。验证性因素分析结果显示,模型的拟合良好,χ^2/df=3.637,CFI=0.910,TLI=0.901,RMSEA=0.047,SRMR=0.038,符合判断准则,表明量表结构效度良好。

2. **信度分析** 结果显示,Cronbach's α 系数为 0.946,各维度 Cronbach's α 系数为 0.674~0.864;折半系数为 0.905,各维度折半系数为 0.640~0.824。量表总分与"学龄前儿童执行功能行为评定量表"总分和"康奈氏儿童行为(父母)测试问卷"中的学习问题分量表分的相关系数分别为 0.622 和 0.607,具有较好的效标效度。

(四)量表的临床应用研究

学龄前儿童学习能力量表是由家长填写的快速、简便的筛查性量表。目前该量表已进入儿童心理行为门诊及语言门诊临床使用,用于学龄前有学习障碍倾向儿童的早期预警。现有结果发现,该量表筛查出的学习障碍倾向儿童与正常同龄儿童相比,在快速命名、数字划消测试中均表现欠佳。

(五)量表的特点及使用中的注意事项

学龄前期是儿童认知和能力发展的关键时期。对学龄前学习障碍倾向儿童进行早期识别并给予早期的医学及教育干预,对儿童的学业成就及终身发展具有非常重要的意义。

学龄前儿童学习能力量表围绕儿童认知、行为层次的发展规律,通过描述学习障碍儿童在学龄前阶段的言语能力、注意力、记忆力、视知觉、听知觉、知觉运动等各方面特征,及早识别有学习障碍倾向儿童。本量表是由家长根据儿童日常表现进行评价,在临床上需同时结合病史询问、幼儿园表现、临床评估等对儿童进行综合评估。

(六)量表编制者联系方式

量表编制者:南京医科大学附属妇产医院(南京市妇幼保健院),池霞,E-mail:264601855@qq.com。

(池 霞)

参 考 文 献

[1] SNYDER P,BAILEY DB,AUER C. Preschool Eligibility Determination for Children With Known or Suspected Learning Disabilities Under IDEA [J]. Journal of Early Intervention, 1994,18(4):380-390.

[2] WONG E,HO C,CHUNG K,et al. The Hong Kong Learning Behaviour checklist for Preschool Children(Parent Version)[S]. 2006.

[3] 天野,清. Development of Language-Cognitive Program for Prevention of Learning Disabilities in Preschool Children [C]. 教育学論集,2003,45:127-172.

[4] GLOZMAN JM,KONINA SM. Prevention of Learning Disability in the Preschool Years [J]. Procedia-Social and Behavioral Sciences,2014,146:163-168.

[5] KOUIMTZI EM,PSALTI A. Pre-school teachers' readiness for the early identification of

preschool children at risk of learning disabilities：The development of a research instrument［C］. 2015.

二、希内-学习能力测验(3~17岁)(H-NTLA)

(一) 概述

希-内学习能力测验(Hiskey-Nebraska Test of Learning Aptitude,H-NTLA)是美国内布拉斯加大学(The University of Nebraska) Hiskey 教授于 1941 年通过对聋哑学校学生连续数月的观察,记录他们起居饮食及课内外活动情况,为耳聋学生设计出的一套智力测验题目,1966 年再版修订及标准化量表时保留了共 163 个项目,按难易程度排列,分为 12 个分测验,定名为希-内学习能力测验。该测验受文化、语言影响小,不但适用于听障儿童,还可用于听力健康儿童。1957 年作者发表了正常听力儿童的常模。H-NTLA 引进我国后,山西医科大学曲成毅教授、山西省妇幼保健院张佩瑛教授与中国聋儿康复研究中心及北京师范大学等单位合作先后完成对量表的修订并建立了中国听障儿童与健听儿童两套常模,于 1996 年发表。测验用于语言交流困难、智力低下及对复杂文字性测试题目有困难者,用手势语(聋哑儿童)或少量指导语(正常听力儿童)指导测试。其结果不仅可以帮助判断听障儿童的学习能力水平,分析学习能力结构,还可指导教师和家长制订科学的个别化康复训练计划。修订以后的常模在全国聋儿康复系统内得到广泛应用。2011 年,杨晓娟、曲成毅等对希-内学习能力测验小年龄组(3~7 岁)的常模进行了第 2 次修订,建立了小年龄组新的中国常模。

(二) 量表的内容及实施方法

1. 内容　量表包括串珠、记颜色、辨认图画、看图联想、折纸、短视觉记忆力、摆方木、完成图画、记数字、迷方、图画类推、空间推理 12 个分测验。

2. 测试时间　30~45 分钟。

3. 对主试的要求　测试人员须经过心理测量学的专业培训,掌握本测验方法,严格按指导手册进行测试。测试人员能理解测试聋哑儿童使用的手势语并利用手势向儿童交代题意。

4. 评分标准及结果分析　小年龄组(3~8 岁)和大年龄组(9~17 岁)聋儿有不同计分方法。小年龄组聋儿测查前 8 个分测验,通过常模将每一分测验得分转换成心理年龄(mental age,MA),聋儿特称学习年龄(learning age,LA)。8 个分测验所得学习年龄的中位数为平均智龄(学习年龄)LA。求出比率智商,特称学习能力商(learning quotient,LQ)。并可通过 LA 和 CA(实际年龄)从表中查出离差智商,以便于不同年龄组间相互比较。

大年龄组(9~17 岁)测查后 7 个分测验,将每一测验原始分转换为量表分,将 7 个量表分相加,得到总量表分,并通过转换表查出离差智商。

(三) 量表的信度及效度

1. 样本人群的代表性　制订 3~17 岁全国常模时,以 1990 年全国人口普查资料,在六大行政区采用分层整群抽样的方法,抽取 20 个省市自治区 3~18 岁共 1 758 例聋儿及 1 684 名正常听力儿童,年龄分组以中位数计算共分为 15 个年龄组,除 3 岁年龄组外,各组均在 100 人左右,基本达到要求。

智商分布:1 758 名聋儿及 1 684 名正常听力儿童智商分布于理论频数分布非常接近,经检验符合正态分布。

2. 信度

(1) 评分者信度:评定者进行集中培训后,对 48 名被试采用同一被试由两名评定者分别记录的方法,不同评定者间得分的相关系数为 0.981。

（2）分半信度：将 12 个分测验按奇偶分半计算各分测验及总智商的相关，经斯皮尔曼-布朗（Spearman-Brown）公式校正后相关系数在 0.5~0.9。

（3）复测信度：对 136 名聋儿（9~17 岁）间隔 1 个月重复测查，两次结果间的相关系数为 0.841。

3. **效度** 效标效度：希-内学习能力测验实质是测查聋儿的智力，只是为了区别于正常听力儿童，特称学习能力。

（1）效标效度：①将学业成绩作为校标，收集 244 名聋校学生与希-内测验测查智商做积矩相关分析，聋儿智商与语文成绩之间的相关系数 $r=0.139$，与数学成绩之间的相关系数 $r=0.138$（P 均 <0.01），和总成绩间的相关系数 $r=0.208$（$P<0.01$）。说明该测验与听力障碍学生的学习成绩具有一定相关性。②教师评价作为效度的又一指标。906 名聋校学生的教师评价和实测智商的皮尔逊相关系数 $r=0.44$，$df=16$（$P<0.01$）。Kappa 系数 0.22（$P<0.01$）。

（2）测验内部效度：776 名小年龄组（3~8 岁）聋儿 8 个分测验与总智商及分测验间的相关系数在 0.184~0.702，982 名大年龄组（9~17 岁）7 个分测验与总智商及分测验间的相关系数在 0.269~0.723，绝大多数相关系数有显著统计学意义。

（四）量表的临床应用

希-内学习能力测验被广泛用于智力和教育诊断以及康复效果评价等。它既可用于评价听力正常儿童的智力状况，又可用于听障儿童，不仅可以帮助判断听障儿童的学习能力水平，分析其学习能力结构，还可指导教师和家长制订科学的个别化康复训练计划，为促进儿童身心全面发展提供参考。目前是我国儿童电子耳蜗及其他助听器检验佩戴前筛选适配对象的主要工具之一。

（五）量表的特点及使用中的注意事项

1. 该测验受文化、语言的影响较小，适用年龄跨度大，且对听障儿童和健听儿童皆适用。
2. 测验须按指导手册规定的标准化方法实施。对听障儿童进行测试时，主试应熟悉手势语。
3. 如果被试的听力能够听清（理解）语言指导，尽量使用语言表达的指导语。
4. 对听力有困难但未达到听力残疾的被试，也可使用听力残疾儿童的常模，但须统一用手势语给出指导。
5. 可用于少数民族或语言交流困难测试对象。

（六）量表原文及修订者联系方式

曲成毅，山西医科大学，太原，邮政编码：030001。

（曲成毅 刘 灵）

参 考 文 献

［1］曲成毅. H-NTLA 山西省常模修订［J］. 心理科学通讯，1989，（2）：12-43.

［2］曲成毅，孙喜斌，郑日昌，等. 我国 1758 例聋儿智力发育现状调查［J］. 中华耳鼻喉科杂志，1995，30：361-365.

［3］曲成毅，孙喜斌，张佩瑛. 希-内学习能力测验中国聋人常模［J］. 中国临床心理学杂志，1996，4（4）：202-205.

［4］曲成毅，孙喜斌，郑日昌，等. 希-内学习能力测验在中国聋儿中使用的信度和效度［J］. 中国心理卫生杂志，1997，5（11）：70.

［5］曲成毅，孙喜斌，张芳，等. 3-7 岁听障儿童智力发育现况研究［J］. 中国听力学及言语疾病杂志，2010，18（6）：545-548.

［6］杨晓娟，曲成毅，孙喜斌，等. 希-内学习能力测验中国 3-7 岁儿童常模修订［J］. 中国临床

心理学杂志,2011,19(2):195-197.

[7] 张圆圆,陈淑云,刘尚玲.北京市听障儿童希-内学习能力测验结果分析[J].中国听力语言康复康复科学杂志,2012,10(2):118-120.

希-内学习能力测验

编号：

姓名：　　　　　　　　性别:(1)男　　　(2)女　　　测验时间：　　年　　月　　日

住址：　　　　　　　　　　　　　　　　　　　　　出生日期：　　年　　月　　日

学校：　　　　　年级：　　　　年龄：　　　测验日期：　　年　　月　　日

主试人：　　　　　　　　LA　　　　　MA　　　　　LQ　　　　DIQ

父亲姓名：　　　　　　　职业:(1)工　　(2)农　　(3)技　　(4)干　　(5)商

文化程度:(1)大学　　(2)高中　　(3)初中　　(4)小学　　(5)文盲

母亲姓名：　　　　　　　职业:(1)工　　(2)农　　(3)技　　(4)干　　(5)商

文化程度:(1)大学　　(2)高中　　(3)初中　　(4)小学　　(5)文盲

测试结果：　　　　　　　　　　　小结：

项目记分：

穿珠子	_____	摆方木	_____
记颜色	_____	完成图画	_____
辨认图画	_____	记数字	_____
看图联想	_____	迷方	_____
折纸	_____	图画类同	_____
短期视觉记忆	_____	空间推理	_____

学习成绩:语文　　　数学　　　教师评语:(1)优秀 (2)较好 (3)一般 (4)较差 (5)极差

韦氏智力量表测试结果：　　　　　语言操作：　　IQ

曾患病：

身高：　　m　　　　体重：　　kg　　　　头围：　　　cm

三、关键数学诊断性算术测验（KEY MATH）

（一）概述

关键数学诊断性算术测验（Key Math Diagnostic Arithmetic Test,KEY MATH）是美国教育博士Connolly、Nachtman 和 Pritchett 于 20 世纪 70 年代初提出的一种个体用数学能力诊断测验。1988—1991年由西安医科大学发育行为儿科研究室姚凯南教授、王文强硕士对引进的 1976 年版 KEY MATH 算术诊断性测验进行了移植、修订。Connolly、Nachtman 和 Pritchett 从自己对数学能力的性质与结构的理解出发，收集了 400 多个测验题目,通过筛选测验题目、检验测验信度、效度,制定常模等程序,编制成了这套数学能力测验。这也是美国教学能力诊断最早的一个系统化、标准化的测验,适用于学龄前~12 岁儿童。量表包括 14 个分测验,分为 3 大数学部分,即内容部分、操作部分、应用部分。整个测验题目 209 个。学生每答对 1 题得 1 分,答错不计分,总分为 209 分,所有测验得分相加即得到原始分(raw score)。通过测验可以了解受试者四个不同水平(总测验,每一数学部分测验,各分测验以及题目测验)的成绩。根据各分测验结果,在诊断记录纸上又可以画出受试者各个测验成绩的剖面图,找出受试者在数学学习哪一方面是优势,哪一方面是薄弱环节,诊断对比十分明了。该测验于 1971 年以来在美国广泛流行,成为常模法诊断的一个典型代表。它是一个很方便实用的能力测验工具,能迅速得到测验结果,是其他诊断方法的基础。当儿童明显的不能胜任数学学习时,就首先对其做常模法诊断,KEY MATH 就是首选的测验。

20 世纪 80 年代末,发育及行为儿科在我国刚起步,对学习困难的研究引起许多学者关注。鉴于国内还没有一个系统性的小学数学学习困难的诊断方法,研究者通过试用 KEY MATH 对西安市某小学 1~6 年级学生的初步研究发现:①中文版 KEY MATH 具有良好的信度、效度;②KEY MATH 的项目具有一定的辨别力和难度梯度;③将 KEY MATH 用于研究数学学习困难的学生则发现,学习困难的学生,KEY MATH 得分显著落后于正常对照学生,以 KEY MATH 年级等值做比较则学习困难学生落后正常对照学生两个标准差以上;④各个年级 KEY MATH 得分与学生的数学学业成绩有较高的正相关性;⑤KEY MATH 的实际测量结果与教师对学生的数学能力的客观评价之间有较好的正相关性。

KEY MATH 测验的移植和修订共分 3 个步骤,均符合量表移植和修订的原则,在此处省略。

（二）量表的结构及评分标准

1. **量表的内容及结构介绍**　KEY MATH 共 209 个题目组成。整个测验包括 14 个分测验,分为 3 大数学部分:即内容部分、操作部分、应用部分。

（1）内容部分:包括计数、分数、几何学及数学符号等 3 个分测验。

（2）操作部分:包括加法、减法、乘法、除法、心算及数字推理等 6 个分测验。

（3）应用部分包括应用题理解,缺失元素,货币,测量,时间等 5 个分测验。

具体分测验如下:

A. 计数分测验:由 24 个有关数量的问题组成。

B. 分数分测验:由 11 个题目组成。

C. 几何学与数学符号分测验:由 20 个题目组成,测验被试几何图形的辨认及数学符号的意义。

D. 加法分测验:由 15 个由易到难的加法题目及竖式计算组成。

E. 减法分测验:由 14 个题目组成(包括竖式计算)。

F. 乘法分测验:由 11 个题目及竖式计算组成。

G. 除法分测验:由 10 个题目及竖式计算组成。

H. 心算分测验:由 10 个题目组成,包括混合运算。

I. 数字推理分测验:由 12 个分测验组成。

J. 应用题理解分测验:由 14 个应用题组成,考察被试对数学词语的理解及计算能力。

K. 缺失元素分测验:由 7 个题目组成,每个题目均缺少一项计算必需的条件,要求被试找出。

L. 货币分测验:由 15 个分测验组成,考察被试对货币的认识及使用能力。

M. 测量分测验:由 27 个分测验组成,测查被试对常用测量工具及测量单位的认识及计算能力。

N. 时间分测验:由 19 个题目组成,考察被试对时间的认识及计算能力。

2. **评分标准及结果分析**　测验题目全部由主试口授,不需被试者自己阅题,可排除被试阅读方面有困难时对测验成绩的影响,得分比较客观。每一道测试题有明确的正确答案,测验时被试答对 1 题得 1 分,答错不计分,总分 209 分。所有分测验得分相加即得到原始分(raw score)。将测验分数与年级等值比较,如果低于年级等值的 2 个标准差则为异常。通过测验可以了解受试者 4 个不同水平(总测验、每一数学部分测验、分测验、题目测验)的成绩。另外,根据受试者的原始测验得分,在诊断记录纸上可画出受试者各个分测验成绩的剖面图,找出受试者在数学学习的哪一方面是优势,哪一方面是薄弱环节。

3. **对主试的要求**　必须熟悉测验内容,有一定的数学教学经验(经历、基础)者是最佳主试人选;此外本测验可供志愿者、教师助手、学校教师,以及其他人员使用。测验环境应该安静、光线充足、没有引起儿童注意力分散的其他刺激;主试应该能够建立一个舒适愉快、受人欢迎的环境气氛,最大限度地调动被试者发挥其最佳水平完成测验。如果不能达到这些要求,主试应该将具体情况注明在诊断记录单上,在对测验成绩做出解释时,要更加小心谨慎。完成测验大约需要 30 分钟。

（三）量表的信度及效度研究

1. **样本的代表性**　1990 年 3~10 月抽取西安市城区教学水平中等的小学一所,在校学习的 1~6 年级学生。学习困难组为在西安市城区期末小学数学统考中分数连续两次以上在 65 分以下(一年级学生可参考学前班成绩),经数学带课教师认定的长期数学学习困难学生作为试验组;对照组为同校、同班级、同性别、同民族、年龄相同或相近的正常学生作为对照组。试验组平均年龄为(9.4±2.2)岁,对照组平均年龄为(9.0±1.7)岁。试验组:40名,男∶女=1.5∶1,对照组:60名,男∶女=1.7∶1。两组年龄、性别具有可比性。所有被试智力筛查 IQ>85 分,临床医疗查体未见异常,婴幼儿期无发育迟缓史,家族中无神经心理疾病史。

2. **研究方法** 研究采用双盲法,测验以个体测验的方式进行,测验结束时按教师提供分组名单进行分组统计分析。测验同时,向带课教师发放辅助问卷,要求对小学数学学习困难学生的数学行为、数学能力、数学学习情况写出书面的客观评价。

3. **信度研究指标**

(1)重测信度:第1次测验四个半月后,随机抽取受试对象中 30 名学生再次测验,2 次测验结果的相关系数 r 为 0.92。

(2)分半信度:将 KEY MATH 14 个分测验按奇-偶数法分成两半,求出这两个分半测验的相关系数即为分半信度系数,所用公式为斯皮尔曼-布朗公式(Spearman-Brown formula)各年级分半信度系数 0.91~0.99,随着年级的增高,分半信度也逐渐提高。经信度系数的 t 检验 $P<0.001$,表明中文版的 KEY MATH 具有良好的信度。

(3)内部一致性信度:用库德-德查森(Kuder-Richardson)公式 20(简称 KR-20)求出中文版 KEY MATH 内部一致性信度系数,结果显示各年级内部一致性信度系数 0.90~0.98,经信度系数的 t 检验 $P<0.001$,说明该量表具有良好的内部一致性信度。

4. **效度研究指标** 对于 KEY MATH 的效度研究,国外学者做了不少的工作。Pamela A.Price 比较了 KEY MATH 与加利福尼亚成就测验(California Achievement Test,CAT)分测验 C 与 D 后认为,KEY MATH 有较好的教学适用性。中文版 KEY MATH 的效度研究如下:

(1)效标关联效度:采用同时效度和预测效度进行了研究。同时效度选用的效标为年级成绩测验,以学生在西安市城区小学数学统考中的成绩(时间为 1989—1990 年 5 月)作效标。结果显示:100 名小学一~六年级学生的 KEY MATH 得分与其数学成绩之间存在很高的正相关性(r 在 0.83 以上),经过 t 检验差异十分显著,$P<0.001$,说明两者之间的相关关系是有意义的。KEY MATH 得分与数学成绩的相关关系验证同时效度(表 3-1)。

表 3-1 100 名小学一~六年级学生 KEY MATH 得分与数学成绩的关系

年级	KEY MATH	数学成绩	相关系数	t	P
一	84.6	88.4	0.84	8.337	$P<0.001$
二	114.3	89.6	0.88	8.418	$P<0.001$
三	138.2	84.4	0.83	5.952	$P<0.001$
四	156.9	85.2	0.89	7.303	$P<0.001$
五	157.3	80.5	0.84	5.582	$P<0.001$
六	176.3	82.7	0.99	14.032	$P<0.001$

注:从一~六年级,自由度分别为 29、12、16、14、13、4。

(2)效标效度:年级成绩测验,以学生在 1990 年 6 月西安市城区小学期末数学统考中的成绩(即学业成绩)作效标。结果:用学生在 3~5 月份的 KEY MATH 得分与上述效标间求相关验证预测效度,结果说明各年级相关系数 0.74~0.97。KEY MATH 与学生的学业成绩有很高的正相关性,随着年级的增高,预测的准确性也逐渐提高,小学一~六年级学生的效标效度分别为 0.74、0.80、0.85、0.87 和 0.93,经 t 检验差异非常显著($P<0.001$)。

(3)结构效度:选用 WISC-CR 智力测验中的算术分测验作对照,检验 KEY MATH 对学生"数学能力"的真实性、准确性,结果显示,一~六年级学生的相关系数依次为 0.63、0.76、0.67、0.74 和 0.80,平均在 0.63

以上。经 *t* 检验差异显著 *P*<0.05。

（4）KEY MATH 测验结果与教师客观评介的关系：在实施 KEY MATH 测验的同时，向学生的数学教师发放问卷，要求教师对学习困难学生的数学行为、数学能力、数学学习情况做出书面的客观评价，共发放 40 份问卷，收回 39 份，回收率为 97.5%。

问卷采用 3 级评分法：

对数学行为：1 分表示无，3 分：少见，5 分：常见。

对数学能力：1 分表示差，3 分：中等，5 分：良好。

分析问卷数学能力评分与 KEY MATH 成绩的关系，以相关系数表示。结果显示 KEY MATH 测验结果与教师对学生数学能力的客观评价成正相关（*r* 在 0.66~0.93）。

（5）内容效度：用逻辑法进行考察。邀请教师进修学校小学数学教研室的全体教师对 KEY MATH 项目逐一进行了审查。结论是：KEY MATH 测验中由 A~N 14 个分测验以及每 1 分测验内的项目构成均存在由易到难的一个难度梯度；其内容基本符合我国现行的全日制小学数学课本，测验内容和项目编排基本反映了小学数学教学大纲的要求，有较好的内容效度。

（四）量表的临床应用研究

在 KEY MATH 与成就测验的相关关系研究中，Ronald C.Eaves 和 Robert G.Simpson 测验了 171 名平均年龄为 12.8 岁的学生皮博迪个人成就测验（Peabody Individual Achievement Test，PIAT）和 KEY MATH 算术诊断测验的成绩，结果发现，PIAT 的数学测验得分与 KMDAT 测验总得分有较好的相关性。1990 年之后 20 余年中，国外也有学者将 KEY MATH 应用于特纳综合征患者、儿童学习障碍、老年学习障碍患者以及普通及特殊教育学生的研究，也有学者将 KEY MATH 与加利福尼亚成就测验（C 与 D 量表）作对照研究，以上研究均显示 KEY MATH 具有良好的敏感性与特异性。

（五）量表的特点及使用中的注意事项

1. KEY MATH 测验全部试题由主试口授，不需被试自己阅题，这就排除了受试者阅读方面有困难时对测验成绩的影响，比较客观，科学；同时题目编排由易到难、文图并茂、彩色画面、富于变幻、符合儿童特点，能够激发学生的兴趣。

2. KEY MATH 的 14 个分测验所涉及的内容在我国的全日制小学数学课本中均已包括，而且教材的内容远较测验的内容丰富全面，KEY MATH 就好比从教材中抽取的一部分关键内容。因此，测验的结果与学生的数学学业成绩相关性较好，且具有较好的信度和效度。

3. 由于本测验也类似一种学生学习水平评定（如考试）。因此，影响学生应试的各种因素就可能影响学生真实水平的发挥，最常见的也是最普遍的一个因素就是怯场（过度紧张）。建议主试在测验开始之前与被试者先交谈 1~2 分钟，帮助受试者消除不良心理因素，激发答题的兴趣，与主试建立起良好的情感协调关系，发挥最佳水平答题。这样就能够比较客观地测量到学生的实际能力状况和成绩水平。

（王文强）

参 考 文 献

［1］李雪荣.儿童行为与情绪障碍［M］.上海：上海科学出版社，1987.

［2］DOUGLAS F.Learningdisabilities：fact and friction［J］.Journal of Learning Disabilities，1984，17（4）：205-208.

［3］CONNOLY ASTIN J.Key math Diagnostic Arithemtic TestManual［M］.USA：Minnesota，1976.

［4］GOLDMAN SR，HASSELBRING TS.Achieving meaningful mathematics literacy for students with learning disabilities. Cognition and Technology Group at Vanderbilt［J］.J Learn Disabil，1997，30（2）：198-208.

［5］赵裕春.小学数学能力的测验与评价［M］.北京:科学教育出版社,1987.

［6］郭祖超.医用数理统计方法［M］.北京:人民卫生出版社,1988.

［7］宋维村,张瑶.心理测验法［M］.北京:科学出版社,1988:54-82.

［8］ROVET J,SZEKELY C,HOCKENBERRY MN. Specific arithmetic calculation deficits in children with Turner syndrome ［J］. J Clin Exp Neuropsychol,1994,16(6):820-39.

［9］HEMMINGER U,ROTH E,SCHNECK S,et al. Diagnostic testing methods for skill assessment in reading,writing,and arithmetic ［J］. Kinder Jugendpsychiatr Psychother,2000,28(3):188-201.

四、Das-Naglieri 认知功能评估系统(DN:CAS)

(一) 概况

1. Das-Naglieri 认知功能评估系统　JP.Das 是加拿大阿尔伯特大学终身教授,是神经心理学创始人鲁利亚学生;20 世纪 JP.Das 以信息加工的认知心理学理论和大脑功能组织化理论为基础,提出了所谓智力 PASS 模型(plan attention simultaneous successive processing model)即"计划-注意-同时性加工-继时性加工"。它包含了 3 层认知系统和 4 种认知过程,在这些过程中,注意是认知过程的基础,同时性加工-继时性加工过程二者功能平行,处于第 2 层级,计划过程位于全部加工过程的最高层级,对其他过程起监督控制作用。这 4 个加工过程互相影响,互相作用,在加工信息过程中形成一个复杂且相互依赖的系统。1988 年,学术界肯定其为认知评价模型。JP.Das 在其撰写的著作《认知过程的评估-智力的 PASS 理论中》认为"传统的智力测验成果有限,在鉴别残疾儿童的敏感性上受到质疑",所以其在 PASS 认知评价模型基础上,和 Naglieri 共同研发了一套 5~17 岁儿童青少年认知功能评估工具——Das-Naglieri 认知评估系统(Das-Naglieri:Cognitive Assessment System,DN:CAS),其本质是 PASS 认知评价模型的可操作化系统。Das-Naglieri 认知评估系统任务包括 4 个方面的认知功能评估:

(1) 计划分测验:包含数字匹配(matching numbers)、计划编码(planned codes)和计划连接(planned connections)3 个分测验。

(2) 注意分测验:包括表达性注意(expressive attention)、数字检测(number detection)和接受性注意(receptive attention)3 个分任务。

(3) 同时性加工分测验:包括非言语矩阵(nonverbal matrices)、言语-空间关系(verbal-spatial relations)和图形记忆(figure memory)3 个分任务。

(4) 继时性加工分测验:包括单词系列(word series)、句子复述(sentence repetition)、句子问题(sentence questions)3 个分任务。

2. DN:CAS 的任务的特点　分析 DN:CAS 的任务,非常容易地发现这些任务的特点。

(1) 任务大部分由简单的图形构成。

(2) 加工这些任务大脑需要的知识负荷最低。

DN:CAS 除了使用完成任务的准确率来表达受试者的认知能力外,JP.Ds 把物理学的 7 个基本单位之一的"时间"引入到评估体系中,使认知功能的评估踏上了客观量化的台阶,从而实现了对完成认知任务过程的评价,实现了运用信息加工的过程分析法,对认知活动最一般、最普遍的加工过程即计划、注意、同时性和继时性加工过程进行定量描述。DN:CAS 具有以月为单位划分年龄组的北美常模,具有高敏感性和特异性,以及很好的重测信度和效度。随着被翻译为西班牙文和日语版本,DN:CAS 适用于 5~18 岁儿童青少年认知功能评估,目前,其在全球范围内已经在儿童学习困难、注意缺陷多动障碍、孤独症谱系障碍、智力发育障碍、高危儿、先天性听力障碍儿童和射线对大脑放射损伤的诊断等领域得到应用。

3. PASS 理论在我国的标准化常模　1999 年 PASS 理论被系统介绍到我国,经李其维教授的推荐和组织翻译,Das 等的著作《认知过程的评估:智力的 PASS 理论》中译本由华东师范大学出版社出版。2002—2006 年,华东师范大学的邓赐平教授主持完成中文版本 DN:CAS 的翻译并校正,至此直到 2016 年,其领导的小组在中国上海、福建、广西和西安等城市进行了正常儿童的研究,论证了中文版 DN:CAS 无论在学龄前儿童还是学龄儿童都具有较好的信度和校标效度,并且很好地拟合了 PASS 模型。2009 年,在 JP.Das 教授的支持下,在国家创新基金的资助下,邓赐平、秦岭和梁正友等学者将其大数据化,2011 年通过科技部验收,同年在 JP.Das 教授指导下,在广西南宁建立中国第 1 个临床使用的 DN:CAS 实验室,从此 DN:CAS 进入中国临床医学,逐步在湖北、北京、上海、广东、浙江、湖南、云南、吉林和广西的临床医院得到应用。比较既往智力"量表"的设计,DN:CAS 有以下特点。

(1) DN:CAS 的任务设置:DN:CAS 的任务设置都是基于简单的图形和基础字母的组合而成,其最大限度地降低了受试者大脑中拥有"知识"多少对完成这些任务的影响。

(2) DN:CAS 引入了物理学的"时间"作为评估指标:DN:CAS 除了把任务完成"对错"作为评估指标外,还引入了物理学的"时间"作为评估指标,把"时间"指标的"秒"作为评估大脑信息加工的基本单位;基于以上特征,学者们认为 DN:CAS 拥有了超越既往智力评估量表和智力评估工具的优势。

(3) DN:CAS 的优势:优势在于①由于最大限度地降低了受试者拥有"知识"量对评估结果的影响,所以其测评结果更加接近于大脑现在加工信息的能力水平,即现在大脑的认知功能情况;②由于使用"对错"和"秒"作为评估单位,所以其评估结果最大限度实现了客观评估工具的目标。基于此,学者们认为 DN:CAS 已经超越"量表",在临床上可以成为临床医生和研究者获得定量评估大脑认知功能客观工具和方法。

(二) DN:CAS 编制要素

1. DN:CAS 的内容和结构组成 DN:CAS 属个别测验,测验时间约 90~120 分钟,测验人员需经过严格理论学习及操作培训方能实施测验。测验过程必须严格控制实验室环境(包括温度、湿度、噪声等),按照操作手册的要求按顺序实施,以保证测验结果的准确性。

DN:CAS 分为基本版(basic battery)和标准版(standard battery)两种,此处主要介绍标准版。DN:CAS 可针对 5~18 岁的儿童和青少年进行测量,其中 5~7 岁 11 个月为小年龄组,8 岁及以上为大年龄组。

两组测验内容稍有不同:第一,小年龄组的计划和注意分测验难度低于大年龄组,同时为了避免字母和汉字可能导致的测量差异,小年龄组未采用这两种视觉材料;第二,两个版本在继时性加工分测验的第 3 个分测验不同,小年龄组使用的是言语速率,而大年龄组则使用了难度要求更高的句子问题(王晓辰,2010)。

DN:CAS 由 4 个代表 PASS 模型的认知模块组成,每一模块都是 1 个分测验,分别包含了 3 个分任务(分认知任务)。这 12 个分任务都是在严格的理论指导下挑选的、有循证依据的测验,它们均满足 4 个重要标准。

(1) 测验中的认知加工过程与理论中对应加工过程的结构匹配一致。

(2) 任务跟随内容、呈现形式以及感觉通道的不同而发生变化。

(3) 从实施的时间和空间要求(即便利性)上来说都适合个别实施。

(4) 须做出的反应类型可以是多样性的(如书面的或口头表达的)(Das,1999)。

1) 第一模块:即计划分测验。主要考量被试如何通过对所给信息的观察生成一个策略,并在实施中不断调整使其成为一个能够完成相对简单任务的高效率系统,因此,这个模块的分测验中都附带策略评估。数字匹配分测验要求个体能使用最短时间在一行数字中找出哪两个相同。测验共 4 页,每一页有 8 行,而每一行有 6 个长度相同的数字,随着任务进行,数字的长度会从 1 位数到 7 位数不等。可使用策略有先观察每个数字的开头或结尾,将数字当作一个整体来评价,按照从左至右或从右至左的顺序进行,随机扫描等。计划编码分测验要求个体在规定时间尽可能多地将相应编码(如 OO 或 XO)填入字母下方的空格处。测验共两页,每一个页面都经过专门编排,当找到规律并使用有效策略时,个体会在速度和正确率上占优势。可使用策略有按照从左至右、从上至下的顺序进行编码;先对 A 进行编码,再分别对 B、C、D 进行编码;先填入 O 再填入 X,等。计划连接分测验要求个体将呈现在屏幕上的刺激连接成序列刺激。

其中,简单的项目需要遵循将数字按照正确的数序列连接起来的规则(如 1-2-3-4 等),而难度升级的项目则需要分别用正确的数序列和字母序列来交替连接数字与字母(如 1-A-2-B-3-C 等)。可使用策略有扫视下一个数字或字母,记住上一个数字或字母,出声复述字母表或数字序列等。

2) 第二模块:即同时性加工分测验。主要考量被试将多个刺激根据各成分之间的关系整合成完整的模式或有关联的序列的能力。非言语矩阵分测验要求个体在渐进矩阵的图样中完成图形类比推理,即根据已有图样信息,在 6 个选项中选择最适合的一项。言语-空间关系分测验要求个体在同时出现声音指导语及视觉文字呈现出的指导语时,根据指导语的逻辑语法关系(句义)选择匹配度最高的图像。图形记忆需要个体先看过一个几何图样,在回忆条件下通过视觉复制在一个更复杂的、包含原始图形的图样中勾画出原始刺激图。

3) 第三模块:即注意分测验。主要考量被试聚焦认知活动、检测特定信息及抑制对无关刺激的反应,并高效完成任务的能力。表达性注意分测验要求个体完成 3 种条件的试验任务:第 1 和第 2 种条件是在页面有"红""黄""蓝""绿"字样的情况下按照从左至右、从上至下的顺序读出各单词,或说出所列出长方形的颜色名称;第 3 种条件则是将条件 1 涉及的单词用与其不一致的颜色印出,并让个体按照上述顺序读出每个单词印刷的颜色。小年龄组的此部分分测验由动物图示组成,需要个体识别并表达出每个图示的大小。数字检测分测验需要个体根据呈现出的(即指导语里的)刺激,在任务列表里按照指令做出选择性反应来确认目标数字。接受性注意分测验需要个体在特定排序的刺激里分别找出两种条件的目标:看起来相同的以及名字相同的两个刺激。小年龄组的刺激为图案,大年龄组的刺激则为字母。

4) 第四模块:即继时性加工分测验。主要考量被试将一系列无序刺激以特定方式复制出来,难度由简单(2 个广度)至极困难(9 个广度)。此模块的测验均需要被试以口头表达的方式作答。单词系列分测验要求个体按照指导语所给顺序复述一系列无关的单音节词语,词语个数从 2~9 个不等。句子复述要求个体复制出一个毫无意义的句子。句子问题则是更高难度的测验,需要个体根据指导语给出的句子来回答相应问题,这些句子同样不是真正的句子。小年龄组的此部分分测验为言语速率,需要个体在 30 秒内尽快重复 10 遍特定词语序列,如"车鞋花"等。

2. 评分标准与结果分析　DN:CAS 的 4 个分测验和 12 个分任务均有独立而严谨的计分方式,详细的评分标准及解释见指导手册,都可以独立。

DN:CAS 的测量结果中提供了一个总评估的分数,用以说明儿童的总体认知加工能力,同时也导出 4 个分测验的合成分数,用以说明儿童在 4 个模块中的认知加工能力,4 个指数分别如下:

(1) 计划指数:计划指数的各个分测验主要用于测量个体为解决问题、达到目标而产生、使用并根据反馈修改的一组决策或策略。该项指数通常与注意能力紧密相关,有助于医生、家长与教师判断儿童的复杂逻辑能力和掌握应用复杂规则的潜能(即学习复杂规则并应用的能力)。

(2) 同时性加工指数:同时性加工指数的各个子测验主要用于测量个体把 2 个或 2 个以上的信息片段整合成 1 个有关联的整体的能力。该项指数通常代表了个体根据现有知识体系进行简单逻辑推理的能力。

(3) 注意指数:注意指数主要反映了个体如下特点:

1) 对单一信息源在连续的一段时间内的注意保持能力。

2) 注意 1 个信息或 1 类信息而排除其他信息的能力。

3) 对 2 个或更多的信息或心理操作进行时间分配的能力。该项指数与计划指数均可作为一些特定神经发育障碍疾病的判断指标。

(4) 继时性加工指数:继时性加工考察的是个体以特定顺序保持信息的技能。这项指数对于了解个体在文科类以机械记忆为主的科目学习上的能力有一定启示。

(三) DN:CAS 的信度及效度研究

1. 北美常模的研究

(1) 抽样代表性:在编制 DN:CAS 时,Das 等人采用分层随机抽样法,在美国选取了 3 072 名 5~17 岁儿童来完成测验,其中 2 200 名儿童的数据用以组成常模(他们中的 1 600 人还进行了一系列的成就测验),

余下 872 名儿童的数据则用于信度和效度的检验。DN:CAS 的标准化样本根据以下指标进行分层：年龄、性别、种族、是否西班牙裔、地区、社区环境、课程类型、教育分类以及父母文化水平。这种数据收集方式可预期得到最接近美国人群的数据。

（2）信度研究指标：Naglieri 和 Das 经过检验证实，DN:CAS 的 4 个模块及 12 个分测验均具有较高信度。总测验的信度系数在 0.95~0.97 之间，完整版 CAS 中的 4 个 PASS 分测验的平均信度分别达到了 0.88（计划和注意分测验）和 0.93（同时性加工和继时性加工分测验）。

（3）效度研究指标：Naglieri（1999，2000）等的研究认为 DN:CAS 具有很好的效度，4 个分测验间的相关性从 0.37（同时性-继时性）~0.68（计划-注意）之间，相较其他学者提出的几个替代模型有更高的数据拟合度。综合 Das 对 DN:CAS 效度的过程中有如下几个重要发现：

第一，注意缺陷多动障碍（ADHD）的儿童和阅读障碍的儿童在 DN:CAS 测验结果上呈现了不同特征，而这两组人在 WISC-Ⅲ 和伍德科克-约翰逊认知能力测验（Woodcock Johnson Revised Cognitive Battery）中并未出现不同。

第二，DN:CAS 可以提供干预依据。

第三，DN:CAS 与课程学习成就的关系比其他相似测验要更密切。

2. **中国汉化的相关研究（抽样、信度和效度）**　邓赐平（2011）为了验证中文版 DN:CAS 的心理测量学特质，在上海市和长兴县的小学与中学共选取了 567 名 8~15 岁的正常儿童进行研究，其中每个年龄段的人数如下：8~9 岁 121 人，10~11 岁 160 人，12~13 岁 189 人，14~15 岁 97 人。用以测验中文版 DN:CAS 临床鉴别能力的第一个试验组被试由上海精神卫生中心门诊部新诊断为 ADHD 的 18 名儿童组成；第二个试验组则从上海市一所小学 3~5 年级的 430 名学生中选取，共有 18 名中文阅读障碍儿童。结果证明：

第一，在中国儿童中使用时，中文版 DN:CAS 的隐变量模型能与 PASS 理论模型较好地保持一致。

第二，DN:CAS 在相隔五周的前后测验中具有很高的重测信度，各分测验间的相关系数为 0.74~0.90。

第三，在临床使用当中，因子评分可以区分出 ADHD 儿童（或中文阅读障碍儿童）与正常儿童：与后者相比，ADHD 儿童在计划和注意分测验的得分偏低，而中文阅读障碍儿童在除了注意之外的 3 个分测验都得到了更低的分。

魏威等使用中文版 DN:CAS 对来自上海市 8 所幼儿园大班的 246 名 5~6 岁幼儿园儿童进行的结构验证表明，该测量工具的所有分测验均具有较高的信度。同时，4 个分测验的得分之间均存在着中等程度的相关或强相关（相关系数在 0.46~0.75），4 个分测验与总分之间均存在着强相关（相关系数在 0.76~0.87）。

王晓辰等使用中文版 DN:CAS 对学龄儿童的研究，从福建省福鼎市 2 所小学 1 200 名学生中随机抽取了 3~5 年级的每个年级各 50 名儿童，共 150 名儿童（男女各半、年龄 8~12 岁）作为被试。结果表明：

第一，中文版 DN:CAS 各个分测验的信度介于 0.61~0.82 之间。

第二，以瑞文渐进矩阵测验为效标，中文版 DN:CAS 各分测验标准分与瑞文测验（华东师范大学心理学系修订版）的结果的相关均极其显著，其中同时性加工分测验与瑞文测量的相关最高达到 0.73。

第三，PASS 模型的中国地区样本和美国常模样本的因子负荷极其相似，4 因素模型同样适用于中国人群且模型拟合度高于 3 因素模型。对中文版 DN:CAS 在青少年中的研究，在浙江省长兴某初中初一至初三年级各随机抽取了 40 名学生来进行。验证性因素分析表明 PASS 模型与理想的拟合数据之间没有显著差异，即拟合指标符合基本要求。刘芳等采用中国韦氏儿童智力量表修订本（C-WISC）和中文版 DN:CAS 分别对 32 例 ADHD 患儿进行测验，结果认为 ADHD 儿童韦氏智力测验与 DN:CAS 测验有较高的相关性，但是在具体的分测验中相关系数不同。

（四）中文版 DN:CASD 应用效果

1. **DN:CAS 和孤独症**　DN:CAS 用于孤独症谱系障碍的研究十分缺乏。Taddei 等比较了符合 DSM Ⅳ-TR 诊断标准的孤独症、阿斯伯格综合征（Asperger syndrome，AS）患儿与正常发育儿童的 DN:CAS 评估，结果显示，孤独症组得分在 3 组中最低，均低于平均水平 69 分。AS 组得分在孤独症组和正常组之间。其中，AS 的全测验分、计划分测验和注意分测验标准分均低于平均水平（69 分），但 AS 的同时性加工和继时性加工分测验在中等水平。该研究提示 DN:CAS 可能成为区分经典孤独症和 AS 患儿认知功能的良好评估工具。由于注意缺陷多动障碍（attention-deficit hyperactivity disorder，ADHD）患儿也常表现为计划和注意功能的薄弱，Taddei 等进一步研究发现阿斯伯格综合征患儿的计划和注意功能得分显著低于 ADHD 患儿。该研究结果还提示，ADHD 和 AS 可能具有共同的生物学基础，建议在评估 ADHD 的时候，应该更多的关注其社交和兴趣行为，在评估 AS 认知功能时要关注其注意和计划功能。

2. DN:CAS 在 ADHD 临床诊治中的运用　ADHD 主要表现为与年龄不相称的注意力易分散、注意广度缩小，不分场合的过度活动和情绪冲动，并伴有认知障碍和学习困难。随着脑与认知神经科学的发展，许多研究认为认知功能的缺陷是 ADHD 的核心缺陷之一。在西班牙、南非、美国等多国的研究者发现注意缺陷多动障碍儿童的 DN:CAS 评估中，计划分测验和注意分测验得分偏低，中国的研究者刘海润和秦岭进一步研究确定了 DN:CAS 计划分测验诊断 ADHD 的诊断界值为 25，诊断的特异性和敏感性为 72.6% 和 79.3%；注意分测验诊断 ADHD 的诊断界值为 29，诊断的特异性和敏感性为 78.5% 和 59.7%。研究还认为 DN:CAS 计划分测验的计划连接任务（planned connections）可以作为筛查 ADHD 的检查，其诊断界值为 8，其特异性和敏感性分别为 74.1% 和 72.1%，而该分测验仅仅耗时为 10 分钟。张鸿等采用 DN:CAS 对有无睡眠障碍的两组 ADHD 患儿进行评估并对照分析发现，有睡眠障碍组 DN:CAS 测验总分及各分测验均低于无睡眠障碍组，提示有睡眠障碍组认知过程损害比无睡眠障碍组更为严重。Papadopoulos 等人应用希腊版本 DN:CAS 的注意力评价分系统评价 258 名儿童的注意力水平，发现 DN:CAS 具有较好的跨文化性质，能够在希腊文化背景下鉴别出注意力功能缺失儿童。刘海润的研究还发现 DN:CAS 可以敏感的评估盐酸哌甲酯治疗儿童 ADHD 的效果。

3. DN:CAS 在语言发育障碍和阅读障碍的应用　阅读困难（reading disability，RD）或阅读障碍（dyslexia）这一类的特殊儿童，是否可以用 PASS 的认知过程来界定呢？他们有什么样的特定的认知功能缺陷呢？阅读困难或者阅读障碍涉及译码、拼写和理解方面的困难。而译码和理解起关键作用，正确的译码为理解提供基础。书面语用视觉感知，然后进行视觉编码或者语音学编码。阅读困难者被认为可能在语音学编码上出现问题，而语音学编码缺陷与继时性加工有关。在涉及语音编码任务，比如继时性加工任务，阅读障碍儿童表现更差。研究发现，在简单阅读任务中，同时性加工和继时性加工起主要作用，在涉及复杂阅读任务及预测阅读成就时，计划功能起到重要作用。根据 JPDas 的观点，单词再认有两条途径，视觉编码与同时性加工有关，特别是在识别熟悉单词时；识别不熟悉单词或多音节单词时采用语音编码途径，与继时性加工有关。这就不难看出 RD 或者阅读障碍会在同时性加工和继时性加工方面表现出缺陷。在英语，汉语及日语等相关不同文化背景下关于阅读障碍的认知缺陷研究中也得出上述结论。在特殊儿童如 ADHD 伴阅读障碍的研究中也发现类似表现，相比于单纯 ADHD，ADHD 合并 RD 儿童同时性加工分数明显较低。此外，少部分研究发现，言语障碍患儿也表现出更差的同时性加工和继时性加工。

4. 在学习困难领域研究　李长青等将 DN:CAS 认知评估系统与传统的智力测验韦氏儿童智力量表进行比较，对 150 名五、六年级的小学生进行了施测，分别探讨两种测验对学生学业成绩的预测情况，并在结构、诊断等方面对两个测验进行了比较分析。研究结果：CAS 量表比韦氏儿童量表更加系统，更加能够反映儿童智力发展的全貌；在预测层面上，CAS 总分数的预测力明显好于韦氏儿童智力量表的言语 IQ，说明 CAS 量表在预测儿童学习成绩方面有独到的特色；在诊断层面上，根据个案研究，发现虽然韦氏儿童量表也具有一定的诊断能力，但结合 CAS 分数、依据 PASS 理论进行的诊断更准确、更具体、更有说服力。国内许多学者将其用于注意障碍、阅读障碍和学习障碍等的研究，证实了 DN:CAS 在评估诊断各类学习障碍中的潜在价值。傅丽萍的研究发现，DN:CAS 能有效区分 ADHD 儿童与正常对照儿童；王晓辰研究发现，汉语阅读障碍儿童在 DN:CAS 所有分测验上表现均低于对照儿童；左志宏研究发现，单纯型与混合型数学困难小学生在 PASS 4 个认知过程上均显著低于正常对照儿童。Volker 等人认为 DN:CAS 是鉴别儿童学习障碍阅读障碍亚型与非学习障碍儿童非常有效的诊断工具；Warren 等研究认为 DN:CAS 可以鉴别学习障碍儿童在认知过程（计划、注意、同时性和继时性加工）某个或几个方面的缺陷，从而可以指导对学习障碍儿童临床干预和家庭的学习教育。

5. 其他疾病领域应用　DN:CAS 评估正常对照组和脑外伤的青少年认知功能，结果有明显差异；研究显示 DN:CAS 计划分测验某种意义上是一种特殊的执行功能检测,对患者临床治疗后认知功能康复水平的测量有意义。莫炎霖和李龄等学者将 DN:CAS 应用于鼻咽癌放射前后的脑损伤研究。胥亮等应用 DN:CAS 进行了大龄儿童及青少年人工耳蜗植入后早期认知功能发展的评估。

（五）临床应用的注意事项

1. **测验环境问题**　DN:CAS 的测验过程要在噪声 45 分贝以下、温度 24~26℃的环境内进行,测验的过程需要测验者被测验者 1 对 1 进行。

2. **测验过程的标准化操作问题**　DN:CAS 需要获得培训授权后获得测评资格,确保测验过程的标准化。

3. **被试个人测验报告**　现有的系统为大数据系统,可以通过被试个人数据和数据模型进行大数据比对发出初步报告。

（六）量表联系人及单位

广西壮族自治区人民医院认知睡眠中心,秦岭,E-mail:qlhlaa@163.com。

（秦　岭　李丹丹）

参 考 文 献

［1］NAGLIERI JA,DAS JP,JARMAN RF .Planning,attention,simultaneous,and successive cognitive processes as a model for assessment［J］. School Psychology Review,1990,19(4): 423-442.

［2］王晓辰,李清,邓赐平 . DN:CAS 认知评估系统在小学生认知发展评估中的应用 . 心理科学杂志,2010,30(33):1307-1312.

［3］傅丽萍 .ADHD 儿童的认知过程特点及其缺损机制的研究［D］.上海:华东师范大学,2006.

［4］NAGLIERI JA. How valid is the PASS theor y and CAS?［J］School Psychology Review,1999,28:145-162.

［5］NAGLIERI JA. Can profile analysis of ability test scores work?［J］An illustration using the PASS theory and CAS with an unselected co hort. School Psychology Quarterly,2000,15:419-433.

［6］王晓辰,李清,邓赐平 .DN:CAS 认知评估系统在小学生认知发展评估中的应用［J］.心理科学杂志,2010,30(6):29-34.

［7］魏威,田丽丽,邓赐平,等 . Das-Naglieri 认知评估系统(中文版)在学前儿童样本中的结构验证［J］.心理科学杂志,2016,39(2):377-383.

［8］刘芳,刘海润,秦岭,等 .注意缺陷多动障碍儿童韦氏智力测验与 Das-Naglieri 认知评估系统测验的相关性［J］.中华实用儿科临床杂志,2014,29(24):1866-1869.

［9］TADDEI S,CONTENA B.Brief report:cognitive performance in autism and Asperger's syndrome:what are the differences?［J］. J Autism Dev Disord,2013,43(12):2977-2983

［10］TADDEI,S;CONTENA,B. Cognitive Processes in ADHD and Asperger's Disorder:Overlaps and Differences in PASS Profiles［J］. J Atten Disord,2017,21(13):1087-1093.

［11］POLANCZYK GV,WILLCUTT EG,SALUM GA,et al. ADHD prevalence estimates across three decades:an updated systematic review and meta-regression analysis. International journal of epidemiology,2014,43(2):434-442.

［12］DAS JP,JANZEN T,GEORGIOU GK. Correlates of Canadian native children's reading performance:From cognitive styles to cognitive processes,2007,45(6):589-602.

［13］KRIEGER V,AMADOR-CAMPOS JA . Assessment of executive function in ADHD adolescents：contribution of performance tests and rating scales［J］. Child Neuropsychol,2018,8.

［14］刘海润,秦岭,张鸿等;Das-Naglieri 认知评估系统对注意缺陷多动障碍儿童认知过程评估的对照研究［J］.中华实用儿科临床杂志,2016,31(7):540-543.

［15］刘海润,秦岭,张鸿等;盐酸哌甲酯缓释片对注意缺陷多动障碍患儿认知加工过程的影响［J］.中华实用儿科临床杂志,2017,32(17):1326-1330

［16］QIN L,LIU H,ZHANG H,et al. Evaluation of the diagnostic implications of Das-Naglieri cognitive assessment system in children with attention deficit hyperactivity disorder. BMC Psychiatry,2018,18(1):386.

［17］胥亮,刘闽,唐凤珠,等 . 大龄儿童及青少年人工耳蜗植入后早期认知功能发展的评估［J］. 中华耳科学杂志,2017(2):207-212.

［18］李长青 . PASS 理论及其认知评估系统(CAS)与传统智力测验的比较研究［D］.北京:首都师范大学,2003.

［19］王晓辰,李清,邓赐平 .DN:CAS 认知评估系统在小学生认知发展评估中的应用［J］.心理科学杂志,2010,33(6):1307-1312.

［20］DENG CP,LIU M,WEI W,et al. Latent factor structure of the Das-Naglieri Cognitive Assessment System:a confirmatory factor analysis in a Chinese setting［J］. Research in developmental disabilities,2011,32(5):1988-1997.

［21］NAKASHIMA N,YAMASHITA Y,HIRATA R,et al. Kana reading disability and Das-Naglieri Cognitive Assessment System findings in children with attention deficit hyperactivity disorder. Pediatrics international:official journal of the Japan Pediatric Society,2012,54(6):849-53.

五、多维记忆评估量表(MMAS)

(一) 概述

多维记忆评估量表(Multiple Memory Assessment Scale,MMAS)是程灶火教授于 1998 年依据多重记忆系统理论编制的。认知心理学快速发展,对记忆的概念和评估方法产生了较大的影响,人们在编制记忆测验时,不仅想反映不同记忆系统的量的特征,而且还试图反映记忆过程的特点。记忆的测量学研究不仅对深入研究记忆的分子生物和心理机制有意义,在临床上更有实用价值。记忆功能损害是一种最常见的认知症状和神经心理缺陷,在儿童学习问题和脑损害疾病中,记忆困难是最早出现的、最常见的、最突出的症状,在增龄过程中最易观察到的心理变化也是记忆改变,而且不同原因造成的记忆改变有其不同的特点。这些都使记忆评估在临床上具有实际意义,有助于疾病的诊断、疗效评估和康复指导。目前国外常用成套记忆量表有韦氏记忆量表(Wechsler Memory Scale,WMS)、记忆评估量表(Memory Assessment Scale,MAS)和 Randt 记忆测验(Randt Memory Test,RMT)等,这些量表涵盖的内容和生态效度方面有不尽人意之处,未含有内隐记忆和日常生活记忆等内容。国内广泛使用的两套记忆测验——中国修订的韦氏记忆量表和临床记忆量表,也只测量外显记忆,其常模标准都是 20 世纪 80 年代初建立的,故有必要对原有的测验重新标准化,或用新的测验替代。

近 20 多年来,认知心理学、神经心理学以及认知神经科学在记忆功能研究方面取得了突破性进展,对人类记忆的神经基础和记忆过程有了更深入地了解。目前倾向于认为人脑中存在多个记忆系统,分别负责不同的记忆功能,Squire(1993)提出过一个多重记忆系统模型,即记忆包含外显记忆(语义记忆和事件记忆)、内隐记忆(启动效应和联想学习)和日常生活记忆(定向能力、时事与常识、遗忘现象)。

MMAS 全量表包含 12 个基本分测验和 5 个备选分测验,可测量外显记忆、内隐记忆和日常生活记忆,具有较好的信度和效度,适用于 6~90 岁人群的记忆功能评估。

(二) 结构和内容

1. **理论构思**　人们可以从不同的维度对记忆系统进行分类,但最多见的是两分法,如短时记忆-长时记忆、顺行性记忆-逆行性记忆、陈述性记忆-非陈述性记忆(程序记忆)、外显性记忆-内隐性记忆等。事实上,人类记忆系统是相当复杂的,这种简单的两分法能否反映记忆的本质存在着异议。目前已倾向认为人脑中存在多个记忆系统,分别负责不同的记忆功能,Squire(1993)提出过一个多重记忆系统模型,包含外显记忆(语义记忆和事件记忆)、内隐记忆(启动效应和联想学习)和日常生活记忆(定向能力、时事与常识、遗忘现象)。

有些研究发现,内隐记忆、外显记忆和日常生活记忆在儿童早期发展和增龄过程存在分离现象,内隐记忆发展较早,很快达到顶峰,以后基本不随年龄的增长而改变;外显记忆发展迟些,约在 20 岁达到顶峰,以后随年龄增长有下降的趋势;日常生活记忆和自传记忆发展最迟,呈持续发展,到老年也较少衰退。临床观察和研究也发现,脑损害时对这三类记忆有不同的影响,常出现分离现象,外显记忆最易受到损害。考虑到这三类记忆的临床意义不同,我们编制的记忆测验试图包括三个方面:

按信息保持时间的长短,心理学上分瞬时、短时和长时记忆,临床上分即刻、近事和远事记忆。瞬时记忆一般在实验室中测量,目前尚没有一套测验试图测验瞬时记忆,多数测验只测到心理学上的长时记忆或临床上的即刻记忆。WMS-R 和 WMS-Ⅲ把 30 分钟后的回忆或再认称之为延迟记忆,以区别于心理学上的长时记忆和临床上的远事记忆。有些研究者把记忆分为短时记忆(信息保持不超过 1 分钟)、中时记忆(识记和提取的时间间隔为 1~30 分钟)和长时记忆(信息保持时间 30 分钟以上),而且发现这三者的生理和生物学基础有明显差别。按这一分类系统,新编记忆测验中的 3 个记忆广度(数字广度、汉词广度和空间广度)属于短时记忆,再认、回忆和联想学习测验属于中时记忆,而延迟回忆、内隐记忆和日常生活记忆测验则属于长时记忆。

2. **内容和功能**　MMAS 共有 17 个分测验,分两个部分——基本测验(12 个分测验)和备选测验(5 个分测验)。基本测验是计算总记忆商和指数分的必备测验,一般临床应用也只做基本测验。备选测验是供研究者选用,或供特殊人群选用,如图画回忆代替汉词回忆;有听力障碍可用人面再认、人-名配对代替汉词再认和汉词配对等;有手运动障碍者可用图画回忆代替图形再生、汉词广度代替空间广度等(表 3-2)。

表 3-2　分测验、内容和主要功能

分测验		内容	主要功能
内隐记忆	自由组词	内隐学习卡由 30 个比较简单的、未学过的人的基础组词率较低的双字词组成;反应卡由 30 个双字词的词头(单字)构成	语义启动效应
	残图命名	由图画再认测验学习卡中的 15 幅图和再认卡中 15 幅图组成,对这 30 幅图进行残化,用内隐测试法再做一测试	知觉启动效应
记忆广度	数字广度	由顺背数和倒背数两部分构成,每部分均由 12 个数字串组成,最短的为 2 个数字,最长的为 13 个数字	听觉记忆广度
	汉词广度*	由顺背词和倒背词两部分构成,顺背部分由 10 个汉词串组成,倒背部分由 9 个汉词串组成。所有汉词均为常见的双字汉词	言语记忆广度
	空间广度	由 10 张识记卡(包括例卡),一个操作反应盘和 18 个贴有猫、鸡和青蛙彩图的棋子构成	视觉记忆广度
再认记忆	汉词再认	学习卡由 30 个常见的、简单的双字词组成;再认卡也有 30 个双字词,其中 10 个为目标词,10 个为相关词,10 个无关词	听觉再认能力
	图画再认	学习卡由 30 幅线条图组成;再认卡也由 30 幅图画组成,其中 10 幅为目标图,10 幅相关图,10 幅无关图	视觉再认能力
	人面再认*	学习卡由 24 幅人面相片组成;再认卡由 28 幅人面相片组成,其中 12 幅为目标相片,6 幅相关相片,10 幅无关相片	人面记忆能力

分测验		内容	主要功能
自由回忆	汉词回忆	24 个双字汉词组成,包含 8 类,每类 3 个	言语记忆能力
	图画回忆 *	24 幅实物图片,包含 6 类,每类 3~5 个,每幅图画制成 1 张卡片	非言语记忆能力
	图形再生	8 张图规则的简单或复合的几何图形,依据试验结果由易到难排列	非言语记忆能力
联想学习	汉词配对	14 对本身没有内在联系的双字汉词组成,先学习后回忆,共 3 次;30 分钟后做 1 次延迟回忆	言语学习能力
	图符配对	学习卡由 12 幅图-符对组成,每卡上方为符号,下方为彩色实物图。测试卡只有符号,没有图画,先学习后回忆,共 3 次;30 分钟后做 1 次延迟回忆	言语学习能力
	人名配对 *	学习卡由 10 张人面画-姓名对组成,每卡上方为人面素描画,下方为姓名;测试卡只有人面画,没有姓名和拼音。先学习后回忆,共 3 次;30 分钟后做 1 次延迟回忆	非言语学习能力
日常记忆	经历定向	10 个时间、地点、年龄和人物姓名	自传性记忆
	时事常识	10 个时事和常识问题	语义性长时记忆
	生活记忆 *	10 个日常生活中遗忘现象	测量遗忘现象

注:*.备选测验。

(三) 信度和效度

1. MMAS 信度

(1) 重测信度:总样本总记忆商数为 0.947,儿童、成人和老年人样本分别为 0.978、0.860 和 0.796;总样本基本指数为 0.609~0.915,儿童、成人和老年人样本分别为 0.656~0.959、0.555~0.953、0.508~0.892;总样本附加指数为 0.848~0.920,儿童、成人和老年人样本分别 0.909~0.964、0.678~0.895、0.587~0.830;除人面再认外,总样本分测验为 0.529~0.935,儿童、成人和老年人样本分别为 0.612~0.966、0.542~0.981、0.266~0.899。

(2) 分半信度:总样本总记忆商数为 0.978,儿童、成人和老年人样本分别为 0.979、0.976 和 0.948;总样本基本指数为 0.690~0.976,儿童、成人和老年人样本分别为 0.668~0.974、0.728~0.974、0.461~0.943;总样本附加指数为 0.929~0.965,儿童、成人和老年人样本分别为 0.937~0.956、0.906~0.966、0.850~0.929;总样本分测验为 0.416~0.940,儿童、成人和老年人样本分别为 0.479~0.945、0.208~0.935、0.206~0.910。

(3) α 系数:总样本总记忆商数为 0.970,儿童、成人和老年人样本分别为 0.972、0.965 和 0.942;总样本基本指数为 0.675~0.969,儿童、成人和老年人样本分别为 0.608~0.966、0.703~0.965、0.545~0.939;总样本附加指数为 0.887~0.950,儿童、成人和老年人样本分别为 0.886~0.947、0.885~0.946、0.817~0.912;总样本分测验为 0.423~0.939,儿童、成人和老年人样本分别为 0.506~0.943、0.173~0.931、0.423~0.939。

2. MMAS 效度

(1) 构想效度:各成分所属的分测验间有一定的相关,各分测验与所属的记忆成分有较高的相关;下级成分与上级成分有高的相关(0.56~0.97);内隐记忆、外显记忆和日常生活记忆之间有中等相关(0.28~0.57),它们与总记忆商的相关分别为 0.56、0.97 和 0.67;探索性因素分析获得 4 个因子,累计贡献率为 60.88%,第一因子为学习记忆因子,第二因子为工作记忆因子,包括短时工作记忆和长时工作记忆,第三因子为内隐记忆因子,第四因子为远事记忆因子。

(2) 校标效度:MMAS 的 4 个组合分与 WMS-RC 记忆商有较好的相关(0.400~0.745);MMAS 的 3 个广度测验、3 个回忆测验、3 个联想测验和 2 个日常生活记忆测验分别与 WMS-RC 的数字广度(0.530~0.673)、图画回忆(0.451~0.548)、联想记忆(0.468~0.567)和经历定向(0.536,0.544)显著相关;除图画再认、人面再认和生活记忆外,其余各分测验与 WMS-RC 的记忆商有显著相关(0.359~0.676)。

(3) 实证效度:在儿童组,测验成绩与年龄呈显著正相关(0.214~0.759);在成人和老人组,除个别分测验外,多数分测验分和指数分与年龄呈显著负相关(−0.198~−0.595),尤其是记忆广度和联想学习测验在成人组这种关系更突出(−0.431~−0.595)。测验成绩与教育年限在儿童和成人有较高的正相关(0.119~0.764),在老年组的相关低些(0.156~0.423)。

（四）常模标准与临床应用

1. **常模资料**　按分层比例取样法获取总样本 947 人。被试年龄范围在 5~91 岁,其中 5~16 岁儿童 279 人,17~55 岁成人 438 人,56~91 岁老年人 230 人;总体男女比例相等(男性 473 例、女性 474 例),但各年龄组的性别比例不完全相等,不过差异不大。总体教育程度为小学占 19.32%,初中占 28.09%,高中占 33.90%,大专或大学以上占 18.59%,儿童均为在校学生,其教育年限是按父亲的教育年限统计的,各年龄组的教育年限分布不完全一致。职业分布较广,包括了一些常见的职业门类,若按技术人员、干部或公务员、体力劳动者和其他来划分,总样本各类职业人数分别为 217(22.9%),198(20.9%),328(34.6%)和 204(21.5%),各组的职业比例不一致。重测样本 56 人(男 30 人,女 26 人),其中儿童 20 人、成人 16 人、老年人 20 人。效标效度样本 60 人(男 28 人,女 32 人),其中儿童 20 人、成人 20 人、老年人 20 人。

将常模样本分成 16 个年龄组:5~6 岁,7~8 岁,9~10 岁,11~12 岁,13~14 岁,15~16 岁,17~20 岁,21~25 岁,26~35 岁,36~45 岁,46~55 岁,56~60 岁,61~65 岁,66~70 岁,71~75 岁,76 岁以上,分别计算每个年龄组各分测验粗分的均数和标准差,根据均数和标准差换算成分测验量表分(1~20 分);随后计算指数分和记忆商数,编制各指数分和记忆商数的百分位和 90% 的可信区间。

2. **临床应用研究**　在图词回忆的位置效应研究中发现:视觉和听觉呈现途径均显示出明显的系列位置效应,首因效应和近因效应的发展变化规律与记忆的发展变化规律是一致的,首因效应受年龄的影响较大,在有意义的图画回忆中首因效应和近因效应均高于汉词回忆。在直接(汉词线索回忆)与间接测验(残图命名)的对照研究中发现:直接测验的命中率高于间接测验、反应时长于间接测验,汉词的启动效率都要显著大于图形,而图与词间省时率的差异无显著性,提示间接测验和直接测验涉及的心理过程不同,它们都能有效地测量不同记忆系统的功能。

在儿童记忆发展横断面研究中发现:随年龄增长,各记忆测验和因子分均有显著增加,但不同测验和因子分增长的速率和达到的峰值年龄不同,外显记忆、日常生活记忆和总记忆成绩在 14 岁前呈快速增长,每组得分均显著高于前一组得分,15 岁后得分无明显增加;内隐记忆、自由回忆、再认记忆和记忆广度得分在 12 岁前呈连续增加,13 岁后得分无明显改变。在成人回忆再认和启动效应分离发展模式研究中发现:成人回忆、再认和启动效应成绩随年龄增长均呈下降趋势,其中自由回忆和再认记忆减退比较明显,而启动效应减退相对缓慢;不同性别受试的记忆成绩随年龄变化的趋势基本一致;教育能对成人不同记忆功能的发展变化产生较为显著的影响。在增龄性记忆改变的规律及影响因素研究中发现:随年龄增长,各记忆指数分和分测验成绩均呈下降趋势,外显记忆成绩在 70 岁后呈快速下降,内隐记忆和日常生活记忆在 75 岁后才有明显下降;记忆总分、外显记忆和日常生活记忆均受年龄和教育的影响,内隐记忆不受教育的影响。

（五）实施与解释

MMAS 是一套个别测验,用于评估个体的学习和记忆能力,适用年龄范围为 6~90 岁,最佳适用范围为 9~75 岁。MMAS 测查的内容比以往的记忆测验更广,包含了内隐记忆和日常生活记忆,可以为临床评估和研究提供更多的信息。作为临床评估工具,MMAS 提供测量不同记忆功能的分测验和多个指数分,能为临床提供多方面的信息,结合其他临床资料可对被试者的记忆水平和记忆过程作出诊断、评价治疗效果和指导康复计划的制订。需要有资质的专业人员个别施测,按测验操作手册实施每个分测验,并如实记录和评分。施测结束后统计每个分测验粗分,根据被试年龄从粗分等值量表分换算表查到每个分测验的量表分和记忆商数,还可以根据需要计算各种指数分。

1. **分测验实施和评分**

（1）自由组词(word-stem completion,WC)方法:主试每次读 1 个双字词(每两秒 1 词),同时呈现词卡,要求被试尽快做"喜""恶"判断,被试没有听清楚时可以重复,一般不做语义解释,依次读完 30 个词,此为学习阶段。测试阶段,主试每次读1个字(词头),并呈现字卡,要求被试听到该字后将想到的第1个词报告出来,尽可能快,10秒没有反应读下1个字(用秒表计时),依次读完30个字。评分:每组答对1个词记1分(与学习卡中的词相同),最高分30分。

(2) 图画再认(picture recognition,PRg)方法:呈现学习卡后,让其识记90秒,学习结束后先说明再认的要求,后呈现再认卡。要求被试逐一辨认,哪些是学过的;哪些是没有学过的。评分:对目标图正确肯定,对相关图和无关图正确否定,每个记1分。错误肯定和错误否定,每图倒扣0.5分。最高分30分。

(3) 残图命名(degraded picture naming,DPN)方法:主试每次呈现1幅残图,要求被试看到残图后将想到的第1个名称立即报告出来,尽可能快,10秒钟没有反应呈现下一幅残图(用秒表计时),依次呈现30幅残图。评分:每正确命名1幅残图计1分,最高分30分。

(4) 汉词配对(Chinese word matching,CWM)方法:主试以每3秒1个词对(每词对2秒,间隔1秒)的速度读给被试听,依次读完14个词对。然后主试读每个词对的前一个词,要被试对出后一个词。若第1次没有全部记住,继续做第2次或第3次尝试。若第1次全部回答正确,免做第2次或第3次。30分钟后再做1次回忆。评分:10秒内每1正确回答记1分,第1试全部正确加2分,第2试全部正确加1分,最高分44分;延迟回忆最高分14分。

(5) 图符配对(picture-symbol matching,PSM)方法:学习阶段每次呈现1张学习卡,主试指着符号说图画的名称,每卡呈现3秒,依次呈现完12张学习卡,学习后立即测试。测试阶段,每次呈现1张符号卡,要被试说出与该符号对应的图画的名称。若第1次没有全部记住,继续做第2次、第3次尝试。30分钟后再做1次回忆。评分:10秒内每1正确回答记1分,第1试全部正确加2分,第2试全部正确加1分,最高分38分;延迟回忆最高分12分。

(6) 数字广度(digit span,DS)方法:主试以每秒1个数字的速度读数字串。读完后要求被试按呈现的顺序或相反的顺序说出数字串。若第1次失败,再重读1次原数字串,要被试再试,同一项目两次失败便停止该项任务。评分:每1项目第1试通过记1分,第2试通过记0.5分,另加1位数免做的1分,最高分26分, (若通过所有项目,可临时增加项目,分数相应增加)。

(7) 空间广度(spatial span,SS)方法:主试每次呈现1张识记卡,要被试仔细观察动物排列的顺序和位置。每卡呈现5秒,随后拿掉识记卡,要求被试用动物棋子,在操作反应盘上,重现刚看过的顺序和布局。评分:每一项目第1试通过记2分(顺序和位置正确各记1分),第2试通过记1分(顺序和位置各记0.5分),但不重复记分,第1试通过就不做第2试。例题第1试通过,位置和顺序各记1分,第2试通过,位置和顺序各记0.5分。首先看位置是否正确,再考虑顺序记分,最高20分。

(8) 汉词再认(word recognition,WRg)方法:学习阶段主试以3秒1个词的速度依次读完30个词。再认阶段主试每次读1个词,要被试判断该词是否为刚才听过的词,依次做完30个词。评分:对目标词正确肯定,对相关词和无关词正确否定,每个记1分,猜错或错误判断,每词倒扣0.5分。最高分30分。

(9) 汉词回忆(word recall,WRc)方法:主试以每3秒1个词的速度,读完24个词,立即要求被试回忆,记录回忆出的词和顺序。评分:每一正确回忆记1分,错误回忆及外加的词不倒扣分,最高24分。

(10) 图形再生(picture reproduction,PRd)方法:主试每次呈现1张卡片,让被试看5秒钟,然后要求他/她默画出图形。画完后再呈现下一张卡片,依此类推。评分:每个图形有4个记分要素,每个要素记1分。有些要素包含两个成分,可记0.5分。最高分32分。

(11) 经历定向(experience and orientation,EO)方法:由主试逐条询问被试,有条目需询问知情人进一步证实,对不同对象要注意提问的方式。评分:根据回答采用0、1、2三级记分,最高分20分。

(12) 时事常识(affairs and knowledge,AK)方法:由主试逐条询问被试。评分:根据回答采用0、1记分,最高分10分。

2. 量表分和商数转换　分测验的粗分(原始分)就是被试在分测验各条目上的实际得分之和。有些分测验有免做项目,如数字广度和空间广度,要注意加上相应的分数。有些分测验的粗分是由几部分组成的,如汉词配对和图符配对的粗分是3次尝试得分之和,空间广度粗分由顺序分和位置分组成。算出各分测验的粗分,把他们过渡到总结表的分测验粗分栏,再按年龄查相应的分测验粗分等值转换表,就可获得各分测验的量表分,把他们写到总结表中。具体查法是先找到与被试年龄对应的分测验粗分等值转换表,再在表的顶部找到分测验的名称,向下查到相应粗分,该粗分相对的最右侧或最左侧栏的数值就是该分测验的量表分。

MMAS 设有 9 个基本指数(index scores):总记忆商、外显记忆、内隐记忆、日常生活记忆、记忆广度、自由回忆、再认记忆、联想学习和延迟记忆;9 个附加指数:短时记忆、中时记忆、长时记忆、视觉记忆、听觉记忆、提取指数、离散指数、保持率和学习速率。指数量表分由它包含的分测验的量表分相加而得,外显记忆由记忆广度、自由回忆、再认记忆、联想学习和延迟记忆等 5 个二级指数的量表分相加,总记忆是 7 个二级指数的量表分之和。根据量表分查相应的基本指数和附加指数等值转换表,就可获得指数分。

3. **MMAS 结果解释** MMAS 把总记忆功能(总记忆商)分成 3 个成分:外显、内隐和日常生活记忆,外显记忆进一步分成 5 个亚成分,最底层为分测验,测量各种特殊的记忆功能。同时也根据 12 个基本测验计算一些基本指数和附加指数。听觉记忆包括数字广度、汉词回忆、汉词再认、汉词配对和自由组词 5 个分测验;视觉记忆包括空间广度、图形再生、图画再认、图符配对和残图命名 5 个分测验;短时记忆包括数字广度、空间广度和图形再生;中期记忆包括汉词回忆、汉词再认、图画再认、汉词配对和图符配对;长期记忆包括汉词配对延迟、图符配对延迟、自由组词、残图命名、定向能力和时事常识(表 3-3)。

表 3-3 基本指数和附加指数

基本指数		附加指数	
记忆广度	数字广度 + 空间广度	短时记忆	数字广度 + 空间广度 + 图形再生
自由回忆	汉词回忆 + 图形再生	中时记忆	汉词回忆 + 汉词再认 + 图画再认 + 汉词配对 + 图符配对
再认记忆	汉词再认 + 图画再认	长时记忆	词对延迟 + 图符延迟 + 自由组词 + 残图命名 + 经历定向 + 时事常识
联想学习	汉词配对 + 图符配对	视觉记忆	空间广度 + 图形再生 + 图画再认 + 图符配对 + 图符延迟 + 残图命名
延迟记忆	词对延迟 + 图符延迟	听觉记忆	数字广度 + 汉词回忆 + 汉词再认 + 汉词配对 + 词对延迟 + 自由组词
外显记忆	记忆广度 + 自由回忆 + 再认记忆 + 联想学习 + 延迟记忆	提取指数	$100 \times [1 - [(汉词再认 - 汉词回忆) + (图画再认 - 图画回忆)]/(汉词再认 + 图画再认)]$
内隐记忆	自由组词 + 残图命名	离散指数	$SI = 100 \sum |X_i - M|/\sum X_i$
日常生活	经历定向 + 时事常识记忆	保持率	$100 \times (词对延迟 + 图符延迟)/(词对 3 试 + 图符 3 试 + 1)$
总记忆商	外显记忆 + 内隐记忆 + 日常生活记忆	学习速率	$100 \times (2 \times 联想学习第 1 试成绩 + 第 3 试成绩 - 第 1 试成绩)/(26 + 第 3 试成绩)$

MMAS 结果解释比较复杂,一般包含总记忆水平、外显、内隐和日常生活记忆、不同记忆功能和记忆过程(基本指数和附加指数)、记忆功能平衡性和分测验内容的定性分析等。测验获得的指数分是不同记忆功能的预计值,由于存在抽样误差,尚需给出 90% 可信区间(预计值 ±1.65 个标准测量误),为了便于理解,需同时给出预计智商对应的百分位。在诊断报告中还要给相应的诊断名称,如正常、超常或记忆缺陷等,在指数分析中,还要考虑各指数的平衡性,相差 10 分或 15 分以上可能具有临床意义,外显记忆对海马结构和皮质损害敏感,内隐和日常生活记忆对海马损害不敏感,所以老年人阿尔茨海默病和慢性酒精中毒患者可能存在外显和内隐记忆分离现象;不同记忆功能对脑结构也有不同关联性,特定脑结构损害也可出现不同记忆功能分离现象。

(六)量表编制者及联系方式

程灶火,E-mail:zaohuocheng@sina.com。

(程灶火)

参 考 文 献

［1］程灶火,耿铭,郑虹,等. 新编多维记忆评估量表的理论构思［J］. 中国心理卫生杂志,
2002,16(4):234-236.

［2］程灶火,李欢欢,郑虹,等. 多维记忆评估量表的信效度研究［J］. 中国心理卫生杂志,
2002,16(4):237-241.

［3］程灶火,张月娟,郑虹,等. 多维记忆评估量表建构的因素分析［J］. 中国临床心理学杂志,
2003,11(1):5-8.

［4］SHRIVASTAVA R,KUMAR P,TRIPATHI S. A Human Memory Process Modeling［J］.
Recent Patents on Engineering,2020,14(2):179-193.

［5］MORGAN TJH,SUCHOW JW,GRIFFITHS TL. Experimental evolutionary simulations of
learning,memory and life history. Philosophical transactions of the Royal Society of London［J］.
Series B,Biological sciences,2020,375(1803):20190504.

六、华文认知能力量表（CCAS）

（一）概述

华文认知能力量表（Chinese Cognitive Ability Scale,CCAS）是程灶火教授于 2006 年编制的本土化智力测验。自 1905 年 Binet 第一个智力测验问世以来,学者们对智力的本质提出了许多不同的看法,Binet 和 Simon 认为智力是正确地进行理解、判断和推理的能力;Wechsler 认为智力是个体有目的地行动、理性地思考、有效地应付环境的能力;信息加工论强调心理过程和加工速度在智力中的重要性;认知学派强调元认知在智力中的重要地位。尽管学者们对智力本质的看法不一致,但多数学者认为学习能力、解决问题能力和适应环境能力是智力的基本成分。

近 100 年来,国外无论智力理论还是智力测验技术上都取得了长足的进展,国内目前可用于智力评估的量表非常有限,仅有林传鼎和张厚粲修订的韦氏儿童智力量表（WISC-CR）,龚耀先等修订的三套韦氏智力量表,龚耀先等编制的非文字智力测验,李丹、王栋等修订的瑞文测验,吴天敏等修订的中国比内智力测验,赵介诚修订中国成人智力量表。这些测验多数是根据国外测验修订的,加入世界贸易组织（World Trade Organization,WTO）以后,涉及测验版权问题,不能再修订国外的测验,急需编制自己的测验。

华文认知能力量表具有较好的信度和效度,适用于 5~80⁺ 岁人群。CCAS 以 Cattell-Horn-Carroll 流体-晶体理论为框架、借鉴 Kaufman 青少年和成人智力量表的测验范式,包含数字广度、空间广度、快速组词、快速编码、汉词配对、图符配对、言语类推、图形类推、数理运算和巧拼积木等 10 个分测验,可测量工作记忆、推理能力、学习能力、加工速度、空间建构/计算等主要能力,同时可以获得总智商、言语智商和操作智商。

（二）结构与内容

1. CCAS 理论框架 有关智力或认知能力的理论很多,其中最有影响的理论有三个,分别为 Cattell-Horn 的流体和晶体智力理论（fluid intelligence-crystallized intelligence,Gf-Gc）;Das-Naglieri 的计划-注意-同时-继时加工理论（PASS）;Carroll 的三层认知能力理论（three-stratum theory）。目前 Gf-Gc 理论不再是简单的两因素论,实际上包含 9 个因素:流体推理（fluid reasoning）、晶体智力（crystallized intelligence）、视觉加工（visual processing）、听觉加工（auditory processing）、加工速度（processing speed）、短时记忆（short-term memory）、长时记忆（long-term retrieval）、数量知识（quantitative knowledge）、决策速度（decision speed）,其中流体和晶体因素是智力的核心成分。当代很多智力测验都自觉或不自觉地以此为理论框架,如韦氏智力

量表和斯坦福-比奈量表的最新版、Woodcock-Johnson 心理教育测验修订版。PASS 理论认为智力活动包含 4 个基本过程：计划、注意、同时加工和继时加工，任何问题的解决都涉及多个认知过程，其中计划过程是智力活动的核心，调节其他 3 个过程。主要以该理论为框架编制的智力测验有：Das-Naglieri 的认知评估系统（CAS）和考夫曼儿童成套评价测验（Kaufman Assessment Battery for children，K-ABC）。Carroll 的认知能力模型是智力层次论的代表，综合了单因素论、多因素论和信息加工论的某些观点，这是目前影响最广、包容性最强的智力理论。Carroll 把认知能力分成 3 个层次：顶层代表一般智力，相当于 Spearman 的 G 因素；中层代表几种主要能力，类似于 Horn 理论模型中的 Gf-Gc 因素；底层为各种特殊能力，如倾听能力、记忆广度、知觉速度、言语流畅性等。Cattell-Horn 的流体和晶体智力理论、Carroll 的 3 层智力理论所包含的主要能力非常类似，这两个理论模式的综合能更好地理解人类认知能力的结构，为此 McCjrew 和 Flanagan（1998）提出了一个综合模型，称为 Cattell-Horn-Carroll 流体-晶体理论，简称为 CHC 理论，Kaufman 青少年和成人智力测验（Kaufman Adult and Adolescent Intelligence Test，KAIT）和伍德科克-约翰逊（Woodcock-Johnson）认知能力测验第三版就是以此理论为依据编制的。华文认知能力量表也以 CHC 理论为理论框架，借鉴 KAIT 范式，设置了 10 个分测验（数字广度、空间广度、快速组词、快速编码、汉词配对、图符配对、言语类推、图形类推、数理运算和巧拼积木），每个分测验试图测量一种基本认知能力，同时也测量了 CHC 理论模型中的几种主要能力，如工作记忆、推理能力、学习能力、加工速度、空间建构和计算能力，最后换算成言语智商（晶体智力）、操作智商（流体智力）和总智商。

2. **内容和功能**　CCAS 包括数字广度、汉词配对、数理运算、言语类推、快速组词、空间广度、图符配对、巧拼积木、图形类推、快速编码等 10 个分测验，前 5 个言语分测验测量晶体智力或言语智力，后 5 个非言语分测验测量流体智力或操作智力。除此之外，还将计算工作记忆、学习能力、推理能力和加工速度等主要认知维度的组合分以评价智力结构的特点。数字广度和空间广度主要测量短时记忆和工作记忆，汉词配对和图符配对主要测验学习能力，言语类推和图形类推主要测量推理能力，数理运算主要测量计算和数学推理能力，巧拼积木主要测量空间建构能力，快速组词和快速编码主要测量信息加工速度；也可以按传统方法计算言语智商、操作智商和总智商（表 3-4）。

表 3-4　CCAS 分测验、内容和主要功能

基本能力	分测验	内容	主要功能
工作记忆	数字广度	由顺背数和倒背数两部分构成，每部分均由 12 个数字串组成，最短的为 2 个数字，最长的为 13 个数字	数字的短时记忆和工作记忆
	空间广度	由 12 张识记卡（包括例卡），1 个操作反应盘和 18 个贴有猫、鸡和青蛙彩图的棋子构成，最少为 2 个，最多为 12 个	空间和顺序的短时记忆和工作记忆
学习能力	汉词配对	由 14 对本身没有内在联系的双字汉词组成，通过反复学习（3 次）建立起新的联系	听觉学习、建立新联想、学习策略
	图符配对	学习卡由 12 幅图-符对组成，每个图-符制成 1 张卡片，测试卡只有符号，没有图画，要求被试说出与该符号对应的图画的名称	视觉学习、建立新联想、学习策略
推理能力	言语类推	30 个言语类推条目，要求被试按上一对词的逻辑关系，给下一个词配上对，内容涉及多方面的知识	知识广度、言语推理能力
	图形类推	30 个条目，由题干和备选答案组成，题干是按一定规律排列的图形，被试首先要发现它的规律，然后从 6 个备选答案选择 1 个补上	视觉分析、非言语推理能力
空间/计算	数理运算	24 道计数和心算题，前 5 题配有图画，适合低龄儿童的特点，其他都是与现实生活密切相关的应用题	数量概念、数量关系、计算和解决问题
	巧拼积木	12 个条目，1~2 项用两块木块拼成一个图形，第 3 项用 1 块木块拼成 1 个图形，4~12 项用四块木块（4 巧板）拼成不同的图形	空间建构能力、思维灵活性和行动计划性
加工速度	快速组词	10 个条目，前 6 个条目要求组两个字的词，后 4 个条目要求组 4 个字的词语	信息加工速度和言语流畅性
	快速编码	10 个符号-数字对构成 90 个条目（印在记录纸上），要被试给每个符号配上相应的数	加工速度，视-运协调、心理灵活性

（三）信度和效度

1. CCAS信度　CCAS各分测验的重测相关系数在儿童为0.732~0.894,成人和老年人为0.859~0.937;言语量表、操作量表和总分的相关系数在儿童分别为0.956、0.919和0.960,在成人和老年人分别为0.970、0.968和0.981。这些结果显示华文认知能力量表的时间稳定性达到心理测量学的高标准要求,也高于国内外同类量表稳定性,如WAIS-Ⅲ IQ和指数分的重测信度为0.88~0.96,K-ABC心理加工分量表为0.59~0.86,成就分量表为0.72~0.98、总量表为0.77~0.98,KAIT分测验重测信度在0.80以下,晶体、流体和总IQ的重测信度分别为0.94、0.87和0.94,WISC-Ⅲ分测验的重测信度为0.57~0.89、IQ和指数分的重测信度为0.82~0.94,龚氏修订的WAIS-RC 3个IQ的重测信度为0.82~0.89,C-WISC分测验的重测信度为0.59~0.80,IQs的重测信度为0.79~0.86。

CCAS的内部一致性采用了分半信度、Cronbach's α系数和概化系数3项指标。统计结果显示,儿童样本分测验的分半信度在0.810以上,Cronbach's α系数和概化系数在0.737以上,3个组合分的分半信度在0.939以上,Cronbach's α系数和概化系数在0.898以上;成人和老年样本分测验的分半信度在0.829以上,Cronbach's α系数和概化系数在0.747以上,3个组合分的分半信度在0.945以上,Cronbach's α系数和概化系数在0.915以上。这些结果表明华文认知能力量表具有高的内部一致性,与国外最新的同类量表相比互有高低,如斯坦福比奈智力量表(第5版)(SB5)分测验的信度系数为0.84~0.89,IQ和指数分的信度系数为0.90~0.98;WISC-Ⅳ分测验的信度系数为0.79~0.90,指数分的信度系数为0.88~0.97;WAIS-Ⅲ分测验的信度系数为0.70~0.93,IQ和指数分的信度系数为0.88~0.98;K-ABC心理加工、成就和总量表的信度系数分别为0.62~0.92、0.70~0.95和0.84~0.97;KAIT 6个核心分测验的平均信度系数为0.90,3个IQ的平均信度系数为0.95。高于国内最常用智力测验的信度系数,如龚氏修订的WAIS-RC分测验的信度系数为0.30~0.92,C-WISC分测验的信度系数为0.38~0.88,IQs的信度系数为0.88~0.94。

2. CCAS效度　韦氏智力量表是目前国际上最常用的智力量表,它的信效度是得到公认的,一般新编的智力测验都以它作为效标(金标准)来验证其有效性。韦氏智力量表在国内都有相应的修订本,本研究选用龚耀先修订韦氏成人智力量表(WAIS-RC)和林传鼎修订的韦氏儿童智力量表(WISC-CR)作为效标测验,分别在26名正常成人和26名正常儿童样本验证CCAS的效标效度。统计分析结果显示:CCAS测得的言语智商、操作智商和总智商与WAIS-RC相应智商的相关分别为0.775、0.621和0.724,与WISC-CR相应智商的相关分别为0.888、0.779和0.886。这些相关系数不是很高,但还是可以接受的,与龚氏修订的韦氏儿童智力量表的研究结果类似,C-WISC与WISC-CR相应智商的相关分别为0.821、0.615和0.770,C-WISC与WAIS-RC相应智商的相关分别为0.823、0.599和0.816。智力测验修订本与其前身的相关一般比较高,按不同理论模型编制的智力测验间的相关可能会低些,如WAIS-Ⅲ与WAIS-R相应智商的相关分别为0.85、0.82、0.84,但与Micro Cog信息加工指数的相关仅为0.59、0.77、0.69;WISC-Ⅲ与WISC-R相应智商的相关分别为0.90、0.81、0.89,与奥雷学校能力测验(Otis-Lennon School Ability Test,OLSAT)相应指标的相关分别为0.69、0.59、0.73;CCAS与韦氏智力量表的内容和测量的能力有较大的差异,相关达到0.621~0.888,CCAS各分测验与韦氏智力量表各分测验有不同程度的相关,多数相关值在0.4以上,功能相似的分测验相关更高,说明CCAS有较好的聚合效度。

所有分测验之间均有中等程度的相关(0.348~0.708)每个分测验与总智商显著相关(0.401~0.601)。所有分测验在第一主成分上有较高的负荷(0.599~0.834),2因素分析支持晶体和流体智力模型,数理运算、言语类推和快速组词负荷于晶体智力,汉词配对、图符配对和空间广度负荷于流体智力。验证性因素分析支持晶体和流体和5因素模型,晶体和流体模型与资料的拟合优度最好,χ^2/df(7.25)和RMSEA(0.089)最低,TLI(0.931)和AGFI(0.888)最高,5因素模型的χ^2/df(8.29)、RMSEA(0.096)、TLI(0.931)和AGFI(0.888)达到可接受的水平。与流体智力相比,晶体智力与教育年限有更高的相关(0.475~0.788)。华文认知能力量表的5因素结构模式与伍德科克-约翰逊认知能力测验类似,2因素模式与Kaufman青少年和成人智力测验类似。

（四）常模标准与临床应用

1. 常模资料　按分层比例取样法,从无锡和芜湖两地中小学抽取儿童样本 321 人(男 159 人,女 162 人);年龄范围为(5.49~15.99)岁,平均(10.86 ± 3.04)岁;儿童本人的教育年限为(4.71 ± 3.05)年,父亲的教育年限为(12.90 ± 3.20)年,母亲的教育年限为(12.05 ± 3.200)年。从单位和社区抽取成人和老年人样本 276 人(男 122 人,女 154 人);年龄范围为 16~79 岁,平均(43.72 ± 18.35)岁;教育年限为 0~19 年,平均(11.23 ± 3.79)年;职业未做严格限制,但分布面比较广。重测样本儿童 30 人,成人 25 人,重测间隔为 30 天左右。

将常模样本分成 15 个年龄组:5.5~6.5 岁,6.5~7.5 岁,7.5~8.5 岁,8.5~9.5 岁,9.5~10.5 岁,10.5~11.5 岁,11.5~13.5 岁,13.5~15.5 岁,15.5~20 岁,20~30 岁,30~40 岁,40~50 岁,50~60 岁,60~70 岁,70 岁以上,分别计算每个年龄组个分测验粗分的均数和标准差,根据均数和标准差换算成分测验量表分(1~20 分);随后计算因子量表分、言语量表分、操作量表分和总量表分,并将其转换成因子商数、言语智商、操作智商和总智商,编制各智力商数的百分位和 90% 的可信区间。

2. 临床应用研究　智力测验是评估和诊断认知功能损害的重要工具,在临床上有广泛的用途,如老年人阿尔茨海默病和儿童智力低下的诊断,脑损害、精神分裂症和学习障碍的认知功能评估,项目组成员用华文认知能力量表在这些领域开展了一些应用研究,进一步验证了该量表的临床效度和实用价值。

目前国外儿童学习障碍的诊断主要基于潜能-成就分离模式,智力测验属于必备的诊断工具。我们用学习技能诊断测验和华文认知能力量表,以成绩低于潜能 1 个标准差为划界值,考查其对学习障碍诊断的特异性和敏感性。结果显示:学习障碍儿童的智商(IQ 88.0 ± 10.9、VIQ 90.2 ± 14.7 和 PIQ 92.5 ± 19.1)低于对照组(IQ 105.8 ± 9.2、VIQ 105.5 ± 11.2 和 PIQ 102.4 ± 9.9),却显著高于智力发育落后儿童(IQ 44.1 ± 13.2、VIQ 49.8 ± 12.4 和 PIQ 43.7 ± 15.6),学习技能成绩与认知能力分数存在中度相关,对语文学习障碍的诊断敏感性为 94.3%、特异性为 80.5%,对数学学习障碍的诊断敏感性为 92.3%、特异性为 75.6%,提示华文认知能力量表可作为学习障碍的诊断工具。

目前认为精神分裂症患者存在认知功能障碍,本研究提示华文认知能力量表能准确评估精神分裂症的认知功能损害。首发精神分裂症患者治疗前的智商(IQ 85.5 ± 11.3、VIQ 87.2 ± 10.1 和 PIQ 84.4 ± 11.6)显著低于常模标准,治疗后接近正常水平(IQ 97.3 ± 14.1、VIQ 97.5 ± 13.2 和 PI Q95.2 ± 14.4);非首发稳定期精神分裂症患者智商(IQ 78.5 ± 21.4、VIQ 80.2 ± 21.3 和 PIQ 80.4 ± 20.0)显著低于正常对照组;慢性精神分裂症患者存在严重的认知功能损害(IQ 49.6 ± 13.2、VIQ 52.3 ± 16.0 和 PIQ 53.9 ± 12.9)。提示首发精神分裂症患者的认知损害是功能性的和可逆的,随病情进展,认知功能损害逐渐加重,而且不可逆。项目组最近一项研究显示:偏执型和未定型精神分裂症患者的认知功能都存在明显的损害,偏执型的智商分别为 IQ 67.7 ± 14.4、VIQ 72.1 ± 15.2 和 PIQ 68.5 ± 13.0,未定型的智商分别为 IQ 75.4 ± 15.6、VIQ 79.7 ± 15.2 和 PIQ 75.1 ± 14.9,胱硫醚 β 合酶(cystathionine β synthase,CBS)基因 rs2851391 位点多态性与认知功能损害存在关联性,C/C 型(74.6 ± 19.0)和 C/T 型(80.0 ± 18.5)的总智商显著低于 T/T 型(88.0 ± 13.2)。

脑损害患者的认知功能评定对认知康复训练和司法鉴定具有重要的指导意义。我们用"认知伪装甄别测验"和"华文认知能力量表"对脑损害患者和申请评残者进行测试。结果显示:脑损害患者的智商分别为 IQ 78.9 ± 21.6、VIQ 80.5 ± 21.5 和 PIQ 80.6 ± 20.1,申请评残者的智商分别为 IQ 58.4 ± 15.1、VIQ 60.2 ± 16.7 和 PIQ 59.5 ± 14.3;CCAS 分测验成绩与 CMST 数字迫选分数(r=0.325~0.599)和图形迫选分数(r=0.377~0.608)显著相关;在申请评残者中,有 42.4% 数字迫选分数低于机遇水平,44.8% 图形迫选分数低于机遇水平,约 52% 的人存在伪装倾向(夸大认知损害程度)。因此在司法鉴定或评残鉴定中,分析智力测验结果时,必须考虑被鉴定者是否存在伪装倾向。

（五）实施与解释

华文认知能力量表属于个别智力测验,适用于 5~80⁺ 岁人群,需要有资质的专业人员个别施测。施测时先根据被试年龄确定起点,按测验操作手册实施每个分测验,并如实记录和评分。施测结束后统计每个分测验粗分,根据被试年龄从粗分等值量表分换算表查到每个分测验的量表分;计算因子量表分、言语量表分、操作量表分和总量表分,查因子商数和智力商数转换表获得因子商数、言语智商(VIQ)、操作智商(PIQ)和总智商(FIQ)。

1. 分测验实施和评分

(1) 数字广度(digit span,DS)方法:主试以每秒 1 个数字的速度读数字串。读完后要求被试者按呈现的顺序或相反的顺序说出数字串。若第 1 次失败,再重读 1 次原数字串,要被试再试,同 1 项目两次失败便停止该项任务。

评分:每一项目第 1 试通过记 2 分,第 2 试通过记 1 分,另加 1 位数免做的 2 分,最高分 52 分(若通过所有项目,可临时增加项目,分数相应增加)。

(2) 汉词配对(Chinese word matching,CWM)方法:主试以每 3 秒 1 个词对(每词对 2 秒,间隔 1 秒)的速度读给被试听,依次读完 14 个词对。然后主试读每个词对的前一个词,要被试对出后一个词。若第 1 次没有全部记住,继续做第 2 次或第 3 次尝试。

评分:每一正确回答记 1 分,第 1 试全部正确加 2 分,第 2 试全部正确加 1 分,最高分 44 分。

(3) 数理运算(methematical operation,MO)方法:主试呈现问题卡,同时以适中的速度读题给被试听,题目读完后立刻用秒表计时,等待被试回答,并记录被试的回答和时间。所有项目都有时限规定,在接近时限要被试尽快回答,如果被试超过规定时限没有回答,算失败;如果在时限内回答错误,被试不要求更改,算失败;如果在时限内更改正确,算成功。无论成功与失败,到时限都呈现下一题。连续 3 题失败,结束该分测验。

评分:在时限内做对的题目,按标准记分,并根据回答速度给予时间加分,免做的题目记满分。最高分 61 分。

(4) 言语类推(verbal analogy,VA)方法:主试呈现问题卡,同时以适中的速度读题给被试听,对低年儿童给予适当的解释。没有明确的时间限制,但原则上 60 秒没有回答可呈现下一个条目,连续 5 个条目失败可结束该分测验。9 岁以下小孩从第 1 题开始,9 岁以上小孩从第 5 题开始。

评分:在时限内,每做对 1 题记 1 分,免做的题目记满分。分测验最高分为 30 分。

(5) 快速组词(word-stem completion,WC)方法:主试每次呈现 1 个字,要求以这个字为词头,以最快的速度组两个字或 4 个字的词语,每个字呈现时间是 30 秒,看被试在 30 秒内能组对多少个词。

评分:在时限内,每组对 1 个词记 1 分,每个条目最高分为 5 分,组错不倒扣分,分测验最高分为 50 分。

(6) 空间广度(spatial span,SS)方法:主试每次呈现 1 张识记卡,要被试仔细观察动物排列的顺序和位置。每卡呈现 5 秒,随后拿掉识记卡,要求被试用动物棋子,在操作反应盘上,重现刚看过的顺序和布局。第 1 试未全对,则做第 2 试。

评分:每一项目第 1 试通过记 4 分(顺序和位置正确各记 2 分),第 2 试通过记 2 分(顺序和位置各记 1 分),第 1 试不完全正确,但已记分的内容,第 2 试不重复记分。另加 1 位免做的 2 分,最高 46 分。记分首先看位置是否正确,再考虑顺序记分。

(7) 图符配对(picture-symbol matching,PSM)方法:学习阶段每次呈现 1 张学习卡,主试指着符号说图画的名称,每卡呈现 3 秒,依次呈现完 12 张学习卡,学习后立即测试。测试阶段,每次呈现 1 张符号卡,要被试说出与该符号对应的图画的名称。若第一次没有全部记住,继续做第二次、第三次尝试。

评分:每一正确回答记 1 分,第 1 试全部正确加 2 分,第 2 试全部正确加 1 分,最高分 38 分。

(8) 巧拼积木(block design,BD)方法:主试每次呈现 1 张图卡,让被试用所给的木块拼出图卡上的图形。1~6 项要求在 90 秒内完成,7~12 项要求在 120 秒内完成。9 岁以下小孩从第 1 项开始,1~3 项可以给 1 次帮助,即被试在规定时限内没有完成或操作错误,主试给予示范帮助后,再让被试重拼 1 次。9 岁以上小孩从第 3 项开始,若第 3 项不能顺利完成,退回到第 1 项,并给予同样的帮助。连续 3 个项目失败(得分 <2 分),停止该分测验。

评分:记分包括两部分:质量分和速度分。第一项和第二项在没有帮助下完全正确记 3 分,帮助后拼对,记 2 分;第三项在没有帮助下完全正确记 4 分,帮助后拼对,记 3 分;其他项目完全正确,记 5 分。如果在规定时限内没有完全拼对,按拼对的接点记分。在没有帮助下完全正确者,视其完成的速度,给予时间加分,1~6 项:30 秒内完成加 2 分,60 秒内完成加 1 分;7~12 项:30 秒内完成加 3 分,60 秒内完成加 2 分,90 秒内完成加 1 分。分测验最高分为 85 分。

(9) 图形类推(pattern analogy,PA)方法:主试每次呈现 1 张图卡,让被试先看题干,找出图形排列的规律,再从备选答案选择 1 个合适图形完成序列,并解释选择的理由。虽然没有明确的时间限制,但原则上 60 秒没有回答可呈现下一个条目。所有被试均从第 1 项开始,连续 6 个项目失败可结束该分测验。评分:记分包括选择正确记 1 分,错误记 0 分,最高分 30 分。

(10) 快速编码(quick coding,QC)方法:先给被试讲解符号与数字的对应关系,再让被试练习 10 个项目,确定掌握了方法后,最后让被试给每个符号配上相应的数字,按顺序写,要尽量快,又要正确,时限为 90 秒。评分:每填对 1 个数字记 1 分,10 个练习样本不记分。最高分为 140 分。

2. **量表分和商数转换**　分测验的粗分(原始分)就是被试在分测验各条目上的实际得分之和。有些分测验有免做项目,如数字广度和空间广度,要注意加上相应的分数。有些分测验的粗分是有几部分组成的,如汉词配对和图符配对的粗分是 3 次尝试得分之和,空间广度粗分由顺序分和位置分组成。算出各分测验的粗分,把他们过渡到总结表的分测验粗分栏,再按年龄查相应的分测验粗分等值转换表,就可获得各分测验的量表分,把他们写到总结表中。具体查法是先找到与被试年龄对应的分测验粗分等值转换表,再在表的顶部找到分测验的名称,向下查到相应粗分,该粗分相对的最右侧或最左侧栏的数值就是该分测验的量表分。

CCAS 有 5 个因子(工作记忆、学习能力、推理能力、空间/计算、加工速度)、2 个分量表(言语量表和操作量表)和 1 个总量表分。每个因子包含 2 个分测验,因子分即为 2 个分测验的量表分之和,言语量表和操作量表各包含 5 个分测验,分量表分即 5 分测验量表分之和,总量表分为 10 个分测验量表分之和。在获得因子分、分量表分和总量表分后,查相应因子商数和智商转换表,即获得各因子商数和智商。

3. **CCAS 结果解释**　CCAS 结果解释比较复杂,一般至少包含 3 个水平的解释:

第一,智商水平估计、主要能力平衡性和特殊能力剖图。测验获得的总智商、言语智商和操作智商是智商水平预计值,由于存在抽样误差,尚需给出 90% 可信区间(预计智商 ±1.65 个标准测量误),为了便于理解,需同时给出预计智商对应的百分位。在诊断报告中还要给相应的诊断名称(表 3-5)。如正常、超常或智力低下等,智力低下包括儿童精神发育迟滞和成人阿尔茨海默病,可进一步细分为轻度、中度、重度和极重度智力低下。在智商分析中,还要考虑言语智商与操作智商的平衡性,两者相差 10 分或 15 分以上可能具有临床意义,言语智商主要反映左半球功能,操作智商主要反映右半球功能,因此言语智商显著低于操作智商,可能提示左半球损害,操作智商显著低于言语智商,可能提示右半球损害,言语智商和操作智商都显著降低,可能提示弥漫性脑损害。

表 3-5　智商诊断标签及对应智商范围

诊断标签(中文)	诊断标签(英文)	智商范围/分	百分比/%
极超常	very superior or genius	≥130	2.2
超常	superior	120~129	6.7
高常	high average or bright	110~119	16.1
平常	normal or average	90~109	50.0
低常	low average or dull	80~89	16.1
边缘水平	borderline or inferior	70~79	6.7
智力低下	mentally deficient	≤69	2.2
轻度智力低下	mildly deficient	55~69	1.5
中度智力低下	moderately deficient	40~54	0.5
重度智力低下	severe deficient	25~39	0.15
极重度智力低下	very severe deficient	<25	0.05

第二,是主要能力分析,在 CCAS 中每个因子代表一种主要能力,因子商数意义与智商是等值的,需要报告因子商数预计值、可信区间和百分位,并绘制主要能力剖图了解能力结构、强点和弱点,尽可能将能力结构与脑结构联系起来,解释其临床意义。

第三,是特殊能力分析,在 CCAS 中,每个分测验可能测量一种或几种特殊能力,分析时需绘制分测验量表分剖图,直观分析特殊能力和平衡性;另外,计算分测验平均量表分,将每个分测验量表分与平均量表相比较,高于平均量表分 3 分为强点,低于平均量表分 3 分为弱点,最后分析强点和弱点产生的原因和意义。

2019 年开发《华文认知能力量表结果分析报告系统》,将被试人口学资料和分测验粗分输入系统就能立即生成《华文测试结果分析报告》。报告内容包含被试智力水平(VIQ、PIQ、FIQ)的预计值、百分位级、90% 的可信区间,V-P 平衡性;5 个因子商数(WMI、LPI、RAI、SAI、PSI)的预计值、百分位级、90% 的可信区间,主要能力平衡性、强点和弱点;分测验量表分、分测验剖析图、特殊能力平衡性、强点和弱点;总体结论和建议。

（六）量表编制和软件开发者及联系方式

程灶火,E-mail:zaohuocheng@sina.com。

（程灶火）

参 考 文 献

[1] 程灶火,孙金荣. 华文认知能力量表的理论构思[J]. 中国临床心理学杂志,2006,14(4):340-342.

[2] 程灶火,孙金荣,杨碧秀,等. 华文认知能力量表的信度和效度分析[J]. 中国心理卫生杂志,2007,21(2):130-106.

[3] 程灶火,孙金荣,周晓琴,等. 华文认知能力量表的构想效度分析[J]. 中国行为医学杂志,2007,16(1):85-87.

[4] 丁怡,肖非,范中豪,等. 关于美国《韦氏儿童智力量表-第五版》的性能简介[M]. 中国特殊教育杂志,2016,7:18-25.

[5] WECHSLER D. Wechsler intelligence scale for children [J]. Canadian Journal of School Psychology,2018,19(1):221-234.

第二节　运动能力类评定量表

一、全身运动评估（GMs）

（一）概述

1. **全身运动评估的国外应用**　全身运动(General Movements,GMs)评估是由欧洲发育神经学之父 Heinz Prechtl 1990 年创立的,这是一种针对早产儿、足月儿、5 个月龄以内小婴儿的评估方法,通过自发性运动的质量评价,以预测后期神经发育结局是否存在脑瘫等严重的发育障碍。适用于所有的出生后 5 月龄(早产儿采用矫正月龄)以内的小婴儿,尤其适用于早产等高危儿的神经发育监测和随访。

2. **GMs 评估在我国的应用**　复旦大学附属儿科医院杨红医生自 2003 年开始引进全身运动评估,研究表明在高危新生儿出生后 4~5 月龄内应用 GMs 评估可以就后期神经发育结局作出准确有效的预测,尤其对于脑瘫的预测价值相当高。GMs 质量评估在不同评估者间的稳定性高。GMs 评估作为一种非侵入性、非干扰性的新型神经运动评估手段,操作简便,经济上投入少,适于在我国进行应用和推广。至今,通过对 5 000 多个病例的评估和随访,全身运动评估已经成为一种小婴儿家长易于接受的工具,尤其在预测脑瘫等严重神经学结局方面,全身运动评估有着重要价值。

3. GMs 评估在我国的应用成果

(1) 2010 年 11 月,杨红医生在上海市科学技术协会"晨光计划"的资助下出版专著《脑瘫儿的超早期筛查技术:全身运动评估在中国的研究进展》。

(2) 2008 年,全身运动评估编写入《胎儿和新生儿脑损伤》。

(二) GMs 评估的实施和评价标准

1. GMs 评估的实施

(1) 服务对象:以高危儿为主。按照全身运动发育轨迹,每名儿童需要接受初筛和复筛两次评估,按照预产期计算周龄。如果评估结果不正常,需增加评估次数,密切随访观察。第 1 次评估(初筛)的时间推荐为足月后 0~4 周(1 个月龄以内),第 2 次评估(复筛)的时间推荐为足月后 10~14 周(3 个月龄左右)。

(2) 临床所需的设备配置:GMs 评估时需要配备 1 间约 10m² 的 GMs 拍片室和 1 间约 10~20m² 的 GMs 临床诊室。①GMs 拍片室:配备数码摄像机、拍摄床(尺寸和颜色等按规格定制)、拍摄服(尺寸和颜色等按规格定制)、温度计、换衣床、取暖器等。房间内光线柔和稳定,灯光位于拍摄床顶上,采用深色不反光窗帘,室温维持在 25℃ 以上,摄像机固定于墙上(高度距离地面约 1.5m)。②GMs 临床诊室:配备专用电脑、移动硬盘 2 个(用于存储和备份数据)、检查床等。

(3) GMs 录像记录规范:①婴儿着衣,家长协助为婴儿更换尺寸合适的 GMs 拍摄服,充分暴露腕、踝、臂和腿;②婴儿体位,婴儿处于仰卧位,足部靠近摄像机纵向摆位于拍摄床内拍摄定位线的中央;③记录时间,当婴儿处于清醒、不哭闹、有动作的行为状态时记录 5~10 分钟;④注意事项,记录员确保按要求摄录到婴儿整个身体的运动,应摄录到婴儿的脸部(以确认婴儿的僵直运动是否源于哭闹),摄录时避免使婴儿受到环境刺激和家人逗引,记录员应仔细观察婴儿的行为状态,如婴儿出现烦躁、哭闹、持续打嗝需停止拍摄。

(4) GMs 录像评估规范:①关闭听觉信号后在电脑上播放标准化 GMs 录像。②由通过培训考核取得资格证书的评估者采用视觉 Gestalt 知觉对 GMs 进行评估。首先区分出正常 GMs 和异常 GMs。如属异常,则进一步区分属于何种亚类。③在 45 分钟左右的评估工作后评估者应当休息,避免疲劳对于视觉 Gestalt 知觉产生干扰。④在评估到较多异常 GMs 记录或评估中出现困难时,需使用 GMs 参考盘重新校准视觉 Gestalt 知觉。⑤采用双人核盘制度,由资深评估员审核,对于疑难案例应由培训指导单位复核后才发放报告。

2. GMs 评估在我国临床应用中的分类标准

(1) 正常:评估结果为"扭动运动正常"(N)和"不安运动存在"(F+)。

(2) 可疑:评估结果为"单调性"(PR)或"偶发性不安运动"(F±)。

(3) 异常:评估结果为"痉挛-同步性"(CS)或"混乱性"(Ch)或"不安运动缺乏"(F−)或"异常性"不安运动(AF)。

3. 各类评估结果定义

(1)"扭动运动正常"(N):整个身体参与的运动,持续数秒钟到数分钟,臂、腿、颈和躯干以变化运动顺序的方式参与这种 GMs。在运动强度、力量和速度方面具有高低起伏的变化,运动的开始和结束都具有渐进性。沿四肢轴线的旋转和运动方向的轻微改变使整个运动流畅优美并产生一种复杂多变的印象。

(2)"不安运动存在"(F+):正常的不安运动是一种小幅度中速运动,遍布颈、躯干和四肢,发生在各个方向,运动加速度可变,在清醒婴儿中该运动持续存在(烦躁哭闹时除外),可以和其他运动同时存在。不安运动出现的频度随年龄而发生改变。

（3）"单调性"（PR）：指各连续性运动成分的顺序单调，不同身体部位的运动失去了正常 GMs 的复杂性。常见于颅脑超声异常的小婴儿中，继续随访到不安运动阶段，部分小婴儿的 GMs 可以转归为正常。

（4）偶发性不安运动"（F±）：不安运动出现的频度过低，为偶发性。

（5）"痉挛-同步性"（CS）：运动僵硬，失去正常的流畅性，所有肢体和躯干肌肉几乎同时收缩和放松。如果该异常表现在数周内持续存在，对于该婴儿"发展为痉挛型脑瘫的预后结局"具有高预测价值。

（6）"混乱性"（Ch）：指所有肢体运动幅度大，顺序混乱，失去流畅性，动作突然不连贯。"混乱性"GMs 相当少见，常在数周后发展为"痉挛-同步性"GMs。

（7）"不安运动缺乏"（F–）：如果在足月后 9 周到 5 个月龄内一直未观察到不安运动，称为"不安运动缺乏"，但是通常仍可观察到其他运动。"不安运动缺乏"对于后期中枢神经系统损害，尤其是脑瘫具有高预测价值。

（8）"异常性"不安运动（AF）："异常性"不安运动看起来与正常不安运动相似，但在动作幅度、速度以及不平稳性方面中度或明显夸大。该异常模式少见。

（三）GMs 评估的信度及效度研究

1. 信度研究指标 由于 GMs 质量评估基于应用视觉 Gestalt 知觉进行模式识别，评估者之间的足够高的一致性对于该方法的客观性至关重要。11 个研究中 90 名评估者对 358 名婴儿进行了 GMs 质量评估，其评估者间一致性达到 89%~93%。间隔 2 年后，对 20 次 GMs 记录重新评估分析的结果表明：GMs 质量评估的整体判断的重测信度达 100%，细化分析的重测信度达 85%。

2. 效度研究指标 GMs 评估作为一种无创的、观察性的早期神经发育检查工具，其安全性和有效性已得到国际公认。运用 GMs 评估在早期就可能识别出特异性的神经学症候，并且对于"后期是否发展为脑瘫"具有很高的预测价值。因此在早期预测脑瘫方面，GMs 评估技术是一种可喜的突破。Prechtl 等开展了由 130 例婴儿参与的大型研究，证实连贯一致的痉挛-同步性 GMs 和不安运动缺乏可预测痉挛型脑瘫。Ferrari 等针对各种异常 GMs 模式的预测价值进行了研究，结果表明痉挛-同步性对于脑瘫具有很高的预测价值。在超声提示为脑损害的 84 名早产婴儿，结果表明连贯一致的痉挛-同步性 GMs 出现得越早，则后期的运动损害越严重。同样，3 个月龄时的不安运动缺乏对于脑瘫的预测价值很高，国外系统评价报道：多个研究均显示敏感度和特异度可达到 90% 以上；国内杨红医生等自从 2003 开始进行 GMs 评估实践，报道其对于脑瘫的预测敏感度和特异度与国外相类似。

（四）GMs 评估的临床应用研究

全身运动评估已经被证明是一种相当可靠的方法，其应用范围涉及脑瘫的预测、雷特综合征、轻微神经功能障碍、认知发育障碍及自闭症等。

GMs 评估可以在临床上应用于高危儿随访和发育监测项目，明显异常的全身运动可以有效地在生后 3 月龄内预测出脑瘫的发育结局，如果有可能联合使用神经影像学技术（尤其是 MRI）以及其他的神经学评估，预测力将更加高。

GMs 评估能够早期预测出"后期将发展成脑瘫"的发育结局，其最大益处在于远在脑瘫病理特征明显表现出来之前，即可采取适当的干预措施，有助于预防出现挛缩等继发性损害，明显降低后期的残障程度。此外，GMs 评估的高特异性有助于早期鉴别出那些"虽然有高危出生等病史但是神经学发育结局预测为正常"的儿童，对于那些积极参加高危新生儿随访的家长而言，尽早得知这些预测信息，无疑会极大地缓解他们的焦虑状态。

（五）GMs 评估在使用中的注意事项

全身运动评估是一种非侵入性、非干扰性的手段，易于各级专业人员学习掌握，经济上投入少，具有高的成本效益比，现已在越来越多的国家中得以应用，由于设备便宜且操作简单，非常适于在我国广大地

区进行推广应用,目前我国已成为欧洲 GM Trust 在亚洲的重要培训基地。在使用该评估技术过程中应该注意以下两方面:

1. 确保专业人员获得规范的技术培训

(1) 欧洲 GM Trust 初级课程培训班:复旦大学附属儿科医院的"欧洲 GM Trust 全身运动评估课程中国培训基地"协助组织 GMs 评估课程,课程适于儿科医生、康复医生、治疗师、护士等学习,经考核合格后获得资质证书。杨红医生作为欧洲 GM Trust 课程授课教师,与国外资深教授一起为课程授课。

(2) 临床操作和读盘等技术培训:由培训单位提供相应的临床技术培训。

(3) 后续培训网络平台:原国家卫生和计划生育委员会新生儿疾病重点实验室等项目支持下建设的 GMs 技术培训网站提供了后续培训网络平台,为已经取得资质证书的基层 GMs 评估人员提供资料查询、交流反馈和定期考核等学习途径,同时 GMs 技术培训网站提供家长宣教的相应资料。该网络平台得到了欧洲 GM Trust 的 Christa Einspieler 教授的技术指导。

2. 按照 GMs 评估的临床操作标准配置所需的设备 采用标准化的设备配置并规范地记录 GMs 录像是获得清晰可评估的标准化 GMs 录像的基础,通过去除各类干扰评估的因素,利于评估者采用 Gestalt 知觉进行模式识别,获得严谨正确的评估结果,标准化 GMs 录像的采用利于机构间的合作和交流。

(六) 与 GMs 评估国际制修订者的联络

复旦大学附属儿科医院的"欧洲 GM Trust 全身运动评估课程中国培训基地"可协助提供相应的 GMs 评估的培训班以及培训材料等信息。

(杨 红)

参 考 文 献

[1] PRECHTL HFR, EINSPIELER C, CIONI G, et al. An early marker for neurological deficits after perinatal brain lesions [J]. Lancet, 1997, 349(5):1361-1363.

[2] PRECHTL HFR. General movement assessment as a method of developmental neurology:New paradigms and their consequences [J]. Dev Med Child Neurol, 2001, 43(8):836-842.

[3] 杨红,邵肖梅. 全身运动质量评估[J]. 中国循证儿科杂志, 2007, 2(2):138-143.

[4] HADDERS-ALGRA M. General movements:a window for early identification of children at high risk for developmental disorders [J]. J Pediatr, 2004, 145(8S):12-18.

[5] EINSPIELER C, 王艺, DASILVA V, 等. 全身运动质量评估:早期预测脑性瘫痪等严重神经学发育结局的实用工具[J]. 中国循证儿科杂志, 2007, 2(3):161-164.

[6] YANG H, EINSPIELER C, SHI W, et al. Cerebral palsy in children:movements and postures during early infancy, dependent on preterm vs. full term birth [J]. Early Hum Dev, 2012, 88(10):837-843.

[7] 杨红,史惟,邵肖梅, 等. 全身运动质量评估对高危新生儿神经学发育结局信度和预测效度的研究[J]. 中国循证儿科杂志, 2007, 2(3):172-180.

[8] 杨红,邵肖梅,王艺, 等. 全身运动质量评估的直接法和录像法的信度研究[J]. 中国儿童保健杂志, 2008, 16(3):260-264.

[9] 李云,龚春丹,杨红, 等. 全身运动质量评估技术在高危儿随访中的应用研究[J]. 中国儿童保健杂志, 2011, 19(5):485-486.

二、婴儿运动表现测试（TIMP）

（一）概况

婴儿运动表现测试（Test of Infant Motor Performance，TIMP）由美国儿科物理治疗师 Gay Girolami 于 1983 年首先创立。测试是为了评估新生儿重症监护治疗病房（neonatal intensive care unit，NICU）中神经发育疗法（Neurodevelopmental Treatment，NDT）对运动发育不良高风险早产儿的干预效果，设计了第 1 版 TIMP，共 43 项。

由于研究结果显示，TIMP 能敏感地反映物理治疗引起的变化，Campbell SK 和 Gay Girolami 等决定对 TIMP 的测试项目进行了扩充，可覆盖更广泛的年龄，开发了包含 53 个条目的第 2 版 TIMP。

1995 年，Campbell SK 等再次将 TIMP 改版并首次展开大范围的研究，第 3 版的 TIMP 共有 59 项。

其后，该研究团队使用 Rasch 测量模式分析对第 3 版 TIMP 的每一个条目进行分析，确保每一个条目的得分将随着婴儿年龄和能力的提高而增加，还剔除了不符合这一要求的条目，精选出了含 42 个条目的第 4 版 TIMP，并首次在芝加哥进行了局部地区常模的研究。

2006 年，在美国国家医疗康复研究中心资助资助下，Campbell SK 等首次完成了第 5 版 TIMP 的美国全国常模的研究，并沿用至今。

为了能将 TIMP 用于难以完成整个测试的虚弱婴儿，Campbell SK 等还根据第 5 版的样本数据制订了 TIMP 的筛查版本 TIMPSI，使测试时间减少了一半。

迄今为止，TIMP 已经在全世界 40 多个国家广泛使用，尤其是北美洲和欧洲等经济发达的地区使用更为广泛。日本、中国台湾是亚洲最早开始使用 TIMP 的地区。我国西安贺莉等将 TIMP 应用于 30 例早产儿，在其矫正 8~9 周龄及 1~13 周龄时进行 TIMP 评分；重庆王成举等人采集了当地 642 例矫正胎龄 38~58 周婴儿的 TIMP 得分并与美国常模进行对比，两个研究均发现中国婴儿得分明显低于美国婴儿。因此，2017 年由深圳心智心理测量技术研究所正式引入 TIMP 版权后，由陆军军医大学第二附属医院张雨平牵头，联合国内不同地区的大型综合医院及妇幼保健院进行 TIMP 的中国本地化修订研究。所有取样单位经过严格的培训、操作考核和信度考核后，按研究计划开始取样，其中包括了根据中国各省统计局公布资料报道比例的少数民族样本及城市/农村样本。历时近 3 年，已完成取样，结果已于 2020 年初正式发布。

TIMP 适用于婴儿早期，即矫正胎龄 34 周的早产儿到矫正年龄 4 月之前的婴儿，评估的主要内容是婴儿在日常生活中与养护者互动中所需的功能性运动的姿势控制和选择性控制能力，即婴儿在各种体位下的运动表现。测试内容一共 42 项，包括 13 个观察条目和 29 个诱发条目。诱发条目将婴儿能够完成“多少”动作进行量化，按能力从低到高的表现给予 0~6 分不等的分数。因为头部控制的发展是 4 月龄内婴儿最主要的运动，所以 TIMP 中的多个测试条目均反应婴儿在不同空间定位中对头部控制的能力。

（二）量表编制的要素

设立的因子名称与各因子的条目数目。所选常模样本的代表性，标准化常模的建立，量表的信度、效度、灵敏度和特异性等。

第 5 版 TIMP 的全美常模于 2002—2004 年研究完成，收集了来自美国 11 个城市 13 所医院中 990 名婴儿的运动表现测试数据。该常模以 1998 年美国疾病预防控制中心的数据为参考，体现了低出生体重人口和各种族/人种的分布。样本按周龄分为 12 个组，自 34 周胎龄开始，每 2 周为 1 个周龄组，直至矫正年龄 18 周。尤其值得注意的是，TIMP 为了更好地观察符合神经发育高风险婴儿的运动表现，样本中纳入了低、中、高风险婴儿各 1/3，分级按照围产期风险评估系统（problem oriented perinatal risk assessment system，POPRAS）进行。最终样本分布为 35% 低风险，30% 中等风险和 35% 高风险婴儿。高风险的婴儿除 POPRAS 分级系统评分达高危组要求的婴儿外，在 NICU 住院期间或出院后患 BPD，Ⅲ级以上脑室内出血和脑室周围白质软化等疾病的新生儿都被归到高风险婴儿中。由于高风险样本的加入，使 TIMP 更适合于神经发育高危儿的运动表现评估,也使每一个周龄组的 TIMP 得分差距拉得更开,增加了量表的识别能力。但是,正是由于中高危样本的加入,常模样本中 TIMP 总体分数较正常人群低,TIMP 的界值与正常人群分布研究中的界值产生了较大的差异。该研究团队经过较长时间的远期效度研究后,最终将界值定为均值-0.5*SD*。中国版 TIMP 的取样工作在临床专家、统计学专家、取样专家的共同参与下,经过反复论证后达成一致意见:为了更客观地反映人群中 TIMP 的得分分布,决定纳入正常发育的婴儿作为常模样本,其中每一周龄组包含了 1/3 的没有特定高危因素的早产儿样本。由陆军军医大学第二附属医院(新桥医院)牵头,联合广东省妇幼保健院、上海市儿童医院、上海儿童医学中心、沈阳市妇幼保健院、昆明市妇幼保健院、长沙市妇幼保健院、新疆维吾尔自治区妇幼保健院、宁夏妇幼保健院、北京市房山区妇幼保健院等进行采样,其中昆明市妇幼保健院、新疆维吾尔自治区妇幼保健院、宁夏妇幼保健院负责采集少数民族样本,历时近 3 年,共采集了 1 400 余例婴儿的运动表现数据,成功建立了中国版 TIMP 常模。

(三)婴儿运动表现测试量表的内容

测试内容共 42 项,包括 13 个观察条目和 29 个诱发条目。

诱发条目将婴儿能够完成"多少"动作进行量化,按能力从低到高的表现给予 0~6 分不等的分数。具体内容见表 3-6。

表 3-6 婴儿运动表现测试量表的内容

1. 头位于中线位	22. 有视觉刺激时头维持中线位
2. 个别右手指活动	23. 仰卧位头颈转动(右侧)
3. 个别左手指活动	24. 仰卧位头颈转动(左侧)
4. 右手指触摸	25. 防御动作-头颈反应
5. 左手指触摸	26. 防御动作-上肢运动
6. 双侧髋膝屈曲	27. 髋膝关节屈曲
7. 单独右踝运动	28. 翻身:下肢诱发(右侧)
8. 单独左踝运动	29. 翻身:下肢诱发(左侧)
9. 交替踢腿	30. 翻身:上肢诱发(右侧)
10. 不安运动	31. 翻身:上肢诱发(左侧)
11. 手臂或腿重击或重拍(挥动或扑打)	32. 拉坐
12. 手臂或腿震动	33. 上臂支撑下头及身体侧方位坐直
13. 伸手够人或物	34. 侧卧位髋关节外展反应
14. 头左右转动	35. 俯卧位悬空
15. 头控-支撑坐位	36. 俯卧位抬头
16. 头控-颈后肌群	37. 爬行
17. 头控-颈前肌群	38. 俯卧位头转向声源(右侧)
18. 头控-坐位放下	39. 俯卧位头转向声源(左侧)
19. 颈部翻正的抑制(右侧)	40. 站立
20. 颈部翻正的抑制(左侧)	41. 侧方头竖直(右侧)
21. 无视觉刺激时头维持中线位	42. 侧方头竖直(左侧)

(四)TIMP 测试的信效度

1. TIMP 测试的信度 研究表明,TIMP 具有良好的信度和效度。Campbell SK 的研究表明 3 天内重测信度良好,r 值为 0.89,评估者之间无显著性差异。Finkel 在对脊髓性肌萎缩症儿童的研究中得到的 ICC 系数为 0.85。这些研究表明,TIMP 使用者经过正规培训后,能达到一个满意的 ICC 系数范围。

2. **TIMP 测试的效度**　对 TIMP 进行的预测效度研究显示,矫正 3 月龄后的 TIMP 对儿童远期的运动表现具有良好的预测能力。早在矫正 30 日龄的 TIMP 分数能够有效预测 5~12 月龄的 AIMS 分数,但是大约 3 月龄 CA 时的 TIMP 对 12 月龄时的 AIMS 运动表现具有预测最佳效度,其敏感度为 0.92,特异度为 0.76,阳性预测值为 0.39,但阴性预测值高达 0.98。

Kolobe 等的研究表明,婴儿在矫正 3 月龄时 TIMP 得分如果低于均值 $-0.5\ SD$,可预测其该儿童学龄前期的皮博迪总运动商分数低于均值 $-2\ SD$,其敏感度为 0.72,特异性为 0.91,阳性预测效度为 0.75,以阴性预测效度为 0.91。

(五) 临床应用的效果

TIMP 的临床用途包括以下几个方面:

1. **诊断婴儿早期的功能性运动发育迟缓**　TIMP 的测试分数与常模标准对比,达到界值以下即可诊断功能性运动发育迟缓。对于早期神经发育性疾病,如脑瘫、唐氏综合征、脊肌萎缩症等疾病,TIMP 也具有一定的早期识别能力,这种识别能力的实现主要是通过识别这些疾病早期的运动发育迟缓而实现的。

2. **评估早期干预的有效性**　这是设计第 1 版 TIMP 的主要目的,通过比较运动干预前后的 TIMP 得分,可以判断早期干预是否有效或者效力的大小。在随访中使用 TIMP 根据常模标准制定的百分位曲线可以更为直观地反映出不同月龄的 TIMP 评分的百分位水平,动态了解婴儿的功能性运动水平变化。Lekskulchai 的研究报道了对 NICU 出院时 TIMP 评分低的高风险早产儿在出院后进行家庭物理治疗干预,设立常规护理对照组和正常对照组,其后每月进行 TIMP 评分。研究结果显示,接受家庭物理治疗组的婴儿从第 2 个月开始 TIMP 评分就高于常规护理对照组,并逐渐接近正常对照组。这表明 TIMP 在临床中可有效评价早期干预的效果。

3. **预测儿童远期的运动发育水平**　前述的预测效度研究表明,3 月龄及以后的 TIMP 评分对学龄前期的婴儿运动水平具有很好的预测作用,但 2 月龄前的 TIMP 结果的预测性解释应该更为谨慎。例如,脑瘫婴儿在矫正 3~4 月龄时的 TIMP 得分低于界值的可能性是最高的。

4. **关于婴儿早期运动发育的家长教育**　TIMP 测试过程中欢迎并鼓励家长参与,评估师可在评估过程中对家长进行婴儿早期运动发育规律的教育及针对婴儿的运动表现对家长进行家庭训练指导。有研究证明,即使是让家长观看 TIMP 测试视频,也可明显提高家长对婴儿运动的认识程度。

5. **根据评估项目得分制订早期运动训练计划**　TIMP 项目分为不同的体位,可以通过相应体位得分与同周龄的常模平均分标准对比,发现婴儿的得分较差的体位或项目,从而进行有针对性地干预。由于 TIMP 测试的运动表现与家庭中婴儿与养护者的互动息息相关,通过家长教育,可以将干预贯穿到婴儿的日常养护中。

(六) TIMP 使用注意事项

施测者应该有治疗或者护理脆弱的小婴儿的经历,且需要经过正规的 TIMP 培训并通过考核后方可在临床中使用 TIMP。家长参与观察测试是有利于家长实施婴儿运动发育的家庭训练,但是测试之前应该让家长充分了解测试的项目,避免家长不理解或受到惊吓。

在安静、明亮、温暖的房间,床上或没有其他杂物的较柔软的平面上评估有助于获得最佳的结果。在婴儿处于安静、清醒的状态下进行评估。

减少婴儿的衣服,尽可能避免活动受限,注意室温以避免体温应激;根据婴儿的反应,状态和耐受性,避免让婴儿过度疲劳,每个诱发项目通常只需要进行 1 次测试,最多不超过 3 次;如果因婴儿哭闹等原因导致测试中断,可以在第 1 次测试后的 24 小时内完成剩下的条目;测试的条目顺序可以按评估人员的习惯和婴儿的状态进行调整,但研究表明由 TIMP 开发人员设置的施测项目顺序对诱发出婴儿的最佳表现是最有效的。

在 NICU 中进行 TIMP 评估时，尤其需要注意婴儿的安全。所有脆弱的婴儿都应在心电监护仪等设备的监控下进行评估。通过婴儿的面部表情、行为状态和肌肉张力的变化来判断婴儿是否疲劳、疼痛或压力过大。如果婴儿呼吸或心率或氧饱和度水平反复降低，则测试的项目之间应进行更长的休息时间或停止测试。

（七）联系方式与联系人

陆军军医大学第二附属医院，张雨平，E-mail：465616386@qq.com。

（张雨平）

参 考 文 献

［1］GIROLAMI G，CAMPBELL SK. Efficacy of a Neuro-Developmental Treatment program to improve motor control of preterm infants［J］. Pediatr Phys Ther，1994，6：175-184.

［2］CAMPBELL S K，WRIGHT B D，LINACRE J M. Development of a functional movement scale for infants［J］. J Applied Meas，2002，3（2）：191-204.

［3］CAMPBELL SK，SWANLUND A，SMITH E，et al. Validity of the TIMPSI for estimating concurrent performance on the Test of Infant Motor Performance［J］. Pediatr Phys Ther，2008，20：3-10.

［4］贺莉，邵冬冬，杜慧莹，等. 婴儿运动能力测试对早产儿纠正胎龄 8~9 周及 12~13 周运动能力的评估作用［J］. 中国儿童保健杂志，2014，22（3）：252-254.

［5］CAMPBELL SK，LEVY P，ZAWACKI L，et al. Population-based age standards for interpreting results on the Test of Infant Motor Performance［J］. Pediatr Phys Ther，2006，18：119-125.

［6］CAMPBELL SK，LEVY P，ZAWACKI L. Population-based age standards for interpreting results on the Test of Infant Motor Performance［J］. Pediatr Phys Ther，2006，18：119-125.

［7］CAMPBELL SK，KOLOBE THA，OSTEN ET，et al. Construct validity of the Test of Infant Motor Performance［J］. Phys Ther，1995，75：585-596

［8］BYRNE EM，CAMPBELL SK. Physical therapy observation and assessment in the neonatal intensive care unit［J］. Phys Occup Ther in Pediatr，2013，33（1）：39-74.

［9］FINKEL RS，HYNAN LS，GLANZMAN AM，et al and the AmSMART Group. The Test of Infant Motor Performance：Reliability in spinal muscular atrophy type I［J］. Pediatr Phys Ther，2008，20：242-246.

［10］CARDOSO ACN，DE CAMPOS AC，DOS SANTOS MM，et al. Motor performance of children with Down syndrome and typical development at 2 to 4 and 26 months［J］. Pediatr Phys Ther，2015，27：135-141.

［11］DUSING SC，MURRAY T，STERN M. Parent preferences for motor development education in the neonatal intensive care unit［J］. Pediatr Phys Ther，2008，20：363-368.

三、婴儿姿势与精细运动评价（PFMAI）

（一）量表概况

婴儿姿势与精细运动评价（Posture and Fine Motor Assessment of Infants，PFMAI）由美国作业治疗师 Jane Case-smith 于 1991 年首先创立，是对运动里程碑式标准化评估工具的补充。作者依据 Gesell、Bobath

等人的神经发育的相关文献进行了最初量表条目的编写,并以此形成量表的基础结构(即区分姿势和精细运动,以"从头至尾"的顺序安排姿势分量表的条目),且作者认为该评估的原理与动态系统理论和运动控制理论相一致。故而 PFMAI 是通过观察婴儿在自然场景下的运动、姿势转换以及个体化的运动模式进行分析的评估。

建立 PFMAI 的最初目是为儿科作业治疗师以及物理治疗师提供一个有效评价工具,便于他们在工作中能早期识别运动发育延迟的婴儿,并明确是否需要对其进行早期干预。治疗师在临床工作的观察中可能识别出某些需要特别关注或早期干预的婴儿,但由于采用一些运动里程碑式的标准化测试进行评价时,这些婴儿的得分可能处在正常临界值,从而影响治疗师无法有依据地为这类婴儿提供早期干预或治疗。因而,一项既具有典型正常婴儿运动发育测评动态敏感性,又能帮助治疗师识别早期运动问题与后期平衡协调相关问题的测试,是非常必要的。

PFMAI 的另一目的是通过测评婴儿在自然情境中的运动,为有效的治疗干预方案提供细节,并通过运动构成分析,对运动的定性细节进行量化。在这个自然观察过程,治疗师通过观察婴儿在情境中对周遭事物的自然反应,而非介入操作,将所观察到的姿势和运动细节,融入治疗干预方案。对于需要进行个体化家庭干预计划(Individualized Family Service Plan,IFSP)的婴儿,PFMAI 对个体婴儿的优势和薄弱环节有很好的针对性,能辅助识别婴儿运动发育模式——哪些已经稳定发育,哪些在逐步出现,哪些在消失,以便明确最适宜干预重点。

PFMAI 还可以有效记录婴儿在活动中姿势的发展和精细动作的构成。过去,一直都难以敏感地评价作业治疗和物理治疗干预后运动进展的效果,而 PFMAI 能敏感识别相对短期内婴儿运动模式中的细微发育变化,为治疗干预策略提供了可靠、详实的依据。

作者将量表对照 1996 年 WHO 修订的国际残损、活动和参与分类(the International Classification of Impairment,Activity and Participation,ICIDH-Ⅱ)后认为,治疗师对婴儿进行评估时,可以通过 PFMAI 的姿势分量表(Posture Scale)对婴儿在运动和玩耍时需要具备的神经运动发育构成进行检查,识别是否有功能问题相关的残损;通过 PFMAI 的精细运动分量表(Fine Motor Scale),能评价婴儿在玩耍过程中的技能和参与度。此外,PFMAI 的记录表中还包括一个非正式的家长访谈记录表,重点关注婴儿参与活动的能力,更好地将 PFMAI 量表的评估结果与功能表现相联系,以有效指导治疗师、照护者更好地支持婴儿的功能性活动。

(二)量表编制的要素

PFMAI 主要用于评价运动发育年龄介于 2~12 月龄的婴儿,它能有效识别出生后第 1 年内运动发育延迟并且有效监测运动发育进程。量表分为两个年龄段,每个年龄段都包括姿势分量表和精细运动分量表。

第一部分(PFMAI-Ⅰ):用于 2~6 月龄需要支撑坐位的婴儿,包含了 18 个姿势条目及 21 个精细运动条目。

第二部分(PFMAI-Ⅱ):用于 6~12 月龄能独坐或者仅需最小支撑的婴儿,包含了 17 个精细运动条目和 13 个姿势条目。测试条目设计用于评估婴儿的运动发育,以及因中枢神经系统功能障碍导致运动受损儿童的运动功能。

姿势分量表(Posture Scale)用于评估姿势控制以及肢体近端的稳定性和活动性,条目侧重于评价婴儿维持仰卧位抗重力姿势以及姿势之间的动态转换能力。

精细运动分量表(Fine Motor Scale)用于评估精细运动技能,包括够取、抓握模式、拇示指对指动作、松手以及物品操控,能使评估者比较婴儿对于不同玩具的运动策略,明确区分其已经发展完善和正在过渡阶段的技能。

(三)PFMAI 量表的信效度

1. PFMAI 量表的信度　PFMAI-Ⅰ最早完成于 1988 年。量表的间信度结果来源于 1989 年和 1992 年的两项研究,各分量表的评估者间信度相关系数均高于 0.97。其后,经过标准化 PFMAI-Ⅰ的评估者间信度仍然很高,姿势分量表的相关系数为 0.97,精细运动量表的相关系数为 0.99;PFMAI-Ⅱ中姿势分量表的相关系数为 0.98,精细运动量表的相关系数为 0.96。

研究发现测试版的 PFMAI-Ⅰ量表具有中到高度的重测信度,其姿势分量表的信度相关系数为 0.90,精细运动分量表为 0.49。

PFMAI-Ⅱ的姿势分量表和精细运动分量表的重测信度分别为 0.94 和 0.77。PFMAI 最终版本的内部一致性研究显示 PFMAI-Ⅰ姿势分量表和精细运动分量表的 Cronbach's α 系数分别为 0.97 及 0.99,PFMAI-Ⅱ的两个分量表 Cronbach's α 系数分别为 0.95 和 0.96。

2. **PFMAI 量表的效度**　关于 PFMAI-Ⅰ 与 Peabody 运 动 发 育 量 表(Peabody Developmental Motor Scales,PDMS)的研究显示,PFMAI-Ⅰ和 PDMS 粗大运动量表的相关系数为 0.83,与 PDMS 精细运动量表的相关系数为 0.67,据此可认为,PFMAI 可用于姿势和精细运动技能的评估。PFMAI-Ⅰ与贝利婴幼儿发展量表(BSID)相关性的研究也显示,姿势分量表与 BSID 精神运动量表(Psychomotor Scale)相关系数为 0.75,精细运动分量表与 BSID 心理量表(Mental Scale)相关系数达 0.85。此外,关于量表条目难度的研究显示,PFMAI-Ⅰ精细运动分量表的条目分布分散度则较好,难度呈现连续性。

总而言之,基于信度及重测信度的研究,PFMAI 两部分量表都是可靠的,而每一个评分量表中的条目也呈现出不同难度,故而适用于不同年龄组以及不同程度运动能力受损的运动功能评估。同时信度研究及其他相关研究的结果均说明,PFMAI 可用于识别婴儿运动发育的延迟,获得婴儿运动模式。

(四) 临床应用的效果

作为一项早期干预评估工具,PFMAI 应由具备婴幼儿运动模式理论基础知识的治疗师以及专业人员使用,同时可以结合照护者访谈以及其他标准化测评综合评价婴儿运动功能发育。PFMAI 可以有效识别有运动发育延迟的婴儿并提供相应的诊断信息;在进行治疗目标设定以及干预策略制订时,能提供婴儿运动模式的详细定性资料;同时,它还能敏感的测量婴儿精细运动与姿势发育的进程。

PFMAI 可用于分析动作顺序、姿势对线的定性指标、抗重力动作的难度。同时,治疗师可通过该量表评价婴儿如何实现体位以及姿势之间的转换,能帮助治疗师洞察关于婴儿后期移动能力和动态稳定性的发展情况,明确婴儿运动模式是否具备功能性。

当婴儿向更高水平的运动技能转换时,通常其运动模式会表现出更大的多样性,故而在这一“关键”而“敏感”的阶段,运动探索的机会带来更高的运动水平表现。PFMAI 测试条目可以提示被测婴儿可能处在运动技能水平过渡期,治疗师可以通过环境调整或支持,以诱发更高水平的技能,故而有助于进行干预策略的制定以及训练目标的设定。

此外,PFMAI 在自然状态的玩耍情境及社交互动中,采用非操作性的观察来评价婴儿姿势及精细运动节能的质量。治疗师通过展示不同的玩具,移动玩具的位置或者增加运动难度挑战,诱发被测婴儿展示其最高的运动功能和运动表现水平,对于个体化的运动技能家庭干预起示范作用,便于家长或照护者更直观地理解和操作。

尽管 PFMAI 设计用于识别 2~12 月龄婴儿的运动发育延迟,并可用于监测 1 岁以内婴儿的运动发育进程,然而当 1 岁以上幼儿的运动发育明显滞后且运动功能表现滞后于 12 月龄时,PFMAI 也可用于评估 1 岁以上幼儿。当婴儿有严重的运动发育迟滞而不能完成 PFMAI 内的所有条目时,则不建议采用评估标准程序或界值分对其进行评价,然而治疗师仍可选用 PFMAI 内条目对此类情况的婴儿进行观察分析。

(五) 注意事项

PFMAI 量表的使用应由受过培训且有与婴幼儿工作经历的作业治疗师或物理治疗师完成。具备婴儿运动发育和运动评估学习背景的专业人员也可通过学习手册和练习进行有效评估,同时还建议进行间信度的评估。

PFMAI-Ⅰ和Ⅱ的评估用时均在 25~30 分钟。由于婴儿的运动表现会受各种外部因素(例如照护的物理环境和任务情况)和内在因素(例如婴儿的认知、知觉、感觉、动机和行为状态)的影响,应尽量将 PFMAI 评估安排在婴儿所熟悉的环境内。如父母/照顾者允许,可脱去婴儿所有衣物(尿布除外),确保评估室足够温暖且婴儿能在评价期间状态舒适而稳定。父母/照顾者在评估期间可在评估室内,父母/照顾者可摆放婴儿位置、为精细运动评估提供玩具。评估室应舒适、较开阔,便于评估者、婴儿和父母/照顾者可坐在地板上。

　　评估前应首先了解父母或照护者最关注的问题、对婴儿日常运动情况的评价,有助于评估者发现婴儿最主要的问题及 PFMAI 相关的重要功能领域;同时,向照护者了解可能会影响评估结果的婴儿行为和气质,如婴儿最喜爱的活动、位置、玩具等,有助于计划评估过程中的观察顺序。评估前,还应对婴儿进行大体的观察以了解其感官偏好。建议通过定期 PFMAI 的纵向评估为婴儿发育历程的监测提供更加有效的信息,评估过程中应该关注运动模式的多样性,而不仅仅去判断是"异常"还是"正常"的运动模式。通过评估观察获得婴儿感知运动情况,观察其如何在应对不同外界刺激物时出现不同的自发运动或反应。解读受测婴儿的表现结果均应在其直接照护者在场的情况下进行,掌握关键照护者的关注点有助于施测者对运动发育相关的结果进行解读。PFMAI 的书面报告结果应优先考虑照顾者关注的问题。

(六) 联系单位及联系人

陆军军医大学第二附属医院,李文藻,E-mail:christine84-cat@qq.com。

(李文藻　贾飞勇)

参 考 文 献

[1] BOBATH B. Motor development,its effect on general development,and application to the treatment of cerebral palsy [J]. Physiotherapy,1971,57(11):526-532.

[2] GESELL AL. Developmental diagnosis of infant and child:its role in clinical medicine [J]. Postgraduate medicine,1947,1(1):29-35.

[3] TAFT LT. Neuromotor Assessment of Infants. In:Lewis M,Taft LT,editors. Developmental Disabilities:Theory,Assessment,and Intervention [M]. Dordrecht:Springer Netherlands,1982.

[4] HARRIS SR. Early neuromotor predictors of cerebral palsy in low-birthweight infants [J]. Developmental medicine and child neurology,1987,29(4):508-519.

[5] ElBASAN B,KOCYIGIT MF,SOYSAL-ACAR AS,et al. "The effects of family-centered physiotherapy on the cognitive and motor performance in premature infants" [J]. Infant behavior & development,2017,49:214-219.

[6] CASE-SMITH,HEALTH JJOOP. Reliability and Validity of the Posture and Fine Motor [J]. Assessment of Infants,1989,9(5):259-272.

[7] HADDERS-ALGRA M. Early human motor development:From variation to the ability to vary and adapt [J]. Neuroscience and biobehavioral reviews,2018,90:411-427.

[8] CASE-SMITH J,BIGSBY R. A study of the reliability and validity of the posture and fine motor assessment of infants,Part I and Part II[M]. Report submitted to the American Occupational Therapy Foundation,1997.

[9] LESTER B,MAYES L,TRONICK E. Impact of maternal lifestyle during pregnancy on acute neonatal events and long-ter neurodevelopmental outcome of infants:A multicenter prospective, cohort study [M]. NICHD Network of Neonatal Intesive Care Units,1992.

[10] HERIZA CB. Implications of a dynamical systems approach to understanding infant kicking behavior [J]. Physical therapy,1991,71(3):222-235.

PFMAI-I (2~6 月龄)

姿势分量表

(1) 俯卧位：姿势稳定性、抗重力运动、躯干稳定性和延展性
(2) 俯卧头控：头部稳定性、独立的头部运动
(3) 俯卧肩部控制：手臂承重时肩部稳定性、前臂承重时肩部稳定性
(4) 俯卧骨盆控制：骨盆稳定性、骨盆运动
(5) 仰卧位：四肢在空中的稳定性及时长、四肢在空中稳定的位置、抗重力运动
(6) 仰卧头控：头部稳定性、头部运动
(7) 仰卧肩部控制：肩部稳定性、肩部运动
(8) 仰卧骨盆控制：骨盆运动/稳定性、下肢运动

精细运动分量表

(1) 红色方块：够取方块、前臂位置、抓握方块、抓握类型、抓握时手指模式、独立上肢运动、发育性策略
(2) 红色悬环：够取悬环、前臂位置、抓握悬环、抓握悬环模式、抓握时手指模式、独立上肢运动、发育性策略
(3) 玩具大象（或其他有可活动部件的玩具）：够取玩具、前臂位置、抓握玩具、抓握玩具模式、抓握时手指模式、独立上肢运动、发育性策略

PFMAI-II (6~12 月龄)

精细运动分量表

(1) 够取：指向准确性、运动/动作范围
(2) 抓握有可活动部件的玩具：抓握模式、拇指运动、初级运动策略、放开玩具、独立的手指运动
(3) 方块：抓握模式、拇指运动、初级运动策略、放开方块、独立的手指运动、操控两个或以上方木
(4) 食物小丸（如麦片）：抓握模式、拇指运动、初级运动策略、放开小丸、独立的手指运动（独立但相关的手指运动）

姿势分量表

(1) 坐位的姿势稳定性和运动：转换至坐位、稳定坐位（手支撑）、稳定坐位（腿部支撑）、稳定坐位（躯干的延展）、坐位时的运动（躯干运动可超过骨盆）
(2) 四点位的姿势稳定性和运动：转换至四点位、俯卧时的运动（腹爬和四点爬）、姿势稳定性
(3) 站立位姿势稳定性和运动：蹲下和起立转换、转换至站立位、支撑站立的稳定性、支撑站立时的运动（如：扶住物品表面）、无支撑站立的稳定性/运动

四、0~1 岁神经运动检查 20 项（INMA）

（一）概述

0~1 岁神经运动检查 20 项（Infant Neurological Motor Assessment 20 Items，INMA）是简化了的 0~1 岁神经运动检查 52 项。52 项检查主要是根据法国 Amil-Tison 的方法，于 1995 年结合我们 10 年来应用的经验，适当修改制定的。52 项是比较全面实用有效的测查方法，通过 10 余年来临床应用，受到儿科和保健科医生的认可，但是作为临床应用不够简便，通过我们的实践，并参考 Amil-Tison 和 Julie Gosselin（2001）的资料，2005 年制订了 20 项简化检查方法。

（二）1 岁以内神经运动功能的正常和异常发育

按照法国 Amil-Tison 的经验，认识 1 岁以内神经运动功能的正常发育和异常表现可以估计预后发展。

1. 1 岁以内神经运动功能的正常发育 对于足月儿生后第 1 年被动肌张力的分析，可以认识到肢体屈肌张力降低的一般类型。在第一年内，约生后 2 个月开始上肢屈肌张力先降低，然后约 4~8 个月时下肢肌张力降低，以后主动肌张力再慢慢增加，达到成人水平。肢体屈肌张力降低为头尾方向，主动肌张力

增加亦为头尾方向。2个月的婴儿从仰卧拉到坐位有头竖立的能力,5个月会坐,但躯干不能挺直;7个月会坐,躯干变直;9个月扶着会站。自头竖立发展到坐,再进展站立是典型的头尾方向。

直立反应在40孕周时最明显,一直保持到生后2~4个月,从4~6个月直立反应消失,然而在5个月时显示体轴主动肌张力增加,婴儿能维持坐位;约7个月,主动伸直反应又出现。认识婴儿这些正常发育类型和他们的个体差异,对于判断是否异常的诊断是有帮助的。

2. 1岁以内异常的神经运动发育　儿科、新生儿科医生对预后的估计最有兴趣,估计预后的线索分3个时期考虑。

(1) 早产儿(28~40周):正常神经运动功能不能保证预后正常(皮层下通路成熟正常,以后可有异常皮层功能)。

(2) 足月出生至前3个月:①被动肌张力放松变慢;②主动肌张力进展不良(头尾方向);③原始反射异常;④视听定向不佳,颈伸肌张力增高。这些异常和皮层脊髓束异常成熟有关,因此有可能会持续。

(3) 生后第1年:一时性异常有以下几种可能,①脑的成熟,如运动通路髓鞘形成在1年内继续进行,7个月时运动异常,以后由于中枢神经系统的成熟而代偿;②1岁以内神经运动异常和学龄期微小脑功能障碍有联系。脑轻型白质软化:神经运动异常,以后精细运动轻微缺陷。伴随皮层病变,认识远期功能受影响。

3. 婴儿运动时期的划分　婴儿按3个时期来分析,每3个月为1时期。

(1) 第1个时期(1~3个月):此时期最经常的中度异常可分为两组,①高度激动性;②上半身张力低下,头屈肌功能稍差,上肢过度松弛。大多数病例这些征象在3个月中消失,常常突然消失。当3个月时,头按正常日期得到控制,高度激动性消失。下肢的强直是否将持续,只有靠动态观察才可能。在3个月前发现不对称,这可能是痉挛性偏瘫的最早指征。此时期出现以下临床征象如:交往能力差,吞咽困难,几乎无自然运动,持续角弓反张等,常揭示广泛脑损害。

(2) 第2、3个时期(4~6个月,7~9个月):此时期最为特征性的症状是持续的高度激动性伴有非常活跃的原始反射,肢体的被动肌张力不放松,并有体轴肌张力不平衡伴有屈肌张力低下和躯干伸肌张力相对高。这些症状大多数为一时性的,这些现象不伴有内收肌角小,剪刀样下肢和强直的伸展反应,与痉挛性脑瘫有区别,在8或9个月时突然消失,在1岁时运动完全正常化。

(三) 0~1岁神经运动52项检查

1岁以内婴儿神经运动的成熟是从头向尾部发展的方向。婴儿先有抬头、翻身、坐、伸手主动抓物、爬、站和走。因此,增加了会伸手主动抓物、翻身和主动爬项目。如果婴儿运动发育不符合头尾方向这个规律,如婴儿5~6个月时头竖不好,不能扶坐,但下肢站立很有力,这是异常现象。

被动肌张力的检查对于大多数脑瘫有重要意义,这种检查通过腘窝角、内收肌角、跟耳征等的角度大小做判断,此方法既客观,又容易操作,还容易被婴儿和家长接受。正常婴儿这些被动肌张力检查结果有一定的规律性,角度由小到大。对于足尖着地的婴儿足背屈角是区别生理性还是病理性的重要标志。

0~1岁先天性反射的存在和消失时间,保护性反射出现的时间也是诊断脑瘫的重要依据。我们还吸取了Vojta脑瘫检查方法中的两项指标,即垂直抱和俯卧位抱时婴儿姿势,比较正常婴儿和脑瘫儿之间的差别。

0~1岁神经运动检查共52项。本检查法最大特点是用表格方式表示。每月检查1次,主动、被动肌张力和反射的每一项检查和正常发育做比较,并按每3个月的正常类型进行分组,任何异常的结果记录在表格内的暗区,对照正常的范围在表格中明区,可即刻作出正常与否的评价。所有检查按纠正年龄,因此本检查按同样的标准估价足月儿和早产儿。要说明的是本检查并不是一种完全的神经学估价,它不包括脑神经、肌萎缩、肌纤颤和其他因素的估价,也不包括精神运动试验,因此也不能发现行为、社交或精神运动方面的异常。

脑瘫是一种运动性伤残,婴儿期脑瘫症状的发展是动态的过程。这和0~1岁婴儿神经运动发育顺序和规律有关。通过系统的神经运动检查方法,可以及早发现中枢性运动障碍、运动及姿势发育异常、反射发育异常和肌张力和肌力异常,结合围产期历史、全面体格智力检查和头颅影像异常证据,可早期作出脑瘫的诊断。脑瘫康复越早越好,甚至在发展为典型脑瘫症状以前进行功能训练,对于减少或减轻脑瘫的发生,可能起到事半功倍的效果。

(四) 0~1 岁神经运动检查 20 项

1. 0~1 岁 52 项神经运动检查和简化 20 项对高危儿早期筛查脑瘫的相关性 通过实践,并参考 Amil-Tison 和 Julie Gosselin(2001)的资料,2005 年对 0~1 岁神经运动检查 52 项制订了 20 项简化检查方法。2013 年进行了 0~1 岁 52 项神经运动检查和简化 20 项对高危儿进行早期筛查脑瘫效果相关性研究。以两个课题中 7 749 例脑瘫高危新生儿中诊断为脑瘫的 295 例作为研究对象,将其 3 个月、6 个月、9 个月及 12 个月时用两种方法的检查结果,用 Kappa 方法进行一致性检验。结果显示:在评估脑瘫患儿早期中枢神经系统发育情况方面,两种方法的一致性检验 Kappa 值 =0.796,$P<0.01$,差异有显著统计学意义。结论为 0~1 岁神经运动 20 项检查和 0~1 岁 52 项神经运动检查在脑瘫患儿早期评估中枢神经系统发育的异常情况具有良好的一致性。因此,可以用 0~1 岁神经运动 20 项检查代替 0~1 岁 52 项神经运动检查。

2. 0~1 岁神经运动检查 20 项以作为脑瘫的早期筛查方法 0~1 岁神经运动检查 20 项包括视听反应、运动发育、主动和被动肌张力、反射以及姿势等。既简单又较全面,便于操作,能敏感地发现早期脑瘫的迹象。根据发现的中枢性运动障碍、运动及姿势发育异常、反射发育异常、肌张力和肌力异常,可以作为脑瘫的早期筛查方法,和 GMS 评估在预测脑瘫方面的一致性很高。

0~1 岁神经运动检查 20 项包括视听反应、运动发育、主动和被动肌张力、反射以及姿势等。既简单又较全面,便于操作,能敏感地发现早期脑瘫的迹象。根据发现的中枢性运动障碍、运动及姿势发育异常、反射发育异常和肌张力和肌力异常,可以作为脑瘫的早期筛查方法。

3. 异常儿早期干预效果的指标 所有检查项目以表格形式记录,正常记在白格内,异常记在暗格内,记录时只要打"√"在格内。早产儿按纠正年龄,因此本检查按同样的标准估价足月儿和早产儿。记录简单、全面、明确和节省时间,便于儿科医生和妇幼保健医生应用。通过系统观察,可以一目了然地了解婴儿神经运动发育过程,从而作出客观准确地判断。并可作为异常儿早期干预效果的指标。

4. 0~1 岁神经运动检查 20 项的检查方法和判断标准

(1) 视觉追踪红球:婴儿仰卧头在正中位,用直径 10cm 红球,在距小儿眼前 20cm 处轻轻晃动引起小儿注意。然后慢慢向左、右弧形移动,观察小儿眼球和头部跟随红球移动情况。

正常:1 个月小儿眼球能追视,但头可能不转动;2 个月眼和头转动左、右可达各 45°;3~4 个月追视左、右各 90°,即转动 180°。1 个月和 2 个月的婴儿也可按 NBNA 方法测查,即将孩子半卧位托起看红球。

异常:不能注视或追视、转头范围小。

(2) 视觉追踪说话的人脸:婴儿仰卧头在正中位,检查者和小儿面对面,距离 20cm,发出柔和的声音,吸引小儿注视,然后检查者分别向左、右移动头部,观察小儿眼球和头部跟随人脸转动情况。

判断正常和异常标准同视觉追踪红球。1 个月和 2 个月的婴儿也可按 NBNA 方法测查,即将孩子半卧位托起看说话的人脸。

(3) 听觉反应:婴儿仰卧头在正中位,用内装 20 粒干玉米豆的硬塑料盒(摇动时可发出"咯咯"声)在小儿视线外,距左、右耳 7~8cm 处连续摇动发声,观察小儿反应。1 个月和 2 个月的婴儿也可按 NBNA 方法测查,即将孩子半卧位托起听"咯咯"声。

正常:1~3 个月小儿听声音有反应(如瞬目、皱眉、转头),4 个月小儿头能转向声源。

异常:对声音无反应、转头范围小。

(4) 颈肢反射:又称颈强直反射(neck tonic reflex),婴儿仰卧位,头转向一侧,表现射箭样姿态,即颜面同侧的上、下肢伸直,对侧的上、下肢屈曲。此反射前 4 个月可观察到,5 个月后不应存在。

正常:1~4 个月:可有,也可无。

异常:5 个月后存在。

(5) 持续手握拳:新生儿的手通常是握拳,当安静休息时,经常张开和握拳。3 个月后大部分时间手张开,如拇指内收屈曲横过手掌并紧掐拳内,就应特别注意。

正常:1~2 个月可有握拳。

异常:3 个月持续手握拳。拇指内收屈曲横过手掌并紧掐拳内。

(6) 拉坐姿势和头竖立:婴儿仰卧头在正中位,检查者扶持小儿两侧前臂慢慢拉起小儿到 45°,观察抬头情况,再拉到坐位观察小儿竖头情况。

正常:1 个月小儿拉起时头后垂,坐位时头能竖立 5 秒;2~3 个月头轻微后垂,可竖头 15 秒以上;4 个月小儿拉起时头和躯干呈直线抬起,竖头稳,可左右转头看。

异常:1 个月小儿不能竖头;2~4 个月小儿拉起时头背屈,不能竖头。

(7) 俯卧位抬头和肘支撑:小儿俯卧位,在头前方用玩具逗引,观察小儿抬头和肘支撑情况。

正常:1 个月小儿头转向一侧;2 个月小儿能抬头片刻,下颌离床;3 个月小儿抬头超过 45°,肘支撑;4 个月小儿抬头 90°,肘支撑,能左右转头。

异常:2~3 个月小儿不能抬头,4 个月抬头不稳,不能肘支撑使胸部离开床面。

(8) 围巾征:使婴儿颈部和头保持在正中位以免上肢肌张力不对称。将婴儿手拉向对侧肩部,观察肘关节和中线关系。肘和中线关系有三种位置:①肘未达中线;②肘超过中线;③运动过度即臂围颈部像围巾,揭示肩部肌肉几乎无抵抗,为被动肌张力差的表现。

表格中应记录的项目:①正常形式;②右侧(过小,过大);③左侧同右侧;④不对称。

(9) 内收肌角:婴儿平卧,腿伸直,轻轻尽可能拉开双腿,注意角度,左右腿不对称应注明,在表格中已表明不同月龄的内收肌角度大小,1~3 个月 40°~80°,4~6 个月 70°~110°,7~9 个月 100°~140°,10~12 个月 130°~150°。

表格中应记录的项目:①正常形式;②角度(左 + 右);③过小;④过大;⑤右侧过小;⑥左侧过小。

(10) 腘窝角:平卧位,骨盆不能抬起,屈曲下肢胸膝位,固定膝关节在腹部两侧,然后举起小腿测量腘窝的角度。表格显示不同月龄的腘窝角角度的不同,1~3 个月 80°~100°,4~6 个月 90°~120°,7~9 个月 110°~160°,10~12 个月 150°~170°。

表格中要记录的项目:①正常形式;②右侧(包括角度大小、过小及过大);③左侧同右侧。

(11) 足背屈角:检查者扶住婴儿腿伸直,使足背屈向小腿,用手掌压足底,足背和小腿前侧形成的角度为背侧屈角,左右分开做同样操作。操作时首先用慢的中度压力形成最小的背侧屈角,称"慢角",然后快速地加压突然背屈形成"快角",正常情况下,两种角度是相等的。如快慢角之间差 >10°,揭示有异常加剧的伸展反射。表格中记录:

正常:慢角、快角均 <70°。

异常:①慢角、快角均 >70°;②快角-慢角 >10°;③左右不对称。

(12) 独坐:单独坐,手臂支持,婴儿放在坐位,髋部外展至 90°,下肢伸展,身体稍稍斜向前,用手臂支靠,可维持几秒钟。所观察到两种异常位置:①婴儿可能向前倒在他的两腿之间,躯干处于低张状态;②婴儿可以向后倒,因屈肌肌张力不足,伸肌张力过高。

独坐≥30 秒,5 个月前婴儿无此能力;5 个月婴儿坐位时,身体前倾,手臂前面支撑。6~8 个月可能会坐,但不持续;9 个月婴儿完全可独立坐。表格记录有或无。

(13) 手主动抓握:4 个月婴儿有伸手主动抓握的意识,5 个月双手各抓一个物体,6 个月会两手传递物品。6 个月不会主动抓握为异常。

(14) 翻身:翻身是指从仰卧翻到俯卧位,4~5 个月时可翻身,但不持续,6 个月时能翻身。表格记录有或无。

(15) 主动爬:婴儿会爬是指身体向前移动 20cm 以上。7~9 个月能爬,但不持续,10 个月会爬。个别婴儿不会爬而先会走。表格记录有或无。

(16) 膝反射:检查两侧,记录正常、无或过度。也记录不对称。检查方法略。

(17) 侧面支撑反应:为正常发育的标志。此反应通常在 6~8 个月期间出现,在婴儿能独立坐不需要扶住时,检查者突然猛推婴儿的肩部使婴儿倒向一边。有反应时,婴儿应伸展适当的手臂防止跌倒,应注意是否缺乏反应或不对称。9个月不出现为异常。

（18）降落伞反应：为正常发育的标志。婴儿面向前站立，检查者两手放置于婴儿腋下举起婴儿，然后从上将婴儿头先向检查台面猛冲，在正常防御反应下，婴儿伸展手臂以防止跌下。这种反应在7~9个月出现。10个月不出现为异常。然而，有中枢神经系统病变所致运动困难的患儿延迟出现。应记录无反应或不对称。

以上两种手法发现不对称，在诊断轻微偏瘫中是重要的。

以下为两项姿势反应，采用 Vojta 方法中的两项容易被婴儿接受的项目。

（19）立位悬垂反应：操作者双手扶着婴儿腋下直立位悬空抱起婴儿，观察婴儿的姿势。

正常：立位悬垂时，双下肢放松。

异常：立位悬垂时，双下肢紧张并交叉。

（20）俯卧位悬垂反应：操作者双手托着婴儿腹部俯卧位悬空抱起婴儿，观察婴儿姿势。

正常：俯卧位悬垂时，1个月头和躯干平，2个月头稍高于躯干，3个月或以上头明显高于躯干。

异常：俯卧位悬垂时，头低于躯干，可表现为倒"U"字形。

（五）1 岁以内神经运动 20 项检查记录表

1. 填表须知 年龄：如果是早产儿，应按纠正年龄填写，纠正年龄的计算方法可以从预产期计算。

2. 检查结果

（1）正常：是指所有的项目都填在表格的白格内打"√"。

（2）异常（项目号）：在暗格内"√"的项目号填写在此项内，如：4、6、8、10 项等。

（3）脑瘫：如果发现有运动发育延迟、反射发育异常、肌张力和姿势发育异常，可以初步考虑脑瘫的诊断。

3. 20 项包括四个方面

（1）运动落后：听觉反应；视觉追踪说话的人脸；视觉追踪红球；翻身，手主动抓握；独坐；主动爬。

（2）肌张力：持续手握拳；俯卧位抬头和手支撑；拉坐姿势和头竖立；围巾征；内收肌角；腘窝角；足背屈角。

（3）姿势：俯卧位悬垂反应；立位悬垂反应。

0~1 岁神经运动 20 项检查记录具体见表 3-7。

表 3-7　0~1 岁神经运动 20 项检查记录表

0~1 岁神经运动检查表第一年内每个月检查的记录						
姓名： 性别：		出生日期： 预产期：		纠正年龄		
日期	出生年龄/月	纠正年龄/月	检查结果			检验者
			正常	异常（项目号）	脑瘫	

（六）0~1 岁神经运动检查 20 项（INMA）修订者的联系方式

鲍秀兰,E-mail:baoxiulanyisheng@163.com。

刘维民,E-mail:lwmyj@163.com。

（鲍秀兰　刘维民）

参 考 文 献

［1］AMIEL-TISON C,GRENIER A. Neurological assessment during the first year of life［M］. New York:Oxford University Press,1986,46-95,182-191.

［2］鲍秀兰.0~3 岁儿童最佳的人生开端:中国宝宝早期教育和潜能开发指南(高危儿卷)［M］.北京:中国妇女出版社,2013:499-517.

［3］吴卫红,鲍秀兰,席冰玉,等.0~1 岁 52 项神经运动检查和简化 20 项相关性研究［J］.中国儿童保健杂志,2014,22(3):310-312.

［4］鲍秀兰.0~1 岁神经运动 20 项检查(52 项简化法)［J］.中国儿童康复杂志,2010,2(2):9-10.

［5］席冰玉,吴卫红,邹丽萍,等.早产儿早期两种神经系统评估方法的比较［J］.中国康复理论与实践杂志,2010,16(7):605-607.

五、Peabody 运动发育量表（PDMS）

（一）概述

1. **Peabody 运动发育量表编制的目的**　Peabody 运动发育量表（Peabody Developmental Motor Scales,PDMS）编制的初衷主要是解决对残疾儿童运动发育进行评估和制订相应的训练计划。PDMS 试验版的编制开始于 20 世纪 60 年代末—70 年代初期。由美国的发育评估与干预治疗专家 M.Rhonda Folio 和她的学生 Rebecca R .Fewell 采用发育学最新研究成果及框架而建立,成为当时唯一可以获得的从出生~5 岁 11 月儿童粗大运动和精细运动技能评估的成套运动发育测试。1974 年正式出版,包括一套运动发育评估量表和配套的活动(训练)方案。Peabody 运动发育量表(第 1 版)共有 282 个项目,其中粗大运动发育分量表含 170 项,归为 5 类技能,即反射、平衡、接与推、非移动、移动等;精细运动量分表含 112 项,归为 4 类技能,即抓握、手应用、眼-手协调和手灵活性。PDMS 的标准化来自美国 20 个州的 617 名儿童样本。研究显示粗大运动与精细运动量表及总分重测信度和评定者间信度达 0.90 以上。PDMS 分值随年龄函数而增长,提示量表有较好的结构效度,以 Bayley 婴幼儿发育量表作为效标,PDMS 在平衡、移动、姿势等分测验中的分值与 Bayley 量表运动发育指数(PDI)呈高度相关,PDMS 精细运动的分值同 Bayley 量表智力发育指数(MDI)呈显著相关,提示 PDMS 有较好的同时性效度。

20 世纪 90 年代,原作者在 PDMS 使用经验的基础上,进行了修改。删除了第 1 版中不妥的项目,使量表成为 249 个项目。修改了测试的操作和计分的排版方式,加上了图例以增强每个项目的易操作性。于 1997 年冬—1998 年春,对 PDMS-Ⅱ标准化样本进行了测试,建立常模的地点分别代表美国 4 个主要地理区域(东北部、中西部、南部、西部),按照 1997 年度美国人口普查办公署公布的人口统计学资料为基准,按年龄分层,共取得 2 003 名 6 岁以下儿童,分为 6 个年龄组,构成常模样本。

2. **PDMS-Ⅱ的修订及应用**　PDMS-Ⅱ的修订及应用有以下目的:

（1）得出的结果可以评估儿童相对于同龄儿的运动发育水平。

（2）由于对个体技能同时采用定量和定性方法,所以对儿童完成的每一个项目,既能识别技能缺陷,又可转化为个体化训练的目标,为治疗干预提供了依据。

（3）定期对儿童进行测试并比较其定量资料,可动态观察儿童运动发育的轨迹。

（4）对测试结果粗大运动发育商和精细动作发育商进行比较,可以确定儿童运动能力是否存在相对的分离。

随着我国围产医学的快速发展,危重新生儿存活率达 80% 以上,各种原因造成婴幼儿不同程度的脑损伤严重影响高危儿的生存质量。为了推动我国儿童发育干预的临床和研究工作健康发展,急需一套完整的儿童运动发育评估与指导方案。2006 年由北京大学第一医院李明、黄真教授组织国内几家已开始应用"Peabody 运动发育量表"的儿童康复医疗机构,共同完成了 DMS-Ⅱ的量表手册翻译出版。

（二）量表的结构及评分标准

1. **量表的内容及结构介绍**　PDMS-Ⅱ采用个别测试形式,整个测试需 45~60 分钟,粗大运动或精细运动能力测试均可在 20~30 分钟内完成。测试者应掌握儿童粗大运动及精细动作发育的相关知识,了解残疾儿童异常运动模式,接受过 Peabody 运动发育量表评估的培训。测试者必须严格按照项目测试指导中的要求来实施,指导手册为测试者提供了各个项目的详细说明、图解和评分标准。

DMS-Ⅱ由 249 个项目组成,可评价 0~5 岁儿童粗大运动、精细运动和总体运动能力。DMS-Ⅱ由以下 6 个分测验组成:

（1）反射分测验:由 8 个项目组成,评估儿童对环境自动反应能力。包括踏步反射、非对称性颈反射、翻正反应、保护性反应等。由于反射在生后 12 个月前就被整合了,故此分测验只用于出生到 11 个月的婴儿。

（2）姿势分测验:由 30 个项目组成,评估儿童维持其身体控制在重心之内的能力和保持平衡的能力,主要是静态下的头、颈、躯干抗重力运动能力。

（3）移动分测验:由 89 个项目组成,评估儿童从出生到 5 岁躯体移动的能力,在粗大运动能力中占有重要地位。从仰卧位、俯卧位简单的四肢动作,到躯干抗重力作用;从翻身、坐、爬、扶物站,到走、跑、跳等复杂的平衡动作。

（4）实物操作分测验:由 24 个项目组成,评估儿童操控球的能力,如接、扔和踢球。因为婴儿 11 个月后才具有此项技能,故此分测验只适用于 12 个月以上儿童。

（5）抓握分测验:由 26 个项目组成,属于精细运动能力测量,评估手、手指及上臂运动能力。

（6）视觉-运动发育整合测验:由 72 个项目组成,在精细运动评估中占重要地位,评估儿童应用视知觉技能来执行复杂的手眼协调任务能力。从简单的仰卧位、坐位追视到伸手抓物,从手持方木到搭建方木图形,从拿小丸到串珠子,从涂鸦到画线涂色、剪图形。

2. **评分标准及结果分析**　DMS-Ⅱ每个项目按照被试完成的情况,分为 0、1、2,三级。

评分标准如下:

2 分:儿童在项目中的表现已经达到掌握标准。

1 分:儿童在项目中的表现与掌握标准相似,但没有完全符合标准。

0 分:儿童不能尝试或没有尝试做某项目,或者其尝试未能显示出相应的技能正在形成。

为了使被试有机会在测试项目中得到最高分数,每个项目的测试只有在被试得到 2 分或尝试 3 次才算完成。

DMS-Ⅱ可得出 5 种分数,即原始分、相当年龄、百分位、分测验的标准分（量表分）及综合发育商。原始分及相当年龄临床使用价值有限;百分位代表等于或者低于某个特定分数的人群所占的百分率。比如,某个被试得分的百分位是 56,则代表有 56% 的标准化样本人群的分数等于或低于该被试者的分数。分测验标准分:其均值是 10,标准差是 3,该分数由原始分转换而来,标准分使测试者能够在不同的分测验之间进行比较。各分测验间的标准分差 2~3 分才有意义,具体可查相应列表确定。例如:如果一个被试在移动分测验中得分是 6,而在视觉-运动发育整合分测验中得分是 10,测试者即可得出结论:该被试移动是弱项,而视觉-运动发育整合是相对强项。综合发育商由 3 个商数组成,即粗大运动商（GMQ）、精细运动商（FMQ）和总运动商（TMQ）。由于发育商是由几个有代表性分测验组成,因此具有较高的可信度。

粗大运动商(GMQ)测试的是儿童运用大肌肉系统应对环境变化的能力,非移动状态下维持姿势稳定的能力,从一处到另一处的移动能力,以及接球、扔球和踢球的能力。

　　GMQ由3个分测验的标准分推导出,对于小于12月龄的婴儿,由反射、姿势和移动三个分测验组成;1~6岁的幼儿由姿势、移动和实物操作3个分测验组成。精细运动商(FMQ)测试的是运用手指、手,以及一定程度上运用上臂抓握积木、搭积木、画图及操作物体的能力。FMQ由两个分测验的标准分推导出,即抓握和视觉-运动发育整合分测验。总运动商(TMQ)的分数是由粗大运动发育商和精细运动发育商两部分组成,是评价儿童总体运动能力最好的指标(表3-8、表3-9)。

表 3-8　PDMS-Ⅱ分测验标准分值说明

标准分	评价	钟形分布图中的百分位/%	标准分	评价	钟形分布图中的百分位/%
17~20	非常优秀	2.34	6~7	中等偏下	16.12
15~16	优秀	6.87	4~5	差	6.87
13~14	中等偏上	16.12	1~3	非常差	2.34
8~12	中等	49.51			

表 3-9　PDMS-Ⅱ发育商说明

发育商	评价	钟形分布图中的百分位/%	发育商	评价	钟形分布图中的百分位/%
131~165	非常优秀	2.34	80~89	中等偏下	16.12
121~130	优秀	6.87	70~79	差	6.87
111~120	中等偏上	16.12	35~69	非常差	2.34
90~110	中等	49.51			

　　3. PDMS-Ⅱ运动训练方案的使用　　运动训练方案(motor activity program)是针对DMS-Ⅱ测试项目的教育和训练计划。编制中应用了运动学习的基本原则如下:

　　(1) 新技能的产生是建立在儿童已掌握的全部能力的坚实基础之上,儿童某个发育阶段所掌握的技能是为今后学习更高水平的技能奠定基础。

　　(2) 儿童通过与人交往、模仿学习运动技能。

　　(3) 练习、反复强化,以及必要时调整训练对成功获得技能至关重要,必要时将运动技能分解成更小的学习单元,尤其对于特殊需要的儿童。

　　(4) 发挥儿童的内在驱动力,通过有趣的运动训练方式掌握技能等。

　　运动训练方案由6个运动训练单元组成,每个单元分别对应PDMS-Ⅱ各分测验中所评估的技能。反射单元包含了许多有助于儿童发展自动反应的活动,具体目标是帮助婴儿在由于环境因素而丧失平衡的情况下获得一个垂直位维持姿势并且保持头部在身体的中线位。在生后4~18个月姿势反应出现并且大部分反应将保持终身,如保护反应、翻正反应和平衡反应;姿势单元的动作组成是有关儿童持续控制身体重心并保持平衡的能力,可以进行许多不同模式的运动训练;移动单元动作的组成包括促进儿童从一个位置移动至另一个位置的活动。在要求节律性和平衡性的移动技能如奔跑和跳跃运动前,儿童首先通过翻身、俯爬、四点爬、走及跑的方式开始移动过程。实物操作单元:该技能的发展过程是从建立正常的运动模式到应用该运动模式产生效果,最终在日常的游戏、社会活动、体育活动中将这些技能与其他的技能整合在一起使用;抓握单元包含的动作是将手作为一个工具来应用并发展其技能,使手部的动作逐渐变得更有控制力和方向性。视觉-运动发育整合单元:通过对视觉注意、视觉辨别、视觉图像-背景感知及视觉-空间能力的训练,使儿童掌握在眼、手、脚和身体的共同参与下控制运动的能力。通过对每名被试PDMS-Ⅱ测试结果的分析,可以根据运动训练方案中每个分测验对应的内容制订出训练的总体目标和具体目标。

　　(三) 量表的信度及效度

　　1. 抽样的代表性　　共取得2 003名6岁以下儿童构成常模样本。常模样本有关的地理区域、性别、种族、民族、家庭收入、父母文化程度、残障等特征,通过与 1997 年度美国人口普查办公署公布的统计百分比资料对比,表明所选样本能够代表美国当时人口学特征。

2. **信度研究指标**　PDMS-Ⅱ分测验中条目内部一致性信度用 Cronbach's α 系数表示。经检验 PDMS-Ⅱ分测验 Cronbach's α 系数均达到 0.70,由 80% 的项目达到 0.90;综合发育商 Cronbach's α 系数为 0.90 以上,说明 DMS-Ⅱ有良好的内部一致性信度;重测信度分别选择两组儿童,20 名 2~11 月龄儿童,30 名 12~17 月龄儿童。对每组儿童先进行 1 次测试,间隔 1 周后行第 2 次测试,然后比较两侧测试结果,复测信度在 0.82~0.96;评定者间信度达 0.96~0.99。

3. **效度研究指标**　PDMS-Ⅱ的内容描述效度包括 3 方面论证。首先,PDMS-Ⅱ采用了发育框架,基于当代发育学家的研究成果(但未采用动态发展理论)构建分测验及其项目,并比照 Harrow 的精神运动领域分类法而得到验证。其次,结合使用常规项目分析和项目反应理论(item response theory,IRT)支持项目的选择。再次,用显示测试项目不存在偏倚的项目功能差异(differetial item functioning,DIF)分析进一步证明项目的内容效度。

结构认定效度中通过验证性因素分析,提示在 11 月龄内的婴儿中,除反射的因子负荷为中等外,其余均为高因子负荷;而 12 月龄以上儿童中,实物操作和抓握为中等因子负荷,其余为高因子负荷,视觉-运动发育整合分测验项目在较大儿童中捕获了更多的变异。该模型的适配性指标均良好。年龄差异分析了 PDMS-Ⅱ分测验的原始分随着儿童年龄的增长,其 DMS-Ⅱ所有分测验得分的均值也增大,呈高度相关性。组间差异分析提示有肢体残疾和智力障碍的儿童在 DMS-Ⅱ测查中得分均低于平均分,与预期相符,提示 PDMS-Ⅱ对运动技能发育水平有良好的甄别能力。

4. **量表在国内的临床研究**　近年来 PDMS-Ⅱ在国内婴幼儿中的效度研究逐渐增多。复旦大学附属儿科医院康复中心首先报道了 PDMS-Ⅱ在国内高危儿随访中的信效度指标。接受 PDMS 评估的 100 例儿童,月龄范围在 3~36 个月,平均(19.4 ± 9.4)个月,包括 62 例高危随访儿,13 例脑瘫,13 例精神运动发育落后,12 例其他疾病。从研究对象中随机选取 15~31 例检测重测信度(间隔 4~7 天),随机选取 15~32 例检测评分者间信度。59 例接受 PDMS 测试的对象同时接受贝利婴幼儿发育量表-Ⅱ测试,分析其智力量表原始分和运动量表的原始分与 PDMS 各项原始分之间的相关性来确定两者之间的平行效度。结果显示:PDMS 的各项原始分均具有良好的重测信度和评分间信度(ICC 值均 >0.90),PDMS 各项原始分与贝利婴幼儿发育量表-Ⅱ的各项原始分之间具有良好的平行效度(Pearson 相关系数为 0.66~0.91)。

赵改等就 PDMS-Ⅱ评估可能出现的顶上通过项目进行了分析。回顾 124 例 1.2~71.0 个月的儿童 PDMS-Ⅱ结果,姿势能区中出现顶上通过项目者 1 例,占 0.8%;移动能区有 19 例,占 15.3%;视觉运动整合能区有 17 例,占 13.7%。顶上通过项目记分使得原始分总分增加值范围为 1~12 分,标准分的增加值为 0~1 分,发育商的增加值范围为 0~3 分。仅有 2 例儿童的发育商等级提升一个级别。两独立样本 t 检验显示,两种方法所得出的原始分、标准分、发育商之间差异均没有统计学意义。结论:以上通过项目主要出现在移动和视觉运动整合能区中,通过项目记入原始分不会造成标准分及发育商的显著改变,并且可以精确记录儿童的能力及敏感反映干预治疗的结果,也不会显著影响对儿童发育水平的判断。

赵改等以格塞尔发育量表为效标研究了 PDMS-Ⅱ的同时性效度。收集了发育门诊高危儿足月儿 105 例,年龄 3.2~12.0 个月,平均年龄(7.4 ± 2.3)个月。两量表粗大运动/精细运动相当年龄之间均呈高度相关(r=0.808~0.809)。在 ±4 周的范围内,两量表粗大运动/精细运动相当年龄的一致率较低(52.5%~69.0%)。PDMS-Ⅱ粗大运动发育商(GMQ)和精细运动发育商(FMQ)的均值分别是 90.0 ± 113 和 94.2 ± 21.0,而格塞尔发育量表 GMRQ 和 FMQ 的均值分别为 71.2 ± 182 和 79.0 ± 11.9。两量表间粗大运动发育商(GMQ)和精细运动发育商(FMQ)虽然均数相差较大,但均呈高度相关(r=0.813~0.845)。以 Gesell 为效标,PDMS-2 的特异度高(100%),灵敏度低(13.6%~21.2%)。以 Gesell 为效标,ROC 曲线分析显示,当 PDMS-Ⅱ粗大运动以 90 为界点时,能取得比较好的灵敏度(64.4%)和特异度(92.7%);精细运动以 95.5 为界点时,能取得比较好的灵敏度(91.9%)和特异度(85.2%)。

Gill 等对完成随访评估的 184 例 24~32 周早产儿在纠正年龄 18 月龄时比较了 PDMS-2 和贝利婴幼儿发育量表-Ⅲ的运动分测验标准分及运动总分,结果提示运动总分(r=0.88)、粗大运动(r=0.88)及精细运动（r=0.79）分间均呈高度相关。对运动障碍分类的一致性达 93%。两量表以运动总分低于均值 1SD 为切值，PDMS-2 共识别出 30 例运动发育异常，而贝利婴幼儿发育量表-Ⅲ识别出 28 例运动发育异常。23 例儿童被两者共同识别为发育异常，而 12 例异常两者识别不一致。

赵改等就 PDMS-Ⅱ评估可能出现的顶上通过项目进行了分析。回顾 124 例 1.2~71.0 个月的儿童 PDMS-Ⅱ结果，姿势能区中出现顶上通过项目者 1 例，占 0.8%；移动能区有 19 例，占 15.3%；视觉运动整合能区有 17 例，占 13.7%。顶上通过项目记分使得原始分总分增加值范围为 1~12 分，标准分的增加值为 0~1 分，发育商的增加值范围为 0~3 分。仅有 2 例儿童的发育商等级提升一个级别。两独立样本 t 检验显示，两种方法所得出的原始分、标准分、发育商之间差异均没有统计学意义。结论：顶上通过项目主要出现在移动和视觉运动整合能区中，顶上通过项目记入原始分不会造成标准分及发育商的显著改变，并且可以精确记录儿童的能力及敏感反映干预治疗的结果，也不会显著影响对儿童发育水平的判断。

朱春等对 85 例早产儿随访至 2 岁时采用 PDMS-2 和格塞尔发育量表评估，提示两量表运动分测验间均具有相关性，GMQ 呈高度相关（r=0.772，P<0.01），FMQ 呈低度相关（r=0.369，P<0.05）。

陈俊霞等报道了与格塞尔发育量表的相关性分析。900 例 3~12 月龄婴儿根据孕周和出生体重分为 3 组募集，包括足月儿组、低出生体重早产儿组和极低出生早产儿组。每组各月龄 30 例，共 300 例。PDMS-Ⅱ发育商按 90 以上正常，80~89 中等偏下，79 以下为落后。结果提示，3 组 PDMS-Ⅱ与格塞尔量表粗大与精细运动分测验发育商间均呈正相关（r=0.386~0.530，P<0.001），粗大运动的相关性高于精细运动。纵向分析，随月龄增长，其相关性增加，6~7 月以后相关性较好，r=0.5 以上。

（四）量表的特点及使用中的注意事项

1. PDMS-Ⅱ是专门用于评估出生~6 岁儿童的运动发育能力量表，并配套有详尽而具体的运动发育干预训练方案，具有评估及干预治疗双重作用，经过多年临床应用，证明有很好的可操作性和实用性。

2. Peabody 运动发育量表编制时考虑到残障儿童的运动发育异常，采用将运动功能从低级到高级的分类方式，并考虑到各种运动障碍的特点，如肢体运动的不对称性，量表可对两侧肢体功能分别测验。故该量表不仅可用于评价运动发育迟缓，也适用于脑性瘫痪的运动功能评定，亦可用于对儿童运动康复效果的评价。

（五）联系单位及方式

北京大学第一医院，李明，E-mail：cnhc_pku@aliyun.com。

（李　明）

参 考 文 献

［1］福利奥，菲威尔. Peabody 运动发育量表［M］. 李明，黄真，主译. 2 版. 北京：北京大学医学出版社，2006.

［2］杨红，史惟，王素娟，等. Peabody 运动发育量表在婴幼儿评估中的信度和效度研究［J］. 中国儿童保健杂志，2010，18（2）：121-123.

［3］赵改. Peabody 运动发育量表在婴儿评估中的效度研究［D］. 北京：北京大学，2013.

［4］陈俊霖，周文智，杨霞. Peabody 运动发育量表第二版与 Gesell 量表评估儿童运动功能的相关性分析［J］. 中国儿童保健杂志，2022，30（2）：203-206.

［5］朱春，芮洪新，张光保，等. Peabody 运动量表与 Gesell 发育量表在 2 岁早产儿运动功能评估中的相关性研究［J］. 中国妇幼保健杂志，2019，34（10）：2259-2260.

［6］赵改，边旸，李明. 顶上通过项目记分对 Peabody 运动发育量表评估结果的影响［J］. 北京大学学报（医学版），2013，45（6）：928-932.

［7］TRIPATHI R，JOSHUA AM，KATIAN S，et al. Normal Motor development of Indian Children on

Peabody developmental Motor Scales-2（PDMS-2）［J］. Pediatr Phys Ther,2008,20:167-172.

［8］GILL K,OSIOVICH A,SYNNES A,et al. Concurrent Validity of the Bailey Ⅲ and the Peabody Developmental Motor Scales-2 at 18 months［J］. Physical and Occupational Therapy in Pediatrics,2019,39:514-524.

六、Alberta 婴儿运动量表（AIMS）

（一）概述

Alberta 婴儿运动量表（Alberta Infant Motor Scale,AIMS）是由加拿大阿尔伯塔大学 Martha C.Piper 博士和 Johanna Darrah 治疗师于 1994 年创制的。创制的初衷正是为了满足对日益增长的高危婴儿群体进行检测以发现粗大运动发育异常并给予尽早干预的需求。

Alberta 婴儿运动量表编制的目的:Alberta 婴儿运动量表几乎不要求检查者对婴儿进行各种操作,而是通过观察婴儿的自发运动发育模式,从负重、姿势和抗重力运动 3 方面特征进行分析和评估。对 0~18 个月这一发育中的婴儿运动行为的演变及成熟过程进行观察性测量,从而实现 3 个目的:

（1）为临床医生及家长提供有关婴儿运动技能的信息,如哪些已掌握,且运动模式正确;哪些目前正在发育,运动模式尚不成熟;哪些还未掌握。为早期识别运动发育偏离正常发育轨迹提供量化评估工具。

（2）能够发现婴儿微小的运动行为变化,可作为敏感的评估工具测评婴幼儿运动能力的自然发展及干预的效果。

（3）结合了对高危婴儿的姿势评估与训练中的基本运动发育成分,可将评测结果处于较低百分位的未得分项目作为制订干预治疗方案的参考具有一定指导价值。

量表最初设置了 84 个项目,这些项目根据婴儿被评估时所处的四种体位被分为四组:俯卧、仰卧、坐位和站立位。每一个项目的组成包括了一副标准体位的配图和在该体位下对所观察的负重、姿势、抗重力运动等细节的描述。经过 Alberta 儿童康复治疗师及婴幼儿运动发育领域的国际专家参与的多次讨论及分析,对 97 名年龄在 18 个月内,被视为发育正常的低危婴儿进行项目的可行性研究,对测试数据进行标准模型测试。删除了 7 个项目,新添加 6 个项目。筛选后的项目合计 58 个,包括俯卧位 21 个项目,仰卧位 9 个项目,坐位 12 个项目和站立位 16 个项目。常模样本来自 1990 年 3 月—1992 年 6 月之间出生于加拿大阿尔伯塔的所有婴儿,采用了两个阶段随机抽样的方法,最后样本包括 2 400 个婴儿,根据年龄和性别进行分层,制订出 Alberta 婴儿运动量表常模。2009 年北京大学第一医院黄真、李明教授完成了《发育中婴儿的运动评估:Alberta 婴儿运动量表》一书的翻译并出版。

（二）量表的结构及评分

1. 测试方法及对象　在 AIMS 的评估过程中,完全由婴儿启动和完成各项运动,测试者的职责是观察和分析婴儿的运动技能及成分。完成整个评估需要 20~30 分钟,如果婴儿出现烦躁或不舒服,无法一次完成测试,可以在一周之内评估遗留的项目。测试者应掌握婴幼儿运动发育规律,理解 AIMS 每个项目运动成分描述的内涵,并具有实施和观察运动评估的技能。AIMS 可应用于以下几类 18 个月以内的婴儿:

（1）监测运动发育正常的婴幼儿,就像身高、体重这类婴儿发育指标一样。

（2）存在运动发育迟缓危险,如高危儿的监测。

（3）被诊断有特殊疾患且运动发育迟缓是临床表现之一的婴儿,如唐氏综合征、生长迟缓、支气管-肺发育异常及发育迟缓。

（4）在常规的运动检查中,被发现有运动发育不成熟或有可疑异常运动模式。

2. AIMS 的结构　AIMS 由 4 个分量表组成。分别代表 4 种体位,即俯卧位（21 个项目）,仰卧位（9 个项目）、坐位（12 个项目）和站立位（16 个项目）,共计 58 项。每个项目都附有一幅手绘婴儿姿势图及婴儿进行此项目的照片,并对该项目完成时的负重部位、姿势及抗重力运动给予了详细的文字描述。每个项目还附有一个曲线图,该曲线描绘了标准化样本中每个年龄段通过此项目的百分率。例如,在游泳运动项目中,5个月龄孩子中有50%和8个月龄孩子有90%可成功通过此项目。每个被试者都应评测4种体位下的运动,如果婴儿太小不能完成四种体位的转换,检查者应将婴儿摆放至各个体位。

3. **AIMS 的评分及结果解释**　每个项目的评分定为两个等级,即"观察到"或"没有观察到",不存在部分通过的情况。每通过一个项目计1分。不能根据对运动发育的猜测或家长的描述而得分。在四种体位中的每个体位下,应在评估中找出观察到的最不成熟和最成熟的项目,并记录为"观察到"。在每种体位中,介于最不成熟和最成熟"观察到"的项目之间的项目代表婴儿在这种体位下的运动技能处于发育中的区间,称为"窗",在这个"窗"内的每个项目都应被逐一检测,记录为"观察到"或"没有观察到"。为了得到AIMS的总分,须分别计算4种体位下的得分。在观察到的最不成熟的项目之前的每个项目(即窗前项目)计1分,在婴儿运动窗内观察到的项目计1分,加起来为这种体位的得分。4种体位得分的总和为该婴儿的总分,如表3-10所示。

表 3-10　4 种体位的得分情况

项目	窗前项目得分/分	窗内项目得分/分	分量表得分/分
俯卧位	3	3	6
仰卧位	3	2	5
坐位	0	2	2
站位	1	1	2
总分			15

根据每位被试AIMS总分,通过与标准化常模组正常的同龄儿得分比较,可以得出婴儿运动水平所处的百分位。百分位表示同龄儿获得类似分数的百分比。例如,一个4个月婴儿的百分位是60,说明60%的同龄儿可以获得与该婴儿相同或低于他的分数,仅40%的同龄儿在他的运动水平之上。

(三) 量表的常模建立

抽取1990年3月—1992年6月出生于加拿大阿尔伯塔的24 000名婴儿,最终参加研究的样本婴儿数是2 202名。年龄分层:1~2个月组、3~4个月组、5~12个月每个月分为一组、13~14个月组、15~16个月组、17~18个月组。测评由在婴儿运动评价有经验且经过AIMS培训的物理治疗师完成。通过对常模数据的分析,AIMS评测结果无性别差异。通过计算每个总分适当的z分数确定相对应的百分位,并用图表形式呈现每个年龄组AIMS总分所对应的6档百分位(5%、10%、25%、50%、75%、90%),提示婴儿在与其年龄相当的常模样本中的位置。有学者针对早产儿进行研究,将AIMS 10%作为评定是否存在异常的标准时,与贝利婴幼儿发育量表-Ⅲ具有很高的一致性。亦有学者使用AIMS评估高危儿的粗大运动,建议4月龄时使用10%、8月龄时使用5%作为分界点,此时与Peabody发育粗大运动量表具有较高的一致性。还有学者使用AIMS针对6月龄的婴儿进行研究,发现将5%作为分界点时,具有更高的灵敏度和特异度。

(四) 量表的临床应用研究

1. **AIMS 的信度研究**　在AIMS创制之后,原创作者团队进行了AIMS在正常婴儿中的信度研究,结果显示,组间信度达0.98以上,组内信度达0.99以上,反映AIMS在正常婴儿运动发育中具有高的信度。王翠等作者进行了AIMS中中国北京城区正常婴儿中的组内信度、组间信度研究,结果显示,组间信度为0.995,组内信度在0.997~0.999之间,反映AIMS在评估正常足月婴儿运动发育时具有高的信度。

王玮等作者进行了AIMS在高危儿中的组内信度、组间信度研究,结果显示,组间信度为0.994,组内信度在0.993~0.999之间,反映AIMS在评估高危儿运动发育水平时具有高的信度。

2. **AIMS 的效度研究**　AIMS原创作者团队对AIMS进行了同时性效度研究,分别与Peabody运动发育量表的粗大运动分量表和贝利婴幼儿发育量表中的运动分量表进行对比,并在正常婴幼儿、非正常婴幼儿及高危儿中分别进行。结果显示,在正常婴幼儿中,AIMS 与 Peabody 量表的相关系数为 0.99,与贝利量表的相关系数为 0.97。在非正常婴幼儿及高危儿的效度研究中,与 Peabody 及贝利量表的相关系数均为 0.98。

王翠等作者对 AIMS 进行了与 Peabody 运动发育量表-Ⅱ(PDMS-Ⅱ)在高危儿中的同时效度研究。结果显示,AIMS 和 PDMS-Ⅱ的 Pearson 相关系数是 0.97,反映 AIMS 是一个有效的、可以用于动态监测高危儿运动发育的量表。

周洪涛等作者对 60 例 1~9 个月的脑损伤高危儿进行 AIMS 和 PDMS-Ⅱ评估结果的比较研究,结果显示,AIMS 总分与 PDMS-Ⅱ粗大运动发育商的相关系数为 0.91,AIMS 百分位与 PDMS-Ⅱ粗大运动发育商的平行效度为中度一致(Kappa 系数为 0.60)。

3. AIMS 的临床应用研究　将 AIMS 应用于正常婴儿及高危儿的对比研究,结果发现,高危儿的运动发育速度明显落后于正常婴儿。针对大运动发育落后或 AIMS 得分对应的百分位低于 5% 的婴幼儿,将年龄段内未得分项目作为近期训练目标,对这部分婴幼儿进行训练指导,3 个月再次评估时发现 AIMS 得分对应的百分位和相当月龄均有不同程度地提高。由此反映 AIMS 是一个监测、训练指导为一体的评估方法。

在小月龄高危婴儿中,AIMS 和 PDMS-Ⅱ的灵敏度和特异度的研究发现,AIMS 在评估小于 6 月龄的高危儿时,其灵敏度为 0.857,特异度为 0.731;PDMS-Ⅱ的灵敏度为 0.524,特异度是 1.000。反映 AIMS 具有较高的敏感度,适用于高危儿的早期检测;但其特异度不高,提示对 AIMS 评估异常的婴儿时应进行动态监测。

(五)量表的特点及使用中的注意事项

1. AIMS 用于评估 0~18 个月婴幼儿的运动发育,并且同时满足了评估的 3 个目的:识别、评估和制订计划。

2. 对于低百分位的解释需慎重。由于 AIMS 不是一个诊断性测验,且对运动功能发育的远期预测价值尚未明确,若被试者获得的百分位较低,检查者必须根据其临床表现、神经运动发育史等综合判断,必要时对运动发育迟缓进行进一步地检查。

3. AIMS 不适合用于有明显异常运动模式的婴幼儿运动发育干预治疗的疗效评定(如有明显肌张力改变及异常姿势的高危儿),因为他们的运动模式难以恢复正常,无法获取分数增长,但是可以作为运动模式异常患儿的早期识别,并指导干预方法的制订。表 3-11 概括总结了 AIMS 的临床应用。

表 3-11　AIMS 的临床应用

评估目的	被评测儿童特征		
	正常	运动技能不成熟	运动模式异常
运动落后的识别	+	+	+
随时间的变化评估	+	+	−
制订治疗计划		+	+

(黄　真　王　翠)

参 考 文 献

[1] 派珀,达拉.发育中婴儿的运动评估—Alberta 婴儿运动量表[M].黄真,李明,主译.北京:北京大学出版社,2009:3-26.

[2] DEITZ JC, CRIWE TK, HARRIS SR. Relationship between infant neuromotor assessment and

preschool motor measures［J］. PhysTher, 1987, 67（1）: 14-17.

［3］CAMPOS D, SANTOS DC, GONCALVES VM, et al. Agreement between scale s for screening and diagnosis of motor development at 6 months［J］. J Pediatr, 2006, 82（6）: 470-474.

［4］林文玉, 杜文亮, 冯泰山, 等. Alberta 婴儿运动量表在儿童保健中的应用［J］. 中国儿童保健杂志, 2011, 19（10）: 966-968.

［5］周洪涛, 张惠佳, 王跑球, 等. Alberta 婴儿运动量表与 Peabody-2 在脑损伤高危儿中的一致性研究［J］. 中国康复理论与实践杂志, 2013, 19（6）: 556-558.

［6］ALBUQUERQUE PL, GUERRA MQF, LIMA M C, et al. Concurrent validity of the Alberta Infant Motor Scale to detect delayed gross motor development in preterm infants: A comparative study with the Bayley Ⅲ［J］. Dev Neurorehabil, 2018, 21（6）: 408-414.

［7］DARRAH J, PIPER M, WATT MJ. Assessment of gross motor skills of at-risk infants: predictive validity of the Alberta Infant Motor Scale［J］. Dev Med Child Neurol, 1998, 40（7）: 485-491.

［8］王翠, 黄真. Alberta 婴儿运动量表［J］. 中国康复医学杂志, 2009, 24（9）: 858-861.

［9］王翠, 席宇诚, 黄真, 等. Alberta 婴儿运动量表在正常婴儿中的信度研究［J］. 中国康复医学杂志, 2009, 24（10）: 896-899.

［10］王玮, 王翠, 黄真, 等. Alberta 婴儿运动量表在高危儿中的信度研究［J］. 中国康复医学杂志, 2012, 27（10）: 913-916.

［11］王翠, 李一芳, 黄真, 等. Alberta 婴儿运动量表与 Peabody 粗大运动发育量表在高危儿中的预测能力研究［J］. 中国康复医学杂志, 2019, 34（3）: 293-296.

七、3~6 岁儿童基本运动能力评估表（GPA, 3~6）

（一）概述

1. **量表简介** 运动对儿童生长发育、基本动作技能发展、心理健康、认知发展、社会能力和情绪成熟度等都有积极影响。3~6 岁是儿童发展运动能力、培养终身运动习惯和健康行为方式的关键时期，并将延续到儿童后期、青春期和成年期。而恰当的运动评估方法对于运动促进而言具有重要意义。

目前国内关于儿童运动能力的评估主要通过儿童发育评估量表中运动能区来了解儿童整体运动发育水平，或直接引入国外运动量表，但在临床使用中存在局限性，国内尚缺乏本土的专项运动评估量表。南京市妇幼保健院根据儿童运动发展规律，借鉴国内外相关研究，编制了 3~6 岁儿童基本运动能力评估的初始量表（General Physical Activity, GPA, 3~6）。采取分层整群抽样的方法，抽取南京市 210 名儿童进行量表信效度检验，并联合首都儿科研究所、浙江大学运动科学与健康工程研究所，共同对初始量表进行项目优化及评估工具调整，形成最终版量表。常模调查阶段由南京市妇幼保健院牵头，联合国内七个城市（北京、杭州、重庆、长沙、贵阳、沈阳、西安），进行了全国多中心大规模的常模调查及推广运用。

2. **适用范围** GPA 量表旨在提供一套标准化的本土的运动评估工具，协助专业人员评估学龄前儿童基本运动能力，以识别有运动发育迟缓或发育性协调障碍儿童。GPA 的评估结果，可为训练方案的制订提供依据。

（二）结构及评分标准

1. **量表的内容及结构介绍**
（1）评估前准备。
1）评估人员在评估前需熟练掌握每个项目操作方法，熟悉评估工具及评估程序。
2）评估的环境要安静、安全、光线充足。地面光滑度和硬度适合跑、跳、投等运动。

3）评估室内需有一张桌子,两把椅子,桌椅高度适中,适合儿童完成桌面评估项目。

4）每次评估开始前,要确保评估工具齐全并校准工具。

5）每次评估开始前,在地面做好评估所需的标记线。

6）受试儿童需穿运动鞋及方便运动的衣裤。

7）评估宜在饭后及睡醒后半小时进行。

8）评估过程中,评估箱及工具摆放位置适当,避免儿童分心。

9）整个评估过程,需确保儿童安全。

10）为使评估顺利进行,评估人员可先跟受试儿童建立融洽的关系,轻松的气氛可以减低儿童紧张的情绪,让他能更容易表现出真实的运动能力。

（2）测试时间:约 40~45 分钟。

（3）对评估人员的要求:评估人员需参加南京医科大学附属妇产医院儿童保健科（暨南京市妇幼保健院）或被授权单位主办的 GPA 量表培训课程,学习使用 GPA 量表。专业人员在接受培训合格后方能获得测评人员的资格,临床上才可使用本量表。

（4）可以使用本量表的专业包括:康复治疗师、儿童保健医生、儿童发育行为医生、从事儿童特殊教育、儿童早期发展和儿童康复等相关工作的人员。

（5）维度及项目:GPA 量表包含 6 个维度,共 22 个项目。6 个维度分别为:

1）手部灵活性:包括投币、穿珠、画隧道、剪纸 4 个项目。

2）身体柔韧性:包括坐位体前屈 1 个项目。

3）身体协调性:包括双手接沙包、投掷沙包、双手接球、投掷沙包、同侧跳、原地单脚跳 5 个项目。

4）平衡性:包括双脚站立直线、睁眼单腿站立、闭眼单腿站立、踮脚走 4 个项目。

5）身体灵敏性:包括柔韧和协调 2 个项目。

6）肌肉力量:包括握力、立定跳远、两臂支撑、仰卧屈曲/仰卧起坐、俯卧背伸 5 个项目。

2. 评分标准及结果分析　评估人员需先确定受试儿童实际年龄。儿童实际年龄的计算方法是以评估日期减去儿童出生日期。根据儿童实际年龄,选择相应的评估项目及评估工具。

评估时,评估人员需按操作手册中每个项目的评估方法,包括儿童起始姿势、评估流程、指导语及备注来进行评估,并在答题卡中记录评估结果。每项评估结果即为原始分,经查分可获得不同维度及总量表的标准分及百分位。

（三）信度及效度

1. 抽样的代表性　常模样本采用分层整群抽样的方法,按地区、年龄和性别 3 个变量分层抽样。

（1）地区:按照我国 7 大经济区划,用分层整群抽样的方法选择北京、南京、杭州、重庆、长沙、贵阳、沈阳、西安这 8 个城市的学龄前儿童,进行全国代表性的分层抽样。

（2）年龄:3 岁组（3 岁 0 天~3 岁 11 个月 29 天）、4 岁（4 岁 0 天~4 岁 11 个月 29 天）、5 岁（5 岁 0 天~5 岁 11 个月 29 天）。

（3）性别:男、女。

（4）各个幼儿园抽样:每个城市抽取 3 所中等水平幼儿园,从每个幼儿园中选取 3 个班,年龄层覆盖 3 岁、4 岁、5 岁及以上,抽取的班级为小 1 班、中 1 班、大 1 班（要求 3 个班级抽取序号相同,不可以小 1 班、中 2 班、大 3 班这样抽样）。每个班级抽取的人数在满足样本量的基础上要求全部测试。

研究组在参与研究的城市中抽取了 100 名经 Peabody 运动发育量表评估运动落后的 3~6 岁儿童,并从常模组随机配对了 100 名性别相同、年龄最接近的儿童,两组儿童均接受了 3~6 岁儿童基本运动能力评估表评估,根据他们的评估得分,进行量表灵敏度和特异度分析,经统计分析计算,获得量表截断值。

2. 信度研究指标　GPA 量表总量表 Cronbach's 系数为 0.815,Guttman 半分信度为 0.804。各维度除身体柔韧性仅有一个条目无法分析外,其余维度的 Cronbach's 系数为 0.459~0.781,基本符合量表同质性要求。量表总分的重测信度为 0.91（$P<0.01$）。测试者间信度 ICC 值（95% CI）为 0.994（0.989~0.998），

$P<0.01$。以上结果表明 GPA 具有可靠的内部一致性及评分者信度。

3. 效度研究指标

（1）结构效度：对 GPA 量表进行探索性因子分析，经统计，量表的 KMO=0.783，Bartlett 球状检验，$P<0.001$，适合做因子分析。进行因子分析提取 6 个公因子，累积贡献率 58.388%。

（2）区分效度：采用异质-单质比率（heterotrait-monotrait ratio，HTMT）法进行区分效度验证，各维度（除身体柔韧性仅一个项目无法分析）的 HTMT 值均小于 0.85，均在标准范围内，意味着各维度间有良好的区分度，维度划分合理。

（3）内容效度：本研究在设计维度及项目时，邀请了儿童保健、发育行为、运动、康复等领域的专家进行论证评议，一致认为符合儿童运动发展规律。且各维度（除身体柔韧性）与总分的相关系数在 0.596~0.721 之间，提示 GPA 具有良好的内容效度。

（4）校标关联效度：量表标准分总分与 Peabody 运动发育量表总运动标准分相关系数为 0.552，$P=0.002$，提示 GPA 量表与外在校标间的关联程度较理想。

（四）临床应用研究

《"健康中国 2030"规划纲要》提出"共建共享，全民健康"的战略主题，倡导形成健康生活方式，提高全民健康素养，加强儿童等重点人群健康服务。其中体医融合是促进儿童健康的实现路径。大量研究已表明，运动对儿童的早期发展、健康促进、慢病预防、近视防控等方面发挥着积极作用。学龄前儿童的运动以发展基本动作技能为核心，适宜的评估方法可有助于全面了解儿童基本运动能力发展水平，完善国内儿童体质健康监测体系，与《学龄前儿童（3~6 岁）运动指南》相结合，实施个性化，有针对性地健康干预计划，提高儿童健康水平。

然而在儿童运动专项评估领域，国内起步较晚，虽然已引进一些国际公认的运动量表，但是在本土化使用中也存在一定的局限性。在综合考虑我国政策、教育文化背景因素及国内外运动评估量表研究进展等，构建本土化儿童基本运动能力评估分必要。GPA 量表是专门为中国 3~6 岁儿童设计的专项运动评估量表，项目设定兼顾粗大与精细运动，包含基本运动能力的 7 大要素，即速度、力量、耐力、平衡、灵敏、速度、柔韧和协调。可用于识别有运动发育迟缓或发育性协调障碍儿童。

（五）注意事项

1. 所有评估项目，评估人员需向受试儿童清晰解释动作要点，并示范 1 次，确保儿童理解评估要求。正式评估前，儿童可练习 1 次。

2. 正式评估，每个项目评估 1 次，评估中不予任何帮助。若正式评估时出现失误，可酌情再评 1 次。答题卡中只记录 1 次结果。

3. 评估过程中，评估人员亦需仔细观察影响儿童表现的其他因素，如专注力、身体姿势、身体控制等，并在答题卡的备注栏中填写。

4. 如果评估期间受试儿童感到疲倦，可稍作休息。若 1 天之内无法完成，则需在 1 周内完成评估。

（童梅玲）

参 考 文 献

［1］关宏岩,赵星. 学龄前儿童(3-6 岁)运动指南［J］. 中国儿童保健杂志,2020,28(6):714-720.

［2］何彦璐,童梅玲. 评估早期大运动与精细动作能力的临床意义［J］. 中华儿科杂志,2020,58(1):75-77.

［3］池霞. 运动发育评估在儿童早期发展中的应用［J］. 中国儿童保健杂志,2020,28(3):233-236.

［4］李明,黄真. Peabody 运动发育量表［M］.北京:北京大学医学出版社,2006.

［5］崔娓,林森然. 儿童发育性协调障碍临床评估工具的研究进展［J］.中国儿童保健杂志,
　　　2018,26(9):977-980.

［6］BROWN T. Movement Assessment Battery for Children:2nd ed(MABC-2)［M］. London:
　　　Harcourt Assessment,2007.

［7］张光宝,何彦璐. 早产儿小肌肉发展能力的分析［J］.教育生物学杂志,2017,5(2):14-16.

［8］HUI SS,YUEN PY. Validity of the modified back-saver sit-and-reach test:a comparison with
　　　other protocols［J］. Med Sci Sports Exerc,2000,32(9):1655-1659.

八、大肌肉动作发展测验(TGMD-3)

(一)概述

大肌肉动作发展测验(Test of Gross Motor Development,TGMD)由美国密歇根州立大学 Dale A.Ulrich 博士于 1985 年编制,并在 2000 年进行了修订,称为 TGMD-2,2013 年修订形成第 3 版(TGMD-3),是专用于评估 3~10 岁儿童大肌肉动作发展状况的测量工具。

(二)TGMD-3 的内容及构成

TGMD-3 分为身体移动性动作与操作物体动作 2 个部分,共 13 题;移动性动作包括 6 个大肌肉动作测试:跑、立定跳、跨跳步、前滑动、侧滑步和单脚跳;操作物体技能包括在肩上掷球、脚踢球、接球、挥棒击打球、运球、挥拍击打反弹球、地滚球,每项技能由 3~5 个动作技能标准来评估。测试时完成动作,记录"1",如果没有完成,记录"0"。TGMD-3 的 2 个分量表原始得分范围从 0~54 分,两者合并后得分范围为 0~100 分。得分高者代表更高的大肌肉动作发展水平,得分低者表明某种关键的动作发展不足或缺乏。

(三)TGMD 的信度和效度研究

TGMD-2 具有良好的信度,组间信度系数在 0.860~0.922 之间;不同测试动作之间的内部一致性信度系数在 0.709~0.925 之间,不同性别的内部一致性信度系数在 0.920~0.962 之间,不同年龄的内部一致性信度系数在 0.755~0.930 之间;重测信度系数在 0.871~0.948 之间。TGMD-2 也具有良好的效度,专家评价以及对测验动作的区分度和难度的分析说明内容效度良好;测验动作之间以及测验动作与总分之间的相关关系和因素分析证明结构效度良好;以学生的运动成绩和教师的经验评价为校标也证明校标效度良好。国外研究显示 TGMD-3 也具有良好的信度,目前尚缺乏 TGMD-3 的效度研究。

(四)TGMD 的应用

TGMD 更多地应用于体育教学过程中,可以通过本测验辨别出大肌肉运动技能发展明显落后于同龄儿童的孩子;可以通过测试结果,制订大肌肉运动技能发展的可行性计划;评估儿童大肌肉动作发展的学习进程;并评估大肌肉运动技能发展计划是否成功;也可作为一种测量工具来研究儿童的大肌肉动作发展,适合国内 3~10 岁幼儿大肌肉动作发展研究,但由于国内外文化差异,击打球、肩上投球等大肌肉动作发展测试效果不佳,得分偏低。

(李洪华　贾飞勇)

参 考 文 献

［1］AYNEG,耿培新,梁国立. 人类动作发展概论［M］.北京:人民教育出版社,2016.

［2］约瑟夫．温尼克．特殊儿童体育与运动［M］．南京：南京师范大学出版社，2015．

［3］李静，马红霞．儿童动作发展测试（TGMD-2）信度和效度的研究［J］．体育学刊杂志，2007（03）：37-40．

［4］MAENG HJ，WEBSTER EK，ULRICH DA.Reliability for the Test of Gross MotorDevelopment-(TGMD-3)［J］. Research Quarterly for Exercise and Sport,2016,87(2):38-42.

大肌肉群运动能力测试量表（TGMD-3）

技能分类	技能	分值/分	测试标准	有	无
移动性	跑	8	1. 肘关节弯曲，胳膊向相反的腿摆动		
			2. 双脚有短暂的腾空离地		
			3. 脚后跟过渡到前脚掌着地或仅前脚掌着地		
			4. 摆动腿后折叠约90°，脚跟靠近臀		
动作技能	立定跳远	8	1. 起跳前，双膝弯曲，双臂在身后自然伸展		
			2. 蹬地起跳时，双臂有力向前上方摆动		
			3. 双脚同时起跳同时落地		
			4. 双脚落地时，双臂随之向下摆动		
	蹦跳	6	1. 向前跨步，相同脚随之做单脚跳		
			2. 胳膊弯曲向相反方向推摆动产生动力		
			3. 完成4次有节奏的双脚交替蹦跳		
	单脚跳	8	1. 跳动时，腾空腿自然弯曲向前摆动产生动力		
			2. 腾空腿的脚保持在跳动腿后方		
			3. 胳膊弯曲向前摆动产生力量		
			4. 惯用的腿完成4次连续单脚跳		
	前滑步	8	1. 准备时，肘关节自然弯曲放置于腹部两侧		
			2. 前跨腿迈步，蹬地腿随之向前与前跨腿并步		
			3. 双脚有短暂的并步腾空		
			4. 有节奏的完成4次连续前滑步		
	侧滑步	8	1. 身体侧对滑步方向，肩部与地面保持平行		
			2. 1只脚向侧迈步，随动脚滑动步腾空		
			3. 以自己开始习惯的一侧4次连续侧滑步		
			4. 转向非习惯一侧4次连续侧滑步		
操作性动作技能	双手挥棒击打固定球	10	1. 习惯用的手在非优势上方握棒		
			2. 非优势侧的髋部、肩部面对击球方向		
			3. 挥棒时髋部、肩部随之有转动		
			4. 非优势脚朝向击球方向		
			5. 击打的球向前飞行		
	单手握拍击打反弹球	8	1. 球自然下落时，做先后引拍的动作		
			2. 身体侧对击球方向		
			3. 击出的球向墙面方向飞行		
			4. 击球后，球拍随挥至非握拍手一侧的肩部		

续表

技能分类	技能	分值/分	测试标准	有	无
操作性动作技能	双手接球	6	1. 接球前,双手自然置于胸前,肘关节弯曲		
			2. 双臂前伸迎接球		
			3. 仅依靠双手按住球		
	下手抛球	8	1. 习惯手持球向后下方摆动,置于身体后方		
			2. 球抛出后直接击打墙面,没有在地面弹起		
			3. 与投掷手相反的脚向前上步、朝向墙面		
			4. 投球后,手臂随向前挥动至胸部高度位置		
	脚踢固定球	8	1. 快速助跑去踢球		
			2. 准备踢球时,拉长步伐或跨一大步上前踢球		
			3. 踢球时,支撑脚靠近球		
			4. 用优势脚的脚背踢球,不是脚尖		
	原地运球	6	1. 单手运球在腰间的高度		
			2. 用手指运球,而不是全手掌拍球		
			3. 能连续运球四次,脚不移动控制住球		
	肩上投球	8	1. 手与肩向下摆动做挥臂动作		
			2. 转动髋部、肩部,非投掷手一侧面对墙面		
			3. 与投掷手相反的脚朝向墙面		
			4. 投掷后,手臂随挥至非投掷手身体一侧髋部		

九、儿童发育性协调障碍问卷(DCDQ' 07)

(一) 概述

建立有效的筛查工具对儿童发育性协调障碍(Developmental Coordination Disorder,DCD)的早期发现和干预至关重要。然而在人群中直接使用诊断性评估工具如儿童运动评估成套试验(Movement Assessment Battery for Children-Second Edition,MABC-2)等运动测试较为费时和费力,不利于开展大规模的人群筛查。发育性协调障碍问卷(Developmental Coordination Disorder Questionnaire,DCDQ)是国际发育性协调障碍学会推荐唯一具有良好证据级别的 DCD 筛查问卷。这个工具适合于初筛疑似病例,再由临床医生进行进一步的评估。最新的 DCDQ'07 版适用年龄为 5~15 岁,部分学者将测试年龄提前至 4 岁。然而,不断有研究显示,DCDQ' 07 在小龄儿童中的信效度并不理想。针对此问题,2011 年以色列学者 Rihtman 等基于原 DCD 筛查问卷的测试内容和结构,开发了适用于评估 3~4 岁学龄前儿童的运动协调能力的筛查工具,即小龄儿童发育性协调障碍问卷(Little Developmental Coordination Disorder Questionnaire,Little DCDQ),部分学者将小龄 DCDQ 扩展至 5 岁。量表研究组在发现中文版 DCDQ'07 在小龄儿童中并不适用的情况下,以 Little DCDQ 为蓝本,开发了中文版小龄 DCDQ,并进行了信效度评价,为中国儿童 DCD 的早期筛查提供了有效和可靠的工具。

DCDQ' 07 和小龄 DCDQ 根据中国的文化背景,采用心理测量学翻译策略翻译为中文,然后回译成原始版本,与原内容进行比较。并邀请发育行为儿科专家、儿童保健专家及儿童心理学家根据中国儿童运动习惯和父母养育方式进行一定的跨文化调试。并开展以人群为基础的大样本研究,制订了国内儿童的 DCD 筛查标准。

（二）量表内容及评分标准

1. **量表内容** DCDQ'07 主要是以父母或主要带养人的视角观察日常生活中的活动与生活技能,共15 个条目,产生 3 个维度:

（1）运动控制能力。

（2）精细运动/书写能力。

（3）一般协调能力。

得分标准采用李克特 5 分法:1= 一点也不像您的孩子;2= 有点像您的孩子;3= 中等程度像您的孩子;4= 相当像您的孩子;5= 最像您的孩子。

家长被要求回复与他们孩子年龄相关的运动水平。家长对孩子的运动能力做出一些肯定的答案。除此以外,对问卷答题准则也参照了原版的设定,规定在问卷返回时一般不能有缺失项或重选项（未勾选或勾选两个以上）,缺失或重选任一项不能获得结果。家长对答案选定不是很肯定,或没有观察到过孩子的这一行为,可以询问孩子的主要照顾者。答卷时间通常为 10~15 分钟,可采用家长（或主要照养者）自填或电话访问回答。

DCDQ'07 的总分是通过将每一题得分相加计算出来的,总分范围为 15~75 分,每个维度得分也是对应的题目得分相加,得分越高代表儿童运动协调能力越好。

小龄 DCDQ 问卷共包括 15 个项目,适用于 3~6 岁儿童。共包括 3 个分量表:

（1）运动控制能力。

（2）精细运动/书写能力。

（3）一般协调性。

该问卷为家长填写式问卷,共分 1~5 级标准评分,1~5 级评分分别对应"完全不符合""有点符合""中等程度符合""相当符合""最符合"。将每题得分相加计算得出总分,范围为 15~75 分,总分得分越高代表儿童运动协调能力越好。而小龄 DCDQ 主要针对了学龄前儿童技能性运动形成初期的特征进行了修订,使量表内容更适合于学龄前期的儿童,而在条目数量、答题方式和记分准则方面则与 DCDQ'07 相似。

2. **量表评分标准** DCDQ 总量表和分量表得分低于常模 15 个百分位点认为可疑 DCD。DCDQ'07 参照原版准则,设定 3 个年龄段的评分标定,分别为 5 岁 0 个月~7 岁 11 个月、8 岁 0 个月~9 岁 11 个月、10 岁 0 个月~15 岁 11 个月。而鉴于小龄儿童（3~5 岁）的运动技能水平仍处于不稳定期,且存在一定性别差别,因此量表研究组在国际版本评分标准的基础上,设定了不同性别每半年一个常模界值,即一共 12 个界值标准。此外,目前 DCDQ'07 全球无版权使用限制,而小龄 DCD 虽有限制但已获得原作者许可修订为中文版,并建立了基于全国抽样框架的,涉及 551 个城市中 2 403 家幼儿园共 15.2 万学龄前儿童的常模标准。目前,已开发了以 DCDQ 中国儿童常模标准为基础的 DCD 筛查平台,家长可线上答题后生成涵盖总分和各维度分值,以及是否为疑似 DCD 的评估报告,平台会根据评估结果生成的运动处方,为主诊医生或康复师制订干预策略提供依据。

（三）量表的信度及效度

1. **发育性协调障碍问卷 07 版（DCDQ'07）** 采集苏州市 10 所幼儿园 3 316 名 4~6 岁受试儿童,内部一致性:所有 15 个条目的总 Cronbach's α 系数为 0.867,表明调查问卷的内部一致性很好。

（1）重测信度:将前后两次的每 1 条目评分进行组内相关系数的分析,结果显示除"跳过障碍物""学习新技能"和"动作快速"3 个条目外,大部分条目的相关系数在 0.9 以上,表明重测信度良好。

（2）结构效度:将 15 个条目进行 KMO 检验值为 0.882,Bartlett 球度检验值为 24 531.44,相关概率 $P<0.001$,说明 DCDQ'07 中文版适合进行探索性因素分析。3 个特征根≥1 的因子,累计方差贡献率为 63.9%,每个目条目的因素载荷见表 1。这 3 个因素按分别命名为"运动控制""精细运动/书写能力""一般协调性"与原问卷 3 个分量表的命名相吻合。

（3）区分效度:DCD 组和非 DCD 组 DCDQ'07 中文版的总分具有组间差异（$P<0.001$）。不同

维度("运动控制""精细运动/书写能力"和"一般协调性")得分,DCD 组和非 DCD 也具有统计学差异(P 均 <0.05)。

DCDQ'07 的探索性因素分析见表 3-12。

表 3-12 DCDQ'07 的探索性因素分析(n=3 316)

条目	维度		
	运动控制	精细运动/书写能力	一般协调性
抛球	0.773		
接球	0.747		
击中球/小鸟	0.822		
跳过障碍物	0.794		
跑	0.590		
运动规划	0.674		
快速书写		0.703	
书写清晰度		0.798	
容易疲劳		0.764	
剪		0.773	
喜欢运动			0.760
学习新技能			0.760
动作快速			0.801
动作笨拙			0.851
不容易疲劳			0.808

2. 小龄发育性协调障碍问卷(Little DCDQ)

(1)内部一致性信度:信度采集全国 6 个省市等 51 110 例学龄前儿童数据,结果:中文版 Little DCD 内部一致性(所有项目 Cronbach's α 值均大于 0.9)较高,Guttman 分半系数为 0.934,提示分半信度良好。

(2)结构效度:探索性因素分析提取"精细运动""运动控制""一般协调性"3 个因子累计方差贡献率为 68.29%,大部分条目因子载荷基本均在 0.6 以上,提示 Little DCDQ 的结构效度尚可(表 3-13)。

(3)效标相关效度:将 ASQ-3 作为效标进行相关分析,结果显示 Little DCDQ 总分与沟通、粗大运动、精细运动、解决问题、个人-社会的相关系数分别为 0.433,0.477,0.507,0.450,0.419,0.507(P 均 <0.001),显示具有一定相关性。

Little DCDQ 的探索性因素分析见表 3-13。

表 3-13 Little DCDQ 的探索性因素分析(n=51 110)

条目	维度		
	运动控制	精细运动/书写能力	一般协调性
动作协调性			0.672
组装/搭建游戏			0.630
独自饮水			0.706
动作灵活性			0.716
不容易疲劳			0.731
接/抛球			0.693

续表

条目	维度		
	运动控制	精细运动/书写能力	一般协调性
撕/贴纸			0.596
踢球	0.657		
自主进食	0.890		
模仿动作			0.615
涂鸦/临摹		0.383	
扔球	0.514		
游乐设施使用			0.732
奔跑姿势和速度			0.621
串珠		0.922	

（四）量表的临床应用

除了 DCDQ 问卷以外，仍有其他问卷如"儿童运动成套评估测验教师核查表""DCD 日常活动问卷"等可用于 DCD 的筛查。但 DCDQ 的心理测量学特性已得到了最为广泛地研究，较之其他量表，已获得了更多适用性研究的证据，因此建议在临床应用，作为提供运动相关问题的补充信息来源。而小龄 DCDQ 虽然作为一个全新的量表目前信效度研究有限，但因为其在中国学龄前儿童中获得了较大样本的应用性评价，且常模界值基于全国大样本的抽样调查获得，因此推荐在国内儿保科或发育行为儿科门诊中作为 DCD 早期筛查（3~5 岁儿童）和评估的辅助手段使用。

（五）量表的特点及使用中的注意事项

1. 其他工具也可能对 DCD 的诊断非常有帮助，尤其是那些使用直接观察法来评估日常生活活动能力、游戏和其他儿童活动的调查表和评估表，因此应开展进一步研究。多项问卷和评估将帮助临床医生更全面地了解孩子的日常活动和自我认知。全面的评估可在多学科的诊断中心或场所使用。

2. 虽然 DCDQ'07 已被证明是有用的辅助手段。但由于灵敏度较低，在应用于大规模人群筛查时漏诊率较高，目前国际发育性协调障碍学会的指南（2019）并不推荐应用于大规模流行病学调查。量表研究组在建立了常规 DCDQ 临床评分标准的同时，通过 ROC 曲线下面积确定了"灵敏度最大"的界值点作为初筛标准，将初筛阳性者再采用发育性协调障碍的诊断性评估工具进行测试，形成既可以减少漏诊，又具有较高成本效果/效益的"二步诊断法"，可用于大规模人群筛查。

（六）量表的特点及使用中的注意事项

量表修订者：花静。

联系人：花静，戴霄天。

联系方式：上海市第一妇婴保健院妇幼保健部。E-mail：Jinghua@tongji.edu.cn。

（花　静　金　华　柯晓燕）

参 考 文 献

［1］HUA J，DU W，DAI X，et al. International clinical practice recommendations on the definition，diagnosis，assessment，intervention，and psychosocial aspects of developmental coordination disorder-Chinese（Mandarin）translation［J］. Developmental Medicine & Child Neurology，

2020:28.

［2］耿姗姗,戴霄天,花静.中文版小龄发育性协调障碍问卷信效度初步研究［J］.临床儿科杂志,2020,38（12）:921-924.

［3］朱庆庆,古桂雄,花静.发育性协调障碍问卷2007版在中国大陆的信效度评价［J］.中国儿童保健杂志,2015,23（12）:1260-1263.

［4］CANTELL M,HOUWEN S,SCHOEMAKER M. Age-related validity and reliability of the Dutch Little Developmental Coordination Disorder Questionnaire（LDCDQ-NL）［J］. Research in developmental disabilities,2019,84:28-35.

［5］WILSON BN,CREIGHTON D,CRAWFORD SG,et al. Psychometric Properties of the Canadian Little Developmental Coordination Disorder Questionnaire for Preschool Children ［J］. Physical & occupational therapy in pediatrics,2015,35（2）:116-131.

十、儿童运动能力成套评估测验（第Ⅱ版）（DCD-Ⅱ）

（一）概述

发育性协调障碍（Developmental Coordination Disorder-Ⅱ,DCD-Ⅱ）是一种以动作协调障碍为主要特征的神经发育障碍疾病,在学龄儿童中的发病率大约为5%~6%,可表现为精细运动、大运动和平衡能力的障碍,会造成学习成绩下降和/或日常活动能力受损,且与孤独症谱系障碍、注意力缺陷多动障碍、学习障碍等发育性疾病高度共患,症状可持续到成年期,伴发抑郁和焦虑等心理问题,预后一般较差。早期的筛查、诊断和干预对减轻DCD的预后尤为重要。

儿童运动能力成套评估测验（the Movement Assessment Battery for Children,MABC）是目前全球使用最广泛的DCD诊断性评估工具。该测验于1992年由英国心理学家Henderson SE和Sugden SA开发。2007年Barnett Al加入测试开发团队,修订出版该测试的第2版（MABC-2）,将评估年龄扩展到3~16岁,针对3~6岁,7~10岁和11~16岁3个年龄段分别设计不同难度的测试项目。目前国内已完成3~6岁和7~10岁两个年龄段测试的修订及标准化。

中文版的修订及标准化过程:2015年6月,英国培生集团正式授权修订MABC-Ⅱ中文版,并建立中国儿童常模。

（1）MABC-Ⅱ的汉化过程:根据研究对象的年龄范围,由1名英语语言文学硕士和1名心理学硕士组成翻译小组,完成对MABC-Ⅱ年龄段1和年龄段2记录表、核查表的双盲翻译。在翻译之前,确保翻译人员了解每个测试项目的具体内容及步骤,避免由因对项目不熟悉造成的误译。除了遵循准确表达之外,还根据中文的表达习惯对标准化测评的使用手册和记录表进行了文化调适,做到既忠实于原文,又符合中文表达习惯。翻译好的中文由一名英语专业老师回译成英文,将回译文和原始内容进行分析比较后修改。此外,对原版的主试手册内容的翻译进行一定修订,如原书采用了《精神障碍诊断与统计手册》（第4版）的DCD诊断标准,而中文版中采用了最新的第5版诊断标准,有助于评估者更准确地理解DCD儿童状况。8名心理学及儿科学教授组成的专家团队,对翻译过程进行讨论指导和监督,确保翻译结果符合专业标准要求。

（2）MABC-Ⅱ测评的标准化过程:MABC-Ⅱ可量化评估儿童任务执行过程中的运动表现,每个年龄段均有8项任务,归属3个维度:手部灵活度、定位与抓取、动/静态平衡,分别对儿童的精细动作,大动作和动态静态平衡能力进行评价。此外,MABC-Ⅱ也会通过儿童任务执行过程中细节信息的观察,对运动表现进行定性评价,为DCD的诊断提供重要依据。正式施测一般需要20~40分钟,具体时长取决于儿童的年龄、动作完成的困难程度以及主试的经验。

为保证MABC-2的信效度评价和常模标准在中国儿童中的代表性。MABC-Ⅱ中国研究组将全国划分为华北、华东、华南、华中、西南、东北、西北 7 个地区抽取代表性城市,最终确定了北京(华北)、上海(华东)、苏州(华东)、佛山(华南)、长沙(华中)、成都(西南)、兰州(西北)8 个取样城市。根据 2010 年全国第 6 次人口普查数据,以每个区域中 10 岁及以下儿童人口数量比例为基础,以地理区域、儿童性别和父母教育背景的比例为取样数量提供基础,对该地区样本数量进行分配。中国常模样本采用了分层取样方式,在 7 个区域、不同性别和年龄段中进行取样。其中 3~4 岁,每半岁为 1 个年龄段;5~10 岁,每整岁为 1 个年龄段。这 10 个年龄段分别是 3.0~3.5、3.6~3.11、4.0~4.5、4.6~4.11、5.0~5.11、6.0~6.11、7.0~7.11、8.0~8.11、9.0~9.11、10.0~10.11。

对于 3~4 岁儿童,每半岁制定 1 个常模换算标准。而大于等于 5 岁儿童,每 1 岁年龄组提供了一个标准分数常模换算标准。参照原版的评价准则,根据抽样调查获得的常模标准制定中国儿童的"红绿灯"评分系统,即划分了红/黄/绿 3 个水平区间。红色区间表示儿童存在确定的运动协调能力损伤。黄色区间属于"警示"区域,表明儿童存在可疑的运动协调能力损伤,需要进一步监测及预防,绿色区间则表示儿童的运动表现属于正常水平。

(二) MABC-Ⅱ的结构及评分标准

1. 量表的内容及结构介绍 MABC-Ⅱ量化评测部分每个年龄均有 8 个测试项目,对手灵巧度、目标/抓握运动、平衡能力 3 个维度进行测试(见表 3-14)。

表 3-14 MABC-Ⅱ各年龄段测评内容

维度	年龄段 1(3~6 岁)	年龄段 2(7~10 岁)	年龄段 3(11~16 岁)
手部灵活性 (精细运动)	投硬币 穿珠 描画轨迹 1	插钉子 穿线 描画轨迹 2	翻转钉子 拼三角形 描画轨迹 3
定位与抓取 (大运动)	接豆袋 投掷豆袋	双手接球 投掷豆袋	单手接球 投掷目标
动/静态平衡 (平衡能力)	单腿平衡 踮脚走路 双腿跳格	单板平衡 接脚前进 单腿跳格	双板平衡 接脚倒退 之字跳格

除了从正式测评中获得定量数据之外,在 MABC-Ⅱ的测试过程中,还可根据记录表指引,记录大量的、系统的定性描述信息,如观察儿童完成任务时的姿势,对动作的力量是否有足够的控制能力,是否能够调整,动作节奏等。定性观察结果既可作为辅助,也可作为调整个体项目评估策略(如是否有必要复测)的依据,也可为 DCD 个体化康复策略的制订提供更为精细的评估依据。

2. 评分标准及结果分析 在测试前按照 MABC 使手册要求,尽量采用一对一的测试环境,环境设置应尽量减少儿童注意力的分散,用具的摆放位置、间隔均按照使用手册统一规定进行。测试中所有任务均通过主试描述任务—主试示范—儿童练习—儿童正式测评四个步骤,由主试记录下原始分。每个测试项目的原始分,均先转化为对应年龄段的标准分值(均值为 10,标准差为 3,全距为 1~19)。对于那些同时需要测评利手(腿)和非利手(腿)的项目,对两侧肢体的数据分别进行标准化,然后将两个标准分计算平均值合并成新的标准分。若合成值大于 10,向上取整。若合成值低于 10,则向下取整。为了获得标准化测评中 3 个维度(手部灵活度、定位与抓取、动/静态平衡)的标准分,每个维度内的测评项目标准分相加,然后再次进行标准化,同样转换成均值为 10,标准差为 3 的标准分(scaled score)以及百分位数。而 MABC-Ⅱ的总分是将 8 个项目的标准分相加,再标准化获得总的标准分和百分位点。目前,已建立了以 MABC-Ⅱ中国常模为基础的 DCD 儿童评估电子平台,可将测试获得的原始分录入转化为标准分和百分数,并获得"红绿灯"系统评价结果:根据 2020 年 DCD 国际指南中文版建议,将红色区(<6 常模百分位点)定义为存在确定的运动协调能力损伤。黄色区(6~16 常模百分位点)定义为存在可疑的运动协调能力损伤。绿色区(>16 常模百分位点定位为正常范围的运动表现。DCD 评估电子平台也会根据得分生成的运动指导,为主诊医生或康复师制定干预策略提供依据。

（三）量表的信度及效度

MABC-Ⅱ中国研究组基于上述全国抽样样本开展 MABC-Ⅱ的信效度评价。

1. **内部一致性信度**　MABC-Ⅱ总 Cronbach's α 系数为 0.583。其中,3~6 岁年龄段测评的内部一致性信度系数为 0.574,分别去除各项目后的 Cronbach's α 系数变化不大,提示这 8 个项目不能删除。总体而言,MABC-Ⅱ的内部一致性信度接近可接受的范围。

2. **外部一致性信度**　评分者信度测量的是主试对儿童表现分数的一致程度。在本研究中,我们随机选取 60 名被试,每个年龄段 6 人,对评分者信度进行测量。结果表明,两位主试测评同一批被试的信度系数超过 0.90,说明两位主试的评分标准基本一致。随机选取 60 名被试,每个年龄段 6 人,2~3 周后,由同一位主试进行再次测评,对重测数据进行分析,计算得出重测信度大于 0.8,说明测评内容具有很高的稳定性。

3. **结构效度**　验证性因素分析结果表明 CFI=0.937,TLI=0.897,χ^2=89.733,df=17,χ^2/df=5.28,P<0.001,RMSEA=0.045。模型拟合程度良好,支持 MABC-Ⅱ各项目当前维度的划分。

（四）MABC-Ⅱ的临床应用

MABC-Ⅱ测试工具不仅可运用于日常门诊中 DCD 的评估诊断,也可进行流行病学调查。在实际临床应用中,也可以结合 DCD 的筛查问卷评估儿童日常活动表现,也可在一定程度上减少 DCD 的漏诊。此外,MABC-Ⅱ也可用于其他发育行为疾病运动协调障碍的测试以及高危人群的筛查。

1. **孤独症谱系障碍**　MABC-Ⅱ中国研究组进行了孤独症谱系障碍儿童应用性评价工作,选取了 3~10 岁 26 名儿童,对其进行了 MABC-Ⅱ标准化测评的测查,结果发现,25 名儿童(96.2%)总分标准分为 5 分及以下,均处于 DCD 检出范围。其中有 22 名儿童标准分仅为 1,占参测人数的 84.6%。结果显示,MABC-Ⅱ标准化测评对孤独症谱系障碍儿童动作发展水平的检测是符合预期的,可以认为 MABC-Ⅱ标准化测评可以有效区分孤独症谱系障碍造成的动作协调发展困难。

2. **注意力缺陷/多动障碍**　有学者使用 MABC-Ⅱ对注意力缺陷/多动障碍 3 种亚型儿童的运动表现进行测试,发现存在单纯注意力缺陷或者混合组儿童在精细运动技能方面存在困难,而单纯冲动组没有发现此问题。并且通过 MABC-Ⅱ中描画轨迹任务,发现该问题是由注意力不集中导致的。

3. **学习困难**　同时患有动作和学习障碍的儿童在 MABC-Ⅱ中获得的分数显著低于没有学习障碍的 DCD 儿童。定性观察结果显示有学习困难的儿童在手部灵活性和动态平衡方面存在一些特殊问题。

4. **智力障碍**　不建议患有严重智力损伤的儿童使用 MABC 标准化测评,因为他们理解任务目标的能力不足。根据既往研究可用于智商高于 45 的儿童,包括存在遗传性疾病的儿童。

5. **高危儿评估的必要性**　早产、出生低体重、胎儿生长受限等是 DCD 的独立危险因素,有必要从出生开始进行运动能力的筛查,建议 0~2 岁儿童使用贝利婴幼儿发育量表对其运动及相关的认知能力进行早期筛查和预测,3 岁可开始使用 MABC-Ⅱ进行筛查性评估,5 岁后可采用 MABC-Ⅱ进行诊断性评估。

（五）量表的特点及使用中的注意事项

1. **5 岁以下儿童不作诊断性依据**　由于幼儿的日常活动技能水平仍存在变化,因此,对 5 岁以下儿童可使用 MABC-Ⅱ进行筛查性评估,但不做诊断性依据。

2. **存在注意力缺陷的儿童可重复测量**　儿童注意力问题可影响运动测试的结果,建议存在注意力缺陷的儿童在 20 天内进行重复测量,可选择成绩最佳的 1 次。

3. **尽量减少漏诊**　大量证据提示单一运动测试存在 10% 漏诊率,如果有明确的 DCD 症状/体征(或日常活动表现的异常)而 MABC-Ⅱ结论正常,则应同时开展另一项评估[建议采用布鲁氏动作熟练度测试第 2 版(Bruininks-Oseretsky Test of Motor Proficiency Second Edition,BOT-2)]减少漏诊。与 BOT-2 的研究结论相反,较多 MABC-2 的研究没有发现性别对 DCD 的影响,因此对于 DCD 发生率较高的男童,诊断时更应结合至少两个测试结果,减少漏诊。

4. 建议小龄儿童定期进行重复测量以减少误诊　MABC-Ⅱ在 3~6 岁年龄段的儿童测试时候容易出现"地板效应",建议小龄儿童定期进行重复测量,减少误诊。在纵向比较中,相邻测试年龄段之间存在的"中断",尤其是在比较幼升小的儿童或 1 年级儿童时(6~7 岁),在新版本进一步完善前可避免选择这些年龄间隙。

5. 主试者应进行系统培训后再开展测评　虽然 MABC-Ⅱ没有明确是需要具有医疗资质的专业人员开展测试,但仍需要进行系统培训后获得 MABC-Ⅱ主试资质后才能开展测评。

(六) MABC-Ⅱ量表修订者和联系方式

量表修订者:杜雯翀,花静。

联系人:花静,戴霄天。

联系方式:上海市第一妇婴保健院。E-mail:Jinghua@tongji.edu.cn。

(花　静　杜雯翀　古桂雄)

参 考 文 献

[1] HUA J,DU W,DAI X,et al. International clinical practice recommendations on the definition,diagnosis,assessment,intervention,and psychosocial aspects of developmental coordination disorder-Chinese(Mandarin) translation [J]. Developmental Medicine & Child Neurology,2019,61(3):E1-35.

[2] HUA J,GU G,MENG W,et al. Age band 1 of the Movement Assessment Battery for Children-Second Edition:exploring its usefulness in mainland China [J]. Res Dev Disabil,2013,34(2):801-808.

[3] HUA J,DUAN T,GU G,et al. Effects of home and education environments on children's motor performance in China [J]. Dev Med Child Neurol,2016,58(8):868-876.

[4] DU W,KE L,WANG Y,et al. The prenatal,postnatal,neonatal,and family environmental risk factors for Developmental Coordination Disorder:A study with a national representative sample [J]. Research in Developmental Disabilities,2020,1(104):103699.

[5] KE L,DU W,WANG Y,et al. The Movement ABC-2 Test in China:Comparison with UK norms for 3-10 year olds [J]. Research in Developmental Disabilities,2020,1(105):103742.

十一、伯格平衡量表(BBS)

(一) 概述

伯格平衡量表(Berg Balance Scale,BBS)是由 Katherine Berg 于 1989 年首先报道,是目前国内外临床上应用最为普遍的平衡功能检测量表。该量表共包括 14 个项目:由坐到站、独立站立、独立坐、由站到坐、床-椅转移、闭眼站立、双足并拢站立、站立位肢前伸、站立位从地上拾物、转身向后看、转身一周、双足交替踏台阶、双足前后站立、单腿站立。每个项目最低得分为 0 分,最高得分为 4 分,总分 56 分。BBS 量表按得分为 0~20、21~40、41~56 分 3 组,其对应的平衡能力则分别代表坐轮椅、辅助步行和独立行走 3 种活动状态;总分少于 40 分,预示有跌倒的危险性。

（二）Berg 平衡量表的信效度研究

Berg 和 Liston 等用 BBS 评定脑血管意外患者的平衡功能,组间信度为 0.98。国内最早由原中山大学附属第二医院（现中山大学孙逸仙纪念医院）康复医学科金冬梅等做了 BBS 的信度和效度研究,纳入了 21 例脑损伤住院患者,并纳入了 21 例年龄、身高、体重相匹配的健康人作为对照,对 BBS 和平衡仪的评定结果进行 Pearson 相关分析来检验 BBS 的效度,采用等级间相关系数（intraclass correlation coefficient, ICC）检验量表的信度,结果显示,BBS 与平衡仪测试的各个指标均呈中度相关且具有统计学意义;组内信度 ICC 为 0.968~0.985,组间信度 ICC 为 0.992~0.998,且 95% 可信区间集中,提示 BBS 用于评定平衡功能时具有很高的信度和效度。

瓮长水等探讨了 BBS 应用于脑卒中患者中的内部信度和同时效度,对 40 例脑卒中偏瘫患者进行了 BBS、计时起立-步行测验和 Barthel 指数的评价,结果显示,Berg 平衡量表的 Cronbach's α 系数为 0.864,14 个项目的 Cronbach's α 系数范围为 0.844~0.869,Berg 平衡量表分半信度系数为 0.915。Berg 平衡量表与效标工具计时起立-步行测验和 Barthel 指数之间显著相关。结果提示 Berg 平衡量表在脑卒中患者中具有良好的内在信度和同时效度。何璐等将 BBS 应用于评价痉挛型脑性瘫痪儿童的平衡功能,并进行了信度研究;选取了 20 例脑性瘫痪儿童,每例在 1 周内分别由 2 位治疗师进行 2 次 BBS 评分,并使用 ICC 检验 BBS 的组间和组内效度,结果显示 BBS 的组间效度 ICC 介于 0.941~0.977,组内效度 ICC 介于 0.963~0.988,且 95% 可信区间集中,提示 BBS 用于评定痉挛型脑性瘫痪患儿的平衡功能具有较好的信度。

（三）临床应用研究

BBS 最初的设计目的是评估健康老年人的平衡能力,目前国内外临床上也普遍应用于脑卒中、脑外伤等中枢神经系统损伤导致的平衡功能障碍患者的平衡能力测评,也可用于儿童人群,例如痉挛型脑性瘫痪儿童的平衡能力评估。

BBS 从静态、动态平衡的两个基本类别测试,能够全面反映儿童的平衡功能,且测试项目从坐,到站起,再到站、坐、原地转身、转身向后看等,均与儿童日常生活活动相关,测试的过程中可以观察到儿童的具体能力,并以此制订有效的康复训练计划。此外,量表设计简单,易于掌握,需时较少,临床应用方便。

（李洪华　贾飞勇）

参 考 文 献

［1］ BERG K,MAKI BE,WILLIAMS JI,et al. Clinical and laboratory measures of postural balance in an elderly population［J］. Arch Phys Med Rehabil,1992,73:1073-1080.

［2］ LISTON RAL,BROUWER BJ. Reliability and validity of measures obtained from stroke patients using the balance master［J］. Arch Phys Med Rehabil,1996,77:425-430.

［3］ 金冬梅,燕铁斌,曾海辉.Berg 平衡量表的效度和信度研究［J］.中国康复医学杂志,2003,18（1）:24-26.

［4］ 瓮长水,王军,王刚,等.Berg 平衡量表在脑卒中患者中的内在信度和同时效度［J］.中国康复医学杂志,2007,22（8）:688-690.

［5］ 何璐,徐开寿,邱晒红,等.Berg 平衡量表对痉挛型脑瘫儿童平衡功能评定的信度研究［J］.中国康复医学杂志,2010,25（1）:21-23.

伯格平衡量表

评定项目	月 日	月 日	月 日
1. 从坐位到站立位　指令:请站起来			
4分:能不用手帮助站起来,而且独立、稳定 3分:用手帮助能够自己站起来 2分:用手帮助经过几次努力后能够站起来 1分:需用较小的帮助能够站起来且保持稳定 0分:需要中度或较大的帮助才能够站起来			
2. 独立站立　指令:请尽量站稳			
4分:能安全地站立2分钟 3分:能扶持在监督下站立2分钟 2分:能持续无支持站立30秒 1分:需要支撑桌子站立30秒 0分:不能站立30秒			
3. 独立坐　指令:请将上肢交叉抱在胸前并尽量坐稳2分钟			
4分:能十分安全地坐2分钟 3分:能在监护下坐2分钟 2分:能坐30秒 1分:能坐10秒 0分:没有支撑则不能坐10秒			
4. 从站立到坐　指令:请坐下			
4分:用手轻微帮助即能够安全坐下 3分:需要用手帮助来控制身体重心落下 2分:需要用双腿后侧抵住椅子来控制身体重心下移 1分:独立地坐下但是不能控制身体重心下移 0分:需要帮助才能坐下			
5. 床-椅转移　指令:请从床转移到椅子上			
4分:用手稍微帮助即能够安全转移 3分:必须用手帮助才能够安全转移 2分:需口头指示或监护下转移 1分:需要一个人帮助 0分:需要两个人帮助或监护			
6. 闭眼睛站立　指令:请闭上你的眼睛站立10秒			
4分:能安全地站立10秒 3分:能在监护下安全地站立10秒 2分:能站立3秒 1分:不敢闭眼睛站立3秒,但是可以睁眼时站立 0分:需要帮忙避免跌倒			
7. 双足并拢站立　指令:把你的双脚并拢在一起站立			
4分:能独立地双脚并在一起站立1分钟 3分:能在监护下独立地双脚并在一起站立1分钟 2分:能双脚并在一起站立但不能站立30秒 1分:需要帮忙能双脚并在一起站立15秒 0分:需要帮忙双脚并在一起站立,但不能站立15秒			

续表

评定项目	月　日	月　日	月　日
8. 站立位上肢前伸　　指令:将手臂抬高 90°,伸直你的手指并尽力向前伸,请注意双脚不要向前移动			
4 分:能够前伸大于 25cm 的距离 3 分:能够前伸大于 12cm 的距离 2 分:能够前伸大于 5cm 的距离 1 分:能够前伸但需要监护 0 分:当试图前伸时失去平衡或需要外界支持			
9. 在站立姿势从地板上取物　　指令:请把你双脚前面的拖鞋捡起来			
4 分:能安全且很容易地拾起拖鞋 3 分:能拾起拖鞋,但是需要监护 2 分:不能拾起,但是距拖鞋 2~5cm,而且独立地保存平衡 1 分:不能拾起,并且当尝试的时候需要监护 0 分:不能尝试或需要帮助以避免丧失平衡或跌倒			
10. 转身向后看　　指令:双脚不要动,先向左侧转身向后看,然后再向右侧转身向后看			
4 分:转身向后看做得很好 3 分:只能从一侧向后看,另一侧重心转移较差 2 分:只能向侧方转身,但是能维持平衡 1 分:当转身时需要监护 0 分:需要帮助,避免丧失的平衡或跌倒			
11. 转身一周　　指令:请转一圈,暂停,然后在另一个方向转一圈			
4 分:能在两个方向用 4 秒或更短的时间安全地转一圈 3 分:只能在一个方向用 4 秒或更短的时间安全地转一圈 2 分:能安全地转一圈,但用时超过 4 秒 1 分:需口头指示或密切监护 0 分:转身时需要帮助			
12. 双足交替踏台阶　　指令:交替把脚部放在台阶/凳子上,直到每只脚都踏过 4 次台阶或凳子			
4 分:能独立地而且安全地站立且在 20 秒内完成 8 个动作 3 分:能独立地站,但完成 8 个动作的时间超过 20 秒 2 分:在监护下不需要帮助能够完成 4 个动作 1 分:需要较小帮助能够完成 2 个或 2 个以上的动作 0 分:需要帮助以避免跌倒或不能尝试此项活动			
13. 双足前后站立　　指令:将一只脚放在另一只脚的正前方并尽量站稳,如果不行,就将一只脚放在另一只脚前面尽量远的地方,这样前脚后跟就在后脚足趾之前			
4 分:能独立地将一只脚放在另一只脚的正前方且保持 30 秒 3 分:能独立地将一只脚放在另一只脚的前方且保持 30 秒 2 分:能独立地将一只脚向前迈一小步且能够保持 30 秒 1 分:需要帮助才能向前迈步,但能保持 15 秒 0 分:当迈步或站立时失去平衡			
14. 单腿站立　　指令:请单腿站立尽可能长的时间			
4 分:能独立地单腿站立 >10 秒 3 分:能单腿站立 5~10 秒 2 分:能单腿站立 3~5 秒 1 分:经过努力能够抬起一条腿,保持时间不足 3 秒,但能够保持平衡 0 分:不能尝试或需要帮助,避免丧失平衡或跌倒			

十二、儿童感觉统合及发展能力评定量表（SIPT）

（一）感觉统合概述

感觉统合术语是由 Sherrington C.S.（1906）拉什利 k.s（Lashley K.S.）1960 年提出的，并广泛地应用于行为和心理科学的研究。美国南加利福尼亚大学临床心理学专家爱尔丝博士（Ayres AJ.）根据对脑功能的研究，于 1972 首先系统地的提出感觉统合理论（Sensory Integration Theory），更丰富了康复治疗的内容。Ayres 认为感觉统合是指将人体器官各部分感觉信息输入组合起来，经大脑整合作用，完成对身体内外知觉，并作出反应。只有经过感觉统合，神经系统的不同部分才能协调整体工作，使个体与环境接触顺利。这一理论涉及了脑功能及发展、学习及学习障碍和治疗这 3 部分。中国台湾的郑信雄（1985）根据中国的文化背景，将几种综合症状检核表综合起来，编制成感觉统合及发展能力评定量表（the Sensory Integration and Praxis Tests，SIPT）。

依据感觉统合的理论，感觉统合失调（sensory integrative dysfunction）即当感觉系统无法正常运转时，称为感觉统合失调。Ayres 根据研究结果提出：感觉输入的控制是学习活动的主要环节，学习障碍可能是由于对感觉信息组织不良所致。学习困难儿童存有感觉统合失调的问题。Ayres 因子分析的研究分成不同的亚型或综合征。

1985 年 Clark FA. 等对 Ayres 的理论进行了较全面地分析，感觉统合失调主要有以下五个方面：

1. 身体运动协调障碍　指身体运动的协调能力，这方面存在问题，会导致运动障碍。儿童早期会表现穿脱衣裤、扣纽扣、拉链、系鞋带动作缓慢及笨拙；运动协调不佳；吃饭时常掉饭粒；由于控制小肌肉及手眼协调的肌肉发育欠佳，影响舌头及唇部肌肉、呼吸和声带的运动，会造成发音及语言表达能力不佳。Ayres 等认为：运动协调不良是由感觉统合障碍所致；在学习困难儿童中，较正常儿童更为多见。

2. 结构和空间知觉障碍　可表现为不同形式，主要涉及视知觉问题，一方面可能与躯体感觉过程有关，另一方面与右脑半球的功能有关。这类障碍在儿童可表现为对空间距离知觉不准确，左右分辨不清，易迷失方向。儿童还会表现为视觉的不平顺。视觉的跳动原本是婴幼儿的自然现象，人的视觉天生是不稳定的，所以婴幼儿最喜欢看车子外的移动物体，如跳动的物体比静止的东西更容易引起他的注意。随着年龄的增长，视觉也逐渐地稳定，便能做左右或上下的移动，这也是阅读的开始。儿童若视觉不稳定，便无法做平顺移动，所以看书会跳字、跳行，严重的无法进行阅读，做功课眼睛也容易疲劳，造成学习能力的不足。

3. 前庭平衡功能障碍　这可能与前庭功能障碍关系密切。Ayres 在研究中发现：学习困难儿童可能前庭功能未见下降，但他们往往对前庭刺激的统合存在问题。地心引力对人类的影响最大，人的翻、爬、坐、站、跑的学习与前庭功能关系密切。前庭功能影响了身体和周围环境协调。由于胎位不正、爬行不足及早年活动不足都会引起前庭功能不足。失常的儿童会表现为喜欢旋转或绕圈子跑、手脚笨拙、容易跌倒、常碰撞桌椅；爬上爬下、不安地乱动；组织力不佳，经常弄乱东西，不喜欢整理自己的环境。

4. 听觉语言障碍　一种观点认为这种障碍与左脑半球功能有关，而与感觉统合过程无关；另一种观点却认为它与前庭平衡功能统合障碍有关。人类的听觉神经形成比较早，但成熟却比较晚。由于儿童早年的听觉较弱，故受不了太高或太大的声音。因此，环境嘈杂声音太多、父母经常发脾气或责骂儿童，都会造成儿童在听觉上形成一层自我的保护膜，养成拒绝听别人讲话的习惯。在儿童长大后，就会表现为听力不佳，不知如何与人沟通．还会表现为语言发展迟缓，语言表达能力不佳。

5. 触觉防御障碍　近来有很多研究都证实它与不安、活动过多有关。当对这类儿童进行触知觉检查时，儿童常表现出过分防御、躯体和情绪反应过度。Ayres 的理论基础是根据 Head J.（1920）的研究结果，Head 提出：人的触觉反应系统有两种，一种是自卫性或保护性反应，另一种是辨别性反应。Ayres 据此提出有触觉防御障碍的儿童，当外界刺激作用于皮肤时，就会做出过分的触觉防御性反应。有些儿童由于早期的不良因素，如：早产、剖官产及活动限制，这些均会引起儿童的触觉过分防御性反应。日常生活中触觉过分防御可表现为：胆小、害怕陌生环境、害羞、不安、黏妈妈、怕黑、咬指甲、偏食、挑食、独占性强。

（二）量表的来源及内容

1. 量表的来源 在过去的 30 年里，Ayres 对感觉统合失调的每一亚型编制了检核表，有由父母填写，也有由检查者对儿童感觉统合失调的严重程度做评定。

2. 量表的内容 此量表适用于 6~8 岁的学龄儿童的感觉统合能力发展的评定。量表由 58 个问题组成。按"从不，很少，有时候，常常，总是如此"1~5 五级评分。"从不"为最高分，"总是如此"得最低分。量表又分成 5 项，每一项内容如下：

（1）大肌肉及平衡：主要涉及身体的大运动能力。包括"手脚笨拙，容易跌倒"等 14 题。

（2）触觉过分防御及情绪不稳（触觉过分防御）：主要对情绪的稳定性及过分防御行为进行评定。包括"害羞，不安，喜欢孤独，不爱和别人玩；看电视或听故事，容易大受感动，大叫或大笑"等 21 题。

（3）本体感不佳，身体协调不良：主要涉及身体的本体感及平衡协调能力。包括"穿脱衣服，系鞋带动作缓慢；不喜欢翻跟头，打滚及爬高"等 12 题。

（4）学习能力发展不足或协调不良：主要涉及由于感觉统合不良所造成的学习能力不足。包括"阅读常跳字，抄写常漏字或行，写字笔画常颠倒；不专心，坐不住，上课常左右看；对老师的要求及作业无法有效完成，常有严重挫折"等 8 题。

（5）大年龄的特殊问题：有 3 题，此项包括对使用工具及做家务的评定，主要评定 10 岁以上的儿童。

（三）量表的信效度

在过去的 30 年里，Ayres 对感觉统合失调的每一类型编制了检核表，对其严重程度做评定。中国台湾郑信雄（1985）根据中国的文化背景，将几种综合症状检核表合起来，编制成感觉统合检核表。在中国台湾省国民学校一至六年级进行了测试，测试结果表明了较好的信度，题目具有一致性，最初系数为 0.93，折合相关系数 0.41~0.99，重测信度 0.47~0.82。

我们选用感觉统合量表用于儿童感觉统合能力发展和感觉统合失调严重程度的评定，并作为感觉统合治疗前后疗效比较的工具，均已证实此表的客观性及实用性。将检核表与简明知觉动作检测的相关系数为 0.52。

（四）量表的使用方法

此量表由 58 个问题组成。由儿童的父母或知情人根据儿童最近 1 个月的情况认真填写。量表的评分按"从不，很少，有时候，常常，总是如此"1~5 五级评分。"从不（5 分）"为最高分，"总是如此（1 分）"，得最低分。

此量表又分为 5 大项，根据年龄及性别将各项原始分数转换成标准 T 分数（即：均数为 50，标准差为 10）。儿童的得分低于 40 分为有轻度感觉统合失调，低于 30 分为有严重的感觉统合失调。

感觉统合量表在得到各项原始分后，根据儿童的年龄查表，按年龄转换的标准 T 分，保证了评定结果的准确性及客观性。低于 40~30 分为轻度感觉统合失调；低于 30~20 分为中度感觉统合失调；低于 20 分为重度感觉统合失调。有一项得分低于正常，则判定为感觉统合的失调。

此表的评分简便，检查者很容易掌握。加之量表叙述的问题为儿童日常生活出现的现象，父母易于回答，量表的可接受性比较好等特点，这些说明此表应用性好。

（姚梅玲 杨玉凤）

参 考 文 献

［1］王妮 . 感觉统合理论与实践研究综述［D］. 沈阳：辽宁社会科学院，2020.

［2］焦龙 . 济南市初中生力量素质训练的应用研究［D］. 济南：山东师范大学，2018.

［3］胡玮，任颖俊，吕琳璐，等 . 感觉统合训练对 FAD 合并轻中度感觉统合失调学龄前患儿语

音矫治疗效的影响[J].中国妇幼保健杂志,2021,36(4):849-852.

[4] REYNOLDS JE,KERRIGAN S,ELLIOTT C,et al. Poor Imitative Performance of Unlearned Gestures in Children with Probable Developmental Coordination Disorder [J].J Mot Behav, 2017,49(4):378-387.

[5] ROLEY SS,MAILLOUX Z,PARHAM LD,et al.Sensory integration and praxis patterns in children with autism [J]. Am J Occup Ther,2015,69(1):1-8.

儿童感觉统合能力发展评定量表(6~8岁)

儿童姓名:_____　性别:_____　年龄:_____　年级:_____　出生日期:_____　检查日期:_____

亲爱的家长同志:儿童的学习能力,最主要的是大脑和身体运动神经系统的良好协调,要提高学习成绩和效率,必须先了解儿童的脑及生理的发展,为此我们设计了下面的问卷,请家长根据儿童平日的表现认真填写。

根据儿童的情况在"从不5""很少4""有时候3""常常2""总是如此1"画卷。题中若包括多项,只要有一项符合就算。

儿童主要的问题或困难:

题目	从不这样	很少这样	有时候	常常如此	总是如此
一、前庭平衡					
1. 特别爱玩旋转的凳椅或游乐设施,而不会晕。	5	4	3	2	1
2. 喜欢旋转或绕圈子跑,而不晕不累。	5	4	3	2	1
3. 虽看到了桌椅、旁人、柱子、门墙,但仍常碰撞。	5	4	3	2	1
4. 行动、吃饭、敲鼓、画画时双手协调不良,常忘了另一边。	5	4	3	2	1
5. 手脚笨拙,容易跌倒,拉他时仍显得笨重。	5	4	3	2	1
6. 俯卧地板和床上时头、颈、胸无法抬高。	5	4	3	2	1
7. 爬上爬下,跑进跑出,不听劝阻。	5	4	3	2	1
8. 不安地乱动,东摸西扯,不听劝阻,处罚无效。	5	4	3	2	1
9. 喜欢惹人,捣蛋,恶作剧。	5	4	3	2	1
10. 经常自言自语,重复别人的话,并且喜欢背诵广告语言。	5	4	3	2	1
11. 表面左撇子,其实左右手都用,而且无固定使用哪支手。	5	4	3	2	1
12. 分不清左右方向,鞋子衣服常常穿反。	5	4	3	2	1
13. 对陌生地方的电梯或楼梯不敢坐或动作缓慢。	5	4	3	2	1
14. 组织力不佳,经常弄乱东西,不喜欢整理自己的环境。	5	4	3	2	1
二、触觉过分防御及情绪不稳					
15. 对亲人特别暴躁,强词夺理,到陌生环境则害怕。	5	4	3	2	1
16. 害怕到新场合,常常不久便要求离开。	5	4	3	2	1
17. 偏食,挑食,不吃青菜或软皮。	5	4	3	2	1
18. 害羞,不安,喜欢孤独,不爱和别人玩。	5	4	3	2	1
19. 容易黏妈妈或固定某个人,不喜欢陌生环境,喜欢被搂抱。	5	4	3	2	1
20. 看电视或听故事容易大受感动、大叫或大笑,害怕恐怖镜头。	5	4	3	2	1
21. 严重怕黑,不喜欢在空屋,到处要人陪。	5	4	3	2	1
22. 早上赖床,晚上睡不着,上学前常拒绝到学校,放学后又不想回家。	5	4	3	2	1
23. 容易生小病,生病后便不想上学,常常没有原因拒绝上学。	5	4	3	2	1

题目	从不这样	很少这样	有时候	常常如此	总是如此
24. 常吸吮手指或咬指甲,不喜欢别人帮忙剪指甲。	5	4	3	2	1
25. 换床睡不着,不能换被或睡衣,出外常担心睡眠问题。	5	4	3	2	1
26. 独占性强,别人碰他的东西会无缘无故发脾气。	5	4	3	2	1
27. 不喜欢和别人谈天,不喜欢和别人玩碰触游戏,视洗脸和洗澡为痛苦。	5	4	3	2	1
28. 过分保护自己的东西,尤其讨厌别人由后面接近他。	5	4	3	2	1
29. 怕玩沙土、水,有洁癖倾向。	5	4	3	2	1
30. 不喜欢直接视觉接触,常必须用手来表达其需要。	5	4	3	2	1
31. 对危险和疼痛反应迟钝或反应过于激烈。	5	4	3	2	1
32. 听而不见,过分安静,表情冷漠又无故嬉笑。	5	4	3	2	1
33. 过分安静或坚持奇怪玩法。	5	4	3	2	1
34. 喜欢咬人,并且常咬固定的友伴,并无故碰坏东西。	5	4	3	2	1
35. 内向,软弱,爱哭又常会触摸生殖器官。	5	4	3	2	1

三、本体感不佳,身体协调不良

题目	从不这样	很少这样	有时候	常常如此	总是如此
36. 穿脱衣裤、拉链、系鞋带等动作缓慢、笨拙。	5	4	3	2	1
37. 顽固,偏执,不合群,孤僻。	5	4	3	2	1
38. 吃饭时常掉饭粒,口水控制不住。	5	4	3	2	1
39. 语言不清,发音不佳,语言能力发展缓慢。	5	4	3	2	1
40. 懒惰,行动慢,做事没有效率。	5	4	3	2	1
41. 不喜欢翻跟头、打滚、爬高。	5	4	3	2	1
42. 上幼儿园仍不会洗手、擦脸、剪纸及自己擦屁股。	5	4	3	2	1
43. 上幼儿园(大、中班)仍无法用筷子,不会拿笔、攀爬或荡秋千。	5	4	3	2	1
44. 对小伤特别敏感,依赖他人过度照料。	5	4	3	2	1
45. 不善于玩积木、组合东西、排球、投球。	5	4	3	2	1
46. 怕爬高,拒走平衡木。	5	4	3	2	1
47. 到新的陌生环境很容易迷失方向。	5	4	3	2	1

四、学习能力发展不足或协调不良(6 岁以上填)

题目	从不这样	很少这样	有时候	常常如此	总是如此
48. 看来有正常智慧,但学习阅读或做算数特别困难。	5	4	3	2	1
49. 阅读常跳字,抄写常漏字、漏行,写字笔画常颠倒。	5	4	3	2	1
50. 不专心,坐不住,上课常左右看。	5	4	3	2	1
51. 用蜡笔着色或用笔写字也写不好,写字慢而且常超出格子外。	5	4	3	2	1
52. 看书容易眼酸,特别害怕数学。	5	4	3	2	1
53. 认字能力虽好,却不知其意义,而且无法组成较长的语句。	5	4	3	2	1
54. 混淆背景中的特殊圆形,不易看出或认出。	5	4	3	2	1
55. 对老师的要求及作业无法有效完成,常有严重挫折。	5	4	3	2	1

五、大年龄儿童的特殊问题(10 岁以上填)

题目	从不这样	很少这样	有时候	常常如此	总是如此
56. 使用工具能力差,对劳作或家务事均做不好。	5	4	3	2	1
57. 自己的桌子或周围无法保持干净,收拾上很困难。	5	4	3	2	1
58. 对事情反应过强,无法控制情绪,容易消极。	5	4	3	2	1

儿童感觉统合能力发展评定结果

评定项目	原始分	评定结果	建议
1. 前庭失衡			
2. 触觉过分防御			
3. 本体感失调			
4. 学习能力发展不足			
5. 大年龄的特殊问题			

第三节　语言能力类评定量表

一、学前儿童汉语普通话评测量表

(一) 概述

学前儿童汉语普通话评测量表是由中国香港教育大学张显达教授领导的研发团队编制的儿童语言发展水平评估量表,适用于 3~6 岁以汉语普通话为母语的儿童。量表由 3 个分测验组成,包括语音测验、词汇理解与表达测验和语法理解测验,分别检测受试儿童对应的语言能力,是目前国内针对学前儿童整体语言能力较为全面的包含语音测试、词汇水平和语法发展 3 个维度的评估量表,而且临床上也可以按照实际需要选取分测验做单项测试。

(二) 量表的构成及评分标准

目前该量表已经完成智能化开发并搭载于平板电脑,可以半自动地完成测试项目,测试完成后可以即时产出评测结果,3 个分测验的测试范围说明如下:

1. 分测验 1(语音测试) 测试儿童发音的清晰度(准确率),以声母、复韵母和鼻韵尾为检测目标,测试题目采用图片命名的形式,每一个目标音至少有两个题目,整个分测验一共有 40 题。

语音测试的选词列表见表 3-15,此表中目标音仅列出目标声母。

表 3-15　学前儿童汉语普通话评测量表语音测试词表

目标词	目标音	目标词	目标音	目标词	目标音	目标词	目标音
鼻子	/b/, /z/	木门	/m/	耳朵	/d/	月亮	/y/, /l/
脚	/j/	钢琴	/g/, /q/	老鼠	/l/, /sh/	书包	/sh/, /b/
嘴	/z/	赛跑	/s/, /p/	筷子	/k/, /z/	手指	/sh/, /zh/
球	/q/	螃蟹	/p/, /x/	短裤	/d/, /k/	彩虹	/c/, /h/
汽车	/q/, /ch/	西瓜	/x/, /g/	牛奶	/n/, /n/	床	/ch/
桌子	/zh/, /z/	裙子	/q/, /z/	灯笼	/d/, /l/	女孩	/n/, /h/
雨伞	/s/	苹果	/p/, /g/	熊猫	/x/, /m/	夹子	/j/, /z/
鸟	/n/	蔬菜/青菜	/c/	热水	/r/, /sh/	太阳	/t/, /y/
飞机	/f/, /j/	花	/h/	楼梯	/l/, /t/	草	/c/
头发	/t/, /f/	肥肉	/f/, /r/	棍子	/g/, /z/	再见	/z/, /j/

测验产生两项主要结果：第一，以年龄为参照的目标音正确率分析，包括 21 个声母、6 个复韵母（ai，ei，ui，ao，ou，iu）、4 个前鼻音韵母（an，en，in，un）和 4 个后鼻音韵母（ang，eng，ing，ong）的正确率，即受试儿童正确发出目标音的个数/该目标音的总测试数量 ×100%。第二，以幼儿个人语音系统分析，包括发音方式和发音部位错误分布情况，发音方式分为塞音（b，p，d，t，g，k）、擦音（f，s，x，sh，r，h）、塞擦音（z，c，j，q，zh，ch）、鼻音（m，n）和边音（l），同时记录塞音和塞擦音的送气和不送气状态，以及擦音的清浊状态；发音部位分为双唇音（b，p，m）、唇齿音（f）、舌尖前音（z，c，s）、舌尖音（d，t，n，l）、舌尖后音（zh，ch，sh，r）、舌面音（j，q，x）、舌根音（g，k）和喉音（h）。测试结果显示的正确率可以体现受试儿童语音清晰度和语音错误的严重程度（应根据儿童发展年龄作为参考），而语音系统分析可以体现受试儿童语音错误的形式和类型，评估员可以综合分析两项结果，判断受试儿童的语音发展阶段、是否需要干预以及如何选择干预目标。

2. 分测验 2（词汇测试）　检测被试儿童的词汇理解与表达能力。词汇理解测试项目以图片选择（9 选 1）为测试题，词汇表达图片命名为测试题，词汇理解 20 题，词汇表达 25 题，总共 45 题。按照儿童词汇习得的相关研究，该项目所选词汇分为 3 个等级，1 级词汇主要是基本词汇，体现儿童对基本词汇的认知水平；2 级词汇主要是常见词汇，代表儿童的词汇习得广度，体现其生活常识水平；3 级词汇是上位词，体现儿童的词汇习得深度，体现儿童对概念性词汇的学习水平。语言理解包含 3 个等级的词汇，而语言表达包含 1 级和 2 级词汇。

词汇分测验的选词列表见表 3-16。

表 3-16　学前儿童汉语普通话测试量表词汇测试词表

词汇理解		词汇表达	
词条	分级	词条	分级
牛	1	鞋子	1
手表	1	袜子	1
剪刀/剪子	2	自行车/单车	1
雨伞	2	绳子	2
树叶	2	皮带/腰带	2
食物	3	汤勺/匙/调羹	1
盒子	2	水桶/桶子	2
工具	3	椅子	1
蜻蜓	2	梳子	1
项链	2	手套	1
球拍	2	香蕉	1
日历	2	扫把/扫帚	2
水龙头	2	刀	1
花瓶	2	手	1
摇椅	2	杯子/茶杯	1
玩具	3	窗帘	2
文具	3	插头	2
救护车	2	领带	2
烤鸭	2	消防车	2
昆虫	3	蜗牛	2
		鳄鱼	2
		指甲刀	2
		油条	2
		抽屉	2
		蜡烛	2

在测试结果的体现形式方面,基于临床使用的考虑,该测试项目以少量的题目检验儿童是否掌握合乎其年龄阶段的基本词汇,因此测试结果仅以某年龄基本词汇发展的期望值为参考,结果分为通过/不通过,并不提供常模对应的百分位资料,因为该测试的主要用途是分析受试儿童在语言理解与表达上的困难是否与词汇量有关。

3. 分测验3(语法理解)　测试儿童的语法理解能力,语法范畴是以生活常用口语句型为主,包含主谓、把/被字句、方位、体貌、数量标记等。按照儿童语法发展相关研究,该分测验测试题目的主要观测指标分为语法的形式和内容两个范畴,其中语法的形式包括复合名词、复杂句型和句法导引3个指标,而内容方面包括动作事件、物件位置、人物特征、数量/演算4个指标,并根据上述指标综合给出儿童语法理解能力的整体表现水平。测试题目以图片选择形式进行(4选1),全部题目共60题,分为两组。

题目组1包括第1~35题,适用于3~4.5岁儿童。

题目组2包括第26~60题,适用于4.5~6岁儿童。

学前儿童汉语普通话测试量表语法理解分测验题目见表3-17。

表3-17　学前儿童汉语普通话测试量表语法理解测试题目

题号	题目组1	题号	题目组2
1	弟弟拍球	26	弟弟在开门
2	爸爸吃饭	27	撞火车的汽车
3	姊姊喝水	28	黑色的狗追大黄猫
4	爸爸在骑车	29	看书的哥哥
5	爸爸把衣服脱下	30	拍球的弟弟
6	妹妹把球抱住	31	妈妈吃过饭了
7	猫在椅子上面	32	爸爸穿好鞋了
8	苹果在盒子里面	33	树在房子中间
9	没有眼睛的猫	34	小鸟在笼子外面
10	没有穿衣服的叔叔	35	手在球下面
11	比较高	36	狗在汽车前面
12	比较胖	37	小朋友戴的帽子不是圆的
13	小妹妹没有跑步	38	一半苹果
14	小妹妹没有游泳	39	一些鸟
15	一条鱼要吃小虫	40	妹妹拿的球是黑的
16	妈妈把门打开	41	弟弟坐的椅子是三条腿的
17	猫在篮子旁边	42	妹妹面向爸爸
18	汽车撞摩托车	43	妈妈离开厨房
19	哪只狗不是黑的	44	妈妈拉爸爸起床
20	哪一个不是猫	45	大象推小猫下水
21	两个一样	46	香蕉背苹果上街
22	哪两个不一样	47	戴帽子的小猫咬大象
23	他们在玩	48	穿衣服的大象抱小猫
24	他们在吃苹果	49	弟弟和妹妹都没有跳
25	爸爸在穿皮鞋	50	小猫和小狗都没有跑
26	弟弟在开门	51	因为妹妹没有气球,所以她抱了一只猫

续表

题号	题目组 1	题号	题目组 2
27	撞火车的汽车	52	爸爸吃饭的时候,妹妹在看电视
28	黑色的狗追大黄猫	53	哥哥告诉弟弟大狗狗拿着一个气球
29	看书的哥哥	54	小猫咪告诉小猪,大狗狗趴在桌子下面
30	拍球的弟弟	55	大象被小猫咬了
31	妈妈吃过饭了	56	弟弟被姐姐推
32	爸爸穿好鞋了	57	大象被小猫追
33	树在房子中间	58	弟弟和妹妹推爸爸
34	小鸟在笼子外面	59	弟弟追小狗和小猫
35	手在球下面	60	妹妹对哥哥说这里有半个苹果

测试结果包括测试观测指标得分以及该指标是否通过该年龄段正常儿童语法理解发展水平的期望值,结果体现方式分为:正常、滞后与持续追踪,其中持续追踪表示受试儿童在该观测指标项目处于边缘水平,应根据实际情况做进一步的全面评测,同时需要密切关注其语言发展水平,定期复查。同时,测试员和治疗师可按照题目所针对的语法功能目标与形式复杂度,建立有针对性的干预起点线并制定特点。

1. **量表开发的原理**　基于现代语言学儿童语言习得相关理论,评测结果聚焦于语言本体。

2. **量表内容**　涵盖语音、词汇和语法多个维度评测,可全面反映儿童语言能力发展阶段。

3. **量表结构**　简洁、题目数量适宜、评测速度较快(30 分钟),适合应用在学前儿童群体。

4. **量表评测系统为半智能化软件**　易于实施且可即时产出评测结果,临床可操作性强。

(三) 量表使用中的注意事项

1. **测试前期**　应对检测员进行培训以保持测试操作的准确性和一致性;测试开始前应对受试对象行常规听力筛查,至少应包括电耳镜检查、中耳分析及耳声发射测试,如发现受试者存在听力异常,应及时转诊。

2. **测试开始**　测试员应给受试儿童讲解评测程序和操作方法,同时判断儿童的基本能力是否可以理解测试要求,若测试员认为受试儿童的基础能力不足以完成全部测试,可以选择某一单项测试或者改用其他评测。

3. **测试环境**　不要求声屏蔽室,但环境噪声应低于 50 分贝。

4. **测试程序**　测试进行时如受试儿童对测试操作有疑问,测试员可以给予提示和示范,但对于测试内容则不能给予提示或协助,如测试员判断儿童不能完成某一测试题目时,可直接进入下一题目(个别题目设计有提示语的除外)。

5. **测试结束**　应及时记录操作中出现的问题,作为评测结果是否可靠的参考依据;测试结束后系统即时给出评测报告,可以在线发给受试儿童的监护人;临床医生/测试员可依据评估结果,结合其他检查结果及临床观察对受试儿童做出临床诊断。

(杨　峰)

参 考 文 献

[1] 张显达. 初探特定型语言障碍的分类与发展转变[J]. 南京师范大学文学院学报,2018,(3):1-9.

[2] 张显达. 三至四岁儿童对国语辅音的听辨与发音[J]. 语言暨语言学杂志,2000,(2):19-38.

[3] HINTAT C,YANG,CHEN J. Exploring individual differences and contextual variations in child language corpora [J]. Journal of Chinese Linguistics,2015,25:30-38.

二、"梦想"普通话听力理解和表达能力标准化评估量表(DREAM)

(一)概述

"梦想"普通话听力理解和表达能力标准化评估量表(Diagnostic Receptive and Expressive Assessment of Mandarin,DREAM)是一套基于汉语普通话语言发育及儿童语言障碍特征的相关研究为基础而设计,适用于评估中国大陆普通话使用地区儿童语言发展的标准化测试量表,搭载于 IOS 平板电脑,是一套半自动化的智能评测系统。整套评估量表包含 4 个分量表,分别对应不同的应用场景。

1. **"梦想"普通话听力理解和表达能力标准化评估量表-诊断版**(DREAM Comprehensive,DREAM-C)　适用于 2 岁 6 个月~7 岁 11 个月的以普通话为母语的儿童,包括正常儿童、语言发育障碍儿童,以及伴有听力障碍、孤独症谱系障碍、学习障碍的儿童,评估形式是操作型,属于诊断性量表。

2. **"梦想"普通话儿童语言能力筛查**(DREAM-Screening,DREAM-S)　适用对象同 DREAM-C,是其筛查版,评估形式是操作型。

3. **"梦想"婴幼儿语言沟通测评**(DREAM-Infant and Toddler,DREAM-IT)　适用于 0~3 岁婴幼儿,评估形式是问卷型,属于诊断性量表。

4. **"梦想"婴幼儿语言沟通筛查**(DREAM-Infant and Toddler-Screening,DREAM-ITS)　适用对象同 DREAM-IT,是其筛查版,评估形式是问卷型。

DREAM 量表的常模基于 2010 年我国人口普查数据,编制过程中也考虑了方言在儿童普通话习得过程中的潜在影响,可以相对客观地评价儿童语言发展水平及各项语言分区的特征,为儿童语言发育水平提供较为可靠的早期诊断依据。

(二)量表的构成及评分标准

1. **DREAM-C 分量表**　是常模建立与中国大陆普通话使用地区的诊断性评估量表。该量表从听力理解、语言表达、语义、句法四个方面来评价年龄于 2 岁 6 个月~8 岁儿童的总体语言能力。听力理解主要是指口语指令理解能力、词汇理解能力、语法理解能力、故事理解能力,如元素指令、名词、动词、形容词、方位词、代词、概念词等。语言表达能力指语意表达能力、语句形态记录、语法使用能力、叙事能力等。语义主要指概念建立、符号-概念连配、记忆储存、语意组织、知识建构。句法是句子的内部结构,以词为基本单位,包括句子成分和句子类型等问题,主语、谓语、宾语、表语、定语、状语、同位语,统一纳入句子成分范畴,可以由单词来担任,也可以由词组、句子来担任。句子类型包括陈述句、疑问句、祈使句、感叹句、简单句、并列句、复合句等。

DREAM-C 的评分为常模参照的标准分,听力理解、语言表达、语义和句法四个维度得分区间在 80~120 分为正常范围,低于 80 则说明儿童在该项目的发展水平存在滞后,需要关注并及时干预,得分 73~79 为轻度语言迟缓,67~72 为中度语言迟缓,低于 66 分则为重度语言迟缓。

2. **DREAM-S 分量表**　是 DREAM-C 的筛查版,是智能化的筛查测试量表,常模建立及适用年龄段同 DREAM-C。系统根据儿童的年龄自动给出不同题目,可以随儿童在答题过程中呈现出的语言能力调节题目难度,每 6 个月年龄段的题目均不相同,且经过统计学分析校验灵敏度和特异性,可以用较短的时间筛查儿童语言发展水平是否存在迟缓的风险。DREAM-S 分量表的测试项目包括听力理解和语言表达两部分,测试题目可覆盖主要的语言组成部分,包括语义、句法及语用能力。

DREAM-S 的测试结果分为:①不通过,筛查报告提示该儿童需要做全面的发育评估和进一步地诊断性语言评估;②通过,提示该儿童的语言发展与同龄儿童相比无显著差异。

3. **DREAM-IT 分量表**　是根据婴幼儿早期语言和沟通发育理论设计的诊断型测评,2018 年在中国大陆获取常模并完成信效度检验。DREAM-IT 分量表适用于年龄 0~3 岁婴幼儿,测试项目包含语言理解和语言表达技能,同时还测试与早期儿童语言发育密切相关的社交沟通和认知玩要技能,共 4 个能区。测试的形式是智能化家长问卷,题目总量有 106 个,系统可以根据家长对题目的回应自动选取后面呈现的题目,可以在相对较短的时间内给出适合该个体的题目,提高测试效率。

DREAM-IT 的测试结果分为:①预警,显示测试儿童的语言理解、语言表达、社交沟通和认知玩耍 4 个能区与同龄人相比是否存在发育落后。测试结果采用类似于交通信号灯的形式直观地显示预警信息,红灯提示受试儿童在该能区的发展落后与同龄儿童,黄灯提示受试儿童在该能区的发展处于边缘阶段,绿灯提示受试儿童通过该能区的筛查测试。②发育月龄部分,显示测试儿童 4 个能区的发育月龄。③语言沟通能力发育曲线部分,类似于身高体重发育曲线图,在以中国大陆正常发育儿童为标准建立的语言发育曲线图上,每 6~12 个月定期跟踪儿童的 4 个能区是否位于正常发育曲线范围内,测试结果由系统自动标注。④4 个语言能区的概括,系统给出受试儿童在该能区的主要问题,可作为指导个体化语言康复计划的制订依据。

4. DREAM-ITS 分量表 是 DREAM-IT 的筛查版,适用范围和测试项目与其相同,测试形式也是家长问卷,但测试项目仅为核心条目,从语言理解、语言表达、认知玩耍、社交沟通四个能区以家长问卷的形式来实现筛查测试,系统将根据儿童月龄自动匹配题目,筛查的时间大约是 5~7 分钟,测试结束后系统即时自动生成报告。对于筛查通过的受试对象,DREAM-ITS 会直观地给出该儿童在 4 个能区的发展阶梯水平(共 4 阶),以显示其强弱项和发展是否均衡;筛查结果不通过则出现警示信号,提示需要对受试对象做进一步全面评估。

(三) 量表的临床应用研究

DREAM 量表系统的研发与应用研究主要包括量表设计、信效度检验和临床应用等方面。在量表设计过程中,开发团队纳入了语言心理学家、语言学家、测试统计学家和语言病理学家,从专业配置方面保证了测试设计、题目选择、统计分析和临床操作的科学性和可行性。在测试设计方面,由于语言测试设计应该基于该语言的自身特质,翻译的语种评测量表(如英文量表)会导致判断儿童语言能力产生较大偏差。DREAM 研发基于对语言发育理论和普通话语言发育实证的文献及儿童语言缺陷特征的各类研究设计的量表题目,覆盖了 2~8 岁普通话儿童需习得的各类语言形式和结构,同时量表的设计也考虑了语言相关疾病和发育障碍对儿童语言习得的影响,例如 6~10 岁的聋儿很难理解带有从句的疑问句,而健听儿童在 4 岁时已能较好地理解此类句子结构,因此 DREAM 量表题目设计调整了相应的听力理解和语言表达的复合嵌套式关系从句成分且进行了信效度研究,结果表明该量表可用于评估听障儿童的语言评估。

在语言习得方面,DREAM-C 量表设计了针对儿童学习全新语言形式内在过程的评估题目,例如在语法引导的过程中,儿童可以通过已有常识采用排除法推断出一个未知词汇的意义,或者根据某个句子的语法规则猜出一个意义模糊的未知词汇的意义,因此 DREAM 包含了一些测试新词习得过程的题目,测试题目会用非词(可保证是儿童未能学习的词汇)来测试儿童对于新词的学习能力,例如:"这里有只/ba1//pu1/,你把它找出来吧",3 个选项里面有 2 个是常见的动物(大象和猴子),有 1 个则是由测试者创造出来的动物(/ba1//pu1/),受试儿童应该根据常识,排除其他选项而做出正确选择。

在信效度检验的研究方面,开发者发表的研究报告完成了 DREAM-C 量表的内部一致性和外部效度系数检验,内部一致性信度通过 Cronbach's α 系数来反映量表题目的连贯程度,研究结果显示 DREAM 量表达到了系数标准($\alpha=0.94$, $n=969$;重测信度为 0.85, $n=60$),表明题目之间的内在关联性较高,都在评估同一内容(语言能力)。对于外在效度需检验此测试和其他公认的语言发育指数之间的相关性,但由于目前还缺乏达到国际公认标准的常模建于中国大陆的普通话标准化语言测试,因此 DREAM 的收敛效度研究采取了将 DREAM 结果与该样本中儿童的自发语料进行比较的研究方法,通过引导自发语言的游戏来采集 2 岁 6 个月~4 岁 5 个月儿童的语料,将 DREAM-C 的评测结果和自发语料中的句型多样化、词素种类和词汇量等指标进行比较,同时通过看图叙事的形式来收录 4 岁 6 个月~7 岁 11 个月儿童的语料,将 DREAM-C 评测结果和叙事中一系列衔接指标进行比较,数据显示 DREAM 与这些独立的不同类型的语言发展评估之间具有显著相关性(见表 3-18)。

表 3-18　DREAM-C 的信度和效度指标

指数	值	试验对象数量/人
内在信度	Cronbach's α=0.94	969
重测信度	0.85	60
收敛效度 *	r=0.64（语法）	
	r=0.62（词汇）	88
	r=0.71（词态）	
收敛效度 *	r=0.49（叙述）	148
特异度	0.82	230
灵敏度	0.75	230

注:* 年龄 <4 岁 5 个月。

（四）量表的特点及使用中的注意事项

1. DREAM-C 的特点及使用中的注意事项　该量表可以对学龄前和学龄期儿童的语言能力进行相对全面的评估,同时该量表在中国大陆地区经过标化并具有常模,是一个诊断性量表,可协助临床上对单纯性语言迟缓儿童与发育迟缓、孤独症等的鉴别诊断。该量表使用触屏技术,测试过程对儿童来说容易接受,可以节约测试者的计分时间,其自适应技术可以根据儿童的语言能力自动调节给出题目的难度,同时该量表在报告中会给出模块式的专家建议,也可作为治疗师制定针对性语言干预目标的参考依据。

DREAM-C 的测试过程中应该遵照以下使用注意事项:

（1）选取光线充足,安静且干扰物较少的房间,并给予合理的座位安排。

（2）录入资料并提前与家长作简单沟通,交待施测过程中的注意事项,以便测验过程中不被家长干扰。

（3）严格使用指导语及遵从测试要求。

（4）测试过程中应对儿童的努力进行表扬,但应该避免出现“很好”或“对了”等有结果指向含义的表扬语,可用“你很努力”“你很认真”等客观中性表扬语。

DREAM-C 的不足之处是测试时间较长,完成时间大约为 90~120 分钟,且需要儿童具备较好的认知水平和较高的配合能力,而且没有专门的语音测试模块。如果将 DREAM-C 和家长问卷式量表结合使用,可以得到更全面的评估信息。

2. DREAM-IT（S）和 DREAM-S 量表的特点和注意事项　DREAM-IT（S）分量表都属于问卷型量表,且均为智能化的家长问卷,系统可根据家长对题目的回应自动调节后面的题目,可以提高测试的效率。DREAM-IT 是诊断型量表,可协助临床上对单纯性语言迟缓儿童与发育迟缓、孤独症等的鉴别诊断,而且评估报告会根据测试结果给出模块化的干预措施建议,既可以对婴幼儿语言能力进行较为全面的评估,也可为制定早期语言干预目标提供一定的参考依据。DREAM-IT（S）的不足之处在于家长问卷的量表受家长提供信息准确度的影响,虽然该量表系统在标准化过程中经过了两次修订,尽量针对每项题目给出最简单易懂的例子来尽量提高家长提供信息的准确度,但是如果该量表可以结合对婴幼儿的直接行为测评的语言评估来使用会更加准确。

DREAM-S 量表可以对儿童语言能力进行一个全面而快速的筛查,其智能化设计可以根据儿童的年龄和在答题过程中呈现出的语言能力自动调节题目,可以在较短的时间内有效地筛查出有语言障碍风险的儿童。但是,对于学龄前儿童,以行为测试来进行筛查的缺点是低龄儿童一般需要花费时间适应环境,但有时这个年龄段的儿童在 10 分钟的筛查中也不能完全适应环境,从而不能完全表现出其实际能力,可能会导致筛查结果假阳性增加。

（杨　峰）

参 考 文 献

［1］刘雪曼．听障儿童干预和康复效果评估进展［J］.中华耳科学杂志,2015,13(4):568-577.

［2］HAO Y,LI S,ZHANG YW,et al. A narrative evaluation of Mandarin-speaking children with language impairment［J］. Journal of Speech Language and Hearing Research,2018,61(2):345-359.

［3］LIU XM,DE VILLIERS J,NING CY,et al. Research to establish the validity,reliability and clinical utility of a comprehensive language assessment of Mandarin［J］. Journal of Speech Language and Hearing Research,2017,60(3):592-606.

三、1~6 岁儿童语言发育测评量表（CLAS-TP）

（一）概述

语言是儿童早期发展的重要范畴,其发育问题不仅影响儿童的交流和学习,也影响儿童的心理健康。据流行病学调查显示,大约有 7.4% 的儿童存在发育性语言障碍,而 5 岁以前是儿童语言发育的关键期,及早识别语言发育落后并给予及时干预,对儿童的预后有着积极地影响。对于儿童语言障碍评估和诊断的研究,西方国家早在 20 世纪已经开始,并成功编制了许多不同性质的量表,有筛查性的,也有诊断性的。但是由于语言、文化背景、教育及环境的差异,国外儿童语言发育评估的量表无法直接照搬使用,而国内目前临床又缺乏诊断性语言评估工具。

南京市妇幼保健院儿童保健科在中国香港卫生署儿童体能智力测验服务与中国香港大学理学士（言语及听觉科学）的学者、儿科医生和语言治疗师的支持和帮助下,编制了标准化的"1~6 岁儿童语言发育测评量表"（Chinese Language Assessment Scales-Toddlers and Preschoolers CLAS-TP)（以下简称"量表"）。"量表"的研制始于 2012 年,研究团队首先查阅文献、专家咨询、参考国内外同类研究,然后根据汉语儿童语言发育进程和特点,设计了此儿童语言评估量表。再与幼儿园老师及言语治疗师等相关人员对量表的条目进行检核和筛选,形成了最初的"量表",并于 2013 年底对此"量表"进行预试验（pilot study),按照难度系数（diff)>0.6~0.7 和区分度系数（disc)>0.4 的标准,以及临床经验,初步筛选条目,将预试的 273 个条目修改或删除为 212 个条目,形成初始"量表",并于 2014 年 6 月对此"量表"进行了信效度检验（validation study）,重新进行统计分析及条目调整,进而形成正式"量表",共计 189 题,进而于 2014 年底开始进行了常模的标准化（norming）研究,取得了江苏城市 1~6 岁儿童语言发育常模。

"1~6 岁儿童语言发育测评量表"的研究从 2012 年着手准备,到 2019 年完整,历时 7 年,先后共测试了 1 624 名儿童,"量表"分为语言理解、语言表达和故事理解 3 个部分,每个部分的测试结果均可以与同龄儿童的常模比较,为识别语言发育迟缓/障碍儿童提供诊断的依据。通过评估和分析儿童的语言发育各维度的发育水平,还可以指导特殊教育及康复等相关工作人员为个别儿童制定语言训练或康复的目标和内容。

（二）量表的结构和评分标准

1. 量表的结构　"1~6 岁儿童语言发育测评量表"测试共有四个部分,第一部分利用玩具测试(理解与表达),其余 3 部分利用画册进行测试(理解、表达和故事理解),共计 189 个条目,其中理解性条目 88 个、表达性条目 83 个、故事理解 18 个。评分时将同为评估儿童语言理解与表达能力的玩具与画册部分结合起来,故本量表最终统计和评分出的结果是 3 个部分,分别为语言理解、语言表达和故事理解。

儿童语言的发展从理解实物开始,"量表"的项目设置亦从实物开始,涵盖儿童语言发育中不同范畴:

词汇、短语、句子以及故事篇章理解和表达,形式全面。其中所用实物的词汇,都是儿童生活中最常见的,均可见于"汉语沟通发展量表"。画册部分词汇种类包括:名词(包括上位词)、代词、反身代词、名词所有格、动词、形容词、量词、数词、副词(包括否定副词、程度副词、范围副词和时间副词)和助词(包括时态助词);语法则包括短语、疑问句、把字句、比较句、复句、连动句及被动句。项目设置的词汇的种类和不同的语法均是儿童在各年龄阶习得,因此项目评估的结果能够反映儿童语言发展的渐进过程。

第一部分利用玩具的测试(理解与表达)需要全部完成,不设定起始点和终止点。利用画册理解和表达部分不设定测试年龄起始点,但设定了终止点。理解测评的图册部分共计 60 题,题目按顺序划分为 4 个组别,每组 15 题,当受试儿在同一组别内得分≤1 分时,便不再继续做下一组的题目。同样,表达测评的图册部分共计 57 题,亦按顺序划分为 4 个组别,组别 1~3 各 15 题,最后一组 12 题,当受试儿在同一组别内得分≤1 分,便不再继续下一组的题目。故事部分 30 月龄为起始测试年龄,不设终止点。

2. 量表的评分标准　每个项目按照通过与否记分,通过记 1 分,不通过记 0 分。测评人员在语言理解分测验的图册部分需要录入儿童所选择的答案 1、2 或 3,如果儿童没有作答则录入 0,表达部分则需要按照评分准则进行评分,评分准则列出了每一题的"测评重点""标准答案""可接受答案"和"错误答案",以供测评人员评分时参考。测评重点是指题目在词语或句子结构上所测评的重点,标准答案是题目最理想的答案,可得 1 分,而"可接受答案"是在量表研究期中所搜集到可以接受为正确的答案,包括常听见的儿语、意义相同或意义相近的答案,同样可得 1 分。

本测评的结果采用测评软件在线出报告,语言理解测验的图册部分只需直接输入儿童所选择的答案 1、2 或 3,软件会自动计算分数。而其他测评部分,测评人员只需直接录入分数。提交后,评分软件会按儿童的测评年龄计算每个分测验的原始分、量表分、百分等级和相当年龄。

(三) 量表常模的建立

常模的标准化测评在 2014 年 12 月—2015 年 9 月进行,采用分层随机抽样的方法,在江苏省内选择代表不同 GDP 水平、语言体系和地理位置的 4 个城市:常州、徐州、扬州、南京,在每个城市主城区按照 GDP 随机抽取 3 个区,每个城区随机抽取两家幼儿园和两个社区,各地按性别分开后,依年龄排序,在年龄段内随机抽取儿童,均以普通话为母语,年龄在 1 岁 6 月龄~6 岁 9 月龄之间,共计 1 093 名,分为 9 个年龄组,各组人数在 118~127 之间,其中男童 553 名,女童 550 名,男女性别比为 1.007,卡方检验与 2015 年江苏省城市人口性别差异无统计学意义。同时 4 地共计选取语言迟缓/障碍儿童共计 78 名,均来自当地的特殊教育机构,为当地确诊的发育迟缓、孤独症谱系障碍、唐氏综合征等疾病伴发的语言迟缓/障碍。

测评人员均来自临床一线 11 名儿童保健医生和 4 名来自南京医科大学的研究生,所有人员接受统一培训,并进行操作评分考核,15 名测试人员间一致性信度系数为 0.97~1.0。

实施方法是 1 对 1 进行评估,需按照量表的顺序全部完成,并全程进行录音。理解部分读出儿童的选择并圈出答案,故事理解采用现场播放标准普通话录音的方法,测评人员按量表要求读出问题,每个问题只能读一遍。表达部分和故事理解在测试后进行转录,转录时需逐字逐句转录在记录表上,最后将所有数据(包括儿童答案,问卷资料)按示例输入 EXCELL 表格中,录入的表达部分按照评分标准由专人进行评分,并进行双录入核对,进而进行统计分析,建立了江苏城市 1~6 岁儿童语言发展的常模。

常模中父母职业情况双亲职业分类参见《中华人民共和国职业分类大典》,父亲职业以专业技术人员为多,母亲以技术人员为多,父母的教育程度以本科为主,家庭平均月收入以 5 000 元~10 000 元为主(44.4%),其次为 1 万~3 万元(35.8%)。

(四) 量表的统计学特征

1. 效度　通过对正常和语言发育迟缓两组儿童进行方差分析(analysis of variance,ANOVA),结果显示语言发育迟缓儿童在 3 个测评及总分的平均分均显著低于正常发育儿童,两组差异有统计学意义,初步证实量表能区分两组儿童,并有不错的结构效度。

正常发育儿童在语言理解、语言表达和故事理解 3 个部分的得分与年龄组别关系的皮尔逊相关系数

（Pearson correlation coefficient）分别为 0.815,0.844 和 0.801,表明量表测试的语言范畴能很好地反映语言发展的年龄特征。

把"量表"语言理解、语言表达、故事理解和 3 个部分总分的原始分数与格塞尔发育诊断量表语言能区的发育年龄作比较时,皮尔逊相关系数分别为 0.884,0.909,0.867 和 0.914,提示"量表"有很理想的关联效度。

2. **信度** 通过统计分析得出语言理解、语言表达和故事理解的 Cronbach's α 系数分别为 0.979,0.987 和 0.902,证明"量表"具有高度的内部一致性。此外,课题组又对"量表"重测信度（test-retest reliability）进行了研究,重测信度的相关系数为 0.998 3,表示随机误差的影响极少。

3. **诊断截断值** 利用"量表"的语言理解、语言表达和故事理解 3 个分测验的标准分,可以绘制成这 3 个分测验的 ROC 曲线,结果显示语言理解、语言表达和故事理解 3 个分测验的 ROC 曲线下面积分别为 0.944,0.954 及 0.954。这证明"量表"的诊断准确率非常高。最终以语言理解、语言表达、故事理解 3 部分的其中之一低于 $-1.33\,S$ 为界值点来判定语言落后。$-1.33\,S$ 对应的百分位为 9%,也就说明将 9% 的儿童判定为语言落后,与目前认同的语言障碍发生率 7.4% 相接近。

（五）使用注意事项

"量表"旨在提供一套标准化的普通话语言诊断性评估工具,提供给符合资格的测评人员来评估学前儿童的普通话口语能力,以协助诊断语言发育迟缓/障碍的儿童。

1. **测评人员资格** 整个"量表"采用了严谨的科学方法研制。在研究和收集样本的所有阶段,均采用了标准化的模式,即测评人员必须按照同一套标准和程序测评。"量表"制成后,为了确保测评结果的有效性,测评人员仍须严格遵从标准化的程序。专业人员在接受培训后方能获得测评人员的资格,临床上方可使用本量表。

"量表"只能以普通话进行测评。测评人员必须能说流利的普通话,并掌握普通话的语法。如测评人员了解当地普通话口语的用词,可以帮助正确评估儿童的表达能力。

2. **适用对象** "量表"适用于年龄介乎 1 岁 6 个月~6 岁 9 个月,以普通话为母语的儿童,早产儿不需要纠正年龄。

3. **测试时间** "量表"的测评时间大约在 40~60 分钟之间,个别儿童所需的时间,会因年龄、语言能力、专注力和合作性而有所不同。由于 1 岁 6 个月~2 岁 5 个月的儿童无需做"故事理解"分测评,所以整体所需时间较少;此外,"语言理解"和"语言表达"的图册部分有终止规则,年龄较小或语言能力较弱的儿童所需的时间也相对较少。

整个测评尽可能 1 次完成,如有困难,可分两次,而第 2 次测评时儿童必须仍在同一测评年龄。同一次测评,只能有 1 个测评年龄,否则不能计算分数。如果第 1 次的测评没能完成,而再做时测评年龄已经不同,第 1 次已完成的部分只能作废,第 2 次的测评须从头做起。

4. **测评前准备** 测评人员在测评之前必须已熟读指导手册,熟悉测评工具（包括测评时使用的玩具、图册、播放器和记录表等）,并已熟悉测评的标准程序（包括每 1 个测评题目的提问用语,玩具摆放的位置和次序,以及配合提问的指示动作等）。测评的环境要安静和光线充足。为使测评顺利进行,测评人员需要先跟受试儿童建立一个融洽的关系。

5. **测评时的须知与指导** 测评以个别形式进行,本量表只能测评以普通话为母语的儿童。儿童可以同时掌握普通话和方言,但必须以普通话作答。由于各个地区的普通话口语都会带有当地的语言特色,如果儿童所用的词汇是当地成人的普通话也会使用的,即使跟标准普通话所规范的答案有所不同,本量表也接受为正确答案。如果儿童只能说方言,就不能以本量表为其作语言测评。

测评人员读出题目时,说话速度要比正常的语速稍慢,音量要适中,吐字要清晰准确,而且不能强调任何字词,以确保受试儿童听得清楚,而又不会从中取得提示。如果儿童在测评时询问字词的意思,测评人员不能作解释或说明,只能鼓励儿童自己尝试作答。儿童的答案不论对错,测评人员都不可以评判对错,可以鼓励儿童,例如:"嗯,真棒!""很用心听啊!""很努力啊!"。

测评人员读出题目后,如果儿童未能在 5 秒内作答,或说"我不会、我不知道",测评人员要鼓励儿童说:"你就努力猜一猜吧。"如果儿童没能在其后的 5 秒内作答,测评人员便继续下一题。如果测评人员能明确观察到儿童在测评当前题目时分心,或在儿童自己的要求下,测评人员可以把题目复述 1 次。不过,故事理解中的故事只能播放 1 遍,不能回放,所以做故事理解前要提醒儿童用心聆听。

（六）量表作者联系方式

联系人:徐亚琴,童梅玲。

联系方式:南京市妇幼保健院儿童保健科,邮编:210004

E-mail:meilingtong111@126.com。

（童梅玲　徐亚琴）

参 考 文 献

［1］徐亚琴,张秀萍,池霞,等 . 江苏城市 1-6 岁儿童语言发育常模研究［J］.临床儿科杂志,2019,37（10）:756-760.

［2］SIMMS MD,JIN XM. Autism,Language Disorder and Social（Pragmatic）Communication Disorder:DSM-V and Differential Diagnoses［J］. Pediatrics in Review,2015,36:355-358.

［3］錡宝香 . 儿童语言与沟通发展［M］.台北:心理出版社股份有限公司,2009.

［4］中华人民共和国职业分类大典［M］.北京:中国劳动社会保障出版社,2009.

［5］ROSSETTI L. The Rossetti infant-toddler language scale:A measure of communication and interaction［M］. East Moline,IL:LinguiSystems,2005,

［6］FENSON L,MARCHMAN,VA,THAL DJ,et al. MacArthur-Bates communicative development inventories［M］. 2nd ed.Baltimore:Paul H. Brookes,1996.

［7］EDWARDS S,GARMAN M,HUGHES A,et al. Assessing the comprehension and production of language in young children:an account of the Reynell Developmental Language Scales Ⅲ.［J］. International Journal of Language & Communication Disorders,2011,34（2）:151-171.

［8］刘晓,金星明,章依文,等 . 上海市婴幼儿语言发育常模研究［J］. 中华儿科杂志,2007,45（12）:942-943.

［9］LU X,WONG LN,WONG MY,et al. Development of a Mandarin Expressive and Receptive Vocabulary Test for children using cochlear implants［J］. Research in Developmental Disabilities,2013,34（10）:3526-3535.

［10］李宇明 . 儿童语言的发展［M］.武汉:华中师范大学出版社,1995.

［11］李宇明 . 语言的理解与发生［M］.武汉:华中师范大学出版社,1998.

［12］张云秋 . 汉语儿童早期语言的发展［M］.北京:商务印书馆,2014.

［13］周国光 . 汉族儿童句法习得研究［M］.广州:广东高等教育出版社,2016.

四、婴幼儿沟通和象征性行为发展量表发育概况-婴幼儿量表（CSBS-DP-ITC）

（一）概况

婴幼儿沟通和象征性行为发展量表（Communication and Symbolic Behavior Scales,CSBS）由美国 Wetherby 和 Prizant 于 1993 年开发,用于评估 6 个月~2 岁婴幼儿社交、语言沟通、象征性行为 3 方面的能力,是北美地区常用的婴幼儿发育筛查工具。1998 年 Wetherby 和 Prizant 为提高对发育迟缓儿童早期筛查的有效性,开发了婴幼儿沟通和象征性行为发展量表发育概况(Communication and Symbolic Behavior Scales Developmental Profile,CSBS-DP),CSBS-DP 改编于 CSBS,包括婴幼儿沟通和象征性行为发育量表发育概况-婴幼儿量表(Communication and Symbolic Behavior Scales Developmental Profile-Infant Toddler Checklist,CSBS-DP-ITC)、婴幼儿沟通和象征性行为发育量表发育概况-主要照护者问卷(Communication and Symbolic Behavior Scales Developmental Profile-Caregiver Questionnaire,CSBS-DP-CQ)及婴幼儿沟通和象征性行为发育量表-行为观察(Communication and Symbolic Behavior Scales Developmental Profile-Behavior Sample,CSBS-DP-BS)3 部分内容。

迄今为止,CSBS-DP 已被其他国家或者地区,尤其是北美洲和欧洲等经济发达的地区,针对其各自的人群进行了翻译和改编,并且已成为跨语言研究语言发育的重要工具。Hwa-Froelich 等在 2010 年对 CSBS-DP 进行了跨文化研究,在这项研究中,招募的 20 名儿童,其中 11 名来自中国,9 名来自东欧,年龄在 11~23 个月之间,研究他们 CSBS-DP 的综合得分和总得分是否存在差异,结果显示,这两组人的社交、语言沟通、象征性行为综合得分和总分之间无差异。

我国目前可用于出生至 2 岁儿童关于社交、语言沟通、象征性行为评估工具在很大程度上取决于婴幼儿主要带养人的问卷,而且目前只有少数结构化的量表可用。由于 CSBS-DP 是该年龄组中少数几个可用的工具之一,既有观察部分又有父母问卷,可以及早发现孤独症谱系障碍、发育迟缓和语言障碍等患儿,因此 Chu-Sui Lin 等进行了两项研究,在 2009 年 11 月 23 日至 2010 年 10 月进行的第 1 项研究中,将 CSBS-DP 改编成中文版,招募了中国台湾北部 1 701 名 1~2 岁的儿童,比较了 CSBS-DP 的中文版与美国版原始量表之间的的平均得分,研究结果得出在各子量表的得分中存在差异,而文化差异、测试情况以及纳入的人群不同是产生这种差异的主要原因;因此 Chu-Sui Lin 等在 2010 年 12 月 30 日—2011 年 7 月 31 日进行了第 2 项研究,招募了中国台湾北部 104 名 1~2 岁的儿童,对 CSBS-DP 中文版的信度和效度进行了更详细地研究及说明,标准化 CSBS-DP 中文版,以帮助家长和专业人员对中国台湾幼儿进行早期筛查和诊断。

（二）量表编制的要素

量表编制的要素包括:设立因子名称与各因子的条目数目。所选常模样本的代表性,标准化常模的建立,量表的信度、效度、灵敏度和特异性等。

CSBS-DP 作为一个早期筛查评估工具,包括 CSBS-DP-ITC、CSBS-DP-CQ 及 CSBS-DP-BS 3 部分,可用来评估 6 个月~2 岁婴幼儿的社交、语言沟通、象征性行为 3 个方面的能力,尤其是作为孤独症谱系障碍(autism spectrum disorder,ASD)的筛查工具,如果学龄前儿童的功能发育年龄小于 2 岁,也可用该量表进行筛查。CSBS-DP 筛查过程分为两步,第 1 步是采用 CSBS-DP-ITC 进行筛查,如结果异常,则进行第 2 步:用 CSBS-DP-CQ 及 CSBS-DP-BS 进行更进一步地筛查。CSBS-DP-ITC 和 CSBS-DP-CQ 是基于儿童主要带养人描述的信息,而 CSBS-DP-BS 是由专业的评估师与孩子面对面进行评分。3 个量表均考察情绪及目光凝视、沟通、手势、声音、单字、理解、物体使用 7 个项目。其中 CSBS-DP-ITC 量表包含 24 个多项选择题和 1 个开放性问题,由婴幼儿主要带养人填写,24 个选择题可归类为情感和眼神(第 1~4 题)、沟通(第 5~8 题)、使用手势(第 9~13 题)、使用声音(第 14~16 题)、使用词语(第 17~18 题)、词语理解(第 19~20 题)、使用物品(第 21~24 题),共需 5~10 分钟完成;CSBS-DP-CQ 包含 41 个多项选择题和 4 个开放性问题,41 个选择题对 7 个项目进行了更进一步地细化,仍由婴幼儿主要带养人填写。41 个选择题可详细归类为:情感和眼神(第 1~8 题)、沟通(第 9~18 题)、使用手势(第 19~20 题)、使用声音(第 21~24 题)、使用词语(第 25~28 题)、词语理解(第 29~32 题)、使用物品(第 33~41 题),总共需要 20 分钟完成;CSBS-DP-BS 需要专业评估师面对面的对儿童行为进行观察,包括 6 个方面:

（1）观察前的热身活动(2~10 分钟)。

（2）引导孩子进行语言交流(5~10 分钟)。

（3）分享书籍(2 分钟)。

（4）对物体及物体名称、人名和身体部位的理解能力(5 分钟)。

（5）语言理解能力的观察（2分钟）。

（6）观察象征性游戏及构建性游戏的参与度，如玩耍毛绒动物及搭积木（1分钟），而整个观察过程需要约30分钟完成。

在结果部分对于答案为"尚未""有时"和"经常"的题目，将"尚未"记为0分；"有时"记为1分；"经常"记为2分，对于答案为几个数量范围的题目，将"没有"记为0分，然后依次按数量范围的递增记为1~4分，根据不同的月龄来定划界分，得分低于划界分则判断为筛查可疑，得分等于或大于划界分则判断为筛查正常，分值越低，则提示交流能力受损的可能性越大。

（三）CSBS-DP的信、效度

1. **CSBS-DP的信度** Wetherby等在2002年对CSBS-DP美国版本的效度和信度进行了研究，在该研究中，CSBS-DP-ITC纳入样本218例，CSBS-DP-CQ 790例，CSBS-DP-BS 337例，纳入的样本来自美国8个地区及加拿大2个地区。CSBS-DP-ITC及CSBS-DP-CQ招募的标准化样本均为6~24个月的婴幼儿，而CSBS-DP-BS为12~24个月的婴幼儿。采用Cronbach's α系数检测CSBS-DP-ITC、CSBS-DP-CQ及CSBS-DP-BS的内部一致性，研究指出3个量表的内部可靠系数非常高，从0.86~0.97，表明CSBS-BD各量表的内部一致性高。在初始测试的1年内对CSBS-DP进行重测稳定性研究，采用皮尔逊相关系数检测初测及重测的关系强度，系数从−1到+1，表示得分高低的程度。研究得出重测稳定性的系数为0.65~0.93，3个量表的重测原始得分的平均值显著大于初始测试原始得分的平均值，但两次测试的标准分数无统计学差异，因此重测稳定性为CSBS-DP的可靠性提供了进一步的证据。采用概化系数（generalizability coefficient）进行内部可靠性分析，纳入52名儿童的两名评分者原始得分的概化系数均高于0.9，因此表明内部可靠性高。

2. **CSBS-DP的效度** CSBS-DP的效度分析显示：研究者对CSBS-DP-ITC、CSBS-DP-CQ及CSBS-DP-BS的效度在内容效度（表面效度）、构建效度、校标效度（同时效度和预测效度）各方面进行了分析，研究指出CSBS-DP有良好的效度。

Chu-Sui Lin等为了研究CSBS-DP中文版的信度和效度，在2010年12月30日—2011年7月31日进行的后续研究中，招募了中国台湾北部104名1~2岁的儿童，对CSBS-DP的中文版的信度和效度进行了更详细地研究及说明。研究中采用了0~6岁儿童发育筛查量表（Developmental Screening Scale for Children Aged 0~6，DSSCA）、婴幼儿综合发育量表（Comprehensive Developmental Inventory for Infants and Toddlers，CDIIT）和中国儿童发育量表（Chinese Child Development Inventory，CCDI）进行信度和效度研究。他们采用Cohen's D进行重测稳定性分析，CSBS-DP-ITC的Cohen's D系数为0.52~0.80，CSBS-DP-CQ的Cohen's D系数为0.62~0.77，CSBS-DP-BS的Cohen's D系数0.33~0.71，基于Cohen原则，系数0.10、0.30及0.50分别代表信度的小、中、大效应值，因此三个量表中，CSBS-DP-BS的重测稳定性稍弱，而后重测稳定性好，CSBS-DP-ITC和CSBS-DP-CQ的重测稳定性好。采用概化系数（generalizability coefficient）进行内部可靠性分析，纳入25名儿童的两名评分者原始得分的概化系数为0.5~0.6，表明内部可靠性高。研究者对CSBS-DP-ITC、CSBS-DP-CQ及CSBS-DP-BS的效度在构建效度、同时效度及预测效度各方面进行了分析，研究指出CSBS-DP有良好的效度。研究显示中文版的CSBS-DP信度具有良好的信度和效度，证明中文版的CSBS-DP是一个有价值的评估工具，值得更广泛地应用。

（四）临床应用的效果及评判方法

1. **临床应用的效果** CSBS-DP量表，特别是CSBS-DP-ITC作为CSBS-DP的其中的一部分，在世界范围内被翻译为不同版本，是国内外使用的ASD宽范围的一级筛查工具，可筛查出包括ASD在内的沟通障碍儿童，在临床上得到了广泛地应用。Nola Chambers等进行的一项针对南非儿童对CSBS-DP的使用情况，结果表明，CSBS-DP在早期儿童中筛查出有语言障碍、ASD及全面性发育迟缓等儿童有积极的意义，且量表的信度可效度也得到了证实。黄敏施等使用CSBS-DP的婴幼儿量表对发育迟缓、特殊语言发育障碍、ASD的儿童进行筛查，并进一步探讨筛查结果的差异，研究结果表明CSBS-DP虽不能很好地区分各类型存在沟通发育迟缓的疾病,但可作为广泛性筛查 ASD 的一级筛查工具,且随着婴幼儿月龄的增长,筛查 ASD 的效果增加。

2. **评判方法** 该问卷由父母或直接照顾者填写,每个条目的回答采取 0~2 的三级评分,"从不"为 0 分,"有时"为 1 分,"经常"为 2 分。部分有计量描述的条目的评分为 0~3 或 0~4 的多级评分。

将 1~13 条得分相加形成社会交流因子分,14~18 条得分相加形成言语因子分,19~24 条得分相加形成象征性行为因子分,将 1~24 条得分相加形成量表总分,然后将各因子分与总分按照儿童的月龄查划界分表,判断 3 个因子以及总分是属于正常还是属于可疑范围。

如果社会交流因子、象征行为因子和总分之一处于"可疑"范围,要进行进一步地发育筛查和孤独症相关检查判定。如果单纯语言因子"可疑",则 3 个月后复查,复查结果仍然可疑时,则做进一步地诊断评估。

（五）注意事项

CSBS-DP 中的 CSBS-ITC 及 CSBS-CQ 有婴幼儿的主要带养人进行填写,而 CSBS-BS 可由语言学家、心理学家、从事早期干预的临床医生以及经过 CSBS-DP 正规培训并通过考核后的评估师进行。其中进行 CSBS-DP-BS 评估时要求在安静、明亮、温暖的房间,并在房间提供一些有趣的东西(比如:墙上的彩色图片或者挂饰),但是在评估过程中所有不使用的物品均放在孩子看不见或者够不着的地方;在婴儿处于安静、清醒的状态下进行评估,婴儿可以坐在照养者的膝盖上、地板上或者桌子上;应减少婴儿的衣服,尽可能避免活动受限,注意室温以避免体温应激;要求主要照养人在场,并做出自然的反应,照养者应坐在婴儿的右边,评估者应坐在婴儿的左边,两者与儿童之间的距离相等,且在视野范围内。值得注意的是,在评估过程中,应按照摆放顺序将评估工具(如书籍和玩具包)放入盒子中。

（六）量表联系人及联系方式

联系人:范琼丽,陆军军医大学第二附属医院。
联系方式:E-mail:629992545@qq.com。

（范琼丽）

参 考 文 献

[1] WETHERBY AM,ALLEN L,CLEARY J,et al. Validity and reliability of the communication and symbolic behavior scales developmental profile with very young children [J]. J Speech Lang Hear Res,2002,45(6):1202-1218.

[2] HWA-FROELICH DA,MATSUO H. Communication development and differences in children adopted from China and Eastern Europe [J]. Lang Speech Hear Serv Sch,2010,41(3):349-366.

[3] LIN CS,CHIU CH. Adaptation of the Chinese edition of the CSBS-DP:a cross-cultural comparison of prelinguistic development between Taiwanese and American toddlers [J]. Res Dev Disabil,2014,35(5):1042-1050.

[4] LIN CS,CHANG SH,CHENG SF,et al. The preliminary analysis of the reliability and validity of the Chinese Edition of the CSBS DP [J]. Res Dev Disabil,2015,38:309-318.

[5] 王为实,罗仕萍,许晶莉,等. CSBS-DP-ITC 在早期筛查发育障碍儿童中的应用研究[J]. 哈尔滨医科大学学报,2018,52(4):398-401.

[6] CHAMBERS N,STRONACH ST,WETHERBY AM. Performance of South African children on the Communication and Symbolic Behavior Scales-Developmental Profile(CSBS DP)[J]. Int J Lang Commun Disord,2016,51(3):265-275.

[7] 黄敏施,林艳,何慧静,等. 婴幼儿沟通和象征性行为发展量表应用研究[J]. 中国实用儿科杂志,2016,31(10):770-773.

婴幼儿沟通和象征性行为发展量表（CSBS-DP-ITC）

指导语:该问卷由父母或直接照顾者填写,每个条目的回答采取0~2的三级评分,"从不"为0分,"有时"为1分,"经常"为2分,"—"为不填。

题目	从不 0	有时 1	通常 2	3	4
1. 你能够知道什么时候你的孩子是快乐的、什么时候你的孩子情绪低落吗?	0	1	2	—	—
2. 你的孩子在玩玩具时,他会注意到你在看着他吗?	0	1	2	—	—
3. 你的孩子会对着你微笑或者大笑吗?	0	1	2	—	—
4. 当你用眼睛看着并用手指着房间另一边的玩具时,你的孩子也会跟着看过去吗?	0	1	2	—	—
5. 你的孩子会让你知道他需要帮助,或者用各种方式告诉你他想要拿一个他无法触及的东西吗?	0	1	2	—	—
6. 当你没有注意你的孩子时,他会想办法吸引你的注意力吗?	0	1	2	—	—
7. 你的孩子会做一些事情,目的只是为了引起你发笑吗?	0	1	2	—	—
8. 你的孩子会试图让你注意他所感兴趣的东西吗?	0	1	2	—	—
9. 你的孩子会捡起东西,并把它拿给你吗?	0	1	2	—	—
10. 你的孩子会向你展示物品?（注意:是展示给你看,而不是把东西教给你）	0	1	2	—	—
11. 你的孩子会向别人挥手打招呼吗?	0	1	2	—	—
12. 你的孩子会用手指指东西吗?	0	1	2	—	—
13. 你的孩子会以点头的方式表示"是的"和"要"吗?	0	1	2	—	—
14. 你的孩子会用声音或者语言来获得他人的注意或帮助吗?	0	1	2	—	—
15. 你的孩子会发出一些双音节的音吗?（如 mama,gaga,baibai,dada,baba 等）	0	1	2	—	—
16. 对于下列音节,你的孩子会发出几个? ma,na,ba,da,wa,la,ya,sa,sha (0:0个 1:1~2个 2:3~4个 3:5~8个 4:9个以上)	0	1	2	3	4
17. 你的孩子大约会使用多少个有意义且能够让你听得懂的词(发音不一定正确,但你可以知道他发出的声音是什么意思)? (0:0个 1:1~3个 2:3~4个 3:5~8个 4:9个以上)	0	1	2	3	4
18. 你的孩子会把两个词连起来说吗?（即说双词语,如:还要饼干,爸爸再见）	0	1	2	—	—
19. 当你叫孩子的名字时,他会有所反应吗?（例如:看着你,或转过头来对着你）	0	1	2	—	—
20. 你的孩子能听懂大约多少个单词和短句? 比如:你的肚子在哪里? 爸爸在哪里? 给我球球。过来这里。你在说这些话时没有给予任何动作或眼神的指示,孩子仅凭听语音就能做出适当地反应。 (0:0个 1:1~3个 2:4~10个 3:11~30个 4:31个以上)	0	1	2	3	4
21. 你的孩子有兴趣玩各种各样的物品吗?	0	1	2	—	—
22. 你的孩子会适当地使用大概多少样下列物品:杯子、瓶子、碗、勺子、梳子或刷子、牙刷、毛巾、球、玩具车、玩具电话? 不是简单的敲打、扔、丢、咬,而是按照本有的功能使用。 (0:0个 1:1~3个 2:3~4个 3:5~8个 4:9个以上)	0	1	2	—	—
23. 你的孩子能堆起几块积木(或者套环)? (0:1块 1:2块 2:3~4块 3:5块以上)	0	1	2	3	—

续表

题目	从不 0	有时 1	通常 2		3		4
24. 你的孩子会玩假扮性的游戏吗?(比如:过家家,给玩具娃娃喂食,哄洋娃娃睡觉,把玩具动物放进玩具汽车里)	0	1	2	—		—	
25. 你对孩子的发育有任何担心的地方吗?(1.有 2.没有),如果有的话,请详细叙述。	0	1	—		—		—

五、婴幼儿沟通和象征性行为发展量表发育概况(CSBS-DP)

(一) 概述

婴幼儿沟通和象征性行为发展量表发育概况(Communication and Symbolic Behavior Scales Developmental Profile, CSBS-DP)是由美国学者 Wetherby 和 Prizant 于 1993 年编制,婴幼儿沟通和象征性行为发展量表发育概况-婴幼儿量表(Communication and Symbolic Behavior Scales Developmental Profile Infant-Toddler Checklist, CSBS-DP-ITC)是其中的一部分。

CSBS-DP 量表由儿童主要照养人填写的问卷。量表共由 25 个条目组成,内容包括情感与眼神注视、沟通表达能力、姿势动作示意、发声、词汇、语言理解能力、操作能力 7 个部分。其中,前 3 部分所得原始分相加后归属于社交行为原始总分,发声和词汇原始分相加归属于语言发育原始总分,后两个部分原始分相加归属于象征性行为原始总分。7 个部分的原始分相加为原始总分,然后参照原始分与标准分换算常模,根据每一部分的原始分找到相对应标准分,来评判社交行为、语言发育、象征性行为及总分筛查是正常还是异常。一般约需 10 分钟完成问卷。

CSBS-DP-ITC 适用于 6~24 个月龄孤独症谱系障碍(autism spectrum disorder, ASD)高危儿的筛查,而且也能够有效筛选出有交流障碍的语言发育迟缓及智力发育障碍的儿童。

(二) 量表的信度和效度研究

1. CSBS-DP 量表的信度 本量表原作者在美国选择了 2 454 名年龄在 6~24 个月的婴幼儿,这些婴幼儿的父母均完成了本量表调查,并进行了信度和效度检验,结果显示量表中 7 个部分的内部一致性检验概化系数介于 0.76~0.99 之间,提示具有良好的评估者间信度。3 个月后该量表的重测信度,总分(粗分)重测相关系数 r 为 0.87,社交行为、语言发育和象征性行为 3 个部分粗分的重测相关系数均在 0.77 以上。总分(标准分)重测相关系数 r 为 0.84,社交行为、语言发育和象征性行为 3 个部分标准分的重测相关系数介于 0.64~0.71。2015 年,中国台湾 Lin 等研究者对汉化版 CSBS-DP 进行了信度和效度研究,选择了 171 名年龄 1~2 岁中国台湾婴幼儿,其中有 63 名儿童 3 个月内完成了 2 次量表检查,两次测试在社交行为、语言发育和象征性行为 3 个部分以及总分的相关系数 r 介于 0.62~0.77,提示具有良好的重测信度。

2. CSBS-DP 量表的效度 对上述对象进行了同时效度研究,本量表中社交行为、语言发育和象征性行为 3 部分以及总分与 0~6 岁儿童发育筛查量表(The Developmental Screening Scale for Children Aged 0~6, DSSCA)认知部分的相关系数分别为 0.33、0.48、0.49、0.50,与 DSSCA 交流部分的相关系数分别为 0.34、0.70、0.59、0.62。

(三) 量表的临床应用研究

该量表可筛查包括 ASD 在内的存在沟通障碍的儿童,但不能很好地区分疾病类型,如 ASD、发育落后(developmental delay, DD),以及特定语言发育障碍(specific language impairment, SLI)儿童。国内最早于 2009 年在深圳市龙岗区妇幼保健院儿童保健科开始,使用 CSBS-DP-ITC 对所有 18~24 月龄常规健康体检的儿童进行 ASD 的早期筛查,其临床应用及研究建议将该量表作为广泛筛查 ASD 的一级筛查工具,且随着婴幼儿月龄的增长,筛查 ASD 的敏感度增加。王为实等探讨了将 CSBS-DP-ITC 作为常见发育障碍的综合性筛查工具的可行性,并对其筛查效能进行了研究,显示该量表能较好地区分发育正常儿童和异常儿童,其中,ASD 儿童阳性率最高,其次为 DD 儿童,SLI 儿童阳性率最低,提示该量表尤其适用于 ASD 和 DD 儿童的早期筛查。

(贾飞勇)

参 考 文 献

[1] WETHERBY AM,ALLEN L,CLEARY J,et al.Validity and reliability of the communication and symbolic behavior scales developmental profile with very young children [J]. J Speech Lang Hear Res,2002,45(6):1202-1218.

[2] 韦臻,任路忠,翁丽芬. 深圳市 18-24 月龄儿童孤独症谱系障碍筛查及 3 年随访研究[J]. 中国儿童保健杂志,2012,20(4):354-357.

[3] WETHERBY AM,ALLEN L,CLEARY J,et al. Validity and reliability of the communication and symbolic behavior scales developmental profile with very young children [J]. J Speech Lang Hear Res,2002,45(6):1202-218.

[4] LIN CS,CHANG SH,CHENG SF,et al. The preliminary analysis of the reliability and validity of the Chinese Edition of the CSBS DP [J]. Res Dev Disabil,2015,38:309-318.

[5] 黄敏施,林艳,何慧静,等. 婴幼儿沟通和象征性行为发展量表应用研究[J].中国实用儿科杂志,2016,31(10):770-773.

[6] 王为实,罗仕萍,许晶莉,等. CSBS-DP-ITC 在早期筛查发育障碍儿童中的应用研究[J]. 哈尔滨医科大学学报,2018,52(4):398-401.

婴幼儿沟通和象征性行为发展量表发育概况(CSBS-DP)

填表说明:这个量表设计的目的是确定婴幼儿各方面的发展发育情况,在孩子开口说话之前,一些行为表现可能会提示孩子在学习说话上会有困难。这个量表适用于 6~24 个月的婴幼儿,由其照养者来完成填写,根据填写结果决定患儿是否需要进一步地评估。照养者可以是父母之一或每天都照顾孩子的人,每一题请选择最符合孩子的一项后画"√",如果你不确定选哪一项,根据您平时对孩子的熟悉情况选择最接近的一项。另外,此次评价的结果只是反映目前孩子的情况,不是对其以后的预测性评价。在您孩子的这个年龄段,孩子可能不会出现所有以下列出的行为。

项目	评分/分
A 情感与眼神注视	
1. 当您的孩子高兴或心情低落的时候,您能够知道吗?	0 从不 1 有时 2 通常
2. 当您的孩子在玩玩具时,他/她会不会注意到你有没有在看着他/她?	0 从不 1 有时 2 通常
3. 您的孩子会对着你微笑或大笑吗?	0 从不 1 有时 2 通常
4. 当您看向并用手指指向另一个房间的玩具时,您的孩子会顺着您的方向看过去吗?	0 从不 1 有时 2 通常
B 沟通表达能力	
5. 当您的孩子需要帮助或想拿一个他/她够不着的物品时他/她会设法让你知道他/她需要帮助吗?	0 从不 1 有时 2 通常
6. 当您没有注意您的孩子时,他/她会设法去吸引您的注意吗?	0 从不 1 有时 2 通常
7. 您的孩子会做一些事情逗你笑吗?	0 从不 1 有时 2 通常
8. 您的孩子会试图让你注意他所感兴趣的东西吗?(注意:只是让你去看看这个东西,而不是让你对这个东西做什么事)	0 从不 1 有时 2 通常

续表

项目	评分/分
C 动作的示意	
9. 您的孩子会捡起东西并把它(们)拿给你吗？	0 从不　1 有时　2 通常
10. 您的孩子会向您展示物品吗？（注意：是展示给你看而不是把东西交给你）	0 从不　1 有时　2 通常
11. 您的孩子会向别人挥手打招呼吗？	0 从不　1 有时　2 通常
12. 您的孩子会用手指指东西吗？	0 从不　1 有时　2 通常
13. 您的孩子会用点头表示是或同意吗？	0 从不　1 有时　2 通常
D 发声	
14. 您的孩子会用声音或语言来引起注意或寻找帮助吗？	0 从不　1 有时　2 通常
15. 您的孩子会发出一些双音节的音吗？（如 mama,gaga,bada,dada,baibai）？	0 从不　1 有时　2 通常
16. 对于下列音节,您的孩子会发出几个？（ma,na,ba,da,ga,wa,la,ya,sa,sha）	0 没有；①1~2 个；②3~4 个；③5~8 个；④9 个及以上
E 词汇	
17. 您的孩子会说多少个有意义、且能够让你听得懂的词？（发音不一定正确,但是你可以知道他发出的音是指的是什么）（比如 爸爸换瓶子；换小狗）	0 没有；①1~3 个；②4~10 个；③11~30 个；④31 个及以上
18. 您的孩子会把两个词连起来说吗？（即说双词句,比如"还要饼干""爸爸再见"）	0 从不　1 有时　2 通常
F 理解能力	
19. 当您叫孩子的名字时,他/她会不会有所反应？例如看着你,或转过头来对着你	0 从不　1 有时　2 经常
20. 在没有做手势的情况下您的孩子能理解多少个词或短句？（例如：如果你说"你的玩具在哪里""你爸爸在哪呢""把球给我"或"到这来",注意不要给予任何动作或眼神的指示,孩子仅凭听语言做出正确的反应）	0 没有；①1~3 个；②4~10 个；③11~30 个；④31 个及以上
G 操作能力	
21. 您的孩子有兴趣玩各种各样的玩具或物品吗？	0 从不　1 有时　2 通常
22. 以下物品您的孩子有多少会恰当地使用？（杯子,瓶子,碗,匙或勺子,梳子或刷子,牙刷,毛巾,球,玩具车,玩具电话）（注意不是简单的敲打、扔、丢、咬,而是使用该玩具）	0 没有；①1~2 个；②3~4 个；③5~8 个；④9 个及以上
23. 您的孩子可以堆叠多少块积木（或套环）？	0 没有；①2 块；②3~4 块；③5 块或更多
24. 您的孩子会玩假扮性游戏吗？（例如,假装给毛绒玩具喂饭,假装哄玩具娃娃睡觉,把玩具动物放到玩具汽车中）	0 从不　1 有时　2 通常
25. 您对孩子的行为发育有什么担心的地方？（如果有,请作具体描述）	

六、儿童汉语言语语言发育评估量表（金星朗）

（一）概述

儿童汉语言语语言发育评估量表（以下简称"金星朗"）是由中国香港教育大学张显达教授主持编制的电子化量表。该量表选取符合年龄特点的题目,考察儿童语音、词汇、语法能力,于 2017 年形成量表雏形,经过 4 年临床验证至 2021 年正式开始使用。金星朗可以检查儿童言语语言发育水平与正常儿童的差距,评估儿童落后的维度,为诊断提供客观依据,为干预提供参考。

（二）金星朗的结构及评分标准

1. 结构组成　金星朗由语音评估、词汇评估和语法评估 3 模块组成,每个模块根据不同儿童能力需约 7~15 分钟完成。3 个评估模块彼此独立,可以根据需要单独选用。

语音评估旨在评估儿童对 21 个声母和 26 个复韵母的发音能力。该模块共 40 题。声母中不涉及 y 和 w。因为根据汉语拼音方案,当 i 和 u 位于音节首时,需要写作 y 和 w,但其发音不变,故不作额外考察。复韵母则以前鼻韵、后鼻韵、介音韵母组合等形式全面考察"a、o、e、i、u、ü"在口腔不同位置时儿童的发音能力。

词汇评估考察儿童对名词的掌握情况,分为词汇理解和词汇表达两个环节,其中词汇理解 20 题,词汇表达 25 题。该部分将名词分成不同的难度等级,分别为一级词汇、二级词汇、三级词汇。从一级词汇到三级词汇,难度逐步增加。一级词汇和二级词汇均对应特定实物,如:香蕉、豌豆。三级词汇则指抽象的类别词,如:水果,需要儿童具有抽象概括能力才能习得。

语法评估模块评估儿童准确理解语法内容和语法形式的能力,共 40 题。其中语法内容着重评估儿童对人物特征、人物方位、动作事件的理解,与词汇评估结合使用时,可实现较为完整的词汇量考核。语法形式考察儿童对演算、名词短语、句式、语序的掌握能力。

2. 评分方式及评分标准

（1）第一部分"语音评估":语音评估需要儿童看图命名,若儿童回答和题目预设的目标词一致,由施测者手动判断发音对错。正确进入下一题,计 1 分。若儿童发音错误,计 0 分,并由施测者判别弹窗中语音自动识别结果正误,确认完毕进入下一题。若儿童发音与目标词不一致,则要求儿童模仿指导语发音,再由施测者判断对错。

当儿童完成语音评估模块全部题目后,会自动显示儿童每个目标音的发音情况。系统会自动标注每个语音的习得情况,分为三种:已习得,无任何标注;习得中,有星星形状的框线圈选该语音;未习得,有阴影的星星形状图案圈选该语音。同时系统会结合儿童年龄自动判断儿童在该年龄未掌握该语音是否落后于同龄儿童,从而得出语音评估最终结果。

（2）第二部分"词汇评估"

1）词汇理解:在词汇理解环节,儿童需要听词选图,在 6 张图片中选择答案,回答正确计 1 分,回答错误计 0 分。

2）词汇表达:词汇表达部分要求儿童看图命名,由施测者判断正误。回答正确计 1 分,回答错误计 0 分。若儿童 10 秒钟无反应,则选择重复指导语按钮再次提问。儿童的正确答案必须是符合图片内容的名词。

在儿童完成词汇评估后,系统会根据儿童年龄和儿童回答情况判断是否落后于同龄人的词汇发展水平。同时按照一级词汇、二级词汇以及三级词汇的维度报告儿童在不同难度词汇上的掌握情况,判断是否需要进一步干预。

（3）第三部分"语法评估":语法评估要求儿童听句选图,在 4 张图片中选择答案,回答正确计 1 分,回答错误计 0 分。

在儿童完成语法评估后,系统同样根据儿童年龄和儿童回答情况判断是否落后于同龄人的语法发展水平,并根据语法内容和语法形式的不同维度报告儿童对各语法点的掌握情况,判断是否需要进一步干预。

（三）金星朗编撰过程

金星朗为用于 3~6 岁儿童语音、词汇、语法的电子评估量表。其初测量表的语音评估模块题目参考祝华和 Barbara Dodd 等的《汉语普通话语音发育进程》进行编撰,选取儿童熟悉的基础名词、动词和极少量形容词作为考察词汇,评估儿童语音发育水平。词汇评估模块目标词摘选自麦克阿瑟-贝茨沟通发展量表（the MacArthur Communicative Development Inventory,MCDI）和儿童语言数据交流系统语料库（child language data exchange system,CHILDES)。语法评估模块根据汉语语法发展历程,从内容和形式两个维度编撰题目,并采用 Rasch 模型计算挑选具有鉴别水平的测评题目,按照不同复杂度进行编排,确保测试项目在更准确评估儿童语法发育水平的同时,更快地完成测评题目。

(四) 金星朗的信效度

金星朗词汇评估模块内部一致性信度 Cronbach's α 系数为 0.701,KMO=0.822;Bartlett 球状检验 $P<0.001$;载荷因子均 >0.3;分属于"理解""表达"两个维度。语法评估模块内部一致性信度 Cronbach's α 系数为 0.834。对 1 701 名被试 40 个项目数据进行整体质量检验,被试能力平均值为 2.02 logits,被试 Infit、Outfit MNSQ 值分别为 1.00、0.93;项目 Infit、Outfit MNSQ 分别为 0.99、0.93。被试区分度为 1.73;被试信度为 0.75,可接受。40 个项目的 Infit MNSQ 值均介于 0.86 和 1.2 logits 之间,与 Rasch 模型拟合好。项目难度值在 –2.55~1.82 logits 之间。难度跨度为 4.37 logits。被试个体能力参数最高约为 5.0 logits,最低为 –2.78 logits,跨度约为 7.78 logits。各项目不同性别的 DIF 差值绝对值在 0.3~0.6 logits 之间,均小于 1.0 logits。

(五) 金星朗使用注意事项

1. 金星朗为标准化的言语语言能力评估量表,需要专业人员施测和解释结果。

2. 在评估前应了解被试者有无视力障碍、听力障碍、运动功能障碍等,避免被试者在评估过程中看不清题目、听不清指令或者无法点选题目,影响测试结果可靠性。

3. 在评估过程中,施测者需认真观察被试者的反应、注意力、努力程度、听力等情况,及时调整评估步调,避免无效评估。

(六) 联系方式

中国香港教育大学,张显达教授。联系方式:400-675-0666 或 021-60713516。

(张显达　陈　刚)

参 考 文 献

[1] HUA Z,DODD B.The phonological acquisition of Putonghua(Modern Standard Chinese)[J]. Journal of child language,2000,27(1):3-42.

[2] 徐亚琴,张秀萍,迟霞,等.江苏省 1-6 岁儿童语言发育常模研究[J].临床儿科杂志,37 (10):756-758.

七、沟通功能分级系统(CFCS)

(一) 概述

在当今信息爆炸的时代,沟通已成为赖以生存最为基本的能力。目前并没有公认的沟通定义,通常把沟通定义分为广义与狭义,广义的沟通是指信息自我传承或个体间信息的有效传递与接受,并影响和产生实质的行动或结果。狭义的沟通是指不同个体间信息的有效传递与接受。《国际功能、残疾和健康分类》(International Classification of Function,Disability and Health,ICF)认为沟通涉及用语言、信号和符号进行沟通的一般和特殊的特征,包括接收和产生信息、进行对话和使用沟通设备和技术。

沟通障碍(communication disorder)严重影响各类特殊需求儿童日常生活能力。沟通障碍是自闭症儿童的主要特征,而精神发育迟滞儿童由于认知障碍,导致理解及语言能力受限,影响了接收和发送信息的过程,从而产生不同程度地沟通障碍。脑瘫儿童由于肢体活动受限或伴有不同程度地认知障碍,同样会影响沟通能力。针对特殊儿童沟通能力的评估和干预已经受到越来越多专业人员的关注。

美国学者 Hidecker 等于 2011 年发布了沟通功能分级系统(Communication Function Classification System,CFCS),用于评价 2~18 岁脑瘫儿童沟通能力,包括Ⅰ~Ⅴ个级别,随着级别增高,沟通能力逐步下降,他们报道了 CFCS 评级在专业人员间信度为 Kw=0.66,专业人士与照顾者间的信度为 0.49,在大于 4 岁的研究对象中,CFCS 评级专业人员间的信度有所提高(Kw=0.77)。CFCS 目前已被翻译成 21 国文字。2017 年 Hidecker 等对具有沟通障碍的学龄前儿童(preschool children with communication disorders,PCCD)的 CFCS 评级开展效度研究,认为 CFCS 对 PCCD 具有良好的结构和预测效度,但是目前还没有文献报道 CFCS 在 PCCD 中的信度,中文版 CFCS 已被证实具有很好的信度和效度。

(二) CFCS 评级方法与标准

1. 介绍 CFCS 把日常沟通行为分成 5 个级别,如同 ICF 描述的那样,CFCS 关注的是活动和参与能力的表现。CFCS 评级可以由熟悉被评级对象沟通能力的家长、照顾者和/或专业人员评价其沟通能力的表现级别。成年或青少年可以自己评级,应基于在日常生活情境中的表现,而不是最佳状态下的能力进行分级。日常生活情境包括家里、学校和社区内。如果某些沟通过行为跨越多个等级,可能较难分级,应选择与最接近大多数场合中的日常表现的级别。评级时无需额外考量感知、认知和/或动机因素。

2. 操作定义 当信息被发送者传输出去,并且被接收者能够理解时,沟通行为便产生了。有效的沟通者可以自主互换发送者和接收者的角色,无关乎谈话内容、背景(如社区、学校、工作、家庭)或对象。

CFCS 评级时涉及所有的沟通方式,包括言语、手势与姿势、行为、目光注视、面部表情以及辅助沟通系统(augmentative and alternative communication,AAC)。辅助沟通系统包括(但不局限于)手语、图片、沟通板、书籍和沟通装置。

各分级之间的区别依据发送者和接受者角色的表现、沟通的速度、对象的类型,因此在使用 CFCS 分级系统时,需要牢记以下定义。

有效的发送者和接收者是指在发送和理解信息时可以实现流畅的角色转换。需要澄清或修正误解时,有效发送者和接收者会采用适当策略,如重复、改述、简化和/或扩展信息。如要加快沟通速度,特别是使用辅助沟通时,有效发送者在与熟人沟通时能选择使用语法不完全通顺、省略或简化的语句。

沟通速度是指理解和表达信息的流利程度。合适的沟通速度意味着沟通过程中很少有过长的等待时间或中断现象。

不熟悉的沟通对象,是指陌生人或者虽然相识但是很少有沟通的人。

熟悉的沟通对象指的是家属、照顾者和朋友,由于比较了解评级对象,所以他们之间的沟通可能更为有效。

3. 具体评级标准

(1) Ⅰ级:对于熟悉或不熟悉的对象,是有效的信息发送者和接收者。在大多数环境中,对大多数人,都可自主地进行信息发送者和接收者之间的角色轮换。能轻易地与熟悉或不熟悉的对象沟通,并且沟通速度适当。沟通中的误解可迅速被修正,并且不影响整体沟通效果。

(2) Ⅱ级:对于熟悉和/或不熟悉的对象,是有效但慢速的信息发送者和/或接收者。在大多数环境中,对大多数人,都可自主地进行信息发送者和接收者之间的角色轮换。但沟通速度较慢,可能使沟通互动难度增加。可能需要额外的时间来理解信息、组织信息和/或修正误解。与熟悉或不熟悉的对象沟通时产生的误解经常可被修正,且不影响最终沟通效果。

(3) Ⅲ级:对于熟悉的对象,是有效的信息发送者和接收者。在大多数环境中,与熟悉的对象沟通时,都可进行信息发送者和接收者之间的角色轮换(与不熟悉的对象则不可)。面对不熟悉的对象,沟通并非持续有效,而面对熟悉的对象则通常有效。

(4) Ⅳ级:对于熟悉的对象,是不连贯的信息发送者和/或接收者。不能连贯轮换信息发送者和接收者的角色。这种不连贯表现于不同的沟通角色中,包括:①偶尔有效的信息发送者和接收者;②有效的信息发送者,但是受限的信息接收者;③受限的信息发送者,但是有效的信息接收者。与熟悉对象的沟通有时有效。

(5) V级:甚至对于熟悉的对象,也很少是有效的信息发送者和接收者。发送和接收信息都受限。沟通很难被大部分人所理解。似乎不太能理解大部分人发出的信息。与熟悉的对象也很少有效沟通。

4. 各级别间的区别

Ⅰ级和Ⅱ级的区别:沟通的速度。Ⅰ级,以适当的速度进行沟通,理解、组织信息或修正误解时,很少或没有延时。Ⅱ级,有时需要额外的时间。

Ⅱ级和Ⅲ级的区别:速度和沟通对象的类型。Ⅱ级,与所有沟通对象都是有效的信息发送者和接收者,但速度有问题。Ⅲ级,与熟悉的沟通对象可以持续有效沟通,但与大多数不熟悉的对象则不可以。

Ⅲ级和Ⅳ级的区别:与熟悉的对象沟通时,轮流转换发送者和接收者角色是否能够持续。Ⅲ级,与熟悉对象沟通时,通常可以是有效的信息发送者和接收者。Ⅳ级,与熟悉对象的沟通不能持续连贯。可能在发送和/或接收信息时产生困难。

Ⅳ级和Ⅴ级的区别:与熟悉对象沟通时的困难程度。Ⅳ级,和熟悉对象有时可以有效发送和接收信息。Ⅴ级,就算是和熟悉的对象,也很少能有效沟通。

（三）信度和效度研究

以 2017 年 5 月—2017 年 10 月在复旦大学附属儿科医院康复中心以及上海市董李凤美康健学校的脑瘫和具有沟通障碍的学龄前儿童(preschool children with communication disorders,PCCD)为研究对象。纳入对象中脑瘫儿童年龄范围为 2~18 岁,PCCD 包括精神发育迟滞、孤独症谱系障碍、功能性构音障碍以及语言发育迟缓等儿童。排除具有严重听力和视力障碍者和汉语非主要沟通用语家庭。共计 139 名儿童纳入研究,其中脑瘫儿童 80 名,PCCD 59 名;男性 91 名,女性 48 名;平均(4.7 ± 3.2)岁,范围 2.0~15.8 岁,2~4 岁 74 例,大于 4 岁 65 例。通过分析言语语言治疗师(speech and language therapist,SLT)与照顾者间以及照顾者间的 CFCS 评级结果确定不同评价者间信度;以儿童残疾评定量表(Pediatric Evaluation of Disability Inventory,PEDI)中的社会功能分区尺度分为效标确定 CFCS 的平行效度。

139 个纳入对象家庭中,有 102 个家庭至少有 1 名照顾者参与了 CFCS 评估,有 48 个家庭有两名照顾者参与了 CFCS 评估,SLT 与照顾者以及照顾者间 CFCS 评级具有良好的评估者间信度(Kw=0.83 和 Kw=0.85)。在脑瘫儿童和 PCCD 中,CFCS 评级 SLT 与照顾者间以及照顾者间信度值 Kw 在 0.82~0.88 之间;小于 4 岁儿童的 CFCS 评价在 SLT 和照顾者间的信度为 Kw=0.77,而照顾者间的信度为 Kw=0.90,大于 4 岁儿童的 CFCS 评级在 SLT 和照顾者间的信度为 Kw=0.87,照顾者间的信度为 Kw=0.74。139 例纳入对象 SLT 的 CFCS 级别与 PEDI 社会功能项目的尺度化分之间的相关系数为 –0.81。研究表明,中文版 CFCS 在脑瘫儿童和 PCCD 中都具有良好的评价者间信度和平行效度,可以有效地对上述儿童进行沟通功能分级。

（四）CFCS 的临床应用

CFCS 是用于各专业针对沟通功能评价以及科研的重要参考指标,可以判断沟通手段的效用,如AAC;对比不同沟通环境、沟通对象和/或沟通任务对于沟通水平的影响;选择针对沟通功能的康复干预目标。

王新莹等应用扩展版粗大运动功能分级系统(Expanded and Revised Gross Motor Function Classification System,GMFCS-ER)、幼儿手功能分级系统(Mini-Manual Ability Classification System,Mini-MACS)及手功能分级系统(Manual Ability Classification System,MACS)、CFCS 对 119 例 2~18 岁脑瘫儿童和青少年进行粗大运动功能、手功能、沟通能力进行评定分级。结果显示 63.9% 的儿童和青少年粗大运动功能分级系统 Gross Motor Function Classification System,GMFCS)分级和 54.7% 儿童和青少年 CFCS 分级处于Ⅰ和Ⅱ级,52.9% 的 MACS 分级为Ⅱ级和Ⅲ级,偏瘫患儿的 3 种功能大多集中在Ⅰ~Ⅲ级;119 名对象中有 22 名(18.5%)具有相同的 3 种功能分级水平;3 种功能分级间具有中等程度相关性(r=0.62~0.70,P<0.001)。因

此以上 3 个分级系统是相互补充且相互影响,仅使用 1 个功能分级系统并不能十分贴切地描述脑瘫儿童和青少年的整体活动功能状态。

（五）使用注意事项

CFCS 评级注重日常生活环境中的沟通能力表现,本身不是一项测试,不属于在标准状态下的沟通能力评估。CFCS 依据评级对象目前沟通表现的有效性进行分级归类,目前没有证据表明可以预测沟通能力的发展趋势,也不能解释任何导致沟通功能差异的潜在原因,比如认知、动机、躯体、言语、听力和/或语言问题,同样不能评估能力提高的潜能。

（六）量表联系单位与联系人

复旦大学附属儿童医院,史惟。

（史 惟）

参 考 文 献

［1］SHALASH WM,BAS-SAM M,SHAWLY G.Interactive system for solving children communication disorder ［C］//International Conference of Design,User Experience,and Usability. Springer,Berlin,Heidelberg,2013:462-469.

［2］YODER P,WOYNAROSKI T,FEY M,et al. Effects of dose frequency of early communication intervention in young children with and without Down syndrome ［J］. American Journal on Intellectual and Developmental Disabilities,2014,119（1）:17-32.

［3］HIDECKER MJC,PANETH N,ROSENBAUM PL,et al. Developing and validating the Communication Function Classification System for individuals with cerebral palsy ［J］. Developmental Medicine & Child Neurology,2011,53（8）:704-710.

［4］HIDECKER MJC,CUNNINGHAM BJ,THOMAS-STONELL N,et al.Validity of the Communication Function Classification System for use with preschool children with communication disorders ［J］. Developmental Medicine & Child Neurology,2017,59（5）:526-530.

［5］王燕娜,史惟.复旦中文版沟通功能分级系统的信度和效度研究［J］.中国循证儿科杂志,2017,12（5）:321-327.

八、语言发育迟缓检查法（S-S 法）

（一）概述

语言发育迟缓检查法（Sign-Significate reations）是日本音声言语医学会语言发育迟缓委员会小寺富子等以语言障碍儿童为对象,于 1977 年开始研制试用,1980 通过试案并发表,于 1987 年对 238 名儿童进行测试取得了正常数据,增加了语言前阶段的检查项目,1989 年正式更名为 S-S（Sign-Significate relations）语言发育迟缓检查法（简称 S-S 检查法/S-S 法）。S-S 检查法能比较全面地对 1~6.5 岁各种儿童语言障碍进行评价并对引起语言障碍密切相关的交流态度和非言语功能进行评价。

1991 年我们将此方法引进国内,1993 年按照汉语的语言体系和文化习惯研制了汉语版 S-S 检查法试用于临床。2001 年经过对 298 名正常儿童的测试取得正常儿童的数据正式应用于临床。目前 S-S 法是国内较为广泛应用的儿童语言评价方法。

（二）S-S 检查法的原理和适应证

从认知研究的角度，一般将语言行为分为语法规则、语意、语言应用三方面。S-S 法是依照此理论对语言发育迟缓儿童进行评定的，在 S-S 法中对"符号形式与指示内容关系""促进学习有关的基础性过程"和"交流态度"进行评定，并对其语言障碍进行诊断、评定、分类和针对性地治疗。S-S 法适合各种原因所引起的语言发育迟缓，原则上适合 1~6.5 岁的语言发育迟缓儿童，有些儿童的年龄已超出此年龄段，但其语言发展的现状如不超出此年龄段水平，也可应用。另外，学龄前的儿童获得性失语症也可以参考应用。

（三）S-S 检查法的构成和优点

检查内容包括符号形式与指示内容关系、基础性过程、交流态度三方面进行综合评价。但以言语符号与指示内容的关系评价为核心，后者的比较标准分为 5 个阶段（表 3-18）。将评价结果与正常儿童年龄水平相比较，可发现语言发育迟缓儿童。

1. **第一阶段——事物、事物状态理解困难阶段**　此阶段语言尚未获得，并且对事物、事物状态的概念尚未形成，对外界的认识尚处于未分化阶段。此阶段对物品的抓握、舔咬、摇动、敲打，一般为无目的性。例如，拿起铅笔不能够做书写操作而放到嘴里舔咬。另外对于自己的要求，不能用某种手段来表现，这个阶段的儿童，常可见到身体左右摇晃、摇摆、旋转等；正在干什么突然停住、拍手或将唾液抹到地上、手上等反复的自我刺激行为。

2. **第二阶段——事物的基本概念**　此阶段虽然也是语言未获得阶段，但是与阶段一不同的是能够根据常用物品的用途大致进行操作，对于事物的状况也能够理解，对事物开始概念化。

3. **第三阶段——事物的符号**　此阶段为符号形式与指示内容关系开始分化。语言符号大致分为两个阶段，即具有限定性的象征性符号，也就是手势语；幼儿语阶段及与事物的特征限定性少的任意性较高的成人语阶段。

4. **第四阶段——组句及语言规则（非可逆态）**　本阶段能将某事物，事态用 2~3 个词组合连成句子。此阶段中又将两词句和三词句分成两个阶段。

5. **第五阶段——主动语态及被动态**　能够理解三词句表现的事态，但是与阶段 4-2 的三词句不同的是所表现的情况为可逆。5-1 阶段为主动语态，如："乌龟追小鸡"。5-2 为被动态，此阶段中要求能理解事情与语法规则的关系，如："小鸡被乌龟追"等（表 3-19）。

表 3-19　符号形式与指示内容关系的阶段

阶段	内容	阶段	内容
第一阶段	对事物，事态理解困难	第四阶段	词句，主要句子成分
第二阶段	事物的基础概念	4-1	两词句
2-1	功能性动作	4-2	三词句
2-2	匹配	第五阶段	词句，语法规则
2-3	选择	5-1	语序
第三阶段	事物的符号	5-2	被动语态
3-1	手势符号（相关符号）		
3-2	言语符号		
	幼儿语言（相关符号）		
	成人语言（任意性符号）		

（四）检查顺序

一般较差的患儿应从头开始，为了节省时间，对年龄较大或水平较高的患儿没有必要进行全部的检查，可按以下顺序：

（1）可用图片检查的患儿：可用实物进行检查（1）~（2）。

（2）可用图片检查的患儿，在 3-2 阶段以上，用图片检查单词—词句检查。

（3）发育年龄在 3 岁以上、能进行日常会话者，进行阶段 4~阶段 5，以词句检查为主。

（五）儿童语言发育迟缓的评价总结、诊断和分类

1. 评定总结和诊断 检查结束后，要对检查结果和问诊情况进行分析、综合各种信息。S-S 法检查结果显示的阶段要与实际年龄语言水平阶段进行比较，如低于相应阶段，可诊断为语言发育迟缓，各阶段与年龄的关系见表 3-20、表 3-21。

表 3-20 符号形式-指示内容的关系及年龄可通过阶段

年龄	1.5~<2.0 岁	2.0~<2.5 岁	2.5~<3.5 岁	3.5 岁~<5 岁	5~6.5 岁
阶段	3-2	4-1	4-2	5-1	5-2
	言语符号	主谓 + 动宾	主谓宾	语序规则	被动语态

表 3-21 基础性过程检查结果（操作性课题）与年龄阶段对照表

年龄	镶嵌图形	积木	描画	投入小球及延续性
5 岁以上			◇	
3 岁 6 个月~4 岁 11 个月			△、□	
3 岁~3 岁 5 个月	10 种图形 10/10+		+、○	
2 岁~2 岁 5 个月	10 种图形 7/10+	隧道		
1 岁 9 个月~1 岁 11 个月	6 种图形 3/6~4/6	排列	I、–	
1 岁 6 个月~1 岁 11 个月	3 种图形 3/3+	堆积		+
1 岁~1 岁 5 个月				部分儿童 +

2. 分类

（1）按交流态度分类：分为两群，I 群，交流态度良好；II 群，交流态度不良。

（2）按言语符号与指示内容的关系分群：原则上适用于实际年龄 3 岁以上儿童。分为 ABC 3 个主群（图 3-1）。但是要注意到这种分群并不是固定不变的，随着语言的发展，有的从某一症状群向其他的症状群过渡。

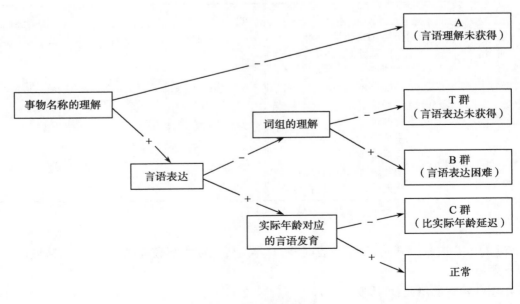

图 3-1 语言理解表达症状分类图

根据言语符号与指示内容的相关的检查和操作性课题(基础性过程)的完成情况相比较,将以上的 A 和 C 群又分为 6 个亚群。

A 群:言语理解未获得,符号与指示内容关系的检查在 3-1 阶段以下,不能理解口语中的名词。

A 群 a:操作性课题与符号形式与指示内容的相关检查均落后于实足年龄。

A 群 b:操作性课题好于符号形式与指示内容的相关检查。

T 群(口语表达未获得)单词的理解尚可,但是音声言语符号的表达不能完成。

(1) 定义:从理解的角度来说,儿童处于符号形式-指示内容关系 3-2(音声言语符号)阶段。不能进行音声言语符号的表达。也就是说,处于单词水平的口语理解可以完成,但是尚没有口语表达的状态。

在 A 群(言语符号理解尚未掌握)的儿童,如果进展到可以理解言语符号,但是仍无法进行口语表达的状态,他们将属于 T 群(口语表达未获得)。差不多当口语表达逐渐可以完成时,儿童将转归于 C 群(语言发育落后于实际年龄)的状态。这虽然是一个非常短暂的过程,但在正常儿童中也可以看到这种状态。

B 群:口语表达困难,无亚群,但应具备以下条件和言语表达困难条件。①实足年龄在 4 岁以上; ②词句理解在 4-1 阶段以上;③一般可以用数个词表达(大致可以用 10 个以上有意义的词表达);④言语模仿不可,或有波动性;⑤b~d 状态持续 1 年以上;⑥无明显的运动功能障碍。

C 群:语言发育落后于实际年龄,条件为言语符号与指示内容相关检查在 3-2 阶段以上。亚项分类。

C 群 a:动作性课题和言语符号与指示内容相关的理解和表达全面落后。

　　　动作性课题 = 言语符号的理解 = 表达。

C 群 b:动作性课题好于言语符号与指示内容的相关情况。

　　　动作性课题 > 言语符号的理解 = 表达。

C 群 c:言语符号的理解好于表达,操作性课题检查基本与言语符号理解相当。

　　　动作性课题 = 言语符号的理解 > 表达。

C 群 d:言语符号表达尚可,但理解不好,此亚群多见于孤独症或有孤独倾向的儿童。

3. **鉴别诊断**　语言发育迟缓基本表现是不能说话、说话晚或不能理解别人说话的状态,智力低下、自闭症、听觉障碍等均可引起语言发育迟缓,脑瘫孩子也可能存在语言发育迟缓,因此早期发现语言发育迟缓和及时康复很重要。

临床上最常见的语言发育迟缓是由于大脑功能发育迟缓的儿童,也常见于基因异常儿童,这些儿童除了语言的问题之外大多还伴随其他方面的表现,在诊断时要引起注意。

孤独症儿童除了语言的表现落后或明显落后,还会出现一些特征性的言语,如刻板语言,人称代词的应用错误,新语和沟通困难等,还有明显的注意力不集中,不同程度地行为异常,这些方面在 S-S 法中也有评价项目,使我们能够注意到孤独症的存在或孤独症倾向存在。临床上听觉障碍患儿大多是以说话晚、不会说话等主诉来就诊,这时首先应排除是否为听觉障碍所致。中度和重度听力会造成语言发育迟缓,即便是轻度耳聋,有时也会对语言发育造成较大的影响。如果考虑是听觉障碍,首先一定要详细地进行听力检查,避免错误地认为是注意力严重不集中所致。

父母在注意到孩子语言落后大多在学龄前。1~2 岁幼儿期,不能讲话,但理解方面基本正常,这样就诊病例也不少见。口语表达发育落后于理解发育这种现象在正常的孩子也可见到,常常见于男孩,多数没有必要训练。可向父母做一下解释或指导,随着年龄增长,言语会逐渐增加而达到正常。尽管没有必要马上进行训练,但是需要做 S-S 语言发育迟缓检查和观察,随着年龄增加,语言发育达到正常,其中一部分直到 4、5 岁都存在构音发育迟缓,有的移行为功能性构音障碍。如果是年龄比较小的孩子,如果怀疑语言发育迟缓,需要孩子有必要每隔 3 个月到半年复查 1 次,以便观察语言发育情况,使孩子的语言问题得到及时干预。

(六) 联系单位及联系人

中国残疾人联合会,李胜利。

(李胜利)

参 考 文 献

［1］小寺富子,仓井成子,里村爱子.(S-S法)言语发育迟缓检查手册［M］.东京:言语发育迟缓检查法作成委员会,1987.
［2］小寺富子,仓井成子,里村爱子.(S-S法)言语发育迟缓检查手册:修订版［M］.4版.东京,言语发育迟缓检查法作成委员会,1998.
［3］李胜利.言语治疗学［M］.北京:华夏出版社,2004.
［4］李胜利.语言治疗学［M］.北京:人民卫生出版社,2008.
［5］陈卓明.语言治疗学［M］.3版,北京:人民卫生出版社,2018.

九、汉语沟通发展量表（CCDI）

（一）概述

汉语沟通发展量表（Chinese Communicative Development Inventory,CCDI）可用于8~30个月龄说普通话和广东话儿童早期语言发展的评估,方法是采用父母报告形式。

1. 量表的来源和意义　在儿童语言发展早期,儿童能够理解的词汇要比会说的词汇多很多。如果要对儿童早期语言进行研究,我们就必须研究儿童的语言理解。而"儿童语言理解"不像"语言表达"容易获得资料。20世纪90年代早期开始,一组美国学者采用系统的父母问卷形式,对儿童的早期词汇发展进行调查,开发了儿童早期语言词汇的词库,建立了"MacArthur沟通发展量表"（MacArthur-Bates Communicative Development Inventory,MCDI）。

MCDI是为美国说英语儿童设计的。不用对儿童直接测试,而是要求父母对词汇表中所列的词汇进行判断。此词汇表是按照不同词汇类型进行分类的。MCDI含有两个量表,一个用于发育正常的8~16个月婴儿（沟通发展量表:词汇和手势）,另一个用于16~30个月的幼儿（沟通发展量表:词汇和句子）。

英语原版的沟通发展量表,婴儿表（词汇和手势）含有396个词条;幼儿表（词汇和句子）含有680个词条。完成此表大约需要40分钟,因此不适合用于筛查。Fenson等人于2000年制定了CDI的短表,此"短表"是在原长表的基础上,筛选出大约100个词条,并且分别进行了标准化。更适合保健所医生对儿童的语言发展进行一般的筛查。

2. 量表编制的目的　"汉语沟通发展量表"的标准化,得到了CDI咨询委员会同意授权,并参照了MCDI的设计模式,根据汉语语法现象和中国儿童文化背景进行了适当修改。并同时进行了普通话和广东话两个版本的标准化。此项标准化工作得到了中国香港政府基金（RGC102002906）的资助,同时也得到了美国国家自然科学基金会（0350272）的支持。该项目是由Paul Fletcher、Twila Tardif等负责。普通话和广东话版本的资料采集分别在中国北京和中国香港完成。此量表的标准化的前期工作,在1994年已经开始,标准化的资料采集工作在2000—2002年完成。

2008年量表的使用手册在北京大学医学出版社正式出版。书名《汉语沟通发展量表使用手册:普通话和广东话版本》。同时出版了英文版的使用手册 *User's Guide and Manual for the Chinese Communicative Development Inventories*（主编Twila Tardif,et al）。

此量表可用于8~30个月儿童的语言理解、语言表达、动作手势等沟通能力的测评,还可以用于评估存在语言障碍的年龄较大的儿童。尤其可用于评估语言治疗的效果。

（二）量表的结构

共有两个量表:"汉语沟通发展量表-词汇和手势"和"汉语沟通发展量表-词汇和句子",两个量表分别有普通话版和广东话版。每个量表又分筛查量表(也叫短表)和诊断量表(也叫长表)。筛查量表测评时间大约需要 10~15 分钟,诊断量表约需要 30~40 分钟。

汉语沟通发展量表(长表)各部分的项目见表 3-22。

表 3-22 汉语沟通发展量表(长表)各部分的项目

项目	PCDI(北京 普通话版)	CCDI(中国香港 广东话版)
词汇和手势		
第一部分 早期对语言的反应(用于 8~16 月龄)		
A. 初期对语言的反应	3	3
B. 听懂短语	27	27
C. 开始说话	4(8)	4(8)
D. 词汇量表	411 个词汇(20 类别)	388 个词汇(19 类别)
听懂/会说		
第二部分 动作和手势		
手势数量共计(最高得分)	43(54)	54(65)
A. 初期沟通手势	11(22)	11(22)
B. 游戏和常规	5	5
C. 互动动作	15	14
D. 假扮游戏	5	9
E. 模仿成人动作	7	15
词汇和句子(用于 16~30 个月)		
第一部分 词汇量表		
词汇量表	799 个词汇(24 类别)	800 个词汇(24 类别)
第二部分 从词汇到句子		
A. 儿童怎么使用词汇	5(10)	5(10)
B. 句子和短语	4(8)	5(10)
C. 词语组合	最长句子的平均值	最长句子的平均值
D. 复杂性	27	26

(三) 量表的内容和评分

下面以普通话版为例介绍量表(长表)的内容和评分方法:

"汉语沟通发展量表:词汇和手势"用于 8~16 月的婴儿。此表含有两大部分内容:第一部分的早期对语言的反应和第二部分的动作和手势。

第一部分:早期对语言的反应(分 A、B、C、D 四大项内容)

A. 初期对语言的反应(3 项):

(1) 叫他的名字时会有反应(例如:转向及看声音来源的方向)

(2) 别人说"别 ××/不许 ××"时会有反应(例如:暂停做某件事)

(3) 当听到"妈妈/爸爸在哪里?"会向周围找。

此部分包含有 3 个短语,是想了解孩子是否对一些句子有简单的反应。询问父母,他们的孩子是否对表中所列的例句有反应。如果孩子对所列例句有反应,在表中标记"有"。每项得 1 分,最高得分 3 分。

B. 听懂短语:此部分含有 27 个短句,并不要求孩子对短句中每一个词都理解。只要孩子对所听到的短句有简单的、适当地反应就算"听懂"。每项 1 分,最高得分 27 分。

C. 开始说话的方式:询问家长表中所列项目,如果小孩"有时会",标记"有时",得 1 分;如经常这样表达,标记"经常",得 2 分。如还没有,标记"从不",为 0 分。

D. 词汇量表:共 411 个词汇,为方便家长回忆和判断,将这些词汇分为 20 大类。每类词的安排顺序按照难易程度排列。要求家长判断自己的孩子对表中所列词汇是属于"不懂""听懂"还是"会说"。如果判断孩子对某一个词为"听懂",关键是看孩子对这个词是否能够理解。如判断孩子"会说",并不要求孩子像大人一样说得那么清楚,孩子的发音只要能接近成人的发音即可。将小孩"听懂"和"会说"的词汇相加,为该小孩能够"听懂"词汇的数量。"听懂"或"会说"词汇的最高得分均为 411 分。

第二部分:动作和手势(分 A、B、C、D、E 四项动作手势)

当婴儿刚开始学习沟通的时候,他们经常用手势去表达他们的思想和愿望。选出以下哪些项目可以是您孩子平时所做的动作:

A. 初期沟通手势:是孩子日常生活中用来沟通的一些简单手势。家长对表中所列项目进行判断,看这些手势孩子平时是属于"还没有"做过,"有时"做过,还是能够"经常"做。"有时"得 1 分;"经常"得 2 分;"还没有"得 0 分。最高得分 22 分。

B. 游戏和常做的事:每一种游戏如果选择"有",得 1 分,此项最高得 5 分。这些游戏不要求孩子自己主动去做,只要孩子能够参加进来就可以。比如"追逐游戏",孩子可能还不会走,但她可以在学步车里做这个游戏即可。

C. 动作:孩子无论使用真的或玩具做这些动作都可以。不要求孩子做得准确,只要有一定的动作就算会。会一种动作得 1 分,此项最高得 15 分。

D. 模仿做父母:是孩子会对毛毛动物、娃娃,甚至对其他小朋友或父母做的。孩子模仿父母通常对孩子本人的一些动作。每会做一种动作得 1 分,最高得分为 5 分。

E. 模仿成人动作:是孩子在自己身上或在她日常生活环境中做的一些动作。此项最高得分为 7 分。此部分共含有 43 项动作和手势,可以累积计分,也可以分项计分。最高得分 54 分。

"汉语沟通发展量表:词汇和句子"用于 16~30 个月的幼儿。

此表含有两大部分内容,第一部分:词汇;第二部分:从词汇到句子。

第一部分:词汇量表

"词汇和句子"在"词汇和手势"基础上又增加了词汇数量,也增加了词汇种类。此词汇表中列出了799 个词汇,分为 24 类。

除了上述 20 个类词汇,还增加了:外面的地方(如:公园、医院、商店等)、助词(如:能、想、可以等)、句尾虚词(如:啦、嘛、呢等)和连词(如:和、因为、所以、那么等)4 类词汇。

因为词汇量多,量表形式和上述量表相似,这里就不再具体列出。

此量表家长只判断孩子是否"会说",不需要判断是否"听懂"。判断"会说"词汇的标准和上一个量表相同。此项每个词汇"会说"得 1 分,最高得分 799 分。

第二部分:从词汇到句子

这一部分分 A、B、C、D 四项内容。询问家长小孩是怎样使用词汇,以及近期说过的一些有特征性的句子。

A. 小孩怎么使用词:此部分有 5 个有关孩子说话内容的问题,包括是否说一些不在眼前的物品,一些过去发生的事,以及将要发生的事等。

B. 句子和语句:此部分是要了解孩子是否使用一些特殊的语法功能词汇。表中询问两种功能词汇(量词和所有格)是否会说,以及两种说话的型式。

C. 组词:此部分含两个内容。第一个问题,是询问家长,孩子是否能将 2 个或更多的词组成句子(比如:吃饼干)。如果回答是"有时会"或"经常会",就要求家长举出孩子最近说过的 3 个最长的句子。列举的 3 个句子必须是孩子自发说出的。最后算出 3 个句子的平均句子长度。

D. 复杂性:此部分含有 27 个问题。每个问题含有 2~5 个句型,每组问题表达的意思相同,但语法结构由简单到复杂依次排列。家长根据孩子近期的表达方式进行选择一种与孩子近期说话方式最接近的一种。如果还没有开始组词的孩子,此项全部得 0 分。如果选择序号左边的标记,该项得 0 分,其他选择依次为 1、2、3、4 或 5 分,此项最高得分 81 分。如表示"某东西不见,没、没有了、(车)没有了"。

常模:由于语言发展有性别差异,每个量表的每项常模标准都分为"男童""女童"。用百分数方法表示。比如词汇和手势量表的词汇理解的常模百分位数见表 3-23。

表 3-23 PCDI(北京)"词汇和手势""词汇理解"的百分位数(女童)

百分位/%	儿童月龄								
	8	9	10	11	12	13	14	15	16
99	267	309	342	367	383	394	401	405	408
95	209	251	288	321	346	366	380	390	397
90	176	214	251	286	316	341	360	375	386
85	159	194	230	265	296	323	345	362	376
80	152	185	218	251	282	309	332	351	367
75	144	175	207	240	271	298	323	343	359
70	132	162	193	225	256	285	310	332	350
65	112	141	172	205	239	270	299	323	344
60	104	131	162	194	227	259	289	315	336
55	97	123	152	184	217	250	280	307	330
50	84	110	139	172	207	242	275	304	329
45	78	102	130	163	198	233	267	298	324
40	66	88	116	148	184	221	257	290	318
35	59	80	106	137	172	210	247	281	312
30	54	73	97	127	160	196	233	268	300
25	42	59	81	109	143	181	220	259	294
20	32	47	66	92	124	162	203	245	283
15	23	35	52	75	106	144	187	232	275
10	16	25	38	58	86	122	165	213	260
5	8	14	22	35	55	84	122	169	221

(四) 短表(筛查表)的内容和评分

短表的词条来源是按照英语原版的方法,从各自"长表"的条目中选取。

1. **普通话"词汇和手势"短表** 含有 5 个短句和 106 个词汇。适用于 8~16 个月的婴儿。与长表一样,家长对表中所列的词汇逐一进行判断,看孩子是属于"听懂"还是"会说"。"听懂"和"会说"标准与长表相同。

2. **普通话"词汇和句子"短表** 含有 113 个词汇和 2 语句。适用于 16~30 个月的幼儿。家长对表中所列的词汇逐一进行判断,判断"会说"的标准与幼儿长表相同。最高得分 113 分。

短表用于筛查,结果不分性别,男女童一个标准。也用百分位数表示,低于第 10 个百分位建议用"长表"(诊断量)表进一步评估。

(五) 量表的技术信息

1. **量表的标准化研究样本量** 普通话版本"词汇和手势"量表每组 70~72 名,共 636 名;"词汇和句子"每组 69~72 名,共 1 056 名。广东话版本"词汇和手势"量表每组 68~76 名,共 638 名;"词汇和句子"量表,每组 61~74 名,共 987 名。

2. 量表的信度 采用 3 种方式对信度进行评估:内部一致性(量表中的所有条目在条目测量的是同一种能力的可能性)和平均值的标准误两项在手册中有详细描述。

量表的重测信度:北京在首次测验的 4~6 周后,又抽选了其中 240 名婴幼儿,对他们再次进行测验。每个年龄组重测 10 人,男女各半。在中国香港,首次测验之后约 1 个月时,抽选了其中 142 名婴幼儿(男女各半),对他们再次进行测验。"词汇和手势"中国北京、中国香港两地重测相关系数见表 3-24。

表 3-24 PCDI/CCDI "词汇和手势"各部分的重测相关系数

项目	PCDI(北京)(n=90)		CCDI(中国香港)(n=48)	
	双变量相关	偏相关	双变量相关	偏相关
第一部分:词汇	0.74	0.53	0.81	0.73
A. 最初对语言的理解	0.45	0.42	0.56	0.50
B. 短语理解	0.67	0.53	0.76	0.69
C. 开始说话	0.76	0.57	0.58	0.42[*]
D. 词汇表				
词汇理解	0.75	0.76	0.80	0.73
词汇表达	0.93	0.91	0.89	0.77
第二部分:手势	0.87	0.64	0.87	0.75
A. 早期的沟通手势	0.79	0.60	0.70	0.48
B. 游戏与日常活动	0.69	0.62	0.63	0.60
C. 互动动作	0.82	0.56	0.88	0.77
D. 假扮游戏	0.77	0.63	0.65	0.55
E. 模仿成人行为	0.81	0.56	0.81	0.68

注:除标注 [*]P<0.05 之处外,所有相关系数在 P<0.001 水平上显著。

"词汇和句子"量表的相关系数甚至更高,"词汇表达"为 r=0.94,"怎样使用词"为 0.81,"句子结构标识"为 0.90,"组词"为 0.85,"句子复杂性"为 0.94。

3. 量表的效度 分析了量表的表面效度、内容效度、聚合效度和同时效度。同时效度的普通话版本(PCDI)与格塞尔发育量表-语言量表进行了比较;广东话版本(CCDI)与瑞奈尔语言发展测验进行了比较,具体见 3-25。

表 3-25 PCDI "词汇与手势"与格塞尔发育量表:"操作"与"语言"间的相关(n=36)

项目	操作	语言
第一部分:词汇		
理解或"会说"	0.27	0.36[*]
只是"会说"	0.08	0.55[**]
第二部分:手势	0.18	0.30[#]

注:[#]. 不显著,P<0.10;[*].P<0.05;[**].P<0.01;格塞尔量表的"操作"和"语言"间的 Pearson 相关仅为 0.39,P<0.05。

普通话版本的 38 名 12 个月儿童参加了格塞尔发育量表测试,测试包括格塞尔量表的"操作"(适应行为)和"语言"两部分。

普通话版有 60 名分别是 11、18 和 30 个月龄的儿童参加了格塞尔发育量表的测试,测试项目包括格塞尔量表的适应行为和语言部分。表 3-26 显示了 PCDI"词汇和句子"与格塞尔"适应行为"和"语言能力"测试结果的相关性分析结果。

表 3-26 PCDI "词汇与句子"与"格塞尔发育量表:操作与语言"间的相关(n=60)

项目	操作	言语	项目	操作	言语
第一部分:词汇			**第二部分:句子**		
词汇表	$0.11^{\#}/0.51^{*}$	$0.32^{*}/0.76^{*}$	A. 儿童如何使用句子	$0.20^{\#}/0.39^{*}$	$0.42^{*}/0.60^{*}$
			B. 句子与短语	$0.20^{\#}/0.54^{*}$	$0.37^{*}/0.69^{*}$
			C. 复杂性	$0.12^{\#}/0.50^{*}$	$0.36^{*}/0.78^{*}$

注: $\#$. 不显著; $*$. $P<0.05$。每对数字的第一个表示二变量简单相关,第二个表示去除年龄后的偏相关。

广东话版有 99 名月龄为 11、12 和 15 个月的儿童参加了的瑞奈尔语言发展测验的测试。得到两个分数:理解性得分和表达性得分。结果见表 3-27。

表 3-27 CCDI(中国香港)"词汇与手势"各部分与瑞奈尔测验得分之间的相关(n=42)

项目	理解性得分	表达性得分	项目	理解性得分	表达性得分
第一部分:词汇	$0.45/0.32^{*}$	$0.37/0.24^{\#}$	**第二部分:手势**	0.47/0.16	0.53/0.35
A. 语言理解的最初表现	$0.07^{\#}/{-}0.06$	0.03 (/−0.07)	A. 早期沟通手势	0.46/0.21	0.59/0.46
B. 短语理解	0.42/0.32	0.27 (/0.15)	B. 游戏与日常活动	$0.37^{*}/0.29^{*}$	0.45/0.39
C. 开始说话	$0.32^{*}/0.18$	0.48/0.39	C. 互动动作	0.51/0.24	0.41/0.20
D. 词汇表			D. 假扮游戏	0.02 /−0.22	0.20/0.06
理解的词	$0.43/0.30^{*}$	0.41/0.30	E. 模仿成人的行为	0.44/0.09	0.40/0.16
表达的词	0.43/0.28	0.64/0.57			

注:除标注之处外,所有的相关都在 $P<0.01$ 水平上显著。 $*$. $P<0.05$; $\#$. 不显著。

(六)汉语沟通发展量表使用注意事项

1. "汉语沟通发展量表"的优势是汇集了 8~30 个月龄儿童几乎所能用到的绝大部分词汇,它比其他类似量表的词汇更加丰富。并将其分类和按期难易程度进行了编排,使家长更容易判断。其中"词汇和手势"量表,列举了 8~16 个月龄儿童常用的 43 个动作和手势(广东话版本 54 个),对早期语言沟通能力的评估具有非常重要的意义。

2. 此量表主要用于 8~30 个月龄儿童语言发育水平的筛查和诊断,适用于儿童保健门诊、儿童发育行为评估门诊和儿童康复门诊。尤其是儿童语言康复、聋儿语言康复效果的评估等。

3. 在语言康复门诊,不仅适合于 8~30 月龄儿童,也可用于年龄较大,语言落后的儿童。

4. 标准值的参考。普通话量表"长表"主要使用本量表中的附录 A1-16;广东话量表"长表"主要使用本量表中的附录 B1-16。简表(也叫短表)标准值参考本量表中的附录 E 和 F。

5. 此量表是问卷形式,使用者在用前详细阅读使用手册,加以适当练习就可以使用,不需要参加现场培训。

(七)量表联系人和联系方式

"汉语沟通发展量表使用手册:普通话和广东话版本"和英文版的使用手册 *User's Guide and Manual for the Chinese Communicative Development Inventories*,主编 Twila Tardif,Paul Fletcher,张致祥,梁卫兰,北京

大学医学出版社出版。

联系人：梁卫兰，史菀筠。

联系方式：北京大学第一医院儿科儿童健康发展中心，邮编 100034。E-mail：liangweilanzy@163.com。

（梁卫兰）

参 考 文 献

［1］ FENSON L，DALE P，REZNICK JS，et al. MacArthur Communicative Development Inventories：user's guide and technical manual［M］.San Diego：Singular Publishing Group，1993

［2］ FENSON L，PETHICK S，RENDA C，et al.Short form versions of the MacArthur Communicative Development Inventories［J］. Applied Psycholinguistics，2000，21，95-115.

［3］ TARDIF T，FLETCHER P. 汉语沟通发展使用手册［M］.张致祥，梁卫兰，译 . 北京：北京大学医学出版社，2008.

［4］ 苏怡，谢帆 . 汉语孤独谱系障碍儿童早期及沟通发展水平研究［J］.语言与文字应用杂志，2018，2：118-127.

［5］ 苏怡，谢帆 . 学龄前孤独谱系障碍儿童词汇习得的量表研究［J］.语言与文字应用杂志，2016，3：61-68.

［6］ 卢珊，崔莹，王争艳，等 . 看电视时间与婴幼儿语言、情绪社会性发展的关系———一项追踪研究［J］. 学前教育研究杂志，2018，11：15-26.

［7］ 曹敏辉，王萌，牛静，等 .130 例婴幼儿认知语言运动发育与性别的关系研究［J］.中国妇幼健康研究杂志，2017，28（11）：1341-1342.

十、汉语阅读技能诊断测验（CRSDT）

（一）概述

汉语阅读技能诊断测验（Chinese Reading Skill Diagnostic Test，CRSDT）由杨志伟于 1996 年为汉语儿童阅读障碍（reading disorder，RD）的研究与临床标准化诊断而进行的原创性编制。

1. 测验编制的原理与理论依据　在我国一直缺乏对汉语阅读障碍标准化诊断评定的有效方法，对其临床诊断尚停留在一般印象和经验方法的水平上。中国精神疾病分类方案与诊断标准第 2 版修订本（classification and diagnostic criteria of mental disorders in china-second-revised edition，CCMD-2-R）中，仅参照国际疾病分类（international Classification of diseases，ICD）第 10 次修订本《疾病和有关健康问题的国际统计分类》（ICD-10）在"学习技能发育障碍"项下列出"阅读障碍"，未提出可操作的定义方法与标准，使临床标准化诊断操作难以进行。由于汉字与拼音文字有很大不同，国外多是对拼音文字的研究，这种文化上的差异，极大地限制了对国外有关测验技术方法的引进。

对于阅读障碍的评定，首先要确定阅读技能的主要成分，进而评定其障碍的具体表现、涉及的范围和程度。大量研究表明，阅读由一套复杂的认知技能组成，是在不同符号水平上，对字母、单词到短语、句子进行操作处理。这些技能主要包括字、词认识和语句理解两个方面。阅读障碍即是由于这些基本认知技能的缺陷而表现出障碍症状。

（1）文字符号的识别：文字符号具有两个编码特征，一是形状特征，主要靠视觉识别，称为形码；一个是读音特征，主要靠听觉识别，称为音码。这两种特征在认知信息加工过程中，被感知和处理、分类、整合的过程称为"编码"（encoding）。对字形辨认并与读音建立准确对应联系的解读过程称为"解码"（decoding）。解码被认为是最基本的阅读初始技能。阅读学习中借助以往建立的语音语义联系，建立新的形/音义联系,通过这种联系,在阅读时字符激活大脑中储存的词条概念、理解其意义,称为语词的"到达"(attack)。语词到达有两种途径:一种是直接的形义途径,另一种是经过语音中介的间接途径。前者见于熟练阅读者和熟悉字,后者多为阅读学习者和遇到新异字时使用。国内外研究认为,拼音文字多依赖语音中介,表现为左脑模式。汉字由于象形会意特征,字形结构(形码)激活效应较突出,容易直接"到达"形义联系,具有"复脑效应"。拼音文字的阅读障碍主要是语音学上的障碍,因形-音对应联系建立不好,而出现解码困难和命名不能。汉语成人获得性失读症则有形音性与形义性两种不同的失语,在字的水平上,有读音、会意独立性。

(2)语句理解:国外认知心理学观点认为,这种理解是基于:读者根据语法规则,对词和短语、句子以及句子之间的信息进行整合。汉语成人失读症的神经语言学研究表明,有语句理解和字词识读两种不同层级类型的障碍。前者能认读而不理解,后者失认、诵读困难但可以靠句法推测句意。国外有研究认为,语义、句法上的理解困难可独立于解码技能产生阅读障碍。

本测验主要根据上述国内外对阅读学习及其障碍的认知心理学、心理语言学和神经语言学研究,针对阅读技能的构成成分、汉字特点和汉语成人失读症的特点,结合儿童阅读困难的临床表现,来进行编制。

2. 编制测验的几点考虑

(1)尽量采取客观、直接的任务记录方法:希望能反映汉语阅读障碍儿童的临床特点和阅读困难的具体表现形式,并与正常儿童做出较好的区分。

(2)内容与起点:主要根据阅读障碍的病程和诊断时间及现行教育内容与大纲要求来考虑。国外阅读障碍的诊断一般在三年级建立,认为此时病程足够长,临床表现较充分,确定诊断较可靠,这与我们的临床印象相符。因此,在测验材料的选择上考虑以基本完成二年级下学期的学习内容为起点。测验材料中不存在生字。

(3)可接受性:测验形式和指导语要简单明了,易为儿童接受、理解。

(4)评分量化、标准化,以便于研究和统计分析。

(5)根据阅读技能的成分,测验项目结构的安排比例要大体平衡,使合成的结果较为真实、可靠。

3. 适用对象 基本完成小学二年级汉语语文学习内容的儿童。

(二) 量表的内容及结构介绍

1. 测试方式 为纸笔测验,一般按规定顺序个别进行,各项测试均有统一指导语、方法和记分标准。部分项目计时评分。

2. 测试需要的时间 根据不同学历和熟练水平,一般需要 20~30 分钟完成。

3. 对主试的要求 主试需要接受专门训练,掌握操作记分方法并完成一致性考核检验。

4. 因子组成 CRSDT 的内容包括以下 9 个计分项目:

(1)汉字形-音识别:通过对形似音异字的识别,以考察形-音识别解码能力。

(2)汉字形-义识别:通过音同形异字的识别,以考察形-义识别解码能力。

(3)识别准确度:考察对汉字形-音、形-义识别与长时记忆再认的准确性。

(4)词语匹配:考察对词义的分辨与理解。

(5)读音准确性:考察朗读时错、漏、替换、添加等情况,主要反映形-音解码及输出(读音)的准确性。

(6)朗读流畅性:考察词语破读、额外停顿等情况,主要反映阅读中的音-义联系和快速自动加工过程。

(7)朗读速度:主要反映语音解码的速度。

(8)阅读理解:考察对阅读内容中基本事实的短时记忆和句式、句意的理解能力。

(9)组句成文:考察语句内容理解和语句情境、句意间逻辑关系的推理、判断能力。

以上内容分为汉字识别、朗读、默读、词语匹配、组句、理解答题 6 种作业形式,字、词、句、篇章 4 个水平。

（三）量表的信度及效度研究

1. 抽样的代表性

（1）一般资料:符合 ICD-10 诊断标准的阅读障碍 114 例。无阅读障碍儿童样本取自同一学校班级,按随机抽样共采集 131 例,每年级达 30 名以上,评分结果呈正态分布,基本符合标准化试验要求。两组年级、性别分布相当。其中阅读障碍组语文成绩为 30~76 分,平均(58.25±10.94)分,无障碍组语文成绩 68~100 分,平均(88.54±8.55)分。

（2）无阅读障碍儿童各年级项目粗分分布与比较:抽取非障碍儿童三~六年级各组粗分进行比较,结果表明,三年级各项目得分均为最低,除识别准确度（A3）与认读准确度（A5）与高年级无显著差别外,其他各项评分差异均有显著性。汉字形-音（A1）、形-义（A2）识别,词语匹配（A4）,认读准确度（A5）、流畅度（A6）,阅读理解（A8）,组句成文（A9）及总分（AT）等项得分随年级升高而增加。在四~六年级,除了形-义识别得分差别有显著性外,其余各项评分差异无显著性。

2. 信度、效度研究指标及与国外阅读技能诊断测验技术指标比较　见表 3-28。

表 3-28　CRSDT 与国外阅读技能诊断测验技术指标比较

项目	汉语阅读技能诊断测验	国外同类测验
测验用时	阅读障碍儿童用时 20~30 分钟 正常儿童用时 15~20 分钟	Spadafore 阅读诊断测验（Spadafore Reading Diagnostic Test,SRDT）和阅读诊断量表（DRS）30~60 分钟,斯坦福阅读诊断测验（Stanford Diagnostic Reading Test,SDRT)123 分钟
区分度	在测验各项目及总分上,正常与 RD 儿童差别极显著（$P<0.0001$）	SRDT 进行 RD 与非 RD 比较,各项差异达 0.01 水平
信度	同质性 α 系数为 0.90	与 Durrell 阅读困难分析测验为 0.63~0.97; 与 Nelson 阅读测验为 0.81~0.93
	分半信度 0.77~0.81	与 Durrell 阅读困难分析测验 0.51~0.67
	重测信度（2 个月）为 0.90（各项目 0.67~0.94）	与 Durrell 阅读困难分析（2 周）为 0.81
校标效度	测验总分与语文成绩相关为 0.85	韦氏儿童智力测验中国修订版（Chinese Wechsler Intelligence Scale for Children,C-WISC）与学科成绩相关为 0.33~0.42; SDRT 个别项目与广泛成就测验（Wide Range Achievement Test,WRAT）的阅读相关为 0.95,与伍德科克-约翰逊心理教育能力成套测验（Woodcock-Johnson Psycho-education Battery,WJPB）的相关为 0.81~0.86
实证效度	临床诊断试验按 T 分 70 划界诊断灵敏度为 94.7%;特异度为 98.5%;准确度为 96.73%	无资料
结构效度	因素分析所获三因子模型（字识别、词句理解、记忆-把握）可解释 64.4% 的变异,符合汉语失读症神经语言学层级理论	无资料

　　上述研究结果表明,本测验经标准化试验,信度、效度等心理测量学指标达到可接受水平,部分优于国外同类测验,可用于儿童汉语阅读障碍的临床诊断。

（四）量表的临床应用研究

　　基于该测验,对汉语阅读障碍儿童测验结果进行聚类分析,发现汉语阅读障碍儿童有单字识别障碍型、词句理解障碍型和混合型 3 种类型。在字的识别障碍上又存在两种类型:形-音识别与形-义识别的混合型障碍,与障碍较轻的单纯形-义识别障碍。表明形-音识别障碍仍然是基本问题。形-义识别的混合型障碍则属于高一级的认知发展迟滞。

陈洪波、杨志伟等(2000)基于该测验对于汉语阅读障碍儿童认知能力结构特点,根据韦氏儿童智力测验、记忆测验结果,应用结构模型分析观察到:

1. 汉语阅读障碍儿童在 Bannatyne 智力模型中表现出空间能力 > 数序列能力 > 言语概念化 > 获得性知识。正常儿童则表现为言语概念化 > 数序列能力 > 空间能力 > 获得性知识。

2. 汉语阅读障碍儿童在 Kaufman 智力模型中表现为左脑加工能力差于右脑加工,正常儿童则相反。

3. 在奥斯古德(Osgood)心理语言学模型中,汉语阅读障碍儿童可分为 3 组亚型:

Ⅰ型:主要表现为听觉——言语加工通道的能力缺陷,占 35%(Boder 语音失调型占 67%)。

Ⅱ型:主要表现为视觉——空间加工通道的能力缺陷,占 36%(Boder 映像失真型占 10%)。

Ⅲ型:为混合型,两通道障碍兼而有之,占 29%(Boder 混合型占 23%)。

上述表明,汉语阅读障碍儿童在认知功能方面表现出视觉、听觉加工通道和混合型 3 种类型的障碍。各种类型的人数比例大致相等,这与 Boder 等提出的英语拼音文字的 RD 认知通道结构分布有很大不同,表明不同语言文字的大脑认知加工过程有很大不同,拼音文字大多主要依赖听觉通道加工,而汉语象形文字阅读的认知加工,视听觉通道加工的负荷较为均衡。

陈洪波,杨志伟等(2006)基于该测验对 35 例汉语阅读障碍儿童应用单光子发射计算机断层扫描 SPECT 进行脑功能影像学的初步研究结果:左、右半球额叶、枕叶、颞叶、顶叶不同脑区的局部脑血流量(regional cerebral blood flow,rCBF)均下降,以额叶、枕叶次级视皮质区相对多见,除颞叶功能障碍以左侧多见,额、枕叶功能障碍左右侧分布大致相等,更进一步证明了汉语儿童阅读障碍视听认知加工通道分布特点的生物学基础。

此外,中国香港大学、中国科学院心理研究所在关于汉语儿童阅读障碍相关研究和博士生课题也应用了该测验。

（五）量表修订者及联系方式

杨志伟,E-mail:yangzw99@163.com(标题请注明:CRSDT)。

（杨志伟）

参 考 文 献

［1］杨志伟.汉语阅读技能诊断测验的初步编制［J］.中国临床心理学杂志,1997,5(3):158-161.

［2］杨志伟,龚耀先,李雪荣.汉语阅读障碍儿童的临床评定与分型研究［J］.中国临床心理学杂志,1998 6(3):136-139.

［3］杨志伟.学习障碍的临床诊断与评定［J］.中国临床心理学杂,1999,7(3):191-193.

［4］陈洪波,杨志伟.阅读障碍神经学机制研究进展［J］.国外医学·精神病学分册,2000,27(2):99-102.

［5］陈洪波,王大斌,杨志伟.汉语阅读障碍儿童的认知能力特点研究［J］.中国心理卫生杂志,2002,16(1):49-51.

［6］陈洪波,杨志伟,唐效兰.汉语阅读障碍儿童的认知能力［J］.中国心理卫生杂志,2002,16(1)52-53.

［7］陈洪波,杨大斌,杨志伟.汉语阅读障碍儿童认知能力与 SPECT 脑功能显像研究［J］.郧阳医学院学报,2003,22(4):210-212.

［8］何胜昔,尹文刚,杨志伟.发展性阅读障碍儿童听觉功能的事件相关电位研究［J］.中国行为医学科学杂志,2006,15(2):117-181.

［9］何胜昔,尹文刚,杨志伟.发展性阅读障碍儿童视听觉整合的事件相关电位研究［J］.中国行为医学科学杂志,2006,15(3):242-244.

十一、早期语言发育进程量表（EIMS）（上海标准化版）

（一）概述

1. 临床意义　早期语言发育进程量表（Early Language Milestone Scale，EIMS）（上海标准化版）儿童言语或语言迟缓是儿童期最常见的发育障碍，2 岁上海儿童语言发育迟缓发生率 4.1%。国外报道表达性语言发育迟缓的发病率 18~23 个月龄为 13.5%，30~36 月龄为 17.5%，特发性语言障碍在学龄前儿童的发生率为 7.4%（女 6%，男 8%），2 岁时为 9%~17%。学科设置完善的西方发达国家有人类交流障碍学及 3 门分支（听力学、言语听力学和言语语言病理学）为临床不同年龄人群提供了大量语言评估量表，能有效应用于语言障碍的诊断。我国儿童语言障碍研究和临床还处于普遍粗浅、混乱的状态，缺乏有效的、全面的儿童语言评估工具。婴幼儿语言发育水平的评估，目前一般采用格塞尔量表的语言部分，但该量表语言部分项目少，而且不能更准确地评估理解和表达。这使临床医生难以认识和诊断儿童语言障碍。因此，临床迫切需要专门的汉语儿童早期语言发育评估工具。

2. 常模样本的代表性　常模来自 2005 年 3~8 月在上海多阶段分层整群随机抽样样本，有静安、徐汇、黄浦、卢湾、杨浦、闵行、浦东、宝山、南汇和奉贤 10 个区共 70 个抽样点。调查回收问卷 9 157 份，有效问卷 8 549 份。有效应答率 93.4%，质量控制合格。样本来自 5 个中心城区、3 个新建城区、2 个郊区，经济水平分属上、中、下等的地区各占 16%、61%、23%，为正态分布。样本地理位置和经济水平均具代表性。

男女比例为 1.027∶1，卡方检验与 2003 年上海市性别比例无统计学差异。年龄分组情况，0~35 个月龄每个月龄为 1 组，每组人数 213~270 人，是目前国内单中心调查年龄代表性设计最好的发育量表。

3. 项目设置　49 个项目源于美国神经发育儿科医生 Coplan James 编制的第一版"早期语言发育进程量表"（Early Language Milestone Scale）。第一版"早期语言发育进程量表"于 1983 年发表，被作为有代表性的早期语言能力筛查量表纳入《尼尔逊儿科学》，现临床应用的是 1993 年发表的第二版。我们对项目有删减和修改。"早期语言发育进程量表"有项目"说 50 个词"，是让家长估计孩子的词汇量，答案粗略，故删去该项。此外，修改了项目"说第 1 个词"和"说第 4~6 个词"的具体解释。"早期语言发育进程量表"的"第 1 个词"和"第 4~6 个词"都是指"除了妈妈、爸爸、其他的家庭成员以及家中宠物名字以外的词"，由于在预调查中发现中国的家庭成员和宠物数量有很大差异，以致"除了妈妈、爸爸、其他的家庭成员和家中宠物名字"以外，"会说第 1 个词"及"会说第 4~6 个词"时的词汇量差别相当大，因此"第 1 个词"和"第 4~6 个词"的定义被修改为是指"除了妈妈、爸爸以外的词"。其他项目的来源：丹佛发育测试（DDST）和格塞尔发育测试量表（Gesell）9 项；国内其他智力测试 1 项。

上海标准化量表有 59 个项目，分为"语音和语言表达"（A，26 项），"听觉感受和理解"（B，20 项）和"与视觉相关的感受和理解"（C，13 项）三部分。作此划分是原版《早期语言发育进程量表》特有的形式，其理由是：0~35 个月龄儿童有一个特殊的语言阶段即前语言阶段，在此阶段儿童必须借助表情、手势等与视觉相关的肢体语言完成情感、意愿的理解和表达，故特意设置"与视觉相关的表达和理解"分量表单独评估。

量表有 15 项需要现场测试（记录单均以 T 标明），其中 12 项需要测试工具，包括大皮球、小皮球、有柄杯子、蜡笔、小勺、铃铛各 1 个，不同颜色方形积木 2 个。其余由家长报告获得结果。每个项目按通过与否记分，通过记 1 分，不通过记 0 分，故每个样本有 A、B、C 及总量表 4 个得分。根据统计学原则，得分等于或低于第 10 百分位数记为"异常"，得分大于第 10 百分位数为"正常"，如果得分等于第 10 百分位数，而该年龄组的第 10 百分位数与第 25 百分位数得分相等则为"可疑"。

（二）量表测量学考核

鉴别度分析项目的 CR 值均有统计学差异，鉴别度好。

1. 信度　各分量表分半信度为：A 0.952 8、B 0.853 3、C 0.951 5，Cronbach's α 系数为 A 0.972 3、B 0.947 6、C 0.952 2，各分量表和总量表之间的相关关系分别是 rA 总量表 =0.893 3，rB 总量表 =0.939 7，

rC 总量表 =0.785 1。样本复查量 3.1%，复核项目的简单一致性百分比 0.955 9~-1，Kappa 系数 0.945~-1，Cochran 系数 0（$P>0.05$），肯德尔等级相关系数（Kendal tau-b 系数）1。信度良好。

2. **效度** 与格塞尔量表相关系数为 0.795，Kappa 值 0.786。本量表的灵敏度 78.3%，特异性 93.7%，阳性预测值 88.7%，阴性预测值 87.3%。效度好，可用以有效评估语言能力。

（三）量表形式

量表采用横杆图形式。因为是临床筛查量表，使用者主要是儿童保健医生和儿科医生，所以要求操作简洁、迅速，而横杆图形式一方面本身为检查项目的选取和操作顺序提供了直观的说明，另一方面由于与常用的丹佛发育筛查测验方法类似也便于操作，适宜基层临床应用。

（金星明）

参 考 文 献

［1］刘晓，金星明. 前语言阶段语言发育进程的研究［J］. 重庆医学杂志，2005，35（10）：930-933.

［2］刘晓，金星明，章依文，等. 上海市婴幼儿语言发育常模研究［J］. 中华儿科杂志，2007，45（12）：942-943.

［3］EDWARDS S，GARMAN M，HUGHES A，et al. Assessing the comprehension and production of language in young children：an account of the Reynell Developmental Language Scales Ⅲ［J］. International Journal of Language & Communication Disorders，2011，34（2）：151-171.

十二、儿童汉语阅读障碍量表（DCCC）

（一）概述

阅读障碍主要指有适当教育机会的儿童在阅读技能方面有明显缺陷，表现为对书面语言的阅读理解困难，而在其他学业领域可能正常，但不能用智力、学习动机、情绪和行为问题来解释。阅读障碍是一种发展性障碍，它严重影响儿童学习和发展。

儿童汉语阅读障碍量表（Dyslexia Checklist for Chinese Children，DCCC），是根据 ICD-10 和《精神障碍诊断与统计手册》（Diagnostic and Statistical Manual of Mental Disorders，DSM）第Ⅳ版（DSM-Ⅳ）对阅读障碍的诊断标准，在汉语认知心理学与语言学理论研究的基础上，针对汉语阅读障碍儿童的行为特点和临床表现，由华中科技大学同济心理卫生研究中心编制而成，适用于小学三到五年级的儿童。

（二）量表结构和评分标准

儿童汉语阅读障碍量表是一个他评式量表，包括了视知觉障碍和视觉-运动协调障碍、听知觉障碍、意义理解障碍、书写障碍、口语障碍、书面表达障碍、不良阅读习惯和注意力障碍八个维度，共 57 个条目。采用 5 级评分，从未出现记 1 分，偶尔出现记 2 分，有时出现记 3 分，较常出现记 4 分，经常出现记 5 分。

1. **视知觉障碍** 包括条目 1、2、5、6、7、22、55，主要测查儿童对汉字字形的视觉加工和早期大脑发育和动作协调功能障碍。

2. **听知觉障碍** 包括条目 8、11、17、21、23、56，主要指儿童对汉字语音的听觉加工和语音通达障碍。

3. **意义理解障碍** 包括条目 10、26、29、32、33、44、46、50、51，主要指儿童对包括字、词、句、段落和篇章等不同层次语义通达的获得和加工障碍。

4. **书写障碍** 包括条目 9、16、20、28、39、48、54，主要指儿童的书写流畅性和可辨认性差，反映其书写注意力集中和书写动作障碍。

5. 口语障碍　包括条目 15、27、30、36、38、40,主要包括儿童口语理解和口语表达障碍。

6. 书面表达障碍　包括条目 19、31、35、41、52、53、57,主要指儿童在书面语的使用和输出存在困难,反映儿童意义加工、书面词汇量缺失和书写技能的综合障碍。

7. 不良阅读习惯　包括条目 3、37、42、43、47、49,主要指儿童由于不良阅读习惯和环境导致对汉字水平形、音、义加工能力障碍。

8. 注意力障碍　包括条目 4、14、18、24、25、34、45,主要指儿童存在注意力缺陷,专注水平低导致汉字形、音、义的加工障碍。

这些条目的原始分数越高表示汉语阅读障碍行为表现越严重。将各条目的原始分进行求和,并转化为 T 分后(T=50+10(X−M)/s),即可进行评价和比较。各因子的 T 分越高反映被测儿童阅读障碍的症状越明显,反之亦然。T 分低于 69 百分位属于正常,超过 98 百分位即认为可能异常。被试者只要其中一项因子异常,则被诊断为汉语阅读障碍。

（三）量表的信度及效度研究

1. 信度方面　主要考察了内部一致性信度和重测信度。内部一致性信度以 Cronbach's α 为指标,8 个因子的 α 系数在 0.75~0.87 之间。评价重测信度时,从所有被试中按 DCCC 得分高、中、低比例 1：1：1 比例随机抽取约 10% 学生进行重测,两次测试结果进行 Spearman 等级相关分析。各因子的重测相关系数在 0.644~0.748（P<0.05）之间,两次调查各个因子之间的差异均无统计学意义（P>0.05）。

2. 效度方面　主要考察了量表的结构效度、内容效度和区分效度。结构效度采用主成分分析方法进行探索性因素分析,并用最大方差正交旋转（varimax）对特征值大于 1 的初始因子进行旋转,得到的八因子模型与原假设相吻合。内容效度采用各项目与该维度的相关系数,分析表明,各相关系数位于 0.2~0.9 之间,在统计学上均具有显著统计学意义（P<0.01）。区分效度分析时,根据 DCCC 得分,将被试分成高、中、低三组,比较三组阅读测验成绩发现,三组的差异具有统计学意义。即表明 DCCC 能够区分出不同阅读水平层次,具有较好的区分效度。

（四）量表的应用情况

目前本量表仅应用于中国大陆,还未被其他国家和地区研究采用。有研究根据儿童汉语阅读障碍量表,对儿童汉语阅读障碍的发生机制进行了研究,发现本量表具有较好的信度和效度。

（五）量表修订者及联系方式

吴汉荣,E-mail:wuhr0522@163.com。

（吴汉荣　姚彬）

参 考 文 献

[1] 宋然然.儿童汉语阅读障碍的发生机制研究[D].武汉:华中科技大学,2006.
[2] 王艳碧,余林.我国近十年来汉语阅读障碍研究回顾与展望[J].心理科学进展杂志,2007,25(4):596-604.
[3] 吴汉荣,邹宇量.阅读障碍儿童汉字字形、字音和字义启动效应[J].中国心理卫生杂志,2008,22(8):559-563.

儿童汉语阅读障碍量表

指导语:这是一份用以了解小学三到五年级儿童汉语阅读行为与习惯的调查表,由熟悉儿童情况的家长或老师填写。本表对所列的 57 个条目分别规定了 5 个等级:1——"从未出现"、2——"偶尔出现"、3——"有时出现"、4——"较常出现"和5——"经常出现"。请根据被评定的孩子的实际情况,选择你认为最接近的答案,并将答案前的圆画"√"。每题只选一个答案。

例题:经常颠倒字的偏旁部首。① ② ③ ④̌ ⑤

条目	等级
N1. 经常混淆字母:如将 b 看成 d,p 看成 q,u 看成 n,w 看成 m 等。	① ② ③ ④ ⑤
N2. 经常颠倒字的偏旁部首。	① ② ③ ④ ⑤
N3. 阅读时重复阅读同一行或者跳行阅读。	① ② ③ ④ ⑤
N4. 上课或做作业时注意力不集中。	① ② ③ ④ ⑤
N5. 放大字体减少每页内容或用物件标记读到哪里可以改善阅读。	① ② ③ ④ ⑤
N6. 读字和写字时经常混淆形状相似的字,如"拒"和"柜"。	① ② ③ ④ ⑤
N7. 前后排列错误,例如将 was 看成 saw,将 on 看成 no,将"书写"看成"写书"。	① ② ③ ④ ⑤
N8. 听写中分不清同音字,如"拒"和"据"。	① ② ③ ④ ⑤
N9. 写字字迹非常潦草,笔画不清晰,难以辨认。	① ② ③ ④ ⑤
N10. 常常不理解字词在句子中的意思。	① ② ③ ④ ⑤
N11. 分不清汉字的声调,如情(第二声),清(第一声)。	① ② ③ ④ ⑤
N12. 计数困难,数学计算能力差。	① ② ③ ④ ⑤
N13. 父母或其他家庭成员也有阅读、语言或书写方面的问题。	① ② ③ ④ ⑤
N14. 看图时,抓不住主要内容,只看到琐碎细节。	① ② ③ ④ ⑤
N15. 口头交际能力差,不善于口语表达。	① ② ③ ④ ⑤
N16. 书写速度慢,经常很晚才完成作业。	① ② ③ ④ ⑤
N17. 听不懂正常速度的谈话,只有缓慢重复时才能理解。	① ② ③ ④ ⑤
N18. 不能按照大人的指令做事情。	① ② ③ ④ ⑤
N19. 无法用学过的字词造句子。	① ② ③ ④ ⑤
N20. 写字时经常涂抹、修改。	① ② ③ ④ ⑤
N21. 阅读过程中常常分不清读音相近的字,如"轻"和"清"。	① ② ③ ④ ⑤
N22. 不能熟练使用汉语拼音。	① ② ③ ④ ⑤
N23. 听不懂口头讲解,跟不上正常的学习速度。	① ② ③ ④ ⑤
N24. 朗读时经常读着读着不知读到何处。	① ② ③ ④ ⑤
N25. 不理解"上下""周围""首尾""前后""向上"和"向下"等方位概念。	① ② ③ ④ ⑤
N26. 认字能力虽好,却不知道字的意义。	① ② ③ ④ ⑤
N27. 儿童难以记住公式、乘法口诀等。	① ② ③ ④ ⑤
N28. 写字容易写错,如总是多一笔或少一笔。	① ② ③ ④ ⑤
N29. 不理解时间关系:如昨天、今天和明天、前与后、15 分钟与 2 小时、快与慢等。	① ② ③ ④ ⑤
N30. 没有幽默感,听不懂玩笑话或双关语。	① ② ③ ④ ⑤
N31. 写作吃力,语文测验时作文分数低。	① ② ③ ④ ⑤
N32. 不理解人的情绪,如不领会"愉快""反感"之类的情绪表现。	① ② ③ ④ ⑤
N33. 难以掌握数学概念(例如多与少、大于与小于);不会估算。	① ② ③ ④ ⑤
N34. 重复别人所说的数字时,超不过六位数字。	① ② ③ ④ ⑤

续表

条目	等级
N35. 熟练掌握的词汇很少。	① ② ③ ④ ⑤
N36. 常常不愿朗读或朗读时发音不清晰。	① ② ③ ④ ⑤
N37. 朗读时总是丢字、加字、改字、串字。	① ② ③ ④ ⑤
N38. 记不住物品名称，只能说"那个东西"。	① ② ③ ④ ⑤
N39. 写字常常超出格子。	① ② ③ ④ ⑤
N40. 富于说服力和表现力的语言太少。	① ② ③ ④ ⑤
N41. 写作能力差：标点符号、空一行、空两格等常搞错。	① ② ③ ④ ⑤
N42. 阅读时喜欢出声。	① ② ③ ④ ⑤
N43. 朗读时总是反复重复某些字词。	① ② ③ ④ ⑤
N44. 常常认不出或不知道学过的字是什么意思。	① ② ③ ④ ⑤
N45. 易记住人名而不易记住人脸。	① ② ③ ④ ⑤
N46. 语文考试时阅读理解部分得分低。	① ② ③ ④ ⑤
N47. 不喜欢阅读，也不喜欢听人阅读。	① ② ③ ④ ⑤
N48. 写字、画画时笔画不均匀，歪歪斜斜。	① ② ③ ④ ⑤
N49. 孩子不经常阅读课外读物。	① ② ③ ④ ⑤
N50. 能正确阅读，但是有口无心，理解较差。	① ② ③ ④ ⑤
N51. 考试或写作业时，常常出现题意理解错误。	① ② ③ ④ ⑤
N52. 阅读写作又慢又差。	① ② ③ ④ ⑤
N53. 语言表达尚可，但写的作文过于简单，内容枯燥。	① ② ③ ④ ⑤
N54. 经常忘记一个学过的字应该怎样写。	① ② ③ ④ ⑤
N55. 读书时常常有看不清楚，或者看到的字有颤抖和闪烁的感觉。	① ② ③ ④ ⑤
N56. 对大人的吩咐前讲后忘记。	① ② ③ ④ ⑤
N57. 数学应用题常常不能正确解答，数学考试时应用题部分得分低。	① ② ③ ④ ⑤

十三、皮博迪图片词汇测验（PPVT）

（一）概述

皮博迪图片词汇测验（Peabody Picture Vocabulary Test，PPVT）是 1965 年美国 L.M.Dunn 修订的皮博迪图片词汇测试，是美国智能缺陷协会介绍常用的 9 种智能测试之一。于 1981 年我国上海第二医科大学附属新华医院在郭迪教授的领导下，由许积德教授完成标准化常模（上海版）的编制。目前所用的图片词汇测试法是参考原版 PPVT 所提供的 300 个英语词汇和图片。新华字典集小学一、二年级语文课本选择一定数量的词汇，经过多次预测和修订，然后在上海市十个区随机抽样测查，进行了标准化，制订了智龄量表、智商和百分位数量表。

当时正值我国开始开展儿童心理测试的研究，PPTV 成为儿童智力筛查最早所用的工具之一，尤其是对那些语言有障碍的儿童。随着学科的发展，PPTV 这一筛查性智力测试渐渐被诊断性智力测试所取代。自 20 世纪末期，我国儿童保健临床开展了儿童语言障碍的研究和临床工作后，图片测试又引起了专业人士的关注，把该测试做为反映儿童的语言感受能力和语言理解能力的工具，结合其他语音和语言测试进行综合评估中的一种方法沿用至今。

（二）PPVT 的结构组成

1. **PPVT 的结构组成** 由 120 组黑白线图组成。每组 4 幅图印成一张图片,试题分 A、B 两式。每一图片 4 幅图中有一图代表 1 个 A 词汇,意图代表 1 个 B 词汇。测试年龄 PPVT 可用于 3 岁 3 个月~9 岁 2 个月的儿童。123 组黑白线图(前 3 组图作为预测验,不计分)。如图 3-2 所示,让被试儿童分别在图中找出铅笔、猫和钉。

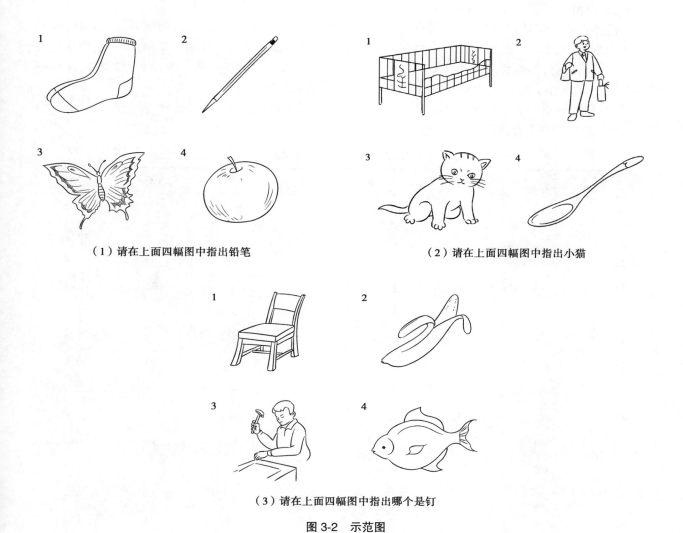

（1）请在上面四幅图中指出铅笔 　　　　（2）请在上面四幅图中指出小猫

（3）请在上面四幅图中指出哪个是钉

图 3-2 示范图

2. **年龄划分** 3 岁半年龄组:3 岁 3 个月~3 岁 8 月;4 岁年龄组:3 岁 9 个月~4 岁 2 月;以此类推。

3. **测试方法** 测试人员与被试者对面相坐,将其画册放在被试者前面,先进行预试,使小儿熟悉方法(前 3 页供预试用)。当小儿熟悉此项方法后再进行测试、测试者按照所列顺序用普通话读词汇,测试时用 A 式或 B 式试题。由测试者说一个词汇,被试者指出一幅与词相符的图。与答案符合就得 1 分。Dunn 认为此方法可通过听觉词汇来测试语言智能(verbal intelligence)。由于测试时不需要被试者讲话,只用手指指出即可,这样对各种原因而丧失说话能力(如哑人、失语、脑性瘫痪),或说话表达能力薄弱(如口吃、智能低下、胆怯孤僻等)的人特别适合,同时,也反映儿童的语言感受能力和语言理解能力。

（三）PPVT 的测试操作过程

测试工具为一本印有 120 幅图的画册。图片测试每组 4 幅图印在一张纸上,由测试者按指导语说出每组图中的一个图的词语(物品名或地名或一个词语),测试内容从易到难,从直接回答词语名称,到按理解图片含义回答。每组图显示30秒钟。

(四) 计分方法

被试根据测试者读出的词语指出相符的图片,答对的得1分,答错的为0分。如果没有听清楚可以提出复读。连续8个词语中有6个词语指错时即终止测试,实际得分计算所测词语中指对的项目数即为测试粗分,由粗分查量表可得出该筛查所得智商。

本法亦可进行集体测试(被试者要回写数字)。将图片制成幻灯或录入电脑,被试者每人一桌,桌签有一张白纸,纸上印好120张图片的序号,每一序号旁有一括号,测试者每显示一张图片后,用慢速度重复2次词汇的名称,被试者将正确答案写在括号内,每一图片显示30秒钟,然后进行下一张图片,120张全部放完毕,评分时以连续8次中6次错误时为顶点。方法如前述。

结果评定:评分简便,答案符合即得1分。将顶点分减去错误总分,即为粗分,再查量表可得智商(表3-29)。原始分与发育商的对照见操作手册。

表3-29　原始分与智龄对照表

原始分/分	智龄/岁	原始分/分	智龄/岁	原始分/分	智龄/岁	原始分/分	智龄/岁
30	3~3	44	4~6	58	5~10	72	7~2
31	3~4	45	4~8	59	6	73	7~3
32	3~5	46	4~9	60	6~1	74	7~4
33	3~6	47	4~10	61	6~2	75	7~6
34	3~7	48	4~11	62	6~3	76	7~7
35	3~8	49	5	63	6~4	77	7~8
36	3~9	50	5~1	64	6~5	78	7~9
37	3~11	51	5~2	65	6~6	79	7~10
38	4	52	5~3	66	6~7	80	7~11
39	4~1	53	5~5	67	6~9	81	8
40	4~2	54	5~6	68	6~10	82	8~1
41	4~3	55	5~7	69	6~11	83	8~3
42	4~4	56	5~8	70	7	84	8~4
43	4~5	57	5~9	71	7~1	85	8~5

(五) 注意事项

1. 标准化的语言能力测验,需要专业人员施测和解释结果。技术要求高,不易掌握,测试者必须经过严格的训练。

2. 前2组图作为预测验,不计分。比如第1页的四幅图分别是:①刷子;②桌子;③娃娃;④小汽车。让儿童指出哪幅图是小汽车,若回答"4"或用手指第4幅图,则为正确,若回答或用手指其他3个则为错误。第2页的四幅图分别是:①刀子;②肥皂;③母牛;④公共汽车。让儿童指出哪幅图是母牛,若回答"3"或用手指第3幅图,则为正确,若回答或用手指其他3个则为错误。使小儿熟悉该项测验方法后,再进入正式测验。

3. 在测试过程中，还需认真观察被试的反应、注意力、努力程度及听力等情况。

（杨玉凤）

参 考 文 献

［1］汪梅先.上海 Wechsler 学前及初学儿童智能测验量表［J］.临床儿科杂志,1986,4(8):
171-173.

［2］王洁,张枫,殷兰青.4~5岁儿童智力测验 267 名结果分析［J］.中国儿童保健杂志,2004,
12(3):218-220.

［3］翟太升,张彩霞.皮博迪图画词汇试验软件在儿童智力测试中的应用［J］.使用儿科临床
杂志,1999,14(6):51-53.

皮博迪图片词汇测验（PPVT）

姓名：＿＿＿＿＿＿　　性别：＿＿＿＿　　籍贯：＿＿＿＿　方言：＿＿＿＿

出生日期：＿年＿月＿日　测试日期：＿年＿月＿日　年龄：＿＿＿＿

幼儿园班级：＿＿＿＿　家庭住址：＿＿＿＿＿＿

父亲姓名：＿＿＿＿　年龄：＿＿＿　文化程度：＿＿＿　工作单位：＿＿＿　职务：＿＿＿　收入：＿＿＿

母亲姓名：＿＿＿＿　年龄：＿＿＿　文化程度：＿＿＿　工作单位：＿＿＿　职务：＿＿＿　收入：＿＿＿

家中主要负责孩子教育者:父母　老人　寄养在别人家

家中有电视机吗? 有　无　常看吗?　常看　不常看

1. 汽车(4)	22. 皇后(3)	43. 砂锅(2)	64. 挖掘(1)
2. 母牛(3)	23. 徽章(1)	44. 信号(1)	65. 绿洲(1)
3. 球(1)	24. 放映机(3)	45. 豆荚(3)	66. 警戒(2)
4. 小孩(1)	25. 打结(4)	46. 鹰(3)	67. 垄沟(4)
5. 手指(4)	26. 鞭子(1)	47. 风镜(3)	68. 蜂巢(2)
6. 手指(4)	27. 捉(4)	48. 搓(2)	69. 阻挡(3)
7. 热水瓶(2)	28. 转盘(2)	49. 栏杆(1)	70. 攻击(4)
8. 钥匙(2)	29. 车厢(4)	50. 一群(4)	71. 化学家(4)
9. 蜜蜂(4)	30. 教师(2)	51. 帆(4)	72. 障碍(2)
10. 风扇(2)	31. 挖(1)	52. 羚羊(2)	73. 家庭用具(3)
11. 叶子(3)	32. 箭(3)	53. 演说家(2)	74. 驮(2)
12. 吹(4)	33. 木棍(2)	54. 升起(4)	75. 学者
13. 拖拉机(4)	34. 装配(3)	55. 宣誓(3)	76. 礼节(4)
14. 孔雀(2)	35. 缝(1)	56. 豁口(3)	77. 旅行(2)
15. 女孩(2)	36. 船长(1)	57. 刻度(3)	78. 同心圆(3)
16. 河流(1)	37. 网(4)	58. 通讯(2)	79. 卷管(2)
17. 罐头(4)	38. 漏斗(4)	59. 柜台(1)	80. 争论(1)
18. 裙子(1)	39. 潜艇(4)	60. 袋鼠(2)	81. 上钩(1)
19. 鼓(1)	40. 香肠(4)	61. 胶囊(1)	82. 华表(1)
20. 信封(1)	41. 采(2)	62. 事故(3)	83. 浸泡(1)
21. 指挥(3)	42. 倒(1)	63. 体育场(1)	84. 运输(1)

85. 横梁(1)	94. 绝技(1)	103. 恐怖(1)	112. 雄辩(1)
86. 同胞(1)	95. 犬(1)	104. 象形文字(2)	113. 约束(4)
87. 平衡(1)	96. 奇迹(1)	105. 畏怯(3)	114. 诱饵(4)
88. 商标(4)	97. 鉴定(2)	106. 出纳(1)	115. 建筑(3)
89. 雕塑(1)	98. 北极(3)	107. 致意(3)	116. 奔泻(3)
90. 窗帷(1)	99. 惊讶(3)	108. 幽灵(2)	117. 私语(3)
91. 失望(3)	100. 两栖类(1)	109. 项(1)	118. 任性(2)
92. 切线(3)	101. 巧妙(3)	110. 溪谷(3)	119. 图案(2)
93. 沉思(4)	102. 清晰(3)	111. 遗传学(2)	120. 盘旋(2)

注:表中(　)内1、2、3、4指4张图片中的序号,是该词汇的正确答案。

顶点智龄:＿＿＿＿＿＿
错误智商:＿＿＿＿＿＿
得分百分位:＿＿＿＿＿＿
测试行为:＿＿＿＿＿＿　　　　反应:灵敏　一般　迟钝
注意力:集中　一般　分散
努力程度:努力　一般　不努力
听力:不需重复　重复一遍　重复两遍以上
其他:＿＿＿＿＿＿
特殊病史:＿＿＿＿＿＿
建议:＿＿＿＿＿＿

第四节　视听觉发育能力类量表

一、快速自动命名和快速交替刺激测试(RAN/RAST)

(一) 概述

1. 量表简介　快速自动命名和快速交替刺激测试(Rapid Automatized Naming and Rapid Alternating Stimulus Tests,RAN/RAST)是用于测验感知字母、数字、颜色、物品等熟悉视觉信息并能将其准确快速命名的能力。快速命名包含了注意力、字形与非字形的视觉处理、整合字形与符号的心理表征及其他非视觉与情感信息的处理过程、字形音义整合处理、发育动作过程与构音等认知能力的快速处理。命名速度反映了个体快速整合上述内在认知处理的能力。多项研究证实了 RAN 可用于筛查有严重阅读障碍的儿童和学习障碍的儿童。

快速自动命名测验最初是学者 Denckla 在 1972 年建立的,他发现发展性阅读障碍的儿童虽然能够很好地命名颜色,却不能同其他同龄儿童一样快速地命名颜色。随后发现数字、物品及字母作为视觉刺激项目对发展性阅读障碍的儿童也存在快速命名困难,因此建立快速自动命名测验(RAN)。后来学者 Wolf 在该测试的基础上增加了刺激物快速交替测试(RAS),即测试当一个人在特定的情景中被要求对轮流出现的两种及两种以上符号刺激时命名的速度,例如在命名随机混合的字母和数字两种符号刺激或者在随机混合的字母、数字、颜色三种符号刺激的速度。后期经过大量研究和多次修订,最终形成了快速自动命名和快速交替刺激测试。

2. 适用范围　该测试可用于临床医生,教育家,心理学家,职业治疗师,或其他相关人针对阅读障碍和学习困难的筛查、诊断或研究,主要用于阅读障碍和学习困难的早期鉴别、对命名速度和阅读流畅性进行评估、词语系统恢复的评估和研究。同时也有研究发现 RAN/RAS 测试可以应用于对注意力的测试、预测阅读能力(包括跨语言阅读能力)、数学能力。

该测试是针对表音文字体系所制订完成的,由于中英文的发音不同,导致其评分及常模在中文系统中不能应用,从而影响了该方法在我国的使用。南京市妇幼保健院利用分层随机抽样对南京市城区的1 387名5~12岁儿童进行了RAN/RAS测试的调查研究,初步得到该测验南京市城区儿童的数据资料。该研究中拓展了学龄前儿童数据,可为学习障碍早期识别的一个重要的评估工具和线索,有利于开展学龄前学习障碍的早期干预。

2020年12月,南京市妇幼保健院联合东南大学儿童发展与学习科学教育部重点实验室在原有研究基础上,结合了先进的眼动追踪技术、语音识别技术和数据分析算法,以及高性能的硬件设计,搭建了一个方便快捷的数据收集、存储和管理平台。简洁的操作界面和高度自动化的设计,能够帮助用户快速、高效地完成操作流程。评估任务完成后即可自动生成图文并茂的带有眼动轨迹的评估报告,极大地方便了临床的使用。

（二）结构及评分标准

1. **量表的内容** 快速自动命名和快速交替刺激测试是由两部分测试组成,分别为RAN测试及RAS测试。RAN测验是对日常物品、颜色、数字、字母等4种类型符号的单种连续若干个刺激进行命名速度的测试,RAS测试是要求对轮流出现的两种及两种以上符号刺激时命名的速度,例如在命名随机混合的字母和数字两种符号刺激或者在随机混合的字母、数字、颜色3种符号刺激的速度。

2. **量表的结构介绍** 测验共由6个测验条目组成。

（1）RAN物体条目:包括儿童期时熟悉性高的5个刺激项目:书本、狗、椅子、五角星、手。

（2）RAN颜色条目:由5种基本颜色(红色、黄色、蓝色、绿色、黑色)组成。

（3）RAN数字条目:由5个基本数字(2、4、6、7、9)组成。

（4）RAN字母条目:由5个基本高频率小写字母(a,d,o,p,s)组成。

（5）RAS数字与字母混合条目:由数字与字母测验中的刺激组合。

（6）RAS数字、颜色与字母混合条目:由颜色、数字和字母测验中的刺激组合。在中文版中,将字母更换为常见简单的中文独体字。

3. **测试方式** 测试者将物体条目测试卡片放在被试者面前说:"首先,让我们来做一个小的练习,告诉我每个刺激项目的名称。"指着卡片上刺激项目中的任意一个。如果被试者没有准确说出词语,纠正被试并告诉被试正确的词语,以确保被试者知道每个刺激项目的命名。随后,打开被试面前放置的物体条目测试卡片说:"我们要玩一些命名的游戏,你努力地尽可能快速准确地命名你所看到的刺激项目。你从这里开始(指着第一个项目),按横行来命名这些刺激项目直到最后一个项目。"说开始之后就开始设定秒表。如果被试自我纠正了,测试者进行记录,当被试说出最后一个刺激物名称时停止秒表。在测试纸上记录时间、错误数和自我纠正的个数。自我纠正的个数不能按错误数计算。

4. **测试需要的时间** 需要约20~30分钟。

5. **对主试的要求** 执行者可以是临床医生、心理学家、教师、教育专家和经过标准化测验机构培训的个人。测验者需精通测验手册,特别是标准使用、对分数的解释报告的相关部分。

6. **评分标准及结果分析** RAN/RAS测验的分数是指被测试者命名一个条目中所有刺激项目时间的总秒数。本测验共分为6个测验条目,测试完成时共计有6个条目的得分。测试者需记载被测者在测试中命名错误的数量及自我改正的数量。错误数及自我改正数不计入得分,提供给临床医生以参考,综合评定被测试者的能力。

（三）信度及效度

1. **抽样的代表性** RAN/RAS测试在美国的26个州随机选取了1 464个样本进行调查,测试从2001年春到2002年秋完成。样本特征涉及地理区域、性别、种族、籍贯、家长的受教育程度,特殊身份和年龄。选取样本的特征的百分比是对照学龄人群的美国统计摘要(美国人口调查局,2001)百分比的对照选取了RAN/RAS测验全国代表性的学龄儿童。为了进一步显示样本的代表性,地理区域、性别、少数民族种族、家长的受教育程度都进行了分层。

2. 信度研究指标

（1）重测信度：RAN/RAS 测验对样本测试两次；中间间隔时间约 2 个星期。第一和第二次平均标准分和标准差以及两次测验的联系。结果 Cronbach's α 系数范围从 0.81~0.98，显示 RAN/RAS 测验有可接受的测验-再测验信度。

（2）记录者重测信度：在 RAN/RAS 测验中，两名工作人员对已经完成了测试的 29 个测试者进行了重测。样本参加者年龄在 6~16 岁，有着平均快速命名技能。48% 是男孩，52% 是女孩。这些得分的结果有是相互关联，Cronbach's α 系数范围从 0.98~0.99，为支持 RAN/RAS 测验记录之间信度提供了较强的证据。

3. 效度研究指标

（1）内容效度：RAN/RAS 测验刺激物如物体、颜色、数字和字母都是选取出现频率高、儿童熟悉的内容。在测试编排上刺激项目在每一列出现两次，在规定的那排中每列不重复。RAS 2 列和 3 列的刺激项目是在物体、颜色、数字和字母测验中的刺激组合。贯穿于每个测验中，使用连续刺激模式。在 2 列字母数字测验中每列包含一个 ABABABABAB 式，在 3 列字母、数字、颜色测验中每列是一个 ABCABCABCABC 模式，每个确实任意连续并避免重复。视觉刺激物的不重复，确保了每个刺激物命名都需要视觉感知参与。从测试项目的编排上符合快速命名是对熟悉刺激物的视觉感知并快速命名能力的定义。

（2）相容效度：Goldberg O'Rourke，Katzir-Cohen 和 O'Brien（2001）研究利用语音加工综合测试对 RAN 中的字母和数字测验部分进行了相关关系的对比分析。他们选取了马里兰、马萨诸塞州中 43 名 6~10 岁被确诊有阅读问题的学生分别进行了语音加工综合测试测验及 RAN 中的字母和数字测验。RAN 字母和语音加工综合测试中快速数字命名之间的结果效度系数是 0.72，RAN 字母和语音加工综合测试中快速字母命名之间的是 0.71，说明具有很好的相容效度。

（3）编制效度：命名速度和阅读被概括为知觉系统、语言、认知和大运动的重叠系统，这些系统都需要速度和注意力的参与。命名速度组成成分被概括为在阅读中使用的同一过程的较小的子集。例如，阅读工作强调速度或流畅性与命名速度表现更有关，而不只是强调准确性。

（四）临床应用研究

RAN/RAS 测试方法是国内外广泛采用的快速命名测试方法，主要用于儿童发展性阅读障碍的评估，也是诊断评估口语和书写语言能力的一组补充。这项测验已经多个国家和地区开展了三十多年，大量临床验证充分证明这项测试不仅简单、有趣、识别性高，而且方便快捷。众多研究显示 RAN/RAS 测试在学习困难、阅读障碍、阅读缺陷、注意力缺陷障碍的评估中有良好的临床应用价值，特别是对诵读能力起到很好地鉴别。针对学龄前儿童进行 RAN/RAS 测试发现，学龄前存在命名速度异常的儿童，入学将变成有诵读困难的儿童，尤其是在两个 RAS 测试的成绩差预示着儿童将变得有诵读困难阅读者中最严重类型，提示快速自动命名和快速交替刺激测试对诵读能力存在一定的预测作用。而针对一些学龄期儿童的 RAN/RAS 测试研究提示快速命名可以显著预测中、高年级的汉字听写。

此外，命名速度，特别是字母命名速度，代表了单词阅读速度早期估计，是评判阅读是否流畅的重要标志。此外，RAN/RAS 测试也应用于临床干预评估，研究证实提高识字能力、正字法意识及语音意识等均可提高快速命名能力，为读写障碍干预措施提供理论依据。此外，随着功能性脑影像技术的进步，如功能性磁共振成像（functional magnetic resonance imaging，fMRI）等脑科学技术的发展，研究者从功能神经解剖学的角度研究 RAN 与阅读的关系，结果揭示了一个常见 RAN 阅读网络，其中包括与运动规划（小脑）、语义访问（颞中回）、发音辅助运动区（前运动区）和字素-音素转换（边缘上回）相关的区域。而 RAN 和阅读之间的关系主要是由运动序列和发音过程之间的共同性所影响的。这些发现促进了对阅读本身的理解，将 RAN 任务更好地用于诊断目的，并为针对 RAN 与阅读关联的关键要素的干预提供理论依据。

（五）注意事项

1. 由于再认一个视觉符号和将其快速准确命名的能力是在自然过程中发展的，RAN/RAS 测验的成绩与实足年龄密切相关。

2. RAN/RAS测验测试技能对于阅读技能很重要,结果可以区分好的阅读者和差的阅读者,但在临床运用过程中,需要关注认知障碍对结果的影响。

3. RAN/RAS测验与视觉-口语过程速度彼此之间有重要联系,在临床应用中需要关注视知觉和运动能力的影响。

（童梅玲）

参 考 文 献

［1］ÅVALL M,WOLFF U,GUSTAFSSON JE. Rapid automatized naming in a developmental perspective between ages 4 and 10［J］. Dyslexia,2019,25（4）:360-373.

［2］WOLF M. Rapid alternating stimulus naming in the developmental dyslexias［J］. Brain Lang, 1986,27（2）:360-379.

［3］WOLF M. The "double-deficit hypothesis" for the developmental dyslexias［J］. Journal of Educational Psychology,1999,91（3）:1-24.

［4］SIDERIDIS GD,SIMOS P,MOUZAKI A,et al. Can the relationship between rapid automatized naming and word reading be explained by a catastrophe? Empirical evidence from students with and without reading difficulties［J］. Journal of learning disabilities,2019,52（1）:59-70.

［5］张敏,解雅春,杨蕾,等. 南京市1048例学龄期儿童快速自动命名和快速交替刺激测试的调查研究［J］. 中华实用儿科临床杂志,2018,33（23）:1799-1802.

［6］张敏,解雅春,杨蕾,等. 快速自动命名和快速交替刺激测试学龄前本土化常模的研究［J］. 中国儿童保健杂志,2017,25（12）:1207-1210.

［7］CUMMINE J,CHOUINARD B,SZEPESVARI E,et al. An examination of the rapid automatized naming-reading relationship using functional magnetic resonance imaging［J］. Neuroscience, 2015,305:49-66.

［8］GEORGIOU GK,PARRILA R.What mechanism underlies the rapid automatized naming-reading relation?［J］Journal of experimental child psychology,2020,194,104840.

［9］GEORGIOU GK,ARO M,LIAO CH,et al. Modeling the relationship between rapid automatized naming and literacy skills across languages varying in orthographic consistency［J］. Journal of experimental child psychology,2016,143:48-64.

［10］COHEN M,MAHÉ G,LAGANARO M,et al. Does the Relation between Rapid Automatized Naming and Reading Depend on Age or on Reading Level? A Behavioral and ERP Study［J］. Frontiers in human neuroscience,2018,12:73.

［11］KHODADOUST M,MOHAMADI R,JANANI L,et al. The effect of phonological awareness on rapid automatized naming［J］. Med J Islam Repub Iran,2019,33:32.

二、发育性眼动评估量表（DEM）

（一）概述

1. **量表简介** 发育性眼动评估量表（Development Eye Movement Test,DEM）是由学者 Jack E. Richman,和 Ralph P. Garzia 于1987年编制而成,是评估眼球运动和快速命名的最常见的视觉-言语测试之一,衡量在阅读模拟任务中视觉搜索和眼动控制的能力。眼动的心理测量起源于 Pierce 测验,该测验要求受试者对左、右两列数字进行扫视并尽可能快地读出数字并计算时间;NYSOA-KD 扫视测试由 Pierce 测验演变而来,数字的排列从左到右等间距垂直扫视到不规则分布的水平扫视。在测试的实际运用中发现,除了眼动障碍以外,数字的识别和检索、持续的视觉注意力、视觉-言语整合时间均会影响测试结果。因此,DEM 量表设计了垂直排列和水平排列的数字,通过垂直排列数字测试来衡量数字命名能力,更好地代表了基线水平,使得水平排列数字的测试能很好地评估眼球运动功能。DEM 量表作为一种标准化的临床测试,可用于评估 6~12 岁学龄儿童阅读时的眼球运动能力。

2. 中文版的修订及标准化过程 在美国、意大利、西班牙、葡萄牙、法国等多个国家均已开展 DEM 量表的相关研究,建立英语、西班牙语、法语等九种语言的儿童标准化研究数据。目前,我国已成功建立了普通话版及粤语版的常模。中国香港学者通过对 305 名 6~11 岁以广东话为母语的儿童进行 DEM 测试,同时对比英语和西班牙语版的儿童常模数据发现:DEM 得分随年龄增长而减少,粤语版常模中的儿童 DEM 完成时间较英语和西班牙语儿童更快。由此可见,DEM 的测试可能受语言、文化和教育体系等多种因素的影响,存在种族差异。普通话版常模由南京市妇幼保健院研究建立,采用随机分层抽样的方法从南京市城区 8 所幼儿园和 8 所小学中抽取 1 425 例 5~12 岁儿童参与研究,普通话版的 DEM 测试由两名具有发展性阅读障碍诊疗经验的工作人员完成数据采集工作,建立地区性的城市儿童普通话版常模。该研究除收集学龄儿童发育性眼动测试地区常模数据外,还增加了对学龄前儿童的眼动研究,为我国阅读障碍的早期筛查、诊断和干预等研究奠定基础。

(二) 结构及评分标准

1. 量表的内容及结构介绍 DEM 测试由一张预测试卡和 A、B、C 三张 216mm×279mm 测试卡组成。预测试卡由 10 个水平等间距的数字组成,要求被测儿童在 12 秒内正确念完(允许用手指认),以确定儿童具有完成测试的基本的数字命名能力。测试卡 A 和 B 测试卡分别由两列垂直排列的数字组成,每列 20 个数字,共计 80 个数字,测试儿童纵向读数的基线水平,记录读完所有数字所耗时间及错误数。测试卡 C 由相同的 80 个数字水平排列而成,每行 5 个数字,共计 16 行;每一行的第一个和第五个数字垂直对齐,其余 3 个数字之间的间隔为不规则随机分布,测试儿童横向读数的水平,记录用时和各类错误,如错读(s)、漏读(o)、重读或多读(a)、错行(t) 等。测试过程中,要求儿童以尽可能快地速度准确读出不同卡片中的数字。

2. 测试需要的时间 从主试说"开始"时进行计时,以被试儿童清楚地读完最后一个数字时结束计时。测试过程中,如被试在中途停住,应重新开始测试。完成整个测试大约耗时 5 分钟。

3. 对主试的要求 接受过专业训练可完成测试。DEM 测试对主试人员没有特别的限制,可以由接受过专业训练的特殊教育老师、心理学、专科医生等不同专业人员进行测试。主试人员需经过标准化培训,同时掌握儿童的视力和认知状况。

4. 项目数及分类 测试完成后可得出以下眼动指标:纵向时间(测试 A 和 B 用时之和)、横向时间(测试 C 用时 × [80/(80−o+a)])、纵横向用时比(横向用时/纵向用时)、总错误数(s+o+a+t)。

5. 评分标准及结果分析 评分标准:被试读完每一个测试项目中所有数字的总秒数及错误数计算所得眼动指标为 DEM 测验的原始分,需要按年龄查表,获得被试的标准分、百分位及相当年龄,供临床专科医生参考,综合评定被试的视觉搜索和眼动控制的能力。

结果分析:眼动测试的各项数据需要单项分析与综合分析相结合。

(1) 纵向读数时间代表数字命名能力,作为基线水平。

(2) 横向读数时间衡量在横向复杂的眼动控制下的数字命名能力。

(3) 纵横向用时比同时评价纵向用时和横向用时。

(4) 综合分析结果,可分为四种类型:

1) 类型Ⅰ:正常,纵向时间、横向时间、时间比均正常。

2) 类型Ⅱ:眼动障碍,纵向时间正常、横向时间异常、时间比偏大。

3) 类型Ⅲ:读数障碍,纵向时间异常、横向时间异常、时间比正常。

4) 类型Ⅳ:读数与眼动均存在障碍,纵向时间、横向时间、时间比均异常(增高)。

(三) 量表的信度及效度研究

1. DEM 量表信度研究　DEM 测试的信度通过时间重测与测试者重测来检验。

(1) 时间重测信度:第 1 次测试后约 1 周,随机抽取原测试人群中的 40 名儿童(平均分布在一~七年级)进行第 2 次测试。前后两次测验之间的纵向时间、横向时间、纵横时间比、总错误数的相关系数分别为 0.89、0.86、0.57、0.07。

(2) 测试者信度:原量表中由两名主试(12 年临床工作经验的医生和三年级眼视光学学生)进行交替测试,两名主试之间的纵向时间、横向时间、纵横时间比、总错误数评估结果的相关系数分别为 0.81、0.91、0.57、0.07。提示 DEM 量表具有较好的信度。

2. DEM 量表效度研究　原量表中通过内部一致性以及原始分数与年龄、阅读成绩、学习障碍患病情况的相关性来衡量 DEM 量表的效度。研究结果显示 DEM 量表的横向时间、纵向时间、纵横时间比及总错误数之间内部一致性较好(表 3-30)。

表 3-30　DEM 各项内部指标之间的相关系数分析

项目	纵向时间	总错误数	纵横时间比
横向时间	0.75**	0.44**	0.60**
纵向时间		0.24*	−0.05[NS]
总错误数			0.38**

注:**.$P<0.001$,*.$P<0.05$,[NS]= 不重要。

DEM 量表的评估中,纵向时间、横向时间、纵横时间比、总错误数均随着年龄和年级的增长而表现出明显的降低趋势,这一结果与其他心理测试中所呈现的发育性变化是一致的。原量表研究中,随机抽取了 58 名儿童,将 DEM 测试结果与广泛的阅读分测验成绩进行相关性分析,结果显示纵向时间、横向时间、纵横时间比、总错误数与阅读分测验成绩的相关系数分别为 −0.79、−0.78、−0.55、−0.62,提示 DEM 测试结果与广泛的阅读分测验成绩具有显著的相关性。同时,学习障碍儿童与正常儿童的 DEM 测试结果之间存在显著性差异。研究结果均提示 DEM 量表具有良好的效度。

3. 本研究的信度和效度分析　在南京市城区儿童常模研究中,随着年龄和年级的增加,DEM 测试各项结果均呈现明显的降低趋势,结果与原量表一致,符合儿童的发育特征。各眼动指标间相关分析显示:横向时间、纵向时间、纵横时间比、总错误数之间均具有显著的相关性;时间信度和测试者信度分析显示,前后两次测试之间的横向时间、纵向时间、纵横时间比、总错误数相关系数为 0.84~0.92;两名主试间的横向时间、纵向时间、纵横时间比、总错误数评估结果的相关系数为 0.98~0.99。

(四) 量表的临床应用研究

DEM 测试是一种简单、实用和经济的儿童眼球运动能力评估工具,基于对垂直及水平排列的数字命名的相关指标来量化测量眼球运动能力,间接衡量在模拟阅读任务中视觉搜索和眼动控制的效率。临床使用中,评估结果中的各项数据既要单独分析,又要综合分析。其中纵向读数时间代表数字命名能力,作为基线水平;横向读数时间衡量在横向复杂的眼动控制下的数字命名能力;纵横向用时比可同时评价纵向用时和横向用时,比分显著超过正常水平提示在数字阅读中眼球的水平运动比垂直运动需要付出更多的努力。

阅读是一种复杂视觉活动,包含三种重要眼球运动成分,即扫视运动、注视运动及往返运动。许多研究发现,视觉搜索和眼动控制的能力与阅读困难的发生有关。存在阅读问题的儿童在进行阅读任务时,常采用补偿式的眼动模式,从而表现出特征性的眼动行为:注视时间延长,注视次数增多,回视频率增加,眼跳幅度较小,回视距离不规则,不能准确地一次性完成回视等。因此,DEM 测试对于有效识别存在阅读困难风险的儿童具有非常重要的临床价值。

（五）量表的特点及使用中的注意事项

DEM量表整合了快速数字命名的策略,测试数字排列于垂直与水平空间,以从左到右和自上而下的方式进行读数,以完成任务的时间和错误数作为临床结果,模拟并量化在阅读任务中视觉搜索和眼动控制的能力。操作过程简单易行,耗时少,可替代昂贵且不适用于日常测量的眼球运动的仪器,成为临床上评价眼球运动功能、预测阅读能力的首选测试方法。

量表使用中需考虑除眼动外其他影响阅读的因素,比如注意力因素、语音因素、早期的阅读体验等。此外,学龄前儿童认知和语言发展速度不一,且没有足够的阅读经验,为准确地甄别阅读障碍儿童,在临床实践中需配合更全面地评估。

（池　霞）

参 考 文 献

[1] RICHMAN JE,GARZIA RP. Developmental Eye Movement Test(DEM),Version 1,Examiner's Booklet[M]. Mishawka,IN:Bernell,1987.

[2] GARZIA RP,RICHMAN JE,Nicholson SB,et al. A new visual-verbal saccade test:the development eye movement test(DEM)[J]. J Am Optom Assoc,1990,61(2):124-35.

[3] FACCHIN A. Spotlight on the Developmental Eye Movement(DEM)Test[J]. Clin Optom (Auckl),2021,13:73-81.

[4] MOIROUD L,ROYO A,BUCCI MP. The Developmental Eye Movement Test in French Children[J]. Optom Vis Sci,2020,97(11):978-983.

[5] PANG PC,LAM CS,WOO GC. The Developmental Eye Movement(DEM)test and Cantonese-speaking children in Hong Kong SAR,China[J]. Clin Exp Optom,2010,93(4):213-23.

[6] XIE Y,SHI C,TONG M,et al. Developmental Eye Movement(DEM)Test Norms for Mandarin Chinese-Speaking Chinese Children[J]. PLoS One,2016,16;11(2):e0148481.

[7] 李婷婷,张敏,解雅春,等. 南京市学龄前儿童发育性眼动评估本土化常模的研究[J]. 中国儿童保健杂志,2014,22(10):1028-1030.

[8] MOIROUD L,GERARD CL,PEYRE H,et al. Developmental Eye Movement test and dyslexic children:A pilot study with eye movement recordings[J]. PLoS One,2018,13(9):e0200907.

三、本顿视觉保持测验（BVRT）

（一）概述

本顿视觉保持测验（Benton Visual Retention Test,BVRT）或称视觉保持测验（Visual Retention Test,VRT）是Arthur L. Benton所创。VRT的最初版本发表于1946年,但当时只包括7张图卡和两种测验方式。1955年原作者对VRT的最初版本进行了修订,增加了测验图卡数、增加了测验的方式,并增加了8~16岁儿童的常模资料。该测验适用于8岁以上的儿童和成年人,是神经心理学研究和临床应用的常用方法之一。VRT属于单项神经心理测验,起初只是为测验即时回忆和视觉运动能力而设计的,后来广泛用于脑功能损害后视知觉、视觉记忆、视空间结构能力的评估,并用于研究与视觉有关的脑结构的功能定位。研究表明,VRT与传统的评估视知觉、视觉记忆功能的测验具有较好的同质性,可在一定程度上反映大脑半球功能状况,并能协助临床对脑损害的诊断、疗效的评定、康复措施的制定及社会能力的预测等。国外已有各种地区性的儿童、成人及老年常模资料,供临床和研究比较应用。

国内广泛使用的 VRT 是 1992 年由湖南医科大学龚耀先和唐秋萍主持修订的版本。参与修订的单位来自国内 9 所高等院校和医院。该修订版已有 8 岁以上儿童和成人常模。信、效度研究结果表明修订版 VRT 复本重测信度 C 式与 D 式在 0.80~0.82 水平,其测量标准误分别为 0.76、1.29,评分者信度系数均在 0.91 以上;重测信度也较满意;VRT 对脑病组和健康成人样本所有受试进行检验的总正确符合率分别达 87.15%、84.80%。这些结果表明该测验具有较好的稳定性和有效性。

（二）量表的结构及评分标准

本测验有 3 种不同形式的测验图(C,D 和 E 式)。每式都是 10 张图卡,每卡上有一个图或一个以上的图,每一式的测验时间大约只需要 5 分钟。

1. **测验方法** 分四种。

A 法:每一图卡呈现 10 秒,随即让受试者默画出来(或者说通过记忆再生,或简称再生)。

B 法:每一图卡呈现 5 秒,随即让受试者默画出来。

C 法:将每一图卡放在受试者前面,让他临摹下来(简称临摹)。

D 法:每一图卡呈现 10 秒,并相隔 15 秒,随后让受试者默画出来。

A 法、B 法(即时回忆)主要测查视觉记忆的保持能力;C 法主要测查视觉结构能力;D 法(延迟回忆):主要用于那些在即时回忆测验中未表现出有意义缺陷的脑病人群。

2. **实施方法**

A 法:给受试者一些空白纸,大小同图卡的一样(13.97cm×21.59cm)、一支带橡皮的铅笔。指导语:"现在我要给你看一些图片,图片上有的是一个图,有的不止一个,当拿走图片时要你把看到的图画出来。"用秒表计时。图片册放在受试者前面与桌面成 60° 角(不要平放在桌面上)。

受试者经常会等不到 10 秒,只要一看到图便喊起来,这种情况要禁止,并告诉他在看图的时间要仔细观看。主试可以这样告诉他:"我知道这个图形很容易,但其他一些比较难,我要你养成在全部 10 秒内都注视图片的习惯。"只在开始介绍图Ⅲ时(在第 1 次出现两个主图和 1 个辅图),主试必须说:"不要忘记将你看到的都画出来。"如果受试者在默画图Ⅲ时遗漏了旁边的辅图,在介绍图Ⅳ时要重复这一告诫。允许受试者擦掉或改正所画的。不要任意称赞。

B 法:此法的操作过程除了告诉受试者只看 5 秒外,其他基本与 A 法相同。

C 法:给受试者一些空白纸,大小如同图片一样(13.97cm×21.59cm),一支带橡皮的铅笔。指导语:"要给你看一些图卡,上面有 1 个图或 1 个以上的图,然后将图画下来,尽可能画得同图片上的一个样。"将图片放在受试者视线的左边。

如果受试者提出特别问题(例如,大小重要吗? 线条要笔直的吗?),只重复同样的指导语,既是说要画得尽可能地与图片上的一个样。如果受试者似乎未尽最大地努力来画时,也重复这个一般的指导语。如果他慢吞吞地画,可鼓励他画快一点。允许擦掉或改正,不要任意称赞。

D 法:指导语:"现在要给你看一些图卡,上面有一个或一个以上的图,看 10 秒后拿走图片,相隔 15 秒后将所看到的画出来"。与上述各式不同的是只给一张空白纸(13.97cm×21.59cm)和一支带橡皮的铅笔,而不是一些空白纸和一支铅笔。同时,是在呈现图片后的 15 秒间隔的时候给予。允许擦掉和改正。每次画完后拿走画和笔。

只在介绍图Ⅲ时(第 1 次出现有两个主图和 1 个辅图的卡)主试才说:"不要忘记将你看到的都画出来"。如果在默画图Ⅲ时忘记画辅图,主试在介绍图Ⅳ时再重复上述指导语,不给予受试者任意称赞。

有时受试者试图在等待的 15 秒内与主试者交谈,主试者应加以制止,并鼓励他集中注意去记忆图形。有些受试者用手指在桌面上描画以资保持图形记忆,只要不会在桌面上留下看得到的图形痕迹,还是允许的。

3. **评分标准及结果分析**

记分:VRT 按两个记分系统进行评分——正确分和错误分。

VRT 的记分方法是客观的,按精确的原则进行。评分者之间总分的符合率很高(r=0.95),主要错误类型方面的符合率也满意(r=0.75~0.98),两个记分系统对估计受试者的成绩或作业都有用。一个(默画正确数)可测量作业的一般效率,另一个(错误分)可估计受试者错误的特殊方式。

正确分:每一图形根据全或无来判断,并记 1 或 0 分。因此,每式的总分范围在 0~10 分之间。

C、D 和 E 式各图形的记分原则和正确例子详见视觉保持测验手册。

错误分:一个图中任何不完全的作业,提示受试者有一个以上的特殊错误。评分中错误系统是按错误方式来划分的,并得出一个总错误分。这个系统,除了能测量作业的一般效率外,还有助于受试者作业的定性特征的分析。

错误的特殊关型可以分为 6 个主要范畴:即遗漏、变形、持续、旋转、位置错误和大小错误。具体详见视觉保持测验手册。

4. 相关的常模图表(引自视觉保持测验手册)

(1) 成人正确分常模:成人常模来自 697 例 16 岁以上健康成人 A 法的测验结果,其中男 395 例,女 302 例。视觉保持测验手册中表 3-31 是采用 A 法所得的成人正常再生分常模。表中给出了不同年龄组、不同受教育年限的被试的典型作业水平。

本表的使用如下:例如一个 50 岁的被试、受了 9 年的教育,则预期正确分为 5,然后将实测得分与之比较,实际得分比预期分低 2 分以上,应考虑有视觉记忆缺损的可能,提示宜进一步作更全面地心理评估,以便及时诊断和治疗。

(2) 成人错误分常模:采用 A 法所得的成人错误再生分常模。手册中给出了不同年龄组、不同受教育年限的被试的典型作业水平(详见视觉保持测验手册)。

解释方法:被试的实际得分比预期分高 3 分以上,应考虑有视觉记忆缺损的可能。

(3) 儿童常模:儿童常模来自 186 例 8~15 岁健康儿童的 A 法测验结果,男 105 例,女 81 例,大多为在校学生,手册中表 3-32 列出了不同年龄的 VRT 预期作业水平。

仍根据实测得分和预期分比较进行解释,如实测得分比预期正确分低 2 分以上或比预期错误分高 3 分以上,说明被试有视觉记忆或视觉运动这种特殊缺陷的可能(表 3-31、表 3-32)。

表 3-31　成人 A 法常模(预期正确分)

受教育年限/年	年龄组/岁			受教育年限/年	年龄组/岁		
	16~49	50~59	>60		16~49	50~59	>60
1~6	5	5	4	10~12	7	6	5
7~9	6	5	5	>12	8	7	6

表 3-32　儿童 A 法常模

VRT 预期分	年龄组/岁				VRT 预期分	年龄组/岁			
	8	9~10	11~12	13~15		8	9~10	11~12	13~15
预期正确分	4	5	6	7	预期错误分	9	6	5	3

(三) 量表的信度及效度研究

1. 信度　对 30 名受试者在间隔 14~58 天(平均 29 天)后用 D 式 A 法做了重测,发现两次测验的 VRT 成绩达中度相关,正确分和错误分的相关系数分别为 0.57、0.56,统计学检验各相关具有显著性意义(P 均 <0.01)。

2. 效度

(1) 与其他测验的相关:将 34 名被试的 VRT 成绩与我国修订的韦氏成人智力量表的总智商(FIQ)及部分分测验和我国修订的韦氏记忆量表的部分分测验进行了相关分析,结果见表 3-33。

表 3-33　VRT 成绩与标准智测、韦氏记忆的部分分测验之间的相关

VRT 成绩	FIQ	数字广度	填图	视觉再生	图片回忆	联想学习	木块图
正确分	0.60**	0.52*	0.43	0.89**	0.14	0.23	0.57
错误分	−0.55**	−0.53*	−0.39	−0.85**	−0.28	−0.33	−0.58*

注:*.$P<0.01$;**.$P<0.001$。

（2）临床效度:对 198 例有脑器质性疾病的病人进行了 VRT C 式 A 法的测试,其中男 130 例,女 68 例,其临床诊断均由有经验的神经科医生做出,脑血管性病变 91 例,脑变性疾病 29 例,帕金森病 14 例,颅内占位性病变 14 例,颅内感染、中毒 23 例,其他 27 例。164 例(82.8%)有 CT 检查结果。①脑病组的 VRT 成绩与常模比较的结果详见视觉保持测验手册。②各受试者得分与预期分比较:正常受试者的正确分比预期分低 2 分以上的人数占 3.6%,而脑病组则占 54.5%;按错误分,正常受试者比预期的高 3 分以上者占 11.9%,而脑病组占 69.6%,其差异有明显的统计学意义(P 均 <0.001)。根据此标准对所有被试进行检验,正确分和错误分的总正确符合率分别达 87.15%、84.80%。③错误类型分析表明:除持续错误外每种类型的错误,脑病组的出现率均明显高于正常组(表 3-34)。

表 3-34　错误类型分析

错误类型	常模组($n=697$)	脑病组($n=198$)	P	错误类型	常模组($n=697$)	脑病组($n=198$)	P
旋转	55.38%	67.17%	0.003 9	持续	51.65%	56.06%	3.309 5
遗漏	38.88%	81.82%	0.000 0	大小错误	17.36%	37.37%	0.000 0
变形	77.62%	95.45%	0.000 0	位置错误	42.61%	56.57%	0.000 7

（四）量表的特点及使用中的注意事项

该量表配有 C、D、E 式图卡各 10 张,供测试时选用。使用时注意摆放角度和位置,可根据研究目的选择 A、B、C、D 四种测试方法进行组合测试。

目前量表无电子化,测试方法以 1 对 1 测试,但在某些类型的研究中也可以选择个别方法进行团体测试,测试结果仅供研究使用,不能用来进行临床诊断。

（五）量表编制人及联系方式

唐秋萍教授,中南大学湘雅三医院临床心理科,湖南长沙,邮政编码:410013。

（唐秋萍）

参 考 文 献

［1］唐秋萍,龚耀先.视觉保持测验的信度与效度研究［J］.中国临床心理学杂志,1993,1(2):87-89.

［2］唐秋萍,龚耀先.视觉保持测验常模的制定及试测［J］.中国心理卫生杂志,1992,6(3):121-124.

［3］汤慈美,刘颖.本顿视觉保持测验——多种选择型的应用与评价［J］.心理科学杂志,1993,30(5):52-54.

［4］DUPRE C,HELMER C,BONGUE B. et al. Associations between physical activity types and multi-domain cognitive decline in older adults from the Three-city cohort ［J］. PLoS ONE,2021,16(6):e0252500.

四、学龄前儿童听处理评估量表（PAPAS）

（一）概述

学龄前儿童听处理评估量表（Preschool Auditory Processing Assessment Scale，PAPAS）是由南京市妇幼保健院儿童保健科洪琴副教授团队编制的，适用于发现 3~6 岁儿童听处理问题的评估量表。听处理（auditory processing，AP）是中枢听觉神经系统对听觉信息的感知和处理，在儿童的语言、阅读、学习和社交过程中发挥着重要作用，听处理障碍（auditory processing disorders，APD）儿童以复杂环境下较差言语和非言语声感知能力为特征，主要表现为噪声中言语理解困难、经常要求重复指令、伴有听觉注意和听觉记忆缺陷等症状。研究显示，听处理障碍与学习障碍（阅读障碍）、语言障碍、注意缺陷和沟通障碍密切相关。早期识别听处理障碍的高风险儿童，进而予以特定的听觉训练（auditory training），能够有效减轻听处理障碍所带来的功能损害。

本课题组基于两个听处理障碍理论模型，Buffalo 模型（the Buffalo Model of APD）和 Bellis/Ferre 模型（the Bellis/Ferre model of APD），构建量表编制的理论框架，通过文献回顾及质性访谈构建量表项目池，并通过德尔菲专家咨询及小样本预调查，根据专家意见和家长的反馈对量表进行修订，形成量表的预测版。

通过预试验、项目分析和探索性因素分析，进一步对条目进行筛选，剔除适应性较差及因子载荷较低的项目，进行初步的探索性因素分析，形成量表正式版。采用分层整群抽样，抽取南京市城区和郊区共 7 所幼儿园进行正式量表施测，其中 4 所幼儿园采用 Cronbach's α 系数、折半信度和重测信度评价正式量表的信度；采用文献回顾、德尔菲专家咨询和小样本预调查评价量表内容效度；采用探索性因素分析和相关分析法评价量表结构效度；采用学龄前儿童执行功能行为评定量表和 Conners 父母问卷评价量表校标效度；通过验证性因素分析进一步验证量表的结构效度，并分析模型拟合度。

（二）量表的结构及评分标准

1. PAPAS 量表的结构 量表学龄前儿童听处理评估量表包括 30 个条目，5 个维度，分别为。

（1）听觉解码：13 个条目。

（2）听觉注意：5 个条目。

（3）视觉注意：3 个条目。

（4）沟通交流：6 个条目。

（5）多动冲动：3 个条目。

2. PAPAS 量表的评分标准 适用于 3~6 岁学龄前儿童听处理问题的评估，由主要代养人根据儿童近半年内的表现做出评价，采用 Likert 5 级评分法，"从不"代表 1 分，"偶尔"代表 2 分，"有时"代表 3 分，"经常"代表 4 分，"总是"代表 5 分，得分越高说明存在听处理障碍的风险越高。

（三）量表的信度和效度研究

1. 信度分析 结果显示，内部一致性 Cronbach's α 系数为 0.941，各维度 Cronbach's α 系数为 0.734~0.912；折半系数为 0.922，各维度折半系数为 0.781~0.917；重测信度为 0.803，各维度重测信度为 0.662~0.747。

2. 效度分析 结果显示，经文献回顾、德尔菲专家咨询、小样本预调查，量表内容效度佳；KMO 值为 0.960，Bartlett 检验 $\chi^2=19\,583.494$（$P=0.000$），通过主成分分析和最优斜交法，基于特征值大于 1，提取 5 个因子，累计方差贡献率为 56.0%；各维度间相关系数为 0.480~0.734，各维度与量表总分的相关系数为 0.720~0.933；量表总分与学龄前儿童执行功能评定量表和 Conners 父母问卷总分的相关系数分别为 0.731 和 0.638。验证性因素分析结果显示，拟合指数 $\chi^2/df=3.78$，GFI=0.911，RMSEA=0.051，RMR=0.020，CFI=0.925，NFI=0.901，TLI=0.916，模型拟合效果好。因此，该量表具有较好的信效度。

（四）量表的临床应用研究

目前该量表已用于儿童心理行为门诊及儿童耳鼻喉科门诊听处理异常儿童的研究,研究显示,与正常同龄儿童相比,该量表筛查出的听处理障碍高风险儿童具有较差的听觉行为表现及异常的电生理特征。

（五）量表的特点及使用中的注意事项

该量表在听处理障碍理论模型的指导下,结合学龄前儿童听处理特征编制而成,用于学龄前听处理异常儿童的筛查,为听处理障碍儿童的早期识别和早期干预提供依据。

而由于听处理异常儿童常与其他精神发育障碍(如 ADHD、ASD、语言障碍等)的症状重叠,因此,对听处理异常儿童的识别,还需要进一步行客观的电生理测试评估其中枢听觉神经系统功能。此外,推荐心理行为学、听力学、语言病理学、教育学等多学科协同诊疗,推动听处理异常儿童的早期识别。

（六）量表编制者及联系方式

洪琴,南京医科大学附属妇产医院(南京市妇幼保健院);联系方式:E-mail:rambler_hq@163.com。
池霞,南京医科大学附属妇产医院(南京市妇幼保健院);联系方式:E-mail:264601855@qq.com。

（洪琴 池霞）

参 考 文 献

［1］HALLIDAY LF,TUOMAINEN O,ROSEN SJC. Auditory processing deficits are sometimes necessary and sometimes sufficient for language difficulties in children:Evidence from mild to moderate sensorineural hearing loss［J］. Cognition,2017,166:139-151.

［2］CHOI SMR,KEI J,WILSON WJJE. Hearing and Auditory Processing Abilities in Primary School Children with Learning Difficulties［J］. Ear Hear,2019,40(3):700-709.

［3］GOKULA R,SHARMA M,CUPPLES L,et al. Comorbidity of auditory processing,attention,and memory in children with word reading difficulties［J］.Frontiers in Psychology,2019,10:2383.

五、中学生视力不良简易风险自评问卷

（一）概述

中学生视力不良简易风险自评问卷是由胡国清、胡明、张磊等在 2006—2007 年编制的。

1. **目的及意义** 从中学生视力不良问题形成的非遗传因素着手,编制的一份简洁的、适合我国中学生特点的自评风险问卷,评价中学生视力不良风险,帮助中学生对自己进行监测,预防视力不良的发生。

2. **编制过程** 本问卷以"知信行"理论作为框架,将影响视力不良的非遗传因素作为本问卷的指标源头,便于将来采取干预措施,问卷指标被定位在学生自身信息之上,编制问卷时只考虑了操作性强的、易于采取干预措施的指标。研究人员通过广泛检索文献,提出 32 个初始指标构成指标库。然后召开专题小组讨论,从 32 个初始指标中初步筛选 10 个指标,并编制初始问卷。问卷内容先后经过多次专题小组讨论、预测试、专家咨询后,编制测试版问卷,并进行现场测试。本研究采用 G-P 分析(good-poor analysis)和因子分析法,结合专业知识对条目进行评价,对最终确定的 10 个指标进行探索性因子分析,提取 3 个公因子。

3. **适用对象** 问卷的使用者和评估对象均为中学生本人,评估内容为中学生视力不良的发生风险。

（二）量表的结构及评分标准

1. 量表的内容及结构介绍

（1）测试方法：自填。

（2）测试时间：10~20分钟。

（3）测试要求：根据中学生的实际情况，在最合适的选项上打"√"，问卷全部为单选题。

（4）项目数及分类：3个维度，共10个条目。

（5）因子组成：①因子1：T1、T8、T9、T10；②因子2：T4、T5、T6、T7；③因子3：T2、T3。

2. 评分标准
每个条目计分1~4分，问卷总分取值范围为10~40分，得分越高，表示被评估对象发生视力不良风险越大。具体计分方法如下：

条目4、5、6、7的4个选项分别按"①"=1分；"②"=2分；"③"=3分；"④"=4分进行赋值。

条目1、2、3、8、9、10的4个选项按"①"=4分；"②"=3分；"③"=2分；"④"=1分进行赋值。

对于每个条目而言，得分越高，说明该项越差。计算10个条目的合计分，然后按下述公式计算标准得分：标准得分 =（实际合计分–10）/30。

公式中的"10"表示理论最低得分，"30"表示理论最高得分"40"与理论最低得分"10"之差。标准得分的取值范围介于[0,1]之间，得分越接近1，表示视力不良风险越严重；反之，得分越接近0，说明视力不良风险越轻微。

3. 结果分析
按照四等分原则将中学生视力不良风险大致分为4个等级：

（1）没有视力不良风险，标准得分介于[0,0.25]之间。

（2）有轻度视力不良风险，标准得分介于[0.25,0.50]之间。

（3）有中度视力不良风险，标准得分介于[0.50,0.75]之间。

（4）有重度视力不良风险，标准得分介于[0.75,1.00]之间。

（三）量表的信度及效度研究

1. 抽样的代表性
采用分层整群抽样从湖南省中学生中随机抽取测试样本。首先，依次按照地区类型[大城市、中等城市、小城市、农村地区（参照2004湖南统计年鉴经济社会发展资料采用聚类分析划分）]、学校类别（重点中学和非重点中学）、学校级别（初中和高中）等3个因素分层，逐层随机抽取1个单位。然后从各被抽中学校的3个年级中分别随机抽取2个班，共有16所学校96个班的学生构成样本。

2. 信度研究指标

（1）重测信度：间隔1周后问卷合计总分的皮尔逊相关系数为0.80，可认为本问卷具有较好的重测信度。

（2）内部一致性信度：10个指标的 Cronbach's α 系数为0.56。

3. 效度研究指标

（1）表面效度：调查过程中问卷得到了填写学生的认可，反馈意见显示学生对10个指标没有任何疑问，本问卷具有较好的表面效度。

（2）结构效度：因子分析共提取3个公因子，解释总变异的48.07%。极大方差旋转后问卷呈现清晰的因子结构。

（四）量表的特点及使用中的注意事项

1. 量表的特点
为增加本问卷的实用性，研究人员牺牲了部分信息而有意识地控制了指标数目。从内容上看，本问卷由10个针对视力不良发生的非遗传因素的指标构成，侧重中学生本人适用，易于操作，容易推广。更重要的是，本问卷能在一定程度上提前预测视力不良的发生，为及时采取干预措施赢得时间，起到有效预防中学生视力不良的效果，因此具有较强的实用价值。而且，相应的风险干预措施非常简单、成本低廉、容易实施，只需学生自己改掉不良习惯和增加相关知识即可。

从作用上看,本问卷可用于评价中学生视力不良的发生风险,能在一定程度上预测中学生视力不良的发生风险。

2. 注意事项　本量表只对中学生视力不良的发生风险进行初步评估,它不能准确预测视力不良的发生。因目前缺乏金标准,本研究未对效标关联效度进行评价。

（五）量表原文及修订者联系方式

胡国清,E-mail:huguoqing009@gmail.com。

（胡国清）

参 考 文 献

［1］胡国清,胡明,张磊,等. 中学生视力不良简易风险自评问卷的研制［J］. 中国行为医学科学杂志,2008,17（3）:271-273.

［2］王明军,刘宏. 初中生视力不良流行现状及特征分析［J］中国校医杂志,2016,30（01）:14-15.

［3］张兰华,赵鸿玉,李伟强. 长春市西部地区中学生视力不良检出率的流行现状［J］. 中国卫生产业杂志,2019,24:176.

中学生视力不良简易风险自评问卷

指导语:以下问题询问的是你最近半年的情况,请根据实际情况在最适合你的选项处打"√"。

1. 你了解保护视力,预防近视的健康知识吗?	① 极少	② 较少	③ 较多	④ 很多
2. 你每天的睡眠时间有多长?	① 6 小时及以下	② 7 小时	③ 8 小时	④ 9 小时及以上
3. 你每天的学习时间有多长?	① 8 小时及以下	② 9 小时	③ 10 小时	④ 11 小时及以上

你是否有以下行为:	极少或无	有时	常常	几乎总是
4. 你经常连续 1 小时以上学习、用电脑或看电视吗?	①	②	③	④
5. 你经常躺着或趴着看书吗?	①	②	③	④
6. 你经常走路时或在公交车上看书吗?	①	②	③	④
7. 你经常在光线黑暗处看书吗?	①	②	③	④
8. 你坚持认真做眼保健操吗?	①	②	③	④
9. 你课间经常进行户外活动吗?	①	②	③	④
10. 你经常进行体育锻炼吗?	①	②	③	④

六、视知觉测试（第 3 版）（MVPT-3）

（一）概述

视知觉测试量表是由 Ronald Colarusso 和 Donald Hammil 于 2003 年编制的。编制是为了评估个体在不需要运动能力参与下的视知觉能力。

1. 编制过程及修订过程　视知觉是指利用各种技能对眼睛所接收到的视觉信息进行加工、整合从而实现对视野内的物体进行观察、辨别和理解的能力。为了更好地利用视觉感知物体,人们需要具备背景识别（将该物体从视觉背景刺激中分离出来）,视觉分辨（辨别与其他事物细微的差别）,视觉完形（能从所见物体部分推知整体）,视觉空间认知（识别被颠倒或反转物体的能力）和视觉记忆等能力。一些测试利用临摹各类不同图形来评估个体的视知觉功能,但该过程其实涉及视知觉和运动能力两个方面,更多的是展示视觉运动整合能力。为了有效地单纯评估视知觉能力,Colarusso 和 Hammill 于 1972 年编制了第 1

版视知觉测试(Motor-Free Visual Perceptual Test,MVPT),该测试回答过程中,受试者可以口述答案或者用手指出答案,实现了测评个体在不需要运动能力参与下的视觉感知能力。经过几次修订,于2003年出版了目前使用的第3版MVPT(MVPT-3)。

1972年,初始版MVPT由Colarusso and Hammill研制,并于1996年出版了修订版MVPT(Motor-Free Visual Perceptual Test-revised,MVPT-R),1997年出版了纵向格式的MVPT(Motor-free Visual Perception Test-Vertical Format,MVPT-V)。MVPT-V和前两版一样,共36个条目,答案选项从水平排列更换为纵向格式,并将适用年龄延伸到55岁以上。2003年,出版了MVPT-3,将答案选项重新更改为容易实施和记分的水平设置。MRPT-3在保留了所有MVPT-R的测试项目基础上,通过增加视觉完形任务,提高视觉记忆、形状恒常性和形状辨别任务中的难度,并增加了一些测试题,达到65个项目条组成,有效地增加了10岁人群测试的区分度,从而使其适应人群调整为4岁0个月~94岁及以上人群。

目前尚没有中文版的修订报道。

2. **适用对象**　视知觉测试适用于教育家,心理学家,职业治疗师,验光师和相关人员。对可能存在学习困难、运动或认知障碍的人,例如智能障碍、学习障碍、脑瘫、脑损伤和感知受损等,进行视知觉的筛查、诊断或研究。

(二) 量表的结构及评分标准

1. **量表的内容及结构介绍**　MVPT-3测试耗时约20~30分钟,由65个项目组成,共测试空间关系,视觉辨别,背景识别,视觉完形和视觉记忆等五种类型视知觉能力。4~10岁测试前40项,11岁以上需要完成所有的65项测试。每个项目分为刺激物和答案部分,刺激物和答案部分均采用黑白线条,其中答案部分以单选题的形式呈现,要求在受试者从多个选项中选择唯一的正确答案。除了视觉记忆测试的刺激物先单独展示,然后在另一页呈现答案部分外,其他测试的刺激物和答案部分都在同一页上。由于被测试者仅需口述答案或者用手指出答案选项,不需要受试者具备口语及视觉-运动发育整合技能,因此该测试也适用于存在语言或者运动问题的患者。

2. **评分标准及结果分析**　MVPT-3测试首先产生单一的原始分,即答对的题目数。获取原始分数且算出受试者的实足年龄后,可根据查表获得3个衍生分数:标准分,百分位等级和相当年龄,根据其在人群中的百分位等级以及相当的年龄来对结果进行判断和解释。

(三) 量表的信度及效度研究

1. **抽样的代表性**　在美国34个州118个城市中对2 005名儿童和成人进行了标准版的测试。其中1 856名满足各种人口学特征的受试者资料被作为常模数据,剩余的归入有效样本,经分析说明样本具有美国整体人口的代表性。

2. **信度研究指标**

(1) 内容一致性:MVPT-3测试是作为一个整体进行测试,包括五种类型的视觉感知任务,通过分析其Cronbach's α系数来评价测试题目的相容性。基于1~40项计算4~10岁人群的Cronbach's α系数值范围从0.69~0.87,中值可靠性系数是0.80。11岁以上人群的系数值是基于65项计算,其范围从0.86~0.90,中值可靠性系数是0.89。数据均超过0.80,测试内容具有较好的一致性。

(2) 重测信度:共103个受试者接受了同一个测试者的重测试。第一次和第二次测试的平均间隔时间是34天。其中有28个受试者是4~10岁,75个受试者是11~84岁以上的。两个年龄组校正的测试-复测系数是0.87和0.92,具有良好的重测信度。

3. **效度研究指标**

(1) 内容效度:对MVPT-3来说,测试选择的形式是一个不需要运动能力参与的视知觉反应,测试内容主要是代表视知觉领域的,从而不同于依赖视觉运动整合的测试。在实践过程中,职业治疗师和其他使用者也证实该量表在视知觉能力方面具有良好的识别效果。MVPT-3的题目符合严格的项目区分度标准和项偏差研究。

（2）效标效度：MVPT 和其他视知觉相关测评，如弗劳斯蒂格（M.Frostig）编制的视知觉发展测验（Frostig Developmental Test of Visual Perception，DTVP-2），都市准备测验（Metropolitan Readiness Tests），杜雷尔阅读困难分析（Durell Analysis of Reading Difficulties，DARD）的显著相关性范围从 0.27 到 0.82。其中与弗劳斯蒂格编制的视知觉发展测验 DTVP-2 总分的相关系数为 0.78。

（3）结构效度

年龄：个体视知觉随年龄的增长而得到发展，进入成年期以后，在某个年龄点以后又会随着年龄的增长而衰退。MVPT-3 的常模结果显示视知觉随着年龄的增长双向变化性。

认知：视知觉是生理发展过程，被认为与认知能力存在一定的关联性。分析 MVPT-3 与斯洛森智力测验，以及 WISC-3 测试的相关性，发现与斯洛森智力测验，存在低相关性性，与 WISC-3 无显著相关。

学业成就：虽然视知觉是学习工具之一，但并非学业成就的最基本要素。研究 MVPT-3 与学业成就的相关性，显示相关系数为 0.33~0.51，显示视觉感知能力与学业成就呈低至中度相关。

特殊人群：有理论认为学习障碍或脑部曾受伤的人群较正常人群存在明显的视觉感知问题。针对发育迟缓、脑损伤以及学习障碍等特殊人群的研究发现，上述人群均存在显著的视觉感知异常。

通过对年龄、认知、学习成就以及特殊人群与视觉感知能力的相关理论和假设的验证，提示 MVPT-3 具有良好的结构效度。

（四）量表的临床应用研究

作为视觉感知评估方法，被广泛地应用于发育迟缓、智能障碍、学习障碍、脑瘫、脑损伤和感知受损人群视觉感知的筛查、诊断和研究。

（五）量表的特点及使用中的注意事项

1. MVPT-3 作为视知觉测试的重要方法，并没有具体标识出哪一种类型视觉感知任务的不足，也没有针对病因学的判断。由于很多发育性、生理性和医学和心理学因素会影响到个体在测试 MVPT 时的表现。因此在结果解释时需结合具体情况谨慎解释。

2. MVPT 仅是针对视觉感知能力的评估，超出视觉感知的能力范围的评估需要应用其他方法进行评估。

（童梅玲）

参 考 文 献

［1］LEONARD P1，FOXCROFT C，KROUKAMP T. Are visual-perceptual and visual-motor skills separate abilities? Percept Mot Skills，1988，67（2）：423-426.

［2］TSAI CL1，WU SK. Relationship of visual perceptual deficit and motor impairment in children with developmental coordination disorder. Percept Mot Skills，2008，107（2）：457-472.

［3］BROWN T，ELLIOTT S. Factor structure of the Motor-Free Visual Perception Test-3rd edition（MVPT-3）.Can J Occup Ther，2011，78（1）：26-36.

［4］BROWN T1，BOURNE R，SUTTON E，et al. The reliability of three visual perception tests used to assess adults. Percept Mot Skills，2010，111（1）：45-59.

［5］BURTNER PA1，QUALLS C，ORTEGA SG，et al. Test-retest reliability of the Motor-Free Visual Perception Test Revised（MVPT-R）in children with and without learning disabilities. Phys Occup Ther Pediatr，2002，22（3-4）：23-36.

［6］CATE Y，RICHARDS L. Relationship between performance on tests of basic visual functions and visual-perceptual processing in persons after brain injury，American Journal of Occupational Therapy Offical Publication of the American Occupational Therapy Association，2000，54（3）：326-334.

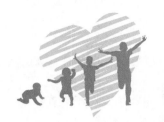

第四章

行为与症状类评定量表

第一节 行为类评定量表

一、心理社会问题筛查——儿科症状检查表(PSC)

(一) 量表的概况

20世纪80年代,美国流行病学调查儿童的精神心理问题发生率为17%~22%,其中仅有1/5接受过心理卫生治疗,而其中约60%精神心理障碍的儿童只是接受初级儿科医生的治疗,但一般的儿科医生并不能对儿童的心理问题做出恰当地判断和治疗,针对这一状况,由美国儿童精神科医生Lloyd等人设计了供儿童心理社会问题筛查用的儿科症状检查表(The Pediatric Symptom Checklist,PSC,1995)方便儿科医生在检查儿童躯体问题的同时进行心理问题的筛查,目前在美国是较常用的儿童心理问题筛查方法之一。

(二) 量表编制的要素

该问卷包含35个问题,题目设计来自精神科医生的一些检查项目,反映了儿童在日常生活的心理和社会功能。题目简单易懂,约5分钟可完成。回答为"从不""有时""经常",评分分别为0、1、2,原问卷对4~5岁儿童总分≥24分考虑异常,5岁以上儿童总分≥28分考虑异常。

作者引进后在临床4~16岁住院儿童中进行测试,家长1~2周的重测信度为0.74,权衡信效度后,采用22分为划界值,灵敏性66.6%,特异性92.5%,即儿童总分≥22即考虑可能有心理社会或行为问题,需进一步咨询、诊断。其中,项目3、4、6、10、11、12、13、19、22、23、27的总分≥11分,提示可能有情绪问题。翻译后的PSC见下面的"心理社会问题筛查——儿科症状检查表(PSC)"。

(三) 临床应用的效果

该问卷使用简单,可作为常用筛查量表的另一种选择,参考使用,虽然灵敏度不很高,但总体而言对于常见心理问题的筛查仍较有价值,它不仅用于住院患儿,也可用于门诊时的筛查,使一部分有心理行为问题的儿童得到及时发现。

(四) 注意事项

PSC主要是一些常见的儿童心理社会问题,没有关于抽动症状、强迫症状、某些品行问题(如说谎)等精神心理障碍的提问,此外由于项目较少而对轻度的问题不够灵敏。

(张劲松)

参 考 文 献

［1］SCHWARTZ-GOULD. Estimating the prevalence of children psychopathology：a critical review［J］. J Am Acad Child Adolesc Psychiatry，1981，20：462-476.

［2］LLOYD J. Screen for Psychosocial Dysfunction in Pediatric Inpatient［J］. Clinical Pediatrics，1995：18-24.

［3］张劲松，许积德，李丰 ."心理社会问题筛查—儿科症状检查表"在住院患儿中的应用［J］.临床儿科杂志，2002，20（4）：230-231.

心理社会问题筛查——儿科症状检查表（PSC）

指导语:请在最符合您孩子的情况下的横线上画"√"。

项目	从不 =0	有时 =1	经常 =2
1. 诉说疼痛	0	1	2
2. 喜欢长时间独处	0	1	2
3. *容易疲劳,精力不足	0	1	2
4. *烦躁、坐立不安	0	1	2
5. 与老师有麻烦	0	1	2
6. *对学校不太感兴趣	0	1	2
7. 行动好像受马达驱动,不能自控	0	1	2
8. 好做白日梦或呆想	0	1	2
9. 注意力容易分散	0	1	2
10. *害怕新环境	0	1	2
11. *感到悲伤,不愉快	0	1	2
12. *易激惹、发脾气	0	1	2
13. *感到没有希望	0	1	2
14. 集中注意有困难	0	1	2
15. 对朋友不太感兴趣	0	1	2
16. 与其他儿童打架	0	1	2
17. 逃学	0	1	2
18. 留级	0	1	2
19. *看不起自己或有自卑感	0	1	2
20. 去看病但医生又查不出任何（躯体）问题	0	1	2
21. 睡眠不好	0	1	2
22. *忧虑过多	0	1	2
23. *比以前更想与你在一起	0	1	2
24. 感到他或她的（精神或心理）状态不好	0	1	2
25. 冒不必要的危险	0	1	2
26. 经常受伤	0	1	2

续表

项目	从不 =0	有时 =1	经常 =2
27. * 似乎没有什么乐趣	0	1	2
28. 行为较同龄儿童幼稚	0	1	2
29. 不听从规矩	0	1	2
30. 不表露出自己的感受	0	1	2
31. 不理解别人的感受	0	1	2
32. 取笑、戏弄他人	0	1	2
33. 因他/她自己的麻烦或烦恼却责怪别人	0	1	2
34. 拿不属于他/她自己的东西	0	1	2
35. 拒绝与他人分享	0	1	2

注:PSC 得分≥22 分则说明可能存在心理社会或行为问题,应建议看精神科或心理医生以进一步明确诊断。若标 * 项目 3、4、6、10、11、12、13、19、22、23、27 总分≥11 分,提示可能有情绪问题。

二、婴幼儿测试行为量表(TBRSIT)

(一)概述

儿童发育评估主要是测查儿童在认知、语言、运动和个人社交等方面的能力发展水平,以判断儿童是否存在整体心理功能或某一领域的发育异常。但是一次测验结果并不一定能够真实反映儿童的实际发展水平,测试结果受很多因素的影响,包括儿童睡眠与身体功能,测验前的情绪状态,测验中的行为与情绪调控,对测验者的态度等各种主客观因素。内向性格与焦虑紧张的儿童,测验中的行为可能过度抑制,测验结果低于实际能力水平。孤独症谱系障碍儿童由于合作性不好,更不能依据一次测验结果评定其能力水平。因此,在能力测验过程中可以附带观察到儿童的许多个性与行为信息,而这些信息可能对临床诊断具有很大的帮助。

贝利婴幼儿发展量表在编制时在智力量表与运动量表以外,同时编制了一个行为观察量表。作者自1994 年开始使用该量表进行研究,并对其改进,编制了婴幼儿测试行为量表(Test Behavior Rating Scale for Infant and Toddler,TBRSIT),下面对其进行介绍。

(二)量表的结构与评分

1. 量表的结构与常模 本量表编制的目的是编制一个操作简便、记录测验过程中行为以反映婴幼儿行为与个性相关信息的量表。在进行量表架构与条目设置时,我们根据气质的理论结构,参考贝利婴幼儿发展量表的行为观察表、贝利婴幼儿发展量表第 2 版的行为评定量表、其他国内外文献以及结合编制者以往的研究成果和临床经验,自行筛选和编制,最后筛选形成 30 个条目。这些条目反映儿童的觉醒状态、情绪状态与调节、交往兴趣、反应敏感性与强度、操作兴趣、对任务的坚持、注意的调节、活动量等方面的行为表现,每个条目采用 1~5 级评分。其中,1 分为行为倾向最不理想,5 分为最理想,2~4 分为中间过渡状态。量表中第 30 条目是"父母对儿童在测验中表现的评价",反映本次测试对能力代表性的问题,不属于行为倾向,被剔除在统计分析之外。

在深圳市的 3 家医院儿童保健门诊对 573 名(男 319 名,女 252 名)6~42 月龄的正常发育儿童取样。对 6~12 月龄与 13~42 月龄两个年龄段的数据进行探索性因子分析,架构量表的因子及其条目。在6~12 月龄组,提取出 5 个因子,方差贡献率 56.59%,因子分别命名为任务操作/目标定向、觉醒状态、社会交往、情绪调节、活动量,各条目负荷为 0.44~0.92 之间。13~42 月龄组提取出 4 个因子,累计方差贡献率 55.03%,因子分别命名为任务操作/目标定向、社会交往与情绪调节、反应性、运动质量等,条目负荷在

0.42~0.80 之间。

制订了百分位常模和 T 分常模。T 分常模按照均数 50,标准差 10 的标准制作。依据百分位值对结果划分为 3 个等级,即≤10 个百分位、11~25 个百分位、>25 个百分位,分别定为不理想、可疑、正常范围 3 个等级。依据 T 分值将结果划分为 5 个等级。

(1) 不理想:小于均数减两个标准差。

(2) 较不理想:大于等于均数减两个标准差至小于均数减一个标准差。

(3) 理想:介于均数加减一个标准差之间。

(4) 较理想:大于均数加一个标准差至小于等于均数加两个标准差。

(5) 非常理想:大于均数加两个标准差。

2. 量表的评分与结果解释　量表评定是在做完发育诊断评估(不限定于哪种具体量表,测试时间半小时左右)后由施测者对测验中被试的行为直接记录评分。首先进行条目评分,每个条目采用 1~5 的 5 级评分。其中,1 分为行为倾向最不理想,5 分为最理想,2~4 分为中间过渡状态。接着将每个因子的条目分相加形成因子分,将量表所有条目分相加形成量表总分。最后将量表总分和因子分查常模表得出因子分。最后按照因子分及百分位判断结果等级范围。

在结果分析前,首先要查看条目"父母对儿童在测验中表现的评价",了解孩子测试期间的行为表现是否代表了平常的表现。当评分为低的 1 分(很差,完全不能代表平常的表现)或 2 分(不好,比平常表现明显差),表示本次测验结果可能低估了孩子的能力,测验结果欠可靠。

结果分析采取下列步骤:

第一步:分析总分。因为总分是反映婴幼儿的神经行为整合和对环境的适应。当等级≥26 百分位属于正常范围,11~25 百分位之间为可疑水平,≤10 百分位为异常水平。异常水平反映了被试在一个或几个领域存在行为发育延迟或损害。可疑水平提示存在可能损害,需要进一步的追踪观察与判断。

第二步:分析因子分。也是按照上述一样的标准划分三个水平。如目标定向因子处于异常水平,反映被试对任务的发起和参与处于低水平,不愿意参与社交活动。情绪调节因子处于异常水平反映了被试存在负性和激惹性情绪,适应性不好,行为的自我调节不稳定,社交能力低下,高应急状态。这些行为与儿童的气质有关。

第三步:具体条目分析。一般条目分评为 1 分或 2 分时,说明这个条目评定的行为处于不合适的水平,提示存在各条目反映的具体问题。

第四步:比较行为评定结果与智力量表和运动量表评估结果,正常发育的儿童在发育评估及行为评估结果都将处于正常范围。具有情绪与行为问题的儿童可能发育评估处于正常范围,而行为评估的总分、情绪调节处于异常水平,目标定向能力可能处于正常水平。在孤独症儿童,可能智力、语言或运动功能处于正常发展水平,而行为评定量表除了运动质量正常以外,其他的因子与总分均处于异常水平。

(三) 量表的信度与效度

1. 量表的信度　按照心理测量学要求进行了各种信度检验。内部一致性检验显示,6~12 月龄量表各因子 Cronbach's α 系数处于 0.75~0.90 之间,13~42 月龄量表为 0.82~0.91 之间,只有因子 4 运动质量偏低,为 0.47。对 20 名 6~12 月龄婴儿 1 个月后重测进行重测信度检验,各因子重测相关系数在 0.58~0.90 之间。两名测试者对 20 名儿童分别测定,其相关系数是 0.85~0.98 之间。婴儿与幼儿量表各因子的分半相关系数分别为 0.63~0.90 和 0.66~0.91 之间。

2. 量表的效度　对 70 名 6~8 月龄婴儿同时进行婴儿气质问卷(Revised Infant Temperament Questionnaire,RITQ)测评和 TBRSIT 评定,进行校标效度检验,两者之间的相关系数如表 4-1。多数因子与气质量表的趋避性、情绪性质和坚持度这些气质特征相关,反映了该量表能够测出婴幼儿的情绪调节、内向抑制与坚持性等气质行为表现。

表 4-1　TBRSIT 与 RITQ 的相关分析（n=70）

ITBRS	RITQ								
	活动水平	节律性	趋避性	适应性	反应强度	情绪性质	坚持度	注意分散度	反应阈值
目标定向	−0.116	−0.180	−0.274*	−0.033	−0.012	−0.432**	−0.309**	−0.001	0.095
觉醒状态	0.097	−0.141	−0.072	−0.175	−0.105	−0.155	−0.146	−0.05	0.056
社会交往	−0.007	−0.140	−0.485**	−0.177	−0.054	−0.564**	−0.240*	0.141	−0.211
情绪调节	−0.043	−0.167	−0.354**	−0.240*	−0.155	−0.430**	−0.188	−0.037	−0.136
活动量	−0.103	−0.004	−0.321 8*	−0.10	0.238*	−0.195	0.069	0.182	0.043
量表总分	−0.096	−0.203	−0.343**	−0.149	−0.136	−0.491**	−0.311**	0.002	−0.172

注：**.$P<0.01$；*.$P<0.05$。

对 70 名 18~42 月龄的孤独症儿童进行 TBRSIT 评定，与 140 名 18~42 月龄正常儿童进行比较，各个分量表分和量表总分上均存在显著性差异（$P<0.001$），见表 4-2。两组之间各条目分比较，除了反应强度没有组间差异以外，其他 26 个条目均存在明显组间差异。说明该量表对于鉴别正常儿童与孤独症儿童有价值。

表 4-2　正常幼儿与孤独症幼儿之间 TBRSIT 结果比较

项目	目标定向	情绪调节	反应性	运动质量	总分
正常（140 例）	26.78 ± 4.89	31.69 ± 4.50	21.76 ± 2.14	9.86 ± 0.54	102.72 ± 9.54
孤独症（70 例）	14.54 ± 4.60	19.36 ± 4.74	18.53 ± 3.75	9.37 ± 1.22	72.01 ± 11.01
t	17.437	18.381	7.948	3.995	20.872
P	0.000	0.000	0.000	0.000	0.000

（四）量表的临床应用与研究

在国内，在发育评估与认知评估时，多数情况下只关注发育水平或智力测验成绩，得到的只是发育商数或智力商数。部分单位的评估人员会对孩子在评估中的行为进行简单信息记录并反馈给医生，医生很难以定量方法获得孩子在测验中的行为特点。作者及其单位在长期的门诊诊疗过程中，要求测验人员记录测试过程的行为表现，让诊断的医生对没有参与测验评估的过程有身临其境的感觉，将测验中的行为与医生接诊儿童观察到的行为进行综合比较，同时也间接判断发育测验结果的可靠性，对于正确做出临床诊断起到了积极的作用。

作者编制本测试行为量表以后，将其应用于临床，发现使用该量表能够获得许多智力与运动测验以外的信息，这些信息对于诊断孤独症、发育迟缓、语言迟缓儿童起到有益的作用。

（五）联系人与联系方式

万国斌，深圳市妇女儿童保健院；王为实，深圳市龙岗区妇幼保健院。

（万国斌　王为实）

参 考 文 献

［1］BAYLEY N. Behavior Rating Scale in Bayley Scales of Infant Development Manual 2nd Edition. San Antonio［M］. America：The psychological corporation，1993.

［2］万国斌，李雪荣，龚颖萍. 婴幼儿行为倾向与智力发展的相关性研究［J］. 中国实用儿科杂志，1997，12（6）：339-340.

［3］万国斌,李雪荣,龚颖萍.贝利婴儿行为量表因子分析研究［J］.中国临床心理学杂志 1999,7(1):28-30.

［4］王为实,万国斌,武丽杰.婴儿测试行为与智力发展相关性的研究［J］.中国临床心理学杂 志,2005,13(4):462-464.

［5］万国斌,王为实.孤独症幼儿测试行为特点研究［J］.中国实用儿科杂志,2010,25(3): 206-208.

三、Achenbach 儿童行为量表/2~3 岁(CBCL/2~3)

(一) 概述

Achenbach 儿童行为量表(Achenbach Child Behavior Checklist,CBCL),是应用较多、内容较全面的一种行为量表。它由美国心理学家 Achenbach 编制,包括 2~3 岁婴幼儿部分和 4~16 岁儿童少年部分。该量表自问世以来,在美国、荷兰、加拿大、法国、澳大利亚等许多国家得到广泛应用。我国于 20 世纪 80 年代由上海主持修订了 4~16 岁 CBCL 的家长用表,制订了中国常模。1990 年初,西安交通大学第二附属医院行为发育儿科研究室引进并主持修订了 2~3 岁 CBCL,并总结出了我国常模的数据。用于筛查幼儿的行为问题,可为衡量幼儿行为标准提供参考工具。

(二) 2~3 岁 CBCL 量表的结构及评分标准

1. 量表的内容 2~3 岁儿童行为检查表,内容分为两个部分:

第一部分:为一般资料,包括姓名,性别,年龄,民族,出生日期,填表日期,填表人(与小儿关系),父亲文化程度、职业,母亲文化程度、职业。

第二部分:包括 100 条行为问题。每个条目是按英语字母顺序排列的,量表的结构类似于 4~16 岁的 CBCL。

量表由熟悉儿童情况的家长填写。填表时要求儿童家长根据小儿目前或近两个月内的表现计分。

2. 量表的评分 一般资料的项目不评分,只作背景资料。100 条行为问题是量表的重点部分。经统计学处理后可归纳为 6 个行为症状因子(简称行为因子),包括以下内容:

(1) 社交退缩。

(2) 抑郁。

(3) 睡眠问题。

(4) 躯体诉述。

(5) 攻击行为。

(6) 破坏行为。

有时同一条目可出现在不同的因子之中。每个行为因子包括若干个条目,从"无此行为、偶尔有、经常有"这 3 个等级按"0、1、2"予以计分。每个症状因子的各条目之和为这个行为因子的总粗分。社交退缩和抑郁两因子构成内向性;攻击行为和破坏行为构成外向性。任何一个行为因子分或行为问题总分超过第 98 百分位即提示行为异常。

3. 常模的形式

(1) 百分位常模:根据 6 个行为因子的粗分得出百分位常模。

(2) 因子 T 分常模:按 $T=50+10\times(X-\bar{X})/S$ 公式对 6 个行为因子粗分、内向性粗分、外向性粗分和总粗分进行转换,建立因子 T 分常模。4~16 岁 CBCL 常模分为不同的性别组,男女童不一,而 2~3 岁 CBCL 则是男女童共用一个常模。原作者把因子分的正常范围定在 69~98 百分位之间,即 T 分在 55~70。任何一个行为因子分或行为问题总分超过 P_{98} 或任何一项 T 分超过 70 即提示行为可能异常,应进一步进行临床评定和检查。分数低于 P_{69} 属正常。把各个行为因子从左到右排列成横轴,各因子分数值按 T 分或百分位的高低从上至下排列成纵轴,可把每个儿童的各个行为因子得分连成一条曲线,构成 2~3 岁男女童行为剖面图。

该量表尚可按简单的两分法内向性和外向性来进行分析。原作者在上述剖面图的因子排列上把社交退缩和抑郁这两个内向特征明显的因子排列在左边构成内向性;攻击行为和破坏行为这两个外向特征明显的因子排列在右边构成外向性,而中间的睡眠问题和躯体诉述因子既不作内向也不作外向计分。每个儿童都有内向性和外向性得分,但只有当因子分超过 P_{90} 百分位(或相应的 T 分),并且内、外向性的 T 分相差至少 10 分时,才可归纳为内向或外向(内向分–外向分≥10 为内向;外向分–内向分≥10 为外向)否则不分内外向。

美国样本和中国样本的因子分正常界限值(P_{69}~P_{98})见表 4-3。

表 4-3　2~3 岁 CBCL 行为问题因子分正常范围

因子名称	P_{98}		P_{69}	
	中国	美国	中国	美国
社交退缩	16~17	14~15	9	6
抑郁	13~14	11~12	6	5
睡眠问题	10	10	4~5	6
躯体诉述	11	7	5	3
攻击行为	41~42	46	24~25	25
破坏行为	12~13	12~13	6~7	5
内向性	25~26	22	14	9
外向性	46~47	50	27	27
总分	88~89	89	54	48

（三）2~3 岁 CBCL 量表的代表性、信度及效度研究

1. 抽样的代表性　常模样本分布在全国六大行政区 16 个省市,按分层整群随机抽样原则选取年龄为 2~3 岁的健康儿童。共发放量表 2 800 份,回收量表 2 573 份,回收率为 91.9%,剔除其中不合格量表,有效量表 2 468 份,合格率 88.14%。男女童性别比例为 1.031,基本符合我国人口性别比例,且样本的回收率及合格率较为理想,因此,样本具有代表性。

2. 信度研究指标

（1）重测信度:随机抽取 120 名被试 2 周后进行了重测,两次测验各个因子间的相关系数在 0.733~0.868,平均相关系数为 0.790,均呈显著正相关($P<0.000 1$)。

（2）分半信度:对 6 个行为因子、内向性、外向性及全量表的项目数按奇、偶数分半,其分半信度在 0.531 1~0.905 4,$P<0.001$。

（3）内部一致性:采用 Cronbach's α 系数评定量表内部所有条目的一致性检验,衡量组成各个行为因子的条目与基本测定结构是否一致的准确程度。测得的 Cronbach's α 系数为 0.873 0,各因子的 Cronbach's α 系数均在 0.621 以上,说明修订后的 CBCL 内部及各因子内部一致性均较好。

3. 效度研究指标　采用主试现场观察、教师评定法,由研究人员对幼儿园部分被试儿童连续观察一周,再根据教师评定出的儿童行为因子值,与家长评定结果进行对照,其相关系数在 0.693 7~0.87 65,平均为 0.807 8。

（四）量表的临床应用研究

2~3 岁 CBCL 可用于临床和科研工作中。作为筛查工具,可较好地适用于 2~3 岁儿童的行为问题的

流行病学的调查研究工作,可以观察症状、了解儿童行为问题发生模式及儿童情绪问题和行为问题的分布特点,较好地区别儿童的情绪障碍和违纪行为,协助临床诊断,可为早期发现问题,早期干预提供客观依据。

（五）量表的特点及使用中的注意事项

问卷设计者本人及其他学者广泛应用的结果均说明,CBCL 儿童行为量表符合我国文化背景,有较好的信度及效度,该问卷简单、明确,易于掌握。对儿童情绪问题和行为问题的资料提供了很好的、很重要的线索,但它也与其他儿童行为问卷一样,仅为筛查量表,对得分高于正常的儿童,不能给出诊断,用于儿童精神障碍的诊断需要其他资料补充,进一步就诊确诊。量表对孤独症障碍谱系的敏感性不足。

（刘　灵）

参 考 文 献

[1] 刘灵,吴立云,姚凯南 .2~3 岁幼儿行为量表(CBCL)全国城市常模的制定[J]. 中国儿童保健杂志,2003,11(6):377-379.

[2] 王菲菲,李雪,刘靖,等 . 孤独症幼儿的情绪行为问题研究[J]. 中国全科医学杂志,2019,22(18):2189-2193.

[3] 刘国艳,王慧珊,张建端 .2~3 岁城市幼儿行为与社会能力发展的关系[J]. 中华行为医学与脑科学杂志,2010,19(5):451-452.

[4] 郝波,王临虹,张文坤 . 中国部分城市 2 岁儿童行为偏离的多因素多水平分析[J]. 中国儿童保健杂志,2003,11(2):73-75.

[5] 王雁,莫晓青 . 桂林市 2~3 岁儿童行为问题及干预对策[J]. 华夏医学杂志,2007,20(4):770-771.

[6] 杨兰,李佳樾,南楠,等 . 兰州市 2~3 岁儿童行为问题调查[J]. 中国妇幼卫生杂志,2016,24(4):39-41.

[7] 陈玲,李红辉,魏雯曦,等 . 广西柳州市城区 2 208 例 2~3 岁儿童行为问题调查分析[J]. 中国儿童保健杂志,2015,23(3):321-323.

[8] 周玉明,戚艳杰,张之霞,等 . 农村 2-3 岁留守儿童的行为问题及人格发展[J]. 中国心理卫生杂志,2019,33(9):716-720.

[9] 高卫安,黄烈平,吴金华 . 婴幼儿缺铁性贫血发病情况及其对智能行为发育的影响[J]. 中国妇幼保健杂志,2019,34(22)5201-5204.

[10] 王菲菲,李雪,刘靖,等 . 孤独症幼儿的情绪行为问题研究[J]. 中国全科医学杂志,2019,22(18):2189-2193.

Achenbach 儿童行为量表/2~3 岁（CBCL）

小儿姓名：＿＿＿＿＿＿　　性别：＿＿＿＿＿＿　　民族：＿＿＿＿＿＿　　年龄：＿＿＿＿＿＿　　小儿生日：＿＿＿＿＿＿

填表日期：＿＿＿＿＿＿＿＿＿＿＿＿＿＿　　填表人(与小儿关系)：＿＿＿＿＿＿

父母情况(无论小儿是否与父母生活生活在一起,都请详细填写父母工作类别,如小学教师、营业员、电工、医生、个体经商)

父亲文化程度：＿＿＿＿＿＿　　职业：＿＿＿＿＿＿　　母亲文化程度：＿＿＿＿＿＿　　职业：＿＿＿＿＿＿

　　指导语:以下是一系列描述小儿的项目,每个项目都描述的是小儿目前或最近两个月内的情况。每一项目后面都有三个数字(0,1,2),如果该项目对小儿来说经常是这样,请在该项目的右侧数字 2 上画圈,如 0　1　②。如果该项目对小儿来说有时是这样则在数字 1 上画圈,如果该项目对小儿来说是无此项表现,则在数字 0 上画圈。请尽量回答每一个项目,即使有的项目不太适合于小儿。

题目	得分/分			题目	得分/分		
1. 找不出原因的疼痛	0	1	2	53. 手打人	0	1	2
2. 与同龄人相比,行为幼稚	0	1	2	54. 挖鼻孔,抠皮肤或身体某部位	0	1	2
3. 害怕尝试新事物	0	1	2	描述:			
4. 不愿用眼看别人	0	1	2	55. 过多地与同性伙伴一起玩耍	0	1	2
5. 精神不能集中,注意力差	0	1	2	56. 动作不协调或笨拙	0	1	2
6. 坐立不安	0	1	2	57. 不明原因的眼部不适	0	1	2
7. 对物体的放置,坚持保持原来的位置	0	1	2	描述:			
8. 想要什么东西就要立刻得到	0	1	2	58. 处罚也改变不了他的行为	0	1	2
9. 咀嚼不能吃的东西	0	1	2	59. 迅速从一个活动转到另一个活动	0	1	2
10. 总是缠着大人或过分依赖大人	0	1	2	60. 病因不明的皮疹或其他皮肤问题	0	1	2
11. 总要别人帮助	0	1	2	61. 不肯吃东西	0	1	2
12. 便秘	0	1	2	62. 不肯做活跃的游戏	0	1	2
13. 爱哭	0	1	2	63. 重复地摇摆头或身体	0	1	2
14. 虐待动物	0	1	2	64. 晚上不肯上床睡觉	0	1	2
15. 好斗(挑战的)	0	1	2	65. 不愿意进行控制大小便的训练	0	1	2
16. 必须立即满足各种需要	0	1	2	66. 喜欢尖声喊叫	0	1	2
17. 破坏自己的东西	0	1	2	67. 似乎没有情感反应	0	1	2
18. 破坏家里的或别人的东西	0	1	2	68. 忸怩(难为情)或局促不安	0	1	2
19. 查不出原因的腹泻或便秘	0	1	2	69. 自私或吝啬	0	1	2
20. 不服从,违抗命令	0	1	2	70. 对人冷淡(对人无感情)	0	1	2
21. 易被日常生活中的任何变化所烦扰	0	1	2	71. 对周围的事情不感兴趣	0	1	2
22. 不能独自睡眠	0	1	2	72. 对受伤几乎不害怕	0	1	2
23. 别人问他话时不作回答	0	1	2	73. 怕羞或胆怯	0	1	2
24. 不好好吃饭	0	1	2	74. 白天或晚上比大多数孩子睡得少	0	1	2
25. 和其他的孩子不能和睦相处	0	1	2	75. 玩弄大便或到处涂抹大便	0	1	2
26. 不知如何玩乐,像个小大人	0	1	2	76. 说话有问题	0	1	2
27. 有不良行为后不觉得内疚	0	1	2	描述:			
28. 不愿离开家	0	1	2	77. 凝视空间或似乎是全神贯注	0	1	2
29. 容易灰心丧气	0	1	2	78. 病因不明的肚子痛或肚子咕咕响	0	1	2
30. 容易嫉妒	0	1	2	79. 收藏自己不需要的东西	0	1	2
31. 吃喝不是食物的东西	0	1	2	80. 有怪异行为	0	1	2
描述:				描述:			
32. 害怕某些动物,情景或地方	0	1	2	81. 固执、易生气和易激惹	0	1	2
33. 感情容易受伤害	0	1	2	82. 情绪和情感变化突然	0	1	2
34. 总是磕碰创伤,容易出事故	0	1	2	83. 经常生气	0	1	2
35. 常常打架	0	1	2	84. 睡眠中说话或大声哭叫	0	1	2
36. 什么事都想参与	0	1	2	85. 爱发脾气或脾气暴躁	0	1	2
37. 与父母分开时,过分不安	0	1	2	86. 过分讲究整洁	0	1	2
38. 入睡困难	0	1	2	87. 过分胆怯或焦急	0	1	2
39. 没有原因的头痛	0	1	2	88. 不合作	0	1	2
40. 打人	0	1	2	89. 不够活跃,动作慢或精力不足	0	1	2
41. 气死病	0	1	2	90. 不高兴、伤心或抑郁	0	1	2
42. 无缘无故地伤害动物或人	0	1	2	91. 不同寻常地喊叫	0	1	2
43. 无缘无故不高兴	0	1	2	92. 对新人或新环境感到不安	0	1	2
44. 好生气(易产生愤怒心情)	0	1	2	描述:			
45. 恶心,觉得有病(自己不明)	0	1	2	93. 病因不明呕吐和反胃	0	1	2
46. 动作紧张或有抽动	0	1	2	94. 常于夜间醒来	0	1	2
描述:				95. 从家中走失	0	1	2
47. 紧张不安、易激动	0	1	2	96. 需要很多关注	0	1	2
48. 做噩梦	0	1	2	97. 爱抱怨	0	1	2
49. 进食过量	0	1	2	98. 不善交际,或不愿和他人交往	0	1	2
50. 过分疲劳	0	1	2	99. 爱忧愁、烦恼	0	1	2
51. 体重超重	0	1	2	100.请写出你孩子的其他问题	0	1	2
52. 排便疼痛	0	1	2	(上面未提到的)			

请检查一下你是否回答了全部问题。

四、Achenbach 儿童行为量表/4~16 岁（CBCL/4~16）

（一）概述

Achenbach 儿童行为量表/4~16 岁（Achenbach Child Behavior Checklist，CBCL/4~16）又称 Achenbach 儿童行为清单，是由美国心理学家阿肯巴克（Achenbach）根据转诊问题儿童和健康儿童之间的鉴别点为基础编制而成。CBCL/4~16 易于操作，在短时间内可以收集到许多有用的信息。1970 年首先在美国使用，1983 年出版了使用手册（主要是针对家长用的表），1986 年及 1987 年又分别出版了针对教师用表及儿童自填表的使用手册。1988 年出版的使用手册里又加入了适用于 2~3 岁儿童的行为量表及直接观察表（Direct Observation Form，DOF）。根据评估对象及评估人的不同，目前存在 4 个版本。有家长或照料者评分用的针对 2~3 岁婴幼儿（CBCL/2~3）和 4~18 岁儿童青少年（CBCL/4~18）的 CBCL。学校老师用（Teacher Report Form，TRF）的评价 5~18 岁儿童和青少年的学校行为问题的 CBCL 和 11~18 岁青少年行为和情绪问题自我报告形式（youth self report，YSR）的 CBCL。本量表已翻译成多种文字版本，在许多国家应用，为同类量表中应用最广泛者。我国在 1980 年引进适用于 4~16 岁的家长用表，在上海及其他城市作了较广泛的应用，并总结出了我国常模的数据，在国内应用较广。此量表主要用于筛查儿童的社交能力和行为问题，同时在制订治疗计划、临床干预研究方面也具有应用价值。

国内主要应用家长用量表。该量表主要适用于 4~16 岁的儿童，由熟悉儿童情况的父母或照料者根据儿童最近半年的情况填写。在填表前要对父母或照料者说明填写方法，并予以必要的指导，以保证量表的准确性和可靠性。一次评定时间约为 30 分钟左右。

（二）CBCL/4~16 量表的结构及评分

量表内容包括 3 部分：

第一部分：其项目不记分，但在分析时，要注意父母亲的职业，这往往与儿童家庭的社会经济情况有关，因此"一般项目"中只重视此条。

1. **一般项目**　姓名、性别、年龄、出生日期、种族、填表日期、年级、父亲职业（工种）、母亲职业（工种）、填表人（父、母、其他）。

2. **社交能力**　包括：参加体育运动情况、课余爱好、参加团体（组织）情况、课余职业或劳动、交友情况、与家人及其他小孩相处情况、在校学习情况，共 7 大项。

3. **行为问题**　包括 113 个条目，其中第 56 条包括 8 小项，第 113 条为"其他"。

第二部分的项目除个别条目外，均需记分，其记分方法如下：

Ⅰ（1）：无爱好或一种爱好记 0 分，两种爱好记 1 分，3 种或以上记 2 分。

Ⅰ（2）及Ⅰ（3）："不知道"不记分，低于一般记 0 分，一般记 1 分，高于一般记 2 分。（2）和（3）的分数加起来求出平均数，作为该项的分数。

Ⅱ（1）：记分方法同Ⅰ（1）。

Ⅱ（2）及Ⅱ（3）：记分法同Ⅰ（2）及Ⅰ（3）。

Ⅲ（1）：记分方法同Ⅰ（1）。

Ⅲ（2）：记分法同Ⅰ（2）及Ⅰ（3）。

Ⅳ（1）：记分方法同Ⅰ（1）。

Ⅳ（2）：记分法同Ⅰ（2）及Ⅰ（3）。

Ⅴ（1）：无或 1 个记 0 分，2、3 个记 1 分，4 个或以上，记 2 分。

Ⅴ（2）：不到 1 次记 0 分，1~2 次记 1 分，3 次或以上，记 2 分。

Ⅵ：较差记 0 分，差不多记 1 分，较好记 2 分，把 a、b、c 的 3 个分数加起来求出平均数，作为一个分数，d 的记分法同上，另作一个分数（Ⅵ项有两个分数）。

Ⅶ（1）：不及格记 0 分，中等以下记 1 分，中等记 2 分，中等以上记 3 分。把各项分数加起来求出平均数,作为Ⅶ(1)的分数。

　　Ⅶ(2):"不是"记1分,"是"记0分。

　　Ⅶ(3):"没有"记1分,"留级过"记0分。

　　Ⅶ(4):"没有"记1分,有问题记0分。问题开始及解决情况不记分。

　　第三部分是CBCL/4~16的重点部分,113条行为问题是任意排列的,不是按内容性质归类排列。依据最近半年(6个月)内的表现评分,评分为0~2:(0)代表无;(1)代表轻度或有时有;(2)代表明显或经常有。例如第30条"怕上学",如果过去有而最近半年无此表现,即记0分。

(三) CBCL/4~16量表的信度及效度研究

　　1. 信度　国外信效度研究提示:该量表信度良好,父母用量表的一周重测信度为0.95(美国)和0.75(荷兰);父/母间的评定一致性为0.97(美国)和0.69(荷兰)。以详细的精神病理学评定为"金标准",发现它检出异常儿童的预测效度甚佳。4~18岁的CBCL具有良好的内部一致性,Cronbach's α系数为0.96。父母之间评定,有资料显示其平均相关系数为0.76,两者之间的一致性也是可以接受的。间隔1周进行的重测相关系数在0.95以上,1年以后的重测相关系数降为0.85,说明该量表具有良好的重测信度。

　　2. 效度　在平行效度方面,4~16岁的CBCL问题条目总分与Conner's α系数评定量表修订版最相近的量表总分相关系数为0.82。在转诊儿童和健康儿童人口学资料匹配后。4~16岁的CBCL具有良好的区分效度。健康儿童的问题得分明显低于转诊儿童。

(四) 结果分析和常模

　　采用上海精神卫生中心儿童行为研究室的徐韬园于1990年,忻仁娥、唐慧琴等人分别在1992年联合全国22个省市26个单位对24 013名城市儿童做调查的数据作为主要常模。其中,第二部分和第三部分为量表的主要内容。

　　第二部分:社会能力归纳成3个因子,即活动情况(Ⅰ、Ⅱ、Ⅵ的总分)、社会情况(Ⅳ、Ⅴ、Ⅵ)及学习情况(Ⅶ),得分越高表明社会能力越强。上述各因子(总)分,可画成廓图(儿童行为能力图)。这一部分,尚无国内常模数据。量表作者根据美国常模的2百分位,作为分界值,低于该值($t<30$)即认为可疑异常。

　　第三部分:每一条行为问题都有一个分数(0、1、2)称为粗分,把113条粗分加起来,称为总粗分,分数越高,行为问题越大;分数越低则行为问题越小。因此根据大样本的统计分析,算出正常上限,分界值:4~5、6~11、12~16岁男孩为42、40~42和38,同龄女孩分别是42~45、37~41和37。超过分界值数,就应做进一步检查。

　　根据统计处理,行为问题经多元分析,归纳为8~9个因子,每一个因子包含113个条目中的若干条,不同性别、年龄组的因子组成有些差异,有时同一条目可出现在不同的因子之中。把每一个因子所包括的项目的粗分累加,得到该因子,为了统计方便,这个分数又可以折算成标准转换分(即T分)。原作者把因子分的正常范围定在P_{69}~P_{98}(百分位数),即T分在55~70之间。分数超过P_{98}(T 70分)时即认为可能异常,应予以复查。

　　如果把各因子上述次序从左到右在横轴上排列,分数值则按百分位或T分纵轴排列,连成一条曲线,称为"儿童行为廓图"(child behavior problems profile)。

　　若将内向特征最明显的因子排在横轴的最左边,外向特征最明显的因子排在横轴的最右边,而把中间的一个因子既不作为内向也不作为外向记分。这样,左边几个因子的总分作为内向分,而右边的作为外向分。每个被试儿童均有内向和外向分,但只有当分数超过P_{90}时(或相应的T分时),并且内向和外向的T分相差至少10分时,才可以把这个小孩称为内向或外向。总粗分、内向和外向粗分的T分转换,均可由手册查得。社会能力因子分的分界值(美国常模)见表4-4。

表 4-4　社会能力因子分的分界值（美国常模）

因子名称	6~11 岁		12~16 岁	
	男	女	男	女
活动能力	3~3.5	2.5~3	3.5	3
社交能力	3~3.5	3.5	3.5~4	3
学习情况	2~2.5	3~3.5	2~2.5	3

（五）结果评定

该量表在众多的儿童行为量表中，其内容广泛，主要用于筛查儿童的社会能力和行为问题。男孩、女孩各年龄组因子的分界值见表 4-5~表 4-10。

1. **男孩行为问题因子条目构成**

A. 4~5 岁男孩行为问题因子条目构成

（1）社交退缩：13、17、18、42、45、46、65、75、80、87、91、111。

（2）忧郁：9、12、14、19、27、29、31、32、33、34、35、47、50、52、71、75、83、87、88、89、96、102、103、111、112。

（3）不成熟：1、8、11、13、14、28、36、38、62、64、77、79。

（4）躯体诉述：24、56a、56b、56c、56f。

（5）性问题：5、31、59、61、73、110。

（6）分裂样：18、40、53、66、67、70、76、85、100。

（7）攻击：3、10、15、16、19、20、21、22、25、26、27、37、41、43、45、57、68、74、86、87、94、95、97、104、108。

（8）违纪：34、36、37、38、39、46、72、81、82、90、91、106。

表 4-5　4~5 岁男孩行为问题因子分正常范围

因子名称	社交退缩	忧郁	不成熟	躯体诉述	性问题	分裂样	攻击	违纪
分界值	6~7	13~14	10~11	4~5	1~2	4~5	19~20	4~5

B. 6~11 岁男孩行为问题因子条目构成

（1）分裂样：11、29、30、40、47、50、59、70、75。

（2）抑郁：12、14、18、31、32、33、34、35、45、50、52、71、88、89、91、103、112。

（3）交往不良：13、65、69、71、75、80、86、103。

（4）强迫性：9、13、17、46、47、50、54、66、76、80、83、84、85、92、93、100。

（5）躯体诉述：49、51、54、56a、56b、56c、56f、56g、77。

（6）社交退缩：25、34、38、42、48、64、102、111。

（7）多动：1、8、10、13、17、20、41、61、62、64、79。

（8）攻击性：3、7、16、19、22、23、25、27、37、43、48、57、68、74、86、87、88、90、93、94、95、97、104。

（9）违纪：20、21、23、39、43、67、72、81、82、90、101、106。

表 4-6　6~11 岁男孩行为问题因子分正常范围（ n =4 653）

因子名称	分裂样	抑郁	交往不良	强迫性	躯体诉述	社交退缩	多动	攻击性	违纪
分界值	5~6	9~10	5~6	8~9	6~7	5~6	10~11	19~20	7~8

C. 12~16 岁男孩行为问题因子条目构成

（1）躯体诉述：36、49、50、51、54、56a~g、80、102、112。

（2）分裂样：5、11、30、31、32、40、51、52、99、102。

（3）交往不良：13、42、65、69、71、75、80、86、87、88、89、102、103、111、112。

（4）不成熟：1、11、14、19、64、108、109。

（5）强迫性：7、9、17、31、66、83、84、85、104。

（6）敌意性：1、12、20、21、25、33、34、35、37、38、48、62、64、111。

（7）违纪：20、21、23、39、43、61、67、72、81、82、101、105、106。

（8）攻击性：3、10、16、19、22、27、34、37、41、45、57、68、86、87、88、89、90、93、94、95、97、104。

（9）多动性：1、8、10、23、41、44、45、61、62、74。

前 5 个属内向因子,后 4 个属外向因子。

表 4-7　12~16 岁男孩行为问题因子分正常范围（ n =3 962）

因子名称	躯体诉述	分裂样	交往不良	不成熟	强迫性	敌意性	违纪	攻击性	多动性
分界值	10~11	7~8	14~15	5~6	5~6	10~11	8~9	18~19	9~10

2. 女孩行为问题因子条目构成

A. 4~5 岁女孩行为问题因子条目构成

（1）躯体诉述：11、14、24、51、54、56a、56b、56c、56g、56e、56f、68、71、75、77、92、102。

（2）忧郁：9、25、31、32、33、34、35、38、48、50、52、71、87、88、103、112。

（3）分裂样或焦虑：9、11、14、19、29、34、40、45、50、70、76、84、100、109。

（4）社交退缩：1、8、13、17、18、36、46、62、65、66、69、79、80、102、111。

（5）肥胖：5、38、47、48、53、55、85、94。

（6）攻击性：3、15、16、20、21、22、25、26、37、41、43、48、57、67、68、86、87、90、94、95、97、104。

（7）性问题：5、39、59、60、73、96、110。

（8）多动；8、10、23、41、61、74、93、104。

表 4-8　4~5 岁女孩行为问题因子分正常范围

因子名称	躯体诉述	忧郁	分裂样	社交退缩	肥胖	攻击性	性问题	多动
分界值	10~11	9~10	8~9	7~8	3~4	14~15	2~3	5~6

B. 6~11 岁女孩行为问题因子条目构成

（1）抑郁：11、12、30、31、32、33、34、35、38、45、50、52、71、75、88、103、111、112。

（2）社交退缩：13、42、65、69、75、80、87、88、102、103、111。

（3）躯体诉述：2、4、7、51、54、56a~g、77、92。

（4）分裂强迫：9、18、40、66、67、70、76、84、85、91、100。

（5）多动：1、8、10、13、17、23、38、41、48、61、62、64、79、80。

（6）性问题：52、60、63、73、93、96。

（7）违纪：39、43、67、81、82、90。

（8）攻击性：3、7、14、16、19、21、22、23、25、27、33、37、41、48、68、74、86、87、88、93、94、95、97、104、109。

（9）残忍：5、15、16、20、21、37、57。

表 4-9　6~11 岁女孩行为问题因子分正常范围（ n =4 685）

因子名称	抑郁	社交退缩	躯体诉述	分裂强迫	多动	性问题	违纪	攻击性	残忍
分界值	13~14	8~9	8~9	3~4	10~11	3~4	2~3	18~19	3~4

C. 12~16 岁女孩行为问题因子条目构成

（1）焦虑强迫：9、12、14、27、29、30、31、32、33、34、35、45、47、50、52、71、76、100、112。

（2）躯体诉述：30、51、56（a~g）。

（3）分裂样：17、29、40、47、70、80、84、85、96。

（4）抑郁退缩：42、54、65、69、71、75、77、80、86、88、102、103、111。

（5）不成熟：1、8、10、11、13、17、25、38、48、58、62、64、80、83、98。

（6）违纪：8、22、23、26、39、41、43、61、63、67、69、81、82、90、101、105。

（7）攻击性：3、7、16、19、22、27、33、34、37、57、68、74、86、87、88、89、90、93、94、95、97、104。

（8）残忍：15、16、20、21、25、34、37、48、57、81、97、106。

共 8 因子，前 4 个属内向因子，后 3 个属外向因子，第 5 个因子不计内外向。

表 4-10　12~16 岁女孩行为问题因子分正常范围（$n=4\ 005$）

因子名称	焦虑强迫	躯体诉述	分裂样	抑郁退缩	不成熟	违纪	攻击性	残忍
分界值	17~18	7~8	3~4	12~13	11~12	11~12	17~18	4~5

（六）CBCL/4~16 量表的应用评价

该量表由于其易于操作、评分简单，在短时间内可以收集到许多有用的信息，因而广泛用于儿童、少年的临床和研究领域，主要用于儿童社交能力和行为问题的筛查，识别和评价行为和情绪问题高危儿童，同时对治疗计划的制订、临床干预研究和在医疗司法情景中儿童的评估方面也具有应用价值。但 CBCL/4~16 与诊断标准没有对应关系，所以不具备心理障碍的诊断功能，同时也不能准确反映儿童、青少年情绪和行为问题的严重程度。对儿童孤独症和精神发育迟滞的敏感性不足。

（七）CBCL/4~16 量表的特点及注意事项

1. CBCL/4~16 具有家长、教师和年长儿童自评 3 种形式，每种形式具有不同的施测对象和使用方法，在选择使用时要十分注意。

2. CBCL/4~16 家长用版本，必须由熟悉儿童情况的家长或照料者填写。如果对儿童或少年不了解、不熟悉，所得到的信息会出入很大。在填表时要给填表人讲清填写方法，并予以必要的指导。

3. CBCL/4~16 为筛查量表，不具有儿童青少年行为和情绪障碍的诊断功能，同时不能反映儿童青少年情绪和行为问题的严重程度。

4. 虽然一次评定时间仅 30 分钟左右，但作为一个行为问题筛查量表，篇幅仍显冗长。

（刘　灵）

参 考 文 献

［1］徐韬园 .Achenbach 儿童行为量表（CBCL）. 中国心理卫生杂志,1999,12（S）:45-52.

［2］忻仁娥,唐惠琴,张志雄 . Achenbach's 儿童行为量表中国标准化［J］. 上海精神医学杂志,1992,4（1）:47-55.

［3］苏林雁,李雪荣 . Achenbach 儿童行为量表的再标准化及效度检验［J］. 中国心理卫生杂志,1998,12（2）:67-69 .

［4］钟宝亮,陈红辉,张建芳,等 . 武汉市儿童少年行为问题的检出率及相关因素［J］. 中国心理卫生杂,2010,24（11）:833-838.

［5］周金艳,罗学荣,韦臻,等 . 长沙地区农村留守儿童行为和情绪问题的特征［J］. 实用儿科临床杂志,2009,2（24）:1901-1903.

［6］卢林,施琪嘉,何汉武,等 . 武汉市 4~16 岁儿童青少年行为问题发生情况的调查与分析［J］. 中国临床康复杂志,2005,9（20）:114-116.

［7］徐静,陈图农,丁小玲,等 .Achenbach 儿童行为量表的初步应用分析［J］. 中国妇幼健康研究杂志,2015,2:194-196.

［8］胡俊,冯雪英,衣明纪,等.发展性阅读障碍儿童行为特点及家长情绪状况病例对照研究［J］.中国儿童保健杂志,2021,29(1):18-22.

［9］李绍汀,聂景钰,王庭照.Achenbach 行为量表的版本演变及其在特殊人群中的应用［J］.现代特殊教育(高等教育研究)杂志,2020,29(8):72-77.

［10］陆昶谋,何梅,张玲,等.6~11 岁儿童行为问题特征分析［J］.教育观察杂志,2019,8(33):3-5.

［11］汤路瀚,任丽,徐方忠.学龄前儿童睡眠与行为问题研究［J］.预防医学杂志,2020,32(6):569-572.

［12］刘树苗,王汝展,王延祜,等.山东省 6~11 岁儿童行为问题流行病学调查及相关因素分析［J］.精神医学杂志,2018,31(4):272-275.

［13］刘国艳,李洁旋,肖丽梅,等.家庭亲密度在家庭情感表达与幼儿行为间的中介作用［J］.中华行为医学与脑科学杂志,2020,29(2):159-162.

Achenbach 儿童行为量表/4~16 岁(父母问卷)

第一部分:一般项目

儿童姓名:_____ 性别:_____ 年龄:_____ 出生日期:____年__月__日 年级:_____ 种族:____

父母职业(请填具体,例如车工、鞋店售货员、主妇等)

父亲职业:_____ 母亲职业:_____

填表人:父 母 其他人 与儿童的关系

填表日期:____年__月__日

第二部分:社会能力

指导语:请根据您孩子的情况,真实地填写下列内容,将喜欢的运动或活动内容填在左边格子内,在空格内打"√"。

一、(1)请写出您的孩子爱好的运动项目,如:游泳、乒乓球、排球、篮球、骑自行车、跑步等	(2)与同年龄的孩子比较,他/她在这些项目上花去的时间多少?				(3)与同年龄的孩子比较,他/她的运动水平如何?			
运动项目	不知道	较少	一般	较多	不知道	较差	一般	较好
1.								
2.								
3.								

无爱好 □

二、(1)请列出您孩子在体育运动以外的爱好(例如:集邮、看书、玩乐器、唱歌等(不包括看电视)	(2)与同年龄的孩子比较,他/她花在这些爱好上的时间多少?				(3)与同年龄的孩子比较,他/她的爱好水平如何?			
活动项目	不知道	较少	一般	较多	不知道	较差	一般	较好
1.								
2.								
3.								

无爱好 □

三、(1)请列出您的孩子参加的组织、俱乐部、团队或小组的名称,如:乐器、书画、体育等	(2)与同年龄的孩子比较,他/她在这些组织中的活跃程度如何?			
参加项目	不知道	较差	一般	较多
1.				
2.				
3.				

未参加任何团体 □

四、(1)请列出您孩子有无干活或打零工的情况(例如递送书报、照看小孩、帮人搞卫生等)	(2)与其他同年龄的孩子比较,他做的家务事是较好还是较差?			
项目	不知道	较差	一般	较好
1.				
2.				
3.				

没有 □

五、(1)您的孩子有几个要好的朋友?(请将符合的情况圈上)

    没1个   1个   2~3个   4个以上

(2)您的孩子每周有多少次与其他的小朋友在一起?

    少于1次   1~2次   3次及以上

六、与同龄儿童相比,您的孩子在下列方面表现如何?(请将符合的情况圈上)

a. 与兄弟姐妹相处?   较差   差不多   较好

b. 与其他小孩相处?   较差   差不多   较好

c. 在父母跟前的行为如何?   较差   差不多   较好

d. 独自玩耍或做事的情况如何? 较差   差不多   较好

七、1. 当前学习成绩(与班上同学比较的水平,不填具体分数)

未上学 □

科目	不及格	中等以下	中等	较高
1. 阅读课				
2. 写作课				
3. 算术课				
4. 拼音课				
5. …				

  2. 您的孩子是否在一个特殊班级?

    不是   是(请注明是什么性质的特殊班级)

  3. 您的孩子留过级吗?

    没有   留级过(请注明几年级留级,留级理由)

  4. 您的孩子在学校里有无学习或其他方面的问题(不包括上面的问题)?

    没有   有问题   问题内容:

                问题何时开始:

                问题是否已解决?   未解决   已解决

第三部分：行为问题

指导语：以下是描述您孩子的项目。请根据您的孩子最近 6 个月的表现填写下表，每一项目后面都有 3 个数字(0,1,2)，如你孩子明显有或常常有此项表现，则在右侧的 2 字上画圈，如果有时出现或有一点儿的行为则在 1 字上画圈，如无此项表现，则在 0 字上画圈。如：①。请不要遗漏，每条都要填写。

请检查一下你是否回答了全部问题。

题目	得分/分		
1. 行为幼稚与年龄不符	0	1	2
2. 过敏性疾病描述具体内容：	0	1	2
3. 好争论	0	1	2
4. 哮喘	0	1	2
5. 行为举止像异性儿童	0	1	2
6. 随地大便	0	1	2
7. 吹牛、自夸	0	1	2
8. 精神不集中，注意力	0	1	2
9. 老是想某些事情，不能摆脱(强迫性思维)　例如：	0	1	2
10. 坐不住、不能安静或活动过多	0	1	2
11. 好缠着大人或过分依赖	0	1	2
12. 诉说寂寞	0	1	2
13. 困惑、做事糊里糊涂	0	1	2
14. 好哭	0	1	2
15. 虐待动物	0	1	2
16. 残酷、粗鄙、好欺侮人	0	1	2
17. 白日梦或沉溺于幻想之中	0	1	2
18. 故意伤害自己或企图自杀	0	1	2
19. 过分要求别人注意自己	0	1	2
20. 破坏自己的东西	0	1	2
21. 破坏家中的或别的孩子的东西	0	1	2
22. 在家中不听话	0	1	2
23. 在学校不听话	0	1	2
24. 不好好吃饭	0	1	2
25. 与其他的孩子相处不好	0	1	2
26. 做了错事自己不觉得内疚	0	1	2
27. 易嫉妒	0	1	2
28. 吃喝一些不能吃的东西　具体举例：	0	1	2
29. 害怕某些动物、场合或地方(不包括学校)　具体举例：	0	1	2
30. 害怕去学校	0	1	2
31. 害怕自己会出现坏念头或做某些坏事情	0	1	2
32. 认为自己必须是十全十美的	0	1	2
33. 感觉或诉说没有一个人疼爱他	0	1	2

续表

题目	得分/分		
34. 觉得别人存心想为难他	0	1	2
35. 觉得自己没有用或自卑	0	1	2
36. 常常受伤,容易发生意外	0	1	2
37. 常常打架	0	1	2
38. 常被人嘲弄	0	1	2
39. 常与那些好惹祸的孩子交往	0	1	2
40. 听见了并不存在的声音　具体描述:	0	1	2
41. 易冲动或做事不加以考虑	0	1	2
42. 喜欢孤独	0	1	2
43. 说谎或骗人	0	1	2
44. 咬手指甲	0	1	2
45. 神经质、过于敏感、过度紧张	0	1	2
46. 神经质的运动或抽动　具体描述:	0	1	2
47. 做噩梦	0	1	2
48. 不受其他孩子喜欢	0	1	2
49. 便秘	0	1	2
50. 过分害怕或焦虑	0	1	2
51. 觉得头昏	0	1	2
52. 过分地自责	0	1	2
53. 贪吃	0	1	2
54. 易疲乏	0	1	2
55. 肥胖	0	1	2
56. 查不出躯体原因的躯体症状			
a. 这里痛、那里痛	0	1	2
b. 头痛	0	1	2
c. 恶心、觉得病了	0	1	2
d. 眼睛有毛病　具体描述:	0	1	2
e. 红疹或其他皮肤问题	0	1	2
f. 胃痛或胃痉挛	0	1	2
g. 呕吐	0	1	2
h. 其他　具体描述:	0	1	2
57. 动手打人	0	1	2
58. 挖鼻孔、抓皮肤或身体其他部位	0	1	2
59. 公开玩弄自己的生殖器	0	1	2
60. 经常玩弄自己的生殖器	0	1	2
61. 作业做不好	0	1	2
62. 身体动作不协调或动作笨拙	0	1	2
63. 喜欢与年龄较大的孩子一起玩	0	1	2

续表

题目	得分/分		
64. 喜欢与年龄较自己小的孩子玩	0	1	2
65. 不愿与人讲话	0	1	2
66. 反复地重复某些动作(强迫性动作) 描述:	0	1	2
67. 离家出走	0	1	2
68. 常常尖声喊叫	0	1	2
69. 有事闷在心里,不愿告诉别人	0	1	2
70. 看见了一些并不存在的事物 描述:	0	1	2
71. 过分忸怩,易于困窘	0	1	2
72. 玩火	0	1	2
73. 性的问题	0	1	2
74. 好炫耀、出洋相	0	1	2
75. 害羞或胆小	0	1	2
76. 睡眠较其他孩子少	0	1	2
77. 白天和/或晚上睡眠较其他孩子多 描述:	0	1	2
78. 大便时玩弄大便或弄脏衣服	0	1	2
79. 言语问题(口吃或口齿不清等) 描述:	0	1	2
80. 眼神茫然	0	1	2
81. 在家中偷东西	0	1	2
82. 在外面偷东西	0	1	2
83. 收藏一些他自己并不需要的东西 描述:	0	1	2
84. 怪异行为 描述:	0	1	2
85. 怪异想法 描述:	0	1	2
86. 倔强、阴郁或易激惹	0	1	2
87. 情绪或情感突然改变	0	1	2
88. 常常生气	0	1	2
89. 多疑	0	1	2
90. 好骂人或讲粗痞话	0	1	2
91. 谈论自杀	0	1	2
92. 梦游或讲梦话 描述:	0	1	2
93. 话多	0	1	2
94. 常戏弄他人	0	1	2
95. 好发脾气或脾气暴躁	0	1	2
96. 对性的问题考虑太多	0	1	2
97. 好威胁别人	0	1	2
98. 吮吸拇指	0	1	2
99. 过分要求整洁	0	1	2
100. 睡眠不好 描述:	0	1	2
101. 逃学、旷课	0	1	2

题目	得分/分		
102. 不活跃、行动迟缓、精力不足	0	1	2
103. 闷闷不乐、抑郁、忧愁	0	1	2
104. 异常地大声吵闹	0	1	2
105. 饮酒或服药成瘾　描述：	0	1	2
106. 故意破坏别人的东西或公共财物	0	1	2
107. 白天尿湿自己的衣服	0	1	2
108. 尿床	0	1	2
109. 抽抽噎噎地哭诉	0	1	2
110. 希望自己是异性就好了	0	1	2
111. 退缩,不愿与他人在一起	0	1	2
112. 烦恼不安	0	1	2
113. 请写出上面没有提到的任何问题			

五、Conners 评定量表

Conners 评定量表是由 Conners1970 年编制的一套评估儿童常见行为问题的量表,适用于 3~17 岁儿童,后来扩展成 93 项的 Conners 父母评定量表(Conners Parent Rating Scale),及 39 项的 Conners 教师评定量表(Conners Teacher Rating Scale)用于评估 ADHD 和相关行为。目前国内常用的是 1978 年修订版父母和教师问卷;1997 年再次修订,纳入了基于 DSM-Ⅳ的 ADHD 诊断标准和其相关特征的项目,有长达 80 项父母量表、59 项教师量表,以及简式量表和青少年自评版。

(一) Conners 父母症状问卷(PSQ)

1. 概述

Conners 父母症状问卷(Parent Symptom Questionnaire,PSQ)是 1978 年版的 48 项量表,适用于 3~17 岁儿童,主要用于评估儿童多动症。苏林雁等于 2001 年在全国 20 个大中城市 6~17 岁儿童取样 1 759 例,制订了 PSQ 全国城市儿童常模。

(1) PSQ 的分量表:包括 5 个分量表,品行问题;学习问题;心身问题;冲动-多动;焦虑。

(2) 简明症状问卷:设计了仅有 10 条的简明症状问卷(即多动指数)。用于筛查儿童多动症及追踪疗效。以多动指数≥1.5 作为划界分,得分大于此分即有多动症的可能。

PSQ 项目适度,内容简单易懂,家长仅需 5~10 分钟可完成。可用于临床辅助诊断及科研,也可作为筛查工具用于流行学调查。该量表在国外应用较为广泛,信度与效度较好。国内也得到广泛地应用,是儿童多动症的较好评定工具。

2. Conners 父母症状问卷的信度与效度

(1) PSQ 量表的信度

内部一致性:内部一致性 Cronbach's α 系数为品行问题 $r=0.84$,学习问题 $r=0.73$,心身问题 $r=0.65$,冲动-多动 $r=0.59$,焦虑 $r=0.43$,多动指数 $r=0.80$;

重测信度:间隔半个月重测信度:品行问题 $r=0.54$,学习问题 $r=0.38$,心身问题 $r=0.18$,冲动-多动 $r=0.62$,焦虑 $r=0.39$,多动指数 $r=0.63$,其中心身问题未达显著性水平。间隔 3 个月后重测:品行问题 $r=0.60$,学习问题 $r=0.15$,心身问题 $r=0.60$,冲动-多动 $r=0.38$,焦虑 $r=0.28$,多动指数 $r=0.55$,其中学习问题、焦虑未达显著性水平。提示量表对行为问题稳定,对情绪和学习问题不够稳定。

（2）PSQ 量表的效度

平行效度：取多动组儿童 Achenbach 儿童行为评定量表（CBCL）和 PSQ 两个量表的各量表得分进行相关分析，发现内化性问题：PSQ 的焦虑与 CBCL 的退缩（r=0.45）、焦虑/抑郁（r=0.58）相关，心身问题与躯体主诉相关（r=0.47）；外化性问题：PSQ 的品行问题与 CBCL 的违纪行为（r=0.74）、攻击性行为（r=0.86）相关；PSQ 的冲动-多动与 CBCL 的注意问题（r=0.77）、违纪行为（r=0.80）、攻击性行为（r=0.84）相关；PSQ 学习问题与 CBCL 学校情况负相关（r=−0.66），与注意问题（r=−0.77）、违纪行为（r=0.64）、攻击性行为（r=0.58）。且量表对外化性问题的相关高于内化性问题。

（3）对问题儿童的区分能力：常模样本与儿童多动症组及情绪障碍的各分量表及总分作方差分析，发现两问题组各分量表得分均高于常模组，多动组品行问题、学习问题、冲动-多动及多动指数高于情绪障碍组，而情绪障碍组心身问题、焦虑分量表得分高于多动组。提示量表对行为问题和情绪问题具有区分能力。以 ICD-10 诊断标准作效标，检验多动指数第 90 百分位作划界分时对多动症儿童的诊断，灵敏度为 84%，特异度 89%，诊断一致性 0.78。

（4）与其他常模相比：宋芳等（2004）在长沙市幼儿园和小学采集 3~7 岁儿童 190 例，发现 PSQ 各分量表得分在男女童、小年龄组（3~5 岁）和大年龄组（6~7 岁）之间无显著性差异；比较儿童气质量表各型的 PSQ 得分，发现麻烦型儿童各行为问题分量表得分均高于易养型（仅心身问题差异无显著性）；发动缓慢型的心身问题得分较易养型高。对各气质维度与 PSQ 各行为因子得分进行相关分析显示，活动水平与多动指数（r=0.306），趋避性与焦虑（r=0.307），持久性与学习问题（r=0.307）相关，P 均 <0.001。各气质维度与其他多项行为因子相关也有显著性，但 r<0.30。提示消极的气质特点是行为问题发生的一个危险因素。

此外，范娟（2004）也制定了 Conners 父母用症状问卷的城市常模；刘瑞湘（2012）建立了昆明市小学生常模，均显示信度和效度良好。

3. PSQ 的内容及计算方法

（1）PSQ 的内容：PSQ 包括 5 个分量表。按 0~3 四级评分：0：没有此问题；1：偶尔有一点或表现轻微；2：常常出现或较严重；3：很常见或十分严重。将项目得分相加除以项目数即为 Z 分。

（2）各因子分的计算结果

品行问题：(2+8+14+19+ 20+21+22+23+27+33+34+39)/12。

学习问题：(10+25+31+37)/4。

心身问题：(32+41+43+44+48)/5。

冲动-多动：(4+5+11+13)/4。

焦虑：(12+16+24+47)/4。

简明症状问卷（即多动指数）：(4+7+11+13+14+25+31+33+37+38)/10。

4. 适用范围与应用情况　适用于评估 3~16 岁儿童青少年行为问题，临床应用发现对多动症儿童的诊断敏感，对情绪障碍也有一定辅助作用，简明症状问卷适用于治疗研究追踪疗效。

Conners 父母问卷在国内广泛应用于儿童青少年心理障碍、多动症、不同民族行为问题的调查，以及阅读障碍、品行障碍、孤独症、留守儿童、网络成瘾、抽动障碍的行为问题研究，儿童躯体问题（弱视、听力障碍、贫血、早产儿）的心理问题研究，作为校标，用于新引进或编制量表的检验工具；以及药物、心理治疗、综合干预、护理等疗效的评定。

（苏林雁）

参 考 文 献

［1］BARKLEY RA. Hyperactive children：A handbook for Diagnosis and Treatment［M］.2nd ed. New York：The Guiford Press，1982.

［2］苏林雁，李雪荣，黄春香，等 .Conners 父母症状问卷的中国城市常模［J］. 中国临床心理学杂志，2001，9（4）：241-243.

［3］朱琳,李斐,陈立,等.4种常见评定量表在儿童注意缺陷多动障碍诊断与随访管理中的应用［J］.重庆医科大学学报,2020,45（1）:32-35.

［4］杜亚松,苏林雁,李雪荣.Conners量表在注意缺陷多动障碍中的应用［J］.中国临床心理学杂志,1997,5（1）:44-45.

［5］张传杰,艾戎,邓冰.Conners教师评定量表在3-6岁儿童中的应用研究［J］.中国妇保健杂志,2014,29（9）:20-31.

Conners 父母症状问卷（PSQ）

评定说明: 请按该儿童实际情况对以下每项问题作出评定,每项分4个等级,所评问题一点没有,请在"0"字上画圈,偶尔有一点或表现轻微,在"1"字上画圈,常常出现或较严重,在"2"字上画圈,很常见或十分严重,则在"3"字上画圈。注意不要漏项。

题目	得分/分			
1. 撕扯东西（包括指甲、手指、头发、衣服等）	0	1	2	3
2. 对成人冲撞、言语行为冒失	0	1	2	3
3. 与小朋友、同学合不来	0	1	2	3
4. 容易激惹、冲动	0	1	2	3
5. 做事情喜欢把持、操纵	0	1	2	3
6. 吸吮或咀嚼（拇指、衣服、毯子等）	0	1	2	3
7. 容易哭或常常哭	0	1	2	3
8. 容易被激惹	0	1	2	3
9. 白日梦（好幻想）	0	1	2	3
10. 学习方面有困难	0	1	2	3
11. 总觉得局促不安	0	1	2	3
12. 害怕（新环境、新地方或生人）、怕去学校等	0	1	2	3
13. 不安静、常常十分活跃	0	1	2	3
14. 好破坏	0	1	2	3
15. 说谎或说些无中生有的事	0	1	2	3
16. 害羞	0	1	2	3
17. 比其他同龄儿童更容易闯祸	0	1	2	3
18. 语言与同龄儿童不同（如:婴儿样谈话,口吃,语言难以理解）	0	1	2	3
19. 不承认错误或责怪他人	0	1	2	3
20. 好争吵	0	1	2	3
21. 好噘嘴、生闷气	0	1	2	3
22. 有时自行拿父母的钱或他人的钱或东西	0	1	2	3
23. 不服从或虽然做了但常常抱怨	0	1	2	3
24. 较其他人更怕孤独、疾病或死亡	0	1	2	3
25. 做不完一件事	0	1	2	3
26. 容易感觉受了伤害	0	1	2	3
27. 恃强欺弱、霸道	0	1	2	3

续表

题目	得分/分			
28. 重复地做一件事	0	1	2	3
29. 残酷	0	1	2	3
30. 行为幼稚(对一些不要他人帮助的事也要别人做,好纠缠成人,需要成人反复地向他保证)	0	1	2	3
31. 易分心,注意短暂	0	1	2	3
32. 头痛	0	1	2	3
33. 情绪变化很快、很激烈	0	1	2	3
34. 不喜欢或不遵守规则或约束	0	1	2	3
35. 好打架	0	1	2	3
36. 与兄弟姐妹相处不好	0	1	2	3
37. 对于困难的事容易受挫折	0	1	2	3
38. 打扰其他儿童	0	1	2	3
39. 总是不高兴	0	1	2	3
40. 饮食问题(食欲不佳,边吃饭边起身玩耍)	0	1	2	3
41. 肚子痛	0	1	2	3
42. 睡眠问题(不易入睡、起床太早或半夜起床)	0	1	2	3
43. 这里疼痛或那里疼痛	0	1	2	3
44. 呕吐或恶心	0	1	2	3
45. 在家里总是觉得受了骗	0	1	2	3
46. 自吹自擂、好吹牛,说大话	0	1	2	3
47. 常假想自己受到威胁	0	1	2	3
48. 排便困难(常常腹泻、排便习惯不规则、便秘)	0	1	2	3

(二) Conners 教师评定量表(TRS)

1. **概述** Conners 教师评定量表(Conners Teacher Rating Scale,TRS)1978 年版包括 28 项,由教师评估儿童的行为问题。TRS 量表分为 3 个因子:品行问题;多动;注意力不集中-被动。

同样设计了多动指数。苏林雁等于 2000 年在全国 20 个大中城市抽样 1 577 名,其中男 774 名,女 803 名,包括少数民族样本,年龄 6~17 岁,建立了全国常模。

2. **信度与效度**

(1) 信度

内部一致性检验:量表内部一致性 Cronbach's α 系数:品行问题 $r=0.68$,多动 $r=0.86$,注意力不集中-被动 $r=0.69$,多动指数 $r=0.76$。

重测信度:间隔半个月重测信度品行问题 $r=0.81$,多动 $r=0.86$,注意力不集中-被动 $r=0.6$,多动指数 $r=0.76$;间隔 3 个月重测信度品行问题 $r=0.81$,多动 $r=0.76$,注意力不集中-被动 $r=0.79$,多动指数 $r=0.86$。

(2) 效度

平行效度:取多动症组儿童 84 例,请家长同时填阿肯巴克教师报告表(Teacher's Report Form,TRF)和 TRS,对两量表得分进行相关分析,发现 TRS 的品行问题与 TRF 的社交问题($r=0.56$)、注意问题($r=0.59$)、违纪行为($r=0.70$)、攻击性行为($r=0.77$)相关;TRS 的多动与 TRF 的社交问题($r=0.64$)、注意问题($r=0.77$)、违纪行为($r=0.62$)、攻击性行为($r=0.74$)相关;TRS 的注意力不集中-被动与 TRF 的学校情况($r=-0.37$)、适应能力呈负相关($r=-0.46$),与 TRF 的社交问题($r=0.60$)、注意问题($r=0.78$)、违纪行为($r=0.53$)、攻击性行为($r=0.52$)相关;多动指数与 TRF 的学校情况适应能力成负相关($r=-0.34$),与 TRF 的社交问题($r=0.67$)、注意问题($r=0.77$)、违纪行为($r=0.70$)、攻击性行为($r=0.76$)相关,$P<0.05\sim0.01$ 提示 TRS 与 TRF 的外化性行为问题有较好的平行效度。

教师量表(TRS)与父母量表(PSQ)的各分量表相关性:TRS 与 PSQ 的各分量表相关发现,TRS 的品行问题与 PSQ 的品行问题($r=0.39$)、学习问题($r=0.35$)、冲动-多动($r=0.34$)、多动指数($r=0.34$)相关;TRS 的多动与 PSQ 的品行问题($r=0.36$)、学习问题($r=0.39$)、冲动-多动($r=0.38$)、多动指数($r=0.44$)相关;TRS 的不注意-被动与 PSQ 的品行问题($r=0.33$)、学习问题($r=0.43$)、多动指数($r=0.39$)相关;TRS 的多动指数与 PSQ 的品行问题($r=0.41$)、学习问题($r=0.43$)、冲动-多动($r=0.37$)、多动指数($r=0.45$)相关,$P<0.01$。而与心身问题、焦虑相关 <0.3。提示 TRS 对儿童外化性问题敏感。

对异常儿童的区分能力:将常模组与儿童多动症组(95 例)各分量表得分比较,多动症组均高于常模组,差异有高度显著性($t=11.21\sim15.98$,$P<0.001$)。以临床诊断和 ICD-10 诊断标准作效标,检验多动指数第 85 百分位作划界分时对多动症儿童的诊断,灵敏度为 76%,特异度 82%,诊断一致性为 0.69。

结构效度:将常模组与多动症组儿童的 28 个项目得分经方差极大正交旋转法进行主成分分析,共提取 4 个特征根值 $\geqslant1$ 的因子,即:多动、不合群、情绪冲动、被动,与原量表的结构不尽相同。4 个因子解释总方差的 59.87%。

宋芳等(2004)在长沙市幼儿园和小学采集 3~7 岁儿童 190 例,发现 TRS 各分量表得分男童得分均高于女童,将儿童分为小年龄组(3~5 岁)和大年龄组(6~7 岁),比较各分量表得分,3~5 岁儿童得分高于 6~7 岁,两组之间差异有高度显著性($P<0.01$)。

TRS 与 PSQ 的相关分析:TRS 品行问题与 PSQ 学习问题($r=0.15$)、冲动-多动($r=0.34$)、多动指数(0.32)相关;TRS 的多动与 PSQ 的学习问题($r=0.21$)、多动指数(0.20)相关;TRS 的不注意-被动与 PSQ 的学习问题($r=0.19$)、多动指数(0.15)相关,TRS 的多动指数与 PSQ 的学习问题($r=0.19$)、冲动-多动($r=0.26$)、多动指数(0.26)相关,$P<0.05\sim0.01$。相关低于学龄期儿童,可能与儿童年龄小,行为问题不明显有关。

此外,范娟(2004)制定了 Conners 教师评定量表的城市常模,信度和效度良好。

3. **计分方法**

(1) TRS 的计分方法:TRS 包括 28 项,按 0~3 四级计分:0:没有此问题;1:偶尔有一点或表现轻微;2:常常出现或较严重;3:很常见或十分严重。

各因子分计算方法如下:

品行问题:(4+5+6+10+11+12+23+27)/8。

多动:(1+2+3+8+14+15+16)/7。

注意力不集中-被动:(7+9+18+20+21+22+26+28)/8。

(2) 因子分析:提取 3 个因子,品行问题、多动、注意力不集中-被动;将项目得分相加除以项目数即为 Z 分。

(三) 简明症状问卷(即多动指数)

编制者还设计了仅有 10 条的简明症状问卷,用于筛查儿童多动症及追踪疗效,原量表以多动指数 $\geqslant1.5$ 作为划界分,得分大于此分即有多动症的可能。

TRS 简明症状问卷(即多动指数):计算方法为 (1+5+7+8+10+11+14+15+21+26)/10。

(四) 适用范围与应用情况

1. **适用范围** 适用于评估 6~17 岁儿童青少年行为问题,临床应用发现对多动症儿童的诊断敏感,对情绪障碍也有一定辅助作用,简明症状问卷适用于治疗研究追踪疗效。

Conners 教师评定量表在国内应用于儿童青少年心理障碍、多动症、不同民族行为问题的调查,以及阅读障碍、留守儿童、网络成瘾、儿童听力障碍等的行为问题研究,作为校标用于其他引进量表的研究,以及药物、心理治疗、综合干预等疗效评定。中国知网搜索到使用该量表的论文 154 篇。

2. **临床应用情况** 家庭和学校是学龄期儿童活动的重要场合。家长对自己的孩子观察细微,是评价儿童行为的重要来源。教师面向的是一个群体,在儿童之间有比较,因此评价儿童行为更客观,尤其是多动、攻击等外化性问题。Barkley认为在大规模的流行学调查时,使用教师量表比父母量表更有价值。在临床工作中,使用教师量表能够为诊断提供更多信息;将教师量表与父母量表相结合,可提高诊断准确性。本研究的临床样本当同时使用TRS和PSQ时,灵敏度达96%,为提高多动症诊断可靠性提供了一套敏感、实用的工具。

(苏林雁)

参 考 文 献

[1] 苏林雁,谢光荣,罗学荣,等.Conners教师评定量表的中国城市常模[J].中国实用儿科杂志,2001 16(12):716-719.

[2] 宋芳,苏林雁,朱焱.Conners父母、教师问卷在3~7岁儿童中的临床应用研究[J].中国儿童保健杂志,2004,12(5):376-378.

[3] 张传杰,艾戎,邓冰.Conners教师评定量表在3-6岁儿童中的应用研究[J].中国妇保健杂志,2014,29(9):20-31.

Conners 教师评定量表(TRS)

指导语:请根据该生情况在下列数字上画圈,"0"代表无此表现,"1"代表有一点,"2"代表明显,"3"代表严重。

题目	得分/分			
1. 老是在座位上扭来扭去	0	1	2	3
2. 搞出一些不应该有的噪声	0	1	2	3
3. 有要求必须立即给予满足	0	1	2	3
4. 行为快捷(鲁莽、冒昧)	0	1	2	3
5. 好突然发脾气及有一些不可预测的行为	0	1	2	3
6. 对批评过分敏感	0	1	2	3
7. 易分心,注意力短暂	0	1	2	3
8. 打扰其他同学	0	1	2	3
9. 白日梦,好幻想	0	1	2	3
10. 好生闷气	0	1	2	3
11. 情绪改变迅速和激烈	0	1	2	3
12. 好争吵	0	1	2	3
13. 对权威很顺从	0	1	2	3
14. 不安静,常常"十分忙碌"	0	1	2	3
15. 易激惹,好冲动	0	1	2	3
16. 需要老师极大的注意	0	1	2	3
17. 显然不受班级同学的欢迎	0	1	2	3
18. 易于受其他同学的领导	0	1	2	3
19. 玩游戏时不能公平对待——只能赢,不能输	0	1	2	3
20. 显然缺乏领导能力	0	1	2	3
21. 常不能完成已开始做的事	0	1	2	3
22. 幼稚,不成熟	0	1	2	3

续表

题目	得分/分			
23. 不承认错误或责怪别人	0	1	2	3
24. 与其他同学相处不好	0	1	2	3
25. 与同学不能合作	0	1	2	3
26. 做事易受挫折	0	1	2	3
27. 与老师不能合作	0	1	2	3
28. 学习困难	0	1	2	3

TRS 简明症状问卷（即多动指数）

题目	得分/分			
1. 老是在座位上扭来扭去	0	1	2	3
2. 好突然发脾气及有一些不可预测的行为	0	1	2	3
3. 易分心，注意力短暂	0	1	2	3
4. 打扰其他同学	0	1	2	3
5. 好生闷气	0	1	2	3
6. 情绪改变迅速和激烈	0	1	2	3
7. 不安静，常常"十分忙碌"	0	1	2	3
8. 易激惹，好冲动	0	1	2	3
9. 常不能完成已开始做的事	0	1	2	3
10. 做事易受挫折	0	1	2	3

六、Conners 量表（第 3 版）

（一）概述

Conners 评定量表是由 C.Keith Conners 于 1960 年开始编制，1970 年形成最初版本，包括父母量表和教师量表。父母量表用于对学龄儿童的行为问题进行全面的检核，包括睡眠、进食、发脾气、交朋友、学校行为等，后来也覆盖了多动综合征的核心症状。教师量表用于收集儿童在学校环境下的行为与学业信息，包括教室行为、小组参与、对权威的态度等。

以后作者分别于 1989 年、1997 和 2008 年对量表进行了修订与完善，2021 年已出版最新版本 Conner-4。目前该量表在临床上已经成为 ADHD 及其相关疾病诊断和排除诊断的良好辅助工具，在科研上也得到广泛地应用。

（二）量表结构与内容

Conner-3 是 C.Keith Conners 在 2008 年对量表进行修订的升级版本，包括父母量表（Conner 3-Parents，Conner 3-P）、教师量表（Conner 3-Teacher，Conner 3-T）和自评报告量表（Conner 3-Self Text，Conner 3-ST）。每个量表在筛减部分条目后形成了各自的"短表"，前者称为"长表"。

3 个长表又包括内容量表、DSM-Ⅳ-TR 症状量表、效度量表、注意缺陷多动障碍（attention deficit and hyperactive disorder，ADHD）指数、综合指数、焦虑和抑郁筛查条目等量表或指数。

1. **内容量表**　修订与编制的目的是为 ADHD 的诊断与鉴别诊断服务,内容量表的分量表架构和条目设置都是围绕这一中心目的进行。首先根据 ADHD 的核心症状与功能损害,依据经验架构分量表,筛选各分量表的条目库,进行预试验,然后常模取样,经过探索性因子分析和验证性因子分析,最后形成分量表及其纳入条目,包含注意缺陷、多动/冲动、学习问题、执行功能、攻击、同伴关系/家庭关系等分量表。

2. **DSM-Ⅳ-TR 症状量表**　为了评估与 DSM-Ⅳ-TR 诊断保持一致,同时确定有无品行障碍、对立违抗性障碍等破坏性行为问题的合并诊断,设置了 DSM-Ⅳ-TR 症状量表,按照 DSM-Ⅳ-TR 的症状编制内容一致的条目,形成 ADHD 注意缺陷型、ADHD 多动冲动型、品行障碍、对立违抗性障碍等分量表性。

3. **效度量表**　包括正性印象、负性印象和不一致指数三个效度量表,根据这些条目的回答反应,填表人是否过度回答"好""不好"以及一致条目之间的不一致回答,作为"说谎量表"评估整个量表回答的真实性。

4. **指数**　包括 ADHD 指数(Conner-3 ADHD index,Conner-3 AI)、综合指数(Conne-3 GI)。ADHD 指数在 1997 年版本(CRS-R)中已经存在,是依据统计学方法选择 10 个最好、最能将 ADHD 与非 ADHD 区分的条目组成。Conner-3 也是按照同样的原则制订 ADHD 指数。

综合指数是早期版本中存在的 10 个条目,被认为是最具效度和最好的条目,各版本一直保留。

5. **其他条目**　严重关键性行为条目、焦虑筛查条目、抑郁筛查条目、损伤条目、附加问题等。

焦虑筛查条目和抑郁筛查条目来自 CBRS 的 DSM-Ⅳ-TR 症状量表,从 Conner-3 常模样本数据中,分别选取与分量表相关最高的 4 个条目构成焦虑筛查条目或抑郁筛查条目,用于筛查是否有焦虑抑郁情绪问题。

严重关键性行为条目是在分析常模资料时,发现有一组严重行为问题的条目,包括纵火或使用武器等,这些条目可能反映了具有成人形式病理心理高风险,一旦出现这些行为就要重视与干预。

6. **Conner-3 短表**　为了节约填表时间,将父母量表、教师量表、自评量表都删减条目编制了相应的短表,条目分别从长表的 110、115 和 99 条减少到 45、41、41 条,并尽量保持与长表最大的相关性。分量表设置上只保留了内容量表、部分效度量表和附加问题。

Conners-4 是 Conners 评定量表的新修订版本,在 Conners-3 的基础上添加了许多新要点,例如效度分量表、筛查条目、关键性条目、缺陷条目、执行功能评估,以及加强了与 DSM-5 间的联系。

(三) 量表的施测、评分与结果解释

Conner-3 量表与分量表众多,结构复杂,能够为临床诊断提供丰富的信息,在应用上可以根据临床需求、科研需求、实施场地、填表人而选择量表的不同问卷形式,包括长表 Conner-3、短表 Conner-3、Conner-3 AI、Conner-3 GI。每一版本形式又包括父母评估表、教师评估表、自评报告表。父母量表和教师量表适合年龄 6~18 岁,自评量表适合年龄 8~18 岁、

理想的情况是分别由父母、教师和儿童本人都填同一形式的量表(比如长表),这样有利于整合不同来源的信息,得出有意义的结果。长表形式提供的信息最为丰富,一般临床个体初始评估与详细的再评估建议使用长表;当时间有限,或者是多次反复评估,建议用短表形式;如果是为了筛查是否有 ADHD 的可能,建议用 Conner 3AI;如果是重复监测对治疗的反应,或者是快速评价总体心理行为总体状况,建议选择 Conne-3 GI。

填表与评分时间在长表是 40 分钟,短表 20 分钟,两个指数只需 10 分钟。若采用软件程序评分,整个填表和评分时间缩短到 25~6 分钟。

所有形式都可以采用手工、软件及网络后台 3 种方法进行评分。Conner 3 问卷的每个条目都是采取 0~3 的 4 级评分,用各条目分相加形成各量表及各指数的粗分,查对应 T 分表获得相应 T 分。

T 分常模是以均数为 50,标准差为 10 计算形成。根据 T 分和百分位划分 4 个结果等级。低分水平:T 分 <16,百分位 <40;平均分水平:T 分 40~59,百分位 16~83;高分水平:T 分 60~69,百分位 84~97;很高分水平:T 分 >69,百分位 >97。当个体评分处于高分或很高分范围时,表示评分高于同龄与同性别的一

般儿童,提示所在分量表描述的领域存在问题需要得到关注,评估结果具有临床意义。

（四）量表的信度与效度

Conner-3进行了完整、严格的信度与效度检验。

1. **量表的信度**　父母量表、教师量表及自评量表的内容量表和DSM-Ⅳ-TR症状量表的α系数平均值为0.85~0.91,重测信度0.76~0.89,评定者之间的相关系数0.70~0.84。

2. **量表的效度**　探索性因子分析显示各量表长表的各分量表中条目负荷处于0.35~0.83范围;内容量表的各分量表与其他相应功能量表之间的相关系数处于0.35~0.95范围,包括儿童行为评估系统（第2版）（BASC-2）、Achenbach基于经验评估系统、执行功能行为评估量表等量表的注意问题、多动问题、抑制问题、学习问题、执行功能、攻击性行为、社交问题等因子之间的相关。

（五）量表的临床应用与研究

Conner量表从1970年出版至今40余年,已经翻译成多种语言版本在全世界广泛应用。在临床上作为一种有用的工具,用于辅助诊断ADHD及其相关障碍,帮助制订干预计划,评价临床治疗效果,群体筛查等。

在科研上,作为一种症状评定工具,用于流行病学研究,干预试验对照研究,儿童行为问题及其发展研究等。

作者单位自2009年首次引进Conne-3到国内,翻译成中文在临床中应用10余年,发现该量表能够提供涉及ADHD及其相关障碍的核心症状和功能损害的信息,是辅助诊断ADHD的良好工具。Conner-4于2021年出版。

（万国斌）

参 考 文 献

CONNER CK.Conners 3rd Edition Manual［M］. North Tonawanda：Multi-Health Systems Inc,2011.

七、长处和困难问卷（SDQ）

（一）概述

1. **原量表心理测量学特征**　长处和困难问卷（Strengths and Difficulties Questionnaire,SDQ）是由美国心理学家Goodman.R于1997年根据DSM-Ⅳ和ICD-10诊断标准而专门设计和编制的,该量表在国内由上海市精神卫生中心杜亚松博士进行了修订。长处和困难问卷是一个简明的行为筛查问卷。长处和困难问卷分家长、老师和学生自评3个版本,分别有家长、老师和学生评定。

问卷在初步编制后在美国、荷兰、德国、英国等国家得到应用。于2001年再次进行修订后,被40个国家和地区引进和应用。用于评估儿童青少年的行为和情绪问题,具有良好的信度和效度。

2. **中文版的修订及标准化过程**　长处和困难问卷（父母版、老师版和学生自评版）,有25个共同用条目,每个条目按0~2三级评分,0分:不符合;1分:有点符合;2分:完全符合,其中第7、11、14、21和25这五个条目为反向计分。影响因子包括"困难对孩子的困扰"和"对孩子造成的社会功能缺陷"2个条目,按0~2三级评分,均为正向评分。

长处和困难问卷由5个因子组成,可以评估出情绪症状;品行问题;多动;同伴交往问题;亲社会行为。问卷还可以评出困难总分,困难总分是由情绪症状、品行问题、多动、同伴交往问题构成。此外,根据量表的附加问题,评估相应的影响程度,得出影响因子即该量表的第7个因子。由家长和老师根据对4~16岁儿童平时的观察,对他/她近半年的行为、情绪等方面进行评定。学生版由 11~16 岁儿童自评。

（二）量表内容及实施方法

1. 各因子的条目组成 ①情绪症状;②品行问题;③多动;④同伴交往问题;⑤亲社会行为;⑥影响因子;⑦总分=①+②+③+④+⑤。

2. SDQ 的划界分 自修订 SDQ 上海常模后,已经在儿童注意缺陷多动障碍方面得到了应用。我们还与英国资料进行了比较,结果详见文献。表 4-11 列出了 SDQ 不同版本的正常、边缘水平和异常的划界分。

表 4-11 SDQ 不同版本的正常、边缘水平和异常的划界分

因子	版本	正常	边缘水平	异常
情绪症状 (3,8,13,16,24)	家长版	0~3	4	5~10
	教师版	0~4	5	6~10
	学生版	0~5	6	7~10
品行问题 (5,7,12,18,22)	家长版	0~2	3	4~10
	教师版	0~2	3	4~10
	学生版	0~3	4	5~10
多动 (2,10,15,21,25)	家长版	0~5	6	7~10
	教师版	0~5	6	7~10
	学生版	0~5	6	7~10
同伴交往问题 (6,11,14,19,23)	家长版	0~2	3	4~10
	教师版	0~3	4	5~10
	学生版	0~3	4~5	6~10
亲社会行为 (1,4,9,17,20)	家长版	10~6	5	4~0
	教师版	10~6	5	4~0
	学生版	10~6	5	4~0
影响因子	家长版	0	1	2 或以上
	教师版	0	1	2 或以上
	学生版	0	1	2 或以上
困难总分	家长版	0~13	14~16	17~40
	教师版	0~11	12~15	16~40
	学生版	0~15	16~19	20~40

（三）量表的信度及效度研究

1. SDQ 父母版

（1）信度:各条目与问卷总分的 Cronbach's α 系数为 0.595,各因子与问卷总分的 Cronbach's α 系数为 0.784,提示父母用 SDQ 有较好的内部一致性。6 周后的重测信度,各因子的相关系数(r)为 0.434~0.787。父母用版 SDQ 的条目与相应的因子作相关分析,结果显示各条目与相应的因子均呈正相关,仅"偷东西"一项相关系数为 0.312 外,其余各条目与其相应的因子的相关系数均在 0.469 以上,最高达 0.769,差异具有高度统计学意义($P<0.001$)。

（2）效度:平行效度以 Conners 父母症状问卷（PSQ）对 SDQ 进行平行效度分析,在家长填写 SDQ 的同

时也填写 PSQ。对 PSQ 和 SDQ 的各因子分进行相关分析,亲社会行为与 PSQ 各因子呈负相关外,其余各因子与 PSQ 各因子均呈正相关。内容效度是将常模样本与门诊的 47 例注意缺陷多动障碍(ADHD)样本进行比较,ADHD 组中 SDQ 的情绪症状、品行问题、多动注意不能、同伴交往、困难总分和社会行为因子得分均高于常模组相应因子得分,差异具有极显著统计学意义。

2. SDQ 教师版

(1) 信度:各条目与问卷总分的 Cronbach's α 系数为 0.672,各因子与问卷总分的 Cronbach's α 系数为 0.758,各条目与相应因子的 Cronbach's α 系数分别为 0.718~0.800。提示教师用 SDQ 有较好的内部一致性。6 周后的重测信度,各因子(情绪问题、行为问题、多动、同伴交往、困难总分、亲社会行为和影响因子)的相关系数分别为 0.404、0.495、0.640、0.580、0.500、0.520 和 0.485(P 均 <0.01)。将 SDQ 教师用表的条目与相应的因子作相关分析,结果显示各条目与相应的因子均呈正相关,仅"偷东西"一项相关系数为 0.323 外,其余各条目与其相应的因子的相关系数均在 0.5 以上,最高达 0.910,具有高度统计学意义($P<0.001$)。

(2) 效度:平行效度是以 Conners 教师问卷(TRS)对 SDQ 进行平行效度分析,在老师填写 SDQ 的同时也填写 TRS。对 SDQ 和 TRS 的各因子分进行相关分析,仅 SDQ 的社会行为因子与 TRS 的各因子呈负相关外,其他因子均呈正相关。内容效度是将常模样本与门诊的 47 例注意缺陷多动障碍(ADHD)样本进行比较,ADHD 组中 SDQ 的情绪问题、品行问题、多动、同伴交往、困难总分和社会行为因子得分均高于常模组相应因子得分,差异具有极显著统计学意义($P<0.001$)。

3. SDQ 学生版

(1) 信度:各条目与问卷总分的 Cronbach's α 系数为 0.581,各因子与问卷总分的 Cronbach's α 系数为 0.790,提示学生用 SDQ 有较好的内部一致性。6 周后的重测信度总分的重测相关系数为 0.719,各因子的相关系数(r)为 0.483~0.743,具有显著统计学意义(P 均 <0.01)。将学生用版 SDQ 的条目与相应的因子作相关分析,结果显示各条目与相应的因子均呈正相关,仅"偷东西"一项相关系数为 0.387 外,其余各条目与其相应的因子的相关系数均在 0.472 以上,最高达 0.738,差异具有高度统计学意义($P<0.001$)。

(2) 效度:内容效度是将常模样本与门诊的 44 例注意缺陷多动障碍(ADHD)样本进行比较,ADHD 组中 SDQ 的情绪症状、品行问题、多动、困难总分、影响因子和问卷总分得分均高于常模组相应因子得分,差异具有统计学意义。效标效度以 DSM-Ⅳ 诊断标准作效标,用常模的多动因子第 92 百分位作划界时区分正常、ADHD 儿童,SDQ 对 ADHD 儿童的诊断特异度 92.6%,灵敏度 52.2%,误诊率 7.4%,总的诊断符合率为 90.4%。

(四) 结果分析及应用情况

对上海市的幼儿园和中小学 12 所 2 128 名学生进行长处和困难问卷(父母版)的评定,对其中的 47 名学生间隔 6 周进行重测。结果对长处和困难问卷(父母版)进行标准化,制定了上海地区常模。信度检验:总问卷 Cronbach's α 系数为 0.784;条目与因子分之间的相关系数在 0.321~0.769;间隔 6 周问卷总分的重测相关系数为 0.717,各因子的重测相关系数在 0.434~0.787;效度检验:长处和困难问卷(父母版)和 Conners 父母症状问卷(PSQ)所有评分相关,其中社会行为成负相关;异常样本与常模样本各因子分和总分差异显著($t=5.733~12.375$,$P<0.001$)。结论:长处和困难问卷(父母版)适合于上海地区儿童青少年的评估。

对上海市 12 幼儿园和中小学校的 2 128 名学生进行长处和困难问卷(教师用表)的评定,并对其中的 47 名预备班(6 年级)学生间隔 6 周进行了再次评定。对长处和困难问卷(教师用表)进行标准化,制定了上海地区常模。信度检验:问卷总分 Cronbach's α 系数为 0.672;条目与因子分之间的相关系数在 0.323~0.910($P<0.001$);间隔 6 周后问卷总分的重测信度为 0.547,各因子的重测信度在 0.404~0.640($P<0.01$),符合心理测量学的要求。结果显示长处和困难问卷(教师用表)适合于上海地区儿童和青少年的行为评估。

对上海市的3所初中和2所高中的806名学生进行长处和困难问卷（学生版）的评定，对其中的47名学生间隔6周进行重测。结果对长处和困难问卷（学生版）进行了标准化，制订了上海地区常模。信度检验：总问卷Cronbach's α系数为0.70。条目与因子分之间的相关系数在0.39~0.74；间隔6周问卷总分的重测相关系数为0.72，各因子的重测相关系数在0.48~0.74。效度检验：异常样本与常模样本各因子分和总分差异显著（t=2.07，6.31，$P<0.05$）；SDQ对ADHD儿童的诊断灵敏度52.2%，特异度92.6%，诊断符合率90.40%，结论：长处和困难问卷（学生版）适合于上海地区儿童青少年的评估。

采用长处和困难问卷（父母版）对47例注意缺陷多动障碍儿童及47例同年龄、同性别的上海常模组儿童进行评定比较分析，得出长处和困难问卷内容评定，研究组除新环境中会黏住大人、跟大人相处比跟儿童融洽和对很多事物感到害怕3项，其余条目得分均显著高于对照组（$P<0.01$）；因子分及总分评定均高于对照组（$P<0.01$）；对注意缺陷多动障碍儿童的诊断灵敏度为83.3%，特异度为76.6%，诊断符合率为80.0%。结论：长处和困难问卷（父母版）能可靠、敏感地区别注意缺陷多动障碍与正常儿童，可应用于家长对注意缺陷多动障碍儿童的评估。

近10年来，由于专业工作者SDQ的进一步地认识，SDQ在评估儿童青少年心理卫生问题所起的作用越来越大，使用该量表的研究和发表论文越来越多。

（五）量表原文及量表修订者、联系方式

该问卷由上海交通大学医学院附属精神卫生中心杜亚松教授翻译并修订；联系方式：上海市宛平南路600号，E-mail：yasongdu@163.com。

（杜亚松）

参 考 文 献

［1］范娟，杜亚松.Conners教师评定量表的中国城市常模和信度研究［J］上海精神医学杂志，2004，16（2）：69-71.

［2］寇建华，杜亚松，夏黎明.儿童长处和困难问卷（父母版）上海常模的信度和效度［J］.上海精神医学杂志，2005，17（1）：25-28.

［3］寇建华，杜亚松，夏黎明.儿童长处和困难问卷（父母版）在注意缺陷多动障碍中的应用［J］.临床心身疾病杂志，2006，12（5）：328-332.

［4］杜亚松，寇建华，王秀玲，等.长处和困难问卷研究［J］.心理科学杂志，2006，29（6）：1419-1421.

［5］寇建华，杜亚松，夏黎明.长处和困难问卷（学生版）上海常模的制订［J］.中国健康心理学杂志，2007，15（1）：3-5.

［6］GOODMAN R. Psychometric Properties of the Strengths and Difficulties Questionnaire［J］. J Am Acad Child Adolesc Psychiatry，2001，40（11）：1337-1345.

［7］YASONG DU，JIANHUA KOU，DAVID COGHILL.The validity，reliability and normative scores of the parent，teacher and self report versions of the Strengths and Difficulties Questionnaire in China［J］.Child and Adolescent Psychiatry and Mental Health，2008，2：8 doi：10.1186/1753-2000-2-8

长处和困难问卷

指导语：请根据你过去6个月内的经验与事实，回答以下问题。请从题目右边的三个选项："不符合""有点符合""完全符合"的空格中，勾选出你觉得合适的答案。请不要遗漏任何一题，即使你对某些题目并不是十分确定。

你的名字：　　　　　　　　出生日期：　　　　　　　性别：男/女

序号	项目	不符合	有点符合	完全符合
1	我尝试对别人友善,我关心别人的感受。	0	1	2
2	我的心不能安定,不能长时间保持安静。	0	1	2
3	我经常头痛、肚子痛或身体不舒服。	0	1	2
4	我常与他人分享东西(食物、玩具、笔)。	0	1	2
5	我觉得非常愤怒及常发脾气。	0	1	2
6	我经常独处,通常独自玩耍。	0	1	2
7	我通常依照吩咐做事。	2	1	0
8	我经常担忧,心事重重。	0	1	2
9	如果有人受伤、难过或不适,我都乐意帮忙。	0	1	2
10	我经常坐立不安或感到不耐烦。	0	1	2
11	我有一个或几个好朋友。	2	1	0
12	我经常与别人争执,我能使别人依我的想法行事。	0	1	2
13	我经常不快乐、心情沉重或流泪。	0	1	2
14	一般来说,其他与我年龄相近的人都喜欢我。	2	1	0
15	我容易分心,我觉得难以集中精神。	0	1	2
16	我在新的环境中会感到紧张,我很容易失去自信。	0	1	2
17	我会友善地对待比我年少的孩子。	0	1	2
18	我常被指责撒谎或不老实。	0	1	2
19	其他小孩或青少年常作弄或欺负我。	0	1	2
20	我常自愿帮助别人(父母、老师、同学)。	0	1	2
21	我做事前会先想清楚。	2	1	0
22	我会从家里、学校或别处拿取不属于我的东西。	0	1	2
23	我与大人相处比与同辈相处融洽。	0	1	2
24	我心中有许多恐惧,我很容易受惊吓。	0	1	2
25	我总能把手头上的事情办妥,我的注意力良好。	2	1	0

概括而言,你认为自己在以下这些方面是否有困难? 情绪方面、注意力方面、行为方面还是和别人相处方面
否　　是(有少许困难)　是(有困难)　是(有很大的困难)
如果你在上题的答案为"是",请回答以下关于这些困难的题目:
这些困难出现了多久?
少于1个月　　　1~5个月　　　6~11个月　　　1年以上

影 响 因 子

项目		没有(0)	轻微或颇为(1)	非常(2)
这些困难是否困扰着你的孩子、学生或自己,这些困难是否对你在下列的日常生活造成干扰?	家庭生活	0	1	2
	与朋友的关系	0	1	2
	上课学习	0	1	2
	课外休闲活动			

八、2~6 岁学龄前儿童行为量表（CBSC）

（一）概述

2~6 岁学前儿童的行为量表（the Child Behaviour Scale Chinese/2-6，CBSC）是由深圳妇幼保健院万国斌教授等人于 2006 年编制一套符合中国文化、为国内开展学前儿童心理卫生工作比较实用的评估工具。

行为量表是临床医生诊断儿童行为问题时最常用的辅助工具，已被广泛应用于临床。国外编制的儿童行为量表种类很多，国内目前常用的行为量表基本上都是国外量表的中国修订版，包括 Achenbach 儿童行为量表系列、Conners 儿童行为量表系列，以及 Rutter 儿童行为量表，这些量表在年龄上主要适用于学龄儿童和青少年。由于学龄前期儿童的行为与大年龄儿童存在差异，我们在临床实际工作中发现这些量表不太适合于学龄前儿童。量表中的许多条目所描述的行为只有大年龄儿童才具有，在填表时往往受到学龄前儿童家长的质疑。

我们于 2006 年开始，查阅文献，参考国外行为量表的结构与设置来架构量表。国际上比较普遍的将行为问题分为内向性行为问题和外向性行为问题两大类别，内向问题反映的是焦虑、抑郁、社交退缩、躯体化症状等情绪问题，外向问题反映了多动、攻击和违纪等行为问题。本量表根据以上分类方法以及国外常用儿童行为量表的分量表设置架构量表的分量表，确定了量表由焦虑、抑郁、退缩、躯体化、多动、攻击和注意力等 7 个分量表构成。

然后参考国内外的有关行为量表，结合作者以往的研究结果和临床经验，筛选和编制条目。遵循简单易懂、反映学龄前儿童的行为特点、符合中国文化、使用陈述语句的原则来编制和选择条目。每个分量表包含条目数量尽量平衡，为 6~10 个，共计 66 条。

将原始量表条目征询国内同行专家的意见，同时在门诊由 10 位学龄前儿童的家长填写问卷条目，考察条目内容的合适性，对条目语句的表述进行修改，删除不合适的条目，形成 60 个条目的量表初稿。

（二）量表的取样与常模建立

1. 常模样本的取样 2007 年 4—6 月，采取分层的方法在深圳 6 区抽取 21 家幼儿园作为取样单位，然后在每家幼儿园各班的儿童名册中抽取序号为单数的儿童作为取样对象。样本年龄范围为 30~83 个月，每 3 个月为一个年龄组共计 19 个年龄组。每组预计取样男女各 70 名共计取样 2 660 人，实际取样 2 668 人，剔除资料不完整者，最后进入统计分析的样本 2 640 人，其中男性 1 358 人，女性 1 282 人。样本在性别与各年龄组的分布，父母的职业、教育程度分布均符合常模样本的要求。

2. 分量表和量表条目数的确定 对样本数据采用主成分分析进行探索性因子分析，从散点图提示选取 7 个因子比较适宜，累计解释的总变异为 42.937%。形成的 7 个因子根据包含条目的意义分别命名为注意、多动、社交退缩、焦虑、情绪控制、攻击和躯体化，有 58 个条目的因子负荷在 0.3 以上，归入上述各因子的条目数分别为 11、9、7、10、6、8、7。与取样前理论架构不同的是取消了抑郁因子，增加了情绪控制因子。

为了使纳入量表之条目的负荷水平比较高，同时使每个因子所包含的条目数量又不是太少，分别选取纳入量表之条目的负荷在 0.40 以上、0.45 以上和 0.50 以上建立 3 种模型进行验证性因子分析。3 种模型的各种拟合指数结果显示：纳入量表之条目的因子负荷在 0.45 和 0.50 以上两个模型的各项拟合指数比较理想，但是 0.50 水平所纳入的条目数共计 38 条，有 3 个因子只含有 4 个条目，所纳入条目偏少，这违背了量表编制的原则。而 0.45 水平模型所纳入条目共计 46 条，注意、多动、社交退缩、焦虑、情绪控制、攻击和躯体化等各因子所包含的条目数分别为 9、7、6、8、5、6 和 5，保障了每个因子的条目至少在 5 个以上。所以，最后选择负荷水平在 0.45 以上的条目进入量表，完成量表的编制。

对 7 个分量表进行主成分正交旋转的因子分析，形成两个因子，解释 57.27% 的方差。其中多动、注意与攻击负荷第一个因子（外向），相关系数分别为 0.89、0.91、0.58。社交退缩、焦虑、情绪控制和躯体化负荷第二个因子（内向），相关系数分别为 0.72、0.79、0.74、0.49。

3. **常模的建立** 对各年龄组的各因子粗分及其总分进行均数比较分析,无论是男孩还是女孩,均显示随着年龄增加,社交退缩、情绪控制和攻击等分量表得分,以及内向量表得分减少($P<0.01$)。另外,女孩随着年龄增加注意、多动分量表得分,以及外向量表得分和量表总分也减少($P<0.01$),在躯体化因子上男孩2岁组得分高于其他组($P<0.01$)。因此,分别建立男女性别、各年龄组的不同划界分常模。

各分量表以因子粗分的95%为划界点,内向与外向量表以粗分的90%为划界点,总量表以量表总粗分的85%为划界点,得出男女性别、各年龄组的划界分常模。大于和等于划界分为异常,小于划界分为正常。

(三)量表的评分与结果分析

1. **量表的实施与评分** 本量表由父母或直接照养人回答填写,耗时15分钟左右。

由专业人员根据家长的回答进行评分与结果分析。每个条目采用0~3的四级评分,"无"计0分,"偶尔或轻微"计1分,"经常或明显"计2分,"总是或严重"计3分。评分时将各因子的条目得分相加形成因子粗分,将注意、多动和攻击3个因子的粗分相加形成外向量表粗分,将退缩、焦虑、情绪控制和躯体化四个因子粗分相加形成内向量表粗分,将所有46个条目分相加得到量表总粗分。最后将各因子的粗分、内向量表粗分、外向量表粗分和总量表粗分查相应的划界分常模来判断结果。

2. **量表的结果分析** 当得分大于和等于划界分判断为异常,小于划界分判断为正常。

注意因子得分高于划界分提示幼儿注意力不集中,容易分心;多动因子得分增高提示幼儿多动,难以安静;社交退缩因子得分增高提示幼儿存在遇到陌生人或社交场合时胆小、害怕、退缩等行为;焦虑因子分高提示幼儿担心、害怕、恐惧、紧张等焦虑情绪;情绪控制因子分高提示幼儿存在容易生气和好哭闹等情绪控制相关的行为;攻击因子分高提示幼儿存在对他人或物体的攻击性行为;躯体化因子分高提示幼儿存在没有身体疾病时的各种躯体不适症状。内向量表得分高提示幼儿可能存在胆小、退缩、焦虑、恐惧等情绪问题;外向量表得分高提示幼儿可能存在多动、攻击和注意力问题等外向性行为问题。量表总分增高提示幼儿可能存在情绪和或行为问题。

(四)量表的信度及效度研究

1. **信度检验** 对116名3岁7个月~6岁4个月的幼儿在4~5周后进行幼儿行为量表的重测,焦虑、社交退缩、情绪控制、躯体化、注意、多动、攻击等7个分量表,以及内向、外向量表和总分的重测相关系数依次为0.610、0.780、0.646、0.457、0.677、0.699、0.773、0.711、0.757、0.811。除了躯体化分量表低于0.5外,其他分量表的重测信度比较理想。

对常模进行各分量表内部Cronbach's α系数计算,焦虑、社交退缩、情绪控制、躯体化、注意、多动、攻击等7个分量表的Alpha系数分别为0.71、0.81、0.74、0.59、0.90、0.88和0.69,除了躯体化和攻击分量表的Alpha系数偏低外,其他分量表的内部一致性比较理想。

2. **校度检验** 对229名幼儿同时进行了CBCL量表评定,对两个量表各因子分进行相关分析。两个量表的躯体化因子相关系数为0.392、CBCL的焦虑抑郁因子与幼儿行为量表的焦虑因子相关系数0.463,两个量表的其他相似分量表之间的相关系数均达到0.552~0.774。

(五)量表的临床应用研究

自2009年开始,作者所在单位将学龄前儿童行为量表应用到托幼机构幼儿的行为问题筛查,以及儿童心理门诊的辅助诊断,发现该量表能够有效地筛查出有情绪或行为问题的幼儿,筛查结果与临床诊断的符合率较高。

目前深圳以及国内的一些单位将该量表也应用于托幼机构行为问题筛查。

与国内外常用的CBCL量表相比,该量表的各因子设置与临床诊断名称之间比较相符,评定结果与临床诊断之间的一致性高。与Conners量表相比反映的信息更全面,不仅包括了行为问题,也涉及各种情绪问题。

(万国斌)

参 考 文 献

[1] GUO-BIN W, LAWRENCE T.The Child Behaviour Scale Chinese (CBSC)-A Validation Study. In Lawrence T. Lam (Eds.), Psychological and Health-Related Assessment Tools Developed in China [M]. Netherlands: Bentham Science Publishers, 2010.

[2] ACHENBACH TM, RAFFLE TM. The child behavior checklist and related forms for assessing, assessing behavioural/ emotional problem and competencies [J]. Pediatric Rev, 2000, 21: 265-271.

2~6 岁学龄前儿童行为量表

指导语:请您认真阅读下面的每一个问题,根据孩子最近 3 个月以内的实际情况,在最合适的答案下的框内打"√"。每一个问题都要做出回答。

题号	项目	无	偶尔或轻微	有时或较明显	经常或很明显
1	容易紧张和烦躁不安	0	1	2	3
2	好哭闹	0	1	2	3
3	怕自己做错事	0	1	2	3
4	害怕得病或死亡	0	1	2	3
5	担心父母的安危	0	1	2	3
6	过分害怕动物	0	1	2	3
7	过分害怕黑暗	0	1	2	3
8	过分害怕暴雨、雷电等自然现象	0	1	2	3
9	做事过分认真,像个小大人	0	1	2	3
10	过分爱清洁,行为习惯刻板	0	1	2	3
11	无缘无故不高兴、伤心或忧愁	0	1	2	3
12	常常生气	0	1	2	3
13	不快乐,好哭	0	1	2	3
14	活动减少,不愿同小朋友玩耍	0	1	2	3
15	害怕陌生人,过分胆怯	0	1	2	3
16	进入陌生环境时胆小退缩,或容易哭闹	0	1	2	3
17	与人交往时避免目光接触				
18	喜欢独自玩耍,回避集体游戏	0	1	2	3
19	在外面不愿说话,被动而不活跃	0	1	2	3
20	原因不明的头痛或肚子痛	0	1	2	3
21	呕吐或恶心	0	1	2	3
22	查不出原因的腹泻或便秘	0	1	2	3
23	觉得头昏或易疲乏	0	1	2	3
24	哮喘或病因不明的皮疹	0	1	2	3
25	恃强欺弱,好威胁他人	0	1	2	3
26	动手打人或咬人	0	1	2	3

续表

题号	项目	无	偶尔或轻微	有时或较明显	经常或很明显
27	无故地伤害他人	0	1	2	3
28	无故地伤害动物	0	1	2	3
29	不受其他孩子欢迎	0	1	2	3
30	破坏家中或别的孩子的东西	0	1	2	3
31	精神不集中,容易受外界干扰而分心	0	1	2	3
32	学习或游戏活动时,注意力不能持久	0	1	2	3
33	不喜欢做那些需要精力持久的任务或活动	0	1	2	3
34	难以完成大人交代的游戏、活动或学习等任务	0	1	2	3
35	做事有始无终,学习或游戏时没耐心	0	1	2	3
36	难以完成需要细心去做的任务或游戏	0	1	2	3
37	对他说话时,心不在焉,似听非听	0	1	2	3
38	经常丢失玩具或学习用品	0	1	2	3
39	做不完一件事(包括玩玩具和游戏)	0	1	2	3
40	坐在椅子上不安静,身体扭来扭去	0	1	2	3
41	喜欢东摸西抓,玩弄物体,双手难以停下来	0	1	2	3
42	喜欢奔跑、蹦跳、攀爬,不知危险	0	1	2	3
43	精力充沛,不知疲倦,难以安静下来	0	1	2	3
44	不能安静地游戏与活动,喜欢户外运动性活动	0	1	2	3
45	话多	0	1	2	3
46	喜欢插嘴,打断别人谈话	0	1	2	3

九、问题行为早期发现测验(PPCT)

(一) 概况

问题行为早期发现测验(Prediction Test of Problem Children,PPCT)第1版是由日本长岛贞夫等编制,后由上海华东师范大学心理系周步成、方真牵头建立全国协作组对该量表进行了修订,于1991年制定了PPCT的中国常模。PPCT编制的主要目的是针对当前社会中青少年违法犯罪逐年增多,已经成为全社会不容忽视的重要问题。这些违法犯罪行为往往与青少年成长过程中出现的不良行为习惯,而且没有得到及时地纠正有相当大的关系。为了在日常生活中及早发现这些不良行为和违法行为的倾向,并及早采取有效的措施,以防止青少年儿童的问题行为和违法行为的发生,特编制问题行为早期发现量表。

1. 问题行为早期发现的意义　问题行为是一个非常广泛的概念,不同的学者对此有不同的表述。本量表编制者认为,问题行为既包括因触犯法律而受到惩罚的犯罪行为,也包括吸食药物,如抽烟、喝酒;不当娱乐,如赌钱、出入歌舞厅;不正当的异性交往,如与异性接吻、诱惑女生、发生异性关系;偷窃行为;逃避家庭学校,如离家出走、不愿回家,逃学、逃课、上课迟到早退;攻击行为,如带凶器、暴乱、打架、敲诈、威胁、毁坏公物;违抗权威,如不服从保护者正当管教、欺骗父母或老师、和父母或老师顶嘴;课堂违规,如上课时不专心、讲话、做小动作、睡觉;不良的交往,与有犯罪行为的人或犯罪团伙交往、徘徊闹市;学习困扰行为,系指妨碍有效学习的态度、习惯及动机因素,如不按时交作业、讨厌上课、注意力不集中、考试紧张、考试作弊;其他违规行为,如说谎,没礼貌,不守秩序等。以上所说的问题行为是表现在外部的,是比较容易观察到的。

另外,还必须把有心理困扰行为和不良性格特征的学生也包括在问题行为学生之中。心理困扰行为系指由于无法有效解除内在冲突,挫折及焦虑,而导致心理或情绪方面的困扰与行为,但却并未违反法律、规范或纪律。例如,疑心妄想,觉得有人要陷害他、跟踪他、讥笑他;忧郁悲观,自卑、想自杀、没有朋友、生活无味;焦虑紧张,紧张口吃或做噩梦、莫名其妙地害怕;敌意行为,生气、嫉妒、摔东西;心身症候,耳鸣眼花、头痛、呕吐、尿床。"不说话"消极的学生虽对班级秩序没有影响,但对人格的形成却是个大问题。这样的学生会失去发挥自己能力的机会,也不能用自己的能力来为班级和社会服务。

2. **问题行为早期发现的作用**　不适应性格特征群中,包含着反抗,攻击倾向,冲动性、情绪不稳定,逃避倾向,非社会性,自卑感等。具有这些性格特征的人,不能说都会发展成犯法行为,虞犯行为,问题行为或不适应行为,但是作为这些行为的前兆行为是不能忽视的。所以,问题行为的早期发现就是以问题行为的第 5 等级(不适应性格特征群)为基础,早期发现和预测犯法行为和问题行为症候群。测验的目的在于早期发现问题行为,并进行预防性地指导。并且把问题行为学生的范围想得广一些,对指导工作来说是很必要的。

(二) PPCT 量表的组成、测验方式和实施程序

1. **PPCT 量表的组成**　本测验由 6 个内容量表组成。根据因素分析的结果,PPCT 量表的内容有 3 个分量表和 1 个 L 量表。

(1) 对人关系不适应:R 反抗倾向(10 题)、O 被压迫感(10 题)。

(2) 情绪不稳定:I 对欲求不满的忍受性低(10 题)、A 孤独感倾向(10 题)。

(3) 学习不适应:S 没有学习热情(学习不适应)(10 题)、N 缺乏成就欲求(10 题)。

L 量表:测谎量表(20 道题目)。

PPCT 适用于小学四年级~高中三年级的在校学生,完成量表大约需要 40 分钟时间。

2. **量表测验方式**　该量表采用纸笔问卷形式,属自陈量表,既可用于团体测验,又可用于个别施测。测验实施时先发给每人 1 份"PPCT 回答用纸",要求填写好省、市、区、县,学校、年级、学号、姓名、性别、测验日期等。上述每项务必要求学生填写准确无误。待每人填好后,再发测试题本,要同学翻到说明中二、三、四部分,边看边听老师朗读,同时做好"例题"练习。同学们完全掌握了答题方式之后,方可开卷进行正式测验。

本测验共有 80 道题目,都是有关个人平时的想法、感受和经常做的事等。每个人对这些问题是会有不同看法的,回答也是不同的,因而对问题的如何回答,并没有"对"与"不对"之分,只是表明你对这些问题的想法,感受及经常做的事,请你如实回答,不要有所顾忌。

3. **回答方法**　本测验每一测试题都有 3 个可供选择的答案:a. 是;b. 不是;c. 难以确定。每一测试题在"PPCT 回答用纸"上相应地附有 a、b、c 3 个可供选择的英文字母,请你仔细阅读每一道测试题,把你认为最符合实际情况的答案在回答用纸相应的英文字母上画"○",即:如果你选择第 1 个答案"a. 是",就在回答用纸该题号相应的"a"上画○;如果你选择第 2 个答案(b. 不是),就在回答用纸该题号相应的"b"上画○;如果你选择第 3 个答案(C. 难以确定)就在回答用纸该题号相应的"C"上画○。按上述所讲的回答方式,请你对下列 2 个"例题"进行练习,答案写在"PPCT 回答用纸"左上方"例题"答案部分。

(1) 你容易伤风感冒吗?　　　　a. 是　b. 不是　c. 难以确定

(2) 你喜欢在众人面前唱歌吗?　　a. 是　b. 不是　c. 难以确定

具体评分方法请详见该量表手册内容。

(三) 信度和效度

1. **信度**　该量表的分半信度系数在 0.88~0.91 之间;重测信度系数在 0.78~0.85 之间。

2. **效度**　效度指标采用了结构效度、预测效度和同时效度等 3 个,但均未提供体系数值。

（四）应用评价

目前,该量表在国内的应用情况较广,由于它主要涉及中学生的心理与行为异常问题,因此考察的对象是在校的青少年学生,且更多的是从心理学的角度而非生理学的角度去研究学生异常变化,这是该量表与其他现行的有关行为问题诊断量表的大不同。该量表自1991年修订并正式发表以来,已有许多学校教育工作者使用PPCT开展了相关的研究活动。

（五）注意事项

1. 按你平时所想的如实回答。
2. 每一问题都要回答,但只能选择一个答案。
3. 有不明白的地方可以举手问老师。
4. 修改答案时,要用橡皮擦干净。
5. 回答时间没有限制,但不要过分考虑,请写出你最初想到的答案。

（务必记住:本书要反复使用,必须保持整洁,每一问题答案写在"PPCT回答用纸"上）

（六）量表编制者及联系方式

周步成教授,上海华东师范大学心理系。

（杨玉凤）

参 考 文 献

［1］周路平,欧信芝.问题儿童早期发现测验在小学生中的应用［J］.美国健康卫生,2003,4:32-33.

［2］周路平.问题行为早期发现量表在初中生中的应用［J］.湖南教育学院学报,2001,1:146-148.

［3］徐萍.青少年早期问题行为与学习成绩的关系［J］.中国校医,2000,8:262-263.

［4］周路平.行为医学量表手册［S］.中国电子音像出版社,2005:480-482.

问题行为早期发现量表（PPCT）

指导语:①按你平时所想的如实回答;②每一问题都要回答,但只能选择1个答案;③有不明白的地方可以举手问老师;④修改答案时,要用橡皮擦干净;⑤回答时间没有限制,但不要过分考虑,请写出你最初想到的答案。（务必记住:本书要反复使用,必须保持整洁,每一问题答案写在"PPCT回答用纸"上）

项目	填写适合的答案		
1. 你家里是不是有总想无故反抗的人?	a 是	b 不是	c 难以确定
2. 家里是不是有人认为你是个很淘气的孩子?	a 是	b 不是	c 难以确定
3. 你是不是认为同学不好,想转学?	a 是	b 不是	c 难以确定
4. 同学常常和你吵架吗?	a 是	b 不是	c 难以确定
5. 你被老师无故批评后,耿耿于怀吗?	a 是	b 不是	c 难以确定
6. 你在教室里突然大声怪叫过吗?	a 是	b 不是	c 难以确定
7. 你能主动给同学提意见吗?	a 是	b 不是	c 难以确定

项目	填写适合的答案		
8. 你看到同学做坏事,会加以劝阻吗?	a 是	b 不是	c 难以确定
9. 你认为老师很可怕吗?	a 是	b 不是	c 难以确定
10. 你讨厌每天上课吗?	a 是	b 不是	c 难以确定
11. 你认为请人做事,还不如自己干好吗?	a 是	b 不是	c 难以确定
12. 你对自己分担的工作,努力去完成吗?	a 是	b 不是	c 难以确定
13. 你和同学体育或游戏时输了,感到懊恼吗?	a 是	b 不是	c 难以确定
14. 你是不是认为,在家里比在学校里更自由自在些?	a 是	b 不是	c 难以确定
15. 你做家庭作业时,有时叫人帮忙吗?	a 是	b 不是	c 难以确定
16. 你做过对不起人的事吗?	a 是	b 不是	c 难以确定
17. 你是不是由于寡言而被认为是性情乖僻?	a 是	b 不是	c 难以确定
18. 你家邻居中,是不是一发生什么事,你和他们关系就变了?	a 是	b 不是	c 难以确定
19. 只要是朋友一再要求,你明知道办不到也有求必应吗?	a 是	b 不是	c 难以确定
20. 朋友时常叫你做你不愿做的事情吗?	a 是	b 不是	c 难以确定
21. 你为一点小事,而情不自禁发脾气或产生偏激行为吗?	a 是	b 不是	c 难以确定
22. 应该由你自己解决的事,也要家长或老师来催促吗?	a 是	b 不是	c 难以确定
23. 你会考虑你的意见与他人不一致的原因吗?	a 是	b 不是	c 难以确定
24. 朋友会赞同你的意见吗?	a 是	b 不是	c 难以确定
25. 由于厌学,你一下课就想回家吗?	a 是	b 不是	c 难以确定
26. 你讨厌做功课吗?	a 是	b 不是	c 难以确定
27. 你做事能有始有终吗?	a 是	b 不是	c 难以确定
28. 凡是你答应的事,你都能做到吗?	a 是	b 不是	c 难以确定
29. 你尽量逃避学校的清洁值日工作吗?	a 是	b 不是	c 难以确定
30. 你在背后议论不要好的朋友吗?	a 是	b 不是	c 难以确定
31. 对于失败,你强词夺理吗?	a 是	b 不是	c 难以确定
32. 你讨厌的老师没能来上课时,你高兴吗?	a 是	b 不是	c 难以确定
33. 你常常和同学吵架吗?	a 是	b 不是	c 难以确定
34. 由于和邻居生活方式不同,你和他们的交往感到困难吗?	a 是	b 不是	c 难以确定
35. 朋友对你不公平吗?	a 是	b 不是	c 难以确定
36. 同学常常欺负你吗?	a 是	b 不是	c 难以确定
37. 你有许多要好的和不要好的朋友吗?	a 是	b 不是	c 难以确定
38. 你常常惹人生气吗?	a 是	b 不是	c 难以确定
39. 许多朋友往往支持你的意见和建议吗?	a 是	b 不是	c 难以确定

项目	填写适合的答案		
40. 你认为有许多同学都愿意和你交往吗?	a 是	b 不是	c 难以确定
41. 你和班上同学合不来吗?	a 是	b 不是	c 难以确定
42. 由于学习竞争激烈,你感到讨厌吗?	a 是	b 不是	c 难以确定
43. 必须做的事,合作伙伴即使不称心,你也能耐心地和他们一起做下去吗?	a 是	b 不是	c 难以确定
44. 你有理想吗?	a 是	b 不是	c 难以确定
45. 你有过不能实说的事吗?	a 是	b 不是	c 难以确定
46. 你有过难以启齿的想法吗?	a 是	b 不是	c 难以确定
47. 你对父母顶嘴吗?	a 是	b 不是	c 难以确定
48. 你对好友说过粗话吗?	a 是	b 不是	c 难以确定
49. 邻居中有说你家坏话的吗?	a 是	b 不是	c 难以确定
50. 你是不是由于家庭不和睦,很不愿意待在家里?	a 是	b 不是	c 难以确定
51. 家里人是不是认为你是个调皮的孩子?	a 是	b 不是	c 难以确定
52. 由于家里对你不关心,你觉得你是个不幸的人吗?	a 是	b 不是	c 难以确定
53. 你有咬指甲的"癖"吗?	a 是	b 不是	c 难以确定
54. 你经常心情愁闷而怠惰吗?	a 是	b 不是	c 难以确定
55. 你认为正确的事,尽量有不同看法,还是坚持去做吗?	a 是	b 不是	c 难以确定
56. 必须要做的事,尽管不愿意,你也能有始有终?	a 是	b 不是	c 难以确定
57. 你在学校会无故地忧郁起来吗?	a 是	b 不是	c 难以确定
58. 你积极参加游戏和运动吗?	a 是	b 不是	c 难以确定
59. 你常常想休学吗?	a 是	b 不是	c 难以确定
60. 自己能干的事,你能保证做好吗?	a 是	b 不是	c 难以确定
61. 班里是不是有你讨厌的人?	a 是	b 不是	c 难以确定
62. 应该当天完成的作业,你有时会拖到第二天,甚至不做吗?	a 是	b 不是	c 难以确定
63. 你打牌时,会偷看别人的牌吗?	a 是	b 不是	c 难以确定
64. 对于没有理解的问题,你会随意回答吗?	a 是	b 不是	c 难以确定
65. 你会因考虑舆论而放弃自己的意见吗?	a 是	b 不是	c 难以确定
66. 你不擅长于回绝强加于你的意见的人吗?	a 是	b 不是	c 难以确定
67. 班上的同学都和你友好往来吗?	a 是	b 不是	c 难以确定
68. 对于邀请,你因情面难却而会违心答应吗?	a 是	b 不是	c 难以确定
69. 老师能充分理解你的心情吗?	a 是	b 不是	c 难以确定
70. 你即使对某人有意见,也不外露吗?	a 是	b 不是	c 难以确定
71. 建议只要正确,不管是谁提的,你都能遵照执行吗?	a 是	b 不是	c 难以确定

项目	填写适合的答案		
72. 你能思考人家对你的议论是否正确吗？	a 是	b 不是	c 难以确定
73. 你喜欢到学校吗？	a 是	b 不是	c 难以确定
74. 在相互议论时，你的意见往往被采纳吗？	a 是	b 不是	c 难以确定
75. 你觉得做人没意思吗？	a 是	b 不是	c 难以确定
76. 你会呆呆地胡思乱想吗？	a 是	b 不是	c 难以确定
77. 你认为学习还不如看小人书有趣吗？	a 是	b 不是	c 难以确定
78. 你不愿把成绩差的报告单交给父母看吗？	a 是	b 不是	c 难以确定
79. 你生气时，想训斥他人吗？	a 是	b 不是	c 难以确定
80. 你叫老师或同学的"绰号"吗？	a 是	b 不是	c 难以确定

注：回答以上 80 道题后，请继续做以下 A、B 两个问题：

A. 现在你有什么烦恼和困难。从下面选出 1~2 个，在"PPCT 回答用纸"A 栏中相应的号码上画○。

    1. 身体健康。

    2. 家庭困难（经济或住房）。

    3. 朋友或异性。

    4. 自己的性格。

    5. 家庭成员。

    6. 自己前途。

    7. 功课及学校生活。

    8. 其他的事。

    9. 没有什么。

B. 从以下 1~4 的内容中，选出正好符合你想的（选出的答案不限），在"PPCT 回答用纸"B 栏中相应的号码上画○。

    1. 我认为父亲不完全了解我。

    2. 我认为母亲不完全了解我。

    3. 我认为老师不完全了解我。

    4. 我认为同学不完全了解我。

第二节　儿童喂养行为评定量表

一、婴儿饮食行为量表（IEBS）

（一）概述

婴儿饮食行为量表（Infant Eating Behavior Scale，IEBS）是由山东第一医科大学第一附属医院李燕教授团队于 2019—2020 年编制的。婴儿期良好的饮食行为不仅保证了营养物质的摄入，喂养者与婴儿的良好互动也是促进婴儿神经心理、认知发展的重要因素。但是迄今为止，尚无基于我国饮食行为习惯及文化背景的婴儿饮食行为量表，既往研究多集中于国外问卷进行汉化修订后在国内应用，由于生活环境、文化背景、饮食习惯等的巨大差异，国外汉化量表难于客观准确地反映国内婴儿饮食行为现状。为了更恰当地评估我国婴儿饮食行为状况，早期识别并干预不良饮食行为问题，在李燕教授牵头下编制了适应我国文化背景和饮食特点的婴儿饮食行为量表，并建立了山东省常模。

参考国外饮食行为问卷及量表，提出了包含喂养和进食行为，食物的制备和选择，喂养者的行为，进食环境等方面的 6~11 月龄婴儿饮食行为概念模型，同时访谈婴儿家长，综合各方面的内容编写出初始问卷条目。通过专家咨询法对条目进行调整，根据专家的意见进行专题小组的讨论，修改难以理解的、概念模糊的条目,最终形成婴儿饮食行为初始问卷。

婴儿家长填写初始问卷。将数据进行 KMO 检验和 Bartlett 球形度检验,KMO 值为 0.804,$P<0.01$,说明资料适合行因子分析。然后进一步对条目行因子分析、区分度分析、Cronbach's α 系数和 Spearman 相关分析,最终筛选出试用问卷。

采用试用问卷对婴儿家长进行测试,综合运用因子分析(因子载荷大于 0.4 的条目保留)、Cronbach's α 系数、区分度分析、Spearman 相关分析(删除相关系数不足 0.4 的条目)再次筛选,形成正式量表。通过探索性因子分析法分析条目,采用凯撒正态化最大方差法进行旋转,计算出特征值,将特征值在 1 以上的维度保留,同时进行碎石检验,最终问卷保留了 6 个维度。

（二）量表的结构

该量表适合于 6~11 月龄婴儿,共 33 个条目,分为 6 个维度,分别是:①食物质地种类及进食能力;②喂养人行为;③食物响应;④餐前准备;⑤食物制备与进餐环境;⑥过饱响应。

条目分正反两种计分方式,采用 Likert 五级评分法。每项按照"从不、偶尔、有时、经常、总是"分别计分为 1、2、3、4、5 分,反向条目做反向计分处理。

（三）量表的信度、效度研究

依据实测数据对量表进行信度评价,全量表的 Cronbach's α 系数为 0.910,各维度在 0.635~0.883。Guttman 分半信度为 0.927,各维度在 0.609~0.868。重测信度为 0.693。

效度评价结果显示,各维度间的相关系数在 0.153~0.632,为中低度相关,独立性较好;各维度与总问卷的相关系数在 0.266~0.752,说明结构效度检验符合要求。在探索性因子分析的基础上,利用验证性因子分析对问卷结构进行评价,通过拟合指标来分析拟合程度。应用 Amos 24.0 软件构建拟合模型,结果为:$\chi^2/df=3.18$,GFI=0.831,CFI=0.842,RFI=0.766,RMSEA=0.068。证明量表有较好的信度和效度。

（四）临床应用研究

该量表适合于 6 个月至不满 12 月龄的婴儿,用于正常婴儿的饮食行为问题筛查。临床应用显示,15.49% 的婴儿在 9 月龄以后仍未添加动物性食物,并且食物质地转换进程缓慢,食物制备过程中食物质地过细、过稀是十分常见的饮食行为问题。这不但会影响婴儿咀嚼锻炼、影响口腔功能发育及语言发育,而且不利于婴儿味觉发育,也易造成不恰当地饮食偏好。父母文化水平和不同的家庭收入对婴儿饮食行为的建立影响显著,父母不同的文化水平对喂养人行为、食物响应、餐前准备、食物制备及进餐环境、过饱响应 5 个维度的影响差异性显著（$P<0.05$）。婴儿的现身长体重均与食物种类与进食能力、喂养人的行为和食物响应相关（$P<0.05$）。

（五）量表使用注意事项

由于我国缺少符合国内文化背景的婴儿饮食行为量表,故暂无参照,未对量表进行标准效度检验。本研究的样本人群主要集中在山东省内,代表性有限,不足以代表全国婴儿饮食行为特点。同时,课题组也愿意与其他省份合作对本量表及常模进一步完善。

（六）量表联系人及联系方式

对于量表的相关问题请与编制者李燕联系;联系方式:E-mail:liyanxj@sina.com。

（李 燕 殷 珂）

参 考 文 献

［1］王硕,黄小娜,王惠珊,等. 全国 1~3 岁儿童饮食行为问题流行病学调查分析［J］. 中国儿

童保健杂志,2012,20(2):109-111.

[2] 马佳,杨琍琦,王建青,等. 儿童肥胖健康素养量表家长版的编制及评价[J]. 中国儿童保健杂志,2018,26(6):615-618.

[3] ROGERS S,RAMSAY M. The Montreal Children's Hospital Feeding Scale:Relationships with parental report of child eating behaviours and observed feeding interactions [J]. Appetite,2018,125:201-209.

[4] 李春丽,房玥晖,何宇纳. 我国5省市1 057名学龄前儿童饮食行为现状及其影响因素分析[J]. 中国健康教育杂志,2020,36(1):8-12.

[5] WARDLE J,GUTHRIE CA,SANDERSON S,et al. Development of the Children's Eating Behaviour Questionnaire [J].J Child Psychol Psychiatry,2001,42(7):963-970.

[6] KRISTOFFER S,BERLIN PHD,DAVIES WH,et al. Assessing chidren's mealtime problems with the mealtime behavior questionnaire[J]. Children's Health Care,2010,39(2):142-156.

[7] 殷珂,张婷,宋志霄,等. 婴儿饮食行为量表的编制与评价[J]. 中国儿童保健杂志,2021,29(6):650-654.

6~11月龄婴儿饮食行为量表(IEBS)

问卷说明

A. 1表示从来没有(0次),2表示偶尔(10次中有1~2次),3表示有时(10次中有3~5次),4表示经常(10次中有6~8次),5表示总是(10次中有9次及以上)。

B. #标注的题目为反向计分题。

C. 早产儿以纠正月龄为准。

条目	从来没有	偶尔	有时	经常	总是
1. 宝宝很喜欢吃饭	1	2	3	4	5
2. 宝宝一吃饭就会很开心	1	2	3	4	5
3. 宝宝喜欢尝试新的食物	1	2	3	4	5
4. 宝宝喜欢不同口味的食物	1	2	3	4	5
5. 宝宝食欲很好	1	2	3	4	5
6. 宝宝每天吃含强化铁的米粉、稠粥或面条	1	2	3	4	5
7. 宝宝每天吃软米饭、面食	1	2	3	4	5
8. 宝宝每天吃碎菜、水果	1	2	3	4	5
9. 已开始添加肉泥、肝泥、动物血等动物性食物	1	2	3	4	5
10. 宝宝已开始尝试吃蛋黄	1	2	3	4	5
11. 宝宝的辅食主要是碎末状、颗粒状	1	2	3	4	5
12. 每天吃任意一种:红肉、鸡鸭、鱼虾、肝脏	1	2	3	4	5
13. 宝宝已开始添加蛋清	1	2	3	4	5
14. 宝宝的辅食主要是碎块状、丁块状或指状	1	2	3	4	5
15. 宝宝的食物清淡、无盐、少糖	1	2	3	4	5
16. 同一种食物用不同做法促进食欲	1	2	3	4	5
17. 宝宝每天有和大人共同进餐的机会	1	2	3	4	5
18. 宝宝每次进食不超过30分钟	1	2	3	4	5

续表

条目	从来没有	偶尔	有时	经常	总是
19. 宝宝能拿"指状"或"条状"食物自己吃	1	2	3	4	5
20. 宝宝吃几口就不想继续进食	1	2	3	4	5
21. 宝宝吃饭时易呛咳	1	2	3	4	5
22. 看到食物、奶瓶等会害怕(如哭闹、拒绝张口)	1	2	3	4	5
23. 吃饭前会有准备活动(如洗手、戴围嘴等)	1	2	3	4	5
24. 宝宝吃饭有固定的位置	1	2	3	4	5
25. 宝宝有自己专用的餐具	1	2	3	4	5
26. 有固定的喂养人	1	2	3	4	5
27. 喂养人单独给宝宝做饭	1	2	3	4	5
28. 喂养人了解宝宝饥饿信号,能及时给孩子喂饭	1	2	3	4	5
29. 会根据宝宝的需求喂饭,不会强迫宝宝	1	2	3	4	5
30. 喂养人会面对面给孩子喂饭	1	2	3	4	5
31. 喂饭时会对孩子进行言语性鼓励,有目光交流	1	2	3	4	5
32. 允许宝宝自己用手抓着吃	1	2	3	4	5
33. 餐具定期消毒	1	2	3	4	5

二、幼儿饮食行为量表(CEBS)

(一) 概述

幼儿饮食行为量表(Child Eating Behavior Scale,CEBS)是由山东第一医科大学附属第一医院李燕教授团队于 2019—2020 年编制的。幼儿期是饮食行为养成的关键时期,这一时期的饮食行为、习惯对整个儿童期乃至成年都有重要影响。但是迄今为止,尚无基于我国饮食行为习惯及文化背景的幼儿饮食行为量表,既往研究多集中于国外问卷进行汉化修订后在国内应用,由于生活环境、文化背景、饮食习惯等的巨大差异,国外汉化量表难于客观准确地反映国内幼儿饮食行为现状。为了更恰当地评估我国幼儿饮食行为状况,早期识别并干预不良饮食行为问题,在李燕教授牵头下编制了适应我国文化背景和饮食特点的幼儿饮食行为量表,并建立了山东省常模。

参考国外饮食行为问卷及量表,提出了包含喂养和进食行为,食物的制备和选择,喂养者的行为,进食环境等方面的 12~36 月龄幼儿饮食行为概念模型,同时访谈婴儿家长,综合各方面的内容编写出初始问卷条目。通过专家咨询法对条目进行调整,根据专家的意见进行专题小组的讨论,修改难以理解的、概念模糊的条目,最终形成幼儿饮食行为初始问卷。

幼儿家长填写初始问卷。将数据进行 KMO 检验和 Bartlett 球状检验,KMO 值为 0.822,$P<0.01$。说明资料适合行因子分析。然后进一步对条目行因子分析、区分度分析、Cronbach's α 系数和 Spearman 相关分析,最终筛选出包含 42 个条目的试用问卷。

采用试用问卷对幼儿家长进行测试,综合运用因子分析(因子载荷大于 0.4 的条目保留)、Cronbach's α 系数、区分度分析、Spearman 相关分析(删除相关系数不足 0.4 的条目)再次筛选,形成正式量表。通过探索性因子分析法分析条目,采用凯撒正态化最大方差法进行旋转,计算出特征值,将特征值在 1 以上的维度保留,同时进行碎石检验,最终问卷保留了 7 个维度。

(二) 量表的结构

该量表适合于 12~36 月龄幼儿,共 39 个条目,分为 7 个维度,分别是:①过饱响应与不良习惯;②食物响应;③强迫喂养;④进食情绪;⑤挑食与零食;⑥进食环境及自主进食;⑦食物制备与喂养互动。

条目分正反两种计分方式,采用 Likert 五级评分法。每项按照"从不、偶尔、有时、经常、总是"分别计分为 1、2、3、4、5 分,反向条目做反向计分处理。

（三）量表的信度、效度研究

1. 量表的信度　依据实测数据对量表进行信度评价,全量表的 Cronbach's α 系数为 0.889,各维度在 0.617~0.856。Guttman 分半信度为 0.922,各维度在 0.652~0.865。重测信度为 0.735。

2. 量表的效度　效度评价结果显示,各维度间的相关系数在 0.114~0.596 之间,为中低度相关,独立性较好;各维度与总问卷的相关系数在 0.455~0.817 之间,结构效度检验符合要求。在探索性因子分析的基础上,利用验证性因子分析对问卷结构进行评价,通过拟合指标来分析拟合程度。利用 Amos24.0 软件构建模型的拟合方程,判断量表模型的拟合程度。具体结果为:$\chi^2/df=2.98$,GFI=0.815,CFI=0.802,RFI=0.708,RMSEA=0.062。证明量表有较好的信度和效度。

（四）临床应用研究

该量表适合于 12~36 月龄的幼儿,用于正常幼儿的饮食行为问题筛查。临床应用显示,12~18 月龄的幼儿中 41.80% 的孩子有偏食、挑食的现象,随着月龄的增长,挑食偏食现象越来越多,到 31~36 月龄时已有 61.47% 的幼儿出现了挑食、偏食的表现。喂养人的行为对幼儿饮食行为的养成有重要影响,13.37% 的家长经常追着宝宝喂饭,32.39% 的家长会因为担心宝宝吃不饱而强迫喂养,还有 39.36% 的家长会用哄骗的方法让宝宝进餐,45.76% 家长会在进餐时使用电子产品、玩游戏诱导孩子吃饭。这些喂养人不适宜的喂养行为最终会导致幼儿饮食行为问题的发生。母亲的文化水平会影响幼儿食物的制备,对幼儿的饮食偏好、不良饮食习惯形成的影响显著。父亲的文化水平对过饱响应及不良饮食习惯的影响显著。家庭收入能显著影响幼儿挑食偏食的行为。家庭结构也会影响幼儿与家长共同进餐的机会。因此,该量表对于早期发现可能存在的挑食、偏食等饮食行为问题,早期干预指导有较好的临床应用价值。

（五）量表使用注意事项

本研究的样本人群主要集中在山东省内,代表性有限,不足以代表全国婴儿饮食行为特点。同时,课题组也愿意与其他省份合作对本量表及常模进一步完善。

（六）量表联系人及单位

李燕,山东第一医科大学附属第一医院。

（李　燕　殷　珂）

参 考 文 献

[1] 杨炳贤,闫洁,杨文利,等.儿童饮食行为调查及干预效果研究[J].中国临床医生杂志,2018,46(1):108-110.

[2] 杨显君.学龄前儿童饮食行为量表的编制与评价[D].西安:第四军医大学,2013.

[3] 张昊,汤青霞,江逊,等.学龄期儿童饮食行为量表的编制与评价[J].中国妇幼健康研究杂志,2019,30(2):142-147.

[4] 郑丽霞,宋道平,陈楚琳,等.中文版儿童喂养问卷在学龄前儿童家长中的信效度分析[J].中国儿童保健杂志,2016,24(10):1019-1023.

[5] 殷珂,张婷,宋志霄,等.婴儿饮食行为量表的编制与评价[J].中国儿童保健杂志,2021,29(6):650-654.

[6] BLANDINE LG,YVES AK,JÉRÉMIE B,et al. Association between genetic obesity

susceptibility and mother-reported eating behaviour in children up to 5 years［J］. Pediatricobesity,2019,e12496:1-8.

［7］殷珂,张婷,宋志霄,等.幼儿饮食行为量表的编制与评价［J］.中国儿童保健杂志,2021, 29(4):650-652.

［8］NURWANTI E,HADI H,CHANG JS,et al. Rural-Urban Differences in Dietary Behavior and Obesity:Results of the Riskesdas Study in 10-18-Year-Old Indonesian Children and Adolescents［J］. Nutrients,2019,11(11):2813.

［9］POWER TG,HIDALGO-MENDEZ J,FISHER JO,et al. Obesity risk in Hispanic children: Bidirectional associations between child eating behavior and child weight status over time［J］. Eating Behaviors,2020,36:101366.

12~36 月龄幼儿饮食行为量表(CEBS)

问卷说明:1 表示从来没有(0 次),2 表示偶尔(10 次中有 1~2 次),3 表示有时(10 次中有 3~5 次),4 表示经常(10 次中有 6~8 次),5 表示总是(10 次中有 9 次及以上)。

\# 标注的题目为反向计分题。

条目	从来没有	偶尔	有时	经常	总是
1. 宝宝很喜欢吃饭	1	2	3	4	5
2. 宝宝一吃饭就会很开心	1	2	3	4	5
3. 宝宝喜欢尝试新的食物	1	2	3	4	5
4. 宝宝喜欢不同口味的食物	1	2	3	4	5
5. 宝宝食欲很好	1	2	3	4	5
6. 宝宝夜间会饿醒	1	2	3	4	5
7. 宝宝每天都会喝饮料	1	2	3	4	5
8. 宝宝的食物低盐、少糖	1	2	3	4	5
9. 同一种食物用不同做法促进食欲	1	2	3	4	5
10. 宝宝每餐都和大人共同进餐	1	2	3	4	5
11. 宝宝每次进餐不超过 30 分钟	1	2	3	4	5
12. 宝宝吃不完家长提供的食物	1	2	3	4	5
13. 有偏食或挑食的表现,只喜欢吃某几种食物	1	2	3	4	5
14. 两餐之间会吃零食,正餐时吃得很少	1	2	3	4	5
15. 宝宝吃饭时吃几口就不想继续进食	1	2	3	4	5
16. 宝宝会把食物藏起来	1	2	3	4	5
17. 宝宝喜欢玩食物	1	2	3	4	5
18. 宝宝吃饭时易发脾气	1	2	3	4	5
19. 宝宝不会主动要求吃饭	1	2	3	4	5
20. 对食物不感兴趣,但对游戏或与人交流感兴趣	1	2	3	4	5
21. 宝宝吃饭不能集中精力	1	2	3	4	5
22. 用餐时总是想离开餐椅	1	2	3	4	5
23. 吃饭时需要家长追着喂	1	2	3	4	5
24. 宝宝将食物含在嘴里,不嚼或不咽下	1	2	3	4	5

续表

条目	从来没有	偶尔	有时	经常	总是
25. 吃饭时会将不喜欢的食物吐出	1	2	3	4	5
26. 宝宝会打翻或扔掉不喜欢的食物	1	2	3	4	5
27. 不喜欢吃固体食物	1	2	3	4	5
28. 宝宝进食某食物后会出现恶心、呕吐的表现	1	2	3	4	5
29. 宝宝吃饭有固定的位置	1	2	3	4	5
30. 宝宝可以自己用餐具进餐	1	2	3	4	5
31. 可以用杯子喝水或喝奶	1	2	3	4	5
32. 宝宝进食过程中会玩玩具或看电子产品	1	2	3	4	5
33. 会根据宝宝的需求喂饭,不会强迫宝宝	1	2	3	4	5
34. 喂饭时会对孩子进行言语性鼓励及目光交流	1	2	3	4	5
35. 总担心宝宝吃不饱,会强迫她/他多吃	1	2	3	4	5
36. 常因不好好吃饭而训斥宝宝	1	2	3	4	5
37. 宝宝拒绝食物或哭闹时,喂养人会表现出生气现象	1	2	3	4	5
38. 家庭成员对喂养孩子有分歧	1	2	3	4	5
39. 家长会用哄骗的方式让宝宝吃饭	1	2	3	4	5

三、Via Christi 母乳喂养评价量表

(一) 概述

Via Christi 母乳喂养评价量表(Via Christi Breastfeeding Assessment Tool)是由 Jan Riordan 借鉴已有的母乳喂养评估量表进行修改后发展而来。该喂养评价量表设计简洁、直观,适合研究对象自填,并结合了主观和客观评价,具有较高的临床应用价值。

(二) 量表的结构及评分标准

1. **量表的内容**　本量表以考察哺乳期间的母乳喂养情况为准,共 5 个条目,分别从乳头含接、含接到有效吮吸之间持续时间、有效吮吸、可见吞咽、母亲对哺乳的主观评价 5 个方面评价母乳喂养各个环节。

2. **评分标准**　量表共 5 个条目,每个条目根据不同答案给予评分 0~2 分,满分 10 分。总分越高,说明母乳喂养状况越好,困难程度越低。根据总分高低,分为重度母乳喂养困难(0~2 分),中度母乳喂养困难(3~6 分),轻微母乳喂养困难或不存在困难(7~10 分)。

(三) 量表的信度研究

该英文量表 Cronbach's α 系数为 0.89,信度较高。王琳、叶芳等人对该量表进行中文翻译和回译,对北京市某城区 0~5 月龄婴儿母亲进行横断面调查,Cronbach's α 系数为 0.830。

(四) 量表的临床应用

作者采用统一问卷(一般情况、产科史、Via Christi 母乳喂养评价量表)对北京市某城区 120 例母乳喂养困难的现状及影响因素进行横断面调查研究。结果 Via Christi 量表的平均得分为 8.2±1.4,70% 的婴儿仅存在轻微或不存在母乳喂养困难,30% 的婴儿存在中度母乳喂养困难。量表 5 个条目中得分最低的两项客观指标分别为"含接到有效吸吮之间持续时间"(1.0±0.9)和"乳头含接"(1.7±0.4)。影响因素的

分析结果显示,出生后 1 周内进行纯母乳喂养[$OR=0.140,95\%\ CI:(0.024\sim0.802)$]和顺产[$OR=0.343,95\%\ CI:(0.174\sim0.879)$]是母乳喂养的保护因素(P 均 <0.05),流动人口[$OR=8.679,95\%\ CI:(1.558\sim48.338)$]和早产[$OR=5.470,95\%\ CI:(1.216\sim25.030)$]是母乳喂养的危险因素(P 均 <0.05)。母乳喂养过程中发生问题最多的是"乳头含接"和"含接后到有效吸吮"这两个环节;流动人口、出生后 1 周内混合喂养、早产儿和剖宫产是发生母乳喂养困难的危险因素,在临床实际工作中应给予重点关注。说明 Via Christi 母乳喂养评价量表在临床上能早期发现母乳喂养困难的问题所在,可以及时得到纠正,更好地促进母乳喂养。

(王琳 叶芳)

参 考 文 献

[1] 叶芳,林莅,王琳,等.0~5 月龄婴儿母乳喂养困难调查及影响因素研究[J].中国儿童保健杂志,2018,26(3):290-293.

[2] RIORDAN J. Breastfeeding and human lactation [M]. Massachusetts:Jones and Bartlett Publishers Inc,2005.

[3] 王朕,王欢欢,肖梦杰,等.我国母乳喂养现状与护理对策分析.中国生育健康杂志,2018,29(2):200.

[4] 叶芳,林莅,王琳,等.0~5 月龄婴儿母乳喂养困难调查及影响因素研究[J].中国儿童保健杂志,2018,26(3):290-293.

Via Christi 母乳喂养评价量表

项目	0 分	1 分	2 分	得分
乳头含接	没有含接	反复尝试后含接	急迫地含住乳房进行含接	
开始哺乳到成功含接和吮吸	超过 10 分钟	4~6 分钟	0~3 分钟	
吮吸	没有吮吸	有吮吸,但需要辅助	有节律性吮吸	
可见的吞咽	没有	仅在刺激下有吞咽	频繁有效吞咽	
母亲对哺乳的评价	不满意	比较满意	满意	
总分				

四、学龄前儿童饮食行为量表(PEBS)

(一) 概述

学龄前儿童饮食行为量表(Preschooler's Eating Behavior Scale,PEBS)是空军军医大学(原第四军医大学)尚磊教授团队于 2010—2013 年编制的。超重和肥胖已成为危害儿童青少年健康的重要公共卫生问题之一,而在儿童期导致超重和肥胖发生的关键是饮食行为问题。早期识别儿童饮食行为存在的问题并进行及时矫正,对降低超重、肥胖等各种营养相关性疾病发病率具有重要意义,而要准确识别就需要科学地测量和评价工具。针对我国儿童饮食行为相关研究中缺乏标准的、具有较高信度和效度的评价工具,为推动我国儿童饮食行为相关研究的进一步发展,2010~2013 年,空军军医大学尚磊教授团队编制了适用于我国文化背景和饮食文化特点的学龄前儿童饮食行为量表。

课题组在回顾国内外儿童饮食行为研究的相关文献基础上,分析儿童饮食行为的内涵及相关因素,结合学龄前儿童饮食行为特点,预设学龄前儿童饮食行为评价维度;依据国内外相关研究和目标人群小组讨论法,建立条目池;通过专家咨询和目标人群焦点小组讨论,以及内容分析等方法,对条目进行初步筛选,然后由 1 名语言学和 1 名心理学专家对各条目的语义进行协商修改,形成学龄前儿童饮食行为评价的初始问卷。

采用初始问卷对 3~6 岁儿童照护人进行初始问卷调查。运用离散趋势法、因子分析法以及 Cronbach's α 系数法对初始问卷的条目进行筛选,采用探索性因子分析结合平行分析萃取量表的初始维度,结合专家意见对部分条目修订后形成试用问卷。

采用试用问卷对学龄前儿童的主要照护人进行测试。综合运用离散趋势法、t 检验法、主成分分析法、因子分析法以及 Cronbach's α 系数法对试用问卷的条目进行再次筛选,采用因子分析法对量表维度进行验证并命名,形成正式量表。采用 Cronbach's α 系数、分半信度系数、重测信度系数等指标对量表的信度进行评价。采用专家评议评价其内容效度,根据量表各维度得分与儿童健康相关生活方式测量条目得分的相关系数评价其关联效度,采用探索性因子分析和验证性因子分析相结合的交叉验证法对量表的结构效度进行评价。同时采用条目打包技术和多组验证性因子分析模型,对量表在不同性别、年龄组和体重组的跨组测量不变性进行检验。

本量表已开发测试软件,并申请了软件著作权。

（二）量表的结构及评分标准

本量表适用于 3~6 岁学龄前儿童,由测试人介绍完量表的测试目的和填写方法后,由主要照护人根据儿童最近一个月的饮食行为代答问卷。量表由 38 个条目组成,包含挑食、食物响应、不良进食习惯、过饱响应、外因性进食、情绪性进食和主动进食能力 7 个维度,每个维度包含 5~7 个条目。完成问卷约需 20 分钟。

问卷采用"从来没有、极少、有时、多数、总是"5 级记分,分别代表 1、2、3、4、5 分。反向条目做反向计分处理。各维度得分为所包含条目得分的均值,得分越高,存在饮食行为问题越严重。常模及评分标准见表 4-12。

表 4-12　常模及评价标准

维度	均分	标准差	阳性界值	严重界值
挑食	2.7	0.66	3.0	3.4
食物响应	2.4	0.61	2.7	3.2
不良进食习惯	2.8	0.75	3.4	3.8
过饱响应	2.7	0.70	3.2	3.6
外因性进食	2.8	0.67	3.4	3.6
情绪性进食	1.7	0.63	2.0	2.5
主动进食能力	3.7	0.73	4.2	4.6

（三）量表的信度及效度研究

在西安、成都、烟台、广州 4 个城市共选择了 3 786 名 3~6 岁学龄前儿童,对其主要照护人进行正式量表调查。该样本在一定程度上能反映我国不同地域饮食特点和经济发展水平的差异,样本量足够,样本代表性较好。依据实测数据对量表的信度、效度进行评价。信度评价结果显示量表的同质信度 Cronbach's α 系数为 0.93,各维度在 0.76~0.88;Guttman 分半信度系数为 0.88,各维度在 0.72~0.83;重测信度系数为 0.75,各维度在 0.59~0.80。效度评价结果显示,各维度得分间的相关系数为 0.12~0.52,内容效度比 CVR=0.6;验证性因子分析拟合指标为:χ^2/df=1.91,GFI=0.92,AGFI=0.89,NNFI=0.85,CFI=0.93,RMSEA=0.052。多组验证性因子分析结果显示,拟合指标都满足跨组测量不变性。证明量表有较好的信度和效度。

（四）量表的临床应用研究

目前该量表已应用于学龄前儿童肥胖、便秘等消化系统疾病、生存质量、生长发育等相关研究。临床应用显示性别间各维度得分的差异均无统计学意义（$P>0.05$）；不良进食习惯得分有随着年龄增长而下降的趋势（$P<0.05$）；挑食、不良进食习惯、外因性进食 3 个维度得分在不同文化程度照护人间差异均有统计学意义（$P<0.05$）；挑食、不良进食习惯、情绪性进食、外因性进食、过饱响应和食物响应 6 个维度得分在不同体重组儿童间差异均有统计学意义（$P<0.05$）。体重指数（body mass index，BMI）与不良进食习惯、外因性进食、挑食、情绪性进食、过饱响应和食物响应 6 个维度得分有相关关系（$P<0.05$）。

（五）量表的特点及使用中的注意事项

本量表是基于我国儿童饮食行为特点，参考国外儿童饮食行为量表的基础上编制而成的。由于目前国内外尚无儿童饮食行为问题的诊断工具，导致本量表的效标效度无法验证。国外的同类量表也仅用于儿童饮食行为的评价，不能用于饮食行为问题的诊断。因此，本量表适用于儿童饮食行为相关研究中对饮食行为的评价、临床中对儿童饮食行为的初步识别和程度判断，不能用于确诊。

本量表为主要照护人代答量表，在实际测试中，必须选择照顾儿童日常饮食、与孩子相处时间最长的照护人来填写问卷。主要照护人可以是父母、祖父母、保姆、亲戚等。测试前，测试者需详细介绍测试的目的、量表的填写方法，测试完毕后对反向条目进行反向计分后，按 7 个维度分别计算平均分，并依据常模和评价标准进行评价。

另外，由于我国地域广阔，不同地区社会经济发展水平、饮食习惯存在巨大差异，量表的信度、效度评价仅基于全国四个城市的调查数据，在实际应用中，仍需基于不同对象进行信度、效度检验。同时，课题组也乐意通过合作，实现数据共享，对本量表及常模进一步完善。

（尚 磊 杨显君）

参 考 文 献

[1] SANDVIK P, EK A, ELI K, et al. Picky eating in an obesity intervention for preschool-aged children-what role does it play, and does the measurement instrument matter? [J]. Int J Behav Nutr Phys Act, 2019, 16(1): 36.

[2] BAÑOS RM, CEBOLLA A. Validation of the Dutch eating behavior questionnaire for children (DEBQ-C) for use with Spanish children [J]. NutrHosp, 2011, 26(4): 890-898.

[3] WARDLE J, GUTHRIE CA, SANDERSON S, et al. Development of the Children's Eating Behaviour Questionnaire [J]. J Child Psychol Psyc, 2001, 42: 963-970.

[4] 郝元涛, 孙希凤, 方积乾, 等. 量表条目筛选的统计学方法研究[J]. 中国卫生统计杂志, 2009, 21(4): 209-211.

[5] SILVIA S, CHIARA A, FIAMMETTA V, et al. Determinants of children's eating behavior [J]. Am J Clin Nutr, 2011, 94(S): 2006-2011.

[6] ASHCROFT J, SEMMLER C, CARNELL S, et al. Continuity and stability of eating behaviour traits in children [J]. Eur J Clin Nutr, 2007, 62: 985-990.

[7] JIANG X, YANG X, SHANG L, et al. Development and preliminary validation of Chinese preschoolers' eating behavior questionnaire [J]. PLoS One, 2014, 9(2): 1-11.

[8] OHARA K, NAKAMURA H, KOUDA K, et al. Psychometric properties of the Japanese version of the Dutch Eating Behavior Questionnaire for Children [J]. Appetite, 2020, 8(1): 151.

[9] NJARDVIK U, KLAR EK, THORSDOTTIR F. The factor structure of the Children's Eating

Behaviour Questionnaire:A comparison of four models using confirmatory factor analysis [J].
Health Sci Rep,2018,1(3):28.

儿童饮食行为量表

说明:①本次调查是为了了解您的小孩(3~6岁)的饮食行为,分析结果可为指导家长正确喂养,以培养儿童健康的饮食习惯提供依据。请您根据孩子近1个月来的饮食情况如实填写。②填写时,请在所提供的选择代码上打"√"。

条目	从来没有	极少	有时	多数	总是
1. 我的小孩只吃自己选择的那些食物	1	2	3	4	5
2. 我的小孩吃几口就饱了	1	2	3	4	5
3. 我的小孩吃饭时间长,超过半小时	1	2	3	4	5
4. 我的小孩吃饭时要看电视、玩玩具或讲故事	1	2	3	4	5
5. 吃饭时,大人给碗里盛多少,孩子就吃多少 *	1	2	3	4	5
6. 我的孩子喜欢多种食物 *	1	2	3	4	5
7. 我的小孩常常因为饭菜发脾气	1	2	3	4	5
8. 我的小孩能独立进食	1	2	3	4	5
9. 我的小孩喜欢和别人抢着吃东西	1	2	3	4	5
10. 我的孩子不吃以前没有吃过的食物	1	2	3	4	5
11. 我的小孩即使吃饱了,看到他/她喜欢的食物仍能吃下不少	1	2	3	4	5
12. 我的小孩总是要东西吃	1	2	3	4	5
13. 我每次给的食物好像都不够小孩吃	1	2	3	4	5
14. 我的小孩能乖乖地坐下吃完一顿饭 *	1	2	3	4	5
15. 我的小孩担心害怕时吃得多一些	1	2	3	4	5
16. 如果允许,我的小孩就会吃个不停	1	2	3	4	5
17. 我的孩子会主动要东西吃	1	2	3	4	5
18. 我的小孩在正餐前吃零食或点心,而在正餐时不好好吃东西	1	2	3	4	5
19. 我的小孩胃口很好 *	1	2	3	4	5
20. 我的小孩看见食物或闻到食物香味时就想吃	1	2	3	4	5
21. 我的小孩吃饭时会剩饭	1	2	3	4	5
22. 吃饭时,大人给什么我的小孩就吃什么 *	1	2	3	4	5
23. 我的小孩会把不想吃的食物扔掉或吐出来	1	2	3	4	5
24. 我的小孩到餐馆或到别人家吃饭比在自家吃饭吃得多	1	2	3	4	5
25. 我的小孩因为气味、口味、外观、质地的原因拒绝很多食物	1	2	3	4	5
26. 饭菜变了花样,我的孩子吃得多	1	2	3	4	5
27. 用孩子喜欢的餐具盛饭,他/她就吃得多些	1	2	3	4	5
28. 和别的小朋友在一起吃饭时,我的孩子会受他/她影响	1	2	3	4	5
29. 我的小孩生气时吃得多一些	1	2	3	4	5
30. 我的小孩吃饭要大人喂 *	1	2	3	4	5
31. 我的小孩没事可做时吃得多一些	1	2	3	4	5

续表

条目	从来没有	极少	有时	多数	总是
32. 我的小孩比同龄小朋友吃得少	1	2	3	4	5
33. 我的小孩没人陪他/她玩的时候吃得多一些	1	2	3	4	5
34. 不管什么时候给吃的东西,我的小孩都吃	1	2	3	4	5
35. 我的小孩在吃饭时把饭菜含在嘴里很长时间不咽下	1	2	3	4	5
36. 吃饭时,我的孩子会给自己夹菜	1	2	3	4	5
37. 我的小孩犯错误后吃得多一些	1	2	3	4	5
38. 我的孩子会自己找东西吃	1	2	3	4	5

注:* 为反向计分条目;本量表已开发测试软件。

五、儿童饮食行为量表(CEBQ)

(一) 概述

儿童饮食行为量表(the Children's Eating Behavior Questionnaire,CEBQ)由英国的 Jane Wardle 等于 2001 运用病因学、心理学和抑制理论,按照标准化量表编制流程创建。

(二) CEBQ 的内容及构成

该量表包括 35 个条目,由以下 8 个维度构成:分别是食物响应(food responsiveness),情绪性过度饮食(emotional overeating),食物喜好(enjoyment of food),渴望饮料(desire to drink),过饱响应(satiety responsiveness),进食缓慢(slowness in eating),情绪性饮食减少(emotional undereating),挑食(food fussiness)。

采用 Liket 5 级计分法,每项按照"从不、偶尔、有时、经常、总是"分别计分为"0、1、2、3、4"分。

(三) CEBQ 的信效度

CEBQ 量表的信度74%~91%,效度52%~64%。量表具有较好的内部一致性重测信度和结构效度满意。适用于 2~13 岁儿童。2007 年 Susan 和 Wardle 等人运用该量表对 149 名 4~5 岁英国儿童进行了调查,检验该量表用于饮食行为测量的敏感性,结果证实 CEBQ 具有较好的内容效度和标准关联效度,是基于父母报告儿童饮食行为的有价值的测量工具。

(四) 临床应用

2008 年 Ester FC Sleddens 等把 CEBQ 翻译成荷兰版,调查了 135 名 6~7 岁荷兰儿童,检验量表的因子结构,研究各维度得分与儿童体重指数(body mass index,BMI),BMI-Z 分的相关性,结果发现:量表因子结构较好,食物响应和食物喜好维度得分与 BMI-Z 分呈正相关,过饱响应、饮食缓慢维度得分与 BMI-Z 分呈负相关。另外,该量表还被用于比较消瘦和肥胖父母的小孩食欲偏好的差异,探索儿童饮食行为随时间变化的连续性和稳定性,研究先天身材矮小儿童的饮食行为。这些研究都证实了 CEBQ 具有稳健的因子结构和内部一致性,是一个有效的测量工具,可用于儿童饮食行为评价以及饮食行为与肥胖的相关性研究。

(唐久来 周自云)

参 考 文 献

[1] WARDLE J,GUTHRIE CA,SANDERSON S,et al. Development of the Children's Eating Behaviour Questionnaire [J]. J Child Psychol Psyc,2001,42:963-970.

[2] SLEDDENS EFC, KREMERS SPJ. The Children's Eating Behaviour Questionnaire: factorial validity and association with Body Mass Index in Dutch children aged 6-7 [J]. International Journal of Behavioral Nutrition and Physical Activity, 2008, 5:49-54.

[3] POWERS SW, CHAMBERLIN LA, VAN SCHAICK KB, et al. Maternal feeding strategies, child eating behaviors, and child BMI in low-income African-American preschoolers [J]. Obes, 2006, 14:2026-2033.

[4] WARDLE J, GUTHRIE C, SANDERSON S, et al. Food and activity preferences in children of lean and obese parents [J]. Int J Obes, 2001, 25:971-977.

[5] ASHCROFT J, SEMMLER C, CARNELL S, et al. Continuity and stability of eating behaviour traits in children [J]. Eur J Clin Nutr, 2007, 62:985-990.

儿童饮食行为量表（CEBQ）

儿童姓名：_____　　　　年龄：_____岁_____月　　　　性别：_____

项目	从不	偶尔	有时	经常	总是
过饱响应					
我的孩子很容易就吃饱了	0	1	2	3	4
我的孩子胃口很大	0	1	2	3	4
我的孩子会剩饭	0	1	2	3	4
饭还没吃完我的孩子就饱了	0	1	2	3	4
如果我的孩子在饭前吃了零食，他/她就不吃饭了	0	1	2	3	4
进食缓慢					
我的孩子吃饭很慢	0	1	2	3	4
我的孩子吃完饭需要花30分钟以上的时间	0	1	2	3	4
我的孩子吃饭非常快	0	1	2	3	4
我的孩子会在一顿饭中越吃越慢	0	1	2	3	4
挑食					
我的孩子喜欢尝试新食物	0	1	2	3	4
我的孩子喜欢的食物谱广泛	0	1	2	3	4
我的孩子对没有吃过的食物很感兴趣	0	1	2	3	4
我的孩子起初拒绝新的食物	0	1	2	3	4
我的孩子即使没有品尝就会判断是他/她不喜欢的食物	0	1	2	3	4
我的孩子总是对吃饭闷闷不乐	0	1	2	3	4
食物相应					
我的孩子总是要吃的	0	1	2	3	4
如果有机会，我的孩子总是在吃东西	0	1	2	3	4
如果有机会，我的孩子大部分时间都在吃东西	0	1	2	3	4
如果允许的情况下，我的孩子会吃得非常多	0	1	2	3	4
即使我的孩子吃饱了，也会发现他/她在房间吃他/她喜欢的食物	0	1	2	3	4

续表

项目	从不	偶尔	有时	经常	总是
食物喜好					
我的孩子喜欢吃饭	0	1	2	3	4
我的孩子喜爱食物	0	1	2	3	4
我的孩子对食物很感兴趣	0	1	2	3	4
我的孩子期待着吃饭	0	1	2	3	4
渴望饮料					
如果有机会,我的孩子总是会喝	0	1	2	3	4
如果有机会,我的孩子会喝持续一整天	0	1	2	3	4
我的孩子总是要求喝饮料	0	1	2	3	4
情绪性饮食减少					
当我的孩子心烦意乱时他/她会吃得少一些	0	1	2	3	4
当我的孩子生气时他/她会吃得少一些	0	1	2	3	4
当我的孩子劳累时他/她会吃得少一些	0	1	2	3	4
当我的孩子开心时会吃得多一些	0	1	2	3	4
情绪性过度饮食					
当我的孩子紧张时会吃得多一些	0	1	2	3	4
当我的孩子生气时会吃得多一些	0	1	2	3	4
当我的孩子焦虑时会吃得多一些	0	1	2	3	4
当我的孩子无事可做时会吃得多一些	0	1	2	3	4

六、儿童饮食行为清单(CEBI)

(一)概述

儿童饮食行为清单(Children's Eating Behavior Inventory,CEBI)是由加拿大的 Lynda A.Archer 等于 1991 基于对父母儿童互动关系地理解,通过查阅文献和临床儿科医生一起构建的用于评价儿童期饮食和进餐时行为问题[eating and mealtime(E/M)problems]的标准测量工具(CEBI)。

(二)CEBI 的内容

该问卷共有 40 个条目,内容包括两个部分,分儿童和父母领域两方面。其中,29 个儿童领域的条目主要是评估孩子的食物喜好、运动技能和行为依从性;11 个父母领域的条目是评价父母对儿童的行为控制,家庭成员之间对于孩子喂养方面的认识以及家庭成员间的相互影响。关于儿童的 29 项问题,记录"是"的得分;关于家庭成员的 11 项问题,记录"否"的得分,算出每项等分(最高分 5 分)并相加算出总得分。

(三)CEBI 的信效度

信度为 84%,组内相关系数为 0.87。研究者对 206 名无 E/M 问题和 110 名有 E/M 问题的 2~12 岁儿童进行了测量与评价,发现 CEBI 具有较好的重测信度(r=0.84~0.87)、内部一致性信度 Cronbach's α 系数 >0.70。

(唐久来 周自云)

参 考 文 献

LYNDA A. ARCHER, PETER L, et al. The Children's Eating Behavior Inventory: Reliability and Validity Results [J]. Journal of Pediatric Psychology, 1991, 16(5):629-642.

儿童饮食行为清单

儿童姓名：_____ 年龄：_____岁_____月 性别：_____

项目	从不	偶尔	有时	经常	总是	是否困扰你	
	1	2	3	4	5	是	否
1. 在预期的年龄添加辅食	1	2	3	4	5	是	否
2. 帮助摆放餐桌	1	2	3	4	5	是	否
3. 吃饭的时候看电视	1	2	3	4	5	是	否
4. 不吃饭的时候需要你喂	1	2	3	4	5	是	否
5. 吃饭时间长	1	2	3	4	5	是	否
6. 亲戚朋友抱怨孩子吃饭差	1	2	3	4	5	是	否
7. 孩子喜欢吃饭	1	2	3	4	5	是	否
8. 不是饭点的时候要求吃饭	1	2	3	4	5	是	否
9. 可以自己吃饭的年龄自己吃饭	1	2	3	4	5	是	否
10. 吃饭的时候胡闹	1	2	3	4	5	是	否
11. 觉得孩子吃饱了	1	2	3	4	5	是	否
12. 饭不够吃的	1	2	3	4	5	是	否
13. 呕吐	1	2	3	4	5	是	否
14. 吃零食	1	2	3	4	5	是	否
15. 叫孩子 1~2 分钟后才会吃饭	1	2	3	4	5	是	否
16. 吃饭的时候呛咳	1	2	3	4	5	是	否
17. 吃饭很快	1	2	3	4	5	是	否
18. 在未经允许的情况下孩子自己做饭	1	2	3	4	5	是	否
19. 孩子不吃饭的时候变得焦虑	1	2	3	4	5	是	否
20. 孩子吃饱了还会继续吃饭	1	2	3	4	5	是	否
21. 吃变质的食物	1	2	3	4	5	是	否
22. 孩子不吃饭的时候允许吃零食	1	2	3	4	5	是	否
23. 相应的年龄会使用餐具	1	2	3	4	5	是	否
24. 吃过饭后在朋友家还吃	1	2	3	4	5	是	否
25. 在两餐间要吃的食物	1	2	3	4	5	是	否
26. 不知道做什么饭给孩子吃	1	2	3	4	5	是	否
27. 吃垃圾食品	1	2	3	4	5	是	否
28. 把食物放在嘴里不咽下去	1	2	3	4	5	是	否
29. 允许孩子选他喜欢吃的食物	1	2	3	4	5	是	否

续表

项目	从不	偶尔	有时	经常	总是	是否困扰你	
	1	2	3	4	5	是	否
如果您是单亲家庭,直接跳到34							
30. 我们夫妻担忧孩子的吃饭问题	1	2	3	4	5	是	否
31. 夫妻二人对孩子吃多少意见一致	1	2	3	4	5	是	否
32. 孩子打断我们夫妻二人的谈话	1	2	3	4	5	是	否
33. 对孩子的吃饭我们很困扰	1	2	3	4	5	是	否
34. 孩子在不安的时候吃东西	1	2	3	4	5	是	否
35. 孩子说自己饿了	1	2	3	4	5	是	否
36. 孩子说吃多了会胖	1	2	3	4	5	是	否
37. 孩子帮着收拾餐桌	1	2	3	4	5	是	否
38. 藏食物	1	2	3	4	5	是	否
39. 在餐桌上玩玩具或看书	1	2	3	4	5	是	否
如果您只有一个孩子,跳过40							
40. 一个孩子的行为影响其他孩子	1	2	3	4	5	是	否

七、饮食行为问卷(MBQ)

(一) 概述

饮食行为问卷(Mealtime Behavior Questionnaire,MBQ)是由美国的 Kristoffer S 开发的一个基于父母报告的问卷,用于测量儿童行为、家庭进餐时行为和环境,评价孩子进餐时相关行为发生的频率,研究父母、儿童的人口学特征对进餐时行为问题的影响。版权属于泰勒&弗朗西斯儿童保健有限公司。

(二) MBQ 的内容及方法

该量表共 33 个条目,4 个维度,分别是:

1. MBQ 的内容

(1) 拒食(food refusal)包括 3、4、16、17、21、22、23、24、25、27、28、33。

(2) 食物处理(food manipulation)包括 6、7、8、9、10、18、19、20、30。

(3) 不愉快进餐(mealtime aggression/distress)包括 1、2、5、11、12、13、14。

(4) 窒息/恶心/呕吐(choking/gagging/vomiting)包括 26、31、32。

(5) 其他项目包括 15、29。

2. 计算方法 参与调查者需要标出近一周内自己孩用餐期间行为发生的频率,统计"偶尔"及其以上条目发生的频率,计算总分。

(三) 信度与效度

MBQ 是一个信度较好的量表,信度的 Cronbach's α 系数为 0.83。是评价进餐时行为的有效工具。

(唐久来 周自云)

参 考 文 献

KRISTOFFER S BERLIN，W HOBART DAVIES，et al. Assessing Children's Mealtime Problems With the Mealtime Behavior Questionnaire，Children's Health Care，2010，39（2）：142-156.

饮食行为问卷（MBQ）

儿童姓名： 年龄： 岁 月 性别：

请结合实际情况画出每个行为发生在用餐时间的频率。

项目	从不	偶尔	有时	经常	总是	项目	从不	偶尔	有时	经常	总是
1. 手放在脸前	1	2	3	4	5	18. 说身体某个部位疼痛	1	2	3	4	5
2. 嘴里填满食物	1	2	3	4	5	19. 寻求安慰或保证	1	2	3	4	5
3. 离开饭桌	1	2	3	4	5	20. 挥舞手或脚	1	2	3	4	5
4. 推开餐具或食物	1	2	3	4	5	21. 把食物从餐桌上推掉	1	2	3	4	5
5. 扔掉食物	1	2	3	4	5	22. 吃饭少	1	2	3	4	5
6. 拒绝吃饭	1	2	3	4	5	23. 吃饭慢	1	2	3	4	5
7. 哭闹	1	2	3	4	5	24. 要求更换食品或样式	1	2	3	4	5
8. 尖叫	1	2	3	4	5	25. 玩弄食物	1	2	3	4	5
9. 敲打人或物体	1	2	3	4	5	26. 吞咽困难	1	2	3	4	5
10. 踢人或物体	1	2	3	4	5	27. 喜欢玩玩具	1	2	3	4	5
11. 对人吐口水	1	2	3	4	5	28. 口头上拒绝吃东西	1	2	3	4	5
12. 食物从口中掉出	1	2	3	4	5	29. 咬自己	1	2	3	4	5
13. 吐出食物	1	2	3	4	5	30. 咬别人	1	2	3	4	5
14. 藏食物	1	2	3	4	5	31. 插科打诨	1	2	3	4	5
15. 打自己	1	2	3	4	5	32. 呕吐	1	2	3	4	5
16. 一直说话不吃饭	1	2	3	4	5	33. 站着吃饭	1	2	3	4	5
17. 做交易	1	2	3	4	5						

八、青少年直觉进食量表（AIES）

（一）概述

1. 编制目的及过程 青少年直觉进食量表（Adolescent Intuitive Eating Scale，AIES）是由空军军医大学唐都医院儿科王佳、王艳艳、梁亚红等人于 2010—2011 年编制的。随着社会经济发展和物质生活的日益丰盛，青少年情绪性进食、限制性进食等消极进食问题愈加严重。短期的消极进食行为会导致青少年出现肥胖、饮食紊乱等问题，长期的消极进食行为更会造成青少年饮食障碍、心理问题等。从青少年的饮食健康角度分析，一方面，我们需要探究如何降低青少年消极进食行为的发生，另一方面，也要探讨如何促进青少年积极进食行为的形成。作为一种积极有效的进食方式，采用直觉进食方式的个体体重指数较低、饮食失调发生率更低、情绪调节功能也更好。目前，我国见诸报道的直觉进食测量工具仅有马先等汉化的成人版直觉饮食量表，该量表中、英文版本针对人群均为成年人，无法对青少年直觉进食情况进行准确评估。研究者以直觉进食理论为基础，以直觉进食的十大核心原则为标准，通过文献回顾法建立量表初始条目池,通过 Delphi 专家咨询法对量表进行修改,并通过对 594 名青少年的施测,形成了青少年直觉进食量表。

2. **测查对象**　为 12~18 岁青少年。

3. **应用范围**　符合年龄范围的青少年均可应用。

4. **量表特点**　青少年直觉进食量表为施测对象自评量表,测查方法简便易行,无需特殊设备。

（二）量表的结构、测查方法及评分

1. **结构**　青少年直觉进食量表包括 4 个维度、19 项条目,包括:相信和听从身体信号 6 项;无条件允许进食 5 项;不受情绪因素影响 4 项;不受家庭因素影响 4 项。

2. **测查方法**　施测对象自评。

3. **评分**　评分规则为 5 级评分法,从"完全不符合"~"完全符合"分别计分 1~5 分,其中条目 7、9、12~19 反向赋分,总分越高说明参调对象的直觉进食情况越好。

（三）量表的信度及效度研究

1. **信度研究**　青少年直觉进食量表 Cronbach's α 系数、折半信度、重测信度分别为 0.923、0.738、0.928。

2. **效度研究**

（1）内容效度:594 名青少年的施测数据显示,量表条目水平的内容效度指数(itemlevel content validity index,I-CVI)范围为 0.800~1.000,全体一致量表水平的内容效度指数(scale-level content validity index,S-CVI/UA)为 0.842,平均量表水平的内容效度指数(scale-level content validity index,S-CVI/Ave)为 0.968。

（2）结构效度:对 297 名青少年的施测数据进行探索性因子分析,结果显示,量表 KMO 值为 0.818,Bartlett 球状检验 χ^2 为 5 918.879(P<0.001),按照特征值≥1 的原则抽取因子,共抽取 4 个公因子,同时进行碎石检验,根据各因子涵盖的条目内容以及研究小组讨论,将其分别命名为"相信和听从身体信号""无条件允许进食""不受情绪因素影响"和"不受家庭因素影响",各条目在所属因子上的载荷均大于 0.4,所有因子的方差累积贡献率为 78.555%。对 297 名青少年的施测数据进行验证性因子分析,结果显示,4 个因子的模型平均方差萃取(average variance extraction,AVE)分别为 0.718、0.640、0.706、0.835,组合信度(combined reliability,CR)分别为 0.939、0.899、0.905、0.953。模型拟合指标残差均方和平方根(root mean square residual,RMR)为 0.017,标准化残差均方和平方根(standardized root mean square error residual,SRMR)为 0.056。

（3）效标关联效度:青少年直觉进食量表总分、各维度分与马先等汉化的成人版直觉饮食量表总分、各维度分均呈正相关(r=0.272~0.803)。

（四）量表使用中的注意事项

1. 根据您自己的实际感受如实填写。

2. 请回答每一个问题,注意不要漏项。

3. 选择在儿童精神饱满的状态时施测。

（五）量表编制人及联系方式

王佳,空军军医大学唐都医院。

（王　佳）

参 考 文 献

[1] TRIBOLE E,RESCH E. Intuitive eating:a recovery book for the chronic dieter:rediscover the pleasures of eating and rebuild your body image [M].NewYork:St Martin's Press,1995.

［2］BRUCE LJ,RICCIARDELLI LA. A systematic review of the psychosocial correlates of intuitive eating among adult women［J］. Appetite,2016,96(1):454-472.

［3］马先,郭蕾蕾,张林.直觉饮食量表中文版在大学生中的信效度检验［J］.中华行为医学与脑科学杂志,2019,28(8):751-754.

［4］TYLKA,TRACY L. Development and psychometric evaluation of a measure of intuitive eating［J］. J Couns Psychol,2006,53(2):226-240.

青少年直觉进食量表

请您根据自己的实际感受如实填写以下每一个问题,在相应的分数上打"√"。

项目	评分/分				
	完全不符合	不符合	不确定	符合	完全符合
1. 我相信我的身体能够告诉我何时进食	1	2	3	4	5
2. 我相信我的身体能够告诉我该吃什么	1	2	3	4	5
3. 我相信我的身体能够告诉我该吃多少	1	2	3	4	5
4. 我相信我的身体能够告诉我何时停止进食	1	2	3	4	5
5. 当身体告诉我饿了时,我就会开始进食	1	2	3	4	5
6. 当身体告诉我饱了时,我就会停止进食	1	2	3	4	5
7. 我按照自己的饮食或节食计划决定进食的时间、食物品种和食量	1	2	3	4	5
8. 我会允许自己吃特别想吃的食物	1	2	3	4	5
9. 我尽量不吃富含脂肪、碳水化合物或高热量的食物	1	2	3	4	5
10. 我不允许自己吃不健康的食品	1	2	3	4	5
11. 我认为食物的好坏取决于它的营养成分	1	2	3	4	5
12. 即使不饿,我也会在心情不好/有负面情绪的时候进食	1	2	3	4	5
13. 即使不饿,我也会在无聊的时候进食	1	2	3	4	5
14. 即使不饿,我也会在感到孤独的时候进食	1	2	3	4	5
15. 即使不饿,我也会在压力很大的时候进食	1	2	3	4	5
16. 我会听从父母的建议,吃一些我并不想吃的食物	1	2	3	4	5
17. 我会听从父母的建议,不吃那些他们认为不健康的食物	1	2	3	4	5
18. 我会听从父母的建议,每餐吃他们要求的食量	1	2	3	4	5
19. 为了避免我无法自控,我的父母从不在家存储某些食物	1	2	3	4	5

第三节　儿童运动行为及睡眠行为类量表

一、3~6 岁儿童运动行为问卷(P-PAQ)

(一)概述

1. **问卷简介**　运动对儿童生长发育、基本动作技能发展、心理健康、认知发展、社会能力和情绪发展等都有积极影响。研究表明,运动不足是造成学龄前儿童肥胖的重要因素。为有效预防儿童超重肥胖,降低成人慢性病发病风险,有必要开展儿童特别是学龄前儿童的运动监测与指导。

目前,较为客观地监测儿童运动量的工具是可穿戴加速度计,但由于加速度计多为进口且存在设备成本高、佩戴时间长导致依从性较差等问题,很难开展大规模群体调查。与此相比,问卷法作为一种实用且易于较大样本人群实施的监测评估方法,除了调查身体运动量之外,还可以提供儿童运动类型、运动频次以及儿童家庭运动环境相关因素评估,从而更好地指导儿童家庭开展运动健康促进。

我国尚缺乏本土化学龄前儿童身体运动相关问卷。和成人相比,学龄前儿童的运动特点表现为运动类型多样、持续时间短且间歇性强,因此,编制恰当的儿童运动行为评估问卷对于学龄前儿童身体运动水平的有效测量十分重要。为此,首都儿科研究所课题组,借鉴国外儿童身体活动相关问卷,结合我国儿童运动行为特点,编制了 3~6 岁儿童运动行为问卷(Preschooler Physical activity questionnaire,P-PAQ)。选取北京、西安、沈阳 3 所城市进行了问卷的信效度检验。并联合南京市妇幼保健院、浙江大学运动科学与健康工程研究所,联合国内 7 个城市(南京、杭州、重庆、长沙、贵阳、沈阳、西安),进行了全国多中心大规模常模调查研究。

2. **适用范围**　P-PAQ 适用于所有 3~6 岁学龄前儿童,尤其是日常运动缺乏的儿童、超重肥胖的儿童,以及社区家庭提供的支持性运动环境不足的儿童。由经过培训合格的儿童保健相关专业人员,在妇幼保健院或托幼机构进行评估。

(二) 内容及评分方法

1. **量表的内容及结构**　P-PAQ 包括 3 部分,共 50 题。由熟悉儿童日常活动的主要养育人填写,需20~30 分钟。问卷回收后,由专人核查,确保问卷填写完整。

(1) 一般情况调查:一共 10 题,包括儿童和家庭父母的社会人口学特征,既往疾病和饮食情况,儿童睡眠时间与节律,以及父母和儿童久坐行为等。

(2) 一周身体活动量回顾调查:过去一周儿童身体运动量回顾,共 21 题,需要回顾过去一周内各强度身体活动的总次数及每次平均时间。分为工作日和周末。

以静态活动中的屏幕时间填写为例,首先需填写,过去一周是否有屏幕时间的暴露,若有,则选是,随后,需填写上学日的园外期间看电子屏幕的次数、每次平均时间,以及周末全天看电子屏幕的总次数及每次平均时间。如无,则选否,不必填报上学日和周末全天的上述情况。

(3) 家庭运动环境:包括 3 个维度,共 19 题。

维度 1:家长养育观念(7 题)。为 5 分类条目:"完全符合""大部分符合""基本符合""较少符合"和"完全不符合"。

维度 2:家长运动现状(6 题)。为 5 分类条目:"完全符合""大部分符合""基本符合""较少符合"和"完全不符合"。

维度 3:社区家庭运动环境(6 题):为 3 分类条目:"是""否"和"不清楚"。

2. **评估方法**　针对身体活动量指标,问卷可得到身体活动总时间、不同强度身体活动时间,以及屏幕时间、户外活动时间、睡眠时间等,根据其常模的活动时间百分位数进行相应评价。大于 P_{75} 表示其运动行为较好,可继续保持;P_{50}~P_{75} 为正常范围;P_{25}~P_{50} 表示儿童需改善身体活动和/或睡眠,减少屏幕时间等久坐行为;小于 P_{25} 表示儿童身体活动量、户外活动、睡眠等明显缺乏,屏幕时间等久坐行为过多,需进行专业指导并纠正。

针对家长养育观念、家长运动现状、社区家庭运动环境的评分,5 分类选项的赋值方法为:"完全符合"得 4 分,"大部分符合"得 3 分,"基本符合"得 2 分,"较少符合"得 1 分,"完全不符合"得 0 分。3 分类选项的赋值方法为:"是"得 1 分,"否"得 0 分,"不清楚"不赋值。各维度得分越高,表明其家庭运动环境越好,越能为儿童创造良好的家庭运动支持环境。

(三) 信度及效度研究

1. **抽样情况**　在北京、沈阳、西安选取 3 所幼儿园,招募到 431 名 3~6 岁学龄前儿童进行效度研究。效度研究采用学龄前儿童佩戴一周加速度计后,家长进行 P-PAQ 问卷填写,最后共获得 229 例有效样本。

同时,招募到 310 名 3~6 岁学龄前儿童进行信度研究。信度研究采用初次问卷填写后,间隔 2 天进行重测,填写与初测同一时间段的儿童运动行为情况,获得 225 例有效重测样本。

2. 信度情况

(1) 内部一致性:家庭养育观念与行为、家长运动情况和社区家庭运动环境的 Cronbach'α 系数分别为 0.607、0.814 和 0.466,具有较好的内部一致性。

(2) 重测信度:家庭养育观念与行为、家长运动情况和社区家庭运动环境 3 个维度进行重测前后的 Spearman 相关系数分别为 0.591、0.792 和 0.685($P<0.01$)。各强度的活动时间上,重测前后的组内相关系数 ICC 为 0.639~0.823($P<0.01$),具有较好的重测信度。

3. 效度情况

(1) 结构效度:对家庭运动环境进行探索性因子分析,经统计,其 KMO=0.816 Bartlett 球状检验,$P<0.001$,具有良好的结构效度。

(2) 内容效度:本研究在设计维度及条目时,邀请了儿童保健、发育行为、运动科学等领域的专家进行论证评议,显示其具有内容有效性,符合学龄前儿童身体活动行为特点。

(3) 效标效度:各强度身体活动时间与加速度计做相关性分析,发现工作日和周末的中高强度活动时间与加速度计的测量值之间相关系数分别为 0.153,0.151($P<0.05$);周末的静态活动时间与加速度计的测量值之间相关系数为 0.186($P<0.05$),提示问卷的效标效度具有可接受性。

(四) 应用价值

《"健康中国 2030"规划纲要》提出"共建共享,全民健康"的战略主题,倡导形成健康生活方式,提高全民健康素养,加强儿童等重点人群健康服务。我国《幼儿园工作规程》对学龄前儿童在园期间的身体活动已有规范要求,因此,每天放学后及周末两日的儿童在园外的运动情况成为影响学龄前儿童身体活动水平的主要因素,做好园外期间儿童运动行为评价和指导十分重要。

本问卷主要用于评价和指导孩子过去一周的不同身体活动强度时间、屏幕时间、户外活动时间、睡眠时间等,判断儿童是否存在园外身体活动不足等情况。同时,还可以用于儿童社区家庭运动环境的评估,为家长提供改善儿童社区和家庭运动环境的针对性指导。因此,该问卷可以广泛应用于临床儿科、儿童保健科及托幼机构。

(关宏岩)

参 考 文 献

[1] 关宏岩,赵星. 学龄前儿童(3-6 岁)运动指南[J]. 中国儿童保健杂志,2020,28(6):714-720.

[2] KOEDIJK JB,RIJSWIJK JV,ORANJE WA,et al. Sedentary behaviour and bone health in children,adolescents and young adults:a systematic review[J]. Osteoporosis Int,2017,28(10):2507-2519.

[3] CHAPUT T. Interactions between sleep,movement and other non-movement behaviours in the pathogenesis of childhood obesity[J].OBES REV,2017,18(S1):7-14.

[4] BEYER K,SZABO A,HOORMANN K,et al. Time spent outdoors,activity levels,and chronic disease among American adults[J]. J Behav Med,2018,41(4):494-503.

[5] DANIEL B,PAUL C,STACY C,et al. Reliability and Validity of the Early Years Physical Activity Questionnaire(EY-PAQ)[J].Sports,2016,4(2):30-38.

[6] GUAN H,ZHANG Z,WANG B,et al. Proportion of kindergarten children meeting the WHO guidelines on physical activity,sedentary behaviour and sleep and associations with adiposity in urban Beijing[J]. BMC Pediatrics,2020,20(1):70-78.

［7］DWYER GM,HARDY LL,PEAT JK,et al. The validity and reliability of a home environment preschool-age physical activity questionnaire（Pre-PAQ）［J］.Int J Behav Nutr Phy,2011,8(1): 86-94.

二、0~5 岁儿童睡眠卫生指南

（一）前言

《0~5 岁儿童睡眠卫生指南》（Guideline for sleep hygiene among children aged 0~5 years）是由中华人民共和国国家卫生和计划生育委员会于 2017 年 10 月 12 日发布,2018 年 4 月 1 日实施（WS/T 579—2017）。

本标准按照 GB/T 1.1—2009 给出的规则起草。

本标准起草单位:中国疾病预防控制中心妇幼保健中心、上海交通大学医学院附属上海儿童医学中心、首都医科大学附属北京儿童医院、浙江大学医学院附属儿童医院、广东省妇幼保健院、青岛妇女儿童医院、湖南省妇幼保健院、广州市妇女儿童医疗中心、大连市儿童医院、新疆医科大学第一附属医院、湖北省妇幼保健院、重庆市妇幼保健院。

本标准主要起草人:王惠珊、江帆、黄小娜、王广海、冯围围、倪鑫、刘玺诚、许志飞、邵洁、吴婕翎、张风华、吴虹、麦坚凝、黄燕、徐佩茹、徐海青、王念蓉、宫丽敏、徐韬、张悦、金曦、蒋竞雄。

1. **范围**　本标准规定了儿童睡眠卫生指导、评估方法和问卷、判断标准的指南。

本标准适用于我国 0~5 岁（未满 6 周岁）儿童睡眠卫生教育和睡眠问题评估。

2. **术语和定义**

（1）睡眠（sleep）:个体与外界环境互动及反应水平降低,表现为身体活动度降低、闭眼、卧位等特征,并可恢复清醒的一种生理和行为状态。

（2）睡眠时间（sleep duration）:一天 24 小时内每段睡眠时间的累计值。

（3）睡眠问题（sleep disorders）:在睡眠条件适宜的情况下,睡眠启动、睡眠过程、睡眠时间和睡眠质量等方面的异常表现,如入睡困难、夜醒等。

（4）睡眠潜伏期（sleep onset latency,SOL）:入睡时间,从上床准备就寝到实际入睡所需时间。

3. **睡眠卫生指导**

（1）睡眠环境:卧室应空气清新,温度适宜。可在卧室开盏小灯,睡后应熄灯。不宜在卧室放置电视、电话、电脑、游戏机等设备。

（2）睡床方式:婴儿宜睡在自己的婴儿床里,与父母同一房间。幼儿期可逐渐从婴儿床过渡到小床,有条件的家庭宜让儿童单独一个房间睡眠。

（3）规律作息:从 3~5 个月起,儿童睡眠逐渐规律,宜固定就寝时间,一般不晚于 21:00,但也不提倡过早上床。节假日保持固定、规律的睡眠作息。

（4）睡前活动:安排 3~4 项睡前活动,如盥洗、如厕、讲故事等。活动内容每天基本保持一致,固定有序,温馨适度。活动时间控制在 20 分钟内,活动结束时,尽量确保儿童处于较安静状态。

（5）入睡方式:培养儿童独自入睡的能力,在儿童瞌睡但未睡着时单独放置小床睡眠,不宜摇睡、搂睡。将喂奶或进食与睡眠分开,至少在幼儿睡前 1 小时喂奶。允许儿童抱安慰物入睡。儿童哭闹时父母先耐心等待几分钟,再进房间短暂待在其身边 1~2 分钟后立即离开,重新等候,并逐步延长等候时间,帮助儿童学会独自入睡和顺利完成整个夜间连续睡眠。

（6）睡眠姿势:1 岁之前宜仰卧位睡眠,不宜俯卧位睡眠,直至婴幼儿可以自行变换睡眠姿势。

4. 评估方法和问卷

（1）关键问题

1）睡眠时间

关键问题：儿童一天 24 小时总共睡多长时间。

评估目标：了解儿童一天 24 小时总的睡眠时间，并与附 A 给出的 0~5 岁儿童推荐睡眠时间进行对照。

2）入睡/就寝问题

关键问题：儿童入睡需多长时间，是否有就寝问题。

评估目标：了解儿童的睡眠潜伏期，评估就寝问题，如拒绝或拖延就寝时间和入睡困难。

3）睡眠期间的问题

关键问题：儿童睡眠中是否会经常醒来、打鼾、呼吸困难或有其他问题。

评估目标：了解儿童睡眠期间（从晚上就寝入睡到次日最后一次醒来）是否有异常事件，如夜醒、打鼾或呼吸困难。

（2）评估流程：采用逐级评估的方式进行，通过关键问题进行门诊初步评估，确定儿童是否存在睡眠问题；如存在，进而使用睡眠评估问卷进行详细评估；如评估结果呈阳性，再进行医学评估和诊断。

（3）评估问卷

1）简明婴幼儿睡眠问卷：简明婴幼儿睡眠问卷（brief infant sleep questionnaire，BISQ）可用于评估 0~2 岁婴幼儿睡眠问题，见附 B 的附表 B-1。

2）儿童睡眠习惯问卷：儿童睡眠习惯问卷（children's sleep habits questionnaire，CSHQ）可用于评估 3~5 岁儿童睡眠问题，见附 C 的附表 C-1。

5. 判断标准

（1）0 岁~2 岁儿童

1）睡眠时间：在睡眠条件适宜的情况下，儿童睡眠时间不在推荐范围内（见附 A），提示需要进一步医学评估。

2）睡眠潜伏期：在睡眠条件适宜的情况下，睡眠潜伏期＞20 分钟，提示需要进一步医学评估。

3）夜醒：在睡眠条件适宜的情况下，儿童夜间醒来后无法自主入睡，需要家长干预，提示需要进一步医学评估。

（2）3~5 岁儿童

1）睡眠时间：在睡眠条件适宜的情况下，儿童睡眠时间不在推荐范围内（见附录 A），提示需要进一步医学评估。

2）儿童睡眠习惯问卷评分：总分＞54（见附 C），提示需要进一步医学评估。

附 A

（规范性附录）

0~5 岁儿童推荐睡眠时间

附表 A-1　0~5 岁儿童推荐睡眠时间

年（月）龄	推荐睡眠时间/小时	年（月）龄	推荐睡眠时间/小时
0~3 个月	13~18	1~2 岁	11~14
4~11 个月	12~16	3~5 岁	10~13

附 B

（规范性附录）
0~2 岁婴幼儿睡眠评估问卷

附表 B-1　简明婴幼儿睡眠问卷

请父母或抚养人根据儿童最近（通常）一周的睡眠情况进行回答。

---

1. 儿童睡眠地点（请选一个主要答案）。

    □儿童床在独立的房间

    □儿童床在父母的房间

    □和父母同床

    □和兄弟姐妹同房间

    □其他：＿＿＿＿＿＿

2. 儿童睡觉的姿势主要为（请选一个主要答案）。

    □趴睡

    □侧睡

    □仰睡

3. 儿童在夜间（晚上 7 点至早上 7 点之间）总共睡多长时间？　　|＿|＿| 小时 |＿|＿| 分钟

4. 儿童白天（早上 7 点至晚上 7 点之间）总共睡多长时间？　　|＿|＿| 小时 |＿|＿| 分钟

5. 儿童平均每夜醒来的次数：　|＿|＿| 次

6. 儿童平均夜间（晚上 10 点至早上 6 点）有多长时间是醒着的？（如果儿童夜间醒来 2 次，每次醒着的时间为 15 分钟，

    则儿童夜间醒着的时间共是 30 分钟）：　|＿|＿| 分钟　　□不知道

7. 晚上您通常要花多长时间让儿童入睡？　|＿|＿| 小时 |＿|＿| 分钟

8. 儿童怎样入睡？（请选一个主要答案）

    □喂食时

    □摇晃时

    □拥抱时

    □独自在床上

    □在床上但要有父母陪护

9. 晚上儿童通常几点钟入睡？

    |＿|＿| : |＿|＿| 时间（请按 24 小时制填写）

10. 儿童目前睡眠是否有规律？

    □否

    □是

11. 您认为儿童睡觉有困难吗？

    □困难很大

    □一般困难

    □稍有困难

    □没困难

附 C

（规范性附录）
3~5 岁儿童睡眠评估问卷

附表 C-1　儿童睡眠习惯问卷

以下请父母或抚养人根据儿童过去一个月的睡眠状况进行回答。

平时睡眠时间：_____时_____分

周末睡眠时间：_____时_____分

平均睡眠时间：_____时_____分

内容	偶尔 [0~1（次·周$^{-1}$）]	有时 [2~4（次·周$^{-1}$）]	通常 [5~7（次·周$^{-1}$）]
1. 儿童晚上是否在固定时间上床睡觉？	☐	☐	☐
2. 儿童上床后是否可在 20 分钟内入睡？	☐	☐	☐
3. 儿童是否独自在自己床上睡觉？	☐	☐	☐
4. 儿童是否在他人床上入睡？	☐	☐	☐
5. 儿童入睡时是否需要陪伴？	☐	☐	☐
6. 到了就寝时间，儿童是否有如哭闹、拒绝待在床上等不良行为？	☐	☐	☐
7. 儿童是否害怕在黑暗中睡觉？	☐	☐	☐
8. 儿童是否害怕一个人睡觉？	☐	☐	☐
9. 您是否认为儿童睡得太少？	☐	☐	☐
10. 您是否认为儿童的睡眠时间合适？	☐	☐	☐
11. 儿童每日的睡眠量是否保持一致？	☐	☐	☐
12. 儿童是否有尿床现象？	☐	☐	☐
13. 儿童是否有说梦话现象？	☐	☐	☐
14. 儿童睡眠过程中是否不安宁，常有肢体动作？	☐	☐	☐
15. 儿童是否有梦游（睡眠过程中行走）现象？	☐	☐	☐
16. 儿童是否有半夜转移到他人（父母、兄弟姐妹等）床上的现象？	☐	☐	☐
17. 儿童睡眠中是否有磨牙现象？	☐	☐	☐
18. 儿童睡眠中是否有打鼾很响的现象？	☐	☐	☐
19. 儿童睡眠中是否有呼吸暂停现象？	☐	☐	☐
20. 儿童睡眠中是否有憋气或气急等呼吸困难现象？	☐	☐	☐
21. 儿童不在家睡觉是否会有问题？（例如到亲戚家或去旅行）	☐	☐	☐
22. 儿童是否有半夜醒来伴有无法安慰地哭吵、出汗的现象？	☐	☐	☐
23. 儿童是否有被噩梦惊醒的现象？	☐	☐	☐
24. 儿童是否会夜间醒来一次？	☐	☐	☐
25. 儿童是否会夜间醒来一次以上？	☐	☐	☐
26. 儿童早晨可否自己醒来？	☐	☐	☐
27. 儿童是否醒来后情绪不佳？	☐	☐	☐
28. 儿童早晨是否由他人唤醒？	☐	☐	☐
29. 早上是否很难把儿童叫起床？	☐	☐	☐

续表

内容	偶尔 [0~1(次·周$^{-1}$)]	有时 [2~4(次·周$^{-1}$)]	通常 [5~7(次·周$^{-1}$)]
30. 儿童早晨起床后是否需长时间才能清醒?	☐	☐	☐
31. 儿童是否看起来疲乏?	☐	☐	☐
32. 在过去的一周中,儿童在如下情形时是否非常瞌睡或入睡?	☐	☐	☐
	不困	非常困	会睡着
(1) 看电视	☐	☐	☐
(2) 坐车	☐	☐	☐

(二) 计分方法

1. 睡眠时间

平时睡眠时间 = 平时早晨醒来的时间 − 平时晚上睡着的时间

周末睡眠时间 = 周末早晨醒来的时间 − 周末晚上睡着的时间

$$平均睡眠时间 = \frac{(平时睡眠时间 \times 5) + (周末睡眠时间 \times 2)}{7}$$

2. 分值录入 每个问题进行录入时,偶尔(0~1 次/周)或不困 =1;有时(2~4 次/周)或非常困 =2;通常(5~7 次/周)或会睡着 =3。

3. 分值转换 统计分析时需进行转换,分值越高表示存在睡眠问题风险越高。问题 1,2,3,10,11,26 转换方法:1=3,2=2,3=1(即把原先的计分值 1 转换为 3,计分值 2 保持不变,计分值 3 转换为 1)。问题 4,5,6,7,8,9,12,13,14,15,16,17,18,19,20,21,22,23,24,25,27,28,29,30,31,321,322 保持原录入数值不变。

4. 结果评估 睡眠习惯问卷(CSHQ)总评分高于 54 分,即为睡眠质量不良。

(杨玉凤)

三、中文版儿童睡眠习惯问卷(CSHQ)

(一) 概述

中文版儿童睡眠习惯问卷(the Children's Sleep Habit Questionnaire,CSHQ)是在参考国际睡眠障碍分类(ICSD)的基础上,2000 年由美国 Brown 大学儿科学教授 Judith A.Owens 博士根据学龄前和学龄儿童的睡眠生理特点编制而成,适用年龄范围为 4~12 岁。

通过翻译和回译,完成 CSHQ 中文版的制订,由专业从事儿童睡眠领域研究的博士研究生完成问卷的中文翻译初稿,集中儿童睡眠研究专家、流行病学专家和儿科临床医生根据翻译的语言表述是否清晰明了和翻译内容是否忠实与原始问卷,即概念是否具有对等性等两方面对初稿的翻译质量进行评估,产生修改稿。由另一名专业从事儿童睡眠领域研究、英文翻译熟练、但对该问卷内容不熟悉的博士研究生完成修改稿的回译工作,然后与原始英文问卷对照,寻找表达有差异处,再次进行修改。修改后,进行健康儿童问卷填写预调查,重点观察条目的提问是否符合家长阅读习惯,评估家长对概念的理解是否准确无误,有无模糊费解之处,并掌握完成问卷所需时间。在此基础上,对问卷的设计结构和语言表达少量改动后形成 CSHQ 中文版。

(二) 量表的结构及评分标准

1. 量表的结构 CSHQ 是一回顾性父母问卷,由父母回忆过去四周中孩子的睡眠情况,选择表现比较典型的一周进行问卷填写。问卷共含 45 个题项(其中 33 个题项进入记分系统),从 8 个不同层面反映儿童常见睡眠问题,分别为:①就寝习惯层面;②入睡潜伏期层面;③睡眠持续时间层面;④睡眠焦虑层面;⑤夜醒层面;⑥异态睡眠层面;⑦睡眠呼吸障碍层面;⑧白天嗜睡层面。

2. 评分标准及结果分析　该问卷没有常模,适合于比较研究。

(三)量表的信度及效度研究

1. 信度研究指标　采用内在信度指标 Cronbach's α 系数来判断整个问卷和各个层面的内在信度,分别为 0.73 和 0.42(睡眠呼吸障碍层面)~0.69(夜醒层面)。

通过间隔 4 周的重测信度考察,和父母分别单独填写问卷的平行信度考察来衡量问卷的外在信度。总问卷的重测信度 ICCs 为 0.85,各个层面的 ICCs 范围为 0.60(夜醒层面)~0.88(睡眠焦虑层面);总问卷的平行信度 ICCs 为 0.89,各个层面的 ICCs 范围为 0.83(睡眠持续时间层面)~0.92(就寝习惯层面),见表 4-13。

表 4-13　CSHQ 中文版总问卷及各层面信度考核

项目	内在信度			平行信度		重测信度	
	m	Media	α	m	ICCs	m	ICCs
1. 就寝习惯层面	20 067	8.00	0.63	119	0.92*	113	0.87*
2. 入睡潜伏期层面	20 337	1.00	—	122	0.84*	116	0.75*
3. 睡眠持续时间	20 337	5.00	0.57	118	0.83*	116	0.68*
4. 睡眠焦虑层面	20 068	5.00	0.66	119	0.86*	115	0.88*
5. 夜醒层面	20 272	3.00	0.69	121	0.84*	115	0.60*
6. 异态睡眠层面	19 937	8.00	0.52	115	0.84*	113	0.69*
7. 睡眠呼吸障碍层面	20 335	3.00	0.42	119	0.90*	116	0.76*
8. 白天嗜睡层面	20 124	10.00	0.62	119	0.86*	115	0.76*
总问卷	18 854	41.00	0.73	103	0.89*	109	0.85*

注:*. 表示 $P<0.01$。

2. 效度研究指标　由于缺乏评价儿童睡眠状况的金标准,不能进行效标效度考核,故采用结构效度、内容效度来评价 CSHQ 中文版的测量有效性。

(1)结构效度考核:CSHQ 分为 8 个层面来反映儿童的整体睡眠状况,此次研究采用证实性因子分析来判断问卷的结构效度。首先计算 KMO 统计量和进行 Barlett 球状检验来判断 CSHQ 的 8 个层面是否适合进行因子分析,KMO 统计量为 0.77,Barlett 球状检验 $P<0.01$,说明可以进行因子分析。

对 CSHQ 的 8 个层面进行因子分析,提取特征根大于 1 的 3 个公因子,能解释总变异的 58.63%,这 3 个公因子在各层面的因子负荷和每一层面抽取出来的变异量见表 4-14。从各层面对公因子的贡献率(即因子负荷)来看,第一个公因子(factor 1,F1)主要反映儿童不良睡眠习惯,第二个公因子(factor 2,F2)主要反映睡眠障碍性疾患,第三公因子(factor 3,F3)主要反映儿童睡眠时间和白天嗜睡情况。采用 Pearson 相关分析研究问卷各层面评分与总评分之间的相关性,相关系数为 0.34~0.70(表 4-14、表 4-15)。

表 4-14　CSHQ 中文版各层面结构效度考核

项目	因子负荷			解释方差
	F1	F2	F3	
1. 就寝习惯层面	0.91#	0.06	0.17	0.86
2. 入睡潜伏期	0.06	−0.04	0.61#	0.38
3. 睡眠持续时间	0.01	−0.02	0.81#	0.65
4. 睡眠焦虑层面	0.92#	0.15	0.03	0.87
5. 夜醒层面	0.08	0.65#	0.00	0.43

项目	因子负荷			解释方差
	F1	F2	F3	
6. 异态睡眠层面	0.14	0.75#	0.10	0.60
7. 睡眠呼吸障碍	0.00	0.74#	0.04	0.54
8. 白天嗜睡层面	0.20	0.25	0.51#	0.36

注:1. KMO 统计量 = 0.77,Barlett 球状检验 $P<0.01$,因子分析采用方差最大化;

2. 正交旋转法(# 表示公因子主要代表的层面)。

表 4-15 CSHQ 中文版问卷总评分与各层面评分 Pearson 相关分析

项目	1	2	3	4	5	6	7	8
1. 就寝习惯层面	—							
2. 入睡潜伏期	0.17*							
3. 睡眠持续时间	0.14*	0.18*						
4. 睡眠焦虑层面	0.73*	0.05*	0.07*					
5. 夜醒层面	0.12*	0.07*	0.04*	0.16*				
6. 异态睡眠层面	0.17*	0.06*	0.08*	0.23*	0.29*			
7. 睡眠呼吸障碍	0.11*	0.03*	0.07*	0.13*	0.22*	0.35*		
8. 白天嗜睡层面	0.21*	0.06*	0.23*	0.20*	0.09*	0.21*	0.13*	
总问卷	0.65*	0.37*	0.48*	0.60*	0.35*	0.54*	0.34*	0.70*

注:1. 就寝习惯层面;2. 入睡潜伏期;3. 睡眠持续时间;4. 睡眠焦虑层面;5. 夜醒层面;6. 异态睡眠层面;7. 睡眠呼吸障碍;8. 白天嗜睡层面;*. 表示 $P<0.01$。

(2) 内容效度考核:内容效度为主观评价指标,用于评判问卷的整体设计及语言表达。通过与儿童、父母、从事儿童睡眠领域研究的专家及从事流行病学研究的专家讨论,认为 CSHQ 题项设置合理,从 8 个层面探讨儿童睡眠习惯、睡眠模式和睡眠问题,涵盖了学龄儿童常见睡眠行为问题和睡眠障碍性疾患,可以全面反映这一年龄阶段儿童的睡眠状况。中文版 CSHQ 题项表述清晰、准确、通俗易懂,可由家长独立完成填写。

(四) 量表的临床应用研究

目前已被包括中国香港和中国台湾在内的 60 多家科研和临床机构采用。

(五) 量表的联系人及联系方式

如有疑问请与问卷修订者联系。修订者:李生慧(E-mail:lsh9907@163.com)(指导老师:沈晓明教授,E-mail:xmshen@shsmu.edu.cn)。

(李生慧)

参 考 文 献

[1] OWENS JA,SPIRITO A,MCGUINN M. The Children's Sleep Habits Questionnaire(CSHQ): psychometric properties of a survey instrument for school-aged children[J]. Sleep,2000,23(8): 1043-1051.

[2] 李生慧,金星明,沈晓明,等. 儿童睡眠习惯问卷中文版制定及测量性能考核[J]. 中华儿

科杂志,2007,45(3):176-180.

[3] LYU J,YE X,CHEN Y,et al. Children's sleep may depend on maternal sleep duration during pregnancy:A Retrospective Study [J]. Nat Sci Sleep,2020,12:197-207.

[4] LI S,ARGUELLES L,JIANG F,et al. Sleep,school performance,and a school-based intervention among school-aged children:a sleep series study in China [J]. PLOS ONE,2013,8:e67928.

[5] LI S,YANG Q,CHEN Z,et al. Homework schedule:an important factor associated with shorter sleep duration among Chinese school-aged children [J]. Behav Sleep Med,2014,12(5):389-397.

[6] LI S,JIN X,YAN C,et al. Habitual snoring in school-aged children:environmental and biological predictors [J]. Respir Res,2010,11(1):144.

中文版儿童睡眠习惯问卷(CSHQ)
(以下请父母填写)

就寝习惯:	通常 [5~7(次·周⁻¹)]	有时 [2~4(次·周⁻¹)]	偶尔 [0~1(次·周⁻¹)]

孩子晚上就寝时间:平时:＿＿时＿＿分
　　　　　　　　周末:＿＿时＿＿分

	通常 [5~7(次·周⁻¹)]	有时 [2~4(次·周⁻¹)]	偶尔 [0~1(次·周⁻¹)]
1. 孩子晚上是否在固定时间上床睡觉?	☐	☐	☐
2. 孩子上床后是否可在20分钟内入睡?	☐	☐	☐
3. 孩子是否独自在自己床上入睡?	☐	☐	☐
4. 孩子是否在他人床上入睡?	☐	☐	☐
5. 孩子入睡时是否伴有翻身或肢体节律性动作?	☐	☐	☐
6. 孩子入睡时是否需借助特殊物品(如玩具、毯子等)?	☐	☐	☐
7. 孩子入睡时是否需要陪伴?	☐	☐	☐
8. 到了就寝时间,孩子是否主动上床睡觉?	☐	☐	☐
9. 到了就寝时间,孩子是否不愿意上床睡觉?	☐	☐	☐
10. 到了就寝时间,孩子是否有如哭闹、拒绝待在床上等不良行为?	☐	☐	☐
11. 孩子是否害怕在黑暗中睡觉?	☐	☐	☐
12. 孩子是否害怕一个人睡觉?	☐	☐	☐
13. 孩子是否担心会在睡眠中死去?	☐	☐	☐

睡眠行为:

孩子通常一天实际睡眠时间:平时:＿＿小时＿＿分
(包括晚上和白天的总睡眠) 周末:＿＿小时＿＿分

	通常 [5~7(次·周⁻¹)]	有时 [2~4(次·周⁻¹)]	偶尔 [0~1(次·周⁻¹)]
14. 您是否认为孩子睡得太少?	☐	☐	☐
15. 您是否认为孩子睡得太多?	☐	☐	☐
16. 您是否认为孩子的睡眠量合适?	☐	☐	☐
17. 您是否认为孩子的睡眠质量好?	☐	☐	☐
18. 您是否认为孩子每天的睡眠量保持一致?	☐	☐	☐
19. 孩子是否有尿床现象?	☐	☐	☐
20. 孩子是否有说梦话现象?	☐	☐	☐
21. 孩子睡眠过程中是否不安宁,常有肢体动作?	☐	☐	☐
22. 孩子是否有梦游(睡眠过程中行走)现象?	☐	☐	☐

睡眠行为：

	通常 [5~7(次·周⁻¹)]	有时 [2~4(次·周⁻¹)]	偶尔 [0~1(次·周⁻¹)]
孩子通常一天实际睡眠时间：平时：____小时____分 （包括晚上和白天的总睡眠）周末：____小时____分			
23. 孩子是否同父母（或带养人）在同一房间内睡觉？	□	□	□
24. 孩子是否同父母（或带养人）在同一床上睡觉？	□	□	□
25. 孩子是否有半夜转移到他人（父母、兄弟姐妹等）床上的现象？	□	□	□
26. 孩子是否说睡觉时有身体疼痛？如果有，在何部位：_____	□	□	□
27. 孩子睡眠中是否有磨牙现象？	□	□	□
28. 孩子睡眠中是否有打鼾很响的现象？	□	□	□
29. 孩子睡眠中是否有呼吸暂停现象？	□	□	□
30. 孩子睡眠中是否有憋气或气急等呼吸困难现象？	□	□	□
31. 孩子在陌生环境中（如亲戚家中等）是否有入睡困难现象？	□	□	□
32. 孩子是否有抱怨睡得不好的现象？	□	□	□
33. 孩子是否有半夜醒来伴无法安慰地哭吵、出汗的现象？	□	□	□
34. 孩子是否有被噩梦惊醒的现象？	□	□	□

夜醒问题：

	通常 [5~7(次·周⁻¹)]	有时 [2~4(次·周⁻¹)]	偶尔 [0~1(次·周⁻¹)]
35. 孩子是否夜间醒来一次？	□	□	□
36. 孩子是否夜间醒来一次以上？	□	□	□
37. 孩子夜间醒来再次入睡是否需要帮助？	□	□	□
38. 孩子每次夜醒持续时间通常约为：____小时____分	□	□	□

晨起习惯：

	通常 [5~7(次·周⁻¹)]	有时 [2~4(次·周⁻¹)]	偶尔 [0~1(次·周⁻¹)]
孩子早晨醒来时间：平时：____时____分 周末：____时____分			
39. 孩子早晨是否可自己醒来？	□	□	□
40. 孩子早晨是否需闹钟吵醒？	□	□	□
41. 孩子是否醒来后情绪不佳？	□	□	□
42. 孩子早晨是否由他人唤醒？	□	□	□
43. 孩子醒后是否不愿起床？	□	□	□
44. 孩子醒后是否需长时间才能清醒？	□	□	□
45. 孩子是否醒得很早？	□	□	□
46. 孩子早餐是否胃口好？	□	□	□

白天嗜睡程度：

	通常 [5~7(次·周⁻¹)]	有时 [2~4(次·周⁻¹)]	偶尔 [0~1(次·周⁻¹)]
47. 孩子白天是否有打盹现象？	□	□	□
48. 孩子是否有在活动过程中突然入睡的现象？	□	□	□
49. 孩子是否看起来疲乏？	□	□	□

	不瞌睡	非常瞌睡	入睡
50. 在过去的一周中，孩子在如下情形时是否非常瞌睡或入睡？			
穿衣服	□	□	□
独自玩耍	□	□	□

续表

白天嗜睡程度：	通常 [5~7(次·周⁻¹)]	有时 [2~4(次·周⁻¹)]	偶尔 [0~1(次·周⁻¹)]
和别人玩耍	☐	☐	☐
看电视	☐	☐	☐
坐车	☐	☐	☐
吃饭	☐	☐	☐
洗澡	☐	☐	☐

四、青少年睡眠卫生评估量表修订版（M-ASHS）

（一）概述

青少年睡眠卫生评估量表（the Adolescent Sleep Hygiene Scale，ASHS）是国际上广泛使用的青少年睡眠卫生评估量表。该量表最初于 2005 年由美国 Brown 大学医学院 Le Bourgeois 博士编制。适用年龄范围为 12~18 岁。通过翻译及回译形成该量表的中文版，在预调查和测量学性能评估的基础上，我们进行适当地修订而形成 ASHD 的中文修订版（The modified version of the Adolescent Sleep Hygiene Scale，M-ASHS）。

（二）量表的结构及评分标准

1. **量表的内容及结构介绍**　M-ASHS 共含 29 个题目，其中 24 个题目进入维度划分系统，从 5 个不同维度评估青少年睡眠卫生，分别为：①生理行为；②认知行为；③情绪状态；④睡眠环境；⑤睡眠规律。
通过在上海市中学生中开展的调查，完成了该问卷测量学性能的考察。
2. **评分标准及结果分析**　该问卷没有常模，适合于现况研究及对照研究。

（三）量表的信度及效度研究

1. **信度研究指标**　采用内在信度指标 Cronbach's α 系数来判断整个问卷和各个维度的内在信度。总问卷的 Cronbach's α 系数别为 0.89，各维度的 Cronbach's α 系数为 0.88~0.91。
通过间隔 4 周的重测信度考察来衡量问卷的外在信度。总问卷的重测信度 ICCs 为 0.85，各个层面的 ICCs 范围为 0.60~0.88。
2. **效度研究指标**
（1）结构效度考核：对 M-ASHS 的 5 个维度进行因子分析，提取特征根大于 1 的 3 个公因子，能解释总变异的 64.32%，从各维度对公因子的贡献率（即因子负荷）来看，第 1 个公因子（F1）主要反映情绪-心理-行为，第 2 个公因子（F2）主要反映睡眠环境，第 3 个公因子（F3）主要反映睡眠规律性。
（2）内容效度考核：通过与青少年儿童、父母、从事儿童、青少年睡眠领域研究的专家及从事流行病学研究的专家讨论，认为 M-ASHS 题目设置合理，题目表述清晰、准确、通俗易懂。

（四）量表的临床应用研究

适用于人群流行病学研究与临床睡眠障碍儿童睡眠卫生保健的评估。

（五）量表修订者及联系方式

修订者：李生慧；联系方式：E-mail：lsh9907@163.com。

（李生慧）

参 考 文 献

[1] CHEN Y, YANG Q, ZHAO K, et al. Associations of sleep characteristics with atopic disease: a cross-sectional study among Chinese adolescents [J]. Allergy Asthma Clin Immunol, 2021, 17(1): 21.

[2] ZHANG J, XU Z, ZHAO K, et al. Sleep Habits, Sleep Problems, Sleep Hygiene, and Their Associations With Mental Health Problems Among Adolescents [J]. J Am Psychiatr Nurses Assoc, 2018, 24(3): 223-234.

青少年睡眠卫生评估量表修订版

指导语: 请根据过去 1 个月的睡眠状况进行选择。

项目	总是 [6~7(次·周⁻¹)]	经常 [3~5(次·周⁻¹)]	有时 [1~2(次·周⁻¹)]	偶尔 [<1(次·周⁻¹)]	无
1. 下午六点以后,是否饮用含咖啡因的饮品,如可乐、黑啤、冰茶、咖啡等?	☐	☐	☐	☐	☐
2. 就寝前一小时内,是否还很活跃,如出去玩、跑跳、打闹等?	☐	☐	☐	☐	☐
3. 就寝前一小时内,是否喝很多水或果汁等?	☐	☐	☐	☐	☐
4. 上床后是否常感到胃痛?	☐	☐	☐	☐	☐
5. 上床后是否常有饥饿感?	☐	☐	☐	☐	☐
6. 就寝前一小时内,是否常常干一些使自己保持清醒的事情,如玩游戏、看电视、电话聊天等?	☐	☐	☐	☐	☐
7. 上床后,是否常常干一些使自己保持清醒的事情,如看电视、玩游戏等?	☐	☐	☐	☐	☐
8. 上床后,是否常常担心有什么事情忘记做了?	☐	☐	☐	☐	☐
9. 是否上床后,需要一些外来帮助才能入睡,如听音乐、看电视或他人的陪伴?	☐	☐	☐	☐	☐
10. 上床后,是否常常回想一天内发生的事情?	☐	☐	☐	☐	☐
11. 上床后,是否不是睡觉而是干些别的事情,如电话聊天,看电视,玩游戏等?	☐	☐	☐	☐	☐
12. 是否半夜会醒来好几次看时间?	☐	☐	☐	☐	☐
13. 就寝前一小时内,是否常常发生一些使情绪波动很大(如,悲伤、生气、激动等)的事情?	☐	☐	☐	☐	☐
14. 是否上床睡觉令你感到焦虑不安?	☐	☐	☐	☐	☐
15. 上床后,是否担心学校或家里会发生什么事情?	☐	☐	☐	☐	☐
16. 是否经常听着响亮的音乐入睡?	☐	☐	☐	☐	☐
17. 是否经常看着电视入睡?	☐	☐	☐	☐	☐
18. 是否经常在灯光很亮的房间里入睡?	☐	☐	☐	☐	☐
19. 是否经常在很冷或很热的房间里入睡?	☐	☐	☐	☐	☐
20. 下午六点以后,是否经常抽烟?	☐	☐	☐	☐	☐

续表

项目	总是 [6~7(次·周⁻¹)]	经常 [3~5(次·周⁻¹)]	有时 [1~2(次·周⁻¹)]	偶尔 [<1(次·周⁻¹)]	无
21. 下午六点以后,是否经常喝啤酒或其他含酒精的饮品?	☐	☐	☐	☐	☐
22. 是否有比较固定的就寝习惯,如睡前洗澡、刷牙、读书等?	☐	☐	☐	☐	☐
23. 平时是否经常推迟上床睡觉的时间?	☐	☐	☐	☐	☐
24. 平时是否经常推迟起床的时间?	☐	☐	☐	☐	☐
25. 周末是否经常推迟上床睡觉的时间?	☐	☐	☐	☐	☐
26. 周末是否经常推迟起床的时间?	☐	☐	☐	☐	☐
27. 是否在自己房间内独自睡觉?	☐	☐	☐	☐	☐
28. 是否与他人同在一个房间内(不同床)睡觉?	☐	☐	☐	☐	☐
29. 是否与他人同在一个床上睡觉?	☐	☐	☐	☐	☐

五、青少年睡眠问题评估问卷(ASDQ)

(一)概述

青少年睡眠问题评估问卷(The Adolescent Sleep Disturbance Questionnaire, ASDQ)由李生慧教授领导的项目组编制,该问卷综合参考了青少年睡眠-觉醒评估量表(The Adolescent Sleep-Wake Scale, ASWS)、儿童睡眠障碍评估量表(Sleep Disturbance Scale for Children, SDSC)和匹兹堡睡眠质量量表(The Pittsburgh Sleep Quality Index, PSQI)等量表的条目设置和维度划分,吸纳了这些问卷的特色和有优点。通过在上海市中学生中开展的调查,完成了问卷测量学性能的考察,证实其可综合、全面评估青少年常见睡眠问题。根据近几年的实践使用,对 ASDQ 进行适当地修订,全部题目由 35 个减至 30 个,但进入维度划分系统的 26 个条目没有修订。

(二)量表的结构及评分标准

1. 量表的内容及结构介绍　ASDQ 共含 30 个题目,其中 26 个题目进入维度划分系统,从 6 个不同维度评估青少年常见睡眠问题,分别为:

(1)入睡困难:5 个题目。

(2)睡眠维持障碍:7 个题目。

(3)再次入睡困难:5 个题目。

(4)觉醒障碍:3 个题目。

(5)晨醒障碍:3 个题目。

(6)睡眠呼吸障碍:3 个题目。

2. 评分标准及结果分析　ASDQ 没有常模,适合于现况研究及对照研究。

(三)量表的信度及效度研究

1. 信度研究指标　采用内在信度指标 Cronbach's α 系数来判断整个问卷和各个维度的内在信度。总问卷的 Cronbach's α 系数别为 0.71,各维度的 Cronbach's α 系数为 0.61~0.73。通过间隔 4 周的重测信度考察来衡量问卷的外在信度。总问卷的重测信度 ICCs 为 0.85,各个层面的 ICCs 范围为 0.64~0.82。

2. 效度研究指标

（1）结构效度考核：对 ASDQ 的 6 个维度进行因子分析，提取特征根大于 1 的 3 个公因子，能解释总变异的 66.25%，从各维度对公因子的贡献率（即因子负荷）来看：第 1 个公因子（F1）主要反映失眠；第 2 个公因子（F2）主要反映睡眠呼吸障碍；第 3 公因子（F3）主要反映睡眠-觉醒转换障碍。

（2）内容效度考核：通过与儿童、父母、从事儿童睡眠领域研究的专家及从事流行病学研究的专家讨论，认为 ASDQ 题目设置合理，题目表述清晰、准确、通俗易懂。

（四）量表的临床应用研究

适用于人群流行病学研究与临床睡眠障碍的筛查。

（五）量表修订者及联系方式

如有疑问请与问卷编制者联系，李生慧；联系方式：E-mail：lsh9907@163.com。

（李生慧）

参 考 文 献

[1] CHEN Y, YANG Q, ZHAO K, et al. Associations of sleep characteristics with atopic disease: a cross-sectional study among Chinese adolescents [J]. Allergy Asthma Clin Immunol, 2021, 17 (1): 21.

[2] ZHAO K, ZHANG J, WU Z, et al. The relationship between insomnia symptoms and school performance among 4966 adolescents in Shanghai, China [J]. Sleep Health, 2019, 5 (3): 273-279.

[3] ZHANG J, XU Z, ZHAO K, et al. Sleep Habits, Sleep Problems, Sleep Hygiene, and Their Associations With Mental Health Problems Among Adolescents [J]. J Am Psychiatr Nurses Assoc, 2018, 24 (3): 223-234.

[4] CHEN T, WU Z, SHEN Z, et al. Sleep duration in Chinese adolescents: biological, environmental, and behavioral predictors [J]. Sleep Med, 2014, 15 (11): 1345-1353.

[5] LEBOURGEOIS M, HARSH J. A new research instrument for measuring children's sleep [J]. Sleep, 2001, 24: A213.

青少年睡眠问题评估问卷

请根据过去一个月的睡眠状况进行选择。

项目	总是 [6~7(次·周⁻¹)]	经常 [3~5(次·周⁻¹)]	有时 [1~2(次·周⁻¹)]	偶尔 [<1(次·周⁻¹)]	无
1. 到了上床睡觉的时间，却更愿意干些别的事情，如看电视，玩游戏或聊天？	□	□	□	□	□
2. 是否到了睡觉时间却不愿意上床？	□	□	□	□	□
3. 是否到了睡觉时间能主动上床睡觉？	□	□	□	□	□
4. 是否到了睡觉时间会觉着很开心？	□	□	□	□	□
5. 是否到了睡觉时间却尽量推迟上床时间？	□	□	□	□	□
6. 上床后，该入睡了，是否翻来覆去难以入睡？	□	□	□	□	□
7. 是否上床后，很快就感到昏昏欲睡？	□	□	□	□	□

续表

项目	总是 [6~7(次·周⁻¹)]	经常 [3~5(次·周⁻¹)]	有时 [1~2(次·周⁻¹)]	偶尔 [<1(次·周⁻¹)]	无
8. 是否上床后,该入睡了,却无法入睡只好起床干些别的事?	☐	☐	☐	☐	☐
9. 是否上床后,需要一些外来帮助才能入睡,如听音乐、看电视或他人的陪伴?	☐	☐	☐	☐	☐
10. 是否上床后能很快入睡?	☐	☐	☐	☐	☐
11. 是否夜里总是睡得很不安稳?	☐	☐	☐	☐	☐
12. 是否夜里常常嘴里嘟囔或说梦话?	☐	☐	☐	☐	☐
13. 是否夜里胳膊、腿常动来动去,如伸胳膊、蹬腿?	☐	☐	☐	☐	☐
14. 是否夜里常常不止醒来一次?	☐	☐	☐	☐	☐
15. 是否夜里总是睡得很踏实?	☐	☐	☐	☐	☐
16. 入睡后,是否常常表现出焦虑或惊恐不安?	☐	☐	☐	☐	☐
17. 睡眠中是否有磨牙现象?	☐	☐	☐	☐	☐
18. 是否半夜醒来后,很难再次入睡?	☐	☐	☐	☐	☐
19. 是否半夜醒来后,常常感到不舒适?	☐	☐	☐	☐	☐
20. 半夜醒来后,是否需要外来帮助才能再次入睡,如看电视、读书或同别人睡在一起?	☐	☐	☐	☐	☐
21. 半夜醒来后,是否常常会有恐惧感?	☐	☐	☐	☐	☐
22. 是否早晨醒得很早却无法再次入睡?	☐	☐	☐	☐	☐
23. 早晨醒来后是否会主动起床?	☐	☐	☐	☐	☐
24. 早晨醒来后是否会觉着休息很充分?	☐	☐	☐	☐	☐
25. 早晨醒来后,是否还想接着睡?	☐	☐	☐	☐	☐
26. 是否刚入睡时出汗很多?	☐	☐	☐	☐	☐
27. 是否夜间出汗很多?	☐	☐	☐	☐	☐
28. 睡眠中是否有憋气或气急等呼吸不畅的现象?	☐	☐	☐	☐	☐
29. 睡眠中是否有间断呼吸或无法呼吸的现象?	☐	☐	☐	☐	☐
30. 睡眠中是否有打鼾的现象?	☐	☐	☐	☐	☐
31. 睡眠中是否有梦游的现象(睡眠过程中行走)?	☐	☐	☐	☐	☐
32. 是否有睡眠中由于尖叫而惊醒,但仍处在迷迷糊糊的状态,早晨醒来后不留任何记忆的现象?	☐	☐	☐	☐	☐
33. 是否有由于噩梦而惊醒,但早晨醒来后记不清梦的内容的现象?	☐	☐	☐	☐	☐
34. 是否常常服用正规处方药物来帮助入睡?	☐	☐	☐	☐	☐
35. 是否常常自行服用一些药物帮助入睡?	☐	☐	☐	☐	☐

六、儿童和青少年嗜睡量表(ESS-CHAD)

(一) 概况

嗜睡量表(Epworth sleepiness scale,ESS)是 Epworth 于 1990 年开发。用于评价成人主观的白天过

度嗜睡状态,2015 年 Johns 基于成人 ESS 量表做出修改,制订了儿童和青少年 Epworth 嗜睡量表(ESS-CHAD)。其主要的修改包括将问题 7 对酒精的提及改为"午饭后独自静静地坐着",将问题 3 中公共场所指定为"学校教室",并将问题 8 由"坐在车里"改为"坐着吃饭",基于上述修改,ESS-CHAD 对青少年白天嗜睡情况进行有效评价。

(二)计算方法及临床提示

ESS-CHAD 主要提供 8 种日常生活场景,每一场景下由受试儿童主观回答打瞌睡的可能性,分别为"从不""轻度""中度""重度",依次评分为 0、1、2、3 分,总分为 0~24 分,评分 >10 分提示白天病理性过度嗜睡,11~12 分则表示轻度嗜睡,13~15 分提示中度嗜睡,16~24 分重度嗜睡。

将 8 道题分值累加,在 24 分中评分 >10 分提示白天病理性过度嗜睡,11~12 分则表示轻度嗜睡,13~15 分提示中度嗜睡,16~24 分重度嗜睡。

(三)ESS-CHAD 信度与效度

ESS-CHAD 信度检验中 Cronbach's α 系数为 0.73。

ESS-CHAD 效度检验中 KMO 系数为 0.79,Bartlett 球状检验显著性 <0.001,此量表具有良好的评估性能。目前,ESS-CHAD 主要应用于儿童阻塞性睡眠呼吸暂停(obstructive sleep apnea,OSA),具有良好地筛查及辅助诊断价值。

(刘海琴)

参 考 文 献

[1] JOHNS MW. The assessment of sleepiness in children and adolescents [J]. Sleep Biol Rhythm,2015,13:97.

[2] JANSSEN K C,Phillipson S,O'Connor J,et al. Validation of the Epworth Sleepiness Scale for Children and Adolescents using Rasch analysis [J].Sleep Med,2017,33:30-35.

儿童和青少年嗜睡量表(ESS-CHAD)

指导语:在下列情况下你打瞌睡或睡着的可能性有多大? 根据表中假设的 8 种场景,请在右边"打瞌睡的可能性"选项中做出选择:"0"代表不会打瞌睡,"1"代表打瞌睡的可能性很小,"2"代表打瞌睡的可能性中等,"3"代表很可能打瞌睡。

序号	条目	评分/分			
1	坐着阅读书刊时打瞌睡或睡着	0	1	2	3
2	看电视时打瞌睡或睡着	0	1	2	3
3	在学校、教室坐着不动时打瞌睡或睡着	0	1	2	3
4	连续乘坐汽车 1 小时无间断打瞌睡或睡着	0	1	2	3
5	条件允许情况下,下午躺下休息时打瞌睡或睡着	0	1	2	3
6	坐着与人谈话时打瞌睡或睡着	0	1	2	3
7	午餐后安静地坐着打瞌睡或睡着	0	1	2	3
8	坐着吃饭时打瞌睡或睡着	0	1	2	3

七、儿童睡眠紊乱量表(SDSC)

(一) 概述

儿童睡眠紊乱量表(Sleep Disturbance Scale for Children,SDSC)是由 Bruni 教授编制,中山大学护理学院尤黎明教授课题组于 2013 年译制并标准化的。

睡眠是机体恢复精力和体力的重要生理机制,可参与机体的代谢调节、激素分泌、免疫功能和记忆巩固。儿童睡眠不足不仅可能增加机体对慢性疾病(如糖尿病和肥胖症)的易感性,而且与社会技能缺陷、情感调节、机体协调性和认知有关。因此,睡眠与儿童的生长发育及生活质量密切相关。近年来的研究表明,儿童的睡眠紊乱现象比较突出,已经成为全球公共卫生领域的重要关注点。由于不同年龄段的儿童睡眠特点不一,因此,对于儿童睡眠紊乱的测量尚未取得一致的意见。为推动国内对儿童睡眠紊乱的关注及研究,本课题组于 2013 年译制了 Bruni 教授编制的 SDSC。

SDSC 的研制遵循了严格的程序。最初的量表包含 45 个条目,均源于临床经验及文献报道中的儿童睡眠紊乱现象描述。对意大利罗马两所小学的学生家长进行预试验后,删除了不容易理解的条目,形成 27 个条目的 SDSC。经过对量表条目的因子负荷分析,去除了因子负荷较低且条目间相关度较低的 1 个条目,最终形成了 26 个条目的 SDSC。

原作者在发展该量表的过程中,收集了在睡眠障碍中心就诊的儿童(研究组)资料和健康的小学生(健康对照组)的资料。同时描述两组资料的内部一致性信度、条目-总表间的相关系数、重测信度。采用主成分分析法探讨其因子结构。采用 ROC 曲线描述该量表诊断睡眠紊乱的灵敏度和特异度。

本课题组在取得原作者的许可后,对该量表进行翻译,形成中文版的 SDSC。对 5 岁及以上白血病患儿的照护人进行问卷调查。描述照护人填写该问卷所需时间,对该问卷的理解有无歧义等现象。采用 Cronbach's α 系数描述其内部一致性信度。

本量表中文版的版权归中山大学护理学院所有,需要使用者可与尤黎明教授联系(E-mail:youlm@mail.sysu.edu.cn)。

(二) 量表的结构及评分标准

本量表适用于 5 岁及以上儿童。由测试者介绍量表的测试目的和填写方法后,由主要照护人根据儿童过去一段时间(过去 1 周内或者 6 个月内的一段时间)的睡眠情况填写问卷。该量表共 26 个条目,分为 6 个维度,分别代表 6 种睡眠紊乱:①睡眠启动与维持障碍;②睡眠呼吸障碍;③觉醒障碍;④睡眠-觉醒转换障碍;⑤嗜睡;⑥睡眠出汗过多。

每个维度包含 2~7 个条目。完成问卷所需时间少于 10 分钟。

条目 1、2 代表儿童夜间睡眠时间及入睡所需时间,共 5 个选项。其余条目评分均采用 Likert 5 级评分法,1= 从来不,2= 偶尔(每月 1~2 次),3= 有时(每周 1~2 次),4= 经常(每周 3~5 次),5= 总是(每周 6~7 次)。得分越高,表明睡眠紊乱程度越高。

根据公式:T-score=50+(value-mean)/标准差 ×10,可计算各型睡眠紊乱的 T 值,若 T>70,可认为该儿童患有睡眠紊乱。另外,Bruni 通过对研究组和正常健康组的对照,得出 SDSC 诊断睡眠紊乱的临界值为 39 分。该临界值诊断儿童睡眠紊乱的灵敏度为 0.89,特异度为 0.74。即:应用该临界值诊断,研究组中患有睡眠紊乱的儿童诊断率为 89%,正常对照组中患有睡眠紊乱的儿童可诊断出 74%。

(三) 量表的信度及效度研究

目前该量表已被翻译为英语、葡萄牙语和汉语,在埃及、澳大利亚、意大利和瑞士等国家得到广泛应用。Romeo 对意大利 601 名学龄前期儿童的研究发现,该量表的 Cronbach's α 系数为 0.83。国内沈阳 Huang 等对 3 525 名健康小学生的调查发现,该量表的 Cronbach's α 系数为 0.81。本课题组应用该量表对 65 名 5 岁以上白血病患儿的调查中,该量表的 Cronbach's α 系数为 0.84,各维度的信度系数依次为 0.72、

0.64、0.50、0.68、0.76 和 0.85,说明该量表的信度良好。Bruni 的因子分析结果显示,该量表的 6 个主要因子可以解释总变异的 44.21%,国内 Huang 氏等的研究也得出了相似的结果。

(四)量表的临床应用研究

目前该量表已应用于正常学龄前及学龄期儿童、白血病患儿、哮喘患儿的睡眠紊乱相关研究。结果显示,小学生各型睡眠紊乱的发生率为 3.46%~6.30%。其中,睡眠多汗发生率最高,睡眠启动与维持障碍发生率最低。男生睡眠紊乱发生率高于女生,如男生与女生睡眠呼吸障碍的发生率分别为 6.51% 和 3.72%,多汗的发生率分别为 8.62% 和 4.00%。疾病状态下如急性白血病患儿及哮喘患儿,儿童睡眠紊乱的发生率较高。急性白血病患儿的睡眠紊乱得分与疲乏相关,睡眠紊乱得分越高,疲乏状况越严重(P<0.05)。病情控制较好的哮喘患儿睡眠质量明显优于未控制组的患儿,未控制组的患儿在量表总分、入睡或维持睡眠障碍、睡眠-觉醒转换障碍、睡眠出汗过多等指标均较差,且哮喘患儿出现睡眠结构紊乱与注意缺陷多动障碍特征呈正相关。

(五)量表的特点及使用中的注意事项

由于儿童处于不断生长发育的阶段,不同年龄段儿童具有其特殊的睡眠特点。本量表的使用范围是学龄前期及学龄期。因此在使用时,应注意研究对象的年龄范围。

本量表由主要照护人填写,在实际测试中,必须选择儿童的主要照护人,尤其是关注儿童夜间睡眠的照护人填写问卷。测试前,测试者需详细介绍测试的目的、问卷的填写方法。测试后,计算总分及各维度的得分情况,评价其有无睡眠紊乱及其程度和表现形态。

另外,虽然原作者 Bruni 将该量表用于正常对照组和有睡眠紊乱的儿童的研究,得出该量表的诊断临界点,但是该临界点是否适用于我国儿童睡眠紊乱的诊断仍需要进一步研究进行验证。

(尤黎明　卜秀青)

参 考 文 献

[1] CARSKADON M,DEMENT WC. Normal human sleep:an overview. In:Kryger MH,Roth T, Dement WC,editors. Principles and practice of sleep medicine [M]. Philadelphia:Elsevier-Saunders,2005.

[2] BRYANT PA,TRINDER J,CURTIS N. Sick and tired:does sleep have a vital role in the immune system? [J]. Nat Rev Immunol,2004,4:457-467.

[3] BROWN CA,KUO M,PHILLIPS L,et al. Non-pharmacological sleep interventions for youth with chronic health conditions:a critical review of the methodological quality of the evidence [J]. Disabil Rehabil,2013,35:1221-1255.

[4] MATRICCIANI LA,OLDS TS,BLUNDEN S,et al. Never enough sleep:a brief history of sleep recommendations for children. Pediatrics,2012,129:548-556.

[5] BRUNI O,OTTAVIANO S,GUIDETTI V,et al. The Sleep Disturbance Scale for Children (SDSC)Construction and validation of an instrument to evaluate sleep disturbances in childhood and adolescence [J]. J Sleep Res,1996,5(4):251-261.

[6] ROMEO DM,BRUNI O,BROGNA C,et al. Application of the sleep disturbance scale for children(SDSC)in preschool age [J]. Eur J Paediatr Neurol,2013,17(4):374-382.

[7] HUANG MM,QIAN Z,WANG J,et al. Validation of the Sleep Disturbance Scale for Children and prevalence of parent-reported sleep disorder symptoms in Chinese children [J]. Sleep Med,2014,15(8):923-928.

[8] 谢庆玲,刘淑君,秦岭,等. 慢性持续期哮喘儿童睡眠紊乱状况及其与病情控制情况和肺

功能的关系[J].广西医学,2020,42(14):1791-1794.

[9] 谢庆玲,刘淑君,秦岭,等.哮喘儿童睡眠紊乱和注意缺陷多动障碍特征及相关性研究[J].临床荟萃,2020,35(7):633-638.

[10] 李真真,李世懿,韩春芳,等.哮喘儿童病情控制与睡眠紊乱的相关性研究[J].中国儿童保健杂志,2020,28(9):1040-1043.

八、婴幼儿睡眠状况评估量表(ISAS、TSAS)

(一)概述

婴幼儿期是睡眠昼夜节律及行为习惯发展形成的关键期,也是睡眠问题的高发期,有必要对婴幼儿的睡眠进行早期的筛查和评估,以期实现早发现、早干预和早治疗。儿童睡眠具有显著的社会文化差异,而现有的儿童睡眠评估工具均由国外学者编制,主要适用于学龄前期或学龄期儿童,且多数局限于某一特定睡眠问题的评估,无法真实、全面反映我国婴幼儿的睡眠状况和睡眠问题。因此有必要开发一套以我国婴幼儿为样本人群,以我国婴幼儿睡眠模式、睡眠特点和常见睡眠问题为基础的睡眠评估量表,为婴幼儿睡眠问题的早筛查、早评估提供一个简便易行的评估工具。

为此,自 2018 年起中国疾病预防控制中心妇幼保健中心开始启动"婴幼儿睡眠状况评估量表的编制与评价研究"项目,旨在编制一套适用于我国 3 岁以下婴幼儿的睡眠状况评估量表,即中国婴儿睡眠状况评估量表(Infants Sleep Assessment Scales,ISAS)(0~3 个月和 4~11 个月)和中国幼儿睡眠状况评估量表(Toddler Sleep Assessment Scale,TSAS)(12~35 个月)。第一周期为 2018—2021 年,已完成条目池建立、条目初筛、修改、适宜性分析、项目分析、量表信度分析、效度分析、可行性分析以及验证性因子分析一系列量表编制工作。为了研制量表的全国常模和界值,2021 年 5 月起,研究团队在全国 7 省 14 市启动第二周期研究,将确定量表的评分界值和全国常模,2022 年完成。本文对该套量表的编制流程和信度效度评价进行介绍,以供参考。

(二)量表结构及评估方法

1. 量表适用年龄段划分 年龄段的划分主要参考三方面资料:一是儿童睡眠/觉醒模式在不同年龄段的发展进程特点;二是国内外三种儿童睡眠时间推荐标准中的年龄段划分方法;三是儿童睡眠领域相关专家的建议和临床经验。本研究采用 0~3 个月、4~11 个月和 12~35 个月的年龄段划分方法,与《0~5 岁儿童睡眠卫生指南》(WS/T 579-2017)中睡眠推荐时间的年龄段划分一致。

2. 量表维度

(1) ISAS(0~3 个月):涵盖 4 个维度 14 个条目,分别为睡眠节律(5 个条目);入睡行为(3 个条目);夜醒情况(3 个条目);睡眠呼吸(3 个条目)。

(2) ISAS(4~11 个月):涵盖 4 个维度 14 个条目,分别为睡眠节律(6 个条目);入睡行为(3 个条目);夜醒情况(3 个条目;睡眠呼吸(2 个条目)。

(3) SAS(12~35 个月):涵盖 6 个维度 20 个条目,分别为睡眠节律(6 个条目);夜醒情况(3 个条目);入睡行为(4 个条目);日间嗜睡(2 个条目);异态睡眠(3 个条目);睡眠呼吸(2 个条目)。

3. 量表评估方法 根据受试婴幼儿最近 1 周(0~3 个月和 4~11 个月)/2 周(12~35 个月)的睡眠状况,由了解婴幼儿睡眠情况的看护人填写。每个条目的评分根据该条目内容出现的频度划分成 4 个等级(1=从不、2= 有时、3= 经常、4= 总是),相反条目反向计分。评分越高,表示睡眠越差。

(三)ISAS 和 TSAS 量表编制的流程

根据量表编制框架,依据科学、简单、可操作性的原则,结合婴幼儿睡眠发育年龄特点,根据文献回顾、睡眠障碍诊断标准、现有儿童睡眠评估量表,建立条目池。采用头脑风暴法和德尔菲法对条目池进行初筛,对含义相似但描述方式不同的条目进行挑选、合并和删除。为进一步评估初筛条目描述的代表性、可测性、清晰性和简洁性,2019 年 6 月在北京市海淀区妇幼保健院儿童保健门诊采用方便抽样对 30 名 0~3 个月、32 名 4~11 个月和 34 名 12~35 个月婴幼儿看护人进行预调查,对参与调查的 3 名医务人员进行定性访谈,对初筛条目进行困难度分析和措辞修改,形成初步量表。为了进一步评估量表条目的敏感性、独立性、代表性、准确性和稳定性,进一步采用抽样调查,从统计学角度对初步量表进行项目分析、效度分析、信度分析、可行性分析和验证性因子分析,以此做进一步修订,形成正式量表。

　抽样调查包括社区婴(幼)儿和门诊婴(幼)儿两部分研究对象。社区婴(幼)儿采用随机抽样方法,2019 年 7—11 月在北京市房山区、苏州市、太原市、武汉市、宝鸡市和贵阳市分别随机抽取一个社区和一个乡镇进行现场纸质问卷调查。社区婴(幼)儿纳入标准是:城乡常住人口(在当地居住半年以上)、足月、出生体重≥2 500g,且 <4 000g;排除标准是:出生时有窒息、产伤及先天性疾病,近两周患有疾病。门诊婴(幼)儿在青岛市北区妇幼保健计划生育服务中心和重庆市妇幼保健院的睡眠门诊采用方便抽样选取,纳入标准是:足月、出生体重≥2 500g,且 <4 000g,睡眠方面看护人主诉有以下症状之一,且以上症状在 1 岁以下婴儿中出现每周至少 3 次,持续至少 1 周。在 1 岁及以上幼儿中出现每周至少 3 次,持续至少 2 周:①0~3 个月婴儿、4~11 个月婴儿以及 1 岁及以上幼儿 1 天 24 小时总睡眠时间分别不足 13 小时、12 小时和 11 小时;②孩子入睡潜伏期 >20 分钟,有拒绝或拖延就寝时间和入睡困难;③孩子睡眠中会经常醒来、打鼾、呼吸困难或有其他问题。排除标准:同社区幼儿。本研究获得中国疾病预防控制中心妇幼保健中心伦理审查委员会批准。

　抽样调查阶段共收集 0~3 个月有效量表 399 份,社区和门诊分别为 322 份和 77 份;4~11 个月有效量表 520 份,社区和门诊分别为 415 份和 105 份;12~35 个月量表有效量表 551 份,社区和门诊分别为 466 份和 85 份。

（四）ISAS 和 TSAS 量表的信效度

1. 量表信度

（1）内部一致性信度:ISAS(0~3 个月)、ISAS(4~11 个月)和 TSAS(12~35 个月)的 Cronbach's α 分别为 0.68、0.67 和 0.72。

（2）重测信度:ISAS(0~3 个月)、ISAS(4~11 个月)和 TSAS(12~35 个月)的重测信度相关系数分别为 0.75、0.74 和 0.84,两次测量结果一致性高。

2. 量表效度

（1）内容效度:3 个量表保留条目的内容效度指数介于 0.83~1.00,均大于 0.78,内容效度好。

（2）结构效度:ISAS(0~3 个月)保留 4 个因子 14 个条目,分别为睡眠节律、入睡行为、夜醒情况和睡眠呼吸,累积解释总变异量为 56.61%。ISAS(4~11 个月)保留 4 个因子 14 个条目,分别为睡眠节律、入睡行为、夜醒情况和睡眠呼吸,累积解释总变异量为 55.02%。TSAS(12~35 个月)保留 6 个因子 20 个条目,分别为睡眠节律、夜醒情况、入睡行为、日间嗜睡、异态睡眠和睡眠呼吸,累积解释变异量为 55.55%。

（3）标准关联效度:ISAS(0~3 个月)、ISAS(4~11 个月)和 TSAS(12~35 个月)3 个量表在入睡潜伏期、夜醒次数、睡眠时间方面的 3 个条目与简明婴儿睡眠问卷(Brief Infant Sleep Questionnaires,BISQ)呈正相关,相关系数分别为 0.31、0.41、0.39,0.32、0.66、0.38 和 0.41、0.69、0.42($P<0.05$)。

（4）反应度:除 ISAS(0~3 个月)中睡眠呼吸因子和 TSAS(12~35 个月)中日间嗜睡因子外,3 个量表总分以及其他因子得分均为门诊婴(幼)儿高于社区婴(幼)儿($P<0.05$),表明量表有区分不同睡眠状况婴(幼)儿的能力。

（五）量表的特点及使用中的注意事项

1. 量表的特点　ISAS 和 TSAS 为国内首次编制的可定量评估婴幼儿睡眠状况的标准化量表,并进行了效度和信度考评。3个量表条目有交叉,也有不同,相比于未区分年龄段的量表而言更具有适宜性和针对性,是对国内婴幼儿睡眠评估工具这一空白领域的补充,成本低、易操作,便于广泛推广使用。

2. 量表使用中的注意事项

(1) 主要用于儿童保健门诊、儿科门诊中对婴幼儿睡眠状况进行评估,不适用于确诊患有睡眠障碍的婴幼儿。

(2) 由看护人自填,若填写人阅读填写有困难,可由医生或护士按照条目逐条询问。

(3) 若量表评估结果异常,应进一步询问过往病史,并进行躯体检查和心理行为评估,必要时及时转诊睡眠门诊或呼吸专科门诊。

(六) 量表编制者及联系方式

编制者:冯围围,徐韬,张彤,张悦,王惠珊,潘晓平,黄小娜,中国婴幼儿睡眠状况评估量表编制研究省级协作组(王念蓉、王广海、刘晓莉、李惠玲、杨少萍、宋媛、张风华、张良芬、骆艳、穆立娟)。

有关量表的使用方法请联系:中国疾病预防控制中心妇幼保健中心。

(冯围围 徐韬 张彤)

参 考 文 献

[1] 冯围围,潘晓平,王惠珊,等.中国婴儿睡眠状况评估量表的编制与评价研究[J].中国儿童保健,2021,29(05):468-472.

[2] 冯围围,张悦,王惠珊,等.中国幼儿睡眠状况评估量表的编制与评价研究[J].中国儿童保健,2021,29(12):1295-1299.

[3] 中华人民共和国国家卫生和计划生育委员会[S].0~5岁儿童睡眠卫生指南.WS/T 579—2017,2017.

[4] AMERICAN ACADEMY OF SLEEP MEDICINE.睡眠障碍国际分类[M].3版.高和,译.北京:人民卫生出版社,2017.

[5] 冯围围,张彤.儿童睡眠评估方法研究进展[J].中国儿童保健,2020,28(4):435-437,446.

第四节 儿童青少年破坏及攻击类评定量表

一、幼儿破坏性行为多维评估量表(MAP-DB)

(一) 概述

幼儿破坏性行为多维评估量表(Multidimensional Assessment of Preschool Disruptive Behavior,MAP-DB)由美国西北大学 Wakschlag 教授团队于2014年编制并公布,是用于对学龄前儿童发脾气、不服从、攻击性和不关心他人等破坏性行为的发展性评估工具。破坏性行为在个体未来发展历程中扮演着非常重要的角色,它几乎是六成心理障碍的先行行为表现。破坏性行为出现于儿童早期,并且在学龄前阶段最为常见。因此,探究学龄前阶段幼儿破坏性行为的偏离程度可以为个体发展障碍的早期识别提供依据。

研究者在2020—2021年对MAP-DB进行了修订和本土化验证,曾多次邀请Wakschlag教授进行了讨论、审阅和修改,并在小范围施测后对部分表达形式进行了修改和确认,在确保最大限度地保留原量表结构和内涵的基础上,最终确定了现在的幼儿破坏性行为的多维评估量表中文修订版。

（二）量表的内容和评分

MAP-DB 为他评量表,由家长根据孩子近 1 个月来的实际表现情况来做答。

1. **量表的内容** 该量表共包含 78 个项目,4 个维度,分别如下:

(1) 发脾气:含 22 个项目,指在遭遇挫折时发脾气的频率、强度和持续时间等。

(2) 不服从:含 22 个项目,指从拒绝听从指令到挑衅、顽固反抗等偏离行为。

(3) 攻击性:含 25 个项目,指反应性攻击或故意的、带有敌意的攻击行为。

(4) 不关心他人:含 9 个项目,指忽视他人的情感或幸灾乐祸等行为。

2. **量表的评分方法** 每个项目均按照"0= 从未发生、1= 很少发生(每周少于 1 次)、2= 每周少数几日(1~3 日)、3= 每周多日(4~6 日)、4= 每日 1 次、5= 每日数次"的严重程度以及"NA= 不适用"来进行评定,没有反向计分。所有项目评分的总和可用于表征幼儿破坏性行为的严重程度,得分越高表明幼儿的破坏性行为越严重。

（三）量表的信效度

1. **量表的信度** 全量表的内部一致性信度为 0.972,各维度的内部一致性信度在 0.899~0.937 之间。总量表的分半信度为 0.810,各维度的分半信度在 0.839~0.883 之间。

2. **量表的效度** 验证性因素分析的结果表明,各项目在各自维度的标准化载荷系数均高于 0.4,4 因素模型的各项拟合指数为 $\chi^2/df=4.845$,CFI=0.910,TLI=0.894,RMSEA=0.038,SRMR=0.052,表明量表具有较好的结构效度。各维度间与总量表得分的相关系数在 0.788~0.907 之间,各维度之间的相关系数在 0.582~0.771。量表总分与幼儿社会技能评估量表的总分及分维度之间的相关系数在 −0.422~−0.283 之间,均达到显著性水平($P<0.001$),与 Conners 父母症状问卷的 5 个分量表(品行、学习、心身、冲动-多动、焦虑问题)以及多动指数之间的相关系数在 0.114~0.427 之间,均达到显著性水平($P<0.001$),表明其具有较好的校标效度。

（四）量表的临床应用研究

英文版量表的总分、发脾气维度的得分已被广泛应用于幼儿破坏性行为和易怒水平的筛查,并服务于幼儿阶段破坏性心境障碍失调的临床诊断。中文版量表目前已被初步运用于学龄前阶段幼儿各维度破坏性行为的筛查。现有结果表明,该量表能够有效地筛查出有挫折情境下情绪失调、不服从行为、攻击性行为等破坏性行为问题的幼儿,筛查结果与临床诊断的一致性正在进一步验证当中。

（五）量表联系人及联系方式

李艳玮,南京晓庄学院幼儿师范学院;联系方式:E-mail:liyanwei@njxzc.edu.cn。

池霞,南京医科大学附属妇产医院(南京市妇幼保健院);联系方式:E-mail:264601855@qq.com。

（李艳玮　池霞）

参 考 文 献

［1］WAKSCHLAG LS,BRIGGS-GOWAN MJ,CHOI SW,et al. Advancing a multidimensional, developmental spectrum approach to preschool disruptive behavior［J］. Journal of the American Academy of Child & Adolescent Psychiatry,2014,53(1):82-96.

［2］WAKSCHLAG LS,CHOI SW,CARTER AS,et al. Defining the developmental parameters of temper loss in early childhood:implications for developmental psychopathology［J］. Journal of Child Psychology and Psychiatry,2012,53(11):1099-1108.

二、青少年非自杀性自伤行为评定问卷(NSSI)

（一）概述

1. 目的及意义 非自杀性自伤行为(Non-suicidal Self-injury,NSSI)是指不以自杀为目的的,直接、故意的损伤自己身体组织,而且是不被社会和文化所认可的行为。由于该行为多发于青少年并造成较严重的后果,近年来受到社会各界尤其是学校心理卫生工作者的关注。梳理前期 NSSI 相关研究发现,不同研究中 NSSI 的分类、检出率和分布特征等存在较大差异,主要归因于 NSSI 的定义不同以及评估工具的多样性。此外,我国青少年 NSSI 的研究起步较晚,适合我国青少年使用的本土化评价工具有待开发。

青少年非自杀性自伤行为问卷由安徽医科大学公共卫生学院儿少卫生与妇幼保健学系万宇辉等于 2017 年编制,课题组通过参考 DSM-5 对 NSSI 的评价和诊断标准,结合相关的评定问卷,在前期研究的基础上发展了适合中国本土文化背景的 NSSI 评价方法,从而为我国青少年 NSSI 研究提供有效的测量工具,丰富和发展我国青少年 NSSI 的理论研究。

2. 编制及标准化过程 通过对国内外青少年非自杀性自伤行为的文献研究,整理已有文献中对非自杀性自伤行为的界定,阅读国内外有关于非自杀性自伤行为或自我伤害行为量表编制的文章。采用小型座谈会的形式,在课题组内外进行小组访谈并结合我国青少年生活环境、学习环境,综合考虑内容、文字表述等,初步编制青少年非自杀性自伤行为问卷的项目池。根据课题组设计的问卷内容及相关问题,咨询和请教资深专家学者和从事儿童青少年工作方面的研究人员,在专家咨询后,将专家老师的意见和建议进行整理、归纳、综合。经过课题组讨论商议后,根据每个维度及条目的合理性、可行性进行反复的思考讨论,增减修改,最终确立了本研究的初始量表。

初始问卷建立后,在沈阳、郑州、南昌和深圳 4 地的 15 528 名在校初中、高中学生中应用。以此为基础,对青少年非自杀性自伤行为问卷进行项目分析,分别从项目的敏感性、独立性、代表性、内部一致性和有效性进行分析,对初始问卷的项目进行了初步删改,然后采用最大旋转因子分析法进一步删改条目,最终确定问卷分为两部分:行为问卷和功能问卷。行为问卷共 12 个条目,分为有明显组织损伤的自伤行为和无明显组织损伤的自伤行为 2 个维度;功能问卷共 19 个条目,分为利己社交、自我负强化和情绪表达 3 个维度。

（二）量表结构及评分标准

1. 量表的内容及结构 本问卷采用自评的方式,测试者可根据指导语和对应的题项及答案选择符合自己实际情况的选项。本问卷测试时间较短,通常在 3~5 分钟之内均可完成,青少年人群中均可运用。问卷分行为问卷和功能问卷 2 部分,其中:行为问卷共 12 个条目,分为 2 个维度。

（1）无明显组织损伤的自伤行为:指个体实施的自伤行为没有造成明显、严重的身体组织损伤,条目 1~7。

（2）有明显组织损伤的自伤行为:指个体实施的自伤行为可能造成大量出血、划痕及其他的组织损伤,条目 8~12。

功能问卷共 19 个条目,分为利己社交、自我负强化和情绪表达 3 个维度。

（1）利己社交:指个体实施 NSSI 的目的是为了创造良好的状态或满足社交需要,条目 1~10。

（2）自我负强化:指缓解或从某种不好的状态中解脱出来,条目 11~15。

（3）情绪表达:指实施 NSSI 是为了表达自我情绪感受,条目 16~19。

2. 评分标准及结果分析 行为问卷共 12 个条目,包括掐伤、抓伤、撞伤、打伤、割伤、烧伤、拽头发、在皮肤上刻字或符号等。根据调查对象在过去 1 年内是否有过以上 NSSI 的发生以及发生次数;功能问卷 19 个条目,分为利己社交、自我负强化、情绪表达 3 个维度。根据 Likert 5 级评分标准,每个条目有 5 个选项,即"完全不符合、不符合、不确定、符合、完全符合",分别按"0~4 分"评分。

（三）量表的信度及效度研究

1. 抽样的代表性　本研究采用分层整群抽样的方法,于2015年12月—2016年3月选择沈阳、郑州、南昌和深圳4地的部分在校初中、高中学生进行匿名问卷调查。在各地选取城市重点初中、普通初中、重点高中、普通高中各1所,以及农村重点初中、普通初中、重点高中、普通高中各1所;每个年级整群抽取4~6个班,约200人进行调查。本次调查共发放问卷15 528份,剔除不合格问卷,有效问卷15 096份,有效问卷率97.2%。其中行为问卷的样本人群共15 906名,男生占51.7%,女生占48.3%;初中生占53.8%,高中生占46.2%;在所有受试者中选择有自伤行为的5 318名受试者样本进行功能问卷的项目分析和信效度评价,其中男生占51.7%,女生占48.3%。初中生占60.2%,高中生占39.8%。

2. 信度研究指标　本研究中信度指标主要运用Cronbach's α系数和分半信度,行为问卷总分的Cronbach's α系数为0.921,功能问卷总分的Cronbach's α系数为0.905,各维度的Cronbach's α系数均在0.694以上,区间0.694~0.895,其中情绪表达维度Cronbach's α系数为0.694,利己社交维度Cronbach's α系数为0.895;行为问卷总分的分半信度为0.851,功能问卷总分的分半信度为0.786,各维度的分半信度均在0.588以上,区间0.588~0.884,其中情绪表达维度分半信度为0.588。利己社交维度分半信度为0.884。问卷信度较好,各分维度的内部一致性均可接受。

3. 效度研究指标　本问卷效度的常用方法是探索性因子分析来进行考察;并利用AMOS17.0对结果进行验证。本研究分析结果显示,行为问卷KMO统计值为0.939,Bartlett球状检验 $P<0.001$,行为问卷累计贡献率为64.914%,各条目的因子负荷为0.670~0.813。对功能问卷进行分析,结果显示功能问卷KMO统计值为0.946,Bartlett球状检验 $P<0.001$,功能问卷累计贡献率为53.871%,各条目的因子负荷为0.484~0.792。功能问卷累计贡献率为53.871%。在探索性因子分析的基础上,利用验证性因子考察模型的拟合程度,利用结构方程构建模型,评价指标有:拟合优度指数(GFI)、标准拟合指数(NFI)、相对拟合指数(RFI)和比较拟合指数(CFI);近似均方根残差(RMSEA)。一般要求各拟合指数越接近1越好;近似均方根残差小于0.10,表明模型拟合可接受。

本研究行为问卷上述评价指标分析结果分别为0.915,0.929,0.911,0.929,0.099;功能问卷分别为0.918,0.898,0.883,0.901,0.072,基本满足评价要求,结构效度较好。

（四）应用情况

目前,在国内还没有大样本量的进行青少年非自杀性自我伤害行为的研究,本次研究编制的问卷选取沈阳、郑州、南昌和深圳4地的部分在校初中、高中学生进行匿名问卷调查,有效问卷15 096份,样本量较大,数据真实可靠,能较全面地反映中国青少年的非自伤性自伤行为的情况,为NSSI干预或机制研究的开展奠定基础。但是,目前尚没有一句较严格的抽样来建立全国和地区的常模。随着使用者样本累积量的增加,在临床应用的基础上,适当时机推出全国常模。

（五）研究创新点及不足之处

1. 研究创新点

（1）我国本土文化背景的青少年非自杀性自伤行为评价问卷:迄今为止,国内还没有依据美国DSM-5中对于非自杀性自伤行为的诊断编制的量表,本研究以国内外相关研究为依托,编制适合中国本土文化的自伤评价问卷,在一定程度上弥补了这一空缺。为综合评价青少年非自杀性自我伤害行为提供了有效的评价工具,为进一步积极探讨青少年自伤行为影响因素及相关性提供了重要技术支持。

（2）突出NSSI研究中行为、功能2个维度:本次研究编制的青少年非自杀性自伤行为评价问卷由两个维度组成:自伤行为和自伤功能。以往的研究多是仅仅探究自伤行为,而没有考虑到自伤的功能,如蓄意自伤问卷和自我伤害行为问卷仅对受试者自我伤害的行为进行了询问,没有深入了解受试者实施自我伤害的功能动机。本研究同时将NSSI行为分为无明显组织损伤的自伤行为、有明显组织损伤的自伤行为2个维度;将NSSI功能分为利己社交、自我负强化、情绪表达3个维度,对自伤的研究将更加深入。

（3）在青少年群体中进行大样本研究：目前，在国内还没有大样本量的进行青少年非自杀性自我伤害行为的研究，本次研究编制的问卷选取沈阳、郑州、南昌和深圳4地的部分在校初中、高中学生进行匿名问卷调查，有效问卷15 096份，样本量较大，数据真实可靠，能较全面地反映中国青少年的非自伤性自伤行为的情况，为NSSI干预或机制研究的开展奠定基础。

2. 研究的不足之处及今后建议 首先，在文献收集方面不够全面。由于近年来关于NSSI的研究越来越多，在资料的收集的时候，无法涵盖关于NSSI的全部文献；同时在文献资料的整理和分析过程中，也不够深入、详尽，在研究的深度和广度上，仍有待提高。其次，研究样本的选择缺乏一定的代表性。本次研究编制的问卷选取沈阳、郑州、南昌和深圳4地的部分在校初中、高中学生进行匿名问卷调查，有效问卷15 096份，样本量较大，但在地理位置上，所选取的4个地方包含了我国的南部、北部、中部和东部，缺乏西部地区的研究，因此在研究结论的普遍性和推广性上存在一定的影响。今后的研究样本的选择应兼顾东部、南部、西部、北部和中部地区，使样本的代表性更强。同时，测量方法也有一定的局限性。本研究是在教室内进行问卷调查，没有做到一人一桌，可能会产生一定的社会期许性反应（socially desirable responding，SDR），即受试者害怕信息外泄，用社会认可的方式填写问卷，使自己看起来更适合社会需要的一种"装好"现象，导致测量结果不够准确。在以后的研究中，应尽量做到保护受试者的隐私安全，降低社会期许性反应发生的可能性。最后，本研究功能问卷的情绪表达维度信效度评价结果不理想，可能是由于该维度条目数太少，降低了同质性信度和分半信度的结果。今后的研究应该进一步修订补充功能问卷。

（六）量表原文及修订者联系方式

本量表不申请知识产权保护，使用者只要告知并征得编织者同意即可使用。联系人：万宇辉；联系方式：E-mail：wyhayd@163.com。

（万宇辉 陶芳标 刘 婉 郝加虎）

参 考 文 献

［1］万宇辉,刘婉,陶芳标,等.青少年非自杀性自伤行为评定问卷的编制及其信效度评价［J］.中国学校卫生杂志,2018,39（2）:170-173.

［2］刘婉,万宇辉,陶芳标,等.青少年非自杀性自伤行为评估方法研究进展［J］.中国公共卫生杂志,2016,32（4）:478-481.

［3］蒋志成,徐慧琼,陶芳标,等.童年期虐待经历和亲子关系与中学生自伤行为的关联［J］.中国学校卫生杂志,2020,41（7）:987-990.

［4］WAN Y,CHEN R,TAO FB,et al. Associations of coping styles with nonsuicidal self-injury in adolescents:Do they vary with gender and adverse childhood experiences? ［J］. Child Abuse Negl,2020,104:1044-1070.

青少年非自杀性自伤行为评定问卷

指导语：最近1年，你是否有以下故意伤害自己的行为，这种行为不是为了自杀，但可能导致出血、擦伤或疼痛（疲倦时为了提神而采取的行为不包括在内）。根据实际情况，在相应答案上打"√"。

行为	是否实施过以下行为	
1. 故意掐伤自己	①没有	②有 __ 次
2. 故意抓伤自己	①没有	②有 __ 次
3. 故意用头撞较硬的物体（如头撞墙,头撞树等）	①没有	②有 __ 次
4. 故意用拳头打墙、桌子、窗户、地面等硬物	①没有	②有 __ 次

续表

行为	是否实施过以下行为	
5. 故意用拳头、巴掌或较硬的物体打伤自己	①没有	②有 __ 次
6. 故意咬伤自己	①没有	②有 __ 次
7. 故意拽掉自己的头发	①没有	②有 __ 次
8. 故意扎或刺伤自己(如针,订书钉、笔尖等)	①没有	②有 __ 次
9. 故意割伤自己(如刀片、玻璃等)	①没有	②有 __ 次
10. 故意烧伤或烫伤自己(如用烟头、开水、打火机或火柴等)	①没有	②有 __ 次
11. 用东西故意摩擦皮肤使其出血或淤血	①没有	②有 __ 次
12. 故意在皮肤上刻字或符号(不包括文身)	①没有	②有 __ 次

注:行为问卷共12个条目,分为2个维度:①无明显组织损伤的自伤行为,指个体实施的自伤行为没有造成明显、严重的身体组织损伤,条目1~7;②有明显组织损伤的自伤行为,指个体实施的自伤行为可能造成大量出血、划痕及其他的组织损伤,条目8~12。

如果你实施过以上行为,那么你伤害自己的原因是什么? 请根据实际情况填写。

原因	完全不符合 1	不符合 2	不确定 3	符合 4	完全符合 5
1. 让自己觉得不孤独	1	2	3	4	5
2. 能带来快乐、享受,让自己感觉很好	1	2	3	4	5
3. 我有伤害自己的欲望,且无法停止	1	2	3	4	5
4. 为了报复别人	1	2	3	4	5
5. 只有这样自己才不会去伤害别人	1	2	3	4	5
6. 为了保护自己不受别人的攻击	1	2	3	4	5
7. 我的朋友曾经这样做过	1	2	3	4	5
8. 为了吸引别人的注意	1	2	3	4	5
9. 获得他人的理解	1	2	3	4	5
10. 让其他人做出改变	1	2	3	4	5
11. 缓解压力或缓解自己焦虑的心情	1	2	3	4	5
12. 自我惩罚或赎罪的方式	1	2	3	4	5
13. 为了控制自己,使自己冷静下来	1	2	3	4	5
14. 能帮助自己停止不好的想法或念头	1	2	3	4	5
15. 从麻木和虚幻中逃脱出来	1	2	3	4	5
16. 表达自己的愤怒	1	2	3	4	5
17. 为了逃避自己不喜欢,或让自己不开心的事情 (如逃避上学,逃避做作业或劳动等)	1	2	3	4	5
18. 为了应对悲伤、失望的情绪	1	2	3	4	5
19. 为了表现自己的绝望和无助	1	2	3	4	5

注:功能问卷共19个条目,分为3个维度:①利己社交,指个体实施NSSI是为了创造良好的状态或满足社交需要,条目1~10;②自我负强化,指缓解或从某种不好的状态中解脱出来,条目11~15;③情绪表达,指实施NSSI是为了表达自我情绪感受,条目16~19。

三、12-条目攻击问卷(12-AQ)

（一）概述

12-条目攻击问卷(12-item Aggression Questionnaire,12-AQ)英文版由新加坡南洋理工大学 Rebecca P. Ang 提供,由上海市精神卫生中心杜亚松博士翻译、并在国内建立标准化常模。

1. 原量表心理测量学特征 攻击行为是儿童和青少年精神障碍中的常见异常行为,严重的攻击行为甚至提示需要迫切进行治疗。《美国精神疾病诊断与统计手册》(第Ⅳ版)(DSM-Ⅳ)提出攻击行为是间歇性暴发性障碍(intermittent explosive disorder,IED)的特征之一,也可以继发于其他障碍,但一直没有提出确切的操作性定义,正因如此,要求发展新的诊断体系、建立攻击行为的分类标准的呼声也越来越高。相对而言,心理测验工具对攻击结构的探索性研究比较多,目前已编制了多达 50 多种的测量工具,其中研究较多的自评攻击问卷是 1992 年编制的 Buss-Perry 攻击问卷(Buss-Perry Aggression Questionnaire, BPAQ),但在不同国家和不同样本中的研究结果显示此问卷的 4 个因子结构并不稳定。Bryant 和 Smith (2001)进一步对这问卷进行了结构的精炼,形成了 12-条目攻击问卷(12-AQ),该问卷已在新加坡的儿童和青少年样本中证实了其信度和效度优于 BPAQ,但仍需要扩大不同文化和民族背景的样本来进行验证。

2. 中文版的修订及标准化过程 12-条目攻击问卷(12-AQ):英文版由新加坡南洋理工大学 Rebecca P. Ang 提供并授权可以翻译为中文并在中国儿童和青少年中使用。该问卷由上海市精神卫生中心杜亚松博士翻译,并由英国学者 Shun Au 回译,在保留原问卷含义的基础上,适当修改个别词句以利于中国儿童和青少年的阅读。

12-AQ 问卷共有 12 个条目,每个条目采取 1~5 分的 5 级评分,问卷结构为内部 4 因子和计算总分相结合的分等级的模型,4 因子分别为躯体攻击、语言攻击、愤怒和敌意,得分越高表示越倾向有攻击行为。完成问卷可以通过个别或集体的形式进行。

（二）量表的结构及评分标准

AQ-12 条攻击问卷为自评量表,量表由 12 个 5 级连续评分的条目构成。没有反向计分。
AQ-12 问卷可以得出总分和 4 个分量表分。
(1) 躯体攻击分量表:由第 8、10 和 11 条组成。
(2) 语言攻击分量表:由第 1、4 和 6 条组成。
(3) 愤怒分量表:由第 3、7 和 12 条组成。
(4) 敌意分量表:由第 2、5 和 9 条组成。
AQ 总分 = 所有 12 条目得分相加。

（三）量表的信度及效度研究

1. 抽样的代表性 采取整体分层抽样方法,先在上海市和宁波市随机抽取小学和初中学校,再在该小学的四~六年级和初一到初三各年级中的各年龄段中随机抽取一个班级的学生作为研究对象。共 623 名学生完成调查问卷,回收有效问卷 600 份,问卷回收有效率为 96.3%。年龄为 9~14 岁,其中男生 302 名,平均年龄(12.30 ± 1.60)岁;女生 298 名,平均年龄(12.28 ± 1.63)岁,男女生年龄差别无显著统计学意义(t=0.12,P>0.05)。

2. 信度

(1) 内部一致性和重测信度:12-AQ 内部一致性总的 Cronbach's α 系数为 0.75,各因子内部一致性在 0.47~0.5。对其中 56 名学生在 2 周后重测,两次测试之间的总分和因子分的相关系数均高于 0.70 (表 4-16)。

表 4-16 12-AQ 内部一致性和重测信度

项目	Cronbach's α 系数	重测系数	项目	Cronbach's α 系数	重测系数
总分	0.75	0.75***	愤怒	0.48	0.71***
躯体攻击	0.56	0.82***	敌意	0.47	0.73***
语言攻击	0.55	0.75***			

注:***.$P<0.001$。

(2)项目区分度分析:采用条目与总分之间的相关系数作为区分度指标,12-AQ 各条目与总分的相关系数在 0.42~0.62,平均相关系数为 0.52,均具有显著的统计学意义,说明每个条目都有很好的区分度。1~12 各个条目与总分的相关系数(r)分别为 0.49、0.53、0.47、0.50、0.49、0.60、0.47、0.62、0.54、0.46、0.42、0.62,P 均 <0.001。

(3)探索性因子分析:首先对数据进行合适度分析,KMO 检验值为 0.83,Bartlett 球状检验 $\chi^2=1\,030.80$,$P<0.001$,说明样本数据非常合适做因子分析;因子分析采用主成分分析法,以因子特征根大于 1 的因子数有 3 个,累计方差贡献率为 38.66%,第 4 因子的特征根为 0.95,接近于 1,取 4 因子累计方差贡献率为 54.85%,故保留第 4 因子。采用最大方差正交旋转法,在各因子上剔除负荷值小于 0.4 的条目,结果在每个因子上都有 3 个条目,符合因子内部条目数要求,按因子对贡献值大小排列,得到了与原问卷大部分一致的因子模型,第 1 和第 2 因子与原问卷躯体攻击因子、语言攻击因子组成完全一致,仅第 4 因子中条目 3(发怒时来得快,去得也快)在原问卷归属于愤怒因子,而第 3 因子中条目 9(我很困惑为什么我对一些事情感到苦恼)在原问卷归属于敌意因子,考虑到条目 3 在因子 3 的负荷值及条目 9 在因子 4 的负荷值均在 0.35 以上,结合两条目较直观的表达意义,仍采用原问卷的结构,并对 4 因子采用与原问卷相同的命名。

(4)12-AQ 总分和各因子得分:不同性别儿童之间除愤怒因子评分差异无统计学意义($P>0.05$)外,男生的总分和其他因子得分均显著高于女生得分($P<0.05$),见表 4-17。

表 4-17 不同性别 12-AQ 总分和各因子得分的比较

项目	男($n=600$)	女($n=600$)	t 值
总分	24.59 ± 6.54	22.56 ± 5.65	3.97***
躯体攻击	4.79 ± 2.09	3.96 ± 1.32	5.72***
语言攻击	6.82 ± 2.19	6.25 ± 2.15	3.11***
愤怒	6.77 ± 2.44	6.70 ± 2.70	0.37
敌意	6.20 ± 2.20	5.64 ± 1.89	3.20***

注:***.$P<0.01$。

3. 效度

(1)结构效度:12-AQ 各因子分与总分的相关在 0.69~0.74,具有高度的相关,各因子之间的相关在 0.34~0.42,具有中度相关,因子间的相关低于因子与总分相关,说明问卷有合理的结构(表 4-18)。

表 4-18 12-AQ 总分、因子分相关矩阵

项目	总分	躯体攻击	语言攻击	愤怒
躯体攻击	0.69***			
语言攻击	0.73***	0.36***		
愤怒	0.75***	0.34***	0.38***	
敌意	0.74***	0.42***	0.37***	0.40***

注:***.$P<0.001$。

（2）效标效度：以 Conners 父母症状问卷（PSQ）的各因子评分与 12-AQ 的总分、各因子分进行相关分析，结果 12-AQ 总分及各因子分与 Conners 品行问题因子均有正性相关，12-AQ 总分与大部分因子与冲动多动及多动指数因子有正性相关（表 4-19）。

表 4-19　12-AQ 总分、因子分与 PSQ 各因子之间的相关分析

项目	品行问题	学习困难	心身	冲动多动	焦虑	多动指数
总分	0.11**	0.07	0.08*	0.10*	0.09*	0.09*
躯体攻击	0.12**	0.08*	0.05	0.11**	0.01	0.11**
语言攻击	0.14**	0.07	0.09*	0.06	0.07	0.09*
愤怒	0.14**	0.05	0.03	0.10*	0.07	0.10*
敌意	0.10*	0.04	0.06	0.11**	0.07	0.05

注：**，$P<0.01$，*，$P<0.05$。

（3）验证性因素分析：根据探索性因素分析所得到的、与原问卷一致的结构模型，进行与样本数据拟合优度检验，结果 4 因子多维度模型的拟合度为 $\chi^2=104.44$，$df=48$，RMSEA=0.045，NNFI=0.96，CFI=0.97，该模型组间比较：与男生数据的拟合度为 $\chi^2=65.28$，$df=48$，RMSEA=0.038，NNFI=0.97，CFI=0.98，与女生数据的拟合度为 $\chi^2=120.06$，$df=48$，RMSEA=0.066，NNFI=0.89，CFI=0.92；总分单维度模型的拟合度为 $\chi^2=175.16$，$df=54$，RMSEA=0.063，NNFI=0.92，CFI=0.93。

（四）量表的临床应用研究

12-条目攻击问卷可作为评定国内儿童青少年攻击行为的工具，可以应用于注意缺陷多动障碍、对立违抗障碍、品行障碍等疾病和亲子冲突、同辈关系紧张、师生矛盾时出现的攻击行为。

（五）量表的特点

12-AQ 在中国儿童和青少年样本的检验中有较好的信度、效度，虽然探索性因子结果与原结构稍有差别，但验证性因子分析仍体现出原问卷结构与国内样本拟合良好，说明 12-AQ 可以作为国内儿童青少年攻击行为的测评工具。

（六）量表修订者及量表原文

该问卷由上海交通大学医学院附属精神卫生中心杜亚松博士翻译并修订，有任何问题请联系杜亚松；联系方式：上海市宛平南路 600 号，E-mail：yasongdu@163.com。

（杜亚松）

参 考 文 献

[1] SURIS A，LIND L. Measures of aggressive behavior：Overview of clinical and research instruments［J］. Aggression and Violent Behavior，2004，9：165-227.

[2] ANG RP.Factor structure of the 12-item aggression questionnaire：Further evidence from Asian adolescent samples［J］. Journal of Adolescence，2007，30（4）：671-685.

[3] PARROTT DJ，GIANCOLA PR. Addressing "The criterion problem" in the assessment of aggressivebehavior：Development of a new taxonomic system［J］. Aggression and Violent Behavior，2007，12：280-299.

[4] VIGIL-COLET A，LORENZO-SEVA U，MORALES-VIVES F. Factor Structure of the Buss-PerryAggression Questionnaire in DifferentSamples and Languages［J］. Aggressive Behavior，

2005,31:601-608.

[5] 张文武,吕梅,杜亚松.12-条目攻击问卷(AQ)在中国的信、效度研究[J].上海精神医学杂志,2009,21(3):136-139.

12-条目攻击问卷(12-AQ)

指导语:以下让你回答问题是关于你和其他人交往问题,请你实事求是地回答,答案没有错或对之分。请仔细阅读每个问题,在所给出的符合你的相应数字上打"√"。

项目	一点都不像我 1	有一点像我 2	有一些像我 3	多数像我 4	完全像我 5
1. 我的朋友说我爱争论	1	2	3	4	5
2. 常有人认为我做了不少我不该做的事情	1	2	3	4	5
3. 发怒时来得快,去得也快	1	2	3	4	5
4. 我经常发现自己会使别人不愉快	1	2	3	4	5
5. 不少时候,我觉得自己以不良的方式在逃避生活	1	2	3	4	5
6. 当别人使我不愉快时,我不会与之争吵	1	2	3	4	5
7. 不少时候,我会不明原因的发怒	1	2	3	4	5
8. 如果有人惹我,我会揍他/她	1	2	3	4	5
9. 我不明白为什么有时候对一些事情觉得痛苦	1	2	3	4	5
10. 我知道我威胁了别人	1	2	3	4	5
11. 有人推了我,所以我打他/她	1	2	3	4	5
12. 我很难控制我的脾气	1	2	3	4	5

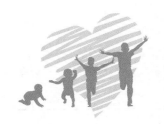

第五章

发育行为障碍类评定量表

第一节 注意力缺陷多动障碍类评定量表

一、儿童困难问卷（QCD）

（一）概述

儿童困难问卷（the Questionnaire-Children with Difficulties，QCD）是由日本学者 Saito、Kohodai 和 Yamashita 等根据儿童的日常生活编制而成，被广泛用于评估 6~18 岁 ADHD 儿童青少年一天中不同时间段的日常生活的困难程度。Usami M 等对 QCD 进行了信度和效度检验，提示其具有较高的内部一致性和可靠性。2016—2017 年我国郑毅、柯晓燕等将 QCD 引入我国，对 200 名 6~18 岁的注意缺陷与多动障碍（attention deficit and hyperactivity disorder，ADHD）儿童进行其可靠性和有效性的研究。

（二）量表的结构及评分标准

1. **量表的结构**　QCD 由 20 个每天特定时段的基本日常活动所构成，如洗脸、刷牙、穿衣。分为六个维度，包括以下：

（1）清晨/上学之前：1~4 条目。

（2）学校：5~7 条目。

（3）学校放学后：8~10 条目。

（4）晚上：11~14 条目。

（5）夜晚：15~18 条目。

（6）总体行为：19~20 条目。

2. **量表的评分标准**　每一条目采用四级评分法：0 为完全不同意，1 为部分同意，2 为大部分同意，3 为完全同意。该问卷由患儿家长或监护人回答，评估测量前最近一周内表现。高分代表调查对象日常生活功能和学习过程中遇到的困难较少；低分代表调查对象日常生活功能和学习过程中遇到的困难较多。

QCD 总分 57 分，实际计分条目 19 项，其中，15 题为 12 岁或以上青少年，16 题为 12 岁以下儿童。问卷得分越低，表示某一特定时段的日常活动功能越差，困难越多。中文版总分 30~35 分表示功能受损的阈值，<30 分表示功能受损。

（三）量表的信度及效度研究

1. **信度**　QCD 问卷各维度的 Cronbach's α 系数在 0.49~0.74 之间，分别为清晨/上学之前（0.74）、学校

(0.61)、放学后(0.71)、晚上(0.70)、夜晚(0.65)、总体行为(0.49)。总分 Cronbach's α 系数为(0.88)。

2. **效度** QCD 总分与 SNAP-Ⅳ(父母版)总分和 Weiss 功能缺陷量表父母版(the Weiss Functional Impairment Scale-Parent, WFIRS-P)平均分的相关系数分别为 -0.47 和 -0.57,均为 $P<0.05$。参照 SNAP-Ⅳ 和 WFIRS-P,QCD 具有较高的敏感度,其曲线下面积分别为 0.70 和 0.71。QCD 的敏感性及特异性见表 5-1。

表 5-1 QCD 的敏感性及特异性

QCD 总分的划界分	SNAP-Ⅳ		WFIRS-P	
	敏感度	特异度	敏感度	特异度
30	0.66	0.67	0.57	0.72
35	0.81	0.50	0.74	0.56
40	0.90	0.25	0.90	0.33

(四)量表的临床研究

QCD 用于评估 6~18 岁患者不同时间段的行为问题及严重情况。整个问卷只有 20 个问题,用时少,临床应用更方便,在中国人群中信效度高。目前 QCD 被用于评估患有 ADHD、抑郁障碍和广泛性发育障碍儿童的日常生活困难的程度。QCD 已经被写入 2020 年的《注意缺陷多动障碍早期识别、规范诊断和治疗的儿科专家共识》用来评估 ADHD 的社会功能。

Usami 等(2013)对 298 名小学和初中的 ADHD 儿童及 1 136 名社区样本的儿童进行评估,ADHD 组儿童的 QCD 总分及分量表得分显著低于社区组,总分均值分别为 29.70 和 47.70($P<0.001$),效应值为 1.698。按性别分层后,ADHD 组仍显著低下社区组。在 ADHD 儿童中,QCD 分量表晚上分量表得分与 ADHD-RS 得分存在强相关($r>0.41$,$P<0.001$);在 ADHD 女童中,QCD 分量表夜晚得分与 ADHD-RS 的注意缺陷和 ODBI 对立违抗症状存在强相关($r>0.40$,$P<0.001$)。

Sasaki 等(2015)对患有广泛性发育障碍(pervasive developmental disorder,PDD)的 233 名小学生和 139 名初中生研究发现,PDD 组儿童 QCD 总分及各分量表得分显著低于社区对照组;在小学生群体中,QCD 分量表中总体行为分量表的效应值最大,为 1.91;在初中生群体中,QCD 分量表中放学后分量表的效应值最大,为 1.90。与东京孤独症行为量表(Tokyo Autistic Behavior Scale,TABS)得分相比,QCD 总得分与各分量表得分与 ADHD-RS 得分存在更多的强相关。

Usami 等(2015)对 90 名抑郁障碍和 363 名社区初中生研究发现,病例组儿童 QCD 平均得分及分量表得分显著低于社区对照组。同时有抑郁障碍和旷课问题的儿童 QCD 早晨/上学前、学校和夜晚分量表得分显著低于单纯抑郁障碍组儿童。抑郁障碍男童 QCD 夜晚分量表得分与抑郁自评量表(Depression Self-Rating Scale,DSRS)得分、QCD 早晨/上学前分量表得分与 ADHD-RS 注意缺陷得分存在相关;抑郁障碍儿童 QCD 总体行为分量表得分与 TABS 总分、QCD 晚上分量表得分与 ADHD-RS 注意缺陷得分存在相关。

(五)量表的特点及使用注意事项

QCD 条目少,易于理解且使用方便。它覆盖全天整个时间段,可以评价一天中特定时段的日常生活功能。相对于(ADHD-RS)、长处和困难问卷等,它可以便于不同看护人之间的信息交流,对于评价 ADHD/ODD 患儿全天的行为表现具有优势,有助于临床医生选择恰当的治疗药物(不同药物起效及作用持续不同)。

原问卷未限定行为表现所调查的时间段,建议与门诊目前已使用常规量表评价时间一致,可以评估"半年内"的表现。若作为随访用,可根据随访周期灵活使用。同时,问卷应增加填表人信息。原问卷中有些条目过于笼统,缺乏明确的操作性定义,这给评定结果带来影响。

(方 慧 柯晓燕 杨斌让)

参 考 文 献

[1] ZHENG Y,DU Y,SU LY,et al. Reliability and validity of the Chinese version of Questionnaire-Children with Difficulties for Chinese children or adolescents with attention-deficit/hyperactivity disorder:a cross-sectional survey [J]. Neuropsychiatr Dis Treat,2018,14:2181-2190.

[2] USAMI,SASAYAMA,SUGIYAMA,et al. The reliability and validity of the questionnaire-children with difficulties (QCD) [J]. Child Adolesc Psychiatry Ment Health,2013,7(1):11.

[3] 梁颖,李楠,袁嘉嵘,等 . 困难问卷在注意力缺陷多动障碍学龄儿童中应用的病例对照研究[J]. 中国中西医结合急救杂志,2019,26(6):723-726.

[4] USAMI,IWADARE,WATANABE,et al. A case-control study of the difficulties in daily functioning experienced by children with depressive disorder [J]. J Affect Disord,2015,179:167-174.

[5] MASAHIDE U,TAKASHI O,DAIMEI S,et al. What Time Periods of the Day Are Concerning for Parents of Children with Attention Deficit Hyperactivity Disorder? [J]. PLoS ONE,2013,8(11): e79806.

[6] SASAKI,USAMI,SASAYAMA,et al. Concerns Expressed by Parents of Children with Pervasive Developmental Disorders for Different Time Periods of the Day:A Case-Control Study [J]. PLoS ONE,2015,10(4):e0124692.

[7] 中华医学会儿科学分会发育行为学组 . 注意缺陷多动障碍早期识别,规范诊断和治疗的儿科专家共识[J]. 中华儿科杂志,2020,58(3):188-193.

[8] KE X,DU Y,ZHENG Y,et al. Risk factors for the difficulties in general activities across the day in Chinese children and adolescents with attention-deficit/hyperactivity disorder [J]. Neuropsychiatr Dis Treat,2018,15:157-166.

儿童困难问卷（QCD）

项目	回答			
	0= 完全不同意	1= 有些 （部分）同意	2= 大部分同意	3= 完全同意
清晨/上学之前				
1. 您的孩子能否迅速起床？	□	□	□	□
2. 您的孩子能否迅速洗漱穿衣（例如：洗脸、刷牙和穿衣）？	□	□	□	□
3. 您的孩子在吃早餐时的行为表现是否与年龄相符？	□	□	□	□
4. 您的孩子在早晨上学之前的时间内能否不惹麻烦或不与父母或兄弟姐妹发生争吵？	□	□	□	□
学校				
5. 您的孩子是否喜欢上学？	□	□	□	□
6. 您的孩子能否表现的与班里其他孩子一样？	□	□	□	□
7. 您的孩子在学校是否有能够接纳他/她的朋友？	□	□	□	□
放学后				
8. 您的孩子是否与父母/监护人谈论在学校发生的事情？	□	□	□	□
9. 您的孩子是否有与自己同龄的朋友？	□	□	□	□
10. 您的孩子是否自信地与同龄人一起参加课外活动,如运动？	□	□	□	□

续表

项目	回答			
	0= 完全不同意	1=有些 (部分)同意	2= 大部分同意	3= 完全同意
晚上				
11. 您的孩子能否毫无困难地完成家庭作业?	☐	☐	☐	☐
12. 当每个人都回到家后(包括父母/监护人),您的孩子能否好好地享受家庭时光,不会持续与他人争吵?	☐	☐	☐	☐
13. 您的孩子在晚间就餐聊天时能否平静地与他人交谈?	☐	☐	☐	☐
14. 当孩子一起参加活动时(例如外出散步或购物),父母是否感觉和孩子在一起很舒服?	☐	☐	☐	☐
夜晚				
15. 青少年(12岁或以上):	☐	☐	☐	☐
您的孩子能否在夜晚与同龄朋友一起参加活动? 这些活动可能包括玩耍、学习、上补习班、上辅导课(如弹奏乐器和/或练书法)和运动。	☐	☐	☐	☐
16. 年龄更小的孩子(12岁以下):	☐	☐	☐	☐
您的孩子晚上能否听从安排(如刷牙、换衣服)?	☐	☐	☐	☐
17. 您的孩子能否毫无困难地上床睡觉?	☐	☐	☐	☐
18. 您的孩子夜里睡觉时是否不会中途醒来?	☐	☐	☐	☐
总体行为				
19. 您的孩子是否有自信? 您的孩子在社交方面是否被他人接纳(如拥有自己的朋友圈)、情绪上是否稳定?	☐	☐	☐	☐
20. 您的孩子在一周中,没有面临困扰、陷入争吵或出现叛逆行为的天数是否相对更多?	☐	☐	☐	☐

二、SNAP-Ⅳ评定量表(SNAP-Ⅳ)

(一)概述

1. **目的和意义**　SNAP-Ⅳ评定量表(Swanson,Nolan,and Pelham-Ⅳ rating scales,SNAP-Ⅳ)是 Swanson、Nolan 和 Pelham(SNAP)问卷的修订版,开始为根据美国《精神障碍诊断与统计手册》(第Ⅲ版)(Diagnostic and Statistical Manual of Mental Disorders Third Edition,DSM-Ⅲ)中的注意力缺陷多动障碍(attention deficit and hyperactivity disorder,ADHD)症状描述编制而成的 SNAP-Ⅲ,后随着 DSM-Ⅳ诊断标准的发布而更新为 SNAP-Ⅳ,其条目与 DSM-Ⅳ ADHD 诊断标准相一致,也与 2013 年发布的 DSM-5 中的 ADHD 诊断标准基本一致。SNAP-Ⅳ评定量表主要用于 5~18 岁儿童青少年的 ADHD 筛查、辅助诊断,以及治疗疗效与症状改善程度地评估,包括父母或教师用版本,完成约需时 10 分钟。

2. **中文版的修订**　不同学者分别对 SNAP-Ⅳ进行了中文版本的编译,本文所列出者为深圳市儿童医院杨斌让教授所编译的短版本。

(二)量表的结构及评分标准

SANP-Ⅳ包括短版本(18 项和 26 项)和完全版本(90 项)。其中,短版本(18 项)由 18 个条目组成,包括注意缺陷(条目 1~9)、多动-冲动(条目 10~18)2 个分量表。短版本(26 项)由 26 个条目 3 个分量表组成，前 18 个条目同上面的 18 项版本，条目 19~26 为对立违抗分量表。完全版本目前仅有英文版本，除 ADHD、对立违抗性障碍（oppositional defiant disorder，ODD）症状评定条目外，还包括常见的精神障碍症状描述，可用于 ADHD 的鉴别诊断。

在 SNPA-Ⅳ完全版本中，第 1~9 项为注意缺陷维度条目，第 10 项为注意缺陷维度综合指标条目，第 11~19 项为多动-冲动维度条目，第 20 项为多动-冲动维度的综合指标条目。第 21~28 项为 ODD DSM-Ⅳ 诊断标准条目，第 29 项为 DSM-Ⅲ-R 中 ODD 的诊断标准条目，第 30 项为 ODD 的综合指标条目。除 DSM-Ⅳ 中的 ADHD 和对立违抗分量表（ODD）诊断条目外，SNAP-Ⅳ还包含来自 Conners 指数问卷和 IOVA Conners 问卷的条目。后者的条目分别包括 4、8、11、31、32 项及 21、23、29、34、35 项，采用分歧效度分别测量注意缺陷/多动（I/O）与攻击/违抗（A/D）。Conners 指数为 Conners 问卷中多个因子中负荷最高的条目（4、8、11、21、32、33、36、37、38、39 项），是儿童问题的综合指标。

SNAP-Ⅳ完全版本的其他条目来自 DSM-Ⅳ的需与 ADHD 症状相鉴别的其他障碍。其中，41~45 项为品行障碍，46 项为间歇性暴发性障碍，47 项为发声和多种运动联合抽动障碍，48 项为刻板运动障碍，49~50 项为强迫症，51~56 项为广泛性焦虑症，57 项为发作性睡病，58 项为表演型人格障碍，59 项为自恋型人格障碍，60 项为边缘型人格障碍，61~65 项为躁狂发作，66~73 项为重度抑郁发作，74~76 项为心境恶劣障碍，77~78 项为创伤后应激障碍，79~80 项为适应性障碍。某些病例可能存在 ADHD 外的共患病，但另一些情况下，这些障碍可能足以排除 ADHD 的诊断。如果在这些条目中的得分为"2"或"3"，就需要评估可能存在的非 ADHD 的其他障碍。

SNPA-Ⅳ完全版本的最后部分还包括 SKAMP 评定量表（Swanson，Kotkin，Agler，Mylnn，and Pelham rating scale）的 10 个条目，主要为注意缺陷、多动和冲动的课堂表现（即开始、持续任务，与别人互动，完成工作，转换活动）。SKAMP 可用于评估课堂功能损害的严重程度。需要注意的是，许多障碍可导致课堂功能损害，而不仅是 ADHD。

目前国内尚缺乏 SNAP-Ⅳ中文版本的常模。中国台湾地区的常模可参见高淑芬等。英文版本推荐的父母用的试验性的 5% 的界值点为：ADHD-In，1.78；ADHD-H/Im，1.44；ADHD-C，1.67；ODD，1.88；教师用的则分别为 2.56、1.78、2.00、1.38。

SNAP-Ⅳ采用四级评分法："完全没有"记 0 分，"有一点"记 1 分，"不少"记 2 分，"非常多"记 3 分。通过计算每一分量表中的条目得分总和除以相应分量表的条目数来表示某一分量表的得分。评分越高，表示症状越严重。

临床上 SNAP-Ⅳ常使用简易评分法，即对于注意缺陷、多动-冲动 2 个分量表分别计算总分、平均分或记录每个分量表得分为 2 或 3 的条目数，并依此分别判断为注意缺陷为主表现（predominantly inattentive presentation）、多动-冲动为主表现（predominantly hyperactivity/impulsive presentation）和混合表现（combined presentation）。如果某一分量表的总分≤13 为"正常"，14~17 分为"轻度异常"，18~22 分为"中度异常"，23~27 分为"重度异常"；或者如果某个分量表平均分≤1 为"正常"，≥2 为"异常"；或者如果某个分量表中得分为 2 或 3 的条目数≥6 项，则为"异常"。对于对立违抗分量表，如果得分为 2 或 3 的条目≥4 项，则判断为"异常"。SNAP-Ⅳ常可用作治疗效果的评估工具，当注意缺陷与多动-冲动 2 个分量表的平均分≤1 时，判断为治疗达"缓解"。

（三）量表的信度及效度研究

Bussing 等（2008）采用随机抽样方法，对小学生的 1 613 名家长和 1 205 名教师评定 SNAP-Ⅳ（26 项），结果显示父母用全量表内部一致性 Cronbach's α 系数为 0.94，注意缺陷、多动-冲动、对立违抗分量表分别为 0.90、0.79 和 0.89；老师用全量表内部一致性 Cronbach's α 系数为 0.97，注意缺陷、多动-冲动、对立违抗分量表分别为 0.96、0.92 和 0.96。教师与家长评定者间一致性注意缺陷分量表为 0.49，多动-冲动分量表为 0.43，对立违抗分量表为 0.47。验证性因子分析显示 3 因素模型拟合良好（父母用量表拟合度 =0.99，老师用量表拟合度 = 0.97）。父母用 SNAP-Ⅳ注意缺陷或多动-冲动分量表平均得分 >1.2，则有问题的可能性增加；平均得分 >1.8，则诊断为 ADHD 的可能性增加。教师用 SNAP-Ⅳ多动-冲动分量表平均得分

>1.2,注意缺陷分量表平均得分 >1.8,则有问题的可能性增加。

Caye 等(2013)等对 98 名 6~16 岁的儿童青少年的父母同时评定 SNPA-Ⅳ,结果表明注意缺陷分量表中父母评定一致性为中等,多动冲动分量表则较好。母亲倾向于较父亲报告更多的症状。父母亲教育程度不同时,评定的一致性更低。

刘昱志等(2006)在中国台北、桃园、嘉义、台南四个地区,选取 6 所小学、6 所中学,由父母及教师评定中文版 SNAP-Ⅳ26 项。总计父母有效问卷 3 534 份,教师有效问卷 3 653 份。间隔一个月以后随机选取父母 221、教师 23 名重测信度,结果显示中国台湾地区中文 SNAP-Ⅳ注意缺陷、多动-冲动、对立违抗分量表父母版的重测信度 Pearson 相关系数 r_p 分别为 0.73、0.68、0.61,内在等级相关 ICC 系数分别为 0.72、0.67、0.59;各分量表内部一致性 Cronbach's α 系数分别为 0.88、0.88、0.90;同时效度注意缺陷、多动-冲动、对立违抗 3 个分量表与 CBCL 量表对应因子高度相关($r=0.51~0.72$),与 Conners 父母评定量表各对应因子相关系数为 0.79、0.81、0.82。教师版重测信度 Pearson 相关系数分别为 0.84、0.75、0.61,ICC 系数分别为 0.84、0.73、0.60;各分量表 Cronbach's α 系数分别为 0.94、0.94、0.95;同时效度注意缺陷、多动-冲动 2 个分量表与 Conners 教师评定量表各对应因子相关系数分别为 0.80、0.92。

郭兰婷教授对 31 名符合 DSM-Ⅳ ADHD 诊断标准的门诊患儿和 231 名正常儿童 [年龄 6~16 岁,平均为(9±2)岁]进行中文版 SNAP-Ⅳ定量表(26 项)评估,并对 27 名受试者(ADHD 组 3 人,正常组 24 人)1 周内再次进行评估。结果显示,中文版 SNAP-Ⅳ定量表全量表内部一致性 Cronbach's α 系数为 0.95,注意缺陷、多动-冲动、对立违抗 3 个分量表 Cronbach α 系数分别为 0.90、0.89、0.88。重测信度组内相关系数 ICC 为 0.68,3 个分量表的重测信度 ICC 分别为 0.75、0.76、0.24。中文版 SNAP-Ⅳ量表与中文版 Conners 父母用症状问卷及中文版阿肯巴克儿童行为量表对应各因子得分之间相关系数分别介于 0.29~0.73、0.30~0.74。中文版 SNAP-Ⅳ评定量表诊断 ADHD 敏感度为 0.87,特异度为 0.79。

（四）量表的临床研究

SNAP-Ⅳ被广泛应用于 ADHD 症状评定、疗效判断、遗传学研究等临床实践中。美国国家精神卫生研究院(NIMH)自 1995 年开始的临床随机试验,对 579 名 ADHD 儿童以 SNAP-Ⅳ量表进行的多模式治疗(multimodality treatment study of ADHD,MTA)的疗效研究,结果显示,SNPA-Ⅳ对 MTA 治疗效果的评估具有良好的敏感性。在 2004 年的一项通过美国 FDA 注册的 ADHD 治疗效果的研究中,SNAP-Ⅳ老师评定版本被作为初级疗效的评价标准,以父母评定版本被作为次级疗效评估标准,显示疗效评估指标良好的敏感性。

（五）量表的特点及使用注意事项

SNAP-Ⅳ量表是根据 DSM-Ⅳ标准,尤其是 ADHD 的诊断标准而编制的,与更为一般的儿童行为量表(如 CBCL)不同,其条目与 DSM-Ⅳ诊断条目直接对应,因此临床使用的针对性较强,诊断一致性与 DSM-Ⅳ较高。

使用此量表时应注意由于其条目与 DSM-Ⅳ诊断标准相一致,临床医生有时会倾向于单独以此量表结果作为 ADHD 诊断依据,而忽略了 ADHD 严格的 DSM-Ⅳ诊断标准。此外,此量表可分别由家长与教师评定,但二者之间的一致性较差,可能由于儿童在不同场合表现有所差异,也可能是对同一行为家长与教师的评价不一致所致,因此在使用此量表时及同类量表时,应收集不同信息来源的资料进行综合分析。

（六）量表原作者及联系方式

原作者及联系方式:Swanson JM,University of California at Irvine,Child Development Center,19722 Mac Arthur Blvd.,Irvine,CA 92612,USA. E-mail:jmswanso@uci.edu。

（杨斌让）

参 考 文 献

［1］BUSSING R，FERNANDEZ M，HARWOOD M，et al. Parent and teacher SNAP-Ⅳ ratings of attention deficit/hyperactivity disorder symptoms psychometric properties and normative ratings from a school district sample［J］. Assessmen，2008，15（3）：317-328.

［2］GAU SSF，LIN CH，HU FC，et al. Psychometric properties of the Chinese version of the Swanson，Nolan，and Pelham，Version Ⅳ Scale-Teacher Form［J］. Journal of Pediatric Psychology，2009，34（8）：850-861.

［3］GAU SSF，SHANG CY，LIU SK，et al.Psychometric properties of the Chinese version of the Swanson，Nolan，and Pelham，version Ⅳ scale-parent form［J］. Int J. Methods Psychiatr. Res，2008，17（1）：35-44.

［4］周晋波，郭兰婷，陈颖. 中文版注意缺陷多动障碍SNAP-Ⅳ评定量表-父母版的信效度［J］.中国心理卫生杂志，2013，27（6）：424-428.

［5］SWANSON JM，KRAEMER HC，HINSHAW SP，et al. Clinical relevance of the primary findings of the MTA：success rates based on severity of ADHD and ODD symptoms at the end of treatment［J］. J. Am. Acad. Child Adolesc.Psychiatry，2001，40（2）：168-179 .

SNAP-Ⅳ父母及教师评定量表（18项）

注意力不集中	完全没有	有一点	不少	非常多
1. 在做学校作业或其他活动时无法密切注意细节或犯粗心的错误	0	1	2	3
2. 很难持续专注于工作或游戏活动	0	1	2	3
3. 当直接跟他说话时，看起来好像没有在听	0	1	2	3
4. 无法坚持遵从指令，并且不能完成作业、家务或职责	0	1	2	3
5. 难以组织规划工作及活动	0	1	2	3
6. 逃避、不喜欢或不情愿从事需要持续动脑筋的任务（例如，学校或家庭作业）	0	1	2	3
7. 遗失活动所必需的东西（例如，玩具、作业、铅笔或书本）	0	1	2	3
8. 容易受外部刺激影响而分心	0	1	2	3
9. 日常生活中忘东忘西	0	1	2	3
多动-冲动	完全没有	有一点	不少	非常多
10. 手脚动个不停或在座位上扭来扭去	0	1	2	3
11. 在教室或其他要求持续坐着的场合离开座位	0	1	2	3
12. 在不适当的场合过度跑来跑去或爬上爬下	0	1	2	3
13. 难以安静地玩或参与休闲活动	0	1	2	3
14. "忙个不停"或好像"装了发动机一样"动个不停	0	1	2	3
15. 过多讲话	0	1	2	3
16. 在问题未问完之前脱口说出答案	0	1	2	3
17. 难以等候轮流	0	1	2	3
18. 打断或干扰别人（例如，插话或打断别人游戏）	0	1	2	3

SNAP-IV父母及教师评定量表(26项)

注意力不集中	完全没有	有一点	不少	非常多
1. 在做学校作业或其他活动时无法密切注意细节或犯粗心的错误	0	1	2	3
2. 很难持续专注于工作或游戏活动	0	1	2	3
3. 当直接跟他说话时,看起来好像没有在听	0	1	2	3
4. 无法坚持遵从指令,并且不能完成作业、家务或职责	0	1	2	3
5. 难以组织规划工作及活动	0	1	2	3
6. 逃避、不喜欢或不情愿从事需要持续动脑筋的任务(例如,学校或家庭作业)	0	1	2	3
7. 遗失活动所必需的东西(例如,玩具、作业、铅笔或书本)	0	1	2	3
8. 容易受外部刺激影响而分心	0	1	2	3
9. 日常生活中忘东忘西	0	1	2	3
多动-冲动	完全没有	有一点	不少	非常多
10. 手脚动个不停或在座位上扭来扭去	0	1	2	3
11. 在教室或其他要求持续坐着的场合离开座位	0	1	2	3
12. 在不适当的场合过度跑来跑去或爬上爬下	0	1	2	3
13. 难以安静地玩或参与休闲活动	0	1	2	3
14. "忙个不停"或好像"装了发动机一样"动个不停	0	1	2	3
15. 过多讲话	0	1	2	3
16. 在问题未问完之前脱口说出答案	0	1	2	3
17. 难以等候轮流	0	1	2	3
18. 打断或干扰别人(例如,插话或打断别人游戏)	0	1	2	3
对立违抗	完全没有	有一点	不少	非常多
19. 发脾气	0	1	2	3
20. 与大人争辩	0	1	2	3
21. 主动抗拒或拒绝遵守成人的要求或规则	0	1	2	3
22. 故意做惹恼他人的事情	0	1	2	3
23. 自己犯错时责怪他人	0	1	2	3
24. 易生气或易被他人激怒	0	1	2	3
25. 愤怒及怨恨	0	1	2	3
26. 怀有恶意或有报复心	0	1	2	3

三、Weiss 功能缺陷评定量表——父母版(WFIRS)

(一) 概述

Weiss 功能缺陷评定量表(Weiss Functional Impairment Rating Scales,WFIRS)由 Margaret D Weiss 于 2007 年编制而成,用于评估症状及患者的行为或情绪问题对临床上相关的功能领域的影响程度。ADHD 的症状有别于功能损害,二者间互有交叉但又存在区别。有些患者症状突出而功能损害轻微,相反,有些患者功能损害突出而症状轻微。此外,在 ADHD 治疗过程中,有可能症状缓解不明显,但功能改善显著。因此对 ADHD 症状及功能同时进行评估非常必要。WFIRS 可有效量化相关领域的功能水平,其中的某些条目也有可能是患者所希望的治疗目标的一部分,它可用于系统监测治疗改善情况和为治疗决策提供信息,因此常被用于评估治疗效果。WFIRS 分为自我报告版及父母版。Weiss 功能缺陷评定量表父母版(Weiss Functional Impairment Rating Scales-Parent Report,WFIRS-P)由父母进行评定,中文版由北京大学精神卫生研究所王玉凤教授团队于 2001 年修订。

（二）量表的结构及评分标准

WFIRS-P 由儿童父母或看护人进行评定,包括 50 个条目,涵盖 6 个功能领域:家庭、学习和学校、生活技能、儿童的自我观念、社会活动和冒险活动。

1. **评分方法**　根据儿童最近一个月内的情绪、行为方面的情况对每个条目采用 0（从不）、1（有时）、2（经常）、3（总是或频繁）进行 4 级评分。其中,生活技能分量表中的第 2 项"保持清洁"及社会活动分量表的第 4 项"参加课外活动"这两个条目为反向计分。WFIRS-P 为 Likert 式量表,任一条目评分为 2 或 3 代表此条目临床上存在缺陷。各分量表每一个条目得分相加后得到各维度的量表分,并计算量表总分和平均分。含有不适用条目,计算平均分、总分时,不参与评分。

记录量表中得分为 2 或 3 的条目数或所有条目总分或平均分。

2. **评分标准**　当任何一功能领域至少有 2 项得 2 分或 1 项得 3 分或平均得分 >1.5 时,可考虑临床上存在功能损害。

（三）量表的信度及效度研究

WFIRS 具有良好的心理测量学指标,目前被翻译为 18 种语言。每一功能领域及整个量表的内部一致性均 >0.80。与测量功能的其他量表（如哥伦比亚缺陷量表）的聚合效度为 0.6。该量表对治疗变化高度敏感,尤其是与 ADHD 症状变化（40% 的改变）和总体的精神病理学显著相关。

王玉凤团队修订了 WFIRS-P 中文版,并对其信效度进行了研究。结果显示 WFIRS-P 重测信度为 0.61~0.87,内部一致性为 0.70~0.92。WFIRS-P 与 GAF 量表的相关系数为 –0.29~–0.59,与 ADHD 评定量表和执行功能行为评定量表父母版（BRIEF）的相关系数分别为 0.32~0.50、0.23~0.71。Lisrel 验证性因子分析显示 WFIRS-P 5 因子结构合理,ADHD 病例组及正常组相对拟合指数分别为 0.97、0.89,近似均方根误差均 <0.08。与正常组对照组比较,ADHD 病例组 WFIRS-P 量表各因子分及总分较高。

（四）量表的临床应用研究

WFIRS-P 用于评估 ADHD 的功能损害情况及治疗效果,尤其是对于社会功能的改善情况。Banaschewski 等（2013）对 317 名 6~17 岁的 ADHD 儿童及青少年服用右苯丙胺前体（lisdexamfetamine dimesylate,LDX）进行 7 周的随机双盲对照治疗,使用 WFIRS-P 分别于基线、治疗 4 周、7 周末分别评估功能地改善情况。结果发现,经安慰剂调整后的 LDX 治疗组 WFIRS-P 总得分及其中 4 个领域从基线水平到治疗结束有显著改善,其效应尺度分别为 0.924（总分）、1.249（学习与学校）、0.730（家庭）、0.643（社会活动）、0.640（危险活动）,与哌甲酯缓释片治疗组 WFIRS-P 功能改善相似。

Fuentes 等（2013）对平均年龄 9.3 岁的 398 名 ADHD 儿童分别使用盐酸托莫西汀或哌甲酯随机分组治疗 6 和 12 个月,结果发现,盐酸托莫西汀治疗组的 WFIRS-P 的总得分平均值从基线水平的 1.02 改善至 0.63,哌甲酯组则从 0.96 到 0.59。在整个治疗的 12 个月内,WFIRS-P 所反映的功能改善情况是有临床意义而且稳定的。

Maziade 等（2009）研究了采用 WFIRS-P 评估 ADHD 儿童治疗后的功能改善情况,发现盐酸托莫西汀在减轻 ADHD 核心症状的同时,其功能损害也得到了改善。

顾静雯等（2013）报道经哌甲酯控释剂治疗后,WFIRS-P 总分及各功能分量表分均随时间显著下降。SNAP-Ⅳ中的对立违抗因子与 WFIRS-P 中的家庭、社会活动、冒险活动及总分存在相关。

WFIRS-P 除用于评估药物治疗后的功能改善情况外,也用于其他非药物治疗的研究中。Hantson 等（2012）通过社交训练、父母心理教育及训练对 33 名 ADHD 儿童进行为期 2 周的治疗。结果发现,治疗组儿童的 WFIRS-P 评定的整体功能得到改善。

采用儿童睡眠习惯问卷及 WFIRS-P 研究儿童睡眠问题与白天的功能关系时,Virring 等(2014)发现 ADHD 儿童及正常儿童的睡眠问题与功能损害之间存在中度正相关。

（五）量表特点及应用注意事项

WFIRS-P 为疾病特异性社会功能评估工具,是根据 ADHD 疾病特点而编制,唯一一个评定特定领域功能损害的工具,可灵敏地反映 ADHD 患儿社会功能的精细损害情况,还可灵敏地反映治疗效果变化情况。它使用简便,通常可于 15 分钟内完成。每一功能领域所包含的功能条目明确,这样可使结果的解释更明确、可靠。

（六）量表原文及联系方式

WFIRS-P 版权属不列颠哥伦比亚大学所有,可未经允许进行复制,但为保护量表的完整性不允许对其进行修改。

原作者联系地址:Margaret D Weiss,不列颠哥伦比亚大学;联系方式:E-mail:mweiss@wc.bc.ca。

中文版修订者王玉凤;联系方式:北京大学第六医院,北京,邮编:100191。E-mail:wangyf@bjmu.edu.cn。

（杨斌让）

参 考 文 献

［1］钱英,杜巧新,曲姗,等.Weiss 功能缺陷量表父母版的信效度［J］.中国心理卫生杂志,2011,25(10):767-771.

［2］BANASCHEWSKI T,SOUTULLO C,LECENDREUX M,et al. Health-related quality of life and functional outcomes from a randomized,controlled study of lisdexamfetamine dimesylate in children and adolescents with attention deficit hyperactivity disorder［J］. CNS Drugs,2013,27(10):829-840.

［3］FUENTES J,DANCKAERTS M,CARDO E,et al. Long-term quality-of-life and functioning comparison of atomoxetine versus other standard treatment in pediatric attention-deficit/hyperactivity disorder［J］. J Clin Psychopharmacol,2013,33(6):766-774.

［4］MAZIADE M,ROULEAU N,LEE B,et al. Atomoxetine and neuropsychological function in children with attention-deficit/hyperactivity disorder:results of a pilot study［J］. J Child Adolesc Psychopharmacol,2009,19(6):709-718.

［5］HANTSON J,WANG PP,GRIZENKO-VIDA M,et al. Effectiveness of a therapeutic summer camp for children with ADHD:Phase Ⅰ Clinical Intervention Trial［J］. J Atten Disord,2012,16(7):610-617.

［6］顾静雯,徐通,丁立人,等.哌甲酯控释剂对注意缺陷多动障碍儿童临床症状和社会功能作用研究［J］.中国实用儿科杂志,2013,28(9):698-700.

［7］VERONIKA K,JULIE SO,NICOLE ME,et al. Clinically significant symptom change in children with Attention-Deficit/Hyperactivity Disorder:Does it correspond with reliable improvement in functioning?［J］. Journal of Clinical Psychology,2009,65(1):76-93.

Weiss 功能性缺陷量表（父母评述）

项目	在此填写
A. 家庭	
B. 学习和学校	
C. 生活技能	
D. 自我观念	
E. 社会活动	
F. 冒险活动	
总分	

指导语：在过去的一个月里，您的孩子情绪和行为方面存在什么问题？请认真阅读下面每一项的描述，然后在相应的程度上画圈：从不、有时候、经常、总是或频繁、不适用于您的孩子。

A. 家庭	从不	有时候	经常	总是或频繁	不适用
1. 和兄弟姐妹有矛盾	0	1	2	3	☐
2. 因患儿使父母间产生矛盾	0	1	2	3	☐
3. 家人常因为患儿的事情请假	0	1	2	3	☐
4. 在家庭中引发纠纷	0	1	2	3	☐
5. 由于患儿的原因，家人难以与朋友交往和参加社会活动	0	1	2	3	☐
6. 患儿使家人在一起时难有乐趣	0	1	2	3	☐
7. 不听父母的话，教养困难	0	1	2	3	☐
8. 因为患儿而难以顾及其他家庭成员	0	1	2	3	☐
9. 因触怒他人而遭打骂	0	1	2	3	☐
10. 因他/她家庭花费了很多钱	0	1	2	3	☐
B. 学习和学校	从不	有时候	经常	总是或频繁	不适用
1. 很难跟上功课	0	1	2	3	☐
2. 需要学校的补课	0	1	2	3	☐
3. 需要请家教	0	1	2	3	☐
4. 在课堂上给老师找麻烦	0	1	2	3	☐
5. 被中途停课或逐出教室	0	1	2	3	☐
6. 在学校课外活动时出问题	0	1	2	3	☐
7. 在校期间或放学后被滞留受罚	0	1	2	3	☐
8. 被学校停课或开除	0	1	2	3	☐
9. 旷课或迟到	0	1	2	3	☐
10. 能力虽好但却得不到好的分数	0	1	2	3	☐

续表

C. 生活技能	从不	有时候	经常	总是或频繁	不适用
1. 过度地看电视,玩电脑,打游戏	0	1	2	3	☐
2. 保持清洁,刷牙,梳头,洗澡等	0	1	2	3	☐
3. 上学前的准备工作做不好	0	1	2	3	☐
4. 睡觉前的准备做不好	0	1	2	3	☐
5. 饮食习惯不好(挑食,喜食垃圾食品)	0	1	2	3	☐
6. 睡眠有问题	0	1	2	3	☐
7. 常常受伤	0	1	2	3	☐
8. 不喜欢体育锻炼	0	1	2	3	☐
9. 常常需要去诊所或医院	0	1	2	3	☐
10. 吃药、打针或看医生/牙医有麻烦如不遵守时间等	0	1	2	3	☐

D. 自我管理	从不	有时候	经常	总是或频繁	不适用
1. 孩子的自我感觉不好	0	1	2	3	☐
2. 孩子缺乏足够的乐趣	0	1	2	3	☐
3. 孩子对自己的生活感觉不幸福	0	1	2	3	☐

E. 社会活动	从不	有时候	经常	总是或频繁	不适用
1. 被其他孩子取笑或欺负	0	1	2	3	☐
2. 取笑或欺负其他的孩子	0	1	2	3	☐
3. 和别的孩子相处不好,常有矛盾	0	1	2	3	☐
4. 参加课外活动(如运动,音乐,兴趣小组等)	0	1	2	3	☐
5. 很难交上新朋友	0	1	2	3	☐
6. 很难和朋友长期保持友谊	0	1	2	3	☐
7. 不能很好地参加社交聚会(如不被邀请,不愿参加,在聚会时举止失当)	0	1	2	3	☐

F. 冒险活动	从不	有时候	经常	总是或频繁	不适用
1. 很容易听其他孩子的指挥(迫于同龄或同伙孩子的压力)	0	1	2	3	☐
2. 弄坏或损毁东西	0	1	2	3	☐
3. 做违法的事情	0	1	2	3	☐
4. 招来警察	0	1	2	3	☐
5. 吸烟	0	1	2	3	☐
6. 用一些非法的药物如毒品	0	1	2	3	☐
7. 做一些危险的事情	0	1	2	3	☐
8. 伤害他人	0	1	2	3	☐
9. 说一些刻薄或不恰当的话	0	1	2	3	☐
10.(对同性或异性)有不当的骚扰行为	0	1	2	3	☐

四、ADHD 症状及功能损害评定量表（SFIRS）

（一）概况

ADHD 症状及功能损害评定量表（Symptoms and Functional Impairment Rating Scale, SFIRS），由杜亚松、李梦瑶在 2015 年编制。编制该量表的初衷为解决目前 ADHD 评估工具不统一，部分内容不符合中国学龄儿童的学习和生活特点的情况，旨在发展一套更为简便、实用，能有效覆盖大部分症状表现、执行功能缺陷表现及功能损害的评估量表，满足国内一般门诊治疗和心理咨询的需求，提高诊疗效率，促进国内 ADHD 诊断和治疗评估的标准化进程。该量表适用于 6~12 岁学龄期疑似或确诊 ADHD 儿童，为父母评价量表。

（二）量表编制的要素

量表为 Likert 5 级计分，含 44 个条目，分为 6 个因子：多动冲动（8 条）、自我控制（4 条）、注意缺陷（9 条）、自我管理（7 条）、学业表现（7 条）和社会交往（9 条），6 个因子分为临床症状、功能损害两个分量表。该量表目前尚未建立标准化常模，编制过程中发现：量表具有良好的效度，6 因子模型拟合良好，各因子与相应效标均呈显著相关，各因子与总分之间均呈显著相关（$r=0.690~0.841$）。量表具有良好的信度，各因子 Cronbach's α 系数 $=0.822~0.937$，全量表 Cronbach's α 系数 $=0.976$，各因子间隔 6 周重测信度 $r=0.562~0.779$，总分 $r=0.816$（P 均 <0.01）。量表能灵敏地反映患儿在治疗前后症状和功能的改善情况。诊断敏感性 $=0.842$，特异性 $=0.901$，能正确区分 70.7% 患儿的临床亚型和 53.8% 患儿的班级排名。

（三）量表的临床应用

本量表的内容充分反映了小学阶段的 ADHD 儿童特点，评估时间短，易于被家长所接受。本量表适合用于评估疑似或确诊 ADHD 儿童的症状和功能损害严重程度。由于本量表同时覆盖多个维度，条目内容具体，与 CGAS 等单一维度量表相比更具有更好的实用性，具有临床辅助诊断、指导治疗方案的制订、评估预后的意义。

（四）注意事项

本量表不适合作为 ADHD 筛查量表。

（五）量表联系人及联系方式

杜亚松；联系方式：上海市精神卫生中心，E-mail：yasongdu@163.com。

（李梦瑶　杜亚松）

参 考 文 献

［1］DU Y, LI M, JIANG W, et al. Developing the Symptoms and Functional Impairment Rating Scale: A Multi-Dimensional ADHD Scale ［J］. Psychiatry Investigation, 2018, 15（1）: 13-23.

［2］李梦瑶，杜亚松. 学龄期儿童注意缺陷多动障碍标准化评估量表的临床应用［J］. 中华实用儿科临床杂志, 2014, 29（24）: 1893-1897.

［3］李梦瑶，杜亚松，江文庆. 男性注意缺陷多动障碍患儿执行功能缺陷特点的分析［J］. 上海交通大学学报（医学版），2015, 35（10）: 1458-1463.

［4］DUPAUL G, POWER TJ, ANASTOPOULOS AD, et al. ADHD Rating Scale-Ⅳ: Checklists, Norms, and Clinical Interpretation ［M］. NY, US: Guilford Publications Inc, 1998.

［5］BOOSTER GD，DUPAUL GJ，EIRALDI R，et al. Functional impairments in children with ADHD：unique effects of age and comorbid status［J］. Journal of Attention Disorders，2012，16 (3)：179-189.

ADHD 症状及功能损害评定量表(SFIRS)

尊敬的家长:您好!

以下的问卷主要是用于了解您的孩子在日常生活中可能会遇到的困难,以便于医生制订最合适的诊疗方案。其中可能会有一些"奇怪"或"过分"的问题,可能并不是每道题目都适用于您的孩子。您只需按照实际情况选择就可以了。

因此,请考虑您的孩子的表现与同龄人相比是否有差异,并根据您孩子过去 6 个月内的表现来回答,在相应的选项上打"√"(为了方便起见,量表中使用"他"来泛指男孩和女孩)。

为了保证分析的准确,请务必回答每一道题目。谢谢您的合作!

题目	从来不这样	偶尔这样	有时这样	经常这样	总是这样
1. 在亲戚朋友家、超市等场合到处乱跑,乱拿东西	0	1	2	3	4
2. 不能在餐馆、书店之类的地方安静地待上一段时间	0	1	2	3	4
3. ×××	0	1	2	3	4
4. 上课的时候控制不住自己和别人说话	0	1	2	3	4
5. 喜欢在别人说话时插嘴	0	1	2	3	4
6. 莽撞地打断或插进其他孩子的游戏或活动	0	1	2	3	4
7. 不事先询问或经过允许就直接拿别人的东西	0	1	2	3	4
8. 讲话不经思考,脱口而出	0	1	2	3	4
9. 做一件事总是急于看到结果	0	1	2	3	4
10. ×××	0	1	2	3	4
11. 情绪很容易受外界影响发生波动	0	1	2	3	4
12. 做事时沉不住气	0	1	2	3	4
13. 做事不仔细,粗心大意	0	1	2	3	4
14. 当面和他讲话时他走神,像是没在听一样	0	1	2	3	4
15. 老师上课的内容他基本没听进去	0	1	2	3	4
16. 一件小事需要反复提醒	0	1	2	3	4
17. ×××	0	1	2	3	4
18. 日常生活中很健忘(忘记约好的事、老师布置的任务等)	0	1	2	3	4
19. 弄丢东西(文具、玩具、钥匙等)	0	1	2	3	4
20. 总认为自己是对的,听不进别人的劝告	0	1	2	3	4
21. 走神或者发呆时自己意识不到	0	1	2	3	4
22. ×××	0	1	2	3	4
23. 有意逃避困难或耗时很多的任务	0	1	2	3	4
24. 写下自己听到或看到的内容时,经常写错	0	1	2	3	4
25. 不能同时记住多个指令或任务	0	1	2	3	4
26. 难以完成需要多个步骤的任务	0	1	2	3	4
27. 做事没有组织计划性,随心所欲	0	1	2	3	4

续表

题目	从来不这样	偶尔这样	有时这样	经常这样	总是这样
28. 一个长远的目标对他是形同虚设	0	1	2	3	4
29. 学习上需要个别辅导才能跟上学校的教学进度	0	1	2	3	4
30. 做作业需要家长在一旁陪读	0	1	2	3	4
31. ×××	0	1	2	3	4
32. 因学习问题被老师单独叫到办公室或放学留校	0	1	2	3	4
33. 因成绩问题,老师要求家长配合辅导学习	0	1	2	3	4
34. 老师专门给他安排了特殊的座位	0	1	2	3	4
35. 因扰乱课堂被罚站或请出教室	0	1	2	3	4
36. 不会从别人的角度考虑问题	0	1	2	3	4
37. 在同龄人中显得比较幼稚	0	1	2	3	4
38. ×××	0	1	2	3	4
39. 遇到什么事不能和家长好好沟通	0	1	2	3	4
40. 被别的孩子欺负、嘲笑,或欺负嘲笑别人	0	1	2	3	4
41. 因不恰当的言行常惹别人生气	0	1	2	3	4
42. ×××	0	1	2	3	4
43. 因为容易惹事,被老师列为重点关注对象	0	1	2	3	4
44. 老师对孩子的责备比其他同学多	0	1	2	3	4

注:为保护知识产权,量表中的一些条目以"×××"替代,有需求者,请与编制人联系。

五、Vanderbilt ADHD 诊断评定量表(VADRS)

(一) 概述

Vanderbilt ADHD 诊断评定量表(the Vanderbilt ADHD Diagnostic Rating Scales,VADRS)是由 Wolraich 等根据 ADHD 的 DSM-Ⅳ诊断标准而编制,分为教师版本和父母版本。教师版本(the Vanderbilt Attention-Deficit Hyperactivity Disorder Teacher Rating Scale,VADTRS)发表于 1998 年,父母版本(The Vanderbilt Attention-Deficit Hyperactivity Disorder Parent Rating Scale,VADPRS)发表于 2003 年。VADRS 主要用于 6~18 岁儿童青少年 ADHD 症状、功能损害及治疗效果的评估,也可用于筛选 ADHD 共患病。VADRS 使用简便快捷,约需 10 分钟,被美国儿科学会和国家儿童保健质量促进所(National Initiative for Children's Healthcare Quality,NICHQ)纳入 ADHD 诊治工具箱。目前国内尚缺乏统一的中文修订版本。

(二) 结构及评分标准

1. **VADTRS 的结构**　共 43 个项目,量表包括行为(症状)和表现(功能损害)两部分。行为部分包括来源于 DSM-Ⅳ ADHD 诊断标准的 18 项症状:1~9 项为注意缺陷,10~18 项为多动-冲动;此外,还包括用于共患病筛查的 25 条症状:19~28 项用于评估对立违抗/品行障碍,29~35 项用于评估情绪障碍(焦虑或抑郁)。

表现部分包括 8 个项目,前 3 项为学业表现(阅读、数学、书面表达),后 5 项为课堂行为(同伴关系、听从指令/遵守规则、扰乱课堂、完成任务、组织技能)。

2. **VADPRS 的结构**　共 55 个项目,量表包括行为(症状)和表现(功能损害)两部分。行为部分包括来源于 DSM-Ⅳ ADHD 诊断标准的 18 项症状:1~9 项为注意缺陷,10~18 项为多动-冲动;此外,还包括用于共患病筛查的 29 条症状:19~26 项用于评估对立违抗障碍,27~40 项用于评估品行障碍,41~47 项用于评估情绪障碍(焦虑或抑郁)。

表现部分包括 8 个项目,分别为总的学习情况、阅读、书写、数学、与父母的关系、与兄弟姐妹的关系、与同龄人的关系及在如游戏或团体活动中的表现。

3. **评分方法**　VADRS 行为部分的每个项目按:0(无)、1(偶尔)、2(经常)、3(很经常)进行 4 点评分。

表现部分的每个项目按 1~5 进行 5 点评分,其中,1、2 分代表"有问题(problem)",3 分代表"平均水平(average)",4、5 分代表"高于平均水平(above average)"。

4. **评分标准**

(1) VADTRS:如果注意缺陷分量表的 1~9 项中,至少有 6 项得分为 2 或 3,并且表现部分至少有 1 项得分为 1 或 2,则评定为注意缺陷为主型。如果多动-冲动的 10~18 项中,至少有 6 项得分为 2 或 3,并且表现部分至少有 1 项得分为 1 或 2,则评定为多动-冲动为主型。如注意缺陷及多动冲动分量表中各至少有 6 项得分为 2 或 3,并且表现部分至少有 1 项得分为 1 或 2,则评定为混合型。对立违抗和品行障碍:在 19~28 项中至少有 3 项得分为 2 或 3。焦虑或抑郁障碍:在 29~35 项至少有 3 项得分为 2 或 3。表现分量表:如果任一项目得分为 1 或 2 则表示该领域存在困难。

(2) VADPRS:如果注意缺陷分量表的 1~9 项中,至少有 6 项得分为 2 或 3,并且表现部分至少有 1 项得分为 1 或 2,则评定为注意缺陷为主型。如果多动-冲动的 10~18 项中,至少有 6 项得分为 2 或 3,并且表现部分至少有 1 项得分为 1 或 2,则评定为多动-冲动为主型。注意缺陷及多动冲动分量表中各至少有 6 项得分为 2 或 3,并且表现部分至少有 1 项得分为 1 或 2,则评定为混合型。对立违抗障碍:在 19~26 项中至少有 4 项得分为 2 或 3。品行障碍:在 27~40 项中至少有 3 项得分为 2 或 3。焦虑或抑郁症状:在 41~47 项至少有 3 项得分为 2 或 3。表现分量表:如果任一项目得分为 1 或 2 则表示该领域存在困难。

(三) 信度及效度研究

Wolraich 等(2013)抽样了 5 个学区(城市、郊区、农村)的 41 所学校(含幼儿园),所有的 601 名教师对自己班级的 4~12 岁共 12 626 名学生评定 VADTRS。对结构效度进行的探索性因子分析结果表明,4 因子模型(注意缺陷、多动冲动、品行/对立、焦虑/抑郁问题)拟合良好,内部一致性 KR_{20} 系数估计值为 0.85~0.94,Cronbach's α 系数为 0.89~0.96。上述 4 因子与长处和困难问卷(Strengths and Difficulties Questionnaire,SDQ)中的对应因子的聚合效度 Pearson 相关系数分别为 0.81、0.81、0.87 和 0.72,功能分量表(VADTRS 的表现部分)为 0.57。预测效度中,敏感度为 0.69,特异度为 0.84,阳性预测值为 0.32,阴性预测值为 0.96。预测效度欠佳提示在使用 VADRTS 建立 ADHD 诊断时需要多个观察者所提供的信息,并且不能经未直接访谈患者及其父母而仅凭量表得出 ADHD 诊断。

1. **VADPRS 的内部一致性**　Wolraich 等(2003)调查 288 名可能患有 ADHD 的儿童家长,结果表明,VADPRS 内部一致性 Cronbach's α 系数≥0.90。验证性因子分析显示,注意缺陷、多动冲动分量表与 2 因子模型拟合良好。VADPRS 内部一致性≥0.93。

2. **VADPRS 的效度**　VADPRS 所有项目与儿童计算机化诊断访谈目录(Computerized Diagnostic Interview Schedule for Children,C-DISC-Ⅳ)的同时效度高度相关(r=0.79)。

3. **VADPRS 的重测信度**　Bard 等(2013)抽样了基于社区样本的 5 个学区(城市、郊区、农村)的 41 所学校(小学和中学)的学生,共 587 名家长完成 VADPRS。对结构效度进行的验证性因子分析结果表明,4 因子模型(注意缺陷、多动冲动、品行/对立、焦虑/抑郁问题)拟合良好,内部一致性 KR_{20} 系数估计值为 0.88~0.91,Cronbach's α 系数为 0.91~0.94。注意缺陷、多动冲动、品行/对立、焦虑/抑郁问题分量表总分的重测信度分别为 0.91、0.92、0.95、0.87,功能分量表(VADPRS 的表现部分)为 0.82。上述 4 因子症状数目与儿童诊断访谈目录(第Ⅳ版)父母版(The Diagnostic Interview Schedule for Children-Ⅳ,Parent Version,DISC-Ⅳ-P)中的对应因子的聚合效度相关系数分别为 0.69、0.66、0.68 和 0.35。预测效度中,敏感度为 0.80,特异度为 0.75,阳性预测值为 0.19,阴性预测值为 0.98。

（四）量表的临床应用研究

国内肖朝华等（2013）探讨了 VADPRS 对 ADHD 中的诊断价值,对 319 名疑诊为 ADHD 的儿童根据 DSM-Ⅳ进行诊断,并由其父母评定 VADPRS。结果显示 VADPRS 诊断注意缺陷的 ROC 曲线下面积为 0.791,最佳诊断界值时敏感度为 0.83,特异度为 0.63,阳性预测值为 0.69,阴性预测值为 0.79；VADPRS 诊断多动冲动的 ROC 曲线下面积为 0.855,最佳诊断界值时敏感度为 0.82,特异度为 0.76,阳性预测值为 0.65,阴性预测值为 0.88。推测此量表人群筛查时阴性预测值为 0.99。但对 VADPRS 各症状条目与 DSM-Ⅳ标准对应症状进行一致性分析,结果发现大部分条目 Kappa 值小于 0.40,一致性较差。当多动-冲动分量表的阳性项目数为 6 时,约登指数最大为 1.575,为最佳诊断界值。如将 VADPRS 9 项多动冲动项目分值的总和作为自变量绘制 ROC 曲线时,则曲线下面积为 0.862。当总分为 14 时,约登指数最大为 1.588,为最佳诊断界值。以 VADPRS 多动冲动分量表阳性项目数≥6 为阳性,以 DSM-Ⅳ为诊断标准,则 VADPRS 多动-冲动分量表的敏感度为 0.82,特异度为 0.76,阳性预测值为 0.65,阴性预测值为 0.88。

张丽珊等（2008）对 1 478 名疑似 ADHD 儿童的根据 DSM-Ⅳ诊断标准进行诊断,并由家长评定 VADPRS。结果表明,VADPRS 诊断 ADHD 的总敏感度为 90.2%,特异度为 62.2%,诊断一致率为 72.5%；对注意缺陷为主型的敏感度为 64.9%,特异度为 82.3%,诊断一致率为 78.0%；对多动冲动为主型的敏感度为 62.2%,特异度为 90.0%,诊断一致率为 88.6%；对混合型的敏感度为 62.6%,特异度为 88.5%,诊断一致率为 86.8%。

Langberg 等（2010）对 128 名 7~11 岁未使用兴奋剂治疗的 ADHD 儿童采用 VADRS 中的功能损害分量表（表现部分）以确定 ADHD 患儿是否需要进行学习障碍的评估,结果显示 38% 的儿童共患 LD,父母及教师评定的阅读项目总分的界值点为 7.5 分时临床上能很好地排除阅读及书写障碍儿童。教师评定的阅读和书写项目得分 4 作为界值点时分别能很好地排除阅读和书写障碍,但没有项目能有效地排除数学障碍。

Becker 等（2013）采用 VADPRS 对 215 名 7~11 岁的儿童（142 名 ADHD 患儿）进行评定以评估临床上使用的推荐界值点能否筛选出共患 ODD、CD、情绪障碍,结果显示除能排除 ODD 诊断外,不能排除其他共患病。在使用备选的界值点策略时,对于 CD 而言,最佳的界值点为 CD 分量表总分≥4；焦虑/抑郁障碍,最佳的界值点为此分量表总分≥4。

国外常用此量表作为症状、功能损害、治疗效果的评估工具。Petersen 等（2009）使用儿童发展量表、父母用评价发展状态、儿科症状量表及 VADPRS 对 325 名住院的儿科患者进行筛查。结果显示,6 个月~17 岁儿童青少年发育行为障碍患病率为 33.5%。国内 VADRS 量表的临床应用较少。肖朝华等（2013）使用 VADPRS 对 ADHD 儿童的共患病及功能损害情况进行评定,结果显示功能损害发生率从高至低依次为学习问题（90.3%）,在组织活动中存在困难（30.6%）,同伴关系损害（19.4%）,同胞关系损害（12.7%）,亲子关系损害（10.2%）。

（五）量表的特点及使用中的注意事项

Malhi 等（2008）报道在评估 ADHD 症状及分型时,VADRS 家长及教师评定的一致性较差。在 119 名以破坏性行为就诊的儿童中,父母评定的 80.6% 符合 ADHD 诊断,教师评定的仅有 57.1% 符合,其一致率为 52%。因此,在使用此量表时及同类量表时,应收集不同信息来源的资料进行综合分析。

（六）原作者及联系方式

Mark Wolraich, M.D. Shaun Walters Endowed Professor of Developmental and Behavioral Pediatrics Oklahoma University Health Sciences Center 1 100 Northeast 13th Street Oklahoma City, OK 73117 Phone:(405) 271-6824, ext. 123; E-mail:mark-wolraich@ouhsc.edu.

（杨斌让）

参 考 文 献

［1］肖朝华,王庆红,罗甜甜,等．Vanderbilt 父母评定量表在注意缺陷多动障碍诊断中的应用［J］．中国当代儿科杂志,2013,15(5):348-352.

［2］GARG J,ARUN P,CHAVAN BS.Comparative short term efficacy and tolerability of methylphenidate and atomoxetine in attention deficithyperactivity disorder［J］．Indian Pediatr,2014,51(7):550-554.

［3］BECKER SP,LANGBERG JM,VAUGHN AJ,et al. Clinical utility of the Vanderbilt ADHD diagnostic parent rating scale comorbidity screening scales［J］．J Dev Behav Pediatr,2012,33(3):221-228.

［4］张丽珊,金星明,章依文．Vanderbilt 父母评定量表在注意缺陷多动障碍儿童临床评估中的应用［J］．中国儿童保健杂志,2008,16(4):174-176,178.

［5］WOLRAICH ML,BARD DE,NEAS B,et al.The psychometric properties of the Vanderbilt attention-deficit hyperactivity disorder diagnostic teacher rating scale in a community population［J］．J Dev Behav Pediatr,2013,34(2):83-93.

［6］BARD DE,WOLRAICH ML,NEAS B,et al. The psychometric properties of the Vanderbilt attention-deficit hyperactivity disorder diagnostic parent rating scale in a community population［J］．J Dev Behav Pediatr,2013,34(2):72-82.

六、中小学生注意力测验

（一）概述

中小学生注意力测验由上海华东师范大学心理学系陈国鹏、金瑜教授等根据国内外现有的注意力测验,结合国内对注意现象的普遍看法在 1995 年编制了这套注意力测验,1996 年建立了全国常模。注意发展的水平和儿童的神经系统发展密切相关。学前儿童主要是无意注意占优势,到了学龄儿童则有意注意逐渐发展起来。注意的品质(特性),如注意的集中性、稳定性、分配范围和转移等日臻成熟。对学龄儿童的注意力进行评定,对保障学业有重要的意义。

注意力持续的时间及注意的品质与儿童的年龄密切相关,注意力对学业成绩的影响随学龄儿童的年级增高逐渐显现,注意的品质与不同的学习科目有一定的相关性。20 世纪 90 年代,随着发育行为儿科学在我国的兴起,多动-注意力障碍、学习困难等影响学龄儿童学业成绩的疾病引起医学、教育及心理界的重视,而认知心理学的研究发展,促进了对儿童认知能力测量工具的产生。以往对儿童注意力的评判,学校教师多半依靠课堂观察发现问题,但对那些不是外显的注意力问题和注意力损伤的程度等异常则必须以标准化的注意力测验来鉴别。当时国内可供使用的注意力测验很少。如数字划消是评估注意力的传统方法。它的优点是简便易行,但无法对注意力缺损的程度与类别加以精确定位。为了能客观测评中小学生的注意水平而且能对注意力的不同方面做进一步地区分与评价,陈国鹏、金瑜等教授所编制的中小学生注意力测验适用于 6~17 岁儿童。共分为 6 个分测验,测量注意的稳定性、注意的广度、注意的转移、注意的持续性等 4 大特征。根据测查结果,还可得出被试儿童的注意等级。是目前国内唯一的成套注意力测验。

（二）量表的结构及评分标准

1. 量表的结构及测试过程　量表由 6 个分测验组成,每个分测验都有测试时间的限制,一般中学生测试时间 2 分钟,小学生测试 3 分钟。测试可采用集体测试或个别测试,测试开始前由主试给被试按照指导手册讲测试规则,要求测试时严格按照指令操作,不要用橡皮去涂改,以保证测试的速度。在每一个分测验开始之前,主试都要把分测验指导语讲清楚,然后让被试开始做练习题,当主试检查确定被试都明白如何做这个分测验后才开始。测试需要的时间:总的测验用时中学生 14 分钟,小学生 21 分钟,加上指导语及练习,中学生共计 30 分钟左右,小学生 40 分钟左右完成。主试必须熟悉整个测验的内容及施测程序,掌握每个分测验的时间限制,严格按照指导手册进行测试。如果是集体测试,测试中要注意观察被试的情况,不能提前翻到下一个测试页面。尤其是分测验六,在做题时不能先做一种颜色,再做另一种颜色,否则试卷作废,一定在事先再三强调。

2. 量表的内容及测试记录 中小学生注意力测验共有六个分测验,每个分测验均由不同的符号或图形组成,个别分测验还有不同的颜色及数字排列。测试要求用斜线划掉或用括号括出目标图形;测试者需按照每个分测验的要求准确记录测试数据,例如:总答题数、遗漏数、错误数、正确反应数等数据,分测验中每个测试数据均用固定的代码表示。具体请查阅指导手册。

(1) 分测验一:测题由"L"以 45° 平面旋转而得到的 8 种变式共 16 种符号组成。符号总数 18×30=540 个,要求被试在规定的时间内(中学生为 2 分钟,小学生为 3 分钟)找出所有的目标符号并用括号括出。

记录被试的以下数据:总答题数(到结束为止扫描过多少符号,T1)、遗漏数(该括的没有括出,S4),错误数(不该括的却括了,S5),正确反应数(S6)。

(2) 分测验二:测题由"I"以 90° 平面旋转出的两种变式、"N"以及镜像以 90° 角平面旋转出的两种变式一共 6 种符号组成。符号总数 20×27=540 个,要求被试在规定的时间内(中学生为 2 分钟,小学生为 3 分钟)找出所有的"反向 Z"并用笔划掉。

记录被试的以下数据:总答题数(T1),遗漏数(该划掉的没有划掉,S7),错误数(不该划的却划了,S8),正确反应数(S9)。

(3) 分测验三:测试题的符号组成与分测验二相同,符号总数 20×20=1 000 个,要求被试在规定的时间内(中学生为 2 分钟,小学生为 3 分钟)找出所有的"反向 Z"并用笔划掉。主试在被试搜索目标符号的过程中,每隔 30 秒说"画圈",要求被试在正被扫描的符号上画一个圈,然后继续搜索并标记目标符号,当主试最后一次说"画圈",要求被试画完圈后随即停笔。测验结束时,12 岁以下被试画了 6 个圈,13 岁以上被试画了 4 个圈。

记录被试的以下数据:从开始到画第一个圈,以及以后每两个圈之间的符号总数(不只是正确反应数),分别记为:(S10)、(S11)、(S12)、(S13)、(S14)、(S15)。13 岁以上没有(S14)、(S15)的原始分。本测验不需要记录正确反应。

(4) 分测验四:测题由左右两部分组成。左边由"圆形 、三角形、十字、正方形、梯形"五种图形构成,共有 18×30=540 个。右边由十个阿拉伯数字组成,共十二行。要求被试在左边的图形中找到并用括号括出所有的"梯形及相邻的十字"。主试在被试搜索目标图形的过程中,每隔 30 秒念一个数字,要求被试停止目标图形的搜索,转向右边,圈出主试所念的所有数字,然后再回到左边,继续搜索目标图形。该分测验的时间限制为 2 分钟。主试共念 3 个不同的数字。

记录被试的以下数据:图形答题数(T4),图形遗漏数(该括的没有括出,S16),图形错误数(不该括的却括了,S17),图形正确反应数(S18);数字遗漏数(该圈的没有圈出,S19),数字错误数(不该圈的却圈了,S20),数字正确反应数(S21)。

(5) 分测验五:每一测题分为左右两个部分,左边由两个图形构成,右边由五个图形构成,共四十二题。要求被试比较每一道题左、右两边是否有一样的图形。若有,把"有"字划掉;若无,把"无"字划掉。中学生时限为 1 分钟,小学生时限为 2 分钟。

记录被试的以下数据:总答题数(T5),遗漏数(漏做了多少题,S22),错误数(S23),正确反应数(S24)。

(6) 分测验六:测题由 2 个叠加的倒三角形、旋转 90° 的 8 字、回形等 6 种构图,红、蓝两种背景,共十二种符号组成。符号总共有 36×25=900 个。要求被试在规定的时间(中学生为 5 分钟,小学生为 8 分钟)

内将红色背景上的"叠加倒三角形及相邻的旋转 90º 的 8 字"用括号括出;将蓝色背景上的另一组目标图形也用括号括出。具体见指导手册。

记录被试的以下数据:总答题数(到结束为止扫描过多少符号,T6),遗漏数(S25),错误数(S26),正确反应数(S27)。

3. 评分标准及结果分析　常模测试结果通过主要成分分析法和最大变异数正交旋转法进行因素分析确定存在 5 个因子,即 F1(注意稳定性);F2(注意广度);F3(注意的转移);F4(注意持续性);F5(注意集中性)以及 Fz(注意力总和)。每 1 个因子根据不同的年龄、不同的结果分成 19 个等级。

(1) 测试完成后,主试分别点出正确数,遗漏数、错误数,并计算出总答题数。并记录在测试表格相应的栏目内。

(2) 按照测试手册上的公式,分别求出 5 个注意力因子分。

注意稳定性:F1=T2÷5+S9+ S10+S11……+ T10÷10+S27。

注意广度:F2=T1÷10+S6+T4÷10+S18。

注意转移:F3=100+S21−S19。

注意持续性:F4=200−S4+S7。

注意集中性:F5=100−S8+S17。

注意力总分:Fz=F1+F2+F3+F4+F5。

(3) 各注意因子的原始分及注意力总分的原始分求出后,根据年龄对照常模表查出相应的量表分,常模表将量表分为 1~19 等级分,10 分为均数,每隔 1/3 个标准差为 1 个等级。

(4) 得出等级分后即可在测试表上画出被试的注意力因子剖面图。根据剖面图可判断出被试注意力的品质及受损程度。

(三) 量表的信度及效度研究

1. 抽样的代表性　1996 年下半年至 1997 年上半年,在全国六大行政区抽取年龄 6~17 岁被试,每个大区选取两个城市,每个城市在普通小学按照随机分层抽样选取 240 名被试,分为 12 个年龄段,每个年龄段 20 名,男女各半。由各地协作组的项目负责人严格按照书面指导手册(草案)施测。因 3 个城市的协作组未完成任务,其余城市测试表于 1997 年 4 月之前收回。经过检查,最后得到 1 956 份有效测试表。根据因素分析结果提取 5 个因子,它们能够解释的变异量百分比分别在 33.5%~4.0%,总变异量为 56.8%。这五个因子按照决定变量负荷的大小分析后,分别命名为注意的稳定性、注意的广度、注意的转移、注意的持续性、注意的集中性。并根据常模样本数据分析结果,制订了两个常模,即:由各变量原始分及总分转换而来的量表分(5 个因子分);注意力等级分(1~19 分制)。

2. 信度研究指标　从 1 所中学和 1 所小学各抽取 50 名被试进行重测,两次测验间隔 1 个月,结果显示:各变量原始分及因子分相关系数均为 0.85 以上,P<0.000。提示有良好的重测信度。

3. 效度研究指标　采用内容效度和效标关联效度进行检验。对各测验的总反应数和正确反应数进行方差分析表明:各年龄组答题总数与正确反应数随年龄而上升,这与儿童注意力发展的特点完全一致,认知心理学的研究表明,随着年龄的增长,其注意的速度和范围不断提高,因而答题的数量不断增多,同时正确性也提高。各变量的原始数据没有性别差异,即性别不影响注意力的特征;不同年龄被试,各变量均有极显著性差异,P<0.000。各年龄组测验的错误数随年龄增加而减少,遗漏数中学生少于小学生。抽取 50 名小学生当年期末语文、数学和英语成绩与他们的注意力测验结果作相关分析,结果显示:语文为0.55,英语为 0.48,P<0.000。而与数学的相关性较低,无统计学差异。从 3 所重点中小学选取 120 名学生,另从 3 所一般中小学选取学习成绩差的 120 名学生,进行注意力测试,比较两组学生的平均分,结果显示均数差 3 个等级。

(四) 量表的临床应用研究

南通大学教育科学学院在 2012 年采用中小学生注意力测验对 273 名三年级和五年级的小学生进行

了测试,对注意的品质与语数英学业成绩的关系进行相关研究。结果显示,小学生注意力对学业成绩有重要的影响。

1. 不同年级小学生注意力与学习成绩的关系 三年级学生注意力与语文成绩呈极显著性相关,与数学成绩呈显著相关,与英语成绩相关不显著;其中注意的广度与语文、数学、英语的成绩均呈极显著性相关;注意的转移与语文、数学成绩呈现极显著性相关;与英语成绩呈显著性相关;注意的持续性与语文、英语成绩呈显著相关;注意的集中性与数学成绩呈显著相关。五年级学生注意力与语文成绩相关不显著,与数学、英语成绩呈显著相关;其中注意的稳定性与英语成绩显著相关;注意的广度与语文成绩呈显著相关;注意的持续性和数学成绩呈显著相关。

2. 注意力对学科成绩预测作用的研究 结果表明预测不同学科成绩的注意品质不完全相同。其中,注意广度与学习成绩关系最密切。与语文成绩关系密切的注意品质有注意的广度、转移和持续性,与数学成绩关系密切的品质有注意广度、转移和集中性,与英语成绩相关密切的品质是注意广度、转移、集中性和稳定性。研究结果提示:注意广度、注意的持续性对语文、英语成绩有正向预测作用,注意的广度、注意的持续性、注意的转移对数学成绩有预测作用。其中注意的广度与学生的学习成绩关系最密切。注意的广度又称注意的范围,是指1个人在同一时间内能够清楚地把握注意对象的数量,它反映的是注意品质的空间特征。其他类似研究也表明注意的广度是影响学习成绩的重要注意力品质之一。

（五）量表的特点及使用中的注意事项

1. 属于成套注意力测验 采用纸笔测验的方式,既可以集体测试,又可以个别测试。量表有较好的信度和效度。对学龄儿童注意力的研究提供了1个很好的科研和临床实践测试工具。

2. 对家长和被试者的指导和干预提供了客观依据 代表注意力品质的5个因子可得出被试儿童的注意等级,是根据因子分析得出代表注意力品质的5个因子,能够测量注意的稳定性、注意的广度、注意的转移、注意的持续性和集中性等特征。根据测查结果,还可得出被试儿童的注意等级。对家长和被试的指导和干预提供了客观依据。

3. 确保测试结果真实可靠性 测试过程对每个分测验有严格的时限要求,有些分测验要求主试按要求发出干扰指令,所以该测验要求主试必须熟练掌握测试程序,以确保测试结果真实可靠。

4. 仔细和认真核对 计算分数过程较复杂,花费时间较多,且需要仔细和认真核对。

（洪　琦）

参 考 文 献

［1］陈国鹏,金瑜,黄志强,等.《中小学生注意力测验》全国常模制定报告[J].心理科学杂志,1998,2(5):401-403.

［2］丁锦宏,潘发达,王玉娟,等.9~13岁小学生注意力对学业成绩的影响[J].交通医学杂志,2012,26(6):69-572.

［3］陈华山,程惠芳.儿童注意广度与智力的关系[J].心理科学杂志,1990,13(2):56-57.

七、连续操作测验（CPT）

（一）概述

连续操作测验（Continuous Performance Test,CPT）,1956年由Resolvd首创,用于对脑外伤患者的反应控制功能的检测。一般认为CPT可以用来评估注意维持能力、抑制能力和冲动性,也称作连续注意测验（continuous attention test,CAT）。

CPT 的目的是通过对受试者进行反复的声音刺激和/或视觉刺激,观察及记录受试者对刺激的反应情况,包括反应时间、遗漏情况、持久力、相应重复次数等,综合评估受试者注意的维持能力、冲动性和警觉性。结果用漏报数和错认数来表示,漏报数反映受试者的持续性注意,错认数反映受试者持续注意和冲动控制。近几十年来,出现了不同版本的 CPT 测试软件,虽然这些测试可能采用的刺激长度和类型不同,但基本设计原理是相同的,包括:①测量标准延迟任务的反应情况;②测量标准警戒任务的注意维持情况;③测量注意力分散任务的选择性注意能力。

（二）常用测验方法

目前常用的 CPT 测验包括:视听整合连续操作测试(Integrated Visual And Auditory Continuous Performance Test,IVA-CPT),注意力变量检查(The Test Of Variables Of Attention,TOVA)、日本太田克也研发的 CPT 以及我国罗学荣等学者编制的 CPT 测试软件 3.0 版本等。

1. IVA-CPT 测试软件　常用版本有美国 Brain Train 公司生产的 IVA-CPT3.0 版软件和国内的江苏伟思医疗公司生产的 IVA-CPT 软件(Ver1.0)。测试内容是对受试者进行反复声音和视觉刺激,通过观察 4 个认知变量情况,包括遗漏、错选、反应时和稳定性,测试完毕软件通过相应计算得出 22 个原始商数和 6 个综合商数,对受试者的注意力和执行功能做出评估。

（1）使用和评估:以 IVA-CPT3.0 版软件为例。测试分为预热、练习、主测试和恢复 4 个阶段,均在计算机上操作。主测试时目标数字与非目标数字共 500 个,要求受试者听到或看到目标数字点击鼠标,而在听到或看到非目标数字时不击鼠标,视觉与听觉数字分别呈现,整个操作过程约 20 分钟,数据库自动记录并在测试结束后显示结果,其中原始商数中的谨慎、一致性、毅力 3 个商数产生了听觉反应控制商数和视觉反应控制商数;警惕、注意力集中、速度 3 个商数产生了听觉注意力商数和视觉注意力商数。最终的综合控制商数来自视觉和听觉反应控制商数,综合注意力商数来自视觉和听觉注意力商数。所有的商数平均值为 100,标准偏差为 15。

（2）适用范围:IVA-CPT 适用于 6 岁以上儿童,主要用于对儿童/成人的注意缺陷障碍(ADHD/ADD)的症状进行量化评定。此外亦用于脑损伤、睡眠障碍、抑郁、焦虑、物质依赖、儿童孤独症等疾病的注意能力和反应控制能力的评估。

2. TOVA 临床应用　研究表明 ADHD 儿童在对反应刺激的控制能力和视听觉注意能力上比正常儿童存在明显的缺陷,相应的其在测试中会出现漏报数多、击中率低、维持注意时间短和反应时间长的情况,据此可以有效地将 ADHD 儿童从正常儿童中筛查出来。另外,国内外大量研究使用 IVA-CPT 对 ADHD 儿童进行诊断,得到的灵敏度和特异度较一致,表明其具有很好的操作性和标准化,是一种具有诊断价值的客观检查方法。但值得注意的是,Uno M 研究发现,大年龄组儿童 ADHD 的 IVA-CPT 诊断敏感度与特异度明显低于小年龄组儿童,姜林、潘学霞等研究证实了这一点并且指出 IVA-CPT 诊断结果与 CCMD-3 及 DSM-IV 量表对照比较,存在一定的误诊率与漏诊率。因此建议在 ADHD 中年龄较大儿童除做 IVA-CPT 测试外,仍需结合临床、量表及其他诊断手段进行综合诊断。最新研究发现 IVA-CPT 联合定量脑电图(quantitative electroencephalography,QEEG)可以增加 ADHD 诊断的准确性。

（1）TOVA:注意力变量检查是 1987 年由 Dr.Greenberg 设计的,充分考虑了 ADHD 最突出的几个方面特点,包括注意力不集中、易转移、追求新奇刺激、易厌烦、冲动、注意维持不良,认知加工过程常受阻等,与 IVA-CPT 不同,它采用的是简单图形做刺激,优点是不受语言和文化的影响。该检测法在美国已建立常模。

（2）使用和评估:TOVA 软件进行两种视觉刺激,每种刺激的测试时间都是 22.6 分钟。前半段为靶目标稀少型测验,受试者容易因目标刺激少而注意力不集中,漏掉靶目标造成"遗漏",也可能将非靶目标刺激当成目标刺激而"错认";后半段为靶目标密集型测验,受试者容易将非靶目标当成靶目标反应而造成"错认",也可能对高密度刺激耐受而"遗漏"。"遗漏""错认""反应时""反应时变化"被作为受试者认知操作水平的 4 项指标。遗漏减少意味着注意力增加,反之则下降;错认减少意味着冲动性降低,反之则增加;反应时减少意味着反应速度提高,认知加工过程加快;反应时变化减少意味着反应稳定性增强,注意力维持时间延长。

(3) 临床应用:Dr. Greenberg 研究显示 TOVA 是一种对 ADHD 进行诊断和疗效判定的客观方法,敏感度和特异度都较高;另有研究资料显示,TOVA 对药物的加量和减量反应敏感,有可能用来指导最佳用药剂量。在中国,李雪霓等研究了 TOVA 的应用情况,结果显示 TOVA 确实能反映 ADHD 儿童的疾病特点,敏感度和特异度较高,对疗效判定也比较敏感,与 Conner 儿童行为量表评定相比 TOVA 操作水平的变化不仅能反映患儿行为方面的变化,还能反映认知缺陷的变化,可以更加全面地反映 ADHD 患儿治疗前后的变化,在中国有很好的适用性,具有科研和临床应用价值。

3. 日本太田克(2000)研发的 CPT 测试软件 内容包括 3 个分测试:反应时间分测验(reaction time text,RT)、X 分测验(X text,XT)、AX 分测验(AX text,AXT),5 项分测验观察指标:舍弃数、漏答率、误答率、平均反应时间和变异系数。

(1) 使用和评估:以数字"7"为视觉刺激中心,要求受试者面对计算机屏幕,一看到靶刺激,尽快按空格键。3 个分测验,依次展开;①反应时间分测验:随机间隔显现数字 7,共 80 次。②X 分测验:随机显现数字 0~9,共 400 次。其中 7 为靶刺激,共 80 次。③AX 分测验:随机显现数字 0~9,共 400 次。其中以紧接着数字 3 后出现的 7 为靶刺激,共 40 次。3 个分测验复杂程度依次增加。

(2) 临床应用:国外研究表明其对神经症、精神分裂症、抑郁症、轻度认知功能障碍等具有临床诊断参考意义。在我国应用此项测试的研究很少,敏感度和特异性无法评价。一项研究报道了正常成人的 CPT 特征,随着检查的进程,正常成人的 CPT 会表现出失误减少,反应速度变慢但质量改善的特征。

4. 罗学荣编制的 CPT 测试软件 3.0 版 该软件根据感觉通道不同可分为视觉注意力(visual attention CPT,VCPT)、听觉持续注意力(auditory sustained attention CPT,ACPT)及视觉 + 听觉注意力测试(VCPT+ACPT)三种模式。测试结果包括:虚报错误(OE)(次)、漏报错误(CE)(次)、平均反应时间(RT)(ms)的实际值和转换后的标准值(T 值)及其总测试结论。

(1) 适用范围:可对 6~16 岁儿童进行测试。

(2) 使用和评估:测试在计算机上操作,VCPT 由计算机显示器屏幕呈现视觉刺激数字 0~9,在屏幕上随机出现,要求儿童看到数字"3"时敲击空格键。数字间隔时间 1 300ms,字符呈现时间 200ms,总字符数 480 个,目标字符 96 个,目标字符占总字符数的 20%。ACPT 由计算机报 0~9 随机数字,要求受试者听到数字"3"后,敲击空格键。数字间隙时间 1 500ms,目标数字占 10%,两种测试时间均为 12 分钟,系统自动记录 OE、CE 及 RT,报告测试结果并得出注意力无障碍、轻度障碍、中度障碍、重度障碍及可疑障碍的结论。

(三) 诊断和分型标准

1. 诊断 目前美国已建立了 IVA-CPT 诊断 ADHD 的常规模式,诊断标准:在理解商数 >60% 的前提下,符合下列 3 项中的任意一项可诊断为 ADHD。

(1) 综合控制力商数、综合注意力商数、听觉控制力商数、听觉注意力商数、视觉控制力商数、视觉注意力商数中的任何一个商数值 80。

(2) 上述各项中的任何一个商数值在 80~85 之间,并且多动商数 85 或理解力商数 85。

(3) 谨慎商数、一致性商数、毅力商数、警惕商数、注意力集中商数、速度商数中的任何一个商数值 75,并且有 ADHD 症状的病史。上述标准以外的儿童可以排除 ADHD。

2. 分型标准

(1) 注意缺陷为主型:反应控制商数 >85,注意力商数 85。

(2) 多动、冲动为主型:反应控制商数 <85,注意力商数 >85。

(3) 混合型:反应控制商数和注意力商数 85。

(四) CPT 测试的临床应用

1. CPT 测试的信度效度 CPT 测试具有客观直接的数据,具有良好的信、效度,较高的灵敏度、特异度和阳性预测值。不仅可以反映额叶功能障碍,广泛应用于 ADHD、学习障碍、神经症、物质依赖、阿尔茨海默病等疾病的筛查、辅助诊断,还可用于 ADHD 药物治疗效果的检测。

2. CPT 测试结果的影响因素　CPT 测试结果受到以下多种因素影响,包括以下几点:

(1) 测试本身因素:如刺激的呈现时间,操作时间。

(2) 受试者自身因素:智力、文化水平、年龄、性别、性格、情绪因素、感觉统合失调、是否服用精神药物等。

(3) 测试周围环境、受试者父母是否在场等。如何设计更为合理有效的测试软件和试验步骤,最大限度地降低影响,排除干扰,是临床研究的一个方向。此外,在用于 ADHD 临床辅助诊断中需要注意也并非所有 ADHD 儿童都存在注意力缺陷,所以,该检查仅仅是诊断 ADHD 的辅助指标。临床诊断需要多层面、多维度来进行。

3. CPT 测试的临床应用　如今,CPT 作为认知功能障碍和 ADHD 疾病的辅助诊断方法早已得到共识,但是否可以用来鉴别疾病亚型和疾病相关的其他疾病或共病情况还需要进一步的研究。一项中国为期 6 个月的随访研究结果让人们看到了曙光,经过 6 个月的治疗,与冲动型患者相比,非冲动型患者(根据 CBCL 量表分类 ADHD 患者)在 CPT 测试性能的进步更为明显。总而言之,早期的 CPT 研究停留在行为层面、遗漏和错认、反应时间和信号检测参数等。之后伴随神经电生理技术的发展,使用功能磁共振成像(functional magnetic resonance imaging,fMRI)和事件相关电位(event-related potential,ERP)联合 CPT 进行研究揭示了与注意、反应控制相关的大脑的神经活动,相信随着对基因遗传和表观遗传影响的进一步研究,必将促使人们更加深入地了解大脑的信息处理进程以及与此相关的 ADHD 和其他疾病。

(罗学荣　肖　博)

参 考 文 献

[1] ROSVOLD HE,MIRSKY AF,SARASON I,et al. A continuous performance test of brain damage [J]. Journal of Consulting Psychology,1956,20(5):343-350.

[2] 罗学荣,李雪荣. 注意缺陷多动障碍儿童持续性注意测验的对照研究[J]. 中国临床心理学杂志,2002,10(2):85-87.

[3] 罗学荣,李雪荣. 注意缺陷多动障碍儿童记忆和学习的研究[J]. 中国心理卫生杂志,2003,17(3):188-190.

[4] KIM JW,LEE YS,HAN DH,et al. The utility of quantitative electroencephalography and Integrated Visual and Auditory Continuous Performance Test as auxiliary tools for the Attention Deficit Hyperactivity Disorder diagnosis [J]. Clinical Neurophysiology,2015,126:532-540.

[5] 刘灵,吕晔,杨玉凤,等. 持续性注意测试与 DSM-Ⅳ在诊断注意缺陷多动障碍中的意义[J]. 中国儿童保健杂志,2009,17(2):137-139.

第二节　抽动障碍类评定量表

一、抽动障碍先兆冲动量表(PUTS)

(一) 概述

抽动障碍是一种起病于儿童青少年时期,以突然的、迅速的、反复的、非节律性的、单一或多部位肌肉运动抽动和/或发声抽动为特点的慢性神经精神障碍。其临床表现包括运动症状和非运动症状,非运动症状包括先兆冲动、感觉调节障碍、抽动相关认知等,通常伴随在运动症状发生的过程中,有时比运动症状更令人痛苦。非运动症状作为驱动力,促使运动症状的发生,在抽动障碍中发挥重要的作用。大多数患者描述在抽动之前会有一种不愉快的感觉,即先兆冲动(premonitory urge,PU)。当前评估这类感觉的问卷很少,抽动障碍先兆冲动量表(the Premonitory Urge for Tics Scale,PUTS)是目前使用最广泛的。

PUTS 由美国 Woods 等人于 2005 年发表在 *Developmental and Behavioral Pediatrics* 杂志上,这是一个自评量表,要求患者根据其感知程度来评分,用于评估 10 岁以上患有慢性抽动障碍或抽动秽语综合征患者的先兆冲动的严重程度。

(二) 量表的结构及评分标准

PUTS 适用于 10 岁以上儿童,原 10 个项目组成,前 6 项包括抽动发作之前的瘙痒、压迫感、紧张、能量等心理感觉的评估,后 4 项评估这些感觉的发生频率及时间。根据心理计量学分析,第 10 项与问卷其他项目的相关性较低而被删除,最终形成了 9 项问卷。测试大约需要 5 分钟,要求被测试者能准确理解所测条目的意思。

PUTS 包括 9 个项目,每 1 项使用 4 点顺序评分法(1= 从不,2= 有时,3= 经常,4= 总是)。PU 总分由所有项目的总和得出(得分范围为 9~36 分),较高的分数反映了先兆冲动的存在和频率。

(三) 量表的信效度及临床应用研究

Woods 等通过分析 42 例 PUTS 问卷发现量表评分在内部是一致的,Cronbach's α 系数 =0.8。整个样本的 1 周重测信度为 $r=0.79$,$P<0.01$,2 周重测信度为 $r=0.86$,$P<0.01$,信度稳定。

该量表已在韩国、西班牙、中国等国家广泛应用。韩国学者通过研究 38 例患者,得出问卷内部一致性结论(Cronbach's α 系数 =0.79),以 2 周至 2 个月为间隔进行 PUTS 的重测,显示出高可靠性($r=0.60$);西班牙学者分析 72 例 PUTS 问卷,结果显示 Cronbach's α 系数 =0.82,在基线评分和 PUTS 的 4 个月随访之间发现中等程度的相关性($r=0.49$,$P<0.01$),证实了量表的有效和可靠性。

(四) 量表的特点及使用中的注意事项

该工具是自我评估问卷,项目简单明了,测试方便迅速。本问卷适用于 10 岁以上儿童,10 岁以下儿童需要更合适的工具评估。被测儿童不理解测试项目的意义时,需要家长给予详细地解释,必要时由医生给予帮助。2016 年 McGuire 等人开发了 I-PUTS 问卷(an Individualized Premonitory Urge for Tics Scale),2020 年 Baumung 等人开发了 PUTS 修订版(PUTS-revised,PUTS-R)问卷,以上量表并未在世界范围内广泛应用,有效性和可靠性有待进一步验证。

(衣明纪)

参 考 文 献

[1] WOODS DW,PIACENTINI J,HIMLE MB,et al. Premonitory urge for tics scale(PUTS):initial psychometric results and examination of the premonitory urge phenomenon in youths with tic disorders[J]. J Dev Behav Pediatr,2005,26(6):397-403.

[2] KIM M,CHUNG SK,YANG JC,et al. Development of the Korean Form of the Premonitory Urge for Tics Scale:A Reliability and Validity Study[J]. Soa Chongsonyon Chongsin Uiha,2020,31(3):146-153.

[3] FORCADELL E,GARCIA-DELGAR B,NICOLAU R,et al. Tic disorders and premonitory urges:validation of the Spanish-language version of the Premonitory Urge for Tics Scale in children and adolescents[J]. Neurologia,2020,213(20):30427-30428.

[4] MCGUIRE JF,MCBRIDE N,PIACENTINI J,et al. The premonitory urge revisited:An individualized premonitory urge for tics scale[J]. J Psychiatr Res,2016,83:176-183.

抽动障碍先兆冲动量表

指导语:下面的每个条目后面有 4 个数字(1、2、3、4),这 4 个数字的意义是:1= 从不,2= 有时,3= 经常,4= 总是。请您仔细阅读每个条目,并根据你自己平时的实际想法和感受,如实地选出最适合的答案,在每个条目后面相应的数字上画圈"○"。

项目	从不	有时	经常	总是
1. 就在抽动发生之前,我觉得好像体内发痒。	1	2	3	4
2. 就在抽动发生之前,我感觉得大脑或者身体有紧缩感或者压迫感。	1	2	3	4
3. 就在抽动发生之前,我内心感觉到焦躁不安或者紧张。	1	2	3	4
4. 就在抽动发生之前,我感觉有什么事情有点儿不对劲。	1	2	3	4
5. 就在抽动发生之前,我感觉该做的事情没做完。	1	2	3	4
6. 就在抽动发生之前,我感觉需要发泄一下情绪。	1	2	3	4
7. 在抽动发生之前,我几乎总是有以上那些感觉。	1	2	3	4
8. 上面那些感觉在我每次抽动发生前都会有。	1	2	3	4
9. 在抽动发生之后,那些感觉如痒、冲动、压迫,紧张及"不太对劲"等会彻底消失,至少会消失一段时间。	1	2	3	4

二、多发性抽动症综合量表(TSGS)

(一) 概述

多发性抽动症综合量表(Tourette Syndrome Global Scale,TSGS)是一个由临床医生完成的症状调查量表。于 1984 年由 Harcherik 等编制,基于医生在临床访问时的直接观察或者从患者及其家属哪里所获得的资料制订,由于多方面的信息被利用,这种类型的评定量表是比较好的评估方式。

(二) 量表的结构及评分标准

多发性抽动症综合量表是一个评估多发性抽动症症状和社会功能的多维量表,由 8 个单维量表组成,其中抽动方面主要包括 4 个单维量表:简单运动性抽动、复杂运动性抽动、简单发声性抽动、复杂发声性抽动。每个单维量表用于评估抽动的频度(分 0~5 级)和干扰的程度(分 1~5 级),对每一类抽动,其频度分和干扰分是多样的,最后要合计成一个总分。社会功能方面主要包括 3 个单维量表:行为问题、运动不宁、学习或工作情况。社会维度由 0(无损害)~25(严重损害)连续等级分组成。抽动和社会功能评估分最后通过数学公式转换成一个总分。

多发性抽动症综合量表(TSGS)说明如下:

1. 抽动的频率(frequency,F)注释 0 为没有抽动发生;1 为很少抽动,在 5 分钟内有 1 次或更少;2 为偶尔抽动,在 2~4.9 分钟内 1 次;3 为频繁抽动,从 1.9 分钟内 1 次~1 分钟内 4 次;4 为几乎总在抽动,在 1 分钟内 5 次或更多;5 为总是抽动,实际上数不清。

2. 抽动的功能影响(disruption,D)注释 1 为抽动通过伪装能够加以掩盖;2 为运动性抽动可以被看见,发声性抽动可以被听见,但没有问题;3 为运动性抽动可以被看见,发声性抽动可以被听见,有一些问题;4 为抽动造成功能损害;5 为抽动造成功能丧失。

总分计算注释 SM:简单运动性抽动的 F×D 分。CM:复杂运动性抽动的 F×D 分。SP:简单发声性抽动的 F×D 分。CP:复杂发声性抽动的 F×D 分。行为:行为(behavior,B)评分。运动不宁:运动不宁(motor restlessness,MR)评分。学校或工作问题:包括学校和学习问题评分及工作和职业问题评分。

(衣明纪)

参 考 文 献

［1］LECKMAN JF，COHEN DJ. Descriptive and Diagnostic Classification of Tic Disorders［M］. New York：Wiley，1988.

［2］MARTINO D，PRINGSHEIM T M，CAVANNA A E，et al. Systematic review of severity scales and screening instruments for tics：Critique and recommendations［J］.Mov Disord，2017，32(3)：467-473.

多发性抽动症综合量表

姓名：_____　　　　日 期：_____　　　　评估者：_____

	频率（frequency，F）*	功能影响（disruption，D）△	
简单运动性抽动（SM）	0　1　2　3　4　5	1　2　3　4　5	F×D=
复杂运动性抽动（CM）	0　1　2　3　4　5	1　2　3　4　5	F×D=
简单发声性抽动（SP）	0　1　2　3　4　5	1　2　3　4　5	F×D=
复杂发声性抽动（CP）	0　1　2　3　4　5	1　2　3　4　5	F×D=

行为（behavior，B）

0　无行为问题

5　轻微的行为问题，有正常的伙伴、学校和家庭关系

10　有些行为问题，至少在一个方面的人际关系受到影响

15　较多的行为问题，在一个方面以上的人际关系受到影响

20　严重的行为问题，在所有方面的人际关系受到影响

25　有不被社会接受的行为问题，需要长期监督

运动不宁（motor restlessness，MR）

0　正常运动

5　偶有可见的运动不宁

10　有较多清晰可见的运动不宁

15　有中等度可见的运动不宁

20　绝大部分时间处于运动不宁，但偶尔停下来，功能受损

25　不停地运动，明显地不能执行功能

学校和学习问题（school and learning problems）

0　无问题

5　少许学习问题

10　学习跟不上，有留级行为

15　学习困难，上特殊班级

20　上特殊学校

25　不能待在学校，家庭依赖

工作和职业问题（work and occupation problems）

0　没有问题

5　稳定的工作，有些困难

10　严重问题

15　很多工作不能做

20　几乎从未被雇用过

25　不能工作

［（SM+CM）/2］+［（SP+CP）/2］+［（行为 + 运动不宁 + 学校或工作问题）×2/3］= 总分 #

多发性抽动症综合量表(TSGS)说明

* 抽动的频率(frequency,F)注释

0 没有抽动发生

1 很少抽动,在 5 分钟内有 1 次或更少。

2 偶尔抽动,在 2~4.9 分钟内 1 次。

3 频繁抽动,从 1.9 分钟内 1 次到 1 分钟内 4 次。

4 几乎总在抽动,在 1 分钟内 5 次或更多。

5 总是抽动,实际上不能数清。

△ 抽动的功能影响(disruption,D)注释

1 抽动通过伪装能够加以掩盖。

2 运动性抽动可以被看见,发声性抽动可以被听见,但没有问题。

3 运动性抽动可以被看见,发声性抽动可以被听见,有一些问题。

4 抽动造成功能损害。

5 抽动造成功能丧失。

 # 总分计算注释

SM:简单运动性抽动的 F×D 分。

CM:复杂运动性抽动的 F×D 分。

SP:简单发声性抽动的 F×D 分。

CP:复杂发声性抽动的 F×D 分。

行为:行为(behavior,B)评分。

运动不宁(motor restlessness,MR):运动不宁评分。

学校或工作问题:包括学校和学习问题评分及工作和职业问题评分。

三、耶鲁综合抽动严重程度量表(YGTSS)

（一）概述

耶鲁综合抽动严重程度量表(Yale Global Tic Severity Scale,YGTSS)是在多发性抽动症综合量表基础上发展起来的,于 1988 年由美国耶鲁大学儿童研究中心研制,用于评估抽动障碍患儿症状的严重程度,是目前应用最广泛的量表之一。

（二）量表结构及评分标准

耶鲁综合抽动严重程度量表分别评估运动性抽动和发声性抽动,且对每类抽动进行 5 个方面的评价:次数、频率、强度、复杂性、干扰。独立评估抽动障碍所导致的损害,并将评分加入到抽动总分。会见的形式是半组织的,接见者应先填写抽动观察表(即一份上周内发生的运动性和发声性抽动,根据父母或患者的讲述及评定过程中的观察予以填写)。然后按各个项目进行提问,用参考点内容作引导。完成一份量表评定所需时间为 15~20 分钟。

根据评定结果的量表总分,可以按 <25 分属轻度、25~50 分属中度和 >50 分属重度,来进行多发性抽动症患儿抽动严重程度的判定。

（三）量表内容

1. 运动性抽动的描述(上周出现的运动性抽动情况)

(1) 简单运动性抽动(快速的、突然的、无意义的)。

(2) 复杂运动性抽动(较慢的、有目的的)。

2. 发声性抽动的描述(上周出现的发声性抽动情况)

(1) 简单发声性抽动(快速的、无意义的声音)。

（2）复杂发声性抽动（语言：单字、短语、句子）。

3. 顺序表（ordinal scales）（除非另有说明，分别评定运动性和发声性抽动）

（1）种类：运动性抽动分数（　　　）　　　发声性抽动分数（　　　）

（2）频率：运动性抽动分数（　　　）　　　发声性抽动分数（　　　）

（3）强度：运动性抽动分数（　　　）　　　发声性抽动分数（　　　）

（4）复杂性：运动性抽动分数（　　　）　　　发声性抽动分数（　　　）

（5）干扰：　运动性抽动分数（　　　）　　　发声性抽动分数（　　　）

（6）损害、全部损害:（　　　）（运动性和发声性抽动的全部损害率）

4. 分数单

（四）量表的特点及使用中的注意事项

耶鲁综合抽动严重程度量表的优点是容易施行，抽动及其损害被分开评定，也涉及部分心理内容。应用耶鲁综合抽动严重程度量表的评定者需具有多发性抽动症的临床经验。最终评定是基于全部现有的资料并反映出临床医生对每一评定项目总的印象。

（衣明纪）

参 考 文 献

［1］LECKMAN JF，RIDDLE MA，HARDIN MT，et al.The Yale Global Tic Severity Scale：initial testing of a clinician-rated scale of tic severity［J］.J Am Acad Child Adolesc Psychiatry，1989，28（4）：566-573.

［2］MARTINO D，PRINGSHEIM TM，CAVANNA AE，et al. Systematic review of severity scales and screening instruments for tics：Critique and recommendations［J］.Mov Disord，2017，32（3）：467-473.

［3］PRINGSHEIM T，OKUN MS，MÜLLER-VAHL K，et al. Practice guideline recommendations summary：Treatment of tics in people with Tourette syndrome and chronic tic disorders［J］. Neurology，2019，92（19）：896-906.

耶鲁综合抽动严重程度量表

1. 运动性抽动的描述（上周出现的运动性抽动情况）

（1）简单运动性抽动（快速的、突然的、无意义的）

————眨眼

————眼睛转动

————鼻子动

————嘴动

————做怪相

————头动

————耸肩

————臂动

————手动

————腹部紧张

————腿、脚或脚趾动

————其他

（2）复杂运动性抽动（较慢的、有目的的）

————眼的表情和转动

————嘴动

——面部动作和表情

——头部姿势和动作

——肩的姿势

——臂和手的姿势

——书写抽动

——肌张力障碍姿势

——弯曲(屈身)或转动

——旋转

——腿、脚或脚趾动

——与抽动相关的强迫行为(触摸、轻拍、修饰发髻、起夜)

——猥亵行为

——自我恶习行为(具体说明)_____

——阵发性抽动(具体列举出)_____

持续_____秒

——不能抑制的行为(具体说明)_____

(不要将此项包括在评定顺序表中)

——其他_____

——说明任何其他运动抽动的模式或顺序

2. 发声性抽动的描述(上周出现的发声性抽动情况)

(1) 简单发声性抽动(快速的、无意义的声音)

声音、喧叫声(周期性的:咳嗽、清嗓子、嗅、吹口哨、动物的声音或鸟叫声)

其他(具体列出)_____

(2) 复杂发声性抽动(语言:单字、短语、句子)

——音节:(列明)_____

——单字:(列明)_____

——秽语:(列明)_____

——模仿言语_____

——重复言语_____

——言语中断_____

——言语不规则(具体说明)_____

——不能抑制的说话(具体说明)_____

(不要将此项包括在评定顺序表中)

——陈述任何其他发声的模式或发声性抽动的顺序

3. 顺序表(Ordinal Scales)(除非另有说明,分别评定运动性和发声性抽动)

(1) 种类:运动性抽动分数(　　)　　发声性抽动分数(　　)

分数　说明

0　无。

1　单一抽动。

2　多种不连续的抽动(2~5)。

3　多种不连续的抽动(大于5)。

4　多种不连续的抽动加上至少有一次是多种同时像精心编排的模式或有顺序的抽动,以致难以分清不连续抽动。

5　多种不连续抽动加上有两次以上多种同时像精心编排的模式或有顺序的抽动,以致难以分清不连续抽动。

(2) 频率:运动性抽动分数(　　)　　发声性抽动分数(　　)

分数　说明

0　无:无抽动行为的迹象。

1　很少:前一周中有抽动行为,不是经常发生,常常不是每天都抽动。如有一阵抽动,常常是短暂和罕见的。

2　偶然的:抽动经常每天有,但一天当中也有长时间的不抽动,有时发生一阵抽动,但持续时间一次不超过几分钟。

3　时常发作:每天都抽动,长达三小时不抽动是常有的。抽动的发作是有规律的,但可能被限于一个单独的姿势。

4　几乎总在抽动:实际上每天醒着的时候都在抽动,持续抽动的间期是有规律的,抽搐常发作且不限于一个单独的姿势。

5　总在发作:实际上是一直在抽动,间歇很难看出,且间歇时间最多不超过5~10分钟。

(3) 强度:运动性抽动分数(　　)　　发声性抽动分数(　　)

分数　说明

0　无。

1　最小强度:抽动看不出也听不见(仅根据患者自己的体验)或者抽动比同样的自主行为更无力,因其强度小,不容易被注意到。

2　轻微强度:抽动不比同样的自主行为或声音更有力,由于强度小,不容易被看出来。

3　中等强度:抽动比同样的自主行为和声音较有力,但不超出同样的自主行为和声音的范围,由于其有力的特点,可引起别人的注意。

4　明显的强度:抽动比同样的自主行为和声音较有力并有夸张的特征。因其力量和夸张的特点,这张抽动常常引起别人的注意。

5　严重的强度:抽动极有力,表情夸张,由于其强烈的表情,这种抽动引起人们的注意并可能导致有身体受伤的危险(意外事故、挑逗或自我伤害)。

(4) 复杂性:运动性抽动分数(　　)　　发声性抽动分数(　　)

分数　说明

0　无:如果有抽动很明显具有"简单"的抽动特征(突然、短暂、无目的)。

1　边缘:抽动并不明显,有"简单"的特征。

2　轻度:抽动有明显地"复杂"性(外表上是有目的的)并有模仿的短暂的"自动"行为,如修饰、发出音节或短的"ah huh""hi"的声音,这些可能就是伪装。

3　中度:抽动更加"复杂"(外表更有目的性并持续),且可有多种肌群同时抽动,以致难以伪装,但可被认为是合理的或"解释"为正常行为或正常说话(撕、轻敲、说"当然"或"宝贝",短暂的模仿语言)。

4　明显的:抽动有非常"复杂"的特点并趋向于持续的多种肌群同时抽动,这些是难以伪装,不能轻易地合理地认为是正常行为或说话,因为有持续性或不正常的、不恰当的、奇怪的或猥亵的特点(长时间的面部扭曲、抚摸生殖器、模仿语言、不成句的说话、多次反复地说"这是什么意思"或发出"fu"或"sh"的声音)。

5　严重:抽动伴有长时间的多种肌群同时抽动或发声,这不可能被掩饰或者轻易地合理地解释为正常行为或说话,因为有持续时间长、极不正常、不恰当、奇怪或猥亵的特点(长时间的显露或说话,常常是带有猥亵行为,自我辱骂或秽语)。

(5) 干扰:运动性抽动分数(　　)　　发声性抽动分数(　　)

分数　说明

0　无

1　极轻度:抽动时并不中断连贯的行为或说话。

2　轻度:抽动时偶然中断连贯的行为或说话。

3　中度:抽动时常常中断连贯的行为或说话。

4　明显的:抽动时常常中断连贯的行为或说话,偶尔中断想干什么的行动或交往。

5　严重的:抽动时常常中断想干什么的行动或交往。

(6) 损害、全部损害:(　　)(运动性和发声性抽动的全部损害率)

分数　说明

0　无

10　极轻度:抽动在自尊方面、家庭生活、社交、学习或工作上带来一点困难(偶尔的忐忑不安、担心未来、由于抽动家庭紧张气氛有所增加;朋友或熟人有时用一种焦急的方式注视和谈论抽动)。

20　轻度:抽动对自尊方面、家庭生活、社交、学习或工作带来少量的困难。

30　中度:抽动对自尊方面、家庭生活、社交、学习或工作带来明显的问题(焦虑发作、家庭里周期性的苦恼和烦乱,经常被人嘲弄或回避社交,由于抽动周期性地影响学习或工作。

40　明显的:抽动对自尊方面、家庭生活、社交、学习或工作带来严重的苦难。

50　严重的:抽动对自尊方面、家庭生活、社交、学习或工作带来极大地困难[带有自杀念头的严重忧郁症、家庭破裂(分开/离婚、分居),断绝社交-由于在社会上名声不好和回避社交,生活受到严格的限制,离开学校或失去工作]。

4. 分数单

姓名：　　　　　日期：　　　　　年龄：　　　　　性别：

信息来源：

评定者：

运动性抽动：

次数（　） 频率（　） 强度（　） 复杂性（　） 干扰（　） 总的运动性抽动分数（　）

发声性抽动

次数（　） 频率（　） 强度（　） 复杂性（　） 干扰（　） 总的发声性抽动分数（　）

总损害率（　）

总的严重程度分数（运动＋发声＋损害）（　）

第三节　孤独症谱系障碍筛查诊断量表

一、中国婴儿期孤独症筛查量表（CHCIA）

（一）概述

中国婴幼儿孤独症筛查量表（the Checklist for Chinese Infants with Autism，CHCIA）是重庆市儿童孤独症康复治疗中心邵智教授对全国多中心临床样本测试研究的结果而编制完成。

量表编制完成后，通过在国内华北、华南、华西、华东、西南地区的北京、深圳、青岛、西安、重庆、贵阳6个城市的三级综合性医院及妇幼保健院儿童保健科，对5 396名儿童进行评定。之后，对量表总分高于筛查界限分的儿童进行随访。为检验该量表的校标效度，除随访了量表总分高于筛查分的儿童之外，还随机抽取了5%的正常儿童进行随访。至儿童2岁以上时，由两名副主任医生以上职称的医生依据DSM-5诊断标准进行临床诊断，将诊断结果作为校标，用于评价量表的校标效度。

CHCIA设计较合理，信效度均较理想，符合量表的编制要求，能够较好地用于儿童孤独症的早期筛查和诊断。

（二）量表的结构及评分标准

1. 量表的内容及结构介绍　该量表划分为社交互动、沟通交流、局限而异常的兴趣行为模式等3个测评维度，包含指向目标、假扮行为、交互性注意、听从指令等20个条目。量表题目的确定，首先根据文献资料、现有量表及临床经验分析量表各维度的核心成分，例如社交互动性核心成分包括：共同性注意、假想行为、听从指令、模仿行为等。其次，根据核心成分编制相关题目。

题目来源途径主要包括借鉴、改编国内外现有测量ASD的工具；基于开放式问卷中专家的补充和建议；临床诊断经验。

量表测试由专业人员现场观察婴幼儿行为反应的方式施测，被观察婴幼儿的主要带养人需在现场配合观察。整个测试完成需要15~20分钟。主试需具有医学、心理学或教育学学历背景，并经过对该量表操作使用的专业培训。

2. 评分标准及结果分析　考虑到既往研究结果，即儿童的临床症状并非儿童孤独症所特有，而是以较轻的程度出现于非孤独症儿童中；儿童孤独症所特有的不是哪个单一症状，而是在核心症状上有特殊的多点异常或偏离，因此，选择了多级评分。当儿童有孤独症高危倾向，建议及时进行早期干预，并进行随访。

3. 常模资料　调查样本选自国内6个城市即北京、深圳、青岛、西安、重庆、贵阳的三级综合性医院及妇幼保健院儿童保健科、儿童心理门诊。为了检验量表的区分效力，笔者设置了病例组和对照组。病例组由孤独症儿童、发育迟缓儿童构成，即孤独症的儿童60例，发育迟缓的儿童60例。这120例儿童年龄在13~20个月之间，平均年龄（16.52±2.82）个月。对照组由60例在上述医院做常规儿童保健的正常儿童构成,年龄在 13~20 个月之间,平均年龄(16.72 ± 2.74)个月。数据分析共包含 180 名儿童。

(三) 量表信效度的检验方法及信效度分析

1. 量表信效度的检验方法

(1) 选取所有研究对象(病例组和对照组)。

(2) 两名经过专业训练的心理评估人员对儿童按照评估员观察量表中 20 个题目的描述对儿童进行观察评定,然后给出分数,以获得各个题目分及总分评分者信度。

(3) 1 周以后,对所有研究对象进行复测,以确定量表的重测信度。

(4) 儿童年龄大于 24 个月以上时,对儿童进行随访,并依据 DSM-5 诊断标准最终确诊。

2. 量表的信度分析

(1) 评定者信度:各维度的评定者信度,社会互动维度、沟通交流维度、兴趣与行为维度的评定者信度分别为 0.93、0.96、0.97(P 均 <0.01)。量表总分的评定者信度,量表总分的评定者信度为 0.93(P<0.01)。

(2) 重测信度:各维度的重测信度,各维度前后两次评分的重测信度分别为 0.96、0.96、0.97(P 均 <0.01)。量表总分的重测信度,量表总分的重测信度为 0.96(P<0.01)。

(3) 内部一致性信度:通过量表项目间的一致性程度来刻画量表的内部一致性信度。Cronbach's α 系数为 0.906(P<0.001),说明该量表内部一致性较好。

3. 量表效度的分析

(1) 内容效度:由 8 名相关领域的孤独症方面专家对量表内容进行评估,其中 6 名为发育儿科学专家、1 名为发展心理学专家、1 名为心理测量学专家。评估为 3 点评分量表。最终 ICIV 值为 0.94,具有良好的内容效度。

(2) 区分效度:各条目的差异分析,对 3 组儿童在各条目上进行比较,除兴趣行为和感知觉反应外,其他条目 3 组儿童的得分均存在显著性差异。

各维度的差异分析,对 3 组儿童在各维度及总分上进行单因素方差分析,在社交互动维度、沟通交流维度、兴趣与行为维度以及总分上,3 组儿童的得分均存在显著性差异。

各组的事后比较,为了得知差异发生的具体位置,对 ANOVA 结果进行了事后比较,在社交互动、沟通交流维度及总分上,3 组儿童在两组之间均存在显著性差异。在兴趣与行为维度上,孤独症组和发育迟缓组之间不存在显著性差异(P>0.05),其他两组之间仍存在显著性差异。

4. 量表界限分和灵敏度、特异度、阳性预测值 正常儿童组的总分最高分为 11 分,孤独症组总分最低分为 15 分;发育迟缓组最低总分为 10 分。当界限分设定为 J 值时,该量表的灵敏度为 1,特异度为 0.84,阳性预测值为 0.65;界限分设定为 Z 值时,灵敏度为 0.73,特异度为 0.97,阳性预测值为 0.94。因此,本研究基于孤独症组和发育迟缓组的灵敏度和特异度取值情况,最终确定量表的筛查界限分为 J 值,诊断界限分为 Z 值。此时,对于孤独症组,与临床诊断的符合率为 100%,漏诊 0 例。

(四) 量表的临床意义及社区应用情况

1. 量表的临床意义 ASD 作为一种严重的儿童神经发育障碍,早期识别及早期干预能明显影响儿童的预后。采用 CHCIA 量表进行筛查能较好地实现该目标,其临床意义与应用价值主要体现在如下几方面:

(1) 目前常用的孤独症筛查和评定量表适用年龄均大于 18 月龄。CHCIA 筛查量表适用于 12~24 个月龄儿童,将有助于促进儿童孤独症的早期识别和早期干预工作。

(2) 目前常用的 2 岁内低龄儿童孤独症筛查量表多是家长访谈问卷,其敏感度不高,使得临床漏诊率较高。CHCIA 筛查量表是医护人员的专业评定量表,在确定量表临界分时,综合考虑了敏感度、特异度和阳性预测值,选取了使敏感度和特异度都较高的临界分,有效地降低筛查的漏诊率和误诊率。

(3) 根据儿童保健门诊应用情况的结果反馈可知,该量表具有较好的效标效度。CHCIA 设计合理,使用方便,非常适合广大医疗机构开展儿童孤独症筛查工作。

2. 量表的社区应用情况 将编制出的"中国婴幼儿孤独症筛查量表"施用于 6 个城市中的 8 家三甲

医院的儿童保健科门诊,对 5 396 名儿童进行了评定。之后,对量表总分高于筛查界限分的儿童及随机抽取了 5% 的正常儿童进行随访。随访结果发现,筛查时量表总分大于或等于高危标准的儿童共 15 例,随访至 2 岁以上时,根据 DSM-Ⅴ诊断标准该 15 名儿童均被临床诊断为孤独症;量表总分等于或高于低危标准而低于高危标准的儿童 30 例,随访至 2 岁以上时有 21 名儿童最终确诊为孤独症,有 6 名诊断为发育迟缓,其余 3 名为正常儿童。而随机抽取的 5% 的正常儿童均未被诊断为孤独症。通过试用情况可以看出,该量表具有较好的临床效果。

目前,CHCIA 筛查量表已经应用于国内多家三级医院的儿童保健门诊,扩大了儿童保健的服务内涵,同时也有助于孤独症儿童的早期识别和早期干预。

（五）量表编制者及联系方式

重庆第九人民医院,邵智;联系方式:E-mail:779405151@qq.com。

（邵　智）

参 考 文 献

［1］杨文婧,邵智,甘文玲,等. 婴幼儿孤独症筛查量表的修订与临床应用研究［J］. 中国儿童保健杂志,2010,12(18):954-956.

［2］CARPENTER LA,BOAN AD,WAHLQUIST AE,et al.Screening and direct assessment methodology to determine the prevalence of autism spectrum disorders［J］.Annals of Epidemiology,2016,4(26):395-400.

［3］DIETZ C,SWINKELS S,DAALEN E. Screening for autistic spectrum disorder in children aged 14-15 months. Ⅱ:population screening with the Early Screening of Autistic Traits Questionnaire (ESAT),Design and general findings［J］. J Autism Dev Disord,2006,6(6):713-722.

［4］SUN X,ALLISON C,AUYEUNG B,et al. Service provision for autism in mainland China:A service providers perspective［J］. Research in Developmental Disabilities,2013,34(1):440-451.

［5］HUANG AX,JIA M,WHEELER JJ. Children with Autism in the People's Republic of China:Diagnosis,Legal Issues,and Educational Services［J］. Journal of Autismand Developmental Disorders,2013,43(9):1991-2001.

［6］KHOWAJA MK,HAZZARD AP,ROBINS DL. Sociodemographic barriers to early detection of autism:screening and evaluation using the M-CHAT,M-CHAT-R,and follow-up［J］. Journal of Autism and Developmental Disorders,2015,45(6):1797-1808.

［7］BAIRD G,CHARMAN T,BARON-COHEN S,et al. A screening instrument for autism at 18 months of age:a 6-year follow-up study［J］. J Am Acad Child Adolesc Psychiatry,2000,39(6):694-702.

［8］GRAY APH,EDWARDS DM,O'CALLAGHAN MJ,et al. Screening for autism spectrum disorder in very preterm infants during early childhood［J］.Early human development,2015,91(12):271-276.

婴幼儿孤独症筛查量表（CHCIA）

指导语:本量表共有 20 个条目,全部为测试员行为观察评定项目。每项均为多级评分,根据儿童的行为表现,在相应的评分上做出判断。

项目	评分			项目	评分		
	A	B	C		A	B	C
1. 目光接触	A	B	C	11. 听从指令	A	B	C
2. 唤名反应	A	B	C	12. 反应性注意	A	B	C
3. 假扮行为	A	B	C	13. 模仿行为	A	B	C
4. 指向目标	A	B	C	14. 分离焦虑	A	B	C
5. 儿童的身体姿势	A	B	C	15. 口语表达	A	B	C
6. 兴趣与行为	A	B	C	16. 非语言交流	A	B	C
7. 交互性注意	A	B	C	17. 手势运用	A	B	C
8. 游戏技巧	A	B	C	18. 感知觉反应	A	B	C
9. 社会性微笑	A	B	C	19. 转换能力	A	B	C
10. 听觉反应	A	B	C	20. 交流行为	A	B	C

二、改良婴幼儿孤独症量表（M-CHAT）——中文修订版及中文简化版

（一）概述

儿童孤独症是广泛发育障碍中最具代表性的疾病,早期筛查和诊断该障碍对早期干预该障碍、改善该障碍预后具有重要意义。北京大学第六医院的刘靖教授与其团队等经原作者同意后于 2011 年翻译引进了改良婴幼儿孤独症量表（Modified Checklist for Autism in Toddlers,M-CHAT）,对该量表条目及评分方法未作任何修改,形成了 M-CHAT 中文版,并运用于孤独症的早期筛查研究。

研究过程中,研究者发现 M-CHAT 中文版的灵敏度高、但特异度低;评分过程中,需要区分核心条目与非核心条目、逆向与正向条目、两种不同的诊断标准,评分方法复杂;条目为是/否二分法,不利于体现症状的严重程度,故对 M-CHAT 中文版进行了修订。修订后的量表为 M-CHAT 中文修订版,较原 M-CHAT 中文版评分方法更简便,即根据总分就能判断筛查结果。

在分析 M-CHAT 中文修订版的研究结果中,研究者发现有部分条目的效度或信度欠佳,故在删除了 5 个条目之后、形成了一个包含了 18 个条目的 M-CHAT 中文简化版量表,并进一步研究该量表的信效度,发现该量表具有更好的信度效度。

（二）量表的结构及评分标准

M-CHAT 中文版为 M-CHAT 翻译的量表,条目与评分方法与原英文版一样。M-CHAT 中文版及 M-CHAT 中文修订版均保留了 M-CHAT 的 23 个条目,其中 M-CHAT 中文版延续了原来的"是/否"评分方法,评分标准与原 M-CHAT 相同。

标准一:23 个条目中,≥3 个条目为阳性即判断为筛查阳性。

标准二:6 个核心条目中,≥2 个条目为阳性即判断为筛查阳性;只要符合上述两个标准中任何一个,均可判断为孤独症筛查阳性。

M-CHAT 中文修订版的条目与 M-CHAT 中文版一样,但评分方法与 M-CHAT 中文版不同:除了条目 16 仍为"是/否"评分、分值为"0、1",其余条目的评分方法改为"从不、偶尔、有时、经常",分值相应设定为"3、2、1、0"（逆向条目分值则为 0、1、2、3 分）。根据所有条目得分的总分即可得出筛查结果。

具体判定方法:量表总分≥17 分为筛查阳性。M-CHAT 中文修订版明显简化了筛查结果判断,使量表的评分方法变得简单便捷,有利于临床应用和推广。

M-CHAT 中文简化版是把 M-CHAT 中文修订版中信度或效度欠佳的 5 个条目删除后形成,具体删除

的条目包括条目 1、3、11、16 及 18,剩下的 18 个条目进行重新排序。筛查结果也是根据总分判断:量表总分≥13 分为筛查阳性。

(三)量表的信度效度及临床应用研究

刘靖等研究显示:M-CHAT 中文版总分的评分者信度和重测信度分别为 79% 和 77%,灵敏度高(96%),但特异度低(60%)。

M-CHAT 中文修订版总体的信度较原评分方法提高:总分的评分者信度和重测信度分别为 89% 和 83%;取筛查界限分为 17 分时,量表的灵敏度为 91%,特异度为 81%。

M-CHAT 中文简化版的筛查阳性界限分为 13 分,其灵敏度和特异度分别为 92% 和 83%,阳性和阴性预测值分别为 82.7% 和 89.2%,内部一致性检验 Cronbach's α 系数为 0.94。

至此,刘靖教授团队对 M-CHAT 量表的引进、修订和简化已经完成,但目前在国内推广应用、进一步检验的工作尚未完成,需在今后的科研和临床工作中进一步检验。

(四)量表修订者

北京大学第六医院,刘靖;佛山市第一人民医院,龚郁杏。

(刘　靖　龚郁杏)

参 考 文 献

[1] 龚郁杏,刘靖,李长璟,等.改良婴幼儿孤独症量表中文修订版的信效度[J].中国心理卫生杂志,2012,26(6):476-480.

[2] 龚郁杏,刘靖,郭延庆,等.改良婴幼儿孤独症量表中文简化版的效度和信度.中国心理卫生杂志[J].2015,29(2):121-124.

[3] 沈继英,肖婷,肖湘,等.改良婴幼儿孤独症量表与婴幼儿孤独症量表临床应用比较[J].中国心理卫生杂志,2012,26(5):340-344.

改良婴幼儿孤独症量表(M-CHAT 中文修订版)

儿童姓名:＿＿＿＿＿＿　　填写人姓名:＿＿＿＿＿＿　　与儿童的关系:＿＿＿＿＿＿＿＿

填写日期:＿＿＿＿＿＿＿＿＿＿＿＿＿＿＿＿＿＿＿＿＿＿＿＿＿＿＿＿

指导语:请回答以下关于您孩子通常行为的问题,尽量不要遗漏任何问题。

题目	选项			
1. 您的孩子喜欢被您放在膝上做摇摆、蹦跳之类的事情吗?	从不 3	偶尔 2	有时 1	经常 0
2. 您的孩子对其他孩子有兴趣吗?	从不 3	偶尔 2	有时 1	经常 0
3. 您的孩子喜欢爬上爬下,像上楼梯吗?	从不 3	偶尔 2	有时 1	经常 0
4. 您的孩子喜欢藏猫猫或者捉迷藏的游戏吗?	从不 3	偶尔 2	有时 1	经常 0
5. 您的孩子会假装做事吗?如:打电话或照顾洋娃娃,或者假装其他别的事情?	从不 3	偶尔 2	有时 1	经常 0
6. 您的孩子曾用示指指着东西,要求要某样东西吗?	从不 3	偶尔 2	有时 1	经常 0
7. 您的孩子曾用示指指着东西,表示对某样东西有兴趣吗?	从不 3	偶尔 2	有时 1	经常 0
8. 您的孩子会正确玩小玩具(例如车子或积木),而不是把它们放在嘴里、随便乱动或是把它们丢掉?	从不 3	偶尔 2	有时 1	经常 0
9. 您的孩子曾经拿东西给您(父母)看吗?	从不 3	偶尔 2	有时 1	经常 0

续表

题目	选项			
10. 您的孩子看着您的眼睛超过一两秒吗？	从不 3	偶尔 2	有时 1	经常 0
11. 您的孩子曾经看起来像对噪声特别敏感吗(比如捂住耳朵)？	从不 0	偶尔 1	有时 2	经常 3
12. 您的孩子看着您的脸或者您的笑容时，会以微笑回应吗？	从不 3	偶尔 2	有时 1	经常 0
13. 您的孩子会模仿您吗？(例如您做鬼脸,您的孩子也会模仿吗？)	从不 3	偶尔 2	有时 1	经常 0
14. 当您叫孩子的名字时,他/她会有反应吗？	从不 3	偶尔 2	有时 1	经常 0
15. 如果您指着房间另一头的玩具,您的孩子会看那个玩具吗？	从不 3	偶尔 2	有时 1	经常 0
16. 您的孩子会走路吗？	是 0			否 1
17. 您的孩子会看您正在看的东西吗？	从不 3	偶尔 2	有时 1	经常 0
18. 您的孩子会在他/她的脸附近做一些不同寻常的手指动作吗？	从不 0	偶尔 1	有时 2	经常 3
19. 您的孩子会设法吸引您看他/她自己的活动吗？	从不 3	偶尔 2	有时 1	经常 0
20. 您是否曾经怀疑您的孩子听力有问题？	从不 0	偶尔 1	有时 2	经常 3
21. 您的孩子理解别人说的话吗？	从不 3	偶尔 2	有时 1	经常 0
22. 您的孩子有时候会无目标地凝视或者无目的地走来走去吗？	从不 0	偶尔 1	有时 2	经常 3
23. 您的孩子碰到不熟悉的事物时会看着您的脸,看看您的反应吗？	从不 3	偶尔 2	有时 1	经常 0

改良婴幼儿孤独症量表(M-CHAT 中文简化版)

儿童姓名：_____　　　填写人姓名：_____　　　与儿童的关系：_____
填写日期：_____
请在符合您孩子真实情况的答案上打"√",不要遗漏任何问题。

题目	选项			
1. 您的孩子对其他孩子有兴趣吗？	从不 3	偶尔 2	有时 1	经常 0
2. 您的孩子喜欢藏猫猫或者捉迷藏的游戏吗？	从不 3	偶尔 2	有时 1	经常 0
3. 您的孩子会假装做事吗？如:打电话或照顾洋娃娃,或者假装其他别的事情？	从不 3	偶尔 2	有时 1	经常 0
4. 您的孩子曾用示指指着东西,要求要某样东西吗？	从不 3	偶尔 2	有时 1	经常 0
5. 您的孩子曾用示指指着东西,表示对某样东西有兴趣吗？	从不 3	偶尔 2	有时 1	经常 0
6. 您的孩子会正确玩小玩具(例如车子或积木),而不是把它们放在嘴里、随便乱动或是把它们丢掉？	从不 3	偶尔 2	有时 1	经常 0
7. 您的孩子曾经拿东西给您(父母)看吗？	从不 3	偶尔 2	有时 1	经常 0
8. 您的孩子看着您的眼睛超过一两秒吗？	从不 3	偶尔 2	有时 1	经常 0
9. 您的孩子看着您的脸或者您的笑容时,会以微笑回应吗？	从不 3	偶尔 2	有时 1	经常 0
10. 您的孩子会模仿您吗？(例如您做鬼脸,您的孩子也会模仿吗？)	从不 3	偶尔 2	有时 1	经常 0
11. 当您叫孩子的名字时,他/她会有反应吗？	从不 3	偶尔 2	有时 1	经常 0
12. 如果您指着房间另一头的玩具,您的孩子会看那个玩具吗？	从不 3	偶尔 2	有时 1	经常 0
13. 您的孩子会看您正在看的东西吗？	从不 3	偶尔 2	有时 1	经常 0
14. 您的孩子会设法吸引您看他/她自己的活动吗？	从不 3	偶尔 2	有时 1	经常 0
15. 您是否曾经怀疑您的孩子听力有问题？	从不 0	偶尔 1	有时 2	经常 3
16. 您的孩子理解别人说的话吗？	从不 3	偶尔 2	有时 1	经常 0
17. 您的孩子有时候会无目标地凝视或者无目的地走来走去吗？	从不 0	偶尔 1	有时 2	经常 3
18. 您的孩子碰到不熟悉的事物时会看着您的脸,看看您的反应吗？	从不 3	偶尔 2	有时 1	经常 0

三、婴幼儿孤独症筛查量表(CHAT)

（一）概述

婴幼儿孤独症筛查量表(Checklist for Autism in Toddlers,CHAT)是由 S. Baron-Cohen、J. Allen 和 C. Gillberg 于 1992 年编制,是一个为评价 18 个月幼儿的孤独症表现而设计的量表。CHAT 用于评价幼儿玩的意向、有意向性的指点、眼的凝视。由父母报告和评定者的观察两部分来评定。

孤独症起病于 3 岁之前。现在一般认为该症绝大多数在出生前即已存在,诊断标准所罗列的 3 大行为特征,实际上在 14 个月时就已广泛表现。利用录像资料回顾性研究表明,孤独症患儿早在 8 个月时即表现出与正常儿童存在差别。大多数父母在儿童 18 个月时已感到有某些不对劲的地方;但常常是到 3 岁后才去寻医问药。故临床上在 3 岁之前就确诊了的非常少。

当前由于对孤独症的病因不甚明了,导致治疗上研究进展缓慢。就目前情况而言,唯一对所有孤独症都有治疗效果的方法是教育干预训练,而成效的关键是早期进行。如果在 24~36 个月即开始治疗,其预后较直到 4 岁后才开始治疗者更好。强调早期诊断、早期干预,这是取得理想治疗效果的基础。所以,一些研究者对孤独症早期诊断进行了研究,并编制了相应的量表。CHAT 是值得推崇的量表之一。

用该量表的第一个研究是对 41 个患孤独症患儿的兄弟在 18 个月时进行评定,确诊了 4 个在此之前没有诊断的孤独症。以后的研究表明,该量表可用于社区普查,评价了 16 235 个 18 个月的幼儿,跟踪了 6 年,发现几乎所有的在 18 个月怀疑有孤独症的儿童,要么是孤独症,要么有严重的语言发育延迟。已确诊了 10 个孤独症幼儿。研究表明,18 个月时出现如下两项或以上的关键性心理指征,以后很可能诊断为孤独症,即缺少想象性游戏、缺少表白性指点、缺少社交兴趣或社交游戏、缺少交会性注意。

（二）量表内容与评定标准

1. CHAT 量表内容　CHAT 量表共分两部分:

（1）A 部分:询问父母,共有 9 个项目。全部由父母或者主要监护人回答"是/否"。

（2）B 部分:评定者观察,共有 5 个项目。由专业人员观察、测试后回答"是/否"。

其中,A5、A7、B2、B3、B4 为核心条目,主要为评估联合注意(joint attention)和装扮游戏(pretend play)方面的症状。如果 5 个核心条目均为阳性则判定被试为孤独症高危人群;如仅 A7、B4 为阳性,则判定被试为孤独症中危人群;如没有,则判定被试为低危人群。

量表设计之后,设计者在 50 名 18 个月大的普通幼儿和 41 名 18 个月大的孤独症患者的同胞中进行了第一次应用研究。结果显示:孤独症患者同胞组中有 4 个幼儿的 5 个核心条目均为阳性,而普通组则一个都没有;1 年之后随访研究发现,普通组没有幼儿被诊断为孤独症,而孤独症患者同胞组中那 4 个筛查阳性的幼儿均被诊断为孤独症。

2. 评定标准

（1）明显高危儿童的标准:5 个关键项目不能通过,包括有意向性用手指,A7 和 B4;眼凝视,B2;玩的意向,A5 和 B3。

（2）一般高危儿童的标准:5 个关键项目不能通过,包括有意向性用手指,A7 和 B4;不满足明显高危儿童的标准(如 B2、A5、B3,至少通过了 1 项)。

3. CHAT 的敏感性　由于量表简单明了,操作方便,易于掌握,可以用作社区筛查使用。但单独采用 CHAT 敏感性不高,阳性发现率偏低。有 60% 的后来诊断为孤独症者被漏诊了。所以,可结合其他婴幼儿期孤独症筛查量表进行筛查。

（三）CHAT 量表的修订版—M-CHAT 量表

2001 年,原编制者在使用 CHAT 量表的过程中,发现该量表有些方面欠完善,于是对第一版 CHAT 量表进行了修订。作者保留了 CHAT 父母问卷部分的 9 个问题,并根据孤独症早期症状的特点新加了 14

个问题。将原量表的条目增加到 23 条,条目中包括了 17 个普通条目和 6 个核心条目核心条目:2、7、9、13、14 和 15,反映的症状如:

1. 社会交往(对别的孩子感兴趣吗、会模仿吗?);
2. 联合注意(会用食指指东西吗、你指东西孩子会看吗?);
3. 其他(孩子会拿东西给你看吗、叫孩子有反应吗)。

量表每一个条目均采用"是/否"来评估,条目 11、18、20、22 为逆向条目、选择"是"为阳性,其余条目选择"否"则判为阳性。

M-CHAT 量表有两个筛查标准:

标准一:23 个条目中,≥3 个条目为阳性即判断为筛查阳性;

标准二:6 个核心条目中,≥2 个条目为阳性即判断为筛查阳性;

只要符合上述两个标准中任何一个,均提示存在孤独症风险。

Robins 等运用 M-CHAT 筛查了美国 1 293 名 16-30 个月大的幼儿,结果显示,该量表的灵敏度为 87%,特异度为 99%,阳性预测值为 80%,阴性预测值为 99%。移植到我国后的灵敏度为 0.85,特异度为 0.93。

M-CHAT 由看护者根据孩子的情况予以填写,由于量表条目少,家长一般在 10 分钟就可完成评定。该量表已于 2022 年 8 月 3 日卫健委出台的《0~6 岁儿童孤独症谱系障碍筛查诊断服务规范》(试行)列为我国孤独症谱系障碍筛查使用量表。具体量表见文后。

(四) 量表使用的注意事项

(1) 还可选用的是,你能喂洋娃娃或给洋娃娃喝水吗?
(2) 如果你在其他游戏中看到孩子有假装游戏动作,这条也可记"是"。
(3) 如果孩子不理解"灯"的话,可用"玩具熊在哪里?"或用另外一些拿不到的东西重复,只有当孩子看着你的脸用手指时,这条可记"是"。

(杨玉凤)

参 考 文 献

[1] BARON-COHEN S, ALLEN J, GILLBERG C. Can autism be detected at 18 months? The needle, the haystack, and the CHAT [J]. Br J Psychiatry, 1992, 161:839-843.

[2] SCAMBLER D, ROGERS SJ, WEHNER EA. Can the checklist for autism in toddlers differentiate young children with autism from those with developmental delays? [J]. J Am Acad Child Adolesc Psychiatry, 2001, 40(12):1457-1463.

[3] 李雪荣. 孤独症诊疗学[M]. 长沙:中南大学出版社 .2004.

[4] 陶国泰,郑毅,宋维村. 儿童少年精神医学[M]. 南京:江苏科学技术出版社,2008.

(一) 婴幼儿孤独症筛查表(CHAT)

题目	评分	
A 部分:询问父母	是	不是
1. 你将孩子抱在膝盖上蹦跳、摇摆等,他/她高兴吗?	是	不是
2. 你的孩子对别的孩子感兴趣吗?	是	不是
3. 你的孩子喜欢攀爬吗? 如爬楼梯。	是	不是
4. 你的孩子喜欢玩躲猫猫吗?	是	不是

续表

题目	评分	
5. 你的孩子有做游戏的倾向吗？如用玩具杯子和茶壶泡茶，或假装做一些事。	是	不是
6. 你的孩子用示指指他/她想要的东西吗？	是	不是
7. 你的孩子用示指指他/她感兴趣的东西吗？	是	不是
8. 你的孩子能恰当地玩一些小玩具(汽车、积木)吗？而不是只用口咬或乱丢乱扔。	是	不是
9. 你的孩子能拿着某件东西走到你(指父母)面前给你看吗？	是	不是

B部分：评定者观察

1. 见面时，孩子与你有眼的接触吗？	是	不是
2. 引起孩子的注意，用手指着房子外面一个有趣的物体，说"看，那里有个(说玩具的名称)"，观察孩子是否随着你手指的方向看。	是	不是
3. 引起孩子的注意，给孩子一个小小的玩具茶杯和茶壶，说"你能泡杯茶吗？"孩子是否假装倒茶、喝茶等。	是	不是
4. 对孩子说："灯在哪里？用手指灯给我看。"孩子是否能用示指指着灯。	是	不是
5. 孩子是否能用积木搭建城堡。(如果能，多少层)(用的积木数……)。	是	不是

（二）修订版孤独症筛查量表（M-CHAT）

儿童姓名：_____ 性别____ 出生：____年____月____日 编号：□□□□□□□□□□□□□□

请在符合您孩子真实情况的答案上选"○"。请注意：如果某种情况极少发生(如您只看到过一、两次)，那么请回答"否"。

填表要求：请在每一项做"是"与"否"的判断，并在选项上画圈，不要遗漏任何问题。

测试题目	阳性	阴性
1. 您的孩子喜欢被您放在膝上做摇摆、蹦跳之类的事情吗？	否	是
2. 您的孩子对其他孩子有兴趣吗？	否	是
3. 您的孩子喜欢爬上爬下，向上楼梯吗？	否	是
4. 您的孩子喜欢藏猫猫或者捉迷藏的游戏吗？	否	是
5. 您的孩子会假装做事吗？如：打电话或照顾洋娃娃，或者假装其他别的事情？	否	是
6. 您的孩子曾用示指指着东西，要求要某样东西吗？	否	是
7. 您的孩子曾用示指指着东西，表示对某样东西有兴趣吗？	否	是
8. 您的孩子会正确玩小玩具(例如车子或积木)，而不是把它们放在嘴里、随便乱动或是把它们丢掉？	否	是
9. 您的孩子曾经拿东西给您(父母)看吗？	否	是
10. 您的孩子看着您的眼睛超过一、两秒吗？	否	是
11. 您的孩子曾经看起来像对噪音特别敏感吗(比如捂住耳朵)？*	是	否
12. 您的孩子看着您的脸或者您的笑容时，会以微笑回应吗？	否	是
13. 您的孩子会模仿您吗？(例如您做鬼脸，您的孩子也会模仿吗？)	否	是
14. 当您叫孩子的名字时，他/她会有反应吗？	否	是
15. 如果您指着房间另一头的玩具，您的孩子会看那个玩具吗？	否	是
16. 您的孩子会走路吗？	否	是

续表

测试题目	阳性	阴性
17. 您的孩子会看您正在看的东西吗？	否	是
18. 您的孩子会在他/她的脸附近做一些不同寻常的手指动作吗？*	是	否
19. 您的孩子会设法吸引您看他/她自己的活动吗？	否	是
20. 您是否曾经怀疑您的孩子听力有问题？*	是	否
21. 您的孩子理解别人说的话吗？	否	是
22. 您的孩子有时候会无目标地凝视或者无目的地走来走去吗？*	是	否
23. 您的孩子碰到不熟悉的事物时会看着您的脸，看看您的反应吗？	否	是

测查结果：

核心项目阳性_____个		项目阳性_____个	
结论		○未见明显异常　　○未通过（存在孤独症风险）	
结果分析参考标准	量表中项目 11、18、20、22 选择"是"为阳性，其余条目选择"否"视为项目不通过。 若核心症状 2、7、9、13、14、15 中有两项不通过或以上不通过，或者在全部项目中有三个项目或以上不通过者，提示存在孤独症风险。		
测评人：_____		检查日期：_____年____月____日	

四、孤独症红色预警信号系统观察量表（SORF）

（一）概述

孤独症红色预警信号系统观察量表（Systematic Observation of Red Flags，SORF）是 2004 年由佛罗里达州立大学的 Amy M Wetherby 博士牵头编制的一种观察性方法，是为社交及沟通象征行为量表测试的儿童设计的辅助评估孤独症临床表现的二级筛查量表。目前使用的是 2016 年修订版本。社交及沟通象征行为量表是一个标准化的常模参照的工具，主要是用于评估儿童早期的社交沟通技能（social communication，SC），并不是专门孤独症的评估工具，但是整个评估的过程提供了理想的孤独症评估的行为样本，提供了一个系统的结构化或者半结构化的反映社交技能和重复刻板的行为样本。SORF 同时评估这些行为资料用于发现生后第二年的孤独症红色预警信号。

（二）SORF 的结构

SORF 需由经过培训的专业人员进行评估，通常耗时 15~20 分钟。SORF 量表主要有 22 个孤独症红色警示条目，这些条目是依据 DSM-5（Diagnostic and Statistical Manual of Mental Disorders 5th ed）的诊断标准编制。

SORF 分为两个能区，一个是社会沟通技能（SC），一个是重复刻板行为（restricted and repetitive behavior，RRB），每个能区 11 个条目。每个条目有 0~3 分 4 个评分等级，0 分是指无相应的症状表现，3 分是指表现出比较严重的症状。通常能够有效地区分孤独症和广泛发育障碍的婴幼儿。与既往的工具和研究相一致，重复刻板行为打分并不能够单独有效筛查出孤独症婴幼儿。部分孤独症特有的行为表现不能有效预测孤独症的严重程度，因此在量表中 5 项并未记入总分和分量表分的计算中，包括：7、13、18、20、21。但是这些条目并未从量表中剔除，因为可为临床医生提供基于 DSM-5 的诊断标准的症状学特征。

（三）SORF 的信效度

SORF 可用于 16~24 月的婴幼儿进行早期的孤独症筛查。常模和信效度的研究来源于 247 名美国佛罗里达州的 16~24 月龄婴幼儿，其中 130 名孤独症患儿，61 名发育落后儿童，56 名正常发育儿童，依据统计学分析有一个建议截点分,可以较好地区分孤独症患儿和非孤独症儿童,曲线下面积为 0.84~0.87。量表内部相关系数 0.60,总体量表信度 0.86,两个能区信度分别为 0.84、0.76。如表 5-2 所示。

表 5-2　SORF 的信效度

SORF	曲线下面积(AUC)	灵敏度	特异度
预警信号条目	0.86	0.79	0.75
社交沟通分(SC)	0.85	0.80	0.72
刻板行为分(RRB)	0.79	0.79	0.66
组合分	0.87	0.80	0.78

(四) SORF 的应用和评价

SORF 与诊断性评估相比较具有更好地实用性,而优于其他筛查量表的特征是不仅能够进行二级筛查,还能够判断症状的严重程度。与 M-CHAT 相比,SORF 能够更好地筛查出高功能孤独症患儿。SORF 阳性的患儿需要进一步转诊至专科门诊进行诊断性的评估。

在使用 SORF 如不能配合 CSBS 工具的行为样本使用,也可应用于其他行为样本,但是建议较长时间(10 分钟以上)的行为观察和/或较多内容的行为反应观察才能够有效地进行评估。

SORF 是比较适宜孤独症高危儿应用的二级筛查量表。为了扩展 SORF 的临床应用,2020 年研究者将 SORF 扩展应用至评估家庭自然环境中父母和孩子的日常活动、游戏活动的录像(包括玩玩具、互动游戏、进餐、日常照护、做家务、亲子共读等活动,每个活动 5~10 分钟,总时长 1 小时),由经过培训的非孤独症专家的评估者进行评分,研究结果支持 SORF 作为二级筛查工具应用于 18~24 月龄的婴幼儿家庭自然环境的视频录像观察,其组合分(包括最佳区分度的 6 个条目:很少面部的眼神注视;很少常见手势,如出示和指点;很少协同非言语交流;对人的兴趣小于对物品的兴趣;对物体的重复动作;对某种物品、动作、活动的过度兴趣)是一个最理想的预测孤独症风险的指标,具有较高的效应量,较好的区分度、灵敏度和特异性,可以较好地区分孤独症和非孤独症,截点分为 5 时,AUC=0.81,灵敏度 0.77;特异度 0.72。因此,SORF 也可以用于家庭中自然环境中亲子互动的视频样本的筛查,但是对于不同人口学背景的样本解释的时候需要慎重考虑。

(徐明玉)

参 考 文 献

[1] DEANNA D,WHITNEY G,SHERI TS,et al.Psychometric analysis of the Systematic Observation of Red Flags for autism spectrum disorder in toddlers [J]. Autism,2017,21(3): 301-309.

[2] WETHERBY A,WOODS J,ALLEN L,et al. Early indicators of autism spectrum disorders in the second year of life [J]. Journal of Autism and Developmental Disorders,2004,34:473-493.

[3] DOW D,DAY TN,KUTTA TJ,et al. Screening for autism spectrum disorder in a naturalistic home setting using the systematic observation of red flags(SORF)at 18-24 months [J]. Autism Res,2020,13:122-133.

孤独症谱系障碍红色预警信号的系统性观察评估(SORF)

指导语:每一项目后面都有 4 个数字(0、1、2、3),非常担心孩子的此表现,圈 3;比较担心孩子的此表现,圈 2;轻度担心此表现,圈 1;无此担心,圈 0。

A. 社会交流和社交互动的异常				
缺乏社交情绪互动				
1. 很少分享热情,愉悦的表达 *	0	1	2	3
2. 感情淡漠或者面部表情较少 *	0	1	2	3
3. 很少分享兴趣 *	0	1	2	3
4. 对叫名字或者社交信号缺少反应 *	0	1	2	3
缺乏用于社交活动的非言语交流				
5. 很少面部的眼神注视 *	0	1	2	3
6. 很少常见手势,如出示和指点 *	0	1	2	3
7. 使用他人的手或身体作为工具,但缺乏眼神注视	0	1	2	3
8. 在使用声音进行交流时很少使用辅音 *	0	1	2	3
9. 很少协同非言语交流 *	0	1	2	3
缺乏和照养者之外他人的关系				
10. 对人的兴趣小于对物品的兴趣 *	0	1	2	3
11. 很好共享社交互动游戏 *	0	1	2	3
B. 重复刻板的动作,兴趣或活动				
重复刻板的行为				
12. 对物体的重复动作 *	0	1	2	3
13. 重复的身体运动或姿势	0	1	2	3
14. 重复的声音或语调 *	0	1	2	3
过度坚持常规和仪式化行为				
15. 行为的仪式化模式 *	0	1	2	3
16. 对于改变的过度痛苦反应 *	0	1	2	3
刻板,固定的异常兴趣				
17. 对某种物品、动作、活动的过度兴趣 *	0	1	2	3
18. 抓紧特别的物品	0	1	2	3
19. 对物品过度的注意 *	0	1	2	3
20. 对物品部件(部分)的固定兴趣	0	1	2	3
对感觉刺激的过高或过低反应				
21. 对特殊声音,质地或其他感觉刺激缺乏反应或者不良反应	0	1	2	3
22. 过度寻求感觉刺激,或者对环境中的感觉刺激特别有兴趣 *	0	1	2	3

预警信号数目	社交沟通分(*)	刻板行为分(*)	组合分(*)

注:仅 * 项目计入分数。

五、量化的婴幼儿孤独症筛查量表(Q-CHAT)

（一）概况

2008 年英国剑桥大学 Baron-Cohen 教授研究团队对婴幼儿孤独症筛查表(Checklist for Autism in Toddlers, CHAT)作了进一步的修订形成量化的婴幼儿孤独症筛查量表(Quantitative Checklist for Autism in

Toddlers，Q-CHAT)。该量表适用于18~24个月的幼儿，由养育者根据儿童的情况填写，用时5~10分钟。Q-CHAT量表共有25个项目，保存了CHAT量表中有关共同注意和假扮游戏的项目，增加了语言发展、重复行为，以及社交方面的项目。这些增加的项目均以ICD-10和DSM-IV的诊断标准为基础。在Baron-Cohen的研究中，该量表在孤独症谱系障碍组中，每个题目的反应都在99%以上，并具有良好的内部一致性(Cronbach's α系数=0.83)。同时它是第一个在控制组中得分分布几乎接近未经选择的普通人群，可见其不仅可以作为孤独症谱系障碍的早期筛查工具，而且能在普通人群中测量儿童发展的个体差异性。

2011年南京脑科医院儿童心理卫生研究中心柯晓燕、肖婷等将其引入国内，翻译成中文并进行语言本土化修订。修订后的Q-CHAT量表在南京脑科医院儿童心理卫生门诊中提供给不同文化程度的家长填写，根据预调查中发现的问题再次修改完善后定稿，发回原作者。翻译和回译工作由两组精神病学专业人员分别完成。中文版本的Q-CHAT量表经由原作者Baron-Cohen教授批准，已在Q-CHAT网站上发表。

(二) 量表的信效度研究

在Baron-Cohen教授研究中330份Q-CHAT表格被发送给不同家庭填写，以检查重测信度。第一次得分(M=26.04，s=7.73)和第二次得分(M=25.71，s=7.71)的分布非常相似，两个测试分数之间的相关系数为0.82($P<0.000\ 1$)。配对样本t检验，提示无显著性差异($P=0.19$)。两组测试分数之间的差异的平均值是−0.33(s=4.66；范围：−16~13)。

该研究包括160名患有ASD的幼儿(其中136名男性，24名女性)和754名对照儿童。其中对照组Q-CHAT的平均得分是26.7分(s=7.8；范围：7~57)。男孩的平均分数为27.5(n=382，s=7.8，范围：11~57)显著高于女生的平均得分25.8(n=372，s=7.7，范围：7~51)。

内部一致性系数Cronbach's α系数为0.67。ASD组平均年龄44.5个月(s=10.2月，范围：19~63个月)，其中41例儿童在36个月及以下。Q-CHAT得分呈正态分布，平均得分51.8(s=14.3，范围：21~88)。男孩的平均分数是51.3分(n=136，s=14.1，范围：21~83)，女孩平均得分为54.6(n=24，s=14.9，范围：26~88)，差异无统计学意义[$t(158)=-1.05$，$P=0.3$]。年龄与得分呈小的显著负相关(Pearson's $r=-0.16$，$P<0.05$)，说明Q-CHAT得分随年龄略有下降。内部一致性系数Cronbach's α系数为0.83。在41名年龄小于27个月的儿童中，数据保持正态分布，平均得分显著高于整个ASD组[$t(158)=2.78$，$P<0.05$]。内部一致性系数Cronbach's α系数为0.81。整个ASD组Q-CHAT量表得分显著高于对照组。

(三) 临床应用情况及效果

Q-CHAT量表目前已被翻译成多种语言。其中，中文版的研究在南京脑科医院儿童心理卫生研究中心招募91名18~48个月的ASD患儿和45名年龄匹配的其他发育障碍患儿，同时在当地社区招募60名正常发育儿童，3组儿童进行比较。年龄在18~48个月。ASD组Q-CHAT得分显著高于其他两组。其他发育障碍组和正常发育儿童组的Q-CHAT得分没有差异。Q-CHAT量表中文版的Cronbach's α系数为0.67($P<0.05$)。重测信度Pearson相关系数为0.89($P<0.05$)。各条目评分与总分相关系数在0.22~0.60之间。Q-CHAT量表中文版总分与f总分的Pearson相关系数为0.44($P<0.05$)。ROC分析发现，当Q-CHAT临界分为45分时，Youden指数最大，为0.63，这一结果提示Q-CHAT的最佳诊断临界分为45分，灵敏度为0.71，特异性为0.92。

波斯语版的Q-CHAT量表研究中正常对照组有50名儿童，平均年龄27.14个月，ASD组有50名儿童，平均年龄29.62个月。正常对照组Q-CHAT总分的平均值为22.4(s=6.26)，ASD组为50.94(s=12.35)，差异有统计学意义(($P<0.05$)。Cronbach's α系数为0.886，重测信度系数为0.997。临界分为30，敏感度为0.96，特异性为0.90。

意大利语版的Q-CHAT量表研究中，对126名正常发育儿童、139名ASD儿童和50名发育迟缓儿童进行了Q-CHAT测试。Q-CHAT得分呈正态分布，表现出足够的内在一致性和良好的题项与总分相关性。ASD组的平均Q-CHAT得分显著高于其他发育障碍组和正常发育组。其他发育障碍组和正常发育儿童组的平均Q-CHAT得分没有差异。Q-CHAT对ASD和正常发育儿童的鉴别准确性很好。两个不同的临界分点(分别为27和31)分别使ASD相对于正常发育儿童组和其他发育障碍组的敏感性和特异性最大化。

综上研究,在临床环境中,Q-CHAT量表显示了良好的心理测量特性和外部效度,不仅可以区别ASD儿童与正常发育儿童,还可以区别发育迟缓儿童。

(四)量表使用注意事项

Q-CHAT中文版由南京脑科医院儿童心理卫生研究中心肖婷、柯晓燕等引入并修订。该量表适用于18~24个月的幼儿,由养育者根据儿童的情况填写,用时5~10分钟。Q-CHAT的所有25个项目都采用5分频率量表进行评分,得分范围从0到4。其中项目3、项目7、项目8、项目11、项目12、项目13、项目16、项目18、项目20、项目22、项目23、项目24和项目25是反评分的。所有项目的得分总和为Q-CHAT总分,得分越高表明有更多的孤独症特征。在第4项中,如果孩子不会任何语言,还有第6个选项,该选项也得4分。未完成的项目,或选中的答案不明确的项目,得分为0。

(肖 婷 柯晓燕)

参 考 文 献

[1] LEVANTE A, PETROCCHI S, LECCISO F. The Criterion Validity of the First Year Inventory and the Quantitative-CHecklist for Autism in Toddlers: A Longitudinal Study [J]. Brain Sciences, 2020, 10:29.

[2] DEVESCOVI R, MONASTA L, BIN M, et al. A Two-Stage Screening Approach with I-TC and Q-CHAT to Identify Toddlers at Risk for Autism Spectrum Disorder within the Italian Public Health System [J]. Brain Sciences, 2020, 10:184.

[3] RUTA L, ARDUINO GM, GAGLIANO A, et al. Psychometric properties, factor structure and cross-cultural validity of the quantitative Checklist for autism in toddlers (Q-CHAT) in an Italian community setting [J]. Research in Autism Spectrum Disorders, 2019, 64:39-48.

[4] RUTA L, CHIAROTTI F, ARDUINO GM, et al. Validation of the Quantitative Checklist for Autism in Toddlers (Q-CHAT) in an Italian clinical sample of young children with Autism and Other Developmental Disorders [J]. Front Psychol, 2019, 10:488.

[5] LECCISO F, LEVANTE A, SIGNORE F, et al. Preliminary evidence of the Structural Validity andmeasurement invariance of the Quantitative-Checklist for Autism in Toddler (Q-CHAT) on Italian unselected children [J]. EJASA, 2019, 12:320-340.

量化的婴幼儿孤独症筛查量表(Q-CHAT)

指导语:以下有一些关于您孩子的问题,请根据您孩子的实际情况作答。

条目	选项
1. 当您喊孩子的名字时,他/她会看您吗?	□总是 □经常 □有时 □很少 □从不
2. 您容易和孩子建立眼对视吗?	□非常容易 □比较容易 □比较困难 □非常困难 □不可能
3. 孩子一个人玩的时候,他/她会把物品排成一列吗?	□总是 □经常 □有时 □很少 □从不
4. 其他人能很容易地明白您孩子的语言吗?	□总是 □经常 □有时 □很少 □从不 □孩子不会说话
5. 您的孩子会用示指指着东西,表示他要那个东西吗?(如一个他/她拿不到的玩具)	□一天很多次 □一天几次 □一周几次 □一周不到一次 □从不

续表

条目	选项
6. 您的孩子会用示指指着东西,与您分享他/她的兴趣吗(如指一个有趣的画面)?	□一天很多次 □一天几次 □一周几次 □一周不到一次 □从不
7. 您孩子对于一个旋转物体的兴趣能保持多长时间?（如洗衣机、电风扇、玩具车的车轮）	□几个小时 □半个小时 □几分钟 □不到一分钟
8. 您的孩子能说多少单词?	□没有,他/她还没有开始说话 □不到 10 个 □10~50 个 □51~100 个 □超过 100 个
9. 您的孩子会假装(如用玩具电话打电话或照料玩具娃娃)吗?	□一天很多次 □一天几次 □一周几次 □一周不到一次 □从不
10. 您的孩子会看您正在看的东西吗?	□一天很多次 □一天几次 □一周几次 □一周不到一次 □从不
11. 您的孩子会闻或舔特殊的物体吗?	□一天很多次 □一天几次 □一周几次 □一周不到一次 □从不
12. 当您的孩子要您做一件事时,他经常会把您的手放在相应的物体上吗? （如需要您开门时,把您的手拉着放到门把上或想要您帮他玩玩具时,把您的手放在玩具上)	□一天很多次 □一天几次 □一周几次 □一周不到一次 □从不
13. 您的孩子会踮着脚尖走吗?	□总是 □经常 □有时 □很少 □从不
14. 当生活常规改变或物品摆放到非常规的位置时,您的孩子能很容易地适应吗?	□非常容易 □比较容易 □比较困难 □非常困难 □不可能
15. 如果您或家里的其他人明显地不开心时,您的孩子会表现出想要安慰他们吗? （如摸摸他们的头发,拥抱他们）	□总是 □经常 □有时 □很少 □从不
16. 您的孩子会反复做同一件事情吗?（如,转动磁带、开关灯、开关门）	□一天很多次 □一天几次 □一周几次 □一周不到一次 □从不
17. 请描述一下您孩子说的第一句话。	□非常常见 □有些常见 □有些特别 □非常特别 □孩子不会说话
18. 您的孩子会重复他听到的内容吗(如,您说的话、歌曲或电视里的话、声音)?	□一天很多次 □一天几次 □一周几次 □一周不到一次 □从不
19. 您的孩子会使用简单的手势吗? （如,挥手再见）	□一天很多次 □一天几次 □一周几次 □一周不到一次 □从不
20. 您的孩子会在他/她的眼睛附近做出一些不寻常的手指动作吗?	□一天很多次 □一天几次 □一周几次 □一周不到一次 □从不
21. 当您的孩子碰到不熟悉的事情时会看着您的脸,看看您的反应吗?	□总是 □经常 □有时 □很少 □从不
22. 您的孩子仅玩一或两件物品的兴趣能保持多长时间?	□大半天 □几小时 □半个小时 □10 分钟 □几分钟
23. 您的孩子会反复旋弄物品吗? （如,细绳）	□一天很多次 □一天几次 □一周几次 □一周不到一次 □从不
24. 您的孩子曾对声音过分敏感吗?	□总是 □经常 □有时 □很少 □从不
25. 您的孩子有时会两眼失焦或是没有目的地逛来逛去吗?	□一天很多次 □一天几次 □一周几次 □一周不到一次 □从不

六、孤独症治疗评估量表(ATEC)

(一) 概况

孤独症治疗评估量表(the Autism Treatment Evaluation Checklist,ATEC),是 20 世纪 90 年代 Rimland 和 Edelson 编制的评估孤独症谱系障碍(Autism spectrum disorders,ASD)儿童治疗效果的工具,该量表目前有包括中文版在内的 22 种语言,在临床工作用被广泛使用。ATEC 最初旨在评估 ASD 治疗的有效性,但也可以作为反映 ASD 儿童症状严重程度的工具。该调查表由 ASD 儿童的父母(或主要抚养者)填写,大约需要 10~15 分钟才能完成。

卢建平等在进行儿童孤独症评定量表的信度、效度分析一文中提到 ATEC 的敏感度。方慧、柯晓燕等在 2~6 岁人群对中文版 ATEC 进行了信度和效度检验。在 ASD 干预训练疗效观察中,不仅观察其核心症状的变化,也会观察发育水平的变化。在我们的研究中中文版 ATEC 可以同时反映 ASD 症状严重程度和发育水平的变化,因此是一个比较好的疗效评估的工具。ATEC 共有 77 个项目,由表达/语言沟通、社交能力、感知/认知能力、健康/生理/行为 4 个分量表组成。表达/语言沟通、感知/认知能力分量表按 2、1、0 分 3 级标准反向评分,每级评分意义以此为"无、偶尔、经常";社交能力分量表按 0、1、2 分 3 级征象计分,每级评分意义以此为"无、偶尔、经常";健康/生理/行为分量表按 0、1、2、3 分 4 级正向计分,每级评分意义以此为"无、轻、中、重"。分数越高,提示其症状越严重。

(二) 量表的信效度研究

1. **信度** ATEC 量表内部一致性信度及内部相关性。ATEC 各分量表及总量表的 Cronbach's α 系数分别表达/语言沟通(0.787)、社交能力(0.745)、感知/认知能力(0.75)、健康/生理/行为(0.778),总分(0.772),均大于 0.70,提示条目之间的一致性较好。Spearman 相关分析提示,ATEC 总量表分与表达/语言沟通、社交能力、感知/认知能力、健康/生理/行为各分量表分均存在显著相关性,(相关系数分别为 0.64、0.83、0.856、0.66,均为 $P<0.01$)。

2. **效度** ASD 儿童和正常儿童的 ATEC 总分和各分量表分均存在显著性差异。通过 ROC 曲线分析,ATEC 及其各分量表的敏感度在 0.922~0.987 之间,特异度在 0.803~0.887 之间,曲线下面积在 0.924~0.972 之间。

ATEC 各因子及其总量表的敏感性及特异性见表 5-3。

表 5-3 ATEC 各因子及其总量表的敏感性及特异性

项目	划界分	敏感度	特异度	曲线下面积
表达/语言沟通	5.5	0.92	0.83	0.94
社交能力	4.5	0.99	0.82	0.97
感知/认知能力	8	0.96	0.86	0.95
健康/生理/行为	8.5	0.92	0.80	0.92
ATEC 总量表	34.5	0.95	0.89	0.97

(三) 临床应用情况及效果

该量表涵盖 ASD 主要临床症状,且各项目按照症状的严重程度进行等级评分,能敏感的反映出 ASD 症状的变化。ATEC 广泛应用于各国 ASD 儿童治疗效果的评估,其中治疗的方法有康复训练、物理治疗、维生素 D 治疗以及益生菌的治疗等。国内多名学者也采用中文版 ATEC 进行 ASD 儿童治疗前后的疗效评估,中文版 ATEC 能较好地反映 ASD 治疗前后各维度的变化。

（四）量表使用注意事项

虽然该量表具有较高的敏感性和特异性，但是由于是他评量表，主要由被试儿童的主要抚养人填写。填表者要有一定的文化水平，能理解量表的内容，并能做出客观地评估，并且了解被评定儿童的情况。在比较治疗效果时，建议治疗前后由同一人评估。

（方　慧　柯晓燕）

参 考 文 献

［1］方慧,任艳玲,李春燕,等.孤独症治疗评定量表中文版的信度、效度检验［J］.四川精神卫生,2019,32(6):518-522.

［2］BACKER NBAL. Correlation between Autism Treatment Evaluation Checklist(ATEC) and Childhood Autism Rating Scale(CARS) in the evaluation of autism spectrum disorder［J］. Sudan J Paediatr,2016,16(1):17-22.

［3］MAHAPATRA S, KHOKHLOVICH E, MARTINEZ S,et al. Longitudinal Epidemiological Study of Autism Subgroups Using Autism Treatment Evaluation Checklist(ATEC) Score［J］. J Autism Dev Disord,2020,50(5):1497-1508.

［4］AUVICHAYAPAT N,PATJANASOONTORN N,PHUTTHARAK W,et al. Brain Metabolite Changes After Anodal Transcranial Direct Current Stimulation in Autism Spectrum Disorder［J］. Front Mol Neurosci,2020,13:70.

［5］SAAD K,ABDEL-RAHMAN AA,ELSEROGY YM,et al. Randomized controlled trial of vitamin D supplementation in children with autism spectrum disorder［J］. J Child Psychol Psychiatry, 2018,59(1):20-29.

［6］SHAABAN SY,EL GENDY YG,MEHANNA NS,et al. The role of probiotics in children with autism spectrum disorder:A prospective,open-label study［J］. Nutr Neurosci,2018,21(9): 676-681.

［7］陈一心,周洋,高润,等.经听觉统合训练改善听觉传导功能的孤独症谱系障碍患儿核心症状的变化分析［J］.中华行为医学与脑科学杂志,2020,29(2):142-147.

［8］陈玲,陈敏榕,季婧敏.父母团体认知行为干预对孤独症谱系障碍儿童及家庭治疗效果的影响［J］.中国儿童保健杂志,2019,27(1):84-87.

［9］罗玉梅,曹俊,卫阳波.家庭干预模式在儿童孤独症谱系障碍中的临床研究［J］.中国儿童保健杂志,2019,27(1):91-94.

孤独症治疗评估量表

姓名_____　　性别_____　　生日_____　　填表日期_____　　填表人_____(父/母)

记分	Ⅰ语言	Ⅱ社交	Ⅲ感知觉	Ⅳ行为	总分

请在符合情况的字母上面画圈或打"√"。

I 表达/语言沟通 [N]不符合—2 [S]有点符合—1 [V]非常符合—0	[N] (2)	[S] (1)	[V] (0)
1. 知道自己的名字	2	1	0
2. 对"不"或"停"有反应	2	1	0
3. 能够听从一些指令	2	1	0
4. 能1次说1个字(如:不、吃、水等)	2	1	0
5. 能一次说2个字(如:不要、回家)	2	1	0
6. 能1次说3个字(如:还要水)	2	1	0
7. 知道10个或以上的词	2	1	0
8. 会说包含4个或4个以上字的句子	2	1	0
9. 能说清楚他/她想要什么	2	1	0
10. 问一些有意义的问题	2	1	0
11. 说话趋于有意义或相关联	2	1	0
12. 能经常使用几个连贯的句子	2	1	0
13. 可以进行比较好的交谈	2	1	0
14. 有与他/她年龄相当的交流能力	2	1	0
II 社交能力 [N]不符合—0 [S]有点符合—1 [V]非常符合—2	[N] (0)	[S] (1)	[V] (2)
1. 像把自己关在贝壳里——你难以接触他/她	0	1	2
2. 忽视其他人	0	1	2
3. 喊他时没有或很少有回应	0	1	2
4. 不合作,抵触	0	1	2
5. 没有目光交流	0	1	2
6. 宁愿一个人待着	0	1	2
7. 缺乏感情表现	0	1	2
8. 看到父母无相应地反应	0	1	2
9. 逃避与他人接触	0	1	2
10. 不模仿	0	1	2
11. 不喜欢被搂抱	0	1	2
12. 不会分享或炫耀	0	1	2
13. 不会挥手表示"再见"	0	1	2
14. 不讨喜或不顺从	0	1	2
15. 容易发脾气	0	1	2
16. 缺乏朋友或玩伴	0	1	2
17. 很少笑	0	1	2
18. 对别人的感受不敏感	0	1	2
19. 不在乎自己是否被喜欢	0	1	2
20. 对父母的离开无所谓	0	1	2

续表

Ⅲ　感知/认知能力　[N]不符合—2　[S]有点符合—1　[V]非常符合—0	[N] (2)	[S] (1)	[V] (0)
1.　对自己的名字有反应	2	1	0
2.　对表扬有反应	2	1	0
3.　喜欢看人和东西	2	1	0
4.　喜欢看图片(和电视)	2	1	0
5.　会画画、涂色和制作	2	1	0
6.　适当地玩玩具	2	1	0
7.　有恰当的面部表情	2	1	0
8.　能明白电视里讲的故事	2	1	0
9.　能明白解释	2	1	0
10.　能意识到周围环境	2	1	0
11.　能意识到危险	2	1	0
12.　表现出想象力	2	1	0
13.　能自发的活动	2	1	0
14.　能自己穿衣服	2	1	0
15.　表现出好奇和兴趣	2	1	0
16.　会大胆的探究(新奇的东西)	2	1	0
17.　能注意到周围环境并做出相应地反应,而不是与世隔绝	2	1	0
18.　会循着别人看的地方看	2	1	0

Ⅳ　健康/生理/行为　[N]不是问题—0　[MI]小问题—1 　　[MO]有点问题—2　[V]有严重问题—3	[N] (0)	[MI] (1)	[MO] (2)	[V] (3)
1.　尿床	0	1	2	3
2.　会弄湿裤子或尿布	0	1	2	3
3.　(大便)会弄脏裤子或尿布	0	1	2	3
4.　腹泻	0	1	2	3
5.　便秘	0	1	2	3
6.　睡眠有问题	0	1	2	3
7.　吃得太多/太少	0	1	2	3
8.　极端挑食	0	1	2	3
9.　多动	0	1	2	3
10.　无精打采	0	1	2	3
11.　自己打自己或自伤	0	1	2	3
12.　打别人或伤害别人	0	1	2	3
13.　具有破坏性	0	1	2	3
14.　对声音过敏	0	1	2	3
15.　焦虑/害怕	0	1	2	3
16.　不快乐/哭闹	0	1	2	3
17.　抽搐	0	1	2	3

续表

Ⅳ　健康/生理/行为　[N]不是问题—0　[MI]小问题—1 [MO]有点问题—2　[V]有严重问题—3	[N] (0)	[MI] (1)	[MO] (2)	[V] (3)
18.　强迫性的说话	0	1	2	3
19.　机械、刻板	0	1	2	3
20.　大喊或尖叫	0	1	2	3
21.　要求以同样的方式从事活动	0	1	2	3
22.　经常表现出不安	0	1	2	3
23.　对疼痛不敏感	0	1	2	3
24.　容易成瘾或沉迷于一些事物或话题	0	1	2	3
25.　重复性动作(如:自我刺激行为、摇摆等)	0	1	2	3

七、婴幼儿孤独症谱系障碍筛查量表(SCADT)

(一) 概述

婴幼儿孤独症谱系障碍筛查量表(Screening Checklist for Autism Spectrum Disorder in Toddlers,SCADT)由章丽丽主任和程灶火教授于 2020 年编制的本土化的孤独症谱系障碍筛查工具,具有较好的信效度,适用于 12~36 月龄孤独症谱系障碍儿童的筛查和辅助诊断。

孤独症谱系障碍(Autism Spectrum Disorders,ASD)是一种严重的神经发育性障碍,主要临床特征是社交障碍和刻板重复行为,患病率高达 1%~2%,中国 0~14 岁儿童中 ASD 患者大约 200 万,已成为危害儿童青少年心理健康的重大公共卫生问题。ASD 病因和发病机制尚不完全清楚,缺乏特异性治疗,早期诊断和早期训练性干预有望减缓病情。

心理行为评估是目前国际公认的早期诊断技术。1992 年 Baron-Cohen 编制首个孤独症早期筛查量表——婴幼儿孤独症筛查量表(CHAT),之后很快发展了多个修订本或多种评定量表,如孤独症行为量表(Autism Behavior Checklist,ABC)、儿童孤独症评定量表(Childhood Autism Rating Scale,CARS)、孤独症诊断访谈量表-修订版(Autism Diagnostic Interview Revised,ADI-R)和孤独症诊断观察量表(Autism Diagnostic Observation Schedule,ADOS),其中 M-CHAT、ABC 和 CARS 在国内有相应的修订本,已在临床和科研中推广应用。

目前国内外使用的 ASD 测评工具都是依据 DSM-4 及之前标准编制的。DSM-4 描述的症状在儿童生后第 36 个月,核心症状包括社交障碍、言语障碍、兴趣狭隘及刻板重复行为。DSM-5 对 ASD 的定义和标准都进行了重新界定,认为 ASD 症状在生命早期(12~24 个月)就可被确认,并且不再将言语障碍作为核心症状。基于国内临床需求和诊断概念变迁,需要借鉴国内外已有的儿童孤独症筛查量表,结合临床实践经验和 DSM-5 诊断标准,研发本土化测评工具。

(二) 结构和内容

婴幼儿孤独症谱系障碍筛查量表(SCADT)是基于 ASD 概念和 DSM-5 症状标准编制的本土化 ASD 测评工具。SCADT 为多维他评量表,其理论建构为两成分六因子模型,包含 25 个条目。两成分六因子名称和条目数分别如下:

社交成分:社会交流 5 条、社交情感 5 条、人际交往 4 条。

行为成分:刻板重复 5 条、狭窄兴趣 3 条、感知异常 3 条。

SCADT 两成分六因子模型分别与 DSM-5 ASD 症状标准(A 标准和 B 标准)相对应,即社交成分与 A 标准(deficits in social communication and social interaction)对应,分别为社会交流(deficits in nonverbal communicative behaviors used for social interaction)、社交情感(deficits in social-emotional reciprocity)和人际交往(deficits in developing, maintaining, and understanding relationships);行为成分与 B 标准(restricted, repetitive patterns of behavior, interests, or activities)对应,分别为刻板重复或抵制改变(stereotyped or repetitive or inflexible adherence)、狭窄兴趣(restricted, fixated interests)和感知异常(hyper-or hyporeactivity to sensory)。每个条目代表一个症状维度,包含多个具体症状。

（三）信度和效度

1. **量表信度** SCADT 总分、社交成分和行为成分间隔 2~4 周重测信度分别为 0.806、0.795 和 0.766, Cronbach's α 系数分别为 0.936、0.938 和 0.771,分半系数(r)分别为 0.962、0.938 和 0.794。评价者一致性(Kendall 系数)分别为 0.968、0.982 和 0.950。这些结果提示 SCADT 具有较好的信度。

2. **内容和构想效度** 专家评价的条目内容效度(I-CVI)在 0.66~0.98 之间,全量表内容效度 S-CVI/UA 和 S-CVI/Ave 分别为 0.89 和 0.94。AMOS 分析结果显示:两因素构想模型具有良好的拟合度($\chi^2/df=0.910$, RMR=0.049, RMSEA=0.010, NFI=0.994, RFI=0.988, IFI=1.001, TLI=1.001, CFI=1.000, PNFI=0.530, PCFI=0.533);各条目在相应因子上具有适当的负荷,社交成分为 0.91~0.95,行为成分为 0.71~0.78。社交成分与行为成分的相关系数为 0.88,与总分的相关系数分别为 0.97 和 0.90,各维度与总分的相关在 0.72~0.93 之间。研究证实 SCADT 具有合理的内容和构想效度。

3. **实证效度和筛查效能** 临床对照研究发现,ASD 儿童量表总分(22.22±6.22)、社交成分(15.22±4.62)和行为成分(7.00±3.10)不仅高于正常儿童(1.43±1.27,1.22±1.10,0.21±0.60),也高于全面发育障碍儿童(5.76±3.55,4.36±2.66,1.40±1.29),提示 SCADT 不仅能区分 ASD 与正常儿童,而且还能甄别不同发育障碍。校标关联分析显示:SCADT 总分、社交成分和行为成分与 M-CHAT-R/F(M-CHAT Revised with Follow-Up)的关联度分别为 0.88、0.73 和 0.89,提示 SCADT 具有理想的校标效度。受试者操作特征曲线(ROC)分析显示:ROC 曲线下面积(AUC)为 0.992,界值分为 9/8 时,阳性预测值为 95.6%,阴性预测值 96.0%,敏感度 97.0%,特异度 94.2%,提示 SCADT 具有较高的筛查效能和准确性。

（四）常模资料和划界值

用方便取样法从儿保科就诊或体检儿童中募集志愿者,所有儿童均经过发育行为儿科医生根据 DSM-5 中定义的标准进行诊断。最后纳入 ASD 组儿童 135 例,全面发育迟缓组(Global Developmental Delay, GDD)50 例,正常发育组(Typically Developing, TD)53 例。采用首都儿科研究所编制的"0~6 岁婴幼儿神经心理发育诊断量表"(简称儿心量表)测试所有儿童的发展能力,计算出 ASD 组和 GDD 组儿童发展年龄。总分划界分是根据 ROC 分析结果采用最优划界分法(约登指数最大法)确定的(划界分为 9/8),即总分≥9 分为筛查阳性,≤8 分为筛查阴性。表5-4 提供了 3 组被试基础资料、量表得分和划界归类结果,供量表使用者参考。

表 5-4 常模资料和划界值

项目	ASD 组	GDD 组	TD 组
性别(男/女)	109/26	33/17	27/26
生理年龄/岁	3.53±1.23	2.49±0.60	1.63±0.52
发展年龄/岁	1.98±0.79	1.72±0.37	—
SCADT 总分	22.22±6.22	5.76±3.55	1.43±1.27
社交成分	15.22±4.62	4.36±2.66	1.22±1.10
行为成分	7.00±3.10	1.40±1.29	0.21±0.60
总分划界(9/8)	134/1	7/43	0/53

（五）实施与解释

1. **实施方法** SCADT是他评量表,由专业人员通过询问知情人和现场观察检查进行个别评定,评定者需要经过训练方可进行评定。询问知情人包括询问父母和/或主要照料者,以询问重要知情人为主,同时参考其他知情人提供的信息,不仅询问了解患儿目前的情况,还要询问了解各种行为的发展变化情况。现场观察检查不仅是观察患儿自然状况下的行为表现,还要观察患儿在互动过程或模拟游戏中的行为表现。在系统询问和全面观察基础上,对每个条目进行评分,一般15~20分钟可完成评估。

2. **评分标准和分数合成**

（1）评分标准:每个条目采用0~2分3级记分,每个条目代表一个症状维度,包含多个具体症状,因此评分需要综合分析评判。

0分:没有任何证据提示该项症状存在,目前和过去都没有出现过相关具体症状。

1分:可能存在该项症状。如:目前存在某项具体症状,但不典型或不固定;过去出现过某项具体症状,但最近一个月未出现过该项症状。

2分:肯定存在该项症状。如:存在1项典型具体症状;存在多项不典型具体症状;过去出现过某项典型具体症状,目前仍存在不典型表现。

（2）分数合成:各维度条目数不同,所有条目均为正向计分,条目得分可直接相加获得六个因子分、两个成分分和总分。

因子分 = 所属条目得分之和。

社交成分 = 社会交流 + 社交情感 + 人际交往。

行为成分 = 刻板重复 + 狭窄兴趣 + 感知异常。

量表总分 = 社交成分 + 行为成分。

3. **结果解释** 该量表适合发展年龄在12~36月龄的孤独症谱系障碍儿童筛查。社交成分和行为成分各有三个维度,所得分数越高,社交问题或行为问题越明显。

（1）初步筛查:总分划界分主要用于初步筛查,总分≥9分为筛查阳性,分值越高诊断ASD的可能性越大,低于9分诊断ASD的可能性低于1%。

（2）辅助诊断:SCADT是基于DSM-5 ASD症状标准编制的,可以作为ASD诊断的辅助工具。如果社交成分(A标准)3个因子(领域)存在相关症状(至少有两个领域存在典型症状)和行为成分(B标准)有两个因子(领域)存在相关症状(至少有一个领域存在典型症状),则符合ASD的症状标准,若同时符合其他相关标准,可诊断为ASD。

（3）量化评估:总分和成分分可评估ASD病情严重程度,多次重复评定可了解病情的发展变化和训练干预效果;因子分剖图和条目分可反映每个ASD患儿的症状特征或鉴别其他发育障碍。

（六）量表编制者及联系方式

章丽丽,E-mail:zlljxf@126.com。程灶火,E-mail:zaohuocheng@sina.com。

（章丽丽　程灶火）

参 考 文 献

［1］BARON-COHEN S,ALLEN J,GILLBERG C. Can autism be detected at 18 months? The needle,the haystack,and the CHAT［J］. Br J Psychiatry,1992,161:839-843.

［2］郭翠华,静进. 婴幼儿孤独症谱系障碍的早期筛查工具［J］. 中国心理卫生杂志,2017,31(9):704-709.

［3］李婷婷,郭磊,李帅,等. 孤独症谱系障碍测评工具的研究述评［J］. 心理技术与应用杂志,2019,2:107-117. DOI:10.16842/j.cnki.issn2095-5588.2019.02.005.

［4］GUO C，LUO M，WANG X，et al. Reliability and Validity of the Chinese Version of Modified Checklist for Autism in Toddlers，Revised，with Follow-Up（M-CHAT-R/F）［J］. J Autism Dev Disord，2019，49（1）：185-196.

婴幼儿孤独症谱系障碍筛查量表（SCADT，专业版）

儿童姓名＿＿＿＿＿＿　性别＿＿＿＿＿　排行＿＿＿＿＿＿　教育＿＿＿＿＿　民族＿＿＿＿＿　出生日期＿＿＿年＿＿＿月＿＿＿日

母亲孕龄＿＿＿＿＿岁　胎次＿＿＿＿＿　孕周＿＿＿＿＿周　分娩＿＿＿＿＿　出生体重＿＿＿＿kg　母乳喂养＿＿＿月

生长发育＿＿＿＿＿　带养人＿＿＿＿＿　临床诊断＿＿＿＿＿　评定者＿＿＿＿＿　评定日期＿＿＿年＿＿＿月＿＿＿日

条目内容		无此问题	可能存在	肯定存在
A1. 眼神接触或眼神交流缺陷	主动眼神接触少，不会用眼睛示意（恳求/询问），不会看向别人正在看的物品或人	0	1	2
A2. 躯体语言或动作语言缺陷	不会用手指指点表达自己的需求或兴趣，不会用手势/姿势/表情与人交流	0	1	2
A3. 说话方式异常（表达）	说话或发音异常，包括语音、语调、语速、韵律、轻重音异常	0	1	2
A4. 情感理解或表达异常	对他人缺乏温暖、愉快的情感表达；不能察觉、理解他人神态、情绪或语气变化（发怒除外），不会体恤他人	0	1	2
A5. 言、行、情不协调	哭声/笑声/话语声与表情/眼神/姿势/动作不协调；表情/眼神/姿势/动作之间不协调	0	1	2
A6. 社交亲近方式异常	用抓、打、推、舔等方式来引起你的关注，而不是用微笑、发声、张开双臂来表示亲近	0	1	2
A7. 情感互动缺陷	对别人的微笑或赞扬没有回应，也不会对他人主动微笑示意，在社交互动中没有表示出愉快	0	1	2
A8. 不能有效互动会话	对名字回应少；不能听懂指令；没有你来我往的轮替发音；不能维持话题	0	1	2
A9. 社交启动及模仿缺陷	不会模仿表情，无法参与年龄相应的社交游戏；有限的社交启动或者仅仅是为了得到帮助	0	1	2
A10. 兴趣分享缺陷	不能将自己感兴趣的物品或玩具主动展示给别人，或与他人主动分享	0	1	2
A11. 难以分享想象游戏	不会自己玩假想游戏或与同伴分享假想游戏	0	1	2
A12. 不愿交友或交友困难	对同龄儿童没有兴趣，拒绝加入同伴游戏，发展和维持友谊困难	0	1	2
A13. 对别人不感兴趣	自顾自地玩，对周围人视而不见	0	1	2
A14. 难以适应社交情境	不能根据他人情绪或态度变化（微妙的非语言线索）调整自己的行为	0	1	2
B1. 刻板、重复的言语	无意义的重复语言或发音，鹦鹉学舌，反复机械背诵（与语境不匹配）	0	1	2
B2. 刻板、重复的动作	反复的手指/躯体/全身动作或奇特怪异的面部表情	0	1	2
B3. 刻板、重复的活动	反复上下电梯、开关门/抽屉/灯	0	1	2
B4. 过度坚持常规	坚持严格遵循特定的程序	0	1	2
B5. 抵制改变	对细微变化反应过度，固定路线、固定座位、固定物品摆放、拒绝环境变化等	0	1	2
B6. 专注于不寻常客体	奇特的物品爱好，关注/随身携带特定的物品，过分关注物体的特殊部分或细节	0	1	2

续表

条目内容		无此问题	可能存在	肯定存在
B7. 痴迷于单调乏味活动	不正常的游戏方式,反复旋转车轮/瓶盖,抛洒/晃动/滑落玩具,排列/拨弄/抠挖/撕扯物品	0	1	2
B8. 沉迷于固定主题或事件	对数字、汉字、英文字母、色彩有特别的兴趣,对车牌、路牌、日历、时间表有非同寻常的兴趣	0	1	2
B9. 感官异常反应	对疼痛或冷热不敏感,对光线或声响过分敏感	0	1	2
B10. 对感觉异常着迷或厌恶	闻、嗅或触摸物体,不喜欢被某些物体触碰,厌恶洗澡、换衣、剪发或刷牙	0	1	2
B11. 不寻常感官探索/活动	斜眼或眯眼看人视物,专注发光的灯、转动的风铃或电扇	0	1	2

八、婴幼儿孤独症筛查问卷（SQAT）

（一）概述

婴幼儿孤独症筛查问卷（Screening Questionnaire of Autism in Toddlers，SQAT）由章丽丽和程灶火等人于 2020 年编制的本土化孤独症谱系障碍初步筛查问卷,具有较好的信效度,适用于基层或社区初步筛查 12~36 月龄孤独症谱系障碍儿童。

孤独症谱系障碍（Autism Spectrum Disorders，ASD）是一种严重的神经发育障碍性疾病,主要临床特征是社交障碍和刻板重复行为。近年来全球 ASD 患病率显著上升,美国疾病控制预防中心（Centers for Disease Control and Prevention，CDC）的数据显示,ASD 人数已从 2000 年的 1/166 上升到 2020 年的 1/54,中国 0~14 岁儿童中 ASD 患者大约 200 万,ASD 已成为危害儿童青少年心理健康的重大公共卫生问题。

ASD 病因和发病机制尚不完全清楚,可能是遗传因素与环境因素交互作用的结果。由于缺乏客观诊断指标,目前 ASD 诊断存在困难,主要依靠行为观察和父母对行为的描述。ASD 患儿诊断延迟状况在国内外普遍存在,仅有少数患者在 3 岁前确诊并获得有效干预。ASD 筛查问卷是临床工作中的辅助工具,目前我国应用的 ASD 儿童筛查问卷主要有孤独症行为评定量表（ABC）、婴幼儿孤独症量表（CHAT）及其修订版（M-CHAT）、改良版（M-CHAT-R/F）等,这些量表大部分从欧美国家引进,本土自主研发的筛查工具稀缺。我们基于临床需求,借鉴国外现有的研究成果,结合我国文化特点,尝试编制了本土化的婴幼儿孤独症筛查问卷（SQAT）作为早期筛查工具,使 ASD 婴幼儿能得到早期诊断和早期干预。

（二）结构和内容

婴幼儿孤独症筛查问卷（SQAT）是基于 ASD 概念和 DSM-5 症状标准编制的本土化 ASD 筛查问卷。SQAT 为父母或照料者报告问卷,内容包含两个亚成分:社交成分（8 个条目）和行为成分（5 个条目）。SQAT 的两个成分分别与 DSM-5 诊断标准的 A 标准（deficits in social communication and social interaction）和 B 标准（restricted，repetitive patterns of behavior，interests，or activities）相对应,13 个条目均与 ASD 症状密切相关。

（三）信度和效度

1. **问卷信度** SQAT 问卷总分、社交成分和行为成分的重测信度分别为 0.734、0.669 和 0.601；Cronbach's α 系数分别为 0.851、0.845 和 0.770；分半信度分别为 0.890、0.878 和 0.838。这些结果提示 SQAT 具有较好的信度。

2. **内容和构想效度** 专家评价的条目水平内容效度（item-level CVI，I-CVI）在 0.92~1.00 之间,Kappa 值在 0.92~1.00 之间,全体一致性内容效度及平均一致性内容效度分别为 0.99 和 0.89。探索性因素分析获得两个特征根大于 1 的因子,社交成分:特征值 4.726、方差贡献率 36.4%、负荷 7 个条目(0.56~0.74);行为成分:特征根 1.794、方差贡献率 13.8%、负荷 6 个条目(0.66~0.76)。验证性因素分析显示两因素模型具有良好的拟合程度:$\chi^2/df=2.183$,RMSEA=0.055,NFI=0.872,RFI=0.818,IFI=0.926,TLI=0.892,CFI=0.924,PNFI=0.613,PCFI=0.650;各条目在相应因子上具有适当的负荷:社交成分为 0.41~0.73,行为成分为 0.46~0.75。社交成分与行为成分的相关系数为 0.362,两因子与总分的相关系数分别为 0.885 和 0.754。

3. 实证效度和筛查效能　临床对照研究发现,ASD 儿童问卷总分(23.26 ± 4.73)、社交成分(14.08 ± 3.60)和行为成分(9.14 ± 2.51)不仅高于正常儿童(15.85 ± 2.01,9.15 ± 1.33,6.70 ± 1.47),也高于全面发育障碍儿童(17.32 ± 3.39,9.96 ± 2.16,7.36 ± 1.79),提示 SQAT 不仅能区分 ASD 与正常儿童,而且还能甄别不同发育障碍。校标关联分析显示:SQAT 总分及两成分得分与 ABC 量表的相关系数分别为 0.656、0.531、0.518,与 M-CHAT-R/F 量表的相关系数分别为 0.776、0.833、0.305,提示 SQAT 具有理想的校标效度。受试者操作特征曲线(ROC)分析显示:ROC 曲线下面积(AUC)为 0.900,约登指数为 0.625,灵敏度为 82.00%,特异度为 80.60%,界值点 18/19,阳性预测值为 96.46%,阴性预测值为 67.12%,归类正确率为 84.95%,提示 SQAT 具有较高的筛查效能和准确性。

（四）常模资料和划界值

用方便取样法从儿保科就诊或体检儿童中募集志愿者,所有儿童均经过发育行为儿科医生根据 DSM-5 中定义的标准进行诊断。最后纳入 ASD 组儿童 135 例,全面发育迟缓组(global developmental delay,GDD)50 例,正常发育组(typically developing,TD)53 例。采用首都儿科研究所编制的《0~6 岁婴幼儿神经心理发育诊断量表》(简称儿心量表)测试所有儿童的发展能力,计算出 ASD 组和 GDD 组儿童发展年龄。总分划界分是根据 ROC 分析结果采用最优划界分法(约登指数最大法)确定的(划界分为 19/18),即总分≥19 分为筛查阳性,≤18 分为筛查阴性。表 5-5 为提供了 3 组被试基础资料、量表得分和划界归类结果,供问卷使用者参考。

表 5-5　常模资料和划界值

项目	ASD 组	GDD 组	TD 组
性别(男/女)	109/26	33/17	27/26
生理年龄/岁	3.53 ± 1.23	2.49 ± 0.60	1.63 ± 0.52
发展年龄/岁	1.98 ± 0.79	1.72 ± 0.37	—
SQAT 总分	23.26 ± 4.73	17.32 ± 3.39	15.85 ± 2.01
社交成分	14.08 ± 3.60	9.96 ± 2.16	9.15 ± 1.33
行为成分	9.14 ± 2.51	7.36 ± 1.79	6.70 ± 1.47
总分划界(19/18)	111/24	16/34	4/49

（五）实施与解释

1. 实施方法　SQAT 系父母或照顾者报告问卷,一般情况下由被试的主要照顾者根据儿童的实际情况填写,特殊情况下可由主试通过询问代为填写。照顾者填写前必须认真阅读指导语,按指导语的要求,在每个条目后选择一个与自己孩子情况最相符的数字,测试时间一般需要 5~10 分钟。

2. 评分标准和分数转换　每个条目采用 1~3 等级评定:1= 经常,2= 偶尔,3= 从不,其中第 1、2、3、4、5、6、12 条目为正向计分,第 7、8、9、10、11、13 条目为反向计分,问卷总分为所有条目得分之和。

3. 结果解释　问卷总分越高,提示孤独症症状越丰富或病情越严重;条目 1、2、3、4、5、6、10、12 为社交成分,条目 7、8、9、11、13 为行为成分,所得分数越高,社交问题或行为问题越明显。总分划界在 19/18,

低于19分的占孤独症儿童人群的17.78%,得分≥19分时,对诊断与鉴别诊断有较好的阳性率。

(六) 量表编制者及联系方式

量表编制者:章丽丽;联系方式:E-mail:zlljxf@126.com;

程灶火;联系方式:E-mail:zaohuocheng@sina.com。

（章丽丽　程灶火）

参 考 文 献

［1］LI WQ,LIU X,DAI Y,et al. Age of diagnosis of autism spectrum disorder in children and factorsinfluencing the age of diagnosis［J］. Chinese Journal of Contemporary Pediatrics,2018, 20(10):799-803.

［2］郭翠华,静进.婴幼儿孤独症谱系障碍的早期筛查工具[J].中国心理卫生杂志,2017,31 (9):704-709.

［3］American Psychiatric Association. Diagnostic and statistical manual of mental disorders: DSM-V［M］. America:American Psychiatric Association,2013.

［4］李婷婷,郭磊,李帅,等.孤独症谱系障碍测评工具的研究述评[J].心理技术与应用杂志, 2019,2:107-117.

［5］GUO C,LUO M,WANG X,et al. Reliability and Validity of the Chinese Version of Modified Checklist for Autism in Toddlers,Revised,with Follow-Up(M-CHAT-R/F)［J］. J Autism Dev Disord,2019,49(1):185-196.

［6］LI C,ZHU G,FENG J,et al. Improving the early screening procedure for autism spectrum disorder in young children:Experience from a community-based model in shanghai［J］. Autism Res,2018,11(9):1206-1217.

婴幼儿孤独症谱系障碍简易筛查问卷（SQAT）（照顾者版）

姓名＿＿＿＿＿　性别＿＿＿＿　排行＿＿＿＿　教育＿＿＿＿　民族＿＿＿＿　出生日期＿＿＿＿年＿＿月＿＿日

母亲孕龄＿＿＿＿岁　胎次＿＿＿＿　孕周＿＿＿＿周　分娩＿＿＿＿　出生体重＿＿＿＿kg　母乳喂养＿＿月

生长发育＿＿＿＿　带养人＿＿＿＿　临床诊断＿＿＿＿　评定者＿＿＿＿　评定日期＿＿＿＿年＿＿月＿＿日

指导语:本问卷共有14个问题,涉及孩子生长发育过程可能出现的一些行为。请您认真阅读每个问题,并根据您孩子最近3个月的实际情况回答这些问题。每个问题有3个备选项,您只能选择其中一项画圈。

条目内容	备选项 （选择1项画圈）			评分
1. 孩子在喂食、被拥抱或交流时是否会用眼神注视您的脸或眼睛?	1 经常	2 偶尔	3 从不	
2. 您孩子见到照顾者时、被赞美时或与人交往时脸上是否有微笑表情?	1 经常	2 偶尔	3 从不	
3. 孩子是否会主动用姿势、手势、动作、表情或言语等与熟人沟通?	1 经常	2 偶尔	3 从不	
4. 孩子对亲人或熟人的呼唤、指令或对话是否有恰当的回应?	1 经常	2 偶尔	3 从不	
5. 孩子是否会把喜欢的东西举给您看或与您分享?	1 经常	2 偶尔	3 从不	
6. 孩子是否喜欢玩骑马、举高高、躲猫猫,或一些假扮游戏（如:假装喂娃娃等）?	1 经常	2 偶尔	3 从不	
7. 孩子是否有一些您不能接受的怪异和单调的兴趣爱好?	1 经常	2 偶尔	3 从不	

续表

条目内容	备选项 (选择 1 项画圈)	评分
8. 孩子是否反复出现一些怪异的言语、动作、姿势或表情?	1 经常　2 偶尔　3 从不	
9. 孩子是否讨厌或拒绝别人改变他自己固有的习惯或兴趣?	1 经常　2 偶尔　3 从不	
10. 孩子是否回避和拒绝与人交往?	1 经常　2 偶尔　3 从不	
11. 孩子是否过度迷恋或害怕某些物品?	1 经常　2 偶尔　3 从不	
12. 孩子是否会主动寻求关注、赞扬、陪伴,或寻找同伴玩耍?	1 经常　2 偶尔　3 从不	
13. 孩子是否经常有难于安抚的哭闹?	1 经常　2 偶尔　3 从不	

九、北京孤独症分型问卷(BASQ)

(一) 概述

作为一类广泛性发育障碍性疾病,孤独症谱系障碍的儿童所表现出的症状和严重程度并不完全相同,具有很大的异质性,可以分为不同类型。不同类型的孤独症儿童在病因和对特定治疗的反应性等方面存在着很大的差异。因此选择合适的工具对孤独症儿童患病类型进行区分,对于研究孤独症的发病原因以及指导临床选择合适的治疗方案具有重要意义。

英国的 Lorna Wing 教授等人在 1979 年曾对孤独症儿童所表现出的社交障碍症状进行了深入细致的观察,并根据患儿所表现出的行为特征,将孤独症儿童划分为了 3 大类型:淡漠型(aloof)、被动型(passive)和主动但怪异型(active-but-odd)。基于 Lorna Wing 教授等人所进行的孤独症儿童临床分型观察,美国华盛顿大学的 Geradie Dawson 教授等人编制了一套韦氏分型问卷(Wing Subgroups Questionnaire,WSQ),并于 1993 年首次发表。

2014 年,北京大学神经科学研究所韩济生、张嵘团队首次将韦氏分型问卷引入我国,并根据文献数据和国际孤独症研究进展,对原问卷进行了修订。修订后的问卷删减了原问卷中对分型结果具有干扰性的 3 个条目,并结合孤独症儿童的行为特征,在对孤独症儿童的家长、专业行为康复培训教师及专业医生进行深入访谈的基础上,新增补了对儿童社交分型具有鉴别意义的条目。之后,根据量表建立的方法,多次组织国内相关专家对量表条目进行深入讨论,形成了条目池,并采用量化的方法进行条目筛选,保留质量优良的条目,形成了比较完善的新问卷。修订完善后的问卷更名为"北京孤独症分型问卷"(Beijing Autism Subtyping Questionnaire,BASQ)。该问卷为中英双语,于 2016 年申请了作品著作权登记,问卷的信效度及其他相关质量分析结果于 2018 年正式发表。该问卷是我国本土第一套可用于孤独症儿童社交行为分型的问卷;前期研究数据提示,接受临床干预前,采用该问卷对孤独症儿童进行分型,对干预措施的选择具有一定的指导作用。本套问卷的推广使用将对我国孤独症儿童的病因研究及个体化康复干预产生重要的推动作用。

(二) 问卷的结构及评分标准

1. **问卷的结构**　本套问卷共 10 组题目,每组题目下设 4 个条目,分别对应 4 种不同的社交类型(淡漠型、被动型、主动但怪异型和正常型),各类型所对应的条目为无序的形式。问卷所评估的内容主要为不同场景下儿童的社交行为特征,以及儿童的模仿能力和语言能力。

2. **测试方法**　该问卷由熟悉儿童的家长或教师填写。填表者需具有一定的文化水平,能理解题目中的相关表述。填表时,填表者需根据儿童在日常情况下典型的行为习惯对题目进行作答。对于每组题目,需完成以下两项内容:

(1) 打分:使用以下标准,以打分的形式评价各项条目在多大程度上可以描述孩子在日常活动中的行为。0 从不;1 极少;2 较少;3 有时;4 经常;5 很频繁;6 总是。

(2) 特征选择:对于每组题目,请选出最能描述孩子行为特征的一项条目,填到此页的最后。

3. **评分标准**　完成测试后,对上述 10 组题目中四种不同社交亚型所对应的条目得分分别进行合计,总分最高的分型即为儿童的社交分型。

(三) 问卷的信效度及临床应用

1. **问卷的信效度分析**　研究共招募了 300 例孤独症儿童和 150 例健康对照儿童,由其父母完成本套问卷的填写后进行问卷的信效度分析。结果显示,各分型条目的得分与分型总分的相关系数为 0.419~0.900,各分问卷整体的 Cronbach's α 值为 0.820~0.958,因子分析发现因子负荷量达到统计学要求。区分效度分析结果显示本套问卷能够明确地将 4 种孤独症社交亚型进行区分。标准效度结果显示,由 66 名父母填写的该问卷得分与专业临床医生观察后做出的社交分型判定得分,之间呈正相关,相关系数值为 0.70~0.81,并有统计学差异。对 51 名儿童进行重测,除淡漠型初始得分与重测得分之间的相关系数值为 0.626 之外,其他各型重测前后得分之间的相关系数值均 >0.7,说明问卷具有较好的重测信度。

2. **临床应用**　该问卷是一套适用于 2~10 岁孤独症儿童的分型工具,可帮助临床医生、康复机构教师或儿童家长对儿童在社交行为层面所属的亚型进行区分。作为一类高度异质性的疾病,不同亚型的孤独症儿童在病因、症状的严重程度以及对特定治疗的反应性等方面可能并不相同。研究数据显示,不同亚型的孤独症儿童所呈现的孤独症相关行为问题的严重程度呈阶梯状分布,淡漠型儿童的行为问题最严重,被动型次之,而主动但怪异型患儿最轻。且前期临床研究结果提示,不同社交亚型的孤独症儿童对于特定参数的经皮穴位电刺激(transcutaneous electrical acupoint stimulation,TEAS)以及外源性缩宫素(oxytocin,OXT)干预的反应性并不相同,提示该问卷对于指导特定的临床干预筛选合适的孤独症患儿可能会有一定的帮助。因此,本套问卷的应用将会极大地促进今后对于孤独症的个体化治疗和病因研究,具有极大的临床意义和社会价值。

(四) 问卷的适用范围及使用中的注意事项

1. **问卷适用范围**　本套问卷可供相关临床医生、研究人员、康复机构教师或儿童家长对孤独症儿童进行社交行为分型使用,根据儿童所属的不同社交亚型选择更具针对性和有效性的康复培训方案或临床治疗方案。该问卷由熟悉儿童行为特征的照养人或教师进行填写,填写简单、应用便捷,社交分型鉴别准确性高,适合孤独症康复机构和临床研究机构使用。

2. **使用过程中的注意事项**

(1) 本问卷要求由熟悉患儿行为特征的照养人或教师进行填写,当填表者无法清晰作答时,测试者可对其进行解释,必要时可通过现场测试进行判断。

(2) 完成所有题目:由于量表设置需要,有些题目看上去可能是多余的,或者重复。因此,要求填表者认真完成每项题目。

(3) 该问卷不作为诊断量表使用,分值的高低也并不一定对应疾病的严重程度。当与其他测试结果不一致时,应请专业人员进行检查和判断。

(五) 量表编制者及联系方式

编制者:张嵘,徐新杰,孟凡超,韩松平,韩济生,Geraldine Dawson,王晓莉。联系方式:E-mail:zhangrongbjmu@163.com。

(六) 联系单位

北京大学神经科学研究所。

(徐新杰　孟凡超　王晓莉　张　嵘)

参 考 文 献

［1］LAI MC,LOMBARDO MV,Baron-Cohen S. Autism［J］. Lancet,2014,383(9920):896-910.

［2］MASI A,DEMAYO MM,Glozier N,et al. An Overview of Autism Spectrum Disorder,Heterogeneity and Treatment Options［J］. Neurosci Bull,2017,33(2):183-193.

［3］L WING,J GOULD. Severe impairments of social interaction and associated abnormalities in children:epidemiology and classification［J］. J Autism Dev Disord,1979,9(1):11-29.

［4］CASTELLOE P,DAWSON G. Subclassification of children with autism and pervasive developmental disorder:a questionnaire based on Wing's subgrouping scheme［J］. J Autism Dev Disord,1993,23(2):229-241.

［5］SKO'BRIEN. The validity and reliability of the Wing Subgroups Questionnaire［J］. J Autism Dev Disord,1996,26(3):321-335.

［6］MENG FC,XU XJ,SONG TJ,et al. Development of an Autism Subtyping Questionnaire Based on Social Behaviors［J］. Neurosci Bull,2018,34(5):789-800.

［7］ZHANG R,JIA MX,ZHANG JS,et al. Transcutaneous electrical acupoint stimulation in children with autism and its impact on plasma levels of arginine-vasopressin and oxytocin:a prospective single-blinded controlled study［J］. Res Dev Disabil,2012,33(4):1136-1146.

［8］ANDARI E,DUHAMEL JR,ZALLA T,et al. Promoting social behavior with oxytocin in high-functioning autism spectrum disorders［J］. Proceedings of the National Academy of Sciences,2010,107(9):4389-4394.

北京孤独症分型问卷

请根据上述标准对每项条目进行打分。然后,请您选出最能描述您孩子的一项条目,填入本组题目最后的空白处。

题目 #1.

儿童出现这种行为:从不 =0;极少 =1;较少 =2;有时 =3;经常 =4;很频繁 =5;总是 =6。

A. ＿＿＿＿当我的孩子与不熟悉的成人或儿童在一起时,他不会主动开始互动交流;但如果别人让他参加活动,他也会互动。如果别人主导游戏,他会跟他们进行玩耍,但游戏结束后就会离开,除非有人再来主导游戏。

B. ＿＿＿＿当我的孩子与不熟悉的成人或儿童在一起时,他乐意接近别人并与他们轻松地进行交往和回应。他与别人互动交流的方式通常是恰当适宜的(而非怪异或不寻常的)。

C. ＿＿＿＿当我的孩子与不熟悉的成人或儿童在一起时,别人靠近他时,他不会进行回应,或者会转身或走开。只有在他想要得到某些东西或玩躯体游戏(如打闹或挠痒痒)时,他才会接近别人;否则他不会去接近别人与他们进行互动。

D. ＿＿＿＿当我的孩子与不熟悉的成人或儿童在一起时,他会接近别人进行交往,但是他的方式却是怪异或不寻常的。他不能改变自己的言行举止去适应别人,哪怕面对别人的阻止,他也仍然会继续进行自己的话题或喜欢的活动。

题目 #2.

儿童出现这种行为:从不 =0;极少 =1;较少 =2;有时 =3;经常 =4;很频繁 =5;总是 =6。

A. ＿＿＿＿我的孩子模仿别人的行为时不存在困难,能够以适当的方式创造性地融入装扮游戏中。

B. ＿＿＿＿我的孩子能模仿别人的行为,但是他并不理解其真正的含义。他模仿别的孩子在装扮游戏中创造的行为,但他却不能创造出自己的装扮游戏。

C. ＿＿＿＿我的孩子不模仿别人的行为(例如,不模仿面部表情或简单的动作),也不参与假扮游戏。

D. ＿＿＿＿我的孩子在模仿别人方面不存在困难。他能创造出自己的装扮游戏,但是这种装扮游戏缺乏真正的变化或情感(例如,他会把砖块假想成饼干,但是他重复这种行为,缺乏变化,或者没有表现出任何真正的情感)。

题目 #3.

儿童出现这种行为:从不 =0;极少 =1;较少 =2;有时 =3;经常 =4;很频繁 =5;总是 =6。

　　A. ＿＿我孩子的交流技巧根本没有缺陷。

　　B. ＿＿我的孩子只能对简单的要求或是指令做出回应,而且这些回应能够被不太了解我孩子的人理解。

　　C. ＿＿我的孩子有丰富的词汇,会使用复杂的句子。然而,他在交流上表现出不易察觉的问题,如重复性的语言、对他人应答的低意识及谈话中轮替发言能力缺乏等。

　　D. ＿＿我的孩子不会使用语言,或者只能重复他听到的事情。

题目 #4.

　　儿童出现这种行为:从不 =0;极少 =1;较少 =2;有时 =3;经常 =4;很频繁 =5;总是 =6。

　　A. ＿＿当我的孩子与不熟悉的成人或儿童在一起时,别人试图和他交流时,他乐意进行回应,但是方式却不恰当(例如,他会就他自己感兴趣的某个特定的话题说个不停,不管别人是否对此感兴趣;不停地、甚至以纠缠的方式问问题;或者以其他一些怪异或不寻常的回应)。

　　B. ＿＿当我的孩子与不熟悉的成人或儿童在一起时,别人试图和他交流时,他会进行回应,但是只有在别人组织和引导谈话时他才会回应。他自己不会主动开始谈话或问问题。

　　C. ＿＿当我的孩子与不熟悉的成人或儿童在一起时,别人试图和他交流时,他乐意进行回应。他的交流方式通常是恰当适宜的(而非怪异或不寻常的)。

　　D. ＿＿当我的孩子与不熟悉的成人或儿童在一起时,别人和他说话或示意时,他没有回应。

题目 #5.

　　儿童出现这种行为:从不 =0;极少 =1;较少 =2;有时 =3;经常 =4;很频繁 =5;总是 =6。

　　A. ＿＿我的孩子只是用词语或手势来获得他需要的东西(例如,果汁、去浴室等),而非跟他人进行社交上的互动。

　　B. ＿＿我的孩子会自发地与他人进行交流,而且他的交流方式是恰当适宜的(而非怪异或不寻常的)。

　　C. ＿＿我的孩子会自发地与他人进行交流。不过,当他交流时,他的语言总是围绕着一个很窄范围的话题,而且方式是单方面、怪异或不寻常的。

　　D. ＿＿我的孩子不会自发地发起与别人的交流,但如果别人发起,他也会和别人交流。这种交流只有在别人组织或引导的情况下才会继续;一旦别人停止组织谈话,这个孩子就会失去兴趣。

题目 #6.

　　儿童出现这种行为:从不 =0;极少 =1;较少 =2;有时 =3;经常 =4;很频繁 =5;总是 =6。

　　A. ＿＿不管是独自还是和别人在一起,我的孩子都不会运用装扮或假扮游戏。他可能会把东西拆开或重新组装起来,但他并不表现出把玩具假想成真实物体的迹象。

　　B. ＿＿我的孩子能创造出他自己的装扮游戏,但是这种游戏缺乏真正的变化或情感(例如,他会把砖块假想成饼干,但是他重复这种行为,缺乏变化,或者没有表现出任何真正的情感)。

　　C. ＿＿我的孩子不能创造出真正意义上的装扮游戏。他只是模仿别的孩子在装扮游戏中创造的行为。

　　D. ＿＿我的孩子能够自发的恰当地运用假扮游戏,富有变化性和创造性。

题目 #7.

　　儿童出现这种行为:从不 =0;极少 =1;较少 =2;有时 =3;经常 =4;很频繁 =5;总是 =6。

　　A. ＿＿在集体生活或社交模仿性游戏(如过家家、角色扮演等)中,我的孩子会主动参与其中与别人玩耍,但他对于如何正确地与他人进行社交互动缺乏真正的理解,他在接近他人的时候,会以一种奇特的、单方面的形式提出要求;如果得不到他所需求的那种注意,他可能会变得难以相处甚至具有攻击性。

　　B. ＿＿在集体生活或社交模仿性游戏(如过家家、角色扮演等)中,我的孩子对同龄人有一定的兴趣,但通常是坐观他人,他很少主动接近他人、发起或参与游戏,有时会被晾在一边;但当别人邀请他的时候,他会顺从地参与到游戏中,但在游戏中表现得比较被动,扮演的往往也是被动或安静的角色。

　　C. ＿＿在集体生活或社交模仿性游戏(如过家家、角色扮演等)中,我的孩子会主动参与其中与别人玩耍,有时也会主动发起或组织游戏,他对同龄人的兴趣是适当的,与同龄人的玩耍也是恰当适宜的(而非怪异或不寻常的)。

　　D. ＿＿在集体生活或社交模仿性游戏(如过家家、角色扮演等)中,我的孩子对同龄人缺乏兴趣,也不会与他们进行社交性的互动;除了挠痒痒或追逐打闹等类似活动外,他似乎隔绝在自己的世界里,专心于自己的活动,对周围的环境和同伴漠不关心。

题目 #8.

　　儿童出现这种行为:从不 =0;极少 =1;较少 =2;有时 =3;经常 =4;很频繁 =5;总是 =6。

A. ____对于我的孩子来说,他能部分感觉到他人的存在,可以和家里或熟悉的人建立起相对亲密的关系,偶尔也会有情感的交流;但对不熟悉的人,他很少主动与他们进行玩耍和交往。

B. ____对于我的孩子来说,他通常是自我孤立的;除了帮他解决紧急需要之外,其他的人在他看来毫无意义、和物体没什么区别;他与别人的交流也只是为了满足他们的基本需要;要是他想要他自己够不着的东西,他会抓着你的手背或者胳膊拉着你(而不是把他们的手放在你的手里或者抬头看着你),用你的手去够他想要的东西,或者去为他们执行一个动作(如转动门把),一旦他得到了那件东西,就不会再理睬你了。

C. ____对于我的孩子来说,他能像正常同龄人一样对其他人的存在表现出兴趣,且与他人可以有很好的互动和情感交流,他的互动方式是恰当适宜的(而非怪异或不寻常的)。

D. ____对于我的孩子来说,他能像正常同龄人一样对其他人的存在表现出兴趣,但他与别人的互动是单方面的,他只是关注自己的兴趣,而不会注意对与之交谈的其他人的感情与需要。

题目 #9.

儿童出现这种行为:从不 =0;极少 =1;较少 =2;有时 =3;经常 =4;很频繁 =5;总是 =6。

A. ____在日常生活中,我的孩子的情感通常是淡漠的,他似乎隔绝在自己的世界里,对于他人的疼痛或苦恼不会表现出任何兴趣或同情;除非他特别生气、苦恼或喜悦的时候,他的面部可能毫无表情。

B. ____在日常生活中,我的孩子有少量的情感,但与同龄人相比,其情感和表情是受限或偏少的。

C. ____在日常生活中,我的孩子有较丰富的情感和表情,但其情感反应有时是不合时宜的,情绪控制能力较差(如突然的、与事件不相符的哭闹或大笑等)。

D. ____在日常生活中,我的孩子有较丰富的情感和表情,其情感反应是恰当的并且有较好的情绪控制能力。

题目 #10.

儿童出现这种行为:从不 =0;极少 =1;较少 =2;有时 =3;经常 =4;很频繁 =5;总是 =6。

A. ____在互动游戏或课堂中,我的孩子似乎隔绝在自己的世界里,专心于自己的活动,很少听从游戏领导者或是老师的指令;即使偶尔参与其中,也是因为他对游戏所需的道具感兴趣,而不是对其他的伙伴。

B. ____在互动游戏或课堂中,我的孩子不会主动发起或参与游戏,但是他会听从伙伴的邀请以及老师的指令加入其中,愿意按照告诉他们那样的去做;一旦游戏停止,他可能被晾在一边,无所事事。

C. ____在互动游戏或课堂中,我的孩子会主动发起游戏,在游戏中表现主动,用以博取伙伴或老师的注意;但是他的行为方式是不恰当的(例如:在课堂中表现过于活跃、推伙伴),不遵守课堂纪律。当他得不到他所要求的那种注意,他会变得很难相处,甚至出现攻击行为。

D. ____我的孩子在互动游戏或课堂中,他会主动发起游戏,在游戏中表现主动,且交往方式恰当,遵守课堂纪律。

十、心灵解读评定量表

(一) 心灵解读量表概述

"心灵解读"指人们理解自己和他人的愿望、意图和信念等心理状态,并依此对行为做出解释和预测的能力。Wellman 和 Liu 于 2004 年首次提出了"心灵解读量表"。该量表由五个常见的心灵解读的任务组合而成,它们分别是:区分愿望任务(diverse desire)、区分信念任务(diverse belief)、知识获得任务(knowledge access)、错误信念任务(content false belief)和隐藏情绪任务(hidden emotion)。这些任务测试了 2~6 岁健康发展儿童在各阶段心灵解读能力的典型发展情况。其后 Peterson,Wellman 和 Slaughter 将心灵解读量表扩展为了 6 个测试项目,除了前述的 5 个项目,还新增了"反讽"任务(Sarcasm Task)。至此,心灵解读量表的测试对象扩大至了 2~8 岁。据 Peterson 和 Wellman 2019 年的研究显示,6 个测试项目的心灵解读量表内部一致性系数为 0.77;据 Peterson,Wellman 和 Slaughter 的研究,5 个项目版本的心灵解读量表总分为 5 分,6 个项目版本的则为 6 分。我国学者方富熹(2006)和张婷(2009,2015)等人将 5 个项目版本的心灵解读量表进行过汉化。

(二) 评定项目简介

1. **区分愿望任务**　该任务是 Wellman 等人在 1980 年初所创设的任务,用于考察 2~3 岁儿童的"愿望心理学"认知(愿望心理学包含愿望、知觉、情绪、行为和结果之间简单的因果关系)。在这个阶段,儿童最主要的特点就是对自己及别人的心理几乎都是以愿望为评定标准。

2. 区分信念任务 该任务与区分愿望任务是同期创设的任务,主要用于考察3岁儿童对信念的理解。3岁儿童开始自发的谈及信念、思想和愿望,他们也能够掌握一些运用信念来推测行为的基本原则,如区分信念任务所反映的一样,3岁儿童知道自己和他人可能会有不同的信念,行为是由信念指导的。不过,尽管此时儿童对信念有初步的理解,他们对自己及别人的行为仍以愿望而非信念为标准来解释。

3. 知识获得任务 该任务主要用于考察3~4岁儿童对知识来源的理解。在这个阶段,儿童们逐步理解了自己和他人会获取到不同的信息,但他们此时仍然会利用自己所获取的信息来推测他人的想法和行为。

4. 意外内容错误信念任务 该任务主要考察4~5岁儿童对错误信念的理解。4~5岁是儿童心灵解读能力跨越式发展的重要阶段,儿童能理解错误信念被认为是儿童心灵解读能力发展的里程碑。1980年,Perner等学者设计了错误信念任务,其中意外内容任务和意外地点任务是使用最为广泛的任务。心灵解读量表采用了意外内容任务,而非意外地点任务,主要原因是为了保持量表项目整体结构一致。意外地点任务有很多版本,不过都遵循相同的任务框架,即玩偶A将某物品放在了地点1,在玩偶A离开后,玩偶B将物品转移至地点2,问儿童玩偶A回来后在什么地方找物品。

5. 隐藏情绪任务 该任务主要考察5~6岁儿童能否通过表面情绪(如面部表情)理解隐藏情绪(即真实情绪)。如果儿童能完成这一任务,即反映了儿童的情绪理解和推理能力有了进一步地发展,他们可以通过背景信息来推测被隐藏的真实情绪。

6. 反讽任务 该任务用于考察7~8岁儿童的心灵解读能力。在4~5岁儿童能理解错误信念后,他们的心灵解读能力仍在继续发展,并逐步获得复杂心灵解读能力,包括讽刺、幽默等。反讽任务正是一项考察个体理解嘲讽和讥笑的任务。

(三)心灵解读量表的临床应用

1. 区分愿望任务

(1)项目描述:测试者出示一张苹果图片、一张糖的图片和一个老师模样的玩具娃娃。测试者指着玩具娃娃,告诉被试:"这个老师饿了,想吃些东西。"接着,测试者指着苹果和糖的图片,问:"你看,这里有苹果和糖,你喜欢哪个?"在被试做出选择(苹果或糖)以后,测试者说:"很好。但是老师不喜欢苹果(糖),她喜欢糖(苹果),她最喜欢糖(苹果了)。"接下来,测试者问**测试问题**:"现在,老师只能选一样吃的,她会选哪一样呢?"如果被试没有回答,测试者继续问:"老师是会选苹果呢还是糖呢?"测试问题的正确答案为老师喜欢的食物。

(2)项目计分方式:测试问题回答正确计1分,错误回答计0分。此项目总分为1分。

2. 区分信念任务

(1)项目描述:测试者出示3张图片(分别画有足球、教室和操场)和一个男娃娃模样的木偶。测试者告诉被试这个男娃娃想要他的足球了,足球可以在教室里也可以在操场上。接下来,测试者问被试:"你认为足球在哪里?在教室里还是操场上?"在被试做出选择后,如选择操场(教室),测试者告诉被试:"很好,但是男孩不这么想,他认为足球在教室里(操场上)。"接下来测试者问被试**测试问题**:"男孩想要足球了,他会去哪里找足球?"测试问题的正确答案为去男孩认为的地方找足球。

(2)项目计分方式:测试问题回答正确计1分,错误回答计0分。此项目总分为1分。

3. 知识获得任务

(1)项目描述:测试者出示一个带抽屉的柜子,抽屉没有打开。测试者问被试:"你认为这个抽屉里会有什么。"被试回答后,测试者打开抽屉说:"非常棒。我们来看看抽屉里有什么。哈哈,里面有一只小狗。"接下来测试者问**控制问题1**:"再告诉我一次,抽屉里有什么?"被试回答问题后,测试者给被试看一个老师模样的玩偶,并说:"老师来了,她没有见过这个抽屉,也没有打开过这个抽屉。"接下来问**控制问题2**:"好了,现在你告诉我老师打开抽屉看过吗?"在被试回答控制问题2后,测试者问被试**测试问题**:"老师知道抽屉里面是什么吗?"测试问题的正确答案为不知道。

（2）项目计分方式：在通过控制问题后，测试问题回答正确计 1 分，错误回答计 0 分。此项目总分为 1 分。

4. 意外内容错误信念任务

（1）项目描述：测试者给被试看一个牙膏盒，并问：“这是牙膏盒，你认为里面装的是什么？”如果被试没有正确回答，那么测试者就用另外的方式提问，如，牙膏盒里通常装什么；又如，妈妈或老师有没有告诉过你牙膏盒里面装什么。在被试回答后，测试者打开牙膏盒，并说：“看，牙膏盒里面装了一支铅笔。”接下来，测试者关上牙膏盒，问被试**控制问题 1**：“现在，你告诉我，牙膏盒里装的是什么？”被试回答后，测试者给被试看一个男娃娃模样的木偶，然后告诉被试男娃娃从来没有见过这个牙膏盒，也没有打开看过。接下来测试者问**测试问题**：“男娃娃认为牙膏盒里装什么？”最后测试者问**控制问题 2**：“男娃娃打开牙膏盒看过吗？”。测试问题的正确回答为男娃娃认为牙膏盒里装牙膏。

（2）项目计分方式：在通过控制问题后，测试问题回答正确计 1 分，错误回答计 0 分。此项目总分为 1 分。

5. 隐藏情绪任务

（1）项目描述：测试者给被试看一张一个男孩的背面头像，并告诉儿童：“这个男孩和小伙伴们一起在玩。一个小伙让男孩出洋相了，结果其他小朋友也跟着一起看这个小孩的笑话，并且笑他。但是男孩没有笑，他认为这不好笑。男孩不愿意让其他小朋友知道他心里是怎么想的，如果其他小朋友知道了，那他们会说男孩是小气鬼。”接下来，测试者问被试**测试问题 1-真实情绪问题**：“当其他小朋友笑话男孩时，男孩的真实感受是什么？”及**控制问题 1-真实情绪确认问题**：“为什么男孩会有这样的感受？”。接下来测试者问被试**测试问题 2-表面情绪问题**：“当其他小朋友笑话男孩时，男孩会使自己看起来怎么样？”及**表面控制问题 2-情绪确认问题**：“为什么男孩会使自己看起来那样？”为了帮助被试更好地回答问题，测试者会给被试 3 张情绪面孔图片（微笑、难过、没什么表情），让他们在回答真实情绪和表面情绪问题时，指示图片作答。两个情绪问题正确的回答为男孩感到难过，但看起来没什么表情。

（2）项目计分方式：在通过控制问题后，测试问题 1 和 2 回答均正确计 1 分。此项目总分为 1 分。

6. 反讽任务

（1）项目描述：男孩和女孩去野餐。这是男孩的主意，他说天气会非常好。但是，当男孩和女孩开始野餐，刚将食物拿出来时，一大团乌云飘过来，天空下起了雨；食物被淋湿了。女孩说：“这真是一个适合野餐的好天气。”**测试问题 1**：女孩说的是真的吗？**测试问题 2**：为什么女孩说“这真是一个适合野餐的好天气”？**控制问题**：下雨了女孩开心吗？

（2）项目计分方式：在通过控制问题后，测试问题 1 和 2 回答均正确记为 1 分。此项目总分为 1 分。

（四）心灵解读量表的应用评价

需要注意的是，心灵解读量表并不用于临床诊断，其项目构成也非传统的描述性项目，而是发展心理学中有关心灵解读能力测试的经典试验任务。Wellman 和 Peterson 等学者开发它的初衷是用于研究和揭示儿童心灵解读能力的发展规律。所以在临床工作中，该儿童在该量表上的成绩只能提供参考，部分反映出儿童心灵解读能力的发展状况。

（张　婷　邵　智）

参 考 文 献

［1］PERTERSON C，WELLMAN H. Longitudinal theory of mind（ToM）development from preschool to adolescence with and without ToM delay［J］. Child Development，2019，90：1917-1934.

［2］PETERSON C，WELLMAN H，SLAUGHTER V. The mind behind the message：Advancing theory of mind scales for typically developing children，and those with deafness，autism，or Asperger syndrome［J］. Child Development，2012，83（2）：469-485.

［3］WELLMAN HM，FANG F，LIU D，et al. Scaling of theory of mind understanding in Chinese children［J］. Psychological Sciences，2006，17：1075-1081.

[4] WELLMAN H,LIU D. Scaling of theory of mind tasks [J]. Child Development,2004,75,523-541.

[5] ZhANG T,SHAO Z,ZHANG Y. Developmental steps in theory of mind of typical Chinese children and Chinese children with autism spectrum disorder [J]. Research in Autism Spectrum Disorders,2016,23,210-220.

[6] 邵智,郝建萍. 儿童自闭症康复治疗学[M]. 重庆:西南师范大学出版社,2018.

十一、中文克氏孤独症行为量表(CABS)

(一) 概述

克氏孤独症行为量表(Clancy Autism Behavior Scale)是由 Clancy 等人编制的。Clancy 等人发现,25 例孤独症儿童有一半以上有 14 项共同的行为,他们再用其他中心诊断的 14 位孤独症儿童来测试,除了 1 位之外,13 位在 14 项中至少有 7 项行为,于是就把这 14 项行为列为孤独症的特殊症状,有 7 项符合就要进一步确认是否孤独症。随后,14 项孤独症行为量表简称为克氏孤独症行为量表。

克氏孤独症行为量表由 14 个项目组成。Clancy 认为总分 7 分为划分点时,可以有效地区分孤独症儿童和其他非孤独症儿童(包括正常儿童、脑性瘫痪儿童、听力障碍儿童和精神发育迟滞儿童)。

中国台湾宋维村教授于 1975 年将该量表在门诊试用,克氏量表为 2 分法("是"为 1 分,"否"为 0 分)。但许多家长(包括孤独症和非孤独症)表示孩子的行为不能一分为二,有或没有,因此,他们将量表勾选的出现频率修正为 3 分法("从不""偶尔"和"经常"),分别给予 0、1、2 分,成为新量表——中文克氏孤独症行为量表(简称中文克氏行为量表),总分最低 0 分,最高 28 分。

(二) 量表的评分标准及敏感度

中文克氏行为量表由 14 个项目组成,加上"从不"3 项以下,"经常"6 项以上可以作为诊断孤独症的参考依据。

1984 年起中文克氏行为量表在国内逐渐使用起来。由最近一篇论文显示,以 ADI-R 和 ADOS 为诊断依据,对临床和小样本共 150 位 4~11 岁儿童,以 14 分为划分点,中文克氏行为量表之敏感度 58%,精确度 84%,PPV 65%,NPV 79%,其敏感度低于 CAST,但精确度高于 CAST。

谢清芬等人(1983)选择修订后的中文克氏量表,以 49 名 1~8 岁的具备孤独症相关问题(33 名孤独症,16 名孤独症倾向)与 98 名 10 个月到 16 岁无孤独症相关问题的受试者为研究对象,发现以总分 14 作为切截分数,敏感度 0.84,精确度 0.60,整体正确筛检率 68%。

(三) 中文克氏行为量表的临床应用

2014 年吴进钦、朱庆琳、侯育铭、姚淑芬在中国台湾采用较严谨的研究方法,对克氏行为量表进行 4 岁以下孤独症谱系障碍儿童(autism spectrum disorder,ASD)的筛检效度研究。他们以 152 名生理年龄介于 18~47 个月之间的儿童为对象,其中有 62 名孤独症儿童,并以 90 名发展迟缓儿童为对照组,研究结果显示:克氏行为量表在筛检 4 岁以下 ASD 儿童的效度是可被接受的。

(姜忠信　杨玉凤)

参 考 文 献

[1] 吴进钦,朱庆琳,侯育铭. 克氏行为量表筛检 4 岁以下自闭症类疾患儿童效度探究[J]. 中华心理卫生学刊,2014,27:131-160.

［2］姜忠信,宋维村.自闭症婴幼儿早期诊断:文献回顾［J］.临床心理学刊,2005,2:1-10.

［3］谢清芬,宋维村,徐澄清.自闭症:克氏行为量表的效度与研究［J］.中华民国神经精神医学会会刊,1983,9:17-26.

中文克氏孤独症行为量表

反应强度	行为表现		
	从不(0)	偶尔(1)	经常(2)
1. 不易与别人混在一起玩	0	1	2
2. 听而不闻,好像是听力障碍	0	1	2
3. 教他学什么,强烈反抗,如拒绝模仿、说话或做动作	0	1	2
4. 不顾危险	0	1	2
5. 不能接受日常习惯的变化	0	1	2
6. 以手势表达需要	0	1	2
7. 莫名其妙地笑	0	1	2
8. 不喜欢被人拥抱	0	1	2
9. 不停地动,坐不住,活动量过大	0	1	2
10. 不看对方的脸,避免视线的接触	0	1	2
11. 过度偏爱某些物品	0	1	2
12. 喜欢旋转的东西	0	1	2
13. 反复地做些怪异的动作或玩耍	0	1	2
14. 对周围漠不关心	0	1	2

十二、孤独症行为量表(ABC)

(一)概述

孤独症行为量表(Autism Behavior Checklist,ABC)是由 Krug 等于 1978 年编制,适用于 18 个月~35 岁孤独症患者的筛查、辅助诊断。原作者使用的样本年龄段从 8 个月到 28 岁。原作者研究显示,该量表的评定者信度为 94%、重测信度为 95%;当筛查界限分定为 53 分、诊断分定为 68 分时其阳性符合率为 85%。我国于 1989 年引进 ABC,试用后发现该量表在不同年龄段、不同性别的使用方面无差异。

(二)量表的结构及评分标准

ABC 共有 57 个条目,涉及孤独症患者的感觉、行为、情绪、语言、生活自理等多方面的症状,可总结为 5 个因子:①感觉 S,9 个条目、共 26 分;②交往 R,12 个条目、共 38 分);③躯体运动 B,12 个条目、共 38 分;④语言 L,13 个条目、共 31 分;⑤生活自理 S,11 个条目、共 25 分,总分为 158 分。

每个条目根据其在量表中不同的负荷给予不同的分数,从 1 分到 4 分不等;任何一个条目,患儿只要有该项表现,不论症状轻重,就可得该项分数,最后根据所有条目的总得分评定结果。评定结果的方法:总分 <53 分为筛查阴性,53≤总分≤67 分为筛查阳性,总分≥68 分可辅助诊断孤独症。量表总分越高,孤独症行为症状越严重。量表由儿童的父母或者与其共同生活达 2 周以上的人进行评定,评定大约需要 10~15 分钟。

（三）量表的信度和效度

Marteleto 等研究显示,ABC 判断孤独症的准确率为 81.6%,当界限分为 68 分时,灵敏度为 57.9%,特异度为 94.7%;而降低界限分至 49 分时,ABC 的灵敏度为 92.1%,特异度为 92.6%,故建议临床应用时降低其界限分。Juneja 等用 ABC 评估了 51 名孤独症患儿,结果显示:当 ABC 的界限分为 67 分时,只有 40 名儿童被评定为孤独症;当减低其界限分至 45 分时,灵敏度可升至 98%,故认为 ABC 在临床运用中应适当降低其界限分。我国学者研究显示,ABC 与临床诊断的阳性符合率达 80%。在我国多年的临床应用显示该量表的信度和效度均较好。ABC 目前广泛用于孤独症病情评估、治疗效果评估等方面,是最为常用的孤独症评估量表之一。

（四）临床应用研究

北京大学第六医院的杨晓玲等运用该量表对国内 60 名孤独症儿童、157 名精神发育迟滞儿童及 108 名正常儿童进行测试,结果表明当该量表总分≥31 分作为孤独症筛查界限分时其信度、效度均为 1;当总分≥62 分时,对诊断与鉴别诊断有较好的阳性率。

（贾美香　龚郁杏）

参 考 文 献

［1］KRUG DA,ARICK JR,ALMOND PJ. Autism screening Instrument for Education Planning:Background and Development. In J.Gillam(Ed.),Autism:Diagnosis,Instruction,Management and Research ［M］. Austin(Texas):University of Texas Press,1978.

［2］杨晓玲,黄悦勤,贾美香,等 . 孤独症行为量表试测报告[J]. 中国心理卫生杂志,1993,7(6):279-280.

［3］MARTELETO MR,PEDROMÔNICO MR. Validity of Autism Behavior Checklist(ABC):preliminary study ［J］. Rev Bras Psiquiatr,2005,27(4):295-301.

［4］JUNEJA M,SHARMA S,MUKHERJEE SB. Sensitivity of the autism behavior checklist in Indian autistic children［J］.Dev Behav Pediatr,2010,31(1):48-49.

［5］王子才,钱冬梅,盛晓尉,等 . 用 ABC 量表分析儿童孤独症[J]. 临床儿科杂志,2002,20(2):80-81.

［6］陶国泰,郑毅,宋维村 . 儿童少年精神医学[M]. 2 版 . 南京:江苏科学技术出版社,2008.

孤独症行为量表（ABC 量表）

患儿姓名:＿＿＿＿＿＿　　性别:＿＿＿＿＿　　年龄:＿＿＿＿＿　　填报表人:＿＿＿＿＿　　与患儿关系:＿＿＿＿＿
（注:填报人指患儿父母或与患儿共同生活达两周以上的人。）

指导语:本量表共列出患儿的感觉、行为、情绪、语言等方面异常表现的 57 个项目,请在每项做"是"与"否"的判断,判断"是"就在每项标示的分数打"√"符号,判断"否"不打号,不要漏掉任何一项。注:感觉能力(S)、交往能力(R)、运动能力(B)、语言能力(L)和自我照顾能力(S)。

内容	S 感觉能力	R 交往能力	B 运动能力	L 语言能力	S 自我照顾能力
1. 喜欢长时间的自身旋转	○	○	○	○	○
2. 学会做一件简单的事,但是很快就"忘记"	○	○	○	○	○

续表

内容	S 感觉 能力	R 交往 能力	B 运动 能力	L 语言 能力	S 自我照 顾能力
3. 经常没有接触环境或进行交往的要求	○	○	○	○	○
4. 往往不能接受简单的指令(如坐下、来这儿等)	○	○	○	○	○
5. 不会玩玩具等(如没完没了地转动或乱扔、揉等)	○	○	○	○	○
6. 视觉辨别能力差(如对一种物体的特征——大小、颜色或位置等的辨别能力差)	○	○	○	○	○
7. 无交往性微笑(无社交性微笑,即不会与人点头、招呼、微笑)	○	○	○	○	○
8. 代词运用的颠倒或混乱(如把"你"说成"我"等)	○	○	○	○	○
9. 长时间的总拿着某件东西	○	○	○	○	○
10. 似乎不在听人说话,以致怀疑他/她有听力问题	○	○	○	○	○
11. 说话无抑扬顿挫、无节奏	○	○	○	○	○
12. 长时间的摇摆身体	○	○	○	○	○
13. 要去拿什么东西,但不是身体所能达到的地方(即对自身与物体距离估计不足)	○	○	○	○	○
14. 对环境和日常生活规律的改变产生强烈反应	○	○	○	○	○
15. 当他和其他人在一起时,对呼唤他的名字无反应	○	○	○	○	○
16. 经常做出前冲、脚尖行走、手指轻掐轻弹等动作	○	○	○	○	○
17. 对其他人的面部表情或情感没有反应	○	○	○	○	○
18. 说话时很少用"是"或"我"等词	○	○	○	○	○
19. 有某一方面的特殊能力,似乎与智力低下不相符合	○	○	○	○	○
20. 不能执行简单的含有介词的指令(如把球放在盒子上或把球放在盒子里)	○	○	○	○	○
21. 有时对很大声音不产生吃惊的反应(可能让人想到患儿有听力障碍)	○	○	○	○	○
22. 经常拍打手	○	○	○	○	○
23. 发大脾气或经常发点脾气	○	○	○	○	○
24. 主动回避与别人进行眼光接触	○	○	○	○	○
25. 拒绝别人接触或拥抱	○	○	○	○	○
26. 有时对很痛苦的刺激(如摔伤、割破或注射不引起反应)	○	○	○	○	○
27. 身体表现很僵硬很难抱住(如打挺)	○	○	○	○	○
28. 当抱着他时,感到他肌肉松弛(即他不紧贴着抱他的人)	○	○	○	○	○
29. 以姿势、手势表示所渴望得到的东西(而不倾向用语言表示)	○	○	○	○	○
30. 常用脚尖走路	○	○	○	○	○
31. 用咬人、撞人、踢人等来伤害他人	○	○	○	○	○
32. 不断地重复短句	○	○	○	○	○
33. 游戏时不模仿其他患儿	○	○	○	○	○
34. 当强光直接照射眼睛时常常不眨眼	○	○	○	○	○
35. 以撞头、咬手等行为来自伤	○	○	○	○	○
36. 想要什么东西不能等待(一想要什么就马上要得到什么)	○	○	○	○	○
37. 不能指出 5 个以上物体的名称	○	○	○	○	○
38. 不能发展任何友谊(不会和小朋友来往交朋友)	○	○	○	○	○

续表

内容	S 感觉 能力	R 交往 能力	B 运动 能力	L 语言 能力	S 自我照 顾能力
39. 有许多声音的时候常常盖着耳朵	○	○	○	○	○
40. 经常旋转碰撞物体	○	○	○	○	○
41. 在训练大小便方面有困难(不会控制住小便)	○	○	○	○	○
42. 1天只能提出5个以内的要求	○	○	○	○	○
43. 经常受到惊吓或非常焦虑、不安	○	○	○	○	○
44. 在正常光线下斜眼、闭眼、皱眉	○	○	○	○	○
45. 不是经常帮助的话,不会自己给自己穿衣	○	○	○	○	○
46. 一遍一遍重复一些声音或词	○	○	○	○	○
47. 瞪着眼看人,好像要"看穿"似的	○	○	○	○	○
48. 重复别人的问话和回答	○	○	○	○	○
49. 经常不能意识所处的环境,并且可能对危险情况不在意	○	○	○	○	○
50. 特别喜欢摆弄并着迷于单调的东西或游戏、活动等(如来回地走或跑、没完没了地蹦、跳、拍敲)	○	○	○	○	○
51. 对周围东西喜欢触摸、嗅和/或尝	○	○	○	○	○
52. 对生人常无视觉反应(对来人不看)	○	○	○	○	○
53. 纠缠在一些复杂的仪式行为上,就像缠在圈子内(如走路一定要走一定的路线,饭前或睡前或干什么以前一定要把什么东西摆在什么样地方或做什么动作,否则就不睡,不吃等)	○	○	○	○	○
54. 经常毁坏东西(如玩具、家里的一切用具很快就弄破了)	○	○	○	○	○
55. 在两岁半以前就发现该患儿发育延迟	○	○	○	○	○
56. 日常生活中至今仅会用15个但又不超过30个短句来进行交往	○	○	○	○	○
57. 长期凝视一个地方(呆呆地看一处)	○	○	○	○	○

总分:S+R+B+L+S=(　　)。

十三、简明孤独症饮食行为量表(BAMBI)

(一) 概况

简明孤独症饮食行为量表(Brief Autism Mealtime Behavior Inventory,BAMBI)由 Colleen Taylor Lukens 及 Thomas R. Linscheid 教授于 2008 年发表,是针对孤独症人群饮食行为状况编制的标准化评价量表,由父母填写。

(二) 简明孤独症饮食行为量表的结构及评分方法

1. 简明孤独症饮食行为量表的结构　量表分为饮食种类受限、食物拒绝、孤独症特征 3 个部分,包含 18 个条目。

(1)"饮食种类受限"部分:由 8 个条目组成。

(2)"食物拒绝"部分:有 5 个条目。

(3)"孤独症特征"部分:有与行为特征或孤独症相关特征有关的 5 个条目。

2. 简明孤独症饮食行为量表的评分方法

量表采用 Likert 频率法来评价每项行为,为 5 等分制:1= 从不;2= 偶尔;3= 有时;4= 经常;5= 总是。将所有条目得分总和得出总的行为频率得分,得分越高,进餐时行为问题就越多。

(三)简明孤独症饮食行为量表的信效度

BAMBI 在孤独症儿童进餐行为问题的测量中表现出很高的内部一致性(Cronbach's α 系数 =0.88),良好的重测信度(r=0.87,P<0.01)及评估者间信度(r=0.78,P<0.01),可能是目前唯一经过验证的孤独症儿童饮食问题的父母问卷,可以帮助临床医生轻松的评估孤独症儿童的进食问题。在 2015 年的修改版中 DeMand 等建议增加了切值,这样更加有利于该问卷在临床 ASD 常规管理中使用。

BAMBI 已经被翻译成土耳其语及西班牙语在世界多个国家被使用,被认为是有效且可靠的量表。中文版 BAMBI 也已经完成,香港 Nancy Tsang 教授使用 BAMBI 评估学龄前孤独症儿童的进食和进餐行为问题患病率。调查显示,"饮食种类受限"是最普遍的喂养问题。接近一半的看护者发现存在有限的食物种类的问题,并影响他们的日常生活。

(李慧萍　徐　秀)

参 考 文 献

[1] LUKENS CT,LINSCHEID TR. Development and validation of an inventoryto assess mealtime behavior problems in children with autism [J]. J Autism Dev Disord,2008,38:342-352.

[2] CHAN DFY,YU CCW,SO HK,et al. Mealtime Behavioral Problems in Hong Kong Chinese Preschoolers with Autism Spectrum Disorder [J]. J Psychol Abnorm,2016,S1-4.

十四、心理教育量表中文修订版(C-PEP)

(一)概述

孤独症谱系障碍(autism spectrum disorder,ASD)是发病于儿童早期的一种神经发育障碍,其核心症状表现为社会交往和沟通存在明显的缺陷,并伴有刻板、重复的行为以及狭窄的兴趣等异常特征,严重影响患儿的感知、语言、情感、社会交往等多领域功能的发展。全球范围内孤独症谱系的患病率有上升之势,美国疾病控制与预防中心(CDC)2010 年报告的患病率数据是 1/110,2020 年患病率则增长到 1/54。中国最新的 ASD 患病率调查显示:6~12 岁学龄儿童 ASD 估计患病率为 0.7%,推算患儿数量约百万。ASD 对人类的公共卫生健康已构成严重威胁,引发国际社会高度重视。早期诊断、评估与教育介入,对减轻患儿症状,最大限度发挥其潜能,争取较好预后至关重要,对减少家庭负担和社会保障成本,改善孤独症人士家人的心理健康和生活质量都具有重大意义。

由于 ASD 儿童临床核心症状和功能程度存在很大的个体差异性,其教育方案的制订迫切需要有针对性的个别化教育计划。而准确评估 ASD 儿童的发展状况将是有效制订个别化教育计划的前提和起点。心理教育量表(Psycho-educational Profile,PEP)是专为 ASD 及相关发育障碍儿童而设计的个别化评估工具,通过评估患儿发展水平和偏离正常发展的特征和程度,可为临床医生、特殊教育工作者和家长制订个别化教育方案提供科学依据。该量表是应用最为广泛的发展评估工具,已被译成德、日、法、荷兰、西班牙、中文等不同语言版本,临床效用得到国际公认。

(二)PEP 原量表编制的背景与目的

在 20 世纪 70 年代初,美国北卡罗来纳州议会通过立法建立了孤独症和沟通障碍儿童治疗和教育部门,将其研究和训练基地设在北卡罗来纳州立大学医学院,并在该院精神病学系 Eric Schopler 教授领导下,开创了针对孤独症及相关沟通障碍儿童的公共卫生项目(Treatment and Education of Autistic and Related Communication-handicapped Children,TEACCH)。TEACCH 项目包含内容广泛:涉及早期诊断、评估,结构化教学、社会技巧训练、职业训练,以及家庭和社区计划,父母训练和咨询等不同服务领域,可以说 TEACCH 是一项为 ASD 患者实施终身养育、教育,提高其福祉的综合性支援方案。其中的结构化教学法是人们最为熟知的干预方法,而 PEP 量表则是 TEACCH 项目中广泛应用的评估工具之一。

由于 ASD 儿童大多有语言沟通及社交障碍,注意力短暂,无法听从指令并配合评估者,这些障碍对传统上比较依赖语言材料呈现及反应的测验(如比内智力测验)会构成挑战,最终导致"不可测"的结论;或低估 ASD 儿童的智力水平,无法反映 ASD 不均衡发展的特点;或只给出总智商结果,却无法转化评估结果用于教育教学及行为干预。基于对这些困境的现实考虑,解决当时传统的标准化测验无法公平施测于 ASD 儿童的问题,美国北卡罗来纳大学 E. Schopler 和 R. J. Reichler 于 1979 年研制了专门针对 ASD 及相关发育障碍儿童的个别化评估工具——PEP。作者基于发展的理论观点,认为孤独症是一种发展障碍,可以通过心理及教育的途径(psycho-educational approach)得到最佳的治疗干预。量表在设计上,既包含发展评估又有 ASD 独特的病理行为评估。前者涉及儿童早期在感知觉、动作、认知、语言、社会性模仿等多个领域的基础性技能,可用于识别患儿总体的发育水平及各领域不均衡的、特异的发展或学习模式(强项和弱项)。后者与临床诊断用的儿童孤独症评定量表(CARS)具有同源性,可作为辅助诊断工具,了解患儿在情感、人际关系及合作行为、游戏及材料喜好、感觉模式和语言等领域的病理行为表现及偏离程度。此外,量表设计有独特的"中间反应"记分项目,体现了 ASD 儿童潜在的发展或学习能力,以及所需要的辅助方式,这些信息可帮助家长及专业人员依循评估结果设计个别化的教育教学计划。因此,PEP 量表对于特殊儿童在诊断、功能评估及个别教育计划制订等方面均可发挥重要作用。

(三) PEP 在中国的跨文化修订

1. **修订过程**　中国引进 PEP 量表并进行跨文化修订始于 1995 年,至 1998 年完成第 1 版修订,取名 C-PEP,修订过程及成果得到南京脑科医院陶国泰教授、北京师范大学朴永馨、孟庆茂教授等权威专家们的鉴定认可。之后 2009 年结合临床应用再次修订,2014 年第 3 版修订(C-PEP-3)完成了中国常模的编制,前后历时跨越 20 年。PEP 跨文化修订课题组两代科研人员依托全国教育科学规划"九五""十一五"规划课题及辽宁省教育厅等多个课题项目,始终坚持以 PEP 原版为蓝本,对 PEP 量表进行跨文化修订科学研究,立足于中国文化背景和国情,在引进修订基础上,加以临床消化应用,不断积累经验并发展创新,使之适应中国儿童的评估需要。

PEP 跨文化中文修订的前期研究(1995—2009 年)重点是在测验工具的标准化及测验性能的初步验证,注重临床实践中应用该评估结果为 ASD 及相关发育障碍儿童制订个别化教育计划,以及作为疗效指标评估教育干预的效果。前期研究成果填补了我国 ASD 领域既往无相应评估方法的空白,对中国残疾儿童评估、诊断量表发展做出了重要贡献。然而,由于当时科研条件的限制,PEP 跨文化修订始终未对常模资料进行本土化修订,临床上一直沿用美国常模。2009 年以后,课题组在前两版修订基础上,采取跨地域多中心的合作研究方式,基于多时距、多地区、多障碍类别的大数据样本开展 PEP 深度跨文化修订,进一步完善量表内容和测验操作手册,完成了项目分析、信效度检验、常模编制与验证等心理测量学质量检验,以及纸质记分册及电子化记分程序系统、工具材料箱等设备制作,于 2014 年完成第 3 版修订,取名 C-PEP-3。该成果 2015 年通过了全国教育科学规划领导小组的结题鉴定,2020 年荣获辽宁省第七届哲学社会科学成果奖(省政府奖)三等奖。

(四) 心理教育量表中文修订版(C-PEP-3)内容介绍

1. **量表适用范围**　C-PEP-3 量表适用于孤独症谱系及相关发育障碍儿童的评估;适用年龄范围为 7 岁以下的学前儿童,以及生理年龄在 12 岁以下,但心理发展年龄低于 7 岁的学龄儿童。

2. **量表的功能**　C-PEP-3 量表功能非常强大,融评估发展水平、诊断病理行为、发展教育计划于一体。首先,其发展量表为常模参照评估,与正常儿童发育水平比较,可对 ASD 及相关发育障碍儿童在七大发展领域的发育水平进行临床判断,并可了解障碍儿童不均衡的发展及学习模式。其次,病理项目可作为诊断辅助工具,帮助教育康复人员识别患儿在情感、人际关系及合作模式等病理领域的行为表现及严重程度。再次,量表中"中间反应"的记分项目,可为教育康复人员制订个别化教学计划提供参考;量表测试结果(总分及转化的年龄当量)也可作为疗效指标用于评估治疗干预的效果。

3. 量表的优势特点

(1) 量表的项目由一套玩具材料及游戏活动所组成,这些玩具材料及游戏活动对于多数障碍儿童具有明显的兴趣和吸引力,可使他们在短时间内主动参与评估测试。

(2) 量表实施过程灵活弹性,不必依从固定的顺序,没有时间和速度压力。

(3) 呈现和完成项目所需要的言语限度较低,特别适合 ASD 及其他沟通障碍的儿童。

(4) 记分方式灵活,可使 ASD 儿童弹性地完成测试,充分反映各领域的真实发展水平,弥补了传统静态评估方式的不足。

(5) 量表独特的"中间反应"(emerging)项目可为教育康复人员针对 ASD 儿童发展个别化教育方案提供重要参照。

4. 量表的内容结构

(1) C-PEP-3 量表的内容:包括功能发展量表和病理行为量表两部分。功能发展量表由以下 7 个发展领域共计 95 个项目所组成。

1) 模仿:包含 10 个项目,用于评估孩子在口语及动作方面的模仿能力。模仿在人类社会学习及交往中发挥着重要作用,但却是 ASD 儿童的薄弱环节。模仿的项目涉及对动作、声音及语言的模仿。

2) 知觉:由 11 个项目组成,用于评估视觉和听觉两种感知觉发展水平。正常学习需要各种感觉信息的协调,而 ASD 儿童的特点却是注意力极为短暂,对外界各种刺激筛选能力差,存在感觉超敏现象,亦易引起情绪反应,从而干扰学习。

3+4) 动作技能:包含两部分。

精细动作 10 项,例如穿珠子,用剪子剪东西等。

粗大动作 11 项,如接球、踢球、行走、上阶梯、单脚站立、双脚跳等。

动作技能既是孩子在最初几年应掌握的基本技能,也是更高级功能发展的基础。

5) 手眼协调:包含 14 个项目,如在线内着色、临摹图形、堆积木、抄写汉字等,此方面的能力是掌握书写、绘画的基础能力。

6) 认知表现:包含 20 个项目,如认知身体部位;辨认形状、颜色、大小;拼图等,侧重对语言的理解而表现出的认知能力,它不需要任何直接的口语回答。

7) 口语认知:包含 19 个项目,与认知表现项目有一定的交叉,两者都需要语言理解,但它更侧重口语表达,如数数、心算、命名图片等。ASD 儿童在认知表现及口语认知方面都存在障碍。

(2) C-PEP-3 的病理量表:包含情感、人际关系、游戏及物品喜好、感觉模式和语言 5 个病理领域,由44 项组成。它是著名的儿童孤独症评定量表(CARS)临床诊断量表的前身,二者具有同源性,主要用于识别和评估患儿的病理学行为及严重程度。项目涉及保持目光接触、适当考察测试材料、显示正常的嗅觉兴趣、使用与其年龄相适应的语言、怪异动作、集中注意力等。

5. 量表的记分

C-PEP-3 功能发展量表采用 3 级评分,即 P(通过)、F(不通过)和 E(中间反应)。

P:儿童能成功地完成任务而不需主试演示。

E:儿童对完成任务似乎有所领会,但不能表现出功能行为(不会做或不全会),或需主试示范才能部分完成。

F:儿童不能完成任务的任何一方面,或者即使在反复示范之后,被试仍不试图去完成。

发展总分为"通过"的项目数之和,每项计 1 分,总分 95 分,得分越高代表个体所具有的心理发展与学习的功能水平越高,由常模表转化对应的发展年龄水平也越高;"中间反应"项目不计分,可用于发展个别化教育训练目标和内容。

病理行为量表采用三级评分，即 A（适当）、M（轻度）和 S（严重），分别计 0~2 分。

A：儿童的行为是与其年龄相适应的。

M：儿童的行为明显不适应，但很可能在比他年龄小的儿童身上看到这些行为，而在该患儿的年龄已不该有的反应。

S：儿童的行为在强烈程度、性质、特点上明显表现奇特和极端。病理行为量表得分越高表明其病理异常行为的严重程度越重。

（五）心理教育量表中文修订版（C-PEP-3）的心理测量学检验

1. 样本构成 中文版修订的样本包括三组儿童：正常发育儿童 488 人（男女比例 253∶235），年龄 2~7 岁，平均（4.6±1.4）岁，来自大连、北京、深圳、武汉等地；孤独症谱系儿童 438 人（男女比例 377∶61），年龄 2~11 岁，平均（4.8±1.6）岁，经北京大学第六医院诊断的自全国各地孤独症儿童有 280 人，其他样本来自大连、武汉、深圳、长春等地。发育障碍儿童 34 人，年龄 3~12 岁，来自武汉、深圳和北京。

2. 效度分析

（1）内容效度：中文版 C-PEP 在跨文化修订测验内容过程中，针对涉及语言材料的项目，课题组征询了多年从事幼儿教育的教师和儿童心理学专业人员的意见予以修订，精心选择了幼儿最早认识的 16 个汉字进行替代。项目涉及文化差异的图片，参照我国心理学工作者移植国外量表的丰富经验进行了更换，使之更为适合我国儿童的认知水平。语言故事读本则在汉语文本基础上加注了汉语拼音，以凸显我国儿童早期阅读的特色。病理行为项目修订侧重于把握项目内涵实质而不拘泥于个别单词的词义，个别项目有合并、增删，以求全面反映孤独症儿童病理行为特征。限于篇幅，举例从略。

（2）结构效度：量表内部各分测验与其领域总分相关为高相关，相关系数为发展功能（$r=0.74~0.93$），病理行为（$r=0.66~0.95$）；发展量表（$r=0.55~0.87$）和病理行为量表（$r=0.46~0.79$）各自的分测验间相关为中等相关，显著性均 $P<0.001$。C-PEP-3 的模型结构经验证性因素分析具有较高的拟合度，$\chi^2=319.57$，$SRMR=0.04$，$CFI=0.94$，$TLI=0.92$，$NFI=0.93$，$IFI=0.94$，$RMSEA=0.13$。量表模型可由沟通、动作表现和病理行为 3 个因子解释，12 个分测验对三因子有很高的因素负荷量。

（3）效标效度：孤独症与正常儿童两组的发展功能量表得分均与年龄有中等以上程度的正相关（均 $P<0.001$），表明 C-PEP-3 发展功能量表具有良好的发展特性。孤独症组发展功能与年龄的效标相关（$r=0.57$）低于正常组的年龄发展趋势（$r=0.85$），也显示孤独症儿童落后于正常儿童的发展状况。对于发育障碍儿童，其发展落后情况更加明显，发展量表得分与年龄效标的相关更低且不显著（$r=0.29$）。孤独症儿童各病理行为分测验得分与年龄呈显著的负相关（$r=-0.39$，$P<0.001$），表明病理行为不具有年龄发展特征，在跨越不同年龄的孤独症儿童身上均有体现。孤独症与正常儿童在 C-PEP-3 发展功能量表的组间比较显示：孤独症组发展总分明显低于正常儿童组，差异具有统计学意义（$P<0.001$），表明量表具有良好的区分效度。此外，C-PEP-3 发展功能量表与雷文智商、图词测验智商及适应能力商之间存在中等程度的正相关，在控制了年龄因素后，相关系数分别为 0.61、0.43 和 0.56，显著性均 $P<0.001$，显示出 C-PEP 发展功能量表与其同类功能量表之间的聚合效度。C-PEP-3 病理行为量表总分与儿童孤独症评定量表（CARS）总分的相关为 $r=0.31$，$P<0.01$。

3. 信度分析 由于孤独症样本来自全国各地就诊的患儿，难以保证在就医时间内进行重复再测，故采用内在一致性信度进行信度检验。除发展功能的知觉（$\alpha=0.75$）和病理情感分测验（$\alpha=0.66$）的 Cronbach's α 信度略低于 0.80 以外，其余分测验信度在 0.80~0.94 之间；发展功能与病理行为总量表信度分别为 $\alpha=0.98$ 和 $\alpha=0.95$，显示出 C-PEP-3 具有良好的内在一致性信度。

4. 项目难度与区分度 中文版 PEP 在发展功能 7 个分量表的平均难度值显示：正常发育组与孤独症患儿组难度水平有明显差异，正常发育组儿童的通过率为 0.70~0.92，孤独症患儿组通过率介于 0.39~0.71 之间，说明测验项目的难度对前者不大；对后者比较适中。在项目的鉴别力指数方面，除了个别项目的题总相关 r 值低于 0.30 外，其余大多数项目的鉴别力 r 值均在 0.30 以上，且达到 $P<0.001$ 的显著性，说明中文版 C-PEP 量表的测验项目具有良好的区分度。

5. **量表常模** 中文版 C-PEP-3 修订以 488 名年龄 2~7 岁的正常发育儿童作为常模参照样本,通过回归分析建构了 C-PEP-3 发展量表总分及分测验得分对应的年龄当量,以及通过每个项目的估计年龄水平 3 种常模资料。

（六）心理教育量表中文修订版（C-PEP-3）

心理教育量表中文修订版历经了 20 年的跨文化修订科学研究与临床实践,具有可靠的信度和良好的效度,测验项目具有适当的难度和良好的区分度,适合我国儿童的认知发展水平,各项心理测量学指标都达到统计显著性水平。中国常模数据与美国常模相比较也显示了跨文化的一致性和文化差异性。心理教育量表中文修订版（C-PEP-3）可以作为我国孤独症儿童临床评估的有效工具加以使用和推广。

（七）量表修订者的联系方式

贾美香,北京大学第六医院;于松梅,辽宁师范大学特殊教育系。

（贾美香 于松梅）

参 考 文 献

［1］于松梅,贾美香,杨晓玲,等.孤独症儿童心理教育量表中文版修订的效度和信度［J］.中国心理卫生杂志,2015,（9）:697-702.

［2］孙敦科,魏华忠,于松梅,等.PEP 量表跨文化修订的预测报告［J］.特殊儿童与师资研究杂志,1996,3（1）:31-36.

［3］孙敦科,魏华忠,杨晓玲,等.心理教育评定量表中文修订版 C-PEP 修订报告［J］.中国心理卫生杂志,2000,14（4）:222-224.

［4］于松梅,孙敦科.孤独症及相关发育障碍心理教育量表中国城市常模的编制报告［J］.教育科学杂志,2014,5:80-86.

十五、儿童孤独症评定量表（CARS）

（一）概况

儿童孤独症评定量表（Childhood Autism Rating Scale,CARS）由 E.Schopler、R.J.Reichler 和 B.R.Renner 于 1988 年编制,中文版由卢建平、杨志伟等人修订。认为较适合 6 岁以下或智商 79 以下孤独症谱系障碍的临床诊断评估。2010 年该量表完成第 2 版修订,认为较适合 6 岁以下或智商 79 以下孤独症谱系障碍的临床诊断评估。6 岁或 IQ 在 80 以上者则采用 CARS2-HF 高功能版。

CARS 用于孤独症儿童言语、行为、感知觉等方面的观察评定,因其实用性,目前是全球临床应用最为广泛的儿童孤独症诊断评定工具。CARS 属于专业观察他评量表,由受过专业训练的临床医生和专业人员,通过与患儿临床接触观察、家长访谈、病历记录等多种方式收集资料,在此基础上做出评定,为孤独症的临床诊断评估提供相对客观、定性、定量的依据。

（二）应用评价

卢建平、杨志伟等报告,CARS 量表内部一致性信度 Cronbach's α 系数为 0.735。15 个项目与总分的相关系数在 0.569~0.935 之间,15 个评定项目之间的相关系数在 0.278~0.808 之间。总分与 ABC 量表 5 个因子分（感觉、交往、躯体运动、语言、生活自理）的相关系数分别为 0.449、0.420、0.178、0.328 和 0.360。CARS 量表总分与 ARS 量表总分的相关系数为 0.502。总分与孤独症治疗评估量表（Autism Treatment

Evaluation Checklist,ATEC)的 4 个分量表相关系数为 0.514、0.412、0.517 和 0.245,与 ATEC 量表总分相关系数为 0.572。

根据量表作者提供的划界分,CARS 量表对临床诊断确认病例的阳性率为 97.7%,对临床疑似病例的阳性率为 84.6%。王喻等对临床诊断的 22 例孤独症进行 CARS 评定,阳性率为 95.5%。

(三) CARS 的临床应用

量表由 15 项内容组成,由检查者逐项进行评分。该量表每项按 1~4 级评分,4 级为最重一级,每级评分意义依次为"与年龄相当""轻度异常""中度异常""严重异常"。每一级评分又有具体的描述说明,使不同的评分者之间尽可能一致。量表最高分为 60 分。总分低于 30 分评为非孤独症;总分等于或高于 36 分,并且至少有 5 项的评分高于 3 分,则评为重度孤独症;总分在 30~36 之间,并且低于 3 分的项目不到 5 项,则评为轻-中度孤独症。近年发现,临床上部分诊断为非典型、高功能孤独症、阿斯伯格综合征等孤独症谱系障碍,症状和功能损害较轻的儿童青少年,CARS 量表评分可低于 30 分,但一般不低于 26 分,可借助其他工具做进一步诊断评估。

(四) 量表编制者及联系方式

杨志伟,深圳市康宁医院。

(杨志伟)

参 考 文 献

[1] 李雪荣. 现代儿童精神学[M]. 长沙:湖南科学技术出版社,1994.
[2] 卢建平,杨志伟,舒明耀,等. 儿童孤独症量表的信度、效度分析[J]. 中国现代医学杂志,2004,14(3):119-121.
[3] 王喻,王玉伟,申永帆. 孤独症患儿智力和行为障碍分析[J]. 中国儿童保健杂志,2003,10(2):467-470.

儿童孤独症评定量表(CARS)

1. 人际关系

1 分　与年龄相当:与年龄相符的害羞、自卫,及表示不同意或家人诉说的或观察到的一些轻微的害羞、烦躁、困扰,但与同龄孩子相比程度并不严重。

2 分　轻度异常:缺乏一些眼光接触,不愿意、回避、过分害羞,对检查者反应有轻度缺陷,有时过度依赖父母。

3 分　中度异常:有时儿童表现出孤独冷漠,引起儿童注意要花费较长时间和较大的努力,极少主动接触他人,常回避人,要使劲打扰他才能得到反应。

4 分　严重异常:强烈地回避,总是显得孤独冷漠,毫不理会成人所作所为,儿童对检查者很少反应,只有检查者强烈地干扰,才能产生反应。

2. 模仿(词和动作)

1 分　与年龄相当:与年龄相符的模仿。

2 分　轻度异常:大多数时间内能模仿简单的行为,偶尔在督促下或延迟一会能模仿。

3 分　中度异常:部分时间能模仿,但常在检查者极大的要求下才模仿。

4 分　严重异常:很少用语言或运动模仿别人。

3. 情感反应

1 分　与年龄相当:与年龄、情境相适应的情感反应(愉快、不愉快)和兴趣,通过面部表情姿势的变化来表达。

2 分　轻度异常:偶尔表现出某种不恰当的情绪类型和程度,有时反应与客观环境或事物毫无联系。

3 分　中度异常:不适当的情感的示意,反应相当受限或过分,或往往与刺激无关。

4 分　严重异常:对环境极少有情绪反应,或反应极不恰当。

4. 躯体运用能力

1 分　与年龄相当:与年龄相适应的利用和意识。

2 分　轻度异常:可见一些轻微异常,诸如笨拙、重复动作、协调性差等情况。

3 分　中度异常:有中度特殊的手指或身体姿势功能失调的征象,摇动旋转,手指摆动,脚尖行走。

4 分　严重异常:出现于 3 分的一些异常运动,但强度更高、频率更多,即使受到别人制止,或儿童在从事另外的活动时均持续出现。

5. 与非生命物体的关系

1 分　与年龄相当:适合年龄的兴趣运用和探索。

2 分　轻度异常:轻度的对东西缺乏兴趣或不适当地使用物体,像婴儿一样咬东西,猛敲东西,或者迷恋于物体发出的吱吱叫声或不停地开灯、关灯。

3 分　中度异常:对多数物体缺乏兴趣或表现有些特别,如重复转动某件物体,反复用手指尖捏起东西,旋转轮子或对某部分着迷,这些行为可部分地或暂时地纠正。

4 分　严重异常:严重的对物体的不适当的兴趣、使用和探究,如上边发生的情况频繁的发生,很难转移其注意力。

6. 对环境变化的适应

1 分　与年龄相当:对环境改变产生与年龄相适应的反应。

2 分　轻度异常:对环境改变产生某些改变,倾向维持某一物体活动或坚持相同的反应形式,但很快能改变过来。

3 分　中度异常:儿童拒绝改变日常程序,对环境改变出现烦躁、沮丧的征象,当干扰他时很难被吸引过来。

4 分　严重异常:对改变产生严重的反应,假如坚持把环境的变化强加给他,该儿童可能生气或极不合作,以暴怒作为反应。

7. 视觉反应

1 分　与年龄相当:适合年龄的视觉反应,可与其他感觉系统反应整合。

2 分　轻度异常:有时必须提醒儿童去注意物体,有时全神贯注于"镜像",有时回避眼光接触,有时凝视空间,有时着迷于灯光。

3 分　中度异常:经常要提醒正在干什么,喜欢观看光亮的物体即使强迫他也只有很少的眼光接触,盯着看人或凝视空间。

4 分　严重异常:对物体和人存在广泛严重的视觉回避,也可能表现出上面描述的特异性视觉模式,着迷于使用"余光"。

8. 听觉反应

1 分　与年龄相当:适合年龄的听觉反应。

2 分　轻度异常:对听觉刺激或某些特殊声音缺乏一些反应,反应可能延迟,有时必须重复声音刺激,有时对大的声音敏感或对此声音分心,有时会被无关的声音搞得心烦意乱。

3 分　中度异常:对声音的反应常出现变化,往往必须重复数次刺激才产生反应,或对某些声音敏感(如很容易受惊、捂上耳朵等)。

4 分　严重异常:对声音全面回避,对声音类型不加注意或极度敏感。

9. 近处感觉反应

1 分　与年龄相当:对疼痛产生适当强度的反应,正常触觉和嗅觉。

2 分　轻度异常:儿童可能不停地将一些东西塞入口重,也许一次又一次地闻、尝不能吃的东西,对捏或其他轻微痛刺激出现忽视或过度反应。

3 分　中度异常:儿童可能比较迷恋触、闻、舔物品或人。对痛觉也表现出一定程度的异常反应,过度敏感或迟钝。

4 分　严重异常:儿童迷恋嗅、舔物品,而很少用正常的方式去感觉、探索物品,对痛觉可能过分敏感或迟钝。

10. 焦虑反应

1 分　与年龄相当:对情境产生与年龄相适应的反应,并且反应无延长。

2 分　轻度异常:轻度焦虑反应。

3 分　中度异常:中度焦虑反应。

4 分　严重异常:严重的焦虑反应,儿童在会见的一段时间内可能不能坐下,或很害怕,或退缩,且安抚他们是极端困难的,有时又会不辨危险。

11. 语言交流

1分　与年龄相当:适合年龄的语言。

2分　轻度异常:语言迟钝,多数语言有意义,但有一点模仿语言或代词错用。

3分　中度异常:缺乏语言,或有意义的语言与不适当的语言相混淆(模仿言语或莫名其妙的话)。

4分　严重异常:不能应用有意义的语言,而且儿童可能出现幼稚性尖叫或怪异的、动物样声音或者是类似言语的噪声。

12. 非语言交流

1分　与年龄相当:与年龄相符的非语言性交流。

2分　轻度异常:非语言交流迟钝,交往仅为简单的或含糊的反应,如指出或去取他想要的东西。

3分　中度异常:缺乏非语言交往,不会利用非语言交往,或不会对非语言交往作出反应,也许拉着成人的手走向自己所想要的东西,但不能用姿势来表明自己的愿望,或不能用手指向要的东西。

4分　严重异常:特别古怪的和不可理解的非语言的交往。

13. 活动水平

1分　与年龄相当:指出活动水平,不多动亦不少动。

2分　轻度异常:轻度不安静,或有轻度活动缓慢,但一般可控制。

3分　中度异常:活动相当多,并且控制其活动量有困难,或者相当不活动或运动缓慢,检查者很频繁地控制或以极大努力才能得到反应。

4分　严重异常:极不正常的活动水平要么是不停,要么是冷淡的,对任何事件很难有反应,差不多不断地需要大人控制。

14. 智力功能

1分　与年龄相当:正常智力功能,无迟钝的证据。

2分　轻度异常:轻度智力低下,技能低下表现在各个领域。

3分　中度异常:中度智力低下,某些技能明显迟钝,其他的接近年龄水平。

4分　严重异常:智力功能严重障碍,某些技能表现迟钝,另外一些在年龄水平以上或不寻常。

15. 总的印象

1分　与年龄相当:不是孤独症。

2分　轻度异常:轻微的或轻度孤独症。

3分　中度异常:孤独症的中度征象。

4分　严重异常:非常多的孤独症征象。

十六、儿童孤独症评定量表(第2版)(CARS 2)

(一) 概况

儿童孤独症评定量表(第2版)(Childhood Autism Rating Scale Second Edition,CARS 2)是儿童期孤独症评定量表(Childhood Autism Rating Scale,CARS)的扩展版,是专业人员评估儿童是否有孤独症谱系障碍(autism spectrum disorder)相关行为及严重程度的观察量表。由 CARS 的原作者 Schopler 等人于 2010 年修订完成。

CARS 2 在 CARS 原有的基础上进行了扩充,共包含 3 个部分:CARS 2-ST(标准版)、CARS 2-HF(高功能版)和 CARS 2-QPC(父母/照顾者问卷)。

CARS 2-ST 在区分 ASD 和严重认知缺陷的儿童方面非常有效,它适用于 6 岁以下,或者 6 岁及以上但智力低于平均水平或有值得注意的交流能力缺损的儿童。由于 ASD 也包含社交缺陷较轻、智商和语言能力接近甚至好于平均水平的个体,所以 CARS-HF 是作为对 CARS 2-ST 的补充工具开发的。它有助于识别高功能 ASD 患者和患有阿斯伯格综合征的个体,适用于年龄大于等于 6 岁、有流利口语,并且智商大于 80 的儿童。CARS 2-QPC 是父母报告,用于从父母或主要照顾者处收集儿童的信息。本次公布 CARS 2-ST(标准版)和 CARS 2-HF(高功能版)两个量表的内容。

(二) CARS 2 的临床应用

CARS 2 适用于多种环境,包括学校、诊所、干预机构。医生、特殊教育工作者、心理咨询师、言语病理学家和听力学家等曾接触过 ASD 并接受过 ASD 相关培训的专业人士均可使用。专业人员可以通过培训进行有效评估。

CARS 2-ST 和 CARS 2-HF 的评定不仅仅基于行为发生的频率,还基于行为的强度、特性和持续时间。所以完成评估需要收集儿童在多种环境中的行为表现,填写该表需要的信息必须有多种来源,包括直接观察、与个案的互动、来自父母、教师等人的信息等。专业人员可以使用 CARS 2 的评估结果向家长反馈诊断结果、个性化的功能剖析图,并指导制订干预计划。

CARS 2-ST 和 CARS 2-HF 都包含 15 个条目,每个条目都是 4 级评分。4 级为最重的一级。每级评分意义依次为 1 分:"与年龄相当的行为表现"、2 分:"轻度异常"、3 分:"中度异常"、4 分:"严重异常";如果儿童的表现介于两级之间,可以评定 0.5 分。CARS 2-QPC 围绕儿童交流、情绪、肢体动作、游戏、感觉等方面,从父母或主要照顾者处收集信息。CARS 2-QPC 的结果不计分,只是为了帮助专业人员在完成 CARS 2-ST 或 CARS 2-HF 评定时做出更准确的判断。量表最低 15 分,最高分为 60 分,不同年龄段有不同的临界值。

(三) CARS2 应用评价

CARS 2-ST 和 CARS 2-HF 的心理测量学特征是基于超过 3 600 名个体的调查评估得出的,均显示出较好的心理测量学特征。信度指标方面,CARS 2-ST 的评分者一致性信度为 0.71,内部一致性信度为 0.93;CARS 2-HF 的评分者一致性信度为 0.96,内部一致性信度为 0.96。效度指标方面,在包含典型发展儿童和 ASD 儿童的混合样本中,CARS 2-ST 的敏感度为 0.88,特异度 0.86,阳性预测值 0.88,阴性预测值 0.86;在包含典型孤独症、阿斯伯格综合征和非特定的发育障碍样本中,CARS 2-HF 的敏感度为 0.81,特异度 0.87,阳性预测值 0.89,阴性预测值 0.77;在包含 ASD 和非 ASD 儿童的混合样本中,CARS2-HF 的敏感度为 0.77,特异度为 0.58,阳性预测值为 0.73,阴性预测值为 0.63。

CARS 2-ST 和 CARS 2-HF 提供了基于直接行为观察的、简明的、客观的、可量化的评定系统,同时提供了广泛的 ASD 相关症状和体征的临床记录。这有助于让家长确信在综合评估的过程中充分考虑了孩子的特定行为。其评估的结果不仅可以向家长提供评估诊断反馈,还可以作为干预计划制订的依据。自出版以来,CARS 2 已成为 ASD 进一步诊断时使用最广泛、经临床经验验证最为有效的工具之一,目前仍然是辅助诊断 ASD 的重要工具。

(张雅如 邵 智)

参 考 文 献

[1] KANAI C,KOYAMA T,KATO S,et al. Comparison of high-functioning atypical autism and childhood autism by Childhood Autism Rating Scale,Tokyo version [J]. Psychiatry and Clinical Neurosciences,2004,58(2),217-221.

[2] CHLEBOWSKI C,GREEN JA,BARTON ML,et al. Using the Childhood Autism Rating Scale to Diagnose Autism Spectrum Disorders [J]. Journal of Autism & Developmental Disorders,2010,40(7):787-799.

（一）CARS 2-ST（标准版）

条目	评分/分						
1. 与他人的关系	1	1.5	2	2.5	3	3.5	4
2. 模仿	1	1.5	2	2.5	3	3.5	4
3. 情绪反应	1	1.5	2	2.5	3	3.5	4
4. 身体的使用	1	1.5	2	2.5	3	3.5	4
5. 物品的使用	1	1.5	2	2.5	3	3.5	4
6. 适应变化	1	1.5	2	2.5	3	3.5	4
7. 视觉回应	1	1.5	2	2.5	3	3.5	4
8. 听觉回应	1	1.5	2	2.5	3	3.5	4
9. 味觉、嗅觉、触觉回应和使用	1	1.5	2	2.5	3	3.5	4
10. 恐惧和不安	1	1.5	2	2.5	3	3.5	4
11. 言语交流	1	1.5	2	2.5	3	3.5	4
12. 非言语交流	1	1.5	2	2.5	3	3.5	4
13. 活动水平	1	1.5	2	2.5	3	3.5	4
14. 智力反应的一致性水平	1	1.5	2	2.5	3	3.5	4
15. 总体印象	1	1.5	2	2.5	3	3.5	4

（二）CARS 2-HF（高功能版）

条目	评分						
1. 社交-情绪的理解	1	1.5	2	2.5	3	3.5	4
2. 情绪表达和情绪管理	1	1.5	2	2.5	3	3.5	4
3. 与人的关系	1	1.5	2	2.5	3	3.5	4
4. 身体的使用	1	1.5	2	2.5	3	3.5	4
5. 游戏中使用物品	1	1.5	2	2.5	3	3.5	4
6. 适应变化/局限的兴趣	1	1.5	2	2.5	3	3.5	4
7. 视觉回应	1	1.5	2	2.5	3	3.5	4
8. 听觉回应	1	1.5	2	2.5	3	3.5	4
9. 味觉、嗅觉、触觉回应和使用	1	1.5	2	2.5	3	3.5	4
10. 恐惧和焦虑	1	1.5	2	2.5	3	3.5	4
11. 言语交流	1	1.5	2	2.5	3	3.5	4
12. 非言语交流	1	1.5	2	2.5	3	3.5	4
13. 思维/认知整合技能	1	1.5	2	2.5	3	3.5	4
14. 智力反应的一致性水平	1	1.5	2	2.5	3	3.5	4
15. 总体印象	1	1.5	2	2.5	3	3.5	4

十七、社交反应量表(第2版)(SRS-2)

(一) 概述

社交反应量表第2版(Social Responsiveness Scale Second Edition,SRS-2)是John N.Constantino, Christian P.Gruber 在2012年用于评定2岁6个月到成年期孤独症患者的社交能力。该量表共有65个条目,分为5点评分量表。完成整个量表需要15~20分钟,计分及计算结果需要5~10分钟。计算得分转化为T分,分为正常、轻度、中度、重度4个等级,显示受试者互动社交行为方面的异常及日常社交行为中的困难程度,为临床诊断或心理教育计划的制订提供依据。该量表共有4种版本。

第一种:学龄前期版,适用于评定2岁6个月~4岁6个月年龄范围的受试者。

第二种:学龄期版,适用于评定4~18岁年龄范围的受试者。这两种版本由受试者的父母亲或老师根据其情况完成。

第三种:成年期他评版本,适用于19岁及以上年龄的受试者,由其父母亲、配偶、其他亲戚或朋友根据受试者情况完成。

第四种:成人自评版本,适用于19岁及以上年龄的成人,由受试者自己评定。所有的版本都适合男女不同性别的人群。

量表标准化的常模来自美国4个人口普查区1 963名受试者的4 709份数据。其中247名学龄前儿童(474个数据),1 014名学龄儿童(2 025个数据),702个成人(2 210个数据),这702个成人数据中包括657个自评数据。样本年龄涵盖了量表适用的年龄范围(2岁6个月以上),在性别、种族、受教育水平上与整个国家的比例有很好的一致性。

(二) SRS-2 的信度与效度

1. 信度　该量表内部一致性较高,Cronbach's α 系数约等于0.95(各种量表所有的性别、年龄范围内),评分者信度在0.72~0.82之间(4种量表)。

2. 效度　在量表效度方面,与社会交流问卷(Scoial Communication Questionnaire,SCQ)比较,其相关系数为0.68。与孤独症诊断访谈量表-修订版(Autism Diagnostic Interview-Revised,ADI-R)中社交维度得分比较,与母亲报告版一致性在0.65~0.77间,与父亲报告版一致性在0.64~0.70间,教师报告版在0.52~0.72间。将该量表的学龄前版本与儿童孤独症评定量表(Childhood Autism Rating Scale,CARS)比较,(Constantino,2011)一致性为0.41($n=21$,$P<0.01$),表明该量表在评定儿童与孤独症有关的问题时较为有效。对于成人版和成人自评版,Mandell 等人对诊断为孤独症的成人组和非孤独症控制组比较发现,该量表敏感性为0.72,特异性为0.60.

(三) 应用与评价

该量表能较客观地评价受试者的社会交往能力,且适用的年龄范围广,方便使用。目前其在德国、荷兰、日本、韩国等不同文化背景的国家中应用,均显示了良好的信效度,能较好地评估孤独症患者的社交能力情况,对辅助诊断和制订干预计划都具有一定的参考、指导意义。

(张雅如　邵 智)

参 考 文 献

[1] CHARMAN T,BAIRD G,SIMONOFF E,et al. Efficacy of three screening instrument in the identification of autistic-spectrum disorderse[J]. British Journal of Psychiatry,2007,191: 554-559.

[2] CONSTANTINO J,HUDZIAK JJ,TODD RD. Deficits in reciprocal social behavior in male

twins:Evidence for a genetically independent domain of psychopathology ournal of the American Academy of Child and Adolescent Psychiatry,2003,42(4):458-467.

[3] MANDELL DS,LAWER LJ,BRANCH K,et al. Prevalence and correlates of autism:Review of available research and recommendation for educational intervention and future research [J]. Journal of Autism and Developmental Disorders,2011,32(5):351-372.

十八、孤独症诊断访谈量表-修订版(ADI-R)

(一) 概述

孤独症诊断访谈量表-修订版(Autism Diagnostic Interview-Revised,ADI-R) 是 Michael Rutter 等于 1994年编制的。其ADI-R是一种针对主要照养人的访谈问卷。是用于ASD评估的深度的结构化父母访谈, 适用于智商年龄2岁以上的可疑孤独症的儿童,是ADI的修订版本。与原版本相比较更加适用于年幼儿童,可以更好地区分孤独症和其他神经发育障碍。

(二) ADI-R 的结构

ADI-R 需由经过培训的专业人员进行访谈,通常耗时 1.5~2.5 小时。

1. **ADI-R 的内容**　主要提供 4 个能区的信息:社交互动质量,沟通和言语,重复刻板行为和狭隘兴趣以及症状出现的年龄。ADI-R 共包括 93 个条目。

2. **父母或者照养者需报告孩子 8 个方面的信息**　包括:①一般背景信息(如家庭、教育和既往诊断);②总体行为特征;③早期发展的里程碑;④语言获得或倒退;⑤现在语言和沟通功能;⑥社交发育和游戏能力;⑦兴趣和行为;⑧其他临床相关的行为(如攻击行为或者癫痫)。

3. **ADI-R 诊断评估标准的截点分**　ADI-R 诊断评分需要符合每一个评估标准的截点分以确保孤独症诊断的准确性:①社交受损 =10;②沟通和言语 =8(语言)和 7(非语言);③重复刻板兴趣和行为 =3;④发病年龄 =1。

ADI-R 可归纳为"社交发展和游戏"的 17 个评估分类。评估者对每一个回答做出相应的评分,然后选取分类中的特殊条目用于 ADI-R 的诊断评分,按照 ADI-R 的社交能区的标准截点分进行诊断。DSM-IV-TR 的标准(a)"使用多种非语言行为的功能的严重损伤,评估的问题包括孩子的目光对视,社会性微笑,面部表情;标准(b)"建立同伴关系困难",评估的问题包括询问孩子对于其他孩子的兴趣和反应,是否能和其他孩子合作、友谊;标准(c)"缺乏自发地分享快乐的动机",评估孩子是否主动展示自己有兴趣的东西,是否愿意与其他人进行分享,是否主动与他人分享快乐;标准(d)"缺乏社会性的社交互动",评估孩子社交发起的质量,是否有不合时宜的面部表情,是否有不合适的社交反应,当他人受伤或者生病时是否能够提供关心和照顾。

(三) ADI-R 的信效度

1. **ADI-R 的信度**　作为多中心临床试验中常用的孤独症诊断的金标准,具有较高的信度。重测信度达到 0.62~0.89。

每个能区的内部一致性分别为:0.95、0.69、0.84。

敏感度分别为 0.64~0.89,0.69~0.89,0.63~0.86。

2. **ADI-R 的效度**　使用 1994 年版的 ADI-R 和婴儿发育格里菲斯评估量表(Griffiths Scale of Infant Development)评估,也使用了雷内尔(氏)发育语言量表(Reynell Development Language Scales)评估了语言能力。该量表每个项目的效度在 0.63~0.89 之间,每个分领域和整个领域的组间相关高于 0.92。

（四）应用与评价

ADI-R 目前广泛地应用于国外及国内部分医院孤独症的临床诊断，为诊断提供了一套系统的、标准化的方法，被认为是诊断孤独症的另一个金标准。最近的研究发现 ADI-R 可能是更适合获得孤独症严重程度的评估工具。但该量表使用过程中，对评估者的临床技术要求较高，所以评估者必须接受严格的培训。而且它用照养人对儿童日常生活中行为的描述来判断其发育过程和行为特征是否符合孤独症的诊断标准，较为主观，不能客观反映儿童的状况。虽然 ADI-R 被证明有较高的信度和效度，但对儿童系统的、标准化的观察不仅可以让我们发现那些不是很明显或者潜在的问题，而且可以发现儿童身上确实存在的社交互动和交流方面的障碍。因此，ADI-R 应当配合孤独症诊断观察量表（ADOS）等临床观察工具联合使用，可以提供行为表现和发育进程信息，才能提高诊断的精确性。

（徐明玉　张雅如　邵　智）

参 考 文 献

［1］MAWHOOD L，HOWLIN P，RUTTER M.Autism and develpomental receptive language disorder：A comparative follow-up in early adult life：1.Cognitive and language outcomes［J］. Journal of Child Psychology & Psychiatry，2000，41：547-559.

［2］COX A，RUTTER M，HOLBROOK D.Psychiatric interviewing techniques V.Experimental study：Eliciting factual information［J］.British Journal of Psychiatry，1981，139：29-37.

［3］LORD C，RUTTER M，GOODE S，et al，Autism Diagnostic Observation Schedule：A Standardized Observation of Communicativeand Social Behavior［J］. Journal of Autism and Developmental Disorders，1989，19（2）：185-212.

［4］LEFORT-BESNARD J，VOGELEY K，SCHILBACH L，et al. Patterns of autism symptoms：hidden structure in the ADOS and ADI-R instruments［J］. Transl Psychiatry，2020，10（1）：257.

十九、孤独症诊断观察量表（第 2 版）（ADOS-2）

（一）概述

孤独症诊断观察量表（Autism Diagnostic Observation Schedule，ADOS）是 Catherine Lord 等人于 1989 编制的。一种半结构化的评估工具，适用于 2 岁以上的孤独症患者。2012 年出版发布自闭症评估诊断工具（第 2 版）（Autism Diagnostic Observation Schedule-Second Edition，ADOS-2），一个用于评定可疑孤独症谱系障碍个体交流、社会互动、玩/想象性使用玩具和刻板重复行为情况的半结构化标准评估工具。增加了新的幼儿模块，专门为 12~30 个月，很少使用短语的幼儿设计，将评估年龄扩展至 12 个月。

该量表必须由经过专门训练的评估人员在标准化的活动情境下观察受试者的行为，整个操作时间为 40~60 分钟。量表根据受试者的能力水平和年龄的不同，设置了不同的活动，要求评估员与之发生互动，通过这些活动，评估人员可以观察儿童所表现的与诊断广泛性发育障碍有关的社会化行为和交流行为，然后对儿童的行为进行记录和编码，计算分数得出结果。该量表提供两个界限分：一个是诊断广泛性发育障碍的界限分；一个是诊断孤独症的界限分。

1. ADOS-2 量表包含的模块 ADOS-2 量表共包含 5 个模块，依据患儿的语言表达水平和实际年龄，选择相应的模块进行测试。

（1）幼儿模块：适用于 12~30 个月幼儿，很少使用短语表达。

（2）模块 1：适用于 31 个月及以上儿童，不经常使用短语表达。

（3）模块 2：适用于任何年龄的儿童，使用短语表达，但表达不流利。

（4）模块 3：适用于口头表达流利的儿童和青少年。

（5）模块 4：适用于口头表达流利的大龄青少年和成人。

2. **各模块的任务**　各模块包含一系列任务，包括结构化的任务和非结构化的任务。以常用的模块 2 为例，其中包含以下 14 个任务：

（1）建构任务。

（2）叫名反应。

（3）假想性游戏。

（4）互动游戏。

（5）对话。

（6）对联合注意的反应。

（7）示范任务。

（8）图片描述。

（9）讲故事。

（10）自由游戏。

（11）生日聚会。

（12）点心时间。

（13）对常规的预期。

（14）泡泡游戏。

3. **评定方法**　评估员必须观察儿童在任务完成过程中是否出现了求助、象征性游戏、语言运用等靶行为，并对其进行编码，通过计分和评定，得出结果。

评定包括 4 个方面的能力：社交互动、语言交流、刻板行为，情绪和异常行为。采用 3 点计分法（0 为正常，1 为可能异常，2 为明确的异常）。在模块 1~4 中，将转化打分与截点分数进行比较，得出 3 种分类：孤独症、孤独症谱系障碍、非孤独症谱系障碍。

在幼儿模块中依据截点分提供的是"关注范围"，这个范围是帮助临床医生形成临床印象，而非正式分类，避免了小年龄不合适的正式诊断，但是提供了量化的幼儿孤独症风险，为干预和监测提供了依据。

（二）ADOS 的信度与效度

ADOS 量表标准化过程中，选取的受试者一共 40 名（其中孤独症儿童和青少年 20 名，非孤独症的儿童和青少年 20 名），匹配了他们的性别（男 12 名，女 8 名），生理年龄（6~18 岁），言语智商（采用韦氏智力量表，总智商在 50~80 之间）。孤独症组中 10 名受试者来自美国北卡罗来纳州结构化教学部，5 名来自英国伦敦儿童青少年精神卫生中心，5 名来自加拿大埃德蒙顿市的一家康复医院，这些儿童都满足 DSM Ⅲ-R（Diagnostic and Statistic Manual of Mental Disorder Third Edition-Revised）中儿童孤独症的诊断标准。非孤独症组中，10 名受试者为智力障碍患者，来自英国伦敦一家特殊教育学校，7 名来自埃德蒙顿市的一所职业中学、3 名来自埃德蒙顿市一个社会组织，排除孤独症诊断。

1. **ADOS 的信度**　该量表选了 10 对评分者对受试者分别进行评定，8 个任务的评分者信度 Kappa 值在 0.61~0.92 之间，总的 Kappa 值在 0.58~0.87 间，10 对评分者平均 Kappa 值为 0.72。

8 个任务的重测信度 Kappa 值在 0.57~0.84 间，整个量表重测 Kappa 值在 0.58~0.92 间，对于单独个体来说，重测 Kappa 值在 0.58~0,92 间，而两组间的重测结果前后没有差异。

2. **ADOS 的效度**　量表效度验证选择了四组儿童：轻度发育迟缓孤独症组、智力障碍组、无智力迟缓孤独症组、正常儿童，每组 20 名，与 ICD-10 中孤独症诊断的临床指导手册草案（WHO，1987）比较，ADOS 呈现了良好的效度。在受试者社交领域的评估中，$\chi^2=57.40$，在交流方面，$\chi^2=53.12$，总的来说，$\chi^2=57.30$（$P<0.000\,1$）。

（三）应用与评价

该检查广泛地应用于孤独症的临床诊断，与孤独症诊断访谈量表修订版（Autism Diagnostic Interview-Revised，ADI-R）一样，被认为是诊断孤独症的另一个金标准。但该量表使用过程中，对评估者的临床技术要求较高，所以评估者必须接受严格的培训。而且该量表最初是为智力发育水平预估为 3 岁或超过 3 岁的儿童设计的，信效度的样本只包含了有口语的儿童和青少年，对于区分严重发育迟缓的儿童是否患有孤独症存在局限性。ADOS-2 新增的 T 模块在一定程度上弥补了这些局限性。

（四）ADOS-2 的应用

（1）ADOS-2 适用范围：ADOS-2 可被用于不同发展和语言水平的个体，针对个体不同的表达语言能力和生理年龄，有 5 个不同的模块，标记为 T（幼儿）1、2、3 和 4，每个模块有对应的、适宜的评估材料。每个模块评估大概持续 40~60 分钟，适合从 12 个月到没有流利表达性语言的成人。

（2）ADOS-2 新增内容：ADOS-2 的新增了 T 模块是专门为了特别小年龄的儿童设定，他们的语言能力与模块 1 要求一致，但可以评估 12~30 个月的幼儿。

根据观察和实施 ADOS-2 过程中记录的笔记进行打分，然后根据打分进行转化来完成评估计分，通过结合其他信息可以用于形成临床诊断。

ADOS-2 为不同的模块提供了独立的诊断计分。模块 1~4 提供了不同的节点分来区分非孤独症谱系/孤独症谱系/孤独症，而模块 T 计分提供了一个范围，来帮助评估人员形成临床印象。

（3）ADOS-2 的信效度：模块 1~4 的效度样本来源于芝加哥大学发育障碍门诊，一致性临床诊断来源于儿童心理学家和儿童精神科医生根据父母和儿童评估的临床印象。信度可达 0.83~0.97，灵敏度和特异度分别为 0.87~0.91 和 0.91~0.97。

（4）ADOS-2 的评估：ADOS-2 每个模块的特定项目都在手册里有详细的编码打分部分，大部分打分范围为 0（无特定的异常）到 2 或 3（明确有特定的异常），临床中 0、1、2、3 是最常出现的评分，8、9 只能在项目不适用或者其他分数不能符合时出现，每个模块中相应的计分项目都是根据能为诊断自闭症谱系障碍提供最大化特异性和敏感度选择的，相加后与手册最后的节点分对比来区分孤独症、孤独症谱系或非孤独症谱系。

由于 ADOS-2 强调儿童主动社交行为和对评估者行为的反应，而不是任务本身，因此重复施测 ADOS-2 对分数一般不会有影响，整体的诊断一般也不会变化。而 ADOS-2 分数的解释依赖于一个有效行为样本的收集，即相似的行为样本可以由不同的评估者或在不同的时间用 ADOS-2 的活动引出，以及不同的评估者能使用同样的打分方法对行为进行打分。

E 模块（如"其他异常行为"）的评分对于考虑 ADOS-2 的效度也是重要的一部分。这部分的一般目的是针对那些会干扰到 ADOS-2 实施的，非 ASD 特有的，但是会影响分数解释的行为进行评分，包括活动过多、激惹、焦虑、发脾气、攻击性或其他消极/干扰行为。E 中得分过高可能会导致 ADOS-2 中其他项目评分过高，解释时需要谨慎，如一个儿童反复地发脾气、尖叫（E2）可能会影响"整体社交质量"和"社交反应质量"评分。但是也要记住很多 ASD 儿童确实会有行为问题，因此升高的 ADOS-2 不能仅仅简单地基于升高的 E 得分。E 得分并不是为判断是否有某些疾病（如 ADHD、焦虑症、对立违抗）提供诊断信息的。

ADOS-2 针对的是英文母语的个体，效度样本也来源于英语母语的个体，虽然现在已有官方认可的 20 种语言的翻译版本，但是在其他语言下应用 ADOS-2 仍需要大量证据证实其在其他语言和文化背景下的有效性。分数解释时也需要考虑的文化背景，如有些手势、眼神接触或想象性游戏可能在不同的文化有不同的含义。

（徐明玉　张雅如　邵　智）

参 考 文 献

[1] LORD C，RUTTER M，GOODE S，et al.Autism Diagnostic Observation Schedule：A Standardized Observation of Communicativeand Social Behavior［J］. Journal of Autism and Developmental Disorders，1989，19（2）：185-212.

[2] AMERICAN PSYCHIATRIC ASSOCIATION.Diagnostic and statistic manual of mental disorder ［M］.3rd ed.Washington D.C.：APA，1980.

[3] LORD C，RUTTER M，DILAVORE PC，et al. Autism Diagnostic Observation Schedule Modules 1-4［M］. 2nd ed. Torrance CA：Western Psypological Services，2012.

［4］CATHERINE LORD，LUYSTER RJ，GOTHAM K，et al.Autism Diagnostic Observation Schedule Toddler Module［M］.2nd ed.Torrance CA：Western Psypological Services，2012.

［5］LEFORT-BESNARD J，VOGELEY K，SCHILBACH L，et al. Patterns of autism symptoms：hidden structure in the ADOS and ADI-R instruments［J］. Transl Psychiatry，2020，10（1）：257.

［6］LEBERSFELD JB，SWANSON M，CLESI CD，et al. Systematic Review and Meta-Analysis of the Clinical Utility of the ADOS-2 and the ADI-R in Diagnosing Autism Spectrum Disorders in Children［J］. J Autism Dev Disord，2021，51（11）：4101-4114.

二十、重复刻板行为父母访谈问卷（RBPIQ）

（一）概述

重复刻板行为父母访谈问卷（Repeated Behavior Parent Interview Questionnaire，RBPIQ）是由重庆市重庆医科大学附属儿童医院儿童保健科代英等人，通过对2010年7月—2018年8月期间就诊于重庆医科大学附属儿童医院儿童保健科疑诊和明确诊断为孤独症谱系障碍的临床病例资料进行初步分析后，总结重复刻板行为（restricted and repetitive behaviors，RRBs）的特点，通过词频分析获取关键词，并参考可获得的国内外常用量表，例如儿童耶鲁-布朗强迫症量表（针对ASD儿童的修订版）（The Children's Yale-Brown Obsessive Compulsive Scales for Autism Spectrum Disorder，CYBOCS-ASD）、重复行为问卷（Repetitive Behavior Questionnaire，RBQ）、重复行为量表-修订版（Repetitive Behavior Scale-Revised，RBS-R）、异常行为检查表（Aberrant Behavior Checklist，ABC）、刻板行为量表（Stereotyped Behavior Scale，SBS）等，从此类成熟量表中结合获取到的关键词，挑选出具有代表性和甄别力的条目，并扩展孤独症诊断访谈量表-修订版（Autism Diagnostic Interview-Revised，ADI-R）的重复刻板行为项目，再由高年资发育行为专家（公立三级甲等医院儿童保健科从事发育行为儿科学工作年限10年及以上，职称在副高级及以上）依据多年临床经验进行进一步地补充与剔除，查阅文献并参照第5版《美国精神疾病诊断与统计手册》（Diagnosis and Statistical Manual of Mental Disorders-fifth edition，DSM-5）中关于ASD的诊断标准而构建，用以量化儿童的重复刻板行为，并进一步预测儿童是否存在孤独症倾向，本问卷适用于18月龄以上的儿童。

（二）问卷的结构及评分标准

1. 问卷的内容及结构介绍　该问卷参照DSM-5的诊断标准，将重复刻板行为分为4个核心模块。

模块1：涉及语言、运动或某些物体运用刻板或重复，包含12项具体条目，如"总是重复大人问话或模仿大人说话""反复拉拉链/开关门/乘坐电梯等行为""不按照玩具本身的玩法来玩""除外情绪兴奋时经常拍手、晃手"等。

模块2：涉及对常规的过分坚持或对改变的过分抵触，包含13项具体条目，如"重复提问或行为，要求他人做出指定回应""要求他人着装""既定的出行路线""对物品摆放位置的要求"等。

模块3：涉及高度狭隘的兴趣，包含8项具体条目，如"对金属、灯光、交通标志等存在古怪的兴趣""长时间观看某一电视节目""对一些不寻常的物体有依赖（毛毯、毛绒玩具除外）"等。

模块4：涉及对感觉刺激的反应过度或低下，包含9项具体条目，如"对疼痛刺激无反应""强光直射不眨眼睛""对日常声音（吹风机、吸尘器等）的敏感、害怕""不适当的嗅、舔、触摸物体"等。

2. 问卷的评分标准及结果分析　整个问卷共计42个条目，由儿童的主要带养人根据条目的描述评估孩子的行为，整个问卷完整填写需10~15分钟，在给出问卷填写指导说明的情况下家长基本不需要临床医生的参与即可独立完成。

每个条目的发生情况分为4个等级：从未表现、偶尔表现、经常表现、显著表现。对上述4个等级分别标记 0 分、1 分、2 分、3 分。以 42 个项目的得分之和作为该儿童的问卷得分。考虑到重复刻板行为存在的性别差异,根据性别制订了不同的界限分。当受试儿童总得分大于或等于界限分时,提示该儿童有孤独症高危倾向,建议及时进行早期干预,并密切进行随访。

3. **常模资料**　各组常模样本均为 18 月龄以上的儿童。

(1) 病例组:2018 年 3 月—2021 年 10 月期间于重庆医科大学附属儿童医院儿童保健科就诊的儿童,通过专业医生评估,符合 DSM-5 的 ASD 诊断标准,且通过孤独症诊断观察量表(Autism Diagnostic Observation Scale,ADOS)或儿童期孤独症评定量表(Childhood Autism Rating Scale,CARS)确诊的 ASD 儿童 283 例。

(2) 对照组:即为正常儿童组,通过高年资发育行为儿科学专业医生评估无发育异常表现的体检儿童共 162 例。

(3) 非 ASD 发育异常儿童:即有发育异常表现,通过专业医生评估,符合 DSM-5 中语言发育迟缓、语言障碍、全面发育迟缓、智力障碍、注意缺陷多动障碍诊断标准,并通过改良婴幼儿孤独症量表(Modified Checklist For Autism In Toddlers,M-CHAT)、社交反应量表(Social Responsiveness Scale,SRS)、ABC、ADOS 或 CARS 除外 ASD 的儿童共 197 例。

(三) 问卷的信度及效度研究

1. **量表的信度**

(1) 问卷的重测信度:以方便抽样方法,随机选取 20 名符合标准的儿童带养人进行问卷调查,间隔 2 周后再对其进行问卷测量,经计算问卷的各个项目重测信度均较高,总问卷及 4 个维度的各项 r 为 0.793~0.976($P<0.01$),说明该问卷具有良好的稳定性。

(2) 问卷的内部一致性:问卷总体的 Cronbach's α 系数为 0.855($P<0.001$),说明该问卷内部一致性良好。

2. **问卷的效度**

(1) 问卷的区分效度:ASD 组问卷得分均值 13.82,非 ASD 发育异常儿童组问卷得分均值 5.70,正常组问卷得分均值 2.32,经 K-W 检验,表明各组问卷得分的差异具有统计学意义($P<0.001$),说明该问卷具有良好的区分效度。

(2) 问卷的效标效度:分别将 ADOS 总分、ADOS 重复刻板项得分、CARS 得分、SRS 总分(经公式校正后得分)、SRS 行为项得分(经公式校正后得分)、ABC 得分作为效标工具,利用 Spearman 相关分析分析问卷得分与效标工具得分的相关关系,r 为 0.333~0.610,$P<0.01$,说明对于预测孤独症倾向,该问卷具有良好的效度。

(四) 量表的临床应用

RBPIQ 是国内首个通过量化重复刻板行为预测孤独症倾向的问卷,并根据性别差异制订了不同的问卷界限分,该问卷具有良好的信度与效度,符合评定问卷的编制要求,因此可用于儿童孤独症的筛查和诊断。

(五) 量表的特点及使用中的注意事项

1. **儿童年龄**:目前仅明确了问卷适用的年龄下限为 18 月龄,问卷适用的年龄上限目前并未制订(参与本研究的儿童最大年龄为 12 岁)。

2. **事后家长访谈**:本问卷由主要代养人填写,在实际测试中必须选择儿童的主要带养人,尤其是关注儿童发育行为的带养人填写问卷,测试前,测试者需详细介绍测试目的及问卷的填写方法,若需要可提供问卷填写指导手册;测试完成后,测试者需根据填写情况对带养人进行访谈,以确保资料填写的准确性。

3. **单中心研究**:目前研究尚为单中心研究阶段,尚未开展多中心的交流合作,后续进行多中心研究后将再次进行量表修订。

（六）问卷修订者联系方式

代英,重庆医科大学附属儿童医院儿童保健科;联系方式:E-mail:dai@hospital.cqmu.edu.cn。

（代 英）

参考文献

［1］廖杉,代英.孤独症谱系障碍患者重复刻板兴趣行为的定量研究［D］.重庆:重庆医科大学,2020.

［2］COURCHESNE V,BEDFORD R,PICKLES A,et al. Non-verbal IQ and change in restricted and repetitive behavior throughout childhood in autism:a longitudinal study using the Autism Diagnostic Interview-Revised［J］.Mol Autism,2021,12:57.

［3］RAULSTON TRACY J,HANSEN SARAH G,MACHALICEK W,et al. Interventions for Repetitive Behavior in Young Children with Autism:A Survey of Behavioral Practices［J］. J Autism Dev Disord,2019,49:3047-3059.

［4］ULJAREVIĆ M,FRAZIER THOMAS W,JO BOOIL,et al. Big Data Approach to Characterize Restricted and Repetitive Behaviors in Autism［J］.J Am Acad Child Adolesc Psychiatry,2022,61:446-457.

［5］ANTEZANA L,FACTOR RS,CONDY EE,et al. Gender differences in restricted and repetitive behaviors and interests in youth with autism［J］.Autism Res,2019,12:274-283.

二十一、孤独症行为综合评定量表和剖析图（ABCCP）

（一）概况

孤独症行为综合评定量和剖析图（Autistic Behavior Compositie Checklist and Crofile,ABCCP）由孤独症教育训练专家 A.M. Riley 于 1984 年编制。是孤独症异常行为的分类量表,也适用于其他几种学习和行为问题的群体。A.M. Riley 编制该量表最主要的用途是为临床干预服务。根据该量表的剖析图的行为特征以提供哪些问题应优先干预,并可跟踪研究经过治疗某一期间后的行为改变,作为症状好转或恶化的客观指标。此外,可使临床工作者和干预者根据量表评定获得患儿异常行为特征的总体轮廓图,可用于孤独症诊断的参考。

（二）评定内容

1. ABCCP 量表的组成 该量表由 8 大类、148 条组成。8 大类包括:①必备的学习行为;②感知觉技能(视觉、听觉、触觉/本体感觉、嗅觉、味觉和一般感觉);③运动发育;④前语言技能;⑤言语、语言和沟通技能;⑥发育的速度和顺序;⑦学习行为;⑧有关技能。

2. 评价内容时间 所评价的症状必须是在生后 30 个月内出现。

（三）评定方法和标准

各项受累行为的评分,可按下列图标符号标示:"*"表示经常——70%~100% 的时间出现该行为;"+"表示偶尔——30%~70% 的时间出现该行为;"-"表示极少——在不到 30% 的时间内发生该行为;"0"表示该问题不适合。

该量表有专用的孤独症行为剖面图记录纸,每一个类别均有一个该类别发生频率图表,类别名称和发生频率均列于其中,空处用以记录评定的结果。有些类别可能有几个问题,在作剖析图时按标准进行综合总体评价。评定人员根据量表评定将结果标明在相应的框中,以表明受累行为的发生率。根据治疗前后的对比观察可评估患儿进步的情况。该量表由李思特在《孤独症诊疗学》中介绍,国内还未见该量表的应用文献报告。

(杨玉凤)

参 考 文 献

[1] 李雪荣,陈劲梅.孤独症诊疗学[M].长沙:中南大学出版社,2004.
[2] 卢建平,杨志伟,舒明耀,等.儿童孤独症量表信度、效度分析[J].中国现代医学杂志,2004,14(13):119-121.
[3] 王瑜,王玉玮,申勇帆.孤独症儿童智力和行为障碍分析[J].中国儿童保健杂志,2003,11(2):467-470.

孤独症行为综合评定量表和剖析图

姓名_____　　年龄_____　　治疗师/老师_____　　日期_____

记分:　　　*经常;　　　　+偶尔;　　　　-极少;　　　　0本条不适用。

必需的学习行为

坐

1. 让孩子坐在桌子边完成学习任务有困难吗? 每次学习时,他在桌子边可坐的平均时间是多久?

目光接触(对眼凝视)

2. 孩子与他人的目光接触有困难吗? 是否以不恰当的姿态与人进行目光接触? 如果是这样,请描述其特殊表现。

参与性

3. 孩子以恰当姿态和集中注意参与做一件事有困难吗? 如果有困难,请描述其特殊的行为表现。

顺从性

4. 当要求孩子做他已熟悉的事时,是否表现出不顺从的行为。如果是这样,描述出不顺从的行为表现。

感知觉技能——视觉

视觉参与

5. 婴儿时,躺在婴儿床上孩子难以注视玩具或其他物体吗?

凝视

6. 孩子喜好长时间凝视空间吗?

7. 孩子喜好长时间凝视人或物体吗?

8. 孩子喜好凝视自己的手或手指吗?

9. 孩子喜好凝视光线、影响或闪烁的灯光吗?

视觉分心

10. 孩子过分注视物体细节,或只留意背景细节而不是整体或图形吗?

11. 孩子易被环境中的视觉刺激引起分心吗?

视觉回避

12. 孩子有捂眼、闭眼或转移目标来回避视觉刺激吗? 如果是这样,记录其特殊行为表现。

异常视觉关注

13. 孩子以一种异常的方式对视觉刺激进行反应吗? 如果是这样,记录不恰当的行为。

感知觉技能——听觉

惊跳

14. 孩子缺乏惊跳反应吗?

听觉定位

15. 孩子不能将声源定位或转向声源吗？

对熟悉声音的反应

16. 婴儿期时,孩子对熟悉的声音不能以咿呀发声、注视或社交性微笑做出反应吗？

对名字的反应

17. 叫孩子的名字时没有反应吗？

选择性注意

18. 孩子常常能选择性注意说话和/或声音吗(有时似乎是听力障碍)? 如果有,普遍引起孩子关注的情景或刺激是:＿＿＿＿＿＿＿＿＿＿＿普遍不引起孩子关注的情景或刺激是:＿＿＿＿＿＿＿＿＿＿＿。

19. 孩子对声音缺乏恰当的注意或反应(低反应性)或有时似乎是听力障碍吗？

听觉分心

20. 环境的听觉刺激易引起孩子分心吗？

21. 孩子对不同程度的声音有不恰当的反应吗? 如果是这样,记录不恰当的行为。

22. 在嘈杂的环境中,孩子根据声音辨认人有困难吗？

23. 孩子对环境中的声音或噪音有过分的反应(过度反应性)吗? 如果是这样,描述这一特定的反应。

听觉回避

24. 孩子有用手或手指捂住或塞住耳朵来回避听觉刺激吗? 如果是这样,记录引起这一反应的特定声音刺激。

听觉的自我刺激

25. 孩子以一种不是试图进行言语沟通的怪声进行自我刺激吗? 如果是这样,记录引起这一反应通常的环境刺激。

异常的听觉反应

26. 除了上述描述外,孩子以一种异常的方式对听觉刺激进行反应吗? 如果是这样,记录不恰当的行为。

感知觉技能—— 触觉和本体感觉

听觉

27. 孩子表现出以一种刻板运动(如身体摇摆、戳刺动作、投掷动作、身体旋转、拍手动作)来进行自我刺激吗? 如果是这样,记录不恰当的行为。

28. 孩子表现出以一种触觉行为(如摩擦、擦口水)来进行自我刺激吗? 如果是这样,记录不恰当的行为。

触觉回避

29. 孩子拒绝或回避他人或物体的触觉或躯体刺激吗? 如果是这样,记录这一不恰当的行为和引起这一反应的特定刺激。

手势和面部表情

30. 孩子表现出不恰当的手势(姿势)和扮鬼脸吗? 如果是这样,记录不恰当的行为。

躯体活动

31. 孩子表现出显著的躯体活动过多吗？

32. 孩子表现出显著的躯体活动过少吗？

33. 孩子表现出不恰当的躯体行为吗? (如跑、跳或无明显意义的持续运动)? 如果是这样,记录不恰当的行为。

躯体反应性

34. 当抱着时,孩子会呈现全身僵硬吗？

35. 当抱着时,孩子会呈现全身发软吗？

36. 孩子对躯体接触是否表现出其他不恰当的反应? 如果是这样,记录不恰当的行为。

对疼痛的反应

37. 孩子对疼痛或损伤是否表现出缺少反应? 如果是这样,记录不恰当的行为。

感知觉技能——嗅觉

嗅觉

38. 孩子是否经常嗅闻物体? 如果是这样,记录引起反应的刺激物。

感知觉技能——味觉

味觉

39. 孩子是否表现出强烈的食物偏好(甜的、奶制品、肉食等)? 如果是这样,记录特定的食物和/或食物质地。

40. 孩子对食物有没有任何爱好？

41. 孩子是否对某些食物的特征表现出讨厌或强烈的负性反应? 如果是这样,记录这一反应。

舔嘴

42. 孩子经常用嘴探索物体吗?
43. 孩子经常舔不能吃的东西吗?

感知觉技能——总体

偏爱的感知觉形式

44. 孩子是否表现出偏好某种感知觉刺激的异常体验形式(触、闻、嗅和运动觉),而不是正常学习形式(听、视)?

运动功能发育

运动功能水平

45. 孩子是否在粗大运动功能发育方面出现延迟、抑制、倒退或不协调? 如果是这样,记录这一表现。
46. 孩子是否有平衡功能障碍?
47. 孩子是否在精细运动功能发育方面出现延迟、抑制、倒退或不协调? 如果是这样,记录这一表现。

嘴的运动功能

48. 孩子是否表现出像婴儿样的嘴部运动功能(如用鼻子拱、吸吮、咬、流口水、难于吞咽固体或液体食物、咀嚼)如果是这样,记录这一反应。
49. 婴儿时,孩子是否表现出吸奶(母乳或牛奶)困难? 如果是这样,请详细描述。
50. 孩子在咀嚼和(或)吞咽食物时有困难吗? 如果是这样,请描述。
51. 孩子是否过多地流口水? 如果是这样,请描述。

嘴的失用

52. 孩子是否表现出嘴部失用(嘴部不能执行随意运动)? 如果是这样,请说明嘴部失用的具体区域。

一般运动失用

53. 孩子是否表现出失用(在肢体或其他部位不能执行随意运动)? 如果是这样,请说明具体区域。

运动矫正

54. 孩子表现出难以矫正某种运动活动或运动模式吗?
55. 孩子表现出难以矫正整个运动活动模式吗?
56. 孩子表现出难以矫正身体某一特定区域的运动吗? 如果是这样,请说明特定的身体区域的行为。

前语言技能

哭

57. 婴儿时期,孩子不能发出不同的哭声吗(即在不同的情况下出现不同的哭声,如不适、害怕、饥饿时)?
58. 婴儿时期,孩子极少或从没有哭过吗?
59. 婴儿时期,孩子特别好哭吗?
60. 孩子经常无明显原因哭吗?
61. 孩子经常以不寻常的声音或不寻常的样子哭吗? 如有,请描述。

咿呀学语(Babbling)

62. 在5个半月~8个月之间,孩子不能咿呀学语吗(发出类似言语的声音,如爸、妈、婆、伯等)?

婴儿乱语(Jargon)

63. 8个半月~18个月之间,孩子不能使用婴儿乱语吗(一种类似句子的,但不出现真正单词的多个言语声音的语音流)

姿势

64. 在12~18个月之间,孩子不能随声音出现简单的姿势吗(如在婴儿乱语时出现指向某物的动作)?
65. 在12~24个月之间,孩子在社交过程中不能使用姿势表达吗(如不会再见时招手、躲猫猫等)?
66. 孩子不能理解简单的姿势吗(如不理对他指着椅子说"坐下"或伸时手说"给我"的含义)?
67. 孩子对"嗨"或"再见"的姿势不能表达或不能理解吗?
68. 孩子不能指着或以一种姿势表达自己想要的东西吗?
69. 孩子不能使用另外的有关姿势吗? 如果是这样,请记录。
70. 孩子能一模一样地模仿姿势吗(模仿姿势)? 如果是这样,记录是即时模仿还是延迟模仿。

原因和结果

71. 孩子不能理解日常环境中存在的原因和结果的关系吗(如水龙头开关、抽水马桶开关、灯的开关)?

物体功能和使用

72. 孩子对日常物体的使用操作和功能理解表现出困难吗(如杯子牙刷、)? 把手、灯)? 如果是这样,记录不恰当的行为或使用方法(如果具有这种技能,记录正确的使用物品的行为)。

创造性游戏

73. 当给予功能性玩具时,孩子不能运用玩具吗(如不会玩玩具、餐具或洋娃娃)？（如果具有这些技能,记录合适运用的例子。

言语、语言和沟通技能

接受的功能水平

74. 孩子不能分辨 5 个以上的常见名词吗(如妈妈、爸爸、家庭成员的名字、宝宝、饼干、不要)？如果是这样,记录他达到的理解水平。

要求

75. 孩子不能对简单的指向性指令做出反应吗(如"到这里来"或"将它给我")？

76. 孩子不能对环境中简单的方位要求做出反应吗(如前、后、上、下等)？

沟通意向

77. 孩子不能与他人进行简单的、有意向性的社会交往吗？（如果具有这方面的技能,记录孩子所选择的方法)。

78. 孩子表现出对沟通没有兴趣吗？如果这样,记录具体表现(如果孩子对社交有兴趣,记录所采用的方法)。

79. 在与人相处时,孩子缺乏与人交往的意向吗？如果是这样,记录这些不恰当的行为。(如果具有这种技能,记录这些恰当的沟通行为)。

沟通模式

80. 孩子不能用合适的沟通模式表达个人需求吗？（勾出孩子所采用的所有的沟通模式)
   - ✓ 哭。
   - ✓ 抓。
   - ✓ 无特定的姿势。
   - ✓ 拉人或用他人的手去取得自己所要的东西。
   - ✓ 通过指或面向所想要的东西等特定的姿势表达。
   - ✓ 发声。
   - ✓ 拉、指或面向所想要的东西,并伴以发声。
   - ✓ 标出总的沟通水平(在相应的水平上画图)。
   - ✓ 说单词或某种单个声音。
   - ✓ 说 2~3 个单词或某种片语。
   - ✓ 简单的句子。
   - ✓ 复合句。
   - ✓ 复杂句。
   - ✓ 靠图形/图片交流。
   - ✓ 靠图形/图片-词交流。
   - ✓ 可用词汇交流。
   - ✓ 具有机械的相互沟通的技巧(沟通交流的特征和功能水平_____)
   - ✓ 具有较有条理的相互沟通的技巧(沟通交流的特征和功能水平_____)
   - ✓ 口语(在相应的水平上画图)。
   - ✓ 仅会说单个词。
   - ✓ 可以说 2~3 个词的词组。
   - ✓ 简单句子。
   - ✓ 复合句。
   - ✓ 复杂句。
   - ✓ 语调模式:有旋律性的语调(记录特定水平)。_____
   - ✓ 其他(特别的)。_____

缄默不语

81. 孩子表现出缄默不语吗？

82. 孩子整个的不出声吗？（如果不是这样,记录声音特点_____)

83. 孩手表现出选择性缄默吗？如果是这样,记录特定环境。

发声

84. 如果没有语言,孩子是否不能表现不同的发声模式？

85. 如果没有语言,孩子是否不能模仿别人声调的模式？

86. 孩子不会哼或唱歌吗?
87. 孩子不能随着音乐节奏而有节奏地摆动自己的躯体或手吗?
88. 没有语言能力的孩子不能以发出声音来对听到的歌声做出反应吗?

婴儿乱语时期的用词表现

89. 孩子在 12~18 个月时期不会说出极少有意义的词吗?

语音的联系

90. 孩子在 10~18 个月内还不能将"妈妈""爸爸"的发音与主要照看者联系起来吗?

正常语音模仿

91. 孩子在 8~24 个月之间还没有开始或模仿正常的语言?

模仿言语

92. 孩子表现出模仿言语吗? 如果是这样,记录是即时模仿,延迟模仿,还是不完全模仿。
93. 孩子表现出姿势模仿吗(对运动和姿势不加选择地模仿)? 记录是即时模仿,还是延迟模仿。

持续行为

94. 当应该停下来的时候,孩子还在持续活动? 如果这样,请记录。

言语的质量

95. 孩子是否表现出缄默无语或没有变化的单调无谓的言语?
96. 孩子是否表现出不恰当的语调语音? 如果这样,记录是太高还是太低。
97. 孩子是否表现出不正常的言语节奏? 如果这样,记录特殊之处。
98. 孩子是否表现出不恰当的音量? 如果这样,记录声音太小还是太大。
99. 除上述以外,孩子是否还表现出其他的言语异常问题? 如果这样,记录特别之处。

表达功能水平

100. 孩子不能用 5 个以上的词或手势表达要求和需要知道的事物吗(家庭成员的姓名、食物、玩具等)? 如果这样,记录大致的词汇水平。

表达需要

101. 孩子不能表达基本的需求吗(如食物、饮水)? (如果有这种技能,记录所采用的表达需求的方式。_____)
102. 孩子需要帮助时不能表达吗? (有这种技能,记录采用的方法。_____)

口语退化

103. 婴幼儿时,孩子可讲少量的词和短语,然后停止发展或丧失已学会的词吗? 如果这样,记录退化发声在什么年龄即退化程度。

发音模糊

104. 孩子在口语退化以后出现模糊不清的发音吗? 详细描。

肯定/否定

105. 孩子缺少对"是"的不同表达吗? (有这种技能,记录采用的方法。_____)
106. 孩子缺少对"不"的不同表达吗? (有这种技能,记录采用的方法。_____)

问题

107. 孩子对简单的问题也不能理解和反应吗? (如果有这种技能,记录所采用的方法。_____)
108. 孩子对想要的东西、想从事的活动、想知道的事不能提出简单的问题吗?

代名词的应用

109. 孩子不能正确的使用代名词"我"吗? (如果没有这种技能,孩子是用姓名代表自己吗? _____)
110. 孩子表现出代词反用("你""我"反用)吗?
111. 孩子不能恰当地使用代词"他""她""它""他们""他的""她的""它的""他们的"吗?
112. 孩子在代词使用中表现出性别的混乱吗?

言语创造性

113. 孩子不能创造出不同的语言结构用以沟通吗? 如果是这样,记录通常主要的生硬沟通方式。
114. 孩子问不恰当的问题吗?

词语的使用

115. 孩子在选取词汇、符号和/或短语进行沟通时存在困难吗? 如果是这样,记录何种提示或治疗技术对此有用。

发育的速度和顺序

发育的速度和顺序

116. 孩子在认知、情感、精神运动、学习方面是否出现延迟、停滞和/或倒退? 如果是这样,详细描述。
117. 孩子是否表现出技能获得障碍或仅有某项特殊的技能? 如果这样,详细描述。
118. 孩子的精细运动和粗大运动的发育是否不平衡? 如果这样,详细描述。
119. 孩子是否在 30 个月之前表现出发育延迟?

学习行为

持续行为

120. 当该停下来的时候,孩子还持续不断地进行某种活动吗?

具体与抽象

121. 孩子能学会具体技能,但学习抽象技能则较困难吗?

概括

122. 孩子难于将掌握的概念运用到其他领域吗? 如果是这样,记录为了达到概括程度需要何种帮助。

联想

123. 孩子难于将已获得的知识与相关的情景和内容相联系吗?

保持和记忆

124. 孩子难于对学过的概念进行保持和记忆吗? 如果是这样,记录要采取什么措施方能使其记住。

回忆

125. 孩子表现出难于回忆有关的信息吗? 如果是这样,特定的问题是以下哪种。

   ✓ 概念回忆困难。
   ✓ 声音序列回忆困难。
   ✓ 词的回忆困难。
   ✓ 词的序列回忆困难。
   ✓ 其他(记录特定之处)。

有关技能

社会交往

126. 孩子缺少社交性微笑吗?

127. 婴儿期时,孩子在玩耍和交换东西时缺乏相互交往吗(如再见时挥手和玩躲猫猫)?

128. 孩子缺少面部反应及眼的对视吗?

129. 孩子对躯体接触缺少反应吗?

130. 孩子难于对家庭成员、照护者或其他熟悉的人发展友谊吗?

131. 婴儿期时,孩子对最亲近的人和陌生人的反应有区别吗?

132. 孩子和同伴缺少恰当的相互交往和不与小伙伴一起玩吗?

133. 孩子不能主动建立或维持相互交往吗?

情绪行为

134. 孩子在无明显原因的情况下出现发笑或不恰当发呆的表现吗?

135. 孩子常无缘无故的大哭吗?

136. 孩子经常发脾气或暴怒吗?

137. 孩子的要求非得立即满足,否则大吵大闹吗?

害怕

138. 孩子对真正的危险不感到害怕吗?

139. 孩子毫无原因地对物体、人或情景感到害怕吗?

攻击性

140. 孩子表现出自虐行为吗(如撞头、咬、打及抓自己)? 如果是这样,记录不恰当的行为。

141. 孩子对他人是否表现出攻击行为? 如果这样,记录具体行为。

142. 孩子是否经常通过打烂、撕毁、重击来破坏他人财物? 如果这样,记录不恰当的行为。

拒绝变化

143. 孩子拒绝改变日常生活的安排吗?

仪式行为

144. 孩子存在仪式行为吗(如将物体排成一排,重复动作,或其他的不恰当行为模式)

玩

145. 孩子长时间进行古怪的或不恰当的游戏吗?

与客体的关系

146. 孩子对客体表现出不恰当的依恋吗? 如有,请描述。

147. 孩子偏好于依恋没有生命的物体吗?

旋转

148. 孩子表现出全神贯注地自身旋转、蹦跳及旋转物体吗? 如果这样,记录不恰当的行为。

第四节 运动障碍类评定量表

一、粗大运动功能分级系统(GMFCS)

(一)概述

粗大运动功能分级系统(gross motor function classification system,GMFCS)是加拿大麦克马斯特大学 CanChild 儿童残疾研究中心在长期观察脑瘫患儿粗大运动功能发育模式基础上,于 1997 年创立并于 2008 年修订的一套分级系统,该系统将脑瘫患儿分为 5 个年龄组(小于 2 岁、2~4 岁、4~6 岁、6~12 岁、12~18 岁),每个年龄组又根据患儿运动功能的表现分为 5 个级别,I 级为最高而V级为最低。GMFCS 是在康复理念下诞生的分级方法,主要通过评价患儿在日常环境(家庭、学校和社区)中的能力来确定其不同的级别,描述不同 GMFCS 级别脑瘫患儿在不同年龄阶段的能力,使用什么辅助具,实际状况如何,更多地关注患儿的功能——能够做什么,而不是不能做什么。

GMFCS 分级法客观合理、易于理解,英文版和中文版均具有充分心理测量学特性研究报道,包括内容效度、结构效度、平行效度、重测信度、评估者间信度以及稳定性,尤其对于家长参与 GMFCS 评估做了大量的研究报道,以上结果均令人满意。

(二)GMFCS 的评级方法与标准

1. GMFCS 量表的介绍和使用者须知 脑瘫儿童粗大运动功能分级系统(GMFCS)是基于孩子的自发运动,尤其注重评价其坐、姿势转换以及移动的能力。能够区分不同级别间日常生活能力是我们在对五 5 个级别进行定义时的首要原则,区别点是基于功能受限程度、是否需要手持移动辅助工具(如助行器、拐杖或手杖)或者轮式移动设备,以及程度较轻者的运动质量。I 级和 II 级之间的区别不像其他级别间那么明显,尤其是对 2 岁以下的孩子。

2008 年发布的扩展版粗大运动功能分级系统(expanded and revised gross motor function classification system,GMFCS-ER)包括了 12~18 岁年龄段的评价内容,同时强调了世界卫生组织有关国际功能-残疾-健康分类(ICF)中的概念。我们鼓励使用者在观察孩子或听取他人有关孩子状况时,要注意环境及个人因素对儿童和青少年能力的影响。GMFCS 着重评价最能体现儿童和青少年当前粗大运动功能的能力和受限程度的级别。注重他们在家里、学校和社区环境中的日常表现(能做什么),而不是他们被认为的最佳能力(能做到的)。所以重要的是针对当前粗大运动功能表现进行分级,而不包括运动质量的评价以及对运动发育进程的预测。

每个级别的标题描述了大于 6 岁儿童最为典型的移动方式。对每个年龄级别儿童的功能以及受限程度的描述是概括性的,并没有意图藐视单个儿童/青少年的所有功能。例如一个患有偏瘫的婴幼儿,虽然不能使用手和膝四点爬,但是如果符合 I 级的其他描述(可以扶着物体站立和行走),他可以被分为 I 级。虽然 GMFCS 属于顺序等级分类,并不说明各个级别之间的差距是相同的,也不说明脑瘫儿童和青少年是平均分布在这 5 个级别中的。有关每相邻两级之间的概括性说明,可以帮助判断儿童和青少年目前的粗大运动功能最接近的级别。

我们认为粗大运动功能的表现依赖于年龄,尤其在婴幼儿和儿童早期。因此,在各个级别中都对不同年龄段的孩子分别进行了描述。2 岁以下的早产儿应该使用矫正年龄。在 6~12 岁以及 12~18 岁组,每个级别的描述还反映了对儿童和青少年运动功能的其他潜在因素,包括环境因素(在学校和社区移动距离的远近)和个人因素(如精力和社交喜好)。

本分级系统更多地强调能力,而非受限程度。有一个基本原则:如果某个儿童和青少年能够完成某个特定级别中的功能,他的粗大运动功能就应该归到这一级或者上一级中去。相反,如果不能完成某个特定级别中的功能,那么他的粗大运动功能就要被归到低一级中去。

2. 操作定义

（1）支撑的助行器：能够通过支撑骨盆和躯干实现移动的助行器。需要借助他人将儿童和青少年放置在助行器上。

（2）手持移动器材：手杖、拐杖，在步行是没有支撑躯干的前方或后方助行器。

（3）身体扶助：他人徒手协助儿童/青少年实现移动。

（4）电动式移动：儿童/青少年主动控制操纵杆或电子开关能够自主移动，移动器材可以是轮椅、小型摩托车或其他类型的电动式移动器材。

（5）徒手轮椅：儿童/青少年主动使用上肢和手或脚驱动轮椅实现移动。

（6）转运：徒手驱动移动设备（如轮椅、手推车、婴儿车）来运送儿童/青少年由一处向另一处。

（7）步行：除非有特别的说明，通常指在没有他人扶助或借助任何手持移动器材完成步行。步行中可以穿戴矫形器（足托、踝足矫形器）。

（8）轮式移动：泛指借助任何带有轮子并可供移动的器材（如手推车、徒手轮椅、电动式轮椅）实现移动。

（9）每个级别的总标题。

Ⅰ级：不受限制步行。

Ⅱ级：受限制步行。

Ⅲ级：使用手持移动器材步行。

Ⅳ级：受限制自主移动，能采用电动式移动。

Ⅴ级：通过徒手轮椅被转运。

3. 各级别间的区别　Ⅰ级和Ⅱ级的区别：与Ⅰ级的儿童和青少年相比，Ⅱ级的儿童和青少年在远距离步行和平衡能力方面受到限制，刚学会步行是他们可能需要手持移动器材；在户外以及社区环境中远距离步行可能需要借助轮式移动设备；上下楼梯时可能需要借助扶手栏杆；不具备跑和跳的能力。

Ⅱ级和Ⅲ级的区别：Ⅱ级的儿童和青少年在4岁以后不需要手持移动器材就能步行（尽管他们有时可能会使用移动器材）。Ⅲ级的儿童和青少年在室内步行时需要使用手持移动器材，在户外和社区行走时采用轮式移动方式。

Ⅲ级和Ⅳ级的区别：Ⅲ级的儿童和青少年可以独立维持坐位，或者只需极少的扶助，站立位的姿势转换更为自主，步行时需要手持移动器材。Ⅳ级儿童和青少年的运动功能主要局限于坐位状态（通常需要外力协助维持），自主移动能力十分有限。Ⅳ级儿童和青少年更多地会使用电动式移动方式或通过徒手轮椅转运的方式实现移动。

Ⅳ级和Ⅴ级的区别：Ⅴ级的儿童和青少年头部和躯干控制严重受限，需要广泛程度的辅助技术和身体方面的援助。只有当他们学会怎样使用电动轮椅才有可能完成自身移动。

4. 年龄组别的具体评级标准（表5-6）

表 5-6　脑瘫 GMFCS-ER

2岁生日以前
Ⅰ级　可以坐位转换，还能坐在地板上用双手玩东西。能用手和膝盖爬行，能拉着物体站起来并且扶着家具走几步。18个月~2岁的孩子可以不用任何辅助设施独立行走。
Ⅱ级　孩子可以坐在地板上，但是需要用手支撑来维持身体的平衡，能贴着地面匍匐爬行或者用双手和膝盖爬行，有可能拉着物体站起来并且扶着家具走几步。
Ⅲ级　需要在下背部有支撑的情况下维持坐姿。还能够翻身及用腹部贴着地面爬行。
Ⅳ级　可以控制头部，但坐在地板上的时候躯干需要支撑，可以从俯卧翻至仰卧，也可能从仰卧翻至俯卧。
Ⅴ级　生理上的损伤限制了其对自主运动的控制能力，在俯卧位和坐位时不能维持头部和躯干的抗重力姿势。只能在大人的帮助下翻身。

续表

	2~4 岁生日以前
Ⅰ级	可以坐在地板上双手玩东西。他们可以在没有大人帮助下完成地板上坐位和站立位的姿势转换,把行走作为首选移动方式,并不需要任何助步器械的帮助。
Ⅱ级	可以坐在地板上,但当双手拿物体的时候可能控制不了平衡,可以在没有大人帮助的情况下自如地坐位转换。可以拉着物体站在稳定的地方。可以用手和膝交替爬行,可以扶着家具慢慢移动,首选的移动方式是使用助行器行走。
Ⅲ级	可以用"W"状的姿势独自维持坐姿(坐在屈曲内旋的臀部和膝之间),并可能需要在大人帮助下维持其他坐姿。腹爬或者手膝并用爬行是首选的自身移动的方式(但是常常不会双腿协调交替运动),能拉着物体爬起来站在稳定的地方并作短距离的移动,如果有助行器或者大人帮助掌握方向和转弯,可能可以在房间里短距离行走。
Ⅳ级	孩子被放置在地板时,需要依靠手的支撑才能维持躯干的稳定和平衡,常常需要与之适应的特殊设备才能维持坐位和站立位,孩子通常依靠翻滚、腹爬或没有手膝交替的4点爬实现短距离的室内自我移动。
Ⅴ级	生理上的损伤限制了其对随意运动的控制以及维持身体和头部抗重力姿势的能力,各方面的运动功能都受到限制,特殊器械和辅助技术并不能完全补偿其在坐和站能力上的功能限制,没有办法独立行动,需要转运。部分孩子能使用进一步改造后的电动轮椅进行活动。

	4~6 岁生日以前
Ⅰ级	可以在没有双手帮助的情况下坐上、离开或者坐在椅子上。可以在没有任何物体支撑的情况下从地板上或者从椅子上站起来,可以在室内室外走动,还能爬楼梯,正在发展跑和跳的能力。
Ⅱ级	可以在双手玩东西的时候在椅子上坐稳,可以从地板上或者椅子上站起来,但是经常需要一个稳定的平面供他们的双手拉着或者推着。可以在室内没有任何助行器的帮助下行走,在室外的水平地面上也可以走上一小段距离,可以扶着扶手爬楼梯,但是不能跑和跳。
Ⅲ级	可以坐在一般的椅子上,但是需要骨盆或躯干部位的支撑才能解放双手,在座位上和离开椅子的时候需要一个稳定的平面供他们双手拉着或者推着。他们能够在助行器的帮助下在水平地面上行走,在成人的帮助下可以上楼梯。但当长距离旅行时或者在室外不平的地面无法独自行走。
Ⅳ级	可以坐在椅子上,但是需要特别的椅子来控制躯干平衡从而尽量地解放双手,坐上或者离开椅子的时候,必须有大人的帮助,或在双手拉着或推着一个稳定平面的情况下才能完成,顶多能够在助行器的帮助和成人的监视下走上一小段距离,但是很难转身,也很难在不平的地面上维持平衡,不能在公共场合自己走,应用电动轮椅的话可以自己活动。
Ⅴ级	生理上的损伤限制了其对自主运动的控制,也限制了其维持头部和躯干抗重力姿势的能力,各方面的运动功能都受到了限制,即便使用了特殊器械和辅助技术,也不能完全补偿其在坐和站的功能上受到的限制,完全不能独立活动,部分孩子通过使用进一步改造过的电动轮椅可能进行自主活动。

	6~12 岁生日以前
Ⅰ级	孩子能在家中、学校、户外和社区步行。可以在身体没有获得他人帮助的情况下,上下路边台阶,并且上下楼梯时不需要扶手。孩子具有跑跳能力,但是在速度、平衡和协调性方面受到一定程度的限制。孩子能根据个人喜好及环境因素参与体力活动和体育运动。
Ⅱ级	孩子能在大多数环境中步行。当长距离步行时,或在不平坦地面、狭窄拥挤的场所、有斜坡的地方以及携带物体步行需要维持平衡时,孩子可能会感到困难。上下楼梯时,孩子需要借助扶手,若没有扶手,身体需要获得他人帮助。在户外和社区进行长距离移动时,孩子的身体需要获得他人帮助,需要使用手持或带轮子的移动器材。最佳粗大运动技能是勉强拥有跑和跳的能力。由于孩子粗大运动技能受限,需要进行调整,使孩子能够参与体力活动和体育运动。
Ⅲ级	在大多数室内环境下,孩子需要使用手持移动器材步行。坐位时需要使用座位固定带稳定骨盆位置和保持平衡。当孩子进行坐位到站立位以及地面到站立位等体位转换时,需要通过他人或支撑面的帮助才能完成。长距离移动时孩子需要使用带轮子的移动器材。在他人看护或身体获得他人帮助情况下,孩子能上下带有扶手的楼梯。由于孩子步行能力有限,需要进行调整,包括使用手动轮椅或电动移动器械,使孩子能够参与体力活动和体育运动。
Ⅳ级	在大多数情况下,孩子需要获得他人帮助或通过电动移动器械实现移动。需要使用改造过的座椅来控制躯干和骨盆,需要他人给予身体上的帮助孩子才能实现体位转换。在家中孩子的移动方式有:地面移动(采用翻身、腹爬或4点爬);或在身体获得他人帮助时能短距离步行;或使用电动器械移动。当孩子被放置在躯干支撑步行器时,可以在家中或学校内实现移动。在学校、户外或社区中,需要使用手动轮椅或电动移动器械转运孩子。由于孩子移动能力有限,需要进行调整,包括身体获得他人帮助和/或使用电动移动器械,使孩子能够参与体力活动和体育运动。

V级	在所有情况下,都需要使用手动轮椅来转运孩子。孩子只能有限地维持头部抗重力、保持躯干姿势及控制上下肢运动。需要使用辅助技术来改善孩子的头部位置、坐姿、站立和/或移动能力,但是辅助技术无法完全补偿受限的能力。体位转换时完全需要成人帮助。在家中,孩子能在地面短距离移动,或者需要成人抱着移动。通过使用座椅和控制系统被广泛改造的电动移动器械,孩子可能可以实现自身移动。由于孩子移动能力有限,需要进行调整,包括身体获得他人帮助和使用电动移动器械,使孩子能够参与体力活动和体育运动。

12~18 岁生日以前

I级	青少年能在家中、学校、户外和社区步行。可以在身体没有获得他人帮助的情况下,上下路边台阶,并且上下楼梯时不需要扶手。青少年具有跑跳能力,但是在速度、平衡和协调性方面受到一定程度的限制。青少年能根据个人喜好和环境因素参与体力活动和体育运动。
II级	青少年能在大多数环境中步行。环境因素(例如:地面不平坦、斜坡、长距离、时间限制、气候以及同伴的接受度)和个人喜好会影响青少年对移动方式的选择。在学校和工作场所,需要使用手持移动器材确保安全。在户外和社区进行长距离移动时,需要使用带轮子的移动器材。在上下楼梯时,青少年需要借助扶手,若没有扶手,身体需要获得他人帮助。由于青少年粗大运动技能受限,需要进行调整,使青少年能够参与体力活动和体育运动。
III级	青少年能使用手持移动器材完成移动。与其他级别相比,III级青少年移动方式由于受到身体能力、环境和个人因素的影响而表现出多样性。坐位时需要使用座位固定带稳定骨盆位置和保持平衡。当青少年进行坐位到站立位以及地面到站立位等体位转换时,需要通过他人或支撑面的帮助才能完成。在学校青少年能使用手动轮椅或电动移动器材。在户外和社区,需要使用轮椅或电动移动器材转运青少年。在他人看护或身体获得他人帮助情况下,青少年能上下带有扶手的楼梯。由于青少年步行能力有限,需要进行调整,包括使用手动轮椅或电动移动器械,使青少年能够参与体力活动和体育运动。
IV级	青少年在大多数情况下需要使用带轮子的移动器材。需要改造过的座椅来控制躯干和骨盆。需要 1~2 个人给予身体上的帮助青少年才能实现体位转换。青少年能通过下肢支撑体重来帮助实现站立位状态下的位置转换。在室内,青少年在身体获得他人帮助时能短距离步行;能使用带轮子的移动器材,或被放置在躯干支撑步行器后实现移动。青少年有能力操作电动轮椅。没有电动轮椅时,需要使用手动轮椅转运青少年。由于青少年移动能力有限,需要进行调整,包括身体获得他人帮助和/或使用电动移动器械,使青少年能够参与体力活动和体育运动。
V级	在所有情况下,都需要使用手动轮椅来转运青少年。青少年只能有限地维持头部抗重力、保持躯干姿势及控制上下肢运动。需要使用辅助技术来改善青少年的头部位置、坐姿、站立和移动能力,但是辅助技术无法完全补偿受限的能力。需要 1~2 个人给予身体上的帮助或使用机械起重机青少年才能实现体位转换。通过使用座椅和控制系统被广泛改造的电动移动器械,青少年可能可以实现自身移动。由于青少年移动能力有限,需要进行调整,包括身体获得他人帮助和使用电动移动器械,使青少年能够参与体力活动和体育运动。

(三) 量表的信度和效度研究

1. **1997 年版中文版 GMFCS 的信度和效度研究**　2005 年 8 月—2006 年 3 月来自上海三家康复机构的 91 名 0~12 岁脑瘫儿童参加了此项研究,选择 35 名脑瘫儿童测定 GMFCS 的重测信度;以 66 名脑瘫儿童为对象测定 GMFCS 的评价者间信度;分别以 88 名脑瘫儿童的粗大运动功能评估量表(Gross Motor Function Measure,GMFM) 和 54 例脑瘫儿童的 Peabody 粗大运动发育量表(Peabody Developmental Motor Scale-Gross Motor,PDMS-GM)的各项测试结果为效标确定 GMFCS 的平行效度;对 88 例同时接受 GMFCS 和 GMFM 评价的儿童的测试结果进行结构效度检测,以 GMFCS 为应变量,GMFM 五个功能区的百分比为自变量进行多重逐步回归分析,判断粗大运动中五个分区功能对 GMFCS 的影响程度。结果显示 GMFCS 具有良好的重测信度(ICC 值为 0.99);GMFCS 与 GMFM 和 PDMS-GM 各项分值之间有良好的平行效度,Spearman 相关系数在 –0.57~–0.84 在之间;粗大运动功能中的坐位能力和行走能力是影响 GMFCS 的主要因素,校正决定系数为 0.709($P<0.001$)。中文版脑瘫儿童粗大运动功能分级系统的具有良好的信度和效度,适用于国内对脑瘫儿童进行功能分级。

2. **2008 年版中文版 GMFCS-ER 的信度和效度研究**　来自中国广州和上海两家特殊教育学校的 130 名 6~18 岁脑瘫儿童和青少年参加了此项研究,其中男性 93 例,女性 37 例;平均 11.5 ± 2.8 岁,包括 7 例偏瘫、65 例双瘫、32 例四肢瘫、5 例三瘫、15 例徐动型和 6 例共济失调,通过分析不同评价者间(康复医生、物理治疗师、文化教师、家长)的评价结果确定 GMFCS-ER 的评价者间信度;以 GMFM 为效标确定

GMFCS-ER 的平行效度。结果显示 GMFCS-ER 具有良好的评估者间信度（ICC 为 0.84~0.92）；6~12 岁年龄组康复医生、物理治疗师、教师间的信度（ICC 值在 0.86~0.92 之间）高于家长与他们之间的信度（ICC 值在 0.80~0.84 之间），在 12~18 岁组康复医生、物理治疗师、教师间的信度（ICC 值在 0.90~0.93 之间）与家长和他们之间的信度（ICC 值在 0.88~0.90 之间）相当。GMFCS-ER 与 GMFM 各项分值之间有良好的平行效度，Spearman 相关系数在 −0.46~−0.86 之间，12~18 岁组 GMFCS-ER 与 GMFM 的相关性高于 6~12 岁组。GMFCS-ER 具有良好的信度和效度，适用于对学龄期脑瘫患儿进行功能分级，在进行 GMFCS-ER 评价时应该充分考虑环境和个人因素的影响，可以引导家长参与到 GMFCS-ER 的评价工作中来。

（四）GMFCS 的临床应用研究

1. GMFCS 的稳定性与预测价值 在最初孩子被诊断为脑瘫时期家长最为关注的问题时"我孩子有多糟？"和"将来会走路吗？"，随着孩子长大，家长依然会存有"孩子会不会再好一些？"和"会不会退步呢？"，通过 GMFCS 分级可以简明清晰地向家长告知孩子目前的障碍程度，但是家长更为希望医生能够预测孩子将来的发育状况，已有为数不多的研究文献报道了不同 GMFCS 级别脑瘫患者的运动发育曲线，但是此类研究都是以纳入研究时的脑瘫患者最后的 GMFCS 评级作为发育结局参数进行分析，GMFCS 评级在各个年龄阶段的稳定性对于研究结果的可靠性起着重要的影响作用，另外如果 GMFCS 评级在各个年龄阶段间拥有良好的稳定性，也就表明 GMFCS 具有预测脑瘫患儿粗大运动功能结局的作用。

Wood 和 Rosenbaum 于 2000 年最早报道了 GMFCS 的稳定性，他们观察了 85 名 1~12 岁的脑瘫儿童，认为 GMFCS 分级在 1~12 岁期间具有良好的稳定性，可以有效地预测脑瘫儿童的运动发育结局，2006 年 Palisano 等基于更大样本进一步明确了 GMFCS 具有较好的稳定性，随后同为加拿大学者的 McCornick 等报道了 GMFCS 在成人脑瘫中的稳定性。Gorter 分析了 77 名小于 2 岁以内脑瘫患儿 GMFCS 评级在进入 2 岁以后的改变状况，发现 42% 对象有 1~2 级的改变，GMFCS 在小于 2 岁组的信度较低，可能是因为小婴儿脑瘫儿童原本运动发育进展幅度比较小，在此基础上难以得出准确地评级，也有可能是因为 2 岁以下年龄组 GMFCS 的描述不够清晰所致，需要在 2 岁以后重新确定 GMFCS 级别。

有关 GMFCS 稳定性的研究文献均来自加拿大脑瘫人群，且仅限于两个样本群，笔者分析了 2000 年至 2014 年在上海地区 14 家康复机构和特殊学校接受康复诊治的 202 名脑瘫患儿的 GMFCS 分级的稳定性，首次评级平均年龄为（5.1±4.2）岁，最终评级平均年龄为（10.2±3.3）岁，平均间隔时间为（5.1±2.4）年，最长间隔时间为 12.0 年。76.7% 患儿最终评级与首次评级保持一致，首次评级时患儿年龄为 1.5~2 岁组的 GMFCS 评级稳定性最低，Kappa 值为 0.78；而其他各组（2~18 岁）的 Kappa 值在 0.82~0.93 之间。证实了 GMFCS 分级在中国脑瘫患者中具有较好的稳定性，尤其在 2 岁以后稳定性更佳，有较高的概率可以预测脑瘫患儿的运动功能发育结局。

2. 脑瘫儿童粗大运动功能发育模式 随着 GMFCS 研究工作的不断推进，使得更为科学合理地描述脑瘫儿童粗大运动功能发育模式成为可能，与描述身高和体重随着年龄的增加而改变的生长发育曲线相类似，运动功能发育曲线是描述不同 GMFCS 级别脑瘫儿童的粗大运动功能发育模式。

建立 GMFCS 评级体系的加拿大研究小组采用非线性混合效应模型（nonlinear mixed-effects models）分析了 657 名脑瘫患儿的 GMFM 评估结果，成功地描绘出了 2~15 岁不同 GMFCS 级别脑瘫儿童的粗大运动发育曲线，为预测脑瘫患儿粗大运动发育提供了良好的依据，此后通过进一步的随访研究，增加了 12~21 岁阶段的测试结果发现 GMFCS Ⅲ~Ⅴ级的中重度脑瘫患儿在 6、7 岁以后粗大运动功能出现轻微下降的趋势，在 Ⅴ级的患儿中尤为显著。荷兰学者采用与加拿大小组相似的统计学分析方法，分析了 423 名 1~22 岁荷兰各地脑瘫儿童和青少年的粗大运动发育进程，证实了不同 GMFCS 级别间粗大运动发育成长着明显的差异，但是 GMFCS Ⅲ~Ⅴ级的中重度脑瘫的粗大运动功能并没有呈现下降的趋势。

笔者分析了 2000—2011 年间在上海地区 14 家康复机构和特殊学校接受康复诊治的 437 名脑瘫患

儿 GMFCS 分级和运动功能能力,采用了与上述两项研究相似的分析方法,证实了随着 GMFCS 级别的增高(运动功能障碍越严重),脑瘫患儿的运动功能发育持续时间越短,能力发展空间越窄,级别越低运动功能水平就越高,5 个级别儿童所能达到的预期运动功能平均水平分值有着明显的差异(图 5-1)。同时达到运动功能水平分值的年龄也不尽相同,Ⅰ级和Ⅱ级患儿的年龄分别为 3 岁 10 个月和 3 岁 7 个月,Ⅲ级和Ⅳ级的年龄为 2 岁 6 个月和 2 岁 5 个月,而Ⅴ级患儿仅为 11 个月。与荷兰研究相同,也没有发现GMFCS Ⅲ~Ⅴ级的中重度脑瘫的粗大运动功能有下降的趋势。与国外两项研究相比,我们上海样本中国纳入的 GMFCS Ⅰ级和Ⅱ级脑瘫患儿尽管粗大运动发育更早地进入了预期运动功能平均水平,但是最终运动发育的峰值水平较低,应该充分重视在 4 岁后轻度脑瘫患儿中积极实施具有针对性的多种康复干预手段。

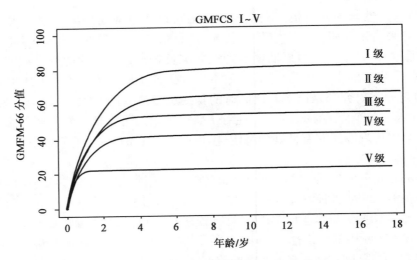

图 5-1　上海地区五个 GMFCS 级别脑瘫儿童的运动功能发育曲线
注:横轴为年龄,竖轴为 GMFM 测试分值,分值越大表明运动功能水平越佳。

　　出于伦理学考虑,参与上述 3 项研究中的脑瘫患儿都不同程度地接受各种康复干预措施,尽管年龄和级别是影响脑瘫患儿运动功能发育水平高低的重要因素,但是不能排除不同的康复服务体系以及康复技术等因素对脑瘫患儿运动发育模式的影响,不同地区经济发展差异也有可能影响脑瘫的运动功能发育进程。

　　3. **运动发育曲线在康复干预中的使用价值**　依据 GMFCS 而绘制的脑瘫患儿运动功能发育曲线,使得我们可以更为科学地判断脑瘫患儿的运动功能障碍程度,一定程度上预测脑瘫儿童将来的移动能力(GMFCS 评级在 2 岁以后具有非常高的可靠性),比如Ⅰ级患儿将来能跑步;Ⅱ级患儿可以不用辅助具步行,Ⅲ级常常会依靠拐杖或其他移动辅助具实现移动,Ⅳ级在学校或社区首选轮椅实现移动,并且取决于其他因素(譬如头部控制能力、视觉、认知水平等),大多数Ⅳ级的孩子可能能够使用手动或电动轮椅。由此我们可以根据不同级别脑瘫患儿的发育进程,设定合适的康复干预目标,如果我们知道孩子是Ⅰ级的话,由于预计孩子将来具有较好的独立运动能力,我们可以相应地减少干预,可以主要注重提高运动质量,促进更高运动技能的发展,如跑步、跳跃、上下楼梯等。如果很明显是个Ⅳ级的孩子,那么早期干预应该更多地关注坐的能力,轮椅的配置与使用,以及与之相关的其他治疗,见表 5-7。

　　需要强调的是发育曲线显示不同级别的患儿在一定年龄阶段运动功能水平发育会进入相对停滞阶段,这并不意味患儿以后就可以终止康复干预,迄今为止的脑瘫运动发育曲线研究结果都是基于 GMFM测试而建立的,GMFM 测试主要注重评价脑瘫患儿的基本粗大运动功能,如翻身、坐、走、跑、跳的能力,对于运动的质量、体能以及更高级的运动控制技能并没有被纳入测试,因此对于 GMFCSⅠ级和Ⅱ级患儿的运动功能潜在发育能力还有待于进一步评估和研究,并制定更为适合的干预措施。

表 5-7　通过粗大运动功能分级系统（GMFCS）制订 0~5 岁儿童干预目标

（患儿的认知、行为和感觉特性可能会对这些建议产生进一步的影响）

级别	能力	干预建议
	1~2 岁	
I	能坐位时自由使用双手 能转换为坐位或坐位转换为其他姿势 能爬行和扶站 能扶着家具步行 18 个月~2 岁：独自行走	给予孩子机会鼓励其在各种活动中更好地改进运动的速度、平衡性和协调性
II	能在地面保持坐位，但可能需要手支撑 能腹爬或 4 点爬 能扶站或扶着家具走几步	给予孩子机会鼓励其完成独坐、使用手爬行和完成各种姿势转换
III	能在扶持背部状态下维持坐位 能腹爬	提供合适的椅子 给予孩子机会鼓励其在地面移动，使用手支撑独自保持坐位，以及扶着物体从坐位到站立位
IV	能够控制头部位置 需要躯干支撑在地面维持坐位 维持坐位不稳定，难以从仰卧位翻至俯卧位	提供合适的椅子 提供合适的洗浴辅助设施 给予孩子机会鼓励其翻身
V	在俯卧位和坐位状态下，孩子头部和躯干不能抗重力，翻身需要成人协助	提供合适的椅子 提供合适的洗浴辅助设施 给予孩子机会鼓励其控制头部
	2~4 岁	
I	能独自行走	给予孩子机会鼓励其爬楼梯
II	在地面坐位状态下使用手时难以保持平衡 能转换为坐位或坐位转换为其他姿势 在平稳的地面能扶站 依靠爬行能来回移动 可以扶着家具移动 依靠助行器实现移动	提供助行器 给予孩子机会鼓励其独自完成站立和行走
III	在地面能保持坐位，但常常采用"W"坐 能腹爬或 4 点爬 能扶着站立和短距离移动 能借助助行器走动但需要协助其控制和改变方向	提供助行器 给予孩子机会鼓励其扶着站立和短距离移动，借助助行器走动 评估在户外使用手动轮椅以及合适的洗浴辅助设施
IV	孩子被安置好后能用手维持地面坐位 能翻身和腹爬 不能依靠 4 点爬来回移动	提供轮椅在户内外使用 提供站立架 给予孩子机会鼓励其借助手支撑保持坐位和爬行 评估使用电动轮椅与阶梯升降设备
V	没有独自移动能力	提供轮椅在户内外使用 评估使用电动轮椅与阶梯升降设备
	4~6 岁	
I	能够在社区内步行及上下楼梯	
II	坐在椅子上能自由使用双手 能坐在地上和椅子上站起来，但是可能需要通过稳定的地面使用上肢推拉 能够室内外在平整的地面上独自步行 能够借助一侧栏杆爬上楼梯	孩子已经不再需要移动设备 提供楼梯栏杆 给予孩子机会鼓励其在各种场合步行，例如凹凸不平的地面、斜坡、人群拥挤或空旷的场所

续表

级别	能力	干预建议
4~6 岁		
Ⅲ	能够坐在普通椅子上,但骨盆和躯干处需要给予支撑 借助移动设备可以步行 上楼梯可能需要成人帮助或借助双侧栏杆 在室外可能需要转运	提供有双侧栏杆的楼梯 给予孩子机会鼓励其坐上和离开不同椅子以及进出轮椅,上下街边的路缘 在户外练习使用手推轮椅
Ⅳ	能够坐在经过改装后用以控制躯干的椅子 坐上和离开椅子时需要他人帮助 可能可以在一个成人帮助或借助充分的支持装置下步行一小段距离	在合适的室内外联系使用电动或手推轮椅 给予孩子机会鼓励其实现移乘
Ⅴ	没有变化	如果合适的话可以练习使用电动轮椅

（史　惟）

参 考 文 献

［1］PALISANO R,ROSENBAUM P,WALTER S,et al. Development and reliability of a system to classify gross motor function in children with cerebral palsy［J］. Dev Med Child Neurol,1997, 39:214-223.

［2］PALISANO RJ,ROSENBAUM P,BARTLETT D,et al:Content validity of the expanded and revised Gross Motor Function Classification System［J］. Dev Med Child Neurol,2008,50:744-750.

［3］MORRIS C,GALUPPI BE,ROSENBAUM PL. Reliability of family report for the gross motor function classification system［J］. Developmental Medicine & Child Neurology,2004,46(07):455-460.

［4］GORTER JW,SLAMAN J,BARTLETT D,et al. Reliability of the gross motor function classification system expanded and revised(GMFCS-ER)when used with adolescents and young adults with cerebral palsy［J］. Dev Med Child Neurol Suppl,2011,53:42-43.

［5］史惟,王素娟,杨红,等．中文版脑瘫患儿粗大运动功能分级系统的信度和效度研究［J］. 中国循证儿科杂志,2006,1(2):122-129.

［6］SHI W,YANG H,LI C,et al. Expanded and revised gross motor function classification system: study for Chinese school children with cerebral palsy［J］. Disability & Rehabilitation,2013,36(5):403-408.

［7］WOOD E,ROSENBAUM P. The gross motor function classification system for cerebral palsy: a study of reliability and stability over time［J］. Developmental Medicine & Child Neurology, 2000,42(5):292-296.

［8］PALISANO RJ,CAMERON D,ROSENBAUM PL,et al. Stability of the gross motor function classification system［J］. Developmental Medicine & Child Neurology,2006,48(6):424-428.

［9］MCCORMICK A,BRIEN M,PLOURDE J,et al. Stability of the Gross Motor Function Classification System in adults with cerebral palsy［J］. Developmental Medicine & Child Neurology,2007,49(4):265-269.

［10］GORTER JW,KETELAAR M,ROSENBAUM P,et al. Use of the GMFCS in infants with CP: the need for reclassification at age 2 years or older［J］. Developmental Medicine & Child Neurology,2009,51(1):46-52.

［11］ROSENBAUM PL，WALTER SD，HANNA SE，et al. Prognosis for gross motor function in cerebral palsy［J］. JAMA：the journal of the American Medical Association，2002，288（11）：1357-1363.

［12］SMITS DW，GORTER JW，HANNA SE，et al. Longitudinal development of gross motor function among Dutch children and young adults with cerebral palsy：an investigation of motor growth curves［J］. Dev Med Child Neurol，2013，55：378-384.

二、脑瘫粗大运动功能测试量表（GMFM）

（一）概述

脑瘫粗大运动功能测试量表（Gross Motor Function Measure，GMFM）是 Russell 等人于 1989 年建立的用于评价脑瘫儿童粗大运动功能的工具，属于标准对照量表，能有效反映脑瘫儿童运动功能改变，是国际上公认的脑瘫粗大运动功能测试工具。1989 年发布的是包括 88 个测试项目的 GMFM-88，2000 年 Russell 等人使用 Rasch 分析法对 GMFM-88 量表重新进行了各项心理测量学分析，最后确立了 GMFM-66 项版本。中文版 GMFM-88 和 GMFM-66 量表均已被证实具有很好的信度和效度。

1. 量表的结构和评分标准　GMFM-88：GMFM-88 包括 88 个项目，每项均采用四级评分法，五个分区。

（1）A 区（卧位与翻身）：17 项，总分为 51 分。

（2）B 区（坐位）：20 项，总分为 60 分。

（3）C 区（爬与跪）：14 项，总分为 42 分。

（4）D 区（站立位）：13 项，总分为 39 分。

（5）E 区（行走与跑跳）：24 项，总分为 72 分。

2. GMFM 四级评分的总体原则

（1）0 分：没有出现动作启动迹象。

（2）1 分：开始启动动作，但只能完成整个动作的 10% 以下。

（3）2 分：能部分完成动作，可以完成整个动作的 10%~90%。

（4）3 分：可以全部完成动作。当无法确定分数时，按照较低的等级给分。

3. GMFM-88 提供五种评分结果

（1）原始分：五个分区的原始分。

（2）各分区百分比：分区原始分与各自总分相除，乘以 100%。

（3）总百分比：五个分区原始分与各自总分相除，乘以 100% 之和再除以 5。

（4）目标区分值：选定目标区原始分与各自总分相除，乘以 100% 之和再除以选定分区数百分比越高，表明儿童完成粗大运动功能项目的数量越多，相应的能力也越高。

4. GMFM-66　GMFM-66 项需要使用电脑程序（Gross Motor Ability Estimator，GMAE 软件）输入每个项目的得分，并经分析转化后得到 GMFM-66 分值。分值越高表明被测者越有可能完成项目难度高的项目，能力也就越高。

与 GMFM-88 相比 GMFM-66 具有如下特点。

（1）属于等距量表，能够更为合理、客观地反映脑瘫儿童的粗大运动发育变化。

（2）重新确立了项目难度顺序。

（3）删除 22 项不适合项目后，增加了评估的单维性。

（4）重新确定 GMFM 测定在脑瘫人群中信效度（比 GMFM-88 建立时使用的样本更大，共计 537 例）。但是 GMFM-66 不能提供各个分区的分值，因此 GMFM-88 目前依然得到广泛使用。

（二）测试要求与过程

本测试主要测定的是脑瘫儿童粗大运动能力的多少以及随时间而发生的改变,测试的是儿童完成某个项目的多少而不是完成某个动作的质量,正常的 5 岁儿童应该可以完成所有 88 项测试。

1. **测试者** 儿童治疗师或医生在经过适当的前期培训后方可进行测试,测试者必须对测试项目指导语和评分表非常熟悉,确保测试的准确性和稳定性,在正式测试之前至少应该测试两个以上儿童。

2. **测试需要时间** 评估时间大约 30~60 分钟,如果一次性完成测试比较困难,可以分成多个部分进行,在上个部分中完成的动作在下个部分中不应重复,全部测试必须在 1 周内完成。

3. **测试环境和设备** 测试房间应该足够大,保持温暖,所有需要用到的设施都应该提前准备好,对设施进行的任何改动都应该做记录,保持前后一致,卧位和翻身、坐、腹爬和 4 点爬的项目应该在垫子上完成,站立和走、跑、跳的项目应该在地板上完成(部分可以在垫子上),孩子不应穿过多的衣服。

4. **测试要求** 由于项目顺序不是难度顺序,也就是说某个分区最后的项目会比下一个分区开始的项目要难,即使下一个项目完成,也不能就此认为上一个项目就能够完成。但是为了测试便利,我们建议尽可能按照项目顺序(也就是体位顺序)进行测试,每个项目最多可以做 3 次尝试,儿童自发表现出的动作也计为 1 次,测试时可以进行语言指导和示范,必要时可以先帮助孩子完成 1 次然后测试。孩子的依从性和情绪会影响测试结果,对于孩子能通过而拒绝做的动作可以留到测试最后完成,孩子没有尝试去完成的动作均计为 0 分,多做前期观察,确保测试结果尽可能反映孩子的真正水平,任何跳过的项目均应计为 0 分。

5. **推荐常规测试过程** 与被测孩子、家长一起在测试场所交谈或游玩 3~5 分钟,安稳孩子情绪,观察孩子自发运动,询问孩子日常表现,在测试用纸上记录观察到的孩子自发运动状况,安排孩子从容易项目开始测试,以增强孩子自信心,如果孩子情绪不稳定,可以暂时中断片刻,保持孩子持续的运动兴趣是测试成功的关键点,在完成全部 88 项测试后,将每项测试结果输入 GMAE 软件制成的数据库(GMFM-88 测试结果可以手工计算)打印测试结果,解释结果(疗效分析,发育状况分析,潜在运动能力分析等)。

6. **推荐测试间隔时间**

（1）对于小于 1 岁孩子,至少 3 个月 1 次,最好每个月 1 次。

（2）1~3 岁孩子,3 个月 1 次;3~6 岁孩子,接受康复治疗孩子 3 个月 1 次,随访观察者半年 1 次。

（3）6 岁以上孩子可以 1 年 1 次。

（三）量表的心理测量学指标研究

中文版 GMFM 量表根据 1993 年 GMFM 量表英文修订版转译,由从事儿童康复的医生和物理治疗师进行翻译,从 2000 年开始经过多次校对和文字加工,这期间还参照了日文版 GMFM 量表和 2002 年出版的《粗大运动功能评估(GMFM-66 & GMFM-88)使用者手册》。

1. **基于《国际功能,残疾和健康分类(儿童和青少年版)》的脑瘫粗大运动功能测试量表的内容效度分析** 由 3 名从事 GMFM 临床评估 2 年以上的康复医生和治疗师确定 GMFM 每一项所包含的概念,在分别完成概念提取后召开小组讨论会,统一相同概念的用语,删除错误提取的概念,提取概念不一致时通过讨论决定,最终确定 GMFM 每项的包含概念。然后由两名熟悉《国际功能,残疾和健康分类(儿童和青少年版)》(Inter-national Classification of Functioning, Disability and Health for Children and Youth, ICF-CY)术语和详细分类的康复医生根据规则,通过讨论将 GMFM 量表项目与类目编码进行匹配,如果在确定类目编码意见不一致时,由第三方做出非正式决定。通过分析 GMFM 项目与 ICF-CY 类目编码关联的分布状况分析 GMFM 量表的内容效度。

结果显示 GMFM-88 测试项目分别与 27 个 3 级水平类目编码相匹配,相应地与 12 个 2 级水平类目编码匹配,这些类目均来自 b7(神经肌肉骨骼和运动有关的功能)和 d4(活动)1 级水平类目。GMFM-88 测试项目中有 86 个项目与 d4 下属的类目编码关联,其中包括 47 个项目同时与 b7 下属的类目编码关联,仅有 2 个项目只与 b7 下属的类目编码关联。另外有 16 个 GMFM 项目与 ICF-CY 新增的 1 个 2 级类目和

3 个 3 级类目编码发生了 16 次关联。

GMFM 评估内容主要集中于 ICF-CY 框架中的活动成分,尤其是活动成分中的改变和保持身体姿势以及步行和移动部分,与身体功能有关联的 GMFM 项目主要涉及手臂的支撑功能部分。

2. 中文版 GMFM 量表信度测定

(1)组内信度:由同一测试者对最初 20 例脑瘫儿童在第 1 次测试后 1 周内进行第 2 次测试。结果:GMFM-88 项,内相关系数(interclass correlation coefficient,ICC)为 0.989 8(95% 的可信区间 0.972 1~0.995 6);GMFM-66 项,ICC 为 0.966 6(95% 的可信区间 0.915 7~0.986 8)。

(2)组间信度:由不同测试者对随机选取的 20 例脑瘫儿童同时进行测试,测试过程中测试者之间不进行讨论,以免影响测试结果。结果:GMFM-88 项,ICC 为 0.987 5(95% 的可信区间 0.968 4~0.995 1);GMFM-66 项,ICC 为 0.978 2(95% 的可信区间 0.945 0~0.991 4)。

表明中文版 GMFM 量表具有良好的评估者间信度和重测信度。

3. 中文版 GMFM 量表平行效度测定　以 63 例 0~3 岁脑瘫儿童为对象,男 45 例,女 18 例,平均月龄 (19.1±8.7)个月,其中痉挛型四肢瘫 36 例、双瘫 18 例、偏瘫 6 例、手足徐动型 3 例。用 3 种粗大运动能力评估方法分别评估,在(3.9±1.8)个月后对其中 33 例初评时大于 1 岁的儿童进行复评。

3 种方法分别为:GMFM88,选取总百分比;0~6 岁儿童发育行为评估量表(简称儿心量表):选取粗大运动原始分(即大运动月龄);Peabody 粗大运动发育量表(Peabody Developmental Motor Scale-Gross Motor,PDMS-GM):选取原始分。

3 名康复医生在不了解其他 2 项结果的情况下分别进行测试,对同一患儿的三项评估尽量在 1 周内完成,不超过两周。计算 3 项评估结果之间的相关系数,见表 5-8。结果表明中文版 GMFM 量表具有良好的平行效度。

表 5-8　3 项评估结果之间的相关系数

量表	<1 岁(N=17)	1~2 岁(N=27)	2~3 岁(N=19)	复评 >1 岁(N=33)
GMFM 与 PDMS-GM	0.957 7	0.880 0	0.932 2	0.972 9
GMFM 与儿心量表	0.952 9	0.858 8	0.831 9	0.919 9

4. 中文版 GMFM 量表反应度测定　以 29 例脑瘫儿童为对象,男 23 例,女 6 例,其中痉挛型四肢瘫 15 例,双瘫 8 例,偏瘫 3 例,手足徐动型 3 例。首次评估时平均月龄(19.9±7.1)个月,最大 34 个月,最小 12 个月。

采用 GMFM 量表和 PDMS-GM 量表对每例患儿进行 3 次评估每两次评估之间的间隔时间最少 1.0 个月,最大 5.0 个月。GMFM 量表:选取粗大运动总百分比;PDMS 量表:把固定、移动和操作 3 个分区的原始分依据 GMFM 对原始分换算方法计算出 PDMS-GM 总百分比。比较 GMFM 量表和 PDMS-GM 量表的反应度,反应度用效应尺度来表达,效应尺度 =(后次得分−前次得分)/前次得分标准差。

结果显示第 1 次评估与第 2 次评估之间平均间隔(2.7±1.2)个月,第 2 次评估与第 3 次评估之间平均间隔(2.7±1.1)个月,与 PDMS-GM 相比 GMFM-88 具有较好的反应度,见表 5-9。表明中文版 GMFM 量表具有良好的反应度。

表 5-9　GMFM 和 PDMS-GM 的效应尺度

项目	间隔时间/月	GMFM	PDMS-GM
第 1 次与第 2 次之间	2.7±1.2	0.411 1	0.269 7
第 2 次与第 3 次之间	2.7±1.1	0.343 1	0.227 7
第 1 次与第 3 次之间	5.6±1.8	0.790 0	0.542 7

5. GMFM-66 在 0~3 岁脑瘫儿童粗大运动评估中的信度和效度　Russell 等人在确立 GMFM-66 时虽然使用了较大样本量(537 例),但是年龄跨度较大,2 岁以下样本只占总样本 3%,2~4 岁样本占 17%,经过

Rasch 分析后 GMFM-66 删除了许多能力值较低的测试项目,删除的 22 个项目全部集中在 A、B、C 区,尤其以能力值较低的 A 区居多,原来的 17 项中被删除了 13 项,对运动能力比较低下的脑瘫患儿的测试可能存在着不确定性,有必要重新确定 GMFM-66 在 0~3 岁脑瘫瘫儿童粗大运动评估中的信度和效度。

以 171 例 0~3 岁脑瘫儿童为对象,用 GMFM-88 项量表进行评估,获得有效样本 298 个,采用 Rasch 统计方法筛选出 GMFM-73 项,同时获得各样本的 GMFM-73 项分值,通过分析 GMFM-73 项与 GMFM-66 项分值之间相关性以及改变分值之间的相关性和相对精确度判断 GMFM-66 项在 0~3 岁脑瘫粗大运动评估中的信度和效度。结果显示 GMFM-73 项分值与 GMFM-66 项分值高度相关($r=0.984\ 8$,$P<0.001$),不同月龄和类型的脑瘫患儿 GMFM-73 项分值与 GMFM-66 项分值之间也呈高度相关($r=0.948\ 4~0.995\ 8$,$P<0.001$);在间隔(3.6 ± 1.5)个月后,GMFM-73 项的平均改变分值为 4.37 ± 4.51,GMFM-66 项的平均改变分值为 4.16 ± 4.26,两者改变分值之间呈高度相关($r=0.870\ 0$,$P<0.001$),同时 GMFM-66 项的相对精确度高于 GMFM-73 项 16%。

GMFM-66 虽然仅保留了 GMFM-88 项中为数不多的能力值较低的项目,但凭借这些项目 GMFM-66 在 0~3 岁脑瘫儿童粗大运动功能评估中依然具有很好的信效度、效应尺度和精确度,能定量地反映脑瘫儿童粗大运动功能状况和改变,适合对早期治疗的脑瘫儿童进行粗大运动评估,不必针对 0~3 岁年龄段重新建立新的 GMFM 版本。

6. GMFM-88 和 GMFM-66 两个版本反应度比较　GMFM-66 删除了 22 个项目,将原来属于顺序量表的 GMFM-88 转换为等距量表,虽然可以更加合理、客观地反映脑瘫儿童的粗大运动发育变化,缩短评估时间,但是有可能会降低反应度,所以有必要比较 GMFM-88 与 GMFM-66 之间效应尺度。

以接受过两次以上 GMFM-88 项评估脑瘫儿童为对象,共计 173 名(男 126 名,女 47 名),平均(18.04 ± 9.5)个月,最小 2 个月,最大 94 个月,在平均(3.8 ± 4.3)个月后进行了第 2 次评估,其中 112 名(64.7%)在平均(3.2 ± 2.2)个月后进行第 3 次评估。结果显示在各次评估之间 GMFM-66 项的反应度与 GMFM-88 项非常接近,效应尺度区别在 0.03~0.04 之间,见表 5-10。表明 GMFM-66 依然保持良好的反应度,同时项目的减少有利于节省评估时间。

表 5-10　GMFM-88 与 GMFM-66 效应尺度比较

项目	间隔时间/月	GMFM-66	GMFM-88
第 1 次与第 2 次之间	3.8 ± 4.3	0.29	0.26
第 2 次与第 3 次之间	3.2 ± 2.2	0.24	0.27
第 1 次与第 3 次之间	6.2 ± 3.5	0.60	0.64

7. 中文版 GMFM 量表项目难度改良及反应度和精确度研究　尽管我们验证了 GMFM-66 在小于 3 岁脑瘫患儿中的依然具有很好的心理测量学指标,但是由于 GMFM-88 中更为适宜能力较低或婴幼儿脑瘫的项目被大量删除,此外 GMFM-66 仅提供了每个纳入项目的整体难度值,没有清晰地展示每个项目评分点的难度值,给临床康复治疗师通过评估精确婴幼儿脑瘫干预目标时带来诸多不便。

史惟分析了 2001—2018 年在上海儿童康复合作群中接受儿童康复评估和干预的脑瘫患者的 GMFM 数据,包括 1 198 例脑瘫患儿,男 801 名(66.9%),女 397 名(33.1%),首次评估时平均年龄(4.5 ± 3.8)岁,最小 2 个月,最大 19 岁;其中痉挛型四肢瘫 324 例(27.0%)、痉挛型双瘫 506 例(42.2%)、痉挛型偏瘫 255 例(21.3%)、徐动型 45 例(3.8%),肌张力障碍型 40 例(3.3%),共济失调型 28 例(2.3%)。GMFCS I 级 348 例(29.0%);II 级 273 例(22.8%);III 级 213 例(26.0%);IV 级 182 例(15.2%);V 级 182 例(15.2%)。总计 3 498 次 GMFM 评估结果被纳入研究。将 GMFM-88 项目转化 GMFM-264,每项 1 个评分点(0、1)的构成。采用 Rasch 分析中的等级量表模型进行分析,把 3 498 个的 GMFM-264 测试结果与 264 个小项进行分析,生成经改良的复旦中文版 GMFM 量表项目难度顺序。采用分层随机抽样方法确定纳入反应度和精确度分析的研究对象,通过分析小于 3 岁和 3~6 岁两组各次评估结果间的 GMFM-264 与 GMFM-66 的分值差异比较两种计分方法的反应度和精确度。

Rasch 分析结果显示,GMFM-264 小项中不适合项目占总项目的比例仅为 2.3%(6/264),表明本量表中的绝大多数项目具有良好的单维性,最终形成包括 264 小项的复旦中文版 GMFM 改良项目难度顺序,在小于 3 岁组中,GMFM-264 的反应度和精确度明显高于 GMFM-66。

改良后复旦中文版 GMFM 项目难度顺序扩展了与标准化评估相结合的脑瘫患儿粗大运动干预目标制定项目池,提升了 GMFM 在脑瘫患儿尤其是婴幼儿脑瘫儿童中的反应度和精确度,为进一步推进智能化脑瘫患儿粗大功能评估与干预系统提供基础模型与数据。

（四）量表的临床应用研究

GMFM 量表目前已广泛地被应用在于脑瘫儿童的粗大运动功能评估和疗效评价等临床实践中,主要用途有:①跟踪观察脑瘫儿童的粗大运动功能的发育状况,分析和预测不同类型、不同分级脑瘫儿童粗大运动发育轨迹和结局;②指导治疗师和家长制订运动干预计划;③判断各种干预和治疗方法对脑瘫儿童粗大运动的影响,以及各种方法之间的疗效对比。④GMFM 量表和其他评价指标相结合,可以全面地分析影响运动功能的因素。下面将相关研究作举例。

1. 粗大运动发育轨迹和结局研究 Rosenbuam 等分析了 657 名 1~13 岁脑瘫儿童的 2 632 次 GMFM-66 评估结果,成功地描绘出了脑瘫儿童粗大运动分级系统(Gross Motor Function Classification System, GMFCS)5 个级别的粗大运动发育曲线,为预测脑瘫儿童粗大运动发育提供了良好的依据,有效地证明了 GMFM-66 的预测效度。

2. 运动训练疗效研究 以 5 例 GMFCS 4~5 级平均 22.6 个月的脑瘫儿童为研究对象,采用 GMFM-88 比较间歇性强化运动训练与持续性普通频率运动训练的疗效差异。结果显示对于严重的脑瘫儿童间歇性强化运动训练可能是比较优化的训练方案。

以 61 例平均 19.9 个月的脑瘫儿童为研究对象,采用 GMFM-66 比较脑瘫儿童接受治疗阶段与没有接受治疗阶段粗大运动发育的速率变化差异。结果显示运动治疗脑瘫效果显著,脑瘫儿童需要持续康复治疗才能不断提高运动发育水平。

3. 肉毒素注射疗效研究 以 10 例平均 6 岁 4 个月的脑瘫儿童为研究对象,比较痉挛型双瘫儿童在注射肉毒素后穿戴矫形器和进行 3 周石膏固定两种方法的疗效差异,用 GMFM 的 D 区和 E 区百分比、Ashworth 分值、关节活动度和步态分析等指标在注射肉毒素后 1 个月、4 个月和 12 个月对两组儿童进行评估。结果显示肉毒素能有效地降低肌张力、改善功能,而且注射后进行 3 周石膏固定的方法能使疗效更加明显和持久。

采用随机交叉对照法把 49 名脑瘫儿童分为两组,比较注射肉毒素前/后进行运动治疗的疗效差异,在治疗前进行 GMFM-88 基线评估,其中试验组在注射肉毒素 3 周后开始运动治疗,对照组先进行 6 个月运动治疗后再接受肉毒素注射,运动治疗的强度无差异,观察肉毒素注射 3 个月和 6 个月后两组儿童的 GMFM-88 的各分区百分比和总百分比改变情况。结果显示两组儿童的改变值之间无差异。

4. 外科手术疗效分析 以 3 组选择性脊神经切断术的随机对照试验为研究对象,以 GMFM-88 和 GMFM-66 为主要评价指标进行荟萃分析,结果显示选择性脊神经切断术能在一定程度上改善脑瘫儿童粗大运动功能。

以 25 例接受选择性肌松解术的脑瘫儿童为对象,从手术前 1 个月开始至手术后 12 个月间进行 8 次 GMFM-88 评估,观察手术后脑瘫儿童的功能改善情况。结果发现 GMFCS 3 级和 4 级的儿童在手术 12 个月后 GMFM-88 分值上升较为明显。

5. 肌力训练疗效分析 以 17 名成人痉挛型双瘫患者为对象,分为两组,对治疗组 10 名患者进行有计划的肌肉力量训练,结果显示治疗组患者经 10 周训练后肌力增加,步速增快,GMFM-88 总百分比上升($P<0.01$),而肌张力并没有上升,对照组则无任何改变。

6. 运动发育研究 以 226~1 047 名能行走的脑瘫儿童为对象,分析 GMFM-88 D 区和 E 区百分比与 GMFCS、PODCI 量表的各区得分、步态测定参数和耗氧量之间的关系,结果显示它们之间有良好的相关性。

Berry 等发现脑瘫儿童 GMFM 的 D 区与 E 区及两者总分与臀外展肌和膝屈肌群的肌力相关,相关系数在 0.57~0.65 之间。Tieman 等人选取了 GMFM 量表中的部分项目来评价脑瘫儿童在不同环境中的能力表现,提示临床治疗师不仅需要评价脑瘫儿童的功能,更要注重不同环境因素对能力的促进和干扰作用。

7. 智能化脑瘫粗大功能评估与干预系统　复旦大学附属儿科医院康复中心从 2001—2017 年间对 1 198 例脑瘫儿童和青少年进行的 3 500 次的功能跟踪评估,在 GMFM-88 的基础上研发了 GMFM-264,与以往各种版本的 GMFM 相比,GMFM-264 评分更为精细化,同时也更适合于婴幼儿脑瘫,GMFM-264 的反应度和精确度明显高于 GMFM-66,由于 GMFM-264 明确了 GMFM-88 每个项目的小项难度顺序,借助难度顺序表可以精确地确定脑瘫儿童和青少年的粗大运动功能"最新发展区",通过智能化手段自动生成最有可能达成的功能干预目标与干预方法。

GMAI 系统同时引进了目标达成测量目标达成评级(Goal Attainment Scaling,GAS),通过对干预目标的基线值、难易度和重要性评价,进行干预目标达成管理,有效地增强了儿童和家庭参与度,促进多学科团队协作。GMAI 系统在脑瘫粗大运动评估和干预中的优势在于适合更多年龄的脑瘫儿童和青少年,评估结果更为精确化,干预目标的选定更为明确与智能化,注重提升家长参与度。

(五) 联系方式

有关 GMAI 更多信息请关注"儿童康复评估学组"公众号或直接联系,E-mail:shiweixiyi@163.com。

(史　惟)

参 考 文 献

[1] OEFFINGER DJ,TYLKOWSKI CM,RAYENS MK,et al. Gross Motor Function Classification System and outcome tools for assessing ambulatory cerebral palsy:a multicenter study [J]. Developmental Medicine & Child Neurology,2004,46:311-319.

[2] RUSSELL D,ROSENBAUM PL,AVERY LM,et al. Gross motor function measure(GMFM-66 & GMFM-88)user's manual [M]. London:Mac Keith,2002.

[3] 史惟,廖元贵,杨红,等 . 粗大运动功能测试量表与 Peabody 粗大运动发育量表在脑性瘫痪康复疗效评估中的应用[J]. 中国康复理论与实践杂志,2004,10:423-424.

[4] 史惟,朱默,翟淳,等 . 基于 ICF-CY 的脑瘫粗大运动功能测试量表内容效度分析[J]. 中国康复理论与实践杂志,2013,19(1):13-18.

[5] SHI W,WANG SJ,LIAO YG,et al. Reliability and validity of the GMFM-66 in 0-to3-year-old children with cerebral palsy [J]. Am J Phys Med Rehabil,2006,85:141-147.

[6] 史惟,王素娟,徐秀娟,等 . 三种粗大运动评估方法在婴幼儿脑瘫中的应用研究[J]. 中国儿童保健杂志,2004,12(3):223-225.

[7] 史惟,廖元贵,王素娟,等 . 粗大运动功能测试量表 66 项的反应度和精确度研究[J]. 中国康复理论与实践杂志,2005,11(10):838-834.

[8] 史惟 . 中文版脑瘫粗大运动功能测试量表项目难度改良及反应度和精确度研究[J]. 中国循证儿科杂志,2018,13(2):81-87.

[9] ROSENBAUM PL,WALTER SD,HANNA SE,et al. Prognosis for Gross Motor Function in Cerebral Palsy:Creation of Motor Development Curves [J]. JAMA,2002,288:1357-1363.

[10] HANNA SE,ROSENBAUM PL,BARTLETT DJ,et al. Stability and decline in gross motor function among children and youth with cerebral palsy aged 2 to 21 years [J]. Developmental Medicine & Child Neurology,2009,51(4):295-302.

[11] 史惟,施炳培,廖元贵,等 . 运动发育推拿法治疗脑瘫[J]. 中国康复杂志,2004,19(6):

351.

[12] KONDO I,HOSOKAWA K,IWATA M,et al. Effectiveness of selective muscle-release surgery for children with cerebral palsy:longitudinal and stratified analysis [J]. Developmental Medicine & Child Neurology,2004,46:540-547.

[13] BERRY ET,GIULIANI CA,DAMIANO DL. Intrasession and Intersession Reliability of Handheld Dynamometry in Children with Cerebral Palsy [J]. Pediatric Physical Therapy,2004,16:191-198.

[14] TIEMAN BL,PALISANO RJ,GRACELY EJ,et al. Gross Motor Capability and Performance of Mobility in Children With Cerebral Palsy:A Comparison Across Home,School,and Outdoors/Community Settings [J]. Physical Therapy,2004,84:419-429.

[15] ANDERSSON C,GROOTEN W,HELLSTEN M,et al. Adult with cerebral palsy:walking ability after progressive strength training [J]. Developmental Medicine & Child Neurology,2003,45:220-228.

脑瘫粗大运动功能测试量表（GMFM）

A. 卧位与翻身

1. 仰卧位：头正中位：在四肢保持对称的情况下旋转头部

0　头不能维持于中线
1　头能维持于中线 1~3 秒
2　头能维持在中线，转头时四肢不对称
3　完成

位置：头位于中线，有可能的话手臂放松且对称放置
方法：引导孩子的头从一侧转向另一侧，或跟随物体从一侧转至另一侧。孩子能在引导下保持手臂不动，或者可以在小孩尽力去得到物体的时候，观察其上肢运动是否对称

2. 仰卧位：双手调整到中位，手指相接触

0　双手没有向中线移动
1　双手开始时向中线移动
2　手能放在身体前面，但不能手指相对
3　完成

位置：头位于中线且手臂放松。
方法：引导孩子将手放在一起或模仿你的示范，较小的孩子常常会将手自发地放在一起，尤其是在关注玩具的时候。"手指相对"指孩子必须保持两手在一起足够长的时间，从而显示出有一只手或双手指尖的接触（可以是一个手指碰到另一只手，但不能是两个拳头的短暂接触）

3. 仰卧位：抬头 45°

0　颈部没有屈曲
1　颈部有屈曲，但不抬头，抬不起来
2　抬头小于 45°
3　完成

位置：头位于中线
方法：试用孩子感兴趣的玩具来吸引他们，当他们把注意力放在玩具上时，渐渐地将玩具朝他们脚的方向移动并离开他们的视线，希望他们为追逐玩具而抬头。也可以假装抱孩子期望他能抬头

4. 仰卧位：右侧髋、膝关节能在全关节范围内屈曲

0　右侧髋、膝关节没有屈曲
1　右侧髋、膝关节有屈曲
2　局部屈曲右髋、膝关节
3　完成

位置：头位于中线、腿舒适地伸展
方法：要求大年龄孩子其将膝尽量靠近胸部。小年龄孩子在玩耍中自然地完成，指导者拿一只有趣的玩具放在一只或 2 只脚上从而诱导小年龄孩子屈髋或膝。全关节范围是指膝触及胸，大腿触及小腿

5. 仰卧位：左侧髋、膝关节能在全关节范围内屈曲

0　左侧髋、膝关节没有屈曲
1　左侧髋、膝关节有屈曲
2　局部屈曲左髋、膝关节
3　完成

同 4

A. 卧位与翻身

6. 仰卧位:右上肢过中线抓玩具

0　没有像中线移动的迹象
1　开始伸手向中线移动
2　伸出右臂、但手不能过中线
3　完成

位置: 头位于中线、手臂放松(只要双手不过中线,在中线上或任何位置都可)玩具放置胸部水平使孩子容易得到且又离胸部足够远、引导孩子手伸向空中取物。

方法: 要求孩子去拿放在中线位的一个小玩具,然后逐渐把玩具向孩子左侧移动以使孩子的右手越过中线,玩具的位置视孩子的能力而定

7. 仰卧位:左上肢过中线抓玩具

0　没有像中线移动的迹象
1　开始伸手向中线移动
2　伸出左臂、但手不能过中线
3　完成

同 6

8. 仰卧位:向右翻身成俯卧位

0　没有翻身的迹象
1　开始翻
2　部分翻、不成俯卧
3　完成

位置: 头位于中线、手臂和下肢舒适地放松

方法: 大年龄孩子简单地要求翻身至俯卧,小年龄孩子经常会向玩具方向翻身。如果孩子完全翻身至俯卧、但右手臂仍压在下面、可以给予3分

9. 仰卧位:向左翻身成俯卧位

0　没有翻身的迹象
1　开始翻
2　部分翻,不成俯卧
3　完成

同 8

10. 俯卧位:竖直抬头

0　没有抬头的迹象
1　开始抬头、但下颌不能离垫
2　抬头、下颌能离垫、头不能竖起
3　完成

位置: 头在垫子上、手臂、腿舒适地放置(腹部、骨盆需与垫子接触)头可以面朝下或转向一边

方法: 大孩子可要求其头抬并朝前看。小孩子可以在他们面前放一些玩具或叫他的名字来吸引他们。并不要求头位于正中线

11. 肘支撑成俯卧位:头抬高,肘部伸展,胸部离开床面

0　没有抬头迹象
1　抬头、下颌不能离垫
2　抬头、没有竖起、前臂承重
3　完成

位置: 俯卧位手臂放在前臂可以承重的位置上,如果觉得可能抬头有困难,就必须让孩子头放在垫子上。腿舒适地伸展

方法: 鼓励孩子抬头至垂直位并伸手臂。大孩子可以对言语的要求或示范有反应。小孩子则更喜欢在对他面前举起并逐渐抬高的玩具,看有无反应

12. 肘支撑俯卧位:右肘支撑躯体,朝前完全伸展左臂

0　右前臂没有支撑体重的迹象
1　右前臂承重、左臂不支撑,但没有向前伸展
2　右前臂承重、左臂部分向前伸展
3　完成

位置: 头可以处于任何位置、手臂放在可以前臂负重的位置、腿舒适地伸展

方法: 在孩子面前约一手臂长度的地方放一个玩具大约在视线水平鼓励其伸出左臂离开垫子向前取玩具。完全伸展是指肘部完全伸展且肩向前臂屈曲

13. 肘支撑俯卧位:左肘支撑躯体,朝前完全伸右手

0　左前臂没有支撑体重的迹象
1　左前臂承重、右臂不支撑,但没有向前伸展
2　左前臂承重、右臂部分向前伸展
3　完成

同 12

14. 俯卧位:向右翻身成仰卧位

0　没有翻身的迹象
1　开始有翻身
2　部分向仰卧位翻身
3　完成

位置: 俯卧位,手臂、舒适地放置最好头向下

方法: 鼓励孩子在要求或示范下向右翻至仰卧。小孩子可能朝着玩具或照养者翻身。不可以通过摆放手臂使孩子不用抬头只需轻轻用力即可翻至仰卧位,例如右臂屈曲在头下面。虽然下肢保持交叉但能完全翻身可以给3分

A. 卧位与翻身

15. 俯卧位:向左翻身成仰卧位

0 没有翻身的迹象
1 开始有翻身
2 部分向仰卧位翻身
3 完成

同 14

16. 俯卧位:使用四肢向右侧旋转 90 度

0 没有向右旋转的迹象
1 开始用肢体向右旋转
2 用四肢向右旋转 <90°
3 完成

位置:孩子舒适地俯卧位、头朝下
方法:放一个玩具在孩子右面并鼓励其旋转。如果你期望孩子能转动 90°，则玩具应放在 90° 以外处。此时一些孩子会部分旋转后伸右手来够玩具这种情况可以认为是已完成动作。如孩子通过爬或翻身来完成此测试的话，可以在开始阶段将玩具放在孩子的右边，通过逐渐移动玩具引导孩子完成

17. 俯卧位:使用四肢向左侧旋转 90 度

0 没有向右旋转的迹象
1 开始用肢体向左旋转
2 用四肢向左旋转 <90°
3 完成

同 16

B. 坐位

18. 仰卧位:检查者握孩子双手,拉自己到坐位,头部控制好(头与脊柱成直线或稍向前倾)

0 拉到坐位时,头不能控制
1 拉到坐位时,头部有控制的迹象
2 拉到坐位时,头能控制部分时间
3 完成

位置:仰卧位,头放于中线、手臂和腿自然伸展
方法:检查者的位置应给予孩子坐起所需足够的空间、同时能安全地抓住孩子的手。测试孩子时检查者可以位于其一边,但测试大孩子时需要骑跨在他们的腿上方(小心不能固定他们的腿)

19. 仰卧位:向右侧翻身,坐起

0 没有向右翻身坐起的迹象(先成俯卧然后坐起不给分)
1 向右侧翻,开始有坐起的动作
2 向右侧翻,部分坐起
3 完成

位置:仰卧位,头放至中线、手臂、腿舒适伸展
方法:指导孩子先翻至右侧然后坐,对于那些已经用这种方法来坐的孩子来说,这个很容易明白,但对于那些不用这种方法去坐的孩子来说,需要更多的解释

20. 仰卧位:向左侧翻身,坐起

0 没有向左翻身坐起的迹象(先成俯卧然后坐起不给分)
1 向左侧翻,开始有坐起的动作
2 向左侧翻,部分坐起
3 完成

同 19

21. 坐于垫子上:检查者支撑孩子胸部,头部竖直保持 3 秒

0 头部没有抬起的迹象
1 开始有抬头的迹象
2 抬头但不能竖直维持 3 秒
3 完成(头部到垂直位并维持 3 秒)

位置:孩子位于任何舒适的坐位、头屈曲向前
方法:检查者位于孩子后面、将双手放于孩子胸部、另一人在孩子前面举着一个玩具在孩子眼睛水平。如果只有一个人的话可以用一面墙镜来帮助引起孩子的注意

22. 坐于垫子上:检查者支撑孩子胸部,头正中位保持 10 秒

0 没有抬头的迹象
1 开始抬头,但不在中线
2 头抬起位于中线,保持小于 10 秒
3 完成

位置:孩子位于任何舒适的坐位、头屈曲向前
方法:指导孩子抬头向前看玩具,希望孩子抬头位于中线、"中线"是指"头位于中间"。也就是说矢状面和额状面都垂直

B. 坐位

23. 用上肢支撑坐于垫子上,保持 5 秒

0　手臂不能支撑

1　保持小于 1 秒

2　保持 1~4 秒

3　完成

位置: 孩子坐垫子上,可以取任何舒适位,手臂放于最有利支撑的地方。包括前面、旁边或放在身体上,如大腿上。孩子也可以用一个手臂支撑或一手放在另一手臂上

方法: 检查者位于能使孩子表现最好的地方,对于较小的或较重的孩子,检查者可以站在孩子的后面,另一个人能在前面鼓励孩子、孩子面对一面镜子也是所帮助的。对于大孩子可以简单地要求其保持姿势达到要求的时间

24. 坐于垫子上:没有上肢支撑保持坐位 3 秒

0　不能保持坐位,除非手臂支撑

1　单个手臂支撑下保持坐位

2　没有上肢支撑保持坐位小于 3 秒

3　完成

位置: 舒适地坐在垫子上、手臂任意放置

方法: 检查者可以位于孩子前面或后面。在开始时用手臂支撑、随后依据动作要求或示范抬起一个或双手。小孩子可以开始手臂支撑、然后诱导其为得到他们前面举着的玩具而抬起一个或双手臂,或通过游戏如:拍手,来抬起双手。"手臂放松"是指手臂不会因为要达到或保持坐位而承重

25. 坐于垫子上:前面放置小玩具,身体前倾触摸玩具,没有上肢支撑返回直立坐位

0　没有向前倾的迹象

1　倾向前,但不返回

2　倾向前,触摸玩具,在手臂支持下回到直立坐位

3　完成

位置: 舒适地坐在垫子上、手的位置可以根据孩子能力而变化但孩子需能稳定于坐位从而完成该测试

方法: 使玩具离开孩子足够远以致需倾斜向前触摸。这将取决于许多因素(如最初坐的位置、伸臂的运动范围等)。可允许至少 1 次尝试来判断玩具是否在孩子前倾够得着的地方。对于较小的孩子,可用较大的玩具,使其双手均不承重

26. 坐于垫子上:触摸右后方 45° 放置的玩具,返回开始姿势

0　没有触摸玩具的迹象

1　开始伸手,但不达到后面

2　伸到后面,但没有触及玩具或没有回到原地(手伸到大转子外)

3　完成

位置: 孩子舒适坐在垫子(包括 W 坐)手臂的位置可以变化、但孩子必需能够坐稳尝试该题

方法: 在孩子右边后方 45° 处放置玩具,距离等于孩伸出手臂触其臂部的长度。检查者尽量在他右面放置玩具来引起他注意、然后将其放于大概的位置、引诱孩子得到它、使注意力在玩具上是很重要的

27. 坐于垫子上:触摸左后方 45° 放置的玩具,返回开始姿势

0　没有触摸玩具的迹象

1　开始伸手,但不达到后面

2　伸到后面,但没有触及玩具或没有回到原地(手伸到大转子外)

3　完成

同 26

28. 右侧横坐:没有上肢支持保持 5 秒

0　不能保持右侧横坐

1　右侧横坐、双手支持 5 秒(肘部必须离开垫子)

2　右侧横坐、右臂支持 5 秒(肘部必须离开垫子)

3　完成

位置: 孩子右侧横坐于垫子、开始时可以双臂支撑、然后右手臂支撑或双臂放松

方法: 指导孩子抬起左臂或双臂。一旦你确定其达到了 3 种之一的姿势时就计时 5 秒,如果孩子不能保持姿势 5 秒,则尝试在低一级水平计 5 秒

29. 左侧横坐:没有上肢支持保持 5 秒

0　不能保持左侧横坐

1　左侧横坐、双手支持 5 秒(肘部必须离开垫子)

2　左侧横坐、左臂支持 5 秒(肘部必须离开垫子)

3　完成

同 28

30. 坐于垫子上:有控制地降低身体成俯卧位

0　没有在控制下降低身体至俯卧位的迹象

1　有在控制下降低身体至俯卧位的迹象

2　降低身体至俯卧位,但有碰撞(失去控制的动作)

3　完成

位置: 舒适地坐在垫子上

方法: 引诱孩子在控制下将他们的手臂放低。"控制下"暗示动作是规则的或有方向性的。可以简单地要求大孩子趴着躺下。"碰撞"不包括突然摔下,然后翻到俯卧位

B. 坐位

31. 足向前坐于垫子上：身体向右侧旋转成 4 点支撑位
0　没有转成 4 点位的迹象
1　开始有向右转成 4 点位的动作出现
2　部分完成向右翻成 4 点位
3　完成

位置：坐在垫子上、腿舒适地放在前面（不允许 W 坐）
方法：这些孩子通过不同的右侧横坐位转换到 4 点跪位，或者先向前移动然后向右转越过右腿变成 4 点跪位。希望他们可以通过上臂承重的方式来完成这项任务，他们先是用前臂承重后伸直肘部还是直接就用双手承重并不重要，但不可以先转到俯卧位再转成四点位

32. 足向前坐于垫子上：身体向左侧旋转成 4 点支撑位
0　没有转成 4 点位的迹象
1　开始有向左转成 4 点位的动作出现
2　部分完成向左翻成 4 点位
3　完成

同 31

33. 坐于垫子上：不使用上肢帮助旋转 90°
0　没有开始旋转的迹象
1　开始旋转
2　靠手臂帮助旋转 90°
3　完成

位置：孩子可以以任何姿势坐在垫子上
方法：指导孩子向左或右旋转（任何方向都可以）。孩子可在追逐玩具中旋转、像在俯卧位旋转一样。将玩具置于 90° 以外但仍在他们的视线之中，不幸的是许多孩子将呈 4 点位而不是旋转

34. 坐于凳上：上肢及双足不支撑保持 10 秒
0　不能在凳子上保持坐姿
1　保持，手臂支撑，脚支撑 10 秒（坐于凳子）
2　保持，手臂放松，脚支撑 10 秒（坐于凳子）
3　完成（坐于椅子）

位置：孩子位于凳子上、膝盖在边缘、脚悬空、手臂的姿势和脚的支撑能力而定
方法：放置孩子在大凳子上（脚悬着无支撑），如果达到坐稳则要求孩子抬起手臂而达到手臂放松的姿势，当孩子呈现（手臂放松）之前或之后，记时 10 秒

35. 站立位：落坐小凳子
0　没有坐上小凳子的迹象
1　开始坐凳子（有上凳子的企图）
2　部分坐上凳子
3　完成

位置：孩子站在小凳前、面朝小凳或背朝或平行。可以无支撑或用 1~2 只手抓住凳子,但躯体不能靠凳子
方法：希望孩子以任何方式坐到凳子上，可以爬至凳子上并转身或可以下蹲至坐位，大孩子可以在语言的指导下坐到凳子上，小孩子可能对动作示范反应更好，或者用玩具鼓励小孩子坐到凳子上会更好

36. 从地面：坐落小凳子
0　没有坐上小凳子的迹象
1　开始坐凳子（有上凳子的企图）
2　部分坐凳子（靠凳子站立或以凳子为支撑基本达到站立位）
3　完成

位置：孩子可以面朝凳子。开始的姿势可以包括在地板上卧、坐、4 点位或跪位等任何姿势，但是除外站立位。
方法：和 35 不同，本项测试试图证明孩子是否能从地板上坐起来坐到小凳子上和 35 一样孩子可以选择任何方式坐到小凳子上

37. 从地面：落坐大椅子
0　没有坐上大凳子的迹象
1　开始坐凳子（有上凳子的企图）
2　部分坐凳子（靠凳子站立或以凳子为支撑基本达到站立位）
3　完成

位置：把孩子放置在大凳子前的地板上。"在地板上"指不包括站的任何姿势、它包括躺、坐、4 点位或跪
方法：孩子是否能从地板起来而坐在大凳子上，与 35、36 一样，孩子可以选择任何方式，要求孩子爬到凳子上。在凳子上可以采取任何坐姿

C. 爬与跪

38. 俯卧位：向前方腹爬 1.8m
0　没有匍匐向前的迹象
1　匍匐向前小于 0.6m
2　匍匐向前 0.6~1.5m
3　完成

位置：孩子舒适地俯卧在一块 2.4m 垫子的一头
方法：指导孩子腹部贴地,靠手臂及腿向前移。放置一件玩具在垫子上,从而为孩子提供一个爬的目标,玩具应该放在 1.8m 以外以免使孩子没爬到 1.8m 就能抓到它,用孩子身体的某一部分来判断其移动的距离。建立一个低的通道可以阻止小孩子使用 4 点爬来完成此项测试

C. 爬与跪

39. 4点支持位：用手与膝支撑身体10秒

0　手和膝不能持续承重
1　手和膝能承重，维持<3秒(有企图保持姿势现象)
2　手和膝能承重，维持3~9秒
3　完成

位置：孩子舒适地在垫子上呈4点位，头、躯干和骨盆必须离开垫子，也不能放在小腿上

方法：指导孩子保持姿势来达到所要求的时间。用玩具吸引他们的注意力，有助于完成测试

40. 四点位：不用上肢支撑成坐位

0　没有坐的迹象
1　开始尝试成坐位
2　成坐位、但需手臂支撑(有1~2个手臂支撑)
3　完成

位置：将孩子舒适地置于4点位，放在垫子上(孩子必须能够保持4点位)

方法：指导孩子去坐。孩子在自己尝试前的过渡期中需要示范或身体的帮助

41. 俯卧位：成4点位，手和膝承重

0　没有成4点位的迹象
1　开始有成4点位的动作(<10%)
2　部分成4点位(10%~90%)
3　完成

位置：孩子放在垫子上、舒适地俯卧

方法：指导孩子摆出4点位，记住4点位的排列可能多种多样，小孩子经常会自发地转成4点位，其他孩子可能需要用语言鼓励或用玩具逐步引导来转成4点位

42. 四点位：右上肢向前伸出，手的位置高于肩部

0　右手臂没有伸出向前的迹象
1　右手臂开始向前伸出(<10%)
2　右手臂部分向前伸出(10%~90%)
3　完成

位置：孩子在垫子上、舒适地位于4点位、孩子必须保持四点位并尝试该题

方法：可以简单要求大孩子伸出右手向前在肩水平之上、许多孩子需要鼓励其向前伸向治疗者的手或玩具。当要求孩子伸展右臂向前达到肩水平以上时，必须在适当的高度放置玩具

43. 4点位：左上肢向前伸出，手的位置高于肩部

0　左手臂没有向前伸出的迹象
1　左手臂开始向前伸出(<10%)
2　左手臂部分向前伸出(10%~90%)
3　完成

同42

44. 四点位：向前四点爬或蛙跳1.8m

0　没有向前膝手爬或蛙跳的迹象
1　向前四点爬或蛙跳<0.6m
2　向前四点爬或蛙跳0.6~1.5m
3　完成

位置：将孩子放于2.4m的垫子一端，呈4点位，孩子至少能保持4点位片刻

方法：指导孩子用手和膝朝前爬或移动至垫子的另一端，"爬"是指用手、膝移动。可以不交替。"蛙跳"是指"突然地移动"可以包括"兔子跳"。可以用玩具逐步诱导孩子接近目标

45. 4点位：向前交替性4点爬1.8m

0　没有向前交替性4点爬的迹象
1　向前交替4点爬<0.6m
2　向前交替4点爬0.6~1.5m
3　完成

位置：令孩子成4点位放在2.4m的垫子的一端。孩子必须能够维持4点位

方法：指导孩子向前交互爬至尽头。"交替爬"是指当手和膝向前移动时为双手臂及腿的交替运动。这些交替运动不需要很协调。但不能蛙跳

46. 4点位：用手和膝/脚爬上4级台阶

0　没有爬台阶的迹象
1　用手和膝/脚爬1级
2　用手和膝/脚爬2~3级
3　完成

位置：4点位。4~6级标准尺寸(18cm高)的台阶，也可以从站立位开始

方法：指导孩子向上爬，孩子可通过示范或进一步用玩具来引发。检查者应该在孩子后面从而减少摔下受伤的可能。向上移动时孩子向后坐下是不可以的。双手臂和腿必须达到第4级才能得3分

47. 4点位：用手和膝/脚退着爬下4级台阶

0　没有退着爬下楼梯的迹象
1　退着爬下1级
2　退着爬下2~3级
3　完成

位置：孩子取4点位，放在4~6级楼梯的顶端

方法：指导孩子一步一格向下爬。采用腹爬和4点爬的方式均可

C. 爬与跪

48. 坐垫子上:先使用上肢帮助孩子成高跪位,然后不用上肢支撑保持 10 秒

0　当被放置在高跪位时,孩子不能抓着凳子维持该姿势

1　当被放置在高跪位时,孩子能抓着凳子维持 10 秒(开始位置:把孩子放置在高跪位并抓住凳子)

2　孩子抓着凳子成高跪位并维持 10 秒(开始位置:坐于垫子,前面放凳子)

3　完成(从垫上的任何坐姿开始)

位置:各级评分的开始位置均不相同

方法:需要先做几次测试来了解孩子是否能够从坐位到高跪以及是否需要使用凳子。指导孩子通过手臂协助来完成高跪位。在凳子上放置玩具有助于达到测试要求的时间。臀部与小腿或垫子相接触是不标准的

49. 高跪位:先使用上肢帮助成右膝半跪位,然后不用上肢支撑保持 10 秒

0　当被放置在半跪位置,孩子不能抓着凳子维持该姿势

1　当被放置在半跪位置,孩子能抓着凳子维持 10 秒(开始位置:把孩子放置在右膝半跪位并抓住凳子)

2　孩子抓着凳子成半跪位置,并维持 10 秒(开始位置:跪于垫子,前面放置凳子)

3　完成(开始位置:在垫子上成高跪位)

位置:各级评分的开始位置均不相同

方法:需要先做几次测试来了解孩子是否能够从高跪位到右膝半跪以及是否需要使用凳子。半跪是指重量位于一个膝和对面的脚上、当臀部接触小腿或垫子是不标准

50. 跪立位:先使用上肢帮助成左膝半跪位,然后不用上肢支撑保持 10 秒

0　当被放置在半跪位置,孩子不能抓着凳子维持该姿势

1　当被放置在半跪位置,孩子能抓着凳子维持 10 秒(开始位置:把孩子放置在左膝半跪位并抓住凳子)

2　孩子抓着凳子成半跪位置,并维持 10 秒(开始位置:跪于垫子,前面放置凳子)

3　完成(开始位置:在垫子上成高跪位)

同 49

51. 高跪位:不用上肢支撑向前跪走 10 步

0　没有跪着向前走的迹象

1　需两手拉着向前跪走 10 步(可以使用本测试中任何器械用来抓握,如小凳子或者平行杆,但不可以拉着人跪走)

2　需单手拉着向前跪走 10 步

3　完成

位置:令孩子跪在垫子上

方法:指导孩子用膝盖向前至少走 10 步、向前一步是指一条腿从离开地板到与之接触的整个运动

D. 站立位

52. 地面:抓着大凳子拉自己站起

0　不能

1　完成 10%

2　完成 10%~90%

3　完成

位置:孩子位于大凳子前的垫子上,可以是除了站立以外的任何姿势

方法:指导孩子拉着凳子自己站起来。可以使用示范、言语鼓励、玩具诱导等方法。主要测试孩子拉着站起来的能力而不是站的质量

53. 站立:不用上肢支持保持 3 秒

0　不能抓着凳子等维持站立

1　两手抓着,维持站立位 3 秒(可以前臂靠器械或部分躯体碰到器械)

2　一手抓着,维持站立位 3 秒(除了单手以外躯体任何部分不能靠器械)

3　完成

位置:孩子舒适地站立在地板上(不同姿势开始)

方法:指导孩子脱离任何支持保持站立,手臂放开达 3 秒即可得 3 分

D.　站立位

54. 站立：单手抓住大凳子，抬起右脚，保持 3 秒

0　右脚没有抬起的迹象

1　两手支持，抬起右脚 <3 秒（开始位置：两手拉着凳子）

2　两手支持，抬起右脚达到 3 秒（开始位置：两手拉着凳子）

3　完成

位置：孩子位于凳子的旁边，站在地上而不是垫子上，拉着大凳子。面对凳子（不同姿势开始）

方法：孩子是否开始时能用一只手或两只手抓住凳子、抬起的腿必须完全靠近地板。孩子也可以通过站在一件玩具上也可穿裤子使其抬腿。前臂可以靠器械。

55. 站立：单手抓住椅子，抬起左脚，保持 3 秒

0　左脚没有抬起的迹象

1　两手支持，抬起左脚 <3 秒（开始位置：两手拉着凳子）

2　两手支持，抬起左脚达 3 秒（开始位置：两手拉着凳子）

3　完成

同 55

56. 站立：不用上肢支持保持 20 秒

0　手臂不支撑时不能保持站立

1　手臂不支撑，维持站立位 <3 秒

2　手臂不支撑，维持站立位 3~19 秒

3　完成

位置：孩子舒适地站立在地板上而不是垫子上，可以有支持或没有支持

方法：此题主要观察孩子站立的时间。孩子可以调节他们的姿势。但不可以向任何方向跨步，可以使用言语鼓励或玩具诱导的方法使孩子维持站立位

57. 站立：抬起左脚，不用上肢支持保持 10 秒

0　手臂不支撑时不抬左脚

1　手臂不支撑，抬左脚 <3 秒

2　手臂不支撑，抬左脚 3~9 秒

3　完成

位置：孩子站立在地板上，手臂不支撑

方法：指导孩子抬起左脚离开地面，用右腿站立保持 10 秒。可以使用垫子以减少摔伤的可能，但是这样会增加此项测试的难度

58. 站立：抬起右脚，不用上肢支持保持 10 秒

0　手臂不支撑时不抬右脚

1　手臂不支撑，抬右脚 <3 秒

2　手臂不支撑，抬右脚 3~9 秒

3　完成

同 57

59. 坐在小凳子上：不用上肢帮助站起

0　没有站起的迹象

1　开始有站起的动作

2　上肢支持在凳子上站起来（达到站立位时手要放开）

3　完成（在姿势转换过程中不能有手/臂的帮助）

位置：孩子坐在小凳子上、小凳子高度合适、孩子做着时、脚可以平放在地板上，膝盖屈曲 90°

方法：指导孩子站起、用一玩具放在前面的桌上来鼓励他们站起来，而不是趴向地板上

60. 高跪位：通过右侧半跪位站起，不用上肢帮助

0　没有站的迹象

1　开始有站的动作

2　上肢支持下站起来（可以不使用半跪位）

3　完成（手臂不能放在垫子或身体上进行协助，在从高跪到站立的转换过程中必须使用半跪位）

位置：使孩子舒适地跪于垫子上，手臂不承重

方法：指导孩子从高跪位为站位，不用任何外来支撑如家具或地板。可能需要示范。可以通过几次预试观察孩子是否需要使用手臂，或者观察在从高跪位到站立的过程中是否使用半跪位

61. 高跪位：通过左侧半跪位站起，不用上肢帮助

0　没有站的迹象

1　开始有站的动作

2　上肢支持下站起来（可以不使用半跪位）

3　完成（手臂不能放在垫子或身体上进行协助，在从高跪到站立的转换过程中必须使用半跪位）

同 60

D. 站立位

62. 站立位:有控制地降低身体坐到地面,不用上肢帮助

0　拉着器械不能降低身体到地面

1　能够降低身体到地面,但是有撞击(中途失去控制)

2　在手臂帮助下或者拉着器械降低身体坐到地面(手臂可以用来维持平衡或者撑在地面或身体上)

3　完成(运动有规律,有方向性)

位置: 孩子舒适地站在地板上或者垫子上,孩子必须能够在手臂不支撑情况下站立

方法: 指导孩子降低身体坐到地板上,可以包括任何坐的姿势。可能需要几次预试来判断孩子是否需要手臂的帮助或者抓着器械。坐下后可以抓住任何器械

63. 站立位:到蹲位,不用上肢帮助

0　没有蹲的迹象

1　开始有蹲的动作(可以依靠手臂或器械帮助)

2　在手臂帮助下或者拉着东西蹲(手臂可以用来维持平衡或者撑在地面或身体上)

3　完成

位置: 站立在地板上或者垫子上。孩子必须能够在手臂不支撑情况下站立

方法: 指导孩子降低身体蹲下来,"蹲"是指接近地面的蜷或弯膝坐在脚后跟上。可能需要几次预测试来判断孩子是否需要手臂的帮助或者需要抓着器械

64. 站立位:不用上肢帮助,从地面拾物在返回站立位

0　不从地面上拾物

1　开始从地面上拾物(可以依靠器械帮助)

2　手臂支持,从地面上拾物

3　完成

位置: 站立,手臂不支持

方法: 在孩子面前的地上放一个小玩具,指导孩子拾起玩具并重新站立。可能需要几次预测试来判断孩子是否需要手臂的帮助或者需要抓着器械

E. 行走、跑、跳

65. 站立:两手扶大长凳,向右侧横走5步

0　不走

1　向右横走<1步

2　向右横走1~4步

3　完成

位置: 孩子面对大凳子站立并用双手抓住。臂腿承重,可用栏杆替代

方法: 允许孩子稍转身但必须横向跨步

66. 站立:两手扶大长凳,向左侧横走5步

0　不走

1　向左横走<1步

2　向走横走1~4步

3　完成

同65

67. 站立:牵两手向前走10步

0　不走

1　向前走<3步

2　向前走3~9步

3　完成

位置: 面对面站着、孩子扶住检查者双手,检查者在前面提供支持但绝大部分承重靠孩子自己

方法: 指导孩子尽可能地向前走,直至10步。行走应连续,可以有1~2秒的停顿,但不可以更长

68. 站立:牵单手向前走10步

0　不走

1　向前走<3步

2　向前走3~9步

3　完成

位置: 孩子站着、一只手扶住检查者,检查者在孩子前面或旁边

方法: 行走应连续,可有1~2秒的停顿,但不可以更长

69. 站立:向前走10步

0　不走

1　向前走<3步

2　向前走3~9步

3　完成

位置: 孩子必须能独立站立

方法: 指导孩子尽可能向前走至10步。脚步需连贯,之间可有1~2秒的停顿,但过长则考虑终止评估

E. 行走、跑、跳

70. 站立：向前走 10 步，停止，转 180 度，返回

0　向前走 10 步，停止会摔倒

1　向前走 10 步，停下，没有开始转身

2　前走 10 步，停下，转身小于 180°

3　完成

位置：站立

方法：强调顺序、孩子需先停后转身。3 分强调转身 180° 和再开始返回，返回后不必计算步数。

71. 站立：后退 10 步

0　不后退

1　后退 3 步

2　后退 3~9 步

3　完成

位置：站立

方法：指导孩子尽可能向后退至 10 步。后退时步子的大小并不重要、步子必须连贯、可有 1~2 秒的停顿。但过长则要考虑终止评估

72. 站立：两手提大物向前走 10 步

0　拿大物，不走

1　单手拿小物走 10 步

2　双手拿小物走 10 步

3　完成

位置：站立

方法：大物体必须用两只手才能搬运的东西（足球或气球）小物指可用单手拿住的东西，小娃娃或小卡车。可以让孩子拿东西给他人

73. 站立：在 20cm 间隔的平行线之间连续向前走 10 步

0　不走

1　连续向前走小于 3 步

2　连续向前走 3~9 步

3　完成

位置：孩子站立在两条平行线的起始端、2cm 宽、20cm 间隔、6 米长

方法：孩子必须能朝前走、在两线之间走、脚可以碰到线、但不能越线、脚步必须连贯，停顿不超过 2 秒、一旦脚越线、重新开始测试

74. 站立：在 2cm 宽的直线上连续向前走 10 步

0　不走

1　连续向前走 <3 步

2　连续向前走 3~9 步

3　完成

位置：孩子站在一条 2cm 宽、6m 长的直线的起始端

方法：孩子向前走、脚的一部分必须在线上、脚部连贯、停顿不超过 2 秒、一旦越线、重新开始测试

75. 站立：右脚领先跨越膝盖高度的木棒

0　不跨越

1　右脚领先跨过 5~8cm 高度的木棒

2　右脚领先跨过齐小腿中部高度的木棒

3　完成

位置：孩子站在地板上、检查者将在孩子前面或旁边拿着木棍水平放置

方法：指导孩子右脚起步跨越木棒、最初可以从较低的高度开始，孩子跨过木棒不跌倒

76. 站立：左脚领先跨越膝盖高度的木棒

0　不跨越

1　左脚领先跨过 5~8cm 高度的木棒

2　左脚领先跨过齐小腿中部高度的木棒

3　完成

同 75

77. 站立：跑 4.5m，停止，返回

0　不启动

1　快走启动跑

2　跑小于 4.5m

3　完成

位置：站在地板上

方法：孩子必须能朝前走。指导孩子跑向一个 4.5m 远的目的地、停下并往回跑至起点。3 分必须全部完成，1 分必须快走至 4.5m

78. 站立：右脚踢球

0　不启动

1　抬右脚但不踢

2　用右脚踢球，但跌倒

3　完成（踢球时不倒下）

位置：站在地板上

方法：球的位置只在孩子脚前至少 10cm 以外，指导孩子用右脚踢球。在球被接触时，足部必须离开地面，球必须移动

E. 行走、跑、跳

79. 站立：左脚踢球　　　　　　　　　　　　　　同 78

0　不启动

1　抬左脚但不踢

2　用左脚踢球，但跌倒

3　完成

80. 站立：两脚同时跳高 30cm

0　不跳

1　两脚同时跳小于 5cm 高

2　两脚同时跳 5~28cm

3　完成

位置：站在地板上

方法：指导孩子两脚尽可能地跳高、"两脚同时"的标准是指两脚同时离开地板，可以不必同时落地，孩子不能跌倒

81. 站立：两脚同时跳远 30cm

0　不向前跳

1　两脚同时向前跳小于 5cm

2　两脚同时向前跳 5~28cm

3　完成

位置：孩子站在地板上、脚尖触及地板上一条看得见的线

方法：可以放置两条间隔 30cm 的线，可以使孩子易于看到，指导孩子两脚一起尽其可能朝前跳、跳的距离即两脚离开的距离。不能跌倒

82. 右脚单立：60cm 直径的圆内，右脚跳 10 次

0　右脚不跳

1　在 60cm 圈内向右脚跳 <3 次

2　在 60cm 圈内右脚跳 3~9 次

3　完成

位置：孩子站在一个标志清楚的直径为 60cm 的圈内

方法：指导孩子站在圈子里时尽可能多跳（直至 10 次），部分右脚必须在圈内。跳必须连贯、停顿不超过 2 秒不能到圈外、任何时候左脚不能触及地板，不能跌倒，手不能扶持

83. 左脚单立：60cm 直径的圆内，左脚跳 10 次　　　同 82

0　左脚不跳

1　在 60cm 圈内左脚跳小于 3 次

2　在 60cm 圈内左脚跳 3~9 次

3　完成

84. 扶一侧栏杆站立：上 4 级台阶，扶栏杆，交替步

0　扶住栏杆，不向上跨步

1　扶住栏杆向上走 2 级，同一脚起步

2　扶住栏杆向上走 4 级，交替不稳定

3　完成

位置：孩子站在楼梯的底部、1 只或两只手扶住栏杆，梯级必需标准尺寸，检查者在身后注意保护。

方法：孩子用手扶栏杆，但通过腿部承重

85. 站立，抓着扶手：下 4 级台阶，抓一侧扶手，交替出步

0　抓住一侧扶手，没有向下跨步的迹象

1　抓住一侧扶手走下 2 级，持续用同一只脚先下

2　抓住一侧扶手走下 4 级，不是一直两脚交替

3　完成

位置：孩子站立在标准尺寸楼梯的顶部，1 只或两手抓着一侧扶手。孩子不需要能够双手不支撑下站立。检查者站在孩子的面前以防意外

方法：孩子每次移动 1 条腿，每走 1 步两腿都要向下移动。可以抓着一侧扶手，但要用下肢承受大部分体重

86. 站立：上 4 级台阶，交替出步

0　手臂不支撑，不往上走

1　往上走 2 级，持续用同一个脚先上

2　往上走 4 级，不是一直两脚交替

3　完成

位置：孩子站在楼梯的底部。孩子必须能够在手臂不支撑下站和走

方法：孩子不能用手触及扶手或台阶。孩子必须每次移动一条腿，每走一步两腿都要向上移动

87. 站立：下 4 级台阶，交替出步

0　手臂不支撑，不往下走

1　往下走 2 级，持续用同一个脚先下

2　往下走 4 级，不是一直两脚交替

3　完成

位置：孩子站在楼梯的顶部、手臂放松

方法：孩子不能用手触及扶手或台阶。孩子必须每次移动一条腿，每走一步两腿都要向下移动

E. 行走、跑、跳	
88. 站在 15cm 高的台阶上：两足同时跳下 0　双足不同时往下跳 1　双足同时跳下，但跌倒 2　双足同时跳下不跌倒，但需用手撑在地上防止跌倒 3　完成	**位置**：孩子站在 15cm 高的台阶上或者楼梯的最后一级上 **方法**：指导孩子双足同时从台阶上跳下

三、脑瘫儿童精细运动能力测试量表（FMFM）

（一）概述

有不少脑瘫患儿的上肢功能受到不同程度的影响，主要表现为伸手、抓握和释放等基本功能受损，这些基本功能的受损也会影响日常生活能力，尤其是精细运动能力。目前普遍认为通过精细运动功能训练可以改善脑瘫患儿的上肢功能，因此对脑瘫患儿进行精细运动功能评估不仅可以掌握患儿的障碍水平，为制订康复治疗方案提供依据，还可以为判断疗效提供客观指标。

脑瘫患儿的精细运动功能通常采用以下几种方法评价：

1. 上肢技能质量评定量表量表　上肢技能质量评定量表（Quality of Upper Extremity Skills Test，QUEST），适用于 18 个月~8 岁痉挛型脑瘫，被较多地用于评价肉毒素注射治疗的疗效。

2. 墨尔本单侧上肢功能评定量表　墨尔本单侧上肢功能评定量表（Melbourne Unilateral Upper Limb Assessment，MUUL），适用于 2.5~15 岁脑瘫患儿，已被证明具有良好的信度和效度。

3. AHA 量表　AHA 量表（Development of the Assisting Hand Assessment），专门针对 8 个月~18 岁偏瘫和产伤所致的脑瘫患儿的评价量表。

4. 脑瘫精细运动能力测试量表　脑瘫精细运动能力测试量表（Fine Motor Function Measure scale，FMFM），上述这些评价方法有较多的年龄和类型限制，复旦大学附属儿科医院康复中心史惟等制订了脑瘫精细运动能力测试量表（FMFM），FMFM 量表采用 Rasch 分析法建立，条目设置合理、等级评分点多，而且属于等距量表，可以合理判断脑性瘫痪儿童的精细运动功能水平。FMFM 量表已被证实具有良好的信度、效度等心理测量学指标。

（二）量表结构、评分标准以及测试注意事项

量表分为 5 个方面，共计 61 项，包括视觉追踪（5 项）、上肢关节活动能力（9 项）、抓握能力（10 项）、操作能力（13 项）、手眼协调能力（24 项），采用 0、1、2、3 分 4 级评分法，原始分满分为 183 分，通过查表可以得出具有等距特性的精细运动能力分值，得分范围在 0~100 分之间。

1. 测试者　儿童作业治疗师或医生在经过适当的前期培训后方可进行测试，测试者必须对测试项目的指导语和评分表非常熟悉，确保测试的准确性和稳定性，在正式测试之前至少应该测试 5 个以上儿童。

2. 测试需要时间　完成评估大约要花 30 分钟的时间，如果一次性完成测试比较困难，可以分成多个部分进行，在上个部分中完成的动作在下个部分中不应重复。对接受作业治疗前的儿童进行基线评估时，如果由于儿童难以配合完成本测试，可以在训练一周后进行评估，但是尽量不要超过 10 天。

3. 测试环境和设备　测试房间应该安静明亮，保持温暖（室温控制在 20~30℃），要向被测儿童提供适当的测试桌椅。必须使用本量表规定的标准化测试工具，不能随意改变测试工具的大小、质地、颜色等要素。测试时被测儿童所穿的衣服应控制在 3 件以内。

4. 测试要求　为了提高测试的可信度，测试者必须严格按照量表项目测试的要求实施，量表的项目测试要求为测试者提供了每个项目的详细描述和评分标准，在实施测试和评分中，测试者有任何疑问可以参考量表的项目说明。当测试者只是想了解儿童的技能水平，以此来制订训练计划，可以根据儿童的

具体情况,在保留测试项目内容的情况下适当修改指导语,但是当测试目的是要给儿童进行基线评估或疗效评估时,就必须按照量表的项目说明进行测试。

项目测试要求在不同项目中是不同的,有的是要说指导语,有的则是要做示范。在测试过程中,如果需要的话,这些要求必须被重复3次又称"尝试",这样可以给被测儿童充分的尝试机会,从而在该项目中获得最高分数。如果被测儿童在首次尝试时就达到了"3分"的标准,测试者在没有疑问的情况下就可在测试记录册中给该项目记为"3分",如果测试者有疑问,就必须让被测儿童再多尝试至少1次来达到评分标准,如果被测儿童在第3次尝试时对这项测试活动失去了兴趣,测试者就必须先测试其他项目,然后再进行该项测试。总之每个项目都必须进行测试,直到被测儿童得到"3分"或完成了3次尝试。

在绝大多数的情况下,测试者根据被测者的表现记录恰当的分数(如3、2、1或0),如果根据测试者的临床判断,被测儿童由于非精细运动功能方面的原因而没有表现出最佳水平时,测试者可以适当改变测试要求(指导语或示范)进行重新测试。例如,某项测试要求使用指导语,而被测儿童由于听觉或者认知理解障碍等原因导致听不到或听不懂时,测试者就可以另找替代方法使之能够明白指导语,从而完成该项测试,测试者不能碰到被测儿童或者帮助他完成动作,但是可以通过示范来比较清楚地表达测试要求,测试者必须用自己的临床判断来决定何时可以恰当地变更测试要求,在下一项测试时仍然要按照测试要求来做。当使用变更的测试要求时,我们建议像正常情况下一样记分,但要做上记号,在边上写下清楚的说明。

5. 常规测试过程与计算分值 与被测儿童、家长一起在测试场所交谈或游玩3~5分钟,安稳儿童的情绪,询问熟悉被测儿童的人员,了解被测儿童的现存问题对他能力的影响,包括视听觉以及理解指导语的能力等。期间测试者还要注意观察儿童的自发运动,询问儿童的日常表现,在测试用纸上记录观察到的儿童的自发运动状况,安排儿童从容易的项目开始测试,以增强儿童的自信心,如果儿童情绪不稳定,可以暂时中断片刻,保持儿童持续的运动兴趣是测试成功的关键点。

本量表属于标准对照发展性量表,每个项目采用3、2、1、0四级评分法。测试共分5个能区:A区(视觉运动);B区(上肢关节活动能力);C区(抓握能力);D区(操作能力);E区(手眼协调能力)。

通常从各个能区的第一项目开始测试,测试者必须对每个项目进行测试,完成全套测试大约需30分钟左右。为了缩短测试时间有经验的测试者可根据测试时儿童的状况来判断决定先从哪个项目开始进行,如果由于某个项目对被测儿童明显太容易或太困难,那么太容易的项目可以记为"3"分,太困难的项目可以记为"0"分。

项目评分标准如下:

(1) 3分:完成项目,已经达到掌握动作的标准。

(2) 2分:完成一半及一半以上的标准动作,但未完成达到标准。

(3) 1分:表现出完成项目动机或者完成半数以下的标准动作。

(4) 0分:没有表现出对完成项目的动机和努力或者没有任何迹象表明相应技能正在发展出来。

总的来说,测试者对于判断标准不会有什么困难,因为我们对每个项目都给出了特定的评分标准和非常明确的解释。

在测试过程中通过仔细观察可以获得被测儿童的额外信息,可以结合这些信息对被测儿童的FMFM测试结果进行总结性报告。建议测试者注意观察被测儿童的下列行为观察并做相关记录。

(1) 儿童对被测任务的兴趣。

(2) 儿童理解指导语的能力及其表现(如:看着测试者、听、然后看着材料,理解所要完成的动作)。

(3) 儿童解决问题时的表现(如完成中大声重复指导语,迅速进行操作来注意指导语或示范)。

(4) 儿童对完成任务的意见或者非言语反应。

(5) 儿童在执行任务时的流畅、敏捷和协调程度。

(6) 儿童在执行任务时,身体各部分运动的能力。

(7) 儿童对自己表现的感觉(如:儿童在完成一个特别有挑战性动作后,骄傲地向陪伴者微笑)。

在测试过程中测试者应该随时在测试用纸上记录相关信息以及评分结果,在完成全部61项测试后,将5个能区的原始分(被测儿童在每个项目中得到3、2、1或0分的总和)相加得出原始总分,通过量表提供的分值转换表把原始总分转换为精细运动能力分值。虽然五个能区的原始分可以推断或假设被测儿童的精细运动功能在不同方面表现,但是这些分值目前尚不被推荐用来进行疗效评估,进行疗效评估应该使用精细运动能力分值。在 20~30℃,患儿衣服为 1~2 层,时间约 30 分钟左右。

（三）量表的心理测量学指标

1. 项目反应理论之 Rasch 分析确定量表的单维性和信度　共有 696 名脑瘫患儿参加了此项研究,男 481 名（69.1%）,女 215 名（30.9%）,平均年龄（30.0±25.9）个月,最小 2 个月,最大 183 个月,0~3 岁 496 例（71.3%）;其中痉挛型四肢瘫 239 例（34.3%）、痉挛型双瘫 212 例（30.5%）、痉挛型偏瘫 185 例（包括 2 例单瘫）（26.6%）、徐动型 30 例（4.3%）,肌张力障碍型 21 例（3.0%）,共济失调型 9 例（1.9%）。由 86 个测试项目组成 FMFM 量表的取样量表,所有研究对象均接受过至少 1 次 FMFM 取样量表测试。采用 Rasch 分析中的局部评分模型（partial credit moder,PCM）对 696 例样本和 86 项取样量表进行分析,以项目不适合标准中的均方来确定量表的单维性,同时确定 FMFM 量表的最终入选项目,然后分析由这些项目组成的 FMFM 量表的测试独立性和样本独立性,通过选取研究样本中最初的 24 例进行重测信度研究（间隔 1~7 天）,选取 49 例进行评分者间信度研究。

经过 Rasch 分析的 3 轮筛选,从 86 个取样量表项目中删除 25 个项目,剩余的 61 个项目中仅有 3 条属于不适合项目,占总项目的比例小于 5%,表明其中的绝大多数项目具有良好的单维性,由此形成正式的 FMFM 量表。通过分析不同项目状态下的样本能力分值之间的相关性显示 FMFM 量表具有很好的测试独立性,同样在分析了不同样本状态下的项目难度值的相关性后,确定 FMFM 量表具有很好的样本独立性。FMFM 量表同时还具有良好的重测信度（ICC=0.989 3,95%*CI*:0.975 3~0.995 4）和测试者间信度（ICC=0.996 1,95%*CI*:0.993 2~0.997 8）。研究表明脑瘫儿童精细运动功能测试量表具有良好的单维性、内在信度和外在信度。

2. 效度和反应度　共有 612 例大于 6 个月的脑瘫患儿参加了本研究,男 423 名（69.1%）,女 189 名（30.9%）,平均年龄（30.6±25.5）个月,最小 6 个月,最大 183 个月;其中痉挛型四肢瘫 224 例（36.6%）、痉挛型双瘫 208 例（34.0%）、痉挛型偏瘫 122 例（包括 2 例单瘫）（19.9%）、徐动型 30 例（4.9%）,肌张力障碍型 20 例（3.3%）,共济失调型 8 例（1.3%）。分析 FMFM 量表精细运动能力分值的平行效度（与 PDMS-FM 原始分的 Pearson 相关分析）、结构效度（样组间差异分析）和反应度（效应尺度）。

FMFM 量表精细运动能力分值 PDMS-FM 量表原始分之间的相关系数为 0.95;能有效地区分同一偏瘫患儿健侧和患侧上肢精细运动能力分值之间差异,同时也能有效地区分相同月龄段双瘫和四肢瘫患儿精细运动能力之间的差异;此外本量表具有较好的效应尺度。研究结果提示 FMFM 量表具有良好的效度和反应度,可以有效地评定脑瘫患儿精细运动能力。

3. 基于 ICF-CY 的 FMFM 量表内容效度分析　通过对 3 种常用脑瘫儿童上肢功能评估量表的项目与 ICF-CY 编码的关联分析,明确了各种量表的内容和临床使用价值。3 种被纳入的评估量表 FMFM 量表、墨尔本单侧上肢功能评估量表和上肢技巧质量测试量表（QUEST）。

由 2 名从事脑瘫儿童上肢功能评估 3 年以上的康复医生和治疗师独立确定 3 个量表每个条目所包含的概念,然后按照相关联系法则将提取的概念与 ICF-CY 编码建立关联,通过分析 3 个量表各自条目所提取的概念数、涉及 ICF-CY 编码数以及与之发生的关联数的分布状况,比较 3 个量表间的内容差异。

结果显示根据 3 个量表各自条目共计提取了 62 个概念,发生了 403 次关联,FMFM 所关联的 ICF-CY 编码最多,与活动参与编码发生的关联数占总关联数的将近 2/3（134/204）;QUEST 量表主要与身体功能中的关节活动和手臂的支撑功能编码发生关联,MA2 与反映运动准确性的知觉功能编关联了 7 次,涉及运动流畅性的项目关联了 9 次,合计占总关联数的 50% 以上。

FMFM 量表更多地评价了脑瘫儿童上肢功能的活动和参与能力,同时更为适合年幼脑瘫儿童;MA2 量表更多地关注上肢运动的准确度和流畅性;而 QUEST 量表主要关注的是身体功能,尤其是上肢的关节活动和支撑功能。

（四）量表的临床应用

FMFM 量表的临床应用价值：①跟踪观察脑瘫儿童精细运动功能的发育状况，分析和预测不同类型、不同分级脑瘫儿童精细运动发育轨迹和结局；②判断各种干预和治疗方法对脑瘫儿童精细运动的影响，以及各种方法之间的疗效对比；③和其他评价指标相结合，全面地分析影响运动功能的因素，有效地促进脑瘫儿童运动发育和运动控制研究。

1. 小于 3 岁痉挛型脑性瘫痪儿童粗大运动与精细运动发育的相关性研究　以同时接受粗大运动功能测试量表（GMFM）评估和精细运动功能评估量表（FMFM）的 193 例小于 3 岁痉挛型脑性瘫痪儿童为研究对象，比较 GMFM-66 和 GMFM-88 各项分值与 FMFM 分值在不同月龄和类型患儿中的相关程度，通过多元逐步回归分析确定 GMFM 5 个功能区分值对 FMFM 分值的影响程度。结果显示在不同月龄和类型的脑性瘫痪患儿中 GMFM 各项分值与 FMFM 分值具有良好的相关性（$r=0.26\sim0.85$，$P<0.05$），多元逐步回归分析结果显示 GMFM 的 A 区和 B 区分值对 FMFM 分值的影响力较大，校正决定系数为 0.748，A 区的作用更为强烈。研究结果表明小于 3 岁痉挛型脑性瘫痪儿童的粗大运动与精细运动存在着良好的相关性，对不同年龄和类型的脑性瘫痪儿都应该重视粗大运动与精细运动训练相结合，同时必须加强基本运动功能训练。

2. 中文版脑瘫患儿手功能分级系统的信度和效度研究　共有来自上海 2 家脑瘫康复机构的 124 名 4~18 岁脑瘫患儿参加了此项研究，男性 77 例，女 47 例；平均（6.7±2.6）岁，4~7 岁 97 例；8~12 岁 24 例，13~18 岁 3 例。其中痉挛型四肢瘫 27 例，双瘫 48 例，偏瘫 38 例，手足徐动型 5 例，共济失调 2 例，肌张力障碍型 4 例。通过分析现场操作评价和录像评价结果之间的关系确定 MACS 的重测信度；分析不同评价者间（家长、作业治疗师、康复医生）的评价结果确定 MACS 的评价者间信度；以 FMFM 测试的精细运动能力分值为效标确定 MACS 的平行效度。结果显示 MACS 具有很好的信度；MACS 与精细运动能力分值之间有良好的平行效度，Spearman 相关系数为 –0.71，MACS 具有良好的平行效度。

3. 引导式教育结合推拿对重度脑瘫患儿活动能力的影响　以 2010 年 4 月至 2010 年 10 月在上海市徐汇区致康儿童康健园接受康复治疗的脑瘫患儿为研究对象，有 11 例脑瘫患儿参加了研究，其中男 7 例，女 4 例。包括 7 例痉挛型四肢瘫，2 例痉挛型双瘫，2 例徐动型，1 例肌张力障碍型。年龄 4.7~11.9 岁，平均 7.47 岁。入选患儿随机分成 A 组和 B 组，A 组 5 例患儿在前 3 个月进行引导式教育和推拿治疗，后 3 个月进行常规物理治疗，B 组 6 例患儿在前 3 个月进行常规物理治疗，后 3 个月进行引导式教育和推拿治疗。引导式教育结合推拿治疗期间称为干预期，常规物理治疗期间称为对照期。分别采用粗大运动功能测试量表（Gross motor function measure，GMFM）和精细运动功能测试量表（Fine Motor Function Measure scale，FMFM）进行粗大运动功能和精细运动功能测试，采用儿童残疾评定量表（Pediatric Evaluation of Disability Inventory，PEDI）进行日常生活能力测试，比较引导式教育结合推拿与常规物理治疗在提高脑瘫患儿活动能力方面的疗效差异。结果显示干预期的 GMFM 分值和 FMFM 分值均有增加，而在对照期分值表现为下降，FMFM 分值表现得尤为显著（$P<0.05$），在对照期 PEDI 各项分值有所增加或保持不变，在干预期只有技能项目中的自理分值上升，但是与对照期相比没有显著差异，其余 PEDI 分值呈现下降或保持不变。研究结果提示与常规物理治疗相比引导式教育结合推拿治疗可能可以提高重度脑瘫患儿的精细运动功能。对于重度脑瘫患儿如何维持通过治疗获得上升的活动能力是亟待于解决的课题。

4. 痉挛型偏瘫儿童精细运动功能发育进程研究　2000—2012 年间在上海地区 7 家儿童康复机构和 6 所特殊教育学校接受康复治疗和教育的 536 名先天性痉挛型偏瘫患儿参加了本项研究，男 360 例（67.2%），女 176 例（32.8%），右偏瘫 284 例（53.0%），左偏瘫 252 例（47.0%）。首次评估时最小 5 个月，最大 17.8 岁，平均年龄为（3.4±3.2）岁。共有 792 对 FMFM 测试结果纳入研究，平均每例患儿有 1.48 对 FMFM 测试结果。所有 792 对评估时患儿的平均年龄为（4.1±3.8）岁。131 例患儿完成了 2 次以上重复测试，55 例完成 3 次以上测试。采用脑瘫患儿精细运动功能测试量表（Fine Motor Function Measure scale，FMFM）进行精细运动功能评估，分别测定以患侧和对侧为主导的 FMFM 分值，将患侧和对侧的 FMFM 分值纳入非线性混合效应模型分别进行建构，在获得模型参数中 2 个主要参数被用于临床解释，即患侧和对侧达到其 FMFM 分值的最大极值的 90% 及达到最大值的速率（该值被转化为年龄−90,表示达到 FMFM 最大极值 90% 时的年龄）。结果显示 Stable limit 和 Decline 模型均拟合成功。对侧的 FMFM 极限值为 73.4 分,明显高于患侧的 64.0 分。年龄-90 对侧为 2.7 岁,而患侧为 3.3 岁,另外患侧 FMFM 值在到达极限呈现逐渐下降,幅度约为 12%(从峰值的 64.0 分下降到 56.5 分),见图 5-2。研究结果提示本研究对象中痉挛型偏瘫患儿的患侧上肢的精细运动功能发育极限低于对侧,到达发育极限的时间晚于对侧,并且在到达极限后呈现逐步下降趋势。针对偏瘫患儿的精细运动功能训练应该充分重视两侧功能发育的特性。

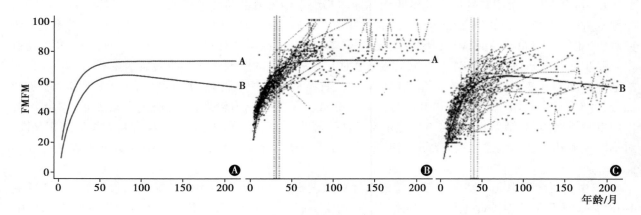

图 5-2　偏瘫患儿对侧和患侧上肢精细运动的发育曲线

（五）量表原文及培训联系方式

　　FMFM 量表配有测试工具箱及软件,定期举办相关培训。请关注:"儿童康复评估学组" 公众号或 E-mail:shiweixiyi@163.com。

（史　惟）

参 考 文 献

[1] 史惟.脑瘫儿童上肢功能障碍的评价与治疗[J].中国康复理论与实践杂志,2007,13(12):1121-1123.

[2] DEMATTEO C,LAW M,RUSSELL D,et al.The reliability and validity of the Quality of Upper Extremity Skills Test. Phys Occup Ther Pediatr [J].1993,13(2):1-18.

[3] BOURKE-TAYLOR H.Melbourne Assessment of Unilateral Upper Limb Function:construct validity and correlation with the Pediatric Evaluation of Disability Inventory [J].Dev Med Child Neurol,2003,45(2):92-96.

[4] KRUMLINDE-SUNDHOLM L,HOLMEFUR M,KOTTORP A,et al. The Assisting Hand Assessment:current evidence of validity,reliability,and responsiveness to change [J]. Dev Med Child Neurol,2007,49(4):259-264.

[5] 史惟,李惠,杨红,等.脑瘫患儿精细运动能力测试量表的单维性和信度研究[J].中国循证儿科杂志,2008,3(2):110-118.

[6] 张静,史惟,李建道,等.基于 ICF-CY 的脑性瘫痪上肢功能评估量表内容效度分析[J].中国康复理论与实践杂志,2017,23(7):811-815.

[7] 史惟,李惠,杨红,等.小于 3 岁痉挛型脑性瘫痪儿童粗大运动与精细运动发育的相关性研究[J].中华物理医学与康复杂志,2007,29(2):107-111.

[8] 史惟,李惠,苏怡,等.中文版脑瘫患儿手功能分级系统的信度和效度研究[J].中国循证儿科杂志,2009,4(3):263-269.

［9］戚金飞,史惟,吕舜玲,等.引导式教育结合推拿对重度脑瘫患儿活动能力的影响［J］.中国康复理论与实践杂志,2012,2(18):158-161.

［10］史惟,丁俊杰,杨红,等.痉挛型偏瘫儿童上肢精细运动功能发育进程研究［J］.中国循证儿科杂志,2013,4(8):247-251.

A 区视觉追踪(5 项)

A 01 项　视觉追踪摇铃　　　　　　　　　　　　　　　　　　　　　　　　　难度值 11.56

辅助物　摇铃

方　法　置儿童于仰卧位,站在儿童的脚边正对儿童,将摇铃放在距儿童鼻尖 30cm 的正中处,吸引儿童的注意,接着将摇铃以 90° 弧线缓慢从正中移向一侧(近水平位),再移回中间,并按以上步骤测试另一侧

评　分　0　儿童眼睛不注视摇铃

　　　　1　儿童眼睛注视摇铃未跟踪

　　　　2　儿童目光追踪,从中间追踪至每一侧,一侧或两侧 <90°

　　　　3　儿童目光追踪,两侧均可达 90°

A 02 项　听觉追踪　　　　　　　　　　　　　　　　　　　　　　　　　　　难度值 12.29

辅助物　摇铃

方　法　安静环境中,置儿童于仰卧位,在不给儿童看到摇铃的情况下,将摇铃放在距儿童耳部 30cm 处,接着摇动摇铃,观察儿童反应

评　分　0　儿童没有反应

　　　　1　儿童有反应,但不转动头部

　　　　2　儿童转动头部但没有找到声源

　　　　3　儿童转动头部后用眼睛找到声源

A 03 项　视觉追踪——右侧至左侧　　　　　　　　　　　　　　　　　　　　难度值 13.34

辅助物　网球

方　法　儿童在扶持下坐着,面向桌子,检查者用网球吸引儿童注意,然后边在桌上把网球从儿童右侧滚向其左侧,边说:"来,看着球"。观察儿童视觉水平追踪反应

评　分　0　儿童不看球

　　　　1　儿童看球,但视觉未追踪至中线

　　　　2　儿童视觉追踪达中线

　　　　3　儿童视觉追踪过中线

A 04 项　视觉追踪——左侧至右侧　　　　　　　　　　　　　　　　　　　　难度值 13.34

辅助物　网球

方　法　儿童在扶持下坐着,面向桌子,检查者用网球吸引儿童注意,然后边在桌上把网球从儿童左侧滚向其右侧,边说:"来,看着球"。观察儿童视觉水平追踪反应

评　分　0　儿童不看球

　　　　1　儿童看球,但视觉追踪未达中线

　　　　2　儿童视觉追踪至中线

　　　　3　儿童视觉追踪过中线

A 05 项　视觉垂直追踪　　　　　　　　　　　　　　　　　　　　　　　　　难度值 17.11

辅助物　网球

方　法　儿童扶持下取坐位,将网球置于距儿童眼睛上方 10cm 处吸引其注意,然后说:"看着球",接着将网球放开,让球自由落至桌面,观察儿童视觉垂直追踪反应

评　分　0　儿童不看网球

　　　　1　儿童看网球,但视觉未追踪

　　　　2　儿童视觉追踪网球,但未追踪至桌面

　　　　3　儿童视觉追踪至桌面

B 区上肢关节活动能力(9 项)

B 01 项	**伸手臂**	**难度值 24.36**

辅助物	摇铃
方　法	置儿童于仰卧位,将一摇铃放在距儿童胸部上方 30cm 处,吸引其注意,然后说:"来拿摇铃"
评　分	0 儿童的手保持原位或原有动作
	1 儿童试图将手伸向摇铃
	2 儿童曲肘向摇铃伸出手臂
	3 儿童伸直手臂向摇铃

B 02 项	**接近中线**	**难度值 26.19**

辅助物	悬吊玩具
方　法	置儿童于仰卧位,将一玩具悬于儿童胸部上方 30cm 处,嘱儿童抓取玩具
评　分	0 儿童没有移动手
	1 儿童至少移动一只手,但未移至身体中线附近
	2 儿童至少有一手移至身体中线附近 10cm 内
	3 儿童双手能够移至中线

B 03 项	**抓握摇铃**	**难度值 26.61**

辅助物	摇铃
方　法	照顾者坐在桌前抱儿童于膝上面对桌子,检查者将摇铃置于桌上、儿童两手之间(双手与摇铃各相距 10cm),然后说"去拿摇铃"
评　分	0 儿童的手不伸向摇铃或保持原有动作
	1 儿童试图将手臂伸向摇铃,但未触及
	2 儿童触摸摇铃,但未抓住
	3 儿童抓住摇铃

B 04 项	**伸手抓纸**	**难度值 30.80**

辅助物	一张 20cm×30cm 的纸
方　法	儿童坐在照顾者膝上面对桌子,检查者将纸放于儿童两手之间(双手与纸之间各相距 10cm),然后说"去拿纸"
评　分	0 儿童不伸手
	1 儿童伸手试图去拿纸,但未触及纸
	2 儿童触摸纸
	3 儿童把纸拉过来拿在手上或把纸弄皱拿在手上

B 05 项	**双手合握**	**难度值 36.42**

辅助物	一块小方木
方　法	照顾者坐在桌旁,置儿童于膝上,检查者将一方木放在儿童手中,然后说:"玩积木",嘱其双手玩方木
评　分	0 儿童不握方木
	1 儿童单手握方木
	2 儿童双手合握住方木达 1~14 秒
	3 儿童双手合握住方木达 15 秒

B 06 项	**打开书**	**难度值 43.17**

辅助物	一本封面及纸张较厚的书
方　法	儿童面对桌子坐在照顾者腿上,或儿童坐在一个安全的地方,检查者把书放在桌上,然后说:"把书打开"
评　分	0 儿童不碰书
	1 儿童拍打书
	2 儿童试图翻书
	3 儿童翻开书

B 07 项	**倒小丸**	**难度值 46.86**

辅助物	一个没有盖子装有小丸的瓶子
方　法	儿童面对桌子坐在照顾者腿上,或儿童坐在一个安全的地方,检查者给儿童一个装有小丸的瓶子,嘱儿童倒出小丸,必要时可做示范
评　分	0 儿童不握瓶子
	1 儿童仅握住瓶子
	2 儿童尝试倒出小丸
	3 儿童倒转瓶子,倒出小丸

B 08 项	手碰自己部位	难度值 49.07

方　法	儿童面对桌子坐在照顾者腿上,或儿童坐在一安全的地方,检查者嘱儿童用手依次去触摸自己的身体部位,依次为鼻——耳——头顶
评　分	0　儿童不触及任何身体部位
	1　儿童仅触及鼻
	2　儿童触及鼻与耳
	3　儿童全部触及

B 09 项	画线	难度值 52.66

辅助物	1 支笔和 1 张纸
方　法	儿童面对桌子坐在照顾者腿上,或儿童坐在一个安全的地方,检查者示范用 1 支笔在纸上画 2 条(约 8cm)垂直线,放纸和笔在儿童的两手之间,嘱其跟着做
评　分	0　儿童不握笔
	1　儿童仅用笔接触纸或笔尖不朝向纸
	2　儿童画出 1 条长度 <3cm 的线条
	3　至少画出 1 条长度 ≥3cm 的垂直线,垂直偏移 ≤20°

C 区抓握能力(10 项)

C 01 项	抓握方木	难度值 35.05

辅助物	方木
方　法	在桌前抱儿童坐于膝上,吸引其注意方木,将方木放于儿童手能够触及处,说"拿积木",然后观察儿童拿取方木的样式
评　分	0　儿童不抓方木
	1　儿童用整个手掌抓方木
	2　儿童用小指和手掌抓起方木
	3　儿童用小指、无名指和手掌或用拇、示、中指抓起方木

C 02 项	双手同时各握一块方木	难度值 37.52

辅助物	两块方木
方　法	照顾者坐在桌旁,置儿童于膝上,检查者将一块方木放在桌上,对儿童说:"来拿积木。"待儿童拿起方木后,再放另一块方木于桌上,说:"再拿这一块积木"
评　分	0　儿童不拿方木
	1　儿童仅拿起一块方木
	2　儿童双手各拿起一块方木,但保留时间 <5 秒
	3　儿童双手各拿起一块方木,且保留时间 ≥5 秒

C 03 项	抓小丸	难度值 39.50

辅助物	2 粒小丸
方　法	抱儿童于膝上坐在桌前,检查者将 4 粒小丸一起放于桌上、儿童能拿到处,说"去拿小丸"。观察儿童单手拿取小丸的数量
评　分	0　儿童未触及小丸
	1　儿童仅用手触摸小丸
	2　儿童用手指将一粒小丸拢向自己并抓起
	3　儿童用手指立刻将两粒小丸拢向自己并抓起

C 04 项	弄皱纸	难度值 39.62

辅助物	一张 20cm×30cm 的纸,裁成两半
方　法	在桌前抱儿童于照顾者膝上面对桌子,检查者将半张纸放在桌上,对儿童说:"看我把纸弄皱",示范:用一只手把纸弄皱,然后在距儿童两手之间放另半张纸(双手与纸之间各相距 10cm),说"像我这样做"
评　分	0　儿童不触摸纸
	1　儿童触摸或拉纸
	2　儿童用手指揉皱纸,弄皱面积 <50%
	3　儿童用手掌弄皱纸(一或两只手)弄皱面积 ≥50%

续表

C 05 项　抓握方木　　　　　　　　　　　　　　　　　　　　　　　　　难度值 42.04

辅助物　一块方木

方　法　抱儿童坐于照顾者膝上,面对桌子,检查者在桌上距儿童手 10cm 处放一块方木,说:"来拿积木",观察儿童抓取方木的样式

评　分　0　儿童没抓起方木

　　　　1　儿童用整个手掌抓方木

　　　　2　儿童用拇、示、中指和掌根抓方木(方木与手掌之间无可视空隙)

　　　　3　儿童用拇、示及中指抓方木,方木与手掌间有可视空隙

C 06 项　放开方木　　　　　　　　　　　　　　　　　　　　　　　　　难度值 42.42

辅助物　一块方木

方　法　抱儿童于照顾者膝上,面对桌子,检查者将一方木放在儿童能够触及的地方,然后说:"把积木拿给我",待儿童拿起方木后,检查者将手放于儿童握有方木手的下方

评　分　0　儿童没拿起方木

　　　　1　儿童握住方木不放

　　　　2　儿童将方木扔到桌上

　　　　3　儿童将方木扔或放在检查者的手上

C 07 项　单手握两块方木　　　　　　　　　　　　　　　　　　　　　　难度值 45.91

辅助物　两块方木

方　法　照顾者坐在桌前,抱儿童于膝上面对桌子,检查者把两块方木并排放在桌上,先示范用一只手同时抓起两块方木,再把方木放至桌上、儿童两手之间,然后说"像我这样做或抓所有积木"

评　分　0　儿童不抓方木

　　　　1　儿童仅抓 1 块方木

　　　　2　儿童用 1 只手抓 2 块方木,保留时间 <3 秒

　　　　3　儿童用 1 只手抓 2 块方木,保留时间 ≥3 秒

C 08 项　抓小丸　　　　　　　　　　　　　　　　　　　　　　　　　　难度值 46.10

辅助物　两粒小丸

方　法　抱儿童于膝上坐在桌前,检查者将两粒小丸一起放于桌上儿童能拿到处,说"去拿小丸"。观察儿童拿取小丸的样式

评　分　0　儿童没拿起小丸

　　　　1　儿童用手指将 1 粒小丸拢向自己并抓起

　　　　2　儿童用拇指示指拈起 1 粒小丸

　　　　3　儿童用拇指对着弯曲示指的指侧或以拇指关节伸展与示指内侧指腹相对的方式把 1 粒小丸拢向自己并抓起 1 粒小丸

C 09 项　抓笔　　　　　　　　　　　　　　　　　　　　　　　　　　　难度值 47.42

辅助物　1 只笔和 1 张纸(20cm×30cm)

方　法　抱儿童坐于膝上,或儿童坐在一个安全的地方,面对桌子。检查者将纸和笔放在儿童手边,吸引其注意,然后说:"来,画画。"观察儿童抓笔的样式

评　分　0　儿童没能抓笔

　　　　1　儿童能抓笔,笔尖不朝向纸

　　　　2　儿童用拇指和小指抓笔,笔尖朝向纸(类似握拳样)

　　　　3　儿童用拇指及食指抓笔,笔尖朝向纸,其余 3 个手指围绕在笔的上面部分

C 10 项　前 3 指抓方木　　　　　　　　　　　　　　　　　　　　　　难度值 47.84

辅助物　一块方木

方　法　照顾者抱着儿童于膝上,坐在桌前。检查者吸引其注意方木,然后将方木放于桌上、儿童两手之间(双手与方木之间各相距 10cm),说:"拿积木",观察儿童抓取时样式

评　分　0　儿童不抓方木

　　　　1　儿童用整个手抓方木

　　　　2　儿童拇、示及中指抓方木,方木与手掌之间有空隙,接触点靠近方木两边(手、腕,手臂不离开桌面)

　　　　3　儿童以拇指及示指、中指指腹相对的方式抓方木,方木与手掌间有可视空隙,接触点靠近方木顶端(手、腕,手臂离开桌面)

D 区操作能力(13 项)

D 01 项　　移动小木桩　　　　　　　　　　　　　　　　　　　　难度值 38.32

辅助物	一块插有 3 根小木桩的木钉板
方　法	抱儿童坐于膝上,或儿童坐在一个安全的地方,面对桌子。检查者将一块插有 3 根小木桩的木钉板放在儿童面前的桌上,然后指着小木桩对儿童说:"把小木棍拿出来"
评　分	0　儿童不碰小木桩
	1　儿童触及小木桩
	2　儿童拿起 1~2 根小木桩
	3　儿童拿起 3 根小木桩

D 02 项　　方木递交　　　　　　　　　　　　　　　　　　　　难度值 39.47

辅助物	两块方木
方　法	抱儿童坐于膝上,或儿童坐在一个安全的地方,面对桌子。检查者放一块方木在儿童右(左)手中,放另一块方木于桌上,靠近儿童的右(左)手,离其左(右)手远,然后指着另一块方木对儿童说:"再拿这一块积木"
评　分	0　儿童不抓方木
	1　儿童仅用 1 只手抓方木
	2　儿童将方木递交于左(右)手,但未抓取另一块方木
	3　儿童将方木递交于左(右)手,再用右(左)手抓取方木

D 03 项　　敲击杯子　　　　　　　　　　　　　　　　　　　　难度值 40.18

辅助物	1 只杯子
方　法	抱儿童坐于膝上,或儿童坐在一个安全的地方,面对桌子。示范:检查者用手握着杯子吸引其注意,然后在桌上连续敲击杯子 3 次,接着将杯子放在桌上,说:"像我这样敲杯子"
评　分	0　儿童不拿杯子
	1　儿童拿并举起杯子但未敲击
	2　儿童连续敲击杯子 1~2 次
	3　儿童连续敲击杯子 3 次

D 04 项　　连接方木　　　　　　　　　　　　　　　　　　　　难度值 40.89

辅助物	2 块方木
方　法	儿童坐在照顾者大腿上,面对桌子,示范:检查者两手各拿一块方木,然后在中线位做连续互敲的动作。接着将一块方木放在儿童的左/右手中,再将另一块方木放在靠近儿童右/左手的地方,说"将那块也拿起来,然后敲一敲"
评　分	0　儿童未握住方木
	1　儿童只握住一块方木
	2　儿童双手各拿起一块方木,但未把它们在中线连起来
	3　儿童双手各拿起一块方木并在中线附近将两块方木连起来

D 05 项　　拍手　　　　　　　　　　　　　　　　　　　　难度值 42.21

方　法	让儿童面对你坐着,示范:检查者边拍手,边对儿童说"拍拍手"
评　分	0　儿童双手未放在一起
	1　儿童将双手合拢
	2　儿童连续拍手 1~2 次,手指伸直
	3　儿童连续拍手 3 次,手指伸直

D 06 项　　伸向第 3 块方木　　　　　　　　　　　　　　　　　　　　难度值 45.10

辅助物	3 块方木
方　法	抱儿童坐于膝上,或儿童坐在一个安全的地方,面对桌子。检查者在儿童的每个手中各放一块方木,当儿童握住方木 3 秒后,将第 3 块方木放在桌上,说:"再拿这块,手中的积木不要放掉"
评　分	0　儿童不看第 3 块方木
	1　儿童看着第 3 块方木
	2　儿童手伸向第 3 块方木,但手中方木脱落
	3　儿童手伸向第 3 块方木,同时手中仍握住原有的 2 块方木

D 07 项　　用勺子敲击	难度值 50.60

辅助物　一把勺子和一只杯子

方　法　抱儿童坐于膝上,或儿童坐在一个安全的地方,面对桌子。检查者拿起杯子吸引儿童注意,示范:将勺子以水平方向连续敲击杯子 3 次,然后把勺子和杯子一起放在桌上,说"你来敲杯子"

评　分　　0　儿童不抓或仅触摸勺子

　　　　　1　儿童仅抓勺子

　　　　　2　儿童用勺子以垂直或斜的方向敲击杯子

　　　　　3　儿童用勺子以水平方向敲击杯子

D 08 项　　拧开瓶盖	难度值 52.19

辅助物　一个盖有瓶盖的瓶子和两粒小丸

方　法　抱儿童坐于膝上,或儿童坐在一个安全的地方,面对桌子。在儿童注视下检查者把两粒小丸放入瓶中,松松地拧好瓶盖,然后把瓶子递给儿童,说:"把小丸拿出来"

评　分　　0　儿童仅拿起瓶子

　　　　　1　儿童摇动瓶子

　　　　　2　儿童试图拧开瓶盖

　　　　　3　儿童拧开瓶盖

D 09 项　　逐页翻书	难度值 53.23

辅助物　一本由厚封面和厚纸订成的书

方　法　抱儿童坐于膝上,或儿童坐在一个安全的地方,面对桌子。检查者把书放在儿童的面前,说:"一页一页翻书"

评　分　　0　儿童没打开书

　　　　　1　儿童仅打开书

　　　　　2　儿童逐页翻 2 页或一次将两张或更厚的纸一起翻过

　　　　　3　儿童翻 3 页,每次翻 1 页

D 10 项　　剪开纸	难度值 61.55

辅助物　一把钝头剪刀和两张纸

方　法　抱儿童坐于膝上,或儿童坐在一个安全的地方,面对桌子。检查者以儿童看得清的姿势示范:从一张纸的边上剪一下,重复 3 次。将剪刀和另一张纸放在儿童面前的桌上,说:"你来剪"

评　分　　0　儿童不触及纸和剪刀

　　　　　1　儿童接触纸和剪刀

　　　　　2　儿童单手打开剪刀试图剪纸

　　　　　3　儿童一只手拿纸,一只手打开剪刀并剪开纸

D 11 项　　把纸剪成两半	难度值 70.71

辅助物　两张 20cm×25cm 的纸、一把钝头剪刀

方　法　抱儿童坐于膝上,或儿童坐在一个安全的地方,面对桌子。以儿童看得清的姿势示范:将一张纸从中间一剪为二,给儿童另一张纸和剪刀,让他剪纸

评　分　　0　儿童不剪纸

　　　　　1　儿童乱剪纸

　　　　　2　只将纸剪开 3/4 或更多但未剪成两半

　　　　　3　儿童把纸剪成两半

D 12 项　　解开纽扣	难度值 76.03

辅助物　1 条带有 3 粒纽扣的纽扣带

方　法　取坐位。检查者示范将 3 粒纽扣解开,然后将系好纽扣的纽扣带放在儿童面前的桌上,然后指着纽扣带说"解开所有的纽扣,越快越好"

评　分　　0　儿童仅拿起纽扣带

　　　　　1　儿童解开 1~2 粒纽扣

　　　　　2　儿童在 ≥21 秒解开 3 粒纽扣

　　　　　3　儿童在 ≤20 秒解开 3 粒纽扣

续表

D 13 项	在线条之间涂色	难度值 79.26
辅助物	1 支笔和 1 张预先画有两条平行线的纸	
方　法	取坐位。放 1 支笔和纸在儿童面前的桌上,检查者用食指先后沿两条线移动,并说"在两条线之间涂满颜色,不要涂出线"	
评　分	0　儿童乱涂	
	1　儿童涂满两线间 3/4 空间,超过边线 >4 次	
	2　儿童涂满两线间 3/4 空间,超过边线 ≤4 次	
	3　儿童涂满两线间 3/4 空间,超过边线 ≤2 次	

E 区手眼协调(24 项)

E 01 项	手指触摸小丸	难度值 35.81
辅助物	1 粒小丸	
方　法	照顾者坐在桌旁,抱儿童坐在膝上,面对桌子。检查者将 1 粒小丸放在桌上儿可及处,说:"来拿小丸"	
评　分	0　儿童不向小丸伸手	
	1　儿童向小丸处伸手,但未触及	
	2　儿童用手掌触及小丸或仅触及小丸周围的桌面(1cm 范围内)	
	3　儿童用手指触及小丸	

E 02 项	手指戳洞	难度值 39.82
辅助物	1 块木钉板	
方　法	儿童坐在照顾者大腿上,或坐在一个安全的地方,面对桌子。检查者将 1 块木钉板放在儿童面前,示范:将示指戳入木钉板洞中,然后说"你来戳洞洞"	
评　分	0　儿童不触摸钉板	
	1　儿童仅触摸钉板附近的桌子或钉板	
	2　儿童仅将手指放在洞内外 0.5cm 的范围内	
	3　儿童将手指伸到洞底	

E 03 项	将 7 块方木放入杯中	难度值 46.06
辅助物	7 块方木和 1 个杯子	
方　法	抱儿童坐于膝上,或儿童坐在一个安全的地方,面对桌子。检查者放 7 块方木在儿童和杯子之间,示范:把 1~2 块方木放入杯中,然后取出放回原处。检查者边指方木,再指杯子,边说:"把积木放进去"	
评　分	0　儿童没有把方木放入杯中	
	1　儿童将 1~3 块方木放入杯中	
	2　儿童将 4~6 块方木放入杯中	
	3　儿童将 7 块方木放入杯中	

E 04 项	将小丸放入瓶中	难度值 46.17
辅助物	4 粒小丸和 1 个无盖小瓶	
方　法	抱儿童坐于膝上,或儿童坐在一个安全的地方,面对桌子。检查者在儿童面前的桌上放 1 个无盖的空瓶和 4 粒小丸,示范:捡起 1 粒小丸放入瓶中。然后说:"像我这样把小丸放到瓶子里去"	
评　分	0　儿童没有捡起小丸	
	1　儿童捡起 1 粒小丸,但未伸向瓶子	
	2　儿童试图将 1 粒小丸放入瓶中	
	3　儿童将 1 粒小丸放入瓶中	

E 05 项	放小木桩	难度值 47.28
辅助物	1 块木钉板和 3 根小木桩	
方　法	抱儿童坐于膝上,或儿童坐在一个安全的地方,面对桌子。检查者将木钉板放在儿童面前,把 3 根小木桩放在儿童和木钉板之间,示范:在儿童的注视下,把 1 根小木桩插入木钉板中,然后取出木桩放回原处,说:"来插棍棍"	
评　分	0　儿童不拿小木钉桩	
	1　儿童仅拿起小木桩,但未插入木钉板中	
	2　儿童把 1~2 根小木桩放入木钉板中	
	3　儿童把 3 根小木桩放入木钉板中	

E 06 项　四块方木搭高楼　　　　　　　　　　　　　　　　　　　　　　难度值 52.92

辅助物　4 块方木

方　法　抱儿童坐于膝上,或儿童坐在一个安全的地方,面对桌子。示范:在儿童的视注下将 4 块方木,一块一块整齐地堆叠起,保留 3 秒钟后推倒,然后说:"像我这样搭高楼"

评　分　0　儿童抓起 1 块方木

　　　　1　儿童堆叠 2 块方木

　　　　2　儿童堆叠 3 块方木

　　　　3　儿童堆叠 4 块方木

E 07 项　放形状　　　　　　　　　　　　　　　　　　　　　　　　　　难度值 53.67

辅助物　1 块形板和 3 块不同形状的板

方　法　抱儿童坐于膝上,或儿童坐在一个安全的地方,面对桌子。检查者将形板放于儿童面前的桌上,将 3 块形状块放在儿童和形板之间,每个形状块放在对应位的下方,然后先指形状块,再指应插入的地方,边说:"把形状放进去"

评　分　0　儿童未放对形状

　　　　1　儿童放对 1 块形状

　　　　2　儿童放对 2 块形状

　　　　3　儿童放对 3 块形状

E 08 项　造七块方木的高楼　　　　　　　　　　　　　　　　　　　　　　难度值 60.1

辅助物　7 块方木

方　法　抱儿童坐于膝上,或儿童坐在一个安全的地方,面对桌子。示范;将 7 块方木一块一块整齐地堆叠起来造高楼,保留 3 秒钟后,然后推倒,说:"像我一样搭高楼"

评　分　0　儿童堆叠 4 块方木

　　　　1　儿童堆叠 5 块方木

　　　　2　儿童叠堆 6 块方木

　　　　3　儿童叠堆 7 块方木

E 09 项　搭火车　　　　　　　　　　　　　　　　　　　　　　　　　　难度值 62.18

辅助物　8 块方木

方　法　抱儿童坐于膝上,或儿童坐在一个安全的地方,面对桌子。放 4 块方木在桌上,示范:检查者抬高手以便儿童仔细观察,在底层将 3 块方木排成一行,再将第 4 块方木放在底层的第 1 块方木上,然后推动"火车"并发出火车开动的声音,接着将"火车"放在儿童可以看到但不能触及的地方,放另外 4 块方木在儿童面前,说"像我一样造 1 辆火车"

评　分　0　儿童乱放方木

　　　　1　儿童把 2 块方木排成一行

　　　　2　儿童将 3 块方木排成一行,但第 4 块方木未放对地方

　　　　3　儿童将 3 块方木排成一行,将第 4 块方木放在第 1 块方木上面(如示范样)

E 10 项　穿珠子　　　　　　　　　　　　　　　　　　　　　　　　　　难度值 63.81

辅助物　6 粒方珠和 1 条线

方　法　示范:穿 2 粒珠子然后交于儿童,让其照着做

评　分　0　儿童穿 1 粒珠子

　　　　1　儿童穿 2 粒珠子

　　　　2　儿童穿 3 粒珠子

　　　　3　儿童穿 4 粒珠子

E 11 项　模仿画垂线　　　　　　　　　　　　　　　　　　　　　　　　难度值 64.36

辅助物　1 支笔和 1 张纸(20cm×30cm)

方　法　抱儿童坐于膝上,或儿童坐在一个安全的地方,面对桌子。示范:用 1 支笔在纸上画 2 条(约 5cm 长)垂线,然后把纸和笔放在儿童面前,说:"像我这样画竖线"

评　分　0　儿童未拿起笔,或笔尖不朝向纸

　　　　1　儿童仅用笔接触纸

　　　　2　儿童画出线条,但偏移 >20° 或长度 <3cm

　　　　3　儿童画一条约 3cm 长的垂线,偏移≤20°

E 12 项	模仿画横线	难度值 65.11

辅助物	1 支笔和 1 张纸(20cm×30cm)
方　法	抱儿童坐于膝上,或儿童坐在一个安全的地方,面对桌子。示范:用 1 支笔在纸上画 2 条(约 5cm 长)横线,然后把纸和笔放在儿童面前,说:"像我这样画横线"
评　分	0　儿童没能画出线
	1　儿童画的线 <5cm 或偏移 >45°
	2　儿童画一条 5cm 长线,偏移在 21~45° 之内
	3　儿童画一条 5cm 长线,偏移 <21°

E13 项	快速放小丸	难度值 66.36

辅助物	1 个无盖小瓶和 10 粒小丸
方　法	检查者将一无盖小瓶和 10 粒小丸放在儿童面前的桌上,然后说"把它们全部放进去,每次 1 粒,越快越好"
评　分	0　儿童没有放入小丸
	1　儿童在 60 秒内放 1~3 粒小丸
	2　儿童在 31~60 秒内放 5~10 粒小丸
	3　儿童在 30 秒内放 10 粒小丸

E 14 项	穿线	难度值 68.53

辅助物	1 块带 6 个孔的细长纸板和一条细长带子
方　法	检查者给儿童看看纸板上的 6 个孔,提醒儿童看自己穿线,示范:将带子自上而下穿过第 1 个孔,从下而上穿过第 2 个孔,再向下穿过第 3 个孔,然后让儿童仔细观察,取下带子和连同纸板一起交给儿童,让他试着穿线
评　分	0　儿童没能穿过 1 个孔
	1　儿童正确地穿了 1 个孔
	2　儿童正确地穿了 2 个孔
	3　儿童正确地穿了 3 个孔

E 15 项	临摹"十"字	难度值 70.65

辅助物	1 支笔、1 张纸(20cm×30cm)和 1 张画有"十"字的卡片
方　法	放 1 支笔和纸在儿童面前的桌上,给儿童展示卡片上的"十"字,然后把卡片放在桌上,儿童可清晰看到的地方。检查者边指卡片上的"十"字,边说:"你来画 1 个十字,与这个一模一样"
评　分	0　儿童没有画线或仅划出一条线
	1　儿童画两条不相交的线
	2　儿童画两条相交的线,偏离垂直 >20°
	3　儿童画两条相交的线,偏离垂直 ≤20°

E 16 项	描线	难度值 72.32

辅助物	1 支笔、1 张印有 12cm×0.5cm 描红线的纸
方　法	把纸放在儿童面前并使描红线保持水平,给儿童笔,检查者用手指边描红线边对儿童说"在这根线上描,别画出去"
评　分	0　儿童乱画
	1　儿童描线时偏离超过 4 次
	2　儿童描线时偏离 3~4 次,但均不超过 1.2cm
	3　儿童描线时偏离不超过两次且每次不超过 1.2cm

E 17 项	搭楼梯	难度值 73.30

辅助物	6 块方木
方　法	在儿童可看清的范围内示范搭楼梯,保留 15 秒后,然后推倒,将 6 块方木放于儿童面前,说"像我一样做"
评　分	0　儿童没有搭成楼梯
	1　儿童部分搭成楼梯
	2　儿童搭成楼梯状,但方木间有空隙或未排成直线
	3　儿童像示范样搭楼梯

E 18 项	临摹长短均等的"十"	难度值 74.09

辅助物	1 支笔、1 张纸(20cm×30cm)和 1 张画有"十"字的卡片
方　法	放 1 支笔和纸在儿童面前的桌上,给儿童展示卡片上的"十"字,然后把卡片放在桌上,儿童可清晰看到的地方。检查者边指卡片上的"十"字,边说:"画这个'十'字,要和它一样的"
评　分	0 儿童画两条不相交的线
	1 儿童画两条相交的线,偏离垂直 >20°,以交点分割的四条线段长度相差 >0.5cm
	2 儿童画两条相交的线,偏离垂直≤20°,以交点分割的四条线段长度相差 >0.5cm
	3 儿童画两条相交的线,偏离垂直≤20°,以交点分割的四条线段长度相差≤0.5cm

E 19 项	搭金字塔	难度值 75.78

辅助物	12 块方木
方　法	放 6 块方木在儿童面前的桌上,示范:用 6 块方木搭成金字塔,保留模型,在儿童面前放另 6 块方木,嘱儿童按模型搭金字塔
评　分	0 儿童没有搭成金字塔的结构
	1 儿童部分搭成金字塔的结构
	2 儿童搭成金字塔,但方木在有的地方相碰/或未排成直线
	3 儿童搭成金字塔(如示范)

E 20 项	两点连线	难度值 76.87

辅助物	1 支笔和 1 张预先画有两点的纸
方　法	检查者将笔和纸放在儿童面前,用手先指一个点,再指另一点,说"从这一点到那一点画一条直线或用一条直线把这两个点连起来"
评　分	0 儿童没有将两点连起来
	1 儿童连线偏离水平 >1.2cm
	2 儿童连线偏离水平在 0.6~1.2cm 之间
	3 儿童连线偏离水平 <0.6cm

E 21 项	临摹画正方形	难度值 77.97

辅助物	1 支笔、1 张纸(20cm×30cm)、1 张画有正方形的卡片
方　法	检查者放笔和纸在儿童面前的桌上,给儿童看卡片上的正方形,然后把卡片放桌上,说"画个正方形"
评　分	0 儿童乱画
	1 偏离 >30° 或有两个角未封闭
	2 线条偏离水平或垂直线 16~30°,或有 1 个角未封闭
	3 线条直,水平或垂直的偏移≤15°,4 个角封闭

E 22 项	剪圆形	难度值 79.58

辅助物	1 张画有圆圈的纸和一把钝头剪刀
方　法	检查者将纸和剪刀放在儿童面前的桌上,用示指沿圆圈边移动边说"剪这条线或在这条线上剪,别剪出去"
评　分	0 儿童乱剪
	1 儿童在离线条 1.2cm 以外剪下圆圈
	2 儿童在线外 0.6~1.2cm 的范围内剪下 1/4~3/4 的圆圈
	3 儿童在线外 0.6cm 的范围内剪下 3/4 的圆圈

E 23 项	折	难度值 80.32

辅助物	两张纸(20cm×30cm),其中 1 张已对折成两次
方　法	检查者向儿童出示已对折两次的纸,并将其放在桌上吸引儿童注意。给他/她另一张纸,让其仿折,并嘱其注意边对齐。必要时,可做示范
评　分	0 儿童将纸两折,两次距离均 >1.2cm
	1 儿童将纸两折,1 次距离在 0.3~1.2cm 之间,1 次距离 >1.2cm
	2 儿童将纸两折,两次距离均在 0.3~1.2cm 之间
	3 儿童将纸两折,两边平行,两次距离均 <0.3cm

续表

E 24 项 剪正方形	难度值 80.43

辅助物　1 张预先画好正方形的纸、1 把钝头剪刀

方　法　检查者把纸和剪刀放在儿童面前的桌上,边用示指沿正方形边框移动边嘱儿童"剪这条线或在这条线上剪,别剪出去"

评　分　0　儿童乱剪

　　　　1　儿童在离线 1.2cm 范围外剪下正方形

　　　　2　儿童在离线 0.6~1.2cm 范围内剪下正方形

　　　　3　儿童在离线 0.6cm 范围内剪下正方形

四、脑瘫儿童手功能分级系统(MACS)

(一)概述

脑瘫患儿中有很大一部分存在着手功能障碍,手功能受损会在不同程度上影响其他功能的发育,如感觉(特别是触觉)、精细运动能力、粗大运动能力、认知能力和日常生活能力等,所以加强对脑瘫儿童手功能障碍的管理具有重要的意义。瑞典学者 Eliasson 等人于 2006 年发表了针对脑瘫患儿手功能的分级系统(Manual Ability Classification System,MACS),通过分级评定在日常活动中的双手参与能力。

在 MACS 诞生以前的手功能残障的分类方法更为注重的是手部姿势和抓握能力,如:①House 上肢实用功能分级法(house classification of upper extremity functional use),9 个级别的分类方法能判断上肢功能的水平和功能基线;②Beckung 和 Hagberg 制订的精细运动分级(bimanual fine motor function,BFMF),适用于各个年龄段的脑瘫儿童,主要特点是可以同时判断单手和双手的功能;③Mital and Sakellarides 分级系统是用于评价拇指的内收和屈曲肌群的痉挛和挛缩状态,上述这些分类方法都忽视了评价手功能在日常环境中的表现,而且没有相关的信度和效度报道。MACS 参照 GMFCS 的分级方法,同样有 5 个级别,Ⅰ级为最高而Ⅴ级为最低,年龄使用范围为 4~18 岁,通过专业人员和家长对瑞典和澳大利亚 168 例 4~18 岁的脑瘫患儿的评价,确定了 MACS 具有良好的专业人员评估者间信度(ICC=0.97),同时与家长间也具有很好的信度(ICC=0.96)。中文版 MACS 已被证实具有很高的信度和效度。

MACS 适用于 4~18 岁脑瘫儿童,随着临床诊疗技术的不断提高,更多的孩子在较早的时候可以被确诊为脑瘫,随之家长希望能够更早地确定孩子的功能障碍程度,以便尽早安排好自己与孩子的未来生活,因此对 4 岁以前的脑瘫儿童进行手功能分级评价是临床的迫切需求。为了进一步提高 MACS 在 <4 岁 CP 儿童中的年龄适应性,Eliasson 等人在 MACS 的基础上,依照幼儿特性对每个级别的分级描述进行了详细的改良,建立了适用于 1~<4 岁 CP 儿童的幼儿手功能分级系统(Mini-Manual Ability Classification System,Mini-MACS),并证实了 Mini-MACS 具有良好的信度,填补了幼儿阶段手功能分级系统原本的空白。中文版 Mini-MACS 同样已被证实具有很好的信度和效度。

(二)评级方法与标准

1. 4~18 岁 MACS 评级方法与标准　MACS 针对脑瘫儿童在日常生活中操作物品的能力进行分级的系统,旨在描述哪一个级别能够最佳反映孩子在家庭、学校和社区中的日常表现,评定日常活动中的双手参与能力,并非单独评定每一个手。

(1)具体评级标准

Ⅰ级:能轻易成功地操作物品,最多只在手部操作的速度和准确性(操作轻易性)上表现出能力受限,然而这些受限不会影响日常活动的独立性。

Ⅱ级:能操作大多数物品,但在完成质量和/或速度方面受到一定影响,在避免某些活动或完成某些活动时可能有一定难度;可以采用另外的操作方式,但是手部能力通常不会限制日常生活的独立性。

Ⅲ级：操作物品困难，需要帮助准备和/或调整活动，操作速度慢，在质量或数量上有限程度地成功完成；如果对活动进行准备或调整，仍能进行独立操作。

Ⅳ级：在调整的情况下，可以操作有限的简单物品，通过努力可以完成部分活动，但是完成的成功度有限，部分活动需要持续的支持和帮助和/或调整设备。

Ⅴ级：不能操作物品，进行简单活动的能力严重受限。完全需要辅助。

（2）各级别间的区别

Ⅰ级和Ⅱ级之间的区别：Ⅰ级孩子在操作非常小、非常重或易碎物品时可能受限，这些操作需要仔细的精细运动控制或双手间的有效协调。在新的不熟悉的情况下也可能出现操作受限。Ⅱ级孩子能完成的操作几乎与Ⅰ级孩子一样，但是在操作时质量下降或速度较慢。双手之间的功能差异会影响操作的有效性。Ⅱ级孩子通常会尽量简单地操作物品，比如采用平面支持手部的操作方法，取代通过双手进行物品操作。

Ⅱ级和Ⅲ级之间的区别：Ⅱ级孩子虽然在操作速度和质量上有所下降，但能操作大多数物品，Ⅲ级孩子由于伸手或操作物品能力受限，所以通常需要帮助他们做好活动准备和/或调整环境。他们不能进行某些活动，其独立性程度与周围环境的支持程度相关。

Ⅲ级和Ⅳ级之间的区别：当预先做好环境安排，得到监护和充足的时间，Ⅲ级孩子能完成一些选择性的活动。Ⅳ级孩子在活动中需要持续帮助，最多能够有意义地参与某些活动的部分内容。

Ⅳ级和Ⅴ级之间的区别：Ⅳ级孩子能完成某些活动的一部分，但是需要持续的帮助。Ⅴ级孩子最多在特殊的情况下能参与某些简单动作，例如只能按简单按钮。

2. 1~4 岁 Mini-MACS 的评级方法与标准

（1）具体评级标准

Ⅰ级：成功且轻松地操作物体。在要求双手准确性和协调性的操作中可能有轻微的限制，但仍能够完成。比起同龄孩子在操作物体时需要成人稍多的帮助。

Ⅱ级：能操作大多数物体，但在完成的质量和/或速度上稍有降低。一些动作仅仅艰难地或在练习之后才能被执行和完成。孩子会尝试采用代偿方式，比如仅仅使用单手。比起同龄孩子在操作物体时需要成人更频繁的帮助。

Ⅲ级：困难地操作物体。执行缓慢，动作的变化和质量受限。可短时间独立操作易于抓握的物体。孩子在操作物体时经常需要成人的帮助和支持。

Ⅳ级：只能采用简单的动作来操作易于控制的物体，且物体的选择是有限的。动作执行缓慢，费力和/或精确度随机。孩子在操作物体时需要成人持续的帮助和支持。

Ⅴ级：不能操作物体，甚至执行简单的动作都严重受限。在成人不断干预下，孩子最多能推、碰、压或握一些部分。

（2）各级别间的区别

Ⅰ级和Ⅱ级的区别：比起同龄无残疾的孩子，Ⅰ级的孩子可能在需要良好的精细运动技巧的操作上稍有困难。Ⅱ级的孩子实际上能操作和Ⅰ级的孩子同样的物体，但他们会在执行任务时会遭遇问题，和/或花费更长的时间，所以他们经常寻求帮助。双手功能上的差异可能会导致执行有效性降低。比起1级的孩子，他们会需要更多的引导和练习来学习如何操作物体。

Ⅱ级和Ⅲ级的区别：Ⅱ级的孩子能操作大多数物体，尽管他们可能会花费更长的时间，而且质量上会稍有降低，而且他们会需要许多引导和练习来学习如何操作物体。Ⅲ级的孩子设法使用易于操作的物体，但经常需要帮助把物体放在他们面前方便的位置。他们会分几个步骤来执行动作，表现缓慢。

Ⅲ级和Ⅳ级的区别：Ⅲ级的孩子可短时间独立设法使用易于操作的物体。他们会分几个步骤来执行动作，并且需要花很长一段时间。Ⅳ级的孩子最多可以执行简单动作，例如抓住并释放易于操作的物体，且物体被提供在适当的位置。他们需要不断的帮助。

Ⅳ级和Ⅴ级的区别：Ⅳ级的孩子可执行单个动作，物体的选择非常受限，并且需要不断的帮助。Ⅴ级的孩子最多在特殊情况下执行简单的动作。例如，他们能按一枚简单的按钮或者握单个简单的物体。

（三）信度和效度研究

1. 4~18 岁 MACS 的信度和效度研究　共有来自上海 2 家脑瘫康复机构的 124 名 4~18 岁脑瘫患儿参加了此项研究，其中男性 77 例，女 47 例；平均（6.7±2.6）岁，4~7 岁 97 例；8~12 岁 24 例，13~18 岁 3 例。其中痉挛型四肢瘫 27 例，双瘫 48 例，偏瘫 38 例，手足徐动型 5 例，共济失调 2 例，肌张力障碍型 4 例。粗大运动功能分级（Gross Motor Function Classification System，GMFCS）为Ⅰ级 51 例，Ⅱ级 32 例，Ⅲ级 15 例，Ⅳ级 14 例，Ⅴ级 12 例。通过分析现场操作评价和录像评价结果之间的关系确定 MACS 的重测信度；分析不同评价者间（家长、作业治疗师、康复医生）的评价结果确定 MACS 的评价者间信度；脑瘫儿童精细运动能力测试（Fine Motor Function Measure scale，FMFM）的精细运动能力分值为效标确定 MACS 的平行效度。

两位作业治疗师的现场评价与录像评价结果间显示 MACS 具有良好的重测信度，ICC 值分别为 0.94（95%*CI*：0.90~0.96）和 0.87（95%CI：0.80~0.92）；同时 MACS 具有良好的评估者间信度，作业治疗师与家长现场评价间的 ICC 值为 0.85（95%*CI*：0.77~0.91），不同作业治疗师现场评价之间的 ICC 值为 0.99（95%*CI*：0.99~1.00），不同家长现场评价之间的 ICC 值为 0.91（95%*CI*：0.66~0.98），不同作业治疗师录像评价之间的 ICC 值为 0.96（95%*CI*：0.94~0.97），作业治疗师与康复医生录像评价之间的 0.94（95%*CI*：0.90~0.97）；MACS 与精细运动能力分值之间有良好的平行效度，Spearman 相关系数为 -0.71。

中文版 4~18 岁脑瘫患儿手功能分级系统的具有良好的信度和效度，适用于国内对脑瘫患儿手功能进行分级。在进行 MACS 评价是应该充分考虑环境的影响因素，引导家长参与到 MACS 的评价工作中来。

2. 1~4 岁 Mini-MACS 的信度和效度研究　以 2017 年 10—11 月在复旦大学附属儿科医院康复中心以及上海儿童康复合作群中 8 家合作单位接受康复干预的 1~<4 岁的脑瘫儿童为研究对象，排除有严重视觉和听觉障碍的 CP 儿童。共纳入 76 例 CP 儿童，其中复旦大学附属儿科医院康复中心 18 例，上海儿童康复合作群单位共 58 例；男 46 例，女 30 例；平均（2.5±0.9）个月，1~2 岁 25 例，<2~<3 岁 23 例，3~4 岁 28 例；痉挛型四肢瘫 29 例，双瘫 11 例，偏瘫 27 例，手足徐动型 2 例，共济失调型 2 例，无法分类 5 例；GMFCS Ⅰ级 7 例，Ⅱ级 27 例，Ⅲ级 16 例，Ⅳ级 16 例，Ⅴ级 10 例。通过分析现场操作评价和录像评价结果之间的关系确定 Mini-MACS 的重测信度；分析不同评估者间（主要照顾者、作业治疗师、物理治疗师）的评价结果确定 Mini-MACS 的评估者间信度；脑瘫儿童精细运动能力测试（Fine Motor Function Measure scale，FMFM）的精细运动能力分值为效标确定 Mini-MACS 的平行效度。

作业治疗师现场评价与录像评价结果间显示 Mini-MACS 具有良好的重测信度，ICC 值为 0.96（95%*CI*：0.94~0.98）；同时 Mini-MACS 具有良好的评估者间信度，OT 与 PT 间的 ICC 值为 0.97（95%*CI*：0.94~0.98），OT 与主要照顾者 ICC 值为 0.92（95%*CI*：0.86~0.95）；1~<2 岁组、2~<3 岁组与 3~<4 岁组 3 个年龄组均显示具有很高重测信度（ICC 值在 0，95~1.00 之间），3~<4 岁组评价者间信度均低于 1~<2 岁组与 2~<3 岁组；尤其是作业治疗师与主要照顾者间的信度明显低于其他两组（ICC=0.64）。Mini-MACS 与精细运动能力分值之间有良好的平行效度，Spearman 相关系数为 -0.76。

中文版 Mini-MACS 具有良好的评价者间信度和平行效度，适用于国内对幼儿脑瘫手功能进行分级。在进行 Mini-MACS 评价是应该充分考虑环境和个人的影响因素，照顾者是幼儿脑瘫手功能评级主要信息提供者。

（四）MACS 的临床应用

MACS 分级可以明确脑瘫儿童手功能发育障碍程度，在一定程度上预测脑瘫儿童手功能发育结局，评价脑瘫群体手功能障碍状况（应用与脑瘫登记和流行病学研究），在制订临床康复干预及社会福祉政策时的重要参考指标，同时在科研设计中也是不可缺少的分组指标。

1. 4~12 岁不同类型脑瘫患儿的 GMFCS 和 MACS 分布　从 2007 年 10 月——2009 年 1 月在上海复旦大学附属儿科医院康复中心、上海市徐汇区致康儿童康健园和江苏如东县中医院儿童康复科接受康复诊治的脑瘫患儿中依照纳入和排除标准确定 143 名 4~12 岁的研究对象，其中男性 93 例，女性 50 例；痉挛型双瘫 55 例，四肢瘫 37 例，偏瘫 38 例，肌张力障碍型 5 例，徐动型 5 例，共济失调型 3 例。采用

GMFCS 和 MACS 进行粗大运动功能和手功能分级,分析不同类型脑瘫患儿 GMFCS 和 MACS 的分布状况以及两者之间的关联性,结果显示痉挛性双瘫患儿中有 33 例(60.0%)患儿 GMFCS 和 MACS 评级均处于 Ⅰ~Ⅱ 级之间,痉挛性四肢瘫患儿中有 28 例(75.7%)患儿 GMFCS 和 MACS 评级均处于 Ⅲ~Ⅴ 级之间,痉挛性偏瘫患儿中有 21 例(55.3%)患儿 GMFCS 和 MACS 评价均为 Ⅰ 级,仅有 2 例患儿 GMFCS 被评为 Ⅱ 级,但有 14 例患儿被评为 MACS Ⅱ 级。GMFCS 与 MACS 之间的具有中等程度的相关性(Spearman 秩相关系数为 0.67,p<0.05)。GMFCS 和 MACS 评价可以明确不同类型脑瘫患儿的粗大运动功能和手功能的受损状况,两者之间存在着良好的关联性,在制订康复计划时应该充分考虑粗大运动训练与手功能训练相结合。

2. 不同手功能级别脑瘫患儿的日常生活能力分析　共有来自浙江、上海三家康复机构的 74 例大于 4 岁的脑瘫患儿参加了此项研究,男 50 例(67.6%),女 24 例(32.4%),年龄 48~204 个月,平均(71.4±25.3)个月,其中痉挛型双瘫 27 例,痉挛型四肢瘫 29 例,痉挛型偏瘫 9 例,徐动型 3 例,肌张力障碍型 4 例,共济失调型 2 例。采用 MACS 进行手功能分级,中文版儿童残疾评定量表(Pediatric Evaluation of Disability Inventory,PEDI)进行日常生活能力评定,比较不同 MACS 级别间 PEDI 各项分值之间的差异,分析 GMFCS 与 PEDI 分值之间的相关性。结果显示不同 MACS 级别间的 PEDI 分值表现出明显的差异性,MACS 评级与 PEDI 尺度化分之间具有良好的相关性(r_s=-0.61~-0.82,$P<0.001$),PEDI 分值间同样具有良好的相关性(r=0.67~0.86,$P<0.001$)。不同手功能的脑瘫患儿日常生活能力存在着明显差异,手功能与日常生活能力之间具有良好的相关性,通过改善手功能可能可以改善脑瘫患儿的自理能力、移动能力和社会能力。

3. 学龄期脑瘫儿童 MACS 的稳定性　以 2010—2014 年在上海 6 所特殊学校就读的脑瘫学生为研究对象,采用中文版 GMFCS 和 MACS 进行运动功能分级,纳入至少有两次以上评级结果(同时具有 GMFCS 和 MACS 评级),且间隔大于 2 年的脑瘫学生,采用评估者一致性和加权 Kappa 系数分析纳入对象首次与最终评级的一致性,确定 GMFCS 和 MACS 的稳定性。共有 77 名符合纳入和排除标准的脑瘫学生的 GMFCS 和 MACS 评级结果纳入本研究,其中男性 59 例,女性 18 例。按照最终评级,GMFCS:Ⅰ 级 24 例,Ⅱ 级 22 例,Ⅲ 级 17 例,Ⅳ 级 11 例,Ⅴ 级 3 例;MACS:Ⅰ 级 9 例,Ⅱ 级 26 例,Ⅲ 级 32 例,Ⅳ 级 9 例,Ⅴ 级 1 例;首次评级平均年龄为(10.2±2.3)岁,最终评级平均年龄为(12.6±2.3)岁,平均间隔时间为(2.4±0.2)年,最长间隔时间为 3.0 年。结果显示 64 例脑瘫学生的 GMFCS 最终评级与首次评级保持一致(一致性为 83.1%),加权 Kappa 值 =0.89(95%CI:0.79~0.93),表明 GMFCS 评级具有良好的稳定性,54 名脑瘫学生的 MACS 最终评级与首次评级保持一致(70.1%),加权 Kappa 值 =0.68(95%CI:0.55~0.80),表明 MACS 评级的稳定性不理想。本研究证实了 GMFCS 评级具有良好的稳定性,可以预测学龄期脑瘫学生粗大运动功能发育,在制订康复干预计划时具有重要的参考价值,同时发现 MACS 评级的稳定性较低,在实施手功能康复干预时,需要增加更为细致的评价工作。

(五) 使用注意事项

1. 专业人员的诊疗环境下开展 MACS 评价时,观察被测者的手功能的日常能力比较困难,可以设定日常生活相关的实物操作场景进行评价,并且鼓励与家长商谈讨论以提高评价的准确性。

2. 与粗大运动功能相比手功能更多地受到认知能力的影响,认知能力较强的脑瘫患儿可以在发出运动动作前形成有效的计划,明确运动目的,利用经验进行运动学习,手部操作的能力可以得到增强。现代运动发育理论认为在运动动机等认知方面的因素也是运动的组成部分之一,在进行 MACS 评价者时不应该排除认知对功能的影响,尽管有些脑瘫患儿手部的肌肉状态良好,但是由于认知能力较差影响手的操作能力,评级时应该根据实际的能力进行评价。

3. 与 GMFCS 相比 MACS 没有分年龄组来进行评价,虽然目前还没有有关 4~18 岁脑瘫患儿手功能发育趋势的研究报道,实际上在各种因素的影响下 4 岁以后的脑瘫患儿手功能还是很有可能会得到进一步提高,因此在 MACS 评价时需要考虑被测者的表现与年龄的适应性。

4. MACS 倡导评价脑瘫患儿在日常生活中的双手参与能力,并非单独评定每一个手,这一点在评价偏瘫患儿时会给评价者带来疑惑,在对偏瘫实施 MACS 评价时可以按照以下标准实施,双手能持续协调操作评为 Ⅰ 级;健侧能灵活操作,双手协同活动时,患侧可以配合操作,但灵活度欠佳评为 Ⅱ 级;健侧能灵活操作,双手协同活动时,患侧难以配合操作,评为Ⅲ级。

(史 惟)

参 考 文 献

[1] 史惟.脑瘫儿童上肢功能障碍的评价与治疗[J].中国康复理论与实践杂志,2007,13(12):1121-1123.

[2] Eliasson AC,Krumlinde-Sundholm L,Rösblad B,et al. The Manual Ability Classification System(MACS)for children with cerebral palsy:scale development and evidence of validity and reliability [J]. Developmental medicine and child neurology,2006,48(7):549-554.

[3] House JH,Gwathmey FW,Fidler MO. A dynamic approach to the thumb-in palm deformity in cerebral palsy. J Bone Joint Surg Am,1981,63(2):216-225.

[4] Beckung E,Hagberg G. Neuroimpairments,activity limitations,and participation restrictions in children with cerebral palsy [J]. Dev Med Child Neurol,2002,44(5):309-316.

[5] Sakellarides HT,Mital MA,Matza RA,et al. Classification and surgical treatment of the thumb-in-palm deformity in cerebral palsy and spastic paralysis [J]. J Hand Surg[Am],1995,20(3):428-431.

[6] 史惟,李惠,苏怡,等.中文版脑瘫患儿手功能分级系统的信度和效度研究[J].中国循证儿科杂志,2009,4(3):263-269.

[7] Eliasson AC,Ullenhag A,Wahlström U,et al. Mini-MACS:development of the Manual Ability Classification System for children younger than 4 years of age with signs of cerebral palsy [J]. Developmental Medicine & Child Neurology,2017,59(1):72-78.

[8] 陆恺,史惟,翟淳,等.复旦中文版脑瘫幼儿手功能分级系统的信度和效度研究[J].中国循证儿科杂志,2017,12(6):410-415.

[9] 杨红,史惟,李惠,等.4~12岁不同类型脑瘫患儿的粗大运动功能分级和手功能分级调查[J].中国康复理论与实践杂志,2009,15(9):812-814.

[10] 张晓丽,王文香,史惟,等.不同手功能级别脑瘫患儿的日常生活能力分析[J].护理与康复杂志,2013,12(12):1127-1130.

[11] 任柳芬,史惟,尹岚,等.学龄期脑瘫患儿运动功能分级系统的稳定性研究[J].护理与康复杂志,2015,14(3):207-210.

五、目标达成量表(GAS)

(一)概述

目标达成量表(goal attainment scaling,GAS)是由 Kiresuk 和 Sherman 在20世纪60年代首次提出。此后,随着研究的深入,GAS被用于评估许多领域包括:康复、教育、护理和社会工作中。在1994年Kiresuk将GAS的使用方法整理成册作为GAS评估的使用手册。在2017年1月由复旦大学附属儿科医院康复科通过质量改进项目《提高在训病人康复目标达成率》将GAS评估引进国内并使用在儿童康复领域。

在康复中,患者得以逐渐功能恢复离不开康复处方的设立,其中康复目标的制定是处方中最核心的内容。近年来由于ICF框架的提出,患者病程对于康复目标制定的时效性和个性化产生了很大的挑战,以往制定的方式难以满足现在需求,需要引入一套目标管理工具。GAS评估的应用解决了上述问题。它是对各项评估结果所制定出的目标进行评价,并在患者康复干预过程中记录患者个体目标完成程度的记分方法,具有强调患者个体差异、敏感性高、多方人员参与的特点。

(二) GAS 的标准及评分标准

1. GAS 的制订程序

(1) 设定目标:设定目标的过程是康复治疗团队与患者面谈以确定主要的问题领域,然后结合患者的标准化评估结果,建立一套多方达成一致的优先目标领域顺序,并在约定的时间内完成(一般最长为 3 个月)。设定的目标应该遵循 SMART 原则——它们应该被明确化、可评估的、可达成的、现实的和及时的。通常目标设定为 3~5 个,由经验丰富的治疗师来确定。

(2) 加权目标:可以由患者及其家庭、治疗师共同对目标进行加权填入表 5-11 格内。患者及其家庭对重要性进行分级;治疗师根据达成目标的预期困难来分级参考表 5-12。实际工作中,重要性为 0 的目标和难度值为 0 的目标不会被选择,并且重新选择合适的目标,直到不出现 0 的情况。如果不使用加权系统,公式中的权重则为"1"。

表 5-11 加权评分填写表格

编号	评价者	重要值	难度值	基线值	达成值	备注
1						
2						
3						
4						
5						
6						

重要值 0~3 难度值 0~3 基线值 –1、–2 达成值 –2~2

家长签字_____ 复评日期_____

表 5-12 表内重要值和难度值参考表

重要性(家长评价)	困难性(治疗师评价)	重要性(家长评价)	困难性(治疗师评价)
0= 一点也不(重要)	0= 一点也不(困难)	2= 中度(重要)	2= 中度(困难)
1= 一些(重要)	1= 一些(困难)	3= 非常(重要)	3= 非常(困难)

2. 基线评分 基线评分由治疗师完成基线值,通常可被评定为 –1 和 –2。其中判断患者有能力完成目标时可以评为 –1,而如果判断患者病情可能会造成能力退步的目标可以评价为 –2。通过目标加权和基线评价后,我们可以通过公式(1)计算得到一个平均基线 T 值。

$$\text{Overall GAS}=50+\frac{10\sum(W_i X_i)}{\sqrt{(0.7\sum W_i^2 + 0.3(\sum W_i^2))}} \qquad 公式(1)$$

3. 目标达成评分 目标达成评分的开始条件有两种,一种是达成目标数达到制订目标数 60% 或以上,第 2 种是康复干预时长达到约定时长(一般为 3 个月),未达成的目标会在下一轮的目标达成评定中并再次进行加权评价。每次目标达成评分通过一段时间干预后根据患者完成度进行评价得到达成值,通常设为 5 级,即用"–2""–1""0""1""2"来表示"退步""维持原状""达成目标""稍大于预期""大于预期"。在随访时间内由治疗师评价每个目标的结果得分,针对目标判断实际表现。最后,可应用式(1)计算平均达成 T 值。在研究人群中所展示的平均达成 T 值越接近 50 则康复目标制订越合理。

（三）GAS 的信度和效度研究

1. GAS 的信度 Steenbeek 等在脑瘫儿童康复治疗的研究中纳入了 23 名脑瘫患儿,由两类治疗师为其制订 GAS 并在治疗期满后对结果进行评估,其中一位参与患儿治疗另一位不参与。结果表明参与治疗的治疗师制订的 GAS 评分者间信度良好,为 0.82（95%CI:0.73~0.91）,不参与治疗的治疗师制订的 GAS 的评分者间信度稍差,为 0.64（95%CI:0.49~0.79）。由此可知 GAS 制订者对患儿的能力与其实际表现之间的差异的评判可能造成评分者间信度差异。从信度系数来看,GAS 具有较高的可靠性。

2. GAS 的效度 Palisano 等的一项研究检测了运动发育迟缓婴儿 GAS 的内容效度,以及 GAS Peabody 运动发育量表（Peabody-Developmental Motor Scales,PDMS）的同时效度。该研究通过让 10 位物理治疗师在以下 3 个维度上对 10 个随机选择的 GAS 形成的目标进行评分来检查内容有效性。

（1）目标对运动发育和功能的重要性。

（2）是否可以实现预期的进步。

（3）是否 4 个级别的变化具有临床重要性。结果,77% 到 88% 的治疗师对每个维度的评分均符合内容效度的标准。

对于 3 个维度中的任何一个,治疗师的评分都没有显著差异。用 GAS 形式测量了 61% 无法用行为目标形式衡量的变化的目标,其中 73% 的目标实现了行为目标。

研究结果认可 GAS 内容的有效性,并认为 GAS 和 Peabody 运动发育量表可用来测量运动发展的不同方面。

（四）GAS 的应用

GAS 是一种个性化的、标准参照的变化测量方法,具有灵活、方便和可量化的特点。大量研究报道将 GAS 运用在物理治疗、作业治疗、言语治疗等儿童康复领域,可基于标准评估运用于各个年龄段的患者。复旦大学附属儿科医院康复中心对所有 6 月龄以上患者运用 GAS 以门诊评估和家庭指导的方式评价患儿,将患儿在门诊和家庭的康复治疗用目标管理的形式连在一起,有效提升患者满意率。并携医联体合作医院一同参与,让更多的患儿加入目标管理体系,使链式康复模式更贴近患儿生活。

（五）GAS 的特点和注意事项

1. GAS 的特点

（1）GAS 让康复治疗中各个角色的沟通再无阻碍。基于评估下的目标设定在康复中不同专业间有着各自的标准,GAS 评估可让治疗师在对患者制定目标时产生共识,鼓励多学科多专业间的沟通和合作。与此同时,GAS 评估需要患者也参与目标评价,并在干预前有更正规的目标设定过程,确定患者期望值,这对鼓励患者达成的目标存在积极意义。

（2）GAS 是基于标准化评估结果,将标准化评估中的项目再进行分级评估,使其更为敏感,这对于评价患者能力改变有很大帮助。

（3）GAS 中平均达成 T 值有助于分析制定目标时的问题。平均达成 T 值远远大于 50 时,这表示设定的目标对于患儿太过简单。而平均达成 T 值远远小于 50 时,这表示设定的目标对于患儿太过困难。结合 ICF 框架进行分析讨论,总结造成问题的原因,帮助患者在接下去的康复治疗中获得更为有效的康复疗效。

2. GAS 使用的注意事项

（1）在 GAS 用于家庭指导时,患者或患者家长会比治疗师更加敏感,让他们正确了解目标的要求可以增加患者复评的时效性。

（2）通常在制订目标后,可以通过讲解、图示或者示范将完成目标的要求详细告知家长,并让家长复述,保证目标的要求家长都能清楚明了。

（六）量表原文及 APP 软件联系方式

为更便捷运用 GAS，我们开发出基于 GMFM 量表的目标达成管理软件 GMAI，如需 GAS 原文手册和 APP，可联系作者翟淳。联系方式：E-mail：joshua_Zc@163.com（备注 GAS）。

（翟　淳）

参 考 文 献

［1］HARPSTER K,SHEEHAN A,FOSTER EA,et al. The methodological application of goal attainment scaling in pediatric rehabilitation research:a systematic review［J］. Disabil Rehabil,2019,41(24):2855-2864.

［2］JONES M,KHARAWALA S,LANGHAM J,et al. Goal attainment scaling-a useful individualized clinical outcome measure［J］. Value Health,2014,17(7):A585.

［3］KRASNY-PACINI A,PAULY F,HIEBEL J,et al. Feasibility of a shorter goal attainment scaling method for a pediatric spasticity clinic-The 3-milestones GAS［J］. Ann Phys Rehabil Med, 2017,60(4):249-257.

［4］TURNER-STOKES L. Goal attainment scaling(GAS) in rehabilitation:a practical guide［J］. Clin Rehabil,2009,23(4):362-370.

［5］STEENBEEK D,KETELAAR M,LINDEMAN E,et al. Interrater reliability of goal attainment scaling in rehabilitation of children with cerebral palsy［J］. Arch Phys Med Rehabil,2010,91 (3):429-435.

［6］PALISANO RJ. Validity of goal attainment scaling in infants with motor delays［J］. Phys Ther, 1993,73(10):651-658.

六、儿童残疾评定量表（PEDI）

（一）概述

儿童残疾评定量表（Pediatric Evaluation of Disability Inventory,PEDI）又称儿童功能评定量表，是 1992 年由美国波士顿大学 Haley 教授等针对儿童功能障碍开发的量表，主要用于残疾儿童的生活质量评价。中文版 PEDI 量表由第三军大学新桥医院儿科赵聪敏教授等修订的。PEDI 是一种自适应评估工具，适用于 8 个月~7.5 岁能力低下儿童及基本能力低于 7.5 岁的正常水平的大龄儿童。PEDI 用来评估儿童整体日常活动能力水平，可以分领域地评价自理能力、移动能力及社会功能三方面的受限程度以及功能变化与年龄之间的关系，具有全面性和针对性。

PEDI 作为一套成熟的小儿综合功能的评定量表在国外康复界已得到广泛使用，其信度、敏感度在国外均已有大量的相关文献报道。目前美国已研发出了电脑版的 PEDI 量表，利用电脑版的 PEDI 测量了 2 205 例正常儿童的家长及 703 例残疾儿童的家长，信度尚可，但电脑版的项目较纸质版应用少。

中文版 PEDI 量表由赵聪敏教授等人将 PEDI 英译成中文版，再将译制的中文版经不同译者回译为英文后由美国太平洋大学儿科学 Ph.D Sandra Rogers 教授修改并确认符合原量表原意，经 Rogers 教授修订后的版本确定为 PEDI 中文版。经研究证明，中文版 PEDI 量表适合我地区儿童，且具有良好的信度及效度，PEDI 的引入和标准化为评估中国儿童生活功能，评价康复疗效提供科学、客观的标准。

中文版 PEDI 在使用的过程中，量表中某些项目的设置与我国的国情有些不同，例如小汽车的使用在我国尚未到普及的阶段，那么对于家庭中没有汽车的患儿来说有关项目的评定是个问题；刀叉的使用与我国饮食习惯中的筷子能否等同；由于文化的差异，西方许多儿童在 5、6 岁时还在使用尿布，因此，处理大小便的年龄对照需要得到修正等。赵聪敏等人在汉化的过程中调整了个别项目，将"叉"改为"筷子"，"用刀切面包或食物"改为"用筷子夹取食物"等。

对于 PEDI 量表的中文名称，内地有译为"能力低下儿童评定量表""儿童残疾评估量表""儿童生活功能量表"，中国台湾有译为"儿童身心障碍评估量表""儿童功能障碍评估量表""儿童残障评估量表""儿童障碍评估量调查表"等。由于译名的不统一，本文暂称其为儿童残疾评定量表，待日后中文译名的统一。

（二）量表结构及评分标准

1. 量表内容及结构 PEDI 量表由功能性活动（197 项）、照顾者协助（20 项）及调整项目（20 项）3 部分组成，其中每部分又分为日常生活、移动能力和社会功能 3 个领域。功能性活动项目用于反映儿童当前功能性技能的水平及障碍的程度，照顾者协助部分用于判断患儿在完成复杂的功能活动时所需的协助量，而调整项目反映患儿需要多少的调整量来支持他们的行为活动。

PEDI 功能性活动部分包括 3 个分区：日常生活、移动能力、社会功能。日常生活分区（15 个大项，包括 73 个条目）评估儿童的进食、梳洗、更衣、洗漱和如厕等自理能力；移动能力分区（13 个大项，包括 59 个条目）评估儿童的移乘动作、室内外移动和上下阶梯功能；社会功能（13 个大项，包括 65 个条目）是评定儿童的交流能力，包括社会交流、家庭内与地区内进行事务的能力。以上 3 个分区共有 41 个大项，197 个条目（表 5-13）。

表 5-13 PEDI 功能性活动量表的 3 个分区的 41 个项目

日常生活分区	移动能力分区	社会功能分区
食物种类	厕所移乘	语言理解
使用食器	椅子/轮椅移乘	理解句子、文章复杂性
使用饮料容器	向车内移动	交流功能的使用
刷牙	床移动/移乘	表达复杂的交流
整理头发	移乘至浴槽	问题解决
鼻腔护理	屋内的移动方法	社会交流、游玩（与成人）
洗手	屋内行走-距离和速度	同龄人之间的交流
洗身体/脸	屋内移动-牵拉搬运物体	用物品游玩
穿套衫/开衫	屋外移动方法	关于自己的情报
扣绊	屋外移动-距离和速度	时间的定位
穿裤子	屋外移动-路面	家庭工作
鞋/袜	上阶梯	自我防卫
如厕	下阶梯	在社区内的功能
排尿管理		
排便管理		

2. 量表评定过程 PEDI 量表直接易懂，评估数据的采集方式灵活。评估时间适中，熟练掌握评定内容的治疗师可以在 20~30 分钟内完成评估，而家长或照顾者也可以在 45~60 分钟内完成评估。评估者可通过观察患儿的实际操作能力以及询问家长或照顾者有关患儿的能力情况，家长或照顾者依据儿童在所有或大部分日常环境中的适应能力和功能，以及与其他儿童互动的反应来获得 PEDI 得分。

（三）评分标准及结果分析

PEDI 量表 197 项功能性活动项目采用"0、1 两级评分法"，项目得分 0 分为"不能"（大多数情况下不能完成该项目，或多种情况下受限），1 分为"能"（在大多数情况下可以完成该项目，或已掌握该能力，或其能力已超出该级水平）。照顾者协助项目部分 20 项，根据儿童的独立程度记分，分为独立完成、需要指导、少量协助、中等协助、大量协助和完全协助。独立表示儿童可以不需要协助即可完成此活动，完全协助表示儿童在活动中不能提供有意义的帮助,完全独立为 5 分,完全协助为 0 分。调整项目部分 20 项,得分分为不必调整、以患儿为主导的调整、康复器具和大量调整。

评估记分包括"原始分"及两种转换分值"标准分"和"刻度分"。原始分是接受测验后按照评分标准对其作答反应累加出来的分数;标准分、刻度分都是将原始分通过操作手册的对分表得出的对照分值,标准分及刻度分的转化则使得量表的应用更为简便快捷。

刻度分是没有经过年龄修正的等距难度分值(0~100 分),分值越高表示能力越强。标准分是经过修正的难度分值,反映被测患儿与同龄正常儿童相比所达到的能力值(0~100 分)。由于当 PEDI 的标准分小于 10 分时,采用"<10"的方法来表达,所以通常将标准分分为"<30""30~70"">70"三个等级来反映儿童的日常生活能力等级,95% 正常儿童的 PEDI 分值在 30~70 分。PEDI 得分在参考值范围内则判断为"非残障",落后于该年龄段标准 2 个标准差以上则判断为"残障"。

(四) 量表的常模与信度效度研究

量表相关常模:Haley 教授等人制定 PEDI 量表时选取 412 名正常美国儿童作为常模,斯洛文尼亚学者 Srsen 等采集该国 147 名儿童 PEDI 评估数据后,发现该国儿童与美国参考值存在一定差异,照搬美国参考值并不适合该国儿童生活功能的评估。Berg 等和 Stahlhut 等分别对挪威、丹麦儿童进行 PEDI 常模研究,发现挪威儿童得分普遍低于美国儿童,丹麦儿童照顾者协助量表的自理能力和移动能力较美国参考值低,功能性技能的社交方面较美国参考值高,因此再次强调不同国家应分别建立本国的常模数据库。中国台湾学者 Chen 等采用 PEDI 量表观察了中国台湾 494 名普通儿童及 110 名残障儿童,发现该量表具有良好的信效度,但中国台湾儿童 PEDI 得分在部分领域亦较美国儿童低。因此,在临床应用 PEDI 量表之前制定本地常模是非常必要的,但由于 PEDI 在我国还在使用的初期阶段,没有全国儿童的常模研究报道。第三军医大学新桥医院进行了重庆地区中文版 PEDI 的常模研究,在重庆地区按年龄分层抽取 1 140 名普通儿童,用中文版 PEDI 量表进行测评,将所得数据进行统计处理。测评结果表明不同年龄段儿童的 PEDI 量表原始分及刻度分随着年龄的增长而增长,而标准分随年龄增长无太大变化。其中部分年龄阶段儿童自理能力和社会技能项目的原始分、刻度分及标准分均低于美国原版量表参考值,而移动能力项目的原始分、刻度分及标准分与美国原版量表参考值相比差异均无统计学意义。

(五) 量表的信度及效度研究

1. **抽样代表性**　我国重庆地区常模研究中抽样在重庆地区 19 个区 19 个县各选 1 个采样点,收集 6 个月龄至 7.5 岁儿童的一般信息及评估数据,以 6 个月为 1 个跨度将入选儿童划分为 14 个年龄组,每个采样点采集不同年龄组男女儿童数据各 1~2 名,一个采样点约采集约 30 名儿童数据,按年龄、性别、集散居比例分层抽样。经研究证明,中文版 PEDI 量表适合我地区儿童,且具有良好的信度及效度,可用于本地区残疾儿童的功能评定及疗效评估。

吴至凤等人研究重庆地区儿童 PEDI 得分与美国参考值进行比较,发现我国儿童在自理能力与社会技能方面得分较美国参考值明显偏低,提示本地区儿童生活自理能力和社交技能较美国儿童有较大差距。

2. **信度研究指标**　国外版本的 PEDI 信度研究较多,国内研究较少。174 例 1~5.9 岁正常挪威儿童采用 PEDI 进行评估,组内和组间的相关系数 0.95~0.99,幼儿园老师和家长的相关系数 0.64~0.74,揭示 PEDI 对于同一评估者和不同评估者的使用都具有较好的信度。63 例正常儿童和 53 例能力低下儿童用荷兰版本的 PEDI 进行功能评估,发现功能性技能版块 ICCs(组内相关系数)高于 0.90,自理领域 0.89,移动领域 0.74,社交领域 0.87,重测也具有很好的信度。中国台湾 89 例正常儿童和 58 例残障儿童研究发现 PEDI 的内部一致性为 0.90~0.99,重测信度为 0.982~0.998,重测具有很好的信度。

由吴至凤等人进行的中文版 PEDI 量表的信效度研究显示,PEDI 全量表再次测评的可信度好 (ICCs=0.74~0.96),PEDI 全量表不同评估者之间测评的可信度好(ICCs=0.71~0.92),功能性技能和照顾者协助量表不同受访者之间的组内相关系数非常高(ICCs=0.91~0.98)。朱静华报道了 PEDI 前两部分的信度较好,吴至凤报道了第 3 部分调整项目的信度较低,再次测评调整项目的社会技能 ICCs 系数仅为 0.30。由于大部分项目相关系数高,仅个别分项目系数不高,从整体上来说 PEDI 量表具有较好的信度。

3. 效度研究指标 丹麦版的 PEDI 测评 22 例脑瘫患儿、14 例幼年特发性关节炎患儿及 224 例正常儿童,证实丹麦版的 PEDI 量表具有良好的区别效度。中国台湾 89 例正常儿童和 58 例残障儿童研究报道 PEDI 平行效度为 0.92~0.99。

吴至凤研究首次报道我国 PEDI 效度研究,将 PEDI 与儿童功能独立性评定量表及 GMFM 对比分析,并与专家判断结果进行比较,从而判断 PEDI 的临床应用价值,结果表明在相同领域 PEDI 与儿童功能独立性评定量表具有良好的平行效度。PEDI 的原始分与 GMFM-88 项站、走、跑、跳总分与 PEDI 量表自理能力和移动能力相关性较高;PEDI 对于残障儿童的判断与专家的判断具有良好的相关系数(0.70~0.72),其敏感性、特异性、阳性预测和阴性预测值均较高。

GMFCS 是通过粗大运动功能来划分轻、中、重度脑瘫的主要方法,从研究结果中可以看出运动功能受损轻-中度患儿的日常生活能力明显高于重度患儿,同时重度患儿照顾者的协助负担也明显高于轻-中度患儿,功能性技能项目得分与照顾者协助项目得分存在着不同程度的相关性,患儿日常生活能力越低其照顾者的协助程度就越高,可见重度脑瘫患儿照顾者在照顾患儿日常生活能力方面有着巨大的压力。

李惠等人报道 PEDI 与儿童及青少年版国际功能、残疾和健康分类(ICF-CY)类目的关联分析,分析 PEDI 功能性量表的内容效度。在 ICF-CY 活动和参与(d)成分中共包括 9 个一级类目编码,尽管 9 个一级类目编码 PEDI 功能性量表均有所涉及,但是主要集中于 d3、d4、d5。从对 PEDI 功能性量表对 ICF-CY 的 d3、d4 和 d5 水平类目编码的覆盖状况来看,PEDI 功能性量表对自理(d5)类目的覆盖率高达 88%,表明 PEDI 功能性量表能够很好地描述 ICF-CY 中有关自理方面的能力,但是对活动(d4)类目约覆盖了 2/3 的项目,还有待补充。而对交流(d5)类目仅覆盖了不足 1/2,不能很好地满足 ICF-CY 有关交流能力评价需求。表明 PEDI 功能性量表可以用来评价儿童的活动和参与能力,由于 PEDI 功能性量表仅对 ICF-CY 自理(d5)类目具有较好的覆盖率,提示 PEDI 尚不能全面地满足 ICF-CY 有关活动和参与的评价需求。

(六)量表的临床应用

1. 功能评定 PEDI 量表作为一套成熟的小儿综合功能的评定量表在国外康复界已得到广泛使用,能综合评定儿童生活自理、运动能力及社会交往能力,是目前评价残障儿童日常生活活动能力具有代表性的评价工具。目前国内外对 PEDI 量表做了广泛地研究,并获得了很好的临床应用证据,使用 PEDI 用于各类康复治疗技术、药物、手术等治疗方法的疗效研究。

PEDI 还在其他类型能力低下儿童的功能评估中得以应用,可作为对获得性脑损伤、精神发育落后等患儿进行康复评估的工具,而 PEDI 得分领域的变化可以作为制订康复计划的向导。Haley 等也以 PEDI 作为参考模板,选取 PEDI 中的一些自理和移动项目编制了一份糖原贮积症Ⅱ型功能测试量表。

2. 制订康复计划 评定的最终目的是为正确制定治疗目标提供依据,也作为判定治疗效果的指标。

(1)提高移动能力、日常生活能力:PEDI 评价项目中(尤其是日常生活部分)有很多涉及上肢,如进食、梳洗、穿衣等,提示通过上肢运动功能训练可以有效改善日常生活能力,粗大运动功能与上肢运动功能同时影响患儿的日常生活能力,只有实施将两者相结合的功能训练才能更有效地提高日常生活能力。PEDI 评分指导下的康复训练更强调功能性,以及对环境的参与和适应。

(2)环境调整:日常生活功能受到环境因素影响,改善日常生活环境也是提高患儿日常生活能力的有效手段,例如配置适当的进食辅助具、增加扶手和栏杆,使用高度可调整的座椅、调整床和浴盆的高度、配置手动或电动轮椅、调整楼梯的高度、增加扶手、增加低坡度坡道等。进行环境改造时应注意:首先必需准确的全面评价患儿的能力,包括移动能力、自理能力和社会功能;其次需分析患儿在完成生活技能过程中所需要的协助量;最后通过合理的判断确定修正日常生活环境的必要性。

（3）家长照顾调整：我国儿童在自理能力与社会技能方面得分较美国参考值明显偏低，提示本地区儿童生活自理能力和社交技能较美国儿童有较大差距。美国父母及社会对儿童动手能力和社会交往能力的培养非常重视，我国独生子女养育中家长对儿童的过度保护，提示应做好家庭治疗的宣教，以及呼吁家长或照顾者对儿童自理能力和社交能力培养的重视。

（七）量表的特点及使用中的注意事项

1. PEDI 量表的特点

（1）当今康复领域有很多针对能力低下儿童的评估工具，如 GMFM、儿童功能独立性评定量表、PODCI、PDMS、CHQ 等。但这些量表多侧重于单方面的评估，如 GMFM 侧重于粗大运动能力的评估，CHQ 侧重于评定能力低下儿童的生命质量等。PEDI 不仅可以评定儿童的整体能力水平，而且可以分领域地评定儿童的移动、自理和社会交往的能力水平，具有全面性和针对性。

（2）PEDI 量表能全面评估儿童活动受限的情况与程度，特别是在评定早期或轻度功能受限的情况下更具优势，并且包含了看护人员的评分，这是其他量表所没有的。看护人员的评分对于儿童功能障碍的轻微改善在量表评定层面上有着很好的临床应用价值。

（3）在评定过程中，照顾者协助部分相对于功能性技巧部分更加敏感，康复早期的功能障碍改善如果没有在功能性活动方面得到体现的话，在此部分往往能够体现。

2. 注意事项

（1）定期评定：分为初期评定、再次评定和最后评定 3 个步骤，随着年龄变化需重复评定。

（2）评定与治疗相结合：通过 PEDI 评定掌握患儿功能障碍的程度和潜力，为制订整体治疗目标、选择治疗方法和环境改造提供依据。进行治疗后，针对儿童的变化再次进行评定，根据结果调整治疗方案。

（3）重视环境调整：评定过程中应重视患儿家长、家庭周围环境等情况，如家庭经济情况、患儿与家长关系、在家庭疗育的可能性与条件、父母的文化程度，综合评定得出结果。

（八）量表原文及修订者，联系方式

PEDI 量表由美国波士顿大学 Haley 教授制订，Stephen M. Haley PhD，已故。

中文版 PEDI 量表由陆军军医大学第二附属医院赵聪敏等人翻译引进，由美国 Ph.D Sandra Rogers 教授修改确定。赵聪敏，联系方式：E-mail：zhao54@163.com。

（赵聪敏　庞伟　李鑫）

参 考 文 献

［1］HALEY SM，COSTER WJ，LUDLOW LH，et al. Pediatric Evaluation of Disability Inventory［M］. Boston：Psychological Corp，1997.

［2］SRSEN KG，VIDMAR G，ZUPAN A. Applicability of the pediatric evaluation of disability inventory in Slovenian［J］. J Child Neurol，2005，20（5）：411-416.

［3］吴至凤，赵聪敏，张雨平，等. 调整的中文版 PEDI 量表在正常及脑瘫儿童中的信效度分析［J］. 第三军医大学学报，2013，24（35）：2714-2716.

［4］STAHLHUT M，CHRISTENSEN J，AADAHL M. Applicability and intrarespondent reliability of the Pediatric Evaluation of Disability Inventory in a random danish sample［J］. Pediatr Phys Ther，2010，22（2）：161-169.

［5］CHEN KL，TSENG MH，HU FC，et al. Pediatric Evaluation of Disability Inventory：a cross-cultural comparison of daily function between Taiwanese and American children［J］. Res Dev Disabil，2010，31（6）：1590-1600.

［6］朱华静,孙克兴,邢春燕,等.PEDI 量表的信度研究［J］.中国康复理论与实践杂志,2009,15（9）:810-811.

［7］BERG M,AAMODT G,STANGHELLE J,et al. Cross-cultural validation of the Pediatric Evaluation of Disability Inventory（PEDI）norms in a randomized Norwegian population ［J］. Scand J Occup Ther,2008,15（3）:143-152.

七、脑瘫饮食能力分类系统（EDACS）

（一）概述

饮食能力分类系统（Eating and Drinking Ability Classification System,EDACS）是一个描述 3 岁及以上脑瘫儿童饮食能力的分级系统,目的在于归类脑瘫儿童日常生活的饮食能力及就餐所需的协助水平。与粗大运动功能分级系统（Gross Motor Function Classification System,GMFCS）、手功能分级系统（Manual Ability Classification System,MACS）、沟通功能分级系统（Communication Function Classification System,CFCS）相似。2014 年由 Diane Sellers 等人研发,随后翻译成多种语言并应用于临床。

EDACS 概括全面的饮食表现,包括动作和感觉因素。此分类系统着重于饮食功能性的活动（包括:吸吮、咬、咀嚼、吞咽、口中能含着固体或流质食物）以及运用口部的部位（包括:嘴唇、下颌、牙齿、脸颊、舌头上颌和喉部）。使用安全性（窒息和误吸风险）和效率（与同龄人相关的时间以及口腔中食物和液体的损失）两个关键特征描述 5 个不同的能力级别,同时又创新性地提供用餐时所需协助水平,即独立自主,需要协助,完全依赖。

（二）量表的结构与评分标准

EDACS 共分两个部分。

1. **第一部分** 是饮食能力分级,共 5 级。

Ⅰ级:安全且有效率地饮食。广泛地摄取该年龄所需的各类食物;咬和咀嚼非常坚硬的食物可能会有困难;能左右移动口中食物;咀嚼时可能会紧闭双唇;能使用各种杯子或吸管来连续且顺畅地吞咽稀释或浓稠的流质食物;进食特别具有难度的食物时可能会引起咳嗽或打嗝现象;与同龄人饮食速度相仿;能够将大部分的固体或流质食物保留在口中;能清除大部分残留在牙齿表面上的食物,并且可移动口腔侧面的大部分食物。

Ⅱ级:可安全地饮食,但效率降低。摄取该年龄所需的各类食物质地;进食坚硬或坚韧的、混合的以及黏性食物时可能会有困难;能够使用舌头缓慢地左右移动口中食物;咀嚼时可能会伴随着嘴唇打开;能够使用大部分杯子来连续且顺畅地吞咽稀释或流质食物;可能通过吸管来饮用;当进食没有尝过的或具有困难的食物或是疲倦时会引起咳嗽或打嗝;有时一次喝下太多或太快的流质食物可能会引起咳嗽;当食物质地具有困难度进食时可能会觉得疲倦,因此用餐时间可能会比同龄儿童更长;有一小部分固体和流质食物从口中漏出,特别是进食具有困难的食物;有些食物会残留在牙齿表面和牙龈与脸颊之间。

Ⅲ级:饮食上有安全性考量,且效率低。能够进食泥状或捣成泥状的食物,且能够咬和咀嚼一些质地较软的食物;进食大块、坚硬以及坚韧的食物时会有困难,因此可能会导致呛到和降低饮食效率;左右移动口中食物,将食物保留口中,或是咬和咀嚼食物均有困难;饮食的执行能力差异取决于整体的肢体能力、摆位姿势或给予协助的多少;可能可以使用没盖子的杯子喝饮料,但若使用有盖子的杯子时则需要控制液体的流动速度;饮用浓稠的流质食物比稀释的容易,但可能需要在每一口之间停顿一会儿;可能在特定的情况下才会喝饮料,例如有可信任的照顾者在身边或能够专心时;需要给予特定的食物质地以及需要注意食物在口中的位置,因为这些都是降低呛到风险的因素;当流质食物快速流入或大量食物在口中时可能会引起咳嗽或吸入现象;当食物需要咀嚼时可能会觉得疲倦,因此拉长用餐时间;固体和流质食物可能会从口中漏出,并且食物残渣留于牙齿表面、口腔顶部和牙龈与脸颊之间。

Ⅳ级:饮食上有明显的安全性限制。 可以进食平滑的泥状或捣成泥状的食物;进食需要咀嚼的食物会有困难;进食块状食物可能会呛到;当进食有出现吸入征兆时,吞咽与呼吸协调可能会出现困难;控制口中的固体和流质食物、控制嘴巴闭合以及控制吞咽、咬和咀嚼均有困难;可能直接吞下整块食物;饮用浓稠的流质食物会比稀释的容易;浓稠的流质食物从有开口的杯子流入口中的速度缓慢且量较少,因此这可以增加饮用时的控制能力;可能在特定情况下才会饮用流质食物,如有可以信任的照顾者在身边时;需要在每一口吞咽之间停顿一会;将会需要特定的食物质地、浓稠度一致的流质、特殊的技术、有技巧的照者、摆位以及变更的环境,来降低吸入和呛到的风险,借此提高饮食的效率;进食时可能会觉得疲倦,因此可能会拉长用餐时间;固体和流质食物会从口中漏出;食物会黏在牙表面、口腔顶部和牙龈与脸颊之间;可能考虑使用喂食管进食来当作饮食的方式。

Ⅴ级:无法安全地饮食且需要考虑使用喂食管来提供营养。 可以进食小口的尝味品或调味品;小口尝味品或调味品的进食能力会受到摆位、个人因素以及环境特征所影响;由于吞咽与呼吸协调的活动受限,所以无法安全地吞咽食物或饮料;张开嘴巴以及移动舌头皆有困难;常发生吸入或是呛到的现象;可见的吸入性伤害;可能需要利用抽吸方式或是药物来清空呼吸道的分泌物;采用替代嘴巴进食方式来提供营养,如可能考虑使用喂食管。

Ⅰ级与Ⅱ级区别:与Ⅰ级相比,Ⅱ级在进食较困难的食物时会有一些限制。Ⅱ级会比Ⅰ级花较长时间来饮食。

Ⅱ级与Ⅲ级区别:Ⅱ级可以进食大部分该年龄所需的各类食物质地以及饮用只需些微变更质地的饮料。与Ⅱ级相比,Ⅲ级需要把更多的食物质地变更成比较容易进食的质地,以降低因饮食造成的呛咳风险。

Ⅲ级与Ⅳ级区别:Ⅲ级可以咀嚼柔软的块状食物。Ⅳ级需要严谨地被关注其吞咽食物和饮料的安全,以及避免重大吸入现象或是呛咳风险的发生。

Ⅳ级与Ⅴ级区别:Ⅳ级要能够安全地吞咽必须要考虑以下几个条件,包括严谨地关注给予特定的食物质地与浓稠度一致的流质以及提供特定的进食食物或饮料的方式。Ⅴ级无法安全吞咽,因此患儿自己从嘴巴进食食物或饮料的方式可能会对自身有危害。

2. 第二部分　为饮食所需协助水平,是一个单独的三级顺序量表,详细说明了用餐时间所需的帮助水平。包括独立自主,需要协助,完全依赖三级水平。

(1)独立自主:指的是患儿能够在不需要任何协助的情况下独自将食物和饮料放进口中。但这并不代表患儿可以安全有效的咀嚼食物。同时也不代表患儿可以独立自主坐着。

(2)需要协助:指的是患儿需要通过帮忙才能将食物和饮料放进口中,包括他人或者适应性辅具的协助。协助内容包括使用汤勺舀东西,放置食物于患儿手上或者指引患儿将手上的食物带到口中,平稳得拿起杯子,提供严谨监督或语言提示。

(3)完全依赖:指的是患儿需要完全依赖他人协助将食物或饮料放进口中。

(三)量表的信效度

EDACS 具有良好的信效度。目前英国、德国、荷兰、中国等国均已进行了翻译和信效度验证。治疗师之间的 Kappa 系数在 0.7~0.9 之间,治疗师和照顾者之间的 Kappa 系数在 0.4~0.6 之间,具有良好的信度。是值得专业人员和照顾者信赖的分级系统。EDACS 与 GMFCS、MACS、CFCS 也有着良好的相关性,可一同描述脑瘫儿童的不同方面。

(四)临床应用

临床评估时,选择儿童进餐时间进行现场评估。可根据儿童及家庭饮食习惯选择三餐中的某一餐。要求儿童家属准备内容根据儿童情况尽可能涉及液体、流食、固体食物。评估前避免儿童餐前过于饥饿,或进食过多零食;评估时应避免心情欠佳,感冒,发热等不适症状。

在使用 EDACS 进行评估时,可按照如下思路进行,评估者考虑患儿是否能够独立咽下食物或水而无误吸？若是可以完成则继续考虑是否能够独立咀嚼坚硬的块状食物而无窒息危险？若不能完成则评为Ⅲ级，若能够独立咀嚼坚硬的块状食物而无窒息危险，考虑是否能够在和同龄儿童相同时间内独立进食一餐？若可以，则评为Ⅰ级，若回答否，则评为Ⅱ级。在评估思路最初若是不能独立咽下食物或水而无误吸，则考虑是否可以设法消除误吸，若可以评为Ⅳ级，不可以评为Ⅴ级。

（五）使用指南

在使用 EDACS 评估饮食等级时，选择能描述儿童在饮食中全面性日常生活表现的最佳等级。

评估时应询问对儿童饮食状况非常了解的人，如父母或者照顾者。饮食过程中有一些不易观察到的方面，最好能与具有饮食安全及效率等重要知识技巧的专家一起进行分级。

有些时候儿童的饮食能力分级会介于两个等级之间，此时归类于功能较差的那一级。　根据年龄和拿取食物与饮料入口的能力，饮食时可能需要不同程度的协助。从一开始婴幼儿期的完全依赖，可能会一生中不断改变。饮食能力的呈现包括饮食能力分级系统的级别再加上补充指标来确认儿童饮食时是否能独立自主、需要协助才能将食物和饮料放进口中或者完全依赖。即某脑瘫儿童的饮食能力为：Ⅰ级，独立自主。

该系统不是一个用来详细评估饮食组成的工具，不能够全面指导患儿如何更有效安全的用餐，他的重点在于评判出最能精确代表患儿目前能力和限制的级别，为家长和医疗保健人员快速了解患儿饮食状况提供了方向。

（张丽华　聂姣姣）

参 考 文 献

［1］SELLERS D，MANDY A，PENNINGTON L，et al. Development and Reliability of a System to Classify the Eating and Drinking Ability of People with Cerebral Palsy［J］. Developmental Medicine & Child Neurology，2014，56（3）：245-251.

［2］聂姣姣 . 中文版脑瘫儿童饮食能力分类系统的信度和效度研究［D］. 佳木斯：佳木斯大学，2020.

［3］BENFER KA，WEIR KA，BELL KL，et al. The Eating and Drinking Ability Classification System in a Population-based Sample of Preschool Children with Cerebral Palsy［J］. Developmental Medicine & ChildNeurology，2017，59（6）：647-654.

［4］CHIU HC，BUCKERIDGE K，LEE TA，et al. Reliability and validity of the Eating and Drinking Ability Classification System（EDACS）for children with cerebral palsy in Taiwan［J］. Disabil Rehabil，2021，16：1-7.

脑瘫饮食能力分类系统（EDACS）

第一部分

Ⅰ级：安全且有效率地饮食。

1. 广泛地摄取该年龄所需之各类的食物质地。

2. 咬与咀嚼非常坚硬或坚韧的食物质地可能会有困难。

3. 能左右移动口中的食物；咀嚼时可能会紧闭双唇。

4. 能够使用各种杯子或透过吸管来连续且顺畅地吞咽稀释的或浓稠的流质食物。

5. 饮食特别具有困难度的食物质地时可能会引发咳嗽或是打嗝的现象。

6. 与同龄人饮食的速率相仿。

第一部分

7. 能够将大部分的固体和流质食物保留在口中。

8. 能清除大部分残留于牙齿表面上的食物,并且移动于口中侧面的大部分食物。

Ⅰ级与Ⅱ级区别: 和Ⅰ级比较起来,Ⅱ级个案于进食较具困难度的食物质地时会有一些限制。Ⅱ级个案会花比较多的时间来饮食。

Ⅱ级:可安全地饮食,但效率降低。

1. 摄取该年龄所需之各类的食物质地。

2. 进食坚硬或坚韧的、混合的以及黏性的食物质地时可能会有困难。

3. 能够使用舌头缓慢地左右移动口中的食物。

4. 咀嚼时可能会伴随着嘴唇打开。

5. 能够使用大部分的杯子来连续且顺畅地吞咽稀释的或浓稠的流质食物;可能透过吸管来饮用。

6. 当进食没尝过的或具有困难度的食物质地或是疲倦时会引发咳嗽或打嗝。

7. 有时候当一次喝下太多或太快的流质食物时可能会引发咳嗽。

8. 当食物质地具有困难度进食时可能会觉得疲倦,因此用餐时间将会比同龄人更长。

9. 有一小部分固体和流质食物从口中漏出来,特别是进食具有困难度的食物质地。

10. 有些食物会残留于牙齿表面和牙龈与脸颊之间。

Ⅱ级与Ⅲ级区别: Ⅱ级个案可以进食大部分于该年龄所需之各类的食物质地以及饮用只需稍微变更质地的饮料。和Ⅱ级比较起来,Ⅲ级个案需要变更比较多的食物质地为比较容易进食的质地,以降低因饮食造成的呛咳风险。

Ⅲ级:饮食上有安全性考量,且效率低。

1. 能够进食泥状的或是捣成泥的食物质地,且能够咬和咀嚼一些软的食物质地。

2. 进食大块、坚硬以及坚韧的食物质地时会有困难,因此可能会导致呛咳和降低饮食的效率。

3. 左右移动口中的食物、将食物保留在口中,或是咬和咀嚼食物皆会有困难。

4. 饮食的执行能力差异取决于整体的肢体能力、摆位姿势或是给予协助的多寡。

5. 可能可以使用没盖子的杯子喝饮料,但若是使用有盖子的杯子时则需要控制液体的流动速度。

6. 饮用浓稠的流质食物会比稀释的容易,但可能需要于每一口之间停顿一会儿。

7. 可能在特定的情况下才会喝饮料,例如有可以信任的照顾者在身边或能够专心时。

8. 需要给予特定的食物质地以及注意食物于口中的位置,因为这些都是降低呛咳风险的要素。

9. 当流质食物快速地流入或是大量的食物在口中时可能会引发咳嗽或吸入现象。

10. 当食物需要咀嚼时可能会觉得疲倦,因此将可能会拉长用餐时间。

11. 固体和流质食物可能会从口中漏出来,并且食物会残留于牙齿表面、口腔顶部和牙龈与脸颊之间。

Ⅲ级与Ⅳ级区别: Ⅲ级个案可以咀嚼柔软的块状食物。Ⅳ级个案需要严谨地被关注其吞咽食物和饮料的安全,以及避免重大吸入现象或是呛咳风险的发生。

Ⅳ级:饮食上有明显的安全性限制。

1. 可以进食平滑之泥状的或是捣成泥的食物质地。

2. 进食需要咀嚼的食物时会有困难;进食块状食物时可能会发生呛咳。

3. 当饮食有出现吸入征兆时,吞咽与呼吸协调可能会出现困难。

4. 控制口中的固体和流质食物、控制嘴巴闭合以及控制吞咽、咬和咀嚼皆有困难。

5. 可能直接吞下整块食物。

续表

第一部分

6. 饮用浓稠的流质食物会比稀释的容易;浓稠的流质食物从有开口的杯子流入口中的速度缓慢且量较少,因此这可以增加饮用时的控制能力。

7. 可能在特定的情况下才会饮用流质食物,如有可以信任的照顾者在身边时。

8. 需要于每一口吞咽之间停顿一会。

9. 将会需要特定的食物质地、浓稠度一致的流质、特殊的技术、有技巧的照顾者、摆位以及变更的环境,来降低吸入呛到的风险,借此提高饮食的效率。

10. 进食时可能会觉得疲倦,因此可能会拉长用餐时间。

11. 固体和流质食物会从口中漏出来。

12. 食物会黏在牙齿表面、口腔顶部和牙龈与脸颊之间。

13. 可能考虑使用喂食管进食来当作辅助饮食的方式。

Ⅳ级与Ⅴ级区别: Ⅳ级个案要能够安全地吞咽必须要考虑以下几个条件,包括严谨地关注给予特定的食物质地与浓稠度一致的流质以及提供特定的进食食物或饮料的方式。Ⅴ级个案无法安全地吞咽,因此个案自己从嘴巴进食食物或饮料的方式可能会对自身有危害。

Ⅴ级:无法安全地饮食且需要考虑使用喂食管来提供营养。

1. 可以进食小口之尝味品或调味品。

2. 小口尝味品或调味品的进食能力会受到摆位、个人因素以及环境特征所影响。

3. 由于吞咽与呼吸协调的活动受限,所以无法安全地吞咽食物或饮料。

4. 张开嘴巴以及移动舌头皆有困难。

5. 常发生吸入或是呛咳的现象。

6. 可见的吸入性伤害。

7. 可能需要利用抽吸方式或是药物来清空呼吸道的分泌物。

8. 采用替代嘴巴进食方式来提供营养,如可能考虑使用喂食管。

第二部分

1. 独立自主

2. 需要协助

3. 完全依赖

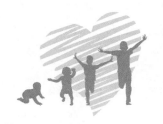

第六章

气质与人格类评定量表

第一节　儿童青少年气质类评定量表

一、中国儿童气质量表全国常模（CCTS）

（一）概念

气质是人的个性心理特性之一，是指个人心理活动的稳定的动力特性，它主要表现在心理活动的强度、速度、稳定性、灵活性及指向性上。根据著名的 Thomas 和 Chess 气质调查量表由气质维度和气质类型组成的理论。Thomas 和 Chess 认为儿童气质是行为的表现方式。包括 9 个维度：活动水平、节律性、趋避性、适应性、反应强度、心境特点、持久性、注意分散、反应阈。评价儿童气质有助于儿童工作者和家长全面了解儿童的心理特征，对儿童的教育、行为问题的判断与干预指导具有一定的意义。

为了进一步了解中国儿童的气质，于 1996 年由西安交通大学第二医院儿童行为及发育儿科研究室姚凯南教授引进了美国 Carey 编制的气质量表，并在全国牵头成立了中国儿童气质量表（Chinese Child Temperament Scale，CCTS）的修订和标准化项目协作组，参加协作组的成员单位有：西安交通大学第二医院儿童行为及发育儿科研究室、重庆医科大学附属儿童医院、华西医科大学、白求恩医科大学预防医学院、沈阳医学院附属医院、浙江大学医学院附属儿童医院、大连市妇幼保健院、海南省妇幼保健院、中国人民解放军总医院第四医学中心、云南省个旧市妇幼保健院、河南省妇幼保健院、南京市妇幼保健院、秦皇岛市妇幼保健院、湖北职业技术学院医学分院、新疆奎屯医院铁路分院、贵阳市妇幼保健院、青海红十字医院等。共收集了 4 个年龄组儿童 9 767 人份（分别是 618 人、3 486 人、1 313 人和 4 350 人）的资料。在原版译为中文的过程中，为了减少量表的种族和文化偏倚，在我国的文化背景的基础上对个别语句进行了修订，并在全国进行标准化常模。协作组于 1997 年结束了 4 个年龄段中国儿童气质量表的标准化工作，分别制订了常模。形成了 4 个年龄阶段组的量表，以便进一步推广应用。

中国婴儿气质量表（Chinese Infant Temperament Scale，CITS）。

中国幼儿气质量表（Chinese Toddler Temperament Scale，CTTS）。

中国学龄前儿童气质量表（Chinese Preschoolers Temperament Scale，CPTS）。

中国学龄儿气质量表（Chinese School child Temperament Scale，CSTS）。

（二）量表的结构及特点

1. 气质的结构　每个量表都是有 9 个气质维度组成，每个维度包含不同数量的题目。中国婴儿气质量表（CITS）、中国幼儿气质量表（CTTS）、中国学龄前儿童气质量表（CPTS）和中国学龄儿气质量表（CSTS）

所包含的题目分别是:95、97、100 和 100。

气质维度(因子):共分有 9 个。即活动水平、节律性、趋避性、适应性、反应强度、心境特点、持久性、注意分散、反应阈。9 个气质维度的含义见表 6-1。

表 6-1　各种气质维度的含义

气质维度	含义	低值	高值
活动水平(activity level)	指活动(游戏、进食、睡眠)中身体活动的数量,即活动和不活动期之比	不活跃	活跃
节律性(rhythmicity)	指饥饿、睡眠、大小便等生理活动是否规律	有规律 有章可循	无规律 杂乱无章
趋避性(approach-withdrawal)	是对新刺激的最初反应特点,即接受或躲避	接近、接受	回避、不接受
适应性(adaptability)	是对新环境或新刺激的适应过程的快慢,即快、中等、慢,又称容易性	容易适应	不容易适应
反应强度(intensity of reaction)	情绪反应的强烈程度,指反应的能量水平,不管它的性质或方向	低	高
心境特点(quality of mood)	主要的情绪表现是积极的还是消极的	积极、愉快	消极、不愉快
持久性(persistant)	指专心于活动的时间,分心对活动的影响,即从事单一活动稳定时间的长短	长、持久	短、不持久
注意分散(distract)	指注意力是否容易从正在进行的活动中转移	易转移	不易转移
反应阈(threshold)	引起一个可以分辨的反应所需的刺激强度,如光、噪声或其他	高阈值、不敏感	低阈值、敏感

2. 气质类型　根据一定的气质理论及 9 个气质维度的得分情况,儿童气质共分为 5 个类型,包括:平易型,麻烦型,发动缓慢型,中间偏平易型,中间偏麻烦型。各种气质类型的含义如下:

(1) 平易型(easy):也称"随和型或容易抚育型"。生物活动有规律,对新刺激反映是积极接近,对环境的改变适应较快。情绪反应温和,心境积极,看到生人常常微笑。不爱哭闹,能接受新事物。

(2) 麻烦型(difficult):也称"困难型"。生物活动无规律,对新刺激反映消极、退缩、回避,环境改变后常不能适应或适应较慢,情绪反应强烈且常为消极反应,心境消极。

(3) 发动缓慢型(slow up to warm):也称"缓动型"。对新刺激常常反映消极、回避,活动水平低,反复接触后方可慢慢适应。与麻烦型不同的是,该型儿童无论是积极反应还是消极反应都是很温和的,生活规律仅有轻度紊乱,心境消极。

(4) 中间型:介于以上 3 者之间。包括:中间偏平易型(intermediate low)简称中易型及中间偏麻烦型(intermediate high)简称中烦型。

通过大样本量的调查,发现我国正常儿童的气质类型以平易型居多,连同中间偏平易型,共占儿童的 70% 多。具体见表 6-2。

表 6-2　正常儿童气质类型所占比例　　　　　　　　　　　　　　　　　　　单位:%

年龄	平易型	中易型	麻烦型	中烦型	缓动型
4~8 个月	36	35	8	16	5
1~3 岁	34	40	12	8	8
4~7 岁	48	34	6	9	3
8~12 岁	37	38	11	7	7

3. 气质量表的特点

(1) 气质评价及其双重性:人的气质类型无好坏之分,任何类型的气质均有积极及消极两方面的特点。各类气质的人群中均有优秀人物,同一职业中的优秀人物可具备不同的气质类型。比如平易型儿童随和、适应强、开朗,但有行动轻率、感情不稳;麻烦型儿童敏感、情感丰富,但又任性、适应差、发脾气;缓动型儿童:冷静、情感深沉、实干,平时却淡漠、缺乏自信、孤僻。

(2) 气质类型受遗传因素及环境因素的影响:气质类型受遗传因素的影响,具有"天赋性""与生俱来"。长期纵向观察证明儿童的气质类型有相对的年龄稳定性。

气质类型虽受遗传因素影响,但后天生活环境对气质类型及气质维度均有一定的影响,中国儿童的平易型和中间偏平易型气质相对较多,而美国儿童的麻烦型和中间偏麻烦型相对较多。

(三) 我国儿童气质常模的信效度

1. **取样的代表性** 4 个量表的修订和抽样方法符合标准化的要求,样本按年龄组分层后采用单纯随机抽样,各年龄组的样本含量大,分布基本上是按全国 6 大行政区的分配比例进行,与我国的人口比例接近,所以该样本的代表性较好。男女比例合理。总起来讲,4 个量表各自的样本量都比较大,尤其是 1~3 岁组和 8~12 岁组,分别达到 3 486 人和 4 350 人。

2. **各年龄组量表的样本量及信、效度** 量表的重测信度、分半信度,结构效度、外部效度均较高(表6-3)。进一步说明中国儿童气质各量表的稳定性好,能较好地代表我国城市儿童的气质特点。

表 6-3 各量表的样本量、重测信度、分半信度、结构效度、外部效度比较

年龄	样本量			重测信度	分半信度	结构效度	外部效度	
	总人数	男	女				准确	较准确
4~8 个月	618	314	304	0.85~0.92	0.41~0.91	0.78~0.90	80%	18%
1~3 岁	3 486	1 772	1 714	0.84~0.94	0.31~0.73	0.60~0.79	–	–
3~7 岁	1 313	664	649	0.86~0.92	0.37~0.94	0.69~0.79	62%	26%
8~12 岁	4 350	2 190	2 150	0.77~0.90	0.55~0.71	0.67~0.82	–	–

(四) 气质量表在实践中的应用

1. **测验的实施与记分**

(1) 实施方法:分手工操作和微机软件操作两种。手工操作属纸笔测验,他评量表,由最了解孩子的家长和抚养人填写,可个别、也可团体根据量表前面的指导语进行。然后由专业人员进行统计、记分和评价。也可采用微机软件操作,家长和抚养人根据屏幕提示的指导语进行填写,该软件既可用于个案测查分析,又可用于大批量测查数据录入,并配有相应的统计分析系统。

(2) 量表的填写方法:各量表由数个反映儿童日常生活行为的项目组成,每个项目的评分是根据该项目内容出现的频率,按"几乎从不、极少发生、不常见、常见、很常见、几乎总是"6 个等级进行评分。以 1、2、3、4、5、6 分表示。项目由填表人填写,不能独立完成者可由评定者念题,以中性态度把项目本意告诉填表者,不再做其他解释。

(3) 气质维度的评分:各量表均包括 9 个气质维度,即活动水平、节律性、趋避性、适应性、反应强度、心境特点、持久性、注意分散、反应阈。每个气质维度由 8~12 个项目组成。完成后由评定者进行统计评价。

2. **气质量表在实践中的应用** 将每一位儿童的气质量表得分可以与常模的各维度分做比较,也有利于根据不同气质类型制订治疗与干预方案。自中国儿童气质量表全国常模在全国标准化后,又相继开发了计算机软件,儿童可以做纸笔测验,然后在计算机上进行评价,也可以直接在计算机上回答问题。气质软件的开发,很大程度上节省了测试评价时间,目前在全国多家医院、妇幼保健院和相关机构使用,并得到了一致的好评。

(杨玉凤)

参 考 文 献

[1] MCDEVITT SC, CAREY WB. The measurement of temperament in 3~7year old child[J]. Child Ppsychia, 1978, 19(4): 245-253.

[2] 胡春水, 江文庆, 沈红艳, 等. 哌甲酯治疗注意缺陷多动障碍的研究进展[J]. 中国儿童保健杂志, 2018, 26(10): 1104-1106.

[3] 高霞, 童萍, 石元洪, 等. 注意缺陷多动障碍儿童情绪、行为问题与父母情绪相关性的研究[J]. 解放军护理杂志, 2019, 36(1): 27-31.

[4] 张凤, 姚凯南, 杨玉凤. 儿童气质与人格的相关研究[J]. 中国儿童保健杂志, 2002, 10(2): 86-88.

[5] 章沁, 杨斌让, 吴赵敏, 等. 儿童气质特点与 ADHD 共患行为问题的相关性[J]. 中国心理卫生杂志, 2019, 33(6): 437-442.

[6] 张凤, 姚凯南, 杨玉凤. 3~7 岁儿童气质量表全国城市常模的建立[J]. 中国儿童保健杂志, 2001, 9(2): 86-88.

[7] 洪琦, 姚凯南, 张凤. 中国 1~3 岁幼儿气质量表(CTTS)修订和标准化[J]. 中国儿童保健杂志, 1999, 6(4): 232-235.

[8] 魏小华, 黄宴萍, 许瑞家, 等. 学龄前儿童气质特点的影响因素与对策研究[J]. 安徽医学杂志, 2020, 24(6): 1162-1167.

[9] 张凤, 姚凯南, 洪琦. 儿童气质测查量表及修订和标准化[J]. 中华儿科杂志, 2003, 41(2): 96-98.

[10] 潘景雪, 张劲松, 帅澜, 等. 学龄前儿童注意缺陷多动障碍共患对立违抗障碍执行功能的研究[J]. 中华精神科杂志, 2018, 51(3): 182-187.

[11] 赵旭, 王娟. 厦门市城区 3~7 岁学龄前儿童气质特征分析[J]. 中国妇幼保健杂志, 2018, 33(18): 4190-4191.

(一) 中国 4~8 个月婴儿气质量表(CITS)

填表说明:

该问卷的目的是测量您孩子对他/她所处环境反映的总类型。问卷由描述孩子情况的若干问题组成,请画出你认为能正确反映孩子情况的数字,尽管有一些问题看起来有些相似,但实际不一样,应该独立回答每一个问题。如果有一些问题你无法回答或不适合您的孩子,那么只要在答卷纸相应的题号上画一个"○",越过它继续做下去,尽量回答每一个问题,如果孩子在某些问题所涉及的方面发生了变化,那么应选择能反映他最近状况的数字,该问卷没有好的、坏的、对的或错的答案,只是对孩子的描述。完成问卷约需 25~30 分钟,您可以在后面再加一些评论。

请对照下面每一问题,根据您孩子最近出现的频率,在答卷纸每个题号右侧的数字上画"○"。"1"代表"几乎从不";"2"代表"极少";"3"代表"不常见";"4"代表"常见";"5"代表"很常见";"6"代表"几乎总是"。

题目	得 分/分					
1. 孩子每天约吃同样数量的固体食物(半两以内)。	1	2	3	4	5	6
2. 孩子醒来或入睡时有些烦躁(皱眉、哭)。	1	2	3	4	5	6
3. 玩 1 个玩具不会超过 1 分钟然后会寻找另一个玩具或做其他活动。	1	2	3	4	5	6
4. 在看电视或其他类似活动时能安静地坐着。	1	2	3	4	5	6
5. 能很快接受喂养人姿势或喂养地方的任何变化。	1	2	3	4	5	6
6. 剪指甲时孩子不反对。	1	2	3	4	5	6

题目		得	分/分			
7. 当饿了哭喊时,能拥抱他,给奶嘴或围嘴,使他停止哭泣1分钟以上。	1	2	3	4	5	6
8. 对1个喜爱的玩具孩子可持续玩10分钟以上。	1	2	3	4	5	6
9. 在1天任何时间给孩子洗澡他都不会反抗。	1	2	3	4	5	6
10. 可带着淡淡的表情(喜欢或不喜欢的)安静地吃饭。	1	2	3	4	5	6
11. 当尿布被大便弄脏后孩子有不舒服的表示(大喊大叫或扭动不安)。	1	2	3	4	5	6
12. 孩子洗澡时能安静地躺在澡盆里。	1	2	3	4	5	6
13. 每天约在同一时间里想吃或吃奶(时间变动在1小时之内)。	1	2	3	4	5	6
14. 在第1次碰见新的小朋友时会害羞(转过身或投向妈妈)。	1	2	3	4	5	6
15. 尽管用游戏、玩具或唱歌来努力转移其注意力,孩子在换尿布时还是会感到不舒服。	1	2	3	4	5	6
16. 在婴儿床上或围栏中能自己玩半小时或以上(看风铃或玩玩具)。	1	2	3	4	5	6
17. 在换尿布或穿衣服时孩子动的厉害(踢、扭动)。	1	2	3	4	5	6
18. 吃饱后会坚决不再吃额外的食物或牛奶(吐出、紧闭嘴巴、击打勺子等)。	1	2	3	4	5	6
19. 即使做了两次尝试,孩子仍然不愿变动吃饭的时间(变动1小时或更多)。	1	2	3	4	5	6
20. 孩子每天在不同的时间大便(相差1小时以上)。	1	2	3	4	5	6
21. 有人经过身边时孩子会停下游戏并观看。	1	2	3	4	5	6
22. 当玩喜爱的玩具时,孩子会忽视身边的讲话声或其他的普通声响。	1	2	3	4	5	6
23. 换尿布或穿衣服时孩子会有愉快的笑声(咯咯、微笑、发笑)。	1	2	3	4	5	6
24. 孩子能迅速接受新食物并很快咽下去。	1	2	3	4	5	6
25. 孩子看小朋友们游戏不超过1分钟就要看其他的地方。	1	2	3	4	5	6
26. 孩子对明亮的光线(如闪光灯或拉开窗帘让阳光进来)产生比较轻微的反应(仅仅眨眼或稍有吃惊)。	1	2	3	4	5	6
27. 第1次去陌生的地方(朋友家、商店)孩子很愉快(微笑)。	1	2	3	4	5	6
28. 每天晚上大约同一时间瞌睡(相差半小时以内)。	1	2	3	4	5	6
29. 任何时候都会接受一系列日常生活步骤(如洗头、洗脸等)而不反对。	1	2	3	4	5	6
30. 父母带孩子出门旅行或散步时孩子能安静地坐在座位上(或者仅有小的扭动)。	1	2	3	4	5	6
31. 孩子对新的临时保姆的最初反应是拒绝。(哭着转向妈妈等)。	1	2	3	4	5	6
32. 在学一项新本领时孩子能持续许多分钟(如翻身、捡东西等)。	1	2	3	4	5	6
33. 醒着躺在小床上时活动量很大(扭动、弹起、踢等)。	1	2	3	4	5	6
34. 即使试了2~3次,孩子仍然拒绝在新地方或由不同的人给他洗澡。	1	2	3	4	5	6
35. 孩子每次喝的牛奶量均不同,无法预知。(每次差别超过1两)。	1	2	3	4	5	6
36. 在一个新环境里孩子在最初几分钟会感到烦躁不安。	1	2	3	4	5	6
37. 孩子会注意到(仔细地看)妈妈外表或服饰的变化(发型或不熟悉的服饰)。	1	2	3	4	5	6
38. 对喜欢或不喜欢的食物孩子反应都很强烈(喜欢时就咂咀、发笑、扭动,不喜欢就哭)。	1	2	3	4	5	6
39. 在梳头或洗脸时孩子表情愉快(惊喜、微笑)。	1	2	3	4	5	6
40. 即使安慰数分钟孩子仍会持续地哭。	1	2	3	4	5	6
41. 想要拿到够不着的玩具时,孩子会尝试两分钟或更长时间。	1	2	3	4	5	6

题目			得　分/分			
42. 拿到新玩具时发出很大的声音或伴有丰富的表情(不管喜欢或不喜欢的)。	1	2	3	4	5	6
43. 婴儿主动与大人玩耍,四肢和身体活动量很大。	1	2	3	4	5	6
44. 即使手上已经拿着一个玩具仍会注意其他玩具。	1	2	3	4	5	6
45. 在家里孩子一开始就能接受来访的陌生人。	1	2	3	4	5	6
46. 孩子午睡的时间每天都不同(相差 1 小时以上)。	1	2	3	4	5	6
47. 孩子能无反应的继续进食不同口味和硬度的固体食物。	1	2	3	4	5	6
48. 单独留下玩耍时要哭闹。	1	2	3	4	5	6
49. 10 分钟内就能适应一个新环境(如家、商店、游乐场所)。	1	2	3	4	5	6
50. 每天午睡时间基本相同(相差半小时以内)。	1	2	3	4	5	6
51. 喂饭时孩子的身体和四肢乱动(扭动、脚踢、手抓)。	1	2	3	4	5	6
52. 对光线的突然变化(如闪光灯或开灯)有反应(凝视或吃惊)。	1	2	3	4	5	6
53. 闹瞌睡时可用谈话或游戏使孩子安静下来。	1	2	3	4	5	6
54. 换衣服或尿布时表情丰富(大哭或大笑)。	1	2	3	4	5	6
55. 孩子睡觉时很安稳,醒来时还在原来的地方。	1	2	3	4	5	6
56. 孩子能在一两天内很快适应睡觉时间或地点的变化。	1	2	3	4	5	6
57. 孩子对牛奶的温度、品牌及果汁代替品的更换有反应。	1	2	3	4	5	6
58. 孩子 1 次看电视能坚持 5 分钟以上。	1	2	3	4	5	6
59. 孩子在弄脏尿布烦躁时可用抱起他,逗他看电视使其安静几分钟。	1	2	3	4	5	6
60. 每天想要吃固体食物的时间大概相差不超过 1 小时。	1	2	3	4	5	6
61. 在临时中断喂奶或食物时,孩子仍然知足(微笑)。	1	2	3	4	5	6
62. 孩子会在几分钟内接受更换洗澡的地方或给他洗澡的人。	1	2	3	4	5	6
63. 打针时孩子哭喊不会超过 1 分钟。	1	2	3	4	5	6
64. 哭闹时身体运动幅度很大(踢腿、挥胳膊)。	1	2	3	4	5	6
65. 孩子对同一天内几次听到的噪音(钉钉子声、狗叫声)都一直有反应。	1	2	3	4	5	6
66. 当食物的硬度、口味或温度改变时,孩子一开始就表现出退缩反应。	1	2	3	4	5	6
67. 每天早上醒来的时间相差很大(相差 1 小时以上)。	1	2	3	4	5	6
68. 尽管父母努力用游戏或变戏法去分散其注意力,孩子仍拒服不喜欢的食品或药物。	1	2	3	4	5	6
69. 对一个轻微的触摸都有反应(如惊跳、扭动、发笑叫喊)。	1	2	3	4	5	6
70. 对陌生人反应强烈、发笑或叫喊。	1	2	3	4	5	6
71. 能主动抓握或触摸他能够着的东西(头发、勺子、眼镜等)。	1	2	3	4	5	6
72. 能吃进提供给他的任何食物似乎不去注意它们的差别。	1	2	3	4	5	6
73. 孩子大约在每天同一时期体力活动量大。	1	2	3	4	5	6
74. 第一次在陌生地方睡觉时显得烦躁(哭喊、扭动)。	1	2	3	4	5	6
75. 遇见熟悉的人反应轻微(微笑或没有反应)。	1	2	3	4	5	6
76. 患感冒或腹泻时孩子一直烦躁,情绪不稳定。	1	2	3	4	5	6
77. 孩子想要得到一次加餐的时间,每天不同。	1	2	3	4	5	6
78. 见到陌生人 15 分钟后还会害怕。	1	2	3	4	5	6
79. 玩玩具时能安静地躺着,仅有轻微的扭动。	1	2	3	4	5	6

续表

题目	得　分/分					
80. 剪指甲和梳头时哭闹,可以通过游戏、唱歌、看电视等使他安静。	1	2	3	4	5	6
81. 受到小的伤害时仍保持愉快和平静(如碰了一下,捏了一下)。	1	2	3	4	5	6
82. 医生看病时孩子一开始就能接受(如微笑、惊喜)。	1	2	3	4	5	6
83. 尽管把最喜欢的食物和不喜欢的食物混在一起,孩子仍然对不喜欢的食物有反应。	1	2	3	4	5	6
84. 能安静地玩玩具(有小声说话或其他声响)。	1	2	3	4	5	6
85. 每天烦躁的时间大约相同。(早上、中午或晚上)。	1	2	3	4	5	6
86. 当给孩子进行常规生活活动时,他会安静地躺着。	1	2	3	4	5	6
87. 喝奶时如果听到异样声音(如电话铃声或门铃声)他会停止吸吮并张望。	1	2	3	4	5	6
88. 与父母玩游戏时孩子的注意力仅持续 1 分钟左右。	1	2	3	4	5	6
89. 孩子能安静地洗澡,不管喜欢或不喜欢都会有轻微的表示(微笑或皱眉)。	1	2	3	4	5	6
90. 对一种新食品需要有 3 次以上的引导孩子才能接受。	1	2	3	4	5	6
91. 对任何新的护理操作孩子一开始的反应就是拒绝(如第一次理发、吃新药等)。	1	2	3	4	5	6
92. 对尿布是干是湿都没有反应。	1	2	3	4	5	6
93. 医生检查身体时会烦躁或哭喊。	1	2	3	4	5	6
94. 只需一两次品尝就能接受固体食物的变化(类型、量、时间)。	1	2	3	4	5	6
95. 孩子自己玩时运动量很大并持续数分钟以上(如踢腿、挥胳膊、蹦跳)。	1	2	3	4	5	6

(二) 中国 1~3 岁幼儿气质量表(CTTS)

填表说明:

1. 请您根据孩子最近 4~6 周的行为表现进行评分。

2. 只考虑您自己的印象和观察。

3. 独立的评估每一个问题(不必把前后的问题联系起来)。

4. 只要恰当就用极限值评分(如 1、6),避免只选择接近中间的评分。

5. 迅速评定每一个问题(每题不超过半分钟)。

6. 不要遗漏任何一个问题,对于您无法回答的题目,请在题号上画圈("○")。

请对照下面每一问题,根据您孩子最近出现的频率,在答卷纸每个题号右侧的数字上画"○"。"1"代表"几乎从不";"2"代表"极少";"3"代表"不常见";"4"代表"常见";"5"代表"很常见";"6"代表"几乎总是"。

题目	得　分/分					
1. 每个晚上孩子约在同一时间入睡(相差半小时以内)。	1	2	3	4	5	6
2. 在应保持安静的活动中,孩子坐立不安(如讲故事,看娃娃书)。	1	2	3	4	5	6
3. 不管对食物喜欢还是不喜欢,孩子都能安静的进食。	1	2	3	4	5	6
4. 首次来到陌生的环境,孩子表现愉快(微笑、笑)。	1	2	3	4	5	6
5. 初次看病时,孩子就能与医生合作。	1	2	3	4	5	6
6. 和父母游戏时,孩子只能保持大约 1 分钟的注意力。	1	2	3	4	5	6
7. 孩子每天大便不定时(相差 1 小时以上)。	1	2	3	4	5	6
8. 孩子在睡醒时表现不耐烦(皱眉头、抱怨、哭)。	1	2	3	4	5	6
9. 接触新保姆,孩子最初表现不愿意(哭、抱紧母亲)。	1	2	3	4	5	6

题目		得		分/分		
10. 对他不喜欢的食物有情绪反应,即使这些食物里混有他喜欢的。	1	2	3	4	5	6
11. 接受盼望的物品或活动时(小吃、礼品、被款待)要踌躇几分钟。	1	2	3	4	5	6
12. 给孩子穿衣服时,他是安静的。	1	2	3	4	5	6
13. 尽管室内喧闹,孩子仍能继续某一项活动。	1	2	3	4	5	6
14. 孩子对失败表现出强烈的反应(大哭、跺脚等)。	1	2	3	4	5	6
15. 对于喜爱的玩具,能持续玩 10 分钟以上。	1	2	3	4	5	6
16. 进食时不在乎食物的冷、热。	1	2	3	4	5	6
17. 每天孩子睡前要吃东西的时间不同。	1	2	3	4	5	6
18. 孩子能安静地坐着等候食品。	1	2	3	4	5	6
19. 受表扬后孩子容易激动(大笑、大叫、跳跃)。	1	2	3	4	5	6
20. 孩子跌倒或碰了以后哭叫。	1	2	3	4	5	6
21. 孩子能接近并且同陌生人的小动物玩(如小狗、小猫等)。	1	2	3	4	5	6
22. 当有人从身边经过,孩子会停止吃饭并张望。	1	2	3	4	5	6
23. 孩子分不出常用饮料的味道(如各类牛奶、各种果汁等)。	1	2	3	4	5	6
24. 到新地方时,主动到处活动(跑、跳、攀登)。	1	2	3	4	5	6
25. 大便后擦屁股时,孩子大惊小怪或抱怨唠叨。	1	2	3	4	5	6
26. 陌生人逗孩子玩时,孩子会微笑。	1	2	3	4	5	6
27. 母亲进屋时,孩子暂停游戏,抬头注视母亲。	1	2	3	4	5	6
28. 孩子可持续一个小时以上看书或图画。	1	2	3	4	5	6
29. 孩子对挫折反应强烈,如痛苦的喊叫,大吵大嚷。	1	2	3	4	5	6
30. 孩子每天进食时吃大约等量的固体食物。	1	2	3	4	5	6
31. 孩子在饥饿和等待着准备食物时能保持愉快情绪。	1	2	3	4	5	6
32. 孩子在洗脸时不反抗(扭动、脸转向另一边)。	1	2	3	4	5	6
33. 孩子每餐喝奶或果汁的量无法预测(相差 50ml 以上)。	1	2	3	4	5	6
34. 孩子做体力活动不超过 5 分钟(如跳跃、攀登)。	1	2	3	4	5	6
35. 吃饱后孩子不肯再吃(吐出、禁闭嘴、打勺子)。	1	2	3	4	5	6
36. 孩子在室内玩玩具时体力充沛(敲击、跑动、抛掷)。	1	2	3	4	5	6
37. 孩子玩喜欢的玩具时不在乎吵闹。	1	2	3	4	5	6
38. 孩子在家能接受并走近新客人。	1	2	3	4	5	6
39. 孩子在外面时不在乎天气的冷热。	1	2	3	4	5	6
40. 孩子和其他小孩玩不到 5 分钟就会走到别处去。	1	2	3	4	5	6
41. 尽管有分心的声音(门铃声、汽笛声)仍能继续看书。	1	2	3	4	5	6
42. 孩子每天在不同的时间吃点心(时间相差 1 小时以上)。	1	2	3	4	5	6
43. 让孩子白天睡午觉或晚上睡觉,他都是愉快的。	1	2	3	4	5	6
44. 离开父母到新环境需要几天的适应时间(如上幼儿园)。	1	2	3	4	5	6
45. 孩子能立即和医生搭话(发音)。	1	2	3	4	5	6
46. 孩子喜欢带跑跳的游戏胜过坐着玩的游戏。	1	2	3	4	5	6
47. 当孩子不能完成一个游戏时反应强烈(哭、大叫)。	1	2	3	4	5	6

题目			得 分/分			
48. 孩子能注意到衣服湿了并想立即换下。	1	2	3	4	5	6
49. 孩子得了感冒或腹泻后很烦恼,情绪波动大。	1	2	3	4	5	6
50. 孩子看喜欢的电视节目时不理会父母的第一声呼唤。	1	2	3	4	5	6
51. 孩子在一小时内就对新玩具,新游戏失去兴趣。	1	2	3	4	5	6
52. 孩子跑着去他想去的地方。	1	2	3	4	5	6
53. 孩子在新地方,头几分钟总是小心翼翼(拉着母亲、躲在一边)。	1	2	3	4	5	6
54. 孩子每天在不同的时间午睡。	1	2	3	4	5	6
55. 孩子的游戏被父母中断后反应轻微(皱眉、笑笑)。	1	2	3	4	5	6
56. 给孩子穿衣服或脱衣时,孩子能配合。	1	2	3	4	5	6
57. 孩子在外面能跟陌生成人走。	1	2	3	4	5	6
58. 在和父母散步时,孩子跑在前面。	1	2	3	4	5	6
59. 孩子每天在同一时间精力旺盛。	1	2	3	4	5	6
60. 孩子可被哄着不做被禁止的事情。	1	2	3	4	5	6
61. 当有人从身边走过时,孩子停止游戏并看他。	1	2	3	4	5	6
62. 在打断一会儿(吃点心、上厕所),孩子仍能继续前面的活动。	1	2	3	4	5	6
63. 当遇见另外的小孩时,孩子会对他笑或微笑。	1	2	3	4	5	6
64. 在看电视或听音乐时,孩子能静静地坐着。	1	2	3	4	5	6
65. 在严厉惩罚 1~2 次后,孩子能避免重复错误行为。	1	2	3	4	5	6
66. 尽管外面突然有声响(车喇叭),孩子仍继续玩玩具。	1	2	3	4	5	6
67. 孩子不注意自己的卫生。	1	2	3	4	5	6
68. 孩子每天早上醒来的时间大不相同(相差 1 小时以上)。	1	2	3	4	5	6
69. 孩子情绪不好时会变得爱发脾气或几天不正常。	1	2	3	4	5	6
70. 当其他孩子拿了他的玩具时,孩子反应轻微(皱眉)。	1	2	3	4	5	6
71. 孩子花 5 分钟或更长时间去做同一日常工作(穿衣、捡玩具)。	1	2	3	4	5	6
72. 听到突然的声响(电话铃声、门铃声)孩子停止吃饭并张望。	1	2	3	4	5	6
73. 在梳头、剪指甲等过程中,孩子能安静地坐着。	1	2	3	4	5	6
74. 在不舒服或哭闹时,表现有很多动作。	1	2	3	4	5	6
75. 孩子在洗脸时表现愉快。	1	2	3	4	5	6
76. 在家初遇到陌生人就表示认同(注视、伸手)。	1	2	3	4	5	6
77. 到了吃饭时间就感到饥饿。	1	2	3	4	5	6
78. 尽管家长反复告诫,孩子仍然进入不该去的地方或动不该动的物品。	1	2	3	4	5	6
79. 孩子坐下来仔细检查新物件(5 分钟或更长时间)。	1	2	3	4	5	6
80. 孩子不在乎气味的好坏(烹调味,烟味等)。	1	2	3	4	5	6
81. 正在活动时,听到其他孩子的游戏声就抬头张望。	1	2	3	4	5	6
82. 每天上床后,大约在相同的时间入睡。	1	2	3	4	5	6
83. 不管高兴或不高兴,都能富有感情的大声问候阿姨。	1	2	3	4	5	6
84. 受到教育或训斥时,孩子要持续几分钟闷闷不乐。	1	2	3	4	5	6
85. 乘车旅行时,孩子能静静地坐着。	1	2	3	4	5	6

题目		得	分/分			
86. 看电视不到 10 分钟就去做别的事。	1	2	3	4	5	6
87. 初次碰见别的小孩会怕羞(转过头或扑向妈妈怀里)。	1	2	3	4	5	6
88. 同陌生人接触 15 分钟后仍小心翼翼。	1	2	3	4	5	6
89. 首次学习新工作时,孩子烦躁或哭泣(如自己穿衣、捡玩具)。	1	2	3	4	5	6
90. 孩子洗澡时安静。	1	2	3	4	5	6
91. 能坚持 10 分钟以上反复练习新技术(投掷、推、画画等)。	1	2	3	4	5	6
92. 不注意所熟悉的食物的味道和浓度。	1	2	3	4	5	6
93. 初次到某个新地方的前两三天睡眠不好(睡不着、不安)。	1	2	3	4	5	6
94. 即使父母在场,孩子也害怕被放在陌生的地方。	1	2	3	4	5	6
95. 孩子不愿意留下来自己玩(皱眉或抱怨)。	1	2	3	4	5	6
96. 在 10 分钟内即可适应新环境(商店、游戏场所)。	1	2	3	4	5	6
97. 正在游戏,听到电话铃声或门铃声即抬头张望。	1	2	3	4	5	6

(三) 中国学龄前 3~7 岁儿童气质量表(CPTS)

填表说明:

1. 请您根据孩子最近 4~6 周的行为表现进行评分。
2. 只考虑您自己的印象和观察。
3. 独立的评估每一个问题(不必把前后的问题联系起来),不要有目的地试图描述一个始终如一的孩子("画像")。
4. 只要恰当就用极限值评分(如 1、6),避免只选择接近中间的评分。
5. 迅速评定每一个问题(每题不超过半分钟),若不能做出选择,就越过这一问题,以后回头重做。
6. 不要遗漏任何一个问题,对于您无法回答的题目,请在题号上画圈("○")。

请对照下面每一问题,根据您孩子最近出现的频率,在答卷纸每个题号右侧的数字上画"○"。"1"代表"几乎从不";"2"代表"极少";"3"代表"不常见";"4"代表"常见";"5"代表"很常见";"6"代表"几乎总是"。

题目		得	分/分			
1. 受到批评或处罚后孩子的心情有几分钟波动。	1	2	3	4	5	6
2. 从事一项他所热衷的活动时孩子似乎听不到其他声音。	1	2	3	4	5	6
3. 孩子可以用好话哄劝不去干某种被禁止的活动。	1	2	3	4	5	6
4. 孩子在同父母散步时跑在前面。	1	2	3	4	5	6
5. 孩子在同玩时总是在笑或微笑。	1	2	3	4	5	6
6. 在从事一项工作或活动时,孩子的行动迟缓。	1	2	3	4	5	6
7. 孩子对反对的意见反应强烈。	1	2	3	4	5	6
8. 孩子需要有一段时间来习惯学校及家庭的变化。	1	2	3	4	5	6
9. 喜欢做有奔跑和跳跃内容的游戏。	1	2	3	4	5	6
10. 孩子对家规的变化适应较慢。	1	2	3	4	5	6
11. 孩子解大便每天大约在同一时间。	1	2	3	4	5	6
12. 孩子喜欢拨弄新东西。	1	2	3	4	5	6

题目		得		分/分		
13. 孩子在看电视或听音乐时能安静地坐着。	1	2	3	4	5	6
14. 孩子在吃饭时想离开或离开饭桌。	1	2	3	4	5	6
15. 孩子厌烦计划的变动。	1	2	3	4	5	6
16. 孩子能觉察到母亲服饰或外表的细微变化(衣着、发型等)。	1	2	3	4	5	6
17. 在专心干某事时没注意到叫门声。	1	2	3	4	5	6
18. 孩子对父母的轻微反对神态(皱眉、摇头等)均有反应。	1	2	3	4	5	6
19. 孩子同伙伴的争吵几分钟内可以平息。	1	2	3	4	5	6
20. 孩子对"好事"和"坏事"两方面的反应都很强烈。	1	2	3	4	5	6
21. 在入园(校)的最初三天,孩子因离开父母产生烦恼。	1	2	3	4	5	6
22. 孩子能领会父母所做解释的微妙含义(如暗示的、不言喻的意义)。	1	2	3	4	5	6
23. 孩子一躺到床上能很快就入睡。	1	2	3	4	5	6
24. 初到一个地方总是活跃地到处走动。	1	2	3	4	5	6
25. 同他所熟悉的地方比较,孩子喜欢到一个新地方。	1	2	3	4	5	6
26. 孩子在等待某人或某事时能安静坐着。	1	2	3	4	5	6
27. 孩子能花费一个多小时阅读一本书或看一些图书。	1	2	3	4	5	6
28. 孩子能按他的水平快捷地学到新东西。	1	2	3	4	5	6
29. 孩子在家中初次遇到新客人时总是微笑或笑着。	1	2	3	4	5	6
30. 孩子在受到表扬时容易激动。	1	2	3	4	5	6
31. 孩子能同陌生人一起外出。	1	2	3	4	5	6
32. 在必须保持安静时,孩子往往烦躁不安。	1	2	3	4	5	6
33. 孩子说他厌倦自己的玩具和游戏。	1	2	3	4	5	6
34. 为了服从父母的要求需要立即中止游戏时,孩子感到不高兴。	1	2	3	4	5	6
35. 孩子能反复进行某种活动直到他掌握为止。	1	2	3	4	5	6
36. 孩子每天大体吃同样数量的晚饭。	1	2	3	4	5	6
37. 一些不常见的噪音(如汽笛或报警声,打雷声等)可中断孩子的行为。	1	2	3	4	5	6
38. 疲倦时孩子经常发牢骚。	1	2	3	4	5	6
39. 对新玩具或新游戏孩子当天就失去兴趣。	1	2	3	4	5	6
40. 对有兴趣的活动孩子能全神贯注半小时或更长时间。	1	2	3	4	5	6
41. 受到伤害时孩子拼命哭叫。	1	2	3	4	5	6
42. 孩子对开玩笑或漫不经心的批评反应强烈。	1	2	3	4	5	6
43. 孩子能接近他不认识的同龄儿童。	1	2	3	4	5	6
44. 孩子能安静地玩自己的玩具和游戏。	1	2	3	4	5	6
45. 孩子常是表面上表露出他/她的情绪。	1	2	3	4	5	6
46. 在掌握一项活动并想向每个人演示时,显得很热情。	1	2	3	4	5	6
47. 孩子一到睡觉时间就打瞌睡。	1	2	3	4	5	6
48. 当其他事情引起他的注意时就终止自己正在从事的活动。	1	2	3	4	5	6
49. 到了吃午饭时间孩子就饿了。	1	2	3	4	5	6
50. 当孩子有了自信心之后就不再"畏缩不前"。	1	2	3	4	5	6

题目	得　分/分					
51. 有人从门口经过,孩子总要抬头张望。	1	2	3	4	5	6
52. 孩子会因错过某个固定的电视节目时间而心烦意乱。	1	2	3	4	5	6
53. 孩子对一次希望落空或失败反应强烈(哭、抱怨)。	1	2	3	4	5	6
54. 孩子在品尝一两次后即可接受新食物。	1	2	3	4	5	6
55. 孩子难以习惯新环境。	1	2	3	4	5	6
56. 在受到一两次严厉惩罚后孩子将避免不良行为。	1	2	3	4	5	6
57. 孩子对声音很敏感(电话、门铃)并抬头张望。	1	2	3	4	5	6
58. 孩子喜欢活跃的户外活动而不乐意在平静的室内玩。	1	2	3	4	5	6
59. 孩子喜欢冰镇的牛奶和其他饮料。	1	2	3	4	5	6
60. 孩子能察觉出食品硬度(稠度、浓度)的差别或变化。	1	2	3	4	5	6
61. 孩子容易适应日常生活的某些变化。	1	2	3	4	5	6
62. 孩子每天大约进食同样数量的早餐。	1	2	3	4	5	6
63. 孩子能从容的应付挫折。	1	2	3	4	5	6
64. 孩子在受到挫折时哭闹或发牢骚。	1	2	3	4	5	6
65. 孩子又重犯他以前受到处罚的行为。	1	2	3	4	5	6
66. 孩子在玩耍时,若电话铃响了,他会抬头张望。	1	2	3	4	5	6
67. 孩子愿意品尝新食物。	1	2	3	4	5	6
68. 孩子在干一件未曾做过的事情之前,需要给予鼓励。	1	2	3	4	5	6
69. 在感冒或腹部不适时,孩子经常哭闹。	1	2	3	4	5	6
70. 孩子想到哪就往哪跑。	1	2	3	4	5	6
71. 孩子在听父母教导时总走神。	1	2	3	4	5	6
72. 孩子爱生他/她的某一个玩伴的气。	1	2	3	4	5	6
73. 孩子不愿放弃一件很难做的事。	1	2	3	4	5	6
74. 孩子对父母细小的赞同(点头、微笑)有反应。	1	2	3	4	5	6
75. 孩子在进餐和定时加餐之间要求吃点东西。	1	2	3	4	5	6
76. 白天没见到父母,孩子奔跑着去迎接或大声问候父母。	1	2	3	4	5	6
77. 孩子在听到隔壁房间里的声音时抬头张望。	1	2	3	4	5	6
78. 在自己的某一个请求被父母拒绝以后,孩子提出异议。	1	2	3	4	5	6
79. 孩子在阅看一本书中的图画时不在乎周围大声吵闹。	1	2	3	4	5	6
80. 孩子不喜欢吃他以前似乎吃过的一种食物。	1	2	3	4	5	6
81. 当父母走进房子时,孩子会终止他进行的活动并抬头张望。	1	2	3	4	5	6
82. 孩子在受到伤害时哭闹数分钟以上。	1	2	3	4	5	6
83. 孩子在看一个长的电视节目(1 小时或更长)时,不起来干其他事情。	1	2	3	4	5	6
84. 周末或节假日,孩子仍可按时自己醒来。	1	2	3	4	5	6
85. 孩子对同自己的活动无关的响声或噪音有反应。	1	2	3	4	5	6
86. 孩子回避新客人或来访者。	1	2	3	4	5	6
87. 在听故事时坐立不安。	1	2	3	4	5	6
88. 在轻微跌倒或碰撞以后,孩子变得哭闹不安。	1	2	3	4	5	6

题目			得　分/分			
89. 为了听他周围的谈话,孩子常常中止自己的活动。	1	2	3	4	5	6
90. 孩子不愿意离开他尚未玩完的游戏。	1	2	3	4	5	6
91. 在隔壁或附近房间里有人谈话的情况下,孩子仍然可以入睡。	1	2	3	4	5	6
92. 在得到一种赠送的新玩具或让他主演一个新游戏时显得格外激动。	1	2	3	4	5	6
93. 当父母给他解释某件事情时,孩子自始至终都格外注意。	1	2	3	4	5	6
94. 孩子说话太快,以至于有时难以听懂。	1	2	3	4	5	6
95. 为了应答门铃或电话铃声孩子在吃饭时总想离开饭桌。	1	2	3	4	5	6
96. 孩子经常诉说当日学校里或同伴间发生的某些事情。	1	2	3	4	5	6
97. 父母让他去干一件杂事时,孩子总是皱眉头。	1	2	3	4	5	6
98. 孩子在一个新的环境中畏畏缩缩。	1	2	3	4	5	6
99. 在看电视动画片或喜剧时,总是大笑。	1	2	3	4	5	6
100. 孩子一有不高兴或情绪不稳总要消沉几天。	1	2	3	4	5	6

(四) 中国 8~12 岁学龄儿童气质问卷 (CSTS)

填表说明:

1. 请您根据孩子最近 4~6 周的行为表现进行评分。

2. 只考虑您自己的印象和观察。

3. 独立的评估每一个问题(不必把前后的问题联系起来)。

4. 只要恰当就用极限值评分(如 1、6),避免只选择接近中间的评分。

5. 迅速评定每一个问题(每题不超过半分钟),若不能作出选择,就越过这一问题,以后回头重做。

6. 不要遗漏任何一个问题,对于您无法回答的题目,请在题号上画圈("○")。

请对照下面每一问题,根据您孩子最近出现的频率,在答卷纸每个题号右测的数字上画"○"。"1"代表"几乎从不";"2"代表"极少";"3"代表"不常见";"4"代表"常见";"5"代表"很常见";"6"代表"几乎总是"。

题目			得　分/分			
1. 跑着到他想去的地方。	1	2	3	4	5	6
2. 对初次见面的同桌持回避态度(保持一定距离,不交谈)。	1	2	3	4	5	6
3. 受到表扬后容易激动(发笑、鼓掌、呼喊)。	1	2	3	4	5	6
4. 当父母要他做杂事时,皱眉或抱怨。	1	2	3	4	5	6
5. 注意光线的微小变化(影子的变化、开灯等)。	1	2	3	4	5	6
6. 对新玩具或游戏在开始的第一天就失去兴趣。	1	2	3	4	5	6
7. 难以做出决断(请求帮助,花费很长时间等)。	1	2	3	4	5	6
8. 因身上的衣服脏或潮湿感到不舒服时,要马上换掉。	1	2	3	4	5	6
9. 在愉快和惊奇时,出现强烈的反应(呼喊、大叫等)。	1	2	3	4	5	6
10. 对父母的指示所采取的反应是可以预料的。	1	2	3	4	5	6
11. 即使在很疲劳时,仍保持愉快(微笑等)。	1	2	3	4	5	6
12. 当电话或门铃响时,立即停止玩耍并抬头张望。	1	2	3	4	5	6
13. 可直接进到一个新地方(商店、运动场)。	1	2	3	4	5	6

题目		得　分/分				
14. 对生活常规的改变可在 1~2 天内适应(如不同的作息时间)。	1	2	3	4	5	6
15. 入学后遵循固定的生活规律(如游戏-吃饭-做作业等)。	1	2	3	4	5	6
16. 对乘车短途旅行感到高兴和愉快。	1	2	3	4	5	6
17. 在家中接近客人。	1	2	3	4	5	6
18. 正与朋友玩耍时,可对突然的声响(门铃、警报器)作出反应。	1	2	3	4	5	6
19. 当有人从门前经过时抬头张望。	1	2	3	4	5	6
20. 在几分钟内可以平息和伙伴的争辩。	1	2	3	4	5	6
21. 安心做作业,直到完成为止。	1	2	3	4	5	6
22. 在等待吃点心、游戏顺序、父母的关注时能安静地站着或坐着。	1	2	3	4	5	6
23. 在洗澡或游泳时可以感知水的凉热。	1	2	3	4	5	6
24. 在新环境中(如访友、出现新的玩伴)表现行为异常。	1	2	3	4	5	6
25. 在完成自己制订的计划时,一遇困难就失去兴趣。	1	2	3	4	5	6
26. 屡教不改。	1	2	3	4	5	6
27. 当别人纠正其错误行为时不高兴。	1	2	3	4	5	6
28. 对各种特殊活动所花费的时间(音乐、体育等)有差别。	1	2	3	4	5	6
29. 被欺骗或被取笑时反应强烈(呼喊、尖叫等)。	1	2	3	4	5	6
30. 上、下楼时奔跑或跳跃。	1	2	3	4	5	6
31. 在与家人或朋友一起散步时蹦蹦跳跳。	1	2	3	4	5	6
32. 在他正读书的房间里放电视,也不分心。	1	2	3	4	5	6
33. 对食物的味道及配方的稳定性很注意(如不同商标的食物及烹饪方法)。	1	2	3	4	5	6
34. 当高兴时,大喊、大叫、大笑。	1	2	3	4	5	6
35. 不能完成日常的家务活。	1	2	3	4	5	6
36. 对食物的选择(喜欢或不喜欢)天天不同。	1	2	3	4	5	6
37. 抱怨当天在学校发生的事件。	1	2	3	4	5	6
38. 参加新集体活动时,反复要求父母,姐妹和他在一起。	1	2	3	4	5	6
39. 拒绝改变计划(如推迟举行、朋友不能如约来访等)。	1	2	3	4	5	6
40. 安静地坐着听音乐。	1	2	3	4	5	6
41. 和父母在一起时,可对遇见的生人微笑、谈话。	1	2	3	4	5	6
42. 被严厉处罚 1~2 次,不再犯错误。	1	2	3	4	5	6
43. 做家务或家庭作业时很欢快(微笑或哼唱)。	1	2	3	4	5	6
44. 保持自己的房间整洁和井然有序。	1	2	3	4	5	6
45. 当电话铃或门铃响时愿意放下正吃的饭去接电话或开门。	1	2	3	4	5	6
46. 在被打断之后,能继续进行游戏、绘画等。	1	2	3	4	5	6
47. 被责备时满不在乎(皱眉、蔑视)。	1	2	3	4	5	6
48. 听到异样的声音时(如报警声、车到站等)有反应(抬头张望、走向窗口)。	1	2	3	4	5	6
49. 可以被哄着不去做禁止的活动。	1	2	3	4	5	6
50. 吃饭慢且安静。	1	2	3	4	5	6
51. 早上被唤醒时很愉快。	1	2	3	4	5	6

题目			得　分/分			
52. 很愿意自己离开家去参加晚会或聚会。	1	2	3	4	5	6
53. 能坚持一小时以上,持续执行计划(手工、绘画等)。	1	2	3	4	5	6
54. 玩耍或参加集体活动后能按时回家。	1	2	3	4	5	6
55. 在家不愿和新客人见面(保持距离、不说话)。	1	2	3	4	5	6
56. 当初到或离开家时,喜欢对烹调及烟味发表议论。	1	2	3	4	5	6
57. 发怒时制造噪声(使劲关门、猛击物品、大叫大喊)。	1	2	3	4	5	6
58. 在一周内就对喂宠物、养花失去兴趣。	1	2	3	4	5	6
59. 对玩伴发脾气。	1	2	3	4	5	6
60. 对课外活动的态度每周都在变(如嗜好、体育活动等)。	1	2	3	4	5	6
61. 对吃饭时间的改变难以适应(抱怨、不能等待、不饿等)。	1	2	3	4	5	6
62. 与父母谈话时到处跳或摇晃身子。	1	2	3	4	5	6
63. 第一次玩新游戏或玩具时,不愿进行尝试(等待5分钟或更长时间)。	1	2	3	4	5	6
64. 发现自己正在寻找的东西时,反应强烈(大笑或大喊大叫)。	1	2	3	4	5	6
65. 对父母轻微的不赞成意见表示反对(皱眉摇头)。	1	2	3	4	5	6
66. 不能将自己的物品(衣服、玩具、课本)放在适当的位置。	1	2	3	4	5	6
67. 在必须静坐的场合(如乘车、上课等)坐立不安。	1	2	3	4	5	6
68. 做事总留尾巴(绘画、手工、做模型等)。	1	2	3	4	5	6
69. 当读书或看杂志时,并不留心附近旁人的谈话。	1	2	3	4	5	6
70. 当父母请求改变其活动时(玩、阅读等)感到厌烦。	1	2	3	4	5	6
71. 当未被允许看望朋友时表示反对(皱眉、抱怨)。	1	2	3	4	5	6
72. 与朋友一直玩安静地室内游戏(下棋、玩纸牌、字谜等)。	1	2	3	4	5	6
73. 当接受新玩具或邀请参加游戏时反应轻微(轻轻微笑等)。	1	2	3	4	5	6
74. 当听父母讲解事情时,自始至终能注意力集中。	1	2	3	4	5	6
75. 愿意同以前不认识的同龄儿接近。	1	2	3	4	5	6
76. 当手头的工作(家庭作业、家务等)被打断后,可以接着去做。	1	2	3	4	5	6
77. 与其他孩子游戏时可以接受与自己以往习惯不同的游戏规则。	1	2	3	4	5	6
78. 不提醒也能记得做家庭作业。	1	2	3	4	5	6
79. 睡眠时心情愉快(微笑、喜悦)。	1	2	3	4	5	6
80. 进行体力活动练习(体操、溜冰等)直到完全掌握为止。	1	2	3	4	5	6
81. 在家中和初次来访的成年人一起谈笑(微笑或大笑)。	1	2	3	4	5	6
82. 做需要安静环境的工作时(如家庭作业、阅读等),容易被家庭噪声所分心。	1	2	3	4	5	6
83. 当旅游计划被取消或朋友离去时,很容易受到严重挫折(行为变化至少持续2天)。	1	2	3	4	5	6
84. 吃饭时很愉快(微笑、兴高采烈)。	1	2	3	4	5	6
85. 看电视或阅读时,能静静地坐着。	1	2	3	4	5	6
86. 对其他人已习惯的一种持续噪声(如警报器、气锤等)仍感到烦扰。	1	2	3	4	5	6
87. 跑着离开家或跑着进家。	1	2	3	4	5	6
88. 不同意他的要求时反应强烈(大喊、大叫、踩脚等)。	1	2	3	4	5	6
89. 不能够按时做事(如家庭作业、约会等)。	1	2	3	4	5	6

续表

题目	得　分/分					
90. 在新的场合站在一边或进行观察直到自己弄明白。	1	2	3	4	5	6
91. 当情绪不佳或性格古怪时要休息几天。	1	2	3	4	5	6
92. 第一次到户外时即评论气温变化。	1	2	3	4	5	6
93. 当失败或失望时反应强烈(哭或大声抱怨)。	1	2	3	4	5	6
94. 观察和评论物品(如衣服、玩具、装潢等)的质地(粗糙、柔软、光滑等)。	1	2	3	4	5	6
95. 吃饭时离开或想离开饭桌。	1	2	3	4	5	6
96. 进家门时大声喊叫。	1	2	3	4	5	6
97. 即使做他喜欢的家务事,也是有头无尾。	1	2	3	4	5	6
98. 当附近有人谈话时难以入睡。	1	2	3	4	5	6
99. 当烦躁不安时,在几分钟内可被父母劝导安静下来。	1	2	3	4	5	6
100. 当你管理这个孩子或和他相处时是否有困难? 请圈以下选项:很困难;困难;稍有困难;比较容易;容易;很容易。						

二、Carey 儿童气质的系列评估问卷

(一) 概述

1. 量表编制目的及意义　Carey 儿童气质的系列评估问卷原版的建立是 Carey 和 McDevitt 等依据 Thomas 和 Chess 的儿童气质理论陆续发展起来的。以 Carey 和 McDevitt 领导的研究小组,每份问卷的主创人员不同,发展的先后顺序并非按年龄阶段,年代跨度较大(从 20 世纪 70 年代到 90 年代),因此名称不统一。Thomas 和 Chess 认为儿童气质是行为的表现方式,包括 9 个维度,即:活动水平、节律性、趋避性、适应性、反应强度、心境特点、持久性、注意分散、反应阈。评价儿童气质有助儿童工作者(包括儿科医生、教师、心理学家)和家长全面了解儿童的心理特征,对儿童的抚养教育、行为问题的判断和指导很有意义。

2. 适用对象　这套系列问卷 Carey 儿童气质的系列评估问卷包括小婴儿气质问卷(Early Infancy Temperament Questionnaire,EITQ)、婴儿气质问卷-修订版(Revised Infant Temperament Questionnaire,RITQ 或 ITQ-R)、幼儿气质评估表(Toddler Temperament Scale,TTS)、3~7 岁儿童气质问卷(Behavioral Style Questionnaire,BSQ)、8~12 岁儿童气质问卷(Middle Childhood Temperament Questionnaire,MCTQ),共 5 套儿童气质问卷。在本研究翻译中文名称时,为体现出整体的连贯性,统一以年龄和气质命名题目。

(1) 小婴儿气质问卷:制定于 1985—1990 年,1993 年发表,适用 1~4 个月婴儿(即出生后满 1 个月至满 4 个月的小婴儿)。共 76 条目。

(2) 婴儿气质问卷-修订版:修订于 1977 年,1978 年发表,多年使用于 4~8 个月婴儿,后来使用年龄又扩展至 11 个月,共 95 条目。

(3) 幼儿气质评估表:制定于 1978 年,1984 年发表,适用于 1~3 岁幼儿,97 条目。

(4) 3~7 岁儿童气质问卷(行为方式问卷):制定于 1975 年,1978 年发表,适用于 3~7 岁儿童。共 100 条目。问卷名称按原文应译为行为方式问卷,现命名是为与其他问卷统一名称并直接反映测查内容。

(5) 8~12 岁儿童气质问卷(中期儿童气质问卷):制定于 1980 年,1982 年发表,适用于 8~12 岁儿童。共 99 条目。

3. 中文版的修订及标准化过程　本文原版由 Carey 和 McDevitt 于 1996 年提供,在引进中又得到 Thomas 和 Chess 的支持。译为中文后对个别条目稍做修改以更适合国情,于 1998—1999 年间在上海市区对适龄儿童进行了信度测试及标准化。

（二）量表的结构及评分标准

1. **量表的内容及结构介绍**　量表包含 Thomas 和 Chess 气质的 9 个维度,即:活动水平、节律性、趋避性、适应性、反应强度、心境特点、持久性、注意分散、反应阈。在 8~12 岁儿童气质问卷中,节律性被可预见性/组织性所替代,其含义不再是生理活动的节律性,所包括的 11 个条目反映了儿童在学习、日常生活和社会行为中的规律性、条理性、组织性。由最了解孩子的家长填写,应具有初中水平以能看懂并理解问卷题目。每份问卷的测试时间约 20~30 分钟。

（1）记分方法:均分为"从不""偶尔""很少""有时""经常""总是"6 等级记分,有 1~6 正记分和 6~1 反记分。每份问卷的完成约 20~30 分钟左右。各维度得分高低的意义,得分越高,活动水平倾向活动多;节律性倾向节律弱;趋避性倾向退缩;适应性倾向适应性慢;反应强度倾向反应强烈;情绪本质倾向情绪消极;坚持性倾向不能坚持(或坚持性弱);注意分散度的意义因年龄而不同,1 岁之内得分高倾向不容易分散,1 岁以上得分高倾向易分散;反应阈倾向低阈值(敏感)。

（2）气质分型:主要根据节律性、趋避性、适应性、反应强度、心境特点 5 个维度进行分型。为难养型、偏难养型、易养型、偏易养型、启动缓慢型 5 类。启动缓慢型也考虑活动水平。原版本的分型只给出原则,但在操作中有重叠现象,在制订中文常模并时给予了细化,消除了重叠现象,在设计计算机软件评估系统时更为精确。

2. **评分标准及结果分析**　引进后的常模(上海版),通过对不同年龄和性别的分析,根据差异的显著程度,对每套问卷的常模分组也不完全相同。EITQ 的标准分为 1~2 个月和 3~4 个月,因男女孩的气质特点无明显差异故不区分;RITQ 的标准不分组,因性别仅 1 个维度的差异有显著性,年龄的差异无显著性;TTS 分为 1 岁男、女孩和 2 岁男、女孩共 4 组;BSQ 分为 3~4 岁男、女孩和 5~7 岁男、女孩共 4 组;MCTQ 分为 8~9 岁男、女孩和 10~12 岁男女孩共 4 组。各维度的常模用平均值加减标准差表示,一个标准差之内表示正常水平,超过一个标准差表示偏高或偏低。

3. **相关的常模**　见表 6-4~表 6-6。

表 6-4　EITQ、RITQ 和 TTS 的各维度得分

气质维度	EITQ		RITQ	TTS	
	1~2 个月 (n=89)	3~4 个月 (n=115)	5~11 个月 (n=180)	12~23 个月 (n=84)	24~36 个月 (n=173)
活动水平	3.35±0.66	3.64±0.76	3.64±0.76	3.78±0.64	3.44±0.67
节律性	3.01±0.62	3.10±0.65	2.85±0.51	2.60±0.60	2.73±0.58
趋避性	2.28±0.90	2.70±0.86	2.77±0.64	2.93±0.83	3.09±0.81
适应性	2.27±0.63	2.22±1.08	2.62±0.58	3.29±0.67	2.98±0.83
反应强度	3.68±0.75	3.69±0.88	3.79±0.59	4.12±0.67	4.18±0.68
心境特点	3.06±0.62	2.83±0.61	3.14±0.57	2.76±0.59	2.62±0.53
持久性	3.01±0.85	2.60±0.64	3.00±0.69	3.25±0.75	2.83±0.70
注意分散	2.42±0.64	2.40±0.69	2.71±0.56	4.14±0.53	3.89±0.56
反应阈	4.25±0.69	4.36±0.58	3.90±0.62	3.52±0.67	4.03±0.67

表 6-5　BSQ 的各维度得分

气质维度	3~4 岁		5~7 岁	
	男 (n=114)	女 (n=125)	男 (n=230)	女 (n=222)
活动水平	3.60±0.56	3.61±0.53	3.53±0.53	3.31±0.49
节律性	2.81±0.55	2.86±0.59	2.64±0.55	2.75±0.58

续表

气质维度	3~4 岁		5~7 岁	
	男（n=114）	女（n=125）	男（n=230）	女（n=222）
趋避性	2.92±0.56	2.93±0.69	2.74±0.66	2.88±0.63
适应性	2.74±0.54	2.79±0.56	2.73±0.54	2.68±0.57
反应强度	4.54±0.58	4.58±0.60	4.42±0.69	4.39±0.63
心境特点	2.96±0.52	3.00±0.52	2.98±0.54	2.96±0.58
持久性	2.84±0.58	2.80±0.67	2.76±0.56	2.64±0.54
注意分散	3.92±0.58	3.94±0.65	3.82±0.59	3.84±0.61
反应阈	3.89±0.45	3.96±0.47	3.79±0.44	3.91±0.44

表 6-6　MCTQ 的各维度得分

气质维度	8~9 岁		10~12 岁	
	男（n=165）	女（n=175）	男（n=232）	女（n=249）
活动水平	3.12±0.70	2.88±0.71	3.00±0.79	2.67±0.70
可预见性	3.16±0.51	3.05±0.57	3.15±0.58	2.89±0.55
趋避性	3.10±0.70	3.13±0.68	3.07±0.65	3.10±0.68
适应性	2.81±0.57	2.76±0.63	2.75±0.64	2.65±0.63
反应强度	3.47±0.79	3.37±0.80	3.28±0.79	3.08±0.80
心境特点	2.84±0.56	2.77±0.57	2.84±0.61	2.78±0.56
持久性	2.70±0.68	2.56±0.79	2.68±0.79	2.52±0.74
注意分散	4.23±0.58	4.22±0.61	4.29±0.60	4.19±0.62
反应阈	4.05±0.67	4.04±0.66	3.95±0.68	3.96±0.68

（三）量表的信度及效度研究

1. **抽样的代表性**　样本来自上海有代表性的行政区，随机选择经济和文化为中等水平街道医院、托儿所、幼儿园和小学校。有效问卷共 2 152 人，5 套问卷的人数分别为 204 人、180 人、255 人、692 人、821 人。

2. **信度研究指标**　原问卷的信度：《小婴儿气质问卷》内部一致性为 0.43~0.76，中位值 0.62，平均 0.56；间隔 2~3 周的重测信度 0.43~0.87，1~2 个月组的平均值 0.67（中位值），3~4 个月的平均值 0.74（中位值）；《婴儿气质问卷-修订版》内部一致性各维度 0.49~0.71，平均 0.59，总问卷 0.83；间隔 1 月的重测信度 0.66~0.81，平均 0.75。该问卷引进后，我们发现其中有些条目所叙述的现象并不适用于 4 个月的婴儿，故又将其试用年龄限定为 5~11 个月；幼儿气质评估表总问卷的内部一致性 0.85，间隔 1 月的重测信度 0.88；3~7 岁儿童气质问卷（行为方式问卷）原问卷的内部一致性为 0.48~0.80，平均 0.66，总 0.84，节律性和反应阈较低，分别为 0.48、0.47；间隔 1 个月的重测信度 0.67~0.94，平均 0.81，总问卷 0.89；8~12 岁儿童气质问卷（中期儿童气质问卷）内部一致性 0.71~0.86，平均 0.8；间隔 2.5 月的重测信度 0.80~0.93，平均 0.87。

修订后的信效度：本研究对 5 套问卷修订后的重测信度和内部一致性见表 6-7 和表 6-8。总体而言，该五套问卷的内部一致性和重测信度为中到高度，个别维度较低。

表 6-7　不同年龄阶段气质问卷的重测信度

气质维度	EITQ	RITQ	TTS	BSQ	MCTQ
活动水平	0.91	0.88	0.76	0.78	0.74
节律性 #	0.92	0.90	0.63	0.70	0.56
趋避性	0.89	0.82	0.68	0.75	0.60
适应性	0.77	0.65	0.62	0.68	0.55
反应强度	0.90	0.85	0.54	0.63	0.66
心境特点	0.68	0.81	0.57	0.73	0.50
持久性	0.80	0.77	0.69	0.78	0.65
注意分散	0.50	0.84	0.83	0.74	0.53
反应阈	0.78	0.80	0.71	0.58	0.55
总表平均	0.80	0.81	0.67	0.70	0.59

注:#. 在 MCTQ 中为可预见性/组织性。

表 6-8　不同年龄阶段气质问卷的内部一致性度

气质维度	EITQ	RITQ	TTS	BSQ	MCTQ
活动水平	0.44	0.63	0.62	0.58	0.74
节律性 #	0.59	0.47	0.61	0.47	0.44
趋避性	0.57	0.54	0.76	0.64	0.63
适应性	0.52	0.51	0.39	0.63	0.55
反应强度	0.49	0.35	0.57	0.65	0.73
心境特点	0.52	0.39	0.53	0.62	0.54
坚持性	0.67	0.52	0.72	0.52	0.79
注意分散度	0.40	0.49	0.61	0.60	0.37
反应阈	0.53	0.46	0.35	0.34	0.56
平均	0.53	0.48	0.57	0.56	0.59
总表	0.77	0.73	0.84	0.81	0.87

注:#. 在 MCTQ 中为可预见性/组织性。

（四）量表的临床应用研究

Carey 儿童气质的系列评估问卷得到了较广泛地接受,在医学临床中,除了 Thomas 和 Chess 的气质问卷,是最常用的儿童气质评估方法,适用年龄最广,显得更为系统,并被开发为气质软件。问卷的条目为常见的生活现象,代表性较强,有普遍意义,家长容易理解。与 Thomas 和 Chess 的量表相比,评分为 6 等级,更容易选择评价,信度也有所提高。但 Carey 的问卷也存在一些问题,这些问题可能对信度有所影响,如:条目的排列的顺序不规律;各维度所包含条目数不一,有的维度过少影响了代表性;正反记分条目数也无规律,有多有少。

（五）量表的特点及使用中的注意事项

总体上这些问卷的条目较容易理解,体现了儿童在日常中的行为表现,可在临床应用,对了解儿童心理行为特点提供较有价值的帮助,但应注意全面了解儿童情况,将问卷结果与实际情况结合起来进行分析,尤其对于个别信度偏低的维度。

但对气质类型的临床应用一直存在较大争议,Carey、Thomas 和 Chess 在临床工作中也已不强调分型,以免给儿童贴上"标签"。

（六）量表原文及修订者

本系统有软件评估系统。修订者：张劲松；联系方式：E-mail：zhangjsq@yahoo.com。

（张劲松）

参 考 文 献

［1］张劲松，许积德，沈理笑. Carey 的 1 个月~12 岁儿童气质系列问卷的应用评价. 中国心理卫生杂志，2000，14（3）：153-156.
［2］张劲松，许积德，沈理笑. 上海市 1 个月~12 岁儿童气质特点研究. 中国心理卫生杂志，2000，14（2）：79-83.

（一）小婴儿气质问卷（适用于 1~4 个月）

气质就是孩子在日常生活中对不同情形的行为反应方式，它与生俱来，无好坏之分，但是每个孩子的气质特点有所差异，针对不同的气质特点需要有不同的教养方法。由这份气质量表可以使我们得知您孩子的气质特点，帮助您更了解您的孩子，找出更适合您孩子的教养方式。

问卷所列题目，每题有"从不"到"总是"6 种尺度来衡量，请最了解孩子的抚养者填写，找出最适合您孩子的选择，然后圈上相对应的数字。如果孩子现在的行为方式与过去有很大不同，则根据最近时期最能代表孩子特点的行为选择。有些题目看起来似乎相近但并不完全相同，请独立评价。每一题都请回答，若有题目对您孩子不适用，就在旁边注明"不适用"，答题时请勿思考太久，若无法很快决定就先跳过，答完其他问题后再回来填写。

编号 [　　][　　][　　][　　][　　][　　]

儿童姓名：_____　　性别：1 男；2 女　　民族：_____

出生日期：_____年____月____日　　填表日期：_____年____月____日

实足年龄：_____岁____月____日　　填表人与孩子关系：_____

联系地址：_____　　联系人姓名：_____　电话：_____　邮编：_____

题目	从不	偶尔	很少	有时	经常	总是	答案
1. 两次喂乳之间，被妈妈抱在怀里时，能安静地躺着（身体很少扭动）。	1	2	3	4	5	6	
2. 每天在大约相同的时候烦躁（如：上午、下午、晚上）。	1	2	3	4	5	6	
3. 到新的地方或环境中（如从未去过的商店或别人家中），最初的几分钟内会显得不安。	1	2	3	4	5	6	
4. 任何时候给他/她洗脸，都能够接受而不会拒绝。	1	2	3	4	5	6	
5. 饿了的时候就大声哭闹，而不是小声啜泣。	1	2	3	4	5	6	
6. 若让他/她醒时一个人单独待着，就会大声哭闹。	1	2	3	4	5	6	
7. 能持续好几分钟地反复发声（咕咕声，咿呀声等）。	1	2	3	4	5	6	
8. 换尿布时，虽用了种种办法（如：唱歌、轻拍等）试图分散其注意，但仍然显得烦躁不安。	1	2	3	4	5	6	
9. 当尿布被大便弄脏时，会显得不舒服（吵闹不安或扭动身体）。	1	2	3	4	5	6	
10. 每天给他/她梳头时表现安静，很少乱动。	1	2	3	4	5	6	
11. 每晚在大约相同的时候睡觉（相差在半小时内）。	1	2	3	4	5	6	
12. 第一次被放到别的地方睡觉时，会显得不安（哭泣，身体乱动）。	1	2	3	4	5	6	

续表

题目	从不	偶尔	很少	有时	经常	总是	答案
13. 拒绝梳头(身体扭动,推开或躲避)。	1	2	3	4	5	6	
14. 要睡觉时会哭得很厉害。	1	2	3	4	5	6	
15. 洗脸时表现愉快(发出咕咕声,微笑)。	1	2	3	4	5	6	
16. 能持续盯着汽车或玩具看至少5分钟。	1	2	3	4	5	6	
17. 不论怎样努力分散他/她的注意(对其唱歌或讲话),都仍拒绝穿衣服或脱衣服。	1	2	3	4	5	6	
18. 即使轻轻地触摸一下身体也会有反应(吓一跳,大笑或身体扭动)。	1	2	3	4	5	6	
19. 穿衣服和脱衣服时动得很多(踢腿,摇晃胳膊,身体扭动)。	1	2	3	4	5	6	
20. 每天在大致相同的时候要吃奶(相差1小时之内)。	1	2	3	4	5	6	
21. 如果不是主要的照护者来照看就要反抗(如哭闹,烦躁)。	1	2	3	4	5	6	
22. 在2~3天内就能适应睡觉时间的改变。	1	2	3	4	5	6	
23. 穿衣服或脱衣服时表现出强烈的情绪反应(使劲地笑或哭)。	1	2	3	4	5	6	
24. 洗澡时显得烦躁不安(哭闹或皱眉)。	1	2	3	4	5	6	
25. 换尿布时会一直盯着大人看。	1	2	3	4	5	6	
26. 若洗澡时烦躁,则不管如何哄(如讲话、唱歌)都不能使其安静下来。	1	2	3	4	5	6	
27. 对光线的突然改变(如开灯)有反应(吓一跳或凝视光源)。	1	2	3	4	5	6	
28. 洗澡时能安静地躺着(很少踢来踢去,把水泼得到处都是)。	1	2	3	4	5	6	
29. 每天早晨醒来的时间变化很大(相差1个小时以上)。	1	2	3	4	5	6	
30. 被陌生人抱时,会转过头去找妈妈。	1	2	3	4	5	6	
31. 在2~3天内就能适应睡觉地方的改变。	1	2	3	4	5	6	
32. 换尿布时情绪表现强烈(使劲笑或哭)。	1	2	3	4	5	6	
33. 被放下来睡觉时会表现得烦躁(哭泣或不安)。	1	2	3	4	5	6	
34. 换衣服时会一直盯着大人看。	1	2	3	4	5	6	
35. 饿了哭时抱起来哄哄,>1~2分钟就能停止哭泣。	1	2	3	4	5	6	
36. 对突然的大声有反应(吓一跳,哭泣等)。	1	2	3	4	5	6	
37. 醒着的时候躺在小床中动得很厉害(身体扭动,踢腿)。	1	2	3	4	5	6	
38. 每天白天何时小睡的时间不一定(相差1个小时以上)。	1	2	3	4	5	6	
39. 在新环境中不好好吃东西(显得烦躁)。	1	2	3	4	5	6	
40. 若换人为其洗澡,即使尝试2~3次后,仍表现出抗拒的样子(如:烦躁、身体扭动)。	1	2	3	4	5	6	
41. 醒来时不安静(发出很大声音)。	1	2	3	4	5	6	
42. 若吃东西时打嗝则显得烦躁(哭泣、不安)。	1	2	3	4	5	6	
43. 当父母讲话或唱歌时,能持续盯着父母的脸看5分钟以上。	1	2	3	4	5	6	
44. 梳头时若烦躁不安或身体乱动,用一些办法可以分散其注意。(如:唱歌、轻轻拍拍)。	1	2	3	4	5	6	
45. 能注意到旁边屋里的音乐或声音(安静下来、转过头去)。	1	2	3	4	5	6	
46. 换尿布时动来动去很厉害(踢腿、摇晃胳膊、扭动身体)。	1	2	3	4	5	6	

续表

题目	从不	偶尔	很少	有时	经常	总是	答案
47. 每天不定时地(相差1个小时以上)要吃一顿加餐。	1	2	3	4	5	6	
48. 能很快接受1次喂养时间的改变。	1	2	3	4	5	6	
49. 拒绝日常喂养时间的改变(相差1小时或更长),即使尝试了2次后仍不能接受。	1	2	3	4	5	6	
50. 当尿布被大便弄湿时就大哭。	1	2	3	4	5	6	
51. 醒来时能安静地躺着,发出愉快的声音。	1	2	3	4	5	6	
52. 将头转向正在说话的人,持续至少5分钟。	1	2	3	4	5	6	
53. 入睡时能被安抚(如:拍拍、摇摇)。	1	2	3	4	5	6	
54. 能注意到照护者的更换(有不同的反应)。	1	2	3	4	5	6	
55. 进食时动得很厉害(扭动身体、踢腿、摇晃胳膊)。	1	2	3	4	5	6	
56. 进食时,每次在相同的时间里(如10分钟内)所吃的量差不多。	1	2	3	4	5	6	
57. 每天不论在何时洗澡都不会拒绝。	1	2	3	4	5	6	
58. 大便时会哭泣。	1	2	3	4	5	6	
59. 与父母玩耍时,盯着父母的脸看不到1分钟。	1	2	3	4	5	6	
60. 受到惊吓时,即使哄了好几分钟(抱着或拍拍)仍不停地哭泣。	1	2	3	4	5	6	
61. 一旦屋中有其他声响或活动,注意便从父母身上转移到该处。	1	2	3	4	5	6	
62. 剪指甲时能安静地躺着。	1	2	3	4	5	6	
63. 每天活动量最多的时候不定(如:上午、下午、晚上)。	1	2	3	4	5	6	
64. 拒绝定期剪指甲(扭动身体、烦躁)。	1	2	3	4	5	6	
65. 剪指甲时微笑或发出咕咕声。	1	2	3	4	5	6	
66. 能在摇篮中自己玩耍至少15分钟(如盯着娃娃或玩具看)。	1	2	3	4	5	6	
67. 在婴儿车或其他车中,能注意到突然的运动或颠簸(如吓一跳)。	1	2	3	4	5	6	
68. 每天白天小睡的时间长度相差较多(相差半小时以上)。	1	2	3	4	5	6	
69. 拒绝日常的穿衣服或脱衣服(扭动身体、烦躁)。	1	2	3	4	5	6	
70. 洗头发时微笑或发出咕咕声。	1	2	3	4	5	6	
71. 不论尿布是湿还是干,宝宝的举动都一样。	1	2	3	4	5	6	
72. 何时大便的时间每天大致相同(相差1小时内)。	1	2	3	4	5	6	
73. 接受日常的洗屁股。	1	2	3	4	5	6	
74. 看见妈妈时反应积极(微笑或发出咕咕声)。	1	2	3	4	5	6	
75. 对洗澡水温度的变化有反应(如惊吓)。	1	2	3	4	5	6	
76. 进食后要烦躁几分钟。	1	2	3	4	5	6	

(二) 婴儿气质问卷(适用于5~11个月)

气质就是孩子在日常生活中对不同情形的行为反应方式,它与生俱来,无好坏之分,但是每个孩子的气质特点有所差异,针对不同的气质特点需要有不同的教养方法。由这份气质量表可以使我们得知您孩子的气质特点,帮助您更了解您的孩子,找出更适合您孩子的教养方式。

问卷所列题目,每题有"从不"到"总是"6种尺度来衡量,请最了解孩子的抚养者填写,找出最适合您孩子的选择,然后圈上相对应的数字。如果孩子现在的行为方式与过去有很大不同,则根据最近时期最能代表孩子特点的行为选择。有些题目看起来似乎相近但并不完全相同,请独立评价。每一题都请回答,若有题目对您孩子不适用,就在旁边注明"不适用",答题时请勿思考太久,若无法很快决定就先跳过,答完其他问题后再回来填写。

编号[　　][　　][　　][　　][　　][　　]

儿童姓名:_____ 　　性别:1 男;2 女 　　民族:_____
填表日期:_____年____月____日　实足年龄:_____岁____月____日　填表人与孩子关系:_____
联系地址:_____联系人姓名:_____ 电话:_____ 邮编:_____

题目	从不	偶尔	很少	有时	经常	总是	答案
1. 每天吃大致相同量(相差 30g 之内)的固体食物(如麦片、稀饭、面条等)。	1	2	3	4	5	6	
2. 醒来或正要入睡时,显得烦躁不安(皱眉、啼哭)。	1	2	3	4	5	6	
3. 玩 1 种玩具不到 1 分钟,就又要找另一种玩具玩或做其他活动。	1	2	3	4	5	6	
4. 看电视或注意其他近处的活动时,能安静地坐着。	1	2	3	4	5	6	
5. 对于喂哺时的变化,如地点、姿势及喂哺人员的改变,能立即接受。	1	2	3	4	5	6	
6. 清醒时可乖乖地让剪指甲。	1	2	3	4	5	6	
7. 因肚子饿而啼哭时,抱起、给奶嘴安慰或戴围嘴,能使其停止哭泣 1 分钟以上。	1	2	3	4	5	6	
8. 玩喜爱的玩具时,能持续玩 10 分钟以上。	1	2	3	4	5	6	
9. 一天中任何时候洗澡,都能接受而不拒绝。	1	2	3	4	5	6	
10. 喂哺时,不论对于喜欢或不喜欢的食物,都仅有稍稍的表示。	1	2	3	4	5	6	
11. 当尿布被拉上大便时,会有不舒服的表现(躁动不安或扭动身体等)。	1	2	3	4	5	6	
12. 洗澡时,安静地让你洗而不乱动。	1	2	3	4	5	6	
13. 每天在大致相同的时候要吃奶(相差在 1 小时内)。	1	2	3	4	5	6	
14. 当第一次见到另一个儿童时,会显得害羞(把头转开或紧抱着妈妈)。	1	2	3	4	5	6	
15. 换尿布时,尽管努力逗引,如用游戏、玩具或唱歌分散其注意,但仍烦躁。	1	2	3	4	5	6	
16. 可以自己一个人玩半小时或以上(如:看身边活动着的东西,玩玩具)。	1	2	3	4	5	6	
17. 在换尿布或穿衣时,婴儿动得很厉害(踢、抓、扭动)。	1	2	3	4	5	6	
18. 吃饱时,会强烈拒绝再给的食物或奶(如:吐出、闭紧嘴、推打勺子等)。	1	2	3	4	5	6	
19. 即使经过 2 次尝试改变喂哺时间(相差至少 1 小时),仍然拒绝。	1	2	3	4	5	6	
20. 每天何时大便的时间不固定(相差超过 1 小时)。	1	2	3	4	5	6	
21. 当有人走过时,会停止游戏并注意看。	1	2	3	4	5	6	
22. 当玩喜爱的玩具时,不理睬他人的声音或其他日常的声音。	1	2	3	4	5	6	
23. 当换尿布或穿衣服时,发出高兴的声音(咕咕声、微笑或大笑声)。	1	2	3	4	5	6	
24. 立即接受新的食物,迅速将其吞咽下去。	1	2	3	4	5	6	
25. 观看其他儿童游戏不到 1 分钟,就转移视线看别的地方了。	1	2	3	4	5	6	
26. 对明亮光线的反应轻微(只是眨眨眼或短暂惊跳),如闪光灯或撒去蒙眼物后见到亮光。	1	2	3	4	5	6	
27. 第一次到不熟悉的地方时(朋友家、百货商店),显得愉快(微笑、大笑)。	1	2	3	4	5	6	
28. 每晚大约在同一时间(相差半小时内)想睡觉。	1	2	3	4	5	6	
29. 可在任何时候接受生活常规的事情(梳头、洗脸等)而不反抗。	1	2	3	4	5	6	

题目	从不	偶尔	很少	有时	经常	总是	答案
30. 在行进的汽车中或婴孩车中时,可安静地被抱着或坐着(几乎不乱动)。	1	2	3	4	5	6	
31. 对新保姆的最初反应是拒绝(哭泣、紧抱着母亲等)。	1	2	3	4	5	6	
32. 当学一种新动作时(如翻身、捡起东西等),可持续进行数分钟。	1	2	3	4	5	6	
33. 当醒着躺在小床里时,会动得很厉害(手舞足蹈、扭动身体)。	1	2	3	4	5	6	
34. 即使经过2~3次尝试,仍拒绝换地方或换人给其洗澡。	1	2	3	4	5	6	
35. 每次吃的奶量很难预计(相差大于60g)。	1	2	3	4	5	6	
36. 在陌生的地方或新环境中,最初的几分钟内显得烦躁不安。	1	2	3	4	5	6	
37. 会注意到母亲外表或衣服的改变(如:换新发型或孩子不熟悉的衣服)。	1	2	3	4	5	6	
38. 对食物的反应强烈,不论喜欢(咂嘴、大笑、大叫),还是不喜欢(哭闹)。	1	2	3	4	5	6	
39. 在进行日常的事情时,如梳头或洗脸,表现愉快(发咕咕声、微笑等)。	1	2	3	4	5	6	
40. 尽管哄了数分钟,仍不停地哭。	1	2	3	4	5	6	
41. 想方设法要得到他想要而又够不到的玩具(持续2分钟或2分钟以上)。	1	2	3	4	5	6	
42. 冲着新玩具大声叫,并有明显的情绪表示(无论是喜欢还是不喜欢)。	1	2	3	4	5	6	
43. 活跃地与家长游戏,手臂、腿、身体都使劲地动。	1	2	3	4	5	6	
44. 虽然手里已拿着一个玩具,但仍看着再给他的另一个玩具。	1	2	3	4	5	6	
45. 在家里,当陌生人接近时,最初的反应是接受的。	1	2	3	4	5	6	
46. 白天何时小睡的时间每天不固定(相差超过1小时)。	1	2	3	4	5	6	
47. 当固体食物的味道或质地有所改变时,可继续进食而没有反应。	1	2	3	4	5	6	
48. 让其独自玩耍时,会哭泣。	1	2	3	4	5	6	
49. 在10分钟之内能适应新的环境(家中、百货店、游戏场所等)。	1	2	3	4	5	6	
50. 每天白天小睡的时间长度大致相同(相差在半小时内)。	1	2	3	4	5	6	
51. 进食时,动得很厉害(扭动身体、踢腿、抓东西)。	1	2	3	4	5	6	
52. 光线突然变化时(闪光灯、开灯等),会有反应,如凝视光源或惊吓。	1	2	3	4	5	6	
53. 想睡觉时,可用说话、游戏的方式使其安静下来。	1	2	3	4	5	6	
54. 换尿布或穿衣时,表现出明显的情绪(大笑或哭闹)。	1	2	3	4	5	6	
55. 睡时安静,醒来时仍躺在入睡的位置。	1	2	3	4	5	6	
56. 当睡觉的时间或地方改变时,容易适应,在1~2天内即睡得很好。	1	2	3	4	5	6	
57. 当奶或果汁的温度、种类改变时,会有反应。	1	2	3	4	5	6	
58. 看电视时,一次可超过5分钟。	1	2	3	4	5	6	
59. 因尿布湿了而躁动时,抱起他/她、与其玩耍或看电视等能使其安静几分钟。	1	2	3	4	5	6	
60. 每天大约在同一时间要吃固体食物(相差在1小时内)。	1	2	3	4	5	6	
61. 在喂奶或其他食物时,若被打断,仍显得愉快(微笑或发出咕咕声)。	1	2	3	4	5	6	
62. 当换地方或换人为其洗澡时,在几分钟内能接受。	1	2	3	4	5	6	
63. 打针时,哭泣不到1分钟。	1	2	3	4	5	6	
64. 哭叫时,身体动得厉害(踢腿、挥动手臂)。	1	2	3	4	5	6	
65. 一天内数次听到同样的吵闹声时(榔头声、狗叫等),仍继续有反应。	1	2	3	4	5	6	

题目	从不	偶尔	很少	有时	经常	总是	答案
66. 当食物的质地、味道和温度改变时,最初的反应是退缩或拒绝(转头或将食物吐出)。	1	2	3	4	5	6	
67. 每天早晨醒来时间有很大差异(相差1小时或以上)。	1	2	3	4	5	6	
68. 不论家长试图用游戏或其他办法分散其注意,仍拒绝不喜欢的食物或药物。	1	2	3	4	5	6	
69. 即使轻轻地碰一下婴儿的身体,也会有反应(惊吓、扭身、大笑、哭叫)。	1	2	3	4	5	6	
70. 对陌生人的反应强烈,大笑或哭叫。	1	2	3	4	5	6	
71. 在婴儿够得到的地方,会主动地抓或摸各种物品(如头发、勺子、眼镜等)。	1	2	3	4	5	6	
72. 愿意吃任何给他/她吃的食物,似乎并不注意食物间的差别。	1	2	3	4	5	6	
73. 身体活动量最多的时候,发生在每天差不多同一时间。	1	2	3	4	5	6	
74. 当第一次被放在不同的地方睡觉时,会显得烦躁(哭叫,辗转不安)。	1	2	3	4	5	6	
75. 遇到熟人时的反应平平(安静地微笑或无反应)。	1	2	3	4	5	6	
76. 在感冒或肠道感染期间躁动不安或郁郁不乐。	1	2	3	4	5	6	
77. 要吃额外食物的时间每天不同(相差超过1小时)。	1	2	3	4	5	6	
78. 见到陌生人15分钟后,仍显得小心翼翼或害怕。	1	2	3	4	5	6	
79. 玩玩具时,安静地躺着或坐着,很少动。	1	2	3	4	5	6	
80. 在剪指甲或梳头等日常活动中,当婴儿吵闹时,可以用逗玩、唱歌或电视等分散其注意。	1	2	3	4	5	6	
81. 轻微受伤(碰撞、轧痛)时,仍保持愉快或平静。	1	2	3	4	5	6	
82. 看医生时的最初反应是接受的(微笑、发咕咕声)。	1	2	3	4	5	6	
83. 即使将婴儿不喜欢的食物与喜欢的食物混在一起,仍会感觉出而有所反应。	1	2	3	4	5	6	
84. 安静地游戏、玩玩具(几乎不发出声或弄出其他响声)。	1	2	3	4	5	6	
85. 躁动不安的时候大约出现在每天同一时间(早晨、中午或傍晚)。	1	2	3	4	5	6	
86. 在梳头或剪指甲等日常活动时能安静地躺着或坐着。	1	2	3	4	5	6	
87. 吃奶时,若听到不寻常的响声(电话铃声、门铃声),会停止吸吮,并观望。	1	2	3	4	5	6	
88. 在与父母玩耍时,注意力集中仅仅1分钟左右。	1	2	3	4	5	6	
89. 洗澡时安静,喜欢或不喜欢的表情都不明显(仅微笑或皱眉)。	1	2	3	4	5	6	
90. 对加添新的食物要试3次或3次以上,才能接受(咽下去)。	1	2	3	4	5	6	
91. 对任何新的生活事件(第1次理发、吃药等)的最初反应是反抗。	1	2	3	4	5	6	
92. 对尿布湿了的反应和尿布干时一样(无反应)。	1	2	3	4	5	6	
93. 当医生为其体格检查时,会躁动不安或哭叫。	1	2	3	4	5	6	
94. 在1或2次尝试后,即能接受喂食固体食物的改变(种类、数量、时间)。	1	2	3	4	5	6	
95. 独自玩时,动得很多(踢腿、挥动手臂和蹦跳),并持续数分钟或更长时间。	1	2	3	4	5	6	

(三) 幼儿气质评估表 (适用于 12~36 个月)

气质就是孩子在日常生活中对不同情形的行为反应方式,它与生俱来,无好坏之分,但是每个孩子的气质特点有所差异,针对不同的气质特点需要有不同的教养方法。由这份气质量表可以使我们得知您孩子的气质特点,帮助您更了解您的孩子,找出更适合您孩子的教养方式。

问卷所列题目,每题有"从不"到"总是"6 种尺度来衡量,请最了解孩子的抚养者填写,找出最适合您孩子的选择,然后圈上相对应的数字。如果孩子现在的行为方式与过去有很大不同,则根据最近时期最能代表孩子特点的行为选择。有些题目看起来似乎相近但并不完全相同,请独立评价。每一题都请回答,若有题目对您孩子不适用,就在旁边注明"不适用",答题时请勿思考太久,若无法很快决定就先跳过,答完其他问题后再回来填写。

编号 [　　][　　][　　][　　][　　][　　]

儿童姓名:＿＿＿＿＿　　　性别:1 男;2 女　　　民族:＿＿＿＿

出生日期:＿＿＿年＿＿月＿＿日　　填表日期:＿＿＿年＿＿月＿＿日

实足年龄:＿＿＿岁＿＿月＿＿日　　填表人与孩子关系:＿＿＿＿＿＿＿

联系地址:＿＿＿＿＿＿＿＿＿　　联系人姓名:＿＿＿＿＿　电话:＿＿＿＿＿　邮编:＿＿＿＿＿

题目	从不	偶尔	很少	有时	经常	总是	答案
1. 每天晚上想睡觉的时间大致相同(相差半小时以内)。	1	2	3	4	5	6	
2. 对于静态活动(如:讲故事、看图画等)显得坐立不安、不耐烦。	1	2	3	4	5	6	
3. 进食时安静,对于食物的喜欢或不喜欢,没有明显的表示。	1	2	3	4	5	6	
4. 第一次到不熟悉的地方,神情是愉快的。	1	2	3	4	5	6	
5. 看医生时的最初反应是能够接受医生的样子。	1	2	3	4	5	6	
6. 与父母一起做游戏,注意力只能维持 1 分钟左右。	1	2	3	4	5	6	
7. 每天何时大便的时间不固定(相差 1 个小时以上)。	1	2	3	4	5	6	
8. 醒来时显得烦躁、不愉快(如:愁眉苦脸,抱怨,哭闹)。	1	2	3	4	5	6	
9. 与新保姆初次见面时,表现出拒绝的态度(如:哭闹、黏着妈妈)。	1	2	3	4	5	6	
10. 即使把他/她不喜欢的食物混到喜欢的食物中,仍会发现,不愿意吃。	1	2	3	4	5	6	
11. 能够接受慢几分钟才能得到想要的东西或活动(如:零食、款待、礼物)。	1	2	3	4	5	6	
12. 能安静地让人给他/她穿衣服。	1	2	3	4	5	6	
13. 尽管所在的房间中声音嘈杂,但仍能继续原来的活动。	1	2	3	4	5	6	
14. 对失败的反应强烈(如:哭闹、踩脚等)。	1	2	3	4	5	6	
15. 对于一件喜爱的玩具,可以一直玩 10 分钟以上。	1	2	3	4	5	6	
16. 不在乎食物的温度,不管是热还是冷都可接受。	1	2	3	4	5	6	
17. 每晚睡觉前想要吃的饮料或零食都不一样。	1	2	3	4	5	6	
18. 要吃东西时,能安静地等待食物。	1	2	3	4	5	6	
19. 容易因受到表扬而兴奋(如:大笑,大喊,跳起来)。	1	2	3	4	5	6	
20. 摔倒或被碰撞后会哭。	1	2	3	4	5	6	
21. 能够亲近不熟悉的小动物(如:小狗,小猫),并与其一起玩。	1	2	3	4	5	6	
22. 当有人走过,会停止吃东西并抬头看看那人。	1	2	3	4	5	6	
23. 对于类似的饮料(如不同种类的牛奶或果汁),似乎察觉不到口味上的差异。	1	2	3	4	5	6	

题目	从不	偶尔	很少	有时	经常	总是	答案
24. 在新的环境中,会主动地四处跑跑、跳跳、爬上爬下。	1	2	3	4	5	6	
25. 大便后擦洗屁股时,会烦躁、抱怨。	1	2	3	4	5	6	
26. 当被陌生的大人逗弄时,会显露出笑容。	1	2	3	4	5	6	
27. 当妈妈走进房间时,会停止玩耍去看妈妈。	1	2	3	4	5	6	
28. 可至少1个小时都在看书或看图片。	1	2	3	4	5	6	
29. 对挫折的反应强烈(如会大声叫喊)。	1	2	3	4	5	6	
30. 每天三餐的饭量都差不多。	1	2	3	4	5	6	
31. 当肚子饿了,等待别人准备食物时,能保持愉快的样子。	1	2	3	4	5	6	
32. 允许别人帮着洗脸,不会反抗(如:身体乱动或转过头去)。	1	2	3	4	5	6	
33. 每次喝牛奶或果汁的量难以预料(相差至少50ml)。	1	2	3	4	5	6	
34. 进行体能活动(如:爬、跳、推东西)的时间1次不超过5分钟。	1	2	3	4	5	6	
35. 当已吃饱时,强烈拒绝再另外吃点东西或喝牛奶。(如:吐出来、嘴巴紧闭、击打餐匙等)。	1	2	3	4	5	6	
36. 在房间里,兴高采烈地玩玩具(如:敲东西、扔东西、跑来跑去)。	1	2	3	4	5	6	
37. 正在玩喜欢的玩具时,不会注意到周围的声音。	1	2	3	4	5	6	
38. 对于第一次到家里来的客人,会友善地打招呼或亲近。	1	2	3	4	5	6	
39. 不论天热还是天冷都要到户外玩耍,似乎没有感觉到气温的变化。	1	2	3	4	5	6	
40. 与其他小朋友玩不到5分钟,就跑到其他地方去了。	1	2	3	4	5	6	
41. 能专心地看图画书,不因嘈杂声(如喇叭声或门铃声)而分散注意力。	1	2	3	4	5	6	
42. 每天要吃点心的时间不一样(相差1小时以上)。	1	2	3	4	5	6	
43. 被放下小睡或晚上睡觉时,显得愉快(面带笑容)。	1	2	3	4	5	6	
44. 需要花几天的时间适应(行为正常了)父母不在的新环境(如:参加活动小组、上托儿所、由保姆照看等)。	1	2	3	4	5	6	
45. 能够很快与陌生的大人讲话(或发声)。	1	2	3	4	5	6	
46. 当不能完成一项游戏时,会又哭又叫,反应强烈。	1	2	3	4	5	6	
47. 与坐下来玩的游戏相比,更喜欢跑跑跳跳的游戏。	1	2	3	4	5	6	
48. 衣服湿了,会要求立刻换下来。	1	2	3	4	5	6	
49. 当感冒或肚子不舒服时,会很烦躁,容易发脾气。	1	2	3	4	5	6	
50. 正在看喜欢的电视节目时,注意不到家长叫他/她的第一声。	1	2	3	4	5	6	
51. 新的玩具或游戏玩不到1小时就没兴趣了。	1	2	3	4	5	6	
52. 跑着去想要去的地方。	1	2	3	4	5	6	
53. 刚到新地方(如商店、朋友家或度假的地方)的前几分钟内,会显得拘谨(紧靠着妈妈或躲在后面)。	1	2	3	4	5	6	
54. 每天白天何时小睡的时间不固定(相差半个小时以上)。	1	2	3	4	5	6	
55. 当正在玩的游戏被家长打断,反应轻微(仅是皱眉或微笑)。	1	2	3	4	5	6	
56. 接受穿衣服或脱衣服而不会反抗。	1	2	3	4	5	6	
57. 在户外时,对陌生的大人表现友好。	1	2	3	4	5	6	
58. 与家长一起散步时,跑在最前面。	1	2	3	4	5	6	

题目	从不	偶尔	很少	有时	经常	总是	答案
59. 每天活动量最大的时候大致相同。	1	2	3	4	5	6	
60. 可以被哄劝不做某项被禁止的活动。	1	2	3	4	5		
61. 当有人走过时,会停下玩耍而注视那人。	1	2	3	4	5	6	
62. 在短时间的打断之后(如吃点心、上厕所),还能回去继续原来的活动。	1	2	3	4	5	6	
63. 当遇见其他小朋友时,会高兴地笑。	1	2	3	4	5	6	
64. 可以安静地坐着看电视或听音乐。	1	2	3	4	5	6	
65. 受到1~2次严厉惩罚后,就会避免再做相同的不好的行为了。	1	2	3	4	5		
66. 不管门外的突然响声(汽车喇叭声,警铃等),仍继续玩玩具。	1	2	3	4	5	6	
67. 身上脏了,也不在意。	1	2	3	4	5	6	
68. 每天早晨醒来的时间相差很大(相差1个小时或更多)。	1	2	3	4	5	6	
69. 有一天情绪不好的话,而后好几天都不高兴,别别扭扭的。	1	2	3	4	5	6	
70. 对于其他小孩拿了他/她的玩具,只是皱皱眉头或笑笑,反应轻微。	1	2	3	4	5	6	
71. 可以持续至少5分钟做一件日常的事情(如穿衣服、收拾玩具等)。	1	2	3	4	5	6	
72. 吃东西时,听到不寻常的声音(如电话铃、门铃等)会停下来看看。	1	2	3	4	5	6	
73. 在梳头或剪指甲这类事情的过程中,能安静地坐着而很少动。	1	2	3	4	5	6	
74. 烦躁不安或哭泣时,身体动得很厉害(踩脚、扭动身体、挥舞胳臂)。	1	2	3	4	5	6	
75. 洗脸时显得愉快(微笑或大笑)。	1	2	3	4	5	6	
76. 在家中,对陌生人的亲近最初反应是接受的(如:盯着看、伸出手)。	1	2	3	4	5	6	
77. 到了吃饭的时间,就会肚子饿。	1	2	3	4	5	6	
78. 不管家长的一再警告,仍然会到不被允许去的地方或接触被禁止的东西。	1	2	3	4	5	6	
79. 会花至少5分钟的时间去详细研究1件新东西。	1	2	3	4	5	6	
80. 不管是好闻还是不好闻,对气味(烹饪味、烟味、香水味等)都会注意。	1	2	3	4	5	6	
81. 当听到其他孩子玩耍的声音,就会停止正在进行的活动去看他们。	1	2	3	4	5	6	
82. 每天被放上床后大约在相同的时间内入睡。	1	2	3	4	5	6	
83. 向保姆(或其他人)大声地问候,并且带有明显的高兴或不高兴的表情。	1	2	3	4	5	6	
84. 当被纠正错误或被训练建立良好的行为时,会情绪低落好几分钟。	1	2	3	4	5	6	
85. 能安静地坐在汽车或婴儿车里。	1	2	3	4	5	6	
86. 看电视不超过10分钟,注意就转移到其他事情上去了。	1	2	3	4	5	6	
87. 第一次见到其他孩子显得害羞(如转过身去或粘着妈妈)。	1	2	3	4	5	6	
88. 见到陌生人15分钟后仍然拘谨。	1	2	3	4	5	6	
89. 第一次学习新东西时(如自己穿衣服,收拾玩具),显得烦躁或哭泣。	1	2	3	4	5	6	
90. 洗澡时能安静地待着。	1	2	3	4	5	6	
91. 肯花至少10分钟的时间去练习一项新技能(如:投掷,绘画等)。	1	2	3	4	5	6	
92. 注意不到所熟悉食物的味道或特性的变化。	1	2	3	4	5	6	
93. 在新的地方睡觉,最初的2~3天会睡得不好(翻来覆去、容易醒)。	1	2	3	4	5	6	
94. 即使家长在场,仍害怕被放到一个不熟悉的地方(如超市推车、新的婴儿车)。	1	2	3	4	5	6	

续表

题目	从不	偶尔	很少	有时	经常	总是	答案
95. 让其自己一个人玩时,就会抱怨或愁眉苦脸。	1	2	3	4	5	6	
96. 能在10分钟之内接受新的环境(如:别人家、商店、游乐场)感觉像在自己家中一样自在。	1	2	3	4	5	6	
97. 正玩时,电话铃或门铃响了,会停止玩耍而抬头去看。	1	2	3	4	5	6	

(四) 儿童气质问卷(适用于 3~7 岁)

气质就是孩子在日常生活中对不同情形的行为反应方式,它与生俱来,无好坏之分,但是每个孩子的气质特点有所差异,针对不同的气质特点需要有不同的教养方法。由这份气质量表可以使我们得知您孩子的气质特点,帮助您更了解您的孩子,找出更适合您孩子的教养方式。

问卷所列题目,每题有"从不"到"总是"6种尺度来衡量,请最了解孩子的抚养者填写,找出最适合您孩子的选择,然后圈上相对应的数字。如果孩子现在的行为方式与过去有很大不同,则根据最近时期最能代表孩子特点的行为选择。有些题目看起来似乎相近但并不完全相同,请独立评价。每一题都请回答,若有题目对您孩子不适用,就在旁边注明"不适用",答题时请勿思考太久,若无法很快决定就先跳过,答完其他问题后再回来填写。

编号[ ][ ][ ][ ][ ][ ]

儿童姓名:_____ 性别:1 男;2 女 民族:_____
出生日期:_____年___月___日 填表人与孩子关系:_____
实足年龄:___岁___月___日 填表日期:_____年___月___日
联系地址:_____ 联系人姓名:_____ 电话:_____ 邮编:_____

题目	从不	偶尔	很少	有时	经常	总是	答案
1. 当被纠正错误或被要求建立良好行为时,会情绪低落好几分钟。	1	2	3	4	5	6	
2. 当做一件很喜欢的事情时,似乎听不见其他声音。	1	2	3	4	5	6	
3. 可以被哄劝住不去做被禁止的事情。	1	2	3	4	5	6	
4. 与家长一起走路时跑在最前面。	1	2	3	4	5	6	
5. 玩的时候高兴地笑。	1	2	3	4	5	6	
6. 做一件事情或进行一项活动时行动缓慢。	1	2	3	4	5	6	
7. 对不赞成的意见反应强烈。	1	2	3	4	5	6	
8. 对于学校或家庭中的变化,需要适应一段时间。	1	2	3	4	5	6	
9. 喜欢有跑或跳的游戏。	1	2	3	4	5	6	
10. 对家庭习惯的变化适应较慢。	1	2	3	4	5	6	
11. 何时大便的时间每天大致相同。	1	2	3	4	5	6	
12. 愿意尝试新的东西。	1	2	3	4	5	6	
13. 看电视或听音乐时能安稳地坐着。	1	2	3	4	5	6	
14. 进餐时离开或想要离开餐桌。	1	2	3	4	5	6	
15. 原定计划的改变会使这孩子烦躁不安。	1	2	3	4	5	6	
16. 能注意到妈妈穿戴或外表(衣服、发型等)的微小变化。	1	2	3	4	5	6	
17. 正在做某件事情时,注意不到电话铃响。	1	2	3	4	5	6	

题目	从不	偶尔	很少	有时	经常	总是	答案
18. 对家长略微表示的不赞成(皱眉或摇头)有反应。	1	2	3	4	5	6	
19. 几分钟内就能平息与小伙伴们的争执。	1	2	3	4	5	6	
20. 对事情的反应强烈,不论是积极的还是消极的。	1	2	3	4	5	6	
21. 刚去幼儿园或入学的最初 2~3 天里与母亲分离有困难。	1	2	3	4	5	6	
22. 能捕捉到家长话中的细微变化或话外之意(如含蓄的意思)。	1	2	3	4	5	6	
23. 一上床就很快睡着了。	1	2	3	4	5	6	
24. 到一个新的地方时,主动地走来走去,似乎要探个究竟。	1	2	3	4	5	6	
25. 喜欢去没去过的地方,而不是已经熟悉的地方。	1	2	3	4	5	6	
26. 需要等待时,能安静地坐着。	1	2	3	4	5	6	
27. 肯花至少 1 个小时的时间读书或看图画书。	1	2	3	4	5	6	
28. 学习适合其水平的新东西时,快而容易。	1	2	3	4	5	6	
29. 见到家中第一次来的客人时面带笑容。	1	2	3	4	5	6	
30. 容易因受表扬而兴奋。	1	2	3	4	5	6	
31. 对陌生人是友好的。	1	2	3	4	5	6	
32. 在必须安静时,显得坐立不安。	1	2	3	4	5	6	
33. 这孩子说过对自己的玩具或游戏感到厌烦。	1	2	3	4	5	6	
34. 对需服从家长要求而打断游戏时感到生气。	1	2	3	4	5	6	
35. 练习一项活动直至掌握。	1	2	3	4	5	6	
36. 每天晚餐的饭量大致相同。	1	2	3	4	5	6	
37. 不同寻常的声音(警笛声、雷声等)会打断了孩子的举动。	1	2	3	4	5	6	
38. 累了时要抱怨。	1	2	3	4	5	6	
39. 对新玩具或游戏在同一天里就失去兴趣。	1	2	3	4	5	6	
40. 能至少半小时全神贯注于一项有趣的活动。	1	2	3	4	5	6	
41. 受伤害时使劲地大哭。	1	2	3	4	5	6	
42. 对玩笑式的欺骗或轻松愉快的评论反应强烈。	1	2	3	4	5	6	
43. 安静地玩自己的玩具或游戏。	1	2	3	4	5	6	
44. 情感是外露的。	1	2	3	4	5	6	
45. 当掌握了一项活动时,会很高兴并热情地要向每个人显示。	1	2	3	4	5	6	
46. 到该睡觉的时候就困倦想睡觉。	1	2	3	4	5	6	
47. 停下进行着的活动,因为有其他事情吸引了他/她的注意。	1	2	3	4	5	6	
48. 到吃饭时间就会感到肚子饿。	1	2	3	4	5	6	
49. 躲在后面退缩不前,直到对他/她自己有信心。	1	2	3	4	5	6	
50. 有人从门口路过就要抬头张望。	1	2	3	4	5	6	
51. 如果错过了经常看的电视节目,就会心烦不安。	1	2	3	4	5	6	
52. 对失望或失败的反应强烈(哭或抱怨)。	1	2	3	4	5	6	
53. 尝过 1~2 次后就能接受新食物。	1	2	3	4	5	6	
54. 习惯新的环境有困难。	1	2	3	4	5	6	

题目	从不	偶尔	很少	有时	经常	总是	答案
55. 受过 1~2 次严厉的惩罚，就会避免再出现这种不当的行为。	1	2	3	4	5	6	
56. 对响声(电话、门铃等)敏感，会立刻抬头看。	1	2	3	4	5	6	
57. 喜欢室外运动的活动，而不愿在室内安静地活动。	1	2	3	4	5	6	
58. 不喜欢喝没有冰镇过的牛奶或其他饮料。	1	2	3	4	5	6	
59. 能注意到食物的味道或特性的变化。	1	2	3	4	5	6	
60. 容易适应日常活动的变化。	1	2	3	4	5	6	
61. 每天早餐的饭量大致相同。	1	2	3	4	5	6	
62. 能很快克服挫折或失败。	1	2	3	4	5	6	
63. 遇挫折时会哭泣或抱怨。	1	2	3	4	5	6	
64. 以前受过惩罚的行为还会再犯。	1	2	3	4	5	6	
65. 正玩时，若电话铃响则会抬头去看。	1	2	3	4	5	6	
66. 愿意尝试没吃过的食物。	1	2	3	4	5	6	
67. 在他/她愿意尝试新事物之前需要鼓励。	1	2	3	4	5	6	
68. 感冒或肠胃不适时会哭泣或抱怨。	1	2	3	4	5	6	
69. 跑着到他/她想要去的地方。	1	2	3	4	5	6	
70. 听家长吩咐、教导时注意力不集中或走神。	1	2	3	4	5	6	
71. 对自己的小伙伴发脾气。	1	2	3	4	5	6	
72. 努力去做一项有难度的工作而不愿放弃。	1	2	3	4	5	6	
73. 对家长略微的表示赞成(点头或微笑等)有反应。	1	2	3	4	5	6	
74. 在正餐和常规吃点心的时间之间，要求"吃点东西"。	1	2	3	4	5	6	
75. 一天中在分别后再见时，奔跑着去向家长问候或大声问候。	1	2	3	4	5	6	
76. 听见隔壁房间有声音时会抬头张望。	1	2	3	4	5	6	
77. 当自己的要求被家长否定时会表示反抗。	1	2	3	4	5	6	
78. 当读书或看图画书时，对大的声音不在意。	1	2	3	4	5	6	
79. 不再喜欢他/她以前似乎愿意吃的食物。	1	2	3	4	5	6	
80. 当家长进屋时，会停下正在做的事情并抬头看。	1	2	3	4	5	6	
81. 受伤害时要哭好几分钟。	1	2	3	4	5	6	
82. 长时间地看电视(至少 1 小时)而不起来做其他事情。	1	2	3	4	5	6	
83. 周末或节日自觉地按平常的时间醒来。	1	2	3	4	5	6	
84. 对与他/她活动无关的声音或噪声有反应。	1	2	3	4	5	6	
85. 回避陌生的客人或来访者。	1	2	3	4	5	6	
86. 给他/她讲故事时显得坐立不安。	1	2	3	4	5	6	
87. 很轻地摔了一跤或碰撞着了，就要哼哼叽叽或哭泣。	1	2	3	4	5	6	
88. 会停下活动去听他/她周围人的谈话。	1	2	3	4	5	6	
89. 不愿意离开自己还没有结束的游戏或活动。	1	2	3	4	5	6	
90. 旁边有人讲话时仍能入睡。	1	2	3	4	5	6	
91. 当呈现一件新玩具或游戏时变得高度兴奋。	1	2	3	4	5	6	

题目	从不	偶尔	很少	有时	经常	总是	答案
92. 当家长试图给他/她讲一件事情时,能从头到尾集中注意。	1	2	3	4	5	6	
93. 说话很快以至于难以理解他/她。	1	2	3	4	5	6	
94. 吃饭时要离开餐桌去回应门铃或电话。	1	2	3	4	5	6	
95. 抱怨当天在学校或与小朋友发生的事情。	1	2	3	4	5	6	
96. 当家长要求做家务时就皱眉头。	1	2	3	4	5	6	
97. 在新的环境中有退缩的倾向。	1	2	3	4	5	6	
98. 看电视动画片或喜剧片时使劲地大笑。	1	2	3	4	5	6	
99. 一旦情绪不好,以后好几天都会不高兴,别别扭扭的。	1	2	3	4	5	6	

(五) 儿童气质问卷(适用于 8~12 岁)

气质就是孩子在日常生活中对不同情形的行为反应方式,它与生俱来,无好坏之分,但是每个孩子的气质特点有所差异,针对不同的气质特点需要有不同的教养方法。由这份气质量表可以使我们得知您孩子的气质特点,帮助您更了解您的孩子,找出更适合您孩子的教养方式。

问卷所列题目,每题有"从不"到"总是"6 种尺度来衡量,请最了解孩子的抚养者填写,找出最适合您孩子的选择,然后圈上相对应的数字。如果孩子现在的行为方式与过去有很大不同,则根据最近时期最能代表孩子特点的行为选择。有些题目看起来似乎相近但并不完全相同,请独立评价。每一题都请回答,若有题目对您孩子不适用,就在旁边注明"不适用",答题时请勿思考太久,若无法很快决定就先跳过,答完其他问题后再回来填写。

编号[   ][   ][   ][   ][   ][   ]

儿童姓名:_____   性别:1 男;2 女   民族:_____

出生日期:_____年____月____日   实足年龄:_____岁____月____日

填表日期:_____年____月____日   填表人与孩子关系:_____

联系地址:_____   联系人姓名:_____ 电话:_____ 邮编:_____

题目	从不	偶尔	很少	有时	经常	总是	答案
1. 跑着到他/她想要去的地方。	1	2	3	4	5	6	
2. 第一次见新来的照料者时表现出回避的样子(躲开、不与其讲话)。	1	2	3	4	5	6	
3. 容易因受到表扬而兴奋(大笑、拍手、叫喊等)。	1	2	3	4	5	6	
4. 家长让其做家务时就皱眉头或抱怨。	1	2	3	4	5	6	
5. 能注意到光线的微小变化(影子的改变、开灯等)。	1	2	3	4	5	6	
6. 玩一件新玩具或游戏时,当天就失去了兴趣。	1	2	3	4	5	6	
7. 做决定时有困难(需征求别人的意见,花很长的时间)。	1	2	3	4	5	6	
8. 衣服湿了或脏了则会不安,要立刻换掉。	1	2	3	4	5	6	
9. 当得到意外惊喜时,显得反应强烈(大喊、大叫等)。	1	2	3	4	5	6	
10. 对家长教导或吩咐的反应是可以预料的。	1	2	3	4	5	6	
11. 即使很累仍保持愉快(如面带微笑等)。	1	2	3	4	5	6	
12. 玩的时候若有电话铃响或门铃响,会立即抬起头看。	1	2	3	4	5	6	
13. 径直(没有犹豫地)进入一个新的地方(商店、剧院、运动场等)。	1	2	3	4	5	6	

续表

题目	从不	偶尔	很少	有时	经常	总是	答案
14. 对日常生活规律的改变,在1~2天内就能适应。	1	2	3	4	5	6	
15. 放学后遵循一贯的生活规律(如吃点心→玩→晚餐或玩→晚餐→做家庭作业)。	1	2	3	4	5	6	
16. 乘小汽车或公共汽车短途旅行时,显得很高兴、愉快。	1	2	3	4	5	6	
17. 主动接近家中第一次来的客人。	1	2	3	4	5	6	
18. 与朋友们玩游戏时对突然的响声(如:门铃、警笛)有反应。	1	2	3	4	5	6	
19. 有人从门口走过时,就要张望一下。	1	2	3	4	5	6	
20. 与小伙伴们的争吵在几分钟内就能平息下来。	1	2	3	4	5	6	
21. 做作业直至完成才罢休。	1	2	3	4	5	6	
22. 等待时能安静地站着或坐着(等待吃点心、做游戏、父母的注意等)。	1	2	3	4	5	6	
23. 对洗澡、游泳等的水温有反应。	1	2	3	4	5	6	
24. 在新环境中(如走访亲戚和新伙伴玩)行为显得不寻常(适应困难)。	1	2	3	4	5	6	
25. 做自己选择的事情时,一旦感到有困难就失去兴趣。	1	2	3	4	5	6	
26. 对曾经受过惩罚的行为还会再做。	1	2	3	4	5	6	
27. 被纠正不当的行为时情绪低落。	1	2	3	4	5	6	
28. 肯花大量时间进行一些特殊活动的练习(音乐,体育等)。	1	2	3	4	5	6	
29. 对取笑或戏弄有强烈的反应(大喊,尖叫等)。	1	2	3	4	5	6	
30. 上、下楼梯时奔跑或跳跃。	1	2	3	4	5	6	
31. 与朋友或家人步行时,跑跑跳跳的。	1	2	3	4	5	6	
32. 同一房间内电视机开着时,读书不会分心。	1	2	3	4	5	6	
33. 能注意到食物的味道或其他特性(如不同品牌,制作方法等)的差异。	1	2	3	4	5	6	
34. 高兴时就大笑、大喊、大叫等。	1	2	3	4	5	6	
35. 做家务时,还未完成就不做了。	1	2	3	4	5	6	
36. 对食物的选择(喜欢或不喜欢)每天有所不同。	1	2	3	4	5	6	
37. 抱怨学校当天发生的某些事情。	1	2	3	4	5	6	
38. 不止一次要求父母、兄弟或姐妹陪同参加新集体的活动。	1	2	3	4	5	6	
39. 反对计划的改变(如:推迟旅行、不能访友等)。	1	2	3	4	5	6	
40. 听音乐时能安稳地坐着。	1	2	3	4	5	6	
41. 与家长在外面时,主动接近陌生人(如;对其微笑、与其讲话等)。	1	2	3	4	5	6	
42. 如果不当的行为受到1~2次严厉惩罚后,能够避免再犯。	1	2	3	4	5	6	
43. 做家务或作业时显得愉快(如:微笑、哼小曲等)。	1	2	3	4	5	6	
44. 能保持自己房间整洁。	1	2	3	4	5	6	
45. 正在吃饭时抢着要去接电话或开门。	1	2	3	4	5	6	
46. 活动被打断后能继续进行下去(如:游戏、画画、做模型等)。	1	2	3	4	5	6	
47. 受责骂时反应轻微(皱眉、低头)。	1	2	3	4	5	6	
48. 听见不寻常的声音时(如警笛、汽车到达的声音等)有反应(抬头看或走到窗前看等)。	1	2	3	4	5	6	
49. 能经劝说不做被禁止的活动。	1	2	3	4	5	6	

续表

题目	从不	偶尔	很少	有时	经常	总是	答案
50. 吃饭慢而安静。	1	2	3	4	5	6	
51. 早晨醒来时高兴、愉快。	1	2	3	4	5	6	
52. 自己能容易地单独出去参加活动或聚会。	1	2	3	4	5	6	
53. 肯花1个小时以上的时间做一件事情(如搭积木、画画等)。	1	2	3	4	5	6	
54. 外出玩时能按时回家。	1	2	3	4	5	6	
55. 回避家中第一次来的客人或来访者(躲开、不与其讲话)。	1	2	3	4	5	6	
56. 一进家或离开家就对气味作出评价(做饭的味道、烟味)。	1	2	3	4	5	6	
57. 发怒时弄出很大的声音(砰地关门、敲东西、大叫等)。	1	2	3	4	5	6	
58. 对宠物、花卉等的关心在1周内就失去了兴趣。	1	2	3	4	5	6	
59. 对小伙伴发脾气。	1	2	3	4	5	6	
60. 对校外活动(业余爱好、体育活动等)的态度、喜好每周有所变化。	1	2	3	4	5	6	
61. 对吃饭时间的改变适应缓慢(如:抱怨、不饿、不能等待)。	1	2	3	4	5	6	
62. 与父母讲话时跳来跳去或扭扭摆摆的。	1	2	3	4	5	6	
63. 对第一次见到的新游戏或玩具不愿意玩(至少等5分钟后才肯)。	1	2	3	4	5	6	
64. 找到想要寻找的东西时反应强烈(大笑、大叫等)。	1	2	3	4	5	6	
65. 能注意到父母轻微的不赞同(如:皱眉、摇头等)。	1	2	3	4	5	6	
66. 把东西放错地方(如:衣服、玩具、作业本等)。	1	2	3	4	5	6	
67. 在需要保持安静的时候,显得坐立不安(如:乘车、看电影等)。	1	2	3	4	5	6	
68. 做事情半途而废(如:画画、做模型、做手工等)。	1	2	3	4	5	6	
69. 读书或看杂志时不去注意旁边人的谈话。	1	2	3	4	5	6	
70. 按家长的要求改变活动时(玩、读书等),显得烦恼、不耐烦。	1	2	3	4	5	6	
71. 访友的要求遭到拒绝后会抗议(如:皱眉、抱怨等)。	1	2	3	4	5	6	
72. 能安静地与朋友在屋里玩(如:玩积木、迷宫、纸牌等)。	1	2	3	4	5	6	
73. 接受新玩具或新游戏时反应轻微(仅略微笑一下等)。	1	2	3	4	5	6	
74. 能从头到尾认真地听家长讲某件事。	1	2	3	4	5	6	
75. 主动接近与他/她不认识的同龄人。	1	2	3	4	5	6	
76. 手中的事情(如:家务、作业)被打断后能继续做下去。	1	2	3	4	5	6	
77. 能接受其他孩子的游戏规则,即使与自己的规则不同。	1	2	3	4	5	6	
78. 做家庭作业不需要提醒。	1	2	3	4	5	6	
79. 上床睡觉时情绪愉快(笑、快乐)。	1	2	3	4	5	6	
80. 坚持练习一项体育活动(如体操、游泳、跳绳、打球等)直至学会。	1	2	3	4	5	6	
81. 对家中第一次来的成人客人微笑或大笑。	1	2	3	4	5	6	
82. 对于静态活动,如做作业、阅读时需要保持安静,否则会分心。	1	2	3	4	5	6	
83. 遇取消旅游或朋友搬家等较大变化,能很快克服(行为改变不过2天)。	1	2	3	4	5	6	
84. 吃饭时愉快(如:微笑、高兴地喊叫)。	1	2	3	4	5	6	
85. 看电视或阅读时能安静地坐着。	1	2	3	4	5	6	
86. 持续的大的响声(如:敲东西、警笛等),即使别人已经适应,但对他/她仍有干扰。	1	2	3	4	5	6	

题目	从不	偶尔	很少	有时	经常	总是 答案
87. 跑着进家里或离开家。	1	2	3	4	5	6
88. 对不赞成的反应强烈(如:大叫、跺脚等)。	1	2	3	4	5	6
89. 不能按时做事情(如:写作业、赴约会等)。	1	2	3	4	5	6
90. 在新环境中,先站在一旁或观看直至对自己有了信心(才进入或加入)。	1	2	3	4	5	6
91. 一旦情绪不好,以后几天都会不高兴,别别扭扭的。	1	2	3	4	5	6
92. 刚出门时要对气温的变化评论一下。	1	2	3	4	5	6
93. 对失望或失败的反应强烈(哭或大声抱怨)。	1	2	3	4	5	6
94. 留意和评论物品(衣服、物体表面、室内装潢等)的质地(粗糙、柔软、平滑等)。	1	2	3	4	5	6
95. 吃饭时离开或想要离开饭桌。	1	2	3	4	5	6
96. 大喊大叫着进屋。	1	2	3	4	5	6
97. 喜欢做的家务还未做完就不做了。	1	2	3	4	5	6
98. 旁边有人讲话时难以入睡。	1	2	3	4	5	6
99. 烦恼时,几分钟内就能被父母安慰好。	1	2	3	4	5	6

三、青少年早期气质问卷(修订版)(EATQ-R)

(一) 概述

1. 原量表简介　美国心理学家 Rothbart 提出的以反应性和自我调控为核心的气质理论是在心理学界较有影响的气质理论之一,以将自我调控纳入气质为特色,比其他理论增加了行动控制和注意的成分,并将它们作为努力控制的主要内容。

她带领研究组发展出从婴儿到成人多年龄阶段的气质评价方法,包括青少年早期气质问卷(The Early Adolescent Temperament Questionnaire,EATQ-R)。EATQ-R 由 Capaldi 和 Rothbart 于 1992 修订,目的用于评估儿童青少年的气质特点,对指导青少年的心理健康发展有重要意义,适用于 9~15 岁青少年,有自我报告和家长报告版本,并且自我报告版本分为长版本和短版本(简版)。

本量表由 Rothbart MK 教授提供并同意在中国使用。

2. 中文版的修订及标准化过程　原量表作者 Rothbart 教授提供给本文作者其全部适合不同年龄的气质问卷,EATQ-R 为其中之一。修订自我报告的 EATQ-R,用长版本测试,以便根据分析结果删取最适宜条目,由第一作者翻译成中文,一名以英文为母语且能较熟练讲中文的外教核准,口头回译,保证中文与英文意思相符。每条目为 5 等级记分,为"几乎从不""通常不是""有时是""通常是""几乎总是",其中有反记分。

采取整群随机抽样,在上海市 4 个有代表性的行政区中选择 4 所中学,包括 3 所市区学校和 1 所郊区学校。对有效问卷进行信度和结构效度检验、相关分析、组间比较的 t 检验或方差分析 F 检验。信度检验采用重测信度和同质性信度(内部一致性)分析,并比较修订前后内部一致性。进行探索性因素分析探讨结构效度。

(二) 量表的结构及评分标准

1. 量表的内容及结构介绍　问卷原版包含气质量表和行为量表两个分量表,气质量表有 11 个气质维度,行为量表有 2 个行为因素,内容均与日常生活和学习有关。自我报告版本的长版本有 103 条目,简版保留了其中 63 条目且气质维度和行为因素不变。原作者经过探索性因素分析,将气质量表的 11 个维度归纳为 4 大因素,即:①努力控制,包含注意、行动控制和抑制控制;②激情,包含高强度愉快、活动水平、低水平害怕和低水平羞怯;③亲和性,包含合群、知觉敏感和愉快敏感;④负性情感,包含受挫/激惹。行为量表包括攻击性和抑郁心境。

中文版本经过分析后,最终确立了以下 5 个因素,努力控制、亲和性、负性情感、激情和羞怯。共 53 条目,青少年自己填写,测试时间约 20 分钟。

(1)努力控制:包含行动控制、注意和抑制控制,共 14 条,反映个体抑制内在的欲望或不恰当反应,按计划、要求去执行行动的能力以及注意力集中和转换的能力。得分越高控制性越强。

(2)亲和性:包含合群、知觉敏感和愉快敏感,命名,共 13 条,涉及与人保持密切关系的意愿和关心、友好的程度以及对感知觉的敏感性,得分高者喜欢亲近和关心人,容易觉察低强度刺激并感到愉快。

(3)负性情感:包含受挫/激惹和害怕,共 7 条,反映个体遇到挫折时是否容易产生烦恼、愤怒、伤心以及不现实的紧张、担心等消极情绪,得分越高则越容易产生情绪消极。

(4)激情:包含高强度愉快和活动水平,共 15 条,反映了寻求刺激、精力旺盛的特点,得分越高则激情越高。

(5)羞怯:有 4 条,反映了社会交往中是否有羞怯的感受。得分高者见人容易害羞。

2. 评分标准及结果分析

(1)性别差异:11~15 岁整体上,男生的努力控制、亲和性、负性情感和羞怯程度低于女生,激情高于女生,具体表现在男生比女生:①对自己行动和注意的主动性控制能力较弱;②亲近他人的愿望和对事物的敏感性较低;③更喜欢寻求刺激、活跃,显得富有激情,而且对挫折的耐受性较强、焦虑较少。"亲和性"涉及细腻的感受,与敏感性和情绪唤醒有关。

不同气质因子的性别差异程度因年龄而异。只有努力控制、亲和性的差异在每岁都较显著,13 岁时仅这两个因素的性别差异显著,其他年龄的性别差异各有特点。

(2)年龄差异:气质变化与年龄低度相关,这是气质的稳定性的体现。随年龄增长,努力控制降低而亲和性、负性情感和羞怯程度增加。

11~12 岁时的亲和性和羞怯程度相近,13 岁时亲和性最低以后逐年提高,13 岁和 15 岁时羞怯较高,负性情感的增长在 15 岁最明显,提示 13 岁和 15 岁是心理发展中的较敏感期。

3. 相关的常模　见表 6-9。

表 6-9　不同性别之间的气质特点和行为倾向比较($\bar{x} \pm s$)

项目	男(n=866)	女(n=840)	t	P
努力控制	46.5±7.3	48.8±7.2	−6.64***	0.000
亲和性	51.4±9.1	54.9±7.9	−8.61***	0.000
激情	28.0±5.6	26.3±5.9	5.84***	0.000
负性情感	31.3±6.0	32.2±5.9	−3.22**	0.001
羞怯	9.9±3.8	10.4±3.7	−3.13**	0.002
攻击	14.4±4.1	13.7±4.2	3.65***	0.000
抑郁	16.1±3.6	17.2±3.8	−6.12***	0.000

注:** 为 $P<0.01$; *** 为 $P<0.001$。

(三)量表的信度及效度研究

1. **抽样的代表性**　采取整群随机抽样,在上海市 4 个有代表性的行政区中选择 4 所中学,包括 3 所市区学校和 1 所郊区学校。每校从初中预备班到高中一年级共 5 个年级,每年级选 2 个班,共 40 班,为保证自填质量,未纳入 11 岁以下少年。参加调查学生的年龄在满 11 岁~15 岁 11 个月(未满 16 岁),经班主任和卫生老师核实无明显躯体残障和精神异常。共发放问卷 1 895 份,全部回收 1 818 份,回收率 95.6%,废卷 57 份,保留 1 761 份。在填性别的问卷中,男生 866 人,女生 840 人。

2. 信度研究指标

(1) 重测信度:间隔 1~2 周的重测信度,各气质维度的重测信度在中度以上,r 值为 0.51(知觉敏感性)~0.70(羞怯),平均 0.67。攻击性和抑郁心境的重测信度 r 值分别为 0.62 和 0.72。

(2) 内部一致性:各维度的 Cronbach's α 系数为中度,0.43(注意)~0.7(羞怯),平均 0.6。攻击性和抑郁心境的 Cronbach's α 系数值也均为中度,分别为 0.57 和 0.46。

3. 效度研究指标

(1) 结构效度:先进行因素分析和内部一致性检验,再根据每条目的载荷、意义取舍,原文简版的大多数条目得到保留,删除在主因素上载荷均小于 0.3 和意义不够明确的条目,有几个条目虽未列入原文简版但在本研究中的载荷和意义较高的条目也予以保留。

(2) 因素分析:气质部分保留了 53 个条目,KMO 值 0.85,Bartlett 球形检验呈显著水平($P=0.000$),采用最大正交旋转,提取特征值大于 1 的因素,归纳为 11 个维度,共累计解释总方差的 49.7%,分别解释总方差的 1.0%~5.3%。又对 11 个维度进行二次因素分析,KMO 值为 0.71,Bartlett 球状检验有统计学意义($P=0.000$),采用最大正交旋转,提取特征值大于 0.75 的因素,旋转后,得到 5 大因素,共累计解释总方差的 67.4%,分别解释总方差的 20.85%,18.67%,12.94%,7.68%,7.23%。这 5 大气质因素之间的相关分析显示,因素之间呈现低水平相关($r≤0.3$),说明因素间的独立性较高。因素的 α 值为 0.6~0.8,平均 0.70,接近原版的平均 α 值(0.73)。

(四) 量表的临床应用研究

我们认为该量表可以用来评价青少年早期的气质特征。本研究的样本可代表上海市 11~15 岁的青少年,对经济文化背景相似的中国城市中该年龄阶段的青少年也有一定的参照性。

本量表提供了一种方法,帮助在临床心理咨询和教育中能更好地理解和解释青少年的行为方式、心理问题发生及个性发展倾向,并根据气质特点给予恰当指导。如,努力控制可提示脑执行功能、预测冲动行为的可能性;人际交往问题可能与亲和性和羞怯的气质有关,若需治疗则应选择循序渐进的脱敏技术;负性情感和羞怯可预测抑郁心境。

此问卷中的行为量表,同时检查气质与社会情绪功能的关系。冲动性条目反映青少年时期的冲动表现,抑郁心境条目主要反映低愉快感、多愁善感的倾向。气质因素与行为问题有相关性,两者之间较密切的关系是:努力控制较高者则攻击性行为较低,负性情感较高者则抑郁倾向较高。

中文版本修订后的 5 个因素与美国原版本的气质因素成分有共同和不同之处,主要由于两国的种族和文化背景差异所致。

(五) 量表的特点及使用中的注意事项

本量表的维度涉及努力控制,与大脑神经系统的执行功能的关系密切,对研究大脑扣带回的执行功能较有意义,如对冲动行为的控制。在运用认知神经方法的研究中,可用此量表作为评估行为指标的筛查工具。

此量表中的冲动性和抑郁心境的内部一致性为中度偏低,因此只能用作筛查,还需要结合其他信度较高的方法才能做更准确的评价。

(六) 量表原文及修订者

本量表无软件,中国常模修订问卷和计分方法免费提供给科研使用,与本文作者签署科研使用协议书。不提供给商业运作。修订者联系方式:张劲松;联系方式:E-mail:zhangjsq@yahoo.com。

(张劲松)

参 考 文 献

[1] 张劲松,沈理笑,高宁,等.青少年早期气质问卷-修订版的修订与应用[J].中国心理卫生杂志 2008,22(6):439-443.

[2] GALLITTO E. Temperament as a moderator of the effects of parenting on children's behavior[J]. Dev Psychopathol,2015,27(3):757-773.

[3] CAREY WB. Editorial Perspective:Whatever happened to temperament？[J]. Journal of Child Psychology and Psychiatry,2017,58(12):1381-1382.

[4] MARC H,BORNSTEIN,CHUN-SHIN HAHN,et al. Putnick,et al. Stability of Child Temperament:Multiple Moderation by Child and Mother Characteristics[J]. Br J Dev Psychol,2019,37(1):51-67.

[5] SUPER CM,HARKNESS S,BONICHINI S,et al. Developmental continuity and change in the cultural construction of the "difficult child":A study in six western cultures. In S.Harkness & C. M. Super(Eds.),Cross-Cultural Research on Parents:Applications to the Care and Education of Children[J]. New Directions for Child and Adolescent Development,2020,170:43-68.

青少年早期气质问卷(修订版)(EATQ-R)

姓名:_____　　性别:①男　②女　　　　编号:[__ __ __ __ __ __]

填表日期:_____年____月____日　　出生日期:_____年____月____日

实足年龄(工作人员填写):_____岁_____月____日

指导语:下面的每题都是对你自己平时情况的描述,涉及广泛的活动和态度。对于每个陈述,请根据你的情况做最真实的选择,并圈出相应的选择编号。每个人都是独特的,对这些陈述的感受有很大不同,因此答案没有好坏之分。

注意:请确认纸张两面的所有题目全部回答。你将使用下面的分级评估这些陈述对你的真实性,请选择最符合你的第一个选择。

编码:_____　陈述的真实性(在正文用简略方式):_____

1. 几乎不真实(几乎从不);2. 通常不真实(通常不是);3. 有时真实/有时不真实(有时是);4. 通常真实(通常是);5. 几乎真实(几乎总是)。

我们承诺对此问卷上你的个人资料予以保密!

		项目	几乎从不	通常不是	有时是	通常是	几乎总是
1	1.	我宁愿进行体育活动,而不看电视。	1	2	3	4	5
2	2.	我喜欢到热闹拥挤而且令人兴奋的地方去。	1	2	3	4	5
3	3.	我担心招惹麻烦。	1	2	3	4	5
4	6.R	见到陌生人我感到害羞。	1	2	3	4	5
5	7.R	我难以按时完成事情。	1	2	3	4	5
6	9.R	我对异性感到害羞。	1	2	3	4	5
7	11.	我能注意到周围的微小变化,如房间里的灯光渐亮或声音渐响。	1	2	3	4	5
8	14.R	迅速从一个陡峭的斜坡上滑下来会引起我的惊慌。	1	2	3	4	5
9	20.	如果我想改变某个坏习惯,我就能容易地改掉。	1	2	3	4	5
10	21.R	我往往一想到什么就说出来,而不会停下来想想再说。	1	2	3	4	5

续表

		项目	几乎从不	通常不是	有时是	通常是	几乎总是
11	22.R	我难以等到被许可的时候才打开礼品。	1	2	3	4	5
12	23.	我希望能够与别人分享我的个人想法。	1	2	3	4	5
13	24.R	即使不应该,我在开始做家庭作业之前也要玩一会儿。	1	2	3	4	5
14	25.	对我来说,集中注意做家庭作业是容易的事。	1	2	3	4	5
15	29.	我认为搬到一个陌生的城市将是令人兴奋的。	1	2	3	4	5
16	30.	我喜欢看树林,并漫步在其中。	1	2	3	4	5
17	31.	我能注意到别人注意不到的微小变化。	1	2	3	4	5
18	35.	我对噪声很敏感。	1	2	3	4	5
19	36.	只要我有机会,我就要运动(体育,跳舞等)。	1	2	3	4	5
20	38.	我愿意每天能有时间与好朋友在一起。	1	2	3	4	5
21	41.	我通过表情就能知道别人是否生气了。	1	2	3	4	5
22	42.	我要打电话但是电话占线,这会令我心烦。	1	2	3	4	5
23	45.R	没等老师叫我,我就脱口说出答案。	1	2	3	4	5
24	47.	我喜爱与我所喜欢的人相互拥抱。	1	2	3	4	5
25	48.	我喜欢秋天落叶被踩踏时发出的喳喳声。	1	2	3	4	5
26	50.	我喜欢温暖的微风吹拂我面颊的感觉。	1	2	3	4	5
27	51.	我愿意为我所关心的人做很多事情,任何什么都可以。	1	2	3	4	5
28	53.	我不怕尝试危险的体育活动,如潜水、攀岩。	1	2	3	4	5
29	57.	我不与家人在一起时,就会为他们担心。	1	2	3	4	5
30	58.	如果我想做什么而父母不让我做,我会感到很心烦。	1	2	3	4	5
31	61.	我发现开赛车(或飙车)的念头很令我兴奋。	1	2	3	4	5
32	62.R	学习的时候,我难以做到不理会背景噪声而注意集中地学习。	1	2	3	4	5
33	63.	我按时完成作业。	1	2	3	4	5
34	66.	如果我要做一个有难度的作业,我马上就开始做。	1	2	3	4	5
35	67.	我能注意到身边发生的几件不同的事情。	1	2	3	4	5
36	70.	我喜欢听鸟叫声。	1	2	3	4	5
37	73.	别人慢吞吞地准备某事会令我心烦。	1	2	3	4	5
38	75.	对我来说,与别人保持密切关系很重要。	1	2	3	4	5
39	76.R	我害羞。	1	2	3	4	5
40	79.	如果我必须停做我喜欢的事情,我会感到恼怒。	1	2	3	4	5
41	80.	我喜欢看天空中云彩的形状。	1	2	3	4	5
42	82.R	我拖延作业或工作,直至到期才刚好完成。	1	2	3	4	5
43	83.	周末,我想要到户外进行体育活动。	1	2	3	4	5
44	85.	我担心我的父母会死去或离开我。	1	2	3	4	5
45	86.R	我经常一件事做了一半就离开做其他事情去了。	1	2	3	4	5

续表

项目		几乎 从不	通常 不是	有时 是	通常 是	几乎 总是
46	87. 我不害羞。	1	2	3	4	5
47	88. 我是一个很热心、友好的人。	1	2	3	4	5
48	89. 我能坚持我的计划和目标。	1	2	3	4	5
49	91. 排长队等待实在是令我烦恼。	1	2	3	4	5
50	95.R 我不想冒险行车。	1	2	3	4	5
51	97. 当别人告诉我怎样做某事时，我很集中注意地听。	1	2	3	4	5
52	98. 我的学校作业出错时，我会很沮丧。	1	2	3	4	5
53	102. 如果我不能将一件事做得很好，我会不安心。	1	2	3	4	5

谢谢合作！

第二节　儿童青少年个性类评定量表

一、中国儿童创造性人格倾向量表（家长评定版）

（一）概述

我国发展心理学家林崇德在综合了国内外的创造力定义之后，将创造力定义为："人们根据一定的目的、运用一切已知信息和新颖的方式解决问题，并能产生新的、独特的、有社会价值或个人价值的产品的能力"，并且提出创造性人才的心理结构由创造性思维和创造性人格组成。吉尔福特首先提出创造性人格倾向的概念，认为具有创造性个体的人格特征主要表现在以下几个方面：高度的自觉性和独立性、有旺盛的求知欲、好奇心、知识面广、善于观察、工作讲究条理、准确性和严格性、丰富的想象力、幽默感、意志坚定。

需要注意的是，创造力的跨文化研究发现，个体的创造力与集体主义-个人主义密切相关，这些人格特质都是基于西方个人主义社会得出的，可能并不适合评估我国儿童。厘清我国儿童的创造性人格结构是进行培养的前提。我国自古以来崇尚儒家文化的中庸智慧，推崇"鱼与熊掌兼得"，和谐处理相互关系。在这样的文化环境下，儿童的创造性人格会呈现不同于西方的一些特点。

为了在中国传统文化背景下探究中国儿童的创造性人格，2018—2019年，我们探究了中国儿童的创造性人格结构，总结了得到公认的创造性人格特质，同时从传统文化的角度提出优选性特质。

根据对1970年以来主要的创造性人格文献中提到的人格结构进行词频分析发现，好奇心、想象力、独立性、坚持性、敢为性是大部分研究者都提及的维度。创造性人格特质理论认为创造性人格包括认知特质、动机特质和社会特质。儿童创造性人格结构中的想象力维度属于认知特质；好奇心和坚持性分别在创造行为的发起和维持过程起作用，属于动机特质；独立性和敢为性则涉及面对群体时的创造行为，属于社会特质。但是想象力只是对已有经验的思维联想和加工能力，在发起创造行为之前还需要进行决策，从中国文化的角度来看，"优选性"，即面对问题情境时能够兼顾各种情况，选择最佳解决方案的倾向，是最能够定义这一决策能力的特质。优选性是我们新定义的基于中华优秀传统文化中庸智慧的人格特质之一。中华传统文化的主流是儒家文化，而儒家文化的核心是中庸思想。中庸既是一种伦理学说，也是一种思想方法论，一种处世态度，表示一种适度、恰当地处理好人与自然、人与社会、人与人、人与自我等各种关系的融通意识和能力。让问题或矛盾相关方的利益最大化，是优选性人格的特征。因此，本研究将儿童的创造性人格定义为想象力、优选性、好奇心、坚持性、独立性和敢为性。

经过指标采集、专家效度验证,并选取我国发达地区、中等发达地区和欠发达地区的 18 所幼儿园小、中、大班的 458 名教师和 4 546 名家长为研究对象,采用探索性因素分析和验证性因素分析方法,最终得到了"儿童创造性人格倾向量表(教师版)"和"儿童创造性人格倾向量表(家长版)"。"儿童创造性人格倾向量表"的教师版和家长版均包括好奇心、想象力、坚持性、敢为性和优选性 5 个维度。好奇心是指个体对未知事物产生的新鲜感和探索欲望;想象力则是个体对已有经验的思维联想和加工能力;敢为性是指个体独立思考有主见、敢于尝试、敢于挑战新事物,面对不同观点敢于质疑,并说出和别人不同的想法;坚持性则是个体思考或做事情过程中专注认真、不畏惧困难、有始有终的品质。优选性是从中国传统儒家文化汲取而来,表示面对问题情境时能够兼顾各种情况,选择最佳解决方案的人格倾向。

（二）量表的结构与评定方法

儿童创造性人格倾向量表目前包括两个版本:父母评价版本和教师评价版本。教师评价版本 28 个条目,父母评价版本 26 个条目,均采用 5 点李克特评分。1 代表完全不符合,2 代表比较不符合,3 代表不确定,4 代表比较符合,5 代表完全符合。经过探索性因素分析和验证性因素分析,教师评价版本和父母评价版本均包括 5 个维度,分别是:好奇心、想象力、坚持性、敢为性和优选性。分数越高代表儿童创造性人格的 5 五个维度方面越好。5 个维度得分相加则为儿童创造性人格的总分。

1. **好奇心**　代表儿童对未知事物产生的新鲜感和探索欲望,教师版和父母版均包括 4 个条目,例如,常常动手动脑去探究物品和材料,甚至拆开东西等。

2. **坚持性**　是指儿童思考或做事情过程中专注认真、不畏惧困难、有始有终的品质,教师版和家长版均包括 6 个条目,例如,在有外界打扰时,仍然能把自己喜欢的事情做完等。

3. **想象力**　是指儿童对已有经验的思维联想和加工的能力。教师版和家长版均包括 5 个条目,例如,爱想象一些奇幻的生物或事情,例如小矮人、魔法等。

4. **敢为性**　是指儿童独立思考有主见、敢于尝试、敢于挑战新事物,面对不同观点敢于质疑,并说出和别人不同的想法。教师版包括 9 个条目,家长版均包括 7 个条目。例如,很有主见,遇事往往自己做决定,例如自己决定要学什么、穿什么衣服等。

5. **优选性**　是指儿童面对问题情境时能够兼顾各种情况,选择最佳解决方案的人格倾向。教师版和家长版均包括 4 个条目。例如,能够提出有多个功能兼顾的创意设想,如盲人拐杖既能够带路也能够检测身体健康情况。

教师评定版和家长评定版各维度所对应条目总和为维度得分,创造性人格总分为所有维度得分之和。

（三）量表的信度和效度研究

1. **抽样的代表性**　按照经济分层抽样的原则,选取发达地区(北京、江苏、浙江)、中等发达地区(河南、山西、山东)和发展中地区(宁夏、广西、黑龙江)共计 18 所幼儿园,其中每个省份 2 所幼儿园,公立园 5 所,民办园 13 所,对这些幼儿园的教师及家长进行初步问卷施测。

共计 458 名教师参加本次调研[小班 157 名、中班 152 名、大班 149 名;正高级教师 4 名、高级教师 22 名、三级教师 10 名、二级教师 26 名、一级教师 47 名;教龄(6.70±7.19)年]。他们对本班所有幼儿进行评估,共评估 2 619 名幼儿(小班 976 名、中班 830 名、大班 813 名;男生 1 390 名、女生 1 229 名)。共计 4 546 名家长(80% 为母亲填写,18% 为父亲填写,2% 为其他抚养者)对自己的孩子进行了评估,其中幼儿男生 2 399 名,女生 2 147 名;小班 1 625 名、中班 1 629 名、大班 1 292 名;幼儿年龄(4.98±1.11)岁。

2. **信度研究指标**　教师评定版 5 个人格维度的 Cronbach's α 系数均大于 0.8,分半信度也均大于 0.8,表明每个维度上均有较好的信度。家长评定版 5 个人格维度的 Cronbach's α 系数均大于 0.8,分半信度也均大于 0.8,表明每个维度上均有较好的信度。各维度的信度系数见表 6-10。

表 6-10　儿童创造性人格评定量表信度

维度	Cronbach's α 信度		分半信度	
	教师评定版	家长评定版	教师评定版	家长评定版
敢为性	0.92	0.85	0.89	0.78
好奇心	0.87	0.84	0.86	0.83
坚持性	0.91	0.88	0.89	0.87
想象力	0.85	0.82	0.81	0.80
优选性	0.89	0.85	0.87	0.83

3. 效度研究指标　考虑到教师评估和家长评估的数据来源不同,对教师问卷和家长问卷分别进行信效度检验分析。将数据进行随机分半,首先采用探索性因素分析(EFA,主轴因子法、斜交旋转)的方法对一半数据探索儿童创造性人格的结构,随后采用验证性因素分析(CFA)的方法对另一半数据验证这一结构的合理性。教师评定量表探索性因素分析结果表明,5 个公因子特征根大于 1,解释率为 61.57%。根据探索性因素分析得出的因子模型构建五因素因子模型,模型的验证性因素分析的结果表明,模型的卡方值为 χ^2=1 580.16,df=340,RMSEA=0.054,CFI=0.94。家长评定量表探索性因素分析结果表明,5 个公因子特征根大于 1,解释率为 51.45%。验证性因素分析的结果表明,卡方值为 2 037.25,df=289.0,RMSEA=0.052,CFI=0.94。按照结构方程模型拟合的一般标准,RMSEA<0.08、CFI>0.90,即可判断教师版和家长版的模型拟合均较好,具有较好的结构效度。

（四）量表的应用研究

该量表已经建立了全国常模,可以用来较好的评价 3~6 岁儿童创造性人格的情况。本量表提供了一种方法,帮助幼儿园教师及工作者以及儿童创造力研究人员了解评价儿童创造性人格的发展,从而更好地针对儿童创造性人格的发展水平给予较好的家长指导和园所指导的建议。目前,该问卷已经采用线上版本测试的方式嵌入到中幼联研究院开发的儿童创造力测评(包括创造性思维和创造性人格)指导系统中,能够实现实时根据家长或教师报告的得分情况自动给出有针对性的测评报告和指导意见。比如,针对每个维度上儿童的不同得分,设置不同的亲子互动小游戏,指导家长在家中如何促进儿童某个方面创造性人格的培养。

此量表包括教师版和家长版两个版本,差异主要是来自父母和教师对儿童观察的差异,而采用两种方式的多来源数据能够更好地相互验证儿童创造性人格的发展水平,避免因为测评来源单一造成的测评结果不准确。

目前我们的研究结果发现,幼儿园 3~6 岁儿童随着年龄的增加,创造性人格各个维度的得分也不断增加,特别是表现在小班与中班以及小班与大班之间差异显著;同时也发现女生的创造性人格得分总分以及大多数维度上高于男生,男生只在好奇心上得分显著高于女生。

（五）量表的特点及使用的注意事项

优选性是本研究不同于之前研究所提出的儿童创造性人格维度。探索性和验证性因素分析结果也表明,优选性人格特质是独立于其他特质维度存在的。优选性特质是指个体面对问题情境时,兼顾各种情况、选择最佳解决方案的人格倾向。优选性人格特征对应于优选性的创造性思维特征,优选性思维是笔者提出的独立于其他创造性思维的 4 大特性(流畅性、变通性、独创性、精密性),认为创造性思维应该包括从多种方案中选择最佳解决方案的能力。这里倡导的优选思维,汲取中华优秀传统文化的中庸智慧的精华,解决问题是一种整合思维,强调"既要…又要…",力求"鱼和熊掌兼得。"因此优选性思维是一种具有中国特色的创造性思维,而优选性的人格特质也是符合中国儿童的创造性人格特质。这也验证了创造力不仅是一种思维能力,也是一种人格变量。

同时需要注意的是,本研究所编制的家长和教师评定版的儿童创造性人格问题主要针对3~6岁儿童。所有项目均适用于教师或者家长在幼儿园或家庭中进行观察,典型表现均来自家长和教师的反馈,具有很强的适用性。本研究关于家长和教师评定的版本均表现出结构上的一致性,进一步反映了本测评问卷的结构效度较稳定。研究者在使用过程中,可以同时采用家长评价和教师评价两个指标进行综合考虑,避免家长评价过程中由于对儿童偏爱而导致的不客观以及教师评价过程中因对儿童未能全面了解而导致的评价不一致等问题。另外还需要注意的是,3~6岁儿童的创造性人格正处于急速发展时期,对儿童的测评结果应该采用发展的眼光看待。对儿童创造性人格的评定只是为了更好地了解儿童的创造性人格,从而有针对性地更好地发展他们的创造性人格。儿童创造性人格倾向量表(家长评定版)举例如下:

序号	项目	完全不符合	比较不符合	不确定	比较符合	完全符合
1	常常动手动脑去探究物品和材料,甚至拆开东西	1	2	3	4	5
2	发表意见时,常常说出和别人不一样的想法	1	2	3	4	5
3	坚持自己的观点,而不是大人说什么就是什么	1	2	3	4	5
4	经常看到一个事物就会联想到另一个事物,例如会说白云像什么等	1	2	3	4	5
5	能够提出有多个功能兼顾的创意设想,例如盲人拐杖既能够带路也能够检测身体健康情况	1	2	3	4	5
6	喜欢玩新玩具或新游戏	1	2	3	4	5

(六) 量表编制者联系方式

中国儿童创造性人格倾向量表已开发了软件系统,采用线上版本测试的方式嵌入到中幼联研究院开发的儿童创造力测评指导软件系统中,能够实现实时根据家长或教师报告的结果自动给出电子表格和图示化的测评报告、有针对性的游戏化的科学指导建议,以促进儿童创造性人格的培养。

联系方式:程淮,中幼联(北京)国际教育科技研究院;E-mail:cjs@2049baby.com。

(程　淮　程南华)

参 考 文 献

[1] 林崇德 . 创造性心理学[M]. 北京:北京师范大学出版社,2018.

[2] 王灿明 . 学前儿童创造力发展与教育[M]. 南京:南京大学出版社,2016.

[3] DaI D Y,CHENG H. How to Overcome the One-Track Mind:Teaching for Creativity and Wisdom [J]. Roeper Review,2017,39(3):174-177.

[4] DAI DY,CHENG H,YANG P. QEOSA:A Pedagogical Model That Harnesses Cultural Resources to Foster Creative Problem-Solving [J]. Frontiers in Psychology,2019,10(4):1-9.

[5] CHENG H,DAI DY,YANG P,et al. QEOSA:Testing a Pedagogical Model of Creative Problem Solving for Preschool Children [M]. Creative research Journal. In Press,2021.

[6] EYSENCK H J. Creativity and personality [M]. The creativity research handbook,1997.

二、学龄儿童冷漠无情特质量表（ICU）（中文父母版）

（一）量表的概况

冷漠无情特质（callous-unemotional traits，CU）指个体的情绪反应和共情能力降低，如喜欢追求新奇爱冒险，缺乏同情心，缺乏愧疚感，不关心自己的表现，情感肤浅。研究显示，CU 特质是注意缺陷多动障碍（attention deficit and hyperactivity disorder，ADHD）、对立违抗性障碍（oppositional defiant disorder，ODD）及品行障碍（conduct disorder，CD）普遍具有的特质。具有 CU 特质的 ODD/CD 儿童更倾向出现严重、持久的侵略性行为或犯罪。CU 特质在 ODD/CD 的分型和辅助诊断上尤为重要。

冷漠无情特质量表（Inventory of Callous-Unemotional Traits Scales，ICU）是由 Frick 等人于 2004 年编制。本文为学龄父母版，评估学龄儿童的冷漠无情特质，是其该系列量表中之一。本文作者与 ICU 作者联系后引进 ICU 问卷，应用于中国学龄儿童，对中文父母版（ICU）在学龄儿童中进行效度和信度评定。由本作者翻译为中文版，请未阅读过该量表的精通中英双语的旅美华裔医学专业人士回译，之后通信作者进行修正，再予以数名有学龄儿童的儿保科、精神医生试用并在临床上试用，最后根据试用情况再做语言微调后定稿。

（二）量表编制的要素

原问卷共包含 24 个条目，其中 12 个条目反向取分，12 个条目正向取分，各条目采用 0~3 分 4 级评分，各条目得分总和即为原始分。因子得分越高，提示该因子特质程度越严重。

引进后在年龄 6~12 岁儿童中进行常模和信度、效度检验，对 ICU 量表的效度从结构、同时性和区分性 3 方面进行深入分析，总体达到良好或可接受水平。

1. **ICU 量表的效度**

（1）结构效度：2 因子修订模型的拟合指数最佳，即采用冷漠、不关心因子。第 3 因子为述情反映了对情绪的表达。

（2）同时效度：ICU 量表的冷漠、不关心因子得分和总分与 Conners 问卷（$n=406$）的品行问题因子（$r=0.40~0.42$，$P<0.01$）、冲动多动因子（$r=0.19~0.27$，$P<0.05$）及多动指数（$r=0.23~0.34$，$P<0.01$）呈中度相关。

（3）实证效度：ADHD 的 ICU 各因子及总量表得分均显著高于正常组，提示 ADHD 组中该特质程度严重，而 ASD 组在无情因子、不关心因子及总量表得分均高于 ADHD 组，提示具有良好的区分度。

2. **ICU 量表的信度**

（1）重测信度：ICU 量表总分的重测系数为 0.74，冷漠因子和不关心因子分别为 0.71、0.76。

（2）内部一致性：ICU 总量表的 Cronbach's α 系数 0.83，其中冷漠因子和不关心因子分别为：0.76、0.78。

（三）临床应用的效果

中文版 ICU（父母版）总体上具有良好的信度和效度，使用方便，可以作为父母评估学前儿童冷漠无情特质的一个有效工具，适合在临床中使用。新华医院临床心理科进行 ADHD 评估诊断采用多维评估二维诊断模式，从学龄前幼儿到成人，该问卷作为评估情绪情感功能的一个方式，为预测 ODD、CD 风险，尤其为家长提供干预建议及临床制订心理治疗方案起到了有良好的作用。作者在将其应用于临床时，再次分析了问卷的项目和因子分析结果，有几个项目反映儿童是否会恰当地表达情感，即述情，虽然信效度不如冷漠和不关心因子但仍在一定程度上可以对临床现象做出解释，有一定的参考价值，因此在编制计算机评估程序时又添加了述情因子。

（四）注意事项

本量表的结果仅供参考，提示 ADHD 儿童中是否存在高 CU 特质，预测共患 ODD 或 CD 的危险因素，虽然 ICU 量表将可能成为预测 ADHD 儿童共病 ODD/CD 的指标。但仍需要结合临床访谈进行判断。

（五）作者及联系方式

张劲松，上海交通大学医学院附属新华医院临床心理科。联系方式：E-mail：zhangjinsong@xinhuamed. com.cn。

（张劲松）

参 考 文 献

［1］HERPERS PCM，ROMMELSE NNJ，BONS DMA，et al. Callous-unemotional traits as a cross-disorders construct［J］. Social Psychiatry，2012，47（12）：2045-64.

［2］张劲松，王朋朋，韩晶晶，等 . 儿童对立违抗性障碍、品行障碍和注意缺陷多动障碍中精神病态特质分析［J］. 教育生物学杂志，2014，2（1）：16-20.

［3］FRICK PJ，RAY JV，THORNTON LC，et al. Annual Research Review：A developmental psychopathology approach to understanding callous-unemotional traits in children and adolescents with serious conduct problems［J］. Journal of Child Psychology & Psychiatry，2014，55（6）：532－548.

［4］BRAMMER WA，LEE SS. Impairment in children with and without ADHD：contributions from oppositional defiant disorder and callous-unemotional traits［J］. Journal of Attention Disorders，2012，16（7）：535-543.

［5］张劲松，张慧凤，潘景雪，等 . 冷漠无情特质量表（父母版）在中国学龄儿童中的信度和效度［J］. 教育生物学杂志，2017，5（2）：67-70.

学龄儿童冷漠无情特质量表（中文父母版）

	项目	完全不符合	有些符合	非常符合	完全符合
1.	能放开地表达他/她的感受	0	1	2	3
2.	似乎不知道"对""错"	0	1	2	3
3.	在乎学校作业	0	1	2	3
4.	随心所欲，不在乎他/她伤害了谁。	0	1	2	3
5.	他/她做错事时会感受不好或内疚。	0	1	2	3
6.	不显露情绪（情绪不外露）	0	1	2	3
7.	不在乎是否按时	0	1	2	3
8.	关心别人的感受	0	1	2	3
9.	不在乎是否自己遇到了麻烦	0	1	2	3
10.	他/她不会被感情所控制	0	1	2	3
11.	不在乎事情是否做得好	0	1	2	3
12.	显得很冷漠且漠不关心	0	1	2	3
13.	容易承认做错了	0	1	2	3
14.	容易说出他/她的感受如何	0	1	2	3
15.	他/她总是尽力做好	0	1	2	3
16.	会向被他/她伤害到的人道歉（说"对不起"）	0	1	2	3
17.	尽量不伤害别人的感受	0	1	2	3

项目	完全不符合	有些符合	非常符合	完全符合
18. 他/她做了错事时没有愧疚	0	1	2	3
19. 非常善于表达且情感丰富	0	1	2	3
20. 不愿意花时间将事情做好	0	1	2	3
21. 对他/她而言别人的感受不重要	0	1	2	3
22. 对别人隐藏他/她的感受	0	1	2	3
23. 做每件事都很努力	0	1	2	3
24. 做事情让别人感受舒服	0	1	2	3

注:本问卷由 Paul J. Frick 教授授权使用,张劲松翻译,未经许可请勿外传!

三、儿童强化敏感性问卷(SPSRQ-C)

儿童强化敏感性问卷(the Sensitivity to Punishment and Sensitivity to Reward Questionnaire, SPSRQ-C)是根据 Gray 的强化敏感性理论(reinforcement sensitivity theory,RST),在成人的强化敏感性量表的基础上开发的一种测量儿童强化敏感性的量表。Gray 的强化敏感性理论是近年来最受关注的人格生理心理学理论之一。这一理论假定在神经系统中存在两个独立的子系统,分别对奖励和惩罚的信号敏感,并通过强化效应来调节人们的行为。强化敏感性包括两个部分:奖励敏感性和惩罚敏感性,前者反映人们在呈现奖励信号或撤销惩罚信号时的反应性,而后者反映人们在呈现惩罚信号或撤销奖励信号时的反应性。在上述两类情境中奖励敏感性高的个体将体验到更多的积极情绪并表现出更多的趋近行为,如冲动;惩罚敏感性高的个体将体验到更多的消极情绪并表现出更多的行为抑制,如焦虑和害羞。2001 年以后,修订版的强化敏感性理论用行为趋近系统(behavioral approach system,BAS),行为抑制系统(behavioral inhibition system,BIS)和对抗-逃离-僵化系统(fight-flight-freeze system,FFFS)来阐述强化敏感性的神经生理基础。针对该理论所编制的心理测量工具主要有:惩罚敏感性和奖励敏感性问卷(Sensitivity to Punishment and Sensitivity to Rewards Questionnaire,SPSRQ),该问卷是 2 因子问卷,包括了对惩罚的敏感性和对奖励的敏感性。Carver 和 White 研制了 BIS/BAS 量表(4 因子),包括一个衡量 BIS 的分量表和 3 个衡量 BAS 的分量表:目标驱动(drive)、奖励反应性(reward responsivity)和寻求愉悦(fun-seeking)。目前,应用较广泛的是强化敏感性理论人格问卷(The Reinforcement Sensitivity Theory Personality Questionnaire,RST-PQ)(6 因子),包括 2 个防御因素(FFFS,BIS)和 4 个 BAS 因子:兴趣探索(fun-seeking)、目标驱动(drive)、奖励反应(reward responsivity)和冲动(impulsivity)。近几年,儿童强化敏感性的测量问卷也随之发展起来,Blair 根据 BIS/BAS 心理测量模型开发了一个评估儿童 RST 的家长报告版本,之后,Colder 和 Connor 于 2004 年调整了 BIS/BAS 和 SPSRQ 的项目,为 9~12 岁儿童开发了一种新的测量工具:SPSRQ-C。2011 年又对其进行了修订。之后,相继出现了荷兰语版本以及西班牙语版本。中文版的儿童强化敏感性问卷的制订以强化敏感性理论为基础,按照国外量表的制订方法及成人强化敏感性量表的引入流程,进行了量表的信效度研究。

(一)编制及标准化过程

量表条目的设置参考 2011 年 Colder 和 Connor 修订的 PSRQ-C 量表,翻译成中文,并通过反译矫正,结合国内的语言习惯和环境,通过提问的方式以通俗易懂的语言表达出来。量表的终稿经由相关心理学方面的专家从内容选择的适当性,条目的思想性和表达的清晰性等方面对量表结构和条目进行评价分析,达到表达无歧义、无逻辑或语法错误。量表共分为 33 个条目,根据强化敏感性理论,将量表分成 7 个因子,分别为冲突回避、焦虑、感官奖励、驱动力、对社会认可的反应、寻求愉悦的冲动、害怕/害羞。使用 Likert 的 5 点计分办法,选项按照条目所描述的行为特征与儿童日常行为表现的符合程度分别计分(0:全部不符合,4:完全符合)。量表得分越高,则代表被试者对于各维度的敏感性也越高。本量表编制完成后采取随机分层取样的方法在山东省济南市历城区、烟台市芝罘区、临沂市兰陵县的 3 所小学抽取 4~6 年级进行测试,年龄在 9~12 岁的学龄儿童为测试对象,量表由测试对象的父母或和他/她们接触最多的家长完成。被试回收有效问卷为 801 份。

(二) 量表的信度与效度研究

利用 Cronbach's α 系数来评估测量的内在统一性和分半信度,经分析显示,SPSRQ-C 中文版问卷总量表的 Cronbach's α 系数为 0.885,分半信度为 0.806,信度较高。对量表中的 7 个维度进行结构效度分析,经探索性因子分析及验证性因子分析,显示问卷基本符合设计思想。以 CBCL 中的各维度考察 SPSRQ-C 中文版问卷的外部效标效度,结果显示 SPSRQ-C 中各维度与 CBCL 呈正相关。总体来讲,该问卷有较好的效标效度。

(三) 中文版 SPSRQ-C 量表的临床应用

中文版 SPSRQ-C 量表在 ADHD 儿童中的应用,目前普遍认为 ADHD 儿童对奖励的敏感性较高,而对惩罚的敏感性的研究并不一致。通过应用中文版 SPSRQ 量表分析 ADHD 儿童惩罚和奖励敏感性的特征。以《精神障碍诊断与统计手册》(第 5 版)(DSM-5)为诊断标准,选取 113 名 ADHD 的患儿为研究对象,随机选取 112 名儿童为对照组。由家长完成中文版 SPSRQ-C 量表测试。结果显示:ADHD 儿童在害羞/害怕、焦虑、冲动的强化敏感性存在异常($P<0.05$)。ADHD 儿童强化敏感性具有重要的临床意义,如果 ADHD 儿童具有较高的奖励敏感性,可以利用即时奖励进行行为矫正。如果 ADHD 儿童具有较高的惩罚敏感性,应避免过多惩罚;而对于惩罚敏感性较低的儿童,可以给予适当的惩罚。应用强化敏感性理论异常的疾病模型较好的解释 ADHD 的核心问题,通过该研究为 ADHD 儿童提供更精确的评估和治疗。

(四) 量表联系单位及联系人

曹爱华:山东大学齐鲁医院。

(曹爱华)

参 考 文 献

[1] CORR PJ. COOPER JA.Gray's reinforcement sensitivity theory:Tests of the joint subsystem hypothesis of anxiety and impulsivity [J].Personality and Individual Differences,2002,33(4):511-532.

[2] GRAY JA,MCNAUGHTON N. The neuropsychology of anxiety:an enquiry into the functions of the septo-hippocampal system [M].New York:Oxford University Press,2000.

[3] TORRUBIA R,CÉSAR V,MOLTÓ J,et al. The Sensitivity to Punishment and Sensitivity to Reward Questionnaire(SPSRQ)as a measure of Gray's Anxiety and Impulsivity dimensions[J]. Personality and Individual Differences,2001,31(6):837-862.

[4] CARVER CS,WHITE TL. Behavioral inhibition,behavioral activation,and affective responses to impending reward and punishment:The BIS/BAS Scales[J].Journal of Personality and Social Psychology,1994,67(2):319-333.

[5] CORR PJ,COOPER AJ. The Reinforcement Sensitivity Theory of Personality Questionnaire (RST-PQ):Development and Validation[J].Psychol Assess,2016,28(11):1427-1440.

[6] BLAIR C. Behavioral inhibition and behavioral activation in young children:Relations with self-regulation and adaptation to preschool in children attending Head Start [J].Dev Psychobiol,2003,42(3):301-311.

［7］COLDER CR，O'CONNOR RM. Gray's Reinforcement Sensitivity Model and Child Psychopathology：Laboratory and Questionnaire Assessment of the BAS and BIS［J］.J Abnorm Child Psychol，2004，32（4）：435-451.

［8］COLDER CR，TRUCCO EM，LOPEZ HI，et al. Revised reinforcement sensitivity theory and laboratory assessment of BIS and BAS in children［J］.Journal of Research in Personality，2011，45（2）：198-207.

［9］LUMAN M，MEEL C，OOSTERLAAN J，et al. Reward and Punishment Sensitivity in Children with ADHD：Validating the Sensitivity to Punishment and Sensitivity to Reward Questionnaire for Children（SPSRQ-C）［J］.J Abnorm Child Psychol，2012，40（1）：145-157.

［10］ROSER G，JOSEP M D，NURIADE L O，et al. Psychometric properties of the Spanish version of the Sensitivity to Punishment and Sensitivity to Reward Questionnaire for Children（SPSRQ-C）［J］. Personality and Individual Differences，2016，94：1-6.

儿童强化敏感性问卷（SPSRQ-C）

1. 儿童姓名：_____　　　年龄：____岁____月
2. 性别:(　)男(　)女
3. 身高:____m　体重:____kg
4. 您与孩子的关系:_____
5. 孩子父母的婚姻状况:(1) 未婚　(2) 已婚　(3) 离婚　(4) 丧偶　(5) 其他
6. 孩子母亲的受教育程度:(1) 未正式上过学　(2) 小学　(3) 初中　(4) 高中/中专　(5) 大专
　　　　　　　　　　　　(6) 大学本科　(7) 研究生及以上
7. 孩子父亲的受教育程度:(1) 未正式上过学　(2) 小学　(3) 初中　(4) 高中/中专　(5) 大专
　　　　　　　　　　　　(6) 大学本科　(7) 研究生及以上
8. 孩子母亲目前的职业:(1) 事业单位人员/公务员　(2) 工人　(3) 公司职员/企业人员
　　　　　　　　　　　(4) 个体户　(5) 自由职业者　(6) 农民/农民工　(7) 无业人员　(8) 其他
9. 孩子父亲目前的职业:(1) 事业单位人员/公务员　(2) 工人　(3) 公司职员/企业人员
　　　　　　　　　　　(4) 个体户　(5) 自由职业者　(6) 农民/农民工　(7) 无业人员　(8) 其他

填表说明:以下描述了您的孩子最近 12 个月的一些行为表现，"1"代表这 个表述"完全不符合"您的孩子;"5"代表这个表述"完全符合"您的孩子，请根据您孩子的实际情况在选项对应的数字上打"√"。这里不存在正确或错误的答案，请您认真阅读每一道题，在理解问题的意思后，尽快做出回答。

项目	完全不符合	不太符合	有些符合	比较符合	完全符合
1. 您的孩子经常为了避免争吵而妥协。	1	2	3	4	5
2. 您的孩子经常是为了得到赞扬才去做某件事。	1	2	3	4	5
3. 您的孩子对在家或在学校所受到的惩罚而感到困扰。	1	2	3	4	5
4. 在不熟悉的任务中,您的孩子会担心失败。	1	2	3	4	5
5. 对您的孩子来说,给别人留下好印象很重要。	1	2	3	4	5
6. 您的孩子需要人们一直对他/她表达关爱。	1	2	3	4	5
7. 您的孩子是个害羞的人。	1	2	3	4	5
8. 您的孩子会因为害怕尴尬而尽量避免展示他/她的技能。	1	2	3	4	5
9. 当您的孩子处在群体中时,他/她会因为思考说什么而受到困扰。	1	2	3	4	5
10. 您的孩子会为了获得认可而去做很多事。	1	2	3	4	5

续表

项目	完全 不符合	不太 符合	有些 符合	比较 符合	完全 符合
11. 您的孩子常常因为思考他/她已经完成或必须做的事情而难以入睡。	1	2	3	4	5
12. 即使采用不公平的做法，您的孩子也可能会为了获得社会地位而去做某件事。	1	2	3	4	5
13. 您的孩子在抱怨某件事之前会思考很多。	1	2	3	4	5
14. 您的孩子更喜欢参加能立即获得奖励活动。	1	2	3	4	5
15. 让您的孩子去告诉店员找错钱了，会使您的孩子感到烦恼。	1	2	3	4	5
16. 您的孩子经常难以抵制诱惑而去做一些被禁止的事情。	1	2	3	4	5
17. 任何时候，您的孩子都会避免去不熟悉的地方。	1	2	3	4	5
18. 您的孩子喜欢去竞争和做那些他/她能获胜的事情。	1	2	3	4	5
19. 您的孩子经常为自己所说过的话或做过的事而担忧。	1	2	3	4	5
20. 您的孩子很容易把味道和气味与非常愉快的事情联系起来。	1	2	3	4	5
21. 与陌生人交谈对您的孩子是一件困难的事。	1	2	3	4	5
22. 有很多事物或感受会使您的孩子想起愉悦的事情。	1	2	3	4	5
23. 您的孩子通常避免在群体中发言。	1	2	3	4	5
24. 如果不是因为他/她的恐惧，您的孩子可以做更多的事情。	1	2	3	4	5
25. 您的孩子有时会为了马上得到奖赏而去做某些事。	1	2	3	4	5
26. 在面对吸引力的活动时，您孩子的注意力很难集中在作业上。	1	2	3	4	5
27. 您的孩子会为了获得奖励而去干一些冒险事情。	1	2	3	4	5
28. 您的孩子喜欢竞争性活动。	1	2	3	4	5
29. 您的孩子希望成为一个有社会影响的人。	1	2	3	4	5
30. 您的孩子会因为害怕陷入尴尬，而经常克制自己不做某事。	1	2	3	4	5
31. 即使会有危险，您的孩子仍然喜欢向别人展示他/她的才能和本领。	1	2	3	4	5
32. 如果您的孩子认为一些不好的事情将会发生，他/她会变得非常激动。	1	2	3	4	5
33. 您的孩子渴望刺激和新的感受。	1	2	3	4	5

四、幼儿人格发展趋向评定量表（PTSC）

（一）概述

幼儿人格发展趋向评定量表（Personality Tendency Scale for Children，PTSC）是陈学诗、郑毅等于2002年编制的。通过在全国10个城市进行的历时8年的全国"培养独生子女健全人格"的长期研究，发现目前独生子女教育中，重营养、重知识，忽视能力和人格培养的现象非常严重。本研究在长期临床实践的基础上，提出儿童人格发展的可预测性和变化发展性并存的理论，首次提出"幼儿人格发展趋向可以测评"的概念。并开发了"幼儿人格发展趋向评定量表"。将年龄跨度，在幼儿定为关键期的1年（2.5~3.5岁），而不是采用目前国际上人格的评定年龄跨度过大。本量表在理论和实践上都有明显的创新和发展。更适合我国国情和儿童人格发展规律，可以早期发现异常人格倾向，有利于早期预防和科学矫治异常人格发展趋向，确定有利于人格健全发展的倾向，培养儿童健全的人格有利于推动儿童心理健康和儿童健全人格的培养。由于人格发展的特殊性，早期发现问题，早期干预，效果明显；一旦异常人格形成，矫治极为困难。

本量表另一重要作用是指导作用,父母和教育工作者、儿童保健人员和儿科医生、儿童心理工作者和心理医生可根据量表内容对儿童实施早期干预,有利于早期形成儿童健全的人格培养意识,早期形成个体化的、行之有效的健全人格培养方案和措施,对提高我国人口素质有积极的推动作用。经过 10 年的应用,发表了有价值的文章,在我国已经被逐渐推广和应用于儿童保健、儿童教育和儿童精神医学领域。"儿童强则国家强",儿童是社会的明天,21 世纪的建设要靠他们去完成,所以针对儿童个性特点,我们要认真研究,不断探索,才能培养出 21 世纪的合格接班人。

（二）量表的内容

量表制订是根据幼儿人格发展的阶段特征,从理论上假设幼儿人格发展包括六个维度,初始量表共有 60 个项目,由幼儿的主要养育者根据他/她所掌握的幼儿实际表现来回答问题。1996—1999 年在全国 9 个地区共取样 2 341 名幼儿,年龄在 2 岁半~3 岁半之间。因素分析结果得出 4 个主要因素,分别为探索主动性、合群和适应性、情绪稳定性和自我控制、独立性,最后保留 45 个项目。

（三）评定方法

1. 粗测法 累加每题得分,得分越多,表示人格发展趋势越好,得分中等说明人格发展趋势特点不突出,需加强培养,得分偏低需专业人员进一步诊断和处理。

2. 专业测评 本研究成果已编制成电脑测试软件,可根据不同的因子分,按照儿童的几个与人格发展有关维度进一步详细分析,并结合专业知识给以解释和指导。

（四）信度与效度

幼儿人格发展趋向评定量表是经过信效度研究证实科独立使用的标准化幼儿人格评估工具。对全量表和分量表的项目一致性进行检验,Cronbach's α 系数为 0.77~0.90;各分量表间均存在显著的正相关($P<0.001$);各条目的重测相关除第 16 条外均达显著性水平($P<0.001$)。本量表结构与幼儿人格发展的 4 个主要方面一致,内部一致性高,同时具较高的重测信度,适用于对幼儿进行人格发展趋向的评估。

（五）PTSC 量表的应用研究

PTSC 量表共有 45 个项目,5 级评分:从不=1、极少=2、有时=3、经常=4、总是=5。其中。14、16、34 题为反向计分。

1. 高分说明

（1）探索主动性强:求知欲和好奇心强,并能主动尝试新的活动,探索未知的外部世界。

（2）合群和适应性好:对人友好,喜欢与他人在一起,并主动进行交往;情绪经常保持愉快,且与环境相协调,并善于以恰当的方式表达情绪。

（3）情绪稳定性和自我控制能力较强:能忍耐一定的痛苦,克服困难,完成预定的事情,自我控制的意识能力强;低分表示情绪不稳定,常表现出消极情绪,情绪表达不恰当。

（4）独立性强:幼儿生活能相对自理,不过分依赖他人和环境,有与独立意识相对应的行为。

2. 低分说明

（1）对外界兴趣低:表示对外界兴趣低,喜欢熟悉的环境和事物,不敢进行新的尝试。

（2）交往困难:人交往被动,对人冷漠,喜独处,与人交往被动。

（3）坚持性差:忍耐力差,自我控制能力差,做事缺乏坚持性。

（4）独立性差:幼儿生活自理能力差,需依赖他人的照顾,缺乏独立意识或没有养成与年龄相符的独立能力。

此项研究是北京儿童少年心理卫生中心,在国家培养独生子女健全人格重点课题的基础上,组织全国多家重点单位完成的系列研究成果之一。此后,还会有适于不同年龄阶段的有关儿童心理健康和人格发展的测试和指导手册问世。

(六) 版权归属及联系人

版权所有:北京儿童少年心理卫生中心,郑毅。

(郑　毅)

参 考 文 献

[1] 陈学诗,郑毅,吴桂英,等. 幼儿人格评定量表的编制及其信效度研究[J].中国临床心理学杂志,2001,9(1):13-16.

[2] 陈学诗,郑毅,崔永华. 早期系统干预培养独生子女健全人格的多中心研究. 中国行为医学科学科学杂志,2006,15((12):1126-1128.

[3] 鲍秀兰,郑毅,孙淑英,等. 0~3岁早期综合干预培养婴幼儿健全人格的研究[J].中国儿童保健杂志,2011,19(7):606-609.

幼儿人格发展趋向评定量表

指导语:健全人格是心理健康的基础,而人格的发展始于生命早期,"3岁看大,7岁看老",婴幼儿期的生长发育、生活习惯、气质特点对成人心理和人格都有巨大的影响。本量表正是针对幼儿人格发展特点编制,有利于了解幼儿的人格发展状况,预测其将来发展趋势,对促进儿童心理健康,全面发展具有十分重要的意义。量表适于2.5~3.5岁幼儿。由父母或其他监护人根据孩子近期的表现认真填写,将符合项的数字圈上,每题只能选出1个最符合的答案。

项目	从不	极少	有时	经常	总是
(1) 大小便时主动去厕所或蹲便盆	1	2	3	4	5
(2) 吃饭时能自己用筷子或勺子进餐(有泼洒现象也可以)	1	2	3	4	5
(3) 到睡觉时间能自己上床睡觉,不需要家长哄或陪着睡	1	2	3	4	5
(4) 在家或外出时,都能做到不随地乱扔果皮,纸屑	1	2	3	4	5
(5) 睡醒后可以自己起床,穿一些简单的衣裤、鞋袜	1	2	3	4	5
(6) 来客人时对客人有礼貌	1	2	3	4	5
(7) 饭前便后会主动洗手	1	2	3	4	5
(8) 有什么要求能主动用语言或动作表示	1	2	3	4	5
(9) 玩有竞争性的游戏时能按要求去做,输了也不乱来	1	2	3	4	5
(10) 在家能帮助家长做一些力所能及的家务	1	2	3	4	5
(11) 发现家长不高兴时或家长患病时会主动表示关心	1	2	3	4	5
(12) 大人明确表示不许做的事情即使想做也可以不去做	1	2	3	4	5
(13) 看图画故事、听幼儿童话后能复述给他人听	1	2	3	4	5
(14) 有什么要求被家长拒绝后用哭闹、倒地、不吃饭等行为来要挟家长	5	4	3	2	1
(15) 去做客时能同他人打招呼	1	2	3	4	5
(16) 未经允许就去拿他人的食品或玩具	5	4	3	2	1
(17) 有人送食品玩具时能先征求家长同意并表示感谢	1	2	3	4	5
(18) 遇到不会做的事情能想方法地学着去做	1	2	3	4	5
(19) 在人多的地方能表现唱儿歌,讲故事	1	2	3	4	5

项目	从不	极少	有时	经常	总是
(20) 主动同小朋友一起到室外去玩或在家里做游戏	1	2	3	4	5
(21) 做一些感兴趣的游戏时,能一个人玩 15 分钟以上	1	2	3	4	5
(22) 同家长外出时,能不乱跑	1	2	3	4	5
(23) 到不太远的地方去能自己走	1	2	3	4	5
(24) 损坏或丢失了别人的东西,在提醒下能承认或道歉	1	2	3	4	5
(25) 停止游戏时能把玩过的物品收拾到指定的地方	1	2	3	4	5
(26) 到比较陌生的地方时会向四下张望,表示好奇	1	2	3	4	5
(27) 新的小朋友介绍给他/她后会主动同他/她说话、玩耍或领着到自己的小朋友中去玩	1	2	3	4	5
(28) 喜欢同别的小朋友一起玩,说话	1	2	3	4	5
(29) 对不明白的事情主动问"为什么""怎么样"	1	2	3	4	5
(30) 见了生人或到陌生的场所去,一般不退缩,玩一会儿就适应了	1	2	3	4	5
(31) 玩新的玩具时,能自己尝试着怎样玩,不必等到别人告诉怎样玩后才动手去玩	1	2	3	4	5
(32) 正在做有趣的事情时,让他停下来,不会过分闹脾气	1	2	3	4	5
(33) 孩子提出什么要求后,可以等待一段时间,也不要求全部满足	1	2	3	4	5
(34) 受了什么委屈后做一些过分的行为,如打人、破坏东西或没完没了地哭闹	5	4	3	2	1
(35) 别的小朋友摔倒了或哭泣时会用自己的方式表示关心、安慰	1	2	3	4	5
(36) 做什么事情都肯动脑筋尽量去做好	1	2	3	4	5
(37) 喜欢询问一些不知道的地点、事情、人物	1	2	3	4	5
(38) 听了故事后喜欢询问下一步的情节	1	2	3	4	5
(39) 会自己脱鞋和袜子及容易穿脱的衣物	1	2	3	4	5
(40) 想睡觉时,一般能很快入睡	1	2	3	4	5
(41) 玩同样的玩具能尝试着用新的方法去玩	1	2	3	4	5
(42) 小朋友做游戏时,能主动参加而不是看着或回避	1	2	3	4	5
(43) 情绪反应同发生的事情相适应	1	2	3	4	5
(44) 能根据他人的表情、动作来判断他人的态度,调整自己的言行	1	2	3	4	5
(45) 被人拒绝或批评时,一般能承受,不过分伤心、哭闹	1	2	3	4	5

五、艾森克个性问卷(EPQ)

(一) 概况

艾森克个性问卷(Eysenck Personality Questionnaire,EPQ)是英国伦敦大学 H. J. Eysenck 教授及其夫人 Sybil B. G. Eysenck 博士在先前几个个性调查表的基础上所发展来,如明尼苏达多相人格调查表(Minnesota Multiphasic Personality Inventory,MMPI)。EPQ 分成人和儿童用两式,分别调查 7~15 岁儿童和 16 岁以上成人的个性类型,广泛用于英国和欧洲一些国家。1980 年在获得编制者同意的情况下,将该个性问卷介绍到我国。由湖南医学院在龚耀先教授和四川医学院精神科领导的协作组分别将儿童和成人用问卷译出,随后在 1981—1982 年在全国 6 大区中 13 个省市(广西、甘肃、广东、黑龙江,以及安徽等)共

28 个单位的协作下,检验正常人 6 418 名,其中成人 2 517 名,儿童(学生)3 901 名。完成了两式问卷的项目筛选修订工作,并应用于临床,后又经几次项目筛选和修改,成人问卷和儿童问卷各为 88 条。于 1985 年由湖南省卫生厅主持通过了技术鉴定。

1. EPQ 量表的维度 EPQ 是由 3 个个性维度 P、E、N 和一个效度量表 L 4 个分量表组成。主要调查以下内容:

(1) 内外向(E):反映内外向人格倾向,高分反映外向,易交往、热情、冲动等特征;低分反映内向、好静、稳重等特征。典型的外向 E 分特别高,典型内向 E 分特别低。

(2) 神经质或情绪的稳定性(N):反映情绪稳定性,高分反映易焦虑、抑郁和较强情绪反应倾向等特征。典型情绪不稳 N 分很高,情绪稳定 N 分很低。

(3) 精神质(P):反映某些与常人不同的心境和行为特征,高分反映孤独,不关心他人,与众不同的行为,不适应和人际紧张等特征。精神质 P 分高。

(4) L 量表:是测验受试者的"掩饰"倾向,即是否为真实的回答。同时也有测量受试者掩饰自己或朴实性,遵从社会习俗和道德规范特征的作用,高分表明掩饰性高。通常将超过 60 分认为是具有某种人格倾向。

2. EPQ 问卷的特点 EPQ 问卷的题目较少,测验时间短,简便易行,可在心理卫生调查中广泛使用。

(二) EPQ 问卷的测试方法

1. 年龄常模及剖面图 是根据新计分键的计分算出来的。内向和外向的区分,是根据样本在 E 量表中算出其平均分数,接近平均分数作为中间型(内外向平衡);如受试者的 E 分高于此分数,说明他倾向外向或外向;如受试者的 E 分低于此分数,说明他倾向内向或内向。至于倾向的程度,可用偏离平均值的大小来决定。

得到某一受试者的各量表粗分后,在性别和年龄相应的 T 分表上查出 T 分,在各量表位置上加以标明,然后将各量表标点连接便得到一个量表的剖面图(图 6-1)。T 分表是根据公式 $T=50+10(X-M)/SD$ 计算出来的。公式中 X 表示受试者额问卷粗分,M 和 SD 分别表示样本的均数和标准差。

在 E 维中,极端内向极端外向之间有各种程度的移行状态。实际生活中多数人均属于两极端之间,或者倾向内向或外向。外向或内向的人,又可有情绪稳定或不稳定。N 维也如 E 维一样,事从情绪极端到极不稳定两极。如果以 E 维为 x 轴,N 维为 y 轴,交叉成十字,在外画一圆,在圆周上的各移行点,成为具有各种不同程度的 E 和 N 特点的人,同理,具有各种不同程度 E 和 N 的人,还具有不同程度的 P 特点。

2. 重测相关 重测相关是在小学生和中学生中进行的,前者前后两次测验相关在 2 个月以上,后者相隔一学期期。两次重测的相关系数列于表 6-11。

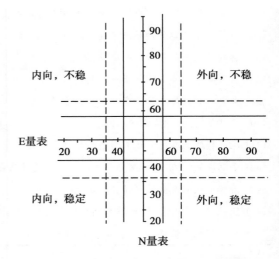

图 6-1 根据 E 量表与 N 量表得分分析个性特点

表 6-11 两次测验的相关系数

量表	小学生			中学生		
	人数	r	P	人数	R	P
P	87	0.597 2	<0.001	49	0.645 3	<0.001
E	87	0.581 9	<0.001	49	0.862 8	<0.001
N	87	0.639 3	<0.001	49	0.729 0	<0.001
L	87	0.689 4	<0.001	49	0.616 8	<0.001

（三）实施方法

1. **手工操作** EPQ 儿童/成人问卷是一种纸笔测验,可以个别进行,也可以团体进行。受试者逐条在是或否上画圈。主试者用计分来计算得分。根据得分作解释。

EPQ 儿童问卷包括 P、E、N 和 L 四个量表,各量表又分别包括不同数目的项目。一个项目只负责一个维度因素。每一项目只要求受试者回答一个"是"或"不是"。一定要作答,而且只能回答"是"或"不是"。发卷后向受试者说明方法,便由他自己逐条回答。

每一项都规定了答"是"或"不是"。如果规定答"是"某人在此画了圈便计 1 分,如果划了"不是"便不记分;同理,如果规定答"不是",受试者划了"不是"时计 1 分,划了"是"不计分。统计各量表的总分,最后在 T 分表中(操作手册中查询),查出相对应的 T 分进行判断。

2. **电脑操作** 受试者在电脑屏幕上学习指导语,然后对所显示的每一个项目按"是"或"不是"的键。回答完毕,结果自动呈现。

3. **各量表的 T 分表** 修订后的问卷,成人和儿童均为 88 项。P、E、N 和 L 量表在成人和儿童分别包括 23、21、24 和 20;18、25、23 和 22 各项目。各量表的项目数即是它们的最高分,没有或绝少有人得最高分的,同样也没有或绝少得 0 分。大多数在 0 和最高分之间。各个国家、各个年龄和不同性别有各自的平均分数作为常模,且可根据此常模对某一受试者的得分,在量表手册相应的 T 分表中查出 T 分,再对该受试者做出个性描述。

4. **注意事项**

（1）在问卷上印有指导语,在实施前必定让受试者读懂指导语。

（2）每一题只能选择一个答案,不可漏掉任何测题。

（3）尽量不选折中性答案。

（4）本测验不计时间,但应当凭自己的直觉反应进行作答,不要迟疑不决,拖延时间。一定要在 1 小时内完成整个测验。

（5）有些题目你可能从未思考过,或者感到不太容易回答,对于这样的题目,同样要求你做出一种倾向性的选择。

艾森克个性问卷(成人和儿童)标准化常模在全国使用以来,普遍认为方便、易于操作。是很受欢迎的一个评价个性的问卷。

（杨玉凤）

参 考 文 献

［1］龚耀先. 艾森克个性问卷手册［M］. 长沙:湖南医学院,1986.

［2］杨坚,龚耀先. 中国修订加利福尼亚心理调查表中国修订本地制定［J］. 中国临床心理学杂志,1993,1(1):11-15.

［3］孙世帮,杜亚松,禹顺英. 孤独症患儿症状与父母人格特征的相关性研究［J］. 中国儿童保健杂志,2017,25(8):783-786.

［4］何宏灵,杨玉凤. 西安市小学生个性研究［J］. 中国校医杂志,2004,18(6):488-492.

［5］何宏灵,张西萍,杨玉凤. 学龄女童个性影响因素研究［J］. 实用预防医学杂志,2005,12(6):1281-1283.

（一）艾森克个性问卷(7~15 岁儿童)

姓名:_____ 性别:_____ 年龄:_____ 出生日期:_____ 年级:_____

指导语: 以下有一些问题要求你按自己的实际情况回答,不要去猜测怎样才是正确的回答,因为这里不存在正确或错误的问题,也没有捉弄人的问题,将问题的意思看懂后就快点回答,不要花很多时间去考虑。

题目	选答	
1. 你喜欢周围有许多使你高兴的事情吗?	是	否
2. 你爱生气吗?	是	否
3. 你喜欢伤害你喜欢的人吗?	是	否
4. 你贪图过别人的便宜吗?	是	否
5. 与别人交谈时,你几乎总是很快地回答别人的问题吗?	是	否
6. 你很容易感到厌烦吗?	是	否
7. 有时你喜欢开一些的确使人伤心的玩笑吗?	是	否
8. 你总是立即按别人的吩咐去做吗?	是	否
9. 你宁愿单独一人而不愿和其他小朋友在一道玩吗?	是	否
10. 有很多念头占据你的头脑使你不能入睡吗?	是	否
11. 你在学校曾违反过规章吗?	是	否
12. 你喜欢其他小朋友怕你吗?	是	否
13. 你很活泼吗?	是	否
14. 有许多事情使你烦恼吗?	是	否
15. 在上生物课时你喜欢杀动物吗?	是	否
16. 你曾拿过别人的东西(甚至一个大头针、一粒纽扣)吗?	是	否
17. 你有许多朋友吗?	是	否
18. 你无缘无故地觉得"真是难受"吗?	是	否
19. 有时你喜欢逗弄动物吗?	是	否
20. 别人叫你时,你有过装作没听见的事吗?	是	否
21. 你喜欢在古老的闹鬼的岩洞中探险吗?	是	否
22. 你常感觉生活非常无味吗?	是	否
23. 你比大多数小孩更爱吵嘴打架吗?	是	否
24. 你总是完成家庭作业后才去玩耍吗?	是	否
25. 你喜欢做一些动作要快的事情吗?	是	否
26. 你担心会发生一些可怕的事情吗?	是	否
27. 当听到别的孩子骂怪话,你制止他们吗?	是	否
28. 你能使一个晚会顺利开下去吗?	是	否
29. 当人们发现你的错误或你工作中的缺点时,你容易伤心吗?	是	否
30. 看到一只刚碾死的小狗你会难过吗?	是	否
31. 当你粗鲁失礼时总要向别人道歉吗?	是	否
32. 是不是有人认为你做了对他们不起的事,他们一直想报复你吗?	是	否
33. 你认为滑雪好玩吗?	是	否
34. 你常无缘无故觉得疲乏吗?	是	否
35. 你很喜欢取笑其他小朋友吗?	是	否

续表

题目	选答	
36. 成人谈话时,你总是保持安静吗?	是	否
37. 交新朋友时,通常是你采取主动吗?	是	否
38. 你为某些事情发脾气吗?	是	否
39. 你常打架吗?	是	否
40. 你说过别人的坏话或下流话吗?	是	否
41. 你喜欢给你的朋友讲笑话或滑稽故事吗?	是	否
42. 你有一阵阵头晕的感觉吗?	是	否
43. 在学校里,你比大多数儿童更易受罚吗?	是	否
44. 通常你会拾起别人扔在教室地板上的废纸和垃圾吗?	是	否
45. 你有许多课余爱好和娱乐吗?	是	否
46. 你的感情很脆弱吗?	是	否
47. 你喜欢捉弄别人吗?	是	否
48. 你总要在饭前洗手吗?	是	否
49. 在文娱活动中,你宁愿坐着看而不愿亲自参加吗?	是	否
50. 你常常感到厌倦吗?	是	否
51. 有时看到一伙人取笑或欺侮一个小孩时你感到很好玩吗?	是	否
52. 课堂上你常保持安静,甚至老师不在教室也如此吗?	是	否
53. 你喜欢干点吓唬人的事吗?	是	否
54. 你有时不安,以致不能在椅子上静静地坐一会儿吗?	是	否
55. 你愿意单独上月球去吗?	是	否
56. 开会时别人唱歌,你也总是一道唱吗?	是	否
57. 你喜欢与别的小孩合群吗?	是	否
58. 你做许多噩梦吗?	是	否
59. 你的父母对你非常严厉吗?	是	否
60. 你喜欢不告诉任何人独自离家到外面去漫游吗?	是	否
61. 你喜欢跳降落伞吗?	是	否
62. 你如果觉得自己干了件蠢事,你后悔很久吗?	是	否
63. 吃饭时摆在桌上的食物,你常常样样都吃吗?	是	否
64. 在热闹的晚会上,你能主动参加并尽情玩耍吗?	是	否
65. 有时你觉得不值得活下去吗?	是	否
66. 你会为落入猎人陷阱的动物而难过吗?	是	否
67. 你有不尊重父母的行为吗?	是	否
68. 你常常突然下决心要干很多事情吗?	是	否
69. 做作业时,你思想开小差吗?	是	否
70. 当别人孩子对你吼叫时,你也用吼叫来回报他们吗?	是	否

题目	选答	
71. 你喜欢潜水或跳水吗?	是	否
72. 夜间你因为一些事情苦恼而有过失眠吗?	是	否
73. 你在学校或图书馆的书上乱写乱画吗?	是	否
74. 你在家中是否好像老是感到苦恼吗?	是	否
75. 别人认为你很活泼吗?	是	否
76. 你常觉得很孤单吗?	是	否
77. 你对别人的东西总是特别小心爱护吗?	是	否
78. 你总是将自己的全部糖果与别人分吃吗?	是	否
79. 你很喜欢外出玩耍吗?	是	否
80. 你在游戏中有过弄虚作假吗?	是	否
81. 有时你无缘无故感到特别高兴,而有时又无缘无故感到特别悲伤吗?	是	否
82. 找不到废纸筐时你把废纸扔在地上吗?	是	否
83. 你经常感到幸福和愉快吗?	是	否
84. 你做事情往往不先想一想吗?	是	否
85. 你认为自己是一个无忧无虑的人吗?	是	否
86. 你常需要热心的朋友与你在一起使你高兴吗?	是	否
87. 你曾经损坏或遗失过别人的东西吗?	是	否
88. 你喜欢乘坐开得很快的摩托车吗?	是	否

(二) 艾森克个性问卷(15 岁以上)

指导语:以下有一些问题要求你按自己的实际情况回答,不要去猜测怎样才是正确的回答,因为这里不存在正确或错误的问题,也没有捉弄人的问题,将问题的意思看懂后就快点回答,不要花很多时间去考虑。

题目	选答	
1. 你是否有许多不同的业余爱好?	是	否
2. 你是否在做任何事情以前都要停下来仔细思考?	是	否
3. 你的心境是否常有起伏?	是	否
4. 你曾有过明知是别人的功劳而你去接受奖励的事吗?	是	否
5. 你是否健谈?	是	否
6. 欠债会使你不安吗?	是	否
7. 你曾无缘无故觉得"真是难受"吗?	是	否
8. 你曾经贪图过分外之物吗?	是	否
9. 你是否在晚上小心翼翼地关好门窗?	是	否
10. 你是否比较活跃?	是	否
11. 你在见到一小孩或一动物受折磨时是否会感到非常难过?	是	否
12. 你是否常常为自己不该做而做了的事,不该说而说了的话而紧张吗?	是	否
13. 你喜欢跳降落伞吗?	是	否
14. 通常你能在热闹联欢会中尽情地玩吗?	是	否

续表

题目	选答	
15. 你容易激动吗?	是	否
16. 你曾经将自己的过错推给别人吗?	是	否
17. 你喜欢会见陌生人吗?	是	否
18. 你是否相信保险制度是一种好办法?	是	否
19. 你是一个容易伤感情的人吗?	是	否
20. 你所有的习惯都是好的吗?	是	否
21. 在社交场合你是否总不愿崭露头角?	是	否
22. 你会服用有奇异或危险作用的药物吗?	是	否
23. 你常有"厌倦"之感吗?	是	否
24. 你曾拿过别人的东西(哪怕是一针一线)吗?	是	否
25. 你是否常爱外出?	是	否
26. 你是否从伤害你所宠爱的人而感到乐趣?	是	否
27. 你常为有罪恶之感所苦恼吗?	是	否
28. 你在谈论中是否有时不懂装懂?	是	否
29. 你是否宁愿去看些书而不愿去多见人?	是	否
30. 你有要伤害你的仇人吗?	是	否
31. 你觉得自己是一个神经过敏的人吗?	是	否
32. 对人有所失礼时你是否经常要表示歉意?	是	否
33. 你有许多朋友吗?	是	否
34. 你是否喜爱讲些有时确能伤害人的笑话?	是	否
35. 你是一个多忧多虑的人吗?	是	否
36. 你在童年是否按照吩咐要做什么便做什么,毫无怨言?	是	否
37. 你认为你是一个乐天派吗?	是	否
38. 你很讲究礼貌和整洁吗?	是	否
39. 你是否总在担心会发生可怕的事情?	是	否
40. 你曾损坏或遗失过别人的东西吗?	是	否
41. 交新朋友时一般是你采取主动吗?	是	否
42. 当别人向你诉苦时,你是否容易理解他们的苦衷?	是	否
43. 你认为自己很紧张,如同"拉紧的弦"一样吗?	是	否
44. 在没有废纸篓时,你是否将废纸扔在地板上?	是	否
45. 当你与别人在一起时,你是否言语很少?	是	否
46. 你是否认为结婚制度是过时了,应该废止?	是	否
47. 你是否有时感到自己可怜?	是	否
48. 你是否有时有点自夸?	是	否
49. 你是否很容易将一个沉寂的集会搞得活跃起来?	是	否
50. 你是否讨厌那种小心翼翼地开车的人?	是	否
51. 你为你的健康担忧吗?	是	否

题目	选答	
52. 你曾讲过什么人的坏话吗?	是	否
53. 你是否喜欢对朋友讲笑话和有趣的故事?	是	否
54. 你小时曾对父母粗暴无礼吗?	是	否
55. 你是否喜欢与人混在一起?	是	否
56. 你如果知道自己工作有错误,这会使你感到难过吗?	是	否
57. 你患失眠吗?	是	否
58. 你吃饭前必定洗手吗?	是	否
59. 你常无缘无故感到无精打采和倦怠吗?	是	否
60. 和别人玩游戏时,你有过欺骗行为吗?	是	否
61. 你是否喜欢从事一些动作迅速的工作?	是	否
62. 你的母亲是一位善良的妇人吗?	是	否
63. 你是否常常觉得人生非常无味?	是	否
64. 你曾利用过某人为自己取得好处吗?	是	否
65. 你是否常常参加许多活动,超过你的时间所允许?	是	否
66. 是否有几个人总在躲避你?	是	否
67. 你是否为你的容貌而非常烦恼?	是	否
68. 你是否觉得人们为了未来有保障而办理储蓄和保险所花的时间太多?	是	否
69. 你曾有过不如死了为好的愿望吗?	是	否
70. 如果有把握永远不会被人发现,你会逃税吗?	是	否
71. 你能使一个聚会顺利进行吗?	是	否
72. 你能克制自己不对人无礼吗?	是	否
73. 遇到一次难堪的经历以后,你是否在一段长时间内还感到难受?	是	否
74. 你患有"神经过敏"吗?	是	否
75. 你曾经故意说些什么来伤害别人的感情吗?	是	否
76. 你与别人的友谊是否容易破裂,虽然不是你的过错?	是	否
77. 你常感到孤单吗?	是	否
78. 当人家寻你的差错,找你工作中的缺点时,你是否容易在精神上受挫伤?	是	否
79. 你赴约会或上班曾迟到过吗?	是	否
80. 你喜欢忙忙碌碌和热热闹闹过日子吗?	是	否
81. 你愿意别人怕你吗?	是	否
82. 你是否觉得有时浑身是劲,而有时又是懒洋洋的吗?	是	否
83. 你有时把今天应做的事拖到明天去做吗?	是	否
84. 别人认为你是生气勃勃的吗?	是	否
85. 别人是否对你说了许多谎话?	是	否
86. 你是否对某些事物容易冒火?	是	否
87. 当你犯了错误时,你是否常常愿意承认它?	是	否
88. 你会为一动物落入圈套被捉拿而感到很难过吗?	是	否

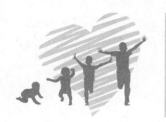

第七章

儿童情绪发展与社会性类评定量表

第一节　儿童情绪发展与社会性类量表

一、婴儿社会性反应问卷（ISPQ）

（一）概述

婴儿社会性反应问卷（Infant Sociality Performance Questionnaire，ISPQ）是由安徽医科大学公共卫生学院儿少卫生与妇幼保健学系陶芳标与安徽省马鞍山市妇幼保健院儿童保健科严双琴等人于 2013 年编制的。鉴于当前儿童心理行为问题日益突出，且儿童早期心理行为对其今后的行为发育具有较好地预测作用，如果能够早期发现并进行干预，则可预防和改善不良发育结局。本问卷在用于研究性目的是，可比较不同组别儿童社会性发育水平；也可用于对儿童发展问题的早期识别或预测开展研究。但就目前而言，针对婴儿社会性发育情况的评估尚无一个简单易操作同时又相对权威的工具。因此，在国家自然科学基金重点项目（81330068）；安徽省科技攻关项目（11010402166）；安徽省预防医学与公共卫生研究课题（2011Y0110）的支持下，编制了适合评估婴儿社会性反应发育的问卷，试图从婴儿期开始追踪观察社会性反应发育情况，为进一步提前确认儿童早期社会性反应发育与其心理行为发育的关联提供依据。

儿童社会性发育是在出生后的社会生活过程中与别人交往而形成的那些社会特性，包括社会认知、社会技能、社会适应性、自我概念、自我控制能力、道德品质等。儿童社会性发展是个体获得适应社会生活所必需品质的过程，也是儿童建立自我同一性的个别化过程，它是儿童心理发展的一个极重要方面。儿童早期社会性发展对其以后的行为有重要的影响作用。因此，对儿童社会性发展的评价具有重要意义。

（二）编制及标准化过程

经查阅大量文献，并参考国内外相对认可程度高、普遍被采用儿童发育评定量表中社会行为维度，包括贝利婴幼儿发育量表Ⅱ（Bayley Scales of Infant Development- Second Edition，BSID Ⅱ）、年龄与发育进程问卷（Ages and Stages Questionnaires，ASQ）、发育状况父母评定问卷（Parents' Evaluation of Developmental Status，PEDS）、儿童社会性发展量表等。结合考虑量表的维度以及根据一线儿童保健医生的工作经验，最终确定应人-应物反应、游戏性反应、自主运动 3 个维度，编制了婴儿社会性反应问卷，共计 42 个项目。其中，其中 3、6、9 和 12 月龄问卷条目分别为 8、10、12 和 12 条。

本问卷结构清晰，适合评估 3、6、9 和 12 月龄的婴儿其社会性反应发育状况。

在确定应人-应物反应、游戏性反应、自主运动 3 个维度的基础上，构建包含 95 个项目的《婴儿社会性发育问卷》的初始项目库；经过课题组讨论以及专家咨询，对项目库进行删减和修改，初步制定了由 62

条项目组成的初始问卷,其中3月龄13个项目、6月龄16个项目、9月龄17个项目、12月龄16个项目。

选取在2012年3月至6月到安徽省马鞍山市妇幼保健院儿童保健门诊进行常规体检的1 200名3个月±7天、6个月±7天、9±7天和12个月±7天的儿童进行检测评定。分别从项目的敏感性、代表性、内部一致性、信度和效度进行分析,对初始问卷的项目进行了初步删改,然后采用二阶因素模型进一步删改条,最终建立了《婴儿社会性反应问卷》,共包含42个条目,其中3、6、9、12月龄的条目数及维度分别为8(应人-应物)、10(应人-应物反应、游戏性反应、自主运动)、12(应人-应物反应、游戏性反应、自主运动)、12(应人-应物反应、自主运动)项,信度和效度指标比较理想,符合心理统计学要求。

(三) 量表的结构及评分标准

1. **量表的内容及结构介绍**　本问卷采用的是主要带养人(主要是父母)评价的方式,主要调查12月龄内婴儿的社会性反应发育情况,带养者结合儿童的实际情况,根据指导语和对应的题目选择最佳选项。本问卷每次测评时间约为3~5分钟,适用于3、6、9、12月龄阶段的儿童。本问卷是1个分阶段评估问卷,除3月龄只有应人-应物维度外,其余阶段包括2~3个维度。

6月龄:应人-应物(条目1、2、3、4)、游戏性反应(条目5、6、7、8)、自主运动(条目9、10)。

9月龄:应人-应物(条目1、2、3、4、5)、游戏性反应(条目6、7、8)、自主运动(条目9、10、11、12)。

12月龄:应人-应物(条目1、2、3、4、5、6、7、8)、自主运动(条目1、2、3、4)。

2. **评分标准及结果分析**　本问卷共42个条目,根据发生频率(经常、有时、没有)对项目进行描述,"经常"计3分,"有时"计2分,"没有"计1分。各维度条目分别相加评价分维度的发育情况,最终所得总分用于评估社会性反应的整体发育情况。将最终总分按照百分位数进行分组,具体方法是将分数从低到高按顺序排列,以P_{25}、P_{75}为分界标准,即$\leq P_{25}$分为低分组,$\geq P_{75}$分为高分组,其余为中分组。

鼓励各单位使用,获得本地区较大样本的P_{25}、P_{75}的划界值,并对评分在P_{25}以下的婴儿予以关注。

(四) 量表的信度及效度研究

1. **抽样的代表性**　本研究没有代表性。课题组选取2013年3—12月到安徽省马鞍市妇幼保健所儿童保健门诊进行常规体检,按照排除标准排除不符合要求的对象,最终确定2 099名3个月±7天儿童建立队列,在随后6、9、12个月龄的随访中,分别随访到人数为2 015、1 903、1 912,随访率分别为96.0%、90.7%、91.1%。该量表有相对较高的信度和效度。

2. **信度研究指标**　经分析显示,3、6、9、12月龄的Cronbach's α系数分别为0.595、0.607、0.625、0.624;在上述内部一致性信度分析的基础上,采用便利抽样,每个年龄组抽取20人,共80人,对信度进行重测。问卷先后两次测量的得分存在较高相关,3、6、9和12月龄问卷Pearson相关系数分别为0.746、0.773、0.916、0.782。

3. **效度研究指标**　运用二阶因素模型对3、6、9和12月龄问卷进行探索性因子分析(主成分法),提取特征根大于1的公因子:3月龄问卷提取1个公因子,命名为应人-应物反应,累计方差贡献率为80.1%;6月龄问卷和9月龄问卷均提取3个公因子,命名为应人-应物反应、游戏性反应和自主运动,累计方差贡献率分别为51.2%、46.4%;12月龄问卷提取2个公因子,命名为应人-应物反应和自主运动,累计方差贡献率为40.8%。

通过前瞻性队列研究发现,2、3、4、5个月龄时的完全母乳喂养是婴儿社会性反应的促进因素。

从3个月龄开始,随访至18个月龄,研究发现,3、6、9、12月龄时的低社会发育评分是18个月龄儿童智力发育低下、孤独症行为的预测因素(本问卷研究者待发表的研究结果)。

(五) 量表的特点及使用中的注意事项

该量表的适用人群的年龄限制非常严格:3个月±7天、6个月±7天、9个月±7天和12个月±7天的婴儿。

提出适合用于儿童早期社会性反应发育水平的评估工具,为在婴儿期发现心理行为发现问题提供参考,为实施干预提供时机。

可按照整体评价,也可按照不同年龄组儿童的社会性发育维度评价。

（六）量表修订者及联系方式

陶芳标,联系方式:E-mail:fbtao@126.com。

（陶芳标）

参考文献

［1］江澜,严双琴,王晓燕,等.婴儿社会性反应问卷的编制与信效度评价[J].中国儿童保健杂志,2014,22(3):231-235.

［2］TREYVAUD K,DOYLE LW,LEE KJ,et al. Social-emotional difficulties in very preterm and term 2 year olds predict specific social-emotional problems at the age of 5 years［J］.J Pediatr Psychol,2012,37(7):779-785.

［3］BRIGGS-GOWAN MJ,CARTER AS. Social-emotional screening status in early childhood predicts elementary school outcomes［J］.Pediatrics,2008,121(5):957-962.

［4］MÄNTYMAA M,PUURA K,LUOMA I,et al. Predicting internalizing and externalizing problems at five years by child and parental factors in infancy and toddlerhood［J］. Child Psychiatry Hum Dev,2012,43(2):153-170.

［5］李幼穗.儿童社会性发展及其培养[M].上海:华东师范大学出版社,2004.

［6］BORNSTEIN MH,HAHN CS,HAYNES OM. Social competence,externalizing,and internalizing behavioral adjustment from early childhood through early adolescence:developmental cascades［J］. Dev Psychopathol,2010,22(4):717-735.

［7］姚国英,卞晓燕,SQUIRES J,等.年龄与发育进程问卷中文版的婴幼儿发育筛查界值标准研究[J].中华儿科杂志,2010,48(11):824-828.

［8］丁艳华,徐秀,冯玲英,等.贝利婴儿发育量表-Ⅱ在我国的引进和使用初探[J].中国儿童保健杂志,2007,15(2):147-148.

［9］卞晓燕,姚国英,SQUIRES J,等.年龄与发育进程问卷上海市儿童常模及心理测量学特性研究[J].中华儿科杂志,2010,48(7):492-496.

［10］魏梅,SQUIRES J,宋魏,等.年龄与发育进程问卷(中文版)评估上海市 3~66 月龄儿童神经精神发育春夏秋季的差异[J].中国循证儿科杂志,2011,6:225-230.

婴儿社会性反应问卷(ISPQ)

指导语:如果宝宝的月龄符合规定时间段(3 个月±7 天、6 个月±7 天、9±7 天和 12 个月±7 天),请根据宝宝的日常表现,在相应的题目中勾选出最佳答案。

月龄	社会性反应	发生频率		
3 个月	1. 妈妈反复对他说话,小儿会模仿发如"哦"的声音	没有	有时	经常
	2. 对妈妈的声音特别注意	没有	有时	经常
	3. 能笑出声	没有	有时	经常
	4. 看到妈妈的乳房或奶瓶时张嘴	没有	有时	经常
	5. 喜欢反复玩弄双手	没有	有时	经常
	6. 喜欢看动的物体	没有	有时	经常
	7. 找人"哦"	没有	有时	经常
	8. 照镜子时惊讶和兴奋	没有	有时	经常

续表

月龄	社会性反应	发生频率		
6个月	1. 对妈妈不同语气(感情色彩)的话作出不同的反应	没有	有时	经常
	2. 叫名字转头	没有	有时	经常
	3. 把玩玩具或看到动物时会出声,像是在说话	没有	有时	经常
	4. 以伸手够,拉人或以发音等方式主动与人交往	没有	有时	经常
	5. 双手抱奶瓶喝奶	没有	有时	经常
	6. 会撕纸	没有	有时	经常
	7. 蒙面游戏:用手帕蒙住小儿面部,会抓蒙面物	没有	有时	经常
	8. 会玩"卜"游戏	没有	有时	经常
	9. 躺着时能将玩具从一只手换到另一只手	没有	有时	经常
	10. 躺着时抓自己的脚玩	没有	有时	经常
9个月	1. 推开不想要的东西	没有	有时	经常
	2. 能够用声音或动作表示自己的需求	没有	有时	经常
	3. 用手指指东西	没有	有时	经常
	4. 会自言自语	没有	有时	经常
	5. 喜欢开关橱柜的门或抽屉	没有	有时	经常
	6. 问"灯在哪里""电视在哪里"能用目光寻找或用手指,以表明他认识这些东西	没有	有时	经常
	7. 能挥手再见、拍手表示欢迎	没有	有时	经常
	8. 主动躲猫猫:检查者将自己的脸藏在塑料板的后面,然后脸在塑料板的一侧出现,小儿不仅微笑,而且自动的参与游戏,在上次露面的地方等待检查者的脸再次出现	没有	有时	经常
	9. 会随着到音乐有节奏的摇晃	没有	有时	经常
	10. 会察言观色,做出相应反应	没有	有时	经常
	11. 会打滚	没有	有时	经常
	12. 手扶物站立稳	没有	有时	经常
12个月	1. 穿衣知配合	没有	有时	经常
	2. 对简单的命令如把玩具给人、去某个指定的地方作出反应(开始只对伴有手势的命令作出反应)	没有	有时	经常
	3. 当给他鼓掌表扬他时,会显得很高兴	没有	有时	经常
	4. 喜爱特定的人或玩具	没有	有时	经常
	5. 会做鬼脸和怪动作	没有	有时	经常
	6. 玩假扮游戏,如假装打电话,照顾玩具娃娃等	没有	有时	经常
	7. 会与人对抛皮球	没有	有时	经常
	8. 拉着物体自己站起来	没有	有时	经常
	9. 不要别人帮助能从站立的位置坐下	没有	有时	经常
	10. 能独站一小会	没有	有时	经常
	11. 能扶物走几步	没有	有时	经常
	12. 会盖瓶盖	没有	有时	经常

二、年龄与发育进程问卷:社会-情绪(第 2 版)及其联结(ASQ:SE-2)

(一) 概述

1. 量表的主要作者

(1) 英文版主要作者:年龄与发育进程问卷-第 3 版(Ages and Stages Questionnaires,ASQ-3)Jane Squires(美国俄勒冈大学特殊教育和临床科学系主任、人类发育中心早期干预研究所所长)、Diane Bricker(美国俄勒冈大学人类发育中心早期干预研究所荣誉教授、前所长)、Elizabeth Twombly(美国俄勒冈大学人类发育中心早期干预研究所资深助理研究员)。

(2) 中文版主要引进者:卞晓燕(上海市妇幼保健中心主任医生、美国俄勒冈大学早期干预研究所国际应用研究执行主任和 ASQ 系统中文版研发主任)、解慧超(新加坡南洋理工大学助理教授、美国注册早期干预师)、王若水(ASQ 环太平洋地区研究主任)。

2. 编制年　年龄与发育进程问卷:社会-情绪(Ages And Stages Questionnaires:Social-Emotional,ASQ:SE)问世以来,已经进行了更新和补充:2002 年的第 1 版即 ASQ:SE、2015 年的第 2 版即 ASQ:SE-2、2018 年补充了 ASQ:SE-2 学习活动及其延伸。ASQ:SE 于 2013 年引进中国,ASQ:SE-2 及其联结(包括 ASQ:SE-2 及 ASQ:SE-2 学习活动及其延伸)于 2019 年完成引进。

3. 编制目的及意义　ASQ:SE 来自美国,是为了开展广泛的儿童早期社会和情绪心理行为发展的筛查以及动态监测从而及早发现心理行为发展问题的苗头,并且使父母及照护人(简称家长)真正参与到评估和干预中,开发的适于家长完成项目评估的社会-情绪筛查和监测量表。培养儿童有效的调节自己的情绪、以积极的方式与他人互动的社会-情绪行为能力,事关他们的身体健康、心理健康,以及长大后的学习成绩、工作成就、家庭幸福和反社会行为,是他们一生健康的基础。但是,儿童心理行为保健的服务资源非常有限,家长亟须相关的知识及简单易行的方法来帮助孩子的社会-情绪发展、促进健康的亲子互动、帮助他们解决育儿中常见的问题和挑战。ASQ:SE-2 学习活动及其延伸就是为应对这个供需矛盾而研发,旨在与 ASQ:SE-2 的筛查结果相联结,为儿童及其家庭提供所需的心理行为保健服务。在生命早期准确地识别出社会和情绪发展迟缓或障碍的儿童,是及时获得早期干预服务、改善预后的前提。建立一套完整的初级筛查系统是使儿童及其家庭获得所需干预服务的第一步。由于初级心理行为筛查及保健应该是为所有的儿童及其家庭提供服务,所以筛查测验、量表或筛查程序及保健服务模式应该简便而易于实施、成本低廉、儿童的家长真正参与、适用于各种人群。ASQ:SE-2 及其联结就是符合上述标准的系统。今天,无论在美国还是世界范围内,ASQ:SE-2 及其联结已经成为儿科医生最普遍使用的儿童心理行为筛查和监测量表和保健系统。

4. 编制过程简介　ASQ-3 的作者自 90 年代中期开始研发可以与 ASQ-3 配合使用且品质相似的儿童社会和情绪筛查和监测量表 ASQ:SE,并且进行了修订、扩充和优化升级,从而不断提高量表的心理测量质量并降低完成问卷的难度和筛查成本;根据不同服务系统的需要,开发及更新升级网络版本、扩充联结筛查结果的《ASQ:SE-2 学习活动及其延伸》及有针对性的数据管理系统;筛查载体由开始的纸质版为主发展为以网络版本为主、以手机或电脑为终端,使家长能更方便和准确地实施项目评估,从而节省专业人员的时间、提高筛查的准确性及效率;网络版本将 ASQ:SE-2 学习活动及其延伸及时上线与 ASQ:SE-2 的筛查结果相联结,使其不仅是一个筛查量表,还具有早期干预及家庭育儿指导功能。年龄与发育进程问卷:社会-情绪-第 2 版及其联结即 ASQ:SE-2 与年龄与发育进程问卷-第 3 版即 ASQ-3,组成了全面关注儿童神经心理发育的大家庭 ASQ 系统。

5. 适用对象　适用于 1 个月 0 天(矫正龄)~72 个月 0 天的儿童。

6. 中文版的修订、标准化引进过程　按照 ASQ 系统的作者 Jane Squires 教授等推荐的、国际测验委员会(International Test Commission)制定的 6 个步骤对 ASQ:SE-2 进行标准化的翻译和文化适应性改编,在多次预试验及 2011—2012 年 ASQ:SE 在中国大陆儿童的标准化研究的基础上,于 2017 年对 ASQ:SE-2 在中国大陆儿童中进行了标准化研究,建立了 ASQ:SE-2 的中国儿童常模、心理测量学数据以及 ASQ 系统中文版线上系统即网络版本、于 2019 年完成线上 ASQ:SE-2 学习活动及其延伸与 ASQ:SE-2 的联结。

研究团队先后获得了 ASQ 系统的版权所有者美国保罗布鲁克斯出版有限公司(Paul H. Brookes Publishing Co.,Inc.)的简体中文的翻译、研究、出版许可。

（二）量表编制的要素

1. 量表的内容及结构 ASQ:SE-2 分为 2 个月、6 个月、12 个月、18 个月、24 个月、30 个月、36 个月、48 个月和 60 个月 9 个 ASQ:SE-2 月龄组及相应问卷。

每份问卷的题目都涉及自我调控、依从性、适应功能、自主性、情感、社会-沟通和人际互动能区 7 个行为能区。

（1）自我调控能区：评估儿童使自己安静、安顿下来或适应生理或环境状况或刺激的能力或意愿。

（2）依从性能区：评估儿童服从他人指令和遵守规则的能力或意愿。

（3）适应功能能区：评估儿童成功地解决或应对生理需要(例如，睡觉、吃饭、排泄和安全)的能力。

（4）自主性能区：评估儿童自行发起或无指令下行动(例如，自主移动)的能力或意愿。

（5）情感能区：评估儿童展示感情和对他人的同情心的能力或意愿。

（6）社会-沟通能区：评估儿童响应或自发发出言语或非言语信号来表示兴趣、需求、感觉、感情或内部状态的能力或意愿。

（7）人际互动能区：评估儿童回应或发起与父母、其他成人和同龄儿童的社交反应的能力或意愿。另外，还有综合问题和其他问题部分，是关于父母对儿童可能会有的担忧的开放式题目，不参与评分，供制订干预计划或转介时参考。

《ASQ:SE-2 学习活动及其延伸》是一本书，它紧密结合 ASQ:SE-2 的社会和情绪两个领域，以及自我调控、依从性、适应功能、自主性、情感、社会-沟通和人际互动能区 7 个能区，为父母提供适于儿童年龄的社会-情绪发展适宜期望的指导和促进策略、简单易行而有趣的促进儿童社会-情绪发育的游戏活动和一些影响儿童社会-情绪发育的话题，如积极的日常喂养方法、不同年龄儿童的典型睡眠模式、如厕训练、正面管教和应对压力[例如，非典型肺炎及新型冠状病毒肺炎(Corona Virus Disease 2019,COVID-19)]肆虐对人类身心带来的创伤)等家庭及其育儿指导的讲义。

2. 测试方法 ASQ 系统中文版以网络版本作为服务载体，使用者或用户需要配备一台联网的台式、笔记本或者平板电脑，在 ASQ 系统中文版网站上拥有自己的账户。使用者自 ASQ 系统中文版网站输入账号和密码进入自己的账户后，共有 3 种完成问卷的方式供选择：直接答题，即直接在联网的电脑上；扫码答题，即输入手机号后联网的电脑提供专有的二维码，手机微信扫码后在手机上；短信答题，即联网的电脑向手机发送短信链接，打开链接后在手机上。当家长和/或使用者按照网站简单直白地指示及帮助完成问卷并提交成功后，网站即刻自动生成电子筛查报告及筛查后干预措施的建议并永久存储于用户的 ASQ 系统中文版档案库中，使用者可以根据需要全部或部分下载和打印下来并为家长解读和提供指导。

3. 电子报告及干预措施的建议 包括以下内容：

（1）旨在给家长的筛查报告。

（2）旨在专业机构留存的筛查信息汇总。

（3）基于筛查结果的月龄针对性的儿童社会和情绪发展指南及亲子游戏活动。

（4）与筛查结果相联结的来自《ASQ:SE-2 学习活动及其延伸》的家庭育儿指导讲义。

4. 测试需要的时间 扫码或发送短信链接，耗时约 0.5 分钟；完成问卷即答题，绝大多数在 10~15 分钟以内；专业人员下载和打印筛查报告及游戏活动，并为家长解读及指导，耗时约 5~25 分钟。

5. 对主试的要求 所有儿科医生、护士、幼教教师及相关专业人员，经过 ASQ:SE-2 及其联结儿童社会和情绪发展筛查及干预系统应用培训至少 2.5 个学时。

6. 项目数、分类及因子组成 ASQ:SE-2 问卷有 16(2 个月 ASQ:SE-2)~36 个项目(60 个月 ASQ:SE-2)，7 个行为能区的题目数不等并不规则地分散在每份问卷中。另外，综合问题部分有 3 个问题，其他问题部分有 3 个问题。

（三）评分标准及结果分析

1. **评分标准** 每个项目评分都包括两部分。

（1）3选1："经常或总是""偶尔"或"极少或从不"。

（2）若项目所描述的行为家长感到担忧，就勾选的"担忧"选项。

2. **量表的评估结果** 有三种可能。

（1）高于界值：认为该孩子"被识别"，即被ASQ:SE-2识别为可能需要进一步评估。

（2）接近界值：意味着孩子可能存在问题、需要进行监测和关注有担忧的项目，尤其是女孩。建议积极从事系统推荐的亲子游戏活动及联结来自《ASQ:SE-2学习活动及其延伸》的讲义，以帮助家庭促进孩子的社会和情绪能力的发展，并在短时间（例如6个月左右）内再次筛查。

（3）低于界值：如果父母对孩子的行为没有担忧，则目前孩子的社会-情绪发展正常。

3. **相关的常模图表** ASQ:SE-2采用百分位数常模，高于界值即量表总分$\geq P_{90}$、接近界值即量表总分$\geq P_{75} \sim < P_{90}$、低于界值即筛查总分$< P_{75}$。

（四）量表中文版的信度及效度研究

1. **抽样的代表性** ASQ:SE-2的全国常模样本在我国大陆的行政区域、性别、城镇及乡村和民族构成均基本符合2010年第6次全国人口普查数据及2015年统计年鉴数据。

2. **信度研究指标**

（1）内在信度：ASQ-3的Cronbach's α系数为0.77。

（2）外在信度：重测信度，量表总分相关度r为0.87（$P<0.000\ 1$），发育分类的一致性率为91.48%。

3. **效度研究指标** 以婴儿气质量表（ITQ-R-C，2000）、中国幼儿情绪性及社会性发展量表（CITSEA，2009）、儿童行为量表（CBCL-C，1998）分别作为1~11个月、12~35个月及36~72个月儿童的ASQ:SE-2的效标，所有年龄组均与效标工具的部分或全部得分呈现出显著相关，相关系数从相对较低的0.22到较高的–0.69（80%显著相关，其中，51%显著低水平相关、41%显著中高水平相关）。与问题维度/分域之间均呈现出正相关，与能力维度/分域之间均呈现出负相关。

（五）量表中文版的临床应用研究

ASQ:SE自2013年引进我国以来，迅速在儿科医疗、儿童保健、早期（特殊）教育、公共卫生、社会学等领域的科研及临床广泛应用，已经在中外不同级别的有关杂志上刊登了至少20篇论著（文）。

1. **不同文化背景ASQ:SE常模数据分析** Chieh-Yu Chen等ASQ系统的研发人员用项目功能差异（DIF）检验。

（1）对英文原版、韩文版、葡萄牙文版、俄文版、简体中文版以及繁体中文版6种语言的共25 042例60个月ASQ:SE常模的进行跨文化比较，显示，参与筛查的父母/照护人在对孩子的社会-情绪能力进行评估时受文化价值观、信仰和期望的影响。

（2）对巴西、中国、韩国和美国3~66个月共74 776份ASQ:SE常模样本进行分析，显示，女童反映内化行为的问题行为较多，男孩在衡量外化问题行为的项目上得分更高，并且随着年龄的增长与性别相关的项目功能的差异也在增加。这些，为ASQ:SE-2的项目修订及中文版的文化适应性改编提供了一些循证依据。

2. **ASQ:SE在孤独症谱系障碍（ASD）与语言发育迟缓儿童的临床应用研究** 罗美芳等应用ASQ-SE与ASQ-3测试ASD与语言发育迟缓儿童的表现特征和差异，结果ASD儿童在ASQ-3的5大能区及ASQ-SE的筛查不通过率均高于语言发育迟缓，其中大动作、精细动作、个人-社会能区的差异有统计学意义（$P<0.05$）。表明，ASQ:SE的敏感性和特异性良好，能够良好应用于临床ASD的筛查，并对鉴别诊断和干预有一定指导意义。

3. **ASQ:SE和WPPSI-IV应用于儿童早期发育筛查的比较研究** 吴春艳等对广东省妇幼保健院

儿童保健科门诊 2015 年 7 月—2016 年 5 月进行常规保健的儿童中分层抽取 240 例,探讨 ASQ:SE 和 WPPSI-Ⅳ用于儿童早期发育筛查的价值及儿童早期发育影响因素。表明,ASQ:SE 与 WPPSI-Ⅳ用于儿童早期发展筛查具有较好评估作用;4~6 岁 11 个月的儿童中,男童比女童更易发生社交-情绪异常;ASQ:SE 不但可以作为儿童社会-情绪行为筛查和长期监测的工具,更可以应用其干预措施指导以促进儿童身心健康发展。

4. 贫困农村家庭养育质量与儿童早期发展研究　王天仪等利用 ASQ-3、ASQ:SE 和 PAFAS 量表作为评估工具,表明我国贫困农村 0~3 岁儿童早期发展和家庭养育质量不容乐观。提出今后应逐步将农村儿童早期发展服务纳入公共服务范畴;倡导科学育儿理念与方法,并进行相关养育技能培训,改变农村家庭传统育儿方式,提高农村家庭养育质量;加大对农村儿童早期发展服务人才和农村儿童早期发展研究的支持与投入。

（六）量表的特点及使用中的注意事项

1. 量表的特点　ASQ:SE-2 除有 ASQ-3 的特点外,还有一个与筛查结果相联结的家庭及其育儿指导支持系统《ASQ:SE-2 学习活动及其延伸》。

2. 使用中的注意事项

（1）使用者最好经过系统的 ASQ 系统中文版培训,掌握有关理论知识及实际应用方法;应该有《年龄与发育进程问卷:社会-情绪(第 2 版)使用指南》和《年龄与发育进程问卷:社会-情绪(第 2 版)》两本书工具书,以及 ASQ 系统中文版网络版本账户。

（2）在指导家长完成问卷时,注意对家长强调使用程序设置的各种标准化"帮助"功能,从而既指导了家长完成问卷或回答了家长的问题又不影响家长的判断。

（3）在向家长解释筛查结果时,注意使用准确、客观的语言,例如筛查报告中所用的高于界值、接近界值或低于界值,避免使用诊断性质的语言,例如"正常""不正常"。

（4）在分析筛查结果、考虑是否及如何转介时,要考虑孩子的问题行为发生的环境/时间、发育水平、身体健康、家庭/文化等因素的影响,还要结合高分题目及注释等父母的担忧等综合分析进行筛查判断和转介建议。

（5）筛查后,要向家长介绍、推荐系统提供的结合筛查结果的亲子游戏活动、家庭及其育儿指导的讲义。

（七）ASQ 系统中文版的主要引进人

上海市妇幼保健中心卞晓燕主任医生,如需咨询有关 ASQ 系统中文版的应用和研究等信息,请联系卞医生。联系方式:E-mail:xybian2000@163.com。

（卞晓燕）

参 考 文 献

［1］Squires J,Bricker D,Twombly E. 年龄与发育进程问卷:社会-情绪(第二版)使用指南［M］. 卞晓燕,解慧超,王若水,等译. 上海:上海科技出版社,2017.

［2］XIE HC,BIAN XY,CHEN CY,et al. Examining the Convergent Evidence of a Parent-Completed,Social-Emotional Screening Tool in China［J］. Journal of Child and Family Studies,2019,28(6):1471-1480.

［3］CHEN CY,CHEN CI,SQUIRES J,et al. Adapting a Developmental Screening Measure［J］. Infants & Young Children,2017,30(2):111-123.

［4］BIAN XY,XIE HC,SQUIRES J,et al. Adapting a parent-completed,socioemotional questionnaire in china:the ages & stages questionnaires:social-emotional［J］. Infant Mental

Health Journal,2017,38(2):258-266.

［5］CHEN CY,SQUIRES J,KAY H. et al.Cross Cultural Gender Differences in Social-emotional Competence of Young Children:Comparisons with Brazil,China,South Korea,and the United States［J］.Mental Health in Family Medicin,2015,11:59-68.

［6］罗美芳,曹牧青,郭翠华,等.孤独症与语言发育迟缓儿童在年龄与发育进程问卷中的表现特征及差异［J］.中国儿童保健杂志,2017,25(12):1200-1202.

［7］吴春艳,吴婕翎,胡华芸,等.WPPSI-Ⅳ和ASQ-SE量表应用于儿童早期发育筛查研究［J］.国际儿科学杂志,2017,44(5):362-365.

［8］王天仪,罗仁福,张林秀,等.贫困农村家庭养育质量与儿童早期发展［J］.学前教育研究杂志,2018(7):13-25.

三、婴儿儿科症状检查表(BPSC)

(一) 概述

刚出生的新生儿就能表达愉快还是不愉快,并且还可以表现出兴趣、痛苦、厌恶和自发性的微笑。当需求没有得到满足就烦躁不安,但可以在抚养者的安抚下缓解不愉快的情绪。12个月左右的婴儿开始发展自我调控能力,接近1岁时会出现一些自我调控的早期表现。婴幼儿若出现调控障碍,可能会表现出过度地烦躁,或出现睡眠、喂养、情绪和行为方面的调节问题,或是由于照养人的抚养方式引起。随着社会发展和医疗模式的转变,促进儿童早期心理健康受到越来越多的关注和重视。儿童早期的社会情绪和行为问题的及时发现和干预具有重要意义。

婴儿儿科症状检查表(Baby Pediatric Symptom Checklist,BPSC)由Sheldrick RC建立,模仿儿科症状检查表(Pediatric Symptom Checklist,PSC),结合常用的几个适用于18个月以下婴幼儿的量表(如年龄与发育进程问卷:社交-情绪,Ages and Stages questionnaire:Social/Emotional,ASQ:SE、12~36月龄幼儿情绪性及社会性发展量,Infant-toddler Social and Emotional Assessment,ITSEA等)及相关的婴儿气质、行为方面的文献报道编制而成。该问卷适用于对0~<18个月的婴幼儿进行社会性情绪的筛查。

2013年本文作者引进婴儿儿科症状检查表(BPSC),对其进行信度和效度评价,使之成为能在临床广泛使用的有效、简便的婴幼儿社会性情绪筛查工具。由1名儿保科主治医生进行翻译,再由1名高级职称的儿童心理卫生专业医生进行回译和审校,对词句不贴切处进行修改,形成BPSC中文版。

(二) 量表编制的要素

1. **量表的要素**　作者引进后,采取整群随机抽样的方法,选取上海市代表性市5个区,在妇幼保健机构或社区街道发放量表。受试对象要求为上海市常住人口,月龄在0~<18个月,有效量表302份。对量表进行探索性因素分析和主成分分析,结果保留了原有12个项目,提取3个因子,分别包含4个条目,命名为"生活规律""不灵活"和"烦躁"。

原量表共有12个项目,由家长填写,简单易懂,约5分钟即可完成。采用3级评分:"0"表示"从不","1"表示"有时","2"表示"经常",累计各项目得分即为量表总分(0~24分)。

2. **计分方法**

"生活规律"因子包括1、9、10、11、12;"不灵活"因子包括2、5、6、7、8;"烦躁"因子包括1、2、3、4。

(1) "从不"计0分;"有时"计1分;"经常"计2分,算出总分。

(2) 在横轴上找到月龄,在纵轴上找到分数,两者交点以圆点标记。

(3) 分数图上共有3条曲线,代表不同月龄孩子检查表计算所得总分的第10、50、90百分位。

(4) 当您孩子的得分位于第90百分位之上或位于第10百分位之下时,需考虑可能存在社会性情绪问题,建议进一步就诊。

(三) 量表的信度

平行效度检验采用婴幼儿社会性和情绪评估简表(Brief Infant-Toddler Social and Emotional Assessment, BITSEA),内部一致性信度:3 个因子的 Cronbach's α 系数为 0.66~0.75;总量表的 Cronbach's α 系数为 0.75。

重测信度:间隔 2~4 周后的重测信度为 0.68~0.76($P<0.01$);总量表为 0.77($P<0.01$)。各因子与总量表的相关分析:3 因子之间的相关系数在 0.12~0.41($P<0.01$),各因子与量表总分之间的相关系数在 0.61~0.76之间($P<0.01$)。各项目与所在因子间的相关系数在 0.65~0.80 之间($P<0.01$)。BPSC 的信度指标具体见表 7-1。

表 7-1　BPSC 的信度指标($n=302$)

项目	Cronbach's α 系数	重测信度
生活规律	0.74	0.74**
不灵活	0.75	0.76**
烦躁	0.66	0.68**
总量表	0.75	0.77**

注:**. $P<0.01$。

(四) 临床应用的效果

BPSC 在中国婴儿中被证实有良好的信度和效度,并且以已在上海使用且被证实有良好信度的 BISTEA 量表为效标,发现 BPSC 与 BITSEA 行为问题分量表呈正相关,提示 BPSC 确实能够反映婴幼儿的行为问题。总之,BPSC 适用于 0~<18 个月婴幼儿社会情绪的评价,可作为辅助临床诊断、科研及流行病学调查的筛查工具。

(五) 注意事项

因为婴幼儿没有追踪随访,难以设定是否异常的划界分,用得分的百分位作为参考,位于第 90 百分位之上或位于第 10 百分位之下时,需考虑可能存在社会性情绪问题,建议进一步就诊。样本来自上海,为经济发达的大都市,分数仅供参考。可在其他地区进一步扩大样本量,比较不同样本人群的差异,制定量表的划界分;并对筛查出有问题的婴幼儿进行长期随访。

(六) 量表联系人及联系方式

张劲松,联系方式:E-mail:zhangjinsong@xinhuamed.com.cn。

(张劲松　任　芳)

参 考 文 献

[1] SHELDRICK RC,HENSON BS,NEGER EN,et al. The baby pediatric symptom checklist: development and initial validation of a new social/emotional screening instrument for very young children[J]. Academic Pediatric Association,2013,13(1):72-80.

[2] 任芳,张劲松. 婴幼儿症状检查表的信度和效度初步探讨[J]. 中国儿童保健杂志,2016, 24(6):570-572.

婴儿儿科症状检查表
（适用于出生~<18 个月）

填表说明：这份父母问卷是关于出生~<18 个月婴幼儿情绪和行为的题目。一些题目可能有些难以理解，特别是如果您没有看到您孩子有这样的行为时，请尽力完成所有的问题。请认真回答每一题目。

请在最符合您孩子的情况的选项上划圈	从不	有时	经常
1. 你的孩子经常哭吗？	0	1	2
2. 你的孩子很难平静下来吗？	0	1	2
3. 你的孩子易激惹或烦躁不安吗？	0	1	2
4. 安抚你的孩子有困难吗？	0	1	2
5. 你的孩子和陌生人相处有困难吗？	0	1	2
6. 你的孩子难以适应新环境吗？	0	1	2
7. 你的孩子难以适应变化吗？	0	1	2
8. 你的孩子不愿意让别人抱吗？	0	1	2
9. 你的孩子睡不安稳吗？	0	1	2
10. 让你的孩子遵守时间表或规则有困难吗？	0	1	2
11. 你的孩子入睡困难吗？	0	1	2
12. 因为你的孩子，你难以保证充足的睡眠吗？	0	1	2

四、幼儿儿科症状检查表（PPSC）

（一）概述

幼儿儿科症状检查表（Preschool Pediatric Symptom Checklist, PPSC）由 Sheldrick RC 建立，参考 5 岁以下儿童常用量表编制，包括儿科症状检查表（Pediatric Symptom Checklist, PSC），阿肯巴克儿童行为量表、年龄与发育进程问卷社交-情绪量表、12~36 月龄幼儿情绪社会性评估量表等。该问卷适用于对 18 个月~5 岁幼儿进行社会性情绪的筛查。

本文作者引进该检查表，对其进行信度和效度评价，使之成为能在临床广泛使用的有效、简便的幼儿社会性情绪筛查工具。由 1 名儿保科主治医生进行翻译，再由 1 名高级职称的儿童心理卫生专业医生进行回译和审校，对词句不贴切处进行修改，形成 PPSC 中文版。

（二）量表编制的要素

原量表共有 18 个项目，由家长填写，简单易懂，约 5 分钟可完成，采用 3 级评分："0" 表示 "从不"；"1" 表示 "有时"；"2" 表示 "经常"，累计各项目得分即为量表总分（0~36 分）。

2013 年作者引进后，采取整群随机抽样的方法，选取上海市代表性市 5 个区，在妇幼保健机构或社区街道发放量表。受试对象要求为上海市常住人口，月龄在 18~59 个月，有效量表 506 份。

对量表进行探索性因素分析和主成分分析，结果保留了原有 18 个项目，提取 4 个因子，命名为 "内化"（共 6 个项目）、"注意问题"（共 3 个项目）、"家长能力"（共 5 个项目）和 "外化"（共 4 个项目）。

计分方法："从不" 计 0；"有时" 计 1，"经常" 计 2，算出总分。若男孩总分≥12，女孩总分≥10，可疑有问题，建议进一步检查。

（三）量表的信效度

1. 平行效度检验　对于 36 个月以下采用婴幼儿社会性和情绪评估简表（Brief Infant-Toddler Social and Emotional Assessment，BITSEA）36月以上采用长短处问卷（Strengths and Difficulties Questionnaires，SDQ），总体而言提示PPSC具有良好的平行效度。

2. 内部一致性信度 4个因子的Cronbach's α系数为0.56~0.77；总量表的Cronbach's α系数为0.75。

3. 重测信度 间隔2~4周后的重测信度为0.40~0.56（$P<0.01$）；总量表为0.77（$P<0.01$）。

4. 各因子与总量表的相关分析 4因子之间的相关系数在0.24~0.50（$P<0.01$），各因子与量表总分之间的相关系数在0.64~0.82（$P<0.01$）。各项目与所在因子间的相关系数在0.54~0.84之间（$P<0.01$）。

5. 敏感度和特异度 分别以BITSEA和SDQ得分为校标，采用ROC曲线分析确定划界分。男童以12分为划界分，敏感性71.6%，特异性70.6%；女童以10分为划界分，敏感性67.3%，特异性65.5%，PPSC得分男童≥12、女童≥10即提示该幼儿可能存在社会情绪问题。

（四）临床应用的效果

PPSC在中国儿童中被证实有良好的信度和效度，以及较高的灵敏性和特异性，能够在较高程度上反映该年龄阶段幼儿的情绪和行为问题。总之，PPSC适用于18个月~5岁幼儿的社会情绪的评价，可作为辅助临床诊断、科研及流行病学调查的筛查工具。

（五）注意事项

因各因子的题目较少，未给出各因子的划界分，仅以总分作为衡量参考，对分数较高儿童考虑可能存在社会性情绪问题，建议进一步就诊深入评估。样本来自上海，为经济发达的大都市，分数仅供参考。可在其他地区进一步扩大样本量，比较不同样本人群的差异，制订量表的划界分，并对筛查出有问题的婴幼儿进行长期随访。

（六）量表的联系方式

上海交通大学医学院附属新华医院，张劲松；联系方式：E-mail：zhangjinsong@xinhuamed.com.cn。

（张劲松 任芳）

参 考 文 献

[1] SHELDRICK RC，HENSON BS，CARTER AS. The preschool pediatric symptom checklist（PPSC）：development and initial validation of a new social/emotional screening instrument[J]. Acad Pediatri，2012，12（5）：456-467.

[2] 任芳，张劲松. 幼儿儿科症状检查表中文版本的初步制定. 中国儿童保健杂志，2017，25（7）：664-667.

幼儿儿科症状检查表
（适用于18个月~不满5岁）

填表说明：这份父母问卷是关于18个月~59个月30天幼儿情绪和行为的题目。一些题目可能有些难以理解，特别是如果您没有看到您孩子有这样的行为时，请尽力完成所有的问题。请认真回答每一题目。

请在最符合您孩子的情况的选项上画圈	从不	有时	经常
1. 会故意弄坏东西吗？	0	1	2
2. 会和其他小朋友打架吗？	0	1	2
3. 有攻击行为吗？	0	1	2
4. 容易发脾气吗？	0	1	2

续表

请在最符合您孩子的情况的选项上画圈	从不	有时	经常
5. 和其他小朋友一起玩有困难吗？	0	1	2
6. 看上去伤心或不高兴吗？	0	1	2
7. 看上去紧张或害怕吗？	0	1	2
8. 如果事情不是按一定方式完成，会感到不安吗？	0	1	2
9. 适应变化有困难吗？	0	1	2
10. 集中注意力有困难吗？	0	1	2
11. 烦躁或不能地安静坐着吗？	0	1	2
12. 专注于一项活动有困难吗？	0	1	2
13. 把他/她带到公共场所有困难吗？	0	1	2
14. 让他/她服从你有困难吗？	0	1	2
15. 安抚他/她有困难吗？	0	1	2
16. 知道他/她的需要有困难吗？	0	1	2
17. 让他/她遵守时间表或规则有困难吗？	0	1	2
18. 很难平静下来吗？	0	1	2

五、格里菲斯共情测验（父母评定版）（GEM-PR）

（一）概述

格里菲斯共情测验父母评定版（The Griffith Empathy Measure Parent Ratings，GEM-PR）是由 Dadds，M 于 2008 年编制的，对澳大利亚 2 616 名 4~16 岁儿童青少年共情能力进行评定，发表在《儿童精神病学与人类发展》（Child Psychiatry and Human Development）上，是他评（父母）量表。

2015 年由肖运华、曹原等人引对该量表中文版进行修订。GEM 中文修订版是一个具有 23 条目针对儿童青少年共情能力的调查问卷，从 –4~4 共九级评分，每个条目设计简单易懂，在中国人群有较高的信效度，适用于临床以及健康人群。测验分为两个维度：认知、情感。认知共情指的是一种以他人的角度看待和理解情绪的能力，情感共情的定义是观察者另一个人的情绪状态的经验。认知维度对应条目：3、6、13、17、20、21。情感维度对应条目：5、7、8、9、11、15、16、22、23。此外，目前在国内已有 GEM 成人自评版本。

（二）格里菲斯共情测验的信效度

1. **内部一致性信度**　对 429 名被试（年龄 4~14 岁），344 名 TD 儿童，85 名 ASD 儿童采用格里菲斯共情测验父母评定版进行内部一致性检验，Cronbach's α 系数分别为 0.86，0.77，0.90，分半信度分别为 0.73。

2. **重测信度**　对 30 名家长（男性 6 名，女性 24 名）间隔 4 周后进行重测，重测信度为 0.85。

3. **特异度与灵敏度**　GEM-PR 总量表及其分量表的敏感度在 0.924~0.976 之间，特异度在 0.806~0.885 之间，ROC 曲线下面积在 0.913~0.968 之间。由该量表测得的 ASD 儿童的共情总分、认知、情感分量表分均显著低于 TD 儿童。共情得分的性别差异有统计学意义（$P=0.01$）。

综上，表明量表得分具有较好的内部一致性和跨时间稳定性，信效度较高。

（三）临床应用情况及效果

该测验涵盖 ASD 儿童青少年共情的两个维度：认知、情感，能敏感的反映出 ASD 共情能力症状的变化。目前已有部分医院已用于临床研究，方便实用，易操作，特异性、灵敏度较高。

（四）注意事项

该测验征得原作者 Dadds，M 同意授权后翻译并修订中文版，如使用 GEM 中文修订版，需征得作者同意。该测验应由主要照料者、最了解儿童真实情况、具备一定文化水平的人如实、客观填写。

（五）联系单位及联系人

GEM 中文修订版的联系人：南京医科大学附属脑科医院，柯晓燕，肖运华。

（肖运华　柯晓燕）

参 考 文 献

［1］PEIYING J，YAO W，YUN L，et al.The fair decision-making of children and adolescents with high-functioning autism spectrum disorder from the perspective of dual-process theories［J］. BMC Psychiatry，2020，20（2）.

［2］王月，李赟，王瑶，等 . 共情联合执行功能对高功能孤独症谱系障碍与注意缺陷多动障碍的诊断分类研究［J］. 中华行为医学与脑科学杂志，2020，29（02）：120-124.

格里菲斯共情测验（GEM-PR）

指导语：这是关于您孩子的共情的测验。请仔细阅读并完成以下每个题目，根据小孩的实际情况评估您同意或不同意以下叙述的程度。选择横轴上您觉得比较适合的点打一个×。横轴所代表的是同意或不同意程度的范围，也就是说最左侧（-4）代表非常不同意，最右侧（+4）代表非常同意，中间的 0 则代表不确定，总之，离中间点（0）越远，则代表同意或不同意的程度越高。

比如：如果您只有一点点不同意题目所叙述的情况，请您做标记如下所示：

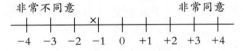

1. 当看到另一个小孩找不到人一起玩，我的孩子会感到难过。

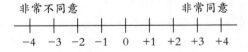

2. 我的孩子会把小狗小猫当成是人一样去对待。

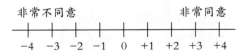

3. 当我的孩子看到人们在公众场合亲吻和拥抱时反应会很糟糕。

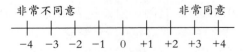

4. 我的孩子会因为另一个小孩的烦乱不安而感到过意不去。

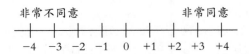

5. 当我的孩子周围有小孩难过时,他 / 她也会感到难过。

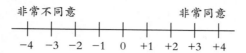

6. 我的孩子不能理解为什么其他人会喜极而泣。

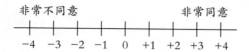

7. 当看到另一个小孩因为调皮而被惩罚时,我的孩子会感到不安。

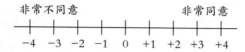

8. 我的孩子看起来能对周围人的情绪做出反应。

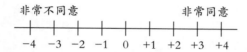

9. 当看到另一个人表现得烦乱不安时,我的孩子也会感到烦乱不安。

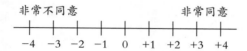

10. 我的孩子喜欢看别人拆开礼物,即使没有他 / 她自己的一份。

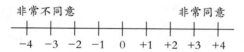

11. 当看到另一个小孩在哭,我的孩子也会哭泣或感到不安。

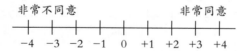

12. 当我的孩子看到另一个小孩受伤时会感到不安。

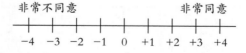

13. 当我难过的时候,我的孩子似乎没有注意到。

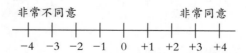

14. 看到另一个孩子大笑,我的孩子也会跟着笑。

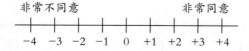

15. 悲伤的电影或电视节目会让我的孩子感到难过。

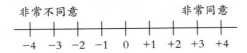

16. 当我的孩子周围有其他小孩紧张时,他/她也会变得紧张。

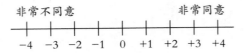

17. 要明白为什么有人会感到烦乱不安,对于我的孩子来说很困难。

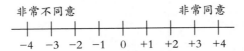

18. 我的孩子会感到烦乱不安当他/她看到有小动物受伤。

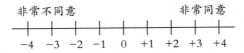

19. 我的孩子会为残疾人(例如:坐在轮椅上的人)感到难过。

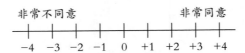

20. 我的孩子几乎不怎么明白为什么其他人会哭。

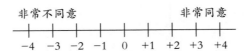

21. 我的孩子会把饼干罐里的最后一块饼干吃掉,即使是当他/她知道有人也想要吃。

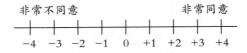

22. 当另一个人表现得很开心的时候,我的孩子也会表现得很开心。

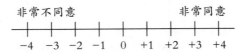

23. 我的孩子不会因为周围有人烦乱不安而受到影响。

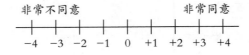

六、婴儿和学前幼儿诊断性评估(DIPA)

(一) 概述

婴儿和学前幼儿诊断性评估(Diagnostic Infant and Preschool Assessment,DIPA)是一个在临床和研究中适合 6 岁及以下儿童的半结构式访谈工具,设计者为美国的儿童精神科医生 M.S. Scheeringa,先基于

DSM-Ⅳ编制,2014年又根据DSM-5诊断标准进行了更新。由Scheeringa医生授权,本文通信作者2013年引进DIPA的2010年版本,带领团队进行翻译修订,由中英文俱佳的精神科医生进行回译,2014年获得更新版本后再次修改,最终定稿。

（二）量表编制的要素

DIPA包括13个疾病模块。
（1）创伤后应激障碍。
（2）抑郁障碍。
（3）双相情感障碍。
（4）注意缺陷多动障碍。
（5）对立违抗障碍。
（6）品行障碍。
（7）分离性焦虑障碍。
（8）特定恐惧障碍。
（9）广泛性焦虑障碍。
（10）强迫障碍。
（11）反应性依恋障碍。
（12）睡眠障碍。
（13）夜醒障碍。

每个模块包括症状和功能的询问,访谈者根据被试的回答描述予以相应评价及诊断。DIPA在功能损害部分涵盖了对儿童5个方面(与父母相处、与兄弟姐妹相处、与其他同龄人相处、在学校/幼儿园表现、在公共场所表现)的评估,且分别对学前儿童通常呈现的功能损害表现让家长列举可参考的示例。附有单独计分页,每个诊断有相应的标准。

完成全部访谈耗时,原文提示约30分钟、1小时或更长,建议由具备儿童精神/心理专业知识的人员进行并经过访谈培训,中文版本由熟练的临床人员测试一般约30分钟左右。执行DIPA访谈时,访谈者需逐字逐句地读出每项症状所对应的题干。提出问题后,访谈者根据被访谈者的回答判断是否需要对该项症状进行进一步询问。DIPA的诊断题目通过明确的框架性行为描述对患儿的症状进行提问,如,"超出一般水平的活动""与其他孩子难以相处"等。每个症状条目对应包含的行为表现提供具体的、实际的示例清单,访谈者可以以真实的事例验证(或反证)被访谈者的描述。

学前由于注意缺陷多动障碍(attention-deficit hyperactivity disorders,ADHD)是学前常见的一种障碍,研究团队应用DIPA对诊断ADHD进行了信度和效度测试。

样本来源于临床心理科门诊就诊的学前儿童,以及从医院周边社区幼儿园招募的学龄前儿童,共纳入被试334名。其中男童255名,女童79名,年龄4岁0月~5岁11月,平均年龄(5.03±0.64)岁。所有受试者均同意参加本研究,并由其家长签署知情同意书。

由富有儿童ADHD工作经验的主治及以上级别的精神科医生对家长进行临床晤谈、并对儿童精神检查后给出临床诊断。均以医生的临床诊断为金标准。同时,另一名已接受DIPA系统培训的精神科医生,在被试临床诊断不知情的状况下,对被试家长进行访谈并给出诊断。该访谈过程录音在被试知情同意下进行录音。然后,同样接受过DIPA系统培训的另外1位精神科医生、2位具备精神科学习背景的临床医学研究生,独自听录音,在对其他人员诊断均不知情的状况下,分别独立给出诊断。

评定者间一致性:较高,Kappa值为0.79($Z=5.696$,$P<0.01$。)

重测信度:间隔2周左右的重测信度0.89。

诊断效度:本研究中对334例被试分别进行DIPA访谈诊断和临床诊断,对ADHD及ADHD亚型进行效度分析。比较DIPA诊断与临床诊断的一致性,采用Spearman双侧检验,结果提示Cohen's Kappa值为0.81($P<0.001$)。DIPA诊断学龄前ADHD灵敏度(sensitivity)为89%,特异度(specificity)为96%。阳

性预测率为 98%,阴性预测率为 79%。

(三) 临床应用的效果

DIPA 专门针对婴幼儿及学龄前儿童的精神疾病诊断而设计,也是国内为婴幼儿精神障碍的临床诊断及科学研究首个访谈工具。家长均能接受访谈形式及理解访谈内容,说明 DIPA 在我国文化背景下的运用具备可接受性和可操作性。

在本研究中,DIPA 与临床诊断之间 Kappa 值大于 0.8,认为该版本访谈得出的诊断和临床诊断具备非常高的一致性。从结果可以看出,DIPA 在针对中国学龄前儿童的 ADHD 诊断方面具备良好的灵敏度、特异度、阳性预测值和阴性预测值。

(四) 注意事项

DIPA 不仅适合临床医生,同样适合其他类型的临床工作者,如心理治疗师、精神病学专业研究生,以及受过相关培训的发育行为方向的儿科医生等。作为访谈工具,DIPA 的使用仍然需要具备一定的相关背景知识,以及接受系统培训指导,可参加作者负责的相关培训班,或在进修期间学习。DIPA 有 13 个模块,由于病例数过少,尚未进行其他病种的信效度分析。访谈被试者如果是年龄较大的祖父母,可能存在对儿童症状处于过度包容,可能提供不太精准的情况,最终无法给出诊断。

(五) 联系单位及联系人

上海交通大学医学院附属新华医院临床心理科,张劲松,何山。
通信作者:张劲松;联系方式:E-mail:zhangjinsong@xinhuamed.com.cn。

(张劲松)

参 考 文 献

[1] SCHEERINGA MS, HASLETT N. The reliability and criterion validity of the Diagnostic Infant and Preschool Assessment: a new diagnostic instrument for young children [J]. Child Psychiatry Hum Dev, 2010, 41(3): 299-312.

[2] 何山, 张劲松, 王周烨, 等. 《婴儿和学前幼儿诊断性评估》诊断中国学前注意缺陷多动障碍的信效度分析[J]. 中国心理卫生杂志, 2021, 35(05): 370-375.

婴儿和学前幼儿诊断性评估访谈(DIPA)

量表的内容(以注意缺陷多动障碍中提问为例):"现在我要问你一些关于多动和不注意的问题"。

A1. 不能注意细节,经常犯粗心的错误
"由于集中注意困难,他/她是否比一般小朋友更容易犯粗心的错误"
得到例子:如果是,问:"这在最近 4 周里是否出现过?"

A2. 保持注意有困难
"与同龄孩子相比,他/她是否长时间集中注意有困难?"
如果是,问:"我们想知道他做日常活动时,集中注意的时间有多长?并不是长时间做很好玩、刺激的事情,如看电视、玩游戏机。"
得到例子:如果是,问:"这在最近 4 周里是否出现过?"
"集中注意做日常活动最长的时间是多少?"(并非看电视、玩游戏机)

A4. 不能完成任务
"他开始做的事情是否最终没有完成,如涂色、游戏、拼图,这是由于不能坚持努力,而不是不想做?"
得到例子:如果是,问:"这在最近 4 周里是否出现过?"

A7. 遗失活动或任务所需的东西

"他/她是否常丢东西?并不是像忘了昨天把玩具落在哪儿了。而是像一天里早些时候拿过的东西,过一会儿再需要时却找不到了这类情况,如鞋、铅笔、玩具。"

得到例子:如果是,问:"这在最近4周里是否出现过?"

……

功能损害评分

A12. 亲子关系

"这些症状是否严重妨碍了他/她与你相处、干扰了你们之间的关系、使你感到沮丧或烦恼?"

"比起一般家庭的亲子关系,这些症状是否更多地干扰了你和他/她关系?"

得到例子:调和:"你是否做了调解以减少你和他/她之间的冲突?"

调和编码

0=从不

1=需要些调和,但不是经常(<50%的时间)

2=经常需要调解(>50%的时间)

3=几乎总是要调解

七、中国城市幼儿情绪及社会性评估量表(ITSEA)

(一)概述

中国城市幼儿情绪及社会性评估量表(The Infant-Toddler Social and Emotional Assessment,ITSEA)是根据美国耶鲁大学(Yale University)和马萨诸塞波士顿大学(The University of Massachusetts Boston)共同编制的2004版12~36月龄儿童情绪和社会性评估量表引进中国,由华中科技大学同济医学院公共卫生学院石淑华、张建端等人进行了修订,于2005年编制成中国城市幼儿情绪及社会性评估量表及全国常模。

1. **目的和意义**　情绪和社会行为是儿童心理和社会适应能力发展的重要内容,0~3岁也是其情绪和社会行为发展最迅速最关键的时期。儿童情绪和社会行为问题的高危研究表明,婴幼儿的情绪问题,如深度悲伤、分裂性愤怒、恐惧和早期的情绪体验,对其将来是否能与他人建立良好的人际关系及学习能力密切相关。发展心理学认为儿童早期情绪、社会性发展状况与远期情绪和行为问题有关。儿童早期的生理、情绪和社会满足的体验会影响到他们今后的行为发展。

多年来,国外学者对早期儿童情绪、社会性和行为问题的研究结果显示:大约10%~15%的婴幼儿存在极度悲伤、分裂性愤怒和恐惧等情绪失调问题,其中32%的儿童情绪、社会交往能力滞后。据权威报道,目前我国17岁以下儿童青少年中心理行为或情绪障碍问题检出率为6%~22%,全国至少有3 000万青少年存在各种情绪障碍和行为问题,而且呈逐年上升的趋势。有研究表明,2岁幼儿在紧张情境中已经可以采用积极活动、寻求他人慰藉、自我安慰和回避等情绪调节策略,提示早期干预的可行性。但是,由于我国缺乏适用于儿童早期量化情绪和社会性发展状况的测评工具,在很大程度上制约了儿童的父母、保健工作者及相关人员对儿童情绪和社会性等相关问题的早期识别。因此,制定一个既符合我国国情,又为广大基层保健、临床医务人员所适用的简便、易行的幼儿情绪和社会性发展的测评工具,势在必行,也以期达到早期发现偏离和问题、早期干预的目的。

2. **量表的编制过程及适用对象**　2005年石淑华、张建端、刘国艳等人引进2004版《12~36月龄儿童情绪和社会性评估量表》后,进行翻译,回译和文化调试;然后,按照严格的程序和方法进行修订。具体包括以下内容:

(1)专家研讨会:对不适合我国文化背景的项目和相关内容进行初步修改,力求每个条目都符合中国的文化背景和实际情况。

(2)预调查:采取随机抽样的方法,对336名1~3岁正常儿童进行预调查,以达到对量表条目进行初步筛选和调整修订的目的。

（3）正式调查：采取分层随机整群抽样和系统抽样相结合的方法，在全国 6 大行政区，14 个大、中城市作为标准化样本城市，利用预调查修订的婴幼儿情绪和社会性评估量表、幼儿气质（CCTS）及 2~3 岁儿童行为量表（CBCL 2~3），对 5 784 名 12~36 个月正常儿童的父母进行问卷调查。

（4）数据分析处理：采用 EpiData 软件建库，双机录入，双核查；利用相关，确定性因子等统计分析方法，验证量表的结果，并进行信度和效度检验和评价。获得的《中国城市幼儿情绪社会性评估量表》，具有较好的信度和效度，填补了中国目前尚无，儿童早期情绪和社会性发展全面评估量表的空白。建立的"中国城市幼儿早期情绪和社会性评估常模"，样本量之大、地域之广，是前所未有的。它既提供了婴幼儿社会性情绪评估可量化的工具，也为有针对性地制定干预和促进措施提供了科学、可行的依据。2009 年该成果已被鉴定为"国内领先水平"。可用于科研的实践工作，但不作为商业开发。

（二）量表的结构及评分标准

修订后的《中国城市幼儿情绪和社会性评估量表》，共包括 146 个条目，核心条目 104 条，包括 4 个领域（外显行为域、内隐行为域、失调域及能力域），共负荷 19 个维度。通过域及维度均值与相应界值比较进行筛查。

1. 中国幼儿社会情绪评价量表的量表结构（因子）

（1）外化域：共 18 条。包括：①活动度/冲动性（5 条）；②攻击性/反抗性（8 条）；③同伴攻击（5 条）。

（2）内化域：共 26 条。包括：①忧郁/退缩（6 条）；②焦虑（4 条）；③恐惧（3 条）；④焦虑/强迫现象（3 条）；⑤分离焦虑（4 条）；⑥对新鲜事物退缩（6 条）。

（3）失调域：共 23 条。包括：①睡眠（3 条）；②负性情绪（9 条）；③饮食（6 条）；④感官的敏感性（5 条）。

（4）能力域：共 35 条：包括：①依从性（7 条）；②注意力（5 条）；③模仿/游戏（6 条）；④掌握动机（6 条）；⑤移情（7 条）；⑥亲社会的同伴关系（4 条）。

（5）不良适应指标：共 13 条。包括：①发声和多种运动联合抽动障碍（抽动秽语多动综合征）；②创伤后应激障碍（posttraumatic stress disorder，PTSD）；③大小便；④性相关行为；⑤异食癖（pica）。

（6）社会关系指标：共 14 条。包括：①社会接触（5 条）；②亲缘关系（3 条）；③社会注意力（2 条）；④依恋。

（7）非典型行为指标：共 7 条。包括：①反复动作（5 条）；②指示（2 条）。

（8）10 个独立项目。

2. 评分标准及结果分析　该量表以问卷方式（调查或者询问儿童的养育者）获取儿童情绪评估方面的有关信息，需时约 30 分钟左右。其评估标准及分析结果如下。

（1）评分标准：各域评分以均数来表示，均分的范围在 0~2 之间。分值接近 0 则表示几乎所有的条目都回答的是"不符合或偶尔"；分值越接近 2 则表示几乎所有的条目回答的是"非常符合或经常符合"。另外，均分可以用来转换 T 分。如量表中每一项情绪问题都按"0""1""2"分 3 级记分法，即如选"0"为不符合或偶尔，记 0 分；选"1"为部分符合或有时符合，记 1 分；选"2"为非常符合或经常符合，记 2 分；选"N"计为缺省值；要求负计分的 4 个条目。如：爱笑，经常笑。选"2"计 0 分，选"0"计 2 分，选"1"计 1 分。计分之前要保证所有的负计分条目和回答为"N"的条目都正确编码。接下来，将量表中各域所有条目求和，并除以非缺损项目数，得均分，然后查表得 T 值。

（2）结果分析：量表中对于反映问题的域以及不良适应和非典型行为指标，10% 分位值反映参考样本中 10% 比其高，相当于 T 分为 63。对于能力量表和社会关系指数 10% 端点值反映参考样本中最低 10% 的值，相当于 T 分为 37。即反映问题的域以及不良适应和非典型行为指标 T 分大于 63 为异常，而能力量表和社会关系指数 T 分小于 37 分为异常。

（3）缺省条目：对于缺省条目的数量需要注意，如果量表中超过 25% 的条目缺省，即可认为不能得到足够的信息来反映该量表拟测查的结构内容。

（三）量表抽样的代表性及信度和效度研究

该量表的研究是对 5 784 名 12~36 个月正常儿童父母进行问卷调查,剔除 461 份不合格问卷,共得到有效问卷 5 323 份,有效率为 92.03%。量表具有较好的测量学特性。

1. 量表的信度 四个域两周重测信度为 0.71~0.86,分半信度 0.82~0.90,Cronbach's α 系数为 0.80~0.88。

2. 量表的效度

（1）内容效度:各问题域间呈中度正相关(r=0.36~0.61),与能力域间呈低度负相关(r=-0.01~-0.08),提示量表具有较好的内容效度。

（2）标准效度:问题域得分与 CBCL 六个行为因子显著正相关(如:外显行为域与 CBC L2~3 的攻击性相关系数为 0.50,与 CCTS 中儿童活动水平相关系数为 0.34),能力域与 CBCL2/3 及 CCTS 各维度均呈负相关;提示 CTSEA 与 CBCL2~3 及 CCTS 有共同的评估领域和内容,但不完全等同。

（3）结构效度:确定性因子分析显示,除感官敏感性维度外,模型拟合参数指标均在理想范围之内(GFI,AGFI,NFI,NNFI,CFI 均 >0.90,RMRSE<0.10,RMR<0.04),说明量表结构划分能较好地拟合样本数据,具有良好的结构效度。

（四）量表的临床应用研究

利用该量表及常模所制订的软件包,受到儿童保健和儿童心理研究者及相关的研究和服务机构的认可和欢迎。目前,首都师范大学心理学院、深圳大学师范学院学前教育系、西安交通大学医学院附属第二医院、四川大学华西第二医院儿保科、上海交通大学医院附属新华医院儿保科、山东省立医院东院儿童保健中心、南宁市妇幼保健院儿保科、德阳市妇幼保健院儿保科、韶关市妇幼保健院、湖北省妇幼保健院、武汉市妇幼保健院等相关单位,陆续在应用此量表进行科研和筛查工作。他们在应用该量表后,一致认为对儿童情绪及社会性等有关问题的早期识别和早期干预具有恰到好处的意义。因此,很受儿童保健和儿童心理的研究者及相关服务机构的欢迎。

（五）量表的特点及使用中的注意事项

1. 量表的特点 修订后的《中国城市幼儿情绪及社会性评估量表及常模》既是适合中国 12~36 月龄儿童评估早期情绪和社会性发展的工具,又为有针对性地制订干预和促进措施提供了科学、可行的依据。

2. 使用中的注意事项

（1）该量表是用于评估 12~36 个月龄儿童早期情绪和社会性发展的筛查项目,既不能测出情商的高低,也不可用于情绪障碍的诊断。

（2）在调查（询问）儿童养育者时与调查（询问）者之间一定要保持友好和信任的关系。问卷调查是心理学获取儿童可靠信息的一种方法。因此,对问卷调查应采取实事求是的态度,将现场观察与询问结果相结合,这更能切实反映儿童的实际情况,对儿童的情绪发展也会更有利。

（六）量表修订者联系方式

目前,《中国城市幼儿情绪及社会性评估量表》已开发了教师软件评估系统,该软件既能以电子表格和图表的形式呈现儿童情绪和社会性发展状况,还能根据测评结果提供科学的指导建议。

联系方式:石淑华,华中科技大学同济医学院公共卫生学院。

张建端,华中科技大学同济医学院公共卫生学院。

（石淑华 张建瑞 刘国艳）

参 考 文 献

［1］姚凯南.婴儿的情绪发展及情绪障碍［J］.中国儿童保健杂志,2003,11（6）:389-390.

［2］RAVER CC,ZIGLER EF. Social competence:An untapped dimension in evaluating Head Start's Success［J］. Early Childhood Research Quarterly,1997,12（3）:363-385.

［3］ALICE SC,MARGARET J. Assessment of young children's social-emotional development and psychopathology:recent advances and recommendations for practice［J］.Journal of Child Psychology and Psychiatry,2004,45（2）:109-127.

［4］王莉,陈会昌,陈欣银.儿童2岁时情绪调节策略预测4岁时社会行为［J］.心理学报,2002,34（5）:500-504.

［5］杜亚松,忻仁娥,徐韬园,等.青少年心理门诊服务模式的探讨［J］.健康心理杂志,2001,9（6）:448-451.

中国城市幼儿情绪及社会性评价量表

第一部分

> **指导语:**该部分包括对12~36月龄幼儿有关正常情绪和行为的描述。有些描述会涉及一些有问题的情绪和行为;有些描述可能是针对更大或更小的孩子,对您的孩子来说可能不合适。但是您可以在最接近您孩子情况的选项(0、1、2)上画圈。
>
> 0:不符合或偶尔
>
> 1:部分符合或有时符合
>
> 2:非常符合或经常符合
>
> N:不适合(您的孩子没有机会表现这一行为)
>
> 例:"如果给个奶瓶就会平静下来。"　　⓪　　1　　2　　N
>
> 　　N:表示您的孩子在最近1个月内从没有使用过奶瓶。

◆ **对于下列每一条描述,请根据您孩子最近一个月的情况,在最合适的答案上画圈。**

0:不符合/偶尔符合;1:有时符合;2:非常符合/经常符合

项目	不符合/偶尔符合	有时符合	非常符合/经常符合
1. 噪声或强光会使他/她烦躁不安。	0	1	2
2. 到新地方感到紧张,要过一会儿才会安定下来(十分钟或更长)。	0	1	2
3. 经常受伤或弄痛自己。	0	1	2
4. 遇到挫折时会产生攻击行为。	0	1	2
5. 在陌生环境中变得安静,不活跃。	0	1	2
6. 被交给新保姆或照顾者时显得烦躁不安。 (N:过去1个月没有新的照顾者)	0	1	2
7. 一叫他/她的名字就答应。	0	1	2
8. 做事成功时显得得高兴(如:为自己鼓掌)。	0	1	2
9. 玩好后把玩具收拾好。	0	1	2
10. 看上去不安、紧张或害怕。	0	1	2
11. 不安静,坐不住。	0	1	2

续表

项目	不符合/偶尔符合	有时符合	非常符合/经常符合
12. 玩的时候会非常"兴奋"、"发疯",控制不住自己。	0	1	2
13. 霸道,听不进别人的话。	0	1	2
14. 动个不停。	0	1	2
15. 某些气味会使他/她烦躁不安。	0	1	2
16. 晚上睡觉当中会醒,然后需要哄着才能再次入睡。	0	1	2
17. 当您要他/她安静下来的时候,就安静下来。	0	1	2
18. 哭闹或发脾气直到他/她精疲力竭。	0	1	2
19. 不肯吃需要嚼的食物。	0	1	2
20. 做坏事、捣蛋,引起大人的注意。	0	1	2
21. 努力按照您说的去做。	0	1	2
22. 玩玩具的时间达5分钟或更长。	0	1	2
23. 拥抱或者轻拍别人表示亲热(N:因为身体原因不能做该动作)。	0	1	2
24. 又开始做一些以前小时候的事情(如想用奶嘴)。	0	1	2
25. 害怕某些动物。哪种/些动物?	0	1	2
26. 害怕某些东西。哪种/些东西?	0	1	2
27. 害怕某些地方,如商店、电梯、公园、汽车等。哪种/些地方?	0	1	2
28. 当有别人在场时,紧靠着您或想坐在您的腿上。	0	1	2
29. 会和您玩球,把球滚到您那儿(或他人)(N:因为身体原因不能做该动作)。	0	1	2
30. 愿意被他/她喜爱的人拥抱或亲吻。	0	1	2
31. 十分吵闹。经常大声尖叫,喊叫。	0	1	2
32. 把吃的东西吐出来。	0	1	2
33. 不听话,如您让他/她干一件事情,他/她坚决不干。	0	1	2
34. 不顺他/她的心就哭闹。	0	1	2
35. 烦躁不安时,主动寻找母亲或父亲。	0	1	2
36. 即使遇到困难时,仍然坚持做下去。	0	1	2
37. 自己看图画书。	0	1	2
38. 当您要离开时哭闹或抱住您不放。	0	1	2
39. 担心,焦虑或紧张。	0	1	2
40. 紧张或烦躁时感觉不舒服。	0	1	2
41. 模仿做一些大人做的事情,如刮胡子。	0	1	2
42. 皮肤接触到某些东西而感觉不舒服(如:衣服线头、某些针织品等)。	0	1	2
43. 当说到他/她的名字时会立即看着您。	0	1	2
44. 受伤或被弄痛时没有反应。	0	1	2
45. 容易受到惊吓。	0	1	2
46. 对他/她喜欢的人显得亲热。	0	1	2
47. 很乖,行为举止恰当。	0	1	2
48. 喜欢您(父母)甚过喜欢其他成年人。	0	1	2

项目	不符合/ 偶尔符合	有时 符合	非常符合/ 经常符合
49. 爱笑,经常笑。	0	1	2
50. 固执,反抗。	0	1	2
51. 某些物体看上去或摸上去不舒服就不愿碰它们。	0	1	2
52. 烦躁不安时,很难哄劝使他/她安定下来。	0	1	2
53. 在公共场所(离开父母)走掉(N:孩子从未到过公共场所)。	0	1	2
54. 喜欢自己做一些事情。	0	1	2
55. 指着要某些东西。	0	1	2
56. 指着远处的东西给您看。	0	1	2
57. 每次醒来时情绪不好,发脾气。	0	1	2
58. 入睡困难或睡不安稳。	0	1	2
59. 当您烦恼时会安慰您。	0	1	2
60. 给他/她穿衣服、换衣服或洗澡时保持安静。	0	1	2
61. 一直要您看着他/她,不愿您走开。	0	1	2
62. 给他/她读故事时,能安静地坐5分钟。	0	1	2
63. 别人受伤疼痛时显得担心或难过。	0	1	2
64. 做了错事后想办法"弥补"。	0	1	2
65. 必须抱着才能入睡。	0	1	2
66. 缺少耐心,容易产生挫折感。	0	1	2
67. 对别的小孩感兴趣。	0	1	2
68. 喜欢做些动脑筋的事,如搭积木。	0	1	2
69. 能长时间集中注意力(不包括电视)。	0	1	2
70. 对陌生人热情。	0	1	2
71. 能察觉到别人的情绪感受。	0	1	2
72. 烦恼时一动不动、发呆。	0	1	2
73. 别人受伤疼痛时主动去帮助人家,如给他/她玩具。	0	1	2
74. 见到不熟悉的成年人会害羞。	0	1	2
75. 对他/她想要而不能马上得到的东西能够等待。	0	1	2
76. 好哭。	0	1	2
77. 当您让他/她模仿有趣的声音时,他/她就能模仿。	0	1	2
78. 把一种东西当成另一种东西来玩(模仿游戏),如把香蕉当成电话。	0	1	2
79. 喜欢做那些有点难度的事情。	0	1	2
80. 喂玩具娃娃或玩具动物或者抱它们。	0	1	2
81. 学着拍手或挥手再见(N:身体原因不能产生这种行为)。	0	1	2
82. 该害怕时却不感到害怕。	0	1	2
83. 和您"开玩笑"或给您一些东西逗您发笑,开心。	0	1	2
84. 情绪不稳定,发脾气。	0	1	2
85. 教他/她新东西时注意力很集中。	0	1	2

项目	不符合/ 偶尔符合	有时 符合	非常符合/ 经常符合
86. 没有什么原因，平时看上去不高兴或伤心。	0	1	2
87. 不肯吃东西。	0	1	2
88. 对新事物感到好奇。	0	1	2
89. 夜里尖叫着醒来后，几分钟对人都没有反应（"夜惊"）。	0	1	2
90. 不疲劳时也会吵闹不安。	0	1	2
91. 和不认识的孩子在一起会害羞。	0	1	2
92. 具有破坏性。故意毁坏东西。	0	1	2
93. 看上去无精打采。	0	1	2
94. 生气或不高兴。	0	1	2
95. 从噩梦中惊醒。	0	1	2
96. 父母来接他/她的时候，开始瞎闹或不听话。	0	1	2
97. 爱发脾气。	0	1	2
98. 打、咬或踢父母。	0	1	2
99. 爱挑食。	0	1	2
100. 从远处看到您时，能回应您的微笑。	0	1	2
101. 不愿和别的孩子一起玩，社会性退缩。	0	1	2
102. 看上去很不高兴、伤心或忧郁。	0	1	2
103. 当出现攻击行为时，大人制止他/她能服从。	0	1	2
104. 不肯吃某种（些）食物达2天或2天以上。	0	1	2
105. 让他/她做别的活动时，就不高兴。	0	1	2
106. 故意伤害自己，如撞头。	0	1	2
107. 父母离开后，他/她需要5分钟或更长时间才能平静下来。	0	1	2
108. 当父母来接他/她时，不理睬父母。	0	1	2
109. 当父母来带他/她回家时，发脾气。	0	1	2
110. 当看到父母来接他/她时显得很高兴。	0	1	2
111. 下午父母接他/她回家时，不喜欢被他们抱。	0	1	2

第二部分

> **指导语**：您的孩子是否开始说一些由两三个词组成的短句子，如"要果汁""妈妈抱"等？
>
> 0：还没有　->请转至第三部分
>
> 1：有时　　->请回答以下的1~4题
>
> 2：经常　　->请回答以下的1~4题

◆ **对于下列每一条描述，请根据您孩子最近一个月的情况，在最合适的答案上画圈。**

0：不符合/偶尔符合；1：有时符合；2：非常符合/经常符合

1. 重复别人说的最后几个词或电视广告中的最后几个词。	0	1	2
2. 到不熟悉的地方需要过一会儿才说话。	0	1	2
3. 说一些奇怪、令人害怕或令人恶心的事物。	0	1	2
4. 说别人的情绪感受（如"妈妈生气"）。	0	1	2

第三部分：与其他小孩相处的经历

指导语：在最近1个月内，您的孩子跟别的孩子（不包括兄弟或姐妹）每周大约一起玩耍多长时间（小时）？如果在最近1个月内您的孩子没有跟别人的孩子接触过，请转至下页的第四部分。

◆ **对于下列每一条描述，请根据您孩子最近一个月的情况，在最合适的答案上画圈。**

0：不符合/偶尔符合；1：有时符合；2：非常符合/经常符合

1. 跟别的孩子玩时，能将自己的东西分给别人或友好地向别人请求想要什么东西。	0	1	2
2. 打、推、踢或咬别的孩子（不包括兄弟或姐妹）。	0	1	2
3. 有一个或几个喜欢的朋友（年龄差不多）。	0	1	2
4. 捉弄或欺负别的孩子。	0	1	2
5. 与别的孩子玩得来。	0	1	2
6. 取笑别的孩子。	0	1	2
7. 跟别的孩子一起玩过家家。	0	1	2
8. 和几个孩子玩耍时，不让别的孩子加入。	0	1	2
9. 故意伤害别的孩子。	0	1	2

第四部分

指导语：以下是一些有关儿童情绪和行为问题的描述。有些描述可能较难理解，虽然您的孩子从来没有表现出这些问题，但是还是请您尽力回答。

0：不符合 1：部分符合 2：非常符合

◆ **对于下列每一条描述，请根据您孩子最近一个月的情况，在最合适的答案上画圈。**

0：不符合/偶尔符合；1：有时符合；2：非常符合/经常符合

1. "与世隔绝"，完全不知道到他/她身边发生的事情。	0	1	2
2. 回避身体接触。	0	1	2
3. 身体某个部位出现难以控制的抽搐，如眼、嘴、鼻或腿的抽动。	0	1	2
4. 不能控制地发出声音。	0	1	2
5. 把食物含在嘴里。	0	1	2
6. 非常担心被弄脏。	0	1	2
7. 要求身边所有的东西干净或整洁。	0	1	2
8. 和别的孩子玩一些相互看或摸隐私部位的游戏。	0	1	2
9. 长时间玩弄自己的生殖器。	0	1	2
10. 拔自己的毛发（如睫毛、眉毛、头发等）。	0	1	2
11. 不看着您，把您的手放在某件东西上，如有发条的玩具，让您给玩具上紧发条。	0	1	2
12. 反复地将物体按固定顺序摆放。	0	1	2
13. 玩大便。	0	1	2
14. 在不应该大便的地方大便（如在地板上）。	0	1	2
15. 在不应该小便的地方小便。	0	1	2
16. 一遍又一遍地重复扮演同一个情节。请描述：_____	0	1	2

续表

17. 一遍又一遍地重复某一特定身体运动(如摇摆、旋转等)。请描述：_____	0	1	2
18. 一遍又一遍地重复同一动作或短语。请描述：_____	0	1	2
19. 有非常怪异的习惯。请描述：_____	0	1	2
20. 吃或喝一些不能食用的东西,如纸或颜料。请描述：_____	0	1	2
21. 嚼他/她不应该嚼的东西。请描述：_____	0	1	2
22. 过分担心自己的身体。请描述：_____	0	1	2

第二节　儿童情绪障碍类评定量表

一、Kutcher 青少年抑郁量表-11 项(KADS-11)

(一) 概述

Kutcher 青少年抑郁量表-11 项(Kutcher Adolescent Depression Scale,-11 item,KADS-11)英文版由加拿大 Dalhousie 大学 Stanley Kutcher 教授提供,由上海交通大学医学院附属精神卫生中心杜亚松教授牵头领导的团队翻译、并在国内进行信效度及灵敏度、特异度的研究,可用于对国内 11~17 岁青少年抑郁症状的评估。

Kutcher 青少年抑郁量表共有 3 个英文版本:KADS-16,KADS-6 和 KADS-11。原始版本 KADS-16 的 16 个条目分别评估青少年抑郁的 16 个核心症状的发生频率或严重程度,KADS-6 和 KADS-11 都衍生于 KADS-16 的 16 个条目,分别有 6 个条目、11 个条目。本文所介绍的 KADS-11 在加拿大已被证实有良好的信效度,且对变化敏感度较高,可用于对干预效果的评估。量表由一名执业精神科医生翻译为中文,后再由既熟练中文,又熟练英文的在加拿大工作的魏屹峰博士回译为英文,期间对个别词句进行了适当修改,使其更适合中国的文化环境。

KADS-11 由 11 个条目组成,每个条目分别描述抑郁障碍的核心症状,包括:情绪、低落、急躁、睡眠问题、兴趣减退、疲倦、注意力问题、毫无价值感、生活无趣、担心焦虑、身体不适感、自杀或自伤想法或行为。

该量表为自评量表,每个条目根据症状出现的频度按 0~3 记分,0(几乎没有)、1(很多时候)、2(大部分时候)、3(所有时候)。总分为各条目分数之和,范围为 0~33 分。测验的完成及计分约需 5 分钟。

(二) 量表的心理测量学指标的验证

1. 研究过程

(1) 抽样代表性:2012 年 8—11 月,采用多阶段分层整群抽样方法,选取全国 6 个省份(黑龙江、辽宁、河北、河南、湖南、江西)和 1 个直辖市(上海),从每个省份各抽取 2 个市(1 个省会市和 1 个地级市),共计 13 个城市(1 个直辖市、6 个省会城市、6 个地级市)。再从每个城市各抽取 2 所普通中小学,在小学五~六年级各抽取 1 个班,初中一~三年级各抽取 1 个班,将班内符合研究条件的学生作为调查对象。

实际抽样调查为 3 400 份,收回有效问卷 3 180 份,问卷有效率为 93.5%。各年龄的样本量分别为:11 岁 336 人,12 岁 422 人,13 岁 610 人,14 岁 708 人,15 岁 539 人,16 岁 359 人,17 岁 206 人。男生 1 661 人,女生 1 519 人,平均年龄(14 ± 2)岁。

(2) 评估与诊断:在各地研究者的安排下,经过培训的班主任及精神科医生的指导问卷填写过程,学生在教室里统一完成 KADS-11、CDI 两份量表和一般人口学资料问卷,集中回收并邮寄到主要研究者所在的上海市精神卫生中心。1 个月之后从上海地区的样本中随机抽取 73 人再以同样的程序进行重测。

对 CDI≥19 分的 435 名学生由精神科医生(主治医生职称及以上)依据 DSM-Ⅳ抑郁障碍的诊断标准进行诊断,最终诊断出抑郁障碍青少年 127 名。

2. 信度

(1) 内部一致性信度:用 Cronbach's α 系数计算出的内部一致性 α=0.84。量表各个条目与总分的 Pearson 相关系数在 0.48~0.71 之间,相关均具有统计学意义($P<0.01$)。

(2) 分半信度:将量表按照条目奇偶分半,计算两部分得分的相关系数 Pearson $r=0.77$($P<0.01$)。

(3) 重测信度:在上海某中学,分别从六年级、初一、初二这三个年级各选取一个班级,对选出来的 73 名学生进行重测,得到间隔一个月的重测相关系数 $r=0.77$(P<0.01)。

3. 效度

(1) 结构效度:使用 SPSS 将全部样本随机分为两部分,对样本 1(1 567 人)进行探索性因子分析,样本 2(1 613 人)进行验证性因子分析。样本 1 和样本 2 在性别($\chi^2=0.152$,$P=0.697$)、年龄($t=1.00$,$P=0.315$)及量表总得分($t=1.53$,$P=0.125$)上的差异均没有统计学意义。

KMO 值为 0.90,Bartlett 球状检验具有统计学意义(P<0.001),显示数据适合做因子分析。采用主成分分析法(principal component analysis)抽取特征值大于 1 的因子有 2 个,2 个因子能够解释 48.6% 的变异。考虑到两个因子间的相关系数的绝对值大于 0.3($r=0.49$),采用斜交转轴后的结构矩阵表显示,因子 1 包括 5 个条目,分别为:条目 1 "低落"、条目 3 "睡眠问题"、条目 4 "兴趣减退"、条目 6 "疲倦"和条目 8 "生活无趣",命名此因子为"动力不足";因子 2 包括 6 个条目,分别为:条目 2、条目 5 "毫无价值感"、条目 7 "注意力问题"、条目 9 "担心焦虑"、条目 10 "身体不适感"和条目 11。

在样本 2 中,使用验证性因素分析方法对样本 1 得到的两因子结构进行验证,同时也验证了单因素模型,并对这两种模型的结果指标进行比较。结果显示,两因素模型优于单因素模型。

(2) 平行效度:CDI 是应用广泛地评估儿童青少年抑郁情绪的量表,具有较高的信、效度。KADS-11 总分与 CDI 总分之间的相关系数 $r=0.74$($P<0.01$)。

(3) 效标效度:经 DSM-Ⅳ 诊断的抑郁障碍组在 KADS-11 各条目及总分得分上均高于非抑郁障碍组($P<0.001$)。

4. 划界值及敏感度、特异度 KADS-11 量表在 ROC 曲线下的面积 AUC=0.938,95% 置信区间为(0.909,0.967),表明具有较高的诊断准确性。对量表各个条目的 AUC 分析显示,11 个条目的 AUC 值都在 0.7~0.9 之间。其中,"毫无价值感"条目对抑郁症的诊断准确性最高,"自杀或自伤想法或行为"条目诊断准确性排列第 7,"兴趣减退"条目的诊断准确性最低。

采用 ROC 分析,综合考虑 Youden 指数及 ROC 曲线上距离(0,1)最近点的值,选取敏感度和特异度最适合的点,即总分≥9 作为 KADS-11 的划界值,此时,敏感度为 89%,特异度为 90%。

(三) 临床应用的效果

KADS-11 具有良好的效度、信度指标,对青少年抑郁障碍的筛查较为准确和敏感,而且该量表测验条目少、使用方便,是一种较为合适的流行病学调查及临床研究的工具。

从后续的临床研究来看,KADS-11 量表对抑郁症状的变化较为敏感,可用于对青少年抑郁障碍的预后评估。

(四) 量表修订者及联系方式

该量表由上海交通大学医学院附属精神卫生中心杜亚松教授团队修订,如需进一步了解,请联系:杜亚松,上海市精神卫生中心;联系方式:E-mail:yasongdu@163.com。

(周慧鸣 杜亚松)

参 考 文 献

[1] 周慧鸣,郝楠,杜亚松,等. 中文版 Kutcher 青少年抑郁量表测评青少年样本的效度与信度[J]. 中国心理卫生杂志,2015,29(6):413-418.

［2］周慧鸣,杜亚松. 儿童青少年抑郁障碍筛查量表的比较分析［J］. 临床精神医学杂志,
2017,27（5）:355-358.

［3］周慧鸣. Kutcher 青少年抑郁量表中国常模的制订及其在团体认知行为治疗中的应用
［D］. 上海:上海交通大学,2016.

［4］程永琛,杜亚松,周慧鸣,等. 上海市非毕业班中学生抑郁障碍调查与影响因素分析［J］.
上海交通大学学报（医学版）,2015,35（10）:1539-1544.

Kutcher 青少年抑郁量表-11 项

指导语:在过去的一周里,根据下面的条目你的情绪可以归纳为:A. 几乎没有;B. 很多时候;C. 大部分时候;D. 所有时候。

题目		选项		
1. 情绪低落,悲伤,消沉,沮丧,不愿意被烦扰。	A	B	C	D
2. ××××××	A	B	C	D
3. 睡眠困难,与往常不同(与生病前相比):入睡困难,醒着躺在床上。	A	B	C	D
4. 在以下方面感到兴趣减退:与朋友聚会(包括普通朋友、好朋友、男/女朋友)、外出、做作业或工作、业余爱好、运动、娱乐消遣。	A	B	C	D
5. 感到生活不是那么有趣,以前感觉良好的时候也不再感觉良好,不能和往常一样从有趣的事物中得到同样多的快乐。	A	B	C	D
6. 感到劳累、疲倦、精力不济,做事没有积极性,拖拉,总想休息或者躺着什么也不做。	A	B	C	D
7. 注意力不集中,在应该学习或工作时不能集中注意力、做白日梦、胡思乱想,难以集中精力阅读,对学习或工作感到厌烦。	A	B	C	D
8. 感到生活不是那么有趣,以前感觉良好的时候也不再感觉良好,不能和往常一样从有趣的事物中得到同样多的快乐。	A	B	C	D
9. 感到担心、忧虑、恐慌、紧张,亢奋、焦虑。	A	B	C	D
10. 感觉身体不适,如:头痛、忐忑不安、恶心、发麻、坐立不安、腹泻、发抖、颤抖。	A	B	C	D
11. ××××××	A	B	C	D

注:为了保护编制者的知识产权,本表未公布第 2、11 条目的内容,有需要者请与编制者联系。

二、儿童躯体化量表中文版（PCSI）

（一）量表的概况

躯体化是一种体验和表达躯体不适与症状的倾向,这类躯体不适和症状不能用病理发现来解释,但患者却将它们归咎于躯体疾病,并由此而寻求医学帮助。躯体化症状的表现常是复杂的、多部位的,可以涉及任何器官和功能,可以酷似任何一种疾病表现。在儿科患者中,躯体症状或没有原因的疼痛主诉也相当常见,儿童躯体化量表（Children's Somatization Inventory, CSI）常来评价儿童的躯体化症状。

本研究 2009 年引进 CSI,经过翻译、回译和审校,修改不贴切词句,最终删除了原量表中难以翻译、可能造成误解的 2 个项目,同时增加了 7 项我国儿童和青少年出现较多或可能出现的躯体症状,修订后的中文版 CSI 共 42 个项目。

（二）量表编制的要素

儿童躯体化量表包括 37 项多系统的躯体症状,采用 5 级评分,家长填写。因考虑到该量表今后将应

用于儿科门诊躯体化症状的快速筛查,同时躯体症状有频率和程度之分,故将原先的 5 级评分改为 3 级评分,并增加了程度描述:"0" 表示 "从不或很少";"1" 表示 "有时或轻度";"2" 表示 "经常或明显"。

累计各项目的得分即为躯体化症状总分(0~84 分),得分越高反映近 3 个月内的躯体化水平越高,提示可能存在躯体问题、焦虑症、抑郁症、躯体形式障碍或其他精神障碍。

选取上海 6 所学校的在校学生,从幼儿园到高二共 871 人,年龄 4~17 岁,由其家长填写儿童躯体化量表家长版(Parents Version of the CSI,PCSI)。间隔一周的重测样本有 97 人。同时选取其中六年级到高二的中学生填写 CSI,总共 540 人,年龄 11~17 岁。间隔一周的重测样本有 96 人。统计分析采用探索性因素分析等方法。

(三) 量表内容及信度

1. PCSI 量表的内容　保留了量表中的原有 42 个项目,确定了 4 个因子:胃肠道症状、疼痛/虚弱症状、心血管及其他症状、假神经症状。

2. PCSI 量表的信度　项目的因子载荷在 –0.14~0.72 之间。量表的 Cronbach's α 系数为 0.87,重测信度为 0.82($P<0.01$)。CSI 得到了与 PCSI 相同的 4 因子结构,项目的因子载荷在 –0.13~0.78 之间,量表的 Cronbach's α 系数为 0.90,重测信度为 0.83($P<0.01$)。

(四) 临床应用的效果

CSI 和 PCSI 的中文版具有良好的信度和效度,可用于我国儿童和青少年躯体化症状的评价。该量表在临床应用时,在排除器质性的躯体问题后,可作为心理问题的早期筛查工具之一。通过对儿童躯体化症状的评价,提示是否可能存在焦虑症、抑郁症、躯体形式障碍或其他有躯体症状的精神障碍,为这些疾病的早期干预提供了信息。同时,通过比较以躯体不适为主要表现的情绪障碍患儿接受药物或认知行为治疗前后躯体化水平的变化,可以评价治疗的有效性。

(五) 注意事项

在临床应用时,需注意将量表结果与儿童的实际情况结合起来进行分析,尤其是对一些内部一致性较低的维度。今后可将研究对象扩展到临床患儿,进一步探讨该量表的敏感度和特异性。

(张劲松　任 芳)

参 考 文 献

[1] GARRALDA ME.Practitioner review:assessment and manage-ment of somatisation in childhood and adolescence:a practical perspective [J].J Child Psychol Psychial,1999,40(8):1159-1167.

[2] 任芳,张劲松.儿童躯体化量表中文版的初步修订[J].中国儿童保健杂志,2009,17(2):142-144.

儿童躯体化症状量表(家长填)

一般情况:

儿童姓名:_____　性别:_____　种族:_____　年龄:_____　出生日期:_____年____月____日

年级:_____　填表日期:_____年____月____日　填表者:父 __ 母 __ 其他人:_____

您对您孩子的了解程度:非常了解____,一般了解____,不太了解____

您孩子是否有慢性疾病(如哮喘、肾病等):无____　有____,请说明:_____

说明:该量表旨在了解目前学生们的亚健康状况,即是否存在不明原因的躯体不适。以下是描述您孩子情况的一些问题,请根据您孩子最近 3 个月的实际情况,在每一项目所符合的程度上打"√"(如您孩子明显有或经常有此项表现,请在

"2"上打"√";如轻度有或有时有,请在"1"上打"√";如无或很少有,请在"0"上打"√")。**感谢您的参与!**

　　注意:以下所列各症状均为**不明原因**下所出现的。

症状	从不或 很少	有时或 轻度	经常或 明显	症状	从不或 很少	有时或 轻度	经常或 明显
1. 手臂或腿痛	0	1	2	22. 无缘无故地出汗或脸潮红	0	1	2
2. 胸痛	0	1	2	23. 失明	0	1	2
3. 感觉举手或抬脚有沉重感	0	1	2	24. 小便困难	0	1	2
4. 肌肉无力	0	1	2	25. 便秘	0	1	2
5. 关节疼痛	0	1	2	26. 失声	0	1	2
6. 感到身体某部分软弱无力	0	1	2	27. 小便时感觉疼痛	0	1	2
7. 行走困难	0	1	2	28. 突然晕倒	0	1	2
8. 感觉心跳很快	0	1	2	29. 记忆丧失	0	1	2
9. 呼吸困难	0	1	2	30. 复视	0	1	2
10. 肌肉酸痛	0	1	2	31. 头晕	0	1	2
11. 吞咽困难	0	1	2	32. 腰背痛	0	1	2
12. 麻木或刺痛感	0	1	2	33. 耳聋	0	1	2
13. 惊厥(全身或四肢抽搐,类 似于癫痫发作)	0	1	2	34. 看东西模糊	0	1	2
14. 恶心或者胃部不舒服	0	1	2	35. 生殖器部位疼痛	0	1	2
15. 胃或腹痛	0	1	2	36. 嘴里没味或舌苔很厚	0	1	2
16. 腹泻	0	1	2	37. 皮肤瘙痒	0	1	2
17. 呕吐	0	1	2	38. 手足颤抖	0	1	2
18. 头痛	0	1	2	39. 突然瘫痪	0	1	2
19. 腹胀	0	1	2	40. 入睡困难或早醒	0	1	2
20. 精力不足	0	1	2	41. 口干	0	1	2
21. 感觉咽喉部有异物(梗阻 感或哽咽感)	0	1	2	42. 反复诉说皮肤斑点或瘢 痕等	0	1	2

三、儿童焦虑敏感性指数量表(CASI)

(一) 概况

　　儿童焦虑敏感性指数(Childhood Anxiety Sensitivity Index,CASI)量表是 Silverman WK(1991 年)在焦虑敏感性指数(Anxiety Sensitivity Index,ASI)量表基础上修订而来。是一种儿童焦虑敏感性的筛查工具,用于评价儿童和青少年焦虑敏感性的水平。于 2007 年由上海交通大学医学院附属新华医院临床心理科引进该量表,由 1 名精神科医生进行翻译,再由 1 名高级职称的儿童心理卫生专业医生进行回译和审校,对词句不贴切处进行修改,形成 CASI 中文版。在当年 10—11 月间由被抽样学校老师将该量表发放给学生,填完后回收,对其中 10% 的量表 1 周后重新填写,以测查重测信度。

(二) 量表编制的要素

　　1. 量表的内容及结构介绍　　量表共有 18 个条目,适用于 9~17 岁的儿童及青少年,由被施测者自行填写,约 5 分钟即可完成。由 4 个因子组成:躯体关注、心理关注、控制、社会关注。每个因子包含的条目如下:躯体关注(14、18、10、4、11、8、6、9)、心理关注(2、12、15)、控制(3、7、13)、社会关注(1、5、16、17)。

2. 评分标准及结果分析　量表采用三级评分:"0"表示"从不","1"表示"有时","2"表示"经常",累计各项目得分即为焦虑敏感性总分(0~36 分),得分越高反映焦虑敏感性水平越高。男生以 9 分为划界分,女生以 11 分为划界分,CASI 得分大于等于此即提示患儿焦虑敏感性过高,有焦虑障碍的可能。

（三）抽样的代表性及信效度

1. 抽样的代表性　采取整群随机抽样的方法,在上海市有代表性的 4 个市区抽取 4 所学校(1 所小学、2 所初中、1 所普通高中),再从每所学校各年级分别抽取 2~3 个班。

2. 信度　采用内部一致性信度(Cronbach's α 系数)和重测信度作为信度指标。4 个因子的 Cronbach's α 系数为 0.44~0.82;间隔 1 周后的重测信度为 0.52~0.77(P<0.01);总量表的 Cronbach's α 系数为 0.85,重测信度为 0.82(P<0.01)。

3. 效度　采用探索性因素分析方法。结果显示取样适当性 KMO 的指标为 0.899,Bartlett 球状检验统计量为 2 506.144(P=0.000)。方差最大正交旋转,得到特征根大于 1 的因子共 4 个,累计方差贡献率为 49.30%,保留了原有 18 个项目。其中因子 1 命名为"躯体关注",共 8 个项目,因子载荷在 0.44~0.77 之间,特征根为 3.18,方差贡献率为 17.68%;因子 2 命名为"心理关注",共 3 个项目,因子载荷在 0.51~0.79 之间,特征根为 2.10,方差贡献率为 11.65%;因子 3 命名为"社会关注",共 4 个项目,因子载荷在 0.34~0.75 之间,特征根为 1.82,方差贡献率为 10.12%;因子 4 命名为"控制",共 3 个项目,因子载荷在 0.42~0.77 之间,特征根为 1.77,方差贡献率为 9.85%。

（四）临床应用的效果

Muris 等的研究发现焦虑敏感性和特质焦虑明显相关,并且和焦虑障碍的症状(特别是惊恐障碍和广场恐怖症)及抑郁有关。Weems 的研究也同样证实儿童焦虑敏感性和抑郁之间有正相关,甚至当控制了明显的焦虑水平后(如担忧、生理焦虑及关注)两者仍保持明显的相关。Schmidt 等的研究认为焦虑敏感性可作为青少年产生焦虑症状的一个危险因素。在对儿童创伤后应激障碍(PTSD)的研究中发现焦虑敏感性可能会增加创伤后发生 PTSD 的风险。

（五）注意事项

该量表使用方便,耗时短,可用于临床上评价儿童和青少年的焦虑敏感性水平。使用上需注意该量表为自评量表,填写时要求儿童每个条目选择最能符合自己的情况,而没有对或错。

（六）量表原文及修订者

量表原文由 Silverman WK,Fleisig W,Rabian B 等人编制。
修订者:张劲松,任芳,王新。
联系方式:E-mail:zhangjinsong@xinhuamed.com.cn。

（张劲松　任 芳）

参 考 文 献

［1］SILVERMAN WK,FLEISIG W,RABIAN B,et al.Childhood anxiety sensitivity index［J］. Journal of Clinical Child Psychology,1991,20(2):162-168.

［2］任芳,王新,张劲松. 儿童焦虑敏感性指数量表的应用. 中国儿童保健杂志,2008,16(5): 518-520.

［3］MURIS P,SCHMIDT H,MERCKELBACH H,et al. Anxiety sensitivity in adolescents:factor

structure and relationships to trait anxiety and symptoms of anxiety disorders and depression[J].
Behaviour research and therapy,2001,39:89-100.

[4] WEEMS CF,HAMMOND-LAURENCE K,SILVERMAN WK,et al. The relation between
anxiety sensitivity and depression in children and adolescents [J].
Behaviour research and therapy,1997,35:961-966.

[5] SCHMIDT NB,KEOUGH ME,MITCHELL MA,et al. Anxiety sensitivity:prospective prediction
of anxiety among early adolescents [J]. Journal of Anxiety Disorders,2010,24:503-508.

[6] KILIÇ EZ,KILIÇ C,YILMAZ S. Is anxiety sensitivity a predictor of PTSD in children and
adolescents? [J]Journal of psychosomatic research,2008,65(1):81-86.

[7] SILVERMAN WK,GINSBURG GS,GOEDHART AW.Factor structure of the childhood anxiety
sensitivity index [J].Behaviour Research and Therapy,1999,37(9):903-917.

儿童焦虑敏感指数(CASI)

姓名:_____ 出生日期:_____年___月___日 性别:____ 年龄:____ 填表日期:_____

注意:以下有许多男孩和女孩经常用来形容他们自身的句子,仔细阅读之后,在"从不""有时""经常"这三种情况中,选择你认为最能形容你的情况,并在相应的横线上面打"√"。这里没有正确或者错误的答案。记住,找出最符合你的那种情况。

题目	从不	有时	经常
1. 当我不能集中精力做作业时,我担心我可能快疯了。	_____	_____	_____
2. 当我不能集中精力做作业时,我担心我可能快疯了。	_____	_____	_____
3. 当我感到颤抖的时候,会令我害怕。	_____	_____	_____
4. 当我感到我快要晕倒的时候,会令我害怕。	_____	_____	_____
5. 能够控制自己的感情,这对我很重要。	_____	_____	_____
6. 当我心脏跳得很快的时候,会令我很害怕。	_____	_____	_____
7. 当我的肚子咕噜咕噜叫时,我感到很尴尬。	_____	_____	_____
8. 当我感到快要吐的时候,会令我害怕。	_____	_____	_____
9. 当我注意到我心跳很快的时候,我担心我可能会有什么问题。	_____	_____	_____
10. 当我喘气困难的时候,会令我害怕。	_____	_____	_____
11. 当我胃疼的时候,我担心我可能真的病了。	_____	_____	_____
12. 当我不能集中精力做作业时,会令我害怕。	_____	_____	_____
13. 当我感到颤抖的时候,其他伙伴会说出来。	_____	_____	_____
14. 我身体中不寻常的感觉令我害怕。	_____	_____	_____
15. 当我害怕的时候,我担心我可能快疯了。	_____	_____	_____
16. 当我感到紧张的时候,会令我害怕。	_____	_____	_____
17. 我不想让我内心的感觉表现出来。	_____	_____	_____
18. 我身体中奇特的感觉令我害怕。	_____	_____	_____

四、儿童社交焦虑量表(SASC)

(一) 概述

儿童社交焦虑量表(Social Anxiety Scale for Children,SASC)是由 La Greca,Dandes,Wick,Shaw,Stone

于 1988 年编制的。作者把社交焦虑定义得非常广泛,不但包括了主观上的焦虑,而且包括了社交回避及害怕否定评价。相应于这个定义,儿童社交焦虑量表(SASC)的条目涉及社交焦虑所伴发的情感、认知及行为。

(二) SASC 量表的内容

在本文之后,所附上的量表为最新的 10 个条目版本。条目使用 3 级评分制。(0:从不是这样;1:有时是这样;2:一直是这样)量表的得分从 0(可能性最低)到 20(可能性最高)。

对本量表主成分因子分析的结果表明,它包含有两个大因子。

1. 害怕否定评价　第 1、2、5、6、8,及 10 条。

2. 社交回避及苦恼　第 3、4、7 及 9 条。

3. 小学各年级的均值分　由于 SASC 是一个新的量表,标准化的数据很少。小学二年级和三年级的被试者评分显著高于四、五、六年级。(其中二年级的均值为 10.4,三年级的均值为 9.9,四年级的均值为 8.9,五年级的均值为 7.7,六年级的均值为 8.4)。在不分年级的测查中,女生的评分(均值为 9.8)显著高于男生(均值为 8.3)。

(三) 量表的信效度

两大因子的分数中度相关,但有显著意义($r=-0.27$)。整个 SASC 的 Cronbach's α 值为 0.76,两周重测信度为 0.67($n=102$)。

SASC 的评分与修订的儿童外显焦虑量表(Revised Children Manifest Anxiety Scale RC-MAS)的评分高度相关($r=0.57$)。但与儿童外显焦虑说谎量表则不然。此外,合群儿童的评分显著低于不合群儿童的评分,(后者在社会测量学中被称为 "被忽视" 和 "被拒绝" 的儿童)。SASC 评分同龄儿童总体评分的相关系数为 -0.18($P<0.001$)。尚无区分效度的资料。

(四) 应用与评价

SASC 作为一个测量儿童社交困难的工具,其效度已经得到了初步的数据支持。然而从现有的研究中看,该表能否有效地将社交焦虑与其他个人及人际间的问题区分开来,还很难得知,此外,10 个条目中仅有 2 条(第 3 和第 7)直接评定体验社交焦虑的倾向本身,其余均为认识上的畏惧和社交回避。即使如此,SASC 仍然提供了一个测量儿童社交焦虑及其相关问题的工具,填补了这方面文献的空白。但是,在对 SASC 的用途做出最终判别之前,还要对该表进一步大量研究。

(杨玉凤)

参 考 文 献

汪向东,王希林,马弘. 心理卫生评定量表手册[M]. 北京:中国心理卫生杂志社,1999.

儿童社交焦虑量表(SASC)

指导语:请指出每句话对你的适用程度。0=从不是这样;1=有时这样;2=一直这样。

项目	从不是这样 0	有时这样 1	一直这样 2
1. 我害怕在别的孩子面前做没做过的事情。	0	1	2
2. 我担心被人取笑。	0	1	2
3. 我周围都是我不认识的小朋友时,我觉得害羞。	0	1	2
4. 我和小伙伴一起时很少说话。	0	1	2

项目	从不是这样 0	有时这样 1	一直这样 2
5. 我担心其他孩子会怎样看待我。	0	1	2
6. 我觉得小朋友们取笑我。	0	1	2
7. 我和陌生的小朋友说话时感到紧张。	0	1	2
8. 我担心其他孩子会怎样说我。	0	1	2
9. 我只同我很熟悉的小朋友说话。	0	1	2
10. 我担心别的小朋友会不喜欢我。	0	1	2

五、Sarason 考试焦虑量表（TAS）

（一）概述

Sarason 考试焦虑量表（Test Anxiety Scale，TAS）系由美国华盛顿大学心理系的著名临床心理学家 Irwin G.Sarason 教授于 1978 年编制完成，是目前国际上广泛使用的最著名的考试焦虑量表之一。TAS 的中文版是由华南师范大学心理学院王才康教授于 1999 年译出，并投入使用。

TAS 是 Mandler 和 Sarason 1952 年合作完成的考试焦虑问卷（Test Anxiety Questionnnaire，TAQ）。随后在 TAQ 的基础上，通过不断地修订，Sarason 在 1978 年完成了 37 个项目的考试焦虑量表 TAS。Sarason 认为，新的版本增多项目有助于提高量表的敏感性和可靠性。80 年代以后，又有一些考试量表开发，但 TAS 仍然得到广泛地使用，并获得了很多专家学者的好评和推荐，认为 TAS 是一个十分有效的测试工具。

（二）TAS 的评定项目和方法

1. TAS 的评定项目　TAS 共有 37 个项目，涉及个体对于考试的态度、个体在考试前后的种种感受及身体紧张等。

2. TAS 的评定标准　各个项目均为 1~0 评分。被试者根据自己的实际情况对每个项目答"是"或"否"。例如，"参加重大考试时，我会出很多汗"，被试根据自己的实际情况答"是"或"否"。评分时，"是"记 1 分，"否"记 0 分，其中第 3，15，26，27，29，33 题 6 个项目为反向计分，即"是"记 0 分，"否"记 1 分。

3. 统计指标及结果分析　TAS 只统计总量表分，把所有 37 个项目的得分相加即为总量表分。Newman（1996）提出：TAS 得分 12 分以下考试焦虑属较低水平；12~20 分属中度程度；20 以上属较高水平。15 分或以上表明该被试的确感受到了参加考试而带来了相当程度的不适感。

（三）TAS 量表的信效度

Sarason 报告，TAS 有良好的信度和预测效度。Sarason 间隔几周再测试，得到的重测信度为 0.80。Sarason 提高试验证明，高考焦虑得个体在完成复杂认知任务时作业成绩较差。Sarason 在征兵测验中发现，高考时焦虑者作业成绩较差。这些研究证明 TAS 有很好地预测效度。但必须指出，最近的一项研究发现 TAS 分数和大学生的学业考试成绩之间并不存在相关。

王才康应用中文版的 TAS 测试同样具有良好的信度和效度。一周间隔的重测信度为 0.60，内部一致性检验系数为 0.64。TAS 和另一考试焦虑量表 TAI 担心（W）和情绪性（E）的两个分量表的相关系数分别为 0.48 和 0.60，表明 TAS 有较好的内容效度。另外，TAS 和状态-特质焦虑问卷的状态焦虑（S-AI）的相关系数为 0.50；而 TAS 和一般自我效能感量表（General Self Efficacy Scale Schwarzer，GSES）的相关系数为 0.51。因此，可以认为 TAS 用于考试焦虑研究是适合的。

（四）应用评价

TAS 操作简便，易于分析，可广泛用于大中学生的学习心理辅导。一般认为，TAS 测量的是考试焦虑的特质方面，即哪些人容易感到考试焦虑，较少涉及考试焦虑的情景方面。因此 TAS 所测的内容和显性焦虑量表及状态—特质焦虑问卷之特质焦虑（T-AI）所测的内容很相似，所不同的是，TAS 所测的是一种专门的特质焦虑（考试焦虑）。

Sarason 调查了 520 名大学生，其中男 283 人，女 237 人，得到男女大学生在 TAS 的平均得分为男性（16.72±7.12）分，女性得分（19.74±6.73）分，女性被试的分数明显高于男性。

王才康调查了 345 名大学生，其中男 104 人，女 238 人，得到男女大学生在 TAS 的平均得分为男性（16.44±5.63）分，女性得分（16.07±5.45）分，男女生之间性别差异不显著。这些数据表明，中美大学生的 TAS 分数十分接近，但性别差异是否存在值得进一步研究。

（五）评定注意事项

1. 同其他自评量表一样，一定要让被试看明白指导语及有关问题。
2. 量表由被试自行填写，可进行个别测试，也可用于团体测试。
3. 一般来说，本量表适用于大、中学生群体。
4. 本量表一般在考试期间进行测试，但也可在平时进行测试。

（六）TAS 联系人

华南师范大学心理学院，王才康。

（杨玉凤）

参 考 文 献

［1］Sarason IG.The Test Anxiety Scale：concept and research［M］.In. C.D.Spielberger &I.G.Sarason（Ed.）Stress and Anxiety（Vol.5）Washington D.C.：Hemisphere Publishing Gorp，1978，193-216.

［2］SARASON IG.Stress，anxiety and cognitive interference：Reactions to tests［J］. Journal of Personality and social Psychology，1984，46（4）：929-938.

［3］LUSZCZYNSKA A，SCHOLZ U，SCHWARZER R. The general self-efficacy scale：multicultural validation studies. J Psychol，2005，139（5）：439-457.

［4］BEDELL JR，MAROWE HA.An evaluation of test anxiety scales：Gonvergent，divegent and predictive validity［M］.Washington D.C.：Taylor and Francis，1995.

［5］王才康．行为医学量表手册［M］.北京：中华医学电子音像出版社，2005.

Sarason 考试焦虑量表（TAS）

指导语：此量表用于测定初中以上学生在考试期间的焦虑水平。下列 37 个句子描述人们对参加考试的感受，请你阅读每一个句子，然后根据你的实际情况（感受），在每一题后面的"是"或"否"打"√"。答案没有对错、好坏之分，只求按实际情况填写，尽可能快些作答，但切勿遗漏。

测试题	答案	
1. 当一次重大考试就要来临时，我总是在想别人比我聪明得多	是	否
2. 如果我将要做一次智能测试，在做之前我会非常焦虑	是	否
3. 如果我知道将会有一次智能测试，在此之前我感到很自信、很轻松 *	是	否

测试题	答案	
4. 参加重大考试时,我会出很多汗	是	否
5. 考试期间,我发现自己总是在想一些和考试内容无关的事	是	否
6. 当一次突然袭击式的考试来到时,我感到很怕	是	否
7. 考试期间我经常想到会失败	是	否
8. 重大考试后,我经常感到紧张,以致胃不舒服	是	否
9. 我对智能考试和期末考试之类的事总感到发怵	是	否
10. 在一次考试中取得好成绩似乎并不能增加我在第 2 次考试中的信心	是	否
11. 在重大考试期间我有时感到心跳很快	是	否
12. 考试完毕后我总是觉得可以比实际上做得更好	是	否
13. 考试完毕后我总是感到很抑郁	是	否
14. 每次期末考试之前,我总有一种紧张不安的感觉	是	否
15. 考试时,我的情绪反应不会干扰我考试 *	是	否
16. 考试期间我经常很紧张,以致本来知道的东西也忘了	是	否
17. 复习重要的考试对我来说似乎是一个很大的挑战	是	否
18. 对某一门考试,我越努力复习越感到困惑	是	否
19. 某门考试一结束,我试图停止有关担忧,但做不到	是	否
20. 考试期间我有时会想我是否能完成大学学业	是	否
21. 我宁愿写一篇论文,而不是参加一次考试,作为某门课程的成绩	是	否
22. 我真希望考试不要那么烦人	是	否
23. 我相信,如果我单独参加考试而且没有时间限制的话,我会考得更好	是	否
24. 想着我在考试中能得多少分,影响了我的复习和考试	是	否
25. 如果考试能废除的话,我想我能学得更好	是	否
26. 我对考试抱这样的态度:"虽然我现在不懂,但我并不担心" *	是	否
27. 我真不明白为什么有些人对考试那么紧张 *	是	否
28. 我很差劲的想法会干扰我在考试中的表现	是	否
29. 我复习期末考试并不比复习平时考试更卖力 *	是	否
30. 尽管我对某门考试复习很好,但我仍然感到焦虑	是	否
31. 在重大考试前,我吃不香	是	否
32. 在重大考试前,我发现我的手臂会颤抖	是	否
33. 在考试前,我很少有"临时抱佛脚"的需要 *	是	否
34. 校方应认识到有些学生对考试较为焦虑,而这会影响他们的考试成绩	是	否
35. 我认为,考试期间似乎不应该搞得那么紧张	是	否
36. 一接触到发下的试卷,我就觉得很不自在	是	否
37. 我讨厌老师喜欢搞"突然袭击"式考试的课程	是	否

注:带"*"题目反向计分。

六、儿童焦虑性情绪障碍筛查表（SCARED）

（一）概述

儿童焦虑性情绪障碍筛查表（The Screen for Child Anxiety Related Emotional Disorders，SCARED）由Birmaher 于 1997 编制，用于 8~18 岁儿童青少年焦虑障碍的自评，由 38 个条目组成，通过因子分析提取 5个因子，平行于 DSM-Ⅳ 对焦虑障碍的分类，包括：躯体化/惊恐、广泛性焦虑、分离性焦虑、社交恐怖、学校恐怖。另外，从每个因子中提取负荷最高的一项，组成简明焦虑量表。1999 年作者将量表修订为 41 条。2008 由我国中南大学附属湘雅二院苏林雁、王凯等在我国修订并编制了全国标准化常模。SCARED 是一种实用有效的焦虑症状自我评定工具；也可以作为父母用量表，用于评估 6~18 岁儿童。该表最大的特点是可以把焦虑和抑郁分离开来，避免了焦虑和抑郁的混淆，为临床诊断提供参考，也可用于在初级卫生保健机构和社区由父母/儿童筛查焦虑障碍。SCARED 对治疗敏感。

（二）信度及效度

苏林雁、王凯等 2008 年在全国 12 个大中城市抽样 1 559 名，年龄（11.8±2.11）岁，制订全国城市儿童的常模。

1. **信度**　内部一致性 Cronbach's α 各分量表为 0.43~0.77，总分为 0.89；间隔半个月重测信度 r=0.51~0.82，总分 0.61，间隔三个月重测信度 r=0.29~0.69，总分 0.57；父母与青少年子女之间的一致性各分量表为 0.54~0.64，总分为 0.67。

2. **效度**　判别效度：比较 48 例焦虑障碍、30 例抑郁障碍、50 例 ADHD 患儿的得分，SCARED 总分焦虑障碍组（30.27±9.94）分，抑郁障碍组（24.67±10.43）分，ADHD 组（21.00±11.99）分，常模组（15.00±10.25）分，得分依次递减，F=46.58（P<0.001）。会聚效度：SCARED 总分与 CBCL 内化性障碍得分的相关 r=0.41，高于外化性障碍 r=0.19（P<0.01）。采用 ROC 分析：以总分≥25 分作为划界值进行 ROC 分析，对焦虑障碍和常模组的诊断灵敏度为 79%，特异度为 82%。

3. **结构效度**　将常模组与焦虑组儿童的 SCARED 项目经方差极大正交旋转法进行主成分分析，共提取 12 个特征根值≥1 的因子：主要前 5 个因子为：广泛性焦虑、学校恐怖、分离性焦虑、惊恐、躯体化，解释总方差的 71.56%。与原量表结构基本一致。用 LISREL 软件（8.51）进行验证性因素分析，40 个项目 5因素模型拟和较好（χ^2/df=3.8，NFI=0.81，NNFI=0.93，GFI=0.92，RMSEA=0.029）。

（三）评定方法

SCARED 共 41 个项目，按 0~2 三级计分：0：没有此问题；1：有时有；2：经常有。由 5 个因子组成：躯体化/惊恐、广泛性焦虑、分离性焦虑、社交恐怖、学校恐怖。所有得分相加得到总分，得分高提示存在焦虑。

各分量表组成为：躯体化/惊恐=1+6+9+12+15+18+19+22+24+27+30+34+38；广泛性焦虑=5+7+14+21+23+28+33+35+37；分离性焦虑=4+8+13+16+20+25+29+31；社交恐怖=3+10+26+32+39+40+41；学校恐怖=2+11+17+36。总分：将 41 个单项相加则得到总分。简明焦虑量表=24+25+28+36+41。

（四）临床应用

适用于 8~16 岁儿童青少年自评焦虑障碍。在国内广泛应用于中小学生焦虑障碍的调查、儿童躯体疾病（糖尿病、艾滋病、白血病，哮喘、慢性病）的心理问题研究，留守儿童、灾后（汶川地震）心理特征研究，以及治疗干预疗效地评估。

（苏林雁）

参 考 文 献

[1] BIRMAHER B, KHETARPAL S, BRENT D, et al. The Screen for Child Anxiety Related Emotional Disorders (SCARED): scale construction and psychometric characteristics [J]. J Am Acad Child Adolesc Psychiatry, 1997, 36 (4): 545-553.

[2] 王凯, 苏林雁, 朱焱, 等. 儿童焦虑性情绪障碍筛查表的中国城市常模 [J]. 中国临床心理学杂志, 2002, 10 (4): 270-272.

[3] 卞晓燕. 年龄与发育进程问卷: 社会-情绪 (第2版) 的中国常模及信度研究 [J]. 中国儿童保健杂志, 2020, 29 (1): 23-26.

[4] SU L, WANG K, FAN F, et al. Reliability and validity of the screen for child anxiety related emotionaldisorders (SCARED) in Chinese children [J].J Anxiety Disord, 2008, 22 (4): 612-621.

儿童焦虑性情绪障碍筛查表

指导语: 请你根据最近3个月的实际感受填写下表, 不要考虑怎样回答才 "正确", 仅根据你的感觉如实回答, 在符合你的那一格 "√"。注意不要漏项。

	项目	选项		
1	当我感到害怕时, 出现呼吸困难 (出气不畅)	无	有时	经常
2	我在学校时感到头痛	无	有时	经常
3	我不喜欢与不太熟悉的人在一起	无	有时	经常
4	如果我不在家里睡觉, 就觉得内心不安	无	有时	经常
5	我经常担心别人是不是喜欢我	无	有时	经常
6	当我害怕时, 感到马上要死去似的	无	有时	经常
7	我总是感到紧张不安	无	有时	经常
8	父母无论去哪里我总是离不开他们	无	有时	经常
9	别人说我好像很紧张的样子	无	有时	经常
10	当我与不熟悉的人在一起时就感到紧张	无	有时	经常
11	在学校时就出现肚子痛	无	有时	经常
12	当我害怕时, 自己感觉快要发疯, 失去控制了	无	有时	经常
13	我总担心让我自己一个人睡觉	无	有时	经常
14	我担心自己不像其他孩子一样好	无	有时	经常
15	当我害怕时, 感到恍恍惚惚, 好像周围的一切不真实似的	无	有时	经常
16	我梦见父母发生了不幸的事情	无	有时	经常
17	我担心又要去上学	无	有时	经常
18	我害怕时, 心跳会加快	无	有时	经常
19	我手脚发抖打颤	无	有时	经常
20	我梦见发生了对我不利的事情	无	有时	经常
21	我对于一些精心为我而安排的事感到不安和不自在	无	有时	经常
22	当我害怕时, 我会出汗	无	有时	经常
23	我是一个忧虑的人	无	有时	经常

	项目		选项	
24	我无缘无故地感到害怕	无	有时	经常
25	我害怕一个人待在家里	无	有时	经常
26	我觉得和不熟悉的人说话很困难	无	有时	经常
27	我害怕时感到不能呼吸	无	有时	经常
28	别人说我担心得太多了	无	有时	经常
29	我不愿离开自己的家	无	有时	经常
30	我担心以前那种紧张（或惊恐）的感觉再次出现	无	有时	经常
31	我总担心父母会出事	无	有时	经常
32	当我与不熟悉的人在一起时,觉得害羞	无	有时	经常
33	我担心将来会发生什么事情	无	有时	经常
34	我害怕时感到恶心、想吐	无	有时	经常
35	我担心自己能不能把事情做好	无	有时	经常
36	我害怕去上学	无	有时	经常
37	我担忧已发生了什么事	无	有时	经常
38	我害怕时,感到头昏	无	有时	经常
39	当我与其他伙伴或大人在一起做事情时(如在朗读、说话、游戏、做体育活动时),如果他们看着我,我就感到紧张	无	有时	经常
40	当我去参加活动、跳舞或者有不熟悉的人在场时,就感到紧张	无	有时	经常
41	我是一个害羞的人	无	有时	经常

七、焦虑自评量表（SAS）

（一）概述

焦虑自评量表（Self-Rating Anxiety Scale, SAS）由华裔教授 Zung 于 1971 年编制。从量表构造的形式到具体评定方法,都与抑郁自评量表相似,用于评定焦虑患者的主观感受。国外研究认为,SAS 能较准确地反映有焦虑倾向的精神病患者的主观感受。而焦虑又是心理咨询门诊中较常见的一种情绪障碍,因此 SAS 可作为咨询门诊中了解焦虑症状的一种自评工具。量表协作组对中国 1 158 例正常人的研究结果,正评题 15 项单分均值(1.29±0.98)分;反向题 5 个项目均分(2.08±1.71)分。20 项总粗分均值(29.78±10.07)分。总粗分的正常上限为 40 分,标准总分大 50 分。略高于国外的 30 分和 38 分。

（二）评定项目内容

SAS 共 20 个项目。项目内容和引出的症状如下(* 评为反向评分题):

1. 我觉得比平常容易紧张和着急(焦虑)。
2. 我无缘无故地感到害怕(害怕)。
3. 我容易心里烦乱或觉得惊恐(惊恐)。
4. 我觉得我可能将要发疯(发疯感)。
*5. 我觉得一切都很好,也不会发生什么不幸(不幸预感)。
6. 我手脚发抖打颤(手足颤抖)。
7. 我因为头痛、头颈痛和背痛而苦恼(躯体疼痛)。
8. 我感觉容易衰弱和疲乏(乏力)。
*9. 我觉得心平气和,并且容易安静坐着(静坐不能)。

10. 我觉得心跳得很快(心悸)。

11. 我因为一阵阵头晕而苦恼(头昏)。

12. 我有晕倒发作,或觉得要晕倒似的(晕厥感)。

*13. 我吸气呼气都感到很容易(呼吸困难)。

14. 我手脚麻木和刺痛(手足刺痛)。

15. 我因为胃痛和消化不良而苦恼(胃痛、消化不良)。

16. 我常常要小便(尿急、频数)。

*17. 我的手常常是干燥温暖的(多汗)。

18. 我脸红发热(面部潮红)。

*19. 我容易入睡,并且一夜睡得很好(睡眠障碍)。

20. 我做噩梦。

(三) SAS 的效度检验

编制者对 36 例神经症患者进行 SAS 自评,同时由医生用汉密顿焦虑量表(Hamilton Anxiety Scale,HAMA)做检查,两量表总分的 pearson 相关法的相关系数为 0.365,Speaman 等级相关的相关系数为 0.341,表明 SAS 的效度尚好。

(四) 评价方法与临床应用

1. **评价方法**　SAS 的主要评定依据为项目所定义的症状出现的频度,分 4 级:1=没有或很少时间,2=少部分时间,3=相当多时间,4=绝大部分或全部时间。正向评分题,依次评为 1,2,3,4。反向评分题(有 * 号者),则评分 4,3,2,1。

SDS 评定时主要统计指标是总分,但要经过转换。待自评结束后,把 20 个项目中的各项目分数相加即得到总粗分,为了计算方便,编制者将总粗分折合为 100 分,即将总粗满分 80 分 ×1.25=100 分,取其整数部分,就得到标准总分。实际操作中,将所得的实际总粗分数 ×1.25=总标准分,也可通过表格进行转换就更方便(表 7-2)。

表 7-2　SAS 粗分标准分换算表

粗分	标准分	粗分	标准分	粗分	标准分	粗分	标准分
20	25	36	45	52	65	68	85
21	26	37	46	53	66	69	86
22	28	38	48	54	68	70	88
23	29	39	49	55	69	71	89
24	30	40	50	56	70	72	90
25	31	41	51	57	71	73	91
26	33	42	53	58	73	74	92
27	34	43	54	59	74	75	94
28	35	44	55	60	75	76	95
29	36	45	56	61	76	77	96
30	38	46	58	62	78	78	98
31	39	47	59	63	79	79	99
32	40	48	60	64	80	80	100
33	41	49	61	65	81		
34	43	50	63	66	83		
35	44	51	64	67	84		

2. 临床应用　我国量表协作组还对 129 例神经衰弱、焦虑性神经症和抑郁性神经症者进行了检查,得出 SAS 的平均总粗分为(42.98±9.94)分。其中神经衰弱为(40.52±6.62)分;48 例焦虑症为(45.68±11.23)分。经 F 值检验差异无统计学意义($P>0.05$)。上述结果表明焦虑是神经症的共同症状,单凭 SAS 检查结果无法区别几类神经症的严重性和特殊性,还有一些困难,必须同时应用其他自评量表才有助于区别神经症的临床分类(表 7-3)。

表 7-3　不同精神疾患的 SAS 总分(标准分)

诊断	例数	总分均值	标准差
焦虑症	22	58.7	13.5
精神分裂症	25	46.4	12.9
抑郁症	96	50.7	13.4
人格障碍	54	51.2	13.2
正常对照组	100	33.8	5.9

(五) 注意事项

1. 表格由评定对象自行填写,在自评者评定前,一定要让他把整个量表的填写方法及每条问题的意义都弄明白,然后做出独立的、不受任何人影响的自我评定。

在开始评定之前,先由工作人员指着 SAS 量表告诉他:“下面有 20 条文字,请仔细阅读每一条,把意思弄明白,每一条文字后有 4 个方格,分别代表没有或很少(发生),少部分时间有,相当多或全部时间”。然后根据您最近一星期的实际情况,在适当的数字格里画钩(√)。

2. 如果评定者的文化水平太低,不能理解或看不懂 SAS 问题的内容,可由工作人员念给他听,逐条念,让评定者独自做出评定。依次评定,可以 10 分钟内填写。

3. 评定时间范围,强调评定的时间范围为过去的一周。

4. 评定结束时,工作人员仔细检查一下自评表,应提醒自评者在数字打钩部分不要漏评某一项目,也不要在相同一个项目里打两个钩(重复评定)。

5. 如用以评估疗效,应在开始治疗或研究前让自评定一次,然后至少应在治疗或研究介绍后再让他自评一次,以便通过 SAS 总分变化来分析改自评者的症状变化情况。在治疗或研究期间评定,其时间间隔可由研究者自行安排。

6. 要让调查对象理解反向评分的各题,SAS 有 5 项反向项目,如不能理解会直接影响统计结果。为避免这类理解与填写错误,可将这些问题逐项改正为正向评分。

(杨玉凤)

参 考 文 献

[1] ZUNG WWK. A Fating instrumenl for Anxiety Disorders [J]. Psyehosomatics,1971,12:371-397.

[2] 李天慧,杨子涵,李志远. 父母教养方式和家庭环境对青少年患抑郁症的影响研究—以青少年应对方式为中介[J]. 心理学进展杂志,2019,9(9):1652-1661.

[3] 何春玲,孙希望,刘金川. 铜陵市 356 名中学生抑郁与焦虑心理状况调查分析[J].安徽预防医学杂志,2020,4:292-295.

[4] 吴宝铮. 儿童青少年情绪障碍患者人格特征的研究[J]. 中国生育健康杂志,2017,28(6):552-553.

[5] 易娟,尚忠明,赵庆,等. 地震后汶川县中学生心理健康的现状调查[J]. 四川医学杂志,

2013,34(4):443-445.

［6］BAYRAK R,GÜLER M,SAHIN NH. The Mediating Role of Self-Concept and Coping Strategies on the Relationship between Attachment Styles and Perceived Stress［J］. Europe's Journal of Psychology,2018,14:897-913.

［7］刘贤臣,孙良民,唐茂芹. 2 462 名青少年焦虑自评量表测查结果分析[J].中国心理卫生杂志,1997,11(2):75-77.

［8］江琦,张大均.中学生考试心理和行为问题症状自评量表[J].西南师范大学学报(自然科学版),2006,31(6):153-156.

［9］吴文源.焦虑自评量表 SAS［J］.上海精神医学杂志,1990,新 2 卷增刊(精神评定量表专辑):44-46.

焦虑自评量表

指导语: 下面有 20 条文字,请仔细阅读每一条,把意思弄明白。然后根据您最近一星期的实际感觉,在适当的数字上画"√",每一条文字后有 4 个数字,表示:1=没有或很少时间;2=小部分时间;3=相当多时间;4=绝大部分或全部时间。

项目	没有或很少时间	少部分时间	相当多时间	绝大部分或全部时间
1. 我觉得比平常容易紧张和着急。	1	2	3	4
2. 我无缘无故地感到害怕。	1	2	3	4
3. 我容易心里烦乱或觉得惊恐。	1	2	3	4
4. 我觉得我可能将要发疯。	1	2	3	4
5. 我觉得一切都很好,也不会发生什么不幸。	4	3	2	1
6. 我手脚发抖打颤。	1	2	3	4
7. 我因为头痛、头颈痛和背痛而苦恼。	1	2	3	4
8. 我感觉容易衰弱和疲乏。	1	2	3	4
9. 我觉得心平气和,并且容易安静坐着。	4	3	2	1
10. 我觉得心跳得很快。	1	2	3	4
11. 我因为一阵阵头晕而苦恼。	1	2	3	4
12. 我有晕倒发作,或觉得要晕倒似的。	1	2	3	4
13. 我吸气呼气都感到很容易。	4	3	2	1
14. 我手脚麻木和刺痛。	1	2	3	4
15. 我因为胃痛和消化不良而苦恼。	1	2	3	4
16. 我常常要小便。	1	2	3	4
17. 我的手常常是干燥温暖的。	4	3	2	1
18. 我脸红发热。	1	2	3	4
19. 我容易入睡,并且一夜睡得很好。	4	3	2	1
20. 我做噩梦。	1	2	3	4

八、儿童抑郁障碍自评量表（DSRS）

（一）概述

儿童抑郁障碍自评量表（Depression Self-rating Scale for Children，DSRS）由 Birleson 于 1981 年编制，是一个用于评估当前抑郁症状和抑郁病史的自评量表，适用于 8~14 岁儿童。该量表在焦虑症、创伤后应激障碍、抑郁症等研究中都被广泛使用。2003 年由我国中南大学附属湘雅二院苏林雁等在我国修订并编制了全国标准化常模。

（二）标准化时间及信效度

2003 年苏林雁等在全国 14 个大中城市抽样 1 943 例，年龄（11.46±2.24）岁，建立了中国城市儿童常模。

1. **信度**　Cronbach's α 系数为 0.73，分半相关系数为 0.72，间隔 2 周重测信度为 0.65，间隔 3 个月重测信度为 0.53。

2. **效度**

（1）内容效度：常模组与抑郁组 DSRSC 各项目得分比较，比较 18 个条目，有 3 项区分度不好，第 1 项"我像平时一样盼望着许多美好的事物"，第 4 项"我喜欢出去玩"，第 6 项"我肚子痛"在两组之间差异无显著性，可能与反向计分、我国儿童不习惯有关。比较反向计分和正向计分的项目，虽然都能够区分正常和抑郁患儿，但正向计分的项目优于反向计分的项目。在临床应用时，关注第 10 项"我觉得生活没什么意思"，17 项"我感到十分悲哀，不能忍受"，18 项"我感到非常烦恼"对诊断抑郁更有意义。

（2）会聚效度：对门诊抑郁组患儿 DSRS 和儿童自我意识量表得分进行相关分析，发现抑郁总分与焦虑、幸福与满足呈负相关 $r=0.60,0.68$；对 DSRSC 与 CBCL 各分量表的相关分析发现，DSRSC 总分与 CBCL 焦虑/抑郁分量表的相关 $r=0.49$、思维问题 $r=0.58$、内化性问题 $r=0.51$。抑郁组的 DSRSC 总分高于常模组（$P=0.000$），量表能够区分抑郁儿童。以总分 ≥15 为划界值进行 ROC 分析，对儿童抑郁障碍和常模组的诊断灵敏度为 86%，特异度为 82%。

（三）量表的内容及实施方法

量表共有 18 个项目，按照：没有（0）、有时有（1）、经常有（2）三级评分。量表为负性评分，得分高表示存在抑郁；其中第 1、2、4、7、8、9、11、12、13、16 项为反向记分，即没有（2）、有时有（1）、经常有（0），在统计时需将其转换成 0、1、2 记分，再将各项目分相加即为量表总分。

（四）适用范围、应用情况

适用于 8~16 岁儿童青少年自评抑郁障碍。在国内应用于中小学生抑郁的调查、儿童躯体疾病（糖尿病、白血病，肠激惹综合征等）的伴随心理问题的研究，留守儿童、灾后（汶川地震）心理特征研究，及干预疗效地评估。

（苏林雁）

参 考 文 献

［1］BIRLESON P.The validity of depressive disorder in childhood and the development of a self-rating scale：a research report［J］.J.Child PsycholPsychiat，1981，22（1）：73-88.

［2］苏林雁，王凯，朱焱，等 . 儿童抑郁障碍自评量表的中国城市常模［J］. 中国心理卫生杂志，2003，17（8）：547-549.

［3］董园园 . 辽西地区大学生抑郁、网络成瘾与社会支持的关系研究［D］. 锦州：锦州医科大学，2019.

儿童抑郁障碍自评量表

指导语：以下问题主要是了解你最近一周的感觉，因此不要考虑怎样回答才"正确"，仅根据你的感觉如实回答，在符合你的那一格打"√"。

	项目	经常	有时	无
1	我像平时一样盼望着许多美好的事物	经常	有时	无
2	我睡得很香	经常	有时	无
3	我感到我总是想哭	经常	有时	无
4	我喜欢出去玩	经常	有时	无
5	我想离家出走	经常	有时	无
6	我肚子痛	经常	有时	无
7	我精力充沛	经常	有时	无
8	我吃东西很香	经常	有时	无
9	我对自己有信心	经常	有时	无
10	我觉得生活没什么意思	经常	有时	无
11	我认为我所做的事都是令人满意的	经常	有时	无
12	我像平常那样喜欢各种事物	经常	有时	无
13	我喜欢与家里人一起交谈	经常	有时	无
14	我做噩梦	经常	有时	无
15	我感到非常孤单	经常	有时	无
16	遇到高兴的事我很容易高兴起来	经常	有时	无
17	我感到十分悲哀，不能忍受	经常	有时	无
18	我感到非常烦恼	经常	有时	无

九、儿童抑郁量表（CDI-2）

（一）概述

儿童青少年抑郁症是常见的儿童精神障碍之一，以持久的情绪低落或心境不良为主要临床表现，部分儿童出现自伤自杀行为，严重影响儿童青少年的心理健康，是家长与学校最为关心的问题之一，也成为当下重要的社会问题。

抑郁症的诊断目前缺乏客观生理生化指标，主要依据临床行为表现，由医生通过与家长访谈收集病史，对儿童进行体检和精神行为检查，借助心理评估量表对儿童的心理行为表现进行质与数量化评估，依据诊断标准进行诊断。在目前缺乏客观医学检查的情况下，心理量表成为精神心理疾病诊断的重要辅助工具，各类抑郁量表是抑郁症诊断的辅助工具。

儿童抑郁量表（Children's Depression Inventory，CDI）是由美国匹兹堡大学心理学家 Maria Kovacs 编制。最初于 1977 年在当时缺乏儿童期抑郁量表的情形下，依据贝克抑郁量表为原型编制了 CDI，它是一个 27 条目的症状自评量表，适用于学龄儿童和青少年。1992 年增加了简短版本以便满足快速筛查的需求。2013 年深圳市妇幼保健院万国斌教授将 CDI 修改更新为 CDI-2 出版。新版本的条目更侧重儿童抑郁症的核心表现，包括信效度的提升以及常模更新。

（二）量表的结构与评分

1. 量表的结构　CDI-2 分为儿童青少年自评（报告）版、自评简版、家长（报告）版和教师（报告）版 4 个版本。

（1）儿童自评版：包含 28 个条目，每个条目与 DSM 抑郁诊断标准中的症状具有对应关系，覆盖了反映儿童青少年抑郁症的情感、认知、动机和自主神经方面的症状特点。分为情绪问题与功能问题两个量表，负面情绪/躯体症状、消极自尊、低效率、人际关系问题四个分类表。每个条目有 3 个陈述供个体根据近两周自身情况和感受做选择回答。问卷由 7~17 岁儿童青少年完成，实施时间 15 分钟左右。

（2）儿童自评简版：包含了来自完整版 28 个条目中的 12 个，条目内容主要涵盖了抑郁的情感、认知和自主神经混乱方面的症状。实施时间 5 分钟左右。

（3）父母版与教师版：父母版包含 17 个条目。教师版包含 12 个条目，其条目的表述方式与儿童版存在变化。这两个版本均分为情绪问题与功能问题两个量表，没有继续区分分量表。

每个条目有从"完全不"到"大多数时候" 4 个不同频度答案供家长选择回答。实施时间 5~10 分钟。

2. 量表的评分与结果解释　CDI-2 建立了 T 分常模和百分位常模，可以根据 T 分和百分位得分来解释评估结果。

在问卷填写完成后由实测人员检查问卷填写的完整性，少数漏填的条目按照手册要求可以给予加权分补上。

CDI-2 自评问卷和自评问卷简版的每个条目按照 0~2 的 3 级评分，部分条目为反向评分，将所有条目的得分相加得到量表总初分。各量表或分量表所有条目得分相加形成各量表或各分量表的原始初分。父母版和教师版的每个条目按照"完全不"到"大多数时候"不同频度答案分别给予 1~3 的 4 级评分，部分条目为反向评分。将量表或各分量表的所有条目评分相加形成量表总初分或分量表初分。

接着将原始初分在 T 分转换表上按照年龄和性别不同查表转换成总 T 分或分量表 T 分。T 分常模是以 50 为均数，10 为标准差。按照 T 分数值划分为 5 个结果等级：低（<39 分）、平均（40~59 分）、较高（60~64 分）、高（6~69 分）、非常高（>70 分）。

当 T 分处于非常高的范围表示个体得分超过了均数两个标准差，个体存在明显的抑郁症状和功能障碍。处于高水平时，表示存在一些抑郁症状，要引起关注。处于较高水平时，抑郁症状并不比同龄儿童更多，需要评估人员结合临床情况进行判断。当处于平均或低水平时，反映孩子情感表现与功能情况处于正常水平。各量表及分量表得分的解释与以上表述相同。

（三）量表的信度与效度

1. 量表的信度

（1）内部一致性：对 1 351 名被试的研究，完整自评版总分的 α 系数为 0.91，情绪问题和功能性问题的 α 系数为 0.85 和 0.83，自评简版总分 α 系数为 0.82。教师版的 α 系数范围为 0.82~0.89，家长版的 α 系数范围为 0.79~0.88。说明不论是不同版本还是不同分量表，CDI-2 均有较好的内部一致性。

（2）重测信度：CDI-2 的重测数据来自标准化样本中的 79 名儿童，他们在第 1 次测试后间隔 2~4 周（平均 16.1 天）进行了第 2 次测试。自评版的重测信度系数范围为 0.76~0.92。

2. 量表的效度

（1）区分效度：区分效度可以说明 CDI-2 能在多大程度上将儿童抑郁症患者与非抑郁症患者区分开来。首先是，通过设计 MDD 儿童与正常常模、广泛性焦虑障碍、对立违抗障碍以及注意缺陷多动障碍等 4 组儿童进行组间比较，结果 CDI-2 自评表和自评表简版的总分均存在明显组间差异，MDD 组显著高于其他组。在分量表分的比较上，也是绝大多数 MDD 组明显高于其他各组。说明 CDI-2 能够有效地将 MDD 与非抑郁症的儿童个体区分。其次，进行了判别函数分析。与正常常模样本比较，总分的总体正确分类率 78.3%，敏感性 83.2%，特异性 73.3%，阳性预测值 76.1%，阴性预测值 81.1%。与其他诊断组别比较，总分的总体正确分类率 72.6%，敏感性 74.8%，特异性 71.4%，阳性预测值 58.4%，阴性预测值 84.0%。

（2）聚合效度：对266名青少年同时进行CDI-2自评量表和贝克抑郁自评量表青少年版及CBRS的DSM-Ⅳ-TR的重度抑郁发作症状评估，发现CDI-2的总分、分量表分都与两个测验评分之间正相关。与CBRS的DSM-Ⅳ-TR重度抑郁发作症状相关性达到中等水平，与贝克抑郁量表青少年版之间的相关性为低水平，这可能反映了两者测量的抑郁症状范围有所不同。

（四）量表的临床应用与研究

在临床上，CDI-2可用于诊断过程中收集抑郁症状和评估抑郁症状的严重程度，辅助临床诊断；也可以在治疗过程的不同时间段评估分数的变化，以评价治疗效果；还可以在学校等集体环境下进行群体评估，快速筛查出有抑郁风险的儿童青少年个体。

在研究上，CDI已经广泛应用于各种横向和纵向研究，包括流行病学调查、临床和相关干预试验、儿童正常和异常发育研究、多学科合作研究等。Twenge和Nolen-Hoeksema于2020年对20年中以CDI作为工具的研究文献进行了荟萃分析，研究样本多达61 424名8~16岁儿童。

CDI作为全世界范围内使用最广泛的儿童抑郁症量表，自出版以后被翻译成了包括中文、法语、葡萄牙语、阿拉伯语、俄语、西班牙语、意大利语、韩语、日语、希伯来语在内的43种语言版本，修订后的CDI-2也在英语及西班牙语国家得到了广泛的应用。深圳心智心理测量技术研究所于2021年引进CDI-2，翻译成中文版本，并组织进行中文版修订。

（万国斌）

参 考 文 献

[1] KOVACS M. Children's Depression Inventory 2nd Edition（CDI-2）Technical Manual ［ S ］. North Tonawanda：Multi-Health Systems Inc，2011.

[2] KOVACS M. Presentation and course of major depressive disorder during childhood and later year of the life span ［ J ］. Journal of the American Academy of Child and Adolescent Psychiatry，1996，35：705-715.

十、抑郁自评量表（SDS）

（一）概述

抑郁自评量表（Seu-Rating Depression Scae，SDS）是1965年由华裔教授zung编制的。为美国教育卫生福利部推荐的用于精神药理学研究的量表之一，因使用简便，应用颇广。20世纪80年代量表协作组将该量表翻译到我国，曾对我国正常人1 340例进行SDS评定，其中男705名，女635名。评定结果发现，性别和年龄对SDS影响不大。总粗分（33.46±8.55）分，标准分为（41.88±10.57）分，按上述中国常模结果：SDS总粗分的分界值为41分，标准分为53分；和国外作者一般意见的44分和50分甚为接近。

（二）评定项目及评分方法

1. **评定项目**　SDS含有20个项目，被评者可根据自己过去的一周的情况，按照下列每条文字及其所希望引出的症状如下（括号中为症状名称）：

（1）我觉得闷闷不乐，情绪低沉（忧郁）。

*（2）我觉得一天中早晨最好（晨重晚轻）。

（3）我一阵阵哭出来或觉得想哭（易哭）。

（4）我晚上睡眠不好（睡眠障碍）。

*(5) 我吃得跟平常一样多(食欲减退)。

*(6) 我与异性密切接触时和以往一样感到愉快(兴趣减退)。

(7) 我发觉我的体重在下降(体重减轻)。

(8) 我有便秘的苦恼(便秘)。

(9) 我心跳比平常快(心悸)。

(10) 我无缘无故地感到疲乏(易倦)。

*(11) 我的头脑跟平常一样清楚(思考困难)。

*(12) 我觉得经常做的事情并没有困难(能力减退)。

(13) 我觉得不安而平静不下来(不安)。

*(14) 我对将来抱有希望(绝望)。

(15) 我比平常容易生气激动(易激惹)。

*(16) 我觉得作出决定是容易的(决断困难)。

*(17) 我觉得自己是个有用的人,有人需要我(无用感)。

*(18) 我的生活过得很有意思(生活空虚感识)。

(19) 我认为如果我死了,别人会生活得好些(无价值感)。

*(20) 平常感兴趣的事我仍然照样感兴趣(兴趣丧失)。

2. **评分方法** SDS按症状出现频度评定,分4个等级:1=没有或很少时间;2=少部分时间;3=相当多时间;4=绝大部分或全部时间。若为正向评分题,依次评为粗分1,2,3,4。反向评分题(前文中有*号者),则评为4,3,2,1。

SDS评定时主要统计指标是总分,但要经过转换。待自评结束后,把20个项目中的各项目分数相加即得到总粗分,然后将总粗满分80分折合为100分(1.25×总粗分),取其整数部分,就得到标准总分。也可通过表格进行转换就更方便(见表7-4)。

表7-4 SDS粗分标准分换算表

粗分	标准分	粗分	标准分	粗分	标准分	粗分	标准分
20	25	36	45	52	65	68	85
21	26	37	46	53	66	69	86
22	28	38	48	54	68	70	88
23	29	39	49	55	69	71	89
24	30	40	50	56	70	72	90
25	31	41	51	57	71	73	91
26	33	42	53	58	73	74	92
27	34	43	54	59	74	75	94
28	35	44	55	60	75	76	95
29	36	45	56	61	76	77	96
30	38	46	58	62	78	78	98
31	39	47	59	63	79	79	99
32	40	48	60	64	80	80	100
33	41	49	61	65	81		
34	43	50	63	66	83		
35	44	51	64	67	84		

（三）注意事项

1. 表格由评定对象自行填写,在自评者评定前,一定要让他把整个量表的填写方法及每条问题的意义都弄明白,然后做出独立的、不受任何人影响的自我评定。

在开始评定之前,先由工作人员指着 SDS 量表告诉他:"下面有 20 条文字,请仔细阅读每一条,把意思弄明白,然后根据您最近一星期的实际情况,在适当的方格里画"√"。

2. 如果评定者的文化水平太低,不能理解或看不懂 SDS 问题的内容,可由工作人员念给他听,逐条念,让评定者独自做出评定。依次评定,可以 10 分钟内填写。

3. 评定时间范围,强调评定的时间范围为过去的一周。

4. 评定结束时,工作人员仔细检查一下自评结果,应提醒自评者不要漏评某一项目,也不要在相同一个项目里打两个钩(重复评定)。

5. 如用以评估疗效,应在开始治疗或研究前让自评定一次,然后至少应在治疗或研究后再让他自评一次,以便通过 SDS 总分变化来分析该自评者的症状变化情况。在治疗或研究期间评定,其时间间隔可由研究者自行安排。

6. 要让调查对象理解反向评分的各题,SDS 有 10 项为反向项目,如不能理解会直接影响统计结果。为避免这类理解与填写错误,可将这些问题逐项改正为正向评分。具体改动如下:

第 2 题:我觉得一天中早晨最好。可以改为:2. 我觉得一天中早晨最差;

第 5 题:我吃得跟平常一样多。可以改为:5. 我吃得比平常稍少等。

（杨玉凤）

参 考 文 献

［1］ZUNG WWK.A self-rating depression scade［J］. Arch Gen Psyechiatry,1965;63-70.

［2］BAYRAK R,Güler M,Sahin NH. The Mediating Role of Self-Concept and Coping Strategies on the Relationship between Attachment Styles and Perceived Stress［J］. Europe's Journal of Psychology,2018,14:897-913.

［3］马玉红. 抑郁症患者父母教养方式与心理防御机制［J］. 中国健康心理学杂志,2017,25(5):660-663.

［4］何春玲,孙希望,刘金川. 铜陵市 356 名中学生抑郁与焦虑心理状况调查分析［J］. 安徽预防医学杂志,2020,(4).292-295.

［5］李天慧,杨子涵,李志远. 父母教养方式和家庭环境对青少年患抑郁症的影响研究——以青少年应对方式为中介［J］. 心理学进展杂志,2019,9(9):1652-1661.

［6］张勤,周晓琴,岳云玲. 青少年应对方式与抑郁焦虑情绪的关联［J］. 中国学校卫生,2011,32(12):1449-1451.

抑郁自评量表

指导语:下面有 20 条文字,请仔细阅读每一条,把意思弄明白。然后根据您最近一星期的实际情况在适当的方格里画"√",每一条文字后有 4 个格,表示:没有或很少时间;小部分时间;相当多时间;绝大部分或全部时间。

项目	没有或 很少时间	少部分 时间	相当多 时间	绝大部分或 全部时间
1. 我觉得闷闷不乐,情绪低沉。	1	2	3	4
2. 我觉得一天中早晨最好。	4	3	2	1
3. 我一阵阵哭出来或觉得想哭。	1	2	3	4

续表

项目	没有或 很少时间	少部分 时间	相当多 时间	绝大部分或 全部时间
4. 我晚上睡眠不好。	1	2	3	4
5. 我吃得跟平常一样多。	4	3	2	1
6. 我与异性密切接触时和以往一样感到愉快。	4	3	2	1
7. 我发觉我的体重在下降。	1	2	3	4
8. 我有便秘的苦恼。	1	2	3	4
9. 我心跳比平常快。	1	2	3	4
10. 我无缘无故地感到疲乏。	1	2	3	4
11. 我的头脑跟平常一样清楚。	4	3	2	1
12. 我觉得经常做的事情并没有困难。	4	3	2	1
13. 我觉得不安而平静不下来。	1	2	3	4
14. 我对将来抱有希望。	4	3	2	1
15. 我比平常容易生气激动。	1	2	3	4
16. 我觉得作出决定是容易的。	4	3	2	1
17. 我觉得自己是个有用的人有人需要我。	4	3	2	1
18. 我的生活过得很有意思。	4	3	2	1
19. 我认为如果我死了，别人会生活得好些。	1	2	3	4
20. 平常感兴趣的事我仍然照样感兴趣。	4	3	2	1

十一、强迫行为检查量表（修订版）（CAC-R）

（一）概述

当前，儿童及成人精神疾病的发病率呈上升趋势。WHO 预测 21 世纪将是发生心理障碍及精神疾病的高发期。为了提高精神疾病的诊治水平，以临床症状为主，加上客观评定精神疾病的严重程度及治疗效果，评定量表起到了重要作用。强迫行为检查量表—修订版（Compulsive Activiy Checklist-Revised，CAC-R）是由美国 Steketee 和 Freund 根据 DSM-Ⅲ-R（修订版）诊断标准制订的专门测定强迫行为严重程度的量表。该量表由我国倪俊芝将量表翻译引进并应用，作为检测强迫症患者治疗前后及治疗过程中强迫行为变化的一种方法，为我们对强迫症的诊治水平向国际接轨提供了一种可靠的工具。

CAC-R 量表是一种自评量表。全量表共 28 项内容，每项内容采用 4 级 3 分制评分法，具体如下。

1 级：我的活动不存在问题，它使我花费的时间与别人一样多，我不必反复和回避（0 分）。

2 级：该活动花费我的时间是多数人的两倍或我不得不做两次或我想回避（1 分）。

3 级：该活动花费我的时间是多数人的 3 倍或我不得不反复 3 次或更多次或常回避它（2 分）。

4 级：我无法完成或只想避开该活动（3 分）。

（二）CAC-R 量表的信度与效度

首先对门诊及住院患者根据 DSM-Ⅲ-R 标准确诊的强迫症患者，同时给予 CAC-R 量表及 90 项症状清单（Symptom Checklist 90，SCL-90）首测，5 天后再由另一名医生给予重测。同时对 58 名正常人给予 CAC-R 量表及 SCL-90 测试。结果表明，CAC-R 量表的临床可信度可靠，重测的一致性 $r=0.86$（$n=116$，$P<0.01$）。

临床效度较高,相关系数 $r=0.89$（$n=58$，$P<0.01$）。

敏感性强,CAC-R 量表总分与 SCL-90 中强迫因子分有高度的一致性,$r=0.92$,$n=58$,$P<0.01$；CAC-R 量表总分与 SCL-90 总分、SCL-90 中抑郁因子分、焦虑因子分无相关性,$r=0.21$（$n=58$,$P>0.05$）。

（三）CAC-R 量表的临床应用

CAC-R 量表能较为准确地反映强迫行为的严重程度,对临床表现有较高的敏感性和一致性,是临床科研及诊断过程中不可缺少的测查工具。同时,量表仅有 28 个题目,节约了测查时间,提高了工作效率。

通过对千余人次的临床应用,已熟悉掌握了对该量表的实施操作及结果分析。在美国已有标准化常模。我国目前尚缺少大样本量的标准化常模。

（杨玉凤）

参 考 文 献

［1］STEKETEE G.Treatment of Obsessive Compulsive ［M］.New York：The Gullford Press,1993.

［2］沈渔邨.21 世纪中国面临精神卫生的挑战［J］.中华精神科杂志,1996,29（3）:6-8.

［3］张伟源.壮族留守儿童行为问题及个性特征的调查研究［D］.南宁:广西医科大学,2009.

［4］倪俊芝,赵鸿涛.行为医学量表手册［M］.北京:中华医学电子音像出版社,2005.

强迫行为检查量表(修订版)(CAC-R)

指导语: 下面是人们有时出现问题的行为表格及计分等级。请仔细阅读,并把你最近一周的情况选用 0,1,2,3 表示出来,填写在"(　　)"内。

"0"表示我的活动不存在问题,它使我花费的时间与别人一样多,我不必反复和回避。

"1"表示该活动花费我的时间是多数人的两倍或我不得不做两次或我想回避。

"2"表示该活动花费我的时间是多数人的 3 倍或我不得不反复 3 次或更多次或常回避它。

"3"表示我无法完成或只想避开该活动。

项目	得分	项目	得分
1. 走路来回折返	（　）	15. 铺床(收拾床铺)	（　）
2. 洗澡或沐浴	（　）	16. 擦鞋	（　）
3. 洗手或脸	（　）	17. 摸门把手	（　）
4. 整理头发	（　）	18. 触摸生殖器或性行为	（　）
5. 刷牙	（　）	19. 开、关灯或开、关水龙头	（　）
6. 穿衣和脱衣	（　）	20. 关、锁门窗	（　）
7. 使用厕所	（　）	21. 检查电器	（　）
8. 触摸别人或被别人触摸	（　）	22. 上班	（　）
9. 接触垃圾或废品篓	（　）	23. 做自己的工作	（　）
10. 洗衣服	（　）	24. 填写表格	（　）
11. 刷盘子	（　）	25. 邮寄信件	（　）
12. 拿或做食物(做饭)	（　）	26. 接触地板	（　）
13. 打扫房间	（　）	27. 使用公共卫生设施(厕所饭馆)	（　）
14. 摆放东西要整齐和有顺序(整理东西)	（　）	28. 抛弃东西	（　）

总分:_____

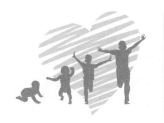

第八章

心理健康与自我意识类评定量表

第一节 心理健康类评定量表

一、青少年心理健康评定简明问卷（BIOPHY）

（一）概述

青少年心理健康评定简明问卷（Brief Instrument On Psychological Health of Youths，BIOPHY）由安徽医科大学公共卫生学院陶芳标等于 2020 年修订。青春期被视为心理健康问题导致疾病负担出现的时间点，世界卫生组织（World Health Organization，WHO）报道全球一半左右的心理疾病始于 14 岁之前。全球大约有 10.0%~20.0% 的儿童青少年存在心理健康问题，而我国青少年心理健康的流行病学数据比较缺乏且不统一，制约因素之一是缺乏一个简洁的、可用于青少年心理健康状况流行病学筛查性工具。在国家"863"计划项目的资助下，陶芳标等于 2008 年编制了青少年亚健康多维评定问卷（Multidimensional Subhealth Questionnaire of Adolescents，MSQA），进行信效度评价，并建立了全国常模，用于系统评价青少年亚健康状态和我国青少年亚健康的现状和主要症状表现，在此基础上进行的流行病学研究、全国青少年健康监测及大学生队列均证实其具有良好的信效度和应用价值。MSQA 原始版本心理亚健康领域包含 39 个条目，在 10 年时间内，MSQA 在中学生、大学生研究中广泛应用，信效度得到较好的验证。由于 MSQA 问卷篇幅较长，不利于在大样本调查或大型队列研究中的应用，且有些条目含义相似，数据反映调查效果受到限制。因此，在 MSQA 的基础上，利用全国 4 个城市 14 221 名青少年健康监测数据，对 39 个心理亚健康条目进行分析，并简化为 BIOPHY，为青少年心理健康评定体系提供科学合理的测量工具。

参考相关心理卫生评定量表的条目等方法，经过课题组讨论和专家咨询，利用 2012 年沈阳、新乡、广州、重庆 14 221 名中学生的健康与行为监测数据进行分析，分别从项目的敏感性、独立性、代表性、内部一致性和有效性进行分析，对初始问卷 MSQA 的项目进行了初步删改，然后采用最大旋转因子分析法进一步删改条目，最终确立 BIOPHY 条目为 15 条，信度和效度指标比较理想，符合心理统计学要求。

（二）量表的结构及评分标准

1. **量表的内容及结构介绍** 本问卷采用自评的方式，测试者可根据指导语和对应的题项及答案选择最符合自己实际情况的选项。本问卷测评时间较短，通常在 3~5 分钟之内均可完成，青少年人群中均可运用。BIOPHY 共计 15 个条目，反映情绪问题、品行问题和社会适应困难 3 个维度内容。

2. **评分标准及结果分析** 条目选项分为"1=持续 3 个月以上"，"2=持续 2 个月以上"，"3=持续 1 个月以上"，"4=持续 2 周以上"，"5=持续 1 周以上"和"6=没有或持续不到 1 周"。等级越高表示心理亚健康症状持续时间越短,以症状持续时间达 1 个月以上则界定为有心理亚健康症状。计算心理健康问题症状持续时间超过 1 个月以上的条目数(症状数),将总分的第 90 个百分位数作为划界标准,根据 2017 年深圳、南昌、郑州和贵阳 4 地青少年健康监测的数据库 14 500 名中学生数据分析,症状数≥7 表明个体有心理健康问题。

3. **相关的常模图表** 利用 2017 年深圳、南昌、郑州和贵阳 4 地青少年健康监测的数据库 14 500 名中学生的资料,计算得出 BIOPHY 症状数的第 85、90 和 95 百分位数分别为 5、7、10,各维度百分位数分布见表 8-1。推荐将 P_{90} 作为青少年心理健康问题的界定标准,即症状数≥7 表明个体有心理健康问题。

表 8-1 全国青少年学生 BIOPHY 各维度症状数 P_{85},P_{90} 和 P_{95} 的分布情况

维度	P_{85}	P_{90}	P_{95}
情绪问题	3	4	6
品行问题	1	1	2
社会适应困难	2	2	3
总体	5	7	10

(三) 量表的信度及效度研究

1. **抽样的代表性** 于 2012 年 11 月至 2013 年 3 月在沈阳、新乡、广州、重庆 4 个城市中学生中进行调查,采用多阶段分层整群随机抽样方法,根据中国城市地理位置(北部、中部、南部、西部)、学校分布位置(农村、市区)和不同层次的教育质量(重点中学、普通中学)每个城市分别从市区选取 1 所重点初中、1 所普通初中、1 所省示范高中和 1 所市师范高中;从农村选取 2 所普通初中、1 所普通高中和 1 所市师范高中,共计 32 所学校。每个学校每个年级随机选取 3 个班级,共计 288 个班级。共发放 14 665 份问卷,有效回收 14 221 份(有效率 97.0%),其中初中生为 6 915 名,高中生 7 306 名,平均年龄(15.12±1.89)岁;男生 6 712 名(47.2%),女生 7 509 名(52.8%)。

于 2017 年 11 月—2018 年 1 月在深圳市、南昌市、郑州市和贵阳市 4 地进行青少年健康监测,采用多阶段分层整群随机抽样的方法(同 2012 年抽样方法),共发放问卷 15 486 份,回收问卷 14 615 份,应答率为 94.38%。其中有效问卷 14 500 份,问卷有效率为 99.21%。研究对象平均年龄(14.86±1.79)岁。男生 7 347 名(50.67%),女生 7 153 名(49.33%);农村学生 6 881 名(47.46%),城市学生 7 619 名(52.54%)。利用 14 500 名中学生的资料对 BIOPHY 的划界值进行界定,并对 BIOPHY 的预测效度进行评价。

2. **信度研究指标** 本研究中信度指标主要运用了 Cronbach's α 系数和分半系数。分析得出,总问卷的 Cronbach's α 系数为 0.928,各维度的 Cronbach's α 系数分别为 0.868、0.778 和 0.764;总问卷的分半系数为 0.909,各维度的分半系数分别为 0.830、0.743 和 0.697。

3. **效度研究指标** 运用探索性因子分析来考察问卷的结构效度,并运用 Amos 软件(17.0)对结果进行验证。采用探索性因子分析得出 KMO 统计量 0.953,Bartlett 球状检验 $P < 0.001$,方差累计方差贡献率为 57.39%。

于 2017 年在深圳、南昌、郑州和贵阳 4 地 14 500 名青少年中进行 BIOPHY 施测的同时,评价青少年抑郁症状和自杀行为的发生情况,评价改问卷的预测效度。结果显示,有心理健康问题的中学生最近 2 周抑郁症状(OR:10.53,95% CI:9.28~11.94)、自杀意念(OR:5.77,95% CI:5.15~6.46)、自杀计划(OR:6.09,95% CI:5.39~6.89)和自杀未遂(OR:4.80,95% CI:4.04~5.69)的发生风险明显高于正常学生。见表 8-2。

表 8-2 中学生心理健康问题与抑郁症状及自杀关联性的 Logistic 回归分析

项目	$OR(95\% CI)$	调整 $OR(95\% CI)$
抑郁症状	11.72(10.37~13.24)**	10.53(9.28~11.94)**
自杀意念	6.31(5.65~7.04)**	5.77(5.15~6.46)**

续表

项目	$OR(95\% CI)$	调整 $OR(95\% CI)$
自杀计划	6.79(6.03~7.64)**	6.09(5.39~6.89)**
自杀未遂	5.79(4.93~6.80)**	4.80(4.04~5.69)**

注:调整性别、年级、户口所在地、独生子女与否、是否寄宿学校、父母文化程度、家庭经济条件、可以得到帮助的朋友数量。
** $P<0.001$。

(四)量表的特点及使用中的注意事项

该问卷的测评对象是在校中学生和大学生。现有的数据在中学生评价符合心理学评定标准,可作为给青少年心理健康评定体系提供了科学合理的测量工具。量表的临床应用研究。但本量表是心理健康筛查性工具,可快速筛查青少年是否近期有心理健康问题,但不是精神科的专业诊断。其结果可提示个人、家长和学校需要提供良好的心理支持环境,必要时进行专业诊断。

本量表初步提出我国青少年心理健康问题的划界值,根据目的确定划界值,如作为心理健康筛查,并能够提供心理帮助,则使用 P_{90} 甚至使用 P_{85};如开展专项研究,可使用 P_{95}。

(五)问卷编制者及联系方式

编制单位:安徽医科大学公共卫生学院(230032)。编制者:陶芳标,陶舒曼,万宇辉,郝加虎,伍晓艳,孙莹,许韶君,张诗晨。联系人:陶芳标;联系方式:E-mail:fbtao@ahmu.edu.cn。

(陶芳标)

参 考 文 献

[1]陶舒曼,万宇辉,陶芳标,等.《青少年心理健康评定简明问卷》的心理学评价及应用[J].中国学校卫生杂志,2020,41(9):1331-1334,1338.

[2]XU H,SUN Y,WAN Y,et al. Eating pattern and psychological symptoms:A cross-sectional study based on a national large sample of Chinese adolescents[J]. J Affect Disord,2019,244:155-163.

[3]KIELING C,BAKER-HENNINGHAM H,BELFER M,et al. Child and adolescent mental health worldwide:evidence for action[J]. Lancet,2011,378(9801):1515-1525.

[4]陶芳标,胡传来,孙业桓,等.我国青少年亚健康多维评定问卷的编制与应用研究[J].中华疾病控制杂志,2008,12(4):309-314.

[5]邢超,陶芳标,袁长江,等.青少年亚健康多维评定问卷信度和效度评价[J].中国公共卫生杂志,2008,24(9):1031-1033.

[6]陶芳标,邢超,袁长江,等.青少年亚健康多维评定问卷全国常模研制[J].中国学校卫生杂志,2009,30(4):292-295.

[7]杨蓉,李丹琳,万宇辉,等.中学生健康素养和手机使用依赖与发生心理病理症状的关联[J].中华预防医学杂志,2019,4(3):279-283.

[8]王伟,万宇辉,郝加虎,等.中学生心理亚健康和手机使用依赖行为的交互作用及与意外伤害的关联[J].中国学校卫生杂志,2018,39(2):181-184.

[9]马双双,万宇辉,张诗晨,等.心理病理症状、应对方式及冲动控制在童年期虐待与中学生非自杀性自伤行为关联中的中介作用[J].卫生研究杂志,2018,47(4):530-535.

[10]万宇辉,马双双,许韶君,等.中国3个城市中学生童年期不良经历和社会支持与身心亚健康状态的关联研究[J].中华预防医学杂志,2017,51(9):786-791.

[11] XU H,WU X,WAN Y,et al. Interaction effects of co-consumption of fast food and sugar-sweetened beverages on psychological symptoms:Evidence from a nationwide survey among Chinese adolescents [J]. J Affect Disord,2020,276:104-111.

青少年心理健康评定简明问卷

指导语:以下表格中列出了有些人可能会有的不适症状,请仔细阅读每一条,然后根据最近3个月以来自己的实际感受,选择最符合你的一种情况,在后面相应的选项中画"√"。

没有或持续不到1周:指没有不适症状或不适症状持续不到一个周。

持续1周以上:指不适症状持续7天以上,但不到14天。

持续2周以上:指不适症状持续14天以上,但不到30天。如此类推。

项目	持续3个月以上	持续2个月以上	持续1个月以上	持续2周以上	持续1周以上	没有或持续不到1周
1. 对事物不感兴趣	①	②	③	④	⑤	⑥
2. 常常感到紧张	①	②	③	④	⑤	⑥
3. 常常责怪自己	①	②	③	④	⑤	⑥
4. 常常感到坐立不安、心神不定	①	②	③	④	⑤	⑥
5. 做事经常犹豫不决	①	②	③	④	⑤	⑥
6. 常常感到苦闷	①	②	③	④	⑤	⑥
7. 头脑中总是有不必要的想法	①	②	③	④	⑤	⑥
8. 总觉得别人在跟我作对	①	②	③	④	⑤	⑥
9. 总是感到大多数人都不可信任	①	②	③	④	⑤	⑥
10. 经常与人争论,抬杠	①	②	③	④	⑤	⑥
11. 经常不能控制地大发脾气	①	②	③	④	⑤	⑥
12. 一天到晚对什么都提不起精神	①	②	③	④	⑤	⑥
13. 经常因一些小事而愤怒	①	②	③	④	⑤	⑥
14. 当我心情低落时,常常不愿向其他人倾诉	①	②	③	④	⑤	⑥
15. 当我遇到困难,大多不想去求助别人	①	②	③	④	⑤	⑥

二、青少年亚健康多维评定问卷(MSQA)

(一) 概述

1. 目的及意义　随着人类疾病谱(disease chart)的变化和生物医学模式(biomedical model)的转变,人们不再仅仅认为单纯的没有疾病就是健康,而是更多地关注自身生理、心理和社会等方面的协调与平衡。于是,在20世纪80年代,有学者提出,在健康与疾病之间还存在一种中间状态。在国外将其称为"第三状态",在我国将其称为"亚健康"(sub-health)。亚健康概念的提出,体现着一种新的医学思维,反映了人类对健康要求的提高和深入。在现代社会激烈的竞争中,由社会、心理问题引起的亚健康问题逐年增加,并呈低龄化趋势,不少青少年也被表现出亚健康相关症状。但是,目前对亚健康的成因和诊断尚不明确,其相关研究尚处于起步阶段,尤其对青少年亚健康的研究仍是一片空白。在尚无统一的青少年亚健康诊断标准的情况下,建立一个青少年亚健康多维评定问卷是推进青少年亚健康研究的第一步。

青少年亚健康多维评定问卷(Multidimensional Sub-health Questionnaire of Adolescents,MSQA)是由安徽医科大学公共卫生学院儿少卫生与妇幼保健学系陶芳标、胡传来、万宇辉、孙莹等于2008年编制的。基于国内对亚健康的研究尚在初级阶段,缺乏对广大青少年学生人群自我评定亚健康状态的标准量表,课题组编制了适合中国青少年亚健康评价的自我评定问卷,试图从青少年常见的身心健康症状来考察青少年亚健康的发生发展情况,为进一步开展青少年亚健康的成因、影响因素及干预研究提供有效评价工具。这对青少年的发展乃至成人期的健康保护都有着积极的意义。

2. 编制及标准化过程　课题组按照文献综述、参考相关心理卫生评定量表的条目、专家座谈小组(expert panel)等方法,结合中国的社会和文化背景,建立包含134个项目(躯体亚健康部分63条、心理亚健康部分71条)的《青少年亚健康多维评定问卷》的项目库;经过课题组讨论和专家咨询,对项目库进行删减和修改,初步制定了由101条项目组成的初始问卷,其中,躯体亚健康部分42个条目,心理亚健康部分59个条目。

初始问卷建立以后,对某市2所中学初一、初二和高一、高二学生以及某医科大学的部分大学生,共6 468人进行预试验。其中初一1 201人,初二1 216人,高一996人,高二1 212人,大学生1 813人。在此基础上进行了项目分析,分别从项目的敏感性、独立性、代表性、内部一致性和有效性进行分析,对初始问卷的项目进行了初步删改,然后采用最大旋转因子分析法进一步删改条目,最终建立了《青少年亚健康多维评定问卷》,共包含71个项目,其中躯体亚健康领域32条,心理亚健康领域39条。

(二)量表结构及评分标准

1. 量表的内容及结构　本问卷采用自评的方式,主要调查个体3个月以来实际感受的不适症状,测试者可根据指导语和对应的题项及答案选择最符合自己实际情况的选项。本问卷测评时间约5~10分钟,大部分学生青少年人群均可运用。本问卷包括躯体亚健康和心理亚健康2个领域。

(1)躯体亚健康领域包括:躯体活力不足(条目1、5、14、18、22、23、26、27、29、31、32);生理功能低下(条目8、10、11、13、15、16、19、20、21、24、25、28、30);抵抗力下降(条目2、3、4、6、7、9、12、17)3个维度。

(2)心理亚健康领域包括:情绪问题(条目1、2、3、4、5、6、7、8、10、13、14、15、16、17、19、21、29、33);品行问题(条目11、12、18、20、23、25、30、38);社会适应困难(条目9、22、24、26、27、28、31、32、34、35、36、37、39)3个维度。

2. 评分标准及结果分析　《青少年亚健康多维评定问卷》(MSQA)共71个条目,每个条目有6个评定等级,每个等级的意义分别为1=持续3个月以上,2=持续2个月以上,3=持续1个月以上,4=持续2周以上,5=持续1周以上,6=没有或持续不到1周,条目均设置为反向条目,等级越高表示亚健康症状持续时间越短。

评价指标使用亚健康症状数,即合计亚健康症状持续时间超过1个月以上的条目数,有1项以上作为亚健康症状的界定标准;将全国青少年学生亚健康症状数的P_{90}作为亚健康"状态"的界定标准,其中躯体亚健康症状≥3项、心理亚健康症状≥8项、身心亚健康症状≥11项,分别界定为躯体亚健康状态、心理亚健康状态和身心亚健康状态。

(三)量表的信度及效度研究

1. 抽样的代表性　本研究采用分层整群抽样的方法,选取了安徽省蚌埠市2所大学的大学生(大一~大三年级),3所市区中学和3所农村中学(初一~高三年级)学生,共有7 315人完成了调查,获得有效问卷7 104份,有效应答率为97.12%。其中,男生3 533人,女生3 571人,平均年龄为(17.18+2.84)岁。

2. 信度研究指标　本研究中信度指标主要运用Cronbach's α系数、分半信度和重测信度,总问卷与各维度的Cronbach's α系数分别为0.958、0.860、0.706、0.743、0.901、0.837、0.874;与总问卷和各维度的分半系数分别为0.942、0.819、0.609、0.654、0.855、0.736、0.788。为了评价问卷的重测信度,在研究对象中抽取128名学生在首次施测后2周再次重测,问卷总分及各维度的两次得分之间均存在较高相关,Pearson

相关系数分别为 0.868、0.816、0.769、0.807、0.827、0.807、0.758。

3. 效度研究指标 本研究分析结果显示,采用方差最大正交旋转对结果进行因子分析,共提取了 14 个公因子,累计贡献率为 53.73%,获得的结构与理论构想一致,具有较好的结构效度。本次评价选取了 CMI 量表的 A~I 部分及 SCL-90 作为效标进行效标关联效度的评价,所得效标关联效度分别为 0.649 和 0.636,具有较好的效标关联效度。

此外,本课题组对问卷的反应度进行了分析,反应度主要包括以下两个方面:

(1)量表区分同一个体(或群体)生存质量随时间的改变能力。

(2)量表区分已知的两类不同人群生存质量的能力。选取某校 413 名入校新生在入校 1 个月时进行该问卷的施测,在 3 个月后再次施测。另选取某校高一和高三 2 个年级的学生 1 337 人进行问卷施测。两次调查均显示问卷具有较好的反应度。

(四)量表的应用情况

课题组于 2008 年 1—3 月,对全国 9 个城市的 11 所大学(大一、大二)、14 所市区中学(5 所初中、5 所高中、4 所完中)和 16 所农村中学(7 所初中、7 所高中、2 所完中)在校生进行问卷调查,获得有效问卷 22 325 份。其中初中学生 7 151 名(32.0%),高中学生 7 086 名(31.7%),大学生 8 088 名(36.2%)。资料分析显示,根据全国青少年学生 MSQA 各领域及各维度症状数 P_{90},建议将躯体领域症状数 ≥3(其中躯体活力不足 ≥1、生理功能减退 ≥1、抵抗力下降 ≥1),心理领域症状数 ≥8(其中情绪问题 ≥3、品行问题 ≥1、社会适应困难 ≥4),总体症状数 ≥11 分别评定为躯体亚健康状态、心理亚健康状态和亚健康状态。本次研究样本量较大,数据真实可靠,能较全面的反映全国青少年亚健康情况,建议以此为基础,适当时机推出全国常模。全国青少年学生 MSQA 各领域及各维度症状数 P_{85},P_{90} 和 P_{95} 的分布情况如表 8-3 所列。

表 8-3 全国青少年学生 MSQA 各领域及各维度症状数 P_{85},P_{90} 和 P_{95} 的分布情况

领域和维度	P_{85}	P_{90}	P_{95}
躯体领域	2	3	5
躯体活力不足	0	1	2
生理功能低下	1	1	2
抵抗力下降	1	1	2
心理领域	5	8	13
情绪问题	2	3	6
品行问题	51	1	3
社会适应困难	3	4	6
总体	7	11	17

(五)量表的特点及使用注意事项

1. 测评对象是在校中学生和大学生。

2. 该量表具有较高的信效度和反应度。

3. 该量表选取全国 9 个代表性城市的城乡中学生和大学生作为研究对象,所获得的常模数据具有代表性和说服力。

4. 初步提出我国青少年学生亚健康状态的划界值,为开展青少年亚健康流行病学研究提供判定标准。使用该量表可早期发现青少年亚健康人群,对其进行心理辅导、行为干预和健康教育,以促进亚健康状态转向健康的状态。

（六）量表原文及修订者联系方式

本量表不申请知识产权保护,使用者只要告知并征得编制者统一即可使用。

联系编制人:陶芳标,胡传来,万宇辉,孙莹。联系方式:E-mail:fbtao@ahmu.edu.cn.com。

（陶芳标）

参 考 文 献

［1］陶芳标.青少年亚健康早期发现与干预:学校卫生服务新领域［J］.中国学校卫生杂志, 2009,30(4):290-291.

［2］齐秀玉,陶芳标,胡传来,等.中国青少年亚健康多维问卷编制［J］.中国公共卫生杂志, 2008,24(9):1025-1028.

［3］邢超,陶芳标,袁长江,等.青少年亚健康多维评定问卷信度和效度评价［J］.中国公共卫生杂志,2008,24(9):1031-1033.

［4］万宇辉,胡传来,陶芳标,等.青少年亚健康多维评定问卷反应度分析［J］.中国公共卫生杂志,2008,24(9):1035-1036.

［5］陶芳标,邢超,袁长江,等.青少年亚健康多维评定问卷全国常模研制［J］.中国学校卫生杂志,2009,30(4):292-295.

［6］WAN YH,XU SJ,TAO FB,et al. Longitudinal effects of psychological symptoms on non-suicidal self-injury:a difference between adolescents and young adults in China［J］. Soc Psychiatry Psychiatr Epidemiol,2015,50(2):237-247.

［7］WANG S,XU H,TAO FB,et al. Linking Childhood Maltreatment and Psychological Symptoms: The Role of Social Support,Coping Styles,and Self-Esteem in Adolescents［J］.J Interpers Violence,2020,9:886260520918571.

青少年亚健康多维评定问卷(MSQA)

一、身体健康状况

以下表格中列出了有些人可能会有的身体不适症状,请仔细阅读每一条,然后根据**最近3个月以来**自己的实际感受,选择最符合你的一种情况,在后面相应的选项中画"√"。

没有或持续不到1周:指身体没有不适症状或不适症状持续不到一个周。

持续1周以上:指身体不适症状持续7天以上,但不到14天。

持续2周以上:指身体不适症状持续14天以上,但不到30天。如此类推。

例如,某同学最近3个月以来,"常常感到头痛"的症状持续有20天左右,则该同学在下面表格"头痛"一行中的"3"上画"√"。

题目	持续3个月以上	持续2个月以上	持续1个月以上	持续2星期以上	持续1星期以上	没有或持续不到1星期
例:我常常感到头痛	1	2	3	4	5	6
1. 我几乎一天到晚感到眼睛酸胀	1	2	3	4	5	6
2. 经常反复出现"感冒"	1	2	3	4	5	6
3. 反复出现口角溃烂	1	2	3	4	5	6
4. 常常感到鼻塞	1	2	3	4	5	6
5. 感到眼睛干涩,几乎每天如此	1	2	3	4	5	6
6. 常常感到喉咙肿痛	1	2	3	4	5	6

续表

题目	持续3个月以上	持续2个月以上	持续1个月以上	持续2星期以上	持续1星期以上	没有或持续不到1星期
7.　牙龈经常肿痛	1	2	3	4	5	6
8.　总感觉饭菜没滋味	1	2	3	4	5	6
9.　几乎一天到晚感到嗓子发痒	1	2	3	4	5	6
10.　感到恶心,几乎每天如此	1	2	3	4	5	6
11.　食欲明显增加	1	2	3	4	5	6
12.　反复出现口腔溃疡	1	2	3	4	5	6
13.　经常返酸(吐酸水),几乎每天如此	1	2	3	4	5	6
14.　常常感到胸闷气短	1	2	3	4	5	6
15.　感到胃胀,几乎每天如此	1	2	3	4	5	6
16.　近一段时间体重明显增加	1	2	3	4	5	6
17.　牙龈经常出血	1	2	3	4	5	6
18.　常常感到头痛	1	2	3	4	5	6
19.　常常感到不想吃东西	1	2	3	4	5	6
20.　反复出现不明原因的腹泻(拉肚子)	1	2	3	4	5	6
21.　常常感到胃疼	1	2	3	4	5	6
22.　面色灰暗	1	2	3	4	5	6
23.　常常感到肢体麻木	1	2	3	4	5	6
24.　入睡困难,几乎每天如此	1	2	3	4	5	6
25.　夜间盗汗,几乎天天如此	1	2	3	4	5	6
26.　常常感到头晕目眩	1	2	3	4	5	6
27.　轻微活动后就感到肌肉酸痛	1	2	3	4	5	6
28.　睡得不稳不深,几乎每天如此	1	2	3	4	5	6
29.　常常觉得疲倦、乏力	1	2	3	4	5	6
30.　早晨醒来太早,经常如此	1	2	3	4	5	6
31.　常常感到四肢乏力	1	2	3	4	5	6
32.　稍微活动后就感到心慌	1	2	3	4	5	6

二、心理和社会适应状况

以下表格中列出了有些人可能会有心理、社会、活力等不适情况,请仔细阅读每一条,然后根据**最近3个月以来**自己的实际感受,选择最符合您的一种情况,在后面相应的选项中画"√"。

题目	持续3个月以上	持续2个月以上	持续1个月以上	持续2星期以上	持续1星期以上	没有或持续不到1星期
1.　对事物不感兴趣	1	2	3	4	5	6
2.　常常感到紧张	1	2	3	4	5	6
3.　经常责怪自己	1	2	3	4	5	6
4.　常常感到坐立不安、心神不定	1	2	3	4	5	6
5.　做事经常犹豫不决	1	2	3	4	5	6

题目	持续3个月以上	持续2个月以上	持续1个月以上	持续2星期以上	持续1星期以上	没有或持续不到1星期
6. 常常感到心里烦躁	1	2	3	4	5	6
7. 常常害怕空旷的场所	1	2	3	4	5	6
8. 经常会无缘无故地感到害怕	1	2	3	4	5	6
9. 总是感到前途没有希望	1	2	3	4	5	6
10. 注意力无法集中	1	2	3	4	5	6
11. 常常感到有人在谈论我	1	2	3	4	5	6
12. 总是感觉旁人能知道我的私下想法	1	2	3	4	5	6
13. 常常感到苦闷	1	2	3	4	5	6
14. 头脑中总是有不必要的想法或字句盘旋	1	2	3	4	5	6
15. 反复想到死	1	2	3	4	5	6
16. 经常想到怎样去实施自杀(如怎样去服毒、割腕、跳楼等)	1	2	3	4	5	6
17. 常常害怕去公共场合	1	2	3	4	5	6
18. 经常有想摔东西的冲动	1	2	3	4	5	6
19. 在人多的地方感到不自在	1	2	3	4	5	6
20. 总觉得别人在跟我作对	1	2	3	4	5	6
21. 单独一个人时总是感觉精神很紧张	1	2	3	4	5	6
22. 总是感到大多数人都不可信任	1	2	3	4	5	6
23. 经常与人争论,抬杠	1	2	3	4	5	6
24. 总是不喜欢和同学、朋友在一起谈论问题	1	2	3	4	5	6
25. 经常不能控制地大发脾气	1	2	3	4	5	6
26. 总是很讨厌上学	1	2	3	4	5	6
27. 一天到晚对什么都提不起精神	1	2	3	4	5	6
28. 一听说要考试,总感到坐立不安	1	2	3	4	5	6
29. 上课时总是担心老师提问自己	1	2	3	4	5	6
30. 经常因一些小事而愤怒	1	2	3	4	5	6
31. 在家里几乎很难安心学习	1	2	3	4	5	6
32. 与同学相比,我常常感到学习很困难	1	2	3	4	5	6
33. 当别人看着我时,常常感到不安	1	2	3	4	5	6
34. 近一段时间总是很难记住学习内容	1	2	3	4	5	6
35. 对现在的学校生活常常感到不适应	1	2	3	4	5	6
36. 总是很难适应老师的教学方法	1	2	3	4	5	6
37. 当我心情低落时,常常不愿向其他人倾诉	1	2	3	4	5	6
38. 常常感到人们对我不友好,不喜欢我	1	2	3	4	5	6
39. 当我遇到困难时,大多不想去求助于别人	1	2	3	4	5	6

三、儿少心理健康量表(MHS-CA)

(一) 概述

儿少心理健康量表(Mental health Scale for Child and adolescent,MHS-CA)由程灶火牵头及全国心理测验研制协作组于2001年编制,于2004年完成信效度研究和全国常模建立。该量表是借鉴目前国内外儿童心理健康评定的研究成果,按心理测量学原理编制的,从24个方面评价儿童和青少年的心理健康状况,既反映儿童和青少年的心理过程,也反映儿童和青少年的心理特征。

该量表编制基于两个基本理念如下:

(1) 双极性:心理健康同躯体健康一样,不是没有心理疾病就是健康的,任何心理功能和过程的不足或过度都可能是不健康的表现(双极性),过去的心理健康评定量表都是单极的,而且偏重于精神症状的评估。

(2) 多维性:心理健康是多维度的,但不同学者编制的心理健康量表包含的维度不一样,如心理健康问卷(MHS)包括5个分量表:个人幸福感、焦虑因子、不适症状、人际关系和应付能力;儿童行为评估系统(Behavior Assessment System for Children,BASC)包括躯体情况、情绪状态、适应技巧、社交技巧等维度;中小学生心理健康量表包括学习、自我、人际和适应等4个维度。

(二) 结构域内容

借鉴国内外心理健康问卷结构,结合个人的临床和实践经验,通过咨询有关专家的意见和预试验,最后确定了24个反映儿童心理过程和特征的条目作为本量表的内容。每个条目包含7个等级状态的描述,分别代表7种不同的心理健康状况。24个条目经因素分析分别归属于5个领域(分量表),每个领域条目数不一样。

1. 认知功能(cognitive function) 包含感知觉、注意、记忆、智力、学习与工作等5个条目。

2. 思维与语言(thought and language) 包含思维过程、思维内容、思维自主性、语言表达、语言理解等5个条目。

3. 情绪体验(emotional experience) 包括焦虑体验、愉快体验、情绪反应等3个条目。

4. 意志行为(will and action) 包括行为、活动、兴趣、人际交往、健康关注等5个条目。

5. 个性特征(individual character) 包括自信与自尊、安全与信任、责任感、活泼性、仁慈心、需要满足等6个条目。

(三) 信度与效度

1. 信度指标 健康量表总分的重测信度为0.713,五个领域分的重测信度分别为认知(0.517)、思维与语言(0.633)、情绪(0.446)、意志与行为(0.611)、个性特征(0.477)。全量表的Cronbach's α系数为0.847,分半信度为0.800。学生与父母报告的一致性分别为认知(0.785)、思维与语言(0.835)、情绪(0.627)、意志与行为(0.717)、个性特征(0.750),总分的一致性为0.874。

2. 效度

(1) 结构效度:各领域间有中度相关,相关值在0.38~0.58之间,各领域分与总分的相关值在0.502~0.745之间,即各分量表相对独立又有一定的相关,分量表分与总分有较好的相关。强制性5因素分析获得的因素模式与编制者的设想基本一致,包括认知、意志行为、需要与情绪、思维与语言及其他。验证性因素分析各指标(NFI、RFI、IFI、TLI和CFI)均在0.9以上,RMSEA均小于0.05,说明5个分量表的划分能够较好地拟合样本数据。总样本与男孩样本、女孩样本各指标无明显差异,说明编制者设想的因素模式比较稳定。

(2) 实证效度:正常样本与异常样本在量表总分和各领域上得分差异均有显著性($P<0.001$),常模样本的得分显著高于异常样本的得分。儿少心理健康量表总分与CBCL的4种能力得分呈正相关,与11种

问题得分呈负相关,儿少心理健康量表与 CBCL 的分量表之间有一定的相关,性质相近的分量表相关高些,如认知与社会能力(0.543),学校能力(0.580),注意问题(-0.609),情绪与内向问题(-0.487),与躯体主诉(-0.530)等;性质不同的分量表相关低些,如认知与违纪行为(-0.129),情绪与活动能力(0.078)、社交能力(0.074)等。

(四) 常模标准与临床应用

1. **常模样本**　常模样本来源于全国 12 个省(自治区),各省有效样本数分别为辽宁沈阳和鞍山(1 193),内蒙古呼伦贝尔(650 人),安徽黄山(1 211 人),浙江温州(1 137 人),河南郑州(553 人),四川成都和宜宾(1 053 人),贵州贵阳(562 人),吉林长春(609 人),广东珠海(614 人),新疆吉昌(526 人),湖南长沙(1 041 人),江苏无锡(640 人),共计 9 728 人(男 47 08 人,女 5 020 人)。所有样本均为在校中小学生,各年级分别为小一(777 人)、小二(798 人)、小三(786 人)、小四(846 人)、小五(854 人)、小六(722 人)、初一(897 人)、初二(873 人)、初三(785 人)、高一(849 人)、高二(791 人)、高三(750 人)。父(母)文化程度:小学 4.6%(7.0%)、初中 30.8%(33.2%)、高中与中专 48.4%(49.6%)、大学 14.8%(9.7%)、研究生 1.4%(0.4%);家庭类型:核心家庭 6 650(67.8%)、大家庭 2 098(21.3%)、单亲家庭 328(3.3%)、重组家庭 158(1.6%)、其他 80(0.8%)、缺项 490(5.1%)。异常样本来源于中南大学湘雅二医院门诊和住院病人,每个年级 6~16 人不等,共计 143 人。间隔 5 周的重测样本 87 人,父母和学生报告一致性检验样本 56 人,效标效度样本 30 人。

2. **常模标准**　总体上小学生心理健康状况略高于中学生,其中初二、初三和高一学生心理健康状况相对较差。不过有些是父母的评价,不能完全代表孩子本人的感受;也可能在该阶段学习压力较大和生理上处于第二逆反期,使父母觉得可能存在某些心理问题。表 8-4 为各年级学生 MHS-CA 总分和各维度分的均数和标准差,因各维度条目数不同,维度间不可直接比较,若要比较,需将维度分转换成平均维度分(维度分/条目数)。

表 8-4　不同年级(年龄组)MHS-CA 总分和维度分

年级(年龄/岁)	认知功能	思维与语言	情绪体验	意志行为	个性特征	问卷总分
小一(7.2)	14.5±2.6	15.1±2.5	9.0±1.5	15.4±1.9	17.8±2.7	71.7±7.9
小二(8.3)	14.2±2.8	15.0±2.6	8.9±1.6	15.3±2.0	17.8±2.7	71.2±8.5
小三(9.4)	13.9±3.1	14.5±2.8	8.8±1.7	15.0±2.1	17.6±2.9	69.8±9.2
小四(10.4)	14.3±3.1	14.6±2.9	8.8±1.7	15.1±2.1	17.7±2.8	70.6±9.2
小五(11.5)	14.0±3.2	14.5±3.0	8.7±1.8	15.1±2.2	17.8±2.9	70.1±9.6
小六(12.4)	14.2±3.0	14.7±2.9	8.8±1.6	15.1±2.1	17.9±2.7	70.7±9.1
初一(13.4)	13.5±3.0	15.0±3.0	8.7±1.7	14.5±2.4	17.6±3.0	68.2±10.0
初二(14.4)	12.6±3.2	13.5±3.1	8.5±1.9	14.1±2.7	16.9±3.1	65.6±10.7
初三(15.4)	12.8±3.1	13.6±3.2	8.7±1.8	14.2±2.5	17.2±3.0	66.4±10.5
高一(16.4)	12.5±2.9	13.5±2.9	8.6±1.9	13.9±2.6	17.0±3.0	65.5±9.9
高二(17.3)	13.4±2.8	14.3±2.7	8.9±1.6	14.3±2.4	17.6±2.7	68.4±9.0
高三(18.4)	13.1±2.8	14.3±2.9	8.9±1.7	14.1±2.5	17.5±2.8	67.5±9.5

3. **应用研究**　不同地区儿童和青少年的心理健康状况总体上是有差异的,从心理健康状况总分看,湖南(长沙市,70.38)学生得分最高,四川(成都、宜宾,66.47)和安徽(黄山市,66.92)学生得分最低,其他地区可以分为两个层次,无锡、温州、珠海、沈阳和长春在一个层次(得分在 69 分以上),河南、贵州、新疆和内蒙古在一个层次(得分在 69 分以下);从 5 个维度的得分看(图 8-1),不同地区的差异情况与总分的差异趋势基本相同。总体而言,不同地区儿童和青少年的心理健康状况的差异不是太大,绝大多数儿童和青少年的心理是健康的。另外正常对照组与心理障碍组心理健康量表各维度得分有显著差异(图 8-2)。

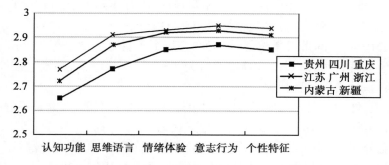

图 8-1　不同地区中小学生心理健康维度均分剖图

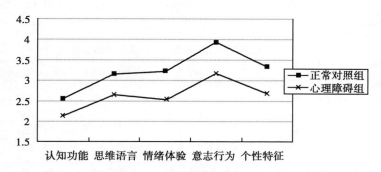

图 8-2　正常对照组与心理障碍组 MHS-CA 得分剖图

（五）实施与解释

MHS-CA 系评定量表,小学生由父母与孩子共同讨论填写,中学生可以自己填写,也可以与父母讨论填写。该量表适用在校中小学生(6~18 岁),填写者需要小学以上文化水平,主要用于评定在校学生一般心理健康水平,不作为心理障碍或精神疾病的筛查工具。评定时限为"目前"或"最近一个月"的实际状况。

1. **指导语**　这是一份心理健康调查表,从 24 个方面评定你(或你孩子)的心理健康状况,每个方面有 7 个等级,分别描述 7 种不同的心理健康状况,请你仔细阅读每一条,判断每个等级所描述的情况与你(或你孩子)最近一个月实际情况的符合程度,选择一个最合适的等级,在相应等级的数字画一个○。你一定要仔细看,认真填写,回答全部问题,以便反映你的真实情况。非常谢谢你的合作!

2. **条目评分标准**　记分方法有两种。

(1) 条目直接评分:原始条目分按等级记分,即对被试选择的状态描述进行等级记分。每个等级的意义分别为:7=过度性病理行为,6=过度性神经质行为,5=高健康状态,4=一般健康状态,3=低健康状态,2=缺失性神经质行为,1=缺失性病理行为。

(2) 条目转换评分:用于计算分量表分和总分,采用五级评分,先对条目原始等级进行转换,即将原条目记分中的 7 分(过度性病理行为)改记为 1 分;6 分(过度性神经质行为)改记为 2 分;其他等级不变。5 个等级的意义分别为:5 分为高健康状态,4 分为一般健康状态,3 分为低健康状态,2 分为亚健康状态,1 分为疾病状态。

3. **统计指标**　包括原始条目分、分量表分和总分。MHS-CA 含五个分量表,计算分量表分时,采用条目转换评分(1~5 分),将分量表所包含条目的得分相加即为分量表分,将五个分量表得分即得量表总分。分量表记分键如下:

(1) 认知功能:共 5 条。包括:感知觉+注意力+记忆力+智力+学习与工作。

(2) 思维语言:共 5 条。包括:思维过程+思维内容+思维自主性+语言表达+语言理解。

(3) 情绪体验:共 3 条。包括:焦虑体验+愉快体验+情绪反应。

(4) 意志行为:共 5 条。包括:行为+活动+兴趣+人际交往+健康关注。

(5) 个性特征:共 6 条。包括:自信与自尊+安全与信任+责任感+活泼性+仁慈心+需要满足。

4. 结果解释 包括条目分解释、分量表分解释和总分解释。

(1) 条目分解释:MHS-CA 的条目是按等级排列的,每个条目分为 7 个等级,分别代表 7 种不同的心理健康状况,7=过度性病理行为,6=过度性神经质行为,5=高健康状态,4=一般健康状态,3=低健康状态,2=缺失性神经质行为,1=缺失性病理行为。

由于它是两极量表,处于中间状态属于健康,两个极端(过度或不足)可能是不健康的表现,因此 1 和 7 属于疾病状态,2 和 6 属于亚健康状态,3~5 属于健康状态。

(2) 分量表分和总分解释:MHS-CA 总分反映总体心理健康状况,分量表分反映不同领域的健康水平。在研究或团体健康评估中,可以将调查团体得分与常模均数进行比较。另外,我们根据常模标准制定 5 种心理健康状态划界分值(表 8-5),可以根据该划界分值确定每个个体总体健康状况和 5 个领域的健康水平,也可以计算调查团体处于不同健康状态的人数或百分比。该量表只用于评估个体心理健康状况,不作为心理障碍的诊断。

表 8-5 《儿少心理健康量表》5 种健康状态常模

项目	高健康状态	较好健康状态	一般健康状态	亚健康状态	疾病状态
认知功能	21~25	17~20	11~16	8~10	5~7
思维语言	22~25	19~21	13~18	9~12	5~8
意志行为	22~25	18~21	12~17	8~11	5~7
情绪体验	14~15	11~13	7~10	5~6	3~4
个性特征	27~30	22~26	14~21	10~13	6~9
总分	101~120	81~100	61~80	41~60	24~40

(六) 量表联系人

无锡市精神卫生中心:程灶火。

(程灶火)

参 考 文 献

[1] 程灶火,袁国桢,杨碧秀,等.儿童青少年心理健康量表的编制和信效度检验[J].中国心理卫生杂志,2006,20(1):15-18.

[2] 杨碧秀,程灶火.不同年级的中小学生心理问题研究[J].中国健康心理学杂志,2006,14(3):270-272.

儿少心理健康调查表

你的姓名:_____ 性别:_____ 年龄:_____ 年级:_____

父亲年龄:_____ 职业:_____ 文化程度:_____ 母亲年龄:_____ 职业:_____ 文化程度:_____

家庭类型:核心型、大家庭、单亲型、父母离婚、重组型、其他。

指导语:这是一份心理健康调查表,从 24 个方面评定你的心理健康状况,每个方面有 7 个等级,请你仔细阅读每一条,判断每条所描述的情况与你实际情况的符合程度,选择一个最合适的等级,在相应等级的数字画"○"。你一定要仔细看,认真填写,以便反映你的真实情况。

题号	内容	选择
一、感知觉	1. 我有特异功能,能感觉到别人感觉不到的东西。	
	2. 我有点感觉过敏,平常声光都觉得难以忍受。	
	3. 我能清晰地感知客观事物。	
	4. 我能准确地感知客观事物,没有感觉不适。	
	5. 我有时出现一些感觉不适或知觉错误。	
	6. 我经常看错东西或听错话或体验到异常感觉。	
	7. 我感到一切都不真实,有时感到自己变了样。	
二、注意	1. 我常被一些无意义事情吸引以致无法学习工作。	
	2. 我太过于注意问题的细节,影响学习工作效率。	
	3. 我能专心致志去做每件事情。	
	4. 我能专心去做必需做的事情。	
	5. 我能集中注意力做好我喜欢做的事情。	
	6. 在学习和工作时,我的注意力不能集中。	
	7. 我做任何事情都坚持不了几分钟。	
三、记忆	1. 过去不愉快的经历不由自主地闯入我的脑海,无法排除。	
	2. 我经常想些不愉快的事情。	
	3. 我的记忆力很好,记东西又快又牢。	
	4. 我的记忆力较好,想记的事情基本能记住。	
	5. 我的记忆力一般,偶尔忘记一些小事。	
	6. 我觉得记东西比较费劲,经常忘记一些重要的事情。	
	7. 我的记忆力特差,总是不停地找东西。	
四、思维过程	1. 我的大脑里不由自主地涌现出大量的意念,根本停不来。	
	2. 我的思维特别快,观念一个接一个地出现。	
	3. 我思考问题比较敏捷、流畅。	
	4. 别人认为我考虑问题比较周全,思维有条理。	
	5. 我觉得自己考虑问题不周到或思维比较慢。	
	6. 我觉得自己的思维逻辑性很差、别人不理解我的想法。	
	7. 我觉得我的思维很乱,有时停滞不前,有时完全不能思考。	
五、思维内容	1. 我特别注意些小证据,喜欢诡辩。	
	2. 我非常重视证据,只要觉得别人谈话的依据不充分,我就要与他辩论。	
	3. 别人认为我讲话很在理,分析问题有根有据。	
	4. 别人认为我考虑问题很实在,切合实际。	
	5. 我有时好幻想或怀疑。	
	6. 别人觉得我的思维很怪,难以理解。	
	7. 在我身上发生的一些特别的事情或我确信无疑的事情,别人就是不相信。	
六、思维的自主性	1. 我觉得自己思维能控制或预测别人言行。	
	2. 我觉得自己能知道别人的想法。	
	3. 我能自由地思考问题。	
	4. 我能很好地控制自己的思维。	
	5. 我的脑子有时不听使唤,想些没有意义的事。	
	6. 我老想些没有意义的问题,自己无法摆脱。	
	7. 我觉得思维好像不是自己的,我想什么事别人都知道。	
七、语言表达	1. 别人认为我讲话过于拘泥细节,很累赘。	
	2. 别人觉得我讲话过于详尽,我发觉他们有些不耐烦。	
	3. 我能准确地表达自己的想法。	
	4. 我能清楚地表达自己的想法。	
	5. 我能让别人懂得我的意思。	
	6. 我发现别人经常听不懂我的话。	
	7. 别人发觉我经常自言自语,他们感到很奇怪。	

题号	内容	选择
八、语言理解	1. 广播、电视有些话是故意针对我的,别人经常议论我。	
	2. 我对别人话很敏感,总觉得别人在评论自己。	
	3. 我能准确地理解别人的话。	
	4. 我能较好地理解别人的话语。	
	5. 我偶尔误解别人的意思。	
	6. 我很难理解别人的话。	
	7. 我觉得所有人的话都那么陌生,无法理解。	
九、智力	1. 我有特别的灵感,能预知宇宙万物。	
	2. 我觉得自己特别聪明,别人的言行都那么愚蠢可笑。	
	3. 我的理解力强,能活学活用,适应能力强。	
	4. 我学新知识较快,灵活运用能力差,能较好地适应环境。	
	5. 别人觉得我忠厚诚实,我学新东西较慢,但能适应环境。	
	6. 我接受新东西很慢,适应环境有点困难。	
	7. 我的学习理解能力很差,适应环境困难。	
十、自信与自尊	1. 我各方面都比别人强,我什么事都会做。	
	2. 别人觉得我过高地估计自己的能力、长相或学识。	
	3. 我对自己有充分的自信,充满活力。	
	4. 我能合理地估计自己的优点和不足。	
	5. 我对自己的优点估计不足,担心自己的不足。	
	6. 我对自己没有信心,很在意别人的评价。	
	7. 我觉得自己一无是处,什么都不如别人。	
十一、安全与信任	1. 我觉得每个都很友好,从来不怀疑任何人。	
	2. 我过于相信别人,经常受骗上当。	
	3. 我相信大多数人,从不担心自己会上当受骗。	
	4. 我觉得多数人是可信赖的,对现实感到安全满意。	
	5. 我不轻易相信别人,但能与现实保持良好的接触。	
	6. 我觉得别人都靠不住,生活没有安全感。	
	7. 我不相信任何人,整天提心吊胆地生活。	
十二、责任感	1. 我总觉得自己做得不够好,责备自己。	
	2. 我生怕自己没做好,别人不满意。	
	3. 我的责任感很强,总想把事情做得更好。	
	4. 我是一个有责任心的人,做事认真负责。	
	5. 别人认为我的责任感差,有点自我中心。	
	6. 父母觉得我没有责任感,喜欢埋怨别人。	
	7. 每个人都说我生活懒散,整天怨天尤人。	
十三、活泼性	1. 别人觉得我做事很冲动、不考虑后果。	
	2. 父母觉得很浮躁、贪玩、乱交友。	
	3. 别人认为我活泼、开朗、好交际。	
	4. 别人觉得我比较稳重、朴实、合群。	
	5. 我的性格比较内向、深沉、重感情。	
	6. 别人认为我孤僻、寡言、不合群。	
	7. 别人觉得性格怪异、独来独往、无法接近。	
十四、仁慈心	1. 别人认为我脾气暴躁,残忍。	
	2. 父母觉得我脾气急躁,缺少同情心。	
	3. 我做事粗心,不太注意别人的感受。	
	4. 别人认为我很随和,善解人意。	
	5. 父母觉得我很温顺,多愁善感。	
	6. 我的性格比较懦弱,胆小怕事。	
	7. 我在别人面前总是低声下气,没有尊严。	

续表

题号	内容	选择
十五、需要满足	1. 我做任何事情都是从"应该"出发,从不考虑自己的需要。 2. 我过分在意别人的看法,过度压抑自己。 3. 我比较在意别人的看法,较少考虑个人的需要。 4. 在不违反社会规范的前提下,我能合理地满足自己的需要。 5. 别人觉得利欲心较强,不太在意别人的看法。 6. 我做事情总是考虑自己的得失,常常损害别人的利益。 7. 别人认为我做事不顾现实,一味追求个人满足。	
十六、焦虑体验	1. 我整天莫名其妙地焦虑或对某些情境极度恐惧,严重影响我的生活。 2. 我经常感到紧张焦虑或害怕某些情境,影响我个人潜能的发挥。 3. 我不时有点紧张焦虑,但能自己化解。 4. 我的生活过得很忙碌,但多数时间比较开心。 5. 我生活得比较轻松自在,从不感到紧张。 6. 我对未来没有任何打算,过一天算一天。 7. 父母认为我好吃懒做,整日游手好闲。	
十七、愉快体验	1. 我感到特别愉快,没有任何烦恼。 2. 我感到很幸福,对困难毫不在乎。 3. 我生活得比较愉快和幸福。 4. 生活中虽有不如意之事,但多数时间我比较开心。 5. 我有时感到忧愁和悲伤,但能自己化解。 6. 我总是感到不满、悔恨、埋怨、苦闷、不愉快。 7. 我不能从生活中体验到任何乐趣,觉得人生毫无意义。	
十八、情绪反应	1. 我的情绪极不稳定,易怒、易悲、易流泪、易感动。 2. 我的情绪不稳定,经常喜怒无常。 3. 我的情绪反应强烈,爱憎分明,好感情用事。 4. 我的情绪稳定,反应适度,善于控制。 5. 我的情绪反应慢,强度弱,表情冷淡。 6. 我体验不到愉快和悲伤,与亲人没有感情沟通。 7. 别人认为我的情感幼稚、淡漠、或完全没有情感反应。	
十九、行为	1. 我觉得自己太拘泥于社会规范,以致不敢做任何事。 2. 我做事犹豫不决、强迫,过分担心别人的看法。 3. 我的精力很充沛,敢作敢为,但自觉地遵守社会规范。 4. 我在生活、学习和工作方面较主动,有上进心,服从社会规范。 5. 我学习和工作是为了生活,尽可能使自己的行为符合社会规范。 6. 别人认为我是个叛逆者,做事冲动,不愿承担社会责任。 7. 我对社会规范十分反感,老是做些违纪和违法事情。	
二十、活动	1. 我好冲动冒险,从事一些危险的活动。 2. 我整天都安静不下来,小动作不断,或有一些怪异、刻板动作。 3. 我贪玩、好动、话多,整天闲不住。 4. 我做事有计划,活动有规律,自控能力强。 5. 我不爱活动,喜欢安安静静的学习和工作。 6. 我的活动明显减少,行动缓慢或呆坐不动。 7. 我想天天卧床不起,整天不想讲一句话。	
二十一、兴趣	1. 我什么事情都想做,结果什么事情也做不成,且影响正常生活。 2. 我的兴趣短暂多变,影响学习和工作。 3. 我的兴趣广泛,生活丰富多彩。 4. 我热爱生活、学习和工作,有一些业余爱好。 5. 除正常的生活、学习和工作外,我没有什么业余爱好。 6. 我的兴趣明显减退,对生活、学习和工作有厌倦感。 7. 我对生活毫无兴趣,讨厌人生。	

续表

题号	内容	选择
二十二、人际交往	1. 我经常乱交朋友,影响正常的生活。 2. 我交友过多,影响学习和工作。 3. 我擅长与人交往,从交往中体验到快乐。 4. 我主动与人交往,愿意帮助别人。 5. 我有目的地与人交往,能帮助别人。 6. 我怕与人交往,在人多的场合感到紧张。 7. 我拒绝与人交往,与人接触感到恐惧。	
二十三、学习和工作	1. 我的期望水平过高,压力很大,精神快要崩溃了。 2. 我对自己的要求很高,不能从学习和工作中体验不到乐趣。 3. 我对学习和工作兴趣浓厚,成绩优秀或业绩显著。 4. 我工作主动、学习自觉,对成绩感到满意。 5. 我学习刻苦、工作努力,成绩一般。 6. 我对学习和工作没兴趣,能完成任务,成绩较差。 7. 我厌恶学习和工作,不能完成任务,成绩很差。	
二十四、健康关注	1. 我确信自己得了不治之症,整天忙于看病吃药。 2. 我怀疑自己得了严重的疾病,反复检查仍不放心。 3. 我对躯体不适比较敏感,夸大病情,过度治疗。 4. 我比较关心自身健康,有病及时治疗。 5. 我不太关心自身的健康,有病不及时治疗。 6. 我不关心自身健康,过量吸烟、酗酒或吸毒。 7. 我有意摧残自己的健康,有自残或自杀行为。	
总分		

四、百项心理症状问卷(PSI-100)

(一) 概述

百项心理症状问卷(Psychological Symptom Inventory-100,PSI-100)由程灶火教授于 2010 年编制,至 2012 年初步完成问卷的标准化和信效度验证。本问卷参照《90 项症状清单》的基本构思,借鉴 CIDI 和 MINI 等精神症状检查条目及国内外心理健康量表相关维度和内容,结合中国文化习惯和个人临床实践经验,咨询相关专家意见和初步预试验,最终 10 个症状维度,每个维度包含 10 个条目。心理健康是一个复杂问题,要对人的总体心理健康状况做出准确、有效和经济的测量也是一件困难的事。首先,心理健康评估有不同取向,如积极心理学、心理素质和心理症状取向,在我们医生看来,无病、无痛和生活快乐便是健康,故以心理症状取向。其次,心理健康内涵很广,难以用简短测验快速做出全面评价,而测验使用希望测验越短越好,以致有些研究者试图用十几个条目评价个体总体心理健康状况。再者,编制该问卷的主要目的是筛查常见心理问题和判断问题严重程度,在内容上偏重情绪问题和行为问题,只涉及少数精神病性症状,不涉及问题的原因或后果调查。最后,所有条目都是心理症状的通俗化描述,许多症状条目来源于 CIDI 和 MINI 等结构性精神访谈,其目的是想该量表筛查出来的心理问题能与目前诊断诊断分类系统中的疾病单元有一定的联系。

(二) 结构与内容

PSI-100 包含抑郁症状、焦虑症状、强迫症状、躯体症状、精神症状、人格品行、注意问题、神经敏感、饮食睡眠和冲动行为等 10 个症状维度,每个维度包含 10 个条目。PSI-100 分两个版本,两个版本的维度名称和条目数量完全相同,条目内容表述略有差异。因素分析显示 10 个症状维度可归为 4 个因子:情绪症状因子(抑郁症状、焦虑症状、强迫症状)、生理症状因子(神经敏感、躯体症状、饮食睡眠)、行为控制因子(冲动控制、注意问题)和精神病理因子(人格品行、精神症状)。

1. PSI-10 的结构

(1) 抑郁症状(depressive symptoms,DEP):反映与抑郁有关的心境和认知症状,包括郁闷沮丧、心烦急躁、迷茫失望、认知迟缓、无用讨厌、兴趣减退、活力丧失、孤立无助、轻生厌世和罪恶感等症状。

(2) 焦虑症状(anxious symptoms,ANX):反映各种精神性焦虑和不同情境下的焦虑体验,包括紧张害怕、过分担心、坐立不安、神经过敏、闪回噩梦、害怕失控及害怕特殊情境、物体、社交、演讲等症状。

(3) 强迫症状(obsessive-compulsive symptoms,OCS):反映各种强迫性思维和行为,包括那些明知没有必要,但又无法摆脱的无意义的思想、冲动和行为,如担心说错话、做错事,担心衣着不整、仪表不端,反复清洁、检查门窗等。

(4) 躯体症状(physical symptoms,PHY):反映躯体性症状及对躯体健康的担忧,如头昏头晕、疲倦乏力,头痛背痛、呕吐腹泻、四肢麻木,担心癌症、性功能问题等。

(5) 精神症状(psychotic symptoms,PSY):反映各式各样的精神病性症状和行为,包括幻听幻视,被追踪或被迫害,被控制或被洞悉,思维被插入,以及能洞悉别人想法和影响别人行为等神秘体验。

(6) 人格品行(personality and conduct,PAC):反映人格和品行问题,如说谎、欺骗和偷窃,挑衅、好斗和破坏,残忍、报复和伤害,以及其他反社会行为。

(7) 注意问题(attention problem,ATP):反映注意和效率等问题,如注意力不集中、忘性大,做事拖拉、不细致,自控能力差、难以遵守规则。

(8) 神经敏感(nervous sensitivity,NES):反映各种自主神经症状和主观性不适感,包含心慌胸闷、脸红出汗、尿频尿急、胃肠不适等症状。

(9) 饮食睡眠(diet and sleep,DAS):反映饮食和睡眠相关问题,如食欲下降、偏食节食暴食、体重改变,睡眠困难、早醒、梦多、睡眠紊乱等。

(10) 冲动行为(impulsive action,IMP):反映冲动控制问题,如好冒险、做事无计划性、遇事易冲动、沉迷游戏或网络、烟酒过度、赌博等。

2. **统计指标** 包括维度分和总分。问卷包含 10 个维度,每个维度包含 10 个条目,所有条目都负性记分。将每个维度所包含条目的得分直接相加,即得维度分,得分范围为 10~50 分。将 10 个维度分直接相加,即得总分,得分范围为 100~500 分。各维度记分见如下。

(1) 抑郁症状=x36+x2+x12+x4+x26+x76+x61+x31+x9+x34。

(2) 焦虑症状=x11+x3+x33+x28+x15+x39+x17+x41+x19+x20。

(3) 强迫症状=x23+x49+x58+x91+x25+x5+x27+x14+x29+x96。

(4) 躯体症状=x8+x32+x13+x10+x35+x1+x37+x38+x16+x99。

(5) 精神症状=x18+x42+x60+x44+x63+x46+x86+x73+x22+x50。

(6) 人格品行=x82+x52+x53+x54+x55+x56+x57+x21+x59+x43。

(7) 注意问题=x7+x62+x45+x64+x65+x66+x40+x68+x69+x70。

(8) 神经敏感=x71+x72+x48+x74+x75+x6+x77+x78+x79+x94。

(9) 饮食睡眠=x81+x51+x83+x84+x85+x47+x80+x88+x89+x90。

(10) 冲动行为=x24+x92+x93+x87+x95+x30+x97+x98+x67+x100。

3. **结果解释** 所有条目采用负性记分,各维度得分越高,症状或心理问题越严重,以 20 分作为划界值,高于此划界值可能提示存在相应的心理问题。总分的划界值为 170 分,高于划界值提示可能存在心理健康问题。此外,还可以根据维度分或总分将心理问题或症状严重程度划分为几个等级,维度等级划分如下:

亚健康(20~26 分);轻度(27~34 分);中度(35~42 分)和重度(43~50 分);

总分等级划分:亚健康(170~250);轻度(251~325 分);中度(326~400 分)和重度(401~500 分)。

划界分是心理障碍筛查和临床诊断的重要依据,常模(均数和标准差)是评价不同人群心理健康状况的重要依据。

症状维度与心理问题或心理障碍不是一一对应的,每种心理障碍可能有几个症状维度得分超过划界值,如抑郁症患者,除抑郁症状得分较高外,躯体症状和饮食睡眠维度得分也会增高,甚至精神症状和焦虑症状的得分也可能增高,因此在判断心理障碍性质和严重程度时,需要综合分析症状剖图。另外,各维度得分都在正常范围内,也不能断定绝对没有心理问题,甚至可能存在严重的精神障碍,因此需要结合病史、知情人报告和精神检查进行全面分析。

(三) 信度与效度

1. **重测信度**　间隔 2~4 周的重测信度分析显示,总分重测信度系数为 0.723,总样本各维度重测信度分别为抑郁症状 0.681、焦虑症状 0.648、强迫症状 0.791、躯体症状 0.635、精神症状 0.681、人格品行 0.696、注意问题 0.625、神经敏感 0.652、饮食睡眠 0.627 和冲动行为 0.615,临床样本的重测信度系数 0.591~0.863,略高于常模样本 0.574~0.666。

2. **同质信度**　内部一致性 α 系数分析结果显示,总分 α 系数达到 0.974,总样本各维度 α 系数分别为抑郁症状 0.880、焦虑症状 0.830、强迫症状 0.839、躯体症状 0.839、精神症状 0.844、人格品行 0.865、注意问题 0.862、神经敏感 0.867、饮食睡眠 0.842 和冲动行为 0.804,临床样本多数维度的 a 系数 0.813~0.900,略高于常模样本 0.800~0.879。

3. **构想效度**　首先,无论是常模样本或临床样本,所有维度分与总分具有较高程度的相关 0.737~0.882,维度之间也有中等以上的相关 0.453~0.811,症状维度的性质越近,相关越高,如三个情绪症状维度和三个躯体症状维度内部相关高于类别间相关;其次,以条目进行探索性因素分析可以获得 13 个特征根大于 1 的因子,以维度进行探索性因素只获得 1 个特征根大于 1 的因子;最后,若进行强制性四因素分析,可归纳为情绪症状因子(抑郁症状 0.590、焦虑症状 0.722、强迫症状 0.734)、生理症状因子(神经敏感 0.772、躯体症状 0.763、饮食睡眠 0.643)、行为控制因子(冲动控制 0.821、注意问题 0.773)和精神病理因子(人格品行 0.819、精神症状 0.688)。

4. **校标效度**　SCL-90 是国内最常用的总体心理健康问卷,故以此为校标,相关分析结果显示,PSI-100 总分与 SCL-90 总分的相关达 0.823,PSI-100 各维度分与 SCL-90 总分相关分别为抑郁症状 0.781、焦虑症状 0.747、强迫症状 0.752、躯体症状 0.681、精神症状 0.576、人格品行 0.508、注意问题 0.667、神经敏感 0.681、饮食睡眠 0.704 和冲动行为 0.655;PSI-100 与 SCL-90 类似维度达到中高度相关 0.605~0.797,其他维度间也有中等相关。

(四) 常模标准与临床应用

1. **常模样本**　采用分层方便取样,从江苏、安徽、山东、浙江和陕西等五省某些地区的学校和社区获得有效样本 4 672 人,男 2 256 人(48.3%),女 2 416 人(51.7%);平均年龄(20.05±10.77)岁,10~15 岁组 1 600 人(34.2%),16~20 岁组 1 767 人(37.8%),21~25 岁组 730 人(15.6%),25~91 岁 575 人(12.3%);民族:汉族 4 550 人(97.39%),少数民族 122 人(2.61%);教育:小学 1 562 人(33.4%),初中 969 人(20.7%),876 人(18.8%),大专或本科以上 944 人(20.2%),研究生 321 人(6.9%);家庭类型:大家庭 1 565 人(33.5%),核心家庭 2 733 人(58.5%),单亲家庭 229 人(4.9%),其他 145 人(3.1%);家庭经济状况:贫困 266 人(5.7%),一般 2 672 人(57.2%),较好 1 556 人(33.3%),富裕 178 人(3.8%)。

2. **常模标准**　总样本中有 4 个维度平均得分为 17 分,躯体症状和饮食睡眠两个维度平均得分为 15 分,精神症状、人格品行和神经敏感 3 个维度平均得分相对较低(13 分左右);方差分析显示四个年龄组间各维度分和总分均存在显著差异($P<0.001$);两两比较结果显示 10~15 岁组和 26~91 岁组各维度得分相对低于 16~20 岁组和 21~25 岁组,16~20 岁组各维度平均得分均为最高,26~91 岁组在 7 个情绪精神症状相关维度上得分最低,10~15 岁组在三个躯体症状相关维度上得分最低(见表 8-6)。

3. **临床应用**　PSI-100 是以心理症状取向编制的,原则上可以用于一般人群、特殊人群或门诊就诊患者心理问题或障碍的初步筛查、患者病情严重度评定和治疗效果评定等,即可用于 10 岁以上各种人群。不过所有症状自评量表的使用都必须满足两个基本条件:症状认知力和真诚报告,也就是说,报告者或患

表 8-6　PSI-100 各年龄组得分（均数常模）

项目	总样本 (*n*=4 672)	10~15 岁组 (*n*=1 600)	16~20 岁组 (*n*=1 767)	21~25 岁组 (*n*=730)	26~91 岁组 (*n*=575)	*F*
抑郁症状	17.3±6.3	16.1±6.3	18.6±6.3	17.9±6.4	16.0±5.6	57.014
焦虑症状	17.1±6.1	16.9±6.3	17.9±6.0	17.1±6.1	15.1±5.0	32.925
强迫症状	17.1±6.2	17.4±6.2	18.0±6.3	16.7±6.0	13.8±4.7	74.297
躯体症状	15.0±5.1	14.2±4.7	15.7±5.1	15.4±5.8	14.8±5.0	26.664
精神症状	13.6±5.0	13.6±5.2	14.0±4.8	14.0±5.4	12.0±3.8	25.728
人格品行	12.3±4.2	11.9±3.5	12.6±4.2	13.2±5.5	11.8±3.4	23.936
注意问题	17.0±6.1	16.4±6.1	18.1±6.2	17.2±6.3	15.0±5.0	47.795
神经敏感	13.7±5.1	12.9±4.6	14.1±5.1	14.2±5.9	14.0±5.0	20.494
饮食睡眠	15.2±5.7	14.4±5.4	15.8±5.6	15.8±6.4	15.0±5.1	20.319
冲动控制	17.3±5.6	17.0±5.6	18.3±5.5	17.7±6.1	14.8±4.8	63.141
问卷总分	155.3±46.0	151.0±45.1	162.7±44.9	158.0±51.9	142.2±39.5	36.712

者对自身心理症状具有认识能力和识别能力，并且愿意将这些症状如实地报告出来，既不伪装或夸大症状，也不掩饰或缩小症状，因此 PSI-100 可能不适合用于精神分裂症等自知力缺乏的重性精神病患者或存在伪装或掩饰动机的特殊群体，如伤残鉴定、司法鉴定或就业体检等人群。最后还有一个"划界分"问题，是采用常模参照（常模均数 + 标准差）还是采用标准参照（条目平均分大于 2 分，即维度分大于 20 分），有研究发现两种划界分心理问题的检出率有显著的差异，同时发现按常模参照划界分各类心理问题检出率非常接近，而标准参照划界分各类心理问题检出率差异很大（精神病性 7.2%~强迫症状 24.3%）。本问卷也有类似现象，按常模参照划界分抑郁症状和精神症状的检出率分别为 14.7% 和 12.7%，非常接近，显然实际情况不符；而标准参照划界分抑郁症状和精神症状的检出率则为 24.2% 和 8.9%，可能更接近实际情况。因此，我们建议采用标准参照划界分，各维度以 20 分作为划界分，总分以 170 分作为划界分。

临床样本与常模样本比较显示：总分和各维度分（除人格品行外）组间差异具有显著性（*P*<0.000 1），精神分裂症组总分和维度分普遍低于常模样本，情感障碍组和焦虑障碍组各项得分显著高于常模样本。各组总分的均数和标准差分别为常模样本（图 8-3）。

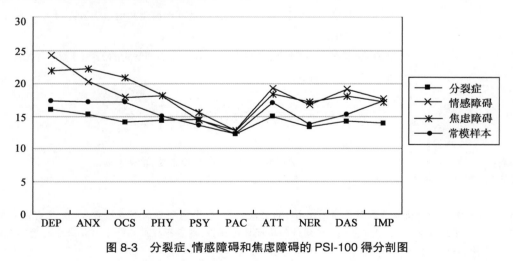

图 8-3　分裂症、情感障碍和焦虑障碍的 PSI-100 得分剖图

4. **心理问题检出率**　依据常模确定的划界分和严重等级标准，统计各类症状和心理问题检出率（见表 8-7）。结果显示：各种心理症状检出率有较大差异，抑郁、焦虑、强迫、注意和冲动等问题相对较多（8%~10%），人格品行、神经敏感和精神症状相对较少（2.7%~3.9%）；总心理问题检出率相当高（21.3%），其中 1 项异常为 8.3%，2~3 项异常为 6.7%，3 项以上异常 6.3%；此外还有相当一部分人（28.5%）处于亚健康状态。

表 8-7　心理症状和心理问题检出率

项目	健康 人数(%)	亚健康 人数(%)	轻度 人数(%)	中度 人数(%)	重度 人数(%)
抑郁症状	2 817(70.3)	825(20.6)	260(6.5)	84(2.1)	20(0.5)
焦虑症状	2 820(70.4)	801(20.0)	325(8.1)	52(1.3)	8(0.2)
强迫症状	2 764(69.0)	833(20.8)	341(8.5)	60(1.5)	8(0.2)
躯体症状	3 388(84.6)	441(11.0)	144(3.6)	28(0.7)	5(0.1)
精神症状	3 537(88.3)	313(7.8)	132(3.3)	20(0.5)	4(0.1)
人格品行	3 766(94.0)	132(3.3)	92(2.3)	12(0.3)	4(0.1)
注意问题	2 828(70.6)	809(20.2)	309(7.7)	47(1.2)	13(0.3)
神经敏感	3 569(89.1)	285(7.1)	116(2.9)	32(0.8)	4(0.1)
饮食睡眠	3 278(81.8)	501(12.5)	176(4.4)	44(1.1)	7(0.2)
冲动行为	2 813(70.2)	873(21.8)	269(6.7)	47(1.2)	4(0.1)
总发生率	2 011(50.2)	1 142(28.5)	597(14.9)	180(4.5)	76(1.9)

（五）实施与解释

PSI-100 自评量表，一般情况下由被试自己填写，特殊情况下可有主试通过询问代为填写，适用于 10 岁以上儿童青少年、成人和老年人群，具有 3 年以上教育水平。该问卷即可作为一般心理问题的筛查，也可作为干预效果的评价工具，对精神分裂症等重性精神病、缺乏自知力的患者不适用。评定时限为最近 1 个月，每个条目采用 1~5 分 5 级评分（1=没有，2=偶尔或轻度，3=有时或中度，4=经常或偏重，5=总是或严重），以维度分和问卷总分为心理健康状况评价指标，分数越高表示心理症状越严重。

（程灶火）

参 考 文 献

［1］程灶火，易媛，赵利云，等. 百项心理症状问卷编制和信效度研究［J］. 中国临床心理学杂志，2012，20（5）：585-589.
［2］顾寿全，奚晓岚，程灶火. 大学生大五人格与心理健康的关系［J］. 中国临床心理学杂志，2014，22（2）：354-356.

百项心理症状问卷（PS-100）

姓名：_____　性别：_____　教育：_____　民族：_____　身高：____cm　体重：____kg

出生日期：_____年____月____日　　　家庭类型：大家庭，核心家庭，单亲家庭

经济状况：很好，较好，一般，较差　　　躯体健康：很好，较好，一般，较差

指导语： 下面列举了 100 项某些人可能会有苦恼、病痛或问题，每个问题后面有五个数字，1=没有，2=偶尔或轻度，3=有时或中度，4=经常或偏重，5=总是或严重，请您仔细地阅读每一条，然后根据最近一个月以来您的情况及您的实际感觉，在 5 个数字中选择一个画"〇"。

项目	评分/分				
1. 过分担心自己的躯体健康	1	2	3	4	5
2. 心烦、急躁或发脾气	1	2	3	4	5
3. 为一些小事过分担心或坐立不安	1	2	3	4	5

项目	评分/分				
4. 记忆减退或思维迟钝	1	2	3	4	5
5. 反复检查门窗、水电煤气开关或整理物品	1	2	3	4	5
6. 呼吸困难或过度呼吸	1	2	3	4	5
7. 注意力不集中或容易分心	1	2	3	4	5
8. 头痛、胸痛、腹痛、腰痛或肌肉酸痛	1	2	3	4	5
9. 感到孤立无援，被人遗弃	1	2	3	4	5
10. 疲倦、乏力、头重脚轻	1	2	3	4	5
11. 感到无缘无故地紧张、焦虑或害怕	1	2	3	4	5
12. 感到前途迷茫、没希望	1	2	3	4	5
13. 胃肠不适、恶心呕吐、便秘或腹泻	1	2	3	4	5
14. 有一些别人不能理解的程序化动作或仪式	1	2	3	4	5
15. 反复的突发性心慌、眩晕、呕心或濒死感	1	2	3	4	5
16. 四肢发麻或刺痛、麻痹	1	2	3	4	5
17. 特别惧怕人际接触或社交场合	1	2	3	4	5
18. 能看见别人看不见的东西	1	2	3	4	5
19. 不由自主地回忆某些痛苦事件	1	2	3	4	5
20. 感到神经过敏或心中不踏实	1	2	3	4	5
21. 不能遵守社会规范	1	2	3	4	5
22. 感到别人、电视、报纸或广播在议论自己	1	2	3	4	5
23. 脑子里反复出现一些不想要的念头	1	2	3	4	5
24. 做事没有计划性	1	2	3	4	5
25. 脑子里反复出现一些矛盾或对立的想法	1	2	3	4	5
26. 对人对事失去兴趣，不想做事	1	2	3	4	5
27. 反复洗手、洗澡、清洗碗筷、衣物或其他物品	1	2	3	4	5
28. 过分惧怕某些特定物体或动物，如蛇、血、雷电	1	2	3	4	5
29. 脑子里反复出现一些厌恶的图像、情景或回忆	1	2	3	4	5
30. 好奇心强、喜欢冒险	1	2	3	4	5
31. 行动缓慢、提不起精神	1	2	3	4	5
32. 呼吸困难、头昏头晕或昏倒	1	2	3	4	5
33. 过分惧怕某些特定情境，如广场、高空、电梯	1	2	3	4	5
34. 觉得自己有罪，应该受到惩罚	1	2	3	4	5
35. 喉部异物感、食管或肠道堵塞感	1	2	3	4	5
36. 心情郁闷、沮丧或不开心	1	2	3	4	5
37. 怀疑自己患了重病，反复就医	1	2	3	4	5
38. 对内脏活动过分敏感，感到心惊肉跳	1	2	3	4	5
39. 过分担心自己会失控、发疯、或伤人毁物	1	2	3	4	5
40. 别人常批评自己话多、好插嘴	1	2	3	4	5
41. 害怕在公共场合讲话或表演	1	2	3	4	5

项目	评分/分				
42. 能听见别人听不到的声音	1	2	3	4	5
43. 喜欢挑衅或斗殴、有纵火的冲动	1	2	3	4	5
44. 感到有人想谋害或伤害自己	1	2	3	4	5
45. 做事虎头蛇尾，难以持久	1	2	3	4	5
46. 能用某种神秘方式获悉别人的想法	1	2	3	4	5
47. 入睡困难或睡不安稳	1	2	3	4	5
48. 心悸、口干、出汗	1	2	3	4	5
49. 过分担心自己衣饰不整齐或仪态不端庄	1	2	3	4	5
50. 能用某些特殊方式影响别人的思想或行为	1	2	3	4	5
51. 过度节食或暴饮暴食	1	2	3	4	5
52. 故意毁坏他人或公共财物	1	2	3	4	5
53. 霸道、好斗、心存怨恨或报复	1	2	3	4	5
54. 虐待或伤害他人或动物	1	2	3	4	5
55. 说谎、欺骗、勒索、抢劫	1	2	3	4	5
56. 逃学、矿工或离家出走	1	2	3	4	5
57. 脾气暴躁、好争吵	1	2	3	4	5
58. 反复怀疑事情是否做好或是否做错	1	2	3	4	5
59. 喜欢与父母或老师或领导对抗	1	2	3	4	5
60. 感到有人监视或跟踪自己	1	2	3	4	5
61. 感到人生没有意义、有轻生念头	1	2	3	4	5
62. 做事粗心、拖拉，质量差	1	2	3	4	5
63. 感到有人能用某种神秘方式获悉自己的想法	1	2	3	4	5
64. 与人说话心不在焉，似听非听	1	2	3	4	5
65. 日常活动中丢三落四	1	2	3	4	5
66. 坐立不定，小动作多	1	2	3	4	5
67. 抽烟、喝酒、赌博	1	2	3	4	5
68. 好吵闹、好打逗	1	2	3	4	5
69. 不能遵守单位或学校的纪律或规章制度	1	2	3	4	5
70. 容易兴奋冲动	1	2	3	4	5
71. 身体阵阵发冷或发热	1	2	3	4	5
72. 脸发热或潮红	1	2	3	4	5
73. 感到有某种神秘力量把他们的想法强加给自己	1	2	3	4	5
74. 胸痛或心前区不适	1	2	3	4	5
75. 尿频尿急、排尿困难或大便次数增多	1	2	3	4	5
76. 感到自己没有价值、讨厌自己	1	2	3	4	5
77. 轻微劳动即感过度疲劳	1	2	3	4	5
78. 吞气、呃逆、胸部或上腹部的烧灼感	1	2	3	4	5
79. 上腹部不适、胃内翻腾或搅拌感	1	2	3	4	5

续表

项目	评分/分				
80. 夜间容易惊醒或早醒	1	2	3	4	5
81. 食欲下降或食而无味	1	2	3	4	5
82. 偷窃家里或别人的钱物,或借钱不还	1	2	3	4	5
83. 过分挑食或偏食	1	2	3	4	5
84. 体重明显减轻或增加	1	2	3	4	5
85. 口干、饮水过多	1	2	3	4	5
86. 感到有某种神秘的力量在控制自己的思想或行为	1	2	3	4	5
87. 容易与同学或同事发生冲突	1	2	3	4	5
88. 说梦话或做噩梦	1	2	3	4	5
89. 睡眠过多或白天打瞌睡	1	2	3	4	5
90. 睡眠紊乱或昼夜颠倒	1	2	3	4	5
91. 反复纠缠一些没意义的事情,刨根问底	1	2	3	4	5
92. 考虑问题不能三思而后行	1	2	3	4	5
93. 遇事容易冲动	1	2	3	4	5
94. 四肢肿胀感、膨胀感或沉重感	1	2	3	4	5
95. 兴趣爱好容易改变	1	2	3	4	5
96. 反复默念某些字句或某些数字	1	2	3	4	5
97. 缺乏自我控制能力	1	2	3	4	5
98. 沉迷于游戏或网络	1	2	3	4	5
99. 怀疑自己性功能有问题	1	2	3	4	5
100. 咬指甲、拔毛、抠鼻	1	2	3	4	5

第二节 自我意识类评定量表

一、儿童自我意识量表(PHCSS)

(一)概述

儿童自我意识量表(The Piers-Harris Children's Self-Concept Scale,PHCSS)是美国心理学家 Piers E. 及 Harris D. 于 1969 年编制、1974 年修订的儿童自评量表,主要用于评价儿童自我意识(又译作自我概念)。适用于 8~16 岁儿童、青少年,由 80 个条目组成,包括 6 个分量表:行为、智力与学校情况、躯体外貌属性、焦虑、合群、幸福与满足,并计算总分。该量表内容简单易懂,可用于临床问题儿童的自我评价及科研,在国外应用较为广泛,信度与效度较好。

(二)标准化时间、信度、效度

1. PHCSS 量表的标准化 苏林雁等 1994 年在湖南省取样制订了湖南常模,在收集应用经验的基础上,与全国 20 个单位协作,采样 1 370 例,于 2002 制订了全国城市儿童常模。

2. 信度 内部一致性 Cronbach's α 各分量表为 0.47~0.70,总分为 0.86;重测信度:间隔半个月各分量表的重测信度为 0.60~0.93,总分为 0.94,间隔 3 个月各分量表的重测信度为 0.43~0.65,总分为 0.70。

3. 效度

(1) 判别效度：将常模样本与行为障碍(包括儿童多动症、品行障碍)99例及情绪障碍组37例的各分量表及总分作方差分析，发现常模组各分量表及总分均高于两个问题组，行为障碍组行为分量表得分低于情绪障碍组，情绪障碍组焦虑、合群、幸福与满足得分低于行为障碍组($F=16.05\sim87.48$，P均 <0.001)。智力与学校情况、躯体外貌及总分两异常组之间差异无显著性。提示量表对行为及情绪问题儿童的自我意识有鉴别作用。

(2) 会聚效度：PHCSS与Conners父母问卷(PSQ)的各分量表及总分负相关($r=0.051\sim0.378$，$P<0.01\sim0.001$)，PHCSS与Conners教师量表(TRS)的各分量表及总分负相关($r=0.090\sim0.353$，$P<0.01\sim0.001$)，提示父母、教师对儿童行为的观察与儿童的自我评价一致。以小学生期末语文与数学考试总成绩与PHCSS作相关分析，发现学习成绩与行为($r=0.625$)、焦虑($r=0.584$)及总分($r=0.598$)显著相关($P<0.01$)。以ICD-10诊断标准作效标，检验PHCSS总分第30百分位作划界分时对异常儿童的诊断，灵敏度为70%，特异度72%，诊断一致性0.63。

(三) 量表的内容及计分方法

1. 量表的内容　量表共80个条目，要求被试按照是否进行选择。各条目标准答案如下：

1. 否	11. 否	21. 是	31. 否	41. 是	51. 是	61. 否	71. 否
2. 是	12. 是	22. 否	32. 否	42. 是	52. 是	62. 否	72. 是
3. 否	13. 否	23. 是	33. 是	43. 否	53. 否	63. 是	73. 是
4. 否	14. 否	24. 否	34. 否	44. 否	54. 否	64. 否	74. 否
5. 是	15. 是	25. 否	35. 否	45. 否	55. 否	65. 否	75. 否
6. 否	16. 是	26. 是	36. 否	46. 否	56. 否	66. 否	76. 否
7. 否	17. 是	27. 否	37. 否	47. 否	57. 是	67. 否	77. 否
8. 否	18. 否	28. 否	38. 否	48. 是	58. 否	68. 否	78. 否
9. 是	19. 否	29. 否	39. 否	49. 是	59. 否	69. 是	79. 否
10. 否	20. 否	30. 是	40. 否	50. 否	60. 是	70. 是	80. 是

2. 量表组成　各分量表组成如下：

(1) 行为：12,13,14,21,22,25,34,35,38,45,48,56,59,62,78,80,共16个条目，反映被测者在行为方面的自我评价，得分高表示认为自己行为适当。

(2) 智力与学校情况：包括5,7,9,12,16,17,21,26,27,30,31,33,42,49,53,66,70共17个条目，反映被测者对自己的智力和学习能力的自我评价，得分高表示对自己的智力和学习满意。

(3) 躯体外貌属性：包括5,8,15,29,33,41,49,54,57,60,63,69,73共13个条目，反映被测者对自己的躯体状况和外貌的自我评价，得分高表示对自己的躯体状况和外貌满意。

(4) 焦虑：包括4,6,7,8,10,20,28,37,39,40,43,50,74,79共14个条目，反映被测者对自己焦虑情绪的自我评价，得分高表示认为自己情绪好、不焦虑。

(5) 合群：包括1,3,6,11,40,46,49,51,58,65,69,77共12个条目，反映被测者对自己人际关系的自我评价，得分高表示对自己的人际关系满意。

(6) 幸福与满足：包括2,8,36,39,43,50,52,60,67,80共10个条目，反映被测者对自己生活满意度的自我评价，得分高表示感到自己幸福、对自己的各方面感到满足。

总分：从1到80相加，总分得分反映了被测者自我意识水平较高。

自我意识是指个体对自己行为、能力或价值观的感觉、态度和评价，也反映儿童对自己在环境和社会中所处的地位的认识。从婴儿期起自我意识就开始萌芽，至青春期渐趋成熟，良好的自我意识是个体实现社会化、完善人格特征的重要保证。临床发现ADHD患儿出现自我意识水平下降，是ADHD症状严重程度的一个信号，表明其自尊和自信降低，出现自卑和自暴自弃，需要积极干预。患焦虑、抑郁的儿童对自己的能力、学业、人际交往不自信，也会表现出自我意识下降，可以用于辅助诊断。

（四）适用范围及应用情况

适用于8~16岁儿童青少年自评自我意识，在国内广泛用于儿童注意缺陷多动障碍、对立违抗障碍、焦虑障碍以及患有躯体疾病、单纯性肥胖，以及研究不同群体（中学生、农村、寄宿生）自我意识的工具。

（苏林雁）

参 考 文 献

［1］PIERS EV，HARRIS DB. Piers-Harris Children's Self- concept scale revisedmanual［J］. Western Psychological Services. Los Augelels，1977：3-41.

［2］苏林雁，万国斌，杨志伟，等.Piers-Harris 儿童自我意识量表在湖南的修订［J］.中国临床心理学杂志，1994，2（1）：14-18.

［3］苏林雁，罗学荣，张纪水，等.儿童自我意识量表的中国城市常模［J］.中国心理卫生杂志，2002，18（1）：31-34.

儿童自我意识量表

指导语： 下面有80个问题，是了解你是怎样看待你自己的。请你决定哪些问题符合你的实际情况，哪些问题不符合你的实际情况。如果你认为某一个问题符合或基本符合你的实际情况，就在相对于"是"的空格内打"√"，如果不符合或基本不符合你的实际情况，就在相对于"否"的空格内打"√"。对于每一个问题你只能作一种回答，并且每个问题都应该回答。请注意，这里要回答的是你实际上认为你怎样，而不是回答你认为你应该怎样。填时请不要在表上涂改。

项目	答案		项目	答案	
1. 我的同学嘲弄我。	是	否	20. 我易泄气。	是	否
2. 我是一个幸福的人。	是	否	21. 我的学校作业做得好。	是	否
3. 我很难交朋友。	是	否	22. 我干许多坏事。	是	否
4. 我经常悲伤。	是	否	23. 我很会画画。	是	否
5. 我聪明。	是	否	24. 在音乐方面我不错。	是	否
6. 我害羞。	是	否	25. 我在家表现不好。	是	否
7. 当老师找我时，我感到紧张。	是	否	26. 我完成学校作业很慢。	是	否
8. 我的容貌使我烦恼。	是	否	27. 在班上我是一个重要的人。	是	否
9. 我长大后将成为一个重要的人物。	是	否	28. 我容易紧张。	是	否
10. 当学校要考试时，我就烦恼。	是	否	29. 我有一双漂亮的眼睛。	是	否
11. 我和别人合不来。	是	否	30. 在全班同学面前讲话我可以讲得很好。	是	否
12. 在学校里我表现好。	是	否	31. 在学校我是一个幻想家。	是	否
13. 当某件事做错了常常是我的过错。	是	否	32. 我常常捉弄我的兄弟姐妹。	是	否
14. 我给家里带来麻烦。	是	否	33. 我的朋友喜欢我的主意。	是	否
15. 我是强壮的。	是	否	34. 我常常遇到麻烦。	是	否
16. 我常常有好主意。	是	否	35. 在家里我听话。	是	否
17. 我在家里是重要的一员。	是	否	36. 我运气好。	是	否
18. 我常常想按自己的主意办事。	是	否	37. 我常常很担忧。	是	否
19. 我善于做手工劳动。	是	否	38. 我的父母对我期望过高。	是	否

项目	答案		项目	答案	
39. 我喜欢按自己的方式做事。	是	否	60. 我有一张令人愉快的脸。	是	否
40. 我觉得自己做事丢三落四。	是	否	61. 当我要做什么事时总觉得不顺心。	是	否
41. 我的头发很好。	是	否	62. 在家里我常常被捉弄。	是	否
42. 在学校我自愿做一些事。	是	否	63. 在游戏和体育活动中我是一个带头人。	是	否
43. 我希望我与众不同。	是	否	64. 我笨拙。	是	否
44. 我晚上睡得好。	是	否	65. 在游戏和体育活动中我只看不参加。	是	否
45. 我讨厌学校。	是	否	66. 我常常忘记我所学的东西。	是	否
46. 在游戏活动中我是最后被选入的成员之一。	是	否	67. 我容易与别人相处。	是	否
47. 我常常生病。	是	否	68. 我容易发脾气。	是	否
48. 我常常对别人小气。	是	否	69. 我与女孩子合得来。	是	否
49. 在学校里同学们认为我有好主意。	是	否	70. 我喜欢阅读。	是	否
50. 我不高兴。	是	否	71. 我宁愿独自干事,而不愿与许多人一起做事情。	是	否
51. 我有许多朋友。	是	否	72. 我喜欢我的兄弟姐妹。	是	否
52. 我快乐。	是	否	73. 我的身材好。	是	否
53. 对大多数事我不发表意见。	是	否	74. 我常常害怕。	是	否
54. 我长得漂亮。	是	否	75. 我总是跌坏东西或打坏东西。	是	否
55. 我精力充沛。	是	否	76. 我能得到别人的信任。	是	否
56. 我常常打架。	是	否	77. 我与众不同。	是	否
57. 我与男孩子合得来。	是	否	78. 我常常有一些坏的想法。	是	否
58. 别人常常捉弄我。	是	否	79. 我容易哭叫。	是	否
59. 我家里对我失望。	是	否	80. 我是一个好人。	是	否

二、学龄前儿童活动调查表(PSAI)

(一)概述

学龄前儿童活动调查表(Preschool Activities Inventory,PSAI)由英国学者 Golombok 和 Rust J 等于 20 世纪 90 年代初共同设计并编制的,用于评估 5 岁或 5 岁以下的学龄前儿童对性别身份的识别。调查表由儿童的母亲或其他照顾者进行评定。

(二)内容及实施方法

该调查表分为玩具、日常生活和个性特征 3 个部分,共有 24 个条目,其中玩具 7 条,日常生活 11 条,个性特征 6 条。根据性别特征又分为男性化条目和女性化条目,其中男性化条目有 12 条,女性化条目 12 条。每个条目按 1~5 的五级评分,"无"记 1 分,"很少"记 2 分,"有时有"记 3 分,"常有"记 4 分,"很常见"记 5 分。

各条目得分相加之和为总分。

该调查表是一种他评量表，主要使用者是儿童的母亲和其他养育者，使用者要对儿童的性别角色行为了解，才能进行准确地评定。评定者对儿童最近 I 个月的活动情况进行评价，年龄限制比较严格，只能用于 3~5 岁的学龄前儿童，对于小于 3 岁或者 5 岁以上的儿童的评估还没有相应的数据支持。

（三）测量学指标

1. 信度方面　评分者之间信度为 0.684，条目与总分之间的一致性大于 0.3，同质性信度 Cronbach's α 系数 0.674，重测信度 0.898。

2. 效度分析　主成分分析所提取时 3 个因子与原作者的 3 个因子所含条目一致，可以解释总变量的 46.5%。

3. 该量表的优点　条目少，十分简单，评估方便是该调查表的优点。

（四）结果分析及应用情况

1. 男性化条目　A1、A3、A5、A6、B4、B5、B7、B8、B10、C1、C2 和 C3 共 12 个条目。

2. 女性化条目　A2、A4、A7、BI、B2、B3、B6、B9、B11、C4、C5 和 C6 共 12 个条目。

3. 评分标准　总量表分=（男性化分－女性化分）×1.1+48.25。

总量表分得分高提示男性化，得分低则提示女性化。

研究样本男孩平均得分（61.66±9.40）分，女孩平均得分（38.72±9.66）分。所得出的结果，仅仅提示该儿童的男性化或女性化倾向。

2 岁儿童对自己的性别身份还不能识别，3~5 岁是识别性别身份或性别角色的关键时期。PSAI 是性别角色识别评估的一种方法，它和其他心理评估量表一样，通过男性化和女性化条目来评定儿童的性别角色行为。

PSAI 能客观地区分出男性化、女性化以及各性别中不同程度的性别识别障碍。在英国、美国、荷兰进行的信度、效度检验均达到了心理测量学的要求。

在我国部分地区使用的过程中，母亲评定和幼儿园老师评定的得分有高度相关，说明幼儿园老师也可以使用该量表对学前儿童的性别角色行为进行评估。

（杜亚松）

参 考 文 献

［1］GOLOMBOK S，RUST J. Themeasurement of gender role behavior in preschool：children：a rescarch note［J］. J Child PsycholPsychiat，1993，34（5）：805-811.

［2］GOLOMBOK S，RUST J. The preschool activities inventory：a standardized assessment of gender. Role in children［J］. Psychological Assessment，1993，5（2）：131-136.

［3］杜亚松，苏林雁，李雪荣. 学前儿童性别角色行为评定的初步研究［J］. 中国临床心理学杂志，1995，3（1）：20-22.

［4］杜亚松. 学龄前儿童活动调查表［J］. 中国行为医学科学，2001，10：204-205.

学龄前儿童活动调查表
（Golombok 和 Rust 编制，杜亚松修订）

指导语：该学前儿童活动调查表共 3 部分：喜欢的玩具、活动和个性。就其频度程度回答每一个问题，如玩特殊的玩具、忙于某种活动或表现出何种个性。假如某个问题您不能完全肯定您孩子的表现，请选出您认为最适合您孩子的答案，请不要遗漏项目。每个问题都有 5 种可能的回答：1 没有；2 很少；3 有时有；4 常有；5 很常见。请在适当的数字上画圈。

项目	没有	很少	有时有	常有	很常见
第一部分(A):玩具　(在过去的1个月中,您孩子玩以下玩具的频度)					
1. 枪(或将其他物体当枪玩)。	1	2	3	4	5
2. 玩首饰。	1	2	3	4	5
3. 制作工具。	1	2	3	4	5
4. 娃娃、娃娃的衣服或娃娃的手推车。	1	2	3	4	5
5. 火车、汽车或飞机。	1	2	3	4	5
6. 剑(或将其他物体当剑玩)。	1	2	3	4	5
7. 模仿沏茶。	1	2	3	4	5
第二部分(B):活动　(请回答您孩子在过去1个月中忙于以下活动的频度)					
8. 模仿家务游戏(如扫地,做饭)。	1	2	3	4	5
9. 跟女孩一块玩。	1	2	3	4	5
10. 扮演女性(如皇后)。	1	2	3	4	5
11. 玩男性职业的游戏(如战士)。	1	2	3	4	5
12. 打仗。	1	2	3	4	5
13. 扮演家庭成员(如父母)。	1	2	3	4	5
14. 模仿体育运动和球赛。	1	2	3	4	5
15. 攀高(如爬栏杆、树、体育设施)。	1	2	3	4	5
16. 扮演照顾婴儿的角色。	1	2	3	4	5
17. 对真正的火车、汽车或飞机感兴趣。	1	2	3	4	5
18. 着女孩服装。	1	2	3	4	5
第三部分(C):个性特征　(回答您孩子表现以下个性特征的频度)					
19. 喜欢探索新环境。	1	2	3	4	5
20. 喜欢粗犷的活动或摔跤游戏。	1	2	3	4	5
21. 对蛇、蜘蛛和昆虫感兴趣。	1	2	3	4	5
22. 爱整洁。	1	2	3	4	5
23. 喜欢漂亮的东西。	1	2	3	4	5
24. 不喜欢冒险。	1	2	3	4	5

三、自编青少年学生休闲活动调查问卷(ALPQ)

(一) 概述

1. **量表编制的目的和意义**　自编青少年学生休闲活动调查问卷(the Adolescents' Leisure Participation Questionnaire,ALPQ),由作者胡炳政编制于2013年。ALPQ旨在用于调查收集青少年学生的课外休闲活动参与频率信息。目前,有关个体休闲活动参与的测量工具大体可以分为两类:一是休闲类型评估量表,旨在评估个体在少数几个休闲活动类型上的参与状况;一是休闲活动项目评估量表,旨在考察个体在每一项休闲活动上的参与状况。两类休闲参与评估工具各有利弊,前者多适用于相关理论的验证,后者则可能更适用于具体的休闲辅导与干预领域。本问卷基本属于休闲活动项目评估类型,适用于考察我国儿童青少年各项休闲参与的特点及其潜在的个体健康与发展意义。

2. **中文版的修订及标准化过程**　本问卷是一份自编调查问卷,编制过程严格遵循心理测验编制程序。题项选取参考了国内外相关文献与前期访谈、预研究结果,能够代表问卷主题。调查结果显示,本问卷各题项得分涵盖了1~6分的评分全距,具有具有一定区分度。作为一份新编问卷,本问卷的标准化程度还需要进一步的提升。

作者对本问卷拥有完全自主知识产权。

（二）量表的结构及评分标准

1. **量表的内容及结构介绍** 考虑到个体休闲的多样性,找到具有代表性的儿童青少年休闲活动项目多少带有一定主观性,本问卷项目的来源主要包括我们的前期调研结果和相关文献中涉及的项目,包括24个项目(其中第24项是一个开放性问题),要求调查对象对每各项目依据"更少、每月1次、每月2~3次、每周1次、每周2~3次、每天"进行1~6级评分。本问卷适合群体实测。问卷完成大概需要10~15分钟,要求主试经过心理学量表施测培训或具备相关经验。

2. **评分标准及结果分析** 本问卷中每个项目的得分都可作为该项休闲活动参与水平的指标,用于考察青少年在各项具体休闲活动上的参与状况;同时,本问卷所有项目得分之和可以作为青少年休闲活动参与频率与多样性的综合性指标,用于考察青少年休闲活动参与的整体状况。

3. **相关的常模图表** 本问卷在一项针对216名农村5~6年级小学儿童的调查中的得分分布及其与生活满意度的皮尔逊相关见表8-8。

表 8-8 农村 5~6 年级小学儿童休闲活动特点及其与生活满意度的相关

项目	平均数	标准差	4分位数			与生活满意度及其各维度的相关系数						
			25	50	75	学业	自由	友谊	家庭	学校	环境	生活
B1 课外学习	2.13	1.67	1	1	4	0.27[a]	0.16[a]	0.21[a]	0.15[a]	0.10	0.22[a]	0.25[a]
B2 体育活动	4.01	1.61	3	5	5	0.18[a]	0.13	0.11	0.11	0.02	0.16[a]	0.16[a]
B3 健身锻炼	3.29	2.20	1	3	6	0.13	0.09	0.12	0.03	0.02	0.18[a]	0.12
B4 看电影电视等	5.13	1.55	5	6	6	−0.13	0.02	0.00	−0.08	0.01	−0.03	−0.05
B5 义务劳动或志愿服务	1.23	0.78	1	1	1	0.11	0.13	0.07	−0.01	−0.04	0.07	0.07
B6 郊游、爬山等	1.16	0.57	1	1	1	0.01	−0.09	−0.03	0.00	−0.07	−0.03	−0.05
B7 逛街购物	2.49	1.54	1	2	4	0.00	0.08	0.07	0.01	0.10	−0.04	0.05
B8 参加兴趣小组	1.93	1.52	1	1	2	0.28[a]	0.18[a]	0.24[a]	0.13[a]	0.15[a]	0.18[a]	0.26[a]
B9 参加聚会	1.37	0.89	1	1	1	−0.01	0.13	0.01	0.06	0.00	−0.04	0.05
B10 手机聊天	1.95	1.61	1	1	2	−0.01	0.04	0.00	−0.13[a]	−0.07	−0.13	−0.07
B11 兼职打工	1.23	0.93	1	1	1	0.07	0.03	−0.01	0.04	−0.03	0.01	0.03
B12 听音乐	4.02	2.00	2	5	6	0.02	0.15[a]	0.20[a]	0.03	0.09	0.05	0.12
B13 唱歌跳舞等	1.93	1.63	1	1	2	0.13	0.10	0.08	0.00	0.02	0.01	0.07
B14 手工艺活动	2.18	1.64	1	1	3	0.15[a]	0.13[a]	0.13	0.11	0.07	0.07	0.15[a]
B15 阅读书刊	3.50	1.92	1	4	5	0.23[a]	−0.08	0.18[a]	0.14[a]	0.14[a]	0.04	0.16[a]
B16 绘画	2.31	1.72	1	1	4	0.15[a]	0.08	0.16[a]	0.11	0.15[a]	0.03	0.16[a]
B17 下棋打牌	2.16	1.70	1	1	4	−0.02	0.06	0.01	−0.06	−0.08	−0.05	−0.03
B18 社区活动	1.79	1.40	1	1	2	0.11	0.10	−0.01	0.01	0.06	−0.05	0.05
B19 电子游戏	3.15	2.05	1	3	5	−0.07	0.10	0.17[a]	−0.04	−0.05	−0.03	0.02
B20 浏览网页	2.29	1.90	1	1	4	0.03	0.06	0.18[a]	0.00	0.00	0.00	0.06
B21 上网聊天	2.52	2.05	1	1	5	−0.03	0.08	0.25[a]	0.01	0.01	0.00	0.09
B22 参观名胜古迹	1.27	0.88	1	1	1	−0.01	0.01	−0.12	−0.08	−0.09	0.02	−0.07
B23 探亲访友	2.56	1.47	1	2	4	0.18[a]	0.17[a]	0.12	0.17[a]	0.05	−0.01	0.16[a]

注:[a]:$P<0.05$。

（三）量表的信度及效度研究

1. 抽样的代表性　本次调查样本由整群选取的河南省安阳市三所普通农村小学 5~6 年级的学生构成，共发放问卷 250 份，回收问卷 238 份，回收率 95%，其中有效问卷 216 份，问卷有效率 91%。有效问卷中：女生 113 人，男生 103 人；五年级学生 87 人，六年级学生 129 人；留守经历方面：父母均经常外出打工者 42 人，父母一方经常外出打工者 145 人，父母均不经常外出打工者 29 人；平均年龄（12.90±0.832）岁。

2. 信度研究指标　本问卷总体内部一致性系数为 0.804，分半信度系数为 0.727。采用本问卷（初中版，题项有少数增减）对 200 名初一学生间隔 1 个半月的重复测量显示，本问卷的重测相关信度为 0.6 左右。

3. 效度研究指标　本问卷各题项均由具体的休闲活动名称构成，易于理解，同时作答标准清晰易操作，表面内容效度较好。校标效度方面，本问卷与青少年生活满意度、心境状态等校标均存在显著相关。

（四）量表的临床应用研究

本问卷适合群体施测，同时也以作为青少年个体休闲参与状况评估的辅助性工具。临床应用研究中，可采用本问卷考察不同休闲活动类型及其参与水平与多种青少年身心症状的潜在联系，为青少年身心健康的休闲促进研究提供一份重要的测量工具。

（五）量表的特点及使用中的注意事项

由于青少年休闲活动参与状况受社会生态系统影响较大，不同文化地域青少年群体的休闲活动内容可能存在一定差异，因此，采用本问卷调查特定群体青少年休闲参与状况时，可对本问卷中所列题项进行适当的灵活增减，以提高生态效度。

（六）量表联系人及联系方式

胡炳政，联系方式：E-mail：13837956890@139.com；442785895@qq.com。

（胡炳政）

参 考 文 献

［1］胡炳政 . 农村 5—6 年级小学儿童休闲活动与生活满意度的关系研究 . 中国儿童保健杂志，2014，22（3）：255-257.

［2］SHIN K，YOU S. Leisure Type，Leisure Satisfaction and Adolescents' Psychological Wellbeing. Journal of Pacific Rim Psychology，2013：1-10.

［3］LEVERSEN I，DANIELSEN AG，Birkeland MS，Samdal O. Basic Psychological Need Satisfaction in Leisure Activities and Adolescents' Life Satisfaction. J Youth Adolescence，2012，41（12）：1588-1599.

自编青少年学生休闲活动调查问卷

亲爱的同学，您好：这是一份关于课外生活的调查问卷，问卷中的答案没有对错、好坏之分，也与您的学习成绩无关，结果保密，请根据自己的**实际情况和真实想法**来回答所有项目。不要漏答，感谢您的参与！

过去两个月里你是否经常参加下列课外活动？请在右侧相应的□内打"√"。	很少	每月 1 次	每月 2~3 次	每周 1 次	每周 2~3 次	每天
1. 课外学习活动	□	□	□	□	□	□
2. 体育活动	□	□	□	□	□	□

过去两个月里你是否经常参加下列课外活动?请在右侧相应的□内打"√"。	很少	每月1次	每月2~3次	每周1次	每周2~3次	每天
3. 健身锻炼	□	□	□	□	□	□
4. 看视频(电视、电影、数字化视频光盘等)	□	□	□	□	□	□
5. 做义工、志愿者服务等	□	□	□	□	□	□
6. 户外活动(郊游、爬山等)	□	□	□	□	□	□
7. 逛街购物	□	□	□	□	□	□
8. 参加兴趣活动小组	□	□	□	□	□	□
9. 参加聚会	□	□	□	□	□	□
10. 发手机短信	□	□	□	□	□	□
11. 兼职打工	□	□	□	□	□	□
12. 听音乐	□	□	□	□	□	□
13. 唱歌跳舞弹琴等	□	□	□	□	□	□
14. 手工制作活动	□	□	□	□	□	□
15. 阅读书刊	□	□	□	□	□	□
16. 绘画	□	□	□	□	□	□
17. 下棋打牌	□	□	□	□	□	□
18. 参加社区活动或农田活动	□	□	□	□	□	□
19. 玩电子游戏	□	□	□	□	□	□
20. 上网浏览信息	□	□	□	□	□	□
21. 网络聊天	□	□	□	□	□	□
22. 参观名胜古迹	□	□	□	□	□	□
23. 探亲访友	□	□	□	□	□	□
24. 其他	□	□	□	□	□	□

四、核心自我评价量表(CSES)

(一) 概述

Judge 等提出了核心自我评价的概念,并将其定义为个体对自身能力和价值所持有的最基本的评价。核心自我评价可以通过一些特质来描述,这些特质应该具有这样3个特性:以评价为中心、基本性和广泛性。依据核心自我评价的3个特性,Judge 等从众多的人格特质中筛选出4种特质来描述核心自我评价。这4种人格特质是自尊、控制点、神经质和一般自我效能。尽管在大多数研究中,4种核心特质被视为独立不相关的变量,但 Judge 等在其所进行的元分析中,着重探讨了各特质之间的关系,结果发现4种核心特质之间存在着较高的相关。对此4种人格特质的结构验证,也一直是核心自我评价研究的重点。许多研究都发现,4种核心特质在一个共同的因素上有较高的因素载荷。这意味着4种核心特质背后存在着一个更为基本的核心自我评价结构。基于有关的理论和研究,Judge 等人(2003)编制了直接测量核心自我评价的工具—核心自我评价量表(Core Self-Evaluations Scale,CSES)。杜建政、张翔、赵燕等对核心自我评价量表进行翻译和修订,形成了中国文化背景下的核心自我评价量表。

（二）使用方法

核心自我评价是一个单维自评量表,由 10 个项目组成,采用 5 级记分,从 1~5 分别表示完全不同意到完全同意。总分范围是 10~50 分,分数越高,核心自我评价水平也越高;或计算项目平均分,得分范围是 1~5 分。

（三）信度和效度

1. **信度测定**　核心自我评价量表 α 系数为 0.83,分半信度为 0.84。间隔 3 周的重测信度为 0.82;以标签项目为控制变量,排除量表形式本身所造成的相关后,量表重测之间的偏相关系数为 0.80。

2. **效度测定**　核心自我评价与生活满意度之间的相关性很好,核心自我评价与生活满意度的相关为 0.48;控制标签变量后,两者的偏相关为 0.46。核心自我评价得分与"大五"学生人格问卷 5 个维度的相关如下:神经质(-0.640,$P<0.01$);宜人性(0.115);外向性(0.259,$P<0.05$);责任心(0.666,$P<0.01$);开放性(0.080)。

（四）样本得分情况

量表最初样本来自 156 名企业员工和 370 名大学生被试,在后续研究中,获取来自广州市和贵阳市的 970 名儿童被试(城市儿童样本 172 人,流动儿童样本 798 人),儿童年龄范围 10~15 岁。

在校男性大学生得分为(38.37±5.60)分,在校女性大学生得分为(36.05±5.21)分,在校大学生在核心自我评价上的性别差异具有统计学意义($P<0.001$);在校大学生文科、理科、工科别在核心自我评价上的差异不具有统计学意义($P>0.05$),年级之间的差异也不具有统计学意义($P>0.05$)。

城市儿童得分为(38.61±6.88)分,流动儿童得分为(36.52±6.59)分,城市儿童与流动儿童的核心自我评价得分差异具有统计学意义($P<0.01$)。

城市男童得分为(38.75±7.08)分,城市女童得分为(38.48±6.79)分,城市儿童在核心自我评价上的性别差异不具有统计学意义($P>0.05$)。

流动男童得分为(36.44±6.48)分,流动女童得分为(36.65±6.88)分,流动儿童在核心自我评价上的性别差异不具有统计学意义($P>0.05$)。

（五）应用及评价

核心自我评价量表结构简单,施测方便,只要被试能读懂项目,即可单独或团体施测。量表修订后仍有较高的信度和效度。在将来的有关研究中,此量表应当会得到广泛地应用。

（六）量表联系人及单位

张翔,兴义民族师范学院教育科学学院。

（杜建政　张　翔　赵　燕）

参 考 文 献

［1］Judge TA,Locke EA,Durham CC. The dispositional causes of job satisfaction:A core evaluations approach［J］. Research in Organizational Behavior,1997,19:151-188.

［2］Judge TA,Erez A,Bono JE,et al. The core self-evaluations scale:Development of a measure. Personnel Psychology. 2003,56(2):303-331.

［3］Judge TA,Erez A,Bono JE,et al. Are measures of self-esteem,neuroticism,locus of control, and generalized self-efficacy indicators of a common core construct？ Journal of Personality and Social Psychology,2002,83(3):693-710.

核心自我评价量表

答题方法：以下是一些陈述，您可能同意，也不同意的，请您根据下面的陈述符合您情况的程度，在题后给出的 5 种答案中进行选择，并在相应的数字上打"√"。

项目	完全不同意	不同意	不能确定	同意	完全同意
1. 我相信自己在生活中能获得成功。	1	2	3	4	5
*2. 我经常感觉到情绪低落。	1	2	3	4	5
*3. 失败时，我感觉自己很没用。	1	2	3	4	5
4. 我能成功地完成各项任务。	1	2	3	4	5
*5. 我觉得自己对工作（学习）没有把握。	1	2	3	4	5
6. 总的来说，我对自己满意。	1	2	3	4	5
*7. 我怀疑自己的能力。	1	2	3	4	5
*8. 我觉得自己对事业上的成功没有把握。	1	2	3	4	5
9. 我有能力处理自己的大多数问题。	1	2	3	4	5
*10. 很多事情我都觉得很糟糕、没有希望。	1	2	3	4	5

注：*. 为反向记分项。

五、青少年体重控制行为量表

（一）概况

青少年体重控制行为量表于 2015 年由范志涛等人编制，量表编制过程中参考了国内外关于青少年体重控制行为的文献，并在对青少年进行调研的基础上形成条目。量表包含健康体重控制行为和不健康体重控制行为两个维度。健康体重控制行为包含 6 个条目，不健康体重控制行为包含 15 个条目，全量表共计 21 个条目。

（二）青少年体重控制行为量表

1. **因子结构**　使用斜交旋转对 15 个考察不健康的体重控制行为题项进行主成分分析，发现有 5 个因子的特征根大于 1，这些因子的累计解释了 54.08% 的总变异。第 1 个因子含有 6 个题目，第 2、3、4、5 个因子分别含有 2 个题目，另有两个题目没有明确的归属。鉴于除了第 1 个因子之外的其他因子的题目数量过少，故此决定保留单因子结构。使用同样的方法对健康的体重控制行为进行分析，只有一个因子的特征根大于 1，该因子解释了 47.89% 的总变异。

2. **条目分析**　如果健康体重控制行为得分在 6 分以上，我们认为该学生采用了健康体重控制行为；如果不健康体重控制行为得分在 15 分以上，我们认为该生采用了不健康体重控制行为。计算采用了健康或不健康体重控制行为的学生人数占总人数的比率，就得到了健康或不健康体重控制行为的采用率。发现高一学生采用体重控制行为的情况比较普遍。

按照健康体重控制行为用总分（中位数为 9，标准差为 3.59）对所有被试进行分组。得分上 27% 为高分组（≥12 分，$n=274$），得分下 27% 为低分组（≤6 分，$n=276$）。使用上下 27% 作为分组是统计学上常用的原则，这能够保证每组有足够的被试量的情况下使得高低分组的区分度最大。使用 Mann-Whitney U 检验，结果表明高分组在所有条目上得分均显著高于低分组（≥2 496 分，$n1=276$，$n2=379$，$P<0.01$）。除了第 6 题（利尿剂使用）外，不健康体重控制行为用总分（中位是 3，标准差为 4.12）的上 27%（≥6，$n=290$）的被试在各个条目上的得分均高于总分下 27%（≤1，$n=263$）的被试（$P≤0.03$）。第 6 题得分不显著，其原因是

所有被试中仅有 3 人使用利尿剂减肥。考虑到这也是青少年进行体重控制行为的方式,问卷中也保留该条目。

(三) 量表的信效度

为了检验其信效度,从兰州市抽取两所高中的 1 038 名学生进行调查,其中有效被试有 1 026,男生 548 名,女生 478 名;年龄范围 14~17 岁,平均年龄 15.38 岁;96.9% 的学生是汉族。

1. 信度　健康体重控制行为分量表的内部一致性系数为 0.77,隔一个月之后的重测信度为 0.62。不健康体重控制行为分量表的内部一致性系数为 0.67,隔一个月之后的重测信度为 0.56。

2. 效标效度　健康体重控制行为和不健康体重控制行为都与进食障碍症状之间都呈现显著正相关。显著性检验的结果表明不健康体重控制行为与进食障碍症状之间的相关分数要大于健康体重控制行为分数与进食障碍症状得分之间的相关分数(Z=3.27,P<0.01)。此外,高水平的健康体重控制行为与高水平的自尊和低水平的负性情绪联系在一起;而高水平的不健康体重控制行为则与低水平的自尊和高水平的负性情绪联系在一起。

(四) 临床应用情况及效果

从总体来看,有 72.81% 的学生采用过健康体重控制行为;有 8.48% 采用过不健康体重控制行为。其中,健康体重控制行为的采用率性别差异不显著;不健康体重控制行为的采用率性别差异显著,女生比男生更多采用不健康体重控制行为。几乎所有使用了不健康体重控行为的被试都采用了健康的体重控制行为(96.55%)。男生最多采用的健康体重控制行为是"做运动"(75.91%),女生最多采用的健康体重控制行为是"多吃水果和蔬菜"(83.51%);男女生采用最多的不健康体重控制行为都是"减少吃饭的次数(例如不吃早餐)"(男 16.97%,女 17.15%)。

(五) 量表使用注意事项

1. 该量表适于测查我国 13~19 岁青少年体重控制行为。
2. 该量表属于自测量表。
3. 测验前请先看完指导语,理解后再进行填写。"亲爱的同学:您好! 为了了解青少年的体重控制行为,我们编写了这个问卷。答题采用匿名作答的方式,希望您根据自己的情况如实回答。在作答前请仔细看题目要求,如无特殊要求,则为必答,请勿遗漏。答案没有对错之分,作答时无需过多思考。谢谢合作!"

(六) 量表联系人及单位

范志涛,王葵,中国科学院心理研究所。

(王　葵)

参 考 文 献

[1] 范志涛,于昕洋,于超然,等.青少年体重控制行为量表的编制[J].中华健康管理学杂志,2015,59(1):62-65.

[2] 范志涛,于昕洋,王葵,等.兰州市 1 026 名高一新生体重控制行为及其与真实和感知到的体重状态之间的关系[J].中国儿童保健杂志,2020,28(9):1051-1054.

[3] 白静,祝丽珺,陈玲.三代直系亲属超重、肥胖的比较及与学龄前儿童肥胖关系的研究[J].中国儿童保健杂志,2021,29(3):268-271.

[4] FAN ZT,YU XY,YU CR,et al. Weight control behaviors and their association with real and perceived weight status among 1 026 first year high school students in Lanzhou [J]. journall,2020,28(9):1051-1054.

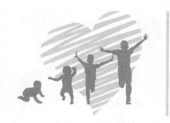

第九章

社会生活功能及应对方式类量表

第一节　儿童生活功能与生活质量类评定量表

一、儿童生活功能评估量表(PEDI)

(一)概述

儿童生活功能评估量表(Pediatric Evaluation of Disability Inventory,PEDI),是由斯蒂芬·哈利博士最初于1992年创立,PEDI是针对能力低下儿童功能评定的专业量表,适用于6个月以上所有残疾儿童,或实际年龄大于7.5岁、能力低于7.5岁的大龄儿童。用于评价其自理能力、移动能力和社会技能,能有效地检测出脑瘫、脑外伤、自闭症、智力低下、肢体残疾等残障患儿每个领域或能区的损伤情况、判断康复疗效及制订阶段性康复计划,能很好地指导阶段性康复训练。2020年斯蒂芬·哈利博士在PEDI量表的原有基础上开发出了PEDI-CAT(Pediatric Evaluation of Disability Inventory Computer-Adaptive Tests)版本,该版本是一份适用于残障儿童护理人员填报的计算机量表,可评估残障儿童的日常活动、移动性、社交/认知和责任。英文字面翻译是残障儿童评估清单,但从家长心理因素考虑,该量表内容涉及儿童生活功能评估,陆军军医大学第二附属医院儿科发文章写的是儿童生活功能评估量表,PEDI翻译成中文尚未规范。

(二)量表编制的要素

PEDI全量表由功能性技能及照顾者协助、调整项目3大分量表组成,其中每个分量表又分为自理能力、移动能力和社会技能3个领域,共有197项功能性技能项目和20项照顾者协助、调整项目。3大分量表组成如下:

1. **第1个分量表**　为功能性技能量表。包括自理能力73个项目,移动能力59个项目,社会技能65个项目。功能性技能量表用于反映儿童当前功能性技能的水平,根据儿童的现有能力按"不能"(0分,不会,功能受限)或"能"(1分,常常有能力完成,或技能已超越)评分。

2. **第2个分量表**　为照顾者协助量表。包括自理能力8个项目,移动能力7个项目,社会技能5个项目。根据照顾者提供给儿童帮助的程度来评分,目的是判断儿童完成复杂的功能活动时照顾者需要提供给患儿的援助量。在这个量表中,各项目根据儿童的独立程度记分,独立完成为5分,需要照顾者指导为4分,需要照顾者最小程度地帮助为3分,需要照顾者中等量的帮助为2分,需要照顾者最大程度的帮助为1分,需要完全协助为0分,高分表明能力和独立性强。

3. **第3个量表**　为调整项目量表。调整项目反映儿童需要多少的调整量来支持他们的行为活动。

调整项目是儿童需要辅助器具的计数,调整项目不产生特殊的标准分或尺度分,而是计算出频率以此来识别调整在儿童功能性行为中扮演角色的重要程度。计算频数的方法为统计有几个 N、C、R、E。

N(none):不必改动(儿童无特别的辅助器具)。

C(child-oriented):适合儿童年龄所需要的,例如一些容易穿的衣服,儿童专用勺,小板凳,小杯子,魔术贴的衣服。

R(rehabilitation equipment):康复器具,例如步行器,滑板,浴缸里的坐凳,夹板。

E(extensive modification):多方面地调整,例如电梯设施,电动或手动轮椅,触摸谈话器。

目前国内外已有很多研究者对 PEDI 进行了信度和效度研究。在挪威,174 名 1~5.9 岁挪威儿童接受 PEDI 评估,组间和组内的相关系数为 0.95~0.99;幼儿园教师和家长间的相关系数为 0.64~0.74。在荷兰,使用荷兰版的 PEDI(PEDI-Netherlands,PEDI-NL)对 63 名健康儿童和 53 名残疾儿童进行了评价,功能技能部分的 ICC 高于 0.90,自理技能的儿童为 0.89,移动技能为 0.74,社会技能为 0.87;复检也显示了非常高的可靠性。丹麦版的 PEDI(PEDI-Denmark,PEDI-DK)用于评估 22 例 CP 儿童、14 例患有少年特发性关节炎的儿童和 224 名健康儿童,结果表明具有良好的鉴别有效性。德国版本的 PEDI(PEDI-G)具有良好的因子结构。Mancini 等分别用 GMFM、PEDI、PODCI 和 CHQ 量表对 115 例痉挛型脑瘫患儿评估并对比,发现 PEDI 能更好地反映出偏瘫、双瘫和四肢瘫患儿之间生命质量的差别,也更能反映患者 IQ>70 和 <70 认知功能之间的差别。最新的研究表明,美国版 PEDI 的标准分数适用于德国、奥地利和瑞士,经统计评价上述几个国家之间没有显著差异。

中国台湾对 89 名健康儿童及 58 例残疾儿童的研究发现,PEDI 的内部一致性为 0.90~0.99,复检可靠性为 0.982~0.998,平行有效性为 0.92~0.99。中国台湾的 494 名正常发育儿童和 110 名发育障碍儿童的父母接受了中文版 PEDI(PEDI-China,PEDI-C),发现 PEDI-C 在华语人群中表现出良好的心理计量特性,内部一致性和评估者间的可靠性很高。将中国台湾儿童得分与美国儿童比较,发现二者在日常生活的各个方面存在群体差异:中国台湾儿童的运动能力和美国儿童表现相似,但中国台湾儿童的生活自理能力较弱,尤其在 4 岁以后,在自我保健和日常生活的社会功能方面需要更多的帮助。上海对 PEDI 量表的功能技能进行了可靠性的试点研究,ICC 可靠性为 0.919~0.993,自理技能介于 0.959 7~0.971 1 之间,移动技能介于 0.956 9~0.979 9 之间,社会功能技能介于 0.941 9~0.983 0。中国重庆地区也进行了 PEDI 的相关初步研究,2011—2013 年间陆军军医大学第二附属医院在重庆地区按年龄分层采样 1 140 名正常儿童,并对儿童保健门诊就诊的健康儿童 40 名和儿童康复中心的残障儿童 40 名行 PEDI 测试,结果显示 PEDI 全量表除调整项目的社会技能外,其余项目再次测评的可信度好;除调整项目的社会技能外,不同评估者之间测评的可信度好;不同受访者之间功能性技能和照顾者协助量表的组内相关系数非常高。相似领域 PEDI 与儿童功能独立性评定量表(WeeFIM)量表、GMFM-88 项相关性较高;PEDI 的敏感性为 85.0%,特异性为 97.5%,阳性预测值为 97.1%,阴性预测值为 86.7%。提示 PEDI 量表在中国使用仍具有良好的信度及效度。

(三)临床应用的效果

PEDI 主要用于残疾儿童日常生活功能评定、疗效评估和制订康复计划。

1. **判断儿童日常生活功能的受损情况**　PEDI 能评估脑瘫、脑外伤、自闭症、智力低下、肢体残疾等残障患儿自理能力、移动能力、社会技能每个领域或能区的损伤情况;能将无残疾儿童、自闭症、发育迟缓、脑瘫儿童等区别开来,并可用作为参考标准来评定发育障碍患者的福利制度等级。Mancini 等对 142 例正常儿童和 33 例脑瘫患儿用 PEDI 中的 22 项自理项目进行功能评估,对所得分用 Rasch 方法转化为 0~100 分制,结果发现正常儿童在自理技能、移动技能的得分明显高于脑瘫患儿。

2. **疗效评估和制订康复计划**　在对能力低下儿童进行康复治疗时,治疗手段的正确与否关系到患儿的康复进程,目前已有很多相关学者都把 PEDI 作为疗效评估及制订康复计划的工具。采用 PEDI 对 94 例获得性脑损伤患儿进行治疗前和治疗后的功能评估,根据各领域的得分的变化,治疗者可以相应地改变治疗计划。Yadav 等在检测注射肉毒毒素 A 对脑瘫患儿上肢功能康复的作用时,应用 PEDI 自理领域版块作为评定患儿上肢功能改善与否的标准。另外,Awaad 等采用 PEDI 作为巴氯芬治疗痉挛性脑瘫的疗效评估工具。Nicholson 等认为 PEDI 可以有效地反映出穿戴弹力纤维外衣治疗脑瘫患儿的疗效。目前相关工作者倾向于把 PEDI 应用于脑损伤的能力低下儿童,而在非脑性疾病引起的能力低下儿童中应用相对较少。

（四）注意事项

1. 评估者可通过观察患儿的实际操作能力以及询问家长、护理者有关患儿的能力情况来获得 PEDI 得分。熟练的治疗师可在 20~30 分钟内完成评估,而家长或护理者也可在 45~60 分钟内完成评估。PEDI 不仅可以选取自理能力、移动能力、社会技能的某一部分单独评估,也可使用全量表进行测评,具有评估耗时适中、简便、灵活的特点。

2. 标准分与刻度分两个都非常重要,对于评价儿童的实际能力缺一不可。标准分主要反映了被评儿童与同龄正常儿童相比的水平。刻度分则侧重表现了儿童在不考虑年龄因素的前提下自身能力或功能的变化。

3. 标准分最适用于反映 7.5 岁及以下年龄儿童情况,对更大年龄儿童意义不大。仅刻度分数可适用于超过 7.5 岁以上儿童。标准分 50 分为每个年龄段的期望值,正负两个标准差为 30~70,每个年龄组中 95% 的正常儿童都在原始分均值的两个标准差以内,也就是说每个年龄组中 95% 的正常儿童都在标准分 30~70 分之间。

4. 刻度分数反映了儿童各项功能所表现出来的水平,不受儿童年龄影响,仅对儿童的每个项目的能力做出评价。因此,同样的刻度分数适用于所有年龄的儿童,最适用于大于 7.5 岁的儿童。刻度分 0~100,越接近 0 表示能力越差,越接近 100 表示能力越好。

（五）量表联系人与联系方式

量表联系人:陆军军医大学第二附属医院儿科,吴至凤。
联系方式:E-mail:wuzhifengvip@126.com。

（吴至凤）

参 考 文 献

［1］HALEY,COSTER,LUDLOW,et al. Pediatric evaluation of disability inventory (Pedi)［M］. America:Psychological Corporation,1997.

［2］HALEY,STEPHEN,COSTER,et al. Accuracy and precision of the pediatric evaluation of disability inventory computer-adaptive tests (Pedi-Cat)［J］. Developmental Medicine & Child Neurology December,2011,53(12):1100-1106.

［3］DUMAS,HELENE,MS,et al.Concurrent validity and reliability of the pediatric evaluation of disability inventory-computer adaptive test mobility domain［J］. Pediatric Physical Therapy Summer,2012,24(2):171-176.

［4］BERG,AAMODT,STANGHELLE,et al.Cross-Cultural Validation of the Pediatric Evaluation of Disability Inventory (Pedi) Norms in a Randomized Norwegian Population［J］. Scandinavian Journal of Occupational Therapy,2008,15(3):143-152.

［5］WASSENBERG-SEVERIJNEN,CUSTERS,HOX,et al. Reliability of the dutch pediatric evaluation of disability inventory (Pedi)［J］. Clinical Rehabilitation,2003,17(4):457-462.

［6］STAHLHUT,GARD,AADAHL,et al.Discriminative validity of the danish version of the pediatric evaluation of disability inventory (Pedi)［J］. Physical & Occupational Therapy in Pediatrics,2011,31(1):78-89.

［7］SCHULZE,MEICHTRY,PAGE,et al.Psychometric properties of the german version of the pediatric evaluation of disability inventory（Pedi-G）：a factor analysis［J］. Scand J Occup Ther，2019：1-10.

［8］WENGER，SCHULZE，KOTTORP. Are the american normative standard scores applicable to the german version of the pediatric evaluati on of disability inventory（Pedi-G）？［J］. Scand J Occup Ther，2020：1-11.

［9］CHEN KL，TSENG MH，HU FC，et al. Pediatric evaluation of disability inventory：a cross-cultural comparison of daily function between Taiwanese and American children［J］. Res Dev Disabil，2010，31（6）：1590-1600.

［10］吴至凤，张雨平，赵聪敏，等 . 中文版儿童生活功能评估量表重庆地区常模的建立及应用［J］. 中国当代儿科杂志，2014，16（6）：638-642.

［11］朱华静，孙克兴，邢春燕，等 . PEDI 量表的信度研究［J］. 中国康复理论与实践杂志，2009，15（9）：810-811.

［12］吴至凤，赵聪敏，张雨平，等 . 调整的中文版 PEDI 量表在正常及脑瘫儿童中的信效度分析［J］. 第三军医大学学报，2013，35（24）：2714-2716.

［13］YADAV，CHAND，MAJUMDAR，et al. Effect of botulinum toxin type-a in spasticity and functional outcome of upper limbs in Cerebral Pals Y［J］. J Clin Orthop Trauma，2020，11（2）：208-212.

［14］HÄUSSLER，STREIT，STRASSBURG. Validity of care assessment in disabled and mentally retarded children［J］. Gesundheitswesen，2002，64（10）：527-533.

［15］NICHOLSON，MORTON，ATTFIELD，et al.Assessment of upper-limb function and movement in children with cerebral palsy wearing lycra garments［J］. Developmental Medicine & Child Neurology，2010，43（6）：384-391.

儿童生活功能评估量表（PEDI）

第一部分　功能性技能

1. 自理能力	2. 移动能力	3. 社会技能
A 食物的质地	A 上厕所的移动	A 理解词义
B 使用餐具	B 椅／轮椅的转换	B 理解复杂的句子
C 使用饮水容器	C 汽车的转换	C 基本的表达
D 刷牙	D 床的转换	D 复杂的表达
E 整理头发	E 浴缸的转换	E 解决问题的能力
F 鼻部的护理	F 室内移动：方法	F 与成人的互动
G 洗手	G 室内移动：距离／速度	G 与同龄人的互动
H 洗澡或洗脸	H 室内移动：推／搬物品	H 玩耍物件
I 穿衣	I 室外移动：方法	I 自我信息分辨
J 固定物	J 室外移动：距离／速度	J 时间方向
K 裤子	K 室外移动：路面情况	K 家务
L 鞋／袜子	L 上台阶	L 自我保护
M 如厕	M 下台阶	M 社区综合能力
N 小便的管理和控制		
O 大便的管理		

续表

第二、三部分　照顾者协助和调整项目		
1. 自理能力	2. 移动能力	3. 社会技能
A 饮食	A 座椅/厕所转移	A 理解能力
B 面部护理	B 交通工具	B 表达技能
C 洗澡	C 床上移动及转移	C 参与解决问题的能力
D 穿/脱上衣	D 浴缸内转移	D 同伴玩耍
E 穿/脱下装	E 室内移动	E 安全
F 如厕事宜	F 室外移动	
G 小便	G 楼梯	
H 大便		

二、脑瘫儿童生活质量问卷（CPQOL）

（一）概述

在先天因素作用下的生物成熟以及出生后环境因素培育下的学习能力，主导着个体的发育，并且始终处于动态和多维的状态，尽管目前针对脑瘫人群的各项干预措施层出不穷，但是效果却颇为有限，脑瘫的运动功能障碍以及其他的功能发育结局更多地受到先天因素制约，脑瘫康复干预终极目标并不局限于促进功能地改善，临床康复越来越注重改善脑瘫人群和家庭的生活质量，生活质量已经成为脑瘫康复临床疗效的重要评价指标。

目前有关生活质量的定义逐渐被明确为"个人对于多个领域的健康感受，包括身体、社会、情感和精神等"，生活质量是个人对于健康的感受，是在健康领域以及健康相关领域中个人体验的满意度。生活质量更为注重自身在社会文化和价值体系中所处位置的感受，因此社会环境和心理状态成为影响生活质量的重要因素，在家庭、学校和社区的各种参与活动中，给予脑瘫人群身体和情绪上的支持、养育和保护是提高他们生活质量的重要保障。

近年来国际上已经发展出多个可以用来评价脑瘫儿童生活质量的评价工具，其中绝大多数是以普通人群为模板开发的，也可以用在脑瘫人群中，如儿科生活质量评估量表（Pediatric Quality of Life Inventory，PedsQL）、健康相关生活质量量表（Health-Related Quality of Life，HR-QOL）、儿童健康问卷（Child Health Questionnaire，CHQ）等。也有以脑瘫或者其他神经肌肉疾病患者为特定人群开发的工具，如肌张力增高的护理和舒适度问卷（the Care and Comfort Hypertonicity Questionnaire，CCHQ）、照料者优先和残疾儿童生活指数（the Caregiver Priorities and Child Health Index of Life with Disabilities，CPCHILD）等，这些工具从不同的角度对脑瘫儿童的生活质量进行了评价，在康复工作中起到了重要的作用，其中脑瘫儿童生活质量问卷（Cerebral Palsy Quality of Life Questionnaire for Children，CPQOL）被认为是目前最理想的评价脑瘫儿童生活质量的工具，CPQOL明确基于生活质量理论框架而开发的，涉及生物、心理、社会各种因素，同时与WHO提出的"全健康"概念更为契合，从不同的角度对脑瘫儿童的生活质量开展评价，在脑瘫康复工作中起到了重要的作用，而且带有孩子自评版本，原文版本被证实具有良好的心理测量学特性。国内也报道了中文版CPQOL的信度和效度。

（二）量表结构与测试方法

CPQOL问卷包括家长问卷和自评问卷两个版本，家长问卷适用于4~12岁的脑瘫孩子，通过询问孩子的家长了解孩子有关家庭、朋友、健康、在学校状况等方面的感受而评分，分为7个区计分，包括社会福祉和受容度、功能、参与能力与躯体健康、情绪健康与自尊、获得服务、疼痛与残障的影响、家庭健康等，共计66个项目，比如：你觉得孩子对被家庭接受的感觉如何？每个项目需要家长圈出最符合孩子感受的数字,从1到9任何,1=非常不高兴,3=不高兴,5=既不高兴也没高兴,7=高兴,9=非常高兴。每个方面通过转换后分值区间为0~100分。最后一项为询问家长对孩子有什么样的感受感到的确信程度(家长回答确信值),1=完全不确信,9=非常确信。

自评问卷适用于9~12岁的脑瘫青少年,不包括家长问卷中的获得服务以及家庭健康部分的项目,共计52项,最后一项为询问孩子有没有其他人帮助他完成问卷(自评完成度),1=没有,2=有一点,3=有不少,4=很多。

除了疼痛与残障的影响分区的分值越高表示对生活质量的消极影响越大以外,其余6个分区的分值越高,表明对生活质量的积极影响越大。

(三) 信度和效度研究

1. CPQOL问卷的信度研究　来自上海4家康复医疗机构和1家特殊教育学校的脑瘫儿童和青少年家庭参与了此项研究,通过分析家长间、家长与孩子间的回答结果确定CPQOL不同回答者间信度;同时分析家长与孩子CPQOL各项分值间的差异。

共有39例脑瘫儿童和青少年家庭完成了CPQOL问卷,CPQOL 7个分区家长间的信度ICC值在0.49~0.86之间,其中功能和获得服务分区的信度极好,而参与能力与躯体健康以及疼痛与残障的影响分区的信度为中等;孩子与家长间的信度相对较低(ICC=0.29~0.73),除了功能和参与能力与躯体健康的ICC值处于良好水平以外,其余3个分区均较低,社会福祉和受容度分区的信度不理想;孩子自评分值均高于家长,其中参与能力与躯体健康分区分值比较有统计学差异($P<0.05$)。

中文版CPQOL在不同回答者间具有较好的信度,尤其在功能和获得服务分区;家长代评和孩子自评间的信度处于中等水平,社会福祉和受容度分区的一致性较低。

2. CPQOL问卷的内容效度分析　通过对CPQOL问卷项目与ICF-CY类目的关联分析,明确CPQOL问卷的内容效度和使用价值。由2名从事儿童临床评估5年以上的康复医生独立确定CPQOL每个项目所包含的概念,在完成概念提取后召开讨论会,统一概念用语,删除错误提取的概念,提取概念不一致时通过讨论决定,最终确定CPQOL 66个项目包含的概念,然后根据联系规则,通过讨论将CPQOL的项目概念与ICF-CY类目编码进行匹配,如果在确定类目编码意见不一致时,邀请第三方做出决定。通过分析CPQOL项目概念与ICF-CY类目编码关联的分布状况分析CPQOL问卷的内容效度。

共计从CPQOL 66个项目中提取了104个概念,与ICF-CY编码发生了118次关联,涉及59个编码以及4个其他代码。在身体功能成分中主要与b1精神功能相关联,其中b152情绪功能被关联的次数最多;在活动和参与成分中关联较多的为d7人际交往与人际关系,d8主要生活领域和d9社区、社会和公民生活;环境因素成分中被关联最多的是e4态度、e3支持和相互联系和e5服务、体制和政策。

CPQOL问卷涵盖了脑瘫儿童生活质量评价所需涉及的各项生物和心理因素,更多地注重评价脑瘫儿童在参与过程中的感受和感受能力,以及环境因素对生活质量的影响,可以很好地符合目前关于生活质量评价的概念框架。

(四) MACS的临床应用

史惟等开展了脑瘫儿童运动功能与生活质量之间的相关性分析,以2014年4—6月期间在复旦大学附属儿科医院康复中心、上海市徐汇区华泾镇社区卫生服务中心儿童康复科、上海市闵行区江川社区卫生服务中心儿童康复科、上海市宝山区金惠康复医院和上海市浦东新区特殊教育学校接受康复干预的4~12岁的脑瘫儿童和家庭为研究对象,共90名脑瘫儿童和家长纳入研究,其中脑瘫儿童包括男性54名,女性36名,平均年龄(7.40±2.44)岁;4~7岁59例,8~12岁31例,采用CPQOL评价生活质量,采用GMFCS进行粗大运动功能分级。采用MACS进行手功能分级,通过分析GMFCS、MACS与CPQOL各项分值之间的相关性明确脑瘫儿童运动功能与生活质量之间的关系。

GMFCS分级与7个CPQOL分区中的5个分区有着较弱的相关性,其中与社会福祉和受容度、功能、参与能力与躯体健康、情绪健康与自尊4个分区为负相关($r_s=-0.29\sim-0.38$,$P<0.05$),表明GMFCS分级越高

上述 4 个分区的分值就越低,也就是相关的生活质量就越低,此外 GMFCS 分级还与疼痛和残障的影响分区呈现较弱的正相关(r_s=0.28,P<0.05),表明 GMFCS 分级越高,脑瘫儿童受到疼痛和残障的影响就越明显。与 GMFCS 相比,MACS 只有与 CPQOL 的社会福祉和受容度、功能两个分区呈现更弱的相关性(r_s=-0.27~-0.23)。与较小年龄脑瘫儿童(4~7 岁)相比年龄较大脑瘫儿童(8~12 岁)的 GMFCS 分级与 CPQOL 各分区的相关性更为明显。研究结果提示粗大运动功能在一定程度上影响着脑瘫儿童的生活质量,与粗大运动功能相比手功能对生活质量的影响较小,较大年龄组脑瘫儿童的粗大运动功能与生活质量之间的关系更为密切。

(史　惟)

参 考 文 献

［1］USUBA K,ODDSON B,GAUTHIER A,et al. Changes in gross motor function and health-related quality of life in adults with cerebral palsy:an 8-year follow-up study［J］. Archives of physical medicine and rehabilitation,2014,95(11):2071-2077.

［2］GILSON KM,DAVIS E,REDDIHOUGH D,et al. Quality of life in children with cerebral palsy implications for practice［J］. Journal of child neurology,2014,29(8):1134-1140.

［3］WORLD HEALTH ORGANIZATION QUALITY OF LIFE GROUP. The World Health Organization quality of life assessment(WHOQOL):position paper from the World Health Organization［J］. Social science & medicine,1995,41(10):1403-1409.

［4］SCHIARITI V,FAYED N,CIEZA A,et al. Content comparison of health-related quality of life measures for cerebral palsy based on the International Classification of Functioning［J］. Disability & Rehabilitation,2011,33(15-16):1330-1339.

［5］CHEN KL,TSENG MH,SHIEH JY,et al. Determinants of quality of life in children with cerebral palsy:A comprehensive biopsychosocial approach［J］. Research in developmental disabilities,2014,35(2):520-528.

［6］郭金颖,史惟,周美琴,等.中文版脑性瘫痪儿童生活质量问卷的信度[J].中国康复理论与实践杂志,2015,21(7):799-803.

［7］DAVIS E,SHELLY AMY,WATERS E,et al. Measuring the quality of life of children with cerebral palsy:comparing the conceptual differences and psychometric properties of three instruments［J］. Developmental Medicine & Child Neurology,2010,52(2):174-180.

［8］王素娟,孙忠,尹岚,等.脑性瘫痪儿童生存质量评估问卷的内容效度分析[J].中国康复医学杂志,2017,32(5):516-520.

［9］史惟,王素娟.脑性瘫痪儿童运动功能与生存质量之间的相关性分析[J].中国康复医学杂志,2016,31(1):35-40.

(一)脑瘫儿童生活质量问卷(CPQOL)(4~12 岁家长版)

一般信息:

姓名:_____　　性别:_____　　出生日期:_____　　脑瘫分型:_____

功能分级:_____　　GMFCS:_____　　MACS:_____

我们想了解你认为你的孩子对于他的生活组成是如何感觉的,比如家庭、朋友、健康和学校等。

每个问题的开头都是"你认为你的孩子对以下情况的感觉?"对于家长来说,重要的是把你确信的孩子的感觉报告出来。确实有时候很难知道孩子到底是什么感觉。请尽力尝试给出答案。

对于每个问题,需要你圈出最能够反映你的孩子的感觉的那个数字。

你可以圈从 1 到 9 的数字,1 代表非常不快乐,9 代表非常快乐。

这个问卷评价的是孩子的感觉如何,而不是他们能做什么。下面是个例子:
请问:你认为你的孩子对以下情况的感觉?

	非常 不快乐		不快乐		不好 也不坏		快乐		非常 快乐
他们和其他孩子一起玩游戏的能力?	1	2	3	4	5	6	7	8	9

家庭和朋友

你认为	非常 不快乐		不快乐		不好 也不坏		快乐		非常 快乐
1. 总体上孩子和别人相处时感到	1	2	3	4	5	6	7	8	9
2. 孩子与你相处时感到	1	2	3	4	5	6	7	8	9
3. 孩子和兄弟姐妹相处时感到 或:□ 孩子没有兄弟姐妹	1	2	3	4	5	6	7	8	9
4. 孩子在学校和其他孩子相处时感到 (如果上过几个学校,请根据孩子上学时间最久的 那个学校里的情况进行评价) 或:□ 孩子没有上过幼儿园或学校	1	2	3	4	5	6	7	8	9
5. 孩子在校外和其他孩子相处时感到	1	2	3	4	5	6	7	8	9
6. 孩子和成年人相处时感到	1	2	3	4	5	6	7	8	9
7. 孩子和老师/照顾者相处时感到	1	2	3	4	5	6	7	8	9

你认为	非常 不满意		不满意		不好 也不坏		满意		非常 满意
8. 孩子自己玩耍时对自己能力感到	1	2	3	4	5	6	7	8	9
9. 孩子和朋友玩耍时对自己能力感到	1	2	3	4	5	6	7	8	9
10. 孩子和家人外出旅行时感到	1	2	3	4	5	6	7	8	9
11. 孩子对自己被家人接受的程度感到	1	2	3	4	5	6	7	8	9
12. 孩子对自己在被幼儿园或学校被其他孩子接 　　受的程度感到 (如果上过几个学校,请根据孩子上学时间最久的 那个学校里的情况进行评价) 或:□ 孩子没有上过幼儿园或学校	1	2	3	4	5	6	7	8	9
13. 孩子对自己在校外被其他孩子接受的程度感到	1	2	3	4	5	6	7	8	9
14. 孩子对自己被成年人接受程度感到	1	2	3	4	5	6	7	8	9
15. 总体上孩子对自己被人们接受的程度感到	1	2	3	4	5	6	7	8	9
16. 孩子做他们自己想做的事时对自己的能力感到	1	2	3	4	5	6	7	8	9

参与

你认为	非常 不满意		不满意		不好 也不坏		满意		非常 满意
17. 孩子对自己在幼儿园或学校里参与活动的能力感到 (如果上过多个学校,请根据孩子上学时间最久的那个学校里的情况进行评价) 或:□ 我的孩子没有上过学	1	2	3	4	5	6	7	8	9
18. 孩子对自己参与娱乐活动能力感到	1	2	3	4	5	6	7	8	9
19. 孩子对自己参与体育活动能力感到 (本题是问孩子对自己参与体育活动的能力的感觉,而不是问他们是否能参与活动)	1	2	3	4	5	6	7	8	9
20. 孩子对自己参与校外社交活动的能力感到	1	2	3	4	5	6	7	8	9
21. 孩子对自己参与社区活动能力感到	1	2	3	4	5	6	7	8	9

交流

你认为	非常 不快乐		不快乐		不好 也不坏		快乐		非常 快乐
22. 孩子对自己与非常了解的人交流时感到 (可以使用任何交流方式)	1	2	3	4	5	6	7	8	9
23. 孩子对自己与不很了解的人交流时感到 (可以使用任何交流方式)	1	2	3	4	5	6	7	8	9
24. 孩子对自己与其他人交流时感到	1	2	3	4	5	6	7	8	9

健康

你认为	非常 不满意		不满意		不好 也不坏		满意		非常 满意
25. 孩子对自己健康状况感到	1	2	3	4	5	6	7	8	9
26. 孩子对自己四处活动的能力感到	1	2	3	4	5	6	7	8	9
27. 孩子对自己的睡眠状况感到	1	2	3	4	5	6	7	8	9
28. 孩子对自己看的能力感到	1	2	3	4	5	6	7	8	9
29. 孩子对自己在知识上跟上同龄人的能力感到	1	2	3	4	5	6	7	8	9
30. 孩子对自己在活动上跟上同龄人的能力感到	1	2	3	4	5	6	7	8	9
31. 孩子总体对自己的日常生活感到	1	2	3	4	5	6	7	8	9
32. 孩子对自己感到	1	2	3	4	5	6	7	8	9
33. 孩子对自己的未来感到	1	2	3	4	5	6	7	8	9
34. 孩子对生活中的机会感到	1	2	3	4	5	6	7	8	9
35. 孩子对自己使用上肢的能力感到	1	2	3	4	5	6	7	8	9
36. 孩子对自己使用下肢的能力感到	1	2	3	4	5	6	7	8	9
37. 孩子对自己使用手的能力感到	1	2	3	4	5	6	7	8	9
38. 孩子对自己穿衣的能力感到	1	2	3	4	5	6	7	8	9
39. 孩子对自己独立进食的能力感到	1	2	3	4	5	6	7	8	9
40. 孩子对自己独自使用厕所能力感到	1	2	3	4	5	6	7	8	9

特殊设施

你认为	非常 不快乐		不快乐		不好 也不坏		快乐		非常 快乐
41. 孩子在家里使用特殊设施时感到 （如：特殊的座位、站立架、轮椅、助行器） 或：□ 孩子在家里不使用或没有特殊设施	1	2	3	4	5	6	7	8	9
42. 孩子在学校使用特殊设施时感到 （如：特殊的座位、站立架、轮椅、助行器） 或：□孩子在学校里不使用没有特殊设施	1	2	3	4	5	6	7	8	9
43. 孩子在社区中使用可以获得的特殊设施时感 到（坡道、自动扶梯、轮椅通道） 或：□孩子在社区里不需要特殊设施	1	2	3	4	5	6	7	8	9

疼痛和烦恼

你认为	一点都 不烦恼								非常 烦恼
44. 到医院就诊时孩子感到	1	2	3	4	5	6	7	8	9
45. 由于健康原因耽误上学时孩子感到	1	2	3	4	5	6	7	8	9
46. 当被别人照料时孩子感到	1	2	3	4	5	6	7	8	9

你认为	从不	很少	有时候	经常	一直
47. 孩子是否担心将来谁来照顾他们	1	2	3	4	5

你认为	一点都 不焦虑								非常 焦虑
48. 孩子为患有脑瘫感到	1	2	3	4	5	6	7	8	9

你认为	一点都 不疼痛								非常 疼痛
49. 孩子感到有疼痛吗	1	2	3	4	5	6	7	8	9

你认为	一点都 不烦恼								非常 烦恼
50. 孩子对自己的疼痛感到	1	2	3	4	5	6	7	8	9

你认为	没有 不舒服								非常 不舒服
51. 孩子有没有感到不舒服	1	2	3	4	5	6	7	8	9

你认为	非常 不快乐			不好不坏				非常 不舒服	
52. 孩子有没有感到快乐	1	2	3	4	5	6	7	8	9

服务的获得	非常 不满意		不满意		不好 也不坏		满意		非常 满意	
53. 你对孩子获得治疗的状况感到	1	2	3	4	5	6	7	8	9
54. 你对孩子获得训练的状况感到 （如：运动治疗、语言治疗、作业治疗）	1	2	3	4	5	6	7	8	9
55. 你对孩子获得特殊药物治疗或手术治疗的状 况感到	1	2	3	4	5	6	7	8	9
56. 你对从儿科医生那里获取建议的能力感到	1	2	3	4	5	6	7	8	9
57. 你对获得喘息服务的机会感到 （指暂时从对孩子的护理中脱身休息） 或：□我从未尝试获得喘息服务 （请跳过下面两题）	1	2	3	4	5	6	7	8	9
58. 你对获得喘息服务的数量感到	1	2	3	4	5	6	7	8	9
59. 你对获得喘息服务的容易程度感到	1	2	3	4	5	6	7	8	9
60. 你对孩子获得社区服务和设施的状况感到 （如：幼儿园、儿童保健、晚托班、假期班、社区团体等）	1	2	3	4	5	6	7	8	9
61. 你对孩子在幼儿园获得额外帮助的状况感到	1	2	3	4	5	6	7	8	9

你的健康状况	非常 不满意		不满意		不好 也不坏		满意		非常 满意	
62. 你对自己身体健康状况感到	1	2	3	4	5	6	7	8	9
63. 你对自己的工作状况感到	1	2	3	4	5	6	7	8	9
64. 你对你们家庭的经济状况感到	1	2	3	4	5	6	7	8	9
65. 你对你的幸福感	1	2	3	4	5	6	7	8	9

你认为	非常 不自信							非常 自信	
66. 你自信你的报告能够反映孩子感觉	1	2	3	4	5	6	7	8	9

非常感谢您帮助我们完成了问卷！

（二）脑瘫儿童生活质量问卷（CPQOL）（9~12 岁儿童自评版）

一般信息：

姓名：_____　　　性别：_____　　　出生日期：_____　　　脑瘫分型：_____

功能分级：_____　　　GMFCS：_____　　　MACS：_____

我们想询问一些关于你的生活的问题，关于你的家庭、朋友、健康和学校等。

每个问题的开头都是"你对以下情况的感觉？"

对于每个问题，需要你圈出最能够反映你的感觉的那个数字。

你可以圈从 1 到 9 的数字，1 代表非常不快乐，9 代表非常快乐。

这个问卷评价的是你的感觉如何，而不是你能做什么。

下面是个例子。

请问：你对以下情况的感觉?

	非常 不快乐		不快乐		不好 也不坏		快乐		非常 快乐
他们和其他孩子一起玩游戏的能力?	1	2	3	4	5	6	7	8	9

家庭和朋友

你认为	非常 不快乐		不快乐		不好 也不坏		快乐		非常 快乐
1. 总体上与别人相处时你感到	1	2	3	4	5	6	7	8	9
2. 与照顾你的人相处时你感到	1	2	3	4	5	6	7	8	9
3. 与兄弟姐妹相处时你感到 或:□ 我没有兄弟姐妹	1	2	3	4	5	6	7	8	9
4. 在学校与其他同学相处时你感到 (如果上过几个学校,请根据上学时间最久的那个 学校里的情况进行评价) 或:□ 我没有上过学校	1	2	3	4	5	6	7	8	9
5. 在校外与其他孩子相处时你感到	1	2	3	4	5	6	7	8	9
6. 你与成年人相处时你感到	1	2	3	4	5	6	7	8	9
7. 在学校与老师和照顾者相处你感到	1	2	3	4	5	6	7	8	9

你认为	非常 不满意		不满意		不好 也不坏		满意		非常 满意
8. 在独自玩耍时对自己能力感到	1	2	3	4	5	6	7	8	9
9. 与朋友一起玩耍时对自己能力感到	1	2	3	4	5	6	7	8	9
10. 与家人外出旅行时对自己能力感到	1	2	3	4	5	6	7	8	9
11. 对自己被家人接受的程度感到	1	2	3	4	5	6	7	8	9
12. 自己在被幼儿园或学校被其他孩子接受的程 度感到 (如果上过几个学校,请根据上学时间最久的那个 学校里的情况进行评价) 或:□ 我没有上过学校	1	2	3	4	5	6	7	8	9
13. 对自己在校外被其他孩子接受的程度感到	1	2	3	4	5	6	7	8	9
14. 对自己被成年人接受的程度感到	1	2	3	4	5	6	7	8	9
15. 总体上对自己被人们接受程度感到	1	2	3	4	5	6	7	8	9
16. 做你想做的事时对自己的能力感到	1	2	3	4	5	6	7	8	9

参与

你认为	非常 不满意		不满意		不好 也不坏		满意		非常 满意
17. 对自己在学校参加活动的能力感到 （如果上过多个学校，请根据上学时间最久的那个 学校里的情况进行评价） 或：□ 我没有上过学	1	2	3	4	5	6	7	8	9
18. 对自己参与娱乐活动的能力感到	1	2	3	4	5	6	7	8	9
19. 对自己参与体育活动的能力感到 （本题是问对自己参与体育活动能力的感觉，而不 是问是否能参与活动）	1	2	3	4	5	6	7	8	9
20. 对自己参与校外社交活动能力感到	1	2	3	4	5	6	7	8	9
21. 对自己参与社区活动的能力感到	1	2	3	4	5	6	7	8	9

交流

你认为	非常 不快乐		不快乐		不好 也不坏		快乐		非常 快乐
22. 对自己与非常了解的人交流时感到 （可以使用任何交流方式）	1	2	3	4	5	6	7	8	9
23. 对自己与不很了解的人交流时感到 （可以使用任何交流方式）	1	2	3	4	5	6	7	8	9
24. 对自己与其他人交流时感到	1	2	3	4	5	6	7	8	9

健康

你认为	非常 不满意		不满意		不好 也不坏		满意		非常 满意
25. 对自己健康状况感到	1	2	3	4	5	6	7	8	9
26. 对自己四处活动的能力感到	1	2	3	4	5	6	7	8	9
27. 对自己的睡眠状况感到	1	2	3	4	5	6	7	8	9
28. 对自己看的能力感到	1	2	3	4	5	6	7	8	9
29. 对自己在知识上跟上同龄人的能力感到	1	2	3	4	5	6	7	8	9
30. 对自己在活动上跟上同龄人的能力感到	1	2	3	4	5	6	7	8	9
31. 总体对自己的日常生活感到	1	2	3	4	5	6	7	8	9
32. 对自己感到	1	2	3	4	5	6	7	8	9
33. 对自己的未来感到	1	2	3	4	5	6	7	8	9
34. 对生活中的机会感到	1	2	3	4	5	6	7	8	9
35. 对自己使用上肢的能力感到	1	2	3	4	5	6	7	8	9
36. 对自己使用下肢的能力感到	1	2	3	4	5	6	7	8	9
37. 对自己使用手的能力感到	1	2	3	4	5	6	7	8	9
38. 对自己穿衣的能力感到	1	2	3	4	5	6	7	8	9
39. 对自己独立进食的能力感到	1	2	3	4	5	6	7	8	9
40. 对自己独自使用厕所的能力感到	1	2	3	4	5	6	7	8	9

特殊设施

你认为	非常 不快乐		不快乐		不好 也不坏		快乐		非常 快乐
41. 在家里使用特殊设施时感到 （如：特殊的座位、站立架、轮椅、助行器） 或：□ 孩子在家里不使用或没有特殊设施	1	2	3	4	5	6	7	8	9
42. 在学校使用特殊设施时感到 （如：特殊的座位、站立架、轮椅、助行器） 或：□孩子在学校里不使用没有特殊设施	1	2	3	4	5	6	7	8	9
43. 在社区中使用可以获得的特殊设施时感到 （坡道、自动扶梯、轮椅通道） 或：□孩子在社区里不需要特殊设施	1	2	3	4	5	6	7	8	9

疼痛和烦恼

你认为	一点都 不烦恼								非常 烦恼
44. 到医院就诊时你感到	1	2	3	4	5	6	7	8	9
45. 由于健康原因耽误上学时你感到	1	2	3	4	5	6	7	8	9
46. 当被别人照料时你感到	1	2	3	4	5	6	7	8	9

你认为	从不	很少	有时候	经常	一直
47. 是否担心将来谁来照顾你	1	2	3	4	5

你认为	一点都 不焦虑								非常 焦虑
48. 你为患有脑瘫感到	1	2	3	4	5	6	7	8	9

你认为	一点都 不疼痛								非常 疼痛
49. 你感到有疼痛吗	1	2	3	4	5	6	7	8	9

你认为	一点都 不烦恼								非常 烦恼
50. 你对自己的疼痛感到	1	2	3	4	5	6	7	8	9

你认为	没有 不舒服								非常 不舒服
51. 你有没有感到不舒服	1	2	3	4	5	6	7	8	9

你认为	非常 不快乐				不好不坏				非常 不舒服
52. 你有没有感到快乐	1	2	3	4	5	6	7	8	9

你认为	没有			很多
53. 你父母是否帮助你完成了这个问卷	1	2	3	4

非常感谢你帮助我们完成了问卷!

三、特异性生活质量调查量表(OSA-18)

(一) 概述

儿童特异性生活质量调查量表(Disease Specific Quality of Life for Children With Obstructive Sleep Apnea 18 Items Survey, OSA-18)量表于 1999 年由 Franco 等制订。是调查儿童生活质量的主要量表之一,也常用于 OSA 儿童病情严重程度的辅助评估及治疗效果的判断。OSA-18 量表可以比较准确地评估阻塞性睡眠呼吸暂停(obstructive sleep apnea, OSA)儿童病情的严重程度及生活质量,并为采取及时、有效的干预治疗措施对其正常的身心发育具有重要意义。其中文版主要包括 5 个维度,共 18 个因子,具体组成如下:

1. **睡眠障碍**　包括:响亮的鼾声、夜间有呼吸暂停、睡眠中有气喘或窒息、睡眠不安频繁觉醒 4 个因子。

2. **身体症状**　包括鼻塞张口呼吸、反复上呼吸道感染、流鼻涕多、吞咽食物困难 4 个因子。

3. **情绪不佳**　包括情绪多变发脾气、有攻击性或多动、纪律问题 3 个因子。

4. **白天状况**　包括过多白天睡眠或打盹、注意力集中困难、晨起困难 3 个因子。

5. **对监护人的影响程度**　包括因以上问题担心孩子身体健康、担心孩子夜间得不到充足的氧气、因上述问题影响监护人工作、为以上问题感到焦虑 4 个因子。

(二) 评分标准

每个因子按照:无、几乎没有、很少、有时、常有、多半有、绝对有分别计 1~7 分,将18题得分顺序累加,得分越高提示对生活质量影响越严重。每位儿童分别计算:①总评分范围为 18~126。用以评价儿童生活质量影响程度,<60 为轻度,60~80 为中度,>80 为重度。②各维度总评分:用以评价儿童生活质量各方面的影响程度。

目前有研究结果表明,OSA-18 量表的结果可以很好地主观反应阻塞型睡眠呼吸暂停低通气综合征(obstructive sleep apnea hypopnea syndrome, OSAHS)儿童的生活质量,且与 PSG 监测的结果有一定的相关性。但也有研究表明 OSA-18 量表敏感性不足,尚不能替代 PSG 监测对儿童 OSAHS 进行筛查与诊断,可以作为对儿童 OSAHS 严重程度、对生活影响、疗效观察进行评价的有效指标。

(三) OSA-18 量表的信度和效度

1. **OSA-18 量表的信度**　研究显示,信度研究指标,项目总相关在 0.29~0.58,所有 18 个项目和所有五个分量表都具有良好的重测信度,各分量表的 Cronbachs's α 系数为 0.62~0.84,除日间功能外,其余分量表的 Cronbachs's α 系数均 >0.70。

2. **OSA-18 量表的效度**　效度研究显示,第 1、2、3、5、15 和 16 项与 AHI 显著相关;扁桃体大小与第 1 项和第 7 项显著相关;腺样体大小与第 1 项和第 5 项显著相关;身体症状和情绪困扰分量表与腺样体大小显著相关,除此之外,其余分量表和总分与 AHI 显著相关。

3. **OSA-18 量表的敏感性与特异性**　以 OSA 诊断标准做效标,OSA-18 量表总分 67 分为最佳分界点,此时敏感性 63%、特异性 84%、阳性预测率 91%、阴性预测率 47%。

(四) 量表使用的注意事项

总体上 OSA-18 量表的条目理解容易,体现了儿童在日常生活的质量,可在临床中使用,对了解 OSA

儿童生活质量及病情严重程度提供较有价值的帮助,但应注意本量表由监护人填写,使用时尽量选择最了解儿童病情的监护人,并将问卷结果与实际情况、其他辅助检查结合起来进行分析。

(刘海琴)

参 考 文 献

[1] KOBAYASHI R,MIYAZAKI S,KARAKI M,et al. Evaluation of adenotonsillectomy an tonsillectomy for pediatric obstructive sleep apnea by rhinomanometry and the OSA-18 questionnaire [J]. Acta Otolaryngol,2014,134(8):818-823.

[2] FRANCO RA,ROSENFELD RM,RAOM,et al. Quality of life for children with obstructive sleep apnea [J]. Otolaryngol Head Neck Surg,2000,123(9):9-16.

[3] KANG KT,WENG WC,YEH TH,et al. Validation of the Chinese version OSA-18 quality of life questionnaire in Taiwanese children with obstructive sleep apnea [J]. Formos Med Assoc,2014,113(7):454-462.

特异性生活质量调查量表(OSA-18)

指导语:请评估下列情景发生的频率打分:1=绝对没有;2=几乎没有;3=很少有过;4=有时如此;5=大多如此;6=经常如此;7=总是如此。

条目	评分/分						
1. 大声打鼾	1	2	3	4	5	6	7
2. 夜间发生呼吸中断或暂停	1	2	3	4	5	6	7
3. 睡眠时有呼吸阻塞或喘息声	1	2	3	4	5	6	7
4. 睡眠不安稳或经常惊醒	1	2	3	4	5	6	7
5. 因鼻塞而张口呼吸	1	2	3	4	5	6	7
6. 经常感冒或上呼吸道感染	1	2	3	4	5	6	7
7. 有鼻分泌物或黏鼻涕	1	2	3	4	5	6	7
8. 吞咽食物困难	1	2	3	4	5	6	7
9. 情绪不稳定或脾气暴躁	1	2	3	4	5	6	7
10. 好动或有攻击性行为	1	2	3	4	5	6	7
11. 有违反纪律现象	1	2	3	4	5	6	7
12. 白天困倦或嗜睡	1	2	3	4	5	6	7
13. 注意力差或精神不集中	1	2	3	4	5	6	7
14. 早上不能按时起床	1	2	3	4	5	6	7
15. 担心孩子的总体健康	1	2	3	4	5	6	7
16. 担心孩子是否能呼吸道足够的空气	1	2	3	4	5	6	7
17. 影响照顾人白天的工作或家务	1	2	3	4	5	6	7
18. 因上述问题而感到挫折沮丧	1	2	3	4	5	6	7

四、儿童少年生活质量量表（QLSCA）

（一）概述

儿童少年生活质量量表（Quality of Life Scale for Children and Adolescents，QLSCA）由华中科技大学同济医学院儿童少年卫生学教研室于 2000 年编制，并于 2003 年制定了全国常模。

生活质量是对人们生活的全面评价和总结，是一个涵盖面非常广泛的概念，它既与生活的客观物质条件有关，也与对生活的主观满意程度有关。QLSCA 是一份针对一般儿童少年，以学习生活为核心，涵盖生理、心理、社会功能及生活环境等领域，适用于 7~18 岁中小学生的多维度儿童少年生活质量自评式量表。其不仅可应用于一般儿童青少年生活质量的评估，也可与其他儿童少年疾病专门化生活质量量表联合应用，评估疾病及其治疗对患儿生活质量的影响。

（二）量表的结构及评分标准

儿童少年生活质量量表一般由儿童少年自己阅读填写（对于小学 1~2 年级儿童，应由主试者为被试者读出条目），可以个别进行，也可以团体施测。量表采用 4 级评分，1=从不这样，2=很少这样，3=经常这样，4=总是这样。均以低分表示生活质量水平差，高分表示生活质量水平好。

1. **负性条目转换**　量表共包含 13 项负性条目（21、23、24、27、28、31、32、35、39、40、43、45、47）。这些条目的原始分数越高表示生活质量水平越低，与一般条目相反，故称为负性条目。为保证记分的一致性，需要对负性条目原始分进行转换，其实际评分为 5 减去该条目原始分。例如，第 21 项的原始分为 3，则实际评分为 5–3=2。

2. **维度分、因子分及总分计算**　量表包括 12 个维度：生活质量总体满意度、师生关系、同伴关系、亲子关系、学习能力与态度、自我概念、躯体感受、负性情绪、作业态度、活动机会性、生活便利性、运动能力。12 个维度又分别组成 4 个因子：生活质量满意度、社会心理功能、生理心理健康和生活环境（表 9-1）。

表 9-1　量表的 4 个因子及 12 个维度的项目分布

因子	维度	条目
生活质量总体满意度	生活质量总体满意度	3、12、13、14、17、20
社会心理功能	师生关系	5、16、26、41、46
	同伴关系	1、8、9、19、29
	亲子关系	6、37、44、49
	学习能力与态度	25、30、34
	自我概念	22、36、38、42
生理心理健康	躯体感觉	31、39、40、43、47
	负性情绪	21、28、32、35
	作业态度	23、24、45
生活环境	生活便利性	15、18
	活动机会性	4、7、33
	运动能力	2、10、48

（1）维度分 = 组成某一维度的各条目得分之和。

（2）因子分 = 组成某一因子的各条目得分之和。

（3）总分 = 所有条目得分之和。

3. 标准分计算及等级划分　得到初分(X)后,根据受试者的所属居住地(城市或农村)和年龄查相应的全国常模平均分(M)和标准差(SD),按以下公式计算标准 T 分。T=50+10×(X−M)/SD。

评价等级分为 5 级,即 T<30 为生活质量下;30≤T<40 者为生活质量中下;40≤T<60 者为生活质量中;60≤T<70 者为生活质量中上;T≥70 者为生活质量上。

（三）量表的信度及效度研究

2003 年在北京、河北、甘肃、安徽、四川、贵州、湖北、湖南、广东、海南、江苏 11 个省市地区进行采样,回收 17 269 份有效问卷,制定了全国城市和农村两套常模,并进行信度和效度检验。

1. 信度　量表的分半信度系数 r 为 0.82,整个量表校正信度系数为 0.90;量表的 Crobach's α 系数为 0.88,θ 系数为 0.89,Ω 系数为 0.93;各维度、因子和总量表的重测信度为 0.55~0.77。各项指标均达到心理测验学对量表信度的要求,即该量表具有很好的信度,其测量结果稳定可靠。

2. 效度　本量表通过探索性因子分析保留了 12 个维度,各维度分别包括 2~6 个条目,各条目在相应维度上的因子负荷值均大于 0.40,从各条目与维度的相关系数以及维度的 Crobach's α 系数来看,各维度的内部一致性较好。对 12 个维度进行主成分分析,采用最大正交旋转后根据特征值 >1 的标准提取了三个共性因子,累计方差贡献率为 51.10%。因子 1 主要支配师生关系、同伴关系、亲子关系、学习能力与态度、自我概念 5 个维度,命名为社会心理功能因子;因子 2 主要支配躯体感觉、负性情绪、作业态度 3 个,命名为生理心理健康因子;因子 3 主要支配生活便利性、活动机会性、运动能力,可命名为生活环境因子。这与原量表分为生理、心理、社会功能、生活环境几个领域的构想基本一致。

在编制和修订阶段,量表研究组请 11 位有关专家和若干被试者对量表的众多条目的重要性进行评价,内容效度比在 0.43~1.00,说明本量表能反映儿童少年生活状况主要方面的有关内容,可以通过此量表对儿童少年生活质量状况进行评定,具有良好的内容效度。

研究组曾应用本量表对学习困难(learning disabilities,LD)儿童的生活质量状况进行了研究,结果表明 LD 组儿童与一般组、优秀组儿童在学习能力及态度、自我概念、同伴关系、师生关系等维度以及生理心理因子和生活质量总分上有显著性差异($P<0.05$),均值 LD 组 < 一般组 < 优秀组,说明本量表具有良好的区分效度。

（四）量表的应用情况

目前本量表在北京、上海、广东、安徽和湖北等省市地区的高等院校、教育部门、卫生部门和临床上应用,如彭宁宁等对上海市中小学生的生活质量进行调研,发现在大家庭和核心家庭的学生生活质量明显比单亲家庭学生高,单亲家庭的学生不仅生活环境状况明显低于大家庭与核心家庭的学生,而且生理和心理 2 个维度得分也低于其他类型家庭。王丽萍、汪玲等应用本量表及父母教养方式评价量表对父母教养方式与中学生生活质量间的联系进行分析,其结果显示,生活质量总分及总体满意度、生理心理健康、心理社会功能及生活环境等 4 个因子受父母情感温暖理解的保护,而父母的拒绝否认、过分干涉,则使中学生对自己生活质量评分低。张敏对农村初中留守儿童生活质量现状分析,发现留守儿童与非留守儿童在学校满意度的同伴,教师和学业因子上有明显的差异。

（五）量表修订者联系方式

量表联系人:蒙衡;联系方式:E-mail:meghegmay@hotmail.com。

（吴汉荣　蒙　衡）

参 考 文 献

［1］蒙衡,吴汉荣. 儿童生活质量评价的方法学问题［J］. 国外医学社会医学分册,2000,17(1):
　　 1-4.

［2］吴汉荣,蒙衡.学习障碍儿童生活质量的研究［J］.中国校医,2000,14(4):25-27.

［3］吴汉荣,刘普林,蒙衡.儿少生活质量量表信效度分析及全国常模的制定［J］.中国学校卫生,2006,27(1):18-21.

儿童少年生活质量量表

指导语: 这份问卷是为了了解你的生活状况,与你是否聪明、是否是好学生没有关系,题目的答案也没有正确与错误之分。

一、请你根据自己的实际情况,选择与你的感觉和生活最接近的答案,并将答案前的圆涂黑。每题只选一个答案。例题:你喜欢冰淇淋吗? ○不喜欢　　○有一点喜欢　　●比较喜欢　　○非常喜欢

---

1. 你觉得班上的同学对你友好吗?
   ○不友好　　　　○有一点友好　　　○比较友好　　　○非常友好
2. 你能轻松地参加田径和球类运动吗?
   ○不轻松　　　　○较轻松但体力较差　○轻松且体力好　○非常轻松
3. 你对自己的记忆力感到满意吗?
   ○非常不满意　　○有一点不满意　　○比较满意　　　○非常满意
4. 你家附近有你可以进行体育活动的场所吗?
   ○没有　　　　　○有但不安全　　　○有但较小　　　○有很好场所
5. 你对你和老师的关系感到满意吗?
   ○不满意　　　　○有一点不满意　　○比较满意　　　○非常满意
6. 你对父母和你的关系感到满意吗?
   ○不满意　　　　○有一点不满意　　○比较满意　　　○非常满意
7. 你有机会参加你所喜欢的课余活动吗?
   ○极少有机会　　○机会较少　　　　○有比较多的机会　○有非常多机会
8. 你的朋友关心你吗?
   ○不关心　　　　○有一点关心　　　○比较关心　　　○非常关心
9. 你的好朋友多吗?
   ○有一、两个　　○有三、四个　　　○有五、六个　　○有很多
10. 你对自己参加体育活动的能力感到满意吗?
    ○非常不满意　　○有一点不满意　　○比较满意　　　○非常满意
11. 你家周围的环境安静吗?
    ○非常吵闹　　　○有一点吵闹　　　○比较安静　　　○非常安静
12. 你对自己的睡眠情况感到满意吗?
    ○非常不满意　　○有一点不满意　　○比较满意　　　○非常满意
13. 你对自己的精力感到满意吗?
    ○非常不满意　　○有一点不满意　　○比较满意　　　○非常满意
14. 你对自己的生活感到满意吗?
    ○不满意　　　　○有一点不满意　　○比较满意　　　○非常满意
15. 你家附近能方便地买到你的生活和学习用品吗?
    ○很不方便　　　○有一点不方便　　○比较方便　　　○非常方便
16. 你觉得老师喜欢你吗?
    ○不喜欢　　　　○有一点喜欢　　　○比较喜欢　　　○非常喜欢
17. 你对自己的健康感到满意吗?
    ○不满意　　　　○有一点不满意　　○比较满意　　　○非常满意
18. 你家附近交通方便吗?
    ○很不方便　　　○有一点不方便　　○比较方便　　　○非常方便
19. 你对自己的朋友感到满意吗?
    ○非常不满意　　○有一点不满意　　○比较满意　　　○非常满意
20. 你认为自己的生活快乐吗?
    ○非常不快乐　　○有一点不快乐　　○比较快乐　　　○非常快乐

二、请选择与你的实际情况最相符合的选项,1=从不这样,2=很少这样,3=经常这样,4=总是这样。将你选的答案圈出,每题只选一个结果。

例:你经常洗澡吗? (如果你每天都洗澡,则选4)　　1　2　3　④

21. 你常为已经做的事后悔吗?	1	2	3	4
22. 你常觉得大多数人都喜欢你吗?	1	2	3	4
23. 你一做作业就觉得心烦吗?	1	2	3	4
24. 你做作业的过程中常需要休息好几次吗?	1	2	3	4
25. 当遇到难题时,你仍然能坚持做下去吗?	1	2	3	4
26. 当遇到困难时,你能得到老师的帮助吗?	1	2	3	4
27. 你常偏爱某些食物或不吃某些食物吗?	1	2	3	4
28. 你容易感到紧张或害怕吗?	1	2	3	4
29. 需要帮助时,你能找到可信赖的朋友吗?	1	2	3	4
30. 你常很容易就记住新学的知识吗?	1	2	3	4
31. 你常感到疼痛或身体不舒服吗?	1	2	3	4
32. 你常为这样或那样的事感到烦恼吗?	1	2	3	4
33. 你常有机会去看展览、比赛或旅游吗?	1	2	3	4
34. 你除了完成作业还愿意做其他的练习吗?	1	2	3	4
35. 你常担心自己做错事吗?	1	2	3	4
36. 你觉得自己是集体中重要的人吗?	1	2	3	4
37. 你常喜欢和父母待在一起吗?	1	2	3	4
38. 你常举手回答老师提出的问题吗?	1	2	3	4
39. 你常感到累或者没有精神吗?	1	2	3	4
40. 你早上起床后常觉得还是很累吗?	1	2	3	4
41. 你喜欢你的老师吗?	1	2	3	4
42. 你认为自己是个好学生吗?	1	2	3	4
43. 你常觉得生活没意思吗?	1	2	3	4
44. 父母能理解你的想法吗?	1	2	3	4
45. 你常要花很长的时间来完成作业吗?	1	2	3	4
46. 你觉得老师对你友好吗?	1	2	3	4
47. 你常觉得不想吃饭或吃得过饱吗?	1	2	3	4
48. 你常参加体育锻炼吗?	1	2	3	4
49. 当遇到困难时,你愿意告诉父母吗?	1	2	3	4

五、儿少主观生活质量问卷(ISLQ)

(一) 概述

儿少主观生活质量问卷(Inventory of Subjective Life Quality, ISLQ)是程灶火、高北陵教授于 1998 年编制的。目前,生活质量测量方法主要有两种:单维或单条目评定和多项或多维评定,其中以后者较常用,因为它即可以评定个体总体的满意程度,也可评价个体对某特定方面的满意程度,可获得更多有用的信息。评估内容包括两个方面：主观生活满意度（对自身健康状态及生活环境满意程度的主观评价）和客观生活质量（实际健康状态和物质生活水平），目前多数生活质量评定问卷只评价个体的主观生活满意度或主观幸福感。主观生活质量有以下3个特点：

1. **主观性** 生活质量评价完全依赖于个体独特的标准。

2. **整体性** 生活质量是一种综合评价，是对生活的总体满意感。

3. **相对稳定性** 生活质量不随时间的流逝或环境的自发性改变而发生重大变化。

儿少主观生活质量问卷的编制按照多维层阶理论模式，其理论建构为三水平八维度模式，测量认知和情感两个成分，适用于9~18岁儿童和青少年（在校学生），已在全国得到广泛应用。

（二）结构和内容

儿少主观生活质量问卷（ISLQ）采用三水平八维度模式评价个体的生活满意度，共计52个条目，各维度条目和正、负条目混合编排。

1. **八个维度** 八个维度分别为躯体情感（5个条目）；焦虑体验（8个条目）；抑郁体验（7个条目）；家庭生活（7个条目）；同伴交往（6个条目）；学校生活（8个条目）；生活环境（5个条目）；自我认识（6个条目）。

2. **两个成分** 八个维度组合成情感成分和认知成分两个成分。两个成分最后合成总分，以评价总体的满意水平。

（1）情感成分：由抑郁体验、焦虑体验和躯体情感等3个维度组成。

（2）认知成分：由家庭生活、同伴交往、学校生活、生活环境和自我认识等五个维度组成。

（三）信度和效度

ISLQ具有较好的信度。间隔两周重测，总分和两个成分的重测相关分别为0.796、0.823和0.672，8个维度的重测相关系数在0.541~0.805，两次测试得分除家庭生活外，其他维度、成分分和总分差异均无显著性；全量表的α系数为0.884，情感成分和认知成分的α系数分别为0.797和0.886，8个维度的Cronbach's α系数在0.540~0.835；全量表的分半信度为0.899，情感成分和认知成分的分半信度分别为0.800和0.911，8个维度的分半信度在0.520~0.862。

ISLQ的构想效度和实证效度也得到研究证实。探索性因素分析显示各条目在相应维度上均有较好的负荷，8个维度聚合成两个因素认知成分和情感成分，分别解释36.3%和20.2%的总方差。5个认知维度解释的方差分别为家庭生活（5.8%）、同伴关系（23.5%）、学校生活（8.0%）、生活环境（4.2%）和自我认识（5.1%），3个情感维度解释的方差分别为抑郁体验（7.1%）、焦虑体验（21.3%）和躯体情感（6.2%）；5个认知维度与认知成分分相关高（0.599~0.804），3个情感维度与情感成分的相关高（0.689~0.852），各维度与总分的相关在0.374~0.932；情感成分与认知成分的相关为0.228。

（四）常模资料与应用研究

采用随机整群抽样法，在两所小学（城市、乡村各一所）3~6年级各选一个班（共8个班），每班约50人，另从其他班级抽取100人，计505人；初中、高中各年级选一个班，计初中生196人，高中生165人；共计866人（男生464人，女生402人）。用编制的主观生活质量问卷，以班级为单位，作团体测试。总体而言，不同年龄组和城乡间差异不显著，多数维度性别差异也不显著，只有家庭生活、同伴关系、认知成分和总分的性别差异达到统计学显著水平（表9-2）。

表9-2 儿少主观生活质量问卷粗分均数常模

项目	男（n=464）	女（n=402）
家庭生活	16.92±4.50	17.72±4.75*
同伴交往	17.56±4.20	17.66±4.52**
学校生活	25.92±4.35	27.00±4.22

续表

项目	男（n=464）	女（n=402）
生活环境	13.90±3.43	14.02±3.76
自我认识	15.94±3.59	16.00±3.82
躯体情绪	17.74±2.06	17.9±1.75
焦虑体验	25.53±3.64	25.45±3.89
抑郁体验	25.09±2.65	25.42±2.36
认知成分	90.25±14.20	92.42±15.40*
情感成分	68.36±6.63	68.76±6.40
总分	158.61±16.76	161.18±18.17*

注：*. $P<0.05$，**. $P<0.01$。

　　唐光政等（2007）报告行为问题儿童各维度粗分[家庭生活（9.13±4.82）分，同伴关系（9.90±4.38）分，学校生活（15.76±4.76）分，生活环境（6.61±4.06）分，自我认识（8.15±4.09）分，抑郁体验（15.82±4.15）分，焦虑体验（15.31±4.07）分，躯体情感（11.94±2.76）分]显著低于正常对照组。郑立新等（2001）报告父母情感温暖养育方式对儿童主观生活满意度呈现正性影响；拒绝否认养育方式则有明显的负性影响；而父母偏爱对儿童情感满意度的影响较大。兰燕灵等（2004）报告了广西壮族自治区的 ISLQ 测试结果，与常模资料非常接近，壮族儿童（n=2 306）的粗分分别为家庭生活（18.01±4.58）分，同伴关系（17.62±4.15）分，学校生活（24.84±4.26）分，生活环境（13.74±3.73）分，自我认识（15.20±3.80）分，抑郁体验（23.76±3.65）分，焦虑体验（23.31±4.45）分，躯体情感（16.87±2.65）分，认知成分（89.45±15.52）分，情感成分（63.97±8.84）分，总分（153.46±19.53）分。此外，马丽霞等（2008）报告山东农村留守儿童的生活质量低于非留守儿童，刘雪珍等报告了广西毛南族地区小学生的 ISLQ 测试结果略低于常模，熊燕等报告了普通中学初三学生的主观生活质量及其学业成绩的关系，李瑞芹等（2004）报告了山东枣庄市城乡重点中学生的生活质量状况及其影响因素，张枫等（2003）报告无锡市区流动儿童的生活质量，36.6% 为不太满意，7.5% 为极不满意，其中以生活环境、自我认识、抑郁体验、焦急体验、躯体情感满意度较低。解金娜等（2011）报告 ADHD 组的家庭生活、同伴交往、学校生活、生活环境、自我认识、认知成分、焦虑体验、情感成分总体满意度得分均低于正常组，赵卫珠（2020）报告早熟女童 ISLQ 总体满意度（70.65±12.23）和情感成分（61.34±12.35）得分显著低于对照组（82.47±6.38）和（78.22±5.94）分，学校生活、躯体情感、抑郁和焦虑体验等维度得分也低于对照组。

（五）实施与解释

　　1. **实施方法**　儿少主观生活质量问卷系自评量表，一般情况下由被试自己填写，特殊情况下可有主试通过询问代为填写。被试填写前必须认真阅读指导语，按指导语的要求，在每个条目后选择一个与自己情况最相符的数字，测试时间一般需要 10~15 分钟。

　　2. **评分标准和分数转换**　每个条目采用 1~4 分 4 级记分，各维度的条目数不同，在问卷中是混合排列的，有些条目是正向计分，可以直接相加，有些条目是反相计分，先用 5 减去被试所圈的数值，再相加。认知成分的粗分是家庭生活、同伴交往、学校生活、生活环境和自我认识 5 个维度粗分的总和，情感成分粗分是抑郁体验、焦虑体验和躯体情感 3 个维度粗分之和。总粗分是认知成分和情感成分粗分之和。各维度的记分键如下（注：数字为问卷中条目的序号，* 表示反向计分条目，不能直接相加）。

　　（1）家庭生活 =11+17+20+26+30+32+40。

　　（2）同伴交往 =5+10+35+39+44+48。

　　（3）学校生活 =1*+3+14+16+28*+34*+42+49。

　　（4）生活环境 =8+13+21+29+46。

（5）自我认识 =9+19+23+25+38+51。

（6）抑郁体验 =2*+6*+22*+33*+37*+41*+45*。

（7）焦虑体验 =7*+12*+24*+27*+36*+43*+50*+52*。

（8）躯体情感 =4*+15*+18*+31*+47*。

一般人们对生活质量表述的习惯为"十分满意"或"百分之百满意"等。因此规定维度满意程度取值范围为 0~10 分，成分或总体满意度的取值范围为 0~100 分。

（1）各维度满意水平的计算：将各维度的粗分转换成 0~10 分，称为满意度，因为一般人群的生活满意呈偏态分布，总体上满意人多，故在转换时将各维度的均数定为 6，标准差定 1.5。计算公式为：维度满意度 $=6+1.5(X-M)/S$，式中 M 代表样本粗分均数，S 代表样本的标准差，X 代表某个体实际所得的各维度的粗分。

（2）认知、情感和总体满意度的计算：基于同样原则，我们定成分或总体满意度均数 60，标准差为 15，将成分或总体粗分转换成标准分，具体计算公式为：成分或总体满意度 $=60+15(X-M)/S$，式中 M 为样本均数，S 为样本标准差，X 是个体所得的成分或总体粗分。

3. **结果解释**　认知成分的 5 个维度，所得的标准分数越高，满意水平越高，情绪成分的 3 个维度，得分高者，生活的比较愉快，没有紧张的感觉，躯体症状较少。得分在 3 分以上者占人群的 95%，几乎没有人能达到十分满意的水平。得分在 5~7 分，满意度在一般水平，得分在 3~4 分不太满意，低于 3 分为极不满意，得分在 7 分以上为比较满意。

认知成分、情感成分和总体满意水平采用百分制，得分越高，满意水平越高，0~29 分为极不满意，30~49 分为不太满意，50~70 分为一般水平，71~90 分为比较满意，>90 分为极满意。但情感成分的最高只能达 86 分，说明在情感方面几乎没有人能达到极满意的水平，虽然那样境界是每个人梦想达到，从而激发人们去追求、去努力。

（六）量表编制者及联系方式

量表编制者：程灶火；联系方式：E-mail：zaohuocheng@sina.com。

（程灶火）

参 考 文 献

［1］程灶火,高北陵,彭健,等. 儿少主观生活质量问卷的编制和信效度分析［J］. 中国临床心理学杂志,1998,6（1）:11-16.

［2］唐光政,陈红卫,潘顺英. 儿童心理问题对生活质量的影响分析［J］. 中国学校卫生杂志,2007,28（4）:337-338.

［3］郑立新,陶广放. 儿童主观生活满意度影响因素的研究［J］. 中国临床心理学杂志,2001,9（2）:105-107.

［4］马丽霞,赵冬梅,王广新,等. 农村留守儿童的生活质量状况及其影响因素分析［J］. 中国儿童保健杂志,2008,16（5）:513-514,517.

［5］刘雪珍,李晓兰. 毛南族地区小学生主观生活质量调查［J］. 广西民族大学学报（自然科学版）,2012,18（4）:96-99.

［6］熊燕,姚树桥. 普通中学初三学生主观生活质量与学习成绩的关系［J］. 中国校医杂志,2004,18（6）:505-507.

［7］解金娜,孙超,吴媛,等. 注意缺陷多动障碍儿童主观生活质量及家庭环境特征研究［J］. 中国儿童保健杂志,2011,19（3）:264-266.

［8］赵卫珠,冯海英,刘媚. 特发性性早熟女童心理状态与生活质量的相关性及应对措施分析［J］. 中国妇幼保健杂志,2020,35（7）:83-86.

儿少主观生活质量问卷

姓名:_____ 性别:_____ 年龄:_____ 年级:_____ 家庭类型:核心型、大家庭、单亲型、其他

父亲:_____ 年龄:_____ 职业:_____ 文化程度:_____ 母亲:_____ 年龄:_____ 职业:_____ 文化程度:_____

指导语:这份问卷共有52个条目,这些条目描述了您平时的想法和感受。每个条目后面有4个数字(1,2,3,4),这4个数字的意义是:1=您平时没有这种想法或感受;2=您有时有这种想法或感受;3=经常有这种想法;4=总是有这种想法。请您仔细读每个条目,并根据自己的实际情况,如实地在每个条目后面相应的数字上画圈"○"。如您有时觉得心情不愉快、想哭,就在条目后面的"2"上画圈"②"。谢谢您的合作。例题:觉得心情不愉快、想哭 1 ② 3 4

项目	没有	有时	经常	总是	项目	没有	有时	经常	总是
1. 要是不上学就好了。	1	2	3	4	27. 比别人更容易紧张、着急。	1	2	3	4
2. 觉得自己能力不如别人。	1	2	3	4	28. 在学校里感到不舒服。	1	2	3	4
3. 喜欢学校里的生活。	1	2	3	4	29. 喜欢我的邻居。	1	2	3	4
4. 感到手脚麻木或刺痛。	1	2	3	4	30. 父母公平地对待我。	1	2	3	4
5. 我的朋友对我很友好。	1	2	3	4	31. 感到手脚发抖、出汗。	1	2	3	4
6. 对未来感到悲观失望。	1	2	3	4	32. 喜欢同家人一起待在家里。	1	2	3	4
7. 课堂提问或考试时感到很紧张。	1	2	3	4	33. 觉得生活没有意思。	1	2	3	4
8. 喜欢四邻的环境。	1	2	3	4	34. 学校里有许多事我不喜欢。	1	2	3	4
9. 我喜欢我自己。	1	2	3	4	35. 我有很多朋友。	1	2	3	4
10. 我的朋友乐于帮助我。	1	2	3	4	36. 容易感到心烦、害怕。	1	2	3	4
11. 喜欢和父母一起消磨时间。	1	2	3	4	37. 觉得自己是一个失败者。	1	2	3	4
12. 做事犹豫不决。	1	2	3	4	38. 多数人都喜欢我。	1	2	3	4
13. 喜欢我生活的地方。	1	2	3	4	39. 我的朋友是好样的。	1	2	3	4
14. 喜欢上学。	1	2	3	4	40. 家里人在一起很谈得来。	1	2	3	4
15. 胃口不好。	1	2	3	4	41. 对自己感到讨厌。	1	2	3	4
16. 在学校里学到很多东西。	1	2	3	4	42. 喜欢学校里的一些活动。	1	2	3	4
17. 我家比多数家庭好。	1	2	3	4	43. 觉得时间不够用,有很多事要做。	1	2	3	4
18. 无缘无故地感到疲乏。	1	2	3	4	44. 我的朋友对我很关心。	1	2	3	4
19. 我是一个好孩子。	1	2	3	4	45. 觉得自己没有活力,没有吸引力。	1	2	3	4
20. 父母和我一起做有趣的事。	1	2	3	4	46. 我住的地方有很多有趣的事。	1	2	3	4
21. 我家的房子很合宜。	1	2	3	4	47. 觉得呼吸困难或要晕倒。	1	2	3	4
22. 不愿与人交往,对别人没有感情。	1	2	3	4	48. 与朋友在一起过得很愉快。	1	2	3	4
23. 我会做很多事情。	1	2	3	4	49. 上学很有意思。	1	2	3	4
24. 担心约会或上课会迟到。	1	2	3	4	50. 担心自己会说错话。	1	2	3	4
25. 大家认为我很有趣。	1	2	3	4	51. 认为自己的长相不错。	1	2	3	4
26. 家里人在一起相处得很好。	1	2	3	4	52. 在生人面前易脸红,心跳加快。	1	2	3	4

六、PedsQL™ MFS 儿童多维疲乏量表(MFS)

(一) 概述

PedsQL™ MFS 儿童多维疲乏量表(PedsQL™ Multidimensional Fatigue Scale,MFS)由美国的 Varni 教授研制于 2001 年,主要用于测量 2~18 岁慢性病患儿近 1 个月内或 2 周内的疲乏程度。2013 年尤黎明教授课题组译制并开发了适合我国国情的儿童多维疲乏量表。

疲乏是多种疾病的常见症状,也是慢性病患儿,尤其是癌症患儿最常见的症状之一。严重疲乏可导致患儿难以集中注意力,进行正常的人际交往、学习和运动,同时可伴发一系列不良的情绪反应(多为愤怒和悲哀),对其身心健康和生活质量造成严重影响。虽然国外已经出现了评价疲乏的生理、内分泌、代谢、血液学等的测量指标,但是由于疲乏是个体的主观感受,因此,评估量表依然是主要的测评方法。目前,国内仍未见权威性的儿童疲乏测评工具。为推动国内对于儿童疲乏症状的相关研究,开发适合我国国情的儿童多维疲乏量表,本课题组于 2013 年译制了 PedsQL™ MFS 儿童多维疲乏量表(MFS)。

原作者在研读成人及儿童疲乏的文献、对儿童及其父母进行焦点小组访谈及预试验后,形成量表的条目,该量表的结构采用与 PedsQL™ 生活质量量表相同的结构模式,已在多个儿童群体(肥胖症、糖尿病、癌症、风湿病、血液系统疾病)中检验了该量表的信度及效度。

本课题组在取得翻译使用权后,对该量表进行了严格的翻译、回译及预试验过程,形成中文版的 PedsQL™ MFS 儿童多维疲乏量表。采用该量表对急性白血病患儿及患儿父母进行测试。采用 Cronbach's α 系数对量表的内部一致性信度进行评价。采用条目与所属维度的相关系数评价其内容效度,采用探索性因子分析对量表的结构效度进行评价。

本课题组虽然译制了 PedsQL™ MFS 儿童多维疲乏量表的中文版,但该量表中文版的版权归 Varni 教授所有,需要使用者可与其联系。

(二) 量表的结构及评分标准

该量表包括父母代评和儿童自评两套量表,父母代评量表分为 2~4 岁、5~7 岁、8~12 岁和 13~18 岁版本;儿童自评量表分为 5~7 岁、8~12 岁和 13~18 岁版本。两套量表的结构及条目内容基本相同,区别在于称谓的不同。该量表共 3 个维度:“一般疲乏”“休息疲乏”和“认知疲乏”,每个维度各 6 个条目,分别描述患儿在过去 1 个月内执行某些活动的困难程度及其感受。

父母代评量表及 8 岁以上儿童自评量表均采用 Likert 5 级评分法:0=从来没有,1=几乎没有,2=有时有,3=经常有,4=总是有。

5~7 岁儿童自评量表需要由测试者协助解释每个条目的内容,然后由儿童指出 3 个脸谱中哪个可以代表其疲乏程度,再由测试者代为勾选条目得分,计分级别分 3 级:0=从来没有,2=有时有,4=总是有。

Varni 教授建议采用条目反向计分法将量表得分换算为标准分,即 0=100,1=75,2=50,3=25,4=0。

计算总量表及维度的条目均分反映疲乏程度,得分越低代表疲乏越严重。问卷完成时间一般为 10 分钟以内,5~7 岁儿童由于语言理解能力尚不完善,在测试者协助下完成一份问卷需要 12~30 分钟。

(三) 量表的信度及效度研究

原量表在多个儿童群体中的检验结果表明,信效度良好。采用该量表的中文版本在广州市对 141 名白血病患儿及其主要照护人进行了测试。其中 5 岁以上儿童共 80 例。依据实测数据对量表的信度、效度进行评价。结果显示,父母代评及患儿自评量表总量表及 3 个维度的 Cronbach's α 信度系数分别在 0.836~0.949 和 0.761~0.930。量表各条目与其所属维度的相关较强,而与其他维度相关较弱,说明该量表的内容效度良好。父母代评量表得分与儿童自评量表得分成正相关,相关系数为 0.373~0.580($P<0.01$),说明父母代评与儿童自评得分一致性较好。PedsQL™ MFS 儿童多维疲乏量表得分与 PedsQL™ 生活质量量表得分相关系数在 0.19~0.50($P<0.01$),说明该量表的关联效度较好。探索性因子分析结果与原量表的 3 因子结构一致。国内有报道将该量表用于 100 名急性淋巴细胞白血病患儿的研究,父母代评量表的总量表及 3 个维度的 Cronbach's α 系数分别为 0.926、0.923、0.843 和 0.913,总量表的分半信度为 0.780;用于 93 名恶性实体瘤患儿的研究,患儿自评量表总量表及 3 个维度的 Cronbach's α 系数为 0.710~0.826,均说明该量表的信效度较好。

（四）量表的临床应用研究

目前该量表已被译为多种语言在多个国家和地区应用于肥胖症、糖尿病、风湿病、血液系统疾病、癌症等慢性病患儿及健康儿童青少年的相关研究。本课题组对白血病患儿的研究显示，患儿的疲乏状况严重；化疗早期、服用激素期间，睡眠质量越差，疼痛越严重，贫血越严重，则患儿的疲乏程度越严重；患儿的年龄越大，则整体疲乏和一般疲乏程度越轻。有研究报道，家长视角下白血病患儿普遍存在癌因性疲乏，且疲乏程度呈中等水平。另有研究显示，实体瘤患儿比白血病患儿的疲乏程度更为严重。

（五）量表的特点及使用中的注意事项

临床试用结果表明，该量表的中文版本语言通俗易懂，措辞无歧义，填写耗时较短，条目漏填率低，表明该量表临床应用的可行性高，尤其适用于大样本调查及在繁忙的临床环境中进行评估或研究。

该量表包括儿童自评量表和父母代评量表。具体使用哪种版本可视情况而定。本课题组研究显示，8 岁以上儿童可以自行完成问卷填写。但在 5~7 岁年龄组会发生儿童不配合的情况，提示该年龄段的部分患儿需要用父母代评的量表。鉴于该年龄段自评量表的填写需要专门的测试者协助并花费较多时间，故在大样本调查及临床工作中采用父母代评量表可能更为可行。

以往研究中，多同时采用儿童自评及父母代评量表，以进行综合判断。但一般不主张将儿童自评量表与父母代评量表的结果简单叠加。

目前国内该量表的应用仍处于起步阶段。需要进一步的研究建立正常儿童的疲乏常模；对慢性病患病状态及接受治疗的患儿进行持续地监测，可用于疾病进展地评价及疗效地判断。

（尤黎明 卜秀青）

参 考 文 献

［1］Hockenberry-Eaton M，Hinds PS，Alcoser P，et al. Fatigue in children and adolescents with cancer［J］.Journal of pediatric Oncology Nursing，1998，15（3）：172-182.

［2］Gordijn M，Cremers EM，Kaspers GJ，et al. Fatigue in children：reliability and validity of the Dutch PedsQL™ Multidimensional Fatigue Scale［J］. Qual Life Res，2011，20（7）：1103-1108.

［3］Varni JW，Limbers CA，Bryant WP，et al. The PedsQL multidimensional fatigue scale in pediatric obesity：feasibility，reliability and validity［J］. Int J Pediatr Obes，2010，5（1）：34-42.

［4］Varni JW，Limbers CA，Bryant WP，et al. The PedsQL Multidimensional Fatigue Scale in type 1 diabetes：feasibility，reliability，and validity［J］.Pediatr Diabetes，2009，10（5）：321-328.

［5］卜秀青，叶启蒙，刘可. 中文版儿童多维疲乏量表在白血病患儿中的应用［J］.中国实用护理杂志，2015，31（5）：323-326.

［6］卜秀青，叶启蒙，刘可. 中文版 PedsQL™ MFS 儿童多维疲乏量表的译制［J］.现代临床护理杂志，2014，13（11）：72-75.

［7］周雪贞，卜秀青，刘可，等. 家长视角下急性淋巴细胞白血病患儿化疗期间癌因性疲乏状况调查［J］.护理学杂志，2016，31（17）：32-34.

［8］郭凤丽，苏玲，赵婧，等. 恶性实体瘤化疗患儿癌因性疲乏对抑郁的影响［J］.护理学杂志，2018，33（3）：20-22.

第二节　适应行为与应对方式类量表

一、简易应对方式问卷（WCQ）

（一）概述

Joff 等人指出，应对是个体对现实环境变化有意识、有目的和灵活的调节行为。Martin 指出，应对的主要功能是调节应激事件作用，包括改变对应激事件的评估，调节与事件有关的躯体或情感反应。个体的应对方式与心身健康之间的关系已成为临床心理学研究的重要内容。

国外发展了不少应对方式的评估方法，如由 Folkman 和 Lararus 编制的应对方式问卷（ways of coping questionnaire，WCQ）等应用较广和有代表性的方法。但由于文化背景的差异，国外的量表并不完全适合于我国人群。此外，虽然应对方式多种多样，但不同研究者提出的应对方式都有某些共同特点，即有的应对方式积极的成分较多，如寻求支持，改变价值观念体系，而有的则以消极的成分为主，如回避，发泄。因此，在国外应对方式量表基础上，根据实际应用的需要，结合我国人群的特点编制了简易应对方式问卷。

（二）简易应对方式问卷的构成与实施

简易应对方式问卷为自评问卷，包括 20 个条目。进一步分为积极应对和消极应对两个维度。

积极应对维度由条目 1~12 组成，重点反映了积极应对的特点，如"尽量看到事物好的一面"和"找出几种不同的解决问题的方法"等。

消极应对维度由条目 13~20 组成，重点反映了消极应对的特点，如"通过吸烟喝酒来解除烦恼"和"幻想可能会发生某种奇迹改变现状"。

每个条目均采用 0~3 分 4 级评分。在每一条目后，列有不采用"0"、偶尔采用"1"、有时采用"2"和经常采用"3"，4 种选择，由受试者根据自己实际情况选择作答。

（三）简易应对方式问卷的评分与解释

1. **评分**　每个条目采用 0~3 分 4 级评分，进一步计算出积极主动应对和消极被动应对 2 个维度分。2 个维度的相应条目序号和维度分计算方法如下：

（1）积极主动应对维度：条目 1~12。

（2）消极被动应对维度：条目 13~20。

维度分是 2 个维度各自的得分（总分）除以项目数所得的平均分。

1）积极主动应对维度分 = 条目 1~12 得分累加 /12。

2）消极被动应对维度分 = 条目 13~20 得分累加 /8。

2. **评分结果解释**　评分结果主要为应对方式问卷的积极主动应对和消极被动应对 2 个维度得分。临床应用时还应进一步分析各条目评分高低不同的意义。

维度分在 0~0.99 之间为得分很低；在 1.0~1.5 之间为得分偏低；维度分在 1.51~2.49 之间为得分中等；维度分在 2.50~3.0 之间为得分偏高。

积极主动应对维度得分高低反映了心理发展的成熟性（程度）和抗挫折能力的强弱，得分高表明心理发展的成熟性高，抗挫折能力强。

消极被动应对维度得分高低反映了心理发展的不成熟性（程度），得分高表明心理发展的不成熟性高，抗挫折能力弱。

有必要指出，所谓积极和消极是相对的。并不是积极的应对方式就一定有积极的后果，或者消极的应对方式就产生消极的后果，如"接受现实"和"自己安慰自己"被归为消极应对，但其却有着缓解挫折打击的作用。不同应对方式，在不同时间和情景，在不同的人身上，会有不同的结果，解释评估结果时需要综合考虑。

(四) 简易应对方式问卷的信度和效度

1. 信度　问卷的重测相关系数为 0.89,Cronbach's α 系数为 0.90;积极应对分量表的 Cronbach's α 系数为 0.89;消极应对分量表的 Cronbach's α 系数 0.78。

2. 效度　采用主成分分析法提取因子,并对因子模型作方差极大斜交旋转。因素分析结果表明,应对方式项目确实可以分出"积极"和"消极"应对两个因子,与理论构想一致。人群测试表明简易应对方式问卷反映出人群不同应对方式特征及其与心理健康之间的关系。积极应对评分较高时,心理问题或症状分低;而消极应对评分高时,心理问题或症状评分也高。应对方式评分与心理健康水平显著相关。

(五) 简易应对方式问卷的应用

应用此量表测查了城市不同年龄、性别、文化和职业的人群 846 人,其中男性 514 人,女性 332 人,年龄范围从 20~65 岁,平均 38 岁。职业以工人(87 人)、干部和技术员(374 人)及大学生(327 人)为主,其他(60 人)。文化程度从小学到大学,其中小学 44 人,初中 112 人,高中和中专 292 人,大学 398 人。样本的积极应对维度平均分为 1.78,标准差为 0.52;消极应对维度平均分为 1.59,标准差为 0.66。深入分析表明,不同年龄、性别、文化和职业的人群的应对方式特点有显著差异,不同人群的应对方式特点需要进一步研究。

近年来有研究者对简易应对方式问卷在青少年和老年人群应用的信度与效度进行了进一步研究。

(解亚宁)

参 考 文 献

[1] 解亚宁. 简易应对方式量表信度效度的初步研究[J]. 中国临床心理学杂志,1998,6(2):114-115.

[2] 方青,王雅婷,肖水源,等. 简易应对方式问卷在青少年中的信效度检验[J]. 中国临床心理学杂志,2018,26(5):905-909.

[3] 朱宇航,郭继志,罗盛,等. 简易应对方式问卷在老年人群体中的修订及信效度检验[J]. 中国卫生统计杂志,2016,33(4):660-664.

简易应对方式问卷(WCQ)

指导语:以下列出的是当你在生活中经受到挫折打击,或遇到困难时可能采取的态度和做法。请你仔细阅读每一项,然后在右边选择答案,"不采取"为 0,"偶尔采取"为 1,"有时采取"为 2,"经常采取"为 3,请在最适合你本人情况的数字上打"√"。

条目:遇到挫折打击时可能采取的态度和方法	不采取	偶尔	有时	经常
1. 通过工作学习或一些其他活动解脱	0	1	2	3
2. 与人交谈,倾诉内心烦恼	0	1	2	3
3. 尽量看到事物好的一面	0	1	2	3
4. 改变自己的想法,重新发现生活中什么重要	0	1	2	3
5. 不把问题看得太严重	0	1	2	3
6. 坚持自己的立场,为自己想得到的斗争	0	1	2	3
7. 找出几种不同的解决问题的方法	0	1	2	3
8. 向亲戚朋友或同学寻求建议	0	1	2	3

条目:遇到挫折打击时可能采取的态度和方法	不采取	偶尔	有时	经常
9. 改变原来的一些做法或自己的一些问题	0	1	2	3
10. 借鉴他人处理类似困难情景的方法	0	1	2	3
11. 寻求业余爱好,积极参加文体活动	0	1	2	3
12. 尽量克制自己的失望、悔恨、悲伤和愤怒	0	1	2	3
13. 试图休息或休假,暂时把问题(烦恼)抛开	0	1	2	3
14. 通过吸烟、喝酒、服药和吃东西来解除烦恼	0	1	2	3
15. 认为时间会改变现状,唯一要做的便是等待	0	1	2	3
16. 试图忘记整个事情	0	1	2	3
17. 依靠别人解决问题	0	1	2	3
18. 接受现实,因为没有其他办法	0	1	2	3
19. 幻想可能会发生某种奇迹改变现状	0	1	2	3
20. 自己安慰自己	0	1	2	3

二、儿童应激障碍检查表中文版(CSDC)

(一) 概述

1. 量表的概况 创伤后应激障碍(Post Traumatic Stress Disorder,PTSD)是指经历创伤事件后,表现为反复发生闯入性的创伤性体验重现,持续性警觉性增高,持续性地回避等的一系列临床综合征。儿童作为一个特殊的群体,在严重事件后更容易出现创伤后应激症状(Post Traumatic Stress Symptoms,PTSS)或发展为PTSD。适用于儿童尤其是学龄前儿童PTSD评估的工具仍然比较罕见。儿童应激障碍检查表(Child Stress Disorders Checklist,CSDC)是美国国家儿童创伤应激网络推荐的量表,在美国已被证实有良好的信度和效度。CSDC由Glenn N. Saxe设计,适用于2~18岁儿童和青少年,由儿童观察者(父母、照养者、老师等)填写。本文通信作者与此量表原作者联系后对CSDC进行引进与修订。本研究引进CSDC后,由一名精神科医师翻译,再由一名高级职称的精神科医师进行回译和审校,对不贴切处做出修改,进行信度和效度测试。

2. 量表编制的要素 CSDC共有36个条目,包含1个创伤事件条目,5个急性反应条目和30个近期反应条目。第1个条目需要描述创伤事件。急性反应条目对应DSM-Ⅳ中PTSD的A2标准,评定在恐惧事件发生后立即出现的情绪或行为。近期反应条目对应DSM-Ⅳ中PTSD的B、C、D症状群以及功能损害症状,评定在最近1个月内的行为,采用3级评分(0=从不,1=有时,2=经常),总分为0~30分,包括5个维度:再体验(7条),回避(5条),麻木和解离(8条),警觉性增高(6条),功能损害(4条)。得分越高,应激反应症状的程度越严重。

(二) 量表的信效度

引进后在上海1 190名儿童中进行调查分析,筛选出得出515名(43%)符合应激事件条目的儿童,即经历或目击过较大的生活事件或创伤事件。年龄为3~12岁,其中男生265人(51%),女生250人(49%)。在这些儿童中进行信度和效度评估。效标参照使用临床医生使用的创伤后应激障碍量表——儿童和青少年版访谈(Clinician-Administered PTSD Scale for Children and Adolescents,CAPS-CA)、修订版儿童事件影响量表(Children's Revised Impact of Event Scale,CRIES-13)。

1. 信度

(1) 重测信度:间隔2周后CSDC总量表重测信度为0.75,各因子的重测信度为0.65~0.76,说明有较好的稳定性。Cronbach's α 系数：总量表的 Cronbach's α 系数为 0.92，各因子在 0.51~0.85 之间，除功能损害因子外，都在可以接受的范围。

（2）分半信度：为 0.79，各因子的重测信度（0.65~0.76）、Cronbach's α 系数为 0.51~0.92，分半信度 0.76。

2. 效度

（1）内容效度：CSDC 各个因子项得分与总得分之间相关系数为 0.63~0.88。全部有统计学意义，可认为内容效度良好。

（2）效标效度：结果显示 CSDC 总分与 CPAS-CA 总分的相关系数 0.56、与 CRIES-13 总分的相关系数 0.5 都呈中度相关，且有统计学意义。

（三）临床应用的效果

CSDC 是一个较为全面的儿童他评工具，易于实施，填写时间约为 10 分钟，有研究显示该量表还可用于儿童 PTSD 治疗效果的评估。本次研究显示该量表具有较好的信效度，适合在中国儿童中使用，对于 8 岁以上的儿童，建议和 CRIES-13 结合使用，发现可疑，可以使用 CAPS-CA 访谈进一步评估。

（四）注意事项

本量表用来评估应激症状，在临床应用时，需要与儿童的实际情况相结合。

（五）量表使用联系人及联系方式

因课题需要使用可与张劲松联系，签署协议后免费提供。联系方式：E-mail：zhangjinsong@xinhuamed.com.cn。

（张劲松）

参 考 文 献

［1］GABBAY V. Epidemiological aspects of PTSD in children and adolescents［M］. Posttraumatic stress disorders in children and adolescents：Handbook，2004.

［2］SAXE G. Child Stress Disorders Checklist：A measure of ASD and PTSD in children［J］. Journal of the American Academy of Child & Adolescent Psychiatry，2003. 42（8）：972-978.

［3］孔艳婷，张劲松. 儿童应激障碍检查表中文版的效度、信度［J］. 中国心理卫生杂志，2014，28（6）：452-457.

儿童应激障碍检查表（CSDC）

指导语：您的孩子是否经历或目睹过对他／她或其他人造成严重伤害或有伤害性威胁的事件？请检查以下所有的事件以及事件发生时的年龄。在□中打"√"，如经历过，则注明年龄。

生活事件	未经历	经历		年龄／岁
1. 自然灾害，如：飓风、洪灾、雷雨风暴、地震等。	□	亲身经历□	目击□	
2. 严重的事故，如：交通事故、火灾、爆炸、溺水等。	□	亲身经历□	目击□	
3. 严重的疾病，如：恶性疾病／严重外伤／重大手术等住院治疗、进急诊科看望病人和／或受到侵入性医学检查（打针输液、插管、骨髓穿刺、胸腹腔穿刺等）。	□	亲身经历□	目击□	
4. 受到陌生人的暴力攻击，如：暴力殴打、抢劫、持凶器威胁。	□	亲身经历□	目击□	
5. 家庭中有严重暴力，如：被殴打、被拳打脚踢。	□	亲身经历□	目击□	
6. 被拘禁，如：被绑架、被当做人质等。	□	亲身经历□	目击□	

生活事件	未经历	经历		年龄／岁
7. 性侵犯,如:强奸或被强迫地进行性接触。	☐	亲身经历☐	目击☐	
8. 身心折磨,如:饥饿或连续数日不允许睡觉。	☐	亲身经历☐	目击☐	
9. 躯体虐待。	☐	亲身经历☐	目击☐	
10. 情感虐待,如:被冷落、被抛弃、很少得到父母的关注。	☐	亲身经历☐	目击☐	
11. 被动物攻击,如:被狗／猫／鸡／鹅咬伤或抓伤。	☐	亲身经历☐	目击☐	
12. 父母离异或因感情不和而分居,父／母离家出走。	☐	亲身经历☐	目击☐	
13. 亲友患急重病。	☐		目击☐	
14. 一个对自己很重要的人／宠物的死亡,如:事故、自杀、谋杀。	☐		目击☐	
15. 目睹其他人被打、受到严重伤害、被杀。	☐		目击☐	
16. 看到新闻报道的重大灾难。	☐		目击☐	
17. 生活在不安全的社区(常有聚众斗殴)。	☐	亲身经历☐		
18. 转学或休学。	☐	亲身经历☐		
19. 经常搬家,5 年内搬家次数≥4 次。	☐	亲身经历☐		
20. 预期的评选,如:班干部、三好学生落选。	☐	亲身经历☐		
21. 受到严厉的批评或处分。	☐	亲身经历☐		
22. 长期远离家人,不能团聚。	☐	亲身经历☐		
23. 与老师关系紧张。	☐	亲身经历☐		
24. 经常被同学欺负、经常被拒绝参加活动。	☐	亲身经历☐		
25. 其他造成显著精神负担的事件 1:＿＿＿＿＿＿＿＿	☐	亲身经历☐	目击☐	
26. 其他造成显著精神负担的事件 2:＿＿＿＿＿＿＿＿	☐	亲身经历☐	目击☐	

急 性 反 应

指导语:以下是一组描述孩子有时在恐惧事件发生后立即出现的情绪或行为(或是他／她在事后恢复意识后)。每一条目都描述了你孩子在事件发生后立即出现的行为,如果是"很真实"请圈2,如果是"较真实"请圈1,如果"不真实"请圈0。请尽可能地回答每一条目,即使有些条目似乎不适合你的孩子。如果孩子经历了不止一件事件,就选择使他／她最痛苦的事件。

项目	0 不真实	1 较真实	2 很真实
1. 孩子感到害怕(极度焦虑或恐惧)。	0	1	2
2. 孩子感到惊恐(极度反感、厌恶或自责、羞耻感)。	0	1	2
3. 孩子感到无助。	0	1	2
4. 孩子的行为变得容易激怒。例如,他／她的行为变得多动、冲动或难以控制。	0	1	2
5. 孩子的行为变得紊乱。例如,他／她的行为变得非比寻常、不可理喻。	0	1	2

近 期 反 应

指导语:以下是一组描述你孩子行为的问题。每一条目都描述了你孩子现在或最近 1 个月中的情况,如果"经常"请圈2,如果"有时"请圈1,如果"从不"请圈0。请尽可能地回答每一条目,即使有些条目似乎不适合你的孩子。"那件事"指的是你上面描述过的最紧张的经历。

项目	0 从不	1 有时	2 经常
1. 孩子诉说想起那(某)件事就不舒服。	0	1	2
2. 孩子容易受惊吓,如,听到突如其来的大声响就跳起来。	0	1	2
3. 提到那(某)件事孩子就不安。	0	1	2
4. 孩子显得麻木或与他/她的感受有距离(隔阂)。	0	1	2
5. 孩子回避做令他/她想起那(某)件事的事情。	0	1	2
6. 孩子容易发怒或生气。	0	1	2
7. 孩子难以回忆起那(某)个事件的细节。	0	1	2
8. 孩子难以入睡难或持续睡着(不容易醒)。	0	1	2
9. 孩子与其他人疏远或分离(不亲近)。	0	1	2
10. 孩子与朋友、同伴和老师相处有困难。	0	1	2
11. 孩子显得行为退化。例如,吸吮手指、尿床、咬指甲、要跟大人睡。	0	1	2
12. 孩子诉说感觉好像那(某)件事又再次发生。	0	1	2
13. 孩子坐立不安,不能安静地坐着。	0	1	2
14. 孩子回避令他/她想起那(某)件事的场所。	0	1	2
15. 孩子与家人相处有困难。	0	1	2
16. 孩子显得对他/她应该知道的事情也糊涂、弄不清了。	0	1	2
17. 孩子看上去紧张。	0	1	2
18. 孩子看上去恍惚、发呆。	0	1	2
19. 孩子的举止好像那(某)件事又正在发生似的。	0	1	2
20. 孩子记不住时间,他/她可能变得将一天里的时间、一周里的日子或有些事发生的真实时间搞混、弄不清。	0	1	2
21. 孩子回避说起那(某)件事。	0	1	2
22. 孩子诉说做了噩梦。	0	1	2
23. 孩子当想起那(某)件事时就诉说躯体不适。例如,头痛、腹痛、恶心、呼吸困难。	0	1	2
24. 孩子难以完成家庭作业或家务这类活动。	0	1	2
25. 孩子玩与那(某)件事有关的游戏(孩子用玩具、游戏、绘画或其他娱乐活动表达曾经发生在他/她身上的事情。	0	1	2
26. 孩子显得动作迟缓,他/她要花较长时间才做出反应。	0	1	2
27. 孩子诉说他/她的环境与过去不同。例如,他/她诉说东西看上去或听上去有不同。	0	1	2
28. 孩子回避令他/她想起那(某)件事的人。	0	1	2
29. 孩子难以集中注意。	0	1	2
30. 孩子诉说他/她不想想到那(某)件事。	0	1	2

三、婴儿-初中学生社会生活能力量表（S-M）

（一）概述

婴儿-初中学生社会生活能力量表（Normal Development of Social Skills from Infant to Junior High School Children, S-M）是1988年北京大学第一医院左启华等教授完成的标准化工作。1986年左启华教授和四川省计划生育科学研究所雷贞武教授承担了国家"七五"攻关项目"我国0~14岁儿童智力低下流行病学调查"。按照智力低下的诊断标准，在智力低下诊断中，必须具有智力测验和行为评定两种结果。当时用于智力测验的格赛尔和韦氏量表已经进行了标准化，但还没有儿童适应行为量表。为了在短期内编制出一个适合我国国情的儿童适应行为能力量表，选择了日本心理适应能力研究所等单位编制的"S-M社会生活能力检查"量表作为基本版本，进行中国再标准化工作。从1987年初，开始进行方法学的标准化工作，1987年10月首先在北京市城区和农村分别进行了预试验，对量表进行了修订，同年12月开始在我国6大区省市取样、检测工作。1988年初进行了样本资料统计和手册编写。

"婴儿-初中学生社会生活能力量表"在全国推广以来，得到了许多单位认可，认为此量表是一种简便、可靠、操作性强的行为评定量表，具有较大的实用价值。被广泛应用于临床和科研工作。特别是被国内大型智力低下流行病学研究所采用。全国历次残疾人抽样调查就应用了此量表。

量表标准化工作得到了北京师范大学林传鼎教授、张旭阳教授，湖南医科大学龚耀贤教授多方面指导，北京大学卞立强教授参加翻译工作。量表制订过程中，还得到了北京市西城区西四北四条小学、北京市西城区培智中心学校、北京市儿童福利院等单位的大力支持。

（二）量表的结构

婴儿-初中学生社会生活能力量表适合于婴儿-初中学生的适应行为的评定量表。原版S-M社会生活能力检查量表共130项。在标准化过程中，根据我国国情和预试验结果，修改了13条内容，增减了一些项目。最后量表确定为132项，并对各项的难易程度进行了顺序的调整。132项内容分布在儿童整个年龄阶段6个领域中。

1. **独立生活能力** 独立生活能力（self-help）包括进食、衣服脱换、穿着、料理大便，个人和集体清洁卫生情况（洗澡、洗脸、刷牙、洗头、梳头、剪指甲、打扫和装饰房间等）。

2. **运动能力** 运动能力（locomotion）包括走路、上阶梯、过马路、串门、外出玩耍、到经常去的地方，独自上学，认识交通标志、遵守交通规则，利用交通工具到陌生地方去等。

3. **作业** 作业（occupation）包括抓握东西、乱画、倒牛奶，准备和收拾餐具，使用胶水，剪图形，开启瓶盖，解系鞋带，使用螺丝刀、电器、煤气炉、烧水、做菜，使用缝纫机，修理家具等。

4. **交往** 交往（communication）包括叫名转头，说话、懂得简单指令，说出自己姓和名、说出所见所闻、交谈、打电话、看并理解简单文字书、小说和报纸。写便条、写信和日记、查字典等。

5. **参加集体活动** 参加集体活动（socialization）包括做游戏，同小朋友一起玩、参加班内值日、校内外文体活动、组织旅游等。

6. **自我管理** 自我管理（self-direction）包括总想自己独自干、理解（以后）能忍耐、不随便拿别人东西、不撒娇磨人、独自看家、按时就寝、控制自己不提无理要求、不说不应该说的话、不乱花钱，有计划买东西、关心幼儿和老人、注意避免生病，独立制订学习计划等。

这些儿童社会生活方面项目，按各年龄组、通过率、排列在6个月到14~15岁范围内。全量表共有七个起始年龄。可以根据年龄大小选择起始年龄项目进行检查。

（三）检查和评定方法

1. **指导语** 此项检查是为了了解您孩子的各种生活能力而进行的，与幼儿园和学校的成绩无关。其中有些项目可能不能完成，这是因为您的孩子还小。请认真考虑的孩子的日常表现后，坦率地回答。

2. **回答人**　可以是孩子的父母、每天照料孩子的人或经常与孩子接触的老师。

3. **检查的起始年龄**

(1) 6 个月~1 岁 11 个月。

(2) 2 岁~3 岁 5 个月。

(3) 3 岁 6 个月~4 岁 11 个月。

(4) 5 岁~6 岁 5 个月。

(5) 6 岁 6 个月~8 岁 5 个月。

(6) 8 岁 6 个月~10 岁 5 个月。

(7) 10 岁 6 个月以上。

4. **具体检查方法**　检查时,从相应的年龄阶段开始检查。从该年龄段的第一项开始提问,如连续十项通过,则认为这项以前的项目均已通过,可继续向下提问,直至连续十项不能通过,则认为这以后的项目均不能通过,检查即可结束。如开始十项未能全部通过,应继续向前提问,直至连续十项均能通过,即认为前面项目全部通过,可以继续向后提问。

通过,是孩子对该项目基本上会,或认为有机会就会;不通过是指孩子对该项目不会(不太会),或认为有机会也不会。

5. **结果评定**

(1) 受检儿童每通过 1 项算 1 分,最后合计总得分。

(2) 根据年龄分组和得分范围,查出相对应的标准分。

(3) 最后根据标准分,对受检儿童做出社会生活能力的评价。

(四) 信度和效度

1. **信度**　本次信度的测验是在城市组进行的。两位评定者,采用此评定方法先后入户对一组 20 人受试者进行社会生活能力的评定。两次评定分数的符合率以相关系数表示为 0.98。这说明本量表信度很高、稳定可靠。

2. **效度**　本量表的效度就是能否反映儿童的社会生活能力水平。效度测验选择学校接触学生比较多,了解情况比较深入地班主任的评价为主,也要征求其他老师的意见,一致的意见才定为最后的评定。这样就有力地避免了评定的片面性。选择老师评定为效标的另一个目的,是老师评定比儿童家长评定更具有较多的客观性。认为老师对儿童社会生活能力的评定,无论从有效性、可靠性、客观性等方面,都是一个较好的效标。本次效度测验,共选择了 20 名小学生为评定对象。老师评定为好和差两个等级,这些学生的社会生活能力的水平,以本年龄组均值为标准。大于均值为社会生活能力好,小于均值为社会生活能力差。其效度以两次评定符合率来表示,两次评定的符合率为 95%。

(五) 量表再标准化

引进国外公认行之有效的量表,使之适应我国国情,必须进行量表的再标准化工作。首先应对原版量表进行翻译和回译,使译文准确无误,然后,根据我国国情进行修改。修改后的量表首先应进行预试验,根据通过率,对项目弃留及顺序进行调整,形成初步量表。再在取样在全国 29 省市按其经济文化教育等方面有关因子进行取样。全国总样本量为 2 400 人,取样的年龄范围是婴儿期 6 个月起,到初中学生 14~15 岁止。在这个年龄范围内,根据儿童适应行为的发展规律,划分为 12 个年龄组。从 6 个月~3 岁,每半年为 1 个年龄组;从 3~6 岁每一年为 1 个年龄组;从 6~14 岁,每两年为 1 个年龄组。每个年龄组取样 200 人,城乡各半。在性别方面,我们根据我国人口资料,男女性别均等取样。其他方面,如家庭经济状况,父母的文化程度及抚养人也都事先给予考虑,尽量保持与我国人口资料的一致。常模编制完成后,进一步完成标准化常模。

（六）注意事项

1. 婴儿-初中学生社会生活能力量表是一个适应性为的评定方法，评定结果的可靠性依赖于评定者对量表的掌握熟练程度。如果评定者量表使用比较熟练，评定比较严格，其评定结果就比较可靠。

2. 测查要求每一位评定者严格按照每项的具体要求评定。对开头和末尾的 10 项，更要仔细询问家长，必要时让家长举出实例说明，使家长理解项目描述的意思并客观填写。如果对回答者的回答有疑问时，应该问其他人。

3. 测查一个儿童大约需要 15 分钟。

4. 智力低下的诊断要依赖智力测验和行为评定的结果，只有当智力测验 IQ<70 或 DQ<75，行为评定有缺陷时才能确诊智力低，这一点非常重要。智力低下确诊以后，应进行分级，分级也要依靠这两方面的结果，其中应以行为评定结果为主。

（七）量表修订者及联系人

量表修订者：北京大学第一医院，左启华、张致祥教授等。
联系人：北京大学第一医院儿科，张致祥、梁卫兰，邮编：100034。

（梁卫兰）

参 考 文 献

［1］WHO Offset Publication［S］. Mental Retardation：Meeting The Challenge，Geneva，1986.
［2］龚耀先. 成人智残评定量表［C］.湖南医学院内部资料，1987：42-63.
［3］郑日昌. 心理测量［M］.长沙：湖南教育出版社，1987.

四、特殊儿童家长需求量表（FNS）

（一）概述

特殊儿童家长需求量表原名为家长需求量表（The Family Needs Survey，FNS），由 Bailey 教授研制于 1988 年，旨在评估特殊婴幼儿父母的需求，后被多名学者用于评估特殊儿童家长的需求。中山大学护理学院刘可副教授课题组于 2018 年译制，并根据其内涵及用途更名为特殊儿童家长需求量表。

特殊儿童是指 0~14 周岁，身心发展上有各种缺陷的儿童，又被称为"残疾儿童""缺陷儿童""障碍儿童"。由于特殊儿童身心发展异常，部分或全部丧失日常的生活自理以及学习等社会适应能力，使得特殊儿童的家长在养育孩子的过程中，面临着比正常儿童的家长更多的需求。当这些需求未满足时，会产生生理、心理等各方面的问题，如生活质量低下、健康状况不佳、焦虑、抑郁等，同时也会影响对孩子的照顾。在我国，特殊儿童家长多为特殊儿童父母，其作为直系血亲，需求程度较其他亲属更为迫切，因此，全面了解特殊儿童父母的需求对促进父母身心健康和提高其照顾质量具有重要意义。目前为止，国内仍未见权威性的特殊儿童家长需求测评工具。为推动国内对于特殊儿童家长需求的相关研究，开发适合我国国情的特殊儿童家长需求量表，本课题组于 2018 年译制了该量表。

量表原作者 Bailey 教授在全面回顾文献的基础上，与从事特殊婴幼儿早期干预工作者展开了广泛地讨论，并结合先前开展特殊婴幼儿家长调查收集的数据及自身从事特殊婴幼儿家庭工作的经验，形成了该量表的初稿。初稿由 15 名从事特殊婴幼儿家庭早期干预的专家小组成员进行讨论、评价，结合专家的意见对量表条目进行了新增、删除及修改，最终形成了 6 个维度 35 个条目的量表。原作者旨在用该量表评估特殊婴幼儿、年少儿父母的需求，后被多名学者用于评估不同类型特殊儿童（智力障碍儿童、多重障碍儿童、脑瘫儿童、自闭症儿童）家长的需求，并已进行了信度及效度的检验。

本课题组在取得该量表的翻译使用权后，对该量表进行了严格的翻译、回译及预试验，其中函询专家及预试验研究对象一致认为条目 13 "我需要和有可能能帮我解决问题的牧师多交流"和条目 25 "在教堂活动期间，我需要帮助来让我的孩子在教堂或犹太教堂的幼儿室得到恰当的照顾"不太符合中国国情，故将其删除，最终形成了 6 个维度 33 个条目的中文版特殊儿童家长需求量表，并对特殊儿童父母进行了测试。量表的项目分析采用同质性相关系数（r 值）和临界比值（CR 值）来评定。采用 Cronbach's α 系数和 Spearman-Brown 分半信度对量表的信度进行评价。量表的效度评价包括结构效度和内容效度，使用探索性因子分析和验证性因子分析检验量表的结构效度，通过专家函询法评定量表的内容效度。

（二）量表的结构及评分标准

中文版量表共计 6 个维度 33 个条目，分别为：信息需求维度（7 个条目）；支持需求维度（7 个条目）；向他人解释维度（5 个条目）；社区服务维度（4 个条目）；经济需求维度（6 个条目）；家庭功能维度（4 个条目）。

采用 Likert 3 级计分法，1=不需要，2=不确定，3=需要，每个条目得分为 1~3 分，量表总分为 33~99 分，得分越高，说明需求程度越高。完成问卷所需时间通常少于 10 分钟。

（三）量表的信度及效度研究

原量表在多个特殊儿童群体中的检验结果表明，信效度良好。采用量表中文版本对广州市 363 名特殊儿童父母进行了测试。结果显示，特殊儿童家长需求量表各条目与总分的相关系数 r 值为 0.462~0.708（$P<0.001$），临界比值 CR 值为 6.545~23.249（$P<0.001$），说明条目的同质性和鉴别度较好。量表 Cronbach's α 系数为 0.933，各维度 Cronbach's α 系数范围为 0.701~0.855，Spearman-Brown 分半信度为 0.953，各维度分半信度范围为 0.786~0.900，说明该量表总体和各维度均具有较好的信度。总量表的内容效度指数 S-CVI，包括全体一致 S-CVI（S-CVI/UA）和平均 S-CVI（S-CVI/Ave）均为 1，各条目的内容效度指数 I-CVI 也为 1，说明量表具有较好的内容效度。探索性因子分析共提取出 6 个公因子，与原量表相同，所有条目均进入各自因子范围。验证性因子分析的结果亦提示量表的结构效度良好。

（四）量表的临床应用研究

目前该量表已被译为多种语言在多个国家和地区应用于多重障碍儿童、脑瘫儿童、自闭症儿童等特殊儿童的相关研究。本课题组对广州市特殊儿童父母需求的研究显示，特殊儿童父母需求较高（89.3%），各维度的需求情况排序依次为：信息需求维度（94.8%）、支持需求维度（83.8%）、经济需求维度（68.7%）、社区服务需求维度（67.0%）、向他人解释维度（57.4%）、家庭功能维度（56.3%）。男童父母的需求高于女童父母；有兄弟姐妹的特殊儿童相对于独生子女的特殊儿童而言，其父母需求较低；特殊儿童父母的文化程度越高，其需求越高；6 岁及以上特殊儿童父母的需求高于其他父母。

（五）量表的特点及使用中的注意事项

实际测试结果表明，该量表的中文版本语言通俗易懂，措辞无歧义，填写耗时较短，条目漏填率低，表明该量表实际应用的可行性高。

本量表可由特殊儿童家长填写，在实际测试中，必须选择特殊儿童的主要照顾者，尤其是特殊儿童的父母。测试前，测试者需详细介绍测试的目的、问卷的填写方法。测试后，计算总分及各维度的得分情况，评价其有无需求及需求程度。

另外，虽然探索性因子分析提取的 6 个因子与原量表维度一致，包括信息需求、支持需求、向他人解释需求、社区服务需求、经济需求及家庭功能需求，但本课题组在研究过程中采用开放式问题，发现原量表的信息需求、支持需求及社区服务需求维度的内容不够全面，且特殊儿童父母还存在医疗服务需求、康复服务需求及特殊教育需求等，因此在使用该量表调查我国特殊儿童家长需求时可能需要进行进一步地补充。

（刘　可　邱　星）

参 考 文 献

［1］BAILEY DJ，SIMEONSSON RJ. Assessing needs of families with handicapped infants［J］. J Special Education，1988，22（1）：117-127.

［2］ISA SN，AZIZ AA，RAHMAN AA，et al. The impact of children with disabilities on parent health-related quality of life and family functioning in Kelantan and its associated factors［J］. J Dev BehavPediatr，2013，34（4）：262-268.

［3］MORELIUS E，HEMMINGSSON H. Parents of children with physical disabilities - perceived health in parents related to the child's sleep problems and need for attention at night［J］. Child Care Health Dev，2014，40（3）：412-418.

［4］HENDRIKS AH，DE MOOR JM，OUD JH，et al. Service needs of parents with motor or multiply disabled children in Dutch therapeutic toddler classes［J］. Clin Rehabil，2000，14（5）：506-517.

［5］ALMASRI NA，O NEIL M，PALISANO RJ. Predictors of needs for families of children with cerebral palsy［J］. Disability and Rehabilitation，2013，36（3）：210-219.

［6］HODGETTS S，ZWAIGENBAUM L，NICHOLAS D. Profile and predictors of service needs for families of children with autism spectrum disorders［J］. Autism，2015，19（6）：673-683.

［7］邱星，刘可，卜秀青. 中文版特殊儿童家长需求量表的信效度检验［J］. 护理学杂志，2019，34（06）：23-26.

五、儿童适应性行为评定量表（CABR）

（一）概述

儿童适应性行为评定量表（Children's Adaptive Behavior Rating Scale，CABR）是由中南大学湘雅二医院姚树桥、龚耀先于 1991 年编制的。适应行为（adaptive behavior）早先称为社会适应能力，是指个人独立处理日常生活与承担社会责任达到他的年龄和所处社会文化条件所期望的程度，也就是指个体适应自然和社会环境的有效性。适应行为评定量表是评估个体这些行为有效性的心理测验工具，属于一种能力评定量表。此类量表现在已广泛用于智力低下的诊断、分类、训练及特殊教育等领域。也常用于其他人群，尤其是问题儿童的行为发展研究。通常，智商较多地说明了被试的学习能力，而适应性为量表则较多地说明了在后天环境下的自然的社会适应能力。二者合并使用，能较全面地评估总的智力功能。适应行为量表内容不仅是制订教育与训练计划的依据，而且也是评价其效果的有效工具。

1. 儿童适应性为评定量表编制的目的与适应评定对象

（1）评定儿童适应行为发展水平。

（2）诊断或筛查智力低下儿童。

（3）帮助制订智力低下儿童教育和训练计划。

儿童适应性为评定量表适用于 3~12 岁智力低下和智力正常的儿童。既可为临床作筛查使用，也可对儿童适应行为发展作全面评估。该量表能适用于较大地域，包括城市版和农村版两种量表。

2. 量表的编制步骤　儿童适应性为评定量表的编制经过以下 4 个步骤：首先是收集项目，适应行为是指个体适应自然和社会环境的有效性，适应行为的评估包括两个方面。

（1）个体自己独立生活和维持自身的能力。

（2）对个体和社会所提出的文化道德要求满足的程度。

根据编制者对适应行为定义及范畴的理解，结合国内外有关量表的内容和自己实际经验，收集了各种反映社会适应功能的行为条目。然后,按照每一种行为的发展水平,将数个行为条目组成一个项目,共有120余个项目,建立了项目库;再经过项目的经验筛选,建立初步的量表,采用预试的方法对各项目进行进一步的筛选,最终建立正式量表。

（二）量表的结构与内容

该量表采用分量表式结构,即把反映同一适应行为项目的数个行为按发展水平组成一项目,再把反映同一功能的适应行为项目合编为一个分量表共有8个分量表。各年龄受试都接受所有功能的分量表评定,共评定了包含在59个项目中的228种行为(见表9-3)。各分量表的功能如下：

表 9-3 儿童适应行为量表各分量表及其内容

一、感觉运动	1. 视觉(3)　2. 听觉(3)　3. 肢体功能(4)　4. 双手控制(4)　5. 走和跑(5)　6. 身体平衡(5)
二、生活自理	1. 饮水(3)　2. 餐具使用(4)　3. 排便训练(4)　4. 排便自理(4)　5. 穿衣服(5)　6. 脱衣服(5)　7. 穿脱鞋(4)　8. 洗手洗脸(4)　9. 洗澡(6)　10. 综合功能(3)
三、言语发展	1. 发音清晰(4)　2. 复杂指导(3)　3. 计数(5)　4. 复合句(3)　5. 对话(3)　6. 词使用(4)　7. 书写(5)　8. 阅读(5)　9. 综合语言(6)
四、个人取向	1. 注意力(4)　2. 始动性(3)　3. 被动性(6)　4. 持久性(3)　5. 业余活动(3)　6. 就餐习惯(3)　7. 卫生习惯(4)　8. 更衣习惯(3)　9. 衣服管理(5)　10. 学习劳动习惯(6)
五、社会责任	1. 和人交往(3)　2. 集体活动(3)　3. 助人(2)　4. 自私(4)　5. 了解别人(5)　6. 责任感(3)　7. 社会成熟(4)　8. 保管物品(3)　9. 替人着想(4)
六、时空定向	1. 外出(3)　2. 时间概念(5)　3. 公共交通(3)　4. 综合定向(5)
七、劳动技能	1. 准备就餐(3)　2. 房间卫生(2)　3. 一般家务(4)　4. 衣服清洗(4)　5. 清洗餐具(2)　6. 做饭菜(3)　7. 职业工作(6)
八、经济活动	1. 钱管理(4)　2. 差遣(3)　3. 购物(5)　4. 理财(4)

1. **感觉运动**　共有6个项目。主要测试视,听、坐、站、走、跑、身体平衡等技能。
2. **生活自理**　共有10个项目。测试饮食、大小便、穿戴、洗漱等技能。
3. **语言发展**　共有9个项目。包括掌握词的数量与复杂性、数的概念、书写与阅读以及社会沟通言语等技能。
4. **个人取向**　共有10个项目。包括了注意力、主动性、行为控制能力、日常爱好及个人习惯等反映个人动力方面的内容。
5. **社会责任**　共有9个项目。主要包括与遵守社会规范及社会交往有关的行为技能。
6. **时空定向**　共有4个项目。测试时间概念、空间定向及利用交通工具方面的技能。
7. **劳动技能**　共有7个项目。包括日常家务劳动和职业劳动技能。
8. **经济活动**　共有4个项目。包括钱的概念、购物技能及计划用钱的能力。

另外,我们对8个分量表作了进一步的归类。将感觉运动,生活自理、劳动技能及经济活动分量表归为独立功能因子;语言发展和时空定向分量表归为认知功能因子;个人取向和社会责任分量表归为社会/自制因子。

由于取样时发现城市的少量项目不符合农村实际环境,因而编制了城市和农村两个版本。

（三）常模制订

1. **取样**　城市样本来自长沙市,年龄范围3~12岁,共取样520人。农村样本来自湘西地区的两个乡,取样地区为丘陵地带,汉、土家及苗族杂居,共取样400人。
2. **常模形式**　本量表采用的常模形式有下列几种：
（1）因子T分常模:分别按 $T=50+10\times(X-\bar{X})/SD$ 公式对3个因子粗分进行转换。建立在因子T分常模,便于各年龄儿童之间比较,以及对不同种类儿童及问题儿童在引资水平上分析出特殊类型。

(2) 适应能力商数(ADQ)常模:用一个量数来表示儿童总的适应行为水平再将 3 个因子 T 分相加,在计算 ADQ=100+15×$(X-\bar{X})$/SD。虽然 ADQ 换算仿离差智商公式,但意义二者不同。

(3) 各年龄正常儿童适应行为发展界碑:为该年龄组 70% 以上儿童所共同发展的适应行为,严格地讲,这是一种标准参照形式,主要为临床医师提供一种快速地大致判断儿童适应能力和进行 MR 筛查的标准。

3. 儿童适应行为水平划级　编制者进一步按标准差为 15 对总的适应行为水平进行划级,分级原则 $X \pm 1SD$ 为平均,与此平均每相差一个 SD 为一级,共划出了 6 个等级(见表 9-4)。

表 9-4　儿童适应行为水平分级

ADQ	>130	115~129	114~85	84~70	69~55	54~40	39~25	<25
分级	极强	强	平常	边界	轻度缺损	中度缺损	重度缺损	极度缺损
人数/%	2.37	16.59	68.26	13.59	2.14	0.13	0.02	<0.001

(四) 信度和效度

1. 信度研究

(1) 因子内部一致性:通过分别对城市和农村常模组各因子计算 Cronbach's α 系数来估计。结果表明城市样本除少量 α 系数在 0.74~0.80 外,其余均在 0.80 以上;农村各年龄组 α 系数值同城市的大致相近。

(2) 重测信度:对城市 20 名受试者在间隔 10~20 天(平均 15 天)后再入户评定,计算两次评定的量表分和总分的相关系数,结果说明所有分量表的重测信度均较理想。信度系数 0.96~0.99 之间。

(3) 评定者信度:两位评定者(次要评定者经训练一周)分别对同一被试进行评定和记分,然后计算两者评定结果之间的相关系数。结果表明除感觉运动分量表为 0.80 外,所有分量表分及总分的相关系数均在 0.93 以上。

2. 效度研究

(1) 结构效度:α 系数既可估计量表的信度,同时也可以估计量表结构效度。结果表明本量表各因子内部一致性较高。另外,采用方差极大法(varimax)和正交旋转对 8 个分量表进行了处理,结果表明,感觉运动、生活自理、劳动技能和经济活动 4 个分量表主要负荷独立功能因素;语言发展和时空定向两分量表在认知功能因素上负荷较高;个人取向和社会责任两分量表则主要负荷社会、自制因素。城乡结果大致相似。

(2) 校标效度:①各分量表和总分对 MR 儿童的鉴别作用。②与左启华等修订的婴儿-初中学生社会生活能力量表比较,结果表明,除感觉运动分量表相关系数为 0.78 外,其余均在 0.93~0.98 之间,左氏量表总分与本量表总分相关为 0.98。③与智测结果的相关分析,结果表明 FIQ 与各分量表分在各年龄组均有一定程度的正相关,其中绝大多数为中度相关(0.54~0.79),IQ 与 ADQ 的相关在低年级最高,为 0.94,高年级为 0.80。农村结果表明,在低年龄组,IQ 与语言发展和个人倾向两分量表相关性较高,在中、高年龄组,均与语言发展和时空定向两分量表相关较高。IQ 与因子 T 分相关在 3 个年龄组中均以认知功能因子 T 分的相关系数最高(0.63~0.79)。IQ 与 ADQ 的相关在低年龄组最低(0.62),在高年龄组则最高(0.79)。④ADQ 分级与 FIQ 分类之间一致性:计算两种分类方法 ADQ 分级标准和韦氏智力量表分类标准发现,两种计算方法划分正常边界与异常两类的符合率为 83.1%,划分 4 类符合率 67.4%。两种方法分类经卡方检验差异有显著性($P<0.001$)。⑤ADQ 对临床诊断分类的判断分析,结果表明 ADQ 对正常、边界组预期正确判别率为 90.9%,对异常组则为 98%,两类总正确率为 93.6%,两类正确判别率为 88.7%。

(五) 评分方法和操作方法

1. 评分方法

(1) 评定者需经过训练方可进行评定测验。

（2）评定者应充分了解申请适应行为评定的理由，使评定有目的、有重点。

（3）本量表是他评量表，资料来源有两种形式：一种是通过询问知情者简介评定，一般是被评定者的父母。另一种为评定者直接评定，评定者不可忽视对被评定者进行现场观察、面谈和行为操作，尤其是生活自理、语言发展和劳动技能中的一些项目。实际上，直接观察是询问知情人的最佳补充。

（4）本量表的项目编制 3 种类型：等级醒目、正性平行项目和负性平行项目。不同类型项目有不同的评分方式和计分方法（具体见评定手册）。

（5）全部完成一份完整的量表需要 20~30 分钟。

2. **操作方法**　具体见评定手册。

儿童适应行为评定量表各分量表项目举例。

一、感觉运动

身体平衡　（选择所有合适项）

a. 要求用脚尖站立可达 10 秒钟以上　（5）

b. 要求用单脚站立可达 2 秒钟以上　（4）

c. 双脚站立不要扶　（3）

d. 站立要扶　（2）

e. 坐不要扶　（1）

f. 坐不稳或只能卧位（0）

二、生活自理

饮水　（选择一项）

a. 单手拿杯喝水时无溅出　（3）

b. 不需帮助能熟练地从杯或碗里喝水　（2）

c. 不需帮助能熟练地从杯或碗里喝水但大量溅出　（1）

d. 不给予帮肋，则不能从杯里或碗中喝水　（0）

餐具使用技巧　（选择一项）

a. 正确和熟练地使用筷子和调羹（6）

b. 能用筷子夹和传递食物　（5）

c. 能用筷子进食，溅出很少　（4）

d. 能用筷子进食，溅出很多　（3）

e. 能较熟练地使用调羹　（2）

f. 只能用调羹进食，溅出很多　（1）

g. 用手抓进食或必须喂　（0）

三、语言发展

阅读　（选择一项）

a. 能阅读一般小说，文章（初中程度）（5）

b. 能阅读故事情节不复杂的小说或文章（高年级小学程度）（4）

c. 能阅读简单故事，笑话或连环画文字解释　（3）

d. 能阅读数种当地公共场所标牌，如"男厕所"等　（2）

e. 能识数字和读 10 个以上正楷字　（1）

f. 识字少于 10 个或不识字　（0）

四、个人取向

始动性　（选择一项）

a. 主动发起大多数自己的活动，如游戏、劳动等　（3）

b. 经常寻问有什么事可做或关心周围所发生的事情　（2）

c. 只要被要求，则愿意参加活动　（1）

d. 对指定活动不合作,如乱丢玩具或无所事事　(0)

五、社会责任

集体活动　(选择一项)

a. 发起集体活动(领导及组织)　(3)

b. 自发地、积极地参与集体活动(主动参加者)　(2)

c. 如果被鼓励,则能参加集体活动(被动参与者)　(1)

d. 不参加集体活动　(0)

六、时空定向

公共交通　(选择所有合适项)

a. 自己能利用简单交通工具如自行车到达目的地　(1)

b. 可单独乘直达车(地铁、公共汽车或出租车)到达目的地　(1)

c. 可单独乘需多次换车的汽车、火车或轮船外出旅行　(1)

七、劳动技能

做饭菜　(选择一项)

a. 能制作一份完整的可口饭菜　(3)

b. 可做一些简单的食物如炒鸡蛋或煮饭等　(2)

c. 可准备一些不用炒或煮的食物如冷饭、熟食等　(1)

d. 不能准备任何食物　(0)

八、经济活动

购物技巧　(选择一项)

a. 能购买所有自己的衣服　(5)

b. 能购买自己衣服的大多数附属品　(4)

c. 自己只能买一些小东西如糖果、饮料等　(3)

d. 稍微关照下便能购物　(2)

e. 密切关照下能购物　(1)

f. 自己不能购物　(0)

(六) 量表编制人及联系方式

姚树桥,中南大学湘雅二医院医学心理学中心。

(姚树桥)

参 考 文 献

[1] 姚树桥,龚耀先. 儿童适应行为评定量表全国常模的制定[J]. 中国临床心理学杂志,
　　1993,1(2):76-80.

[2] 陈燕惠,陈达光. 几种精神发育迟缓诊断标准及量表简介和比较[J]. 实用儿科临床杂志,
　　2007,22(6):958-960.

[3] 李秋,邱卓英. 适应性行为评定量表第二版中文版(儿童用)[J]. 中国康复理论与实践杂
　　志,2016,22(4):378-382.

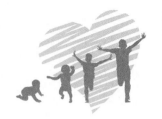

第十章

忽视虐待与成瘾类评定量表

第一节　忽视虐待类评定量表

一、儿童被忽视量表（CNS）

（一）概述

儿童被忽视量表（Child Neglect Scale，CNS）是杨世昌等依据儿童被忽视的理论，结合目前我国国情，查阅相关文献，根据既往量表中的相关条目进行修订，于2007年编制的。儿童被忽视是指由于监护人的疏忽而未履行对儿童需求的满足，以致危害或损害了儿童的健康或发展。关于儿童被忽视的类型，不同的领域或学者有不同的见解，如有学者将其分为身体忽视、情感忽视、医疗忽视、教育忽视、安全忽视和社会忽视。也有学者认为还应包括或细化为营养忽视、衣着忽视、素质训练忽视等。为了评估儿童被忽视的程度，本次研究采用的儿童被忽视分为躯体忽视、安全忽视、情感忽视、交流忽视等4个亚型。众多的研究表明，CNS具有良好的信度与效度。

（二）量表的内容及实施方法

儿童被忽视量表是评估个体对儿童时期（16岁以前）被忽视程度的自陈量表，分为躯体忽视、安全忽视、情感忽视、交流忽视4个因子。

1. **躯体忽视**　指忽略了对孩子身体的照护（如衣着、食物、住所、环境卫生等），它也可以发生在儿童出生前（例如孕妇酗酒、吸烟、吸毒等），忽略或拖延儿童对医疗和卫生保健需求的满足。共7条。

2. **情感忽视**　指没有给予儿童应有的爱，忽略对儿童心理方面的感受，如情感的关心，缺少对儿童情感需求的满足。共14条。

3. **安全忽视**　指由于疏忽孩子生长和生活环境存在的安全隐患，从而使儿童有可能发生健康和生命危险。共9条。

4. **交流忽视**　指由于疏忽了与孩子的交流，导致监护人与儿童不能进行有效地沟通，从而导致儿童认知、情感等方面的偏差。共8条。

条目共计38条。严重程度的评估是从被忽视行为发生的频率来判断，分为4级，"1"代表"无"，"2"代表"偶尔"，"3"代表"经常"，"4"代表"总是"，所有严重程度均有儿童做出评定。

（三）测量学指标

1. **CNS的信度**　CNS的编制在871名在校大学生中完成。信度分析显示，CNS总量表的Cronbach's

α 系数、分半信度系数和重测信度分别为 0.848、0.810 和 0.897；躯体忽视、安全忽视、情感忽视、交流忽视 4 个分量表的 Cronbach's α 系数、分半信度系数和重测信度分别在 0.785~0.812、0.644~0.793 和 0.819~0.892。

2. CNS 的信度 内容效度就本量表而言，在编制过程中通过专家评定对初始条目库的条目进行测评，保留了效价较高的条目；结构效度方面，通过"分层面"探索性因素分析结果，剔除不稳定的成分条目。各个层面限定抽取一个因素旋转后的成分矩阵结果为：安全忽视分量表各条目的负荷为 0.335~0.708，交流忽视层面各条目的负荷为 0.403~0.663。躯体忽视各条目的负荷为 0.451~0.696。情感忽视各条目的负荷为 0.301~0.705。验证性因素分析结果基本符合测量学的要求。在四个因子的模型中，CFA 结果显示总量表 χ^2/df=1.766，GFI=0.917，NFI=0.845，CFI=0.925，RMSEA=0.047；父亲版 χ^2/df=3.052，GFI=0.870，AGFI=0.839，CFI=0.858，NFI=0.805，NNFI=0.838，RMSEA=0.070；同时效度分析将 CNS 和 PBI 量表进行相关分析，两个量表的分量表之间除 CNS 中安全忽视与父亲严惩严厉因子、父亲过分干涉因子，交流忽视与父亲过分干涉因子、母亲偏爱被试因子，情感忽视与父亲过分干涉因子相关不显著外，其他各因子间相关均显著，具有统计学意义（$P<0.05$），相关系数在 –0.465~0.452。

（四）结果分析与应用情况

1. 安全忽视因子 1、4、7、15、19、31、34、35、38 共 9 个因子，反映由于疏忽孩子生长和生活环境存在的安全隐患，从而使儿童有可能发生健康和生命危险。

2. 交流忽视因子 3、13、23、25、27、33、36 共 7 个因子，反映由于疏忽了与孩子的交流，导致监护人与儿童不能进行有效的沟通。

3. 躯体忽视因子 2、11、14、17、20、22、30 共 7 个因子，反映忽略对孩子身体的照护。

4. 情感忽视因子 5、6、8、9、10、12、16、18、21、24、26、28、29、32、37 共 15 个因子，反映没有给予儿童应有的爱，忽略对儿童心理方面的感受，如情感的关心。

其中反向计分条目 1、2、4、7、8、14、15、16、22、30、31、37。

（五）量表编制者及联系方式

杨世昌，新乡医学院第二附属医院，E-mail：yangshch2000@163.com。
张亚林，长沙，中南大学湘雅二医院精神卫生研究所。

（杨世昌）

参 考 文 献

［1］杨世昌，杜爱玲，张亚林，等．儿童被忽视量表在湘潭地区 871 名儿童中的试用［J］.中国心理卫生杂志，2007，21（12），819-828.

［2］杨世昌，杜爱玲，张亚林，等．儿童被忽视量表的编制、信度和效度［J］.实用儿科杂志，2009，24（16）：1293-1296.

［3］王鹏，杜爱玲，郭正军，等．抑郁症与儿童期忽视、父母教养方式的相关性分析［J］.现代预防医学杂志，2019，46（23）：4281-4284.

［4］李梦婕．不同情感忽视水平儿童智力及情绪 Stroop 任务的研究［D］.新乡医学院，2019.

［5］张燕．儿童期被忽视、人格及负性自动思维对抑郁障碍的影响［D］.新乡医学院，2018.

［6］卫博．儿童被忽视、安全感与攻击的相关研究［D］.新乡医学院，2020.

儿童被忽视量表(CNS)

指导语:儿童时期生长经历对一个人性格有重要的影响,本量表旨在了解您在青少年时期的生长环境,对您的生长环境做出一定程度的判定。请您根据您生长过程中的实际情况填写该表格。所有资料我们保密。问卷不记名,请您填写您的真实情况,再次感谢。

填写方法:根据"您的生长过程中可能存在的经历"的描述,再请您填写发生的频率"无、偶尔、经常、总是",请您在相应格子中打"√"。

项目		发生的频率			
		无	偶尔	经常	总是
		1	2	3	4
1. 父母给我讲些注意安全的问题。	(RSN)	1	2	3	4
2. 父母按时给我打预防针。	(RPN)	1	2	3	4
3. 我不知道什么原因父母就对我大发脾气。	(CN)	1	2	3	4
4. 交待我注意防水、电、火。	(RSN)	1	2	3	4
5. 当着外人的面,批评我使我很没面子。	(AN)	1	2	3	4
6. 父母对我漠不关心。	(AN)	1	2	3	4
7. 嘱咐我过马路时要小心。	(RSN)	1	2	3	4
8. 父母没有实现对我的承诺时,向我表示歉意。	(RAN)	1	2	3	4
9. 当着别人的面打我使我感觉很难堪。	(AN)	1	2	3	4
10. 父母总说"要是不生你多好"之类的话。	(AN)	1	2	3	4
11. 父母不关心我的冷暖。	(PN)	1	2	3	4
12. 对我生气时使劲关门或摔东西。	(AN)	1	2	3	4
13. 父母经常不和我一起玩耍。	(CN)	1	2	3	4
14. 父母常提醒我注意保护视力。	(RPN)	1	2	3	4
15. 家长告诉过我当我遇到危险时如何应对。	(RSN)	1	2	3	4
16. 我悲伤、烦恼时父母安慰我。	(RAN)	1	2	3	4
17. 父母不关心我的饥饱。	(PN)	1	2	3	4
18. 在家里不听吩咐,父母就会对我大吼大叫。	(AN)	1	2	3	4
19. 家中无人照顾我、保护我。	(SN)	1	2	3	4
20. 经常没有足够的东西让我吃,我经常挨饿。	(PN)	1	2	3	4
21. 父母当我的面打骂。	(AN)	1	2	3	4
22. 如果我肚子痛、发热等家人马上带我去医院。	(RPN)	1	2	3	4
23. 父母从不问我心烦或不高兴的原因。	(CN)	1	2	3	4
24. 父母在我面前争吵。	(AN)	1	2	3	4
25. 挑我的毛病。	(CN)	1	2	3	4
26. 家人的言行使我感觉活着是多余的。	(AN)	1	2	3	4
27. 对我惩罚时,从不给我讲明原因。	(CN)	1	2	3	4
28. 父母发脾气时,摔我的东西。	(AN)	1	2	3	4
29. 对我厌烦时,用力猛推我。	(AN)	1	2	3	4

续表

项目		发生的频率			
		无	偶尔	经常	总是
		1	2	3	4
30. 我身体不适时父母及时带我去看病。	（RPN）	1	2	3	4
31. 告诫我不能玩火柴、打火机、小刀、尖锐的东西。	（RSN）	1	2	3	4
32. 父母不高兴时对我发脾气。	（AN）	1	2	3	4
33. 我问不懂的问题时，父母不理睬我。	（CN）	1	2	3	4
34. 将我独自锁到家里。	（SN）	1	2	3	4
35. 当告诉父母我受同龄人欺负时，他们不予以理睬。	（SN）	1	2	3	4
36. 父母不讲理由就拒绝我的要求。	（CN）	1	2	3	4
37. 在家我能感到大人对我的关心。	（RAN）	1	2	3	4
38. 小时候，经常把我一人独自留在家中。	（SN）	1	2	3	4

注：SN 代表安全忽视、CN 代表交流忽视、PN 代表躯体忽视、AN 代表情感忽视，R 代表反向记分。

（欢迎使用该量表作为研究工具，使用时需通过电子邮箱征得编制者的同意）。

二、儿童受虐筛查表（SQCA）

（一）概述

儿童受虐筛查表（Screen Questionnaire of Child Abuse，SQCA）由中南大学湘雅二院精神卫生研究所杨世昌、张亚林于 2002 年根据 WHO（1999，日内瓦）的儿童虐待的界定而编制。该筛查表有两部分各 8 个主要条目构成，将儿童虐待的常见类型，即言语虐待、躯体虐待、精神虐待、性虐待/侵犯、忽视予以囊括进行筛查，同时采用辅助的条目为验证儿童是否说谎而设定（如发生的时间及施暴者的身份）。编制筛查表的目的旨在对儿童是否受虐进行筛查。

1. **编制背景**　儿童虐待问题普遍存在于人类社会，至 1962 年 Kempe 等发表有关儿童虐待的文章提出"被虐儿童综合征"对人们研究儿童虐待产生深远的影响。相关儿童虐待的问卷在国外如雨后春笋层出不穷，它们对儿童虐待的研究提供了可操作性的工具。然而适合我国文化背景的相关量表至今显得薄弱。且适合在我国文化背景下流调用的有效工具方面更是显得苍白无力。加之儿童是否受虐直接影响其个人、家庭的幸福，对社会的稳定有不容忽视的负面影响。鉴于此编制适合我国文化背景下的儿童是否受虐的筛查表势在必行。同时为科学系统的研究儿童虐待问题提供可操作性的工具。

2. **适用范围**　该筛查表适用于 10~16 岁的儿童（对于年龄小的儿童的筛查是否可以须进一步研究）。

（二）评定项目

该量表主要包括：条目 1 为言语侮辱（F1）；条目 2 经济控制（F2）；条目 3 隔离（F3）；条目 4 为忽视（F4）；条目 5 拳打脚踢（F5）；条目 6 为抓咬、打耳光（F6）；条目 7 是用刀、棒（F7）；条目 8 为性侵犯（F8）。以及发生的时间（一年前、一年内、两者均有）及施暴者的身份。

（三）评分方法

应有经过培训的评定者进行评定，可采用集体施测。每一条目（指 F1~F8）采用 0、1 的评定方法，未遭受的儿童评 0 分，遭受者评 1 分；关于发生时间的评分可根据研究目的不同而赋予不同的计分，主要为研究分组提供可操作的方法。但需强调的是任何一条目的分值为 1 就应引起关注。

（四）应用评价

该筛查表设计的问题由简单到相对复杂，言辞通俗易懂，先由家庭中其他成员情况渐涉及自身状况。使得被调查者容易回答，以防因抵触情绪而产生偏倚。采用此筛查表随机在某工厂子弟中学初二年级9个班中抽取6个班，共计295名学生为调查对象，发放问卷295份，收回295份剔除填写项目不全的13份（剔除的13份与所抽样本无统计学上差异，$P>0.05$），填写完整者282名为研究对象。随机抽取某工厂子弟中学二年级学生282名完成本次研究。两周后随机抽取30例（10%）进行重测，计算出本次研究的积差相关系数是0.93。说明测验结果的稳定性和可靠性好。由于检测内部一致性既是信度指标也是效度指标。结果显示Cronbach's α系数为0.74。筛选表项目间平均绝大多数相关系数大于等于0.20仅两个分别为0.16、0.19。（系数值不受项目多少的影响），且相关系数有显著意义（$P<0.01$）。反映该筛查表有高的信度和效度。根据相关系数的大小判断该筛查表可以用来进行团体的比较，而不适宜对儿童个体进行评价。

（五）SQCA的信度与效度

心理测量学家杜克尔1946年就在《心理统计》第11期上发表的"等价测验项目的最大有效性"一文中提出，组间相关在0.10~0.60（本研究为0.16~0.44），项目与测验总分的相关在0.30~0.80（本研究为0.78）就会产生良好的效度和令人满意的效度。

另外项目间适度相关，测验的分数分布呈长方形，这时项目的鉴别力优良。本研究结果提示项目具有良好的鉴别力；通过此筛查表的筛查结果对一年内受虐与否的儿童分组研究发现可以看出受虐儿童组养育方式中受虐儿童组父、母的情感温暖、理解分值低于非受虐儿童组；惩罚、严厉、拒绝、否认及过度干涉与保护的分值均高于NCA组，均存在差异显著性。

（六）注意事项

研究的结果（筛选表）仅能对儿童是否受虐进行判断（定性），而对儿童具体受虐的程度划分上显得苍白无力。因此为了能更好地研究儿童虐待并提供相应的工具仍有待进一步研究。本次研究所采用儿童范围局限，对不同的儿童群体进行取样检验本筛查表的稳定性及可靠性有待进一步研究。由于儿童年龄界限的选择会对研究结果产生不同程度地影响，故对结果解释时要持慎重的态度。

（七）量表编制者及联系方式

杨世昌，新乡医学院第二附属医院，E-mail：yangshch2000@163.com。
张亚林，长沙，中南大学湘雅二医院精神卫生研究所。

（杨世昌 张亚林）

参 考 文 献

［1］World Health Organization. Report of the consultation on child abuse prevention［M］. Geneva, 1999.

［2］杨世昌，张亚林. 国外儿童虐待的研究进展［J］. 实用儿科临床杂志，2002，17（3）：257-258.

［3］KEMPE CH, SILVERMANN FN, STEELE BF, et al. The battered child syndrome［J］. JAMA, 1962, 181：17-24.

［4］杨世昌，张亚林，黄国平. 儿童受虐量筛查表的效度信度研究［J］. 中国行为医学科学，2004，13（2）：223-224.

［5］GUSTAVSSON JP, BERGMAN H, EDMAN G, et al. Swedish universities scales of personality （SSP）：construction, internal consistency and normative data［J］. Acta Psychiatry Scand, 2000,

102:217-225.

[6] 杨世昌,张亚林,郭果毅,等.受虐儿童的父母养育方式初探[J].实用儿科临床杂志,2003,18(1):16-17.

儿童受虐筛查表
（适合 10~16 岁的儿童填写）

指导语:这是一项医学调查研究,调查者均为医务人员,请不要有任何顾虑。据研究,儿童时期的教养方式可以直接影响儿童的身心健康,为进一步使儿童健康成长,请根据自己的实际情况填写下列问题,结果将完全保密。

项目	评分	
第一部分:你家庭成员之间有无(哪怕是其中任意一种)。		
1. 言语侮辱	① 无	② 有
2. 经济控制	① 无	② 有
3. 隔离	① 无	② 有
4. 忽视	① 无	② 有
5. 拳打脚踢	① 无	② 有
6. 抓、咬、打耳光	① 无	② 有
7. 卡脖子、动用刀、棒等伤人行为	① 无	② 有
8. 性侵犯(哪怕是其中任意一种)	① 无	② 有
第二部分:		
1. 家庭中是否有人采用上述方式伤害你(①父亲②母亲③其他家人)	① 无	② 有
2. 若选择①无的话,2 题和 3 就不用回答了。 若选择②"有",请标明采用方式:①言语侮辱 ②经济控制 ③隔离 ④忽视 ⑤抓、咬、卡脖子 ⑥打耳光、拳打脚踢 ⑦动用刀、棒 ⑧性侵犯 ⑨其他。	① 无	② 有
3. 若选择②"有",请标明发生的时间:①一年内 ②一年前 ③两者均有	① 无	② 有

三、儿童受虐量表(CAS)

(一) 概述

儿童受虐量表(Child Abuse Scale,CAS)是杨世昌等于 2004 年编制了适合我国国情的儿童受虐状况的评估量表。儿童虐待是指对儿童有义务抚养、监管及有操纵权的人做出的足以对儿童的健康、生存、生长发育及尊严造成实际的或潜在的伤害行为。儿童受虐后的认知、情感、意志行为对儿童未来的个性的形成至关重要,因此,站在儿童角度来评价儿童的家庭生活状况,来评价儿童是否受虐更为重要。自 10 岁起(9~10 岁)儿童已经具有判别黑白是非的能力,有能力对他/她的处境和经历做出真实地回答。国外用于评价儿童受虐量表有多种翻译版本,它们的研究信、效度大多来源于对成年人的回顾资料的检测结果。另外任何心理测验或评估均受编制者及各国文化背景的影响。该量表以躯体虐待(physical abuse,PA)、言语虐待(verbal abuse,VA)、性虐待(sexual abuse,SA)3 个亚型为理论框架,经检验该量表具有较好的信效度。该量表的编制,为我国研究儿童受虐研究提供相关工具,被《行为医学量表手册》收录,被多个研究所引用。

（二）量表的内容及实施方法

儿童受虐量表是评估儿童受虐状况的量表,分言语虐待、躯体虐待、性虐待 3 个分量表,共计 35 条,其中言语虐待 9 条、躯体虐待 14 条、性虐待 12 条。量表中言语虐待指采用侮辱、贬低、歧视、讥讽的言语对待儿童,包括言语的恶劣程度和儿童尊严已受伤害的事实。躯体虐待指采用粗暴的行为对儿童造成实际的或潜在的躯体损伤,包括拳打脚踢、鞭抽等方式,受伤的严重程度不同,如皮肤的淤血、骨折、神经受损、致残,甚者致死等。性虐待是指对儿童施以性刺激以满足自己性冲动的行为,常见成人对儿童的强迫或诱骗性的性行为,也可表现为儿童之间,但强调其中一方较另一方年长至少 5 岁。

本评估量表将采用对儿童的主观感受与客观行为两方面进行评估,综合两变量来反映儿童受虐的严重程度。由被试儿童根据条目所陈述行为客观存在的情况自评,分为 4 级(0. 无;1. 偶尔;2. 经常;3. 总是)。若条目所陈述行为客观存在,则评价该行为造成的主观感受,分为 5 级(0. 无;1. 轻度;2. 中度;3. 重度;4 极重度)。继而对主观感受给予定性,负面影响为 -1,正面影响为 1。三者的乘积即为本条目的得分。

（三）测量学指标

1. 信度研究　CAS 是在 605 名初中生及 297 名大一学生共计 871 名被试中施测完成的,信度分析显示,CAS 总量表的 Cronbach's α 系数和重测信度分别为 0.87 和 0.88;言语虐待、躯体虐待、性虐待 3 个分量表的 Cronbach's α 系数和重测信度分别在 0.64~0.86 和 0.81~0.88。

2. 效度研究　内容效度就本量表而言,本次编制过程中,通过专家评定对初始条目库的条目进行测评,保留了效价较高的条目。通过探索性因素分析,结果显示各条目在该成分上的负荷为 0.33~0.74。经过主成分分析旋转删除不稳定的成分。验证性因素分析,x^2/df 为 1.766,拟合优度指数为 0.917,Tucker-Lewis 指数为 0.916,近似误差均方根为 0.047。探索性因素分析和验证性因素分析结果表明该量表有良好的结构效度。

通过儿童受虐量表与父母养育方式的相关研究,结果提示遭受躯体虐待的儿童与父母养育方式中父亲的拒绝,母亲的过分干涉、拒绝与否认、过分严厉、严惩呈正相关($P<0.05$),与父母的情感温暖、理解呈负相关($P<0.05$)。遭受言语虐待的儿童与父母养育方式中父亲的拒绝、母亲的过分干涉、拒绝与否认、过分严厉、严惩呈正相关($P<0.05$),与父母的情感温暖、理解、过度保护呈负相关($P<0.05$)。遭受性虐待的儿童与父母养育方式中父亲的拒绝,母亲的过分干涉、拒绝与否认、过分严厉、严惩呈正相关($P<0.05$),与父母的情感温暖、理解呈负相关($P<0.05$)。

（四）结果分析与应用情况

1. 言语虐待（verbal abuse，VA）因子　3、4、5、6、8、11、12、33、34,反映采用侮辱、贬低、歧视、讥讽的言语对待儿童。

2. 躯体虐待（physical abuse，PA）因子　1、2、9、13、16、18、19、21、23、28、29、31、32、35,反映采用粗暴的行为对儿童造成实际的或潜在的躯体损伤,包括拳打脚踢、鞭抽等方式。

3. 性虐待（sexual abuse，SA）因子　7、10、14、15、17、20、22、24、25、26、27、30,反映对儿童施以性刺激以满足自己性冲动的行为,常见成人对儿童的强迫或诱骗性的性行为。

（五）量表编制者及联系方式

杨世昌。新乡医学院第二附属医院,E-mail:yangshch2000@163.com。
张亚林。长沙,中南大学湘雅二医院精神卫生研究所。

（杨世昌　张亚林）

参 考 文 献

［1］杨世昌,杜爱玲,张亚林.国内儿童受虐状况研究[J].中国临床心理学杂志,2007,15(5):552-554.

［2］杨世昌,张亚林,黄国平.儿童受虐量筛查表的效度信度研究[J].中国行为医学科学杂志,2004,13(2):223-224.

［3］杨世昌,杜爱玲,张亚林.儿童受虐量表的编制及信度效度分析[J].中华行为与脑科学杂志,2010,19(3):276-278.

［4］刘天牧.虐待认知在儿童虐待代际传递中的作用[D].哈尔滨:哈尔滨师范大学,2018.

［5］钟沁玥,邱思焰,李果,等.四川省儿童受虐对其内隐与外显自尊的影响[J].中国学校卫生杂志,2019,40(7):1043-1045.

儿童受虐量表(CAS)

指导语:本量表旨在了解您在青少年时期的养育状况,为您的儿童期养育状况做出一定程度的判定。请您根据您生长过程中的**实际情况**填写该表格。另外,填写过程中可能会引起您对不愉快往事的回忆,再次造成您的不开心,不愉快,敬请原谅,所有资料我们保密。**问卷不记名**,请您**填写您的真实情况**,再次感谢。

填写方法:根据"**您的生长过程中可能存在的经历**"的描述,若经历客观存在,请填写存在的频率"无、偶尔、经常、总是",接着填写此种情形对您的影响的程度(无、轻度、中度、重度、极重),最后填写受此经历时的感受(主要指受此经历的当时或1周左右的影响),描述此影响对您的成长是正面的还是负面的。请您在相应格子中打"√"。

注意:所有条目描述的是**您童年/青少年时期**的经历。若对所问问题不能理解请将题号的数字用圆圈"○"圈起。谢谢您的合作。

您的生长过程中可能存在的经历	客观存在情况				主观感受(影响)程度					影响性质	
	无	偶尔	经常	总是	无	轻度	中度	重度	极重	正面	负面
1. 很小的过失,我就会挨打。　　　　　(PA)											
2. 无缘无故地打我。　　　　　　　　　(PA)											
3. 当着别人的面训斥我。　　　　　　　(VA)											
4. 对我的言行不满时斥责、挖苦我。　　(VA)											
5. 我悲伤时或生气时,家人挖苦、讥讽我。(VA)											
6. 家人向我说刻薄或侮辱性的话。　　　(VA)											
7. 有人试图以性的方式触摸我或让我触摸他。(SA)											
8. 父母经常辱骂或贬低我。　　　　　　(VA)											
9. 对我拳打脚踢。　　　　　　　　　　(PA)											
10. 有人威逼或引诱我同他/她做性方面的事。(SA)											
11. 父母叫我"笨蛋""懒虫"或"丑八怪"等。(VA)											
12. 当着别人的面讽刺我。　　　　　　　(VA)											
13. 打的我皮肤出血、或淤血。　　　　　(PA)											
14. 强迫我发生性行为。　　　　　　　　(SA)											
15. 试图强迫与我发生性行为。　　　　　(SA)											
16. 故意使用暴力对待我,如烧伤、烫伤、打伤等。(PA)											
17. 大人让我看性方面照片(裸体照片或性交画面)。(SA)											
18. 采用推、抓、打耳光的方式管教我。　(PA)											

续表

您的生长过程中可能存在的经历		客观存在情况				主观感受（影响）程度					影响性质	
		无	偶尔	经常	总是	无	轻度	中度	重度	极重	正面	负面
19. 用烟头烫我。	(PA)											
20. 触摸或抚摩我觉得身体上不该摸的地方。	(SA)											
21. 用硬东西打我。	(PA)											
22. 年少时，年长者强迫我过性生活。	(SA)											
23. 用鞭抽打我。	(PA)											
24. 被陌生异性进行过性侵犯如强迫我看不健康录像。	(SA)											
25. 被异性亲属进行过性侵犯如强迫我看不健康录像。	(SA)											
26. 故意损伤我的性器官（生殖器）。	(SA)											
27. 偷看我的生殖器/肛门。	(SA)											
28. 家里有人把我打伤很重，不得不去医院。	(PA)											
29. 家人打的我鼻青脸肿或伤痕累累。	(PA)											
30. 故意在我面前暴露生殖器（性器官），令我厌烦。	(SA)											
31. 家人用皮带、绳子、木板或其他硬东西惩罚我。	(PA)											
32. 用绳捆绑着打我。	(PA)											
33. 常吓唬我要打我。	(VA)											
34. 用东西威胁要打我。	(VA)											
35. 用刀、棍、棒打我。	(PA)											

注：欢迎使用该量表作为研究工具，使用时需通过电子邮箱征得编制者的同意。

四、中国儿童青少年忽视评价常模量表

（一）概述

世界卫生组织（WHO）1977年曾指出：儿童虐待与忽视是一个社会现象和公共卫生问题，在所有的时间里存在于所有的社会中。目前国际上将儿童伤害（maltreatment）分为4个主要类型，即身体虐待（physical abuse）、性虐待（sexual abuse）、情感虐待（emotional abuse）和忽视（neglect）；其中忽视是这4大类型中发生率最高、波及面最广、影响也最大的一类。即使在发达国家，儿童忽视的发生率和构成比均超过其他3类伤害的总和。

儿童忽视分为下列6类（6 neglect subscales）：身体忽视（physical neglect）、情感忽视（emotional neglect）、医疗忽视（medical neglect）、教育忽视（educational neglect）、安全忽视（safety neglect）和社会忽视（social neglect）。

为了为我国儿童忽视的科学研究、调查评价、预防干预提供科学、规范、实用的工具，同时与国际相关的研究和学术发展接轨，由西安交通大学医学院潘建平教授领导的课题组经过十多年的努力，在国家自然科学基金3项面上项目（编号30671772，30872127，81172688）的资助下，在全国30多个高等院校、研

究机构、政府部门的协助下,完成了"中国儿童青少年忽视评价常模"(Development of Neglect Evaluation Norms for the Children Aged 0 to 17 Years in China)全套(按人群分为 10 种)的开发、研制,各包括评价量表、评价方法、评价标准等。本常模的研制得到了学术界的广泛关注和认可。

1. 我国开发儿童忽视评价工具和标准的重要性　儿童忽视历来受到国际社会和世界各国的高度重视。例如 1977 年国际防止儿童虐待与忽视协会(International Association for the Prevention of Child Abuse and Neglect,ISPCAN)成立后,每两年召开一次世界大会至今已经召开了 20 多届。但总体来说,仍然存在"对儿童忽视的忽视"问题。"对儿童忽视的忽视"重要原因之一,是缺少评价工具和标准。缺少评价工具和标准的重要原因,是忽视的定义和概念不可能全球统一,以致忽视的评价工具和标准也不可能全球统一。尽管国外也有一些相关的评价量表例如儿童虐待倾向量表(the Child Abuse Potential Inventory,CAPL)、儿童虐待与精神创伤量表(the Child Abuse and Trauma Scale,CATS)、儿童虐待与忽视的综合量表(the Comprehensive Childhood Maltreatment Inventory,CCMI),但由于各国文化、风俗、习惯、宗教、法律的不同,对儿童忽视的定义差异很大,没有一个量表能够应用于不同的国家,因此各国都必须根据自己的国情,开发适合于本国儿童的忽视评价工具(量表、方法、标准等)。同样,用科学的方法研制符合我国国情和民情的儿童忽视评价工具和标准,是我国儿童保健工作者面临的重要课题。

2. 我国儿童忽视评价常模和量表开发研究概况　为了为我国儿童忽视的科学研究、调查评价、预防干预提供科学、规范、实用的工具,同时与国际相关的研究和学术发展接轨,由西安交通大学医学部公共卫生学院潘建平教授主持的课题组从 1999 年起着手进行调研和论证,连续进行了十多年的专项研究,完成了全套"中国儿童青少年忽视评价常模"(按人群分为 9 种)的开发、研制,各包含测量量表、评价方法、评价标准等,包括以下内容:

(1) 中国城市 0~2 岁儿童忽视评价常模量表(婴幼儿)。

(2) 中国城市 3~6 岁儿童忽视评价常模量表(学龄前儿童)。

(3) 中国城市 6~8 岁小学生忽视评价常模量表(小学 1~3 年级学生)。

(4) 中国城市 9~11 岁小学生忽视评价常模量表(小学 4~6 年级学生)。

(5) 中国城市 12~17 岁中学生忽视评价常模量表(初、高中学生)。

(6) 中国农村 0~2 岁儿童忽视评价常模量表(婴幼儿)。

(7) 中国农村 3~6 岁儿童忽视评价常模量表(学龄前儿童)。

(8) 中国农村 6~8 岁小学生忽视评价常模量表(小学 1~3 年级学生)。

(9) 中国农村 9~11 岁小学生忽视评价常模量表(小学 4~6 年级学生)。

(10) 中国农村 12~17 岁中学生忽视评价常模量表(初、高中学生)。

中国城市 0~2 岁(婴幼儿)儿童忽视评价常模量表在全国城市抽样调研数据分析中,所有的备选题项均被专用统计学方法和软件剔除(即没有可保留的评价题项),故该量表实际上没有形成。

(二) 我国儿童忽视评价量表的开发研究过程

1. 抽样调查框架及对象

(1) 常模样本的代表性:每个常模均按照多阶段分层整群抽样的原则,首先根据我国地理分布特点,兼顾经济发达地区和偏远落后地区,考虑人口及民族构成,从全国 7 大行政区域中各随机抽取 1~2 个省(直辖市),其中每个省(直辖市)抽取 1 个省会市和 2 个地级市。总共在全国随机抽取 19 个省(自治区、直辖市)的 52 个城市、29 个县、84 个乡镇,抽取 0~17 岁城乡儿童青少年(有效样本)32 365 人(男 16 434 人,占 50.8%;女 15 931 人,占 49.2%),其中城市 8 759 人,占 27.1%;农村 23 606 人,占 72.9%;婴幼儿(0~2 岁)3 315 人、学龄前儿童(3~5 岁)5 259 人、小学 1~6 年级(6~11 岁)12 000 人、初中 1~3 年级(12~14 岁)6 031 人、高中 1~3 年级(15~17 岁)5 760 人;少数民族占 5.9%(包括回族、维吾尔族、满族、锡伯族、哈萨克族、黎族、苗族、布依族、蒙古族、土家族、彝族、壮族、朝鲜族、仡佬族、侗族、藏族、白族等)。

(2) 采用问卷调查法收集数据,自行设计问卷,经反复预试验和专家审评鉴定,最终形成 10 套不同年龄的城乡问卷及访谈提纲;8 岁及以下儿童由其家长填写,9 岁及以上由学生由本人填写。

2. 数据分析和管理　采用 EpiData 3.1 软件建立数据库,并进行数据的录入和储存。数据录入人员经过培训合格后上岗。数据录入后对数据库进行严格的逻辑性检查和清理,以确保录入数据的准确性。数据的分析和处理采用 SPSS 统计软件完成,包括项目分析、因素分析、信度与效度分析,逐步删除未达到统计学要求($P>0.05$)的题项,从而形成正式量表;采用百分位数法确定评价忽视的界值点,最终完成常模研制。

(1) 一般特征分析:①描述性统计分析,使用均数、中位数和标准差对连续性资料进行描述;使用率、比例、构成比等相对数指标对分类资料进行描述。②推断性统计分析,使用 t 检验、方差分析(ANOVA)和卡方检验(χ^2)进行组间或特征间的推断性比较分析。

(2) 常模量表分析:①项目分析,通过计算问卷中每一个题项的 CR 值(临界比率)以及各题项得分与问卷总分的相关程度,以判断该题项鉴别不同调查对象的反应程度(即"鉴别力"或"区分度")。②因素分析,采用主成分分析方法(PFA),凡共同因素层面涵盖 2 个或 2 个以下的题项均予以删除,然后对剩余的题项重新进行主成分分析,如此反复进行,直至无可删除的题项为止,以检验量表的结构效度。③信度分析。a. 内部一致性检验:采用内部一致性检验法计算 Cronbach's α 系数,以判断量表的可靠性或稳定性。首先对儿童忽视量表所包含的 6 个层面分别进行信度检验,删除那些剔除后能显著提高 α 系数的题项。同时求出量表的分半信度(split-half reliability)。b. 重测信度:为判断量表的稳定性及其一致性程度,随机抽取样本中一部分儿童,在对其实施初测 2 周后,用同样的问卷、同样的方法再次测查,并采用 Pearson 积差相关法求出前后二者的积差相关系数,即稳定性系数(coefficient of stability),以评价量表的重测信度(test-retest reliability)。c. 平行信度:为判断量表的稳定性,随机抽取样本中的一部分儿童进行平行问卷测定(即对同一个被调查儿童,由其父、母或其他监护人共 2 人同时、各自独立完成一份相同的问卷),再求出不同监护人之间测查结果的相关系数,以评价问卷的平行信度。④效度分析。a. 结构效度:即该量表测验所得的结果能够反映所测儿童受忽视理论结构的恰当程度。本研究采取因素分析的方法,以评价量表的结构效度。b. 外部效度:是指测查结果与人们主观想象结果的吻合程度。吻合程度越高,说明量表外部效度越高。本研究每个量表中均设有两个主观评价题项(T1 和 T2),通过检验 T1、T2 结果与实际测查结果之间的吻合程度,以评价量表的外部效度。c. 内容效度:是指问卷内容的贴切性和代表性。本研究采用专家评价法,将量表反复审定修改,并经过多次预试验,以保证量表具有良好的内容效度。

3. 研究质量控制

(1) 首先通过查阅文献和多次预试验,反复斟酌修改调查问卷,结合专家论证,最终确定全国正式调研问卷,并且编制详细、规范的调研技术指导手册。

(2) 正式调查开始前严格培训调查人员,经测试合格后方能上岗。所有数据回收后,严格培训数据录入人员,统一进行数据录入工作,以保证收集数据的真实性和准确性。

(3) 现场调查时严格控制问卷质量,原则上每份问卷不容许出现 1 个漏答或错答问题,凡存在漏填或任意作答的问卷均视为废卷,做好标记,并在当地同质人群中及时重新调查补齐。调查员不仅负责维持良好的现场秩序,避免相互交流、抄袭等现象,而且在回收调查问卷时仔细检查问卷有无漏填、错填以及任意作答现象,如果发现即及时返回补充、修改或重测。

(4) 课题组不定时进行现场监督、检查和指导,并按比例随机抽取部分样本进行质量评估,必要时按照合同规定要求返工、重测,以确保调查结果的客观、准确、可信。

(5) 设计调查量表时采用技术手段控制误差和偏倚。在调查量表中除了测量忽视的题项外,还添加有测谎题项、影响因素题项和其他填充指标。此外,问卷中的各题项又分为正向记分和反向记分等类型,所有题项混合后由电脑随机排顺序。通过这些手段来避免答卷者答题的倾向性、随意性,保证量表信息的客观性、准确性,从而保证所研制常模的客观、科学性。

(三) 量表的结构及评分标准

1. 量表的内容及结构　根据城乡、年龄的不同特点,共开发研制了 10 个常模,其中城市 0~2 岁常模量表经统计学处理后没有可保留的评价题项。正式形成的 9 个常模,即农村 0~2 岁(婴幼儿),城市和农村 3~6 岁(学龄前儿童)、6~8 岁(小学 1~3 年级学生)、9~11 岁(小学 4~6 年级学生)、12~17 岁(初、高中学生)各 1 套。各个常模所含的忽视量表和形成的评价体系均各包含 6 个忽视层面(身体、情感、教育、安全、医疗、社会)。经统计分析,9 套常模量表均分别进行了次数不等的因素分析,其信度检验(显示量表的 Cronbach's α 系数)、折半系数、重测信度、外部效度均具有显著性意义($P<0.05$);各个忽视量表均确定了判断受试儿童是否受到忽视或在哪一个层面受到了忽视的界值点(见表 10-1)。

表 10-1　中国儿童青少年忽视评价量表的内容与参数

名称	题项数						
	PH	EM	ED	SA	ME	SO	合计
中国城市 0~2 岁	没有可保留的评价题项,没有形成量表						
中国城市 3~6 岁	17	40	17	10	7	0	91
中国城市 6~8 岁	12	11	16	11	2	3	55
中国城市 9~11 岁	7	20	14	9	3	4	57
中国城市 12~17 岁	12	23	16	7	3	10	71
中国农村 0~2 岁	14	19	9	12	6	5	65
中国农村 3~6 岁	8	17	14	9	5	4	57
中国农村 6~8 岁	15	13	13	12	8	8	69
中国农村 9~11 岁	9	17	10	8	8	6	58
中国农村 12~17 岁	11	16	11	6	5	8	57

注:PH. 身体忽视;EM. 情感忽视;ED. 教育忽视;SA. 安全忽视;ME. 医疗忽视;SO. 社会忽视。

2. 评分标准及结果分析　忽视状况评价指标与方法的基础是忽视分值。忽视分值由忽视量表的积分转换而成,表示儿童受忽视的程度;分值越高,提示受到的忽视越严重。某一儿童在任一层面(忽视类型)的得分超过该层面规定的界值点,即被认定在该层面受到忽视。某一儿童无论仅在任一层面、或同时在多个层面均受到忽视,都被认定为受到忽视(由此可见每个人群的总忽视率并非各层面忽视率之和)。在此基础上,分别计算。

(1) 忽视率:(受到忽视的儿童数 ÷ 被测儿童数)×100%,表示儿童受到忽视的频度,最高值为 100%。

(2) 忽视度:[测得儿童的忽视分值(或在某一层面的忽视分值)÷忽视满分值(或在该层面的满分值)]×100,表示儿童受到忽视的强度,最高值为 100。

(四) 量表的临床应用研究

应用"中国儿童青少年忽视评价常模"中规定的量表和方法,采用多阶段分层整群抽样方法,在全国随机抽取 19 个省(直辖市)的 52 个城市、29 个县、84 个乡镇,调查 32 659 例 0~17 岁儿童青少年,其中有效样本 32 365 人(男 16 434 人,占 50.8%;女 15 931 人,占 49.2%),城市 8 759 人,占 27.1%;农村 23 606 人,占 72.9%;少数民族占 5.9%。结果显示,中国城市 3~6 岁、6~8 岁、9~11 岁、12~14 岁、15~17 岁儿童青少年总忽视率分别为 28.0%、28.8%、27.2%、22.4% 和 32.8%;总忽视度(平均值)分别为 42.2、42.8、42.1、46.4 和 49.7;农村 0~2 岁、3~6 岁、6~8 岁、9~11 岁、12~14 岁、15~17 岁儿童青少年总忽视率分别为 54.9%、53.7%、40.2%、42.5%、45.1% 和 49.4%;总忽视度(平均值)分别为 45.0、44.4、46.0、44.8、48.7 和 50.1。城、乡、男、女生的忽视率和忽视度均有不同,总趋势是农村高于城市、男生高于女生。说明中国 0~17 岁城乡儿童青少年受忽视的发生率和严重程度均较严重,并且农村地区明显高于城市。家庭、学校与社会应该共同加强对农村中学生的关注并付诸行动,以促进其健康发展。

（五）量表作者及联系方式

潘建平，西安交通大学医学部公共卫生学院，E-mail：jppan@126.com，jppan@mail.xjtu.edu.cn。

（潘建平）

参 考 文 献

［1］潘建平.全国首届预防儿童虐待、忽视研讨会会议纪要［J］.实用儿科临床杂志，2000，15（6）：370.

［2］潘建平，顾雪，韩香，等.西安城区4-6岁儿童忽视现状及影响因素探讨［J］.中国儿童保健杂志，2002，7（10）：26.

［3］潘建平，杨子尼，任旭红，等.中国3-6岁城区儿童忽视常模的研制［J］.中国公共卫生杂志，2003，19（1）：33-36.

［4］潘建平，王飞，李敏，等.中国城市6-11岁小学生忽视评价常模的研制［J］.中华预防医学杂志，2013，47（2）：129-134.

［5］潘建平，李敏，陈晶琦，等.中国城市12-17岁中学生忽视评价常模的研制［J］.中国学校卫生杂志，2013，34（2）：156-159.

［6］潘建平，张松杰，王维清，等.中国农村0-35月龄儿童忽视评价常模的研制［J］.中华流行病学杂志，2012，33（1）：54-56.

［7］潘建平，张松杰，王维清，等.中国农村3-6岁儿童忽视量表的编制及常模的研究［J］.中华预防医学杂志，2012，46（1）：16-21.

［8］潘建平，杨武悦，陈晶琦，等.中国农村6-11岁小学生忽视评价常模的研制［J］.中华预防医学杂志，2014，48（6）：476-483.

［9］潘建平，杨武悦，陈晶琦，等.中国农村12-17岁中学生忽视评价常模的研制［J］.中国学校卫生杂志，2014，35：165-168.

［10］杨文娟，潘建平，杨武悦，等.中国留守与非留守儿童忽视现状分析［J］.中国学校卫生杂志，2014，35（2）：169-171，174.

［11］潘建平，王飞，张华，等.中国城市3-17岁儿童青少年忽视状况［J］.中华预防医学杂志，2012，46（1）：28-32.

［12］潘建平.深入开展儿童忽视研究，切实提升保护儿童能力（述评）［J］.中华预防医学杂志，2012，46（1）：12-15.

［13］潘建平.中国儿童忽视现状与研究展望（述评）［J］.中国学校卫生杂志，2014，35（2）：161-164.

［14］潘建平.中国农村儿童忽视状况及干预展望（述评）［J］.中华预防医学杂志，2015，49（10）：850-852.

［15］潘建平.中国儿童忽视科学研究与防控管理［M］.西安：西安交通大学出版社，2020：88-154.

（一）中国城市 0~3 岁儿童忽视评价常模量表

中国城市0~3岁（婴幼儿）儿童忽视评价常模量表，在全国城市抽样调研数据分析中，所有的备选题项均被专用统计学方法和软件剔除（即没有可保留的评价题项）。

（二）中国城市 3~6 岁儿童忽视评价常模量表
（此表由学龄前儿童的母亲、父亲或照顾该儿童的其他家庭成员填写）

尊敬的家长：您好！

为了评估您孩子的生长环境（包括家庭内外）是否最大限度地满足了孩子身、心发育的需要，以利于及时发现问题，早期采取干预措施，请您完整、客观地填写最近一年的情况。请不要遗漏任何一个问题。对于表中填写的内容，我们会为您保密。

中国儿童忽视研究课题组　西安交通大学医学院

家庭住址：_____省_____市_____区（县）_____街道（乡/镇）_____小区（村）___楼___层___号

您的孩子是城市户口吗?(1)是　　(2)否　　(3)不知道　　您孩子已经在城市居住过____年

您孩子所在的幼儿园或学校：_____年级_____班

您孩子的姓名_____　性别_____　民族_____

您孩子的出生日期(选一个填)(阳历)____年____月____日　(阴历)____年____月____日

家长或其他监护人_____　联系电话_____

填表方法及注意事项

1. 全部由儿童家长或其他监护人填写。
2. 对于每一问题，根据实际出现的频率，在每个问题右侧的数字上画圈"○"。其含义如下：

选项	1	2	3	4	9
	从未有	偶尔有	经常有	一直有	不适宜于您孩子年龄;无法回答
大致频率	0/10	1~3/10	4~8/10	9~10/10	没有合适的选项

3. 每个题项选答案1、2、3或4，是以孩子本人的实际感受和行为为准，而不是填表人的行为或感受。例如第1题"和孩子相处、玩耍"，如果您是"偶尔"，但孩子"经常"有其他家人陪伴玩耍，就应选择"3"、而不是"2"。
4. 如果选"9"请在选项旁边注明原因或实际情况。
5. 请迅速评定每一个问题（每题不超过半分钟）。若不能做出选择，就先越过这一问题，待答完全部问题以后再回头重做。

编号	题项	选择项	选择
1.	和孩子相处、玩耍	1从未有　2偶尔有　3经常有　4一直有　9没法回答	
2.	给孩子买水果	1从未有　2偶尔有　3经常有　4一直有　9没法回答	
3.	给孩子买图书	1从未有　2偶尔有　3经常有　4一直有　9没法回答	
4.	对孩子的成长有长远计划（近10年内）	1从未有　2偶尔有　3经常有　4一直有　9没法回答	
5.	为孩子选择食物时考虑孩子的营养需要	1从未有　2偶尔有　3经常有　4一直有　9没法回答	
6.	对孩子进行浅显的科技常识教育	1从未有　2偶尔有　3经常有　4一直有　9没法回答	
7.	给孩子买玩具时，十分注意它的安全性	1从未有　2偶尔有　3经常有　4一直有　9没法回答	
8.	孩子说过他/她感到孤独	1从未有　2偶尔有　3经常有　4一直有　9没法回答	
9.	在我发怒时扔过孩子的东西（如玩具、书本、衣物等）	1从未有　2偶尔有　3经常有　4一直有　9没法回答	
10.	给孩子讲故事	1从未有　2偶尔有　3经常有　4一直有　9没法回答	
11.	家中备有儿童常用药品	1从未有　2偶尔有　3经常有　4一直有　9没法回答	
12.	对家中的水、电、火，注意对孩子的防护措施	1从未有　2偶尔有　3经常有　4一直有　9没法回答	

编号	题项	选择项					选择
13.	与孩子聊天	1 从未有	2 偶尔有	3 经常有	4 一直有	9 没法回答	
14.	主动给孩子买喜欢的健康食品	1 从未有	2 偶尔有	3 经常有	4 一直有	9 没法回答	
15.	督促孩子刷牙	1 从未有	2 偶尔有	3 经常有	4 一直有	9 没法回答	
16.	给孩子买玩具	1 从未有	2 偶尔有	3 经常有	4 一直有	9 没法回答	
17.	尽可能为孩子做喜欢的饭菜	1 从未有	2 偶尔有	3 经常有	4 一直有	9 没法回答	
18.	觉得孩子影响了自己的工作	1 从未有	2 偶尔有	3 经常有	4 一直有	9 没法回答	
19.	辅导孩子的功课	1 从未有	2 偶尔有	3 经常有	4 一直有	9 没法回答	
20.	如果孩子牙齿有毛病,及时带孩子去医院	1 从未有	2 偶尔有	3 经常有	4 一直有	9 没法回答	
21.	告诫孩子不能玩火柴、打火机、小刀或尖锐之物	1 从未有	2 偶尔有	3 经常有	4 一直有	9 没法回答	
22.	觉得孩子限制了自己的生活	1 从未有	2 偶尔有	3 经常有	4 一直有	9 没法回答	
23.	指导、鼓励孩子自己去做一些力所能及的事	1 从未有	2 偶尔有	3 经常有	4 一直有	9 没法回答	
24.	当孩子悲伤或生气时,我挖苦、讽刺他/她	1 从未有	2 偶尔有	3 经常有	4 一直有	9 没法回答	
25.	注意听孩子讲小朋友的事	1 从未有	2 偶尔有	3 经常有	4 一直有	9 没法回答	
26.	做饭时考虑孩子的营养需要	1 从未有	2 偶尔有	3 经常有	4 一直有	9 没法回答	
27.	注意培养孩子的课外兴趣	1 从未有	2 偶尔有	3 经常有	4 一直有	9 没法回答	
28.	当孩子诉有身体不适时,及时带孩子去医院	1 从未有	2 偶尔有	3 经常有	4 一直有	9 没法回答	
29.	教育孩子要以集体的利益为重,主动关心别人	1 从未有	2 偶尔有	3 经常有	4 一直有	9 没法回答	
30.	觉得孩子妨碍了自己的娱乐活动	1 从未有	2 偶尔有	3 经常有	4 一直有	9 没法回答	
31.	以"不给孩子买东西""不带孩子去玩"或"不让孩子看电视"等语句来吓唬孩子服从自己	1 从未有	2 偶尔有	3 经常有	4 一直有	9 没法回答	
32.	注意听孩子讲自己的感受	1 从未有	2 偶尔有	3 经常有	4 一直有	9 没法回答	
33.	了解孩子的特殊爱好	1 从未有	2 偶尔有	3 经常有	4 一直有	9 没法回答	
34.	禁止孩子玩细珠、小豆及笔帽之类的小物件	1 从未有	2 偶尔有	3 经常有	4 一直有	9 没法回答	
35.	孩子感到悲伤时,尽量安慰他/她	1 从未有	2 偶尔有	3 经常有	4 一直有	9 没法回答	
36.	对接受科学育儿知识感兴趣	1 从未有	2 偶尔有	3 经常有	4 一直有	9 没法回答	
37.	注意到孩子的喜怒哀乐	1 从未有	2 偶尔有	3 经常有	4 一直有	9 没法回答	
38.	给孩子买保健营养品	1 从未有	2 偶尔有	3 经常有	4 一直有	9 没法回答	
39.	根据孩子的不同发育阶段采取不同的教育方式	1 从未有	2 偶尔有	3 经常有	4 一直有	9 没法回答	
40.	如果孩子挑食,变换花样哄孩子吃	1 从未有	2 偶尔有	3 经常有	4 一直有	9 没法回答	
41.	要求孩子有严格的时间观念	1 从未有	2 偶尔有	3 经常有	4 一直有	9 没法回答	
42.	孩子晚上上床前照料孩子洗脸、洗脚	1 从未有	2 偶尔有	3 经常有	4 一直有	9 没法回答	
43.	孩子惹我发怒时,我对孩子说:"我讨厌你""我不喜欢你"	1 从未有	2 偶尔有	3 经常有	4 一直有	9 没法回答	
44.	注意保护孩子的视力	1 从未有	2 偶尔有	3 经常有	4 一直有	9 没法回答	
45.	特意带孩子去户外玩耍	1 从未有	2 偶尔有	3 经常有	4 一直有	9 没法回答	
46.	注意纠正孩子的不良姿势	1 从未有	2 偶尔有	3 经常有	4 一直有	9 没法回答	
47.	告诉孩子防范坏人的意识和常识	1 从未有	2 偶尔有	3 经常有	4 一直有	9 没法回答	
48.	因孩子未达到我的过高期望,我会拒绝孩子的合理要求	1 从未有	2 偶尔有	3 经常有	4 一直有	9 没法回答	

续表

编号	题项	选择项					选择
49.	尽可能满足孩子想要的合适衣服	1 从未有	2 偶尔有	3 经常有	4 一直有	9 没法回答	
50.	如果我希望孩子参加某个学习班而孩子无兴趣,我强迫孩子学	1 从未有	2 偶尔有	3 经常有	4 一直有	9 没法回答	
51.	怕影响房间整洁而限制孩子在家中游戏玩耍活动	1 从未有	2 偶尔有	3 经常有	4 一直有	9 没法回答	
52.	根据天气变化及时给孩子增减衣服	1 从未有	2 偶尔有	3 经常有	4 一直有	9 没法回答	
53.	孩子遇到困难时,帮助他/她自己解决	1 从未有	2 偶尔有	3 经常有	4 一直有	9 没法回答	
54.	拿起热水、热汤之前确定孩子在自己前后	1 从未有	2 偶尔有	3 经常有	4 一直有	9 没法回答	
55.	如果孩子在周围小朋友中不是出类拔萃的,我感到失望	1 从未有	2 偶尔有	3 经常有	4 一直有	9 没法回答	
56.	孩子有换季的衣服	1 从未有	2 偶尔有	3 经常有	4 一直有	9 没法回答	
57.	孩子在场时,注意自己的言行(例如:不说粗话、不随地吐痰、扔纸屑)	1 从未有	2 偶尔有	3 经常有	4 一直有	9 没法回答	
58.	阻止孩子玩标枪、弓箭、弹弓或可发射弹丸的玩具枪	1 从未有	2 偶尔有	3 经常有	4 一直有	9 没法回答	
59.	如果孩子在外面表现不佳时,当着别人的面批评孩子	1 从未有	2 偶尔有	3 经常有	4 一直有	9 没法回答	
60.	及时地为孩子洗衣被	1 从未有	2 偶尔有	3 经常有	4 一直有	9 没法回答	
61.	教孩子怎样穿行马路	1 从未有	2 偶尔有	3 经常有	4 一直有	9 没法回答	
62.	当孩子哭泣时,喝令其立即停止	1 从未有	2 偶尔有	3 经常有	4 一直有	9 没法回答	
63.	为孩子买衣服时考虑他的意见或喜好	1 从未有	2 偶尔有	3 经常有	4 一直有	9 没法回答	
64.	对孩子提出的问题,认真地回答	1 从未有	2 偶尔有	3 经常有	4 一直有	9 没法回答	
65.	强迫孩子按照父母的安排去学习严格限制孩子的自由活动	1 从未有	2 偶尔有	3 经常有	4 一直有	9 没法回答	
66.	当我心情不好而孩子缠我玩耍或提问时,我会拒绝孩子	1 从未有	2 偶尔有	3 经常有	4 一直有	9 没法回答	
67.	给孩子洗澡、剪指甲	1 从未有	2 偶尔有	3 经常有	4 一直有	9 没法回答	
68.	在动物园时,告诫孩子不要把手伸进护栏	1 从未有	2 偶尔有	3 经常有	4 一直有	9 没法回答	
69.	十分关心孩子的身高、体重	1 从未有	2 偶尔有	3 经常有	4 一直有	9 没法回答	
70.	如果孩子说"害怕",帮助孩子消除"害怕"的原因	1 从未有	2 偶尔有	3 经常有	4 一直有	9 没法回答	
71.	给孩子讲水、电、火的安全使用及交通安全知识	1 从未有	2 偶尔有	3 经常有	4 一直有	9 没法回答	
72.	教育孩子谦让礼貌,尊重他人	1 从未有	2 偶尔有	3 经常有	4 一直有	9 没法回答	
73.	教育孩子节约资源(例如:粮食、水及其他物品)	1 从未有	2 偶尔有	3 经常有	4 一直有	9 没法回答	
74.	认为孩子小而袒护孩子的不良行为	1 从未有	2 偶尔有	3 经常有	4 一直有	9 没法回答	
75.	当孩子惹我生气时,能控制住自己的情绪	1 从未有	2 偶尔有	3 经常有	4 一直有	9 没法回答	
76.	孩子由于自己的事去寻求家庭外的帮助	1 从未有	2 偶尔有	3 经常有	4 一直有	9 没法回答	
77.	对孩子的言行不满意时,斥责、挖苦他/她	1 从未有	2 偶尔有	3 经常有	4 一直有	9 没法回答	
78.	装修居室时,考虑地面的防滑性	1 从未有	2 偶尔有	3 经常有	4 一直有	9 没法回答	
79.	孩子没做好我所期望的事情时,我说过:"你太笨了""你真没用"或"你不会有出息的"之类的话	1 从未有	2 偶尔有	3 经常有	4 一直有	9 没法回答	
80.	父母当着孩子的面吵架	1 从未有	2 偶尔有	3 经常有	4 一直有	9 没法回答	

编号	题项	选择项	选择
81.	惩罚孩子时,孩子感到委屈	1 从未有　2 偶尔有　3 经常有　4 一直有　9 没法回答	
82.	对孩子高声呵斥	1 从未有　2 偶尔有　3 经常有　4 一直有　9 没法回答	
83.	关心孩子在幼儿园参加的活动	1 从未有　2 偶尔有　3 经常有　4 一直有　9 没法回答	
84.	孩子说过想离开这个家	1 从未有　2 偶尔有　3 经常有　4 一直有　9 没法回答	
85.	孩子有自己单独的洗脸用具	1 从未有　2 偶尔有　3 经常有　4 一直有　9 没法回答	
86.	孩子羡慕过其他小朋友的家	1 从未有　2 偶尔有　3 经常有　4 一直有　9 没法回答	
87.	在孩子吃东西前注意关照孩子洗手	1 从未有　2 偶尔有　3 经常有　4 一直有　9 没法回答	
88.	当着别人的面批评孩子	1 从未有　2 偶尔有　3 经常有　4 一直有　9 没法回答	
89.	孩子说过他不喜欢爸爸或妈妈	1 从未有　2 偶尔有　3 经常有　4 一直有　9 没法回答	
90.	教育孩子爱护和保护环境	1 从未有　2 偶尔有　3 经常有　4 一直有　9 没法回答	
91.	对孩子发脾气	1 从未有　2 偶尔有　3 经常有　4 一直有　9 没法回答	

您和孩子的亲属关系是＿＿＿＿＿＿＿＿

填表者签名:＿＿＿＿＿　联系电话:＿＿＿＿＿＿＿＿＿　填表日期:＿＿＿＿年＿＿月＿＿日

(三) 中国城市 6~8 岁小学生忽视评价常模量表
(此表由一~三年级小学生家长或其他监护人填写)

尊敬的家长:您好!

　　为了评估您孩子的生长环境(包括家庭内外)是否最大限度地满足了孩子身、心发育的需要,以利于及时发现问题,早期采取干预措施,请您完整、客观地填写最近一年的情况。请不要遗漏任何一个问题。对于表中填写的内容,我们会为您保密。

中国儿童忽视研究课题组　西安交通大学医学院

家庭住址:＿＿＿＿省＿＿＿市＿＿＿区(县)＿＿＿街道(乡/镇)＿＿＿小区(村)＿＿楼＿＿层＿＿号

您的孩子是城市户口吗? (1)是＿＿　(2)否＿＿　(3)不知道＿＿　您孩子已经在城市居住过＿＿＿年

您孩子所在的幼儿园或学校:＿＿＿＿＿＿＿＿＿＿＿＿　＿＿＿＿＿年级＿＿＿＿＿班

您孩子的姓名:＿＿＿＿＿＿＿＿＿＿　性别:＿＿＿＿＿　民族:＿＿＿＿＿＿

您孩子的出生日期(选一个填)(阳历)＿＿＿年＿＿月＿＿日 (阴历)＿＿＿＿年＿＿月＿＿日

家长或其他监护人:＿＿＿＿＿＿＿＿＿＿　联系电话:＿＿＿＿＿＿＿＿

填表方法及注意事项

1. 全部由儿童家长或其他监护人填写。

2. 对于每一问题,根据实际出现的频率,在每个问题右侧的数字上画圈"○"。其含义如下:

选项	1	2	3	4	9
	从未有	偶尔有	经常有	一直有	不适宜于您孩子年龄;无法回答
大致频率	0/10	1~3/10	4~8/10	9~10/10	没有合适的选项

3. 每个题项选答案 1、2、3 或 4,是以孩子本人的实际感受和行为为准,而不是填表人的行为或感受。例如第 3 题"生气时摔过孩子的东西",如果您是"偶尔"、但孩子"经常"有被其他家人摔东西的情形,就应选择"3"、而不是"2"。

4. 如果选"9"请在选项旁边注明原因或实际情况。

5. 请迅速评定每一个问题(每题不超过半分钟)。若不能做出选择,就先越过这一问题,待答完全部问题以后再回头重做。

题项	选择项					选择
1. 孩子每天能吃到水果和蔬菜	1 从未有	2 偶尔有	3 经常有	4 一直有	9 没法回答	
2. 您能耐心地倾听孩子的诉说	1 从未有	2 偶尔有	3 经常有	4 一直有	9 没法回答	
3. 生气时摔过孩子的东西	1 从未有	2 偶尔有	3 经常有	4 一直有	9 没法回答	
4. 当孩子完成一件很幼稚的作品时会夸奖并鼓励他	1 从未有	2 偶尔有	3 经常有	4 一直有	9 没法回答	
5. 当您给孩子的承诺没有兑现时您会主动向孩子道歉	1 从未有	2 偶尔有	3 经常有	4 一直有	9 没法回答	
6. 孩子以方便面代替午餐或晚餐	1 从未有	2 偶尔有	3 经常有	4 一直有	9 没法回答	
7. 孩子吃烧烤、油煎、腌制食物	1 从未有	2 偶尔有	3 经常有	4 一直有	9 没法回答	
8. 教育孩子应主动帮助他人	1 从未有	2 偶尔有	3 经常有	4 一直有	9 没法回答	
9. 嘱咐孩子过马路时要遵守红、绿灯,走斑马线等交规	1 从未有	2 偶尔有	3 经常有	4 一直有	9 没法回答	
10. 当着外人的面,您讥讽或打骂过孩子	1 从未有	2 偶尔有	3 经常有	4 一直有	9 没法回答	
11. 您尊重孩子的意愿或观点	1 从未有	2 偶尔有	3 经常有	4 一直有	9 没法回答	
12. 当孩子情绪不稳时您会及时、耐心抚慰他/她	1 从未有	2 偶尔有	3 经常有	4 一直有	9 没法回答	
13. 有人在家里打麻将	1 从未有	2 偶尔有	3 经常有	4 一直有	9 没法回答	
14. 对孩子提出的问题能耐心认真地回答	1 从未有	2 偶尔有	3 经常有	4 一直有	9 没法回答	
15. 孩子不愿意上学	1 从未有	2 偶尔有	3 经常有	4 一直有	9 没法回答	
16. 告诉孩子不要到不安全的地方玩耍	1 从未有	2 偶尔有	3 经常有	4 一直有	9 没法回答	
17. 孩子去街边小摊买食物吃	1 从未有	2 偶尔有	3 经常有	4 一直有	9 没法回答	
18. 给孩子买东西询问孩子的意见	1 从未有	2 偶尔有	3 经常有	4 一直有	9 没法回答	
19. 您认为孩子应有自己的隐私	1 从未有	2 偶尔有	3 经常有	4 一直有	9 没法回答	
20. 电器、家具安置摆放考虑孩子的安全性	1 从未有	2 偶尔有	3 经常有	4 一直有	9 没法回答	
21. 告诉孩子一个人在家时不要给陌生人开门	1 从未有	2 偶尔有	3 经常有	4 一直有	9 没法回答	
22. 告诉孩子火灾发生时如何求助和自救	1 从未有	2 偶尔有	3 经常有	4 一直有	9 没法回答	
23. 孩子不吃早餐	1 从未有	2 偶尔有	3 经常有	4 一直有	9 没法回答	
24. 会参与孩子的业余爱好活动	1 从未有	2 偶尔有	3 经常有	4 一直有	9 没法回答	
25. 孩子几乎每天能吃到蛋或豆制品	1 从未有	2 偶尔有	3 经常有	4 一直有	9 没法回答	
26. 告诉过孩子坐汽车不能将身体探出车外	1 从未有	2 偶尔有	3 经常有	4 一直有	9 没法回答	
27. 孩子有自己独立使用的洗漱用具	1 从未有	2 偶尔有	3 经常有	4 一直有	9 没法回答	
28. 给孩子剪指甲	1 从未有	2 偶尔有	3 经常有	4 一直有	9 没法回答	
29. 引导孩子合理均衡膳食	1 从未有	2 偶尔有	3 经常有	4 一直有	9 没法回答	
30. 您能及时发觉孩子不高兴、紧张或恐惧等情绪变化	1 从未有	2 偶尔有	3 经常有	4 一直有	9 没法回答	
31. 当着他人的面说孩子的缺点和不足	1 从未有	2 偶尔有	3 经常有	4 一直有	9 没法回答	
32. 当您拒绝孩子的要求时您会讲明理由争取得到孩子理解	1 从未有	2 偶尔有	3 经常有	4 一直有	9 没法回答	
33. 告诉孩子不能吃、喝陌生人的食物和饮料	1 从未有	2 偶尔有	3 经常有	4 一直有	9 没法回答	
34. 孩子饭前便后洗手	1 从未有	2 偶尔有	3 经常有	4 一直有	9 没法回答	
35. 您心情不好时会对孩子发脾气	1 从未有	2 偶尔有	3 经常有	4 一直有	9 没法回答	

题项	选择项					选择
36. 您拥抱或亲吻孩子	1 从未有	2 偶尔有	3 经常有	4 一直有	9 没法回答	
37. 老师在班上讥讽您的孩子	1 从未有	2 偶尔有	3 经常有	4 一直有	9 没法回答	
38. 能耐心认真地回答孩子提出的问题	1 从未有	2 偶尔有	3 经常有	4 一直有	9 没法回答	
39. 您知道孩子平时去哪里玩	1 从未有	2 偶尔有	3 经常有	4 一直有	9 没法回答	
40. 告诉过孩子去别的地方要先征求家里人的同意	1 从未有	2 偶尔有	3 经常有	4 一直有	9 没法回答	
41. 孩子有医疗、意外保险	1 从未有	2 偶尔有	3 经常有	4 一直有	9 没法回答	
42. 您会主动与班主任联系了解孩子的情况	1 从未有	2 偶尔有	3 经常有	4 一直有	9 没法回答	
43. 孩子每天能喝到牛奶(包括奶制品)	1 从未有	2 偶尔有	3 经常有	4 一直有	9 没法回答	
44. 纠正孩子不良的看书写字姿势	1 从未有	2 偶尔有	3 经常有	4 一直有	9 没法回答	
45. 告诉过孩子不要见陌生人(如网友)	1 从未有	2 偶尔有	3 经常有	4 一直有	9 没法回答	
46. 询问孩子在学校的情况	1 从未有	2 偶尔有	3 经常有	4 一直有	9 没法回答	
47. 学校有心理辅导服务	1 从未有	2 偶尔有	3 经常有	4 一直有	9 没法回答	
48. 您会在孩子面前说家里其他人一些不好的事	1 从未有	2 偶尔有	3 经常有	4 一直有	9 没法回答	
49. 当孩子身体不舒服时没及时带他/她去看医生	1 从未有	2 偶尔有	3 经常有	4 一直有	9 没法回答	
50. 您很关注孩子的生长发育情况(如身高、体重)	1 从未有	2 偶尔有	3 经常有	4 一直有	9 没法回答	
51. 给孩子讲过遇到恶劣气候条件(如雷雨、飓风、冰雹)时防护	1 从未有	2 偶尔有	3 经常有	4 一直有	9 没法回答	
52. 学校每学期开展有关健康、安全、卫生教育活动	1 从未有	2 偶尔有	3 经常有	4 一直有	9 没法回答	
53. 您认为孩子只要学习好其他事情都不重要	1 从未有	2 偶尔有	3 经常有	4 一直有	9 没法回答	
54. 教过孩子防水、防电、防火、防煤气等知识	1 从未有	2 偶尔有	3 经常有	4 一直有	9 没法回答	
55. 当着他人的面有意或无意地说孩子的缺点和不足	1 从未有	2 偶尔有	3 经常有	4 一直有	9 没法回答	

您和孩子的亲属关系是＿＿＿＿＿＿＿＿＿

填表者签名:＿＿＿＿　联系电话:＿＿＿＿＿＿＿＿　填表日期:＿＿＿年＿＿月＿＿日

(四) 中国城市 9~11 岁小学生忽视评价常模量表
(此表由四~六年级小学生本人填写)

亲爱的同学:你好!

为了评估你的生长环境(包括家庭内外)是否最大限度地满足了你身心发育的需要,以利于及时发现问题,早期采取干预措施,请你完整、客观地填写**最近一年**的情况。**请不要遗漏任何一个问题。**对于表中填写的内容,我们会为你保密。

中国儿童忽视研究课题组　西安交通大学医学院

家庭住址:＿＿＿＿省＿＿＿市＿＿＿区(县)＿＿＿街道(乡/镇)＿＿＿小区(村)＿＿楼＿＿层＿＿号

你是城市户口吗? (1)是　　(2)否　　(3)不知道　　你已经在城市居住过＿＿＿＿年

你所在的学校:＿＿＿＿＿＿＿＿＿＿＿＿＿＿＿＿＿＿年级＿＿＿＿班

你的姓名:＿＿＿＿＿＿＿＿＿＿　性别:＿＿＿＿　民族:＿＿＿＿＿＿

你的出生日期(选一个填)(阳历)＿＿＿年＿＿月＿＿日　(阴历)＿＿＿年＿＿月＿＿日

你的家长或其他监护人姓名:＿＿＿＿＿＿＿＿　联系电话:＿＿＿＿＿＿＿＿＿

填表方法及注意事项

1. 全部由学生本人填写。
2. 对于每一问题,根据实际出现的频率,在每个问题右侧的数字上画圈"〇"。其含义如下。

选项	1	2	3	4	9
	从未有	偶尔有	经常有	一直有	不适宜于您孩子年龄;无法回答
大致频率	0/10	1~3/10	4~8/10	9~10/10	没有合适的选项

3. 每个题项选答案1、2、3或4,是以你本人的实际感受和行为为准。
4. 如果选"9"请在选项旁边注明原因或实际情况。
5. 请迅速评定每一个问题(每题不超过半分钟)。若不能做出选择,就先越过这一问题,待答完全部问题以后再回头重做。

题项	选择项					选择
1. 去街边小摊买东西吃	1 从未有	2 偶尔有	3 经常有	4 一直有	9 没法回答	
2. 每天能吃到水果和蔬菜	1 从未有	2 偶尔有	3 经常有	4 一直有	9 没法回答	
3. 吃快餐食品(如肯德基)或喝碳酸饮料(如可乐)	1 从未有	2 偶尔有	3 经常有	4 一直有	9 没法回答	
4. 按时给你打疫苗	1 从未有	2 偶尔有	3 经常有	4 一直有	9 没法回答	
5. 告诉你去别的地方要先征求家里人的同意	1 从未有	2 偶尔有	3 经常有	4 一直有	9 没法回答	
6. 学校有心理辅导服务	1 从未有	2 偶尔有	3 经常有	4 一直有	9 没法回答	
7. 父母很认真回答你提出的问题	1 从未有	2 偶尔有	3 经常有	4 一直有	9 没法回答	
8. 老师骂学生	1 从未有	2 偶尔有	3 经常有	4 一直有	9 没法回答	
9. 父母心情不好时对你发脾气	1 从未有	2 偶尔有	3 经常有	4 一直有	9 没法回答	
10. 告诉过你不能吃、喝陌生人的食物和饮料	1 从未有	2 偶尔有	3 经常有	4 一直有	9 没法回答	
11. 你羡慕别人的父母	1 从未有	2 偶尔有	3 经常有	4 一直有	9 没法回答	
12. 告诉过你身体被泳衣覆盖的部位不能让任何人观看触碰	1 从未有	2 偶尔有	3 经常有	4 一直有	9 没法回答	
13. 你把不开心的事放在心里	1 从未有	2 偶尔有	3 经常有	4 一直有	9 没法回答	
14. 你能感受到家人对你的爱	1 从未有	2 偶尔有	3 经常有	4 一直有	9 没法回答	
15. 你在家里躺着看电视	1 从未有	2 偶尔有	3 经常有	4 一直有	9 没法回答	
16. 你去网吧	1 从未有	2 偶尔有	3 经常有	4 一直有	9 没法回答	
17. 父母给你买东西时征询你的意见	1 从未有	2 偶尔有	3 经常有	4 一直有	9 没法回答	
18. 父母夸奖、称赞你	1 从未有	2 偶尔有	3 经常有	4 一直有	9 没法回答	
19. 家长或老师提醒你注意交通安全、防电、防火、防煤气等	1 从未有	2 偶尔有	3 经常有	4 一直有	9 没法回答	
20. 如果你考试成绩不好,父母会对你发脾气	1 从未有	2 偶尔有	3 经常有	4 一直有	9 没法回答	
21. 父母支持你的业余爱好	1 从未有	2 偶尔有	3 经常有	4 一直有	9 没法回答	
22. 吃烧烤、油煎、腌制食物	1 从未有	2 偶尔有	3 经常有	4 一直有	9 没法回答	
23. 家长或老师告诉你不要与陌生人(如网友)见面	1 从未有	2 偶尔有	3 经常有	4 一直有	9 没法回答	
24. 父母教育你应帮助别人	1 从未有	2 偶尔有	3 经常有	4 一直有	9 没法回答	
25. 父母或老师给你讲过长大了身体会发生变化	1 从未有	2 偶尔有	3 经常有	4 一直有	9 没法回答	

题项	选择项					选择
26. 在不安全的地方玩耍	1 从未有	2 偶尔有	3 经常有	4 一直有	9 没法回答	
27. 你不愿意上学	1 从未有	2 偶尔有	3 经常有	4 一直有	9 没法回答	
28. 用方便面代替午餐或晚餐	1 从未有	2 偶尔有	3 经常有	4 一直有	9 没法回答	
29. 和家人聊天或玩耍	1 从未有	2 偶尔有	3 经常有	4 一直有	9 没法回答	
30. 被告诉过你一个人在家时不要给陌生人开门	1 从未有	2 偶尔有	3 经常有	4 一直有	9 没法回答	
31. 你在家学习环境很吵	1 从未有	2 偶尔有	3 经常有	4 一直有	9 没法回答	
32. 你有医疗和/或意外保险	1 从未有	2 偶尔有	3 经常有	4 一直有	9 没法回答	
33. 对你提出的问题,父母很认真地回答	1 从未有	2 偶尔有	3 经常有	4 一直有	9 没法回答	
34. 父母很关注你的生长发育情况(如身高、体重)	1 从未有	2 偶尔有	3 经常有	4 一直有	9 没法回答	
35. 在家里有人打麻将	1 从未有	2 偶尔有	3 经常有	4 一直有	9 没法回答	
36. 家人或老师提醒不要到不安全的地方玩耍	1 从未有	2 偶尔有	3 经常有	4 一直有	9 没法回答	
37. 被告诉火灾发生时如何求助和自救	1 从未有	2 偶尔有	3 经常有	4 一直有	9 没法回答	
38. 父母强迫你学习乐器、画画等不喜欢的东西	1 从未有	2 偶尔有	3 经常有	4 一直有	9 没法回答	
39. 家人提醒你注意保护视力	1 从未有	2 偶尔有	3 经常有	4 一直有	9 没法回答	
40. 当你难过时家人会安慰你	1 从未有	2 偶尔有	3 经常有	4 一直有	9 没法回答	
41. 父母知道你平时去哪里玩	1 从未有	2 偶尔有	3 经常有	4 一直有	9 没法回答	
42. 饭前便后洗手	1 从未有	2 偶尔有	3 经常有	4 一直有	9 没法回答	
43. 父母能及时发觉你不高兴、紧张或害怕等情绪变化	1 从未有	2 偶尔有	3 经常有	4 一直有	9 没法回答	
44. 父母跟你说过"要是不生你多好"之类的话	1 从未有	2 偶尔有	3 经常有	4 一直有	9 没法回答	
45. 父母很认真听你说话	1 从未有	2 偶尔有	3 经常有	4 一直有	9 没法回答	
46. 父母认为你只要学习好其他事情都不重要	1 从未有	2 偶尔有	3 经常有	4 一直有	9 没法回答	
47. 与父母很难沟通	1 从未有	2 偶尔有	3 经常有	4 一直有	9 没法回答	
48. 父母当着外人的面打你或说你一些缺点	1 从未有	2 偶尔有	3 经常有	4 一直有	9 没法回答	
49. 当你的要求被拒绝时父母会讲明理由并得到你的理解	1 从未有	2 偶尔有	3 经常有	4 一直有	9 没法回答	
50. 当你信心不足时会得到家人的支持和鼓励	1 从未有	2 偶尔有	3 经常有	4 一直有	9 没法回答	
51. 当父母的承诺没有兑现时会主动向你道歉	1 从未有	2 偶尔有	3 经常有	4 一直有	9 没法回答	
52. 学校每学期开展有关健康、安全、卫生教育活动	1 从未有	2 偶尔有	3 经常有	4 一直有	9 没法回答	
53. 家人或老师生气时摔你的东西	1 从未有	2 偶尔有	3 经常有	4 一直有	9 没法回答	
54. 你不愿意回家	1 从未有	2 偶尔有	3 经常有	4 一直有	9 没法回答	
55. 家人或老师对你说过"你长大不会有出息"之类的话	1 从未有	2 偶尔有	3 经常有	4 一直有	9 没法回答	
56. 学习压力大心中苦闷无处诉说	1 从未有	2 偶尔有	3 经常有	4 一直有	9 没法回答	
57. 父母因为你考不好而发脾气	1 从未有	2 偶尔有	3 经常有	4 一直有	9 没法回答	

填表者签名:_____　　联系电话:_____　　填表日期:_____年____月____日

（五）中国城市 12~17 岁中学生忽视评价常模量表
（此表由初一~高三年级学生本人填写）

亲爱的同学：你好！

为了评估你的生长环境（包括家庭内外）是否最大限度地满足了你身心发育的需要，以利于及时发现问题，早期采取干预措施，请你完整、客观地填写**最近一年**的情况。**请不要遗漏任何一个问题。**对于表中填写的内容，我们会为你保密。

中国儿童忽视研究课题组　西安交通大学医学院

家庭住址：＿＿＿＿省＿＿＿市＿＿＿区（县）＿＿＿＿街道（乡/镇）＿＿＿小区（村）＿＿楼＿＿层＿＿号

你是城市户口吗？（1）是　　　（2）否　　　（3）不知道　　你已经在城市居住过＿＿＿＿年

你所在的学校：＿＿＿＿＿＿＿＿＿＿＿＿＿＿　　　　　＿＿＿＿＿＿年级＿＿＿＿＿＿班

你的姓名：＿＿＿＿＿＿＿＿＿＿＿＿　　　性别：＿＿＿＿＿　民族：＿＿＿＿＿＿

你的出生日期(选一个填)(阳历)＿＿年＿＿月＿＿日　(阴历)＿＿＿年＿＿月＿＿日

你的家长或其他监护人姓名：＿＿＿＿＿＿＿＿＿　联系电话：＿＿＿＿＿＿＿＿＿＿

填表方法及注意事项

1. 全部由学生本人填写。
2. 对于每一问题，根据实际出现的频率，在每个问题右侧的数字上画圈"〇"。其含义如下：

选项	1	2	3	4	9
	从未有	偶尔有	经常有	一直有	不适宜于您孩子年龄；无法回答
大致频率	0/10	1~3/10	4~8/10	9~10/10	没有合适的选项

3. 每个题项选答案 1、2、3 或 4，是以你本人的实际感受和行为为准。
4. 如果选"9"请在选项旁边注明原因或实际情况。
5. 请迅速评定每一个问题（每题不超过半分钟）。若不能做出选择，就先越过这一问题，待答完全部问题以后再回头重做。

题项	选择项					选择
1. 家人督促你锻炼身体	1 从未有	2 偶尔有	3 经常有	4 一直有	9 没法回答	
2. 晚饭在 8 点以后	1 从未有	2 偶尔有	3 经常有	4 一直有	9 没法回答	
3. 睡眠时间能满足自己需要	1 从未有	2 偶尔有	3 经常有	4 一直有	9 没法回答	
4. 你给家长或老师买香烟或白酒	1 从未有	2 偶尔有	3 经常有	4 一直有	9 没法回答	
5. 不吃早餐	1 从未有	2 偶尔有	3 经常有	4 一直有	9 没法回答	
6. 去街边小摊买东西吃	1 从未有	2 偶尔有	3 经常有	4 一直有	9 没法回答	
7. 每天能吃到水果和蔬菜	1 从未有	2 偶尔有	3 经常有	4 一直有	9 没法回答	
8. 你在马路溜旱冰、玩球或嬉闹	1 从未有	2 偶尔有	3 经常有	4 一直有	9 没法回答	
9. 吃快餐食品(如肯德基)或喝碳酸饮料(如可乐)	1 从未有	2 偶尔有	3 经常有	4 一直有	9 没法回答	
10. 父母吵架	1 从未有	2 偶尔有	3 经常有	4 一直有	9 没法回答	
11. 在家里有人打麻将	1 从未有	2 偶尔有	3 经常有	4 一直有	9 没法回答	
12. 骑车在马路违章穿行	1 从未有	2 偶尔有	3 经常有	4 一直有	9 没法回答	
13. 学校有心理辅导服务	1 从未有	2 偶尔有	3 经常有	4 一直有	9 没法回答	
14. 父母很认真回答你提出的问题	1 从未有	2 偶尔有	3 经常有	4 一直有	9 没法回答	

题项	选择项					选择
15. 父母心情不好对你发脾气	1 从未有	2 偶尔有	3 经常有	4 一直有	9 没法回答	
16. 在学校有学生被威胁、恐吓、暴力现象	1 从未有	2 偶尔有	3 经常有	4 一直有	9 没法回答	
17. 你羡慕别人的父母	1 从未有	2 偶尔有	3 经常有	4 一直有	9 没法回答	
18. 你在外过夜	1 从未有	2 偶尔有	3 经常有	4 一直有	9 没法回答	
19. 学校里有学生谈恋爱	1 从未有	2 偶尔有	3 经常有	4 一直有	9 没法回答	
20. 你把不开心的事闷在心里	1 从未有	2 偶尔有	3 经常有	4 一直有	9 没法回答	
21. 你能感受到家人对你的爱	1 从未有	2 偶尔有	3 经常有	4 一直有	9 没法回答	
22. 父母告诉你洁身自爱的道理	1 从未有	2 偶尔有	3 经常有	4 一直有	9 没法回答	
23. 你去网吧	1 从未有	2 偶尔有	3 经常有	4 一直有	9 没法回答	
24. 父母给你买东西时征询你的意见	1 从未有	2 偶尔有	3 经常有	4 一直有	9 没法回答	
25. 父母夸奖、称赞你	1 从未有	2 偶尔有	3 经常有	4 一直有	9 没法回答	
26. 由于家庭气氛不好寻求家庭以外的帮助	1 从未有	2 偶尔有	3 经常有	4 一直有	9 没法回答	
27. 如果你考试成绩不好,父母会对你发脾气	1 从未有	2 偶尔有	3 经常有	4 一直有	9 没法回答	
28. 家人在你面前吸烟	1 从未有	2 偶尔有	3 经常有	4 一直有	9 没法回答	
29. 父母支持你的业余爱好	1 从未有	2 偶尔有	3 经常有	4 一直有	9 没法回答	
30. 吃烧烤、油煎、腌制食物	1 从未有	2 偶尔有	3 经常有	4 一直有	9 没法回答	
31. 你玩网络游戏	1 从未有	2 偶尔有	3 经常有	4 一直有	9 没法回答	
32. 父母教育你要学会原谅别人	1 从未有	2 偶尔有	3 经常有	4 一直有	9 没法回答	
33. 父母或老师给你讲过青春期身体应该经历的变化	1 从未有	2 偶尔有	3 经常有	4 一直有	9 没法回答	
34. 在不安全的地方玩耍	1 从未有	2 偶尔有	3 经常有	4 一直有	9 没法回答	
35. 你不愿意上学	1 从未有	2 偶尔有	3 经常有	4 一直有	9 没法回答	
36. 用方便面代替午餐或晚餐	1 从未有	2 偶尔有	3 经常有	4 一直有	9 没法回答	
37. 父母认为你应有自己的隐私	1 从未有	2 偶尔有	3 经常有	4 一直有	9 没法回答	
38. 你和家人聊天	1 从未有	2 偶尔有	3 经常有	4 一直有	9 没法回答	
39. 家人和你讨论性、艾滋病、"性骚扰"之类的话题	1 从未有	2 偶尔有	3 经常有	4 一直有	9 没法回答	
40. 你在家学习环境很吵	1 从未有	2 偶尔有	3 经常有	4 一直有	9 没法回答	
41. 你去酒吧、桑拿房、舞厅等成人娱乐场所	1 从未有	2 偶尔有	3 经常有	4 一直有	9 没法回答	
42. 对你提出的问题,父母很认真地回答	1 从未有	2 偶尔有	3 经常有	4 一直有	9 没法回答	
43. 父母很关注你的生长发育情况(如身高、体重)	1 从未有	2 偶尔有	3 经常有	4 一直有	9 没法回答	
44. 家人或老师提醒不要到不安全的地方玩耍	1 从未有	2 偶尔有	3 经常有	4 一直有	9 没法回答	
45. 被告诉火灾发生时如何求助和自救	1 从未有	2 偶尔有	3 经常有	4 一直有	9 没法回答	
46. 父母会在你面前说家里其他人一些不好的事	1 从未有	2 偶尔有	3 经常有	4 一直有	9 没法回答	
47. 父母很尊重你的观点	1 从未有	2 偶尔有	3 经常有	4 一直有	9 没法回答	
48. 家人提醒你注意保护视力	1 从未有	2 偶尔有	3 经常有	4 一直有	9 没法回答	
49. 你有自己专用的洗脸用具如脸盆、毛巾	1 从未有	2 偶尔有	3 经常有	4 一直有	9 没法回答	
50. 当你悲伤时家人会安慰你	1 从未有	2 偶尔有	3 经常有	4 一直有	9 没法回答	

题项	选择项					选择
51. 每天都喝牛奶	1 从未有	2 偶尔有	3 经常有	4 一直有	9 没法回答	
52. 父母知道你平时去哪里玩	1 从未有	2 偶尔有	3 经常有	4 一直有	9 没法回答	
53. 饭前便后洗手	1 从未有	2 偶尔有	3 经常有	4 一直有	9 没法回答	
54. 家里人规定你上网、打游戏、看电视时间	1 从未有	2 偶尔有	3 经常有	4 一直有	9 没法回答	
55. 父母能及时发觉你情绪变化(如紧张、恐惧等)	1 从未有	2 偶尔有	3 经常有	4 一直有	9 没法回答	
56. 父母跟你说过"要是不生你多好"之类的话	1 从未有	2 偶尔有	3 经常有	4 一直有	9 没法回答	
57. 父母能耐心地倾听你说话	1 从未有	2 偶尔有	3 经常有	4 一直有	9 没法回答	
58. 父母认为你只要学习好其他事情都不重要	1 从未有	2 偶尔有	3 经常有	4 一直有	9 没法回答	
59. 与父母很难沟通	1 从未有	2 偶尔有	3 经常有	4 一直有	9 没法回答	
60. 父母当着外人的面训斥你或打骂你	1 从未有	2 偶尔有	3 经常有	4 一直有	9 没法回答	
61. 当你的要求被拒绝时父母会讲明理由并得到你的理解	1 从未有	2 偶尔有	3 经常有	4 一直有	9 没法回答	
62. 当你信心不足时会得到家人的支持和鼓励	1 从未有	2 偶尔有	3 经常有	4 一直有	9 没法回答	
63. 学校提供可以上网的微机房	1 从未有	2 偶尔有	3 经常有	4 一直有	9 没法回答	
64. 学校每学期开展有关健康、安全、卫生教育活动	1 从未有	2 偶尔有	3 经常有	4 一直有	9 没法回答	
65. 家人或老师生气时摔你的东西	1 从未有	2 偶尔有	3 经常有	4 一直有	9 没法回答	
66. 父母的期望给你很大压力	1 从未有	2 偶尔有	3 经常有	4 一直有	9 没法回答	
67. 你不愿意回家	1 从未有	2 偶尔有	3 经常有	4 一直有	9 没法回答	
68. 家人或老师对你说过"你长大不会有出息"之类的话	1 从未有	2 偶尔有	3 经常有	4 一直有	9 没法回答	
69. 学习压力大心中苦闷无处诉说	1 从未有	2 偶尔有	3 经常有	4 一直有	9 没法回答	
70. 当父母的承诺没有兑现时会主动向你道歉	1 从未有	2 偶尔有	3 经常有	4 一直有	9 没法回答	
71. 父母因为你考不好而发脾气	1 从未有	2 偶尔有	3 经常有	4 一直有	9 没法回答	

填表者签名：_____　联系电话：_____　填表日期：_____年____月__日

(六) 中国农村 0~3 岁儿童忽视评价常模量表
(此表由婴幼儿的母亲、父亲或照顾该儿童的其他家庭成员填写)

尊敬的家长：您好！

为了评估您孩子的生长环境(包括家庭内外)是否最大限度地满足了孩子身、心发育的需要，以利于及时发现问题，早期采取干预措施，请您完整、客观地填写**最近一年**的情况。**请不要遗漏任何一个问题。**对于表中填写的内容，我们会为您保密。

中国儿童忽视研究课题组　西安交通大学医学院

家庭住址：_____省_____市_____区(县)_____街道(乡/镇)_____小区(村)____楼____层____号

您的孩子是城市户口吗？(1)是　　(2)否　　(3)不知道　　您孩子已经在城市居住过____年

您孩子所在的幼儿园或学校：_____　　　　_____年级_____班

您孩子的姓名：_____　性别：_____　民族：_____

您孩子的出生日期(选一个填)(阳历)_____年____月__日 (阴历)_____年____月__日

家长或其他监护人：_____　　联系电话：_____

填表方法及注意事项

1. 全部由儿童家长或其他监护人填写。
2. 对于每一问题,根据实际出现的频率,在每个问题右侧的数字上画圈"○"。其含义如下:

选项	1	2	3	4	9
	从未有	偶尔有	经常有	一直有	不适宜于您孩子年龄;无法回答
大致频率	0/10	1~3/10	4~8/10	9~10/10	没有合适的选项

3. 每个题项选答案1、2、3或4,是以孩子本人的实际感受和行为为准,而不是填表人的行为或感受。例如第1题"及时给孩子更换尿布",如果您是"偶尔"、但孩子"经常"有其他家人给更换尿布,就应选择"3"、而不是"2"。

4. 如果选"9"请在选项旁边注明原因或实际情况。

5. 请迅速评定每一个问题(每题不超过半分钟)。若不能做出选择,就先越过这一问题,待答完全部问题以后再回头重做。

题项	选择项					选择
1. 及时给孩子更换尿布	1 从未有	2 偶尔有	3 经常有	4 一直有	9 没法回答	
2. 在孩子还不会说话时,仍坚持和孩子说话、沟通	1 从未有	2 偶尔有	3 经常有	4 一直有	9 没法回答	
3. 您亲吻或爱抚孩子	1 从未有	2 偶尔有	3 经常有	4 一直有	9 没法回答	
4. 当孩子哭闹时,会查找原因并及时给予相应处理	1 从未有	2 偶尔有	3 经常有	4 一直有	9 没法回答	
5. 随天气变化随时给孩子增减衣物	1 从未有	2 偶尔有	3 经常有	4 一直有	9 没法回答	
6. 睡觉时大人不小心压着孩子身体	1 从未有	2 偶尔有	3 经常有	4 一直有	9 没法回答	
7. 定时给孩子房间通风换气	1 从未有	2 偶尔有	3 经常有	4 一直有	9 没法回答	
8. 孩子清醒时,将孩子独自放在床上或婴儿车里	1 从未有	2 偶尔有	3 经常有	4 一直有	9 没法回答	
9. 主动学习怎样养育孩子的知识	1 从未有	2 偶尔有	3 经常有	4 一直有	9 没法回答	
10. 家长外出,将孩子自己留在家中	1 从未有	2 偶尔有	3 经常有	4 一直有	9 没法回答	
11. 避免陌生人亲吻宝宝	1 从未有	2 偶尔有	3 经常有	4 一直有	9 没法回答	
12. 避免孩子接触感冒生病的人	1 从未有	2 偶尔有	3 经常有	4 一直有	9 没法回答	
13. 奶瓶和奶嘴经过煮沸后再使用	1 从未有	2 偶尔有	3 经常有	4 一直有	9 没法回答	
14. 给孩子唱摇篮曲或儿歌	1 从未有	2 偶尔有	3 经常有	4 一直有	9 没法回答	
15. 无意间让孩子和宠物(如猫或狗)接触	1 从未有	2 偶尔有	3 经常有	4 一直有	9 没法回答	
16. 由哥哥、姐姐等未成年人照看孩子	1 从未有	2 偶尔有	3 经常有	4 一直有	9 没法回答	
17. 家人干农活回家后,先洗手换衣服后才抱孩子	1 从未有	2 偶尔有	3 经常有	4 一直有	9 没法回答	
18. 给孩子买配方奶粉或鲜奶时考虑质量因素而选择相应品牌	1 从未有	2 偶尔有	3 经常有	4 一直有	9 没法回答	
19. 您能从多种渠道学到科学的养育孩子的知识	1 从未有	2 偶尔有	3 经常有	4 一直有	9 没法回答	
20. 孩子吃肉、鸡、鱼或鸡蛋等动物类食物	1 从未有	2 偶尔有	3 经常有	4 一直有	9 没法回答	
21. 给孩子讲故事	1 从未有	2 偶尔有	3 经常有	4 一直有	9 没法回答	
22. 大声训斥孩子	1 从未有	2 偶尔有	3 经常有	4 一直有	9 没法回答	
23. 孩子哭闹时,吓唬孩子	1 从未有	2 偶尔有	3 经常有	4 一直有	9 没法回答	
24. 家人当着孩子的面说粗话、脏话	1 从未有	2 偶尔有	3 经常有	4 一直有	9 没法回答	
25. 当孩子哭泣时,喝令其立即停止	1 从未有	2 偶尔有	3 经常有	4 一直有	9 没法回答	
26. 给孩子买玩具或做玩具	1 从未有	2 偶尔有	3 经常有	4 一直有	9 没法回答	
27. 孩子吃豆腐、豆浆或豆腐脑等豆制品	1 从未有	2 偶尔有	3 经常有	4 一直有	9 没法回答	

续表

题项	选择项					选择
28. 孩子能接触到剪刀、镰刀等尖锐物	1 从未有	2 偶尔有	3 经常有	4 一直有	9 没法回答	
29. 老鼠夹、暖水瓶等不小心放在孩子经常活动的区域内	1 从未有	2 偶尔有	3 经常有	4 一直有	9 没法回答	
30. 家中农药、鼠药、药品等不小心放在桌边、地板等处	1 从未有	2 偶尔有	3 经常有	4 一直有	9 没法回答	
31. 孩子吃各种新鲜蔬菜	1 从未有	2 偶尔有	3 经常有	4 一直有	9 没法回答	
32. 孩子吃各种水果	1 从未有	2 偶尔有	3 经常有	4 一直有	9 没法回答	
33. 孩子在家中意外烧伤、烫伤或跌落	1 从未有	2 偶尔有	3 经常有	4 一直有	9 没法回答	
34. 给孩子洗脸、洗澡时要先试水温	1 从未有	2 偶尔有	3 经常有	4 一直有	9 没法回答	
35. 家人心情不好时对孩子态度不好	1 从未有	2 偶尔有	3 经常有	4 一直有	9 没法回答	
36. 家里人把男孩儿和女孩儿一样看待,男女平等	1 从未有	2 偶尔有	3 经常有	4 一直有	9 没法回答	
37. 孩子犯"错误"时打孩子	1 从未有	2 偶尔有	3 经常有	4 一直有	9 没法回答	
38. 鼓励、表扬或亲吻孩子	1 从未有	2 偶尔有	3 经常有	4 一直有	9 没法回答	
39. 孩子吃剩饭菜	1 从未有	2 偶尔有	3 经常有	4 一直有	9 没法回答	
40. 因孩子犯错误惩罚孩子,如不许孩子吃饭、体罚孩子等	1 从未有	2 偶尔有	3 经常有	4 一直有	9 没法回答	
41. 孩子和家长用同样的碗筷	1 从未有	2 偶尔有	3 经常有	4 一直有	9 没法回答	
42. 孩子吃油炸或腌制食品	1 从未有	2 偶尔有	3 经常有	4 一直有	9 没法回答	
43. 孩子玩家用电器或电源插头	1 从未有	2 偶尔有	3 经常有	4 一直有	9 没法回答	
44. 孩子玩细珠、琉璃球、小钢球	1 从未有	2 偶尔有	3 经常有	4 一直有	9 没法回答	
45. 孩子玩弹弓、弓箭或能伤人的玩具枪	1 从未有	2 偶尔有	3 经常有	4 一直有	9 没法回答	
46. 孩子目睹过其他家长打孩子的场景	1 从未有	2 偶尔有	3 经常有	4 一直有	9 没法回答	
47. 孩子受周围其他孩子的欺负	1 从未有	2 偶尔有	3 经常有	4 一直有	9 没法回答	
48. 孩子表现不佳时当众批评孩子	1 从未有	2 偶尔有	3 经常有	4 一直有	9 没法回答	
49. 陪孩子聊天或玩耍	1 从未有	2 偶尔有	3 经常有	4 一直有	9 没法回答	
50. 孩子惹您生气时说"后悔生下(要)你"之类的话	1 从未有	2 偶尔有	3 经常有	4 一直有	9 没法回答	
51. 当孩子伤心或受委屈时,耐心安慰、开导孩子	1 从未有	2 偶尔有	3 经常有	4 一直有	9 没法回答	
52. 在孩子面前说他/她没有别人家孩子听话、懂事之类的话	1 从未有	2 偶尔有	3 经常有	4 一直有	9 没法回答	
53. 说孩子笨,不中用	1 从未有	2 偶尔有	3 经常有	4 一直有	9 没法回答	
54. 给孩子买东西时征求孩子意见	1 从未有	2 偶尔有	3 经常有	4 一直有	9 没法回答	
55. 没有兑现对孩子的承诺时,向孩子表示歉意	1 从未有	2 偶尔有	3 经常有	4 一直有	9 没法回答	
56. 家长发怒时扔孩子的东西(玩具、书本、衣物等)	1 从未有	2 偶尔有	3 经常有	4 一直有	9 没法回答	
57. 当孩子表现不好时,嘲笑、挖苦孩子	1 从未有	2 偶尔有	3 经常有	4 一直有	9 没法回答	
58. 教孩子唱歌或朗诵诗歌	1 从未有	2 偶尔有	3 经常有	4 一直有	9 没法回答	
59. 纵容孩子骂人或打架	1 从未有	2 偶尔有	3 经常有	4 一直有	9 没法回答	
60. 教育孩子不要随地大小便	1 从未有	2 偶尔有	3 经常有	4 一直有	9 没法回答	
61. 教育孩子饭前便后要洗手	1 从未有	2 偶尔有	3 经常有	4 一直有	9 没法回答	

续表

题项	选择项	选择
62. 限制孩子每天看电视时间	1 从未有　2 偶尔有　3 经常有　4 一直有　9 没法回答	
63. 给孩子买图书、杂志、连环画等儿童读物	1 从未有　2 偶尔有　3 经常有　4 一直有　9 没法回答	
64. 孩子与小朋友发生争执时家长会替孩子打或骂对方	1 从未有　2 偶尔有　3 经常有　4 一直有　9 没法回答	
65. 注意纠正孩子的不良习惯(如咬手指,嘴里含东西等)	1 从未有　2 偶尔有　3 经常有　4 一直有　9 没法回答	

您和孩子的亲属关系是＿＿＿＿＿＿＿＿＿＿＿＿

填表者签名:＿＿＿＿＿ 联系电话:＿＿＿＿＿＿＿＿＿＿ 填表日期:＿＿＿＿年＿＿月＿＿日

(七) 中国农村 3~6 岁儿童忽视评价常模量表
(此表由学龄前儿童的母亲、父亲或照顾该儿童的其他家庭成员填写)

尊敬的家长:您好!

为了评估您孩子的生长环境(包括家庭内外)是否最大限度地满足了孩子身、心发育的需要,以利于及时发现问题,早期采取干预措施,请您完整、客观地填写**最近一年**的情况。**请不要遗漏任何一个问题。**对于表中填写的内容,我们会为您保密。

中国儿童忽视研究课题组　西安交通大学医学院

家庭住址:＿＿＿省＿＿＿市＿＿＿区(县)＿＿＿街道(乡/镇)＿＿＿小区(村)＿＿楼＿＿层＿＿号

您的孩子是城市户口吗? (1)是　　(2)否　　(3)不知道　　您孩子已经在城市居住过＿＿＿年

您孩子所在的幼儿园或学校:＿＿＿＿＿＿＿＿＿＿＿＿年级＿＿＿＿＿班

您孩子的姓名:＿＿＿＿＿＿＿＿　性别:＿＿＿＿＿　民族:＿＿＿＿＿＿

您孩子的出生日期(选一个填)(阳历)＿＿＿年＿＿月＿＿日 (阴历)＿＿＿年＿＿月＿＿日

家长或其他监护人:＿＿＿＿＿＿＿＿＿＿＿ 联系电话:＿＿＿＿＿＿＿＿＿

填表方法及注意事项

1. 全部由儿童家长或其他监护人填写。
2. 对于每一问题,根据实际出现的频率,在每个问题右侧的数字上画圈"○"。其含义如下。

选项	1	2	3	4	9
	从未有	偶尔有	经常有	一直有	不适宜于您孩子年龄;无法回答
大致频率	0/10	1~3/10	4~8/10	9~10/10	没有合适的选项

3. 每个题项选答案 1、2、3 或 4,是以孩子本人的实际感受和行为为准,而不是填表人的行为或感受。例如第 1 题"孩子犯'错误'时打孩子",如果您是"偶尔"、但孩子"经常"被其他家人殴打,就应选择"3"、而不是"2"。

4. 如果选"9"请在选项旁边注明原因或实际情况。

5. 请迅速评定每一个问题(每题不超过半分钟)。若不能做出选择,就先越过这一问题,待答完全部问题以后再回头重做。

题项	选择项	选择
1. 孩子犯"错误"时打孩子	1 从未有　2 偶尔有　3 经常有　4 一直有　9 没法回答	
2. 督促孩子刷牙	1 从未有　2 偶尔有　3 经常有　4 一直有　9 没法回答	
3. 孩子目睹过其他家长打孩子的场景	1 从未有　2 偶尔有　3 经常有　4 一直有　9 没法回答	

题项	选择项					选择
4. 孩子每天按时吃饭	1 从未有	2 偶尔有	3 经常有	4 一直有	9 没法回答	
5. 睡觉前给孩子洗脸、洗脚	1 从未有	2 偶尔有	3 经常有	4 一直有	9 没法回答	
6. 孩子饭前便后洗手	1 从未有	2 偶尔有	3 经常有	4 一直有	9 没法回答	
7. 孩子受周围其他孩子的欺负	1 从未有	2 偶尔有	3 经常有	4 一直有	9 没法回答	
8. 家长骂孩子不成器,说孩子"长大不会有出息"之类的话	1 从未有	2 偶尔有	3 经常有	4 一直有	9 没法回答	
9. 家长当着孩子的面吵架或打架	1 从未有	2 偶尔有	3 经常有	4 一直有	9 没法回答	
10. 鼓励和表扬孩子	1 从未有	2 偶尔有	3 经常有	4 一直有	9 没法回答	
11. 孩子表现不佳时当众批评孩子	1 从未有	2 偶尔有	3 经常有	4 一直有	9 没法回答	
12. 认真耐心地给孩子讲故事	1 从未有	2 偶尔有	3 经常有	4 一直有	9 没法回答	
13. 大声训斥孩子	1 从未有	2 偶尔有	3 经常有	4 一直有	9 没法回答	
14. 孩子哭闹时,说再哭让人抱走或狼来了之类的话,吓唬孩子	1 从未有	2 偶尔有	3 经常有	4 一直有	9 没法回答	
15. 当孩子伤心或受委屈时,耐心安慰、开导孩子	1 从未有	2 偶尔有	3 经常有	4 一直有	9 没法回答	
16. 当您心情不好时对孩子发泄	1 从未有	2 偶尔有	3 经常有	4 一直有	9 没法回答	
17. 您觉得您的孩子没有别人家的好	1 从未有	2 偶尔有	3 经常有	4 一直有	9 没法回答	
18. 在孩子面前说他/她没有别人家孩子听话、懂事之类的话	1 从未有	2 偶尔有	3 经常有	4 一直有	9 没法回答	
19. 说孩子笨,不中用	1 从未有	2 偶尔有	3 经常有	4 一直有	9 没法回答	
20. 当您拒绝孩子的要求时您讲明理由争取得到孩子的理解	1 从未有	2 偶尔有	3 经常有	4 一直有	9 没法回答	
21. 当孩子哭泣时,喝令其立即停止	1 从未有	2 偶尔有	3 经常有	4 一直有	9 没法回答	
22. 家长发怒时摔孩子的东西(玩具、书本、衣物等)	1 从未有	2 偶尔有	3 经常有	4 一直有	9 没法回答	
23. 孩子表现不好时,嘲笑、挖苦孩子	1 从未有	2 偶尔有	3 经常有	4 一直有	9 没法回答	
24. 认真回答孩子提出的问题	1 从未有	2 偶尔有	3 经常有	4 一直有	9 没法回答	
25. 认真教孩子学写字、算术	1 从未有	2 偶尔有	3 经常有	4 一直有	9 没法回答	
26. 教孩子唱歌或朗诵诗歌	1 从未有	2 偶尔有	3 经常有	4 一直有	9 没法回答	
27. 纵容孩子骂人或打架	1 从未有	2 偶尔有	3 经常有	4 一直有	9 没法回答	
28. 教育孩子不要随地大小便	1 从未有	2 偶尔有	3 经常有	4 一直有	9 没法回答	
29. 教育孩子饭前便后要洗手	1 从未有	2 偶尔有	3 经常有	4 一直有	9 没法回答	
30. 家人当着孩子的面说粗话、脏话	1 从未有	2 偶尔有	3 经常有	4 一直有	9 没法回答	
31. 孩子吃肉、鸡、鱼或鸡蛋等动物类食物	1 从未有	2 偶尔有	3 经常有	4 一直有	9 没法回答	
32. 给孩子买图书、杂志、连环画等儿童读物	1 从未有	2 偶尔有	3 经常有	4 一直有	9 没法回答	
33. 表扬和奖励孩子	1 从未有	2 偶尔有	3 经常有	4 一直有	9 没法回答	
34. 家人在家打麻将或扑克牌	1 从未有	2 偶尔有	3 经常有	4 一直有	9 没法回答	
35. 教育孩子注意保护视力	1 从未有	2 偶尔有	3 经常有	4 一直有	9 没法回答	
36. 孩子与小朋友发生争执时,家长替孩子打或骂对方	1 从未有	2 偶尔有	3 经常有	4 一直有	9 没法回答	
37. 给孩子讲为人处事的道理	1 从未有	2 偶尔有	3 经常有	4 一直有	9 没法回答	

续表

题项	选择项					选择
38. 孩子吃各种水果	1 从未有	2 偶尔有	3 经常有	4 一直有	9 没法回答	
39. 即使孩子完成一件很幼稚的作品也会夸奖并鼓励他	1 从未有	2 偶尔有	3 经常有	4 一直有	9 没法回答	
40. 给孩子买玩具,开发孩子智力	1 从未有	2 偶尔有	3 经常有	4 一直有	9 没法回答	
41. 当孩子拆卸一件贵重的玩具时打骂或斥责孩子	1 从未有	2 偶尔有	3 经常有	4 一直有	9 没法回答	
42. 限制孩子每天看电视时间	1 从未有	2 偶尔有	3 经常有	4 一直有	9 没法回答	
43. 家中农药、鼠药、药品等不小心放在桌边、地板等处	1 从未有	2 偶尔有	3 经常有	4 一直有	9 没法回答	
44. 孩子能接触到剪刀、镰刀、剃须刀等尖锐物	1 从未有	2 偶尔有	3 经常有	4 一直有	9 没法回答	
45. 老鼠夹、暖水瓶等不小心放在孩子经常活动的区域内	1 从未有	2 偶尔有	3 经常有	4 一直有	9 没法回答	
46. 孩子玩家用电器或电源插头	1 从未有	2 偶尔有	3 经常有	4 一直有	9 没法回答	
47. 孩子在家中意外烧伤、烫伤或跌落	1 从未有	2 偶尔有	3 经常有	4 一直有	9 没法回答	
48. 告诫孩子不要玩火柴、打火机、小刀或其他尖锐物	1 从未有	2 偶尔有	3 经常有	4 一直有	9 没法回答	
49. 孩子玩弹弓、弓箭或能伤人的玩具枪	1 从未有	2 偶尔有	3 经常有	4 一直有	9 没法回答	
50. 给孩子洗脸、洗澡时先试水温	1 从未有	2 偶尔有	3 经常有	4 一直有	9 没法回答	
51. 让孩子自己盛饭,倒茶水	1 从未有	2 偶尔有	3 经常有	4 一直有	9 没法回答	
52. 按时给孩子打预防针(接种疫苗)	1 从未有	2 偶尔有	3 经常有	4 一直有	9 没法回答	
53. 孩子感冒、发热或拉肚子时及时去看大夫	1 从未有	2 偶尔有	3 经常有	4 一直有	9 没法回答	
54. 您能从多种渠道学到科学的养育孩子的知识	1 从未有	2 偶尔有	3 经常有	4 一直有	9 没法回答	
55. 注意纠正孩子的不良姿势	1 从未有	2 偶尔有	3 经常有	4 一直有	9 没法回答	
56. 主动学习怎样养育孩子的知识	1 从未有	2 偶尔有	3 经常有	4 一直有	9 没法回答	
57. 家里人把男孩儿和女孩儿一样看待,男女平等	1 从未有	2 偶尔有	3 经常有	4 一直有	9 没法回答	

您和孩子的亲属关系是＿＿＿＿＿＿＿＿＿＿

填表者签名:＿＿＿＿＿　联系电话:＿＿＿＿＿＿＿＿＿＿　填表日期:＿＿＿＿年＿＿月＿＿日

(八) 中国农村 6~8 岁小学生忽视评价常模量表
(此表由一~三年级家长或其他监护人填写)

尊敬的家长:您好!

为了评估您孩子的生长环境(包括家庭内外)是否最大限度地满足了孩子身、心发育的需要,以利于及时发现问题,早期采取干预措施,请您完整、客观地填写**最近一年**的情况。**请不要遗漏任何一个问题。**对于表中填写的内容,我们会为您保密。

中国儿童忽视研究课题组　西安交通大学医学院

家庭住址:＿＿＿＿省＿＿＿市＿＿＿区(县)＿＿＿街道(乡/镇)＿＿＿小区(村)＿＿楼＿＿层＿＿号

您的孩子是城市户口吗?(1)是　　(2)否　　(3)不知道　　您孩子已经在城市居住过＿＿＿年

您孩子所在的学校:＿＿＿＿＿＿＿＿＿＿＿＿＿＿＿＿＿＿年级＿＿＿＿＿班

您孩子的姓名:＿＿＿＿＿＿＿＿＿＿＿　性别:＿＿＿＿＿　民族:＿＿＿＿＿

您孩子的出生日期(选一个填)(阳历)＿＿＿年＿＿月＿＿日　(阴历)＿＿＿年＿＿月＿＿日

家长或其他监护人:＿＿＿＿＿＿＿＿＿＿　联系电话:＿＿＿＿＿＿＿＿

填表方法及注意事项

1. 全部由儿童家长或其他监护人填写。
2. 对于每一问题,根据实际出现的频率,在每个问题右侧的数字上画圈"○"。其含义如下:

选项	1	2	3	4	9
	从未有	偶尔有	经常有	一直有	不适宜于您孩子年龄;无法回答
大致频率	0/10	1~3/10	4~8/10	9~10/10	没有合适的选项

3. 每个题项选答案1、2、3或4,是以孩子本人的实际感受和行为为准,而不是填表人的行为或感受。例如第4题"注意纠正孩子的不良习惯",如果您是"偶尔"、但孩子"经常"有被其他家人纠正的情形,就应选择"3"、而不是"2"。
4. 如果选"9"请在选项旁边注明原因或实际情况。
5. 请迅速评定每一个问题(每题不超过半分钟)。若不能做出选择,就先越过这一问题,待答完全部问题以后再回头重做。

题项		选择项				选择
1. 您会根据天气变化及时给孩子增减衣服	1 从未有	2 偶尔有	3 经常有	4 一直有	9 没法回答	
2. 当着外人的面打孩子或说孩子的一些缺点	1 从未有	2 偶尔有	3 经常有	4 一直有	9 没法回答	
3. 孩子在家时,您按时、细心为孩子准备三餐	1 从未有	2 偶尔有	3 经常有	4 一直有	9 没法回答	
4. 注意纠正孩子的不良习惯(如咬手指,嘴里含东西等)	1 从未有	2 偶尔有	3 经常有	4 一直有	9 没法回答	
5. 学校给孩子提供足够的饮用开水	1 从未有	2 偶尔有	3 经常有	4 一直有	9 没法回答	
6. 孩子犯错时,您给他讲道理	1 从未有	2 偶尔有	3 经常有	4 一直有	9 没法回答	
7. 能及时发现孩子不高兴、紧张或害怕等情绪变化	1 从未有	2 偶尔有	3 经常有	4 一直有	9 没法回答	
8. 您孩子能喝到牛奶或酸奶	1 从未有	2 偶尔有	3 经常有	4 一直有	9 没法回答	
9. 您知道孩子放学后去哪里、和什么人一起玩耍	1 从未有	2 偶尔有	3 经常有	4 一直有	9 没法回答	
10. 孩子伤心受委屈时,耐心安慰、开导孩子	1 从未有	2 偶尔有	3 经常有	4 一直有	9 没法回答	
11. 如果孩子考试成绩不好,您会对孩子发脾气	1 从未有	2 偶尔有	3 经常有	4 一直有	9 没法回答	
12. 村里有扎堆打牌、打麻将的现象	1 从未有	2 偶尔有	3 经常有	4 一直有	9 没法回答	
13. 给孩子讲为人处事的道理	1 从未有	2 偶尔有	3 经常有	4 一直有	9 没法回答	
14. 注意孩子的个人卫生(剪指甲、洗手、洗头发)	1 从未有	2 偶尔有	3 经常有	4 一直有	9 没法回答	
15. 家里备有体温表,感冒药、退热药等常用药品	1 从未有	2 偶尔有	3 经常有	4 一直有	9 没法回答	
16. 您培养孩子早晚刷牙、洗脸,饭前便后洗手等良好生活习惯	1 从未有	2 偶尔有	3 经常有	4 一直有	9 没法回答	
17. 认真听孩子说话,回答孩子的问题	1 从未有	2 偶尔有	3 经常有	4 一直有	9 没法回答	
18. 告诉孩子过马路、上下楼梯要注意安全	1 从未有	2 偶尔有	3 经常有	4 一直有	9 没法回答	
19. 您关注儿童常见病的防治知识	1 从未有	2 偶尔有	3 经常有	4 一直有	9 没法回答	
20. 给孩子房间通风换气	1 从未有	2 偶尔有	3 经常有	4 一直有	9 没法回答	
21. 关注孩子的生长发育情况(如测身高、体重)	1 从未有	2 偶尔有	3 经常有	4 一直有	9 没法回答	
22. 您限制孩子看电视的时间	1 从未有	2 偶尔有	3 经常有	4 一直有	9 没法回答	
23. 当孩子信心不足时,会给予其支持和鼓励	1 从未有	2 偶尔有	3 经常有	4 一直有	9 没法回答	
24. 家人在孩子面前抽烟	1 从未有	2 偶尔有	3 经常有	4 一直有	9 没法回答	
25. 对孩子说"没出息""笨、不中用"之类的话	1 从未有	2 偶尔有	3 经常有	4 一直有	9 没法回答	
26. 节日或孩子生日时,陪孩子或给孩子祝福和关照	1 从未有	2 偶尔有	3 经常有	4 一直有	9 没法回答	

题项	选择项					选择
27. 学校或村里开展阅读活动,鼓励和引导孩子主动读书	1 从未有	2 偶尔有	3 经常有	4 一直有	9 没法回答	
28. 家人当孩子的面吵架或打架	1 从未有	2 偶尔有	3 经常有	4 一直有	9 没法回答	
29. 当您拒绝孩子的要求时,会讲明理由	1 从未有	2 偶尔有	3 经常有	4 一直有	9 没法回答	
30. 孩子遇到问题时,您会帮他/她分析原因	1 从未有	2 偶尔有	3 经常有	4 一直有	9 没法回答	
31. 教育孩子要坚强,不轻言放弃	1 从未有	2 偶尔有	3 经常有	4 一直有	9 没法回答	
32. 注意孩子的不良坐姿	1 从未有	2 偶尔有	3 经常有	4 一直有	9 没法回答	
33. 您能从很多渠道(报纸、电视、宣传板)获得科学养育孩子的知识	1 从未有	2 偶尔有	3 经常有	4 一直有	9 没法回答	
34. 告诉孩子要在安全的地方玩耍	1 从未有	2 偶尔有	3 经常有	4 一直有	9 没法回答	
35. 教育孩子不要浪费	1 从未有	2 偶尔有	3 经常有	4 一直有	9 没法回答	
36. 您给孩子在街边小摊买东西吃	1 从未有	2 偶尔有	3 经常有	4 一直有	9 没法回答	
37. 家人在孩子面前打牌或打麻将	1 从未有	2 偶尔有	3 经常有	4 一直有	9 没法回答	
38. 孩子能接触到危险物品(刀、电器或农药等)	1 从未有	2 偶尔有	3 经常有	4 一直有	9 没法回答	
39. 孩子每天睡眠 9 小时以上	1 从未有	2 偶尔有	3 经常有	4 一直有	9 没法回答	
40. 村里有关于儿童常见疾病、传染病防治的宣传板(栏)	1 从未有	2 偶尔有	3 经常有	4 一直有	9 没法回答	
41. 给孩子讲长大了身体会发生变化	1 从未有	2 偶尔有	3 经常有	4 一直有	9 没法回答	
42. 您生气时拿孩子出气	1 从未有	2 偶尔有	3 经常有	4 一直有	9 没法回答	
43. 村卫生室提供儿童保健知识及服务(体检、看病、打疫苗)	1 从未有	2 偶尔有	3 经常有	4 一直有	9 没法回答	
44. 提醒孩子注意保护视力	1 从未有	2 偶尔有	3 经常有	4 一直有	9 没法回答	
45. 您给孩子吃剩饭菜	1 从未有	2 偶尔有	3 经常有	4 一直有	9 没法回答	
46. 孩子生病时,您会对饮食做相应的调整	1 从未有	2 偶尔有	3 经常有	4 一直有	9 没法回答	
47. 村里有儿童活动设施和场所	1 从未有	2 偶尔有	3 经常有	4 一直有	9 没法回答	
48. 教育孩子犯错时主动承认错误并及时改正	1 从未有	2 偶尔有	3 经常有	4 一直有	9 没法回答	
49. 告诉孩子不要与陌生人说话	1 从未有	2 偶尔有	3 经常有	4 一直有	9 没法回答	
50. 您要求孩子必须什么都听您的	1 从未有	2 偶尔有	3 经常有	4 一直有	9 没法回答	
51. 您给孩子吃肉或鱼或蛋等动物类食物	1 从未有	2 偶尔有	3 经常有	4 一直有	9 没法回答	
52. 告诉孩子与小动物相处时,注意安全	1 从未有	2 偶尔有	3 经常有	4 一直有	9 没法回答	
53. 让孩子自己完成力所能及的事	1 从未有	2 偶尔有	3 经常有	4 一直有	9 没法回答	
54. 您孩子能吃到豆腐、豆浆或豆腐脑等豆制品	1 从未有	2 偶尔有	3 经常有	4 一直有	9 没法回答	
55. 您给孩子买食品时,会看生产日期、保质期以及成分	1 从未有	2 偶尔有	3 经常有	4 一直有	9 没法回答	
56. 您孩子喝生水	1 从未有	2 偶尔有	3 经常有	4 一直有	9 没法回答	
57. 孩子挑食时,您变花样做给孩子吃	1 从未有	2 偶尔有	3 经常有	4 一直有	9 没法回答	
58. 村里或学校附近的网吧、游戏厅等娱乐场所允许小学生进入	1 从未有	2 偶尔有	3 经常有	4 一直有	9 没法回答	

题项			选择项			选择
59. 告诉孩子不要去河边、水库、草丛等危险的地方玩耍	1 从未有	2 偶尔有	3 经常有	4 一直有	9 没法回答	
60. 孩子逢年过节燃放烟花爆竹时有家长的监护	1 从未有	2 偶尔有	3 经常有	4 一直有	9 没法回答	
61. 因孩子忘记作业或做错题训斥责骂孩子	1 从未有	2 偶尔有	3 经常有	4 一直有	9 没法回答	
62. 您会定期检查居住环境中的潜在危险(插座、煤气等)	1 从未有	2 偶尔有	3 经常有	4 一直有	9 没法回答	
63. 孩子带同学来家中玩耍,家人热情接待	1 从未有	2 偶尔有	3 经常有	4 一直有	9 没法回答	
64. 学校举行课外活动,如运动会、歌咏比赛等	1 从未有	2 偶尔有	3 经常有	4 一直有	9 没法回答	
65. 您知道孩子的在校情况	1 从未有	2 偶尔有	3 经常有	4 一直有	9 没法回答	
66. 告诉孩子发生地震、洪水、火灾、打雷等该怎么办	1 从未有	2 偶尔有	3 经常有	4 一直有	9 没法回答	
67. 当孩子拆卸一件贵重物品时,您打骂孩子	1 从未有	2 偶尔有	3 经常有	4 一直有	9 没法回答	
68. 孩子知道一些常用紧急电话(110、119 等)	1 从未有	2 偶尔有	3 经常有	4 一直有	9 没法回答	
69. 您的孩子能吃到水果或蔬菜	1 从未有	2 偶尔有	3 经常有	4 一直有	9 没法回答	

您和孩子的亲属关系是＿＿＿＿＿＿＿＿＿＿

填表者签名:＿＿＿＿ 联系电话:＿＿＿＿＿＿＿ 填表日期:＿＿＿年＿＿月＿＿日

(九) 中国农村 9~11 岁小学生忽视评价常模量表
(此表由四~六年级学生本人填写)

亲爱的同学:你好!

为了评估你的生长环境(包括家庭内外)是否最大限度地满足了你身心发育的需要,以利于及时发现问题,早期采取干预措施,请你完整、客观地填写**最近一年**的情况。**请不要遗漏任何一个问题。**对于表中填写的内容,我们会为你保密。

中国儿童忽视研究课题组　西安交通大学医学院

家庭住址:＿＿＿＿省＿＿＿市＿＿＿区(县)＿＿＿街道(乡/镇)＿＿＿小区(村)＿＿楼＿＿层＿＿号

你是城市户口吗? (1)是　　(2)否　　(3)不知道　　你已经在城市居住过＿＿＿＿年

你所在的学校:＿＿＿＿＿＿＿＿＿＿＿＿＿＿＿　年级＿＿＿＿班

你的姓名:＿＿＿＿＿＿＿＿＿＿＿　性别:＿＿＿＿　民族:＿＿＿＿

你的出生日期(选一个填)(阳历)＿＿＿年＿＿月＿＿日 (阴历)＿＿＿年＿＿月＿＿日

你的家长或其他监护人姓名:＿＿＿＿＿＿＿＿＿＿　联系电话:＿＿＿＿＿＿＿＿＿

填表方法及注意事项

1. 全部由学生本人填写。

2. 对于每一问题,根据实际出现的频率,在每个问题右侧的数字上画圈"○"。其含义如下:

选项	1	2	3	4	9
	从未有	偶尔有	经常有	一直有	不适宜于您孩子年龄;无法回答
大致频率	0/10	1~3/10	4~8/10	9~10/10	没有合适的选项

3. 每个题项选答案1、2、3 或4,是以你本人的实际感受和行为为准。

4. 如果选"9"请在选项旁边注明原因或实际情况。

5. 请迅速评定每一个问题(每题不超过半分钟)。若不能做出选择,就先越过这一问题,待答完全部问题以后再回头重做。

题项		选择项				选择
1. 家长提醒你根据天气变化及时增减衣服	1 从未有	2 偶尔有	3 经常有	4 一直有	9 没法回答	
2. 学校有课外书刊可以借阅	1 从未有	2 偶尔有	3 经常有	4 一直有	9 没法回答	
3. 父母给你买东西时征询你的意见	1 从未有	2 偶尔有	3 经常有	4 一直有	9 没法回答	
4. 父母教育你犯错时要主动承认并及时改正	1 从未有	2 偶尔有	3 经常有	4 一直有	9 没法回答	
5. 家人叫你不要与陌生人说话	1 从未有	2 偶尔有	3 经常有	4 一直有	9 没法回答	
6. 你能吃到水果或蔬菜	1 从未有	2 偶尔有	3 经常有	4 一直有	9 没法回答	
7. 家人或老师告诉过你发生地震、洪水、火灾等该怎么办	1 从未有	2 偶尔有	3 经常有	4 一直有	9 没法回答	
8. 你挑食时,家人会变花样做给你吃	1 从未有	2 偶尔有	3 经常有	4 一直有	9 没法回答	
9. 你知道一些常用紧急电话(110、119 等)	1 从未有	2 偶尔有	3 经常有	4 一直有	9 没法回答	
10. 家人当着外人的面打你或说你的一些缺点	1 从未有	2 偶尔有	3 经常有	4 一直有	9 没法回答	
11. 老师或家长及时检查你的作业	1 从未有	2 偶尔有	3 经常有	4 一直有	9 没法回答	
12. 放学时排队出校门,不拥挤	1 从未有	2 偶尔有	3 经常有	4 一直有	9 没法回答	
13. 你有早晚刷牙、洗脸、洗脚,饭前便后洗手等良好生活习惯	1 从未有	2 偶尔有	3 经常有	4 一直有	9 没法回答	
14. 父母认真听你说话,回答你提出的问题	1 从未有	2 偶尔有	3 经常有	4 一直有	9 没法回答	
15. 家人教育你自己的事情自己做	1 从未有	2 偶尔有	3 经常有	4 一直有	9 没法回答	
16. 你蛀牙或牙痛时,家长带你去看医生	1 从未有	2 偶尔有	3 经常有	4 一直有	9 没法回答	
17. 你遇到问题时,家人会帮你分析原因	1 从未有	2 偶尔有	3 经常有	4 一直有	9 没法回答	
18. 你每天课外活动至少一个小时	1 从未有	2 偶尔有	3 经常有	4 一直有	9 没法回答	
19. 你伤心受委屈时,家人会耐心安慰、开导你	1 从未有	2 偶尔有	3 经常有	4 一直有	9 没法回答	
20. 学校开设体育、音乐等课程	1 从未有	2 偶尔有	3 经常有	4 一直有	9 没法回答	
21. 你逢年过节时,在家长的监护下燃放烟花爆竹	1 从未有	2 偶尔有	3 经常有	4 一直有	9 没法回答	
22. 你的家长参加学校召开的家长会	1 从未有	2 偶尔有	3 经常有	4 一直有	9 没法回答	
23. 家人能及时发觉你不高兴、紧张或害怕等情绪变化	1 从未有	2 偶尔有	3 经常有	4 一直有	9 没法回答	
24. 父母当你的面吵架或打架	1 从未有	2 偶尔有	3 经常有	4 一直有	9 没法回答	
25. 家里人把女孩和男孩一样看待,男女平等	1 从未有	2 偶尔有	3 经常有	4 一直有	9 没法回答	
26. 家人提醒你注意保护视力	1 从未有	2 偶尔有	3 经常有	4 一直有	9 没法回答	
27. 家人对你说话算数,不哄骗你	1 从未有	2 偶尔有	3 经常有	4 一直有	9 没法回答	
28. 医院离家太远,看病不方便	1 从未有	2 偶尔有	3 经常有	4 一直有	9 没法回答	
29. 父母外出时会告诉你	1 从未有	2 偶尔有	3 经常有	4 一直有	9 没法回答	
30. 家人关注你的生长发育情况(如测身高、体重)	1 从未有	2 偶尔有	3 经常有	4 一直有	9 没法回答	
31. 家长给你讲为人处事的道理	1 从未有	2 偶尔有	3 经常有	4 一直有	9 没法回答	
32. 家人会在外人面前夸奖你,说你的优点	1 从未有	2 偶尔有	3 经常有	4 一直有	9 没法回答	
33. 家人在你面前抽烟	1 从未有	2 偶尔有	3 经常有	4 一直有	9 没法回答	
34. 家人知道你平时去哪里、和什么人在一起玩	1 从未有	2 偶尔有	3 经常有	4 一直有	9 没法回答	

题项	选择项					选择
35. 父母在节日或你生日时,会陪你或给你祝福	1 从未有	2 偶尔有	3 经常有	4 一直有	9 没法回答	
36. 父母给你讲日常卫生常识	1 从未有	2 偶尔有	3 经常有	4 一直有	9 没法回答	
37. 家人教育你要坚强,不轻言放弃	1 从未有	2 偶尔有	3 经常有	4 一直有	9 没法回答	
38. 学校举办健康、安全教育活动	1 从未有	2 偶尔有	3 经常有	4 一直有	9 没法回答	
39. 你喝生水	1 从未有	2 偶尔有	3 经常有	4 一直有	9 没法回答	
40. 家人生气时拿你出气	1 从未有	2 偶尔有	3 经常有	4 一直有	9 没法回答	
41. 你能接触到危险物品(刀、电器或农药等)	1 从未有	2 偶尔有	3 经常有	4 一直有	9 没法回答	
42. 当家长拒绝你的要求时,会讲明理由	1 从未有	2 偶尔有	3 经常有	4 一直有	9 没法回答	
43. 家人提醒你注意坐姿	1 从未有	2 偶尔有	3 经常有	4 一直有	9 没法回答	
44. 你带同学到家中玩耍,家人会热情接待	1 从未有	2 偶尔有	3 经常有	4 一直有	9 没法回答	
45. 当你信心不足时,家人会给你支持和鼓励	1 从未有	2 偶尔有	3 经常有	4 一直有	9 没法回答	
46. 家人教育你不要浪费	1 从未有	2 偶尔有	3 经常有	4 一直有	9 没法回答	
47. 村里或学校附近的网吧、游戏厅等娱乐场所允许小学生进入	1 从未有	2 偶尔有	3 经常有	4 一直有	9 没法回答	
48. 你生病时,家人会对饮食做相应的改变	1 从未有	2 偶尔有	3 经常有	4 一直有	9 没法回答	
49. 家长外出时将你独自留在家中	1 从未有	2 偶尔有	3 经常有	4 一直有	9 没法回答	
50. 你有医疗和/或意外伤害保险	1 从未有	2 偶尔有	3 经常有	4 一直有	9 没法回答	
51. 家长关注你的个人卫生(剪指甲、洗手、洗头发)	1 从未有	2 偶尔有	3 经常有	4 一直有	9 没法回答	
52. 父母知道你在校的情况	1 从未有	2 偶尔有	3 经常有	4 一直有	9 没法回答	
53. 你能吃到肉或鱼或蛋等动物类食物	1 从未有	2 偶尔有	3 经常有	4 一直有	9 没法回答	
54. 家人或老师说你"没出息","笨,不中用"之类的话	1 从未有	2 偶尔有	3 经常有	4 一直有	9 没法回答	
55. 家人或学校按时并细心为你准备三餐	1 从未有	2 偶尔有	3 经常有	4 一直有	9 没法回答	
56. 学校举行课外活动,如运动会、歌咏比赛等	1 从未有	2 偶尔有	3 经常有	4 一直有	9 没法回答	
57. 你犯错时,家人会给你讲道理	1 从未有	2 偶尔有	3 经常有	4 一直有	9 没法回答	
58. 家人在你面前打牌或打麻将	1 从未有	2 偶尔有	3 经常有	4 一直有	9 没法回答	

填表者签名:_____　联系电话:_____　填表日期:_____年____月____日

(十) 中国农村 12~17 岁中学生忽视评价常模量表
(此表由初一~高三年级学生本人填写)

亲爱的同学:你好!

　　为了评估你的生长环境(包括家庭内外)是否最大限度地满足了你身心发育的需要,以利于及时发现问题,早期采取干预措施,请你完整、客观地填写最近一年的情况。**请不要遗漏任何一个问题。**对于表中填写的内容,我们会为你保密。

中国儿童忽视研究课题组　西安交通大学医学院

家庭住址:_____省_____市_____区(县)_____街道(乡/镇)_____小区(村)____楼____层____号
你是城市户口吗?(1)是　　(2)否　　(3)不知道　　你已经在城市居住过_____年
你所在的学校:_____　_____年级_____班

你的姓名：_____ 性别：_____ 民族：_____

你的出生日期(选一个填)(阳历)_____年____月____日 (阴历)_____年____月____日

你的家长或其他监护人姓名：_____ 联系电话：_____

填表方法及注意事项

1. 全部由学生本人填写。

2. 对于每一问题,根据实际出现的频率,在每个问题右侧的数字上画圈"○"。其含义如下：

选项	1	2	3	4	9
	从未有	偶尔有	经常有	一直有	不适宜于您孩子年龄;无法回答
大致频率	0/10	1~3/10	4~8/10	9~10/10	没有合适的选项

3. 每个题项选答案1、2、3或4,是以你本人的实际感受和行为为准。

4. 如果选"9"请在选项旁边注明原因或实际情况。

5. 请迅速评定每一个问题(每题不超过半分钟)。若不能做出选择,就先越过这一问题,待答完全部问题以后再回头重做。

题项	选择项					选择
1. 你吃洗干净的瓜果蔬菜	1 从未有	2 偶尔有	3 经常有	4 一直有	9 没法回答	
2. 你伤心受委屈时,家人会耐心安慰、开导你	1 从未有	2 偶尔有	3 经常有	4 一直有	9 没法回答	
3. 你生病时,家人会对饮食做相应地调整	1 从未有	2 偶尔有	3 经常有	4 一直有	9 没法回答	
4. 老师和家长叫你"劳逸结合",避免学习疲劳	1 从未有	2 偶尔有	3 经常有	4 一直有	9 没法回答	
5. 你喝生水	1 从未有	2 偶尔有	3 经常有	4 一直有	9 没法回答	
6. 你喝牛奶或酸奶	1 从未有	2 偶尔有	3 经常有	4 一直有	9 没法回答	
7. 学校有完备的运动场地及设施	1 从未有	2 偶尔有	3 经常有	4 一直有	9 没法回答	
8. 家长在你面前说你没别人家的孩子懂事、听话	1 从未有	2 偶尔有	3 经常有	4 一直有	9 没法回答	
9. 你有早晚刷牙、洗脸,饭前便后洗手等良好生活习惯	1 从未有	2 偶尔有	3 经常有	4 一直有	9 没法回答	
10. 家人说你"没出息","笨,不中用"之类的话	1 从未有	2 偶尔有	3 经常有	4 一直有	9 没法回答	
11. 父母能认真听你说话,回答你提出的问题	1 从未有	2 偶尔有	3 经常有	4 一直有	9 没法回答	
12. 父母给你买东西时征询你的意见	1 从未有	2 偶尔有	3 经常有	4 一直有	9 没法回答	
13. 父母当你的面吵架或打架	1 从未有	2 偶尔有	3 经常有	4 一直有	9 没法回答	
14. 放学时学生有秩序的出校门,不拥挤	1 从未有	2 偶尔有	3 经常有	4 一直有	9 没法回答	
15. 老师和家长会把异性同学之间的正常交往看得过于紧张	1 从未有	2 偶尔有	3 经常有	4 一直有	9 没法回答	
16. 你知道发生地震、洪水、火灾、打雷等该如何处理	1 从未有	2 偶尔有	3 经常有	4 一直有	9 没法回答	
17. 你吃豆腐、豆浆或豆腐脑等豆制品	1 从未有	2 偶尔有	3 经常有	4 一直有	9 没法回答	
18. 你的居住环境干净整洁	1 从未有	2 偶尔有	3 经常有	4 一直有	9 没法回答	
19. 家人会定期检查居住环境中的潜在危险(插座、煤气等)	1 从未有	2 偶尔有	3 经常有	4 一直有	9 没法回答	
20. 家人或学校按时、细心为你准备三餐	1 从未有	2 偶尔有	3 经常有	4 一直有	9 没法回答	
21. 家长要求你各方面都要比别的孩子强	1 从未有	2 偶尔有	3 经常有	4 一直有	9 没法回答	
22. 学校举行课外活动,如运动会、歌咏比赛等	1 从未有	2 偶尔有	3 经常有	4 一直有	9 没法回答	

续表

题项	选择项					选择
23. 父母在节日或你生日时给你祝福与问候	1 从未有	2 偶尔有	3 经常有	4 一直有	9 没法回答	
24. 你能吃到肉、鱼或蛋等动物类食物	1 从未有	2 偶尔有	3 经常有	4 一直有	9 没法回答	
25. 学校有课外书刊可以借阅	1 从未有	2 偶尔有	3 经常有	4 一直有	9 没法回答	
26. 家长心情不好时拿你出气	1 从未有	2 偶尔有	3 经常有	4 一直有	9 没法回答	
27. 村卫生室能够提供你需要的保健服务(体检、看病、打疫苗)	1 从未有	2 偶尔有	3 经常有	4 一直有	9 没法回答	
28. 父母给你购买衣物时考虑衣物的材质与质量	1 从未有	2 偶尔有	3 经常有	4 一直有	9 没法回答	
29. 你成绩差时,会受到老师或父母的辱骂或体罚	1 从未有	2 偶尔有	3 经常有	4 一直有	9 没法回答	
30. 学校有微机室、语音室等可供学生使用	1 从未有	2 偶尔有	3 经常有	4 一直有	9 没法回答	
31. 家人说话算数,不骗你	1 从未有	2 偶尔有	3 经常有	4 一直有	9 没法回答	
32. 家人关注你的生长发育情况(如测身高、体重)	1 从未有	2 偶尔有	3 经常有	4 一直有	9 没法回答	
33. 当你遇到感情问题时,老师和家长会及时发现并积极开导你	1 从未有	2 偶尔有	3 经常有	4 一直有	9 没法回答	
34. 学校每年会召开运动会	1 从未有	2 偶尔有	3 经常有	4 一直有	9 没法回答	
35. 你知道一些常用紧急电话(110、119 等)	1 从未有	2 偶尔有	3 经常有	4 一直有	9 没法回答	
36. 家人会让你自己完成力所能及的事	1 从未有	2 偶尔有	3 经常有	4 一直有	9 没法回答	
37. 学校开展性教育或生理卫生课程	1 从未有	2 偶尔有	3 经常有	4 一直有	9 没法回答	
38. 你在网上交友,与网友见面	1 从未有	2 偶尔有	3 经常有	4 一直有	9 没法回答	
39. 家长告诉你用药前要认真阅读说明书	1 从未有	2 偶尔有	3 经常有	4 一直有	9 没法回答	
40. 即使你没有很好地完成一件事情,家人也会鼓励你	1 从未有	2 偶尔有	3 经常有	4 一直有	9 没法回答	
41. 当你信心不足时,家人会给你支持和鼓励	1 从未有	2 偶尔有	3 经常有	4 一直有	9 没法回答	
42. 父母为你新买的贴身衣物会浸泡清洗后再给你穿	1 从未有	2 偶尔有	3 经常有	4 一直有	9 没法回答	
43. 家人教育你要坚强,不轻言放弃	1 从未有	2 偶尔有	3 经常有	4 一直有	9 没法回答	
44. 村里有活动设施和场所	1 从未有	2 偶尔有	3 经常有	4 一直有	9 没法回答	
45. 父母会及时向老师了解你的在校情况	1 从未有	2 偶尔有	3 经常有	4 一直有	9 没法回答	
46. 家人认为你必须什么都听他们的	1 从未有	2 偶尔有	3 经常有	4 一直有	9 没法回答	
47. 父母要求你的成绩一定要比别的同学好	1 从未有	2 偶尔有	3 经常有	4 一直有	9 没法回答	
48. 父母会给你讲卫生与健康常识	1 从未有	2 偶尔有	3 经常有	4 一直有	9 没法回答	
49. 你买食品时会看生产日期、保质期以及成分	1 从未有	2 偶尔有	3 经常有	4 一直有	9 没法回答	
50. 你犯错时,家人会给你讲道理	1 从未有	2 偶尔有	3 经常有	4 一直有	9 没法回答	
51. 家人会骗你,说话不算数	1 从未有	2 偶尔有	3 经常有	4 一直有	9 没法回答	
52. 学校开展有关健康、安全、卫生教育活动	1 从未有	2 偶尔有	3 经常有	4 一直有	9 没法回答	
53. 家长对你的身心健康同样关注	1 从未有	2 偶尔有	3 经常有	4 一直有	9 没法回答	
54. 你的任课老师频繁调换	1 从未有	2 偶尔有	3 经常有	4 一直有	9 没法回答	
55. 家人知道你开心或烦恼的原因	1 从未有	2 偶尔有	3 经常有	4 一直有	9 没法回答	
56. 教室的课桌椅随着你的身高增加而调整高度	1 从未有	2 偶尔有	3 经常有	4 一直有	9 没法回答	
57. 父母认为你只要学习好其他事情都不重要	1 从未有	2 偶尔有	3 经常有	4 一直有	9 没法回答	

填表者签名:_____ 联系电话:_____ 填表日期:_____年____月____日

第二节 成瘾类评定量表

一、青少年手机使用依赖自评问卷(SQAPMPU)

(一) 概述

1. 量表的修订过程及意义 青少年手机使用依赖自评问卷(Self-rating Questionnaire for Adolescent Problematic Mobile Phone Use,SQAPMPU)是由安徽医科大学公共卫生学院儿少卫生与妇幼保健学系陶舒曼等人于 2012 年开始编制。基于国内对青少年手机依赖使用的研究尚在初步阶段,缺乏对广大青少年学生人群自我评定智能手机使用成瘾行为的标准量表,课题组编制了适合中国青少年手机使用依赖程度的自我评定问卷,试图从青少年自身的角度来考察青少年手机使用依赖的发展情况,为进一步开展青少年手机使用依赖行为的健康效应提供有效评价工具,满足现代媒体的演变与青少年心理健康等方面的研究需要。

课题组在广泛文献综述的基础之上,参考国内外已有量表编制的维度,如 Bianchi A 和 Phillips JG 于 2005 年编制的手机问题使用量表(Mobile Phone Problem Use Scale,MPPUS);Toda M 等于 2006 年编制的手机依赖问卷(Mobile Phone Dependence Questionnaire,MPDQ);中国香港中文大学 Leung L 于 2007 年编制的手机成瘾指数量表(Mobile Phone Addiction Index,MPAI);Billieux J 等于 2008 年编制的问题性手机使用问卷(Problematic Mobile Phone Use Questionnaire,PUMPQ);中国台湾地区学者 Yen CF 等于 2009 年编制的问题性手机使用问卷(Problematic Cellular Phone Use Questionnaire,PCPU-Q);徐华等于 2010 年编制的大学生手机依赖量表;总结这些量表的共性和特异性,从戒断症状、渴求性和身心影响 3 个维度编制青少年手机使用依赖自评问卷(以下简称本问卷),共计 16 个项目,并在大学生中进行应用评价。本问卷适合包括大学生在内的、有自评能力的青少年用于自评自身的手机使用行为。

2. 编制及标准化过程 按照文献综述、参考相关心理卫生评定量表的条目等方法,经过课题组讨论和专家咨询,初步制定了由 16 条项目组成的初始问卷。初始问卷建立以后,在安徽医科大学 2 376 名大一至大三学生中应用,在此基础上进行了项目分析,分别从项目的敏感性、独立性、代表性、内部一致性和有效性进行分析,对初始问卷的项目进行了初步删改,然后采用最大旋转因子分析法进一步删改条目,最终确立问卷条目为 13 条,信度和效度指标比较理想,符合心理统计学要求。

本量表不申请知识产权保护,使用者只要告知并征得编制者同意即可使用。

(二) 量表的结构及评分标准

1. 量表的内容及结构介绍 本问卷采用自评的方式,测试者可根据指导语和对应的题项及答案选择最符合自己实际情况的选项。本问卷测评时间较短,通常在 3~5 分钟之内均可完成,青少年人群中均可运用。问卷共计 13 个项目,3 个维度分别命名为戒断症状、渴求性和身心影响,其中,反映戒断症状共 6 条(项目 2、4、6、8、11 和 13),渴求性为 3 条(项目 1、7 和 10),身心影响为 4 条(项目 3、5、9 和 12)。

2. 评分标准及结果分析 本问卷根据李克特(Likert)5 级评分标准,每个条目有 5 个选项,即"从不""偶尔""有时""经常""总是",分别按"1~5 分"评分。将 13 个条目得分相加得到总分,总分越高,表明对手机依赖的程度就越高;按照总分的第 75 个百分位数划分,$<P_{75}$ 表示无手机使用依赖行为,$\geq P_{75}$ 表示个体有手机使用依赖行为;按照总分的第 95 个百分位数划分,$\geq P_{95}$ 表示个体有严重手机使用依赖行为。

3. 相关的常模图表 尚没有依据较严格的抽样来建立全国和地区常模,但编制者在安徽省 6 408 名大学生和全国 14 221 名中学生中使用结果的 P_{75},P_{85},P_{90} 和 P_{95} 列于表 10-2、表 10-3 和表 10-4,供使用者比较和参考。随着使用者样本累积量的增加,并在临床研究的基础上,适当时机推出全国常模。

表 10-2　安徽省 6 408 名大学生 SQAPMPU 各维度及总体得分 P_{75}，P_{85}，P_{90} 和 P_{95} 的分布情况

维度	P_{75}	P_{85}	P_{90}	P_{95}
戒断症状	15	17	19	22
渴求性	4	5	6	7
身心影响	10	11	12	14
总体	28	32	35	40

表 10-3　全国 6 915 名初中生 SQAPMPU 各维度及总体得分 P_{75}，P_{85}，P_{90} 和 P_{95} 的分布情况

维度	P_{75}	P_{85}	P_{90}	P_{95}
戒断症状	10	13	16	20
渴求性	4	5	7	9
身心影响	6	8	9	12
总体	20	26	30	39

表 10-4　全国 7 306 名高中生 SQAPMPU 各维度及总体得分 P_{75}，P_{85}，P_{90} 和 P_{95} 的分布情况

维度	P_{75}	P_{85}	P_{90}	P_{95}
戒断症状	13	16	18	22
渴求性	5	6	7	9
身心影响	9	11	12	15
总体	26	32	37	42

（三）量表的信度及效度研究

1. 抽样的代表性　本研究分层抽样的方法选取安徽医科大学大一至大三学生 2 522 名，共发放问卷 2 522 份，收回 2 469 份，问卷回收率为 97.90%，有效问卷为 2 376 份，有效率为 96.23%，其中男生 1 141 名（48.0%），女生 1 235 名（52.0%），平均年龄（20.28 ±1.24）岁。

2. 信度研究指标　本研究中信度指标主要运用了 Cronbach's α 系数和分半系数。分析得出，总问卷的 Cronbach's α 系数 0.87，各维度的 Cronbach's α 系数均在 0.5 以上，区间为 0.58~0.83，其中戒断症状的 Cronbach's α 系为 0.83，渴求性的 Cronbach's α 系数为 0.58，身心影响的 Cronbach's α 系数为 0.80；总问卷的分半系数为 0.80，各维度的分半系数在 0.62~0.80 之间，其中戒断症状的分半系数为 0.80，渴求性的分半系数为 0.62，身心影响的分半系数为 0.79。

3. 效度研究指标　本问卷的效度主要运用探索性因子分析来进行考察，并运用 Amos 17.0 软件对结果进行验证。采用探索性因子分析得出 KMO 统计量 0.906，Bartlett 球状检验 $P<0.001$，采用主成分分析法，并运用方差最大正交旋转法，采取以特征根（Eigenvalue）>1 作为纳入标准，共提取出 3 个公因子，累计方差贡献率为 59.13%，各因子采用方差最大正交旋转的结果与理论构想基本一致。第 1 个公因子共 6 个项目，命名为戒断症状，方差贡献率为 40.37%；第 2 个公因子有 4 个项目，命名为身心影响，方差贡献率 9.59%；第 3 个公因子有 3 个项目，命名为渴求性，方差贡献率为 9.17%，各项目的因子负荷系数在 0.523~0.833 之间。根据因子分析的结果，利用 Amos 17.0 软件对其进行验证，建立青少年手机使用依赖自评问卷的通径图，分析得出规范拟合指数（NFI）为 0.935，相对拟合指数（RFI）为 0.918，比较拟合指数（CFI）为 0.940，拟合优度指数（GFI）为 0.956，调整拟合优度指数（AGFI）为 0.935，近似均方根残差（RMSEA）为 0.067，各指标拟合优度良好。

（四）量表的应用研究

该问卷在过去 10 多年间在流行病学研究、全国青少年健康监测及大学生队列中得到应用。课题组运用该问卷发表中文核心论文与 SCI 论文 10 余篇，问卷编制论文被引用 80 余次。课题组多项研究发现，青少年手机依赖对意外伤害、自杀或自伤行为、睡眠、心理健康等具有负面影响，并探讨了部分神经心理学机制，证实该问卷具有较高的应用价值。此外，该问卷被国内其他相关研究应用，如谌丁艳等、牛晓丽等。

（五）量表的特点及使用中的注意事项

本问卷简单明了地概括了对手机的过度依赖可能出现的症状，评定项目纳入了成瘾行为的基本心理变化和对身心状况造成的影响，涉及的范围比较全面，能够较好地反映测试者的手机使用依赖状况。

运用过程中无特别注意事项，方便使用。但由于本量表还刚刚开始应用，建议使用者以总分统计，分析总分的影响因素；比较不同分组青少年两组评分差异的统计学显著意义；对评分需要分组时，建议以样本总分的 P_{75} 以上作为手机使用依赖行为划界值，以总分的 P_{95} 以上为手机使用严重依赖行为的划界值。

（六）编制者及联系方式

编制者：安徽医科大学公共卫生学院（230032），陶舒曼，陶芳标，郝加虎，孙莹，万宇辉。
联系方式：陶舒曼，E-mail：shumantao@126.com。

（陶芳标）

参 考 文 献

［1］陶舒曼，付继玲，陶芳标，等．青少年手机使用依赖自评问卷编制及其在大学生中的应用［J］．中国学校卫生杂志，2013，34（1）：26-29.

［2］BIANCHI A，PHILLIPS JG. Psychological predictors of problem mobile phone use［J］. Cyberpsychol Behav，2005，8（1）：39-51.

［3］TODA M，MONDEN K，KUBO K，et al. Mobile phone dependence and health-related lifestyle of university students［J］. Soc Behav Pers，2006，34（10）：1277-1284.

［4］XIE H，TAO S，ZHANG Y，et al. Impact of problematic mobile phone use and insufficient physical activity on depression symptoms：a college-based follow-up study［J］. BMC Public Health，2019，19：1640.

［5］TAO S，WU X，TAO F，et al. The moderating effect of physical activity in the relation between problematic mobile phone use and depression among university students［J］. J Affect Disord，2020，273：167-172.

［6］YEN CF，TANG TC，YEN JY，et al. Symptoms of problematic cellular phone use，functional impairment and its association with depression among adolescents in Southern Taiwan［J］. J Adolesc，2009，32（4）：863-873.

［7］徐华，吴玄娜，兰彦婷，等．大学生手机依赖量表的编制［J］．中国临床心理学杂志，2008，16（1）：26-27.

［8］TAO S，WU X，WAN Y，et al. Interactions of problematic mobile phone use and psychopathological symptoms with unintentional injuries：a school-based sample of Chinese adolescents［J］. BMC Public Health，2016，16：88.

［9］张诗晨，杨蓉，李丹琳，等．中学生健康素养和手机依赖行为的交互作用与意外伤害的关联［J］．中华流行病学杂志，2018，39（12）：1549-1554.

［10］XIE Y, ZHU M, WU X, et al. Interaction between physical activity and problematic mobile phone use on suicidality in Chinese college students［J］. BMC Psychiatry, 2020, 20:517.

［11］陶舒曼, 伍晓艳, 刘业好, 等. 医学生的自伤行为与手机依赖及抑郁症状［J］. 中国心理卫生杂志, 2014, 28(6):472-477.

［12］TAO S, WU X, ZHANG Y, et al. Effects of sleep quality on the association between problematic mobile phone use and mental health symptoms in Chinese college students［J］. Int J Environ Res Public Health, 2017, 14(2):185.

［13］ZOU L, WU X, TAO S, et al. Mediating effect of sleep quality on the relationship between problematic mobile phone use and depressive symptoms in college students［J］. Front Psychiatry, 2019, 10:822.

［14］邹立巍, 伍晓艳, 陶舒曼, 等. 大学新生手机依赖与大脑灰质体积的关系［J］. 中国学校卫生杂志, 2020, 41(11):1614-1616.

［15］谢阳, 伍晓艳, 陶舒曼, 等. 大学生手机依赖与焦虑及睡眠质量的关系［J］. 中国学校卫生杂志, 2020, 41(11):1621-1624.

［16］ZOU L, WU X, TAO S, et al. Anterior cingulate gyrus acts as a moderator of the relationship between problematic mobile phone use and depressive symptoms in college students［J］. Soc Cogn Affect Neurosci, 2021, 1:16.

［17］谌丁艳, 周丽, 黄园园, 等. 深圳市中学生亲子亲合现状及其与手机依赖的关系［J］. 中国学校卫生杂志, 2019, 40(9):1342-1344.

［18］牛晓丽, 李宣珠. 宁夏地区大学生手机依赖及其与抑郁的关系［J］. 中国学校卫生杂志, 2017, 38(4):607-609.

青少年手机使用依赖自评问卷

指导语:请仔细阅读每一条,然后根据自己的实际感受,选择最符合你的一种情况,在后面相应的选项中画"√"。

题目	从不	偶尔	有时	经常	总是
1. 我总觉得使用手机的时间不够	1	2	3	4	5
2. 当我企图减少或停止使用手机时,我会觉得沮丧,心情低落或脾气易躁	1	2	3	4	5
3. 我玩手机过多导致睡眠不足	1	2	3	4	5
4. 当因上课、聚餐等而必须关机时,会感到烦躁	1	2	3	4	5
5. 我有时候宁愿拿着手机玩,也不愿意处理其他一些更紧迫的事	1	2	3	4	5
6. 当手机有一段时间没有响,我的脑海会开始浮现手机有未接来电的念头	1	2	3	4	5
7. 我觉得需要花更多的时间在手机上才能得到满足	1	2	3	4	5
8. 当我幻听到手机铃声响起或震动时,总会下意识拿出手机查看	1	2	3	4	5
9. 因为使用手机的关系,我平时休闲活动时间减少了	1	2	3	4	5
10. 我时常做有关手机的梦	1	2	3	4	5
11. 一段时间不查看手机是否有信息或不开机,会令我感到焦虑	1	2	3	4	5
12. 使用手机直接影响了我的学习或工作效率	1	2	3	4	5
13. 如果没有手机我会感到不知所措	1	2	3	4	5

二、网络成瘾诊断问卷（YDQ）

（一）概述

网络成瘾是指在非成瘾物质作用下出现的因网络过度使用而造成的心理行为障碍。该行为包括但不限于网络游戏成瘾、过度时长网络使用、社交网络成瘾、病态网络使用障碍，以及伴随移动互联网产业革新而迅速催生的手机网络成瘾行为等。中国互联网络信息中心（China Internet Network Information Center，CNNIC）第 47 次《中国互联网络发展状况统计报告》显示，截至 2020 年 12 月，我国网民规模达 9.89 亿，互联网普及率达 70.4%，其中初中、高中/中专/技校学历的网民群体占比分别为 40.3%、20.6%，小学及以下网民群体占比已经提升至 19.3%。预防和干预青少年网络成瘾已成为我国社会性难题，需要对网络成瘾的临床诊断标准进行相对准确的界定。

国际上对网络成瘾的研究开始于 20 世纪的 90 年代。美国心理学家 Goldberg 首先提出网络成瘾（internet addiction disorder，IAD），但未进行实证研究。随后美国匹兹堡大学心理学教授 Kimberly S.Young 采用实证研究方法对网络成瘾展开了更为深入地研究，通过对网络成瘾者的调查证实了网络成瘾现象的存在，并在 1996 年的美国心理学学会（American Psychological Association，APA）上发表了 *Internet addiction：the emergence of a new clinical disorder* 一文。次年（1997）美国心理学会正式承认了"网络成瘾"的学术研究价值。自 1996 年第一份网络成瘾相关调查问卷以来，国内外学者陆续开发了许多网络成瘾量表，积极推动了网络成瘾的现状、机制和临床干预等方面研究，其中网络游戏成瘾分别于 2013 年和 2018 年被正式纳入《精神疾病诊断和统计手册》（第 5 版）（DSM-5）和国际疾病分类（ICD-11）诊断标准，标志着网络成瘾已经成为全球亟需控制和解决的重大公共卫生问题，现就最为常用的几个国内外问卷和量表进行简单的介绍。

仔细分析下面这些青少年网络成瘾的量表和问卷，可以看到它们存在很多共同点：

（1）都是从以往的"物质成瘾"或"行为成瘾"的角度去界定网络成瘾。

（2）量表的项目主要来源于 DSM-Ⅳ中的成瘾标准，围绕着上网者的内在心理体验、外在行为问题而展开。

（3）测量主要是通过某些症状的有无或者存在程度来进行判断。他们体现了国内外学者对网络成瘾的概念、结构和诊断标准由浅入深的探索过程。

尽管上述量表为网络成瘾的研究提供了一定的框架，尤其是为发现网络成瘾的诱因提供了必备的测评工具，但现有研究仍存在一定局限。首先，部分量表的编制还存在一定的统计方法失误，如混淆了因素分析中探索性因素和验证性因素的区别，两者混用的情况较多。量表信效度的参数估计也不够完善，信度效度指标单一，比如缺少重测信度、效标效度和结构效度等。随着项目反应理论和概化理论的不断发展，研究者在严格使用经典测量理论开发测评工具的同时，应尝试运用最新的理论指导相关研究。其次，在样本选取上，多数研究都是同一地区的被试，样本代表性存在局限，所以未来研究中一方面需要提高样本的代表性，另一方面需要通过最新的心理测量学理论克服样本对量表开发的影响。最后，从网络成瘾的研究方法和主题看，已有研究手段多数为问卷量化研究，量表项目也是从单一的网络成瘾这一消极角度出发，所以应加强网络成瘾的本土化，将观察、访谈和个案研究等质性研究技术应用于量表的编制，应紧密联系青少年心理与认知发展实际，寻找符合我国青少年网络成瘾诊断的新指标，特别是要克服自陈式量表的局限，编制网络成瘾临床诊断的他评量表，如父母评估、同伴评估与医生评估等，要鼓励医生、教育学工作者与心理学工作者合作开展研究工作，增强学科间的交叉融合。

作为最早研究网络成瘾的学者，Young 认为在 DSM-Ⅳ上列出的所有诊断标准中，病理性赌博的诊断标准最接近网络成瘾的病理特征，所以 1998 年在对病理性赌博的诊断标准加以参照修订发布的网络成瘾诊断问卷（Diagnostic Questionnaire for Internet Addiction，DQIA），这也是国内外网络成瘾研究中应用最早最为广泛的问卷之一。因为英文版量表原文使用不便，现将笔者翻译的中文版附后，使用者可根据当地的语言使用习惯调整个别词语。

（二）量表的结构及评分标准

DQIA 由被试对象自行填写，该问卷有 8 个题项，如果被试对其中的 5 个题项给予肯定回答，就被诊断为网络成瘾。Beard KW（2001）对 Young 所给出的 8 项标准进行了修改，认为前 5 项是必需的，此后 3 项标准应该至少满足一项才可能被诊断为网络成瘾，这也就是"5+1"诊断标准，在之前方便简洁的基础上有了更好的辨识度和精确度。

（三）量表的信度及效度研究

Johansson 对该量表进行了心理测量学分析，发现其分半信度为 0.73，Cronbach's α 系数为 0.71，探索性主成分分析结果显示单一维度，认为该量表具有较好的信度和内部一致性。

（四）量表的临床应用研究

由于量表标准是从病理性赌博的临床诊断标准改编而来，更适合临床心理学工作者根据个体实际表现而进行评估，若让个体自我评估则其准确性和有效性易受影响。李毅的研究发现，该问卷以 5 分为界值的诊断效度偏低，尤其是仅靠青少年自我报告做出的诊断并不准确可靠。马文超等人通过与混合 Rasch 模型的比较，也发现该量表的标准的误判率较小，但可能存在较高的漏判率，建议在以后的修订时需要考虑有针对性的增加部分题目。

（五）量表的特点及使用中的注意事项

该量表项目较少，具有简单易操作的特点，而且对于文化程度要求不高，早期国内外对网络成瘾的一般性研究最多采用这一量表。但它也存在着明显的方法学缺陷，主要表现为：测量工具的名称和题项都能让被试清楚知道测试意图，被试者很可能会出现不诚实回答或改变测试态度；题项不具有预测性，只是定性的描述和对病态症状的简单罗列；未按严格的心理测量学程序来编制。

（吕　晔）

参 考 文 献

［1］XIE H,TAO S,ZHANG Y,et al. Impact of problematic mobile phone use and insufficient physical activity on depression symptoms：a college-based follow-up study ［J］. BMC Public Health,2019,19:1640.

［2］GALLIMBERTI L,BUJA A,CHINDAMO S,et al.Problematic cell phone use for text messaging and substance abuse in early adolescence（11- to 13-year-olds）［J］. Eur J Pediatr,2016,175(3):355-364.

［3］YOUNG K S. Internet addiction:The emergence of a new clinical disorder ［J］.Cyber Psychology and Behavior,1998,1(3):237-244.

［4］LI B,FRISTON K,LIU J,et al.Impaired frontal-basal ganglia connectivity in adolescents with internet addiction ［J］.Sci Rep,2014,4:5027.

网络成瘾诊断问卷（YDQ）

指导语：请你根据句中所描述的情形与目前你的实际情况进行选择，在方框内用"√"标出。读完题目后，请尽快做出选择，不要花费过多时间反复考虑，谢谢合作！

题目	是	否
1. 你是否对网络过于关注(如下网后还不停地想着网络)?	是	否
2. 你是否感觉需要不断增加上网时间才能感到满足?	是	否
3. 你是否觉得无法减少或控制自己对网络的使用?	是	否
4. 你是否对家人或朋友掩饰自己对网络的着迷程度?	是	否
5. 你是否将上网作为摆脱烦恼和缓解不良情绪(比如紧张、抑郁、无助)的方法?	是	否
6. 当下线或不能使用网络的时候,你是否感到烦躁不安、情绪低落?	是	否
7. 你是否由于上网影响了自己的学习、生活状态或者朋友关系?	是	否
8. 你的上网时间是否经常比预期的要长?	是	否

三、网络成瘾诊断量表(IAT)

(一) 概述

网络成瘾诊断量表(Internet Addiction Test,IAT)是 Young 在 YDQ 量表的基础上发展出的一个包含20 个条目的评估工具,修正"是非"二元回答为 Likert 评分法,涉及突显性、滥用、忽视工作、预期、控制障碍以及忽视社会生活等 6 个因素,早期是全世界范围内使用最为广泛的量表之一,且该量表已在多国和多人群中得到应用和信效度检验,国内已有多个汉化版本网络成瘾诊断量表(IAT for Chinese)。使用者可根据具体使用需要和语言使用习惯调整个别词语。

(二) 量表的结构及评分标准

量表共 20 个条目,每个条目根据符合程度按 1~5 评分。1=从来没有发生,2=很少发生,3=偶尔发生,4=较常发生,5=经常发生。得分在 20~100 之间,分越高,网络成瘾程度就越严重,频繁网络使用者 50~79分;80~100 分属于有严重网络使用问题,也有学者认为诊断标准可降低为 70 分。

(三) 量表的信度及效度研究

尽管 Young 在发表量表内容时并未经过系统的心理测量学的检验,经其他学者研究后发现,该量表具有较好的内部一致性信度和同时效度,而且在不同语言环境下也表现出较高的信度与效度,在诊断的同时进行分级,方便研究者对患者进行分级和疗效评价,可以用于网络成瘾的研究。

(四) 量表的临床应用研究

由于 IAT 在最开始提出时只根据量表总分来评价,未能细分到不同的量表维度情况,因此很多研究者关心其是否存在多因素的结构。国内外的学者进行了因素分析后,最后得到的维度结构各有不同,因此对于 IAT 的维度划分存在多种方案,尚无统一定论。

(五) 量表的特点及使用中的注意事项

由于网络在学习、工作、生活中间的应用日渐广泛,Young 特别强调被试者在回答问题时仅考虑学术或工作以外的上网时间。IAT 最主要的不足是 3 种成瘾等级的分数标准较为主观,划分依据不明确,文献中对于诊断标准采用 70 分或者 80 分存在一定分歧,其有效性有待进一步考察,使用存在局限。

(吕　晔)

参 考 文 献

［1］AMERICAN PSYCHIATRIC ASSOCIATION. Diagnostic and Statistical Manual of Mental Disorders（DSM-Ⅴ）［M］. Fifth ed. Washington D.C.：American Psychiatric Publishing，2013.

［2］YOUNG KS. Caught in the net：How to recognize the signs of internet addiction and a winning strategy for recovery［M］. New York：John Wiley and Sons，1998.

［3］YOUNG KS. An empirical examination of client attitudes towards online conseling［J］.Cyber psychol Behav，2005，8（2）：172-177.

［4］YOUNG KS. Treatment outcomes using CBT-IA with Internet- addicted patients［J］.J Behav Addict，2013，2（4）：209-215.

［5］GUERTLER D，RUMPF H，BISCHOF A，et al. Assessment of problematic internet use by the Compulsive Internet Use Scale and the Internet Addiction Test：A sample of problematic and pathological gamblers［J］. Eur Addict Res，2014，20（2）：75-81.

［6］MOON SJ，HWANG JS，KIM JY，et al. Psychometric properties of the internet addiction test：A systematic review and Meta-analysis［J］. Cyber psychol Behav Soc Netw，2018，21（8）：473-484.

［7］WORLD HEALTH ORGANIZATION. The ICD-11 Classification of mental and behavioral disorders：Diagnostic criteria for research［R］. Geneva：World Health Organization，2018.

［8］XIE Y，ZHU M，WU X，et al. Interaction between physical activity and problematic mobile phone use on suicidality in Chinese college students［J］. BMC Psychiatry，2020，20：517.

网络成瘾诊断量表（IAT）

指导语：请你根据句中所描述的情形与目前你的实际情况进行选择，1=从来没有发生，2=很少发生，3=偶尔发生，4=较常发生，5=经常发生，在方框内用"√"标出。读完题目后，请尽快做出选择，不要花费过多时间反复考虑，谢谢合作！

题目	从来没有发生	很少发生	偶尔发生	较常发生	经常发生
1. 你的上网时间是否比预期得要长？	1	2	3	4	5
2. 你会因为上网忽略自己需要做的事情吗？	1	2	3	4	5
3. 你更愿意上网而不是和亲密的朋友待在一起吗？	1	2	3	4	5
4. 你经常在网上结交新朋友吗？	1	2	3	4	5
5. 实际生活中，朋友或家人会抱怨你上网时间太长吗？	1	2	3	4	5
6. 你因为上网影响学习了吗？	1	2	3	4	5
7. 你是否会不考虑需要解决的问题而经常上网查邮件或留言？	1	2	3	4	5
8. 你因为上网影响到正常的生活了吗？	1	2	3	4	5
9. 你是否担心网上的隐私被人知道？	1	2	3	4	5
10. 你会因为心情不好去上网吗？	1	2	3	4	5
11. 下线后，你会渴望下一次上网吗？	1	2	3	4	5
12. 如果无法上网，你会觉得生活空虚、无聊吗？	1	2	3	4	5
13. 你会因为别人打扰上网而发脾气或不满吗？	1	2	3	4	5
14. 你会深夜上网而不去睡觉吗？	1	2	3	4	5

续表

题目	从来没有发生	很少发生	偶尔发生	较常发生	经常发生
15. 下线后,你还会想着网上发生的事情吗?	1	2	3	4	5
16. 你在上网时会对自己说"就再玩一会儿"吗?	1	2	3	4	5
17. 你有想方设法减少上网时间而最终失败吗?	1	2	3	4	5
18. 你会对其他人隐瞒你的上网时间吗?	1	2	3	4	5
19. 你宁愿花费更多时间上网而不愿意和朋友们出去玩吗?	1	2	3	4	5
20. 你会因为不能上网变得烦躁不安,情绪低落,而一旦能上网就不会这样吗?	1	2	3	4	5

四、Davis 在线认知量表（OCS）

（一）概述

Davis 在线认知量表（Davis Online Cognition Scale,OCS）是加拿大约克大学心理学系学者 Davis 于 2001 年编制的。他认为网络成瘾包括 4 个维度:上网冲动、孤独/抑郁、上网的社会舒适感及愉悦感,在运用认知-行为模型在解释网络成瘾的同时提供了相应的测量工具。

（二）量表的结构及评分标准

该量表共 36 个项目,为 7 级自陈量表,其中 1 代表最不赞成;7 代表最赞成;第 12 题为反向计分。该表侧重于评价被试者关于网络使用的非适应性认知,包含 5 个因素:安全感、社会化、冲动性、压力应对、孤独-现实。如果被试测出的总分超过 100 或任一维度上的得分达到或者超过 24,可认为网络成瘾。

（三）量表的信度及效度研究

研究表明 OCS 有较好效度,信度相关系数 $r=0.90$,Cronbach's α 系数为 0.85~0.94,,在效度方面并发效度 $r=0.70$,收敛效度 $r=0.16~0.33$,P 均 <0.01。

（四）量表的特点及使用中的注意事项

该量表的改进在于量表名称未明确告诉被试量表要测的内容,题项不是对网络成瘾病态症状的简单罗列,所要测量的是被试的思维过程（即认知）而非行为表现,因此该量表对网络成瘾还具有一定的预测性。

（五）量表原文及修订者

因为英文版量表原文较多,而且在国内使用不便,现仅将中文翻译附后以供参考,如需英文原版量表可与笔者联系。

（吕　晔）

参 考 文 献

［1］DAVIS RA,FLETT GL,BESSER A.Validation of a new scale for measuring promblematic internet use:implications for pre-employment screening［J］. Cyber Psychology and Behavior, 2002,5（4）:331-345.

［2］XIE H,TAO S,ZHANG Y,et al. Impact of problematic mobile phone use and insufficient physical activity on depression symptoms：a college-based follow-up study［J］. BMC Public Health，2019，19：1640.

［3］ ANANDARAJAN M. Internet abuse in the workplace［J］.Commun ACM，2002，45（1）：53-54.

［4］ KUSS D J，GRIFFITHS M D，KARILA L，et al. Internet addiction：A systematic review of epidemiological research for the last decade［J］. Curr Phara Design，2014，20（25）：4026-4052.

Davis 在线认知量表

指导语：以下 36 个句子关于你平时对你自己的一般看法，请你根据你的实际情况（实际感受），在右面合适的空格上打"√"。答案没有对错之分，读完题目后，请尽快做出选择，不要花费过多时间反复考虑，谢谢合作！

题目	1	2	3	4	5	6	7
1. 我在上网的时候感觉最好。	1	2	3	4	5	6	7
2. 除了网上认识的人之外，很少有人爱我。	1	2	3	4	5	6	7
3. 在上网时，我感觉很安全。	1	2	3	4	5	6	7
4. 不上网时，我也总是会想着网上的事情。	1	2	3	4	5	6	7
5. 在上网时，我感觉我很兴奋。	1	2	3	4	5	6	7
6. 我在网上更能结识其他人。	1	2	3	4	5	6	7
7. 上网时，我感觉心情安定。	1	2	3	4	5	6	7
8. 我能自己一个人上网。	1	2	3	4	5	6	7
9. 我在网上比在现实生活中得到更多的尊重。	1	2	3	4	5	6	7
10. 我上网的时间比我设想得要多。	1	2	3	4	5	6	7
11. 有人抱怨我上网太多。	1	2	3	4	5	6	7
12. 我从不会在网上待的时间比我计划得要多。	1	2	3	4	5	6	7
13. 当我上网时，人们能接受我。	1	2	3	4	5	6	7
14. 网上的人际关系比在现实中更让我满意。	1	2	3	4	5	6	7
15. 当不在线时，我会经常想起网络。	1	2	3	4	5	6	7
16. 上网的时候是我状态最好的时候。	1	2	3	4	5	6	7
17. 在网上能做的事比现实世界中兴奋多了。	1	2	3	4	5	6	7
18. 我希望朋友和家人能了解网上的人是怎么看我的。	1	2	3	4	5	6	7
19. 网络比现实生活感觉更真实。	1	2	3	4	5	6	7
20. 在上网时，我不需要考虑我的责任。	1	2	3	4	5	6	7
21. 我不能停止去想网络的事。	1	2	3	4	5	6	7
22. 上网时，我感觉不孤独。	1	2	3	4	5	6	7
23. 如果脱离网络太久，我不能感觉到我自己。	1	2	3	4	5	6	7
24. 网络是我生活一个很重要的部分。	1	2	3	4	5	6	7
25. 不能上网时，我感觉很无助。	1	2	3	4	5	6	7
26. 我在网上说的和做的事情在现实生活中都不会发生。	1	2	3	4	5	6	7
27. 当没有更好的事去做时，我就上网。	1	2	3	4	5	6	7
28. 我发现当我有其他应该做的事情时，我上网更多。	1	2	3	4	5	6	7
29. 上网时，我不会去想生活中的困难。	1	2	3	4	5	6	7
30. 我有时使用网络来打发时间。	1	2	3	4	5	6	7

续表

题目	1	2	3	4	5	6	7
31. 上网时,我无忧无虑。	1	2	3	4	5	6	7
32. 我经常通过上网来逃避不开心的事。	1	2	3	4	5	6	7
33. 我通过上网来忘记那些必须要做但不想做的事情。	1	2	3	4	5	6	7
34. 有时我想减少上网的时间,但还是做不到。	1	2	3	4	5	6	7
35. 我为自己不能控制上网时间而感到苦恼。	1	2	3	4	5	6	7
36. 我已经不能控制自己上网了。	1	2	3	4	5	6	7

五、中文网络成瘾量表(CIAS-R)

(一) 概述

中文网络成瘾量表中得到广泛应用的有中国台湾学者陈淑惠等编制的中文网络成瘾量表(Chen Internet Addiction Scale,CIAS)及随后修订的 CIAS-R(Revised Chen Internet Addiction Scale,CIAS-R)。CIAS-R 是 1999 年以中国台湾大学生为样本,根据 DSM-Ⅳ对各种成瘾症状的诊断标准编制的,共 26 道题目,4 级评定。该量表由网络成瘾核心症状及网络成瘾相关问题两部分组成:网络成瘾核心症状分为强迫性上网、网络成瘾戒断反应、网络成瘾耐受性 3 个因素,网络成瘾相关问题分为人际与健康问题、时间管理问题两个因素。

(二) 量表的结构及评分标准

CIAS-R 共 26 项条目,强迫性上网行为 5 项(11、14、19、20、22)、网络成瘾戒断反应 5 项(2、4、5、10、16)、网络成瘾耐受 4 项(3、6、9、24),人际与健康问题 7 项(7、12、13、15、17、18、21)、时间管理问题 5 项(1、8、23、25、26)。基于自评 4 点 Likert 量表评分,选项设置从"1 分 =极不符合""2 分 =不符合""1 分 =符合""4 分 =非常符合",总分 26~104 分,得分越高表明沉迷于网络的程度越严重。总量表得分≥64 分者可直接按照二分类法认定为网络成瘾群体。

(三) 量表的信度及效度研究

陈淑惠教授两次在中国台湾大学的实测结果的再测信度为 0.83,各分量表之间内部一致性系数介于 0.79 与 0.89 之间,Cronbach's α 系数 0.93~0.97,在效度方面并发效度 $r=0.27$~0.85,收敛效度 $r=0.48$,P 均 <0.01。该问卷被其他学者广泛用于多项网络成瘾的研究中,被证明有较好的信度和效度。

(四) 量表的临床应用研究

陈淑惠主张在尚未确立网络成瘾为一疾病实体的存在之前,应以评估问题的"倾向"为前提,而非评估网络成瘾症这一疾病,以减少过度推论的误差。因此,这一量表起初并未明确限定诊断标准界限,临床研究多以此量表作为 YDQ 或 IAT 量表的补充,同时可以按照五个维度得分情况针对性的干预特定问题。

(五) 量表的特点及使用中的注意事项

该量表在中国台湾青少年中研究产生进行,由于考虑到中国台湾与内地在人种、文化历史背景等方面的一致性,较多国内学者认为采用此量表比采用其他量表更适合,所以可以被称为是使用频率最高的中文测量工具。但由于产生年代早,部分在当时属于因过度使用网络而产生的问题日渐成为当代人群依赖互联网生活的常态。并且,随着移动设备科技的普及以及互联网内容的丰富,其信度和效度有待检验。

(吕　晔)

参 考 文 献

［1］陈淑惠,翁俪祯,苏逸人,等.中文网路成瘾量表之编制与心理计量特性研究［J］.中华心理学刊,2003,45(3):279-294.

［2］FIRAT S,GÜL H,SERTÇELIK M,et al.The relationship between problematic smartphone use and psychiatric symptoms among adolescents who applied to psychiatry clinics［J］.Psychiatry Res,2018,270:97-103.

［3］KO CH,CHEN SH,WANG CH,et al. The clinical utility of the Chen Internet Addiction Scale-Gaming Version,for internet gaming disorder in the DSM-5 among young adults［J］.Int J Environ Res Public Health,2019,16(21):4141.

［4］KO CH,YEN JY,YEN CF,et al.Screening for Internet addiction:an empirical study on cut-off points for the Chen Internet Addiction Scale［J］.Kaohsiung J Med Sci,2005,21(12):545-551.

中文网络成瘾量表(CIAS-R)

指导语:下面是一个关于网络使用情况的调查,请结合你一年以内的实际情况对照,其中"1分＝极不符合""2分＝不符合""3分＝符合""4分＝非常符合"在方框内用"√"标出。注意,媒体只能选择一个答案,读完题目后,请尽快做出选择,不要花费过多时间反复考虑,谢谢合作!

项目	极不符合(1)	不符合(2)	符合(3)	非常符合(4)
1. 曾不只一次有人告诉我,我花了太多时间在网络上	1	2	3	4
2. 我只要有一段时间没有上网,就会觉得心里不舒服	1	2	3	4
3. 我发现自己上网的时间越来越长	1	2	3	4
4. 网络断线或接不上时,我觉得自己坐立不安	1	2	3	4
5. 不管再累,上网时总觉得很有精神	1	2	3	4
6. 其实我每次都只想上网待一下子,但常常一待就待很久不下来	1	2	3	4
7. 虽然上网对我的日常人际关系造成负面影响,我仍未减少上网	1	2	3	4
8. 我曾不只一次因为上网的关系而睡不到4小时	1	2	3	4
9. 从上学期以来,平均而言我每周上网的时间比以前增加许多	1	2	3	4
10. 我只要有一段时间没有上网就会情绪低落	1	2	3	4
11. 我不能控制自己上网的冲动	1	2	3	4
12. 发现自己投注在网络上而减少和身边朋友的互动	1	2	3	4
13. 我曾因上网而腰酸背痛,或有其他身体不适	1	2	3	4
14. 我每天早上醒来,第一件想到的事就是上网	1	2	3	4
15. 上网对我的学业或工作已造成一些负面的影响	1	2	3	4
16. 我只要有一段时间没有上网,就会觉得自己好像错过什么	1	2	3	4
17. 因为上网的关系,我和家人的互动减少了	1	2	3	4
18. 因为上网的关系,我平常休闲活动的时间减少了	1	2	3	4
19. 我每次下网后其实是要去做别的事,却又忍不住再次上网看看	1	2	3	4
20. 没有网络,我的生活就毫无乐趣可言	1	2	3	4

续表

项目	极不符合 （1）	不符合 （2）	符合 （3）	非常符合 （4）
21. 上网对我的身体健康造成负面的影响	1	2	3	4
22. 我曾试过想花较少的时间在网络上,但却无法做到	1	2	3	4
23. 我习惯减少睡眠时间,以便能有更多时间上网	1	2	3	4
24. 比起以前,我必须花更多的时间上网才能感到满足	1	2	3	4
25. 我曾因为上网而没有按时进食	1	2	3	4
26. 我会因为熬夜上网而导致白天精神不济	1	2	3	4

六、DSM-5 网络游戏成瘾诊断标准（IGD）

（一）概述

在我国临床界,陶然等学者 2008 年提出了我国首个《网络成瘾临床诊断标准》。这一标准先后在 110、408、150 例受试者参与的研究基础上制订,最初症状标准共 7 条,确诊需具备 2 条核心症状及其他 5 条附加症状中的任意 1 条。这一标准发布后,得到了国内范围的肯定与应用。中国首个网络成瘾临床诊断标准经过美国相关专家 5 年论证,最终成为国际标准,随后,美国精神病协会 2013 年发布的 DSM-5 "网络游戏成瘾（internet gaming disorder,IGD）" 章节中,首次采纳这一诊断标准,并将诊断项目扩展到 9 条。

（二）诊断标准

DSM-5 的 9 条诊断标准为:

1. 渴求症状。对网络具有强烈的渴求或冲动,个体优先考虑关于网络的一切事情,并且很期望下一次上网,网络成为他生活中最重要的部分。

2. 戒断症状。个体在停止上网后会产生易怒、焦虑、悲伤等情绪状态,但是没有药理学戒断的生理指标。

3. 耐受性。原先上网时间及投入程度已经不能满足个体的心理需求,需要不断增加上网时间和投入程度才能满足心理需求。

4. 难以停止上网。个体曾经试图停止或放弃上网,均以失败而告终,并重新加重上网。

5. 因网络游戏而对原先爱好或娱乐活动失去兴趣:网络成为个体生活中唯一的爱好和活动,对于其他以前的爱好或娱乐活动失去兴趣不再参与。

6. 即使知道后果仍过度游戏。个体即使知道很多关于过度使用网络对身心健康的危害,但是还是沉迷于网络。

7. 向他人撒谎玩游戏的时间和费用。个体会向其他人（家人、治疗专家、或其他人）撒谎玩游戏的时间和费用。

8. 用网络游戏来回避或缓解负性情绪。个体过于依赖网络来逃避或缓解无助感、罪恶感、焦虑等负性情绪。

9. 由于玩网络已经危害到或失去重要的人际关系、工作、教育或就业机会。

在最近一年之中,个体在网络中符合上面 9 条标准之间的 5 条及以上,加之,一天花费 8~10 个小时或更多时间去参加这种活动,一个星期至少 30 个小时,均可判定为网络成瘾。

（三）量表使用中的注意事项

该量表主要为诊断性标准，条目标准仅为是和否，所以对于如何划分轻中重程度区别的判断没有统一标准。游戏成瘾的核心特征主要是两条，一是不仅花大量时间和精力玩游戏，而且无法承担以往的社会角色，无法参与社会生活。二是丧失了对自我行为的控制，让游戏完全支配。但也有学者提出。好的效度和信度需要大规模的临床试验和长时间的随访，游戏成瘾的诊断缺乏足够的临床数据支持，可能存在泛化诊断的问题，缺乏足够的效度和信度研究支持。

（吕　晔）

参 考 文 献

［1］陶然,黄秀琴,王吉囡,等.网络成瘾临床诊断标准的制定［J］.解放军医学杂志,2008,33（10）:1188-1191.

［2］DE-SOLA GUTIÉRREZ J,FONSECA FR,RUBIO G. Cell-Phone addiction:A review［J］. Front Psychiatry,2016,7:175.

［3］谌丁艳,周丽,黄园园,等.深圳市中学生亲子亲合现状及其与手机依赖的关系［J］.中国学校卫生杂志,2019,40（9）:1342-1344.

［4］CAROFF SN,HURFORD I,BLEIER HR,et al.Recurrent Idiopathic Catatonia:Implications beyond the Diagnosis and Statistical Manual of Mental Disorders 5th Edition［J］.Clin Pshchopharmacol Neurosci,2015,13（2）:218-221.

［5］ZHONG X,ZU S,SHA S,et al.The effect of a family-based intervention model on Internet-addicted Chinese adolescents［J］.Soc Behav Per,2011,39（8）:1021-1034.

［6］American Psychiatric Association（APA）. Diagnostic and Statistical Manual of Mental Disorders（DSM-V）［M］. Fifth ed. Washington D.C.:American Psychiatric Publishing,2013.

七、青少年网络成瘾预测问卷（IAPT）

（一）概述

青少年网络成瘾预测问卷（Internet Addiction Predict Test,IAPT）是苏林雁、范方等学者于2008年采用分层、整群取样相结合的方法，抽取长沙市中学生2 620人进行调查，在YDQ等多个量表的基础上，最终编制的网络成瘾预测问卷。

（二）量表的结构及评分标准

该量表初表共60条目，按3点计分（不符合=0,有点符合=1,完全符合=2）,筛选出56条目总结为5个因子，分别命名神经精神质（NP:17条）、焦虑（AN:14条）、时间管理（TA:12条）、自尊（SE:5条）和行为问题（BD:8条）,最终经过进一步删改，形成了包含有5个维度、55个条目的青少年网络成瘾预测问卷。

（三）量表的信度及效度研究

从问卷的内部一致性、重测信度、内容效度、区分效度等来看，问卷具有良好的信度和效度。探索性因素分析和验证性因素分析也表明，问卷结构与理论构想基本一致，并且结构比较稳定可靠。总问卷的Cronbach's α系数为0.72,各分测验为0.53~0.84,各分测验与总分相关为0.554~0.850,各分测验分之间的相关为0.385~0.674。间隔6个月重测信度，总问卷0.61,各分测验0.30~0.57,同时该问卷也具有良好的效度。

（四）量表的临床应用研究

编制者的前期研究发现中学生的情绪和行为困扰以及时间管理倾向是上网成瘾的影响因素。虽然人格特征、情绪和行为问题、时间管理倾向和自尊水平虽然也可能受网络成瘾的影响，但它们确实是更早形成的比较稳定的特征，所以从人格特征、时间管理、焦虑情绪、自尊水平、行为问题等方面寻求网络成瘾的预测因素是符合逻辑的，也是可行的。

（五）量表的特点及使用中的注意事项

ROC 分析表明问卷有较高的预测效度和鉴别力。间隔 6 个月的两次网络成瘾测验得分的相关并不很高，而预测问卷得分与 6 个月后网络成瘾测验得分的相关相对更高，说明预测问卷测量的是比网络成瘾问卷更稳定的特质。问卷的实际应用价值还有待于进一步实践检验，也有待进一步修订予以完善。

（吕　晔）

参 考 文 献

［1］范方,苏林雁,曹枫林,等.青少年网络成瘾预测问卷初步编制及信效度检验［J］.中国临床心理志,2008,16（1）:1-4

［2］曹枫林,苏林雁,高雪屏,等.中学生互联网过度使用的影响因素［J］.中华精神科杂志,2006,39（3）:141-144.

［3］范方,苏林雁,曹枫林,等.中学生互联网过度使用倾向与学业成绩［J］.心理困扰及家庭功能.中国心理卫生杂志,2006,20（10）:635-639.

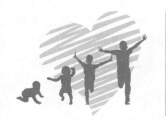

第十一章

神经心理与精神类评定量表

第一节　新生儿神经类评定量表

一、Dubowitz 新生儿神经学检查（HNNE）

（一）概述

1. Dubowitz 神经学检查的历史及演变　当前,孕期系列 B 超检查已经被公认为是孕龄评估的金标准。但在此之前,对小于胎龄儿孕龄的评估主要采取的是基于新生儿外观检查的 Barlard 评分法和神经学评分法。基于格塞尔发育成熟理论,在相对理想的状况下,神经成熟进程是由进化而在人类基因中所精确预设的。在 20 世纪 50—60 年代,Anne Dargassies、Amiel-Tison 和 Dubowitz 等基于新生儿反射和主动与被动肌张力检查而建立的新生儿神经学检查方法被用于胎龄评估。其中 Dubowitz 胎龄评分以其直观易用的检查评分体系被广泛接受。在 Lee 的文献综述和荟萃分析中,与孕期系列超声检查相比,Dubowitz 新生儿胎龄神经学评分法对早产儿胎龄评估的误差在 ±2.6 周以内(95% 可信限范围),与末次月经期比较,其胎龄评估误差在 ±2.9 周(95% 可信区间),是所有神经学检查方法中最精确的。

2. 新生儿神经行为评估　随着对新生儿神经损伤早期发现重要性的认识不断增加,对完整和规范化新生儿神经学体格检查的需求的增加。在 20 世纪 70 年代,由 Saint-Anne Dargasssies(1977)、Prechtl(1977)、Parmelee 和 Michaelis(1971)等分别建立了新生儿(和早产儿)神经系统检查方法。其中,Prechtl 的足月新生儿检查方法最为规范,并对检查时的觉醒状态提出了要求。Brazelton(1973)将视听刺激习惯化等行为评估引入足月儿神经学检查,称为新生儿神经行为评估。后期还增加了从孕龄 35 周开始的早产儿检查内容。

Dubowitz(1981)在其胎龄评估方法的基础上,结合采用 Saint-Anne argasssies(1977)、Prechtl(1977)、Parmelee 和 Michaelis(1971)的检查方法,并增加了运动质和量及视听定向等行为,建立了从 24 周孕龄开始的新生儿和早产儿神经学检查方法。随后,Dubowitz 对原有评估方法的项目又进行了调整,删除了Galant 反射(躯干弯曲)、针刺躲避反射、对光线和咯咯声的习惯化等项目,并引入了 5 个新项目来评估肌张力的相对分布,试图发现正常和异常肌张力模式。最终在 1999 年提出了更新版的评估方法,并在足月儿、不同胎龄的早产儿中进行了常模的探索。Dubowitz 新生儿神经学检查在 Hammeresmith 医院创立,也称为 Hammeresmith 新生儿神经学检查(Hammeresmith Neonatal neurological Examination,HNNE),其临床易用性和良好的信度适合在临床和研究中被广泛推广应用。

（二）Dubowitz 神经学检查简介

Dubowitz 神经学检查在设计初衷既是让儿科医生、新生儿科医生对新生儿神经系统进行床旁的检查，因此完成 Dubowitz 神经学检查评估者无需特殊训练及认证。评估通常需要 10 分钟左右完成，适用于足月儿和早产儿，可在生后 48 小时内完成评估，可应用于在暖箱中和使用呼吸机的早产儿的评估中，研究表明对早产儿进行神经学评估并不会影响早产儿的病情。除新生儿外，Dubowitz 神经学检查最大可用于矫正 2~3 月龄的婴儿的评价。

1. **项目介绍**　对于儿童及成人神经系统检查通常包括：反映大脑高级功能的意识状态、反映脑干和脑神经功能的脑神经检查，反映运动功能的肌力、肌张力、腱反射，反映感觉功能浅感觉、深感觉等，反映小脑功能的共济运动等。对于新生儿，上述神经系统检查的大原则同样适用。但新生儿的神经系统有其自身的特点。首先，新生儿的神经系统损害常常表现为全面、非特异性的损害，这与儿童及成人的神经系统损害的局灶定位体征不同。例如，缺氧缺血性脑病或急性代谢性脑病时往往表现为意识状态的受损，而很少有局灶定位体征出现。其次，新生儿的神经系统表现在疾病不同时期呈现逐渐演变的特点。在急性期常表现为脑病、肌张力低下的特点，继之表现出假性正常的特点，随着发育逐渐出现肌张力异常的特点，因此动态评估尤为重要。

Dubowitz 神经学检查充分考虑到了上述新生儿神经系统检查的特点，共有 6 个维度、34 个项目组成。6 个维度分别是：姿势与肌张力、肌张力模式、反射、运动、异常体征/模式、定向力和行为。由于量化的评分系统往往缺乏婴儿的具体评估项目的细节，所有项目列在一个表格中，表格中列出各项目可能的表现形式，从左到右一次为 1、2、3、4、5 级。评估者需参照操作指南，对婴儿进行不同项目的评估，并在评估表中选出最接近婴儿状态的各项目的等级。而表格的形式也方便对比婴儿不同时间各项目评级的差异。

2. **评估准备及操作细节**　为保证婴儿处于良好的状态，最佳评估时间为两顿奶之间。为了避免交叉感染，在评估前评估者需更换隔离服，严格遵循手卫生。调节适宜的环境温度和亮度，选择安静的环境对婴儿进行评价。为了避免尿裤对婴儿活动的干扰，在评估过程中需要去除尿裤。在新生儿或新生儿监护室，婴儿常需抬高床头 30°，在操作过程中应将床头放平。评估时无需严格按照项目顺序进行评估，而应根据婴儿状态选择适时进行评价。首先进行安静状态下需完成的项目，再进行需要婴儿配合的项目。

并非所有项目均需检查者当时就进行评价，在评估过程中检查者应对婴儿进行持续地观察。评估项目中姿势、自主运动数量和质量、屈肌张力、异常手或趾姿势、震颤、惊跳、眼球运动、易激惹性、可安慰性和哭需检查者通过评估过程对婴儿行为的观察最终进行评价。剩余项目需检查者按照 Dubowitz 评估的要求完成相应项目的评价。在评价过程中，应以减少婴儿体位变动为原则。例如评估项目头滞后可完成头控制 1 和头控制 2，继之可完成拥抱反射；完成俯卧位悬空后可完成俯卧位抬头。

操作中需注意 Dubowitz 原文中的要求。例如头控制 1、头控制 2、俯卧位抬头需观察 30 秒；视觉定向和听觉定向的评价时需包裹婴儿，将婴儿上身抬高 20°；视觉定向的视觉刺激需距婴儿 15~25cm，听觉定向的声音刺激需在暖箱内 10cm 或暖箱外 15~20cm。

在评估过程中，若婴儿的反应为两个评分之间，则可记录为 0.5，如位于 2 和 3 之间，可记录为 2.5。需要评估单侧的项目如上肢牵拉可出现双侧不对称的情况，若出现两侧评分不一致，可单独进行评分，并在评价表中做出标记。

3. **评估婴儿的状态**　由于评估项目受到新生儿状态的影响，因此在最右侧为评估时新生儿的状态。在 Dubowitz 评估中采用的是 Brazelton 的婴儿状态评估系统，由 6 个状态组成：状态 1 为深睡眠，双眼紧闭，呼吸规律，刺激无反应，无眼球运动；状态 2 为浅睡眠，双眼紧闭，快速动眼，呼吸节律不规则；状态 3 为困倦或半醒状态，双眼半睁半闭，有平滑自主运动；状态 4 为警觉，眼睁开，少量自主活动；状态 5 为清醒，双眼睁开，适当地自主活动；状态为 6，哭闹。

在评估过程中婴儿若出现哭闹难以安抚或深睡眠难以完成评估，可暂停评估，待婴儿状态好转处于 4 或 5 状态时继续完成剩余项目的评价。

（三）Dubowitz 神经学检查评估

1. Dubowitz 神经学检查对足月儿的评估 Dubowitz 神经学检查在 224 位正常足月儿中进行了验证，并建立了各项目的第 10 百分位和第 5 百分位界值。对于每个项目来说，大于第 10 百分位记录为正常，第 5 百分位到第 10 百分位为临界，小于第 5 百分位记录为异常。将每一个婴儿所有 34 个单项的最优分数相加，即得到总最优分数。评估的婴儿的总最优分数范围从 25 到 34 不等。其中超过 95% 的被评估婴儿的得分在 30.5 到 34 之间，定义为理想。而分数低于 30.5 为不良。

在该队列中，仅有小于 10% 的新生儿有 3 个及以上的项目的异常。研究发现用 2 个以上的项目异常来预测 1 岁时神经发育异常的灵敏度为 91%，特异度为 79%。因此，足月儿评估时有 0 个或 1 个项目为异常时，可基本预示 1 岁时神经预后良好。

有时因为病情原因无法完成所有项目评价，当缺项数量达到 5 个以上时我们不再建议将所有项目得分相加后的总分作为评分。此时应该更加关注总体的评价情况，而非总分。

2. Dubowitz 神经学检查对早产儿的评估 Dubowitz 神经学检查最早在 1999 年对 57 例正常早产儿进行了评估，提出不同胎龄的 Dubowitz 评估的正常范围。57 例早产儿胎龄从 28~35 周，所有病例均在生后 7 天内完成了首次评估，并在矫正胎龄 40 周再次完成了评估。根据首次评估的胎龄，初步建立了矫正胎龄 28 周、32 周、36~37 周和 40 周的各项目评分的大致范围。

此后国外基于 Dubowitz 的早产儿评估的研究多是在矫正胎龄足月时完成。一项针对 25~34 周的 157 名影像学正常的早产儿的队列研究，发现矫正足月时进行评估时，34 个项目中的 21 个项目在不同胎龄的早产儿中有差异。早产儿的各项目评分的范围较足月儿大。相比足月儿，早产儿矫正至足月时的评估兴奋性更高，肢体的屈肌张力更低，颈部伸肌张力更低。另一个样本量较大的研究共入选 380 例随访至 2 岁发育正常的早产儿，该研究病例胎龄从 25~35 周不等，中位胎龄为 29 周。该研究结果表明在 34 个项目中有 28 个项目不同胎龄之间的评分相似。大于 4 个项目异常的病例仅占该队列病例的 10%，但个别项目（少于 4 个项目）异常的病例却不在少数。该研究中还包括 85 例存在异常影像学改变的病例，包括脑室旁白质软化、脑室内出血、脑室扩张、梗死或脑积水。影像学异常、2 岁时出现四肢瘫的病例与正常病例对比有 24 个项目的评分不同。

另一个研究入选平均胎龄 28 周的早产儿在矫正胎龄足月时进行 Dubowitz 评估和头颅 MRI 检查。以 30.5 作为最优分的界值，Dubowitz 评估异常对头颅 MRI 异常的预测灵敏度有 88%，但特异度只有 46%。而 Dubowitz 评估对影像学的阴性预测值达 92%，阳性预测值却仅有 34%。因此，Dubowitz 神经学检查是一个比较好的筛查工具，不能单独依靠 Dubowitz 评估来诊断，还需要辅助其他评估方式例如 MRI。

3. 简化版的 Dubowitz 神经学检查 为了在资源有限场景下进行新生儿神经学检查，Dubowitz 制定了一个简化版的量表（简化版 Dubowitz 量表）。简化版的 Dubowitz 神经学检查由 12~14 个项目组成，各项目依据表现不同区分为正常和异常两种情况。足月儿如果出现 2 项或以上的项目异常则被认为需要进一步进行全面地检查。经验匮乏的医务人员经过简单的培训也能够在很短时间内完成，并能够筛查出异常的新生儿。在一项研究中，对矫正足月龄的早产儿进行简化版的 Dubowitz 检查能够发现 98.5% 的异常。

（四）Dubowitz 神经学检查的临床应用情况

1. Dubowitz 神经学检查的优势 Dubowitz 神经学检查作为一种新生儿神经评估方法，具有无创、便捷、经济、易于操作的特点。经过一定的培训，经验欠缺的医务人员也能掌握评估方法。而且有简化版的量表，可以在资源有限的地区广泛开展。在既往研究中对于足月儿神经发育异常有良好的预测价值，对于早产儿矫正足月时的影像学异常也有一定的预测意义。作为筛查工具，显示了良好的灵敏度。目前原作者研发团队已经建立了官方网站（Hammersmith Neurological Examinations），共享关于 HNNE 使用的相关信息。

2. Dubowitz 神经学检查的不足之处 该评估方法早期针对足月儿和早产儿的正常值的样本量相对不足，并未在大范围人群样本中进行常模认证。该评估作为筛查工具，对可疑的异常有良好的提示意义，但不能作为单独的诊断手段。其检查结果的判读意义尚需更多的队列研究结果帮助解读。

（五）联系人与联系方式

北京大学第一医院,李珊、李明;联系方式:E-mail:cnhc-pku@aliyun.com。

（李 珊　李 明）

参 考 文 献

[1] LEE AC,PANCHAL P,FOLGER L,et al.Diagnostic Accuracy of Neonatal Assessment for Gestational Age Determination:A Systematic Review [J].Pediatrics,2017,140(6):10.

[2] AMIEL-TISON C.Neurological evaluation of the maturity of newborn infants [J]. Arch Dis Child,1968,43(227):89-93.

[3] ANDRE-THOMAS CY,S-ADS.The neurological examination of the infant [M]. London:SIMP/HEinemann,1960.

[4] SPITTLE AJ,WALSH J,OLSEN JE,et al. Neurobehaviour and neurological development in the first month after birth for infants born between 32-42 weeks' gestation [J]. Early Hum Dev, 2016,96:7-14.

[5] CARBASSE A S,KRACHER M,HAUSSER,et al.Safety and effectiveness of skin-to-skin contact in the NICU to support neurodevelopment in vulnerable preterm infants [J].J Perinat Neonatal Nurs,2013,27(3):255-262.

[6] GUZZETTA A,HAATAJA L,COWAN F,et al. Neurological examination in healthy term infants aged 3-10 weeks [J]. Biol Neonate,2005,87(3):187-196.

[7] LILY DUBOWITZ,VD,EUGERIO MECURI. 早产儿与足月儿新生儿神经学评估[M]. 李明,主译.2版,北京:北京大学出版社,2016.

[8] ROMEO DM,RICCI D,VAN HAASTERT IC,et al. Neurologic assessment tool for screening preterm infants at term age [J]. J Pediatr,2012.161(6):1166-1168.

[9] DUBOWITZ L,RICCIW D,MERCURI E.The Dubowitz neurological examination of the full-term newborn [J].Ment Retard Dev Disabil Res Rev,2005,11(1):52-60.

二、Hammersmith 婴儿神经学检查（HINE）

（一）概述

Hammersmith 婴儿神经学检查（HINE）是 Lilly Dubowitz、Victor Dubowitz 及 Eugenio Mercuri 博士等在 Hammersmith 新生儿神经学检查的基础上,为出生后 3~24 月的婴幼儿研发,目的是能够让检查者识别出神经系统异常体征和运动发育的异常。该检查方法是以图、表的形式呈现和记录,方便操作及记录,5~10 分钟。该量表近年来被越来越多的应用于高危足月及早产儿从婴儿早期开始进行神经学随访检查。2017 年《美国医学协会儿科学杂志》中“脑瘫的早期、精确诊断和早期干预”一文,对 3 个月以上的婴儿中,将 HINE 推荐为脑瘫预测最主要的评估量表之一。目前原作者研发团队已经建立了官方网站（Hammersmith Neurological Examinations）,共享关于 HINE 培训及使用的相关信息。

（二）量表的结构及评分标准

1. **量表的内容及结构介绍**　HINE 最终的版本包含 37 个项目,分为 3 个部分。

第一部分:包含 26 项神经系统检查,包括脑神经功能、姿势、运动、肌张力、反射和反应等内容。

第二部分:为发育里程碑,包含 8 项运动功能发育水平的评估项目,不计入总分,可以在随访中提供婴儿运动发育进程有价值的信息。

第三部分:包含 3 项行为状态的项目的评估,取自贝利婴儿发展量表,亦不计入总分。

2. **操作和打分**　检查应该在婴儿清醒和警觉状态时进行。姿势和肌张力检查最好让婴儿仰卧在毯子上。检查者可以使用一些玩具增加婴儿自信及配合度。除了脑神经检查外,其他检查中应该脱掉衣服,只保留尿裤。检查者最好能够按顺序记录,以防止漏掉检查项目。然而检查流程仍要适应临床情境。如果婴儿不喜欢摆弄,使得某些项目难以评估,可以短暂休息后重新尝试。

如果婴儿的表现符合某栏的特征表现,则在该栏上画圈。如果婴儿的表现不能确定一个栏,而是两个栏之间,则在两个栏之间的垂直线上做标记。如果左右侧表现不对称,分别标记[在很多方框中已经有左(L)和右(R)标记]。表单右侧有一栏空列,如有不对称的情况,也可标注在此。某些特殊项目的格子中有两个图示,选择和实际情况最相近的图示。如遇到与图示有不同的表现,可在画出来。表单首页有空白的总结区域,检查者可以在此写下检查中的评述或婴儿有关特定的躯体状态的说明(如呼吸道感染、用药等)。

结果以"最优分数"的形式呈现。人群中≥10% 的得分被设定为最优分数,<10% 的得分被认为欠理想的分数。

如果婴儿表现位于栏 1,得 3 分;位于栏 2,得 2 分;位于栏 3,得 1 分;位于栏 4,得 0 分。如果婴儿表现位于两个栏之间,取两个栏得分的平均值(例如,某项目落在 1 分和 2 分之间得 1.5 分)。如果遇到双侧不对称的情况,则双侧分别计分,双侧得分的平均分作为这个项目的最终得分。

对于每个部分(脑神经、姿势、运动、肌张力、反射、反应)都分别计分,最优总分数通过将各个部分的得分相加而得,总分数波动范围为 0~78 分。不同年龄段的评分标准见表 11-1。

表 11-1　不同年龄段的最优分数

年龄分组	最优分数中位数(范围)	年龄分组	最优分数中位数(范围)
≥18 月	74(71~78)	20~24 周	70(61.5~74)
12~18 月	73(63~78)	16~20 周	67.5(65.5~74)
28~32 周	76(72~78)	12~16 周	67(62.5~69)
24~28 周	73(69~76.5)		

（三）量表的信度及效度研究

原作者共纳入 135 名 12 个月和 18 个月的低风险的足月婴儿。这些婴儿出生时即被纳入研究,出生时没有神经系统异常症候,头颅超声正常,没有围产期高危因素。所有的儿童均在 11 个月和 19.5 个月之间完成检查(92 名儿童平均检查年龄为 12.2 个月,43 名儿童平均检查年龄 18.2 个月),最终分析计算每一个检查项目的分布频率。

第一部分的 26 个神经学检查项目根据研究的结果重新排列。栏 1 代表正常人群中最常见的形式(75% 及以上),栏 2 代表正常人群中较为少见的形式(10%~25% 之间),栏 3 和 4 代表在人群中小于 10% 的少见形式。孤立地出现栏 1 和 2 之外的形式不一定提示神经系统检查异常,但是这种形式在低危人群中较为少见,因此需要再次评估。栏 3 及栏 4 的数目越多,神经系统异常的风险就越高。

原作者对 12 个月和 18 个月婴儿的研究结果提示在第一部分中的项目均不存在年龄依赖性。原作者随后对 10 个月龄以下的婴儿进行了效度验证,纳入 74 名 12~32 周之间的健康足月儿童进行检查,结果发现 28 周至 32 周的婴儿和 11~19 个月的幼儿之间的检查结果类似,而与小于 6 个月的婴儿的检查结果还是存在一些不同,主要与中轴肌张力不成熟以及保护性反应的不完全有关。

（四）量表的临床应用研究

近年来，HINE 被较为广泛地应用于早产及足月高危儿的神经系统监测及评估，辅助脑瘫的预测及诊断。Frisone 等人对 74 名 9~18 个月的早产儿进行评估，HINE 得分低于 52 的婴儿在 2 岁时无法行走。另一项研究在 903 名早产儿中使用 HINE，认为其可早期识别单侧和双侧脑瘫，全身运动质量评估和 HINE 的综合使用是脑瘫及其严重程度的最佳预测指标。

不安运动缺乏和 HINE 总分大于 50 高度提示偏瘫，而不安运动缺乏和 HINE 总分低于 50 与轻度至重度脑瘫（双瘫或四肢瘫痪）相关。在两项针对缺氧缺血性脑病婴儿的研究中，HINE 和 MRI 的结合有助于提供更准确的预后信息。正常新生儿 MRI 或中度白质病变总是与最优 HINE 评分（>73）和正常运动结局相关；另一方面，严重的基底神经节病变与的次优 HINE 评分（<40）相关，所有这些婴儿都出现了严重的脑瘫，均不能独坐。

一项对新生儿重症监护病房出院的 1 541 名早产儿和足月儿随访至 2 岁的大样本研究结果表明，3 个月时≤56 分对脑瘫的发生具有高的敏感性和特异性（约 90%），<40 分者均发展为重度脑瘫。一项回顾性研究将 HINE 评分与脑瘫婴儿的粗大运动功能分类系统（GMFCS）水平进行相关分析，显示出显著负相关：所有评分大于 60 的婴儿均处于 I 级；得分在 48 至 60 分之间的为 I 级和 II 级；得分最低（<48）的人表现出严重的运动功能障碍（GMFCS IV 级和 V 级）。不同研究显示，HINE 对脑瘫的预测的敏感性在 90%~100% 之间，特异性在 50%~100% 之间（多数为 90%~100%）。

2017 年《美国医学协会儿科学杂志》在"脑瘫的早期、精确诊断和早期干预"一文中提出，在 >5 个月的婴儿中，将 HINE+MRI+ 运动评估（DAYC/AIMS）+ 高危因素作为脑瘫预测的高危因素，其中 HINE 得分 <40 分预示很可能发生脑瘫。

（五）量表的特点及使用中的注意事项

对存在年龄依赖性的项目，需要掌握其适用年龄及随年龄变异的特点。目前多数研究集中在围产期脑损伤婴儿中开展，对一般群体的脑瘫诊断和预测效度还待进一步验证。最近的研究显示，HINE 对认知预后也有较好地预测价值，值得重视。

（武 元 李 明）

参 考 文 献

［1］ CIONI G, MERCURI E. Neurological Assessment in the First Two Years of Life ［M］. New Jersey Wiley：Blackwell Pub, 2008.

［2］ ROMEO DM, RICCI D, BROGNA C, et al. Use of the Hammersmith Infant Neurological Examination in infants with cerebral palsy：a critical review of the literature ［J］. Dev Med Child Neurol, 2016, 58（3）：240-245.

［3］ NOVAK I, MORGAN C, ADDE L, et al. Early, Accurate Diagnosis and Early Intervention in Cerebral Palsy：Advances in Diagnosis and Treatment ［J］. JAMA Pediatr, 2017, 171（9）：897-907.

［4］ DUBOWITZ L, MERCURI E, DUBOWITZ V. An optimality score for the neurologic examination of the term newborn ［J］. J Pediatr, 1998, 133（3）：406-416.

［5］ HAATAJA L, MERCURI E, DUBOWITZ L, et al. Optimality score for the neurologic examination of the infant at 12 and 18 months of age ［J］. J Pediat, 1999, 135（2）：153-161.

［6］ ROMEO DM, COWAN FM, HAATAJIA L, et al. Hammersmith infant neurological examination for infants born preterm：predicting outcomes other than cerebral palsy ［J］. Dev Med Child Neurol, 2020, 18.

三、儿童神经心理缺陷主观觉知量表(9~12 岁)(SAND-C)

（一）概述

儿童神经心理缺陷主观觉知量表(Subjective Awareness of Neuropsychological Deficits Questionnaire for Children,SAND-C)由美国印第安纳州大学医学院 Hufford 和 Fastenau 编制,原始问卷共 47 个条目。每条目以 1~4 分等级评分,各因子分及总分得分越高,说明神经心理功能越好。问卷经作者授权可以在中国使用,由上海交通大学医学院附属精神卫生中心杜亚松博士翻译,在保留原问卷含义的基础上,适当修改个别词句以利于中国儿童和青少年阅读。由英国华人心理分析联合会主席 Shun Au 进行回译。

近十几年,随着对认知功能研究地深入,在精神科领域已经广泛使用神经心理评估。Brunswick 等提出神经心理测量应结合生态效度,即测量结果能真实反映被试者在日常生活中的实际能力。而目前常用的神经心理测验,如持续性注意测试与威斯康辛卡片分类测验(Wsiconsin Card Sorting Test,WCST)等,多在试验环境进行,其结果虽然较为客观,但容易受到测试时个人状态及环境的影响,试验制订的任务与现实生活往往没有多大的联系,故难以从生态纬度对认知功能进行评定。国外编制了执行功能行为评定量表(Behavior Rating Inventory of Executive Function,BRIEF)、儿童神经心理缺陷主观觉知问卷(Subjective Awareness of Neuropsychological Deficits Questionnaire for Children,SAND-C)等基于生态维度的评定量表,国内已有研究检验 BRIEF 的信度、效度,而 SAND-C 尚未在国内使用。

（二）量表的结构及评分标准

SAND-C 由分别适用于 9~12 岁、13~19 岁的儿童青少年使用,主要由儿童青少年对自己的心理缺陷状态的自评。

SAND-C(9~12 岁)由 34 个条目组成:

因子 1:由代表一般认知功能(3,8,9,11,12,13,14,17,18,19,20,23,25,28,29,32,34)的 17 个项目组成,例如语言,视觉-空间,精神运动,记忆,和执行功能。

因子 2:由反映注意功能的 11 个项目(5,7,10,16,21,22,24,26,30,31,33)组成,包括常见于青少年注意力困难的有关记忆和协调问题。

因子 3:由反映行为和表现的自我控制的 6 个项目(1,2,4,6,15,27)组成,包括对错误的控制,组织活动及在某个时刻关注一项活动。量表中"*"的条目为反向计分。

SAND-C(13~19 岁)由 35 个条目组成。分 6 个因子:

因子 1:由反映执行功能的 9 个项目(2,5,7,9,12,15,19,26,32)组成,例如解决问题和注意功能,如维持一段时间的注意。

因子 2:由 4 个暗示自我控制能力的项目(1,21,22,31)组成,例如留意错误,及冲动行为,如做事之前没经过考虑。

因子 3:由 6 个暗示语言功能的项目(8,14,16,18,27,28)组成,例如拼写和阅读。

因子 4:由 2 个包括反映良好行为控制的项目(17,24)组成,特别涉及书写。

因子 5:由 8 个大体上反映记忆和粗大运动的项目(3,6,13,25,29,30,33,34)组成。

因子 6:由 6 个暗示视觉和运动功能的项目(4,10,11,20,23,35)组成,例如描绘图画,记住视觉刺激。量表中"*"的条目为反向计分。

（三）量表的信度及效度研究

1. 抽样的代表性　同期采取整体分层抽样方法,先随机抽取上海市 3 个区,在各区随机抽取小学和初中各一所,再在小学的 4~5 年级和初中各年级段中各随机抽取一个班级的学生作为研究对象。问卷调查由班主任统一组织,以班级为单位集中回答,要求每位学生独立、当场完成。由教师提供线索后排除 ADHD、对立违抗障碍、品行障碍、儿童精神分裂症、情感障碍、孤独症、精神发育迟滞、癫痫以及其他脑器质性疾病。随机抽取的 711 名学生中 23 名学生被排除,发放问卷 688 份,收到有效问卷 628 份。年龄 9~16 岁,平均(12.8±1.8)岁,其中男生 322 名,女生 306 名。

2. 信度研究　采用问卷的内部一致性系数和重测信度评价问卷的信度,SAND-C 的总的内部一致性系数 Cronbach's α 系数仅为 0.89,各因子内部一致性系数为 0.62~0.71。对其中 56 名健康儿童在 2 周后重测,两次测试之间的总分和因子分的相关系数绝大部分高于 0.70。

3. 效度研究　Piers-Harris 儿童自我意识量表(PHCSS)由 6 个分量表(行为、智力与学校情况、躯体外貌与属性、焦虑、合群、幸福与满足)组成。得分越高,表明自我意识水平越高。该量表适用于 8~16 岁儿童。量表的效标效度以 SAND-C 的总分、各因子分与 PHCSS 的总分及各因子分进行相关分析,结果两问卷的总分及各因子分之间均成正相关,两问卷总分相关系数为 0.65,两问卷因子分之间相关系数为 0.22~0.67,均有统计学意义($P<0.01$)。

量表的结构效度按原量表结构的 6 因素模型及总分的单因素模型与本研究的数据进行验证性因素分析,结果显示问卷两种模型与数据的拟合度良好。

(四) 量表的临床应用研究

选择 2008 年 2—12 月在上海交通大学医学院附属精神卫生中心儿童门诊就诊的患儿,经主任医生诊断,符合美国精神障碍诊断与统计手册(第Ⅳ版)(DSM-Ⅳ)注意缺陷多动障碍(attention deficit and hyperactive disorder,ADHD)的诊断标准。共 47 例,年龄 9~16 岁,平均(12.5±2.3)岁,男性 25 例,女性 22 例。健康儿童组的 SAND-C 总分及各因子评分明显高于 ADHD 组的评分,差异有统计学意义(P 均 <0.01);健康儿童组不同年龄的评分结果中,高年龄段总分及语言因子分高于低年龄段的评分(P 均 <0.05)。

(五) 量表的特点及使用中的注意事项

该量表的修订工作还很不完善,还有待于进一步地研究。首先,由于样本量的限制仍然不能回答原问卷结构或本研究提出的 4 因素结构在不同的年龄段是否稳定,问卷的条目组成是否在所有的年龄段都是一致的。

由于研究人群的年龄跨度为 9~16 岁,正是神经心理功能持续发展的阶段,本研究发现健康儿童 SAND-C 的总分随着年龄的增加而升高,既往研究也指出在 9~12 岁的儿童样本中,问卷的 45 个条目只有 34 个条目适用,仅能提取 3 个因子,如果使用同一测量模型有可能导致高年龄段儿童的假阴性结果及低年龄段的假阳性结果。所以本附录附加了 9~12 岁年龄段的量表,13~19 岁的量表要等待进一步研究的结果出来后再公布。

希望在将来的研究中,有必要扩大不同年龄段的独立样本含量至 10 倍于问卷条目数以上,进一步进行问卷条目和因素的分析。

对于问卷正常值和分界值的估计也有待于问卷结构在不同年龄段的确定。

(六) 量表修订者及量表原文

该问卷由上海交通大学医学院附属精神卫生中心杜亚松教授翻译并修订,有任何问题请联系,杜亚松,上海市宛平南路 600 号,E-mail:yasongdu@163.com。

(杜亚松)

参 考 文 献

[1] BRUNSWICK E.Symposium of the probability approach in psychology:representative design and prohabilistic theory in a functional psychology [J].Psychol Rev,1955,62(3):193-217.

[2] GIOIA GA,ISQUITH PK,GUY SC,et a1.Behavior rating inventory ofexecutive- function [J]. Neuropsycliol DevCogn,2000,6(3):235-238.

［3］HUFFORD B J,FASTENAN P S.Development and validation of the subjectiveawarenessof neuropsychological deficits questionnaire for children（SAND-C）［J］.JClin ExpNeuropsychol,2005,27（3）:255-277.

［4］AMERICALL PSYCHIATRIC ASSECIATION.Diagnostic and statistical manual ofmental disorders.4th ed.Text Rev［M］.Washington D.C.:American Psychiatric Association,2000.

［5］苏林雁,罗学荣,张纪水,等.儿童自我意识量表的中国城市常模［J］.中国心理卫生杂志,2002,16（1）:3l-34.

［6］张文武,辛秦,杜亚松.儿童神经心理缺陷主观觉知问卷（SAND-C）在上海儿童中的信、效度初步评估［J］.上海精神医学杂志,2010,22（5）:266-270.

［7］刘漪,李彩霞,杜亚松,等.注意缺陷多动障碍患儿自我觉知特点的研究［J］.中国儿童保健杂志,2016,24（3）:285-288.

儿童神经心理缺陷自我觉知评量表（9~12 岁）

项目	几乎从不	有时候	大多数时候	几乎都是
1. 我做事情是做完一件再做另一件。	1	2	3	4
2. 我比别人先发现自己的错误。	1	2	3	4
3. *当图片拿反时,我就搞不清楚上面是什么。	1	2	3	4
4. 我会仔细检查自己的作业以确保没有做错。	1	2	3	4
5. 即使发生其他事情,我还是能集中精力做事。	1	2	3	4
6. 我在新的环境中能指出哪里是北方。	1	2	3	4
7. *我经常忘事。	1	2	3	4
8. 在陌生的环境中,我自己能找到路。	1	2	3	4
9. 我能够记住我听过的故事。	1	2	3	4
10. 如果我尽力,就能在课堂上学到东西。	1	2	3	4
11. 我的双手做事情很快。	1	2	3	4
12. 我擅长动脑筋解决难题。	1	2	3	4
13. 我能理解别人对我说的话。	1	2	3	4
14. 即使拼图的一半丢失了,我还是能说出整幅图片是什么。	1	2	3	4
15. 我大声朗读时,不会读错。	1	2	3	4
16. 我的字迹整洁。	1	2	3	4
17. 我能完成"你说我做"游戏。	1	2	3	4
18. 我能拼生字。	1	2	3	4
19. 我能想出不止一种方法来解决问题。	1	2	3	4
20. 我能区别两个容器的大小。	1	2	3	4
21. *我老坐不住。	1	2	3	4
22. *我在课堂上老是抢答。	1	2	3	4
23. 只要是看过的图片,我就能记得。	1	2	3	4
24. 我能写好数字和字母。	1	2	3	4
25. 我目标明确。	1	2	3	4
26. *我不能记起我的东西放在哪里,如学校布置的作业。	1	2	3	4

续表

项目	几乎从不	有时候	大多数时候	几乎都是
27. 我能长时间集中注意力。	1	2	3	4
28. 我理解我阅读的内容。	1	2	3	4
29. * 我无法表达我要说的话。	1	2	3	4
30. * 我做某些事的时候需要提醒。	1	2	3	4
31. * 我说话或做事不假思索。	1	2	3	4
32. * 我常常记不得下个礼拜要做什么。	1	2	3	4
33. * 我笨手笨脚的。	1	2	3	4
34. 我看了一个建筑的模型后能用积木搭出来。	1	2	3	4

注:带"*"为反向计分项目。

四、霍尔斯特德 - 雷坦神经心理成套测验儿童版(HRNTBC)

(一) 概述

神经心理测验是测量可观察行为的方法,这些行为可反映大脑和中枢神经系统的基本结构和功能,因此神经心理测验是研究大脑功能与行为关系的重要方法之一。

神经心理测验评估的心理功能或行为的范围很广,涉及脑功能的各个方面,包括:感觉、知觉、运动、言语、注意、记忆、思维、情绪和人格等。即可用于研究正常人脑功能与行为之间的关系,也用于研究各种脑损伤后对心理功能或行为的影响。

1. **儿童神经心理测验的内容**　儿童神经心理测验(Neuropsychological Test Battery for Children)是通过一系列测验和检查方法了解儿童脑功能或能力缺陷。测验内容包括以下内容:

(1) 感知觉反映的信息(触、听、视感知过程)。

(2) 运动和心理运动技巧(握力、运动速度、上下肢的心理运动速度)。

(3) 心理语言能力(感觉语言、表达语言、联系语言技巧)。

(4) 概念形成和问题解决能力等。

当怀疑患儿有脑损害,如脑外伤或脑肿瘤时,有必要对患儿进行全面的神经心理检查。这不仅有助于临床医师的诊断,更有利于对脑功能进行全面地评估,了解脑损伤的部位、性质和范围以及损伤对心理功能的影响,了解不同损伤时脑功能状况,有哪些行为改变和功能障碍,哪些功能依然完好,指导治疗计划、康复措施的制订、评估疗效,对能力鉴定等提供帮助。

神经心理测验按测验结构大致可分为单项测验和成套测验。

单项测验主要测量某一种神经心理功能,如经典的本顿视觉保持测验,主要测查空间知觉和记忆力。其特点是重点突出,简捷,省时,但形式单一,功能局限。

成套测验由多个分测验组成,如著名的霍尔斯特德-雷坦(Halstead-Reitan)神经心理成套测验(简称HR 神经心理成套测验),由 10 个分测验组成,测查从感知觉、运动到记忆与思维等多方面的功能。成套测验的形式多样化,测查范围广泛,能全面反映脑功能状况,但也有费时,重点不突出的缺点。

2. **儿童神经心理测验分类**　从应用角度可以将儿童神经心理测验分 3 个方面。

(1) 神经心理筛选测验:如本德(Bender)格式塔测验、快速神经学甄别测验、失语甄别测验等。

(2) 成套神经心理测验:Halstead-Reitan 成套神经心理测验。

(3) 其他测验:如智力测验、记忆测验等,这些测验可配合神经心理测验使用,以全面测量儿童神经心理功能。

本节重点介绍我国修订的儿童用 HR 神经心理成套测验。

（二）HR 神经心理成套测验编制目的及意义

1. HR 神经心理成套测验的原作者、编制目的及意义　HR 神经心理成套测验原名为 *Halstead-Reitan Neuropsychological Test Battery*。最初由美国心理学家 Ward C.Halstead 编制，后由 Ralph M.Reitan 加以发展，取两人名字组合命名而成。

20 世纪 30 年代，美国心理学家 Ward C.Halstead 基于在芝加哥大学对脑损伤患者的研究提出，有必要通过成套心理测验来评价脑损伤患者的大脑功能。于是他开展了系列的临床研究，通过观察脑损伤患者的行为和心理功能来评价脑损伤的类型和严重程度，经过筛选，他挑出了 10 个与脑功能密切相关的心理测验，形成了初始的神经心理成套测验。并于 1947 年出版《脑与智力》专著，反映其研究成果。

HR 神经心理成套测验的发展与 Halstead 的学生 Ralph M.Reitan 的研究和贡献密不可分。Ralph M.Reitan 在 20 世纪 50 年代应用成套神经心理测验对 8 000 多名脑损伤患者进行测试，在不知道患者背景情况下，仅根据测验结果对脑损伤的部位、性质和严重程度做出了较准确地判断，为神经心理成套测验的临床应用及其有效性提供了有力的支持。Reitan 还对原测验做了一定的修改，如增加了智力测验等内容，形成了正式的 HR 神经心理成套测验。

HR 神经心理成套测验编制目的在于为临床心理学家深入认识脑归纳与行为关系，了解脑损伤对感觉、知觉、记忆、智力和人格等脑功能水平和行为的影响以及脑功能状况的发展与变化，为系统评估脑损伤和脑功能状况提供了一个定式和客观的方法，为脑损伤诊断、康复和治疗提供指导。

2. HR 神经心理成套测验的版本和适用对象　HR 神经心理成套测验有成人、儿童和幼儿 3 个版本，均有中国修订版。

（1）HR 神经心理成套测验幼儿版：幼儿版英文名为 *Reitan-Indiana Neuropsychological Test Battery for Children*，中国修订版称为 HR 神经心理成套测验幼儿版，适用于 5~8 岁儿童。

（2）HR 神经心理成套测验儿童版：儿童版英文名为 *Halstead Neuropsychological Test Battery for Children*，中国修订版称为 HR 神经心理成套测验少儿版，适用于 9~14 岁儿童。

（3）HR 神经心理成套测验成人版：成人版英文名为 *Halstead-Reitan Neuropsychological Test Battery for Adults*，中国修订版名为 HR 成人神经心理成套测验，适用于 15 岁以上及成人。

3. HR 神经心理成套测验中文版的修订及标准化过程　HR 神经心理成套测验于 1983 年由中国著名心理学家龚耀先教授引进到中国。1983—1985 年期间根据中国文化背景和人口特点进行了修订，在全国 15 个省市取样 1 235 人，其中正常样本 885 人，脑损伤样本 350 人，在此基础上制订了 HR 成人神经心理成套测验中国常模。

1983—1986 年期间对英文版的 HR 神经心理成套测验幼儿版进行了修订，首先在湖南省长沙市按比例分层取样 5~8 岁儿童 213 人，制定了 HR 神经心理成套测验幼儿版的长沙常模；在此基础上进一步在全国 15 个省市范围取样 5~8 岁儿童 1 002 人，制定了 HR 神经心理成套测验幼儿版中国常模。

1985—1988 年期间对英文版的 HR 神经心理成套测验少儿版进行了修订，在全国 22 个个省市范围取样 9~14 岁正常儿童 914 人和脑损伤儿童 111 人，制定了 HR 神经心理成套测验儿童版中国常模。

（三）HR 神经心理成套测验的特点及使用中的注意事项

1. HR 神经心理成套测验测验的特点　早期对 HR 神经心理成套测验应用偏重其无创性脑功能检查的临床诊断价值，但随着现代诊断技术和方法的发展，HR 神经心理成套测验的诊断价值已不再重要，而其对脑功能评价的价值更加突出，成为脑与行为关系研究的重要方法。

成套神经心理测验的优点是系统、全面，具有标准化、结果数量化等特点，测验结果相对客观，便于比较。HR 神经心理成套测验在临床应用中还常与韦氏智力量表、明尼苏达多项人格问卷、韦氏记忆量表结合应用，评估更全面、更准确。

但利与弊是共存的，HR 神经心理成套测验在系统全面反映神经心理功能的同时也有着测验内容较多、固定、重点不突出，不够灵活、费时等缺点。测验通常是在标准情景下进行的，其施测和评分有严格的规则,如规定的指导语和操作步骤,开展测验需要配置专用的测验工具或器材,需要专业培训,熟悉掌握有关测验操作技能,测验实施和测验结果分析难度较大。

2. **测验结果分析** 神经心理测验结果常用反映正确数或错误数以及完成测验任务的时间多少表示,因此,分析指标主要是受试者在测验中出现的错误数或正确数多少以及操作时间长短。此外,还应结合病史、临床表现和测验中表现出来的行为特征综合分析。分析的基本内容包括以下内容:

(1) 操作水平分析:操作水平分析是将每个受试者在各测验项目的评分(错误数、正确数和时间)与常模结果比较,通过比较受试者在各测验项目成绩的高低反映其相应能力水平状况。

操作水平可以利用划界分进行判断(即区分正常与异常的分数线)来判断各单项测验结果正常与否,超过划界分值便考虑受试者该测验项目反映的功能有异常。如成人 HR 神经心理测验采用了划界分并根据划入异常的测验数计算出损伤指数,再根据损伤指数判断有无脑损伤。损伤指数为划入异常的测验数与测验总数之比。例如某人做了 7 项分测验,其中 3 项划为异常,则其损伤指数为 3/7,得 0.43。对损伤指数的解释为:①0.00~0.14 提示正常;②0.15~0.29 为边缘状态;③0.30~0.43 提示轻度脑损伤;④0.44~0.57 提示中度脑损伤;⑤0.58 以上提示重度脑损伤。

但是,并不是所有测验都有划界分,因此,操作水平分析通常是利用常模的平均数作为比较参照标准,用常模标准差作为单位,若受试者的成绩明显低于平均水平,如低于平均值 1 个或 1.5 个标准差,则提示该测验反映的功能有损伤的可能。具体做法是先将受试者成绩与常模的均数相减,再除以常模提供的标准差,即得到相差的标准差结果。例如,在某项反映抽象思维能力的测验,正常人的成绩均数为 80,标准差为 20。某受试者在该测验的成绩为 40,与正常均数比较,则有:(40~80) /20=−2,结果低于正常平均值 2 个标准差,明显低于正常人水平,提示该受试者抽象思维能力受损。任何一种测验的量化评分都可以利用常模平均分和标准差进行类似的计算,进行操作水平分析比较。

(2) 模式分析:是将反映不同能力的测验评分差异进行比较,如将侧重反映左半球功能的言语测验成绩与侧重反映右半球功能的操作性测验成绩比较,了解左右半球功能差异的情况。操作模式分析有助于发现受试者能力的强项与弱项,有助于发现脑功能改变或脑损伤的特点。表 11-2 归纳了常见心理测验指标差异与大脑左右半球损伤的关系模式。

表 11-2 常见心理测验指标差异与不同脑损伤的关系模式

测验指标	左半球损伤	弥漫性损伤	右半球损伤
(1) 智力	VIQ<PIQ (相差 10 IQ 以上)	普遍降低或 PIQ<VIQ	PIQ<VIQ (相差 10 IQ 以上)
(2) 记忆	言语记忆明显损害	普遍降低	空间记忆成绩明显下降
(3) 思维	心算、抽象思维测验成绩明显下降	抽象思维和概括测验成绩明显下降	非言语概念形成测验成绩明显下降
(4) 运动	敲击测验、握力测验成绩 右侧明显低于左侧	连线测验乙式的成绩明显低于甲式	敲击测验、握力测验成绩左侧明显低于右侧
(5) 感知觉	右侧感知错误高于左侧		左侧感知错误高于右侧 节奏性感知觉能力下降
(6) 言语	失语测验阳性发现语言 测验成绩下降		有结构性失用
(7) 损伤指数		在划界分以上	

(3) 行为特征和病理性特征分析:脑功能的改变不仅表现在测验分数上的变化,而且可以在行为特征方面表现出质的改变。有时测验结果可以没有明显的量的改变(分数在正常范围),但患者可以在测验过程中表现出一些细微的质的变化,如某个脑损伤患者在进行临摹测验时,必须将临摹的样本倒转来临摹,最后尽管其临摹是准确的,评分是正常的,但其倒转样本的行为是异常的。另一个患者,几乎所有测验项

目都在正常水平,但其在失语测验中构图和临摹均出错,不能以其他因素解释,结合其行为异常特征考虑为顶叶损害的结构性失语,进一步深入测查得到证实。又如有两个患者在韦氏智力量表中算术测验的成绩相同,但他们在测验中的表现不同,一个患者心算简单问题毫无困难,但遇到复杂问题时便失败,因为他记不住问题中的条件;另一个患者也能完成简单问题,但在计算过程中他要数手指。虽然这两人分数相同,但前者有记忆障碍,而后者有心算困难。这些异常行为特征是分数不能反映的,但对于脑损伤的评估很有意义。需要注意观察并在分析结果加以利用。

特别要注意的是,测验结果受许多因素影响,如受试者的年龄、文化和职业,此外,受试者与主试者的关系,合作态度,对测验的态度,努力情况等也会影响测验成绩,这些是在结果分析时应予以注意的。

有必要指出,儿童处在生长发育时期,分数范围的变化是相对的,分数超出正常范围并不一定意味着脑损伤或异常,而有可能是个体差异或发育差异等因素所致。

(四) HR 神经心理成套测验幼儿版量表

1. HR 神经心理成套测验幼儿版的结构及评分标准　修订的 HR 神经心理成套测验幼儿版保留了原测验的结构,包括 12 个分测验。不过,幼儿版的各分测验与成人和少儿版有不少差别,更改和替换了与少儿版不同的一些分测验。以下是幼儿版各分测验的名称、功能和评分指标。

(1) 范畴测验(the category test):要求受试者对 80 张图片的形状和颜色特征进行分析与概括,通过尝试错误发现图片中隐含的数字规律,测查分析概括、推理能力、抽象思维和解决问题的能力。评分指标用错误数多少表示。

(2) 触摸操作测验(the tactual performance test):要求受试者在蒙着双眼的情况下,凭感知觉将 6 个不同形状的形块放入相应的木槽中。分利手、非利手和双手 3 次操作,最后要他回忆这些形块的形状和位置。测查受试者触知觉、运动觉、记忆和手的协调与灵活性能力。评分指标用完成任务的时间和回忆形块数多少表示。

(3) 色形和渐进测验(color form test,the progressive figues test):测查空间知觉、记忆和眼手协调能力。前者要求儿童将颜色和形状相同的图形依次相连;后者要求从散在大小重叠的图形中找出形状相同的图形相连。评分指标为完成任务时间和错误数。

(4) 前进测验(marching test):要求儿童分别用笔(第 1 步)和手指(第 2 步)在两行排列不相称的圆形内按指定顺序地前进。测查随意运动控制能力、协调能力和节律运动能力。

评分指标为完成任务时间和错误数。

(5) 个别操作测验(individual performance test):包括临摹图形和匹配图形两部分,测查视觉和空间知觉及眼手协调运动能力。评分指标为完成任务时间和错误数。

(6) 图画配对测验(matching picture test):要儿童将不同图画按形状、种类和用途等进行分类配对。测查抽象思维能力。评分指标为正确配对数。

(7) 靶测验(target tesl):向儿童呈现印有 9 个排列规则黑点的刺激图,主试按定顺序敲击黑点,要儿童观察敲击路线变化并复述出来。测查儿童视觉空间能力、注意力记忆力。测验结果用正确复述数量表示。

(8) 手指敲击测验(the finger tapping test):要求受试者分别用左右手示指快速敲击计算器的按键,测查精细运动能力,反映左右半球精细运动控制功能状况。结果用每 10 秒的平均敲击次数表示。

(9) 握力测验(measurement of strength of grip):用握力计测查左右手握力,测查上肢肌力和运动功能。

(10) 侧性优势检查(the test of lateral dominance):通过对受试者写字、投球、拿东西等动作的询问和观察,了解大脑功能的侧性分化,判断其利手或利侧,进一步判断言语优势半球。感知觉检查(test of sensory perceptual disturbances):此测验包括听觉检查、视野检查、脸手触觉辨认、手指符号辨认和形块辨认等 6 个方面,测查有无周边视野缺损、听觉障碍、触觉和知觉障碍。此测验的特点在于检查受试者的感觉时双侧同时给予刺激,刺激部位和次数固定,可量化评估。测验结果用错误数多少表示,比较左右两侧错误数的差异以了解大脑两半球感知功能差别和了解有无感知觉障碍。

(11) 失语甄别测验(aphasia screening test):要求受试者回答问题,复述问题,临摹图形和执行简单命令,测查言语接受和表达功能以及有无失语障碍。评分指标为错误数。

（12）感知觉检查（test of sensory perceptual disturbances）：此测验包括听觉检查、视野检查、脸手触觉辨认、手指符号辨认和形块辨认等 6 个方面,测查有无周边视野缺损、听觉障碍、触觉和知觉障碍。此测验的特点在于检查受试者的感觉时双侧同时给予刺激,刺激部位和次数固定,可量化评估。

评分指标为时间和用错误数,比较左右两侧所需时间和错误数的差异以了解大脑两半球感知功能差别和了解有无感知觉障碍。

2. HR 神经心理成套测验幼儿版的常模结果　HR 神经心理成套测验幼儿版主要采用各分测验的平均分作为常模,这些平均分为操作结果的正确数或错误数,或为操作时间。表 11-1-3 列出了 5~8 岁儿童分测验 1~8 的平均分常模结果,常模样本为 5~8 岁正常儿童 1 002 人。分测验 9、10 和 12 的评分因个体差异较大,不用做常模,只用于左右比较。分测验 11 的结果主要用于定性分析。5~8 岁儿童各分测验成绩的平均分常模结果见表 11-3。

表 11-3　5~8 岁儿童各分测验成绩的平均分常模（$M \pm S$）

分测验	5 岁组	6 岁组	7 岁组	8 岁组
1. 范畴测验,错误数	26.1±0.7	23.8±0.7	20.8±0.7	18.3±0.3
2. 触摸测验,速度/min	14.0±0.5	12.2±0.4	10.0±0.5	8.3±0.3
触摸测验,记形状数	3.8±0.1	4.3±0.1	4.5±0.1	4.7±0.1
触摸测验,记位置数	1.7±0.1	2.1±0.1	2.6±0.1	2.7±0.1
3. 色形测验,速度/s	56.0±3.9	43.0±1.5	37.5±2.6	30.7±1.4
色形测验,错误数	1.4±0.1	1.0±0.1	0.7±0.1	0.7±0.1
渐进测验,速度/s	96.7±3.9	91.2±4.2	70.7±3.7	56.1±2.4
渐进测验,错误数	0.8±0.1	0.7±0.1	0.8±0.1	0.5±0.1
4. 前进测验速度/s(右)	42.4±1.8	37.6±2.0	30.5±1.9	27.1±1.1
前进测验速度/s(左)	51.0±2.4	43.6±2.6	36.6±2.1	32.3±1.5
前进测验错误数	1.3±0.1	1.0±0.1	0.7±0.1	1.0±0.1
前进测验正确数	57.7±1.3	66.4±1.0	71.1±1.0	70.5±1.1
5. 图形匹配,速度/s	98.9±2.0	84.9±2.1	67.7±1.8	60.6±1.7
图形匹配,错误数	2.6±0.1	2.1±0.1	1.8±0.1	1.6±1.2
临摹图形速度/s	99.4±3.7	75.1±2.7	58.4±2.9	53.8±2.1
临摹图形,错误数	1.3±0.4	6.7±0.3	4.6±0.3	3.3±0.2
6. 图画配对,正确数	15.5±0.1	16.2±0.1	16.9±0.1	7.7±0.1
7. 靶测验,正确数	9.5±0.3	11.5±0.3	14.3±0.3	16.0±0.3
8. 敲击测验,次数(右)	29.1±0.3	31.0±0.3	33.1±0.3	35.6±0.3
敲击测验,次数(左)	26.5±0.3	28.3±0.3	30.1±0.3	32.2±0.3
9. 握力测验,千克数(右)	5.9±0.2	7.0±0.2	8.7±0.2	10.5±0.2
握力测验,千克数(左)	5.5±0.2	6.4±0.2	8.0±0.2	9.6±0.2

3. HR 神经心理成套测验幼儿版的信度与效度

（1）信度：HR 神经心理成套测验幼儿版采用重测信度,对 66 名儿童在相隔 4~6 周的时间内作了两次测验,分析两次成绩的相关,平均相关系数值为 0.61,其中除渐进测验外,各相关系数均达到统计学显著性水平,表明测验具有必要的信度。

（2）效度：效度分析方法之一,是比较不同年龄儿童的能力水平,这是从测验能反映年龄与能力发展关系的构想角度反映测验效度,结果表明不同年龄组儿童的测验操作成绩差异显著,总的规律是:儿童的测验操作成绩高低与其年龄大小成正比,儿童年龄越小,成绩越差,年龄越大则成绩越好。这种操作水平随年龄变化的结果与国外有关研究结果是一致,测验有效地反映出儿童能力发展的差异和儿童的脑及心理生理功能发展的规律性。

效度分析方法之二,是比较正常儿童与脑损伤儿童的测验成绩差异,结果表明,正常儿童各分测验指标的均数都明显优于脑损伤儿童,差异都达到了统计学非常显著水平。表明测验能有效地区分正常与脑损伤儿童。

效度分析方法之三,是将 HR 神经心理成套测验幼儿版测验成绩与幼儿智力测验的比较,48 名儿童同时接受了 HR 神经心理成套测验幼儿版及韦氏幼儿智力量表的测查,结果表明 HR 神经心理成套测验幼儿版各分测验的成绩与智力测验的言语量表、操作量表和全量表 IQ 显著相关,反映出 HR 神经心理成套测验与同样反映脑功能的智力测验的一致性。

(五) HR 神经心理成套测验少儿版量表

1. HR 神经心理成套测验少儿版的结构及评分标准 修订的 HR 神经心理成套测验少儿版保留了原测验的结构,包括 10 个分测验。以下是各分测验的名称、功能和评分指标。

(1) 侧性优势检查(the test of lateral dominance):通过对受试者写字、投球、拿东西等动作的询问和观察,了解大脑功能的侧性分化,判断其利手或利侧,进一步判断言语优势半球。

(2) 失语甄别测验(aphasia screening test):要求受试者回答问题,复述问题,临摹图形和执行简单命令,测查言语接受和表达功能以及有无失语障碍。评分指标为错误数。

(3) 握力测验(Measurement of strength of grip):用握力计测查左右手握力,测查上肢肌力和运动功能。评分指标为反映握力的千克数。

(4) 连线测验(trail making test):此测验分甲乙两式,甲式要求受试者将一张 16 开大小纸上散在的 15 个阿拉伯数字顺序连接;乙式除数字系列外,还有英文字母系列,要求受试者按顺序交替连接 8 对阿拉伯数字和英文字母。测查空间知觉、眼手协调、思维灵活性等能力。评分指标用完成任务时间和连接错误表示。

(5) 触摸操作测验(the tactual performance test):要求受试者在蒙着双眼的情况下,凭感知觉将 6 个不同形状的形块放入相应的木槽中。分利手、非利手和双手 3 次操作,最后要他回忆这些形块的形状和位置。测查受试者触知觉、运动觉、记忆和手的协调与灵活性能力。评分指标用完成任务的时间和回忆形块数多少表示。

(6) 音乐节律测验(the rhythm test):要求受试者听 30 对音乐节律录音,辨别每对节律是否相同,测查注意力、瞬间记忆力和节律辨别能力。评分指标用正确辨别数表示。

(7) 手指敲击测验(the finger tapping test):要求受试者分别用左右手示指快速敲击计算器的按键,测查精细运动能力,反映左右半球精细运动控制功能状况。评分指标用每 10 秒的平均敲击次数表示。

(8) 语音知觉测验(the speech-sounds perception test):要求受试者在听到一个单词或一对单词的发音(录音)后,从 3 个备选词中找出相应的词,共有 30 个(对)词,测查受试者注意力和语音知觉能力。评分指标用正确选择数表示。

(9) 范畴测验(the category test):要求受试者对 6 组图片(107 张)的形状和颜色特征进行分析与概括,通过尝试错误发现图片中隐含的数字规律,并在反应仪上做出应答,测查分析概括、推理能力、抽象思维和解决问题的能力。评分指标用错误数多少表示。

(10) 感知觉检查(test of sensory perceptual disturbances):此测验包括听觉检查、视野检查、脸手触觉辨认、手指符号辨认和形块辨认等 6 个方面,测查有无周边视野缺损、听觉障碍、触觉和知觉障碍。此测验的特点在于检查受试者的感觉时双侧同时给予刺激,刺激部位和次数固定,可量化评估。

评分指标为时间和用错误数,比较左右两侧所需时间和错误数的差异以了解大脑两半球感知功能差别和了解有无感知觉障碍。

2. HR 神经心理成套测验少儿版的常模结果　HR 神经心理成套测验成人版的常模采取划界分和损伤指数,而儿童版主要采用各分测验的平均分作为常模,这些平均分为操作结果的正确数或错误数,或为操作时间。表 11-4 列出了 9~14 岁儿童各分测验成绩的平均分常模结果,常模样本为 9~14 岁正常儿童914 人,9~14 岁儿童各分测验成绩的平均分常模($M \pm SD$)。

表 11-4　9~14 岁儿童各分测验成绩的平均分常模($M \pm SD$)

分测验	9 岁组	10 岁组	11 岁组	12 岁组	13 岁组	14 岁组
失语测验	1.0±2.0	0.6±1.2	0.6±1.5	0.4±0.9	0.3±0.7	0.3±1.1
握力测验(右手千克数)	11.8±4.0	13.4±4.3	15.0±5.0	17.1±5.3	21.4±6.2	23.4±7.9
握力测验(左手千克数)	10.8±3.7	12.2±4.3	13.5±4.5	15.7±5.8	20.2±7.2	22.1±7.4
连线测验(甲式时间)	34.6±15.9	33.0±14.9	29.9±13.2	27.9±13.7	25.6±15.6	25.0±15.4
连线测验(乙式时间)	74.9±39.7	73.8±41.1	60.7±29.3	57.3±43.2	49.8±31.8	49.0±27.1
触摸测验(总时间)	355.3±201.3	350.9±202.2	329.7±193.5	306.8±192.1	262.2±143.4	289.1±215.2
触摸测验(右手时间)	159.9±105.4	154.4±106.3	157.8±112.8	136.1±95.5	117.2±73.4	125.5±95.5
触摸测验(左手时间)	119.8±75.1	123.7±83.2	105.9±65.6	108.7±84.7	90.0±55.0	61.1±34.9
触摸测验(双手时间)	75.2±51.0	72.2±47.5	69.7±57.7	60.5±42.1	55.4±34.9	61.1±59.2
触摸测验(记形状数)	5.0±1.2	5.2±1.0	5.2±1.0	5.2±0.9	5.3±0.9	5.3±0.9
触摸测验(记位置数)	3.5±2.1	3.9±2.0	3.9±2.0	4.3±1.8	4.5±1.7	4.2±1.9
音乐节律测验(正确次数)	21.4±4.7	21.3±4.5	21.4±5.6	22.4±4.5	22.1±4.8	21.6±5.0
敲击测验(右手次数)	35.7±7.4	37.6±7.3	38.0±7.5	38.7±9.2	40.6±7.8	41.3±8.3
敲击测验(左手次数)	34.6±7.3	36.1±6.1	37.2±7.1	37.7±9.1	39.0±8.1	40.5±8.2
语音测验 I(正确数)	25.8±4.1	27.3±4.0	26.7±3.7	27.7±2.7	28.0±2.6	28.0±3.1
语音测验 II(正确数)	27.3±7.1	26.7±4.4	26.5±4.6	27.5±3.6	28.2±4.7	27.7±3.6
范畴测验(错误数)	26.8±17.4	25.7±17.2	22.3±15.7	18.5±14.6	18.1±13.8	15.5±12.2
感知检查(右侧错误数)	2.6±3.4	2.8±3.5	1.7±2.7	1.5±2.7	1.0±2.1	1.5±2.5
感知检查(左侧错误数)	2.7±3.5	2.7±3.6	1.5±2.2	1.4±2.6	1.3±2.9	1.2±2.3
感知检查(右侧的时间)	12.1±4.7	11.6±4.6	11.0±4.2	11.6±5.0	10.3±4.0	10.0±4.0
感知检查(左侧的时间)	11.4±4.6	11.1±4.6	10.4±4.0	11.2±4.4	9.6±3.1	9.5±3.6

3. HR 神经心理成套测验儿童版的信度及效度研究

(1)信度:HR 神经心理成套测验少儿版采用重测相关来检验信度。对 43 名儿童间隔一个月左右进行了 2 次测验,两次测验的相关分析结果表明相关系数的范围在 0.40~0.98 之间,平均相关系数为 0.72,各相关系数均达到了统计学显著性意义水平,表明测验的一致性和可信度。

(2)效度:效度分析主要根据此测验能否有效区分正常儿童与脑损伤儿童。将正常儿童样本与脑损伤儿童样本的测验成绩均数差异进行比较,结果表明,除握力测验外,正常儿童各分测验指标的均数都明显优于脑损伤儿童,差异都达到了统计学非常显著水平。表明测验能有效地区分正常与脑损伤儿童。

进一步应用判别分析方法,综合利用各项测验指标判断儿童有无脑损伤或脑功能障碍,根据正常儿童样本和脑损伤儿童样本建立了判别方程。根据判别方程,得到对正常与脑损伤的判别正确率为 90.7%,其中对正常儿童样本的判别正确率为 93.1%,对患儿样本的判别正确率为 74.3%。判别分析结果表明综合利用多项神经心理测验指标能有效区分儿童有无脑损。

（解亚宁）

参 考 文 献

［1］REITAN，RALPH M.Ward Halstead's contributions to neuropsychology and the Halstead-Reitan Neuropsychological Test Battery［J］.Journal of Clinical Psychology,1994,50（1）:47-51.

［2］龚耀先.H.R.成人成套神经心理测验在我国的修订［J］.心理学报,1986,18（4）:433-436.

［3］龚耀先,解亚宁.我国修订的 HR 幼儿神经心理成套测验［J］.心理学报,1988,20（3）:312-315.

［4］解亚宁,龚耀先.HR 神经心理成套测验少儿版的修订和应用［J］.中国心理卫生杂志,1993,7（2）:49-52.

［5］解亚宁,戴晓阳.实用心理测验［M］.北京:中国医药科技出版社,2006.

［6］LORING DW,LARRABEE GJ. Sensitivity of the Halstead and Wechsler Test Batteries to brain damage:Evidence from Reitan's original validation sample. Clin Neuropsychol,2006,20（2）:221-229.

第二节　精神类评定量表——明尼苏达多相个性测查表（MMPI）

（一）概述

明尼苏达多相个性测查表（Minnesota Multiphasic Personality Inventory,MMPI）是目前世界上使用范围最广和频率最高的人格与临床心理学测验之一。由美国明尼苏达大学教授哈撒韦（Hathaway）与麦金利（McKinley）于 20 世纪 40 年代初期编制。1989 年美国明尼苏达大学出版社正式出版新修订的 MMPI（简记为 MMPI-2）。MMPI-2 在美国及世界各地的 MMPI 研究者及使用者中得到积极响应,已被译成多种语言文字,有关 MMPI-2 的研究文章及应用报告也越来越多,成为人格与临床精神心理学国际交流中的一个重要课题。

1. **MMPI 编制过程**　从 1939 年开始,Hathaway 和 McKinley 着手以经验效标法研究编制一种包含多量表的人格问卷或多相（multiphasic）人格调查表。该问卷于 1942 年以油印本出版,1943 年由明尼苏达大学出版社正式出版发行。最初的版本中包括了临床量表 Hs、D 和 Pt,以后不断加以补充,直到 1944 年编者发表的 5 篇论文才描述了各量表的编制和发展演变情况,并且首次命名为 MMPI。在 1943 年的手册中,包括了 9 个临床量表和 2 个效度量表 L 和 F,1946 年将 T-S-E 量表作为 Si 量表。1946 年完成了 K 量表的编制。最终完成了 10 个临床量表、4 个效度量表的编制。

2. **MMPI 编制的目的**　正如 Hathaway 所说,由于精神科医生进行精神检查不仅很费时费力,就诊的患者的花费也十分昂贵,他和 McKinley 才想到要采用一种问卷来帮助医生在短时间内对患者进行全面的客观检查和分类。由于当时已有的其他问卷主要用于某种人格理论研究,他们才决定编制一种能够包括一系列与精神科常见疾病诊断有关的量表,以帮助医生在短时间内对患者进行全面客观地检查和分类诊断（Hathaway 和 McKinley,1940;Butcher,2000）。因此,他们从精神病学教科书和其他已发表的人格调查表以及临床经验中,选择了 1 000 多个条目,并通过对精神病学家有特殊诊断意义的行为样本（即各类诊断明确的精神患者）的调查来完成整个调查表的编制。为了研究和编制不同的量表,编者按条目与不同行为样本的相关显著性取舍条目,确定了 504 个条目,编制成包含多种量表的多相（项）人格调查表,这个调查表后来被命名为明尼苏达多相（项）人格调查表,即 MMPI。

令人惊奇的是,MMPI 的条目数量不仅是前所未有的,而且其内容十分丰富,大多数条目还具有多种心理学意义。这些条目大致可划分为 25 个不同的范畴。具体如表 11-5 所示。

表 11-5　MMPI 条目所划分的 25 个不同范畴

范畴	条目数	范畴	条目数	范畴	条目数
1. 社会态度	72	10. 宗教态度	20	19. 血管运动、营养、语言、内分泌	10
2. 政治态度,法律和秩序	46	11. 一般神经症状	19	20. 一般健康问题	9
3. 道德	33	12. 性态度	29	21. 施虐/受虐倾向	7
4. 情绪抑郁	32	13. 职业	18	22. 性化	6
5. 妄想,幻觉,牵连观念	31	14. 说谎	15	23. 运动和共济运动	10
6. 家庭和婚姻问题	29	15. 强迫症	15	24. 心血管和呼吸系统	5
7. 恐怖症	24	16. 教育	12	25. 敏感性	5
8. 精神分裂症	24	17. 脑神经	11		
9. 躁狂症	20	18. 胃肠系统	11		

人格评估通常指对个体的情绪状态、人际关系、动机、兴趣、态度等的评定,而 MMPI 条目包含的内容不仅涉及精神医学和心理学等学科,而且还涵盖社会态度、政治态度、法律、道德、职业和宗教等领域的问题,因此它能够广泛地适应于多领域的研究和使用的需求。

Hathaway 和 McKinley(1940)编制 MMPI 的目的是帮助医生对精神疾病进行全面客观的检查和分类的,一直作为主导的人格测验被广泛地用于正常人的咨询、就业、医学、军事和法律等方面。

3. 编写条目的方法　编者在编写上述每一个条目时,都要遵循如下规定:所有条目一律采用询问式命题,按单数第一人称;绝大多数条目以正面的方式描述,不用质疑或质问方式;采用标准用语,而且条目涉及的内容限于人们的一般常识之内;可采用常用成语,为了使句子简洁,有些条目则不拘泥语法。这样,对大多数受试者来说,这些条目都是通俗易懂的。这既避免了对条目产生歧义理解,又避免了因为不能回答的条目过多而导致答卷无效。MMPI 在许多国家的标准化过程也都证实了这一点。纪术茂、陈佩璋、纪亚平等(1991)报道,MMPI 作为一种人格调查问卷,在不同文化背景下会受社会文化、传统习俗和价值观的影响。

4. 量表条目的确定　Hathaway 和 McKinley 在选择每一个特殊条目时,虽然从形式上看来采用的是经验性方法,但却是按标准组与多个对照组对该条目回答的差异程度来选取的。也就是说,他们并不是凭借主观上认为某一个特殊条目会在标准组与对照组做出怎样的回答,而是看其间是否有明显的统计学差异。由于其方法全然是经验性的,所以这些条目在不同量表上的归属就没有理论上的合理性,但却在很大程度上保证了量表的稳定性和有效性。

考虑到临床需要,编者(1942—1943)在 MMPI 中加入了 55 个主要与女性化和男性化有关的条目,最终形成了现今的包括 550 个条目(不包括 16 个重复条目)的 MMPI。根据近代研究,这些条目包含的因素如表 11-6 所示。

表 11-6　MMPI 量表所包含的因素

范畴	条目数	范畴	条目数	范畴	条目数
1. 神经质	87	8. 精神病性偏执	12	15. 恐怖	11
2. 精神质	14	9. 抑郁	8	16. 家庭依赖性	12
3. 愤世嫉俗	20	10. 违法	11	17. 好印象	8
4. 否认躯体不适	12	11. 言行自主性	2	18. 智力兴趣	10
5. 社会内向	20	12. 过分自信	4	19. 宗教迷信	11
6. 典型的女性兴趣	20	13. 典型的男子气	13	20. 性适应	4
7. 攻击/敌意	5	14. 神经衰弱躯体化	10	21. 梦	2

注:括号内数字为与各因素相关的条目数。

（二）MMPI 中文版的研究的修订及标准化过程

我国心理学家及临床精神病学者研究及应用 MMPI 已有四十多年的历史,并取得了一批有价值的研究成果及临床报告。1991 年中国科学院心理研究所,开始了 MMPI-2 中文版的修订工作,1992 年定稿。美国于 20 世纪 90 年代对 MMPI 进行了重新标准化,推出了修订版本 MMPI-2。纪术茂等从 1986 年 1 月开始结合临床应用开展 MMPI 常模系列研究,对问卷重新进行翻译、校订,按照国人习惯对有些条目进行修订,保证了问卷译文的信度。为了在有足够代表性的大样本中研究这些问题,按照我国人口资料在 6 个省(区)分层取样,共取得有效答卷 1 741 份。60 多位不同专业的人员参加了这项工作。随后又进行解释标准化研究,历时 30 多年。由于这项研究积累的大量资料,才有可能对一系列问题进行客观地分析讨论。

1. MMPI 的跨文化适应性和中文版的结构效度　为了探讨 MMPI 的跨文化适应性,纪术茂等(1991—1994)在一般正常人群和不同的群体(包括大学生、职员、机关干部和青少年犯等)中进行了大量的相关研究。发现我国成年人或青少年对 MMPI 的绝大多数条目都能够作出反应,不能回答或没有回答的很少。成年人未回答的条目主要是那些与宗教和性相关条目;青少年未回答的条目主要是那些不适合青少年的条目,如宗教性质的,性态度的和躯体功能方面的条目。不能回答或未回答的条目主要集中在量表 2(D),5(Mf-m)和量表 0(Si)。这和 MMPI 的其他跨文化研究资料是一致的,说明它能够适应国内诸多领域的研究和应用。

（1）基本量表间的相关分析:MMPI 作为一种人格测验,往往会受文化背景的影响。通过量表间的相关分析并与跨文化资料比较,如结果相似,说明两种版本有同样的功能。研究资料为常模研究组在 6 省(区)分层取样结果。包括成年(18~61 岁)男性 823 人,女性 749 人;少年(13~17 岁)男性 72 人,女性 88 人。为了与国外资料进行跨文化比较,采用 13 个基本量表的不加 K 原始分,进行量表间的相关分析。

结果在成年男女 13 个量表间的相关十分相似。按其相关性,效度 F 量表与 Pd,Pa,Pt 及 Sc 量表相关明显,主要与精神病性障碍有关;Hs 与 D 及 Hy 量表间相关明显,主要与神经症性障碍有关。L 与 K 量表除在男性正相关外,与大多数临床量表(除 Hy)均呈负相关,说明这两个量表主要用来测验受试者对测验的态度的。K 与 Hy 量表正相关,推测与它们有 10 个条目重叠(Hy 量表实际包含 33 个 K 值)有关。而 Si 和 Mf 量表相对独立,说明这两个量表反映着个体比较稳定的人格特征。结果还提示,D 量表实际上是用来测试症状性抑郁的。Pt 量表命名为精神衰弱量表,但现代疾病分类学上已无此病名。该量表实际上测试个体不能以理智化,合理化及抵消作用为特征的心理防卫机制,来控制其焦虑紧张。与国外资料比较,不仅各量表间的正相关或负相关结果一致,而且其间的数值也几乎完全相同。

少年男性和女性 13 个量表间的相关情况与成年人有些不同。如,男性 F 量表与 Pd,Pa,Pt,Sc 和 Ma 相关明显,而女性则主要与 Pt 和 Sc 量表相关明显。两性的 Hs 量表与 Hy,Pt 和 Sc 量表均相关明显。同时,女性 Si 与 D,Pd,Pt 和 Sc 也明显相关。这说明,制定少年常模和年龄组常模的必要性,而且解释结果时应当更慎重。

（2）因子分析:是国外常用来分析 MMPI 结构效度的方法,可以发现该量表内含的人格维度。同时,通过分析提取共同因子可建立相应的量表,便于进一步对 MMPI 的结果进行解释。为了解 MMPI 在不同人群中是否具有同样的结构效度,研究包括八组研究对象:成年男性 818 人(G1),少年男性 72 人(G2),成年女性 749 人(G3),少年女性 88(G4)。精神分裂症:男 187 人(G5),女性 87 人(G6);罪犯:男性 54 人(G7),女性 88 人(G8)。按基本量表原始分(不加 K)进行分析。按主成分分析,分离出初始因子矩阵后,采用极大方差正交旋转得到各变量的因子负荷。按凯泽(Kaiser)特征根 >1 的标准确定因子数目。为与国内外资料比较,又按 6 个因子提取分析。对一致出现的 5 个因子进行分析结果显示:这 5 个因子所解释的变异量分别为:成年男性 82.4%,女性 80.9%;男性少年 83.8%,女性 80.9%;男犯 84.3%,女犯 80.5%。

（3）因子命名:因子的命名以各因子对各量表负荷量而定。但是,这又明显受不同学者的学术观点和习惯的影响。本研究从临床和习惯角度命名。从因子负荷矩阵可看出。

P 因子:主要负荷 F、Pd、Pa、Sc 和 Ma 量表。所反映的主要心理问题为,存在严重的不能适应现实的临床情况,常见于重性精神疾病,故可称为精神质因子。

N 因子:主要负荷 Hs、D、Hy 量表。显然与各类神经症性疾病有关,故称为神经质因子。

I 因子:主要负荷 Si 和 D 量表。所反映的主要心理特征为个体的社会向性和人际交往特征,因此命名为社会内向因子。

M 因子:主要负荷 Mf 量表。反映个体的性角色及分化(包括职业和习惯,审美主动性和个人敏感性)等情况,故称为性度因子。

A 因子:主要负荷 Pd 量表。主要反映个体的价值观念、社会判断、人际交往和社会适应性,故称为社会判断和适应性因子。

(4) 判别分析:判别分析是一种以多元统计分析来判断归属类别的重要方法。MMPI 是以多量表指标进行人格评估,以确定个体是否存在心理异常及其程度的工具。如果在临床使用中是切实有效的,就应能对正常与心理有异常的人有良好的区分能力。

对象:正常组与八组精神疾病患者进行比较。要求:诊断明确(符合中国精神疾病分类及诊断标准。CCMD-2,1994),各组病例互不重叠。

编组:G1 和 G2 分别为正常成年男性 200 人与女性 100 人。精神疾病组:G3 为男性精神分裂症 A 组,187 例(包括司法鉴定 20 例);G4 为男性精神分裂症 B 组 73 例;G5 为男性抑郁症 20 例;G6 为男性抑郁性神经症 32 例;G7 为女性精神分裂症 83 例(其中司法鉴定 20 例);G8 为女性神经症 43 例(包括癔症,疑病症,恐怖症,其中司法鉴定 13 例);G9 为女性抑郁症 43 例;G10 为女性抑郁性神经症 24 例。

方法:选择 13 个基本量表原始分(不加 K),逐步判别分析。

结果:成年男性(G1)与精神分裂症 A 组(G3)比较,正确划组率为 83.2%;成年男性与精神分裂症 B 组比较,正确划组率为 88.28%;成年女性(G2)与精神分裂症(G7)组比较,正确划组率为 79.78%;成年女性(G2)与神经症组(G8)比较,正确划组率为 79.02%;分组正确判断率有的可达 95% 以上,总的正确划组率为 80% 或以上。

从以上分析可见,MMPI 对"正常"和"异常"以及各类精神疾病确有较好的鉴别能力,MMPI 中文版的结构效度是良好的。它与原版本有着相同的功能,且有其良好的跨文化适应性。MMPI 作为一种人格评估工具对于区分正常与异常的效果是相当满意的,而且越是明显的患者越是显著。MMPI 不仅可用于临床帮助医生在短期内对患者进行全面地客观心理评估,也可用来对一般人群有无心理问题进行筛查。

2. 文化差异对得分的影响 一般来说,在世界范围内精神疾病的概念方面的文化差异很小。因此,无论美国的精神疾病分类和诊断系统(DSM),还是中国的分类和诊断标准(CCMD),都趋向于统一的国际化标准(ICD-10,WHO)。按说,MMPI 作为研究异常心理的工具,应该具有良好的"通用性"(包括人们对它的条目的认同)。但是,它作为一种人格测验使用时,却必须考虑不同种族、地域、文化背景、社会经济地位等"社会-文化因素""价值判断"因素的影响。比如,使用美国常模时,我国正常成年男性和女性在效度量表 F,临床量表 D 和 Sc 的 T 分数分别为:76、72、76 和 70、72、69,因此,用它无法区分"正常"和"异常",用于临床时必然产生大量的"假阳性"结果。

国内有人对苗、布依、侗、汉族大学生或青年测试发现,少数民族的学生或青年的 Pa、Pt、Sc、Ma 量表分数都显著地高于汉族,而其他量表在不同民族间也有不同程度的高分值分布。美国常模用于白种人和黑种人时也有差异,这反映他们的心理适应性不同。

3. 年龄和性别因素的影响 美国的 MMPI 常模适用于 16 岁以上(Hathaway 和 Mckinley,1942)或 14 岁以上的人(Marks 和 Briggs,1967)。但以原常模进行青少年人格评估时,往往在剖图上发现一些异常高点,尤其是病态人格量表 Pd,精神分裂症量表 Sc 和躁狂症量表 Ma;50 岁以上的人,则有疑病量表 Hs 明显升高。Colligan 等(1983)分析不同性别和年龄对 MMPI 的条目反应,发现 50% 的条目都有明显的统计学差异。

纪术茂等(1991)报道,我国正常成年男性随着年龄增长量表升高的有:效度量表 L,下降的有效度量表 F 和 K,临床量表有 Pd、Pt、Sc 和 Ma;成年正常女性随着年龄增长量表升高的有:效度量表 L,临床量表 Hy,下降的有效度量表 F 和 K,临床量表有 Hs、D、Pd、Pt、Sc 和 Ma。成年人 5 个年龄组基本量表分数有明显差异（$P<0.05$）的，男性：L、F、Hy、Pd、Pa、Pt、Sc、Ma；女性：L、K、Hs、D、Hy、Pd、Pt、Sc、Ma 和 Si。

可见，MMPI 不仅需要总体常模，还必须建立年龄常模。纪术茂等（1991）分析不同性别和年龄对 MMPI 的条目反应，发现有大多数条目也有明显的统计学差异。

为了解决年龄对得分的影响，在研究中建立了年龄常模。由于传统的年龄划组往往采取的是人为的整齐划一的方法，这种划组很可能与事实不符，因此采取了按各量表岁龄原始分进行聚类分析，再按分析结果和临床经验，划分出青少年组（13~17 岁）和成年组（18~61 岁），又将成年组划分出 5 个亚组。这种划组方法使得该组年龄受试的得分与相当组别进行比较，所得分数能反映各年龄段的心理特征。

为了正确评估受试者的人格特征，或有无人格"异常"，应该选用年龄常模。一般来说，采取年龄常模就会发现不同年龄的人认同的条目数量相同，而剖图却截然不同。这种差异反映了个体的真实情况，或心理问题所在。采取一种总体常模时，不同年龄的受试者只要认同了同等数量的条目其剖图就相同，其"心理障碍"就可能被过低或被过高估计。

4. 其他人口学变量对得分的影响 其他人口学变量（如职业、受教育年限、社会经济地位差异、宗教等因素）对得分也有明显的影响（纪术茂等，1999）。

5. 原始分分布和跨量表比较问题

（1）原始分数分布和 T 分数的等值性问题：人格测验和其他心理测验工具一样，直接通过计分项计算的原始分无法相互进行比较，必须将其转换为标准分数。通过线性转换的标准分称为 Z 分数，其分布形态与原始分完全一样。只有正态化的标准化分数（如 T 分数、标准化分数等）才具有可比性。

（2）标准化 T 分数计算，按照传统公式：$T=50+10(X-M)/SD$（其中 X 表示受试者的原始分，M 表示常摸均数，SD 表示常模的标准差）。计算的大多数量表的线性 T 分数是不等值的，它必然会导致各量表的分数高度不具有可比性。纪术茂、程刚、纪亚平等（1991）为了使各量表的 T 分与相应的百分位对应，能够反映社会学和心理测量学上的等距离测量的原则，并便于跨量表比较，也能够与采用 T 分的其他量表进行比较，计算标准化 T 分数时采用幂转换纠偏优选，计算年龄组 T 分时则采用了多项式回归。这样的 T 分数能够进行跨量表比较，也可以与其他采用 T 分的量表进行比较，以确定受试者心理问题的严重性。而且，对于标准化的各种效度指数也同时采取用了指数形式和等值 T 分两种方法，以便使用者或研究者对这些指数的升高水平快速做出分析判断。

（3）使用等值性标准化 T 分数时的注意事项：使用者必须注意，常态化和一致性 T 分数减少了极度升高的剖图；常态化转换的 T 分数超过 60 分（$\cong P_{85}$）的比较少见，一致性 T 分数超过 65 分（$\cong P_{90}$）的也很少见。剖图上的 2 点或多点编码关系会发生变化。

根据 T 分与百分位的关系和频数分析结果，通常以第 75 和第 95 百分位值作为划界分来判断 T 分过度升高或过低的水平。第 75 百分位与 T 分 35 对应，这说明 T 分 35 及以下者，100 人中在此范围的人只有 5 人，因此被视为分数极低。临床应用时，因为 T 分 57 相当百分位为第 75，就应引起注意；T 分 57~66 位于第 75~95 百分位，达到这样的高度更应引起重视。T 分达到 66 及以上是极不寻常的，通常都提示存在明显的心理问题或精神疾病。根据我国情况这样的划界分比较妥当，见表 11-7。

表 11-7 按照百分位 T 分水平的临床划界分

百分位值	T 分数	临床参照的范围
5	35	极低
15	39	明显低
70	55	轻度升高
75	57	中度升高
85	60	明显升高
95	66	极度升高

少年与成年人的情况不同,使用时应加注意。国外有的采用不加 K 矫正的方法,剖图也和成年人不同。

6. 成套量表的标准化研究　成套量表(MMPI Battery Scales,MMPI-B)的标准化研究发现,MMPI 的确是一种有很大潜力的人格评估工具,但基本量表所提供的诊断信息有限,加上固有的其他问题,都直接地影响了它的研究应用和推广。

(1) 效度量表:答卷的有效性是解释的前提。但是 4 个效度量表,有时难以对答卷的有效性作出判断。这是因为以下几点:

A. 效度量表 Q: 由于 MMPI 各量表间有程度不等的条目重叠,Q 量表分数(包括不能回答和未答条目)过分升高(通常指 >30)必然影响到相应量表的分数。

B. 效度量表 L、F 和 K。

L 量表:由于 L 量表的条目意义比较明显,一些受试者会察觉做出"否"的回答是不可信的,因而得分并不高;有的虽然得了高分,但它可能反映了受试者缺乏心理复杂性等人格特征。

F 量表:主要由意义明显的条目组成,当受试者出于某种动机和目的认同这些条目时就可出现分数异常,分数低并不表明没有异常,分数升高也不能简单地看成"诈病",这更多见的与精神病理现象有关。

K 量表:升高与受试者的防卫态度有关,也与其所受文化教育和经济、社会地位等复杂因素明显有关。因此,采取 4 个传统效度量表评估答卷有效性时各有其限制,单凭这几个效度量表的任何一个特定分数都很难确定答卷是否有效。

另外,现在采用的问卷为 Form-R 形式,临床量表的记分条目被安排在第 399 个条目以前,如果受试者因为某些原因对第 399 个以后的条目没有采取前后一致的方式认同,上述效度量表也会无法察觉。这样,经常使用的大多数附加量表和特殊量表将无法解释。解释结果往往强调还必须熟悉各种无效剖图模式,但实际操作上也有一定困难。

因此,临床医生必须熟悉其他效度量表和效度指数。如重测指数 TR(test-retest)、疏忽量表 CLS(careless),以及 TR+SCL 的总分指数,都是一类良好的有确定意义的指标。Gough 伪装指数 F-K,5 个临床量表(D、Hy、Pd、Pa、Ma)中由意义明显的 O(obvious)的条目编制的量表和隐含性 S(subtle)亚量表的差值指数(Wiener 等,1946)和 Gough 装病量表 Mp、匿病量表 Ds-r,以及关键条目等,对于识别夸大或掩饰精神病理现象都是十分重要的敏感指标。因此,我们对这些效度量表和指数进行了标准化,并根据建立常模的样本和不同人群的资料,通过各种计算制定了划界分。条件是受试者必须全部完成 566 个条目,因为一些量表的计分条目在第 399 个条目之后。

(2) 临床量表:这类量表是 MMPI 的核心量表或标准量表,原编者和早期的使用者主要按量表的升高水平对各类精神疾病进行分类。但事实证明我们通常不能根据单个量表作出诊断,在其他领域使用时更会感到所提供的信息量有限;而且,现代精神疾病分类学上已无精神衰弱这一病名,性化量表 Mf 和内向量表 Si 的标准组都不是患者,一般也不参与编码,对各量表低分的意义也很少有研究资料。这样,使用者就会感到困难。

A. 性格的内外向和内向量表 Si:量表 Si 的标准组来自正常人,这个量表只是反映个体的思维、情感和行为是否外露等特征,并不揭示个体的心理整合性或适应性等个性品质。有些心理问题或精神疾病(如精神分裂症),表面上看来与性格的内外向有些联系,但主要与内在的情绪稳定性和适应性密切相关。同时,MMPI 的应用范围很广,涉及人才选拔、职业辅导等,都要了解个体的情绪稳定性等个性品质。如果通过内在适应性不良(In)和大学生适应不良(Mt)等相关量表,就能明确看出个体的情绪稳定性和适应性特征。根据这些量表的相关性,还可划分出内向稳定-不稳定,外向稳定-不稳定等类型。按照 T 分的百分位值,还能看到他们的严重程度。显然,这类量表提供的信息能够帮助我们解决某些最关心的问题(如人际关系、职业适应等)。

B. 临床量表低分的意义:传统上注意的是量表的高分。但是通过对常模样本和不同人群进行分析比较,发现量表 3(Hy),4(Pd),5(Mf-m),6(Pa),9(Ma)和 0(Si)都是具有明显双极性的量表,它们的低分(包括单个量表低分和其他量表的组合)与行为的相关性不应被忽视。如在女性出现量表 Pd 和 Pa 高分和

Mf 低分形成的"V"形剖图,则反映着一种特殊的人格(被动-攻击)特征,往往都是婚姻和家庭生活适应不良的重要证据。

C. 病态人格量表(Pd)的升高的解释:这个量表分数升高即可能是精神疾病的结果,也可能起因于家庭问题,权威冲突以及工作适应障碍等,临床量表通常不能提供这方面的信息,而内容量表、临床亚量表和相关量表或指数则可能提示其原因,同时能够帮助建立诊断和制订治疗计划。

D. 剖图"正常"并不总意味着无心理异常:传统的临床量表两点编码或多点编码解释系统的确可提供许多诊断信息,但是临床上经常遇到没有任何量表升高的剖图,当然也就无法形成编码型,这时仅依靠使用基本量表必然丧失大量诊断信息。魏立莹等(1997)报道,62 例阴性症状为主的精神分裂症患者中54 例(87.1%)为正常剖图。如果同时使用条目内容具有同质性的亚量表及其他相关量表(如假性正常量表"N"),就可能对这类"假性正常"剖图进行解释。

E. 传统的两点编码或多点编码解释系统:编码虽可提供多种诊断信息,但在跨文化应用和采用新的 T 分计算方法后,在原编码型已发生了不少变化(即便在美国也是这样)的情况下,不能完全照用原编码。如在美国,精神分裂症患者出现 68/86 编码的大约只有 68%(Greene,1992,2000)。研究标准化的 40多种临床亚量表及其他相关量表,不仅可帮助临床医生结合临床应用对某些病种的亚型进行鉴别分析,指导治疗、监测疗效和评估康复过程,也便于进行编码型的研究,以期建立适合于不同场合的标准化解释系统。

(3) 特殊量表:所谓特殊量表都是不同的专家界定的,没有定数。是否特殊要看研究者或使用者的目的和经验。为了临床心理诊断和多重鉴别诊断需要,以及其他领域的研究和使用,使之成为能适用于成年和少年的以及多领域研究和使用的人格评估系统,我们对 150 多个(种)量表进行了研究。如:大学生学校适应不良(Mt)、普遍性适应不良(Gm)、内在性适应不良(In)、社会适应不良(SOC)、神经质(NF)、器质性症状(ORG)、健康不佳(HEA)、躯体化反应(Sm)、焦虑反应(Ar)、精神病倾向因素(Pq)、精神质(PSY)、偏执型精神分裂症(Pz)、轻躁狂(HYP)、酒中毒(Al)、酒中毒(Als)、酒中毒(MAC-R)、药物滥用(Das)、海洛因滥用(He)、性感增强(Asx)、阳痿与阴冷(I-f)、性变态(Sv)、病态性心理(Sexm)、强迫/冲动性(Cpu)、恐怖症(PHO)、缺乏士气(MOR)、猜疑心(S18)、暴力行为(Viol)、原始性防卫机制(Prds)、退化作用(Reg)、反向形成(Refo)、压抑(R)、女性受虐(Fm)、内向投射(Intr)、社会地位(St)、宗教迷(RE)、修订匿病量表(Ds-r)、装病量表(Mp)、自我控制能力(Cn);自我力量(心理资源)(Es)、女性兴趣(FEM)、同性恋(HSX)、焦虑(A)、显性焦虑(MAS)、抑郁(DEP)、明显敌意(HOS)、脑损害(BL)、癫痫(Ep)、家庭和谐性问题(FAM)、权威冲突(AUT)、同情心(Emp)、忍耐性(To)、依赖性(Dy)、支配性(Do)、领导才能(Lp)、社会责任心(Re)、学业成就(Ac)、智力效力(Ie)、护士职业(Nc)、进取人格(Cs)、教学潜能(Tp)、工作态度(Wa)、违法性(Dq)、对监狱的适应性(Ap-r)、脱逃(Ec)、精神分裂症预后(Pg)、自杀键(Skey)、威胁性自杀(Thrs),以及测图的可靠性量表(Sb-m,男性;Sb-f,女性)和假性正常性"N"量表等。像临床量表一样,上述量表也同时按成年和少年性别不同提供了三种(线性,转换和年龄回归)T 分数以便对比研究。这部分量表可供不同场合的研究和应用。如检查多种临床综合征,不同类别适应性障碍,躯体化障碍,以及多种适应不良性行为或心理障碍。检查个体的心理防卫机制,为探索行为障碍的原因和采取相应的心理行为治疗或矫正提供依据。检查人际关系和谐性,社会接纳性,为心理咨询和心理治疗提供依据。检查躯体性障碍,为精神科和心理咨询时排除器质性疾病提供诊断线索。预测学业成就,职业爱好(向性),潜在领导才能等,为人才选拔,职业辅导或训练提供依据。测谎,检查自杀等功能,可为医学鉴定,心理危机干预提供依标志量表,可为判断受试动机与态度提供依据。

多种量表的正确结合,还可适用于更多领域的研究和使用。

7. 临床量表加 K 函数值问题 K 量表(Meehl 和 Hathaway,1946)用来矫正受试因防御动机赞同MMPI 的某些条目,而出现偏常反应。原编者 McKinley 等(1980)对疑病量表 Hs 和精神分裂症量表 Sc 加K 前后对这两类疾病鉴别能力的影响的研究发现,加上特定的 K 值后,通过量表的不同高分水平检出患者的人数明显增多,而正常人却没有因此增多或反而减少。我们进行的一些研究证实,在精神疾病个体加 K 函数确实能够提高相关量表的鉴别能力。

我们早先(1985)发现,5个量表(Hs、Pd、Pt、Sc和Ma)加K和不加K值,一般会造成的T分差异为3~10个T分点,在极端情况下可达23个T分点(如多答否时)。不加K值不仅会引起编码型的改变,而且影响了这些量表对心理问题或疾病的鉴别能力。纪术茂、高成阁、李满祥等(1999)为了进一步了解加K函数对MMPI剖图的影响和临床意义,对临床最常见的精神分裂症(n=72)和强迫症患者(n=31)加K函数与不加K函数前后5个临床量表(Hs、Pd、Pt、Sc、Ma)T分数的变化,量表间的相关性和疾病鉴别能力进行研究。结果发现,5个临床量表加K函数后,精神分裂症和强迫症患者的MMPI剖图上,与这两类疾病诊断密切相关的量表Sc和Pt的T分数分别平均升高2.55和3.96个T分点,与诊断相对无关量表的分数则无明显变化;相关分析结果显示,加K函数前后临床量表间的相关水平发生变化。加K函数后的剖图上,精神分裂症组的两点编码型由36/63改变为68/86,强迫症组由23/32改变为27/72,这使利用相应的编码型解释的可能性增加;T分数越升高,两者差异越显著。加K函数后两类精神疾病的阳性检出率分别提高15.1%(P=0.025)和16.13%(P=0.003)。加K函数可提高临床量表的疾病鉴别能力。

(三) MMPI量表的内容及信效度

MMPI包括550个(不包括16个重复题)命题式条目,反映了极其广泛的(后来的研究认为包括26个范畴)心理问题。由于MMPI编制时期正是按照经验方法选择条目和编制量表的方法受到强烈批评的时代,所以对条目的内容有所忽视。后来的研究证实,还是不能忽视MMPI条目的意义。我们对所有条目的分布和功能进行了统计分析,不仅对内容量表进行了仔细研究,而且根据临床应用和内容效度及表面效度确定了128个关键条目。临床医生不仅能从这些条目看出受试者认同条目的一致性,也可由关键条目中对所最关心的心理问题或症状得以证实。这对临床医生感到难以琢磨和区分的症状,临床量表又出现假性正常或假性异常的情况,往往能很快做出决断。

1. MMPI基本结构 MMPI有566个自我报告形式的条目,其中16个为重复条目,(主要用于检验被试反映的一致性,看作答是否认真),实际上只550题。条目的内容范围很广,包括身体各方面的情况,精神状态以及家庭、婚姻、宗教、政治、法律、社会等问题的态度。

(1) MMPI包括10个临床量表:疑病(Hs)、抑郁(D)、癔症(Hy)、病态人格(Pd)、男性化和女性化(Mf)、偏执(Pa)、精神衰弱(Pt)、精神分裂(Sc)、躁狂症(Ma)、社会内向(Si)。

(2) 3个效度量表:用于鉴别不同的应试态度和反应倾向。如果在这些量表上出现异常分数,意味着其余量表分数的有效性值得怀疑,包括:L、F、K。

说谎分数(L):共15个条目,在此量表上分数较低,说明诚实、自信、富于自我批评精神。

稀有回答分数(F):共64个条目,在此量表上得高分可能是蓄意装病。回答不认真或真的有病,如妄想、幻觉、思维障碍等。

防卫或者校正分数(K):由30个对装假敏感的条目组成,高K分可能表示或装好的企图,低K分可表示过分坦率、自我批评或装坏的企图,K分数还用于校正某些临床量表以增加其效度。未回答或者疑问分数:表示漏答,无法答或把同一个条目既答"是",又答"否"的条目数,超过30题则答卷无效。这14个量表即是MMPI的基本量表或标准量表。

2. MMPI-2的基本结构 MMPI-2是MMPI的修订版,共有567个条目,分为基本量表、内容量表及附加量表。其中与MMPI有394个条目(占83.6%)完全相同,新增加了107个条目。保留的MMPI条目有66个因为包含有与性有关的内容、用词过时等而被重新编写,但改动前后的条目的内容仍然相同。所保留的条目主要集中在第370题以前,371题以后的条目多为经过改写或新增加的条目。MMPI的90个条目(包括原来16个重复的条目)修订时被删除,其中基本量表只有10个条目被删除。

MMPI-2包括的量表可分为3类:基本量表、内容量表和附加量表。

(1) 基本量表:仍然包括10个临床量表和4个效度量表,10个临床量表中有7个量表(2、3、4、6、8、9和0)按照条目的内容各自被分为3~8个亚量表(表11-8)。

表 11-8　MMPI-2 和 MMPI 的基本量表条目组成的比较

量表名称	包含的条目数	原有条目被修改的	被删除的条目
效度量表（Validity Scale）			
1. 不能回答或未回答（Q、?）			
2. 说谎或谎言（L、Lie）	15（15）	2	0
3. 稀有回答（F、Infrequency）	60（64）	12	4
4. 防卫性（K、Correction）	30（30）	1	0
临床量表（Clinical Scale）			
1. 疑病（Hs）	32（33）	5	1
2. 抑郁（D）	57（60）	2	0
3. 癔症（Hy）	60（60）	9	0
4. 病态人格（Pd）	50（50）	4	0
5. 男性化和女性化（Mf-m）	56（60）	6	4
6. 偏执（Pa）	40（40）	2	0
7. 精神衰弱（Pt）	48（48）	2	0
8. 精神分裂症（Sc）	78（78）	13	0
9. 躁狂症（Ma）	46（46）	7	0
10. 社会内向（Si）	69（70）	6	1

注：括号内的数字为 MMPI 的条目数。新编制的青少年版本 MMPI-A 包括 478 个条目。

（2）效度量表：除保留传统的 Q、F、L 和 K 量表以外，新增加了几个效度量表后 F 量表 Fb，精神病性稀有回答量表 Fp，前后回答不一致的量表 VRIN 和 TRIN。Fb 量表与 F 量表功能相同，用来检查被试对 370 题以后条目的是否采取前后一致的回答。VRIN 量表类似于疏忽或者粗心量表 CLS（Greene，1978）的功能。新近，有人还继续编制更多的新效度量表（如前后不一致反应量表 IP，装好量表 Ssp 以及其他伪装量表 ODecp 等）。

（3）附加量表：MMPI-2 包括原来的常用附加量表焦虑量表（A）、压抑量表（R）、自我力量量表（Es）和社会责任心量表（Re）。增加的附加量表有：性别角色量表（男性 GM 及女性 GF）、创伤后应激障碍量表（PK 及 PS）、控制敌意量表（O-H）和支配性量表（Do），以及 MAC-R 酒中毒量表等。其中有的是原来作为特殊量表已经存在的，现在作为常规使用。

（4）内容量表：Wiggins 内容量表仍然为学者推崇，但是受条目变动的影响，故重新编制了 15 个新量表。MMPI-2 包括的这些量表按其涉及的心理问题范畴可分为 4 个类别。

A. **反映内在症状的内容量表**：这类量表主要反映一系列精神疾病症状群，是与精神疾病分类与诊断的轴 I 诊断有关的问题。包括 6 个量表，如 ANX（焦虑量表）、FRS（恐惧担心量表）、OBS（强迫量表）、DEP（抑郁量表）、HEA（关注健康量表）和 BIZ（古怪意念量表）。

B. **反映外部的或攻击性倾向的内容量表**：这类量表主要反映一系列个人行为倾向或类型，是与轴 II 诊断有关的问题。包括 5 个量表，ANG（愤怒失控量表）、CYN（愤世嫉俗量表）和 ASP（逆反社会量表）、TPA（A 型行为量表）。

C. **反映消极（负性的）自我观的内容量表**：LSE（自我低估量表）。

D. **反映一般心理问题的内容量表**：包括 4 个量表，SOD（社会不适量表）、FAM（家庭问题量表）、WRK（工作障碍量表）和 TRT（反感治疗量表）（表 11-9）。

表 11-9 MMPI-2 的内容量表

	量表名称	条目组成	MMPI 的条目数
ANX	焦虑紧张(anxiety)	23	20
FRS	恐惧担心(fears)	23	22
OBS	强迫观念(obsessiveness)	16	10
DEP	抑郁空虚(depressiveness)	33	25
HEA	关注健康(health-concerns)	36	36
BIZ	古怪意念(bizarre-mentation)	23	19
ANG	愤怒失控(anger)	16	10
CYN	愤世嫉俗(cynicism)	23	21
ASP	逆反社会(antisocial-practice)	22	21
TPA	A 型行为(type-A)	19	7
LSE	自我贬低(low-self-esteem)	24	13
SOD	社会不适(social-discomfort)	24	21
FAM	家庭问题(family-problem)	25	16
WRK	工作障碍(work-interference)	33	22
TRT	反感治疗(negative-treatment-indicators)	26	8

但是,MMPI-2 的一些内容量表与原 MMPI 的内容量表或特殊量表有对应关系,如家庭问题量表 FAM 和 FAM,工作障碍 WRK 与工作适应不良量表 Wa 等有同等功能。

3. 信效度检验 由于 MMPI 不是能力测验,它的条目没有难易程度之分,通常都是采取重测相关方法进行信度检验。人格调查表不同于能力倾向测验的另外一个显著特点是,它所测量的行为也比能力测验所测得的内容更容易随着时间和情境而变化。我们对标准量表采取在间隔 4~6 周后进行重测,平均重测信度系数 $r=0.76$。

我们对 13 个基本量表间的相关分析及因子分析结果,与跨文化资料十分相似。我们还对内容量表进行了研究,发现对精神分裂症和抑郁障碍的正确划组率达 80.29%。另外,对有行为异常的特殊群体(罪犯)的人格调查发现,相关量表能反映出与对照组不同的人格特征。研究结果提示,MMPI 的中文版有良好的信度和结构效度,能够在相关领域的研究中发挥其作用。

(四)MMPI 测查规则与分析

主试必须十分熟悉 MMPI 的编制原理、目的,以及各种标准化资料,严格按照操作手册进行。测验的标准化包括测验材料、建立常模、实施程序、计分、分数转换、绘制剖图的方法等许多关键环节,这些在操作手册中都有记述。解释的标准化是我们长期试图解决的问题,但是许多无法解释的剖图或无效答卷与没有严格按照手册操作有关,因此要特别强调实施规则的重要性。下面是一些实施中要特别注意的事项。

1. 测查准备

(1)适用范围:MMPI 能够用于正常人和有心理问题的人群,要注意有的常模适用于成年,有的适用于青少年。受试者必须有适当的阅读和理解能力。文化程度过低,是不能正确理解条目和回答前后不一致的主要原因之一,而且有些量表的条目组成特殊必须有良好的阅读能力才能理解。Dahlstrom 等(1972)认为,智商在 65 或只有 3 年文化程度的人便能理解 MMPI 的条目。纪术茂等发现,受试者具有 6 年以上文化程度即可。有些人尽管没有阅读能力但却能够理解条目的意义,可以采取对部分条目重新测试的方法确定。对于有阅读困难(如视力障碍,或因其他原因而不能阅读)的受试者,可改用录音带诵读让受试者听,或让他人代读。但是必须确认受试者能够听清楚,能够理解条目的意义,也能够跟上诵读的速度正确认同条目。

（2）测验场所和形式：要保持环境安静和舒适，有适当的照明和温度，排除任何可能的干扰（比如有人旁观受试的回答情况或者有人在室内走动等）。可用个别测试，也可用团体形式，但一般不能让受试者把测验材料带回家。如果确实不能一次完成也可以分次做，但是时间不能间隔太长。

（3）其他：MMPI测试结果是能够经得起临床实践考验的，这包括设法获取受试者的其他资料（特别是生活事件等）。因此，您应请受试者在完成答卷后填一个"一般情况登记表"。这个登记表包括受试者的个人信息，有关生活事件（如对现在从事的职业感到满意或不满意，最近是否遭到不幸事件，感到身体的主要不适或心理不适开始时间等），对自己的性格的简要描述（如急性子，还是慢性子，是多愁善感还是遇事果断等），过去是否做过心理测验，对做测验的看法，完成这个测验花费的时间。

2. **指导语**　MMPI原来的指导语不大符合国人的习惯，许多受试者把它误解为考试。受试者最关心的是MMPI是一种什么测验和大约需要多少时间才能完成。因此应该告诉受试者，完成这个测验对他/她的好处是能帮助他/她更客观地了解自己的性格类型，易患病素质以及一些外来的心理压力，他/她由此将得到有重要参考价值的测验报告和/或咨询建议。这样做能够使受试者感到亲切，减轻他/她的压力，很可能采取合作的态度完成测验。

3. **计分方法与解释**

（1）手算计分：首先仔细查看整个答卷，看回答是否画圈。然后，用印有计分键的套板分别计算各量表分数。绘制剖析图：剖图纸男女有别，成年和少年也不同。目前已不用手算计分方法。

（2）计算机计分：由于现在使用的系统包含数以百计的量表，有的量表（如内在适应不良量表In）的计分键多达171个，在实际应用时已无法用手工计分。采用计算机自动分析系统很方便，它可以自动建立数据库，能够自动识别不同版本的题号和计分（包括自动对5个临床量表加K值）、分数转换、对3~8种不同的T分高点编码，还能够就许多诊断指标进行复杂运算，这给临床应用和研究工作带来很大方便。近几年有专用的软件可参考。如天行心理专家诊断系统。

（五）量表的应用解释

1. **解释要点**

（1）对MMPI临床量表的解释：一般来说，最基本的方法是看剖图上成对的高点或多个高点所形成的编码型。但是，对某些量表上的低点则应当特别注意，而不管编码型或剖图的高度如何。对低点要特别注意的是：量表3（Hy）、4（Pd）、5（Mf）、6（Pa）和9（Ma）几个量表。所以我们在讨论时也将这些量表上的低点列出，并对其意义作了一些简要介绍。需要说明的是，尽管MMPI采用的是线性T分数，我们则采用了转换后的等值性T分，但目前对这些量表的低点所代表的心理问题需要继续进行研究。临床医生应该注意，Butcher（1989）采用的一致性T分数也是具有可比性的分数，但只对8个临床量表，而不包括量表5（Mf）和0（Si）。这两个量表仍然用线性T分数，其原因前面已经阐述过。我们所建立的常模，所有量表的T分均是指经过幂转换或经过多项式回归优选的等值T分。为了应用和研究的方便，我们（1997）编制的MMPI-B自动分析系统（标准版，5.0）的分析结果上则会打印出3~8种T分，用户可按照所提供的对照资料进行判断。

（2）临床医生通常强调临床量表高点编码型的解释：应必须同时应用其他有关量表来修饰和补充解释。国内在这方面的研究不多，使用者应该尽可能借鉴国外有些学者对各量表和行为相关性研究的文献资料。

（3）MMPI剖图中某些量表出现低点与受试者的行为存在相关性：尽管有些学者认为MMPI剖图中某些量表出现低点与受试者的行为存在相关性，但是，对于临床量表的一个特殊低点是否能够成为一种标准性解释的问题，很少有系统的研究。既往忽视MMPI低点的研究，是因为传统上认为低点只代表了正常心理适应性问题，而不是精神病理心理问题（Carson，1969）。有些学者则认为还是应当重视对低点的解释（Lipstick和Stone，1971）。我们希望国内同道在这方面积累资料，以便扩大临床解释。

（4）MMPI等值性T分数和累积百分数的关系：MMPI每一个特定量表出现的高分、中等和低分等情况，仅仅为了简要描述每个量表的解释，而不是每次都指出等值T分与线性T分都是等同的，因为这两种分数的关系比较复杂。下面是等值性 T 分数和累积百分数的关系,可供判断分数升高的参考(表 11-10)。

表 11-10　等值性 T 分数和累积百分数的关系

项目	极低	低	正常	中等	高	极高
T 分数	39 以下	40~43	44~54	55~59	60~64	65 以上
累积面积 %	15.9	30.9	50~69.1	84.1~93.3	97.7	100

除非另有说明,国外资料一般指线性 T 分数。如果特别提到 MMPI-2,则指一致性 T 分数。下面是按照 T 分数的百分位值分类的参考值(Friedman 等,2001)。

　　≤30　非常低(相当值 <1)　　　　≤40　中度低下(相当值 15)

　　≅50　平均(相当值 55)　　　　　　≥60　中度升高(相当值 85)

　　≥70　明显升高(相当值 96)　　　　≥80　很高(相当值 99)

　　≥90　极度升高(相当值 >99)

2. 效度量表解释　　MMPI 有多种效度量表和/或效度指数,这是许多人格测验无法比拟的。这些量表的主要功能是用来判断答卷有效性的;同时,效度量表及其组成的某些剖图还能够揭示受试者的一些人格特征,丰富测验结果的解释。人们十分熟悉的是 MMPI 的 14 个基本量表中包含的 4 个效度量表(Q、L、F 和 K),我们称为传统效度量表。但是不少研究发现,这 4 个效度量表在评估答卷的有效性方面存在某些限制,有时对一些测试结果的可靠性不能进行有效地判断。下面介绍 4 个效度量表。

一、"Q"或"?"量表(Q,?)

1. 概述　　所谓"Q"(或"?")量表既未回答或不能回答量表(Cannot Say Scale,Q,?),指被测试者未回答的所有条目。也就是说,受试者因为某种缘故对若干条目未回答,这些条目数之和便形成"?"量表。由此可见,"?"量表不像其他效度量表或临床量表那样包含一系列固定的特殊条目。受试者未回答条目可能是 MMPI 的 566 个条目中的任何一个,或是这些条目中的任何组合,这些条目数的总和便是"?"量表分数。因此,将其称为量表还不如看成是一种指数更恰当些,因为它不是由特定条目组成的。

"Q"作为效度量表使用的原理是,在 MMPI 的标准计分过程中,只对偏常回答的条目计算分数,对未回答的条目,则认为受试者是以正常的方向回答了该条目。因此,未回答条目的效应将会造成某些临床量表的计分异常,而影响整个剖图的高度并导致编码的改变。其他有关量表的计分也很可能受到影响。因此,如果受试者未回答的条目数量过多,则提示本次答卷可能无效。

2. Q 量表的内容与解释　　在一般情况下,对"Q"量表就看未回答的条目数,只要超过一定数目(一般为 30 个以下)即可对答卷的有效性作出判断。因此,我们把它看成是一种对答卷有效性进行评价具有"确定意义"的指标。Hathaway 和 McKinley 原来认为,该量表原始分 30 分相当于 T 分数 50 分。因此,在 1 次测试中对 30 个条目未答对于大多数人来说应该是一个平均分数。那么,如果 1 个受试者在每 5 个条目中便有 1 个条目未回答(未回答条目数为 110),他的"Q"量表原始分 110 应该相当于 T 分 70 分,对这次测试结果还有进行解释的可能性。

但是,新近研究发现,"Q"量表原始分 30 分大约只有 5% 的发生率。这意味着原始分 30 分几乎相当于 T 分 70 分,并不是 Hathaway 和 McKinley(1967)认为的 T 分 50 分。研究结果还提示:该量表原始分 100 分则只有 0.5% 的发生率,这大约是原先使用的线性 T 分 80 分,并不是 Hathaway 和 McKinley 所认为的 70 分。纪术茂等(1991,1994)研究发现,"Q"量表原始分 30 在男性和女性分别相当于 T 分 87 和 86。也就是说,在我国,"Q"量表原始分达到 30 分的情况是很少见的。为了便于比较和研究,我们已将该量表的原始分数转换成 T 分数。从 MMPI 标准剖图上的该量表 T 分(常态转换后)相当值,可评估条目未回答的频率。

Q 量表分数升高的解释见表 11-11。

表 11-11　Q（？）量表不同升高水平的解释

Q 原始分	T 分	解释
0	≤46	1. **低分**：这些受试者能够并且愿意回答所有的条目，或因为主试要求被试必须全部回答条目。这是测试中所期望的分数
1~5	50~59	2. **正常**：这个范围内的分数表明，受试者没有回答对某些心理问题有研究意义的条目，或对某些条目的意义不清楚而没有回答。应对未回答的特殊条目和它们的内容进行再次询问或测查。除非所有未回答条目都出现于同一个量表，否则，这个分数导致剖图变形的机会是很小的，可按照相应的编码进行解释
6~30	60~64	3. **升高**：这个范围内的分数表明，受试者对较多的条目未回答，需要对未回答条目进行复查。如果未回答的条目较少，可考虑制作一个加权的矫正剖图。当未回答条目数接近 30 个时，剖图的效度就是可疑的，解释时要特别慎重
>31	≥65 以上	4. **显著升高**：这种剖图极可能是无效的。这些受试者缺乏受试动机，不能或不愿以正常的方式完成 MMPI 测试。他们可能因为过分谨慎而不愿暴露自身的信息，或由于难以作出决定或迫不得已对多数条目不能做出回答，或是因为不合作而不愿回答任何条目。有的由于缺乏阅读能力，或由于疾病（如严重抑郁）影响不能完成测验。如有可能，请受试者补充完成未回答的条目或重做整个测试。如果受试者仍不能完成，则不能对本次测验结果进行解释

如果未回答的条目在 MMPI 的第 400 个和 MMPI-2 的第 370 个条目以后，临床量表的解释不受影响；但是，有的临床亚量表（如 Pd_2、Pd_3、Pd_{4A}）、附加量表和内容量表等的计分则会受到严重影响，特别在 Q 分数过高的情况下，这些量表很可能无法解释。

MMPI-2 的 Q（？）量表分数直接看未回答的条目数，不再计算 T 分数。

二、L 量表（L）

1. **概述**　L 量表（Lie Scale，L）是由 15 个条目组成。这些条目的内容涉及那些从社会价值观或习惯上值得称赞，但实际上却是每个人都可能存在的问题，而且很少有人按此行事。L 量表作为效度量表使用的原理是，如果受试者过分否认个人的这些可能是一些微小的不诚实，不良观念和行为，以及性格弱点，他们就可能有意试图避免坦率地、诚实地回答 MMPI 上的条目，造成解释困难。

2. **L 量表的信度**　纪术茂等（1991）报道，我国正常成年人 L 量表间隔 4~6 周的重测相关系数，男性：0.49，女性：0.73，平均：0.61。

3. **L 量表升高的解释**　由于回答"否"是所有 L 量表条目的偏常回答，L 对比较简单的系统性偏常回答十分敏感。在 L 量表上不寻常的高分（原始分≥7，T 分约 60）分，就提示存在系统性偏常回答的可能性。但是，我们发现 L 量表不容易发现更为复杂的系统性偏常回答，因为有些精明的受试者明显地意识到对 L 量表条目给出歪曲的回答是不可信的。也就是说，他/她们能很快辨别出对 L 量表的条目哪些回答是偏常的，哪些是"正常的"，从而调节自己的反应。

L 量表可被看成是一种评估心理复杂性的方法，得高分表示受试者缺乏心理复杂性。Greene（1992）发现，受过大学教育及高社会经济阶层的人的原始分很少大于 4。相反，缺乏心理学知识的人（包括一些少数民族受试者及来自低社会经济阶层的受试者）倾向于得高分。因此，当解释 L 量表时必须牢记，一个人的受教育程度及所处的社会经济阶层会对得分造成潜在影响。如果一个受过高等教育而在 L 量表得了不寻常的高分，就表明他们缺乏判断力，缺乏对自身行为的洞察力。Coyle 和 Heap（1965）提出，这样的受试者很可能有偏执倾向。Fjordbak（1985）报道，一组住院的男性精神患者虽然没有临床量表升高，但在 L 量表原始分 >6 的，均发现具有某种明显偏执特征。L 量表是否升高通常就看原始分，其不同升高水平的解释见表 11-12。

表 11-12　L 量表不同升高水平的解释

原始分	解释
0~2	**1. 低分**　这种情况多见于把所有条目认同为"是",受试者试图制造一种极端病理的外观(可看另外一些量表和效度指标)。有些则是相对有主见(不依赖)的或充满自信的正常人,但是他们却不愿意承认该量表提示的哪些轻微的,不受社会赞许的言行或人们共有的"弱点"
3~5	**2. 正常**　大多数受试者的分数在这个范围内,表明他们在承认和否认一些轻微的不受社会赞许的言行方面处于适当水平。这些受试者可能是那些试图给人以好印象的头脑比较复杂的人
6~7	**3. 升高**　可能存在随机回答的情况,需用其他效度指标评估。分数在这个范围内,表明这种人较一般受试者使用更多的否认机制
8~15	**4. 显著升高** (1) 首先检查计分是否错误。采用手算计分时,可能用错了模板发生计分错误(把回答"是"当作"否"计分) (2) 这个范围内的分数也可见于那些具有过度自我控制能力,而对其自身行为缺乏洞察力的正常人 (3) 具有强烈的宗教信念和/或从事道德教育的职业人员,往往否认这些条目中提到的在一般人群常见的轻微的"不良言行" (4) 在人才选拔或寻求职业的人中,为了给人一种不寻常的良好印象的人 (5) 强烈否认存在精神障碍或心理问题的受试者(常见于表演性人格障碍或躯体化障碍时),或虽然所有量表没有升高(MMPI 中 T 分 <60),而实际上患严重精神病,无自知力的住院精神病患者 (6) 没有足够的阅读能力(智力偏低、居住在偏远山庄的社会经济地位较低的或只受过小学教育的人)

三、F 量表(F)

1. 概述　F 量表(Infrequency Scale,F)由 64 个条目组成,用来检测那些以不寻常方式回答测试条目的情况。该量表涉及广泛的、心理学意义明确的内容,包括奇异感知觉,古怪思维,特殊体验,迫害观念,情绪隔离及异己体验等一些不寻常的体验或信念(Dahlstrom,1972)。

2. F 量表的内容与解释　这个量表与其他大多数量表不同的是,F 量表的条目组成并不是通过比较标准组和对照组的条目应答率确定的,而是由早期明尼苏达州正常人群样本的子样本中,回答频率少于 10% 的条目组成的。量表的 64 个条目中,44 个答是计分,20 个答否计分。

编者认为,这些条目在大多数(90% 以上)正常人群是很少认同的,是一些"稀有认同的条目"。因此,F 量表有时被称为"稀有回答"或译为"诈病"量表。不过,我们建议避免采用"诈病"一词,因为该量表分数升高主要见于精神患者,其次为"诈病"-伪装(包括夸大)精神疾病,没有足够的阅读能力的人也常常会得高分,用"诈病"来命名量表会给人错觉。现在量表称为 F 量表,编者一直也没有说明理由。再说,这个量表原文为 Infrequency Scale,应该是"不常见的回答量表",也没有"诈病"的意思。纪术茂等(1991)报道,我国正常成年人 F 量表间隔 4~6 周的重测相关系数很高,男性 0.73,女性 0.87,平均 0.80。

3. F 量表升高的解释　F 量表升高和剖图的有效度性,以及它和精神病理程度之间的关系,一直是临床上关心的问题。Hathaway 和 McKinley(1951)最早认为,若 F 量表的 T 分大于 70 分(原始分大于 12),则可判断 MMPI 剖图为无效。然而不少研究发现,F 量表上 T 分大于 70 分的剖图并不全都是无效的。有人发现,37 例男性精神患者中,F 量表 T 分大于 70 分的有 35 例(95%),他们在 MMPI 中提供的信息是真实有效的自我描述(Kaza 和 Sheinberg,1945)。Schneck(1948)分析 F 量表中 T 分大于 70 分的 17 名男性犯人资料,发现有 10 人(58.8%)反映的是精确回答,F 量表升高反映了他们的人格障碍的严重程度。

有的研究集中在 F 量表 T 分大于 80 分的剖图是否应认为无效。早期研究表明,T 分大于 80 分的受试者,如果是涉及法律问题人常被诊断有行为异常,在精神病样本中则诊断为精神病。事实上,F 量表上的任何一个特殊分数,都不能作为常规而认为"剖图无效"。这是因为,许多研究证实绝大多数受试者能被精确地分类诊断,F 量表 T 分大于 80 分往往与明显的精神病理倾向相关。戴郑生等(1996)报道 485 例精神分裂症患者的测试结果,不少 F 量表的 T 分高达 100(美国线性 T 分),但是剖图仍然是有效的。

F 量表升高的水平及其解释见表 11-13。

表 11-13　F 量表不同升高水平的解释

原始分（T 分）	解释
0~2（≤39）	1. **低分**　受试者系统性地回避认同该量表上对大多数（90% 以上）正常人来说不能接受的条目，或他们没有受到这些条目的影响；或极力否认患有严重的精神疾病；或是一个十分谦卑、依赖、诚实、单纯和平静的正常人
3~7（40~55）	2. **正常**　大多数正常人的分数在这个范围，他们有时会有一些不寻常的体验
8（56~57）	3. **轻度升高** （1）少数正常人有时会有一些不寻常的体验，认为自己不同于他人（如某些在校大学生，如果量表 8 也轻度升高则更有利于对此种情况的确定） （2）有的属于有心理障碍的人，他们特别关注某些问题（如家庭的、宗教的、或健康问题），但是又并不因此感到十分"担心" （3）有强迫性格的人，持有不同政治宗教观的人可能得分也在此范围，但是临床量表分数不应该有明显升高 （4）有夸大疾病倾向的人（如涉及损伤赔偿等纠纷）
8~15（58~65）	4. **明显升高**　这种剖图很可能无效，应该检查其他效度量表分数证实。多见于下列情况： （1）见于随机回答，处于严重的应激状态、脑损伤，或患有精神疾病（特别是精神分裂症）的患者 （2）夸大精神疾病倾向的人（如涉及损伤精神赔偿等） （3）有少数问题青少年可能也认同该量表上的条目，应该检查所认同条目的内容以确定是否反映的是他们的真实情况 （4）有的受试者因为没有相应的阅读能力。对他们来说，F 量表的一些条目比较难以理解
≥23（≥66）	5. **极度升高**　这样水平的剖图绝大多数无效。多见于下列情况： （1）少数严重的住院精神患者 （2）处于心理危机状态（包括伪装精神疾病） （3）完全答"是"时也会过多地认同条目 （4）对条目全答"是"时（此时 L 和 K 量表的 T 分数≤40） （5）计分错误

注：原始分指美国标准。括号内为国内常态 T 分数参考值。

四、K 量表（K）

1. **概述**　K 量表（Correction Scale，K）由 30 个条目组成，用于辨认那些存在明显精神病理问题，但其剖图却在正常范围的受试者。K 量表的条目大多数亦在其他临床量表中计分，并且在这些量表中基本均匀分布，只有 5 个条目为 K 量表所特有。当它们出现在另外一些量表时，这些条目常常在相同的方向上计分，但分布在 Si 量表的 7 个条目中的 6 个却以相反方向计分。K 量表的条目内容是异质性的，它包括了许多有关自我控制和家庭问题以及人际关系等方面的内容。

2. **K 量表的内容与解释**　K 量表除了可以单独作为效度量表使用，还可以作为矫正函数使用。McKinley，Hathaway 和 Meehl（1948）研究发现，通过对 5 个临床量表增加不同的 K 函数值，可以提高这些量表区分正常与精神病理的鉴别能力。这 5 个量表分别是：Hs，Pd，Pt，Sc 和 Ma，所加的 K 量表的原始分的函数值分别为：0.5k，0.4k，1k，1k 和 0.2k。

McKinley 及其同事还发现，对其他临床量表（如 D，Hy，Mf，Pa）增加 K 值则会降低它们的区分能力。因此，这些量表不是 K 矫正量表。纪术茂等（1991）报道，我国正常成年人 K 量表间隔 4~6 周的重测相关系数，男性 0.66，女性 0.80，平均 0.73。

3. **临床量表的解释**　K 量表升高的解释：在 MMPI 的效度量表中，K 量表是唯一一个依标准方法编制的效度量表。也就是说，K 量表的条目选择是通过比较标准组和对照组的统计学差异而确定的。K 量表也是唯一的特殊的效度量表，我们不能按照 K 量表的任何一个特殊的分数来确定剖图是无效的。尽管如此,我们还是应该十分熟悉各种不同的场合下如何对它进行解释。

如K量表的解释随受试者的社会经济阶层及受教育程度而变化,越是处于高层地位和受过高等教育的受试者,其K量表的得分越相对较高。进行MMPI测试的环境也影响K量表的解释,如用于人员选拔,用于医院和大学内,这些因素对K量表分数的潜在影响尤要重视。在人员选拔中,低K分是很特殊的。相反,在精神病院的患者中或在司法精神病学鉴定中,很高的K分也是不常见的。

当一个患有精神病或怀疑存在精神病理问题的受试者出现较高K分时,受试者可能对讨论他们的病理心理问题有防御性。但是,仅从现有的剖图中却无法区分其原因。临床医生应时刻记着,MMPI中K量表的T分数经常会受上述因素的影响,但这些因素对K矫正的几个标准临床量表的影响较小。因此,如果临床量表分数在正常范围内的时候,依据高K分评估掩饰精神过程时要特别慎重。正常人K量表升高的解释见表11-14。

表 11-14　正常人 K 量表不同升高水平的解释

T 分数	解释
27~45	**1. 低分** （1）受试者在涉及心理问题时,承认个人心理资源有限。临床医生需进一步调查清楚,受试者是否确实存在他所回答的某些心理问题或精神病理表现。如果确实有心理问题（同时有F量表升高等）,提示这种受试者自身感觉不良,缺乏应对问题的能力（Es量表低分）,认为生活对自己是残忍的（如感到家庭缺乏爱和温暖） （2）受试者特别喜欢倾诉自己的不幸和夸大精神疾病,有的是纯粹的"诈病"者（如司法鉴定中的当事人）,此时大部分临床量表升高
46~55	**2. 正常**　这个范围内分数表明受试者来源于较低的社会经济阶层,或受教育程度有限。但这些人在暴露自身的问题和自我保护方面较适当,没有明显的心理不协调表现
56~69	**3. 轻度升高**　这个范围内分数表明,受试者具有良好的自我调节能力,有较好的洞察力,有主见,能较容易地处理日常问题。受过高等教育的人或较高社会地位的人士的分数,往往在此范围。即便处于应激状态,这些人也可能不愿意寻求帮助以解决其所遇到的问题
≥70	**4. 显著升高**　这些受试者认为自己有良好的心理整合能力,过分自信,但是这似乎又反映了其过度地心理防卫机制的一方面。这些人可能对接受检查缺乏兴趣,往往对治疗不合作

五、疑病量表（Hs）

1. 概述　疑病量表（Hypochondriasis Scale,Hs）是最早发表的量表。McKinley 和 Hathaway（1940）编制 Hs（Hypochondriasis,Hypochondriacal Neurosis）量表时采用的标准组为符合当时美国精神疾病分类和诊断标准,诊断明确的 50 例疑病症（现今被称为疑病障碍,DSM-Ⅳ编号为 300.7,量表1）患者。这些患者的共同特征是,精神-神经质的过度、不现实地解释偶尔存在的单一症状或者病态的担心自己的身体功能和健康,强调自己害怕或相信存在"严重的疾病",尽管已经医学评估和保证,但仍然坚持这种信念,并由此造成了个人的痛苦,或在社交、职业或其他重要方面的缺损。如上所述,疑病可能发生在许多不同的情况下,但是标准组排除了一切可能影响诊断的因素（如严重人格障碍、器质性疾病、高龄等）。

最初的 Hs 量表包括 55 个条目,后来发现有些临床上没有明显的疑病症状的精神病患者也得了高分。编者为了增强量表的区分能力,又删除一些条目后形成一个包括 48 个条目的 CH（Correction for Hypochondriasis）量表。几经试验研究,最后形成包括 33 个条目的 Hs 量表。为了改善量表的区分能力,又给这个量表的原始分加上 0.5K 矫正值。该量表主要反映广泛的与身体功能有关的迷惑不清的和非特异性的各种体验和陈诉。比如,受试者经常感到自己腹部、背部不适,且持续存在,但在临床上却无阳性发现。要特别强调的是,Hs 量表是用来评估过度神经质性地对躯体功能的不寻常的关注,它和现代"疑病障碍"或者"疑病性神经症"的概念是一致的,如属于精神病性对躯体的过度关注（妄想）则不包括在此量表范围内。

2. Hs 量表评定项目　该量表包括 33 个条目,其中 11 个答是时计分,21 个条目答否时计分。

T 条目:23、29、43、62、72、108、114、125、161、189、273。

F 条目:2、3、7、9、18、51、55、63、68、103、130、153、155、163、175、188、190、192、230、243、274、281。

我国正常人的原始分:成年男性(9.87±4.95)分,女性(10.93±5.22)分;少年男性(10.33±4.37)分,少年女性(9.63±4.57)分(纪术茂,1991)。

Hs 量表得分在正常人群中随着年龄而稍增加,年龄大于 65 岁的人所赞许的条目数比年轻人的 T 分平均高 2~3 个以上(Colligan 等,1989;Dahlstrom 等,1972)。纪术茂等(1991)的研究发现,男性随着年龄的增长而 Hs 量表分数增加,女性随着年龄的增长 Hs 量表分数增加相对较少,但女性比男性一般对 Hs 量表的条目多认同 2~3 个。文化程度对分数的影响情况是:正常男性(n=832)大学文化和中学文化的得分分别为(8.78±4.83)分和(10.34±4.93)分,女性(n=749)分别为(11.04±5.62)分和(10.9±5.10)分(纪术茂,1991)。这反映了跨文化差异对量表分数的影响,解释时需要加以注意。

Hs 量表的大多数条目的意义是明显的,在其他临床量表(特别与量表 D、Hy 和 Pt)及 Wiggins(1966)内容量表中的"器质性症状量表"(ORG)和"健康不佳量表"(HEA)中也计分,因此,解释时应考虑与其他量表的关系。另外,由于量表 Hs 上的大多数条目的(2/3)答"否"时为偏常反应。因此,多答"否"时该量表得分便升高。计分时要特别注意的是,要给原始分加上 .5 个 K 分数,否则将降低该量表对疑病症的分辨率。我国正常人群间隔 4~6 周重测相关系数,男性 0.79,女性 0.84,平均 0.75(纪术茂等,1991)。

3. 应用评价　Hs 量表高分大致是过度地躯体关注或非正常心理状态的一种指数,它与智力水平呈负相关(Brower,1947)。实际上存在躯体疾病的人在量表 Hs 上仅有轻度升高。Greene(2000)报道,患有躯体疾病的人在 MMPI-2 的量表 Hs 上通常的 T 分为 58~64。这是因为这类患者在测试中认同的条目反映的只是其合理的躯体陈诉,他们并不赞同由该量表所揭示疑病症患者的迷惑不清的躯体主诉的全部内容。然而,实际存在躯体疾病时,量表 2(D)的分数则可能比 Hs 量表升高更多。许多研究证实,Hs 量表分数升高提示躯体化障碍,它反映了一种长期存在的人格(敏感性人格)类型,可能持续终身而难以改变。

在任何人群,量表 Hs 高分(T 分≥60)都表示存在对躯体功能的异常关注和迷惑不清的疑病性陈诉,证实了该量表有良好的结构效度。慢性疼痛的个体(伴有量表 3,Hy 高分)和治疗后疼痛紧张的患者容易得高分,而且难以恢复到正常的活动水平(Prokop,1988)。另外,高分还被描述为悲观和长期存在人格不适应和无能性。他们虽然并不一定表现过分敌意,但却使用疾病主诉来控制或操纵他人。一般来说,量表 Hs 高分对疗效是负性指征。在住院精神病患者中,Hs 量表高分的人不仅有不寻常的躯体关注,往往还有病理性思维内容和幻觉。

4. Hs 量表上不同升高水平的解释可参照的原则

A. T≤35(40 及以下):受试者否认存在模糊不清的躯体疾病。表现乐观,自信,敏锐,处事有能力。

B. 36≤T≤54(41~59):受试者认同一些有关躯体不适主诉的条目,如轻度情绪抑郁,衰弱,但无明显功能障碍或者没有因此受到影响。

C. 55≤T≤59(60~69):在此范围内的低限分数提示,受试者有躯体化障碍及实际患躯体疾病。分数越高,越说明受试者对其躯体功能过分担忧,陈述有慢性疲劳,背疼,衰弱,不适等,往往被看成是人格不成熟,固执,缺乏内驱力。

D. T≥60(70 及以上):受试者过分关心躯体健康,陈述有模糊不清的症状或不适,悲观失望,不悦,人格不成熟,利己,自我中心,敌意,迟钝,缺乏热情,长期处于低效率状态,牢骚满腹,要求别人同情和注意,受试者把注意力集中在不明确的躯体症候上,拒绝任何形式的解脱,心理或躯体干预预后不好。诊断考虑:

a. 疑病症或躯体形式障碍、焦虑障碍等。

b. 精神分裂症:但属于躯体妄想一般不升高。

c. 实际存在躯体疾病时,同时有 D 量表升高,但量表 Hs 的 T 分数比量表 Hy 低,提示心理因素影响躯体症状,说明存在疑病成分。对于这种情况需要对受试者的病史进行检查和进行相应的检查,查看相关量表可以帮助解释处于该范围得分的解释。

六、抑郁量表（D）

1. 概述　抑郁量表（Depression Scale,D）该量表发表于 1942 年（Hathaway 和 McKinley,1942）,编者用来发展 D 量表的标准组选择的是诊断明确的躁狂抑郁性精神障碍处于抑郁发作期（抑郁性情感障碍）的 50 名患者（Dahlstrom 等,1972）。D 量表（量表 2）测量的是以缺乏士气,提不起精神,对未来缺乏希望和信心,对自身状态不满意,情绪低落为特征的症状性抑郁（symptomatic depression）及其程度（Hathaway 和 McKinley,1942）。其实,在发展这个量表时,编者当时的目的就是要测量反应性抑郁或症状性抑郁,而所谓症状性抑郁可由许多不同的应激因素（诸如经济危机,职业困难或个人问题）,以及多种病理心理（包括情感性精神障碍的抑郁发作）等条件所造成。因为情绪抑郁并不是稳定的人格特质,在不同的时间里十分多变,他们使用躁郁症的抑郁期患者作为标准组的目的是要保证所测验的抑郁特性是明确和有决定意义的心理问题,而不是模糊不清的东西。也就是说,他们认为标准组的特殊诊断并不重要,但是必须具备抑郁的核心特征。

可见,D 量表虽然称为抑郁量表,实际上是测试心境状态的量表,特别是测试反应性抑郁。该量表高分所反映的主要心理问题是,受试者活动少,兴趣缺乏,对一切事物表现淡漠,懒散,有躯体不适,睡眠障碍和胃肠道主诉,以及过度敏感和社交能力的缺乏,有时还有死亡和自杀先占观念。至于诊断归属,则要结合临床考虑。

Harris 和 Lingoes（1955）按照主观合理化方法对量表 2 的条目进行分组,要求这些条目或是在内容方面相似,或似乎反映着一种更单纯的特质。按照分组结果,他们在量表 2 认同了 5 个条目组:主观性抑郁（D_1,subjective depression）,精神运动迟滞（D_2,psychomotor retardation）,躯体障碍（D_3,physical malfunctioning）,精神迟钝（D_4,mental dullness）和沉思（D_5,brooding）。并根据条目组编制了亚量表,以便对各个有关量表所得分数进行更精确的解释。比如,一个人可以在这些量表上认同不同的条目,这样就得到一种特殊原始分,这些原始分可能是任何一种或不同的亚量表条目组合,因而可以按照相应的亚量表去解释。特别是当两个或更多患者有着相同的原始分时,了解亚量表分数可以有助于临床医生了解每个患者抑郁的性质和特征。从临床角度看,这对采取何种医疗措施、选择药物和评价疗效也有一定意义。

纪术茂等（1995）发现,亚量表虽然不能代替原标准量表,但是只要这些亚量表的分数达到一定水平,而不管标准量表的分数高度如何,仍然可以进行解释。当然,您还是应该结合其他量表和临床情况进行解释。

2. D 量表的评定项目　该量表包括 60 个条目,其中 20 个答"是"时计分,40 个条目答"否"时计分。

T 条目:5、32、41、43、52、67、86、104、130、138、142、158、159、182、189、193、236、259、288、290。

F 条目:2、8、9、18、30、36、39、46、51、57、58、64、80、88、89、95、98、107、122、131、145、152、153、154、155、160、178、191、207、208、233、241、242、248、263、270、271、272、285、296。

我国正常人的原始分:成年男性（25.96±4.78）分,女性（27.97±4.81）分;少年男性（26.88±4.68）分,女性（27.82±5.10）分（纪术茂等,1991）。

D 量表上的绝大多数条目在其他临床量表上也计分。在其他临床量表中,重叠的条目相对均匀分布。D 量表上的 2/3 的条目偏常应答是"否",因此,对 MMPI 条目认同为"否"的条目越多,该量表的分数也越升高。

有人发现,该量表的大多数（2/3）条目在内容方面是意义明显的（Viener,1948）。严重抑郁的患者可能认同意义明显的条目,而轻度抑郁的人却倾向于赞同那些意义较隐含或难猜测的条目（Dahlstrom 等,1972）。因此有人认为,患者认同明显抑郁内容的条目越多,就越说明他是明显的抑郁患者;反之,则属轻型抑郁（Nelson,1987）。对于这种情况,我们只要查看由意义明显的条目组成的 D-O 量表和意义隐含的条目组成的 D-S 量表的得分情况,便会很快作出判断。

需要强调的是,由于 D 量表与其他临床量表有大量条目重叠等原因,因此对该量表的不同解释明显地还依赖于与其连带着的其他临床量表的升高水平。另外,年龄及性别也会影响量表 2 的得分,正常个体随年龄增长而得分增高,老年人及一般正常人与年轻人相比,前者赞许更多条目,女性比男性倾向于赞许更多的条目。因此,D 量表高分解释时应考虑年龄和性别因素。纪术茂等(1991)报道,D 量表在正常人群间隔 4~6 周重测相关系数,男性 0.84,女性 0.79,平均 0.82。

3. 应用评价　Butcher 等(1989,2000)报道,量表 D 升高的受试者的配偶通常提供的情况是,患者有普遍性适应不良,处事缺乏能量和自信心,他/她们容易灰心,悲哀,做事缺乏恒心。遇事不善解脱,过分关注某些事情,'杞人忧天',爱往坏处想。对事物缺乏兴趣,优柔寡断,容易感到无聊和不安。D 量表主要测试的是抑郁状态。

4. D 量表上不同升高水平的解释与参照原则

(1) T分≥60(70 及以上):明显高分。一般指示受试者存在情绪抑郁,焦虑,心境不佳和情绪压抑体验,对自己的躯体不适和功能水平低下(如感到虚弱,疲乏无力,没有活力等)感到过分敏感,紧张,通常有行为退缩和感到被社会遗弃。就其程度而言,量表 2 的分数和这些负性感受代表着对自身状态的不满意程度是一致的。因此该量表的升高,可以作为这些心理特征的一种良好指征。高分者还经常有躯体症状和不适体验,睡眠障碍,缺乏食欲。当然,这些患者还存在持久地活动过少,心情不愉快等情况。量表 D 高分者,往往性格内向,害羞,退缩,不善人际交往。而且,学业和事业都不满意。量表 2 只是代表着一种反应性抑郁状态,因此,量表 2 升高的人并不总被诊断为抑郁症。不管其诊断如何,这些患者被理解为对其现在的处境不满意总是适当的。

当量表 2 的等值性 T 分在 60 以上时,就应仔细考查是否存在自杀危机,特别是当没其他明显的抑郁行为征象存在时(Curson 1969;Graham 1987)。D 量表分数极度升高(T≥90),提示个体认同了广泛的有关抑郁症状的条目,可能处于明显的退缩和依赖状态,很可能有自杀危机。这种患者如经临床上证实确有抑郁存在,自杀危机的可能性更大。应当强调,尽管 MMPI 可以提示存在自杀意念与企图,但并不能完全靠 MMPI 来确定是否存在自杀危机,因为假阳性和假阴性结果都不少。不过,在 MMPI 中有一个条目(139)直接提示自杀或自伤企图,另有第 88,97 和 339 条也与此有关,应常规地看看受试是如何回答的,而不管其是否言行一致和条目认同的准确性如何。而且,可结合与自杀有关的量表 Skey(Suicide Key)和 Thrs(Threat Suicide)的得分,对临床症状有关抑郁和消极观念的那些条目进行综合分析,就患者的家族史、既往史及现实情况反复进行观察以便作出判断(纪术茂等,1994)。

(2) 55≤T≤59(60~69):升高。通常被认为是害羞的,对自身或个人的处境过分担忧和抑郁,感到不满足。有人发现,量表 2 轻度升高的正常男性常常感到神经质过敏或不安,睡眠时间短,还可能显示情绪紧张(Bieliauskas,Shekelle,1983)。

(3) 39≤T≤54(41~59):正常。受试者回答了一些反映其存在症状性抑郁的体验和行为相关的条目。

(4) T≤35(40 及以下):低分。受试者往往性格外向,合群,乐观,自信,敏锐,进取,聪明,精力充沛,灵活,活泼。但应注意,需确认行为和该受试者社会地位和所处情境的合适性,受试者一般很少得此范围内的分数,分数过低者往往有行为不能自控,冲动,好夸耀,好出风头,对权威不满。

七、癔症量表(Hy)

1. 概述　Hathaway 和 McKinley(1944)编制癔症量表(Hysteria Scale,Hy)时采用的标准组包括的主要是癔症转换型和癔症人格(表演型人格障碍,F60.4,ICD-10)患者。量表 3(Hy)的编制所考虑的主要是测试癔症以及其可能发生的转换症状表现和程度,同时为了鉴别诊断的需要包括的条目多达 60 个。这些条目可分为两种类型:反映特殊躯体不适体验的和显示受试者个体社会化和判断的。在正常个体中,这两类条目所反映的心理特征,总是与其个性历史的动力学紧密联系在一起的。这种人一般持续地保持一种良好的适应性外观,但当他/她们遇到应激时便以转换型症状作为解决冲突的方法,并出现回避反应。

量表 Hy 上的几乎所有条目在其他临床量表上计分,仅有 10 个为量表 Hy 所独有。量表 Hy 的条目有 1/3 与疑病量表 Hs 重叠,并且,是在相同方向上计分。因而这两个量表常常同时出现分数升高。与量表 Hy 重叠的其他条目,相对均匀的被分配在其他临床量表中。必须特别强调的是:量表 Hy 上有 10 个条目与防卫 K 量表相重叠,而且也是在相同的方向上计分。这样,尽管量表 3 未经 K 矫正,当解释一个非 K

矫正的剖图时,就应当考虑到 K 量表对量表 Hy 的影响。

有关量表 Hy 的各条目间的相关性研究,所得到的结果是一致的。有人通过对这些因素分析发现了 5 个因素:健康不佳,害羞,多愁善感,头痛和神经质。另有人通过聚类分析,发现存在两种相对独立的条目类别:躯体症状维度和否认维度。后来,这两类条目被用来发展承认(admission,Ad)量表和否认(denial, Dn)量表。

纪术茂等(1991)研究发现,使用量表 Hy 的得分往往与量表 Hs 相似,但是,临床经验证明,在量表 Hs 和量表 Hy 上得分较高的患者在预后和治疗方面确实不同。一般来说,量表 Hs 的分数较 Hy 为高的受试者,倾向于有普遍性、迷惑不清的躯体主诉,而且他们躯体功能障碍的心理因素作用易于表面化。即主要表现为明显的"疑病色彩"。量表 Hy 的得分比 Hs 高的患者,则少有明显的神经质表现。除了在遇到应激时,通常并不显示明显的心理异常。在应激状态下,他们的躯体陈诉倾向是特殊的,且可能是心身性的,即主要表现为"转换性障碍"。

Harris 和 lingoes(1955)发现在量表 3 内有 5 个亚量表:对社会焦虑的否认,寻求注意,疲倦-不适,躯体不适和对攻击的抑制。这些亚量表中有两个量表实际上与承认量表 Ad 相重叠,即:疲倦-不适,与 Ad 量表的 15 个条目的 14 个相同;有关躯体不适方面与 Ad 量表的 17 项中的 16 项是相同的。其他 3 个亚量表,除了抑制攻击量表有 1 个条目未出现在否认量表 Dn 上外,否认社会焦虑,寻求注意和抑制攻击亚量表则与 Dn 量表完全重叠。

2. **评定项目**　该量表包括 60 个条目,其中 13 个答"是"时计分,47 个条目答"否"时计分。

T 条目:10、23、32、43、44、47、76、114、179、186、189、238、253。

F 条目:2、3、6、7、8、9、12、26、30、51、55、71、89、93、103、107、109、124、128、129、136、137、141、147、153、160、162、163、170、172、174、175、180、188、190、192、201、213、230、234、243、265、267、274、279、289、292。

我国正常人的原始分:成年男性(22.13±5.53)分,女性(22.74±5.80)分;少年男性(22.11±4.06)分,少年女性(21.58±5.85)分(纪术茂,1991)。

对量表 Hy 的条目的认同度,女性比男性高。在正常人群、内科患者和精神患者中,量表 3 上的得分很少受年龄影响。纪术茂等的研究结果提示:我国正常成年人群的 Hy 量表间隔 4~6 周重测相关系数,男性 0.79,女性 0.84。

3. **应用评价**　Hy 量表上不同升高水平的解释可参照以下原则:

(1) T≥60(70 及以上):分数明显升高。反映的人格特征是,自我中心,不成熟和幼稚。他/她们要求受人注意,操纵人际关系,往往在人际关系中不加抑制和好出风头。尽管他们与其他人相处时,在表面上和不成熟水平上是相对的,但如同时发现量表 0(Si)上的 T 分为 30 左右时,这种表面性和处理人际关系上缺乏真诚性和亲密性的特征,就会变得十分明显。

他们对他人不敏感和缺乏同情心反映着其自我中心。他们的原始心理防卫机制在于否认和退化作用,通常显示否认和过度控制。往往情绪不成熟和不稳定,极其害怕疼痛,情绪性和躯体性痛苦均可导致该量表上得高分数。当处于应激时,高分很可能显示有躯体不适体验,如头痛,胸痛或心悸。此时,他们还显示短暂的情绪抑郁和焦虑。尽管其症状学变化在应激期很可能会戏剧性地随时发生转换,但量表 Hy 上的高分数很少是精神病性的。

这种人往往因为某些强烈的需要而力图给人以良好印象,寻求注意和同情,因而显示愿意与临床医生合作。然而,他们通常不能忍受对其人格特征进行动力学分析,常无休止地提出一些不合理要求。从他们的个人历史看,这些特征通常是根深蒂固的,他们对此缺乏自知之明。当医生指出其实际情况时,他们往往不能认识自己的患者角色,而埋怨医生不理解他们。这样,尽管他/她们最初给人以良好的印象,但采取任何形式的心理干预却未必都能得到预期的效果。

(2) 55≤T≤59((60~69):分数升高。反映受试者的性格特征是好表现,外向,肤浅,幼稚,自我中心,否认任何问题。他们愿意看到生活中乐观的一面,避免不愉快的事情。查看相关量表可帮助解释在此范围内的分数。

(3) 39≤T≤54(41~59):分数在正常范围。反映受试者回答了一定数目的反映歇斯底里性人格动力学相关的态度和行为。

（4）T≤35（40 及以下）：分数低。反映受试者往往刻板，因循守旧，拘束，好挖苦人，在社会上孤立，兴趣狭窄，固执，过分社会遵从，缺乏进取，冷漠，不可亲近，对他人不信任，多疑，回避社交。

4. Hy 量表伴其他量表升高的解释　不管其他临床量表的得分如何，Hy 量表所反映的行为和临床相关通常是稳定的。但是，在单独对此量表解释之前，临床医生应该知道，这种患者容易赞同 Hy 量表内的条目，特别是有关躯体不适和否认心理问题。这时，所有的亚量表也应升高（T 分≥60）。McGrath 和 O'Malley 发现，防卫量表 K、疑病量表 Hs 和 Hy 需升高到一定程度，才能说明患者确实存在否认心理和特殊的躯体不适。有时，患者能认识到临床量表升高所指出的自己的各种行为，但却认识不到由于"否认"心理机制和比 Hy 量表得分较低的其他各量表所揭示的行为。一般来说，如果 D 量表和 Hy 量表的线形 T 分分别为 80 和 70，就认为患者能了解这种压抑的特征；如果 T 分是低的，则意味着患者存在否认心理。不过，有关这一学说的研究资料不多，临床医生应注意积累这方面的资料，以便建立一个确切的解释标准。

八、病态人格量表（Pd）

1. 概述　Hathaway 和 McKinley 于 1944 发表了病态人格量表（Psychopathic Deviate Scale，Pd），（量表 4 ）量表 Pd 采用的标准组样本取自法庭，绝大多数有长期的轻微违法史（包括逃学、乱交、离家出走、盗窃等），而没有重大犯罪类型。当他们涉及违法行为时，通常没有周密计划和预谋，对后果也没有深思熟虑，常常就被当场抓住（Hathaway 和 McKinley，1944）。这些描述符合当今诊断学的反社会人格障碍或社会病态人格的特征。标准组样本中女性比男性多，年龄为 17~22 岁，均涉及诉讼问题，其中许多人已被监禁。因此编者强调，他/她们的情绪抑郁和担忧可能与他们当时所处的环境有关，而非性格的真实特性。正常对照组是在明尼苏达大学接受咨询的新生和已婚常住人口，其中男性 294 人，女性 397 人，后者年龄稍大（平均 35 岁），以便平衡两组的年龄。为了增加其区分能力，在常规计分后需要加 0.4 K 矫正值。

该量表可评估受试者的社会判断不良和缺乏强烈的愉快体验的人格特征。这些条目的主要内容领域是多种多样的，在有些情况下似乎是相互矛盾的。一些条目反映了受试者对家庭和权威人物的态度，对自身和社会异己的体验，和厌烦心情等情况，其他条目用来评价缺乏社会羞耻和社会沉静性及自信心。Nichols 等（1995）发现，量表 4 主要由 3 组条目组成，它们是：社会适应不良，抑郁和偏执内容的条目。因子分析结果提示，这些条目综合反映了个体敏感，冲动控制困难，社会判断不良，情绪剥夺感。

在不同群体中，对量表 4 的条目的因素分析的结果是相似的。一般认为有 5 种因素：羞耻感，过度敏感，违法行为，冲动控制和神经质。在正常与精神患者的样本中还发现了一种"家庭问题"因素。

2. 评定项目　该量表共包括 50 个条目，其中 24 个条目答"是"时计分，26 个答"否"时计分。

T 条目：16、21、24、32、33、35、38、42、61、67、84、94、102、106、110、118、127、215、216、224、239、244、245、284。

F 条目：8、20、37、82、91、96、107、134、137、141、155、170、171、173、180、183、201、231、235、237、248、267、287、289、294、296。

我国正常人的原始分：成年男性（19.75±4.64）分，女性（18.69±4.68）分

少年男性（20.04±4.75）分，女性（19.60±4.35）分

Pd 量表与大多数效度量表和临床量表的条目相重叠。它与除量表 1（Hs）和 5（Mf）外的所有临床量表，共享的条目数为 5~10 个。而且，它与量表 F 和 K 也分别共享 5~7 个条目。量表答"是"和答"否"的条目数几乎相等，意义明显的条目比隐含的数目稍多些。

Harris 和 Lingoes 发现 Pd 量表有 4 个亚量表：家庭不和、权威冲突、社会沉着性和异己性，又进一步区分出异己量表（包含社会性异己与自我异己）。在编制这些亚量表时，Harris 和 Lingoes 对每个量表增加了原先量表 4 所没有的 2~6 个条目。

纪术茂等（1991）报道，我国正常人群的 Pd 量表间隔 4~6 周重测相关系数男性 0.48，女性 0.90，平均 0.69。量表 4 的得分在所有人群中随着年龄增长呈降势（5~10 T 点）。可见得分随着年龄增长呈递减趋势，反映了人格的成熟性过程。这一变化过程男性比女性显著，但女性在各年龄组均比男性认同的条目少 1~2。

3. 应用评价　量表 4 的高分,通常被认为是认同了不寻常的条目:易怒,冲动,情绪浮浅和难以预测。他们存在社会性不适感,不顾一般社会习惯和习俗,特别对于权威性人物(如父母、上司等)不满。他们隐藏着一种潜伏的不满情绪,并且或明显或不明显地对权威人物抱有敌意。在缺乏反社会行为史的人中,其敌意则可能直接针对自身。这样,量表 4 的分数明显升高就表示有反社会行为或态度,但是,它并不必然意味着这行为会明显暴露出来。

4. Pd 量表上不同升高水平的解释与参照原则

(1) T≥60(70 及以上):明显。提受试者可能难以接受传统的社会价值观念,不遵习俗,常有程度不等的远离社会规范的行为,如说谎,盗窃,酗酒等,容易发怒,侵犯他人,冲动,鲁莽,缺乏忍耐性(尤其对欲求不满)。做事缺乏计划性和深思熟虑,不考虑后果,自私,自我中心,很少关心他人,对权威人物(如父母等)不满。责任心差,常有婚姻和家庭适应不良,以及人际关系不良或受破坏史。学业低下,与其实际智力水平不符。精力充沛,多动,招人喜欢,但人际关系肤浅,缺乏内疚和羞耻心,无焦虑,抑郁,自感无聊,空虚,寻求刺激,责备他人,或者他们正对一些事情不满和斗争。这些不满可能来自单位的上司,也可能是一些和他们有较多交往的人员之间的冲突。这些冲突可能并不一定需要公开表现出来,即使在这些情况下他们的反抗和敌意也会随时表现出来或明朗化。他们可能为人不可靠,不可信,自我中心,对自己的行为不负责任。他们往往不能从实践中吸取经验,不能对未来做出规划。受试者往往具有良好的社会外观,最初给人以良好印象,但在长期的接触或遇到某些具体事件应激时,其心理病态特征就会表现出来。看内容和/或相关量表可能有助于对该范围低限的分数的解释。

一般来说,量表 4 的高分很可能被诊断为某种形式的人格障碍,但他们不可能被诊断为精神病。他们往往有着长期不适应家庭和社会的历史,但这些似乎反映着一种人格适应性,通常并非精神病的表现。

(2) 55≤T≤59(60~69):查看内容和/或相关量表可能帮助解释处于该范围低限的分数。受试者关心社会问题及所发生的某些事件,他们可能对这些冲突作出反应,或者已适应了这种人际冲突和社会冲突,将其习以为常。如果这种冲突是情境性的,事后就会回到正常水平。

(3) 39≤T≤54(45~59):正常。受试者认同了一些对权威疏远和不感兴趣条目。

(4) T≤35(40 及以下):低。受试者往往过分顺从,刻板,墨守成规,传统,缺乏果断,兴趣范围狭窄,缺乏创见。对自身感到不满,对他人的反应很敏感,愿意接受他人的意见,但表现无主见,优柔寡断,容易相信他人,往往满足于平庸和单调的生活。男性可能缺乏与异性的兴趣,特别是当该量表分数很低时。

九、男性化、女性化量表(Mf-m、Mf-f)

1. 概述　男性化、女性化量表(Masculinity-femininity Scale,Mf-m,Mf-f)(量表 5 ,Hathaway 和 McKinley,1943)是在 MMPI 的一些其他量表已经完成之后进行的,因此需要另行设置对照组以便制订常模。编者选择的正常对照组为 54 名男性士兵和 67 名女性空军雇员。另外,一组女性化的男性按 Terman 和 Milles(1938)的女性态度-兴趣测验 Fm 量表(Invert scale,Feminine)来定义,而且,再以这些女性化的男性反应与上述正常男性进行对照。在 3 个组存在差异的这 60 个条目编成了 MMPI 的量表 5。这些条目中有 23 个来自 Fm 量表相同,另外 37 个条目来自 MMPI 条目池。编制者确定条目是通过的步骤是:从 MMPI 条目池中选择能够区分男性和女性的条目;根据 13 例男性同性恋对条目的反应情况,删除缺乏区分能力的条目;按照与对照组的差异,选取能够区分男性和女性的条目组成量表和记分键。

量表 5(Mf-f)是一个双向功能量表,能够提示男性是否具有女子气(femininity)和女性是否具有男子气(masculinity),但是不能区分个体是否同性恋。无论 MMPI 还是 MMPI-2 都是如此。

MMPI-2 的性别角色量表分为男性性别角色量表(Gender Role-Masculinity,GM)和女性性别角色量表(Gender Role-Femimine,GF)可分别用于评估性身份的识别。

Serkownek(1975)根据 Graham,Schroeder 和 Lilly(1971)的因素分析,在量表 5 中发展了 6 个亚量表:自恋-敏感性,典型的女性兴趣,否认典型的男性兴趣,异性恋不适-被动性,内向核查-批判,社会性退缩(retiring)。Martin 和 Finn(Martin,1993)采用因子分析方法为 MMPI-2 编制了一套亚量表:Mf1(Denial of stereotypic Masculine Interests),高分提示对典型的男性活动缺乏兴趣或者缺乏男子气;Mf2

(Hypersensitivity-Axiety),提示过分担心和敏感;Mf3(Stereotypical Feminine Interests),僵化的女性兴趣;Mf4(Low Cynicism),谦和,不怀疑人们的动机;Mf5(Aesthetic Interests),对艺术的兴趣和书写表达;Mf6(Feminine Gender Identity),期望成为女性,有传统女性的兴趣;Mf7(Restraint),对过度的和攻击性情绪和行为的抑制。他们还提供了一个复合性双相量表 F-M(Composite Femininity-Masculinity),认为能够很好地区分男子气和女子气。量表 5 上分数明显升高的男性和女性的行为的相关性之间,存在巨大的差异。因此,必须对男性和女性分别进行解释。

2. **评定项目** 该量表5包括60个条目(MMPI-2为56个)。量表5的条目,在男性(Mf-m)有28个答"是"记分,32个答"否"记分;女性(Mf-f)有 25 个答"是"记分,35 个答"否"记分。

这些条目在内容上是十分异质性的,主要的内容范围包括职业和习惯,审美的主动、被动性和个人敏感性。

(1) 男性 Mf-m

T 条目:4、25、69、70、74、77、78、87、92、126、132、134、140、149、179、187、203、204、217、226、231、239、261、278、282、295、297、299。

F 条目:1、19、26、28、79、80、81、89、99、112、115、116、117、120、133、144、176、198、213、214、219、221、223、229、249、254、260、262、264、280、283、300。

(2) 女性 Mf-f

T 条目:4、25、70、74、77、78、87、92、126、132、133、134、140、149、187、203、204、217、226、239、261、278、282、295、299。

F 条目数:1、19、26、28、69、79、80、81、89、99、112、115、116、117、120、144、176、179、198、213、214、219、221、223、229、231、249、254、260、262、264、280、283、297、300。

Mf-m:我国正常人的原始分:成年男性 26.79±4.34,女性 32.40±4.24;

少年男性 25.83±4.28,少年女性 32.32±4.71。

Mf-f:我国正常人的原始分:成年男性 26.79±4.34,女性 32.40±4.24;

少年男性 25.83±4.28,女性 32.32±4.71

纪术茂等发现,在一般正常人群中量表 5 反映一种比较稳定的人格特征。间隔 2~4 周重测系数,男性和女性分别为 0.77 和 0.74,平均 0.76。

(3) 受教育情况会影响量表 5 的分数:教育程度在大学以上的男性,分数往往在较高的一端;文化程度较低的男性,分数往往较低些。

纪术茂等研究显示:正常男性(n=832)和女性(n=749)大学和中学文化程度的分数分别为(27.21±4.53)分,(26.6±4.24)分和(33.59±4.31)分,(32.03±4.15)分。说明文化教育和社会地位对该量表的分数有一些轻微影响,女性比男性较易认同该量表上的一些条目。同时发现,年龄对这个量表的分数的影响不明显。

3. **应用评价** 该量表用来评估男性是否具有女子气(femininity)和女性是否具有男子气(masculinity),但是不能区分个体是否为同性恋。另外,多种因素(诸如教育,职业,个人兴趣)都与男性量表 5 的分数升高有关,因此,解释时应考虑这些因素。

4. **男性量表 5(Mf-m)不同升高水平的解释与参照原则**

(1) T 分≥60(70 及以上):明显升高。精神疾病患者中高分的男性,被认为是被动的,社会敏感,可接近,有广泛的审美观和社会兴趣,并且性格内向,依赖,把自己的男性角色看得不安全,通常倾向于认同女性角色,经常报告有抑郁,焦虑,紧张,罪过感。如男性是同性恋者或有同性恋关注,并且是愿意公开承认这些行为或关注的话,他们将在量表 5 上得很高的分数。纪术茂等曾对一组男性(n=9)同性恋的测试结果发现,他们虽然他们在同性恋群体中表现得很活跃,但在测试中有 2 人的 Mf-m 量表没有升高,复查时证实是因为存在一些疑虑不愿意承认一些条目。

当只有量表 5 升高,而其他临床量表没有升高,该人很可能被看成没有精神障碍,即便是在精神病情况下也是如此。高分的正常男性通常被看成是:精心好学,社会接纳性好,随和,忍耐心强和心理整合好,他们有广泛的富有哲理性和审美兴趣。同时,他们还被看成是被动、多愁善感的人。

（2）55≤T≤59（60~69）：升高。这些男性爱好美学和艺术（如音乐、文学等）活动。这种人平时表现被动，处事的特点是愿意暗暗地以间接方式解决问题。大多数受过大学教育的男性的分数常常在此范围。

（3）39≤T≤54（41~59）：正常。这些男性对传统的男性兴趣有兴趣。受过大学教育的男性，并从事传统上认为适合男性工作（如工程师和农学家等）的人，往往得分在此范围。

（4）T≤35（40及以下）：低。这些男性的表现与传统男性角色（如男性职业，兴趣等）非常一致，可能过分认同男性角色，追求强健，勇敢，冒险，不拘小节，粗鲁，兴趣范围狭窄，缺乏创见，行为缺乏深思熟虑，不喜欢理性，对自己的行为动机不加思考，固执，冲动，不善从事智力活动，而且具有强迫性，很难改变。

5. 女性量表5（Mf-f）不同升高水平的解释与参照原则

（1）T分≥60（60及以上）：明显升高。在有精神病的女性人群中，高分数被看成是富有攻击性的，不友好，喜好支配他人和争胜好强的人。在住院患者中，高分数的女性有精神病性思维障碍。他们记忆困难，行动缓慢而懒散，报告有幻觉，思维紊乱，精神运动迟缓。

高分的正常女性（T分≥60），被看成是爱冒险，胆子大。但是令人感到惊奇的是，这些人中没有一个人报告他们有强烈的男性兴趣或确实没有女性兴趣。在正常女性中，高分的其他相关性之缺乏反映了这在MMPI具有这种得分是不常见的。

（2）55≤T≤59（45~59）：升高或中等升高。这些女性对传统女性角色比一般女性的得分高，说明她们也对男性职业和活动有兴趣。

（3）39≤T≤54（35~44）：正常。这些女性对传统的女性兴趣和活动感兴趣，在日常生活中可能扮演被动角色。

（4）T≤35（34及以下）：低。这种女性表现过分认同传统的女性角色，表现怕羞，忸怩，娴静，富有魅力，柔弱，被动，顺从，拘谨，谨慎，爱诉说，过分自怜，同时又表现出爱挑剔，吹毛求疵等特点。如伴有量表Pa和Pd升高，则常有受虐倾向，爱吵闹，婚姻家庭适应不良，爱发牢骚，情感用事。遇到这种情况，受试者应当有性别角色（女性化）量表和相关量表的升高。

十、偏执量表（Pa）

1. 概述　偏执量表（Paranoia Scale，Pa）（量表6）的条目是通过比较非特异性偏执患者和原明尼苏达州正常人条目赞许性之后，而以经验方法确定了条目并衍化成量表。Hathaway和McKinley认为自己编制的这个量表不尽如人意，比如它和量表8的特殊关系，到底是精神分裂症的偏执思维，还是另外的特殊性原因引起的分数升高？做为不同的两个量表却难以区别。尽管如此，该量表对临床十分有用。它包含的条目是一系列有关个体急剧出现和长期存在的偏执心理状态和态度的描述，包括明显的精神病性意念，过分敏感，对愤世嫉俗的矢口否认。量表6能够轻易地发现那些偏执思维的内化过程，如投射，高度警惕，怀有敌意地寻找'证据'和相应的行为。无论是隐蔽的还是公开的，特别是那些非故意地把个人的不幸归之于外部的情况，量表6能够很快发现。MMPI-2仍然采用原条目。

量表6由40个条目组成，用来发现人际关系敏感，道德的自我正直性（僵化）和多疑性。有些条目的内容明确为精神病性的，说明存在幻觉，牵连观念，被害感，夸大观念，敏感，偏执思维和猜疑，还包括敏感的和僵化的人际关系。

Comrey进行条目因素分析发现，偏执量表包含的4个因素为：实际存在的迫害，想象性迫害，妄想，和由于绝望，罪恶感所支配的偏执观念，还有一些与偏执的关系尚不十分明了其他因素（如神经质，多愁善感，癔症和固执倔强）。

Harris和Lingoes在量表6发展了3种亚量表：迫害观念，喜欢刺激（poignancy）和天真（Naivete）。但是，Tryon，Stein和Chu的多疑和疑虑亚量表却与量表6仅有一项是共享的。

2. 评定项目　该量表共包括40个条目，其中15个条目答"是"时计分，25个答"否"时计分。

T条目：93、107、109、111、117、124、268、281、294、313、316、319、327、347、348。

F条目：16、24、27、35、110、121、123、127、151、157、158、202、275、284、291、293、299、305、314、317、326、338、341、364、365。

我国正常人的原始分:成年男性(12.74±4.20)分,女性(12.86±4.08)分;少年男性(12.81±4.10)分,少年女性(12.72±3.62)分。

男女两性的 T 分数是十分相似的。在所有人群中,随着年龄增长得分倾向于稍有降低(2~4 个 T 分点)。纪术茂等对 4 组正常人研究结果:男性 18 岁、50 岁和女性 18 岁 50 岁的分数分别为(13.44±4.51),(11.44±3.89)分和(13.4±4.02)分,(13.38±4.1)分。文化程度对得分的影响较小。

纪术茂等报道,我国正常人群的 Pa 量表间隔 4~6 周重测相关系数男性 0.41,女性 0.64,平均 0.53。

3. 应用评价 量表 6 的高分通常被视为多疑,敌意,警戒,过分敏感,好争吵,喜欢斥责他人。他们通常明显地表达其敌意,并将其合理化作为是他人向他进行迫害的回报。另外,一种自我中心,自我正义性似乎充满于其全部行为。即便不能证明有精神病性思维障碍,但通常偏执性性格结构是明显的。Dahlstrom 等注意到,量表 6 对于精神病患者妄想程度和强度的波动性是相当敏感的。虽然有研究支持这一观点,但也不尽然如此。

有报告,量表 6 会有一些"假阳性"(没有偏执的人 T 分在 70 以上),大概是因为该量表条目有更明确的性质。但有人发现,量表 6 的 T 分大于 75 的 22 名患者中,有 9 人没有偏执性症状。因此,高分可能显示偏执性思维,如不是精神病性思维,但比之正常思维这种病态思维更可能。由于高分数所提示的个体的个性特征的僵硬性和多疑性,人际间的交往接触是十分困难的。量表 6 的 T 分升高时,在正常个体与精神病患者的解释是很不相同的。从得分的高低,可以推测其严重程度。解释时应注意。

4. Pa 量表上不同升高水平的解释与参照原则

(1) T≥60(70 及以上):明显升高。受试者可能多疑,有敌意,过度敏感,通常有多种迫害性妄想,或夸大性妄想或观念,感到受人歧视,易怒,愤恨不平,将自己的失败归于他人,对人敌意,报复,可能有明显的思维混乱。查看内容和/或相关量表可以帮助在此范围低限的分数。

(2) 55≤T≤59 (45~59):升高。受试者人际关系敏感,思考清晰,合理。心理卫生工作者的分数常在此范围内。受试者对人亲切,宽容,易动情感,相信他人,兴趣广泛,勤奋,热心本职工作。如是患者,则有固执,自我不满,往往对他人的情感产生误解,过分谨慎,自我中心,不关心他人,兴趣范围狭窄,不可信赖,笨拙。可能对批评过度敏感,将他人的行为体验为是针对他们。查看内容和/或相关量表可能帮助解释在此范围内的分数。

(3) 39≤T≤54(35~44):正常。受试者可能比较敏感和多疑,因而能够避免回答一些意义明显的条目。临床医生应当查看意义隐含的条目组成的量表和意义明显的量表(Pa-O 和 Pa-S)及其差值分数,以及关键条目,对病史资料进行核查,以便受试者证实受试者是否掩饰精神病理。如果这种情况被排除,在该范围内的分数是正常的,提示他们热心,成熟,情绪稳定,有自知之明,有自制力,善于应对环境,爽快,合群。

(4) T≤35(34 及以下):低。在精神患者中常被认为是固执,回避和过度小心谨慎。如前所讨论过的,似乎很少有证据说明他们患有偏执性障碍。不过,作者积累了一些临床病例,这些患者虽然已因为明显的偏执不能适应现实社会生活,临床证据已经十分明显,但量表 6 却并未升高。

低分正常人则以正面术语描述为:有社会适应能力,兴趣范围狭窄,可信赖,心理平衡和守规矩。他们有时则以过度真诚为特征,对他人的动机不敏感或根本不了解他人的意图,因此常常受人欺骗上当。Anderson 发现,低分大学生一般由于学业低下而有学业困难,并报告与双亲相处困难。他曾推测过低分或否认敌意可妨碍学业成功。由此看来,分数过低并不总意味是好事。

(5) Pa 量表伴其他量表升高的解释:Pa 和 D 量表同时升高,提示被动-攻击性人格;女性如果出现 Pd-Mf-Pa "峡谷 V"则提示婚姻家庭适应不良。

(6) 量表 4-5-6(Pd-Mf-Pa)的组合图形的解释:在心理咨询中,常可在女性发现量表 4,5 和 6 图形。这种图形的特点是,量表 4 和 6 的 T 分在 60 以上,而量表 5 在 35 以下。在这种剖图中,量表 4 和 6 不一定是高点。但是,在绝大多数女性中,量表 5 的 T 分数比量表 4 和 6 低 10~20 个 T 分点。

这种妇女的特征是,虽充满敌意和愤怒,但却不能以直接的方式表达这些感受。她们往往采取故意激惹他人的手段来攻击别人,然后洋洋得意,反过来又说别人对她们多么不好。她们过分要求同情,非常依赖他人,总是无节制的在寻求注意。但是,由于她们的行为却使得她们更明显地疏远他人,反而降低了她们得到他人注意和同情的可能性。婚姻适应困难,家庭问题和性功能障碍很常见。这些女性在就诊时常对临床医生表达不满或攻击,不能很好地合作,因此使得治疗干预十分困难。

量表3(Hy)的分数在这类图形中越高,越提示好社交,对人敌意,但却否认对他人抱有任何敌意感情。她们的苛求,操纵他人,敌意性质明显地针对任何人,而却总不去反省自己。这种行为类型代表着一种长期以操纵和控制他人为特征,却没有任何真实理由能够理解她们到底为何如此,也很难通过心理干预使其改变。

十一、精神衰弱量表(Pt)

1. 概述 McKinley 和 Hathaway(量表7)所描述精神衰弱的特征是,这种人"运用意志的能力衰弱",不能摆脱明知不合理的思维和适应不良行为,具有明显的情绪焦虑,仪式行为,强迫观念和行为。后来,编者又强调,他们在 MMPI 编制时考虑精神衰弱量表(Psychosthenia Scale,Pt)的概念是,这种疾病的个体倾向于过分多疑和担心,精神紧张,难以作出决定,各种各样的害怕,强迫性先占观念,强制性冲动和行为(如反复洗手),广泛地焦虑,自信心差和有不安全感。他们反复思考无意义的事情(如重复点数没有重要意义的物体)来控制高度焦虑的情绪。过去,神经衰弱状态被常常称为强迫性神经症(compulsion neurosis),强迫-强制状态,或者强迫-沉思(obsessive-ruminative)紧张状态。

McKinley 和 Hathaway(1942)发展该量表是通过经验方法进行的,量表7包括48个条目,用以评估精神衰弱性神经症综合征。这种综合征的特征是,个体不能抵制特殊的行为或思维。而且,Pt 量表(量表7)不仅能检测患者的强迫性思维和行为,而且能反映出所存在的异常恐惧,焦虑,自责,难以集中注意和内疚感。但是,这些条目并不一定只反应某些特殊的强迫性的(obsessions)或强制的(compulsive)仪式行为(rituals),而是可引出各种各样的"精神衰弱症状"。所以,尽管该量表能够测试情境性应激反应(状态焦虑),但是主要用来评估长期存在的特质性焦虑。

MMPI-2 仍然使用该量表。Butcher 等认为,该量表条目主要反映个体存在焦虑,缺乏安全感,罪责感,缺乏能量,情绪抑郁,弥漫性适应不良等临床特征。在精神病患者中,还可能存在幻觉。

Comrey 认为,该量表包含有7种基本因素:神经质、焦虑、退缩、难以集中注意、易激动、神经质倾向和健康不佳。但是这些因素却没有一个能被确认为是神经衰弱的特征性症状。

2. Pt 量表评定项目 该量表包括48个条目。其中39个条目答"是"时记分,9个答"否"时记分。

T 条目:10、15、22、32、41、67、76、86、94、102、106、142、159、182、189、217、238、266、301、304、321、336、337、340、342、343、344、346、349、351、352、356、357、358、359、360、361、362、366。

F 条目:3、8、36、122、152、164、178、329、353。

我国正常人的原始分:成年男性(19.20±8.62)分,女性(20.82±7.86)分;少年男性(20.97±7.99)分,少年女性(21.23±7.80)分。

在正常人样中,量表7的得分随年龄变化很小。然而,住院患者和精神患者的分数轻微降低。在量表7上,女性较男性多认可2~3个条目。

Dahlstrom 等(1975)报道,Pt 量表间隔1年重测相关系数0.49~0.58。Butcher 等(1989)正常人群的 Pt 量表间隔8.6日重测相关系数男性0.89,女性0.88,平均0.74。纪术茂等(1991)报道,我国正常人群的 Pt 量表间隔4~6周重测相关系数男性0.55,女性0.92,平均0.74。

3. 应用评价 Pt 量表用以检测患者的强迫性思维和行为,而且能反映出所存在的异常恐惧、焦虑、自责、难以集中注意和内疚感。在量表7高分者,反映个体可能在某些方面表现有适应不良,但是其程度有很大差异。有的则可能只是难以集中注意力,有的可能有精神病倾向。同时,要注意区分不同的场合分别以适当的方式描述。通常被描述为焦虑、紧张、犹豫不决、不能集中精力,通常显示思维混乱、沉思、自我怀疑及相关的抑郁特征。虽然在高分者中可见特殊的恐惧或强迫性行为,但这并不是特征性的。事实上,许多有严重强迫症状的受试者可能在量表7得分并不升高,因为仍能以足够的理智防御控制其焦虑、不安感等。

由于 Pt 量表与其他临床量表的条目大量重叠,仅9个条目为其所特有。因此,量表7的解释常常要看其他临床量表的分数(如 278/728,87/78 等)。如果量表 2 也升高,说明个体情绪抑郁,遇事犹豫不决;伴有量表 8 升高(见 78/87 编码型)时,提示个体有精神活动紊乱,联想过程障碍和明显的精神耗竭感。

4. Pt 量表上不同升高水平的解释与参照原则

(1) T≥60(70 及以上):明显升高。受试者焦虑,紧张,拿不定主意,可能会产生激动不安,思想难以集中、内疚、孤独、苛求、完美主义、内向、紧张、过分担忧、缺乏安全感。处事优柔寡断、缺乏果敢、苦闷、循规蹈矩、缺乏创见。性情怪僻、难接近、人际关系不良。常常有自主神经功能亢进(如多汗、心悸等)症状。经常闷闷不乐,有强迫思维和强迫行为。这时,他们自己和他人通常能看出其过度焦虑。在分数极高的情况下,通常有激动不安,过度思虑及烦扰,他们不再能控制其焦虑,并且可能产生对自己无能的愧疚感或消极观念。在进行其他形式的治疗性咨询前,对焦虑进行精神药物治疗很有必要。

正常人(T≥60)通常用正面术语来描述。虽然一些人(尤其是妇女),在某种程度上显示神经质特征,高分男性则被描述为重情感、负责任、谨慎、言词斯文、正统、不情感用事、理想主义。然而,高分女性却被描述为,过分担忧、爱情感用事、高度紧张、通常对自身情况明显的不满。

(2) 55≤T≤59(60~69):升高。受试者总是按时按期完成其责任。如果不能,他们会出现焦虑不安。但是,他们自己及其他人却往往不认为他存在情绪焦虑。查看内容和/或相关量表可帮助解释在此范围内的分数。

(3) 39≤T≤54(41~59):正常。受试者可以处理工作和个人责任,而没有过分的担忧和焦虑。

(4) T≤35(40 及以下):低。受试者对自身感到安全和舒适、情绪稳定、固执、自信、兴趣广泛、现实、办事效率高、开朗、沉着、冷静、适应性好、有能力,对于责任他们没有担忧感,态度轻松。

十二、精神分裂症量表(Sc)

1. 概述 精神分裂症量表(Schizophrenia Scale,Sc)(量表 8)是通过 50 例诊断为精神分裂症的患者与最初的明尼苏达正常组进行比较条目赞许度之后,按照经验方法而编制的。标准组包括分裂症的各种子型,男性人数稍多于女性(女性占 60%,男性占 40%)。对照组为最初的明尼苏达正常组。

Hathaway 和 McKinley 试图制订一种量表以识别精神分裂症中的每一个主要子型(紧张型、偏执型、单纯型和青春型),但没有成功。整个量表包含的 78 个条目,包括精神分裂症的多种诊断信息。虽然它有将其他患者误认为精神分裂症的可能性,但是应用 K 校正(在原始分上加 1 个 K 值)过程,便可减低诊断的假阳性数。这些条目评定的范围很广,包括奇异的思维过程和特殊的感知觉,以及与社会的疏远感,家庭不和睦,注意力集中和冲动控制困难,对事物缺乏浓厚的兴趣,存在自我价值感、自我认同问题和性方面异常。

量表 8 仅有 16 个条目是特有的,与其他临床量表之间共享许多条目,特别是量表 6(13),7(17),及 9(11)和效度量表 F(15),与其他临床量表共用 3~10 个条目。量表 8 与威金斯(Wiggins)内容量表条目重叠的情况为:精神病倾向量表(PSY),17/48;器质性症状(ORG),13/36;抑郁(DEP),9/33。表明量表 8 条目组成具有多相性或非同质性。试图单用量表 8 诊断精神分裂症是很不可靠的。

Harris 和 Lingoes 在这些量表条目中识别出 3 个亚量表,并分别把其中前两个量表衍生为两个或 3 个更小的亚量表。这样,就把以异己体验为特征的亚量表分成"社会性异己"和"情绪异己"亚量表,把缺乏自我控制和内心自主的亚量表可分成:"缺乏自我把握能力和认知能力""缺乏自我把握和意动能力"和"缺乏自我把握,不能有效抑制自己"亚量表。

2. 量表 8 的评定项目 该量表包含 79 个条目,其中 59 个条目答"是"时记分,19 个条目答"否"时记分。

T 条目:15、22、40、41、47、52、76、97、104、121、156、157、159、168、179、182、194、202、210、212、238、241、251、259、266、273、282、291、297、301、303、307、308、311、312、315、320、323、324、325、328、331、332、333、334、335、339、341、345、349、350、352、354、355、356、360、363、364、366、101。

F 条目:17、65、103、119、177、178、187、192、196、220、276、281、302、306、309、310、318、322、330。

我国正常人的原始分:成年男性(24.59±10.79)分,女性(25.46±10.12)分;少年男性(26.63±10.21)分,少年女性（26.64±9.87）分。

Graham 等报道，在精神病患者中 Sc 量表间隔 1~2 天重测相关系数为 0.75~0.82；间隔 1 年重测相关系数为 0.56~0.64。纪术茂等报道，我国正常人群的 Sc 量表间隔 4~6 周重测相关系数男性：0.49，女性：0.82，平均：0.66。

3. 应用评价　因为多种因素可导致分数增高，量表 8 也许是唯一的最难单独解释的量表。编制者发现，为了对出于某种防卫动机而认同该量表上的条目，将在偏常方向赞许的 K 量表的分数中加入量表 8 的原始分中可进行校正，这样便形成了一个 K 校正模型。

Walters 发现，使用量表 8 可以对精神分裂症，精神分裂性障碍及一般精神患者进行精确分类者占 61%。Walters 还发现，包括量表 8 的编码型中，虽然可见于双相型障碍的躁狂患者（35.5%），但更可能是精神分裂症患者（64.4%）。

纪术茂等按 T 分数大于 60 进行编码型统计，男性精神分裂症 76 例和抑郁性神经症 109 例的，量表 8 作为高分在两点编码出现率：前者 43/76（56.58%），后者 27/109（24.77%）。这说明，我们不能完全依靠量表 8 来区分疾病的归属。

4. Sc 量表 8 不同升高水平的解释与参考原则

（1）≥75（100 及以上）：极度升高。受试者正处于急性应激状态。由于严重的情境性应激，广泛的焦虑不安，不能表达情感，在测验中可能认同很多意义明显的条目，或者出现错误的认同条目。这种情况在司法精神病学鉴定中很多见，解释时要注意。达到这样高度的分数，说明受试者正经历某种心理危机或重大事件，而通常不是精神分裂症患者。

（2）60≤T≤65（70~99）：明显升高。在这个范围的分数提示，受试者感到与现实环境隔离，遥远，反映受试者可能确实存在精神分裂性思维，或是对情境性或个人危机作出的应激反应。查看内容和/或附加量表以及关键条目，可帮助解释该范围低限的分数。当分数在此范围内升高时，表明存在思维逻辑性障碍，注意力集中困难，明显的适应能力降低。当分数达到 T 分 65 时，很可能存在思维混乱、古怪思维、妄想、幻觉、对现实不能判断、感到社会异己、情绪异己、回避、孤独、不与外界接触，通常需要精神药物治疗。

（3）55≤T≤59（60~69）：升高。受试者与他人想法不同，富有想象力、兴趣广泛、喜欢抽象及哲理，固执己见、不善表达情感、冲动、敢冒险。要注意是，这可能反映了这种人具有创造性的一面，但也可能提示他们有病理性的先占观念，或精神分裂样思维过程。受试者可能通过幻想和白日梦，回避现实。查看内容和/或相关量表及关键条目可帮助区分这些变化。同时，要检查其他量表（如 Si、SOC、IN 和 PSY、PQ 等）分数的升高情况。

（4）39≤T≤54（45~59）：正常。以阴性症状为主的精神分裂症或慢性精神分裂症患者可能得分在此范围；如非患者，在此范围内的分数是正常的。

（5）T≤35（40 及以下）：低。受试者很传统、现实主义、有责任心、可信赖、顺从、认同权威、合群、随和、情绪稳定、但在处理人际关系时避免深交。他们很关心个人的成功和地位，但在解决实际问题时却表现保守、缺乏竞争、过分抑制、刻板、对理论或哲学问题不感兴趣、缺乏想象力、思维具体可能与那些对事物有不同看法的人难以相处。

十三、轻躁狂量表（Ma）

1. 概述　轻躁狂量表（Hypomania Scale，Ma）（量表 9）的标准组由 24 个中度或轻度躁狂住院患者组成，因为更为严重的患者不能合作。将该标准组的条目认同与最初明尼苏达正常组的相比较，以经验方法编成量表 9。但是编者一直没有报道标准组的人口学资料。对照组为最初明尼苏达正常组。

量表 9 包含 46 个条目，所涉及内容范围很广，包括行为及认知、过度活动、自以为是、盲目乐观、自我中心及易激惹，有时有夸大、多疑、脾气暴躁、失眠。轻躁狂的临床表现以情绪高涨而不稳定，精神运动兴奋及思维奔逸为特征，该量表能反映这些特点。

Comrey 发现，量表 9 比任何一个临床量表具有更多方面的因素，而且，大多数因素的内容也很特别。他发现主要的变异来源有 11 个：害羞，抱怨，接受禁忌，现实接触不良，寻求刺激，社会性依赖，病态人格，摄水过量,轻躁狂,易激动,防御性。

Harris 和 Lingoes 发现量表 9 中包含 4 个子型:缺乏道德感,精神运动兴奋,沉着冷静,自我吹嘘或扩张。Comrey 的因素和 Harris 及 Lingoes 亚量表的条目之间很少重叠。精神运动性子型包含一些喜欢冒险以及寻求刺激的条目,沉着冷静则包含一些害羞的条目。

2. **评定项目**　该量表包含 46 个条目,其中 35 个条目答是时记分,11 个条目答否时记分。

T 条目:11、13、21、22、59、64、73、97、100、109、127、134、143、156、157、167、181、194、212、222、226、228、232、233、238、240、250、251、263、266、268、271、277、279、298。

F 条目:101、105、111、119、120、148、166、171、180、267、289。

我国正常人的原始分:成年男性(19.71±5.55)分,女性(18.65±5.04)分;少年男性(20.40±5.86)分,少年女性(19.39±4.97)分。

量表 9 与 8 的条目重叠相当多(11 个),但与其他效度及临床量表仅有 1~6 个条目是相同的。在量表 9 中,只有 15 个特殊的条目。Wiggins 发现,该量表所含意义明显的和不明显的条目数量相当,而且,偏离反应为"是"占优势(35/46)。这与其他精神病性量表相似。

纪术茂等对 4 组正常人研究结果:男性 18 岁(n=243),50 岁(n=133)和女性 18 岁(n=262),50 岁(n=58)的分数分别为(22.46±5.02)分,(16.03±4.72)分和(20.39±5.10)分,(16.24±4.64)分,说明随年龄增加,量表 9 的分数呈明显降低趋势。青少年及大学生 T 分常在 55~60 分,而年龄大的人分数在 40~50 分。在量表 9 中获得比这些期望范围高出 15 或以上的 T 分,或是得分过低,就应考虑存在情绪障碍。因此,在解释量表 9 的高分和低分时,一定要把年龄因素引起的正常变异考虑在内。采用我们的计算机分析系统时,回归 T 分即指考虑了年龄因素的分数。同时发现,量表 9 的分数一般不受性别差异的影响,也不受教育程度的影响。

纪术茂等报道,我国正常人群的 Ma 量表间隔 4~6 周重测相关系数男性 0.72,女性 0.83,平均 0.78。

3. **应用评价**　量表 9 的 T 分可反映个体的活动水平,分数越高提示躁狂程度的增加。因而,分数升高提示轻躁狂,更高的分数反映躁狂以至重症躁狂。躁狂患者通常易于从行为表现上观察出来,但更为轻症的患者需用量表 9 来分辨。

但是,量表 9 也是一个难以单独解释的量表。一般来说,它提示着个体的活动能量水平,但还需要以其他临床量表和有关量表来辨认其性质。比如,我们看到一个受试者在量表 4 和 9 均升高,另一个受试者量表 8、9 同时升高,虽然都有精神活动过度表现,但他们的行为方式必然有明显差别。

有人发现,双相型情感障碍的躁狂患者在量表 9 上得分比其他精神病性障碍及一般精神病患者高,采用量表 2、9、0 作为预测指标进行判别分析,能正确地划分的比率分别为 82.5% 和 74.2%。然而,有人发现,量表 9 不能区分双相障碍、躁狂患者及精神分裂症患者。还发现,当精神分裂症患者在量表 9 得分较高时,量表 0 并不能区分这两组患者。根据纪术茂等的研究资料,尽管精神分裂症患者的性格特征一般为内向,但实际上与其内在适应不良更有关,因此,在评估时要参照其他量表和多种指标。

4. **Ma 量表不同升高水平的解释与参考原则**

(1) T 分≥65:被描述为行为冲动,好竞争,健谈,自恋,缺乏道德观念,外向,社会人际关系浮浅。他们的典型表现是不能控制其行为,敌意,易激惹。在临床上,这种人没有情绪抑郁,可能表现出典型的躁狂特征:思维奔逸,情绪易变,夸大妄想,行为冲动,活动过度。

(2) T 分≥60:正常人。通常以正面术语描述为:友好,能适应社会,充满活力,健谈,热情。一般来说,他们具有愉快的心情,开朗的性格。如果 T 分高于 65,其他一些特征则变得更明显:过度活动,行为冲动,易激惹,很可能会有暴发性冲动行为。

(3) T 分在正常范围内(45~57):提示正常的活动水平。

(4) 低分的解释

a. 低分(T 分 <45):被描述为可依赖,可信任,成熟,谨慎,通常很少参加社会活动。

b. 极度低分(T 分≤39):被描述为冷漠,缺乏活动,心情不悦,通常有明显情绪抑郁。不管其在量表 2 的得分如何,当量表 9 在此范围内时应考虑存在严重抑郁的可能,即使剖图中其他量表分数在正常范围内。事实上,量表 9 中低分通常比量表 2 中的高分更能反映重度抑郁的存在。临床医生应估计到在这些受试者中自杀企图,特别是如果受试者突然看来比往日变得更加活跃时。

十四、社会内向量表(Si)

1. **概述** 社会内向量表(Social introversion Scale,Si)(量表 0)的编制不是基于精神症状,而是采用已有的心理测验-明尼苏达 T-S-E 调查表形成标准组而产生的。明尼苏达 T-S-E 调查表从 3 方面分析社会内向与外向特征,即:思维范围(thinking,areas of,T)社会活动性(social activity,S)及情绪表达(emotional expression,E)。

Drak 曾通过比较威士康星大学的一些学生在明尼苏达 T-S-E 调查表的社会内向-外向的条目反应情况,把这些学生分成两组:50 名女学生,在明尼苏达 T-S-E 调查表的社会内向-外向量表中得分在第 65 百分位以上,另 50 名女学生得分低于 35 个百分位。同时剔除了在 L 量表的得分过高的 3 名学生。选择的 70 个条目足以区分这两组(内向和外向)学生,编制成新的社会内外向量表——*Social I.E. Scale*,后来在 MMPI 称为 Si 量表或者 0 量表。他们后来在 81 名男性和 87 名女性中进行测试结果发现,男女两性别的得分与 T-S-E 调查表的相关系数分别为-0.72 和-0.71,因为 T-S-E 调查表的低分提示性格内向,在 MMPI 则是高分提示内向。他们建立 Si 量表常模的样本是男性 193 人和女性 350 人。在 594 名女性大学生和高中学生进行的交叉效度检验,得分高的学生不喜欢参加更多的活动,而得分低的学生表现乐于参加活动。T-S-E 调查表原来的概念是,社会内向为退缩,不喜欢与人接触,外向是指对社交有强烈的兴趣,乐于参加社会活动和发展人际关系。

Si 量表包含 70 个条目,用于评估社交内向与外向程度。高分反映社会内向。社会内向是指在社会交往上感到不适,尽可能地避免此种交往。该个体可能社交能力有限,或喜欢独处,很少有知心朋友。社会外向是在社交上外向,合群,寻求社会交往。Si 量表的条目内容反映个体在社交场合不适,孤独,普遍性判断不良,自我非难。量表 Si 反映的是人格的内外向维度,它包含条目多,内容十分广泛,主要为:在社会情境中不自在;低劣感和不适感;不悦,害羞,过度敏感。进一步说,社会内向的最主要的表现是:主观上的害羞和自我意识,从客观或者社交上显而易见的社会回避行为。MMPI-2 只删除了 1 个条目。答"是"和答"否"的条目大致各占一半。

有人发现,Si 量表条目中包含 6 个因素:自卑,社交不适,依赖,社交兴奋性,敏感性,人际信任,躯体担心。Serkownek 应用这些因素分析结果建立了量表 0 的 6 个亚量表:Si1(Inferiority-Persona Discomfort);Si2(Discomfort with Others);Si3(Staid-Personal Rigidity);Si4(Hypersensitivity);Si5(Distrust);Si6(Physical-Somatic Concerns)。Williams 发现,Serkownek 的亚量表也能够适用于大学生。

Si 量表与 Wiggins 的社会适应不良量表(SOC)的大多数条目(21/27)相重叠。SOC 量表用来对内向-外向程度的进行评估。Si 量表的大多数条目也与 Tryon、Stein 和 Chu(Stein,1968)的社会内向量表(20/26)相重叠。由此看来,不管条目聚类的方法如何,社会内向-外向程度似乎都已贯穿于这些条目中。

与其他任何量表相比,量表 0 的条目数量较多,与其他临床量表的条目重叠很少,有 26 个条目对量表 0 是特殊的。

2. **Si 量表的评定项目** 该量表包含 72 个条目,其中 36 个条目答"是"时记分,36 个条目答"否"时记分。

T 条 目:32、67、82、111、117、124、138、147、171、172、180、201、236、267、278、292、304、316、321、332、336、342、357、369、370、373、376、378、379、385、389、393、398、399。

F 条 目:25、33、57、91、99、119、126、143、193、208、229、231、254、262、281、296、309、353、359、367、371、374、377、380、381、382、383、384、387、388、390、391、392、395、396、397。

我国正常人的原始分:成年男性(33.66±7.25)分,女性(36.81±7.29)分;少年男性(35.17±7.05)分,少年女性(36.64±7.12)分。

Dahlstrom 等报道,在精神患者中 Si 量表间隔 1~2 周重测相关系数 0.80~0.88;间隔 1~2 周重测相关系数为;间隔 1 年重测相关系数为 0.63~0.64。纪术茂等报道,我国正常人群的 Si 量表间隔 4~6 周重测相关系数男性 0.65,女性 0.95,平均 0.76。

纪术茂等发现,量表 0 的分数存在性别差异,女性比男性一般多认同 3~4 个条目。

3. 应用评价及 Si 量表不同升高水平的解释与参考原则

(1) 高分的解释:一般来说,在精神患者和正常人群中,Si 量表的高分(T≥60)者有相似的描述:在社会生活方面表现内向,害羞和孤独。在有些极端群体(比大多数群体中 T 分≥65 分),被描述为存在社会性不适,与现实社会隔离,退缩,自我非难,与他人交往中表现明显的焦虑不安。需要特别强调的是,该量表 T 分的增高提示个体"社会性退缩"的表现,但这即可能反映的是精神分裂症者从人际关系中的退缩,也可能由于神经衰弱的退缩,以及作为个人处于困境而表现的自我非难,或仅仅表现为一种性格内向的定势,所以量表 0 中的 T 分通常与精神病理无关。换句话说,量表 0 的精确解释依赖于受检者的情境和另外一些临床量表的 T 分升高,不能指望量表 0 来区分精神病理。

(2) 低分的解释:低分(T≤45)者基本上被描述为性格外向,好交际,好显露,健谈,与他人交往中得心应手,喜爱参加许多社会活动,不能隐藏个人的喜悦心情,心里藏不住事,心直口快,不能控制情绪。特别低的分数(T≤35)被描述为情绪反复无常,与他人相处时关系很浮浅,缺乏真正的亲密性。如果受试者同时在量表 3 和量表 4 中 T 分升高,那么这些特点就更可能存在。

(3) 量表 0 中 T 分随年龄增加而缓慢升高:青少年和大学生的 T 分常在 40~50 范围内,而老年人则分布于 50~58。有人认为,量表 0 在评估婚姻关系中似有重要的作用。量表 0 中 T 分相差 20 点或多于 20 点的夫妻常诉说,他们存在婚姻生活不协调。由于明显的性格差异,一方喜欢单独活动或与很少有朋友相聚,而另一方则喜欢参加大的社会活动。在社会位置中的不同最初可以相互吸引,但它可以成为婚姻冲突的源泉。

(4) 量表 0 中 T 分的升高并伴随量表 4 和 9 中的 T 分增高:对此时所表现的冲动有明显的抑制;而它又可以加强量表 2、量表 7,特别是量表 8 中分数升高所表现的沉思性行为。

一般来说,量表 0 的 T 分很少出现极高或极低的情况。因此,在量表 0 的 T 分高于 60 或低于 35 时,都应做出相应的解释。量表 0 低分时不仅应该解释,而且能够进行明确的解释,这一点与其他临床量表有所不同。

4. 编码型解释

(1) Hs、D 和 Hy 3 个量表构成神经症的图形的解释

a. 第一种图形是倒 V 字形:具有这种倒 V 字形的患者通常把个人烦恼反映到合理化和社会可接受的问题中。即,这种人容易把心理问题转化为躯体不适。图形明显升高反映着患者体验到有许多的心理应激存在。

当量表 1(Hs)和 3(Hy)两者的 T 分数达到 70 以上,这些心理防卫机制的脆弱性对个人来说就变得十分明显。量表 2(D)比量表 1(Hs)和 3(Hs)相对的升高,还反映着"转换机制"只是一般性的程度。如果量表 1 和 3 与 2 比较,升高越是明显,则情况越严重,越持久,而且这种情况会成为患者面临实际生活中的应激源而持续存在的一种心理防卫机制。

这种图形的其他重要的特征是,量表 1 和 3 的相对升高所反映的心理问题有所不同。当量表 3 比 1 高时,患者倾向于对躯体不适抱以较乐观的态度。这种不适通常集中于头部和四肢;相反,如果量表 1 升高的比 3 明显,则倾向有更多的模糊不清的和普遍性躯体不适,而且感到困惑和悲观。

由于这种人强调自己存在躯体不适与否认任何心理问题并存,使得这类人对任何形式的心理治疗都难以奏效。这种神经症质图形不仅是常见的,而且往往伴以特殊的效度量表图形。

b. 其他常见的神经质图形是下降式的:这类神经质的基本特征是所有的 3 个量表均升高到 65 以上,量表 1 最高,随之为量表 2 和 3 的分数依次降低。具有这种图形的患者有长期的过分的躯体关注,多疑敏感,以至于对很小的功能障碍都感到很严重。他们虽有持续的躯体不适,但都照例没有相应的躯体病理体征。

躯体不适往往包括恶心、眩晕、失眠和头痛。这类患者很少看到自己的躯体不适是否与任何心理问题的关系。短期心理干预的预后不好。这种图形常可见于 35 岁以上,自己感到缺乏同情的"极其孤单"

的人。

c. 第三个常见的神经质图形的主要特征是量表 2 升高:尽管所有 3 个量表均升高,但量表 2 比 1,3 更高。这些患者有慢性神经质倾向,伴有混合性躯体症状、多种躯体不适,情绪抑郁和典型的癔症特征。当量表 1 的 T 分在 60 以下,量 2 和 3 的 T 分在 65 以下时,这种患者往往过度控制其情绪,并报告有睡眠颠倒的感觉。

这些患者通常感到易疲劳,焦虑,自感迟钝,感到不能做任何事情。并有过分依赖和人格不成熟特征,往往对应激难以耐受,感到高度不适;而且,他们对治疗缺乏动机,长期处理低效率状态。

d. 第四个常见的神经质图形是上升型:在这种图形中,所有的 3 个量表 T 分均高于 60,且依次比前一个量表高。这种类型典型的见于女性,这种人多显示妇科方面的主诉,因此称之为"癔症性图形"。女性还报告有许多婚姻方面的问题,包括性问题,诸如冷阴和长期因病健康不佳。男性则可能有慢性焦虑和显示长期紧张,担心躯体健康(如胃应激及各种溃疡)等。

无论男性或女性,这种图形均反映一种带有抑郁和躯体化先占观念的混合性神经症类型特征,伴睡眠障碍和缺乏食欲,高度焦虑,通常都伴有相应的临床征象。心理洞察力的缺乏和持久的心理行为问题,可以从这种图形得到明确解释。

(2) 量表 6-7-8(Pa-Pt-Sc)的组合图形的解释:量表 6、7、8 组合是一种常见的组合图形。它包括量表 6 的 T 分在 65 以上,量表 8 和 7 的 T 分在 60 分以上,而量表 6 和量表 8 呈双峰形式。这种形式有时称作"类偏执狂峡谷"或精神性的"V"形剖图。

这种剖图的受检者的特征是,性格内向、易激怒、社会性退缩、多疑、敌意、对自己的行为缺乏洞察力。他们亦可有思维障碍,妄想和幻觉,常常有精神病性障碍,最常见的诊断是偏执型精神分裂症。临床医生可查阅 68/86 或 678/687 编码型的描述,以获得这更多的解释信息。

另一方面,这种图形可能是最多见的无效剖图。它的特点是:当全答"是"和在许多条目上随意乱答时,就会出现这种情况。所以,临床医生遇到这种图形时一定要检查原始答卷的应答情况。当受试者过度报告精神病理性条目时,就会出现这种图形。

如果临床医生确定这种 6-7-8 构形是有效的(如条目应答前后一致和条目的赞许量在适当的范围)。那么,参照量表 2(抑郁)和量表 0(社会内向)的得分情况,这种图形对区别思维障碍与具有精神症状的情绪紊乱患者是有帮助的。Walters 和 Greene 发现,量表 2 和量表 0 有助于区别精神分裂症性思维紊乱和伴有思维障碍的情感性障碍的患者。但有人发现,在有思维障碍和情绪障碍的住院患者中,在量表 2 和量表 0 的得分相似,因此不能在区别每个人中显示出决定作用。关于这方面的问题,还必须进一步从临床上仔细观察。

就量表 2 和量表 0 而言,患精神分裂性思维障碍的患者,其 T 分往往大于 60 分或以上;而患躁狂性情绪障碍的患者,其 T 分常低于 55 分。但是,Wiggins 的精神病倾向(PSY)量表和 MMPI-2 的古怪意念(Bizarre Mentation)内容量表,对这两种疾病中不能区别。因为他们都是对一般的精神病倾向的测量。不过,在轻症躁狂症患者中,Wiggins 的轻躁狂症量表(HYP)T 分会更高些。

(3) 编码型解释的相关问题:对有效的 MMPI 剖图的解释,临床上采取的最简单的方法就是看分数最高的几个临床量表形成的编码关系。在多数情况下,2 点编码是最常见的解释方法。有人认为,许多解释系统并不比编码型更先进。只要 MMPI 的线性 T 分数≥70 或 MMPI-2 的一致性 T 分数≥65,或 MMPI-B 的分数≥57(下同)的两个临床量表或一个呈尖峰的量表,就形成相应的 2 点编码或单峰编码。一旦剖图的编码型确定了,就从与受试者的基本人口学资料相似的参照组中找出其所对应的编码型(Code Pattern, Code Type),再对此编码中的描述(须参照其他临床量表、亚量表和其他量表间的关系)进行适当的修饰即可形成解释(参见明尼苏达多相个性测查表手册第 6 章)。现将 MMPI 编码型解释中的相关问题介绍如下。

a. 编码型量表的分数水平:通常把 T 分数 70 作为组成编码型的划界分,大多数解释系统对线性 T 分数达到 70 以上的情况不再区分。但是,这并不是说研究者认为没有不要对 T 分数≥70 的情况进行区分。因此,对于每一个受试者的结果分析,必须注意编码型包含的各量表及其分数水平代表的不同意义。

比如,按照 MMPI-2 的一致性 T 分数来划分症状的广泛性和严重性,T 59~65 为轻度,T 65~80 为中度,达到 T 80~90 分的情况就更严重。分数越高,提示症状越广泛、越严重,越能够反映他们的思维、情感和行为偏离正常的严重程度。比如,27 编码型的表现会随着量表 2 和 7 的分数升高水平而解释不同。如果分数是 60 分,这种人会显示良好地适应,仅仅是偶然感到焦虑,紧张不安,情绪消沉,他们的人格风格很可能倾向于比较爱担心和有责任心。如果分数为 65,则显示意气消沉、激越,或处于抑郁发作期,但是过后也没有明显的抑郁和焦虑。如果量表分数达到 80,它反映受试者有严重的情绪障碍,情绪抑郁成为激越性抑郁,并且会影响到整个日常生活之中。

因此,在使用编码型解释时必须记住下列几点:

第一、特定的编码型提示的症状在程度、持续时间、病理特质和广泛性方面是一样的。

第二、要注意编码型处于不同分数对解释造成的影响。一般来说,剖图分数在 T 60~64 分提示存在轻度障碍,T 65~74 分为中度障碍,T 75 分以上为严重障碍。但是,当分数严重升高时,编码型的重要性就降低,而要特别注意升高的量表。比如,量表 2 的分数达到 90 分时,所有的抑郁症状都会十分突出。不管是 27、28 编码,还是 29 编码,概莫能外。另外,有的编码型中的量表能够提示特殊的诊断。如,包含量表 2 的编码型中的其他量表升高能够帮助确定抑郁的类型:27/72 编码型提示焦虑性抑郁,28/82 编码型提示精神病性抑郁。

第三、对于正常范围(50~59)剖图的解释,很少应用升高的量表去解释。这时,除了要看基本的编码型,还要特别注意内容量表、附加量表的分数和认同关键条目的情况。比如,27 剖图的分数等于 60 时的描述是:他是一个富有责任心的人,而且愿意倾诉个人的问题;但是比较爱担心,有点庸人自扰,特别是要他承担责任时就会出现情绪焦虑。但是,通常不大可能诊断为抑郁症,尽管也有这种可能性。换言之,这种在正常范围的剖图反映的是一种人格特质,而较少考虑为病理心理问题。

第四、编码型的分数正常时,可能有潜在的假阴性。不少事实表明,对上述"正常范围"的情况需要严加区分,因为有时也可能是假阴性。特别是在下列情况时:①住院精神患者,K 量表分数明显高(>65);②犯罪嫌疑人或罪犯;③有明显的精神病理表现,而无自知力或没有能力陈述自己的真实情况的患者。④精神科门诊患者(此时可查看"假性正常量表"N 的分数)。因此,对在精神卫生机构就诊的人如果发现这种正常范围剖图,解释时要特别注意,可能因受试者防卫机制的相互作用以及病理心理的防卫(如过度控制、否认),以及对情绪缺乏感受等而产生了这种剖图。如在 69/96 编码型中,量表 9 和 6 分数升高均为 64 分,效度量表 L 和 K 分数约为 60 分时,就反映受试者过度控制自己、人格僵化、精神紧张和难以与人相处,他们敌意明显、激越,甚至在应激情况下会出现偏执观念(参见 69 编码型)。效度量表的升高掩盖了他们的心理问题。这时应该特别注意内容量表、附加量表和认同的关键条目,以便正确解释。

另外,在任何量表上处于正常范围的分数并不意味没有心理问题。例如:一个受试者近期有过凶残的或古怪的犯罪,而 MMPI 没有提示出任何有罪感、内疚感和情绪抑郁表现,那么,这种"正常"分数本身就对受试者的不寻常的人格和存在显著的行为改变提供了一种潜在的有价值的解释信息。一些特殊类型的精神分裂症,没有明显的妄想、幻觉等精神病性症状(即所谓的以阴性症状为主的 Ⅱ 型精神分裂症)时,其临床量表的分数也往往在正常范围。

第五、一般来说,有的编码型(例如 49/94)即便差异高达 10~20 个 T 分点似乎也没有太大的临床意义,然而对其他编码型(例如 78/87),这种差异却不能被忽视。在某种程度上,编码型中分数越高的那个量表,越能反映受试者的痛苦所在,以及自我异己或自我不协调体验。对人格障碍者来说,分数升的越高表明病态越顽固,难以改变。

第六、编码型升高水平的重要性是一个需要进一步深入研究的问题。目前使用的编码型基本上都是在原来的 MMPI 研究中形成的,因此在讨论这个问题时,我们假设 MMPI-2 的 T 分数 65 相当于 MMPI 的 T 分数的 70。在多数情况下,这个假设是可行的。与 MMPI-B 进行比较和解释时,要不断积累经验。不管所采取的编码型描述与受试者的情况是否一致,都要进行推敲和比较。特别是发现不一致时,要更加仔细地检查其他量表分数。

b. 编码型量表低分的解释:临床医生经常只注意对编码型或一些剖图特征的分析,而忽视其他资料,特别是剖图低点提示的问题。但是对有的编码型(特别是多点编码)中包括的低分量表,究竟如何进行解释却是值得研究的。一些研究者认为：低点不过是一种因为受试者不愿暴露，进行抵抗的行为所产生的结果而已。但是，许多研究不支持他们的推论。一般来说，临床量表低点基本上提示的是与量表高点相反的表现。Greene 认为，在一些临床量表上的低点并不表示与高点相反的人格特征。我们一再强调这个问题，是因为有一些量表的低点确实有着特别意义(请参阅《明尼苏达多相个性测查表操作手册》第四、五、六章)。

c. 多点编码型的解释：关于多点编码型的解释目前存在一些争论。近年的趋势是，有的编码型包括 3 个高点甚至更多高点量表，有的特殊编码型还包括低点分数。有人认为，对三高点的分析不是公认的量表分析，它只是简单地在两高点编码系统再加上一个量表而已，没有增加 2 点编码型系统的信息量。一些研究者发现，2-3-1 三高点编码与 2-1 编码型没有区别。因此，前面提到的对于 2 个高点分析过程同样也适用于三高点编码。

上述讨论可以看出，对 MMPI 测试结果解释是一种十分复杂的技术，承担解释的主试必须是训练有素的专业人员；结果解释时切忌采取双盲法，而不顾受试者的其他情况。

现在，不少人过分迷信计算机，因为计算机确实能够给予人们许多方便。但是，一般计算机自动解释系统给出的是最基本的(特别是对量表的分数)统计分析，常常只有性别、年龄、职业、受教育年限，偶尔还有社会地位和民族，它不能给您有关受试者的详细背景资料。解释前必须弄清楚受试者是门诊的、住院的，还是司法鉴定的，普通内科患者，还是精神患者等。然后，再充分利用其他临床技巧和资料(如个人史，学业等)进行综合分析整理，以便作成有针对性的报告。

d. 编码型的描述问题：选择适合的编码型进行描述时还有一些问题值得注意。在许多情况下，2 点或 3 点编码是比较标准的解释。对于编码的顺序，不要认为都是可以互换的。比如 13 编码和 31 编码有时意义并不相同。78 和 87 编码型的意义也不同。关于这方面的问题，请参阅明尼苏达多相个性测查表操作手册第五章、第六章。

初学者感到最大的困难是不能把测试得到的资料有机地组织在一起，写成前后一致的人格描述报告。一个最多见的问题是照抄某一个编码型的描述，或按照某一个量表的高点解释。如，278 编码型的所有量表的分数为 75，量表 4 和 9 的分数为 65，很可能解释如下："这个受试者可能有焦虑，情绪反复无常，情绪抑郁，低自尊心(278 编码的部分内容)，他还可能有轻躁狂，行为发泄，冲动(94 编码的部分内容)。"

尽管用了这些形容词，但是给人以缺乏整合的互不连贯的或迷惑不清的印象。如果改为下面的描述就比较容易让人理解："受试者有焦虑，反复无常，抑郁并有心境不稳，偶然有以事与愿违的行为为特征的行为发泄，甚至自杀行为。"

关于这方面的问题需要时时刻刻积累经验，限于篇幅也就不再赘述了。

e. 剖图形态与解释：剖图形态与解释有很大关系。所谓剖图形态，就是要注意剖图上各个临床量表的升高、降低和整体变化趋势。

对同一个受试者来说，如果多次 MMPI 检查出受试者患有神经症性或精神病性障碍，那么临床量表的升高应该具有特征模式。如果是慢性神经症性障碍，那么在症状开始时应该有神经症 3 个量表(Hs、D、Hy)有相应的升高；当受试者因神经症变得更加烦躁不安时，将伴随着 4 个精神病量表(Pa、Pt、Sc、Ma)升高，但是后者的 T 分数很少超过 75。当神经症症状减轻时，将出现这个顺序的逆转，直到产生一个正常范围之内的剖图为止。

因此，如果遇到病情是慢性的，发现神经症的 3 个量表出现一个逐渐降低过程，又有精神病四个量表升高时，就不要忙于下结论。因为没有另外的信息支持的话，我们很难把慢性精神患者的剖图与病程比较冗长的神经症患者区分开，甚至和正常人的剖图都没有办法进行鉴别。

f. 编码型的顺序及标准组：采取编码型解释时应该对每一个量表按顺序进行分析，因为有的编码型包括的量表顺序不同，其解释也很可能不同。如从 1/3 或 3/1 编码的解释过程，可以看出量表顺序重要性。虽然我们把 1/3 或 3/1 编码放在一起讨论，但是两者并不是一回事。因此，为了准确地对每一个编码型进行解释，还要特别注意究竟哪一个量表的分数更高些，因为它们表达的是两个不同组的个体。如果对这两种编码的解释不加区分，通常给出的解释必然是含有相互矛盾的描述。从编码型中在解释过程中，除了考虑编码型中两个量表的顺序是否有差异,还要对与这些解释相符的数据或不相符的数据或任何可能的假设都不要轻易放过。

虽然在编码型内的量表顺序对任何一个解释系统来说似乎都是十分重要的,但是许多编码型及其解释系统都不可能把它们分得一清二楚。一个重要原因是,建立一个编码型要考虑性别、年龄和社会地位、教育程度对量表分数和编码的影响,因此,医生必须考虑这些因素对结果解释造成的影响。如选用的编码型不符合建立编码型的标准组的情况,自然无法正确解释受试者的测试结果。只有受试者与上述标准组的情况匹配时,医生才能够使用相应的编码型进行解释。当然,即便是标准组的情况与受试者的情况完全符合,您还必须情况对解释进行修饰。使用者要收集尽可能多的信息,结合受试者的情况进行解释,以便逐渐建立一个能够适应本地情况和特殊场合的解释系统。

(高成阁　纪术茂)

参 考 文 献

［1］纪术茂.明尼苏达多相人格调查表操作手册［S］.西安:西安市精神卫生中心,1999:1-62.

［2］纪术茂,戴郑生.明尼苏达多相人格调查表:最新研究与多类量表解释［M］.北京:科学出版社,2004.

［3］ROBERT JC.Interpreting Personality Tests.A Clinical Manual For The MMPI-2,MCMI-Ⅲ,CPI-R,And 16PF［M］.New York:John Wiley & Sons,Inc.,1999.

［4］GREENE Rl.The Mmpi-2:An Interpretive Manual［J］.Boston :Allyn& Bacon,Inc,2000.

［5］FRIEDMAN AF,LEWAK RW,NICHOLS DS.Psychological Assessment With The MMPI-2［M］.England :Lawrence Erlbaum Associates,Inc,2000:1-69.

［6］DAHLSTROM WG,ANDWELSH S,DAHLSTROM LE.An MMPI Handbook.Volume II:Research Applications［M］.Minneapolis:University Of Minnesota Press,1975.

［7］COLLIGAN RC,OFFORD KP,CADDY GR.The MMPI:A Contemporary Normative Study Of Adolescents［M］.Greenwood :Greenwood Publishing Group,Incorporated,1992.

［8］BUTCHER J N,Williams CL.Essentials Of MMPI-2 And MMPI-A Interpretation［M］.Minneapolis:University Of Minnesota Press,2000.

［9］SELLBOM M. The MMPI-2-Restructured Form (MMPI-2-RF):Assessment of Personality and Psychopathology in the Twenty-First Century［J］. Annu Rev Clin Psychol. 2019,15(7):149-177.

［10］FARIÑA F,REDONDO L,SEIJO D,et al. A meta-analytic review of the MMPI validity scales and indexes to detect defensiveness in custody evaluations［J］. Int J Clin Health Psychol,2017,17(2):128-138.

［11］FLOYD E,GUPTA V. Minnesota Multiphasic Personality Inventory. 2022 Apr 28. In:StatPearls［Internet］.Treasure Island(FL):StatPearls Publishing,2022. PMID:32491457.

明尼苏达多相个性测查表(MMPI)

指导语:根据自己的实际情况,对下面的问题填写"是"与"否"。

1. 我喜欢看机械方面的杂志。	是	否
2. 我的胃口很好。	是	否
3. 我早上起来的时候,多半觉得睡眠充足,头脑清醒。	是	否
4. 我想我会喜欢图书管理员的工作。	是	否
5. 我很容易被吵醒。	是	否
6. 我喜欢看报纸上的犯罪新闻。	是	否

7. 我的手脚经常是很暖和的。	是	否
8. 我在日常生活中,充满了使我感兴趣的事情。	是	否
9. 我现在工作(学习)的能力,和从前差不多。	是	否
10. 我的喉咙里总好像有一块东西堵着似的。	是	否
11. 一个人应该去解析自己的梦,并从中得到指导和警告。	是	否
12. 我喜欢侦探小说或神秘小说。	是	否
13. 我总是在很紧张的情况下工作。	是	否
14. 我每个月至少有一两次腹泻。	是	否
15. 偶尔我会想到一些坏得说不出口的事。	是	否
16. 我深信生活对我是不公平的。	是	否
17. 我的父亲是一个好人。	是	否
18. 我很少有便秘的毛病。	是	否
19. 当我找到一件新的工作时,总喜欢别人秘密告诉我,我应该接近谁。	是	否
20. 我的性生活是满意的。	是	否
21. 有时我非常想离开家。	是	否
22. 有时我会哭一阵笑一阵,连自己也不能控制。	是	否
23. 恶心和呕吐的毛病使我苦恼。	是	否
24. 似乎没有一个人理解我。	是	否
25. 我想当一名歌唱家。	是	否
26. 当我处境困难的时候,我觉得最好是不开口。	是	否
27. 有时我觉得有神鬼附在我身上。	是	否
28. 当别人惹了我时,我觉得只要有机会就应报复,这是理所当然的。	是	否
29. 我有胃酸过多的毛病,一星期要犯好几次。	是	否
30. 有时我真想骂人。	是	否
31. 每隔几个晚上我就做噩梦。	是	否
32. 我发现我很难把注意力集中到一件工作上。	是	否
33. 我曾经有过很特别、很奇怪的体验。	是	否
34. 我时常咳嗽。	是	否
35. 假如不是有人和我作对,我一定会有更大的成就。	是	否
36. 我很少担心自己的健康。	是	否
37. 我从来没有因我的性方面的行为而遇到麻烦。	是	否
38. 我小的时候,有一段时间我干过小偷小摸的事。	是	否
39. 有时我真想摔东西。	是	否
40. 有很多时候我宁愿坐着空想,而不愿做任何事情。	是	否
41. 我曾一连几天、几个星期、几个月什么也不想干,因为我总是提不起精神。	是	否
42. 我家里人不喜欢我选择的工作(或将要选择的职业)。	是	否
43. 我睡得不老实,容易被惊醒。	是	否
44. 我常觉得我的头到处都疼。	是	否
45. 有时我也讲假话。	是	否
46. 我现在的判断力比以往任何时候都好。	是	否
47. 每星期至少有一两次,我突然觉得无缘无故地全身发热。	是	否
48. 当我与人相处的时候,听到别人谈论稀奇古怪的事,我就心烦。	是	否
49. 最好是把所有的法律全都不要。	是	否
50. 有时我觉得我的灵魂离开了我的身体。	是	否
51. 我的身体和我的大多数朋友一样健康。	是	否
52. 遇到同学或不常见的朋友,除非他们先向我打招呼,不然我就装作没看见。	是	否
53. 一位牧师(和尚、道士、神父、阿訇等教士)能用祈祷和把手放在患者头上来治病。	是	否
54. 认识我的人差不多都喜欢我。	是	否
55. 我从来没有因为胸痛或心痛而感到苦恼。	是	否
56. 我小时候,曾经因为胡闹而受过学校的处分。	是	否
57. 我和别人一见面就熟了。	是	否

58. 一切事情都由老天爷安排好了。	是	否
59. 我时常得听从某些人的指挥,其实他们还不如我高明。	是	否
60. 我不是每天都看报纸上的每一篇社论。	是	否
61. 我从未有过正常的性生活。	是	否
62. 我的身体某些部分常有像火烧、刺痛、虫爬、麻木的感觉。	是	否
63. 我的大便不难控制。	是	否
64. 有时我会不停地做一件事,直到别人都感到厌烦。	是	否
65. 我爱我的父亲。	是	否
66. 我能在我周围看到其他人所看不到的东西、动物和人。	是	否
67. 我希望我能像别人那样快乐。	是	否
68. 我几乎从未感到过脖子(颈)后面疼痛。	是	否
69. 同性别的人对我有很强的吸引力。	是	否
70. 我过去曾喜欢玩"丢手帕"的游戏。	是	否
71. 我觉得许多人为了得到别人的同情和帮助,而喜欢夸大自己的不幸。	是	否
72. 我为每隔几天或经常感到心口(胃)不舒服而烦恼。	是	否
73. 我是个重要人物。	是	否
74. 男性:我总希望我是个女的。女性:我从不因为我是女的而遗憾。	是	否
75. 我有时发怒。	是	否
76. 我时常感到悲观失望。	是	否
77. 我喜欢看爱情小说。	是	否
78. 我喜欢诗。	是	否
79. 我的感情不易受伤害。	是	否
80. 我有时捉弄动物。	是	否
81. 我想我会喜欢干森林管理员那一类的工作。	是	否
82. 和人争辩的时候,我常争不过别人。	是	否
83. 凡是有能力而且愿意吃苦的人都有很好的成功机会。	是	否
84. 现在,我发现自己很容易自暴自弃。	是	否
85. 有时我被别人的东西,如鞋、手套等所强烈吸引,虽然这些东西对我毫无用处,但我总想摸摸它或把它偷来。	是	否
86. 我确实缺少自信心。	是	否
87. 我愿意做一名花匠。	是	否
88. 我总觉得人生是有价值的。	是	否
89. 要使大多数人相信事实的真相,是要经过一番辩论的。	是	否
90. 有时我将今天做的事,拖到明天去做。	是	否
91. 我不在乎别人拿我开玩笑。	是	否
92. 我想当个护士。	是	否
93. 我觉得大多数人是为了向上爬而不惜说谎的。	是	否
94. 许多事情,我做过以后就后悔了。	是	否
95. 我几乎每星期都去教堂(或常去寺庙)。	是	否
96. 我很少和家人争吵。	是	否
97. 有时我有一种强烈的冲动,想去做一些惊人或有害的事。	是	否
98. 我相信善有善报,恶有恶报。	是	否
99. 我喜欢参加热闹的聚会。	是	否
100. 我曾碰到一些千头万绪的问题,使我感到犹豫不决。	是	否
101. 我认为女的在性生活方面,应该和男的有同等的自由。	是	否
102. 我认为最难的是控制我自己。	是	否
103. 我很少有肌肉抽筋或颤抖的毛病。	是	否
104. 我似乎对什么事情有都不在乎。	是	否
105. 我身体不舒服的时候,有时发脾气。	是	否
106. 我总觉得我自己好像做错了什么事或犯了什么罪。	是	否
107. 我经常是快乐的。	是	否
108. 我时常觉得头胀鼻塞似的。	是	否

109. 有些人太霸道,即使我明知他们是对的,也要和他们对着干。	是	否
110. 有人想害我。	是	否
111. 我从来没有为寻求刺激而去做危险的事。	是	否
112. 我时常认为必须坚持那些我认为正确的事。	是	否
113. 我相信法制。	是	否
114. 我常觉得头上好像有一根绷得紧紧的带子。	是	否
115. 我相信人死后还会有"来世"。	是	否
116. 我更喜欢我下了赌的比赛或游戏。	是	否
117. 大部分人其所以是诚实的,主要是因为怕被别人识破。	是	否
118. 我在上学的时候,有时因胡闹而被校长叫去。	是	否
119. 我说话总是那样不快也不慢,不含糊也不嘶哑。	是	否
120. 我在外边和朋友们一起吃饭的时候,比在家规矩得多。	是	否
121. 我相信有人暗算我。	是	否
122. 我似乎和我周围的人一样精明能干。	是	否
123. 我相信有人跟踪我。	是	否
124. 大多数人不惜用不正当的手段谋取利益,而不愿失掉机会。	是	否
125. 我的胃有很多毛病。	是	否
126. 我喜欢戏剧。	是	否
127. 我知道我的烦恼是谁造成的。	是	否
128. 看到血的时候,我既不怕,也不难受。	是	否
129. 我自己往往弄不清为什么会这样爱生气和发牢骚。	是	否
130. 我从来没有吐过血,或咯过血。	是	否
131. 我不为得病而担心。	是	否
132. 我喜欢栽花或采集花草。	是	否
133. 我从来没有放纵自己发生过任何不正常的性行为。	是	否
134. 有时我的思想跑得太快都来不及表达出来。	是	否
135. 假如我能不买票,白看电影,而且不会被人发觉,我可能会去这样干的。	是	否
136. 如果别人待我好,我常常怀疑他们别有用心。	是	否
137. 我相信我的家庭生活,和我所认识的许多人一样幸福快乐。	是	否
138. 批评和责骂都使我非常伤心。	是	否
139. 有时我仿佛觉得我必须伤害自己或别人。	是	否
140. 我喜欢做饭烧菜。	是	否
141. 我的行为多半受我周围人的习惯所支配。	是	否
142. 有时我觉得我真是毫无用处。	是	否
143. 小时候我曾加入过一个团伙,有福共享,有祸同当。	是	否
144. 我喜欢当兵。	是	否
145. 有时我想借故和别人打架。	是	否
146. 我喜欢到处乱逛,如果不行,我就不高兴。	是	否
147. 由于我经常不能当机立断,因而失去许多良机。	是	否
148. 当我正在做一件重要事情的时候,如果有人向我请教或打扰我,我会不耐烦的。	是	否
149. 我以前写过日记。	是	否
150. 做游戏的时候,我只愿赢而不愿输。	是	否
151. 有人一直想毒死我。	是	否
152. 大多数晚上我睡觉时,不受什么思想干扰。	是	否
153. 近几年来大部分时间,我的身体都很好。	是	否
154. 我从来没有过抽风的毛病。	是	否
155. 现在我的体重既没有增加也没有减轻。	是	否
156. 有一段时间,我自己做过的事情全不记得了。	是	否
157. 我觉得我时常无缘无故地受到惩罚。	是	否
158. 我容易哭。	是	否
159. 我不能像从前那样理解我所读的东西了。	是	否

160. 在我一生中,我从来没有感觉到像现在这么好。	是	否
161. 有时候我觉得我的头顶一碰就疼。	是	否
162. 我痛恨别人以不正当的手段捉弄我,使我不得不认输。	是	否
163. 我不容易疲倦。	是	否
164. 我喜欢研究和阅读与我目前工作有关东西。	是	否
165. 我喜欢结识一些重要人物,这样会使我感到自己也很重要。	是	否
166. 我很害怕从高处往下看。	是	否
167. 即使我家里有人犯法,我也不会紧张。	是	否
168. 我的脑子有点毛病。	是	否
169. 我不怕管钱。	是	否
170. 我不在乎别人对我有什么看法。	是	否
171. 在聚会当中,尽管有人出风头,如果让我也这样做,我会感到很不舒服。	是	否
172. 我时常需要努力使自己不显出怕羞的样子。	是	否
173. 我过去喜欢上学。	是	否
174. 我从来没有昏倒过。	是	否
175. 我很少头昏眼花。	是	否
176. 我不大怕蛇。	是	否
177. 我母亲是个好人。	是	否
178. 我的记忆力似乎还不错。	是	否
179. 有关性方面的问题,使我烦恼。	是	否
180. 我觉得我遇到生人的时候就不知道说什么好了。	是	否
181. 无聊的时候,我就会惹事寻开心。	是	否
182. 我怕自己会发疯。	是	否
183. 我反对把钱给乞丐。	是	否
184. 我时常听到说话的声音,而又不知道它是从哪里来的。	是	否
185. 我的听觉显然和大多数人一样好。	是	否
186. 当我要做一件事的时候,我常发现我的手在发抖。	是	否
187. 我的双手并没有变得笨拙不灵。	是	否
188. 我能阅读很长的时间,而眼睛不觉得累。	是	否
189. 许多时候,我觉得浑身无力。	是	否
190. 我很少头痛。	是	否
191. 有时,当我难为情的时候,会出很多的汗,这使我非常苦恼。	是	否
192. 我从未感到走路时不能保持平衡。	是	否
193. 我没哮喘这一类病。	是	否
194. 我曾有过几次突然不能控制自己的行动或言语,但当时我的头脑还很清醒。	是	否
195. 我所认识的人里,不是每个我都喜欢。	是	否
196. 我喜欢到我从来没有到过的地方去游览。	是	否
197. 有人一直想抢我的东西。	是	否
198. 我很少空想。	是	否
199. 我们应该把有关性方面的主要知识告诉孩子。	是	否
200. 有人想窃取我的思想和计划。	是	否
201. 但愿我不像现在这样害羞。	是	否
202. 我相信我是一个受谴责的人。	是	否
203. 假若我是一个新闻记者,我将喜欢报道戏剧界的新闻。	是	否
204. 我喜欢做一个新闻记者。	是	否
205. 有时我会控制不住想要偷一点东西。	是	否
206. 我很信神,程度超过多数人。	是	否
207. 我喜欢许多不同种类的游戏和娱乐。	是	否
208. 我喜欢和异性说笑。	是	否
209. 我相信我的罪恶是不可饶恕的。	是	否
210. 每一种东西吃起来味道都是一样。	是	否

211. 我白天能睡觉,晚上却睡不着。	是	否
212. 我家里的人把我当作小孩子,而不当作大人看待。	是	否
213. 走路时,我很小心地跨过人行道上的接缝。	是	否
214. 我从来没有为皮肤上长点东西而烦恼。	是	否
215. 我曾经饮酒过度。	是	否
216. 和别人的家庭比较,我的家庭缺乏爱和温暖。	是	否
217. 我时常感到自己在为某些事而担忧。	是	否
218. 当我看到动物受折磨的时候,我并不觉得特别难受。	是	否
219. 我想我会喜欢建筑承包的工作。	是	否
220. 我爱我的母亲。	是	否
221. 我喜欢科学。	是	否
222. 即使我以后不能报答恩惠,我也愿向朋友求助。	是	否
223. 我很喜欢打猎。	是	否
224. 我父母经常反对那些和我交往的人。	是	否
225. 有时我也会说说人家的闲话。	是	否
226. 我家里有些人的习惯,使我非常讨厌。	是	否
227. 人家告诉我,我在睡觉中起来走路(梦游)。	是	否
228. 有时我觉得我能非常容易地做出决定。	是	否
229. 我喜欢同时参加几个团体。	是	否
230. 我从来没有感到心慌气短。	是	否
231. 我喜欢谈论两性方面的事。	是	否
232. 我曾经立志要过一种以责任为重的生活,我一直照此谨慎从事。	是	否
233. 我有时阻止别人做某些事,并不是因为那种事有多大影响,而是在"道义"上我应该干预他。	是	否
234. 我很容易生气,但很快就平静下来。	是	否
235. 我已独立自主,不受家庭的约束。	是	否
236. 我有很多心事。	是	否
237. 我的亲属几乎全都同情我。	是	否
238. 有时我十分烦躁,坐立不安。	是	否
239. 我曾经失恋过。	是	否
240. 我从来不为我的外貌而伤脑筋。	是	否
241. 我常梦到一些不可告人的事。	是	否
242. 我相信我并不比别人更为神经过敏。	是	否
243. 我几乎没有什么地方疼痛。	是	否
244. 我的做事方法容易被人误解。	是	否
245. 我的父母和家里人对我过于挑剔。	是	否
246. 我脖子(颈)上时常出现红斑。	是	否
247. 我有理由妒忌我家里的某些人。	是	否
248. 我有时无缘无故地,甚至在不顺利的时候也会觉得非常快乐。	是	否
249. 我相信阴间有魔鬼和地狱。	是	否
250. 有人想把世界上所能得到的东西都夺到手,我绝不责怪他。	是	否
251. 我曾经有一阵突然发呆(发愣)停止活动,不知道周围发生了什么事情。	是	否
252. 谁也不关心谁的遭遇。	是	否
253. 有些人所做的事,虽然我认为是错的,但我仍然能够友好地对待他们。	是	否
254. 我喜欢和一些能互相开玩笑的人在一起。	是	否
255. 在选举的时候,有时我会选出我不熟悉的人。	是	否
256. 报纸上只有"漫画"最有趣。	是	否
257. 凡是我所做的事,我都指望能够成功。	是	否
258. 我相信有上帝(神)。	是	否
259. 做什么事情,我都感到难以开头。	是	否
260. 在学校里,我是个笨学生。	是	否
261. 如果我是个画家,我喜欢画花。	是	否

262. 我虽然相貌不好看,也不因此而苦恼。	是	否
263. 即使在冷天,我也很容易出汗。	是	否
264. 我十分自信。	是	否
265. 对任何人都不信任,是比较安全的。	是	否
266. 每星期至少有一两次我十分兴奋。	是	否
267. 人多的时候,我不知道说些什么话好。	是	否
268. 在我心情不好的时候,总会有一些事使我高兴起来。	是	否
269. 我能很容易使人怕我,有时我故意这样做来寻开心。	是	否
270. 我离家外出的时候,从来不担心家里门窗是否关好或锁好了。	是	否
271. 我不责怪一个欺负自找没趣者的人。	是	否
272. 我有时精力充沛。	是	否
273. 我的皮肤上有一两处麻木了。	是	否
274. 我的视力和往年一样好。	是	否
275. 有人控制着我的思想。	是	否
276. 我喜欢小孩子。	是	否
277. 有时我非常欣赏骗子的机智,我甚至希望他能侥幸混过去。	是	否
278. 我时常觉得有些陌生人用挑剔的眼光盯着我。	是	否
279. 我每天喝特别多的水。	是	否
280. 大多数人交朋友,是因为朋友对他们有用。	是	否
281. 我觉得我很少耳鸣。	是	否
282. 通常我爱家里的人,偶尔也恨他们。	是	否
283. 假使我是一个新闻记者,我将很愿意报道体育新闻。	是	否
284. 我确信别人正在议论我。	是	否
285. 偶尔我听了下流的笑话也会发笑。	是	否
286. 我独自一个人的时候,感到更快乐。	是	否
287. 使我害怕的事比我的朋友们少得多。	是	否
288. 恶心和呕吐的毛病使我苦恼。	是	否
289. 当一个罪犯可以通过能言善辩的律师开脱罪责时,我对法律感到厌恶。	是	否
290. 我总是在很紧张的情况下工作的。	是	否
291. 在我这一生中,至少有一两次我觉得有人用催眠术指挥我做了一些事。	是	否
292. 我一般不愿意同人讲话,除非对方先开口。	是	否
293. 有人一直想要左右我的思想。	是	否
294. 我从来没有犯过法。	是	否
295. 我喜欢看《红楼梦》这一类的小说。	是	否
296. 有些时候,我会无缘无故地觉得非常愉快。	是	否
297. 我希望我不再受那种和性方面有关的念头所困扰。	是	否
298. 假若有几个人闯了祸,他们最好先编一套假话,而且不改口。	是	否
299. 我认为我比大多数人更容易动感情。	是	否
300. 在我的一生当中,从来没有喜欢过洋娃娃。	是	否
301. 许多时候,生活对我来说是一件吃力的事。	是	否
302. 我从来没有因我的性方面的行为而遇到麻烦。	是	否
303. 对于某些事情我很敏感,以致使我不能提起。	是	否
304. 在学校里,要我在班上发言,是非常困难的。	是	否
305. 即使和人们在一起,我还是经常感到孤单。	是	否
306. 应得的同情,我全得到了。	是	否
307. 我拒绝玩那些我玩不好的游戏。	是	否
308. 有时我非常想离开家。	是	否
309. 我交朋友差不多和别人一样容易。	是	否
310. 我的性生活是满意的。	是	否
311. 我小的时候,有一段时间我干过小偷小摸的事。	是	否
312. 我不喜欢有人在我的身旁。	是	否

313. 有人不将自己的贵重物品保管好因而引起别人偷窃,这种人和小偷一样应受责备。	是	否
314. 偶尔我会想到一些坏得说不出口的事。	是	否
315. 我深信生活对我是不公平的。	是	否
316. 我想差不多每个人,都会为了避免麻烦说点假话。	是	否
317. 我比大多数人更敏感。	是	否
318. 在我的日常生活中,充满着使我感兴趣的事情。	是	否
319. 大多数人,都是内心不愿意挺身而去帮助别人的。	是	否
320. 我的梦有好些是关于性方面的事。	是	否
321. 我很容易感到难为情。	是	否
322. 我为金钱和事业忧虑。	是	否
323. 我曾经有过很特殊很奇怪的体验。	是	否
324. 我从来没有爱上过任何人。	是	否
325. 我家里有些人所做的事,使我吃惊。	是	否
326. 有时我会哭一阵,笑一阵,连自己也不能控制。	是	否
327. 我的母亲或父亲时常要我服从他,即使我认为是不合理的。	是	否
328. 我发现我很难把注意力集中到一件工作上。	是	否
329. 我几乎从不做梦。	是	否
330. 我从来没有瘫痪过,或是感到肌肉非常软弱无力。	是	否
331. 假如不是有人和我作对,我一定会有更大的成就。	是	否
332. 即使我没有感冒,我有时也会发不出声音或声音改变。	是	否
333. 似乎没有人理解我。	是	否
334. 有时我会闻到奇怪的气味。	是	否
335. 我不能专心于一件事情上。	是	否
336. 我很容易对人感到不耐烦。	是	否
337. 我几乎整天都在为某件事或某个人而焦虑。	是	否
338. 我所操心的事,远远超过了我所应该操心的。	是	否
339. 大部分时间,我觉得我还是死了的好。	是	否
340. 有时我会兴奋得难以入睡。	是	否
341. 有时我的听觉太灵敏了,反而使我感到烦恼。	是	否
342. 别人对我说的话,我立刻就忘记了。	是	否
343. 哪怕是琐碎的小事,我也再三考虑后才去做。	是	否
344. 有时为了避免和某些人相遇,我会绕道而行。	是	否
345. 我常常觉得好像一切都不是真的。	是	否
346. 我有一个习惯,喜欢点数一些不重要的东西,像路上的电线杆等。	是	否
347. 我没有真正想伤害我的仇人。	是	否
348. 我提防那些对我过分亲近的人。	是	否
349. 我有一些奇怪和特别的念头。	是	否
350. 在我独处的时候,我听到奇怪的声音。	是	否
351. 当我必须短期离家出门的时候,我会感到心神不定。	是	否
352. 我怕一些东西或人,虽然我明知他们是不会伤害我的。	是	否
353. 如果屋子里已经有人聚在一起谈话,这时要我一个人进去,我是一点也不害怕的。	是	否
354. 我害怕使用刀子或任何尖利的东西。	是	否
355. 有时我喜欢折磨我所爱的人。	是	否
356. 我似乎比别人更难于集中注意力。	是	否
357. 有好几次我放弃正在做的事,因为我感到自己的能力太差了。	是	否
358. 我脑子里出现一些坏的常常是可怕的字眼,却又无法摆脱它们。	是	否
359. 有时一些无关紧要的念头缠着我,使我好多天都感到不安。	是	否
360. 几乎每天都有使我害怕的事情发生。	是	否
361. 我总是将事情看得严重些。	是	否
362. 我比大多数人更敏感。	是	否
363. 有时我喜欢受到我心爱的人的折磨。	是	否

364. 有人用侮辱性的和不健康的话议论我。	是	否
365. 我待在屋里总感到不安。	是	否
366. 即使和人们在一起,我仍经常感到孤单。	是	否
367. 我并不是特别害羞拘谨。	是	否
368. 有时我的头脑似乎比平时迟钝。	是	否
369. 在社交场合,我多半是一个人坐着,或者只跟另一个人坐在一起,而不到人群里去。	是	否
370. 人们常使我失望。	是	否
371. 我很喜欢参加舞会。	是	否
372. 有时我感到困难重重,无法克服。	是	否
373. 我常想:"我要是能再成为一个孩子就好了"。	是	否
374. 如果给我机会,我一定能做些对世界大有益处的事。	是	否
375. 我时常遇见一些所谓的专家,他们并不比我高明。	是	否
376. 当我听说我所熟悉的人成功了,我就觉得自己失败了。	是	否
377. 如果有机会,我一定能成为一个人民的好领袖。	是	否
378. 不健康的故事使我感到不好意思。	是	否
379. 一般来说人们要求别人尊重自己比较多,而自己却很少尊重别人。	是	否
380. 我总想把好的故事记住,讲给别人听。	是	否
381. 我喜欢搞输赢不大的赌博。	是	否
382. 为了可以和人们在一起,我喜欢社交活动。	是	否
383. 我喜欢人多热闹的场合。	是	否
384. 当我和一群快活的朋友在一起的时候,我的烦恼就烟消云散了。	是	否
385. 当人们说我同伙的闲话时,我从来不参与。	是	否
386. 只要我开始做一件事,就很难放下,哪怕是暂时的。	是	否
387. 我的小便不困难,也不难控制。	是	否
388. 我常发现别人妒忌我的好主意,因为他们没能先想到。	是	否
389. 只要有可能,我就避开人群。	是	否
390. 我不怕见生人。	是	否
391. 记得我曾经为了逃避某件事而装过病。	是	否
392. 在火车和公共汽车上,我常跟陌生人交谈。	是	否
393. 当事情不顺利的时候,我就想立即放弃。	是	否
394. 我喜欢让人家知道我对于事物的态度。	是	否
395. 有些时间,我感到劲头十足,以致一连好几天都不需要睡觉。	是	否
396. 在人群中,如果叫我带头发言,或对我所熟悉的事情发表意见,我并不感到不好意思。	是	否
397. 我喜欢聚会和社交活动。	是	否
398. 面对困难或危险的时候,我总退缩不前。	是	否
399. 我原来想做的事,假若别人认为不值得做,我很容易放弃。	是	否
400. 我不怕火。	是	否
401. 我不怕水。	是	否
402. 我常常是仔细考虑之后才做出决定。	是	否
403. 生活在这个丰富多彩的时代里是多么美好。	是	否
404. 当我想纠正别人的错误和帮助他们的时候,我的好意常被误解。	是	否
405. 我无吞咽困难。	是	否
406. 我有时回避见人,因为我怕我会做出或讲出一些事后令我懊悔的事。	是	否
407. 我通常很镇静,不容易激动。	是	否
408. 我不轻易流露自己的感情,以至人家伤害了我,他自己还不知道。	是	否
409. 有时我因为承担的事情太多,而使自己精疲力竭。	是	否
410. 我当然乐于以其人之道还治其人之身。	是	否
411. 宗教不使我烦恼。	是	否
412. 我生病或受伤的时候,不怕找医生。	是	否
413. 我有罪,应受重罚。	是	否
414. 我把失望的事看得太重,以至于总忘不了。	是	否

415. 我很不喜欢匆匆忙忙地干工作。	是	否
416. 虽然我明知自己能把事做好,但是我也怕别人看着我做。	是	否
417. 在排队的时候如果有人插到我前面去,我会感到恼火而指责他。	是	否
418. 有时我觉得自己一无是处。	是	否
419. 小时候我时常逃学。	是	否
420. 我曾经有过很不寻常的宗教体验。	是	否
421. 我家里有人很神经过敏。	是	否
422. 我因为家里有的人所从事过的职业而感到不好意思。	是	否
423. 我很喜欢(或者喜欢过)钓鱼。	是	否
424. 我几乎总感到肚子饿。	是	否
425. 我经常做梦。	是	否
426. 有时只好用不客气的态度去对付那些粗鲁或令人厌恶的人。	是	否
427. 我倾向于对各种不同爱好发生兴趣,而不愿意长期坚持其中的某一种。	是	否
428. 我喜欢阅读报纸的社论。	是	否
429. 我喜欢听主题严肃的演说。	是	否
430. 我易受异性的吸引。	是	否
431. 我相当担心那些可能发生的不幸。	是	否
432. 我有着坚定的政治见解。	是	否
433. 我曾经有过想象的同伴。	是	否
434. 我希望能成为一个摩托车运动员。	是	否
435. 我通常喜欢和妇女一起工作。	是	否
436. 我确信只有一种宗教是真的。	是	否
437. 只要你不是真正地犯法,钻法律的空子是可以的。	是	否
438. 有些人讨厌极了,我会因为他们自食其果而暗中高兴。	是	否
439. 要我等待,我就紧张。	是	否
440. 当我兴高采烈的时候,见到别人忧郁消沉就使我大为扫兴。	是	否
441. 我喜欢身材高的女人。	是	否
442. 有些时期我因忧虑而失眠。	是	否
443. 假若别人认为我对某些事的做法不妥当的话,我很容易放弃。	是	否
444. 我不想去纠正那些发表愚昧无知见解的人。	是	否
445. 我年轻(童年)的时候,喜欢寻求刺激。	是	否
446. 警察通常是诚实的。	是	否
447. 当别人反对我的意见时,我会不惜一切去说服他。	是	否
448. 在街上、车上或在商店里,如果有人注视我,我会觉得不安。	是	否
449. 我不喜欢看到妇女吸烟。	是	否
450. 我很少有忧郁的毛病。	是	否
451. 如果有人对我所熟悉的事情发表愚蠢和无知的意见,我总是没法纠正他。	是	否
452. 我喜欢开别人的玩笑。	是	否
453. 我小时候,对参加团伙不热心。	是	否
454. 独自住在深山或老林的小木屋里,我也会觉得快乐。	是	否
455. 许多人都说我是急性子。	是	否
456. 如果一个人触犯了一条他认为不合理的法律,他是不应该受到惩罚的。	是	否
457. 我认为一个人决不应该喝酒。	是	否
458. 小时候和我关系密切的人(父亲、继父等)对我十分严厉。	是	否
459. 我有几种坏习惯,已经根深蒂固,难于改正。	是	否
460. 我只适量地喝一点酒(或者一点也不喝)。	是	否
461. 我希望我能摆脱因为破口伤人而引起的烦恼。	是	否
462. 我觉得不能把自己的一切都告诉别人。	是	否
463. 我从前喜欢玩"跳房子"(或跳橡皮筋)的游戏。	是	否
464. 我从来没有见过幻象。	是	否
465. 对于我的终身职业,我已经好几次改变过主意。	是	否

466. 除了医生的嘱咐,我从来不服用任何药物或安眠药。	是	否
467. 我时常默记一些无关紧要的号码(如汽车牌照等)。	是	否
468. 我时常因为自己爱发脾气和爱抱怨而感到懊悔。	是	否
469. 闪电是我害怕的东西中的一种。	是	否
470. 有关性方面的事使我厌恶。	是	否
471. 在学校中老师对我的品行评定总是很不好。	是	否
472. 火对我有一种诱惑力。	是	否
473. 我喜欢让别人猜测我下一步的活动。	是	否
474. 我的小便次数不比别人多。	是	否
475. 万不得已的时候,我只吐露一些无损于自己的那部分真情。	是	否
476. 我是上帝(神)派来的特使。	是	否
477. 假如我和几个朋友有着同样的过错,我宁可一人承担而不愿连累别人。	是	否
478. 我还从来没有因为家里人惹了事而自己感到特别紧张。	是	否
479. 人与人之间的相互欺骗是我所知道的唯一奇迹。	是	否
480. 我常常怕黑暗。	是	否
481. 我害怕一个人单独待在黑暗中。	是	否
482. 我的计划看来总是困难重重,使我不得不一一放弃。	是	否
483. 上帝(神)创造奇迹。	是	否
484. 有些缺点,我只好承认并设法加以控制,但无法消除。	是	否
485. 一个男人和一个女人相处的时候,他通常想到的是关于她的性方面的事。	是	否
486. 我从来没有发现我尿中有血。	是	否
487. 当我试图使别人不犯错误,而做的事被人误解的时候,我往往感到十分难过。	是	否
488. 每星期我祈祷几次。	是	否
489. 我同情那些不能摆脱苦恼和忧愁的人。	是	否
490. 我每星期念几次经。	是	否
491. 对认为世界上只有一种宗教是真的那些人,我感到不耐烦。	是	否
492. 我想起地震就害怕。	是	否
493. 我喜欢那种需要注意力集中的工作,而不喜欢省心(不费劲)的工作。	是	否
494. 我怕自己被关在小房间里或禁闭的小地方。	是	否
495. 对那些我想帮助他们改正或提高的人,我都是坦率地交底。	是	否
496. 我从来没有过将一件东西看成两件(复视现象)。	是	否
497. 我喜欢探险小说。	是	否
498. 坦率永远是一件好事。	是	否
499. 我必须承认,我有时会不合理地担心一些无关紧要的事情。	是	否
500. 我很乐意百分之百的接受一个好意见。	是	否
501. 我一向总是靠自己解决问题,而不是找人教我怎样做。	是	否
502. 风暴使我惊慌。	是	否
503. 我经常不对别人的行动表示强烈的赞成或反对。	是	否
504. 我不想隐瞒我对一个人的坏印象或同情,免得他不知道我对他的看法。	是	否
505. 我认为"不肯拉车的马应该受到鞭打"。	是	否
506. 我是个神经高度紧张的人。	是	否
507. 我经常遇到一些顶头上司,他们把功劳归于自己,把错误推给下级。	是	否
508. 我相信我的嗅觉和别人一样好。	是	否
509. 因为我太拘谨,所以有时我难于坚持自己的正确意见。	是	否
510. 肮脏使我害怕或恶心。	是	否
511. 我有一种不愿告诉别人的梦幻生活。	是	否
512. 我不喜欢洗澡。	是	否
513. 我认为为别人谋求幸福比自己争取自由更为伟大。	是	否
514. 我喜欢有男子气的女人。	是	否
515. 我们家总是不愁吃不愁穿。	是	否
516. 我家里有些人脾气急躁。	是	否

517. 我无论什么事情都做不好。	是	否
518. 我经常感到惭愧,因为我对某些事情想的和做的不一样。	是	否
519. 我的性器官有点毛病。	是	否
520. 我总是强烈地坚持自己的意见。	是	否
521. 我常常向别人请教。	是	否
522. 我不害怕蜘蛛。	是	否
523. 我从来不脸红。	是	否
524. 我不怕从门把上传染上疾病。	是	否
525. 有些动物使我神经紧张。	是	否
526. 我的前途似乎没有希望。	是	否
527. 我家里人和近亲们相处得很好。	是	否
528. 我并不容易比人脸红。	是	否
529. 我喜欢穿高档的衣服。	是	否
530. 我常常担心自己会脸红。	是	否
531. 即使我以为自己对某种事已经打定了主意,别人也很容易使我变卦或改变主意。	是	否
532. 我和别人一样能够忍受同量的痛苦。	是	否
533. 我并不因为常常打嗝(呃逆)而觉得很烦恼。	是	否
534. 有好几次都是我一个人坚持到底,最后才放弃了所做的事。	是	否
535. 我几乎整天感到口干。	是	否
536. 只要有人催我,我就生气。	是	否
537. 我想去深山野林中打老虎。	是	否
538. 我想我会喜欢裁缝的工作。	是	否
539. 我不怕老鼠。	是	否
540. 我的面部从来没有麻痹过。	是	否
541. 我的皮肤似乎对触摸特别敏感。	是	否
542. 我从来没有过像柏油一样的黑粪便。	是	否
543. 每星期我总有几次觉得好像有可怕的事情要发生。	是	否
544. 我大部分时间都感到疲倦。	是	否
545. 有时我一再做同样的梦。	是	否
546. 我喜欢阅读有关历史的书籍。	是	否
547. 未来是变化无常的,一个人很难做出认真的安排。	是	否
548. 如果可以避免的话,我绝不去看不健康的电影。	是	否
549. 许多时候,即使一切顺利,我对任何事情都觉得无所谓。	是	否
550. 我喜欢修理门锁。	是	否
551. 有时我可以肯定别人知道我在想什么。	是	否
552. 我喜欢阅读有关科学的书籍。	是	否
553. 我害怕单独待在空旷的地方。	是	否
554. 假如我是个画家,我喜欢画小孩子。	是	否
555. 有时我觉得我就要垮了。	是	否
556. 我很注意我的衣着式样。	是	否
557. 我喜欢当一个私人秘书。	是	否
558. 许多人都因为有过不良的性行为而感到惭愧。	是	否
559. 我经常在半夜里受惊吓。	是	否
560. 我经常因为记不清把东西放在哪里而感到苦恼。	是	否
561. 我很喜欢骑马。	是	否
562. 小时候,我最依恋和钦佩的是一个女人(母亲、姐姐、姑、婶、姨等)。	是	否
563. 我喜欢探险小学胜过爱情小说。	是	否
564. 我不轻易生气。	是	否
565. 当我站在高处的时候,我就很想往下跳。	是	否
566. 我喜欢电影里的爱情镜头。	是	否
567. 我很乐意回答上面的问题。	是	否

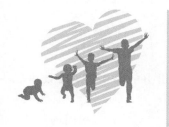

第十二章

意外伤害、健康危险行为及临床疾病类量表

第一节　意外伤害与健康危险行为类量表

一、中国城区 0~6 岁儿童家庭内非故意伤害危险行为量表

(一) 概述

1990 年,Speltz 等首次从危险行为角度提出了一份用于 2~5 岁儿童的伤害行为检查表(Injury Behavior Checklist,IBC),Potts 等将此表应用于 7~10 岁学龄儿童后也取得较好的效果,田凌云等人将汉化后的伤害行为检查表用于长沙市 6~12 岁的小学生群体进行验证后发现其内部一致性较好(Conbach's α 系数为 0.904)。但 Morrongiello 等人的研究发现该问卷与 2~5 岁儿童家庭内伤害并无关联,可能因为 Speltz 的问卷所涉及的儿童危险行为不仅仅是在家庭内,而是一个更大活动范围内的危险行为。文化和种族因素都影响儿童非故意伤害的风险,必须加以修改以适应各地区的文化环境。因此,中南大学湘雅公共卫生学院胡明、宋娟、邵凯等在国家自然科学基金的资助下领衔编制了符合我国国情的、可以准确评估中国 0~6 岁儿童家庭内非故意伤害行为风险的工具并在长沙市区得到首次验证,在正式推广到全国范围前仍需进一步地广泛调查。

(二) 量表的内容结构及评分标准

1. **量表的内容及结构**　量表共含 10 维度 54 条目,其中动物咬伤、烧伤、跌落伤、锐器伤、挤压伤、异物伤、窒息伤、中毒、溺水、机械伤 10 维度各包含 8、8、6、6、6、6、5、3、3、3 个条目;量表采用 5 点等级评分法,要求监护人选择最接近孩子过去一年内危险行为习惯描述的选项,各条目均采用正向计分,选项包括从未、偶尔、有时、经常、总是,依次赋予 1~5 分,各条目得分总和即为量表总分,分数越高,危险行为诱发非故意伤害的风险越高。

2. **适用范围**　本量表适用于中国城区的 0~6 岁儿童,由其监护人填写,用于评估儿童非故意伤害相关危险行为的发生频率及其造成的伤害风险。

3. **评分标准**　根据量表总得分的 3 分位数,将儿童非故意伤害的行为风险划分为低风险(≤66 分)、中风险(66~81 分)、高风险(≥81 分)3 类。考虑到实际应用意义,根据年龄将儿童行为风险进行细分,其中 <3 岁组儿童的行为风险区间分别为:低风险(≤56 分)、中风险(57~70 分)、高风险(≥71 分),3~6 岁组儿童的行为风险划分标准为:低风险(≤74 分)、中风险(75~87 分)、高风险(≥88 分)。

（三）信度与效度

总量表 Cronbach's α 系数为 0.94，各维度 Cronbach's α 系数为 0.39~0.86。总量表分半信度系数为 0.87，各维度的分半系数为 0.33~0.85。

（四）量表的编制者及联系方式

编制者：胡明，宋娟，邵凯。联系单位：中南大学湘雅公共卫生学院。E-mail：huming0129@126.com；songjuan-csu@qq.com。

（胡国清）

参 考 文 献

[1] SPELTZ ML, Gonzales N, Quan L, et, al. Assessment of injury risk in young children: a preliminary study of the injury behavior checklist [J]. J Pediatr Psychol, 1990, 15 (3): 373-383.

[2] POTTS R, MARTINEZ IG, SWISHER L, et, al. Brief report: cross-validation of the Injury Behavior Checklist in a school-age sample [J]. J Pediatr Psychol, 1997, 22 (4): 533-540.

[3] TIAN L, LIU M, XIA Y, et, al. Knowledge for unintentional injury and risky behavior among the school-age children in Changsha city of China [J]. J Cent South Univ (Med Sci), 2016, 41 (7): 741-749.

[4] MORRONGIELLO BA, HOUSE K. Measuring parent attributes and supervision behaviors relevant to child injury risk: examining the usefulness of questionnaire measures [J]. Inj Prev, 2004, 10 (2): 114-8.

[5] 宋娟, 邵凯, 张丙亮, 等. 中国城区 0~6 岁儿童家庭内非故意伤害危险行为量表编制及考评 [J]. 中华流行病学杂志, 2021, 42 (09): 1662-1669.

中国城区 0~6 岁儿童家庭内非故意伤害儿童危险行为量表

请根据您孩子在过去**一年内**的行为习惯选择最符合实际情况的选项，选项从 1 至 5，表示儿童相关危险行为频率逐渐提高，其中：1（从未）、2（偶尔）、3（有时）、4（经常）、5（总是），请在相应的数字上打"√"。

维度	条目	选项设置				
动物叮咬	1. 孩子有在动物面前奔跑或尖叫的行为	1	2	3	4	5
	2. 动物与其幼崽在一起时，孩子有打扰动物们的行为	1	2	3	4	5
	3. 孩子有打扰正在进食、睡觉中的动物的行为	1	2	3	4	5
	4. 孩子有训斥动物的行为	1	2	3	4	5
	5. 孩子有向动物扔玩具、石头等的行为	1	2	3	4	5
	6. 孩子有抢夺动物的玩具、食物等的行为	1	2	3	4	5
	7. 孩子有强制抱起动物的行为	1	2	3	4	5
	8. 孩子有揪、打、踢动物的行为	1	2	3	4	5
烧伤	9. 孩子有在盛有热液的容器（热锅、热壶、热汤、热粥等）旁逗留玩耍	1	2	3	4	5
	10. 孩子有打开饮水机、水龙头等热水开关的行为	1	2	3	4	5
	11. 孩子有触碰高温固体（烤箱、微波炉、加热器、散热器等）的行为	1	2	3	4	5
	12. 孩子有玩点火用具（打火机、火柴等）的行为	1	2	3	4	5
	13. 孩子有燃放烟花爆竹的行为	1	2	3	4	5

维度	条目	选项设置				
烧伤	14. 孩子有开关家用电器的行为	1	2	3	4	5
	15. 孩子有手戳电源插座孔的行为	1	2	3	4	5
	16. 孩子有啃咬电源线的行为	1	2	3	4	5
跌落伤	17. 孩子有狂奔疾跑的行为	1	2	3	4	5
	18. 孩子有攀爬家具、台阶、阳台等的行为	1	2	3	4	5
	19. 孩子有蹦跳、来回跳跃或一跃而下等的行为	1	2	3	4	5
	20. 孩子有打滚、翻跟头等的行为	1	2	3	4	5
	21. 孩子有站在桌子、椅子等高处的行为	1	2	3	4	5
	22. 孩子有跟同伴、监护人等追逐打闹的行为	1	2	3	4	5
锐器伤	23. 孩子有接触电钻、电锯等动力手工工具的行为	1	2	3	4	5
	24. 孩子有接触搅拌机、打浆机等动力家用机械的行为	1	2	3	4	5
	25. 孩子有使用刀具(菜刀、水果刀、儿童剪等)的行为	1	2	3	4	5
	26. 孩子有玩玻璃制品(玻璃瓶、玻璃杯等)的行为	1	2	3	4	5
	27. 孩子有玩尖锐品(飞镖、钉、针、钩等)的行为	1	2	3	4	5
	28. 孩子有玩棒状物体(笔、筷子、木棒等)的行为	1	2	3	4	5
挤压伤	29. 孩子有横冲直撞的行为	1	2	3	4	5
	30. 孩子有搬挪家具等的行为	1	2	3	4	5
	31. 孩子有敲到家具、悬挂装饰品等的行为	1	2	3	4	5
	32. 孩子用手扶边框的方式来关门窗、抽屉等	1	2	3	4	5
	33. 孩子有将手脚等伸入缝隙内(门缝、栏杆、拉环等)的行为	1	2	3	4	5
	34. 孩子有将条状物(细线、皮筋等)缠于手脚处的行为	1	2	3	4	5
异物伤	35. 孩子有将异物(小石块、草棍等)塞入耳内的行为	1	2	3	4	5
	36. 孩子有将异物(包糖纸、豆类等)塞入鼻腔内的行为	1	2	3	4	5
	37. 孩子有将异物(纽扣、硬币、瓶盖等)放入口内玩耍的行为	1	2	3	4	5
	38. 孩子有抛洒、扬起细颗粒物(沙子、木屑、面粉等)的行为	1	2	3	4	5
	39. 孩子有直接吞食鱼肉不挑刺的行为	1	2	3	4	5
	40. 孩子有直接吞食含尖、硬异物(骨头、枣核等)的食物的行为	1	2	3	4	5
窒息	41. 孩子有用塑料袋等薄膜类物品蒙住面部的行为	1	2	3	4	5
	42. 孩子有蒙头睡觉的行为	1	2	3	4	5
	43. 孩子有不良饮食习惯(边跑边吃、边说边吃、狼吞虎咽、张口接物等)	1	2	3	4	5
	44. 孩子有将头钻入缝隙间(栏杆等)的行为	1	2	3	4	5
	45. 孩子有将条状物(绳索、布条、毛巾等)缠于脖子上的行为	1	2	3	4	5
中毒	46. 孩子有不经询问食用不干净食物(过期、变质、弃于地面等)的行为	1	2	3	4	5
	47. 孩子有不经询问食用非可食性食物(药物、农药、洗涤品等)的行为	1	2	3	4	5
	48. 孩子有旋开燃气阀的行为	1	2	3	4	5
溺水	49. 洗澡时,孩子有在澡盆、浴缸、戏水池等里嬉戏的行为	1	2	3	4	5
	50. 洗澡时,孩子有跳入或潜入澡盆、浴缸、戏水池等的行为	1	2	3	4	5
	51. 孩子在盛有水的蓄水容器(缸、桶、盆等)旁逗留玩耍	1	2	3	4	5
机械伤	52. 孩子有钻入洗衣机中玩耍的行为	1	2	3	4	5
	53. 孩子有将手伸入正在运行的洗衣机中的行为	1	2	3	4	5
	54. 孩子有将手或手中的物体伸入正在运行的风扇中的行为	1	2	3	4	5

二、中国城区 0~6 岁儿童家庭内意外伤害环境量表

(一) 概述

中国城区 0~6 岁儿童家庭内意外伤害环境量表(Environment Scale of Unintentional Injury In the Home fFor Children Aged 0~6 Years Old in Urban Area of China)是我国研究者编制的用于测量和评估 0~6 岁儿童家庭环境风险的工具。婴幼儿阶段(0~6 岁)是个体尝试了解外部世界的重要时期,个体在此阶段尚未形成自我保护能力,因此该阶段是意外伤害的高发年龄段。处于该阶段的婴幼儿活动范围局限于其居住环境,因此家庭内是意外伤害发生的主要地点。在家庭环境中,住宅结构、住房内设施及安全产品的使用等均与儿童意外伤害的发生密切相关,如何识别这些潜在风险在预防 0~6 岁儿童意外伤害中起着重要作用。虽然国外研究者已研制出可评估家庭安全状况的量表,但受文化差异的影响,其中部分内容并不适合中国家庭的实际情况。在该量表研制之前,国内也没有专门针对儿童意外伤害的居家环境安全评估工具。因此,中南大学湘雅公共卫生学院胡明、王孜宇、冉昱、马艺函在借鉴国外已有研究的基础上,充分考虑到我国城市与农村儿童意外伤害情况并不完全相同的现状,编制了适用于我国城区 0~6 岁儿童的家庭内意外伤害环境评估量表,并利用长沙市区 0~6 岁儿童资料验证量表的信度和效度,最终确定了量表的应用评估标准。

(二) 问卷的结构及评分标准

1. **问卷结构** 量表共包括 6 个维度 54 个条目,其中跌落伤、外力伤、烧伤、中毒伤、异物伤、动物伤 6 个维度分别包含 15、12、12、7、6、2 个条目;量表采用 5 点等级评分法,每个条目评分为 1~5 分,选项包括完全符合、大部分符合、部分符合、大部分不符合、完全不符合;各条目得分总和即为量表总分,得分越高,家庭环境风险越高。

2. **适用范围** 本量表适用于中国城区的 0~6 岁儿童,由儿童监护人在充分理解量表条目所表达信息后填写。

3. **评分标准** 根据量表总得分的 3 分位数,将测试人群家庭环境划分为低环境风险(<71 分)、中环境风险(71~88 分)、高环境风险(≥89 分)3 类。

(三) 信度与效度

总量表分半信度系数为 0.82,各维度的分半系数为 0.56~0.64;总量表 克龙巴赫 α 系数为 0.87,各维度 Cronbach 's α 系数为 0.50~0.70,说明量表具有较好的信度。

(四) 量表的编制者及联系方式

编制者:胡明、王孜宇、冉昱、马艺函。联系单位:中南大学湘雅公共卫生学院。E-mail:huming0129@126.com;mayihan422@163.com。

(胡国清)

参 考 文 献

[1] RUIZ-CASARES M. Unintentional Childhood Injuries in Sub-Saharan Africa:An Overview of Risk and Protective Factors. Journal of Health Care for the Poor and Underserved,2009,20:51-67.

[2] HATFIELD PM,STARESINIC AG,SORKNESS CA,et al. Validating self reported home safety practices in a culturally diverse non-inner city population. Inj Prev,2006.12(1):52-57.

[3] TYMCHUK AJ,LANG CM,DOLYNIUK CA,et al. The home inventory of dangers and safety precautions-2:addressing critical needs for prescriptive assessment devices in child

maltreatment and in healthcare. Child Abuse Negl, 1999, 23(1): 1-14.

[4] 王孜宇, 冉昱, 粘惠瑜, 等. 中国城区 0~6 岁儿童家庭内意外伤害环境量表的研制与性能测试[J]. 中华预防医学杂志, 2020, 54(2): 139-143.

中国城区 0~6 岁儿童家庭内意外伤害环境量表

请按照过去一年内家庭环境选择最符合实际情况的选项, 选项从 1 至 6, 其中: 1(完全符合)、2(大部分符合)、3(部分符合)、4(大部分不符合)、5(完全不符合)、6(不适应), 请在相应数字上打"√"。(注: 个别条目描述情况可能不适用于您家中的环境, 该选项请选择"不适用", 记作 1 分)。

1. 居住环境面积: _____ m²
2. 居住房屋性质: ①租借 ②自己所有 ③其他
3. 居住房屋类型: ①别墅 ②平房 ③高层建筑(第_____层)
4. 家中地面类型(卧室): ①木地板 ②防滑瓷砖 ③不防滑瓷砖 ④水泥地面 ⑤其他
5. 家中地面类型(客厅): ①木地板 ②防滑瓷砖 ③不防滑瓷砖 ④水泥地面 ⑤其他
6. 家中地面类型(厨房、卫生间): ①木地板 ②防滑瓷砖 ③不防滑瓷砖 ④水泥地面 ⑤其他

维度	条目	选项设置					
跌落伤	1. 浴室铺有防滑垫。	1	2	3	4	5	6
	2. 窗户、阳台装有护窗或护栏, 且符合安全要求: 采用竖向排列, 儿童不能翻越, 不能钻入间隙。	1	2	3	4	5	6
	3. 地面平整, 无突起或倾斜, 如: 门槛、拉门滑道等。	1	2	3	4	5	6
	4. 铺有地毯的地面整齐, 无卷曲或松散。	1	2	3	4	5	6
	5. 楼梯有扶手, 且符合安全要求: 采用竖向排列, 儿童不能翻越, 不能钻过间隙。	1	2	3	4	5	6
	6. 楼梯坡度适中, 儿童行走无困难。	1	2	3	4	5	6
	7. 楼梯台阶无损坏。	1	2	3	4	5	6
	8. 楼梯台阶表面摩擦力良好或安装有台阶防滑条。	1	2	3	4	5	6
	9. 室内楼梯安装有保护措施, 儿童不能通过, 如: 防护栅栏等。	1	2	3	4	5	6
	10. 通往楼顶的通道有保护措施, 儿童不能通过。	1	2	3	4	5	6
	11. 飘窗窗台高度适中, 儿童不能攀爬。	1	2	3	4	5	6
	12. 窗户、阳台下方未摆放可供攀爬的家具或物品, 如: 椅子、桌子等。	1	2	3	4	5	6
	13. 地面整洁, 无油、水等液体。	1	2	3	4	5	6
	14. 地面整洁, 无电线、绳索、儿童玩具等障碍物。	1	2	3	4	5	6
	15. 楼道、家中照明情况良好。	1	2	3	4	5	6
外力伤	16. 儿童常活动范围内无带刺或叶片较锋利的植物, 如: 仙人掌、芦荟等。	1	2	3	4	5	6
	17. 窗户、镜子等大型玻璃制品完整无破损。	1	2	3	4	5	6
	18. 儿童玩具无损坏或尖锐、锋利部分, 如: 飞镖、小铁铲或其他金属制玩具。	1	2	3	4	5	6
	19. 儿童常活动范围内无尖锐、锋利物品, 如: 刀、剃须刀、剪刀、针、鱼钩、叉子、筷子等。	1	2	3	4	5	6
	20. 儿童常活动范围内无易碎物品, 如: 花瓶、玻璃杯、香水瓶、玻璃饰品等。	1	2	3	4	5	6
	21. 儿童可触及的墙壁上无尖锐、坚硬突出物, 如: 钉子、液晶电视架等。	1	2	3	4	5	6
	22. 儿童可触及的家具尖锐处包有皮套、海绵等保护用具, 如: 茶几角、桌角、床角等。	1	2	3	4	5	6
	23. 天花板上安装的物品固定良好, 如: 灯具、吊扇等。	1	2	3	4	5	6
	24. 墙壁上悬挂的物品固定良好, 如: 相框、壁灯、壁扇、空调等。	1	2	3	4	5	6

维度	条目	选项设置
外力伤	25. 家具上的物品摆放得当、儿童不易触及,如:书籍、装饰等。	1　2　3　4　5　6
	26. 门、抽屉等安装有防挤压保护装置。	1　2　3　4　5　6
	27. 儿童常活动范围内无高速旋转物品,如正在运行的风扇、洗衣机甩干桶等。	1　2　3　4　5　6
烧伤	28. 家中安装有可用的烟雾报警器。	1　2　3　4　5　6
	29. 家中安装有可用的灭火器,且灭火器存放地点正确(易于取得且不易着火处)。	1　2　3　4　5　6
	30. 使用的饮水机采用儿童安全防护设计。	1　2　3　4　5　6
	31. 家中热水管道包裹充分无裸露。	1　2　3　4　5　6
	32. 高压锅、电饭煲在使用期限内,无老化或损坏。	1　2　3　4　5　6
	33. 儿童常活动范围内无温度较高的食物,如:热的饭、菜、汤、水等。	1　2　3　4　5　6
	34. 儿童常活动范围内无温度较高的容器或电器,如:热水瓶、热水壶、火炉、电烤炉、电暖气、电熨斗等。	1　2　3　4　5　6
	35. 儿童常活动范围内无可燃物品,如:火柴、打火机、蜡烛、石蜡、煤气灯、蚊香、烟花爆竹等。	1　2　3　4　5　6
	36. 家中烟灰缸内无尚未熄灭的烟头。	1　2　3　4　5　6
	37. 电源插座、照明开关按钮等易触电设施安装有保护装置或不在儿童触及范围内。	1　2　3　4　5　6
	38. 电器远离浴盆、淋浴喷头等有水地带。	1　2　3　4　5　6
	39. 电路安装在墙体内,外部线路绝缘层完好无裸露。	1　2　3　4　5　6
中毒伤	40. 家中的煤气炉或天然灶开关旋钮处安装有保护装置或安装有通风孔。	1　2　3　4　5　6
	41. 燃气热水器没有安装在卧室、卫生间。	1　2　3　4　5　6
	42. 家中备有适用于儿童的催吐药物,如:吐根糖浆等。	1　2　3　4　5　6
	43. 儿童常活动范围内无酒精性饮料,如:啤酒、白酒、葡萄酒等。	1　2　3　4　5　6
	44. 儿童常活动范围内无家庭日用品,如:洗衣粉、洁厕剂、杀虫剂、农药等。	1　2　3　4　5　6
	45. 儿童常活动范围内无药品,或包装有儿童安全盖设计。	1　2　3　4　5　6
	46. 儿童常活动范围内无化妆品或自我护理产品,如:洗面奶、爽肤水、面霜、身体乳、花露水等。	1　2　3　4　5　6
异物伤	47. 儿童玩具大小适中,不能直接放入口中,且玩具无易碎或易拆卸部件。	1　2　3　4　5　6
	48. 儿童常活动范围内无圆、硬、小、尖的物品,如:硬币、纽扣等。	1　2　3　4　5　6
	49. 儿童常活动范围内无圆、硬、小、尖的食物,如:硬糖、坚果、葡萄干、豌豆、鱼刺、骨头等。	1　2　3　4　5　6
	50. 儿童常活动范围内蓄水容器处于安全状态,如:装有盖子或不蓄水(蓄水容器包括:蓄水池、水桶、水缸、鱼缸、浴缸、马桶等)	1　2　3　4　5　6
	51. 儿童常活动范围内无异于缠绕在儿童身上的条索状物品,如:麻绳、丝带、粗线、窗帘绳、橡皮筋、溜溜球、项链、带绳索的衣服等。	1　2　3　4　5　6
	52. 儿童常活动范围内无塑料薄膜制品,如:塑料袋、保鲜膜、气球或气球碎片等。	1　2　3　4　5　6
动物伤	53. 家中未饲养猫、狗或其他宠物。	1　2　3　4　5　6
	54. 家中无老鼠、蟑螂、蜘蛛等动物或昆虫。	1　2　3　4　5　6

三、中国城市 0~6 岁儿童家庭内非故意伤害家长监管特质量表

（一）概述

非故意伤害是儿童致残和死亡的主要原因。全球儿童非故意伤害致死率约为 38.8/10 万，每年因非故意伤害死亡占总伤害死亡比例达 90%。在我国，伤害是 0~19 岁儿童死亡的首要原因，占所有死亡的 40%~50%。婴幼儿（0~6 岁）处于生长发育的关键期，但由于伤害认知、自我保护意识较薄弱，使其成为非故意伤害的高发人群。有研究表明 5 岁以下儿童伤害主要发生在家庭内，而家长监管对于低龄儿童非故意伤害的预防具有重要作用。一项在美国阿拉斯加州和路易斯安那州进行的关于 0~6 岁儿童伤害导致死亡的研究结果显示，因为不充分地家长监管导致的儿童伤害死亡，占所有因伤害死亡的 43%。国外对于家长监管的研究开始较早，有许多研究者将家长监管属性纳入儿童伤害因素研究中，并且编制量表对家长监管进行评估，但国内关于家长监管特征和儿童伤害风险关系的研究较少，主要是现况研究，缺乏干预性研究和科学的评估工具。目前，对于家长监管水平的测量工具的开发和应用相对薄弱，尚无对于家长监管能力评估的成熟问卷。

回顾公开发表的相关文献、结合我国城市 0~6 岁儿童家庭内非故意伤害流行特征、伤害预防与控制现状、家长监管的主要问题，本量表为我国 0~6 岁儿童家庭内非故意伤害家长监管特质提供了评估工具。

（二）量表内容及其评分标准

1. **量表内容及结构**　家长监管特质量表包括预防观、命运观、监管价值观、保护观、自我效能、监管频率、监管状态 7 个维度，共 27 个条目。

量表评分设置参考 Likert 量表五级评分形式，分别为 1、2、3、4、5 分，量表总分范围为 27~135 分。量表得分越高，说明家长监管能力越强。

2. **适用范围**　本量表适用于中国城区的 0~6 岁儿童，由其监护人填写，用于评估儿童家庭内非故意伤害家长监管能力。

3. **评分标准**　根据量表总得分的高低，以 P_{33} 和 P_{67} 为划界值，将家长监管能力水平划分成高、中、低 3 个等级：$\leq P_{33}$（低水平）、$P_{33} \sim P_{67}$（中等水平）、$\geq P_{67}$（高水平）。

得分 $\leq$ 110 家长监管能力低，得分为 111~119 分为家长监管能力中等，得分 >119 分为家长监管能力高。

（三）信度与效度

1. **信度**　本量表主要采用 Cronbach's α 系数、Spearman-Brown 系数来分别表示内部一致信度和分半信度。总量表的 Cronbach's α 系数为 0.861，Spearman-Brown 系数为 0.743；各维度之间的 Cronbach's α 系数为 0.425~0.859，Spearman-Brown 系数为 0.466~0.764，总量表具有较好的信度。

2. **效度**　本量表主要从内容效度、结构效度、区分效度对效度进行评估。本量表形成最终版量表一系列过程保证了该量表涵盖内容的全面性、合理性、逻辑性，最大限度保证了内容效度；本量表探索性分析结果表明，量表适合进行因子分析。旋转成分矩阵结果表明，除了 T37 条目，其余条目的因子载荷均大于 0.5。χ^2/df 为 2.465，近似误差均方根 RMSEA 为 0.05，均接近理想值。拟合指数 GFI=0.922、调整后拟合指数 $AGFI$=0.902、比较拟合指数 CFI=0.915、增量拟合指数 IFI=0.915，均接近 0.9，说明模型拟合较好，有较好的结构效度；量表各维度相关系数均小于平均提取方差 AVE 值的平方根，量表和各维度在家庭结构、主要照顾者、伤害预防接触史上具有较好的区分效度。

（四）量表的编制者及联系方式

编制者：胡明，万姝倩，粘惠瑜。联系单位：中南大学湘雅公共卫生学院。E-mail：huming0129@126.com；wansq0618@163.com。

（胡国清）

参 考 文 献

［1］WHO. World report on child injury prevention［M］. Geneva：WHO，2008.

［2］中国疾病预防控制中心 . 中国儿童青少年伤害流行状况回顾报告［M］. 北京：人民卫生出版社，2018.

［3］王康，张绍华，张华，等 .2013—2018 年青岛市市北区 0~6 岁儿童伤害病例特征分析［J］. 预防医学论坛杂志，2020，(4)：305-307.

［4］胡国清，朱松林，王琦琦，等 . 中国五岁以下儿童非致死性伤害发生率及影响因素研究［J］. 中华流行病学杂志 .2011，(8)：773-776.

［5］PETRASS L，BLITVICH JD，FINCH CF. Parent/Caregiver supervision and child injury：a systematic review of critical dimensions for understanding this relationship［J］. Fam Community Health，2009，32(2)：123-135.

［6］LANDEN MG，BAUER U，KOHN M. Inadequate supervision as a cause of injury deaths among young children in Alaska and Louisiana［J］.Pediatrics，2003，111：328-331.

［7］MORRONGIELLO BA，MCARTHUR BA，GOODMAN S，et al. Don't touch the gadget because it's hot！Mothers' and children's behavior in the presence of a contrived hazard at home：implications for supervising children［J］.J Pediatr Psychol，2015，40：85-95.

［8］GUILFOYLE SM，KARAZSIA BT，LANGKAMP DL，et al. Supervision to prevent childhood unintentional injury：developmental knowledge and self-efficacy count［J］. J Child Health Care，2012，16(2)：141-152.

［9］RENU G，GEORGE A，PAI MS，et al. Health Belief Model：a theoretical framework for the development of home safety supervisory program in childhood injury prevention［J］. International Journal of Current Research，2015，7(11)：22691- 22695.

［10］黄巧宇，吴擢春，吕军，等 . 上海市嘉定区家长对 0-3 岁儿童意外伤害的认知与预防行为调查［J］. 医学与社会杂志，2020，(4)：1-5.

［11］刘慧燕，查达永，杨丽，等 . 广州地区学龄前流动儿童家长意外伤害知信行现状及相关因素分析［J］. 中国社会医学杂志，2015，(4)：292-295.

［12］庞书勤 . 幼儿家长对家庭意外伤害危险因素认知测量工具的开发［J］. 中华护理教育，2009，(1)：6-9.

［13］万姝倩，粘惠瑜，杨俊，等 . 中国城市 0~6 岁儿童家庭内非故意伤害家长监管特质量表的研制与信效度检验［J］. 中国卫生统计，2021，38(6)：874-878.

中国城市 0~6 岁儿童家庭内非故意伤害家长监管特征量表

1. 选项同意程度共分为 5 个等级，从"1"至"5"，请选择最符合您同意程度的等级，并在相应的数字上打"√"。

维度	条目	选项设置				
		非常同意	比较同意	一般	比较不同意	非常不同意
预防观	1. 我认为家庭内孩子非故意伤害是可以预防的。	1	2	3	4	5
	2. 如果有机会，我愿意去学习儿童伤害预防的知识。	1	2	3	4	5
命运观	3. 我认为孩子受伤主要是因为运气不好。	1	2	3	4	5
	4. 我认为在不安全的环境下能保持安全的孩子是"幸运的"。	1	2	3	4	5

续表

维度	条目	选项设置				
		非常同意	比较同意	一般	比较不同意	非常不同意
监管价值观	5. 我认为密切监管可以防止孩子受伤。	1	2	3	4	5
	6. 我认为在孩子安全问题上,紧密监管是无可替代的。	1	2	3	4	5
	7. 我认为家长需要尽己所能来紧密监管孩子。	1	2	3	4	5
	8. 我认为如果孩子在家中发生事故,常是因为家长没有注意孩子在做什么。	1	2	3	4	5
	9. 通常在有成年人监管的情况下,我才会允许孩子和伙伴们玩。	1	2	3	4	5
保护观	10. 我会有强烈的保护孩子的责任感。	1	2	3	4	5
	11. 我会总是担心孩子会发生一些危险的事情。	1	2	3	4	5
	12. 我会考虑家里所有可能发生的危险事情。	1	2	3	4	5
	13. 我会让孩子远离家里一切危险的物品(如:刀、药品、小珠子等)。	1	2	3	4	5
	14. 我会不让孩子做可能会使他/她受伤的事情或者游戏。	1	2	3	4	5
	15. 我会经常提醒孩子危险的行为或事情(如:在家里乱跑、上蹿下跳等)。	1	2	3	4	5
	16. 在让孩子独自做事情前,我会尝试先和孩子一起做。	1	2	3	4	5
自我效能	17. 我有信心保护孩子,避免孩子受伤。	1	2	3	4	5
	18. 我确信我知道我的孩子能做什么。	1	2	3	4	5
	19. 我可以在密切监管上做得更好。	1	2	3	4	5

2. 请选择在过去 1 年内最符合您家庭实际情况的频率选项,选项从"1"至"5",频率逐渐增加,请在相应的数字上划"√"。

维度	条目	选项设置				
		从不	偶尔	有时	经常	总是
监管频率	20. 在家中,孩子单独一个人	1	2	3	4	5
	21. 在家中,孩子独自和其他同龄孩子在一块,无成年监管者在场	1	2	3	4	5
	22. 在家中,孩子独自和大孩子在一块,无成年监管者在场	1	2	3	4	5
	23. 在家中,孩子和除我之外的成年监管者在一块,如:保姆等	1	2	3	4	5

3. 选项为儿童从事各种活动时,家长监管状态,请选择在过去一年内最符合您的主要监管状态,并在相应的数字上画"√"。

维度	条目	选项设置				
		一直观察和聆听	孩子不在视线范围内,一直听孩子的动静	孩子不在视线范围内,间歇地去察看孩子	孩子不在视线范围内,间歇地听孩子的动静	无监管
监管状态	24. 自理活动	1	2	3	4	5
	25. 游戏活动	1	2	3	4	5
	26. 家务活动	1	2	3	4	5
	27. 学习活动	1	2	3	4	5

四、突发性公共卫生事件心理问卷（PQEEPH）

（一）概述

突发性公共卫生事件心理问卷（Psychological Questionnaires for Emergent Events of Public Health, PQEEPH）是由西安交通大学医学院附属第二医院发育行为研究室高延、杨玉凤、姚凯南于 2003 年编制的。

非典型病原体肺炎，又名严重急性呼吸综合征（Severe Acute Respiratory Syndrome，SARS），2003 年春季在我国的流行，不仅对我国现行的公共卫生体制和处理突发性公共卫生事件的应对能力是一次考验，也再次唤起我们对完善突发性公共卫生事件应对策略的重视。SARS 作为一场重大突发事件，除了在生命、财产方面造成的巨大损失，更是给人们心理带来影响，危害到个人及家庭的正常生活和社会安定。加强危机管理，完善公共卫生体制，涉及卫生法律法规、卫生经济、医学心理以及构建现代化疫情信息系统等多方面，而成功处理由突发性公共卫生事件引发的社会、心理问题则是不可缺少的重要环节，进行心理调查，是了解人群在事件发生后心理状况最简单直接的手段，特别是通过团体测验，可以筛查出情绪发生偏离或障碍的可疑个体，及时进行心理干预，以避免心理危机的严重化和持续发展，在对 SARS 流行期人群心理调查工作中，编制了针对突发性公共卫生事件的心理问卷，为建立突发性公共卫生事件社会心理预警系统，改善公众的应对能力，提高心理健康水平提供必要工具。

本问卷分为抑郁、神经衰弱、恐惧、强迫-焦虑和疑病 5 个维度，基本包括了突发性公共卫生事件下人群可能出现的各种情绪反应，能准确、定量反映人群心理状态，广泛应用于对突发性公共卫生事件后人群情绪反应的评价，适用于初中以上文化程度的人群。问卷操作简便，根据实际需要，可以用于个体或团体测查。

（二）PQEEPH 问卷构成、评分

1. **PQEEPH 问卷的构成**　构成：问卷共有 25 个项目，分为抑郁、神经衰弱、恐惧、强迫-焦虑相疑病 5 个维度，这 5 个维度的项目组成分别是以下内容：

（1）抑郁：第一部分 4,6,7,8,9,12 项。

（2）神经衰弱：第二部分 2,4,6,7,10 项。

（3）恐惧：第一部分 1,3,10,14 项；第二部分 2,5 项。

（4）强迫-焦虑：第一部分 5,11 项；第二部分 11,12,13 项。

（5）疑病：第二部分 3,9 项。

2. **评分**　被试按情绪反应发生的程度（没有、轻度、中度、重度）和频度（偶尔、有时、经常、总是），对应评 0,1,2,3 分。每个维度的总分除以项目数，即为该维度的得分，理论最高值为 3，理论最小值为 0。

（三）结果解释和应用价值

1. **结果解释**　某一维度评分越高，说明被试在该维度上情绪反应越严重。

2. **应用价值**　问卷可用于 16 岁以上的各种人群，对突发性公共卫生事件的心理反应状况的评估、综合医院心理门诊、各种心理健康机构、高校教育工作者及社会工作者在突发性公共卫生事件发生后，对人群心理健康情况的监测和评价。

（四）信度和效度分析

1. **信度**　5 个维度的重测相关系数在 0.401~0.920 之间，总分的重测相关系数为 0.631。整个问卷的 Cronbach's α 系数为 0.692 3。5 个维度的 Cronbach's α 系数在 0.755 2~0.804 2 之间。所有分析结果经检验均有统计学意义（$P<0.05$）。

2. **效度**　原问卷中的 27 个项目进行因子分析，经方差最大旋转后，取特征值大于 1 的因子和载荷系数大于等于 0.4 的 25 个项目，重新分为 5 个因子。5 个因子的方差累积贡献率为 56.847%。25 个项目与总分的相关在 0.313~0.679 之间。25 个项目与 5 个维度分的相关系数为神经衰弱 0.122~0.711,强迫 - 焦虑 0.165~0.763,抑郁 0.153~0.840,恐惧 0.124~0.771,疑病 0.131~0.947。各维度与总分的相关在 0.484~0.744 之间。在 90 项症状自评表的 10 个因子里,内容与本问卷 5 个因子相近的因子之间,相关分析显示相关在 0.161~0.596 之间(*P*<0.05)。

(五) 注意事项

本量表是在对 SARS 流行期人群心理调查工作中编制完成的,有些项目内容是针对 SARS 设计,对其他突发性公共卫生事件可能存在适用性问题。施测时需要按照具体突发性公共卫生事件的性质和特点,具体填写前,应根据该事件在原量表基础上调整问卷中某些项目,并完成信、效度检验。

(六) 联系人及单位

西安交通大学第二附属医院,杨玉凤,高延。

(高 延　杨玉凤)

参 考 文 献

[1] 高延,许明障,杨玉凤,等 . 非典期间大学生应对方式及相关因素研究[J]. 中国医学伦理学,2004,17(2):60-63.

[2] 汪向东,王希林,马宏,等 . 心理行为评定量表手册[J]. 中国心理卫生杂志(增订版),1999:122-124.

[3] 中华医学会精神科分会编 .CCMD-3 中国精神障碍分类于诊断编制 .3 版[M]. 济南:山东科学技术出版社,2001.

[4] BURGERZH JM. 人格心理学[M]. 陈会昌,译 . 北京:中国轻工业出版社,2000.

突发性公共卫生事件问卷

年龄＿＿＿＿＿＿　　性别＿＿＿＿＿　　填表日期＿＿＿＿年＿＿月＿＿日

指导语:请你根据自己在突发性公共卫生事件期间的行为与感受,对照下面的每一条描述,选择最适当的答案。

项目	没有	轻度	中度	重度
第一部分:				
1. 担心自己和家人被感染。	0	1	2	3
2. 反复洗手,擦洗东西,但总觉得不够干净。	0	1	2	3
3. 感到没有精神,脑子变迟钝,注意力不集中,记忆力差。	0	1	2	3
4. 感到心跳加快、出汗、脸红。	0	1	2	3
5. 精力比以前差。	0	1	2	3
6. 精神容易疲劳而且不易恢复。	0	1	2	3
7. 没有食欲,体重明显减轻。	0	1	2	3
8. 脑子不如以前灵活了。	0	1	2	3
9. 碰到与突发性公共卫生事件相关的事情,就觉得害怕,心跳加快。	0	1	2	3
10. 有头晕、心慌、腹胀、便秘或腹泻等症状。	0	1	2	3
11. 头痛,浑身肌肉酸痛。	0	1	2	3
12. 在人群聚集的地方特别是医院附近,感到提心吊胆、紧张不安。	0	1	2	3

项目	没有	轻度	中度	重度
第二部分：				
1. 对什么都没有兴趣。	0	1	2	3
2. 非常在意身体上出现的任何不舒服。	0	1	2	3
3. 出现与突发性公共卫生事件相关的症状,怀疑自己已经感染。	0	1	2	3
4. 胡思乱想而无法控制。	0	1	2	3
5. 尽量不去医院或人群聚集的地方,与人接触时,也总戴着口罩。	0	1	2	3
6. 觉得烦恼,容易发脾气。	0	1	2	3
7. 觉得自己很没用。	0	1	2	3
8. 明知道无济于事,但无法控制地反复考虑、反复洗手。	0	1	2	3
9. 去医院看病确定自己是不是已经被感染。	0	1	2	3
10. 睡眠不好(入睡困难、多梦、醒后乏累、睡眠节律紊乱)。	0	1	2	3
11. 无法控制过分的紧张害怕。	0	1	2	3
12. 想一死了之。	0	1	2	3
13. 想到与突发性公共卫生事件有关的东西,就没有心思干别的事情。	0	1	2	3

五、常见营养性疾病简易风险自评问卷

(一) 概述

常见营养性疾病简易风险自评问卷是由胡国清、孙振球、胡明等人于 2006—2007 年编制的。

1. 目的及意义　本问卷是在我国中小学生中存在营养不良和肥胖这两种常见营养性疾病的背景下,依据中学生单纯性肥胖和营养不良形成的病因学理论基础,以影响这两种营养性疾病形成的环境因素作为问卷编制的指标源头,编制而成的常见营养性疾病风险评价问卷。其意义是为了减轻我国因营养失调(营养不良和肥胖)而造成的疾病负担,提供常见营养性疾病风险评价的工具。

2. 编制过程　本问卷编制的目的是提供一个适用于中学生的、简洁的、操作性强的常见营养性疾病风险评价问卷。研究以美国疾病预防控制中心提出的"知、信、行"理论(knowledge,attitude,belief,and practice,KABP 或 KAP)作为编写指标的理论框架,考虑到使用对象为中学生本人,为便于将来采取干预措施,编制问卷时只将操作性强、易于采取干预措施的指标纳入考虑范围,排除过于专业、检测成本昂贵的临床指标和学生不能改变的客观环境指标。研究人员通过参阅相关文献,提出 36 个初始指标,构建初始指标库。然后针对初始指标库召开专题小组讨论,初步筛选 12 个指标,编制初始问卷。并邀请 10 名中学生对初始问卷进行预测试,根据反馈意见修改初始问卷。通过咨询国内 30 位相关专家进一步修改初始问卷,编制测试版问卷。采用 G-P 分析(good-poor analysis)、因子分析法和专业知识对条目进行筛选。针对现场测试结果再次组织专题小组讨论,确定最终问卷,并对最终确定的 12 个指标进行探索性因子分析,提取 4 个公因子。

3. 适用对象　使用对象为中学生本人,评估内容以两种最常见的中学生营养性疾病(单纯性肥胖和营养不良)作为风险评价对象。

(二) 量表的结构及评分标准

1. 量表的内容及结构介绍　常见营养性疾病简易风险自评问卷的测试方法为自填问卷;测试时间大约 10~20 分钟;要求中学生根据自己最近半年的实际情况,在最适合的选项处打"√",问卷全部为

单选题。

（1）项目数及分类：4个维度，共12个条目。

（2）因子组成：因子1（V1）：T3、T5、T6、T11；因子2（V2）：T1、T2、T8；因子3（V3）：T4、T9、T12；因子4（V4）：T7、T10。

2. 评分标准及结果分析

（1）评分标准：每个条目计分1~4分，问卷总分取值范围为12~48分，得分越高，表示被评估对象发生营养性疾病风险越大。具体计分方法如下：

条目3、4、5、6、7、9、10、11、12的四个选项分别按"①"=1分；"②"=2分；"③"=3分；"④"=4分进行赋值。条目1、2、8的四个选项按"①"=4分；"②"=3分；"③"=2分；"④"=1分进行赋值。对于每个条目而言，得分越高，说明该项越差。计算12个条目的合计分，然后按下述公式计算标准得分。

标准得分=（实际合计分−12）/36。

公式中的"12"表示理论最低得分，"36"表示理论最高得分"48"与理论最低得分"12"之差。标准得分的取值范围界于[0，1]之间，得分越接近1，表示营养性疾病风险越严重；反之，得分越接近0，说明营养性疾病风险越轻微。

（2）结果分析：按照四等分原则将中学生营养性疾病风险大致分为4个等级：①没有营养性疾病风险，标准得分介于（0，0.25）之间；②有轻度营养性疾病风险，标准得分介于（0.25，0.50）之间；③有中度营养性疾病风险，标准得分介于（0.50，0.75）之间；④有重度营养性疾病风险，标准得分介于（0.75，1.00）之间。

（三）量表的信度及效度研究

1. 抽样的代表性 本问卷大规模现场调查采取分层整群抽样，从湖南省中学生中随机抽取测试样本，以评价信度和效度。首先，依次按照地区类型［大城市、中等城市、小城市、农村地区（参照2004湖南统计年鉴经济社会发展资料采用聚类分析划分）］、学校类别（重点中学和非重点中学）、学校级别（初中和高中）等3个因素分层，逐层随机抽取1个单位。然后从各被抽中学校的3个年级中分别随机抽取2个班，共16所学校96个班的学生构成样本。

2. 信度研究指标 重测信度：间隔1周后问卷合计总分的Pearson相关系数为0.76，可认为本问卷具有较好的重测信度。内部一致性信度：12个指标的Cronbach's α系数为0.56。

3. 效度研究指标 内容效度：问卷内容先后经过了多次专题小组讨论、预测试、专家咨询和现场测试，它已具备了较好的内容效度。表面效度：问卷得到了被调查学生的认可，学生对12个指标没有任何疑问，本问卷具有较好的表面效度；结构效度：因子分析共提取4个公因子，解释总变异的50.18%。极大方差旋转后问卷呈现清晰的因子结构。

（四）量表的特点及使用中的注意事项

1. 特点 从内容上看，本问卷包括12个针对单纯性肥胖和营养不良的指标，在参阅相关文献的基础上，构建了4个风险维度的评估问卷。本问卷的编制以单纯性肥胖和营养不良形成的病因学为理论基础，以"知、信、行"模型作为编写指标的理论框架，整个过程严格执行量表编制的相关要求。本问卷指标侧重实用价值，易于操作，容易推广。

更重要的是，本问卷能在一定程度上预测中学生单纯性肥胖和营养不良的发生，为及时采取干预措施赢得时间。而且，相应的风险干预措施非常简单、成本低廉、容易实施，只需学生改掉不良习惯和增加相关知识即可。此外，为增加本问卷的实用性，研究人员损失了部分信息而有意识地控制了指标数目。

从作用上看，本问卷可用于评价中学生常见营养性疾病的发生风险，方便采取简单、成本低廉、容易实施的干预措施，具有一定的预测价值。

2. 注意事项 本问卷仅包括12个针对单纯性肥胖和营养不良的指标，它只能对这两种最常见的中学生营养性疾病进行初步风险评价，而不能非常准确地预测它们的发生。在正确理解风险评估得分的专业意义之外，在问卷的使用过程中，也应该正确理解单个条目的评估结果。通过单条目评估中学生能很好地了解营养性疾病的危险因素,可提供中学生自查营养性疾病危险因素核查清单,帮助中学生发现具体存在的问题。

（五）量表原文及修订者联系方式

胡国清,E-mail:huguoqing009@gmail.com。

（胡国清）

参 考 文 献

胡国清,孙振球,胡明,等.中学生常见营养性疾病简易风险自评问卷的研制[J].中南大学学报（医学版）,2008,33（3）:204-209.

常见营养性疾病简易风险自评问卷

以下问题询问的是你**最近半年**的情况,请根据实际情况在最适合你的选项处打"√"。

你是否有以下行为	极少或无	较少	较多	很多
1. 你了解有关营养饮食的健康知识吗?	①	②	③	④
2. 你经常进行体育锻炼吗?	①	②	③	④
3. 你经常食用甜食或含糖饮料吗?	①	②	③	④
4. 你经常不吃早餐吗?	①	②	③	④
5. 你经常去肯德基、麦当劳等快餐店用餐吗?	①	②	③	④
6. 你经常晚上睡觉前吃饼干、面包等食品吗?	①	②	③	④
7. 一日三餐中,你经常晚餐吃得最多吗?	①	②	③	④
8. 你每天都吃水果或蔬菜吗?	①	②	③	④
9. 你挑食或偏食吗?	①	②	③	④
10. 你吃饭的速度很快吗?	①	②	③	④
11. 你经常边吃零食,边看书或电视吗?	①	②	③	④
12. 你经常食欲差,吃得很少吗?	①	②	③	④

六、城市学龄前 3~6 岁儿童跌倒伤害简易风险评估问卷

（一）概述

城市学龄前 3~6 岁儿童跌倒伤害简易风险评估问卷是由王琦琦、胡国清、朱松林 2011—2012 年于编制。本问卷是依据儿童青少年卫生学、发展心理学、伤害理论和心理测量学理论,结合我国国情编制而成,适用于我国城市学龄前儿童跌倒伤害的简易风险评估。其主要用途是向儿童监护人提供伤害风险评估工具(伤害预防知识),帮助监护人识别环境中存在的跌倒伤害隐患,规范其监管行为,从而达到减少伤害发生的目的。

本问卷编制的目的是提供一个符合我国国情,可评价城市学龄前儿童跌倒风险的简易问卷。研究以伤害预防的经典理论 Haddon 矩阵为基础,结合学龄前儿童身心特点,确定从环境隐患和监管行为两方面入手构建问卷条目。原始条目库主要来源于已发表的儿童伤害风险评估文献和新闻报道中儿童跌倒伤害的典型案例。通过专题小组讨论、半结构访谈和专家座谈会等多个步骤,最终选择 23 个条目组成初始评估工具并进行预测试。利用 G-P 分析(good-poor analysis)、相关系数法和因子分析法,并结合专业知识

进行条目筛选,删除其中 3 个条目。对最终确定 20 个条目进行探索性因子分析,提取 6 个公因子,结合专业知识依次命名为坠落风险、综合风险、摔倒风险、行走风险、玩耍风险和环境保护。问卷的使用者定位于儿童监护人,被评估对象为城市 3~6 岁学龄前儿童,评估内容为儿童跌倒伤害的发生风险。

（二）量表的结构及评分标准

1. **因子组成**　项目共分 6 个维度,共 20 个条目。包括:坠落风险（V1）:T1、T2、T4、T6、T7;综合风险（V2）:T9、T13、T16、T17;室内摔倒风险（V3）:T3、T10、T11、T18;行走风险（V4）:T14、T15;环境保护（V5）:T5、T8、T12;玩耍风险（V6）:T19、T20。

2. **测试要求**　监护人根据儿童的实际情况填写。在最合适的选项上打"√",问卷全部为单选题。测试时间大约 10~20 分钟。

（三）评分标准及结果分析

1. **评分标准**　每个条目计分 1~4 分,问卷总分取值范围为 20~80 分,得分越高,表示被评估对象跌倒伤害风险越大。具体计分方法如下:

（1）条目 T1、T2、T4、T5、T6、T7、T8、T9、T12,选项设置为"①符合;②符合;③不适用",依次计 1 分、4 分、1 分。

（2）条目 T3、T10、T11,选项设置为"①符合;②不符合;③不适用",依次计 4 分、1 分、1 分。

条目 T13、T14、T15、T16、T17、T18、T19,选项设置为"①从不;②有时;③经常;④总是",依次计 1 分、2 分、3 分、4 分。

条目 T20,选项设置为"①从不;②有时;③经常;④总是;⑤不适用",依次计 4 分、3 分、2 分、1 分、1 分。

2. **结果分析**　百分位数法将风险评估得分划分为 3 个等级:≤27 分,低度风险;28~33 分,中度风险;>33 分,高度风险。分布法确定风险评价的最小临床意义改变值为 5.5 分,当差异小于 5.5 分时,可能是由于测量误差导致。

3. **相关的常模图表**

（1）478 名学龄前儿童的选项应答情况见表 12-1、表 12-2。

表 12-1　2 分类条目的选项应答情况

条目	N	符合		不符合		不适用	
		n	%	n	%	n	%
T1	478	372	77.8	47	9.8	59	12.3
T2	473	351	74.2	54	11.4	68	14.4
T3	477	129	27.0	259	54.3	89	18.7
T4	475	267	56.2	32	6.7	176	37.1
T5	478	265	55.4	92	19.2	121	25.3
T6	477	360	75.5	68	14.3	49	10.3
T7	476	368	77.3	41	8.6	67	14.1
T8	477	366	76.7	43	9.0	68	14.3
T9	478	350	73.2	51	10.7	77	16.1
T10	478	70	14.6	354	74.1	54	11.3
T11	476	171	35.9	252	52.9	53	11.1
T12	476	178	37.4	253	53.2	45	9.5

表 12-2　4 分类条目的选项应答情况

条目	N	从不		有时		经常		总是		不适用	
		n	%	n	%	n	%	n	%	n	%
T13	478	395	82.6	64	13.4	15	3.1	4	0.8	–	–
T14	474	59	12.4	321	67.7	81	17.1	13	2.7	–	–
T15	469	109	23.2	314	67.0	41	8.7	5	1.1	–	–
T16	477	396	83.0	62	13.0	12	2.5	7	1.5	–	–
T17	476	381	80.0	73	15.3	12	2.5	10	2.1	–	–
T18	478	185	38.7	244	51.0	41	8.6	8	1.7	–	–
T19	477	252	52.8	201	42.1	18	3.8	6	1.3	–	–
T20	475	34	7.2	48	10.1	28	5.9	158	33.3	207	43.6

(2) 不同社会人口学特征儿童跌倒伤害简易风险评估结果为：性别在跌倒伤害简易风险评估平均得分男生为 31.3 分，女生为 31.2 分，属于中度风险。在 $\alpha=0.05$ 的水平，尚不能认为不同性别儿童之间风险评估总分及不同维度得分之间有差别。见表 12-3。

表 12-3　不同性别儿童跌倒伤害简易风险评估得分（$\overline{X}\pm S$）

维度	男（n=208）	女（n=195）	t	P
总分	31.3±7.8	31.2±7.0	0.147	0.88
坠落风险（V_1）	6.6±3.0	6.7±3.4	−0.425	0.67
综合风险（V_2）	5.2±2.0	4.9±1.5	1.631	0.10
室内摔倒风险（V_3）	7.0±2.7	7.1±2.9	−0.373	0.71
行走风险（V_4）	3.9±1.1	4.0±1.0	−1.205	0.23
环境保护（V_5）	5.4±2.1	5.4±2.1	−0.242	0.81
玩耍风险（V_6）	3.1±1.2	3.0±1.1	0.866	0.39

注：$P<0.05$。

年龄在跌倒伤害简易风险评估平均得分 2~3 岁组为 30.0 分，4~6 岁组为 31.9 分，属于中度风险。在 $\alpha=0.05$ 的水平，2~3 岁组儿童风险评估总分低于 4~6 岁组儿童 1.9 分，小于最小临床意义改变值；不同年龄组儿童之间综合风险和玩耍风险得分差别有统计学意义。见表 12-4。

表 12-4　不同年龄儿童跌倒伤害简易风险评估得分（$\overline{X}\pm S$）

维度	2~3 岁（n=188）	4~6 岁（n=286）	t	P
总分	30.0±7.3	31.9±7.9	−2.538	0.01*
坠落风险（V_1）	6.0±2.5	6.9±3.5	−3.122	<0.01*
综合风险（V_2）	4.9±1.8	5.1±1.8	−1.612	0.11
室内摔倒风险（V_3）	6.9±2.6	7.1±3.0	−0.774	0.44
行走风险（V_4）	4.0±1.0	3.9±1.1	0.506	0.61
环境保护（V_5）	5.4±2.4	5.5±2.3	−0.613	0.54
玩耍风险（V_6）	2.8±1.1	3.1±1.2	−3.004	<0.01*

注：*. $P<0.05$。

（四）量表的信度及效度研究

1. 抽样的代表性　本问卷预测试采用分层整群抽样,测试了 179 名城市学龄前儿童进行条目筛选,最终确定形成城市学龄前儿童跌倒伤害风险评估问卷并构建问卷维度。采用多阶段分层整群抽样,选择 478 名城市学龄前儿童构成测试样本,以评价信度和效度。

2. 信度研究指标　问卷的 Spearman-Brown 分半信度系数为 0.77,Cronbach's α 系数为 0.73,可认为其内部一致性较好。

3. 效度研究指标　问卷构建的理论基础和编制的系列过程保证其具有较好的内容效度;访谈和现场调查过程中儿童监护人对问卷没有任何疑问,提示问卷具有较好的表面效度。以"过去 12 个月内是否发生过意外跌倒伤害"为效标,跌倒组儿童风险评估总分高于非跌倒组($t=2.27$,$P<0.05$),提示问卷效标效度较好。验证性因子分析模型拟合 χ^2/df 值为 3.25,拟合指数 CFI 为 0.797、规范拟合指数 NFI 为 0.738、增值拟合指数 IFI 为 0.803、近似误差均方根 RMSEA 为 0.069;多特征/多条目相关分析显示每一条目与所属维度之间的相关系数介于 0.402~0.852 之间,与其他维度之间的相关系数介于 0.008~0.394 之间。尽管验证性因子分析结果未达到最优标准,但因子具有明确的专业意义,同时多特征/多条目相关分析结果也显示问卷维度结构的区分性和聚合性均较好,故可认为模型拟合较好,结构效度尚可。

（五）量表的特点及使用中的注意事项

1. 特点　从内容上看,国内外已有伤害风险评估工具各有侧重,部分仅涉及环境隐患,部分仅涉及监护行为,并不能全面反映儿童跌倒伤害发生的风险。本研究同时从环境和监管 2 个角度筛选条目,一部分借鉴相关已有研究,一部分完全自编,最终构建了 6 个风险维度的评估问卷,符合儿童跌倒发生的基本场景信息,能较全面地收集到有关儿童跌倒发生的风险。考虑到使用对象为儿童监护人,为方便将来采取干预措施,编制量表时只考虑操作性强、易于干预的条目,排除过于专业的心理条目和不能改变的客观环境条目。

从形式上看,考虑到儿童监护人人群特点,问卷中所有条目均采用较易理解和作答的两选项或四选项格式,选项之间存在等级或程度差别。条目的设置首先满足容易理解的要求,同时包括危险条目和安全条目,通过计分对结果进行同向性校正。以上均保证了获得信息的准确和问卷使用的方便。

从作用上看,国内外尚无儿童跌倒的专用风险评估工具,已有研究多是在涉及多种类型伤害的同时涵盖部分跌倒伤害的条目,评估结果缺乏针对性。本问卷集中关注儿童跌倒伤害风险,涉及风险信息更加全面,评估结果针对性更强。此外,本问卷在识别风险大小的同时,也能帮助监护人发现环境和监护行为中存在的隐患,为及时采取干预措施赢得时间,起到有效预防跌倒伤害的效果,因此具有较强的实用价值。

2. 注意事项　本评估工具问卷仅包括 20 个条目,只能对儿童跌倒的常见风险进行初步评价,而不能非常准确地预测其发生。值得注意的是,本评估工具不仅是为了识别儿童跌倒的风险大小,更重要的是帮助监护人发现环境和监护行为中存在的隐患。因此,除了正确理解风险评估得分的专业意义之外,在问卷的使用过程中,也应该正确理解单个条目的评估结果。已有研究证明,不管存在多少危险因素,当家长没有认识到其存在时,就没有针对性的防卫。单条目评估就是针对家长无法正确识别危险因素的特点,向监护人提供行为和环境核查清单,帮助监护人发现具体存在的问题。

（六）量表编制者及联系方式

王琦琦、胡国清;E-mail:aygl_irene@qq.com;huguoqing@csu.edu.cn。

（胡国清）

参 考 文 献

［1］王琦琦. 城市 3~6 岁学龄前儿童跌倒伤害简易风险评估问卷的研制［D］. 长沙:中南大学,2012.

［2］王琦琦,朱松林,胡国清,等.城市 3~6 岁学龄前儿童跌倒伤害简易风险评估问卷的研制［J］.中国卫生统计杂志,2014,31(1):74-77.

城市学龄前 3~6 岁儿童跌倒伤害简易风险评估问卷

过去 1 年内,您的家中和孩子是否会出现以下情况?	是否符合		不适用
	是	否	
1. 阳台装有护栏或护窗	(1)	(2)	(3)
2. 阳台的护栏或护窗符合安全要求:采用竖向排列,孩子不能翻越,孩子不能钻过间隙	(1)	(2)	(3)
3. 阳台上放有可供攀爬的家具和物品,如椅子、桌子、花盆、杂物等	(1)	(2)	(3)
4. 屋顶护栏符合安全要求:采用竖向排列护栏或实体墙,孩子不能翻越,孩子不能钻过间隙	(1)	(2)	(3)
5. 所居住楼房阻止孩子随意上楼顶,如楼顶被封死、给天窗或顶楼门上锁	(1)	(2)	(3)
6. 窗户装有护栏或护窗	(1)	(2)	(3)
7. 窗户的护栏或护窗符合安全要求:采用竖向排列,孩子不能钻过间隙	(1)	(2)	(3)
8. 楼梯有扶手	(1)	(2)	(3)
9. 楼梯扶手符合安全要求:采用竖向排列,孩子不能翻越,孩子不能钻过间隙或镂空	(1)	(2)	(3)
10. 室内地面常存在摔倒隐患,如:地板有油、水、起褶的地毯、电线或其他连线等障碍物	(1)	(2)	(3)
11. 室内有孩子可攀爬的较高家具或物品,如:双层床、高椅、高桌子	(1)	(2)	(3)
12. 家具的尖锐角用套子、海绵等柔软物品包裹起来	(1)	(2)	(3)

过去 1 年内,您的家中和孩子是否会出现以下情况?	发生频率				不适用
	从不	有时	经常	总是	
13. 让孩子单独待在家中	(1)	(2)	(3)	(4)	—
14. 孩子走路时分心(如:吃东西、玩玩具、嬉戏、打闹)	(1)	(2)	(3)	(4)	—
15. 孩子上下楼梯时分心(如:吃东西、玩玩具、嬉戏、打闹)	(1)	(2)	(3)	(4)	—
16. 孩子单独乘坐电梯或自动扶梯	(1)	(2)	(3)	(4)	—
17. 孩子在无防护措施的窗台、阳台、屋顶平台上或高处玩耍	(1)	(2)	(3)	(4)	—
18. 孩子攀爬家具或在家具上蹦跳玩耍	(1)	(2)	(3)	(4)	—
19. 孩子在室外玩耍时有如下危险行为:爬高、爬树、从高处跳下、在滑梯上逆行、站着荡秋千等	(1)	(2)	(3)	(4)	—
20. 孩子在玩轮滑、溜冰时穿戴齐全的护具,包括:护膝、护腕、头盔等	(1)	(2)	(3)	(4)	—

七、城市学龄前 3~6 岁儿童烧烫伤简易风险评估问卷

(一) 概述

城市学龄前 3~6 岁儿童烧烫伤简易风险评估问卷是由中南大学公共卫生学院朱松林、胡国清、王琦琦等于 2011—2012 年编制的。

1. **目的及意义**　烧烫伤是儿童伤害死亡的第 3 位原因,每年全世界有 9.6 万儿童因烧烫伤死亡。学龄前 3~6 岁儿童的危险识别能力、自我控制能力和自我保护能力尚未发展成熟,容易发生烧烫伤。预防儿童烧烫伤的一个重要手段是提前评估每个儿童的风险,尽早对高风险儿童采取针对性预防措施。本问卷是依据儿童青少年卫生学、发展心理学、伤害理论和心理测量学理论,结合我国国情编制而成,适用于我国城市学龄前儿童烧烫伤的简易风险评估。其主要用途是向儿童监护人提供伤害风险评估工具(伤害预防知识),帮助监护人识别环境中存在的烧烫伤隐患,规范其监管行为,达到减少烧烫伤发生的目的。

2. **编制过程**　研究以伤害预防的经典理论 Haddon 矩阵为基础,结合学龄前儿童身心特点,确定从环境隐患和监管行为两方面入手构建问卷条目。按照一般量表编制原则,参考研究文献、网络资料、媒体报道等信息,通过专题小组讨论,咨询专家和儿童家长的意见,通过预测试筛选和修改条目,利用探索性因子分析构建评估问卷维度,形成评估问卷,并对问卷信度和效度进行考评。采用百分位数法确定风险等级,采用分布法确定最小显著改变值。

3. **适用对象**　问卷的使用者为儿童监护人,被评估对象确定为城市 3~6 岁学龄前儿童,评估内容为儿童烧烫伤的发生风险。

(二) 量表的结构及评分标准

1. **量表的内容及结构介绍**　量表由 4 个维度组成:防护不当(V1)、照顾不当(V2)、器材使用不当(V3)和洗澡处置不当(V4),共计 15 个条目。测试要求根据儿童的实际情况,在最合适的选项上打"√",问卷全部为单选题。测试时间:10~20 分钟。具体见表 12-5。

表 12-5　维度名称、条目数、条目分布和得分范围

维度	条目数	在问卷中对应的题目编号	原始得分范围
防护不当(V1)	5	2、9、10、11、15	5~20
照顾不当(V2)	4	1、7、8、14	4~16
器材使用不当(V3)	2	12、13	2~8
洗澡处置不当(V4)	4	3、4、5、6	4~16
全问卷	15		15~60

2. **评分标准及结果分析**

(1) 评分标准:每个条目计分 1~4 分,全问卷总分取值范围为 15~60 分,得分越高,表示被评估对象烧烫伤风险越大。具体计分方法如下。

问题 1,选项设置为"①符合;②不符合;③不适用",依次计 1 分、4 分、1 分。

问题 2,选项设置为"①符合;②不符合;③不适用",依次计 4 分、1 分、1 分。

问题 4、5,选项设置为"①从不;②有时;③经常;④总是",依次计 1 分、2 分、3 分、4 分。

问题 3、6、7、8、9、10、11,选项设置为"①从不;②有时;③经常;④总是",依次计 4 分、3 分、2 分、1 分。

问题 12、13、15,选项设置为"①从不;②有时;③经常;④总是;⑤不适用",依次计 1 分、2 分、3 分、4 分、1 分。

问题 14,选项设置为"①从不;②有时;③经常;④总是;⑤不适用",依次计 4 分、3 分、2 分、1 分、1 分。

(2) 结果分析:研究人员建议将风险总分为 3 个等级:≤21 分为存在低度风险;22~28 分为存在中度风险;>28 分为存在高度风险。风险评价的最小临床意义改变值为 5.10 分,当差异小于 5.10 分时,可能是由于测量误差导致。

3. **相关的常模图表**

(1) 518 份调查问卷各个条目选项的分布情况,见表 12-6。

表 12-6 2 分类条目各个选项分布情况/人

条目	选项		
	是	否	不适用
1. 家里的饮水机采用儿童安全防护设计	140	130	242
2. 家中热水管道裸露	74	262	179

4 分类条目各个选项分布情况/人

条目	选项				
	从不	有时	经常	总是	不适用
3. 成人试过水温后才给孩子洗澡	21	50	68	376	
4. 洗澡前调试水温时,孩子在旁边玩耍	164	202	76	69	
5. 用澡盆给孩子洗澡时先放热水后放冷水	173	138	83	112	
6. 用澡盆洗澡过程中添加热水时,先把孩子抱离澡盆后再加水	50	95	74	291	
7. 进餐时,确认饭菜温度适宜后才让孩子吃	18	91	122	285	
8. 喝水时,确认温度适宜后才给孩子喝	18	64	98	334	
9. 进餐时,把烫的饭菜放到孩子够不着的地方	36	109	125	243	
10. 把热水瓶、热水壶等放到孩子接触不到的地方	44	70	71	332	
11. 把热锅、热壶放到孩子接触不到的地方	35	58	70	351	
12. 给孩子使用蚊香、电蚊香片等灭蚊物品时,远离床铺和易燃物	35	59	63	227	132
13. 给孩子使用蜡烛等明火照明时,远离床铺和易燃物	62	44	37	147	223
14. 孩子在电烤炉、电暖气、炭火等取暖设备旁边嬉戏打闹	231	194	30	16	46
15. 将火柴、打火机等点火设备保管好,使孩子不能拿到	52	101	70	264	31

(2) 不同社会人口学特征儿童烧烫伤简易风险评估结果为:根据现场调查的结果,比较不同性别、年龄儿童的得分均值。

性别:男童和女童的风险评估得分均值均为中度风险。比较结果显示,在维度 4 "洗澡处置不当"上,男童的得分要高于女童,差异有统计学意义,其他维度和总得分未见统计学差异(见表 12-7)。

年龄:各年龄段儿童风险评估得分总分均为中度风险。以年龄分组,进行方差分析。结果显示不同年龄组间各个维度得分及问卷总得分均无显著性差异($P>0.05$)。见表 12-8。

表 12-7 不同性别烧烫伤简易风险评估问卷得分比较($\bar{X} \pm S$)

维度	男($n=226$)	女($n=226$)	t	P
防护不当(V1)	8.39±3.50	8.01±3.27	1.172	0.242
照顾不当(V2)	6.57±2.51	6.33±2.34	1.030	0.304
器材使用不当(V3)	3.11±1.74	3.01±1.72	0.587	0.557
洗澡处置不当(V4)	7.55±2.22	7.08±2.17	2.162	0.031*
总分	25.78±7.67	24.42±6.69	1.898	0.058

注:*. $P<0.05$。

表 12-8　不同年龄烧烫伤简易风险评估问卷得分比较（$\overline{X}\pm S$）

维度	<3 岁（n=31）	3 岁（n=152）	4 岁（n=193）	5 岁（n=116）	≥6 岁（n=20）	F	P 值
V1	8.87±3.64	7.80±3.42	8.48±3.65	8.62±3.54	8.61±3.66	1.311	0.265
V2	7.27±3.21	6.19±2.62	6.51±2.40	6.80±2.49	7.28±2.02	2.012	0.092
V3	3.45±2.03	3.00±1.63	3.15±1.81	3.11±1.77	3.26±1.63	0.498	0.737
V4	7.83±2.00	7.87±2.30	7.65±2.29	7.17±2.21	7.37±1.64	1.691	0.151
总分	27.50±8.16	24.94±7.38	25.89±7.47	25.73±7.66	26.65±7.47	0.878	0.477

（三）量表的信度及效度研究

1. **抽样的代表性**　本问卷预测试采用分层整群抽样，测试了 179 名城市学龄前儿童进行条目筛选，最终确定形成城市学龄前儿童烧烫伤风险评估问卷并构建问卷维度。采用多阶段分层整群抽样，选择 478 名城市学龄前儿童构成测试样本，另考虑烧烫伤的发生率相对较低，另从长沙市 2 个医院选取 50 名过去 1 年中有烧烫伤病史的 3~6 岁儿童进行调查，以评价信度和效度。

2. **信度研究指标**　学龄前儿童烧烫伤简易风险评估问卷的奇偶 *Spearman-Brown* 分半信度系数 r 为 0.721，Cronbach's α 系数为 0.77。

3. **效度研究指标**　问卷构建的理论基础和编制的系列过程保证其具有较好的内容效度；访谈和现场调查过程中儿童监护人对问卷没有任何疑问，本问卷具有较好的表面效度。

4. **结构效度**

（1）相关分析：各个维度的 Cronbach's α 系数均大于与其他维度间的 *Spearman* 相关系数，各个维度与总分的相关系数均大于各个维度间的相关系。除了维度 1 中的 1 个条目之外，其他条目与所属维度的相关系数均大于 0.5，部分条目与其他维度有一定的相关性，但总体相关系数均较小，且均明显小于与本维度的相关系数。见表 12-9、表 12-10。

表 12-9　各维度得分及总分间的 *Spearman* 相关分析结果

维度	V1	V2	V3	V4	总分
防护不当（V1）	0.657				
照顾不当（V2）	0.555*	0.638			
器材使用不当（V3）	0.395*	0.428*	0.755		
洗澡处置不当（V4）	0.442*	0.368*	0.353*	0.646	
总分	0.828*	0.727*	0.630*	0.753*	0.773

注：*. $P<0.05$。

表 12-10　条目的聚合效度和区别效度

维度	条目相关系数范围	
	条目聚合效度	条目区别效度
防护不当（V1）	0.493~0.741	0.113~0.475
照顾不当（V2）	0.514~0.797	0.175~0.435
器材使用不当（V3）	0.874~0.879	0.321~0.427
洗澡处置不当（V4）	0.512~0.610	0.033~0.455

（2）证性因子分析：拟合指数显示，$\chi^2=320.19$，$\chi^2/df=3.81$，CFI=0.89，RMSEA=0.07、NFI=0.86、IFI=0.90，模型的拟合较好。在初始模型中增加误差项之间的相关后的修正模型，$\chi^2=292.75$，$\chi^2/df=3.61$，CFI=0.90，RMSEA=0.063，NFI=0.89，IFI=0.91，拟合指数和适配度更理想。

（3）效标效度：烧烫伤组和非伤害组儿童风险评估平均得分为 29.46±6.36 和 25.19±7.58，t 检验结果显示两组差异存在统计学意义（$t=4.304$，$P<0.001$）。

（四）量表的特点及使用中的注意事项

1. 特点

（1）从内容上看，国内外已有伤害风险评估工具各有侧重，部分仅涉及环境隐患，部分仅涉及监护行为，不能全面反映儿童烧烫伤发生的全部风险。本研究同时从环境和监管 2 个角度筛选条目，一部分借鉴已有研究，一部分完全自行编制，最终构建了 4 个风险维度的评估问卷，符合儿童烧烫伤发生的基本场景信息，能较全面地评估儿童烧烫伤的发生风险。为方便将来采取干预措施，编制量表时只考虑操作性强、易于干预的条目，排除过于专业的心理条目和不易改变的环境条目。

（2）从形式上看，考虑到儿童监护人的特点，问卷中所有条目均采用较易理解和作答的两选项或四选项格式，选项之间存在等级或程度差别。条目的设置首先满足容易理解的要求，同时包括危险条目和安全条目，通过计分对结果进行同向性校正。

2. 注意事项　学龄前儿童烧烫伤简易风险评估问卷应由调查儿童的父母或其他直接监护人填写。可通过电话访谈、面对面访谈、现场发放问卷测试等多种方式进行调查。用于综合调查，只需加上其他量表，合适的引导语和社会人口学特征就可以应用。在调查时，调查员应向被调查对象介绍调查目的和意义以及填写方法，应让调查对象独立完成，如遇到不理解项目，调查员应予以解释。调查时需要注意的事项为以下几点：

（1）被调查对象回顾的情况为过去 1 年。

（2）对于"不适用"选项调查员应解释清楚，让被调查对象理解；注意问卷回答的完整性。

（3）本评估工具问卷包括 15 个条目，只能对儿童烧烫伤的常见风险进行初步评估，不能非常准确地预测其发生。

值得注意的是，本评估工具不仅是为了识别儿童烧烫伤的风险大小，更重要地是帮助监护人发现环境和监护行为中存在的隐患。因此，除了正确理解风险评估得分的专业意义之外，在问卷的使用过程中，也应该重视单个条目的评估结果。已有研究证明，不管存在多少危险因素，当家长没有意识到其存在时，就没有针对性的防范。单条目评估是针对家长无法正确识别危险因素的特点，向监护人提供行为和环境核查清单，帮助监护人发现具体存在的问题。

（五）量表原文及修订者的联系方式

朱松林、胡国清，E-mail：huguoqing009@gmail.com。

（胡国清）

参 考 文 献

朱松林. 城市 3-6 岁学龄前儿童烧烫伤简易风险评估问卷的研制［D］. 长沙：中南大学，2012.

城市学龄前 3~6 岁儿童烧烫伤简易风险评估问卷

过去 1 年内，您孩子经常活动的区域是否符合以下情况？ 注：如果以下情况在您孩子经常活动的区域中不存在，请选中"不适用"。	是否符合		不适用
	是	否	
1. 家里的饮水机采用儿童安全防护设计	（1）	（2）	（3）
2. 家中热水管道裸露	（1）	（2）	（3）

续表

过去 1 年内,您的家中和孩子是否出现以下情况?	发生频率			
	从不	有时	经常	总是
3. 成人试过水温后才给孩子洗澡	(1)	(2)	(3)	(4)
4. 洗澡前调试水温时,孩子在旁边玩耍	(1)	(2)	(3)	(4)
5. 用澡盆给孩子洗澡时先放热水后放冷水	(1)	(2)	(3)	(4)
6. 用澡盆洗澡过程中添加热水时,先把孩子抱离澡盆后再加水	(1)	(2)	(3)	(4)
7. 进餐时,确认饭菜温度适宜后才让孩子吃	(1)	(2)	(3)	(4)
8. 喝水时,确认温度适宜后才给孩子喝	(1)	(2)	(3)	(4)
9. 进餐时,把烫的饭菜放到孩子够不着的地方	(1)	(2)	(3)	(4)
10. 把热水瓶、热水壶等放到孩子接触不到的地方	(1)	(2)	(3)	(4)
11. 把热锅、热壶放到孩子接触不到的地方	(1)	(2)	(3)	(4)

过去 1 年内,您的孩子是否会出现以下情况?	发生频率				不适用
	从不	有时	经常	总是	
12. 给孩子使用蚊香、电蚊香片等灭蚊物品时,远离床铺和易燃物	(1)	(2)	(3)	(4)	(5)
13. 给孩子使用蜡烛等明火照明时,远离床铺和易燃物	(1)	(2)	(3)	(4)	(5)
14. 孩子在电烤炉、电暖气、炭火等取暖设备旁边嬉戏打闹	(1)	(2)	(3)	(4)	(5)
15. 将火柴、打火机等点火设备保管好,使孩子不能拿到	(1)	(2)	(3)	(4)	(5)

八、中学生龋齿简易风险自评问卷

（一）概述

中学生龋齿简易风险自评问卷是由胡国清、孙振球、胡明等人于 2006—2007 年编制的。

1. **目的及意义** 本问卷是为了便于个体进行自身监测,在考察了龋齿形成的 3 要素模型后（病原体-宿主-环境）,从龋齿形成的宿主要素着手,编制的一份简洁的、适合中学生的自评风险问卷。其用途是为中学生提供一份龋齿风险评估工具,帮助中学生对自己实施监测,从而预防龋齿的形成。

2. **编制过程** 本问卷编制的目的是提供一份操作性强、可推广的,可评价中学生龋齿发生风险的简易自评问卷。问卷的编制以龋齿形成的 3 要素模型为理论基础,以"知、信、行"模型作为编写指标的理论框架,整个过程严格执行了量表编制的相关要求。研究人员从龋齿形成的宿主要素着手,通过大量查阅文献,提出 25 个初始指标,构建初始指标库。问卷内容先后经过多次专题小组讨论、预测试、专家咨询后,最终确定 8 个条目组成评估工具并进行现场测试。本研究采用 G-P 分析（good-poor analysis）、因子分析法,结合专业知识对条目进行评价,并对最终确定的 8 个指标进行探索性因子分析,提取 2 个公因子。

3. **适用对象** 问卷的使用者和评估对象为中学生本人,评估内容为中学生龋齿的发生风险。

（二）量表的结构及评分标准

中学生龋齿简易风险自评问卷属于自填式量表,测试时间约为 10~20 分钟。根据中学生的实际情况,在最合适的选项上打"√",问卷全部为单选题。

1. **量表的内容及结构介绍**
（1）项目数及分类:2 个维度共 8 个条目。
（2）因子组成:因子 1（V1）,T1、T3、T4、T6、T7、T8;因子 2（V2）,T2、T5。

2. 评分标准及结果分析

（1）评分标准：每个条目计分 1~4 分，问卷总分取值范围为 8~32 分，得分越高，表示被评估对象发生龋齿风险越大。具体计分方法如下：

条目 5 的四个选项分别按"①"=1 分；"②"=2 分；"③"=3 分；"④"=4 分进行赋值。条目 1、2、3、4、6、7、8 的四个选项按"①"=4 分；"②"=3 分；"③"=2 分；"④"=1 分进行赋值。对每个条目而言，得分越高，说明该项越差。计算 8 个条目的合计分，然后按下述公式计算标准得分：标准得分 =（实际合计分 −8）/24。

公式中的"8"表示理论最低得分，"24"表示理论最高得分"32"与理论最低得分"8"之差。标准得分的取值范围介于（0,1）之间，得分越接近 1，表示龋齿风险越严重；反之，得分越接近 0，说明龋齿风险越轻微。

（2）结果分析：按照四等分原则将中学生龋齿风险大致分为 4 个等级：①没有龋齿风险，标准得分介于（0,0.25）之间；②有轻度龋齿风险，标准得分介于（0.25,0.50）之间；③有中度龋齿风险，标准得分介于（0.50,0.75）之间；④有重度龋齿风险，标准得分介于（0.75,1.00）之间。

（三）量表的信度及效度研究

1. 抽样的代表性　采用分层整群抽样从湖南省中学生中随机抽取测试样本。首先，依次按照地区类型［大城市、中等城市、小城市、农村地区（参照 2004 湖南统计年鉴经济社会发展资料采用聚类分析划分）］、学校类别（重点中学和非重点中学）、学校级别（初中和高中）等 3 个因素分层，逐层随机抽取 1 个单位。然后从各被抽中学校的 3 个年级中分别随机抽取 2 个班，共有 16 所学校 96 个班的学生构成样本。

2. 信度研究指标

（1）重测信度：间隔 1 周后问卷合计总分的 Pearson 相关系数为 0.81，可认为本问卷具有较好的重测信度。

（2）内部一致性信度：8 个指标的 Cronbach's α 系数为 0.55。

3. 效度研究指标

（1）表面效度：调查过程中问卷得到了填写学生的认可，学生对 8 个指标没有任何疑问，本问卷具有较好的表面效度。

（2）结构效度：因子分析共提取 2 个公因子，解释总变异的 41.01%。极大方差旋转后问卷呈现清晰的因子结构，本问卷具备了较好的结构效度。

（四）量表的特点及使用中的注意事项

1. 特点　为增加本问卷的实用性，研究人员牺牲了部分信息而有意识地控制了指标数目。从内容上看，本问卷包括 8 个针对龋齿发生宿主因素的指标，是在参阅相关文献的基础上编写的简易风险评估自评问卷。本问卷指标侧重中学生本人适用，易于操作，容易推广。

更重要的是，本问卷能在一定程度上预测龋齿的发生，为及时采取干预措施赢得了时间，起到有效预防中学生龋齿的效果，因此具有较强的实用价值。而且，相应的风险干预措施非常简单、成本低廉、容易实施，只需学生改掉不良习惯和增加相关知识即可。

从作用上看，本问卷可用于评价中学生龋齿的发生风险，能在一定程度上预测中学生龋齿的发生风险，方便采取简单、成本低廉、容易实施的干预措施。

2. 注意事项　本量表仅从宿主因素对中学生龋齿进行初步的风险评估，不能准确预测龋齿的发生。值得注意的是，本量表不仅能评估中学生龋齿的发生风险，更重要的是让中学生意识到日常生活中存在的龋齿发生的危险因素。

（五）量表原文及修订者联系方式

胡国清，E-mail：huguoqing009@gmail.com。

（胡国清）

参 考 文 献

胡国清,胡明,孙振球,等.中学生龋齿简易风险自评问卷的研制[J].中国卫生统计杂志,2008,25(5):461-463.

中学生龋齿简易风险自评问卷

以下问题询问的是你**最近半年**的情况,请根据实际情况在最适合你的选项处打"√"。

你是否有以下行为:	极少或无	有时	常常	几乎总是
1. 你了解口腔卫生保健的知识吗?	①	②	③	④
2. 你每天早晨刷牙吗?	①	②	③	④
3. 你每天晚上睡觉前刷牙吗?	①	②	③	④
4. 你饭后漱口吗?	①	②	③	④
5. 你经常食用甜食或含糖饮料吗?	①	②	③	④
6. 你的牙刷是每 1~3 个月更换新的吗?	①	②	③	④
7. 你每次刷牙需要 3~5 分钟吗?	①	②	③	④
8. 你已经习惯用竖刷法刷牙吗?	①	②	③	④

第二节　临床疾病类量表

一、新生儿 Apgar 评分法

(一) 概述

Virginia Apgar(1909—1974)是哥伦比亚大学产科麻醉医生。她于 1959 年发表新生婴儿评估的方法建议,Apgar 医生最初的想法是想设计 Apgar 评分用来判断麻醉对新生儿的影响,用来评估新生儿窒息缺氧的一种办法,从而判断产科麻醉医生的工作是否对新生儿带来影响。后来发现此评判方法得到了同行的规范认可,Apgar 评分不仅用于产科麻醉,而且成为最常用的评价新生儿的方法,成为新生儿 Apgar 评分法。

该方法一直沿用至今,成为国际上公认评估新生儿窒息缺氧的一种简便实用的办法。评估内容包括生后不同时间新生儿的皮肤颜色、心率、对刺激的反应、肌张力和呼吸。在当时临床上缺乏血气分析、颅脑 B 超、头颅 CT 检查的情况下,新生儿 Apgar 评分对于新生儿的窒息复苏的抢救,具有一定的指导意义。目前新生儿 Apgar 评分法在临床上仍是十分常用的评分方法。

Apgar 是人名,评分时为了便于记忆,其 5 项指标可以用以下字母缩写表示:A 表示皮肤颜色;p 为心率;g 是刺激后的皱眉动作;a 是肌张力;r 代表呼吸。

(二) Apgar 评分的内容与评判方法

1. **Apgar 评分的内容**　新生儿 Apgar 评分表是判断新生儿有无窒息的评分表,一般于生后 1 分钟、5 分钟各评分 1 次。由 5 项内容组成,分别为皮肤颜色、心率、呼吸、对刺激的反应以及肌张力。每项 2 分,满分 10 分。

2. **Apgar 评分的评判方法**　正常新生儿评分在 8~10 分,4~7 分为轻度窒息,0~3 分为重度窒息。

其中 1 分钟的评分反映窒息缺氧的严重程度,轻度窒息的新生儿一般需要清理呼吸道、吸氧等措施,很快好转,预后良好。重度窒息需要给予新生儿复苏处理。

5 分钟的评分反应窒息缺氧之后进行复苏的效果,以及帮助在一定程度上对预后的判断。但是目前 Apgar 评分已经不是新生儿缺氧和新生儿缺氧缺血性脑病诊断的唯一标准,还要结合婴儿生后的神经系统的反应以及血气分析、颅脑 B 超等检查判定。

(杨玉凤)

参 考 文 献

[1] 王凤莲,秋萍 . Apgar 评分在诊断新生儿窒息中的应用[J]. 菏泽医学专科学校学报,2002,14(2):46-48.

[2] 翟雪松,陈红英,董文斌,等 . 新生儿尿中 TNF-α 与 Apgar 评分之间的关系[J]. 中国当代儿科杂志,2001,3(6):685-686.

[3] 熊锦清,林华梅,陈少梅,等 . Apgar 评分与新生儿窒息后脑损伤的关系[J]. 临床研究杂志,2006,3(14):47-48.

[4] 李灿灿,袁天明,俞惠民 . 发热新生儿腰穿结果异常的高危因素分析[C]. 2015 年泛长三角围产医学学术年会暨浙江省围产医学学术年会论文汇编,2015,

新生儿 Apgar 评分法

体征	应得分数		
	0 分	1 分	2 分
每分钟心率	0	少于 100 次	100 次及以上
呼吸	0	浅慢且不规则	佳
肌张力	松弛	肢体稍屈	四肢活动
喉反射	无反射	有些动作	咳嗽、恶心
皮肤颜色	口唇青紫、全身苍白	躯干红,四肢紫	全身红润

二、改良 CHOEPS 疼痛量表(改良 CHEOPS)

(一) 概述

改良 CHOEPS 疼痛量表(Children's Hospital of Eastern Ontario Pain Scale,CHEOPS)由加拿大东安大略儿童医院编制,是一种评估儿童术后疼痛的行为量表,它可以用来监测干预措施的有效性。在预调查基础工作及测量学性能评估的基础上,我们对 CHEOPS 评分进行了适当修改,从而形成了改良 CHOEPS 疼痛量表,该量表主要用于肌张力增高患儿在牵伸训练时耐受度评估,适用于 0~7 岁年龄范围儿童。

(二) 量表的内容及构成

CHEOPS 是一种专门用于测量儿童术后疼痛的行为量表,由医护人员通过儿童行为反应判断小儿有无疼痛及镇痛效果如何,主要通过哭吵、面部表情、语言、躯体、触摸伤口和腿这 6 个类别进行观察。每个类别都包含特定的行为项目,并根据疼痛强度对项目进行从 0 到 3 的评分。

只有两个项目得分为 0:积极的语言表达或微笑的面部表情;得分为 1:代表中立的行为或表情;2 分和 3 分:代表了通常与剧烈疼痛相关的特殊行为,比如哭吵、对疼痛的抱怨、不安或紧张的肢体或躯干运动,并触及或触摸切口部位。

改良 CHEOP 疼痛量表是将 CHEOPS 评分中触摸伤口的表现改为触摸牵伸部位的表现,其余项目不变。

(1) 有无哭闹(无=1 分,呻吟、哽咽=2 分,尖叫=3 分)。

(2) 面部表情(微小=0 分,镇静=1 分,痛苦扭曲=2 分)。

(3) 语言(无痛苦=0 分,无抱怨、非疼痛=1 分,有疼痛或其他语言表达=2 分)。

(4) 躯体(松弛无反应=1 分,紧张颤抖=2 分)。

(5) 牵伸部位触摸(无特殊=1 分,抚摸、按压或局部紧张=2 分)。

(6) 腿部(正常=1 分,踢腿或腿部僵直不动=2 分)。

改良 CHEOPS 疼痛评分=所有 6 个项目得分总和,最小得分为 4 分,最大得分为 13 分,项目得分总和越高则疼痛程度愈严重,表示牵伸时耐受程度愈低。

(三) 改良 CHEOP 疼痛量表的信效度

研究表明,CHEOP 疼痛评分法最初研究对象为 1~7 岁的儿童,但根据 Mitchell(1999)的说法,它也适用于 0~4 岁的儿童,对于 0~7 岁的儿童具有良好的可信度和可靠性。

(四) 临床应用情况及效果

改良 CHOEPS 疼痛量表目前尚无中国常模,通过在成都市妇女儿童中心医院开展该量表的应用,完成了测量学性能的考察,适合于临床中肌张力增高患儿牵伸训练时耐受度评估,具有良好的临床应用性,可应用于临床对照研究。

(五) 评估时相关观察指标参考标准

1. 哭闹

(1) 不哭:孩子没有哭。

(2) 呻吟:孩子正在呻吟或无声的哭泣。

(3) 哽咽:孩子在哭泣,但哭声是温和的或呜咽的。

(4) 尖叫:孩子用尽全力地哭,哭泣可以有抱怨也可以没有抱怨。

2. 面部

(1) 微笑:只有明确积极的面部表情才能得分。

(2) 镇静:面部表情正常。

(3) 痛苦:只有明确的消极面部表情才能得分。

3. 语言

(1) 无痛苦:孩子做出任何积极的陈述或谈论其他事情没有抱怨。

(2) 无抱怨、非疼痛:孩子不说话。

(3) 有疼痛或其他语言表达:①如疼痛以外的抱怨:孩子抱怨但没有疼痛(例如:"我要看妈妈"或"我渴了");②疼痛抱怨:孩子抱怨疼痛;③疼痛和非疼痛地抱怨:孩子抱怨疼痛和其他事情(例如:我要妈妈)。

4. 躯体

(1) 松弛无反应:身体(不是四肢)处于静止状,身体不活动。

(2) 紧张:身体呈拱形或僵直。

(3) 颤抖:身体不由自主地颤抖。

5. 牵伸部位触摸

(1) 无特殊:儿童不接触或抓牵伸部位。

(2) 抚摸、按压或局部紧张:孩子触摸或按压牵伸部位、孩子牵伸部位紧张。

6. 腿部

(1) 正常:腿可以在任何位置,但放松。

（2）踢腿或腿部僵直不动：腿部绝对不安或不安的运动/或用脚踢出；腿绷紧或紧紧地拉向身体并保持不动。

（李开东　邹品芳）

参 考 文 献

［1］BEYER JE,MCGRATH PJ,BERDE CB. Discordance between self-report and behavioral pain measures in children aged 3-7 years after surgery［J］. J Pain Symptom Manage,1990,5:350-356.

［2］JACOBSON SJ,KOPECKY EA. Randomised trial of oral morphine for painful episodes of sickle-cell disease in children［J］. Lancet,1997,350:1358-1361.

［3］MCGRATH PJ,JOHNSON G. CHEOPS:A behavioral scale for rating postoperative pain in children［J］. Adv Pain Research Therapy,1985,9:395-402.

［4］MCGRATH P J,MCALPINE L. Physiologic perspectives on pediatric pain［J］. J Pediatr,1993,122:S2-S8.

［5］MITCHELL P. Understanding a young child's pain［J］. Lancet,1999,354:1708

［6］HESTER N,BARRUS C. Assessment and management of pain in children［M］. Pediatr Nurs Update,1986.

改良 CHOEPS 疼痛量表

项 目	0 分	1 分	2 分	3 分
哭闹		无	呻吟、哽咽	尖叫
面部	微笑	镇静	痛苦扭曲	
语言	无痛苦	无抱怨、非疼痛	有疼痛或其他语言表达	
躯体		松弛无反应	紧张颤抖	
牵伸部位触摸		无特殊	抚摸、按压或局部紧张	
腿部		正常	踢腿或腿部僵直不动	

三、心理社会问题筛查——儿科症状检查表（PSC）

（一）量表的概况

20 纪 80 年代,美国流行病学调查儿童的精神心理问题发生率为 17%~22%,其中仅有 1/5 接受过心理卫生治疗,而其中约 60% 精神心理障碍的儿童只是接受初级儿科医生的治疗,但一般的儿科医生并不能对儿童的心理问题做出恰当地判断和治疗,针对这一状况,由美国儿童精神科医生 Lloyd 等人设计了供儿童心理社会问题筛查用的儿科症状检查表(the Pediatric Symptom Checklist,PSC,1995),方便儿科医生在检查儿童躯体问题的同时进行心理问题的筛查,目前在美国是较常用的儿童心理问题筛查方法之一。

（二）量表编制的要素

该问卷包含 35 个问题,题目设计来自精神科医生的一些检查项目,反映了儿童在日常生活的心理和社会功能。题目简单易懂,约 5 分钟即可完成。回答为"从不""有时""经常",评分分别为 0、1、2,原问卷对 4~5 岁儿童总分≥24 考虑异常,5 岁以上儿童总分≥28 分考虑异常。

作者引进后在临床 4~16 岁住院儿童中进行测试,家长 1~2 周的重测信度为 0.74,权衡信效度后,采用 22 分为划界值,灵敏性 66.6%,特异性 92.5%,即儿童总分≥22 即考虑可能有心理社会或行为问题,需进一步咨询、诊断。其中,项目 3、4、6、10、11、12、13、19、22、23、27 的总分≥11,提示可能有情绪问题。翻译后的 PSC 见下。

(三) 临床应用的效果

该问卷使用简单,可作为常用筛查量表的另一种选择,参考使用,虽然灵敏度不很高,但总体而言对于常见心理问题的筛查仍较有价值。它不仅用于住院患儿,也可用于门诊时的筛查,使一部分有心理行为问题的儿童得到及时发现。

(四) 注意事项

PSC 主要是一些常见的儿童心理社会问题,没有关于抽动症状、强迫症状、某些品行问题(如说谎)等精神心理障碍的提问,此外由于项目较少而对轻度的问题不够灵敏。

(张劲松)

参 考 文 献

[1] SCHWARTZ-GOULD. Estimating the prevalence of children psychopathology:a critical review [J].J Am Acad Child Adolesc Psychiatry,1981,20:462-476.

[2] JACK L. Screen for Psychosocial Dysfunction in Pediatric Inpatient [J]. Clinical Pediatrics,1995,(1):18-24.

[3] 张劲松,许积德,李丰."心理社会问题筛查—儿科症状检查表"在住院患儿中的应用[J].临床儿科杂志,2002,20(4):230-231.

心理社会问题筛查——儿科症状检查表(PSC)

指导语:请在最符合您孩子的情况下的横线上打"√"。

项目	从不=0	有时=1	经常=2
1. 诉说疼痛	0	1	2
2. 喜欢长时间独处	0	1	2
3. *容易疲劳,精力不足	0	1	2
4. *烦躁,坐立不安	0	1	2
5. 与老师有麻烦	0	1	2
6. *对学校不太感兴趣	0	1	2
7. 行动好像受马达驱动,不能自控	0	1	2
8. 好做白日梦或呆想	0	1	2
9. 注意力容易分散	0	1	2
10. *害怕新环境	0	1	2
11. *感到悲伤,不愉快	0	1	2
12. *易激惹、发脾气	0	1	2
13. *感到没有希望	0	1	2
14. 集中注意有困难	0	1	2
15. 对朋友不太感兴趣	0	1	2

续表

项目		从不＝0	有时＝1	经常＝2
16.	与其他儿童打架	0	1	2
17.	逃学	0	1	2
18.	留级	0	1	2
19.	*看不起自己或有自卑感	0	1	2
20.	去看病但医生又查不出任何(躯体)问题	0	1	2
21.	睡眠不好	0	1	2
22.	*忧虑过多	0	1	2
23.	*比以前更想与你在一起	0	1	2
24.	感到他/她的(精神或心理)状态不好	0	1	2
25.	冒不必要的危险	0	1	2
26.	经常受伤	0	1	2
27.	*似乎没有什么乐趣	0	1	2
28.	行为较同龄儿童幼稚	0	1	2
29.	不听从规矩	0	1	2
30.	不表露出自己的感受	0	1	2
31.	不理解别人的感受	0	1	2
32.	取笑、戏弄他人	0	1	2
33.	因他/她自己的麻烦或烦恼却责怪别人	0	1	2
34.	拿不属于他/她自己的东西	0	1	2
35.	拒绝与他人分享	0	1	2

注:PSC 得分≥22 则说明可能存在心理社会或行为问题,应建议看精神科或心理医生进一步明确诊断。* 若项目 3、4、6、10、11、12、13、19、22、23、27 总分≥11,提示可能有情绪问题。

四、儿童畏惧调查表——牙科分量表(SFSS-DS)

(一) 概述

儿童畏惧调查表——牙科分量表(Children's Fear Schedule-Denscale,SFSS-DS)是由儿童畏惧调查表加上牙科畏惧项目修订而成的,并在 1982 年由 Cuthbert 和 Melarmed 进一步改良发展编制而成。SFSS-DS 多用于儿童牙科焦虑流行病调查,有时也用作试验组和对照组的差异比较,或是从参考人群中区分牙科畏惧症儿童和非畏惧症儿童。

(二) SFSS-DS 量表的内容

SFSS-DS 量表包括 15 个项目,每一项涉及一个方面的牙科事件,根据患儿对治疗反应的轻重,按 1~5 级评分,总评分值在 15(代表无焦虑)~75 分(代表极度焦虑)之间。通常由儿童家长根据儿童的实际情况填写,年龄较大的儿童也可以自己独立填写选项。大多数平均分值在 20~40 之间。

也有个别学者使用该量表仅选用其中的 8 项。大多根据常模值确定截断点以判断患儿的焦虑水平,大于截断点值的患儿被认为还有牙科焦虑症或牙科焦虑水平较高。也可以依据中位数值作为判定标准的。

(三) SFSS-DS 量表的信效度

SFSS-DS 的可信度高达 0.85 以上,8 项量表的可信度也达到 0.82,重复测试信度值甚至高达 0.97,说明 SFSS-DS 量表的信度可靠而且稳定,同时也说明父母对子女牙科治疗的害怕和焦虑程度是非常了解的。

与其他自评量表相比,SFSS-DS 量表的效度为中度相关。与测量全身焦虑的 CFSS 简化量表的相关性 $r=0.48$,与生理指标测量值-手掌出汗指数也呈一定的相关性 $r=0.31$。

(四) SFSS-DS 量表的临床应用

SFSS-DS 量表在美国、新加坡、瑞典、芬兰等国均做了大范围的测试调查,各国均有自己国家的常模值。也提及两个截断点值,分别是 42 和 45,国内目前少见对此量表的应用和评价。

(杨玉凤)

参 考 文 献

[1] MELARMED BC,HAWES R,HEIBY E.Use of filmed modeling to reduce uncooperative behaviour of Children during dental treatment [J].J Dent Res,1975,54:797-801.

[2] CUTHBERT MI,MELAMED BG.A screening device:Children at risk for dental fears and management problems [J].J Dent Child,1982,49:432-436.

[3] AUTHBERT A,EVERDINGEN T,HOOGSTRATEN J,et al.Self-report measurement of dental anxiety andfear in Children:a critical assessment [J]. ASDC J Dent Child,1998,65(4):252-258.

[4] 侯锐.行为医学量表手册[M].北京:中华医学电子音像出版社,2005.

儿童畏惧调查表——牙科分量表

指导语:请患儿家长以患儿的名义在牙科治疗前如实填写。其中:一点都不害怕=1,有一点害怕=2,比较害怕=3,相当害怕=4,非常害怕=5。

项目	害怕程度				
	一点都不害怕 1	有一点害怕 2	比较害怕 3	相当害怕 4	非常害怕 5
1. 牙医	1	2	3	4	5
2. 其他医生	1	2	3	4	5
3. 打针	1	2	3	4	5
4. 进行口腔检查	1	2	3	4	5
5. 张口	1	2	3	4	5
6. 陌生人触碰	1	2	3	4	5
7. 有人看你	1	2	3	4	5
8. 牙医给你磨牙时	1	2	3	4	5
9. 看见牙医磨牙时	1	2	3	4	5
10. 听见牙医磨牙的声音时	1	2	3	4	5
11. 有人把器械放进你的嘴里	1	2	3	4	5
12. 闷气	1	2	3	4	5
13. 不得不去医院	1	2	3	4	5
14. 穿白大衣的人	1	2	3	4	5
15. 护士给你洁牙时	1	2	3	4	5

五、儿童喘息与过敏性疾病筛查问卷

(一)概述

过敏性疾病(主要包括哮喘、变应性鼻炎)是近年来十分引人关注的全球公共健康问题,也是儿童期最常见的慢性疾病。在工业发达国家发病率居高不下,很多国家哮喘发病率超过10%。1988年的资料表明,美国、英国、澳大利亚、新西兰等国近12个月内喘息发病率在10%~30%之间。随着生活环境的改变及其他因素,中国儿童哮喘的发病情况也不容乐观,儿童喘息与过敏性疾病的发病率逐年增高。为了对该类疾病更好地进行科学研究和临床调查,90年代初,由北京首都儿科研究所陈育智教授牵头编制了我国0~14岁儿童哮喘患病率调查表(问卷)。在上述调查表的基础上,2011年陈育智教授牵头,再次编制了2011年儿童喘息与过敏性疾病筛查问卷、0~14岁哮喘儿童调查问卷、0~14岁非哮喘儿童调查问卷等量表,并成立了"全国儿童喘息与过敏性疾病调查与防治协作组",为我国的儿童哮喘的防治做出了贡献。

(二)临床应用

1990年及2000年由陈育智教授牵头,采用自行编制的调查问卷,首次在全国进行了95万0~14岁儿童哮喘患病率的调查,较全面地了解我国儿童哮喘患病情况、危险因素及患病率增长的趋势,使参加此项流调医务人员普遍提高了诊断水平及规范地对病人进行哮喘防治工作。此研究也对哮喘病的严重性有了全面地了解,对政府部门制定相关政策法规都有非常重要的积极意义。同时该调查表也得到基层儿科、儿童保健人员的认可。成为我国儿童哮喘调查必用的问卷。但是,3个问卷没有进行信度与效度的检验。

(三)问卷的编制者与联系方式

陈育智:首都儿科研究所,北京:100020。

(陈育智 杨玉凤)

2011年儿童喘息与过敏性疾病筛查问卷

儿童编号:□□ □□□ □□□□

家长:您好!反复呼吸道感染、喘息或哮喘以及过敏是儿童常见的疾患,严重影响儿童的健康成长。为了解真实情况,以采取有效防治措施,请您如实逐项填写或在相应的选项上打"√"。

非常感谢您的协助参与!

填表日期:_____年____月____日 □□□□□□□□□
儿童姓名:_____ 性别:1. 男 2. 女 □ 年龄:_____ □□ 出生日期:_____年____月____日
出生地:_____省_____市_____区_____村/ 小区/ 楼盘
现住地:_____省_____市_____区_____村/ 小区/ 楼盘
现住地起始居住时间是_____年____月 □□□□□□
身高/cm_____□□□ 体重/kg____□□
民族:1. 汉族 2. 回族 3. 满族 4. 蒙古族 5. 藏族 6. 维吾尔族
　　7. 朝鲜族 8. 壮族 9. 苗族 10. 其他　　□
学校/幼儿园名称:_____ _____年级____班
家长姓名:_____ 家庭电话:_____ 手机:_____

1. 您的孩子有过喘息吗? 如有,既往总发作_____次。	0 无	1 有
2. 您的孩子近12个月内有过喘息吗?	0 无	1 有
3. 您的孩子喘息发作时是否有"丝丝"或"hou hou"等高音调的哨笛音?	0 无	1 有
4. 您的孩子是否有过连续咳嗽多于1个月?	0 无	1 有

续表

5. 您的孩子是否有反复肺炎、气管炎等?如有,总共有过_____次。　　　　　　0 无　　1 有

6. 既往在医院就诊中有无诊断过哮喘、喘息性支气管炎、喘息性肺炎?　　　　　0 无　　1 有

7. 您的孩子是否有过以下过敏史?
(1) 湿疹或特应性皮炎(1~2 岁婴儿常见)。　　　　　　　　　　　　　　　0 无　　1 有
(2) 过敏性鼻炎(无感冒,但反复打喷嚏、流涕、鼻塞、鼻痒)。　　　　　　　0 无　　1 有
(3) 药物过敏。　　　　　　　　　　　　　　　　　　　　　　　　　　　0 无　　1 有
(4) 食物过敏(进食后 2 小时内出现口唇红肿痛、皮疹、腹痛等)。　　　　　0 无　　1 有

8. 家族史
(1) 孩子的父母有无哮喘史?　　　　　　　　　　　　　　　　　　　　　0 无　　1 有
(2) 孩子的父母有无其他过敏史?　　　　　　　　　　　　　　　　　　　0 无　　1 有
(3) 孩子的(外)祖父母有无哮喘史?　　　　　　　　　　　　　　　　　　0 无　　1 有
(4) 孩子的(外)祖父母有无其他过敏史?　　　　　　　　　　　　　　　　0 无　　1 有

　　填表人签名:_____　　与孩子的关系:_____

0~14 岁哮喘儿童调查问卷

填表日期　□□□□ 年 □□ 月 □□ 日　　　　　儿童编号 □□ □□□ □□□□
Q1. 儿童姓名_____
Q2. 父亲信息 Q2a. 姓名_____　　Q2b. 电话□□□□□□□□□□□□　　Q2c. 职业 □
Q3. 母亲信息 Q3a. 姓名_____　　Q3b. 电话□□□□□□□□□□□□　　Q3c. 职业 □
(1. 化学化工;2. 橡胶和塑料制品制作;3. 油漆或室内外装修;4. 木料加工和木、竹、麻、藤、棕、草产品制作;5. 皮革、毛皮制造及制品制作;6. 建筑材料生产;7. 种植业生产;8. 林业生产;9. 畜牧业生产;10. 渔业生产;11. 其他,请说明 _____)
Q4. 既往诊断:1. 哮喘;2. 婴幼儿哮喘;3. 咳嗽变异性哮喘;4. 可疑哮喘或喘支;5. 肺炎;6. 支气管炎;7. 未诊断□。
Q5. 首次发作日期□□□□ 年 □□ 月　　Q6. 首次诊断日期 □□□□ 年 □□ 月
Q7. 做出诊断的医院级别　1. 省(市);　2. 区(县);　3. 街道(乡);　4. 诊所(村);　□
Q8. 发作频度　Q8a. 既往总发作次数 □□　　　Q8b. 最近 1 年发作次数 □□;
　　　　　　Q8c. 最严重 1 年发作次数 □□;　Q8d. 最严重 1 年累计发作月数 □。
Q9. 喘息发作强度　Q9a. 发作最严重一次 1. 轻 2. 中 3. 重 □;Q9b. 经常发作的强度 1. 轻 2. 中 3. 重 □
Q10. 最后 1 次发作时间 □□□□ 年□□ 月
Q11. 最近 1 月内因咳喘发作使用缓解药物情况:1. 未用; 2. 1~2 次; 3. ≥3 次; □
Q12. 因喘息住院/看急诊次数:Q12a. 因喘息总住院次数 □□;
　　　Q12b. 最近 1 年因喘息住院次数 □□; 　Q12c. 最近 1 年因喘息看急诊次数 □□。
Q13. 此次调查携带病历(是 1 否 0,若为否, 跳至 Q14)　　　　　　　　　　　　□
　　　Q13a. 病历中记录哮鸣/喘鸣音(是 1 否 0,若为否,跳至 Q14)　　　　　　□
　　　Q13b. 病历中记录哮鸣/喘鸣音医院的级别:1. 省(市);2. 区(县);3. 街道(乡);4. 诊所(村)　□
Q14. 病情趋势　1. 加重; 2. 不变; 3. 减轻; 4. 1 年以上不发作; 5. 两年以上不发作;6. 缓解 1 年以上又发作 □
Q15. 好发季节　1. 3~5 月;2. 6~8 月;3. 9~11 月;4. 12~2 月;5. 换季节;6. 常年;7. 不定　　　　□
Q16. 好发时辰　1. 睡前; 2. 午夜; 3. 清晨; 4. 午后; 5. 无规律。　　　　　　　　　　　　　□
Q17. 发病诱因(请在方框内打"√",可多选)
　　常见:1. 呼吸道感染□; 2. 劳累□; 3. 运动□; 4. 情绪变化□;
　　　　5. 天气变化/接触冷空气□; 6. 接触花粉□; 7. 接触宠物□; 8. 接触屋尘□;
　　气味:9. 油烟□; 10. 香烟□; 11. 油漆□; 12. 装修气味□; 13. 蚊香/杀虫剂□;
　　　　14. 空气清新剂或香水□; 15. 消毒剂□; 16. 发霉的气味□;
　　食物:17. 牛奶□; 18. 鸡蛋□; 19. 鱼虾□; 20. 坚果□; 21. 小麦□;
　　　　22. 花生□; 23. 豆类或豆制品□; 24. 水果□; 25. 蔬菜□;
　　　　26. 阿司匹林□; 27 其他 _____□; 28. 不清楚□。
Q18. 发作时先兆(请在方框内打"√",可多选)
　　1. 打喷嚏□; 2. 流涕□; 3. 鼻塞□; 4. 鼻痒□; 5. 眼痒□; 6. 咽痒□; 7. 其他□
Q19. 发作时表现(请在方框内打"√",可多选)
　　1. 咳嗽□; 2. 夜间醒来□; 3. 胸闷□; 4. 憋气□; 5. 呼气延长□; 6. 喘鸣□

7. 呼吸困难 □；　8. 言语困难 □；　9. 端坐呼吸 □；　10. 发绀 □；　11. 大汗 □

Q20. 发作类型　1. 突然(24 小时内)；　2. 缓慢；　3. 不定 □

Q21. **两年内曾连续咳嗽一个月以上**(有 1 无 0,若为无,跳到 Q22) □

　　Q21a. 其治疗情况及效果 1. 抗感染药有效；2. 平喘药有效；3. 均无效；4. 不清楚；5. 未用药 □

Q22. **哮喘治疗药物(请在方框内打"√",可多选)**

　　1. 支气管舒张剂(沙丁胺醇、特布他林、硫酸沙丁胺醇、盐酸丙卡特罗、妥洛特罗、溴化异丙托溴铵、富马酸福莫特罗、

　　　　其他) □

　　2. 茶碱(氨茶碱、茶碱、其他) □

　　3. 吸入激素(丙酸倍氯米松、丙酸氟替卡松、布地奈德、沙美特罗替卡松、布地奈德福莫特罗、其他) □

　　4. 全身用激素(泼尼松、地塞米松、甲泼尼龙、氢化可的松、其他) □

　　5. 抗白三烯药(孟鲁司特钠、其他) □

　　6. 抗过敏药(异丙嗪、氯苯那敏、酮替芬、氯雷他定、盐酸西替利嗪、色甘酸钠、其他) □

　　7. 脱敏治疗(口服、皮下注射) □

　　8. 免疫调节剂(卡介苗、转移因子、细菌溶解产物、胸腺素、匹多莫德、槐杞黄、童康片、其他) □

　　9. 抗生素(头孢类、大环内酯类、青霉素、其他) □

　　10. 中药 □

Q23. 您的孩子是否使用过峰流速仪(是 1　否 0) □

Q24. 医疗花费最多 1 年　1. <2 000 元；　2. 2 000~5 000 元；　3. 5 000~1 万元；

　　　　　　　　　　　　　4. 1~3 万元；　5. >3 万元 □

Q25. 患病以来总的花费　1. <2 000 元；2. 2 000~1 万元；3. 1~3 万元；4. 3~5 万元；5. >5 万元 □

Q26. 对家庭经济影响　1. 不是问题 2. 尚可承受 3. 不能承受 □

Q27. 学习受影响(限学龄儿童,天/年)　1. <10；2. 10~29；3. 30~59；4. >60；5. 留级停学 □

Q28. 体育活动受限情况(限学龄儿童)　1. 基本不受影响；2. 只参加部分；3. 不参加(完全免体) □

Q29. 家庭成员工作受影响(缺勤天/年)　1. <10；2. 10~29；3. 30~59；4. >60；5. 常年 □

Q30. 体格检查(有 1 无 0;注意同时体检湿疹,并填于后湿疹调查部分) □

　　1. 桶状胸 □；　2. 鸡胸(或漏斗胸)□；　3. 驼背 □；　4. 喘鸣音 □；　5. 卡疤 □

Q31. 本次调查诊断:1. 哮喘(包括婴幼儿期哮喘)　2. 咳嗽变异性哮喘　3. 可疑哮喘(包括喘息性支气管炎) □

Q32. 个人药物过敏史(有 1 无 0,若为无,跳至 Q33) □

　　Q32a. 如有,为以下哪些(请在方框内打"√",可多选):

　　　　　1. 青霉素 □；　2. 头孢菌素类 □；　3. 磺胺类 □；　4. 其他 □

Q33. 家族过敏史(有 1 无 0,若为无,跳至 Q34) □

　　Q33a. 如有,为以下哪些(请在方框内打"√",可多选):

　　1. 一级亲属哮喘史 □　　　　2. 一级亲属其他过敏史 □

　　3. 二级亲属哮喘史 □　　　　4. 二级亲属其他过敏史 □

Q34. 过去任何时候,在没有感冒或流感的情况下,您的孩子是否有过打喷嚏、流涕、鼻塞、鼻痒或眼痒的现象(是 1　否 0,

　　若为否,跳至 Q35) □

　　Q34a. 如是,在几岁时首次出现这种现象　1. <1 岁；2. 1~2 岁；3. 3~4 岁；4. ≥5 岁 □

Q35. 在最近 12 个月,在没有感冒或流感的情况下,您的孩子是否有过打喷嚏、流涕、鼻塞、鼻痒或眼痒的现象(是 1 否 0,

　　若为否,跳至 Q36 □

　　Q35a. 如是,与哪种情况有关(是 1　否 0)1. 接触宠物 □；2. 接触床上用品 □；3. 接触冷空气 □

Q36. 在最近 12 个月,您的孩子与植物花粉接触后,是否有过打喷嚏、鼻塞(或流鼻涕)和眼睛刺痒流泪的现象(是 1 否 0,

　　若为否,跳至 Q37) □

　　Q36a. 如是,在什么季节发生(是 1　否 0)　1. 在树木发芽的时候 □；

　　　　　　　　　　　　　　　　　　2. 在草木茂盛的时候 □；　3. 常年 □

Q37. 您的孩子是否被诊断过(是 1　否 0):1. 过敏性鼻炎 □；　2. 鼻窦炎 □；　3. 腺样体肥大 □

Q38. 本次调查诊断(是 1　否 0):过敏性鼻炎 □

Q39. 您的孩子是否有过或被诊断为荨麻疹(是 1　否 0) □

Q40. 您的孩子是否有过反复的皮肤瘙痒或关节屈侧皮疹(是 1　否 0,若为否,跳至 Q41) □

　　Q40a. 如是,此现象在孩子几岁时首次出现　1. <2 岁；　2. ≥2 岁 □

　　Q40b. 如是,此现象是否与食物、环境、天气改变等有关(是 1　否 0) □

Q41. 在最近 12 个月,您的孩子是否有过反复皮肤瘙痒或关节屈侧皮疹(是 1　否 0) □

Q42. 您的孩子是否被诊断过湿疹或皮炎(是 1　否 0) □

Q43. 体格检查(有 1　无 0):1. 湿疹样皮损 □　2. 皮肤干燥、苔藓样变 □

Q44. 本次调查诊断(是 1　否 0)：1. 湿疹 □　　2. 特应性皮炎 □

Q45. 您的孩子有无进食某些食物后出现下列情况(在方框内打"√"，若均"无"，填 0，跳至 Q46)　□
1. 口唇、口腔或咽喉部有痒感、刺痛或红肿 □　　2. 皮疹、瘙痒　　　　　□
3. 腹痛、腹泻或呕吐(食物中毒除外)　　　　□　　4. 打喷嚏、流涕或鼻塞 □
5. 眼部发红、疼痛或流泪　　　　　　　　　□　　6. 咳嗽、喘息　　　　　□
7. 严重过敏反应(吞咽或呼吸困难、休克) □

　　Q45a. 如是，由以下哪种食物引起(请在方框内打"√"，可多选)
1. 牛奶或奶制品 □；2. 鸡蛋 □；3. 鱼虾 □；4. 花生 □；5. 坚果 □；6. 小麦 □；
7. 豆类或豆制品 □；8. 水果 □；9. 蔬菜 □；10. 其他_____ □

　　Q45b. 如是，进食以上食物后多久出现上述症状
1. 10 分钟内；　2. 10~30 分钟；　3. 30 分~2 小时；　4. 2 小时后　□

　　Q45c. 如是，上述情况发生过几次 1. 1 次；2. 2~4 次；3. >4 次　□

　　Q45d. 如是，第 1 次出现上述症状时的年龄　□□ 岁　□□ 月

Q46. 过敏原检测(请在方框内打"√"，可多选，如未进行以下检查，填 0，跳至 Q48)□
1. 皮肤点刺 □；2. Cap-system 血清 IgE □；3. 非 Cap-system 血清 IgE　□
4. 斑贴试验 □；5. 食物激发试验 □；6. 食物不耐受 □；7. 生物共振　□

Q47. 过敏原检测结果提示以下哪些过敏(请在方框内打"√"，可多选，不包括过敏原检测 6. 和 7.)
1. 吸入性过敏原筛查(Phadiatop、过敏原筛查)□；2. 食物筛查(Fx5E、过敏原筛查)□
3. 过敏原总 IgE □；　4. 牛奶或奶制品 □；5. 鸡蛋 □；6. 鱼虾 □；7. 花生 □
8. 坚果 □；9. 小麦 □；10. 豆类或豆制品 □；11. 水果 □；12. 蔬菜 □；13. 尘螨 □
14. 霉菌 □；15. 花粉 □；16. 艾蒿 □；17. 豚草 □；18. 猫/狗毛 □；19. 其他_____ □

Q48. 您的孩子是否被诊断过食物过敏(是 1　否 0)　□
Q49. 本次调查诊断(是 1　否 0)：食物过敏　□
Q50. 妊娠情况：1. 足月　2. 早产(<37 周)　□
Q51. 生产情况：1. 顺产　2. 剖宫产　□
Q52. 出生体重：1. <2.5kg　2. 2.5~4.0kg　3. >4.0kg　□
Q53. 您的孩子生后 6 个月内是否纯母乳喂养(是 1　否 0，若"是"，跳至 Q54)　□
　　Q53a. 如否(即混合/人工喂养)，主要使用以下哪种
1. 鲜牛乳；2. 羊乳；3. 配方牛乳粉；4. 低敏配方乳；5. 豆乳；6. 羊乳粉；7. 其他_____　□
Q54. 您的孩子在多大时开始加蛋白质辅食(鸡蛋、牛羊肉、鱼虾、豆制品等)　□
　　1. 3 个月内　2. 4~6 个月　3. 6 个月后
Q55. 您的孩子是否用过抗生素治疗(是 1 否 0，若为否，跳至 Q56)　□
　　Q55a. 如是，在孩子多大时使用 1. 1 岁内 □；2. 1~2 岁 □；3. 3 岁后；□
　　Q55b. 如在 1 岁内用过，曾用过几次 1. 1 次；2. 2 次；3. ≥3 次　□
Q56. 近年您孩子居住的房子是：1. 平房；2. 板楼；3. 塔楼；4. 筒子楼；5. 其他_____　□
　　Q56a. 如为楼房，楼层是：1. 地下或半地下；2. 一层；3. 二层及以上　□
Q57. 您的房子在孩子出生后至目前是否装修过(是 1　否 0)　□
Q58. 您家墙面使用的材料是(请在方框内打"√"，可多选)
　　1. 壁纸 □；2. 机织物 □；3. 木质板 □；4. 涂料 □；5. 油漆 □；6. 其他 □
Q59. 您家的家具使用的材料是(请在方框内打"√"，可多选)
　　1. 实木 □　　2. 模压板/纤维板/大芯板/胶合板 □　　3. 其他_____ □
Q60. 您家的门窗使用的材料是(请在方框内打"√"，可多选)
　　1. 实木 □　　2. 铝合金 □　　3. 塑钢 □　　4. 模压 □　　5. 其他_____ □
Q61. 冬天您家是否采暖(是 1　否 0)　□
　　Q61a. 如是，主要使用：1. 暖气　2. 烧煤/碳　3. 空调　4. 电热器　5. 其他_____　□
Q62. 夏天您家使用何种方式通风或制冷(请在方框内打"√"，可多选)：
　　1. 电风扇 □　　2. 空调 □　　3. 自然通风 □
Q63. 您家主要使用哪种燃料做饭：
　　1. 煤气/天然气/液化气；2. 煤/碳；3. 电；4. 生物燃料(柴草、牛羊粪、沼气)；
　　5. 其他_____　□
Q64. 您家的天花板、墙壁、地板上是否有霉斑现象(是 1　否 0)　□
Q65. 您家中是否使用地毯(是 1　否 0)　□
Q66. 您家中是否养花草(是 1　否 0)　□

Q67. 您家中是否饲养动物(是 1　否 0,若为否,跳至 Q68)　□

Q67a. 如是,为以下哪些(请在方框内打"√",可多选)

1. 猫 □　2. 狗 □　3. 鸟类 □　4. 家畜 □　5. 其他_____ □

Q68. 在孩子出生前后家中是否有人吸烟(1 支/天,持续 1 月以上;是 1　否 0 若否,跳至 Q69),　□

Q68a. 如是,谁?(请在方框内打"√",可多选)1. 母亲 □;2. 父亲 □;3. 其他人 □

Q69. 目前您家中是否有人吸烟(是 1 否 0,若为否,跳至 Q70)　□

Q69a. 如是,谁?(请在方框内打"√",可多选)1. 母亲 □;2. 父亲 □;3. 其他人 □

Q69b. 如是,总吸烟量为:1. <10 支/日;2. <1 包/日;3. ≥1 包/日　□

Q70. 您孩子的枕头使用的材料是:1. 荞麦皮;2. 蚕砂;3. 羽绒;4. 海绵;5. 化纤;6. 其他　□

Q71. 您孩子的被褥使用的材料是:1. 棉;2. 羽绒;3. 蚕丝;4. 羊毛;5. 毛毯;6. 化纤;

7. 其他□_____

被调查人姓名:_____　与孩子的关系:_____

调查员单位:_____　姓名(签字):_____

审核员单位:_____　姓名(签字):_____

0~14 岁非哮喘儿童调查问卷

填表日期　□□□□ 年 □□ 月 □□ 日　　　　儿童编号 □□ □□□ □□□□

Q1. 儿童姓名_____

Q2. 父亲信息　Q2a. 姓名_____　Q2b. 电话 □□□□□□□□□□□ Q2c. 职业 □

Q3. 母亲信息　Q3a. 姓名_____　Q3b. 电话 □□□□□□□□□□□ Q3c. 职业 □

(1. 化学化工;　2. 橡胶和塑料制品制作;　3. 油漆或室内外装修;　4. 木料加工和木、竹、麻、藤、棕、草产品制作;　5. 皮革、毛皮制造及制品制作;　6. 建筑材料生产;　7. 种植业生产;　8. 林业生产;　9. 畜牧业生产;　10. 渔业生产;　11. 其他,请说明_____)

Q4. 既往诊断:0. 对照;　1. 哮喘;　2. 婴幼儿哮喘;　3. 咳嗽变异性哮喘;　4. 可疑哮喘或喘支;　5. 肺炎　6. 支气管炎

7. 其他　□

Q30. 体格检查(有 1,无 0;注意同时体检湿疹并填于后湿疹部分)

1. 桶状胸 □;　2. 鸡胸(或漏斗胸)□;　3. 驼背 □;　4. 喘鸣音 □;5. 卡疤 □

Q31. 本次调查诊断:

1. 哮喘(包括婴幼儿期哮喘);2. 咳嗽变异性哮喘;3. 可疑哮喘(包括喘支);4. 非哮喘　□

Q32. 个人药物过敏史(有 1 无 0,若为无,跳至 Q33)　□

Q32a. 如有,为以下哪些(请在方框内打"√",可多选)

1. 青霉素 □;　2. 头孢菌素类 □;　3. 磺胺类 □;　4. 其他 □

Q33. 家族过敏史(有 1 无 0,若为无,跳至 Q34)　□

Q33a. 如有,为以下哪些(请在方框内打"√",可多选)

1. 一级亲属哮喘史 □　2. 一级亲属其他过敏史 □

3. 二级亲属哮喘史 □　4. 二级亲属其他过敏史 □

Q34. 过去任何时候,在没有感冒或流感的情况下,您的孩子是否有过打喷嚏、流涕、鼻塞、鼻痒或眼痒的现象(是 1,否 0;若为否,跳至 Q35)

Q34a. 如是,在几岁时首次出现这种现象 1. <1 岁;2. 1~2 岁;3. 3~4 岁;　4. ≥5 岁　□

Q35. 在最近 12 个月,在没有感冒或流感的情况下,您的孩子是否有过打喷嚏、流涕、鼻塞、鼻痒或眼痒的现象(是 1,否 0;若为否,跳至 Q36)　□

Q35a. 如是,与哪种情况有关(是 1,否 0)1. 接触宠物 □;2. 接触床上用品 □;3. 接触冷空气 □

Q36. 在最近 12 个月,您的孩子与植物花粉接触后,是否有过打喷嚏、鼻塞(或流鼻涕)和眼睛刺痒流泪的现象(是 1,否 0;若为否,跳至 Q37)　□

Q36a. 如是,在什么季节发生(是 1,否 0)

1. 在树木发芽的时候 □　2. 在草木茂盛的时候 □　3. 常年 □

Q37. 您的孩子是否被诊断过(是 1,否 0):1. 过敏性鼻炎 □;　2. 鼻窦炎 □;　3. 腺样体肥大 □　□

Q38. 本次调查诊断(是 1　否 0):过敏性鼻炎　□

Q39. 您的孩子是否有过或被诊断为荨麻疹(是 1,否 0)

Q40. 您的孩子是否有过反复的皮肤瘙痒或关节屈侧皮疹(是 1,否 0;若为否,跳至 Q41)　□

Q40a. 如是,此现象在孩子几岁时首次出现　1. <2 岁　2. ≥2 岁　□

Q40b. 如是,此现象是否与食物、环境、天气改变等有关(是 1,否 0)　□

Q41. 在最近 12 个月,您的孩子是否有过反复皮肤瘙痒或关节屈侧皮疹(是 1,否 0)　□

Q42. 您的孩子是否被诊断过湿疹或皮炎(是 1,否 0)　□

Q43. 体格检查(有 1 无 0)　1. 湿疹样皮损 □　2. 皮肤干燥、苔藓样变 □

Q44. **本次调查诊断**(是 1　否 0)　1. 湿疹 □　2. 特应性皮炎 □

Q45. 您的孩子有无进食某些食物后出现下列情况(在方框内打"√",若均"无",填 0,跳至 Q46)　□

　　1. 口唇、口腔或咽喉部有痒感、刺痛或红肿 □　　2. 皮疹、瘙痒 □

　　3. 腹痛、腹泻或呕吐(食物中毒除外)□　　　　4. 打喷嚏、流涕或鼻塞 □

　　5. 眼部发红、疼痛或流泪 □　　　　　　　　6. 咳嗽、喘息 □

　　7. 严重过敏反应(吞咽或呼吸困难、休克)　□

Q45a. 如是,由以下哪种食物引起(请在方框内打"√",可多选)

　　1. 牛奶或奶制品 □;　2. 鸡蛋 □;　3. 鱼虾 □;　4. 花生 □;　5. 坚果 □;　6. 小麦 □

　　7. 豆类或豆制品 □;　8. 水果 □;　9. 蔬菜 □;　10. 其他_____ □

Q45b. 如是,进食以上食物后多久出现上述症状

　　1. 10 分钟内;　2. 10~30 分钟;　3. 30 分~2 小时;　4. 2 小时后

Q45c. 如是,上述情况发生过几次　1. 1 次;　2. 2~4 次;　3. >4 次

Q45d. 如是,第 1 次出现上述症状时的年龄　□□ 岁　□□ 月

Q46. 过敏原检测(请在方框内打"√",可多选,如未进行以下检查,填 0,跳至 Q48)　□

　　1. 皮肤点刺 □　2. Cap-system 血清 IgE □　3. 非 Cap-system 血清 IgE □

　　4. 斑贴试验 □　5. 食物激发试验 □　6. 食物不耐受 □　7. 生物共振 □

Q47. 过敏原检测结果提示以下哪些过敏(请在方框内打"√",可多选,不包括过敏原检测 6. 和 7.)

　　1. 吸入性过敏原筛查(Phadiatop、过敏原筛查)□;　2. 食物筛查(Fx5E、过敏原筛查)□;　3. 过敏原总 IgE □;

　　4. 牛奶或奶制品 □;　5. 鸡蛋 □;　6. 鱼虾 □;　7. 花生 □;　8. 坚果 □;　9. 小麦 □;

　　10. 豆类或豆制品 □;　11. 水果 □;　12. 蔬菜 □;　13. 尘螨 □;　14. 霉菌 □;　15. 花粉 □;

　　16. 艾蒿 □;　17. 豚草 □;　18. 猫/狗毛 □;　19. 其他_____ □

Q48. 您的孩子是否被诊断过食物过敏(是 1,否 0)　□

Q49. 本次调查诊断(是 1,否 0):食物过敏　□

Q50. 妊娠情况:1. 足月　2. 早产(<37 周)　□

Q51. 生产情况:1. 顺产　2. 剖宫产　□

Q52. 出生体重:1. <2.5kg　2. 2.5~4.0kg　3. >4.0kg　□

Q53. 您的孩子生后 6 个月内是否纯母乳喂养(是 1,否 0;若"是",跳至 Q54)　□

Q53a. 如否(即混合/人工喂养),主要使用以下哪种　□

　　1. 鲜牛乳　2. 羊乳　3. 配方牛乳粉　4. 低敏配方乳　5. 豆乳　6. 羊乳粉　7. 其他_____

Q54. 您的孩子在多大时开始加蛋白质辅食(鸡蛋、牛羊肉、鱼虾、豆制品等)　□

　　1. 3 个月内　2. 4~6 个月　3. 6 个月后

Q55. 您的孩子是否用过抗生素治疗(是 1,否 0;若为否,跳至 Q56)　□

Q55a. 如是,在孩子多大时使用　1. 1 岁内 □　2. 1~2 岁 □　3. 3 岁后 □

Q55b. 如在 1 岁内用过,曾用过几次　1. 1 次　2. 2 次　3. ≥3 次

Q56. 近年您孩子居住的房子是:1. 平房　2. 板楼　3. 塔楼　4. 筒子楼　5. 其他_____　□

Q56a. 如为楼房,楼层是:1. 地下或半地下　2. 一层　3. 二层及以上　□

Q57. 您的房子在孩子出生后至目前是否装修过(是 1,否 0)　□

Q58. 您家墙面使用的材料是(请在方框内打"√",可多选)

　　1. 壁纸 □　2. 机织物 □　3. 木质板 □　4. 涂料 □　5. 油漆 □　6. 其他 □

Q59. 您家的家具使用的材料是(请在方框内打"√",可多选)

　　1. 实木 □　2. 模压板/纤维板/大芯板/胶合板 □　3. 其他_____ □

Q60. 您家的门窗使用的材料是(请在方框内打"√",可多选)

　　1. 实木 □　2. 铝合金 □　3. 塑钢 □　4. 模压 □　5. 其他_____ □

Q61. 冬天您家是否采暖(是 1,否 0)　□

Q61a. 如是,主要使用:1. 暖气　2. 烧煤/碳　3. 空调　4. 电热器　5. 其他_____　□

Q62. 夏天您家使用何种方式通风或制冷(请在方框内打"√",可多选):

　　1. 电风扇 □　2. 空调 □　3. 自然通风 □

Q63. 您家主要使用哪种燃料做饭

　　　　1. 煤气/天然气/液化气　2. 煤/碳　3. 电　4. 生物燃料(柴草、牛羊粪、沼气)　5. 其他　　　　□

Q64. 您家的天花板、墙壁、地板上是否有霉斑现象(是 1,否 0)　　　　□

Q65. 您家中是否使用地毯(是 1,否 0)　　　　□

Q66. 您家中是否养花草(是 1,否 0)　　　　□

Q67. 家中是否饲养动物(是 1,否 0;若为否,跳至 Q68)　　　　□

　　Q67a. 如是,为以下哪些(请在方框内打"√",可多选)

　　1. 猫 □　2. 狗 □　3. 鸟类 □　4. 家畜 □　5. 其他_____ □

Q68. 在孩子出生前后家中是否有人吸烟

　　(1 支/天,持续 1 月以上。是 1,否 0;若否,跳至 Q69)　　　　□

　　Q68a. 如是,谁?(请在方框内打"√",可多选)1. 母亲 □　2. 父亲 □　3. 其他人 □

Q69. 目前您家中是否有人吸烟(是 1,否 0;若为否,跳至 Q70)　　　　□

　　Q69a. 如是,谁?(请在方框内打"√",可多选)1. 母亲 □　2. 父亲 □　3. 其他人 □

　　Q69b. 如是,总吸烟量为:1. <10 支/日　2. <1 包/日　3. ≥1 包/日　　　　□

Q70. 您孩子的枕头使用的材料是:1. 荞麦皮　2. 蚕砂　3. 羽绒　4. 海绵　5. 化纤　6. 其他　　　　□

Q71. 您孩子的被褥使用的材料是:1. 棉　2. 羽绒　3. 蚕丝　4. 羊毛　5. 毛毯　6. 化纤　7. 其他　　　　□

被调查人姓名:_____　与孩子的关系:_____

调查员单位:_____　姓名(签字):_____

审核员单位:_____　姓名(签字):_____

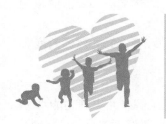

第十三章

社会与家庭养育及其他类评定量表

第一节　父母养育类评定量表

一、儿童用家庭功能评估量表（FFAS-C）

（一）量表概况

儿童用家庭功能评估量表（Family Functioning Assessment Scale for Children，FFAS-C）是以英国利兹大学的 Peter Stratton 教授于 2010 年编制的系统临床结果和常规评估问卷 15 条的版本（The Index of Systemic Clinical Outcome and Routine Evaluation，SCORE-15）为原型发展而来并进行中文版的修订，该量表的儿童版由英国的 Tom Jewell 等人于 2013 年进行修订。用于门诊医生快速地对病人的家庭功能做出判断或者治疗师在治疗开始前或治疗过程中对家庭治疗或夫妻治疗的效果进行随访和评估。在 Peter Stratton 教授的支持下，该量表中文版由栾风焕、杜亚松于 2016 年进行修订，保留了 15 个条目及 2 个开放型问题。

（二）量表编制要素

FFAS-C 为 7 岁以上儿童用的自评量表，包括 15 个条目，每个条目用一句话来描述家庭的某一个特征，儿童需要根据这句话来判断自己的家庭在多大程度上符合这句话的描述，分为 5 级评分（非常像我家、像我家、有点像我家、不太像我家、一点儿也不像我家），其中部分条目需反向计分。

量表分为 3 个因子：家庭优势（Family Strengths，FS）包含 5 个条目；家庭困难（Family Difficulties，FD）包含 4 个条目；家庭沟通（Family Communication，FC）包含 6 个条目。栾风焕等人于 2016 年制订上海 7~12 岁学龄期儿童常模见表 13-1。

表 13-1　各年龄段儿童 FFAS-C 总分及各维度得分

年龄	FS	FD	FC	总分
7~8 岁（n=497）	9.84±3.99	7.00±2.84	11.70±4.43	28.54±8.63
8~9 岁（n=713）	10.09±4.19	6.78±3.02	11.5±4.35	28.36±8.99
9~10 岁（n=723）	9.82±4.08	6.54±2.94	10.79±3.97	27.15±8.97
10~11 岁（n=755）	9.36±3.88	6.37±2.65	10.37±3.78	26.09±8.27
11~12 岁（n=233）	9.42±4.08	6.34±2.80	10.43±4.17	26.19±9.12
F	3.142	5.004	10.400	8.706
P	0.008	0.000	0.000	0.000

(三) FFAS-C 量表的信效度

1. FFAS-C 量表的信度 FFAS-C 的内部一致性信度为 0.808, 各因子的内部一致性信度在 0.603~0.729 之间, 分半信度为 0.822, 重测信度为 0.74。

2. FFAS-C 量表的效度 验证性因素分析显示量表有良好的 3 因子适配模型, 有良好的效标效度。

(四) 临床应用效果

FFAS-C 条目精练, 简单便捷, 儿童填写需时约 10 分钟, 可用于门诊医生快速了解患儿家庭功能水平、治疗师评估家庭治疗或夫妻治疗的疗效以及学校调查学龄期儿童家庭功能水平, 为家庭干预提供依据。量表的修订在尊重原量表的基础上结合我国实际文化背景, 综合了包括量表原作者在内的国内外专家的意见, 并通过验证具有较好的信度和效度, 在临床和科研领域具有广泛的使用价值。

(五) 注意事项

1. 量表为 7~12 岁儿童自评量表, 被试需具备与其年龄相当的智力水平。理论上无时间限制, 对于低年龄儿童可以由施测者依次序朗读各条目, 但不对条目做出解读, 由儿童独立做出判断。

2. 量表评估家庭优势、家庭困难、家庭沟通及家庭功能整体水平, 测试时不对以上测量内容做出解读, 施测者仅阅读指导语即可, 被试如有疑问, 可再次阅读指导语中的"举例"。

3. 首页信息中"家庭成员都有谁"需要由儿童自行判断, 包括儿童认可成为家庭成员的任何人, 例如保姆, 亲戚或同住的人。2 个开放型问题由儿童自由作答, 最后"这个问题的严重程度"指的是第二个问题中的"你家面对的最大问题"。

(六) 量表联系人及联系方式

栾风焕, E-mail: luanfh@sjtu.edu.cn; 杜亚松, E-mail: yasongdu@163.com。

(栾风焕　杜亚松)

参 考 文 献

[1] STRATTON P, BLAND J, JANES E, et al. Developing an indicator of family function and a practicable outcome measure for systemic family and couple therapy: the SCORE [J]. Journal of Family Therapy, 2010, 32(3): 232-258.

[2] TEH YY, LASK J, STRATTON P. From family to relational SCORE-15: an alternative adult version of a systemic self-report measure for couples and LGB People [J]. Journal of Family Therapy, 2017, 39(1): 21-40.

[3] JEWELL T, CARR A, STRATTON P, et al. Development of a children's version of the SCORE index of family function and change [J]. Family process, 2013, 52(4): 673-684.

[4] 栾风焕, 杜亚松, 钟向阳, 等. 儿童用家庭功能评估量表的信度和效度研究 [J]. 中国儿童保健杂志, 2017, 25(9): 868-867.

[5] 栾风焕, 杜亚松. 家庭功能评估量表的应用现状 [J]. 中国儿童保健杂志, 2016, 24(12): 1287-1289.

儿童用家庭功能评估量表

在正式填写之前,请你先填写以下信息:

你的名字:_____

今天的日期是:_____年____月____日

你的生日是:_____年____月____日

你是男孩还是女孩? 男孩_____ 女孩_____

你的家庭成员都有谁?_____

小朋友你好! 希望你能告诉我们关于你家庭的一些情况。我们列出了一些描述家庭的句子,请你告诉我们这些句子多大程度上符合你们家的情况。

1. 非常像; 2. 像; 3. 有点像; 4. 不太像; 5. 一点儿也不像。

举个例子:假如一个句子是"**我的家人喜欢待在一起**",如果你觉得这句话非常符合你们家的情况,那么它就非常好地描述了你的家庭,你应该在"非常像"这一格打"√",就像这样。

条目	符合你家庭情况的程度				
	非常像	像	有点像	不太像	一点也不像
我的家人喜欢待在一起	√1	2	3	4	5

不要花太长时间思考每道题目,每个问题只允许在一个你认为合适的格子里打"√",答案没有正确或错误之分,它只反映了你现在的想法。下面,就请你翻到反面一页认真作答吧,不要漏掉任何题目哦!

项目	符合你家庭情况的程度				
	非常像	像	有点像	不太像	一点也不像
1. 在我家,我们会互相讨论对自己来说很重要的事情	1	2	3	4	5
*2. ×××××	1	2	3	4	5
3. 在我家,每个人都能认真听其他人说话	1	2	3	4	5
4. 家里人有不同的意见会让我觉得很害怕,很担心	1	2	3	4	5
5. 在我家,我们觉得处理日常遇到的事情很吃力	1	2	3	4	5
6. 我的家人彼此信任	1	2	3	4	5
7. 待在家里让我觉得很痛苦	1	2	3	4	5
*8. ×××××	1	2	3	4	5
9. 我的家里总是会发生一个又一个麻烦事	1	2	3	4	5
10. 在我家,当有人不开心的时候,其他人都会去关心他/她	1	2	3	4	5
11. 在我家,很多事情总是会出错	1	2	3	4	5
12. 我们家的每个人都很讨厌彼此	1	2	3	4	5
13. 我的家人对彼此的生活插手或管得太多	1	2	3	4	5
*14. ×××××	1	2	3	4	5
15. 我们善于用新的方法去处理困难的事	1	2	3	4	5

注:*. 为了保护知识产权,量表中部分题目用"*×××××"代表,有需要者请与编制者联系。

你可以告诉我哪些"**词语**"能最好地描述你的家庭吗?

_____

此时此刻,你们家面对的**最大问题**是什么?

_____

这个问题对你们家来说有多严重?请在下面的横线上做标记:

没问题　　　　　　　　　　　　　　　　　　　　　　　　非常严重的问题

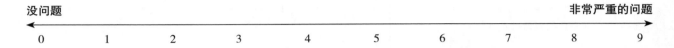

0　　　1　　　2　　　3　　　4　　　5　　　6　　　7　　　8　　　9

二、家庭关怀指数问卷(APGAR)

(一) 概况

家庭结构和家庭功能与个人的健康状况、疾病发生及预后均有密切关系。家庭关怀指数问卷(Family APGAR Index,APGAR)是一种以主观的方式来探讨病人对本身家庭功能满意程度的工具。该问卷1978年由美国西雅图华盛顿大学的Smilkstein医师根据家庭功能特征设计的,其特点是简单、快捷,能在很短时间(约5分钟)内,使青少年及以上的人受试者,对自己家庭进行主观的、量化的评价。

该量表评价家庭适应度(adaptation)、合作度(partnership)、成长度(growth)、情感度(affection)、亲密度(resolve)五个方面,因而又称为"家庭APGAR问卷"。

该问卷在国外广泛应用于临床研究和医疗服务中,用于筛查功能有障碍的家庭,进行适宜的家庭咨询和治疗。国内研究报告资料较少。1995年吕繁在国内作了介绍,1999年报告该问卷用于疾病患者的家庭国内研究。

(二) 问卷的评定内容与标准

1. 家庭APGAR问卷的项目组成

(1) 家庭适应度(adaptation):指家庭成员在遇到困难或危机时,能从家内、外获得哪些资源,能否帮助其解决问题。

(2) 合作度(partnership):指家庭成员间相互分担责任、解决问题和做决定的方式。

(3) 成长度(growth):指家庭成员在身心发展上得到其他成员的支持与引导的程度。

(4) 情感度(affection):指家庭成员间存在的相互关心、爱护的情感程度。

(5) 亲密度(resolve):指家庭成员间在时间、空间、金钱等方面的共享程度。

2. 家庭APGAR问卷的评定标准　评定方法有三分法和五分法。这里介绍三分法的评定标准:每个问题有3个答案可供选择:"经常这样"得2分,"有时这样"得1分,"几乎很少"得0分。将5个问题得分相加为总分。

总分7~10分表示家庭功能良好;4~6分表示家庭功能中度障碍;0~3分表示家庭功能严重障碍。

(三) 家庭APGAR问卷的信度与效度

1. 家庭APGAR问卷的信度　问卷编制者Smilkstein医师及国外研究者报告,家庭APGAR问卷的再测信度相关系数为0.80~0.83。

2. 家庭APGAR问卷的效度　Good的研究分别把Pless-Satterwhite问卷和临床医师评分作为效标考核家庭APGAR问卷的效度,表明家庭APGAR问卷与Pless-Satterwhite问卷得分的相关系数为0.80,与临床医师评分的相关系数为 0.64。

(四)临床应用评价

该问卷报告用于有心理问题的中学生、大学生及临床疾病患者的家庭功能评价,并逐步推广至全科医学中的家庭治疗指导工作。国内吕繁应用报告指出,家庭 APGAR 问卷的特点是简单、快捷,能在短时间内使青少年以上的受试者对自己的家庭进行评价。医生据此可指出家庭问题存在的可能层次。推广应用,可促进家庭单位保健的具体化和操作化。

(杨玉凤)

参 考 文 献

[1] 吕繁. 家庭 APGAR 问卷及其临床应用[J]. 国外医学. 医院管理分册,1995,(2):56-59.

[2] 吕繁,曾光. 家庭关怀度指数问卷测量脑血管病人家庭功能的信度和效度研究[J]. 中国公共卫生杂志,1999,15(11):987-988.

[3] 贾守梅,汪玲,施莹娟,等. 上海市学龄前儿童攻击性行为与家庭因素的关系[J]. 中华流行病学杂志,2011,(12):1216-1220.

[4] 钟宝亮,陈红辉,张建芳,等. 武汉市儿童少年行为问题的检出率及相关因素[J]. 中国心理卫生杂志,2010,(11):833-838.

家庭关怀指数问卷(APGAR)

项目	经常这样 (2)	有时这样 (1)	几乎很少 (0)
1. 当我遇到问题时,能从家人得到满意的帮助 补充说明:	2	1	0
2. 我很满意家人与我讨论各种事情以及分担问题的方式 补充说明:	2	1	0
3. 当我希望从事新的生活或发展时,家人都能接受且给予支持 补充说明:	2	1	0
4. 我很满意家人对我的情绪(喜、怒、哀、乐)表示关心和爱护的方式 补充说明:	2	1	0
5. 我很满意家人与我共度时光的方式 补充说明:	2	1	0

三、0~6 岁儿童家庭养育环境量表(CHNEQ)

(一)概述

0~6 岁儿童家庭养育环境量表(0~6 Years Child Home Nurture Environment Questionnaire,CHNEQ)由何守森等于 2008 年编制完成,包括 0~1 岁、1~3 岁和 3~6 岁 3 个年龄段的儿童家庭养育环境量表。

家庭是儿童生存的基本环境,尤其在儿童早期,家庭几乎是儿童发展的全部环境。关于早期家庭环境的评价,早在 1977 年 Bradley 等就成功编制了家庭环境观察评定量表(Home Observation for Measurement of the Environment Inventory,HOME)。由于该量表为观察量表,需要专业人员到家庭现场观察,比较费时费力。1986 年 Frankenburge 等以 HOME 为蓝本,修改编制了用于家庭环境评价的陈述量表——家庭环境筛查问卷(Home Screening Questionnaire,HSQ)。HOME 和 HSQ 量表在西方国家得到广泛应用,但国内一直没有进行引进和标化的版本出现,也没有自己编制的适合儿童早期的家庭养育环境量表。

随着国内儿童早期发展工作的迅速开展,家庭作为儿童生存与成长的基本环境,对儿童发展的重要性愈发显现,建立一套本土文化背景下的儿童早期家庭养育环境评价量表十分必要。鉴于 0~6 岁儿童发展十分迅速,各阶段发育内容变化很大,与之相对应的养育要求和家庭环境也有许多不同,因此将 0~6 岁细分为 3 个年龄阶段分别编制家庭养育环境问卷。

在儿童早期发展有关文献的研究的基础上,邀请国内 7 名资深早期教育专家和儿童保健专家进行儿童家庭养育环境的内容进行访谈,定义 3 个阶段儿童养育环境的内容,用逻辑法编制量表条目库,并分别通过数十名 0~1 岁、1~3 岁和 3~6 岁儿童父母的试验性调查,完成问卷条目的初步筛选,形成 0~1 岁、1~3 岁和 3~6 岁 3 个阶段的儿童家庭养育环境初始问卷。为进一步进行各个问卷条目的筛选,初步探索量表的潜在结构,整群随机抽取山东省三市一区一县城区 3 个月~1 岁、1~3 岁和 3~6 岁儿童父母分别为 232 名、223 名和 235 名进行"初始问卷"调查,应用 SPSS 13.0 软件进行探索性因素分析。剔除统计负荷不理想(<0.4)的条目,形成 0~1 岁、1~3 岁和 3~6 岁 3 个阶段的儿童家庭养育环境试用问卷。

兼顾大中小城市、地理位置分布和儿童年龄分布的前提下,正式测试采用分层随机抽样的方法,在山东省六市一区三县的城区分别抽取 498 名、591 名和 696 名 3 个月~1 岁、1~3 岁和 3~6 岁儿童父母进行测试,内容包括一般人口学资料问卷和 3 个阶段的儿童家庭养育环境试用问卷;同时对部分 3 个月~1 岁、1~3 岁儿童进行了 0~4 岁儿童神经心理发展量表测试,对部分 4~6 岁儿童完成了儿童行为问卷(CBCL)测试。所有测试均由经过专业培训的高年资儿童保健医生承担,使用统一的量表和工具。

首先对 0~1 岁、1~3 岁和 3~6 岁三个阶儿童家庭养育环境试用问卷测试数据进行项目分析,用 t 检验方法计算临界比率(critical ratio,CR),相关性分析计算各个条目与问卷总分相关系数。删除 CR 值达不到显著水平以及与总分相关系数 < 0.3 的条目。然后对保留条目进行二次探索性因素分析,以探求 0~1 岁、1~3 岁和 3~6 岁儿童家庭养育环境问卷变量间的潜在结构和共同因素。在对因素分析的适宜性作 KMO(Kaiser-Meyer-Olkin measure of sampling)检验和 Bartlett 球状检验的基础上,根据碎石检验(scree test)的结果确定共同因素的数量;采用主成分分析法抽取共同因素,求得初始变量相关矩阵,选用最大变异法(varimax)进行正交旋转,删除负荷量 <0.4 的条目,保留有效条目,分别形成以下 3 个问卷:①0~1 岁儿童家庭养育环境问卷;②1~3 岁儿童家庭养育环境问卷;③3~6 岁儿童家庭养育环境问卷。

然后分别进行相应的信度、效度检验、验证性因素分析和实证分析。

(二)量表的结构及评分标准

1. 量表的内容及结构

(1) 0~1 岁阶段:0~1 岁儿童家庭养育环境问卷由 32 个条目组成,涵盖感知/认知、情感温暖、忽视/限制、人际互动/喂养 4 个因素,分别包含 13 个、6 个、7 个和 6 个条目。

(2) 1~3 岁阶段:1~3 岁儿童家庭养育环境问卷由 41 个条目组成,涵盖情感温暖/环境气氛、社会适应/自理、语言/认知、忽视/惩罚 4 个因素,分别包含 11 个、13 个、10 个和 7 个条目。

(3) 3~6 岁阶段:3~6 岁儿童家庭养育环境问卷由 53 个条目组成,包含语言/认知、情感温暖/自我表达、社会适应/自我管理、忽视/干涉/惩罚、活动多样性/游戏参与、环境气氛 6 个因素,分别包含 12 个、8 个、11 个、11 个、6 个和 5 个条目。

2. 评分标准及结果分析 问卷由亲自带养孩子的家长完成,根据近期 6 个月自己家庭对孩子养育实际情况作答。各个条目均采用 Likert 1~5 级记分,1 分:从不;2 分:很少;3 分:有时;4 分:经常;5 分:总是。忽视/限制因子条目作反向记分。各个因子所包含的各个条目得分合计即为该因子得分。

在具体评价上,可以应用总分和各个因素得分对整个养育环境或因素做出评价。方法是根据总分和各个因素得分与常模百分位数比较。百分位数的划界值为 P_{15} 和 P_{85},总体或因素得分在 <P_{15} 为较差养育环境;>P_{85} 者为良好养育环境;两者之间者为一般养育环境。也可根据每个条目具体内容进行评价与指导。

（三）量表的信度及效度研究

1. 样本的代表性 兼顾城市规模、经济水平和地理分布,样本由山东省济南市、烟台市、临沂市、济宁市、德州市、菏泽市、淄博市淄川区、齐河县、费县、广饶县共 10 个市县城区各地随机抽取。0~1 岁阶段有效问卷 498 份,回收率为 94.68%。其中男 262 人,女 233 人;汉族 472 人,回族 26 人。1~3 岁阶段有效问卷 591 份,回收率为 95.01%。其中男 329 人,女 262 人;汉族 573 人,回族 16 人,其他民族 2 人。3~6 岁阶段有效问卷 696 份,回收率 94.30%。其中男 361 人,女 335 人;汉族 669 人,回族 19 人,其他民族 8 人。

2. 信度指标

（1）0~1 岁阶段:同质信度,总体 Cronbach's α 系数为 0.918,4 个维度的 Cronbach's α 系数分别为 0.893、0.811、0.773、0.651。分半信度,结果本量表 Guttman 分半信度为 0.875,4 个维度的分半信度分别为 0.849,0.772,0.704,0.652。重测信度,对其中 42 名被试在 2 个月后采用统一量表进行重测,两次施测结果进行相关分析,4 个因子及总体的相关系数 r 分别为 0.772、0.621、0.522、0.66 和 0.714。

（2）1~3 岁阶段因素:同质信度,问卷 Cronbach's α 系数为 0.930,4 个因素 Cronbach's α 系数分别为 0.861、0.890、0.809 和 0.714。分半信度,问卷 Guttman 分半信度为 0.871,4 个因素分半信度分别为 0.829、0.847、0.769 和 0.681。重测信度,对其中 42 名被试在 2 个月后采用同一问卷进行重测,结果显示因素 1、因素 2、因素 3、因素 4 和总体两次测试相关系数分别为 0.562、0.721、0.622、0.536 和 0.707。

（3）3~6 岁阶段:同质信度,Cronbach's α 系数为 0.931,6 个因素的 Cronbach's α 系数分别为 0.870、0.813、0.832、0.777、0.721 和 0.701。分半信度,问卷 Guttman 分半信度为 0.87,6 个因素的分半信度分别为 0.83、0.80、0.79、0.77、0.79 和 0.68。重测信度,对其中 46 名被试在 2 个月后采用同一问卷进行重测,两次施测因素 1、因素 2、因素 3、因素 4、因素 5 和因素 6 和总体分数的相关系数分别为 0.762、0.721、0.662、0.536、0.597、0.724 和 0.717。

3. 效度指标

（1）0~1 岁阶段:结构效度,问卷各因素间的相关在 0.360~0.645,各因素与总量表之间为 0.637~0.912,达到了中度到高度相关。标准关联效度,选择 0~4 岁儿童神经心理发展量表作为效标,来检验这次编制量表的同时效度,结果显示因素 1,因素 2、因素 3、因素 4 和量表总分均与儿童发育商（DQ）呈正相关关系,分别为 0.49、0.20、0.36、0.42 和 0.51。进一步应用验证性因素分析,拟合结果见表 13-1-2。拟合结果除 NFI 稍低外,CFI 和 RMSEA 均达到了统计学要求,本模型具有较好的拟合度。

（2）1~3 岁阶段:结构效度,各因素间相关系数在 0.305~0.656,呈中度相关,说明各个因素之间有一定的独立性。各因素与总体间相关系数在 0.529~0.900,均达到了高度的相关。标准关联效度,选择 0~4 岁儿童神经心理发展量表作为效标来检验该问卷的同时效度。187 名儿童 0~4 岁儿童神经心理发展量表测评结果显示,因素 1、因素 2、因素 3、因素 4 和总分与儿童 DQ 的相关系数分别是 0.314、0.458、0.459、−0.021 和 0.475。进一步应用验证性因素分析,拟合结果见表 13-2。拟合结果除 NFI 稍低外,CFI 和 RMSEA 均达到了统计学要求,本模型具有较好的拟合度。

（3）3~6 岁阶段

结构效度:相关分析显示本量表各因素间的相关系数在 0.360~0.645,各因素与总量表之间在 0.637~0.912,达到了中度到高度相关。

标准关联效度:因国内没有同类量表,选择 CBCL 作为效标来检验本量表的同时效度。随机选择 480 名 4~6 岁儿童同时完成 CBCL 行为问卷,Pearson 相关分析,结果显示除因素 5 外,其他各个因素以及总分与 CBCL 总分间呈一定程度的负相关,特别是本量表因素 2、因素 3 与 CBCL 的退缩因子、社交问题因子、注意问题因子之间,本量表因素 4 与 CBCL 的社交问题因子、注意问题因子、攻击性行为因子之间负性相关较为明显,有显著的统计学意义。所进行的验证性因素分析具体见表 13-2。

表 13-2　0~6 岁问卷验证性因素分析模型拟合指标

年龄/岁	χ^2	df	χ^2/df	NFI	CFI	RMSEA
0~1	1 109.005	458	2.421	0.839	0.912	0.065
1~3	2 136.694	773	2.764	0.869	0.903	0.060
3~6	2 685.089	1 259	2.133	0.843	0.916	0.049

（四）量表的应用情况

该量表在儿童健康管理、早期发展研究与技术服务中得到了较广泛地应用。通过对儿童家庭养育环境的测评，能够对家长进行系统的、针对性、个体化养育指导。在儿童心理行为异常的病因评估中，该量表的应用也可协助寻找关于养育环境中的影响因素。此外，近年一些学者应用该量表在儿童早期发展领域进行了较多基础性和应用性的相关研究，主要有儿童家庭养育环境与婴幼儿智力发育、依恋发展、自信建立、儿童气质、情绪-社会性发展、儿童早期行为问题以及早产低出生体重儿等高危儿早期干预等方面的研究。

（五）量表应用注意事项

家庭养育环境问卷除了可用于早期发展影响因素的研究，更多用于日常儿童健康管理和儿童早期发展评价与指导。由于养育环境问卷评价的是儿童所处家庭环境及家长的养育行为，因此对儿童的年龄界限要求不是特别严格。在实际工作中常常用于两种情形：一是用于发育偏离儿童的协助诊断，通过问卷回顾儿童前期的养育环境来寻找可能的影响因素，为干预治疗提供依据；二是用于正常儿童的养育指导，可采用回顾加前瞻的方式应用评价结果，主要用于指导家长改进养育方式，改善养育环境，促进儿童早期的全面发展与健康成长。

（何守森）

参 考 文 献

［1］Bradley RH, Caldwell BM. Home observation for measurement of the environment：a validation study ofscreening efficiency［J］. Am J Ment Defic, 1977, 81（5）：417-420.

［2］Frankenburg WK, Coons CE. Home Screening Questionnaire：its validity in assessing home environment［J］. J Pediatr, 1986, 108（4）：624-626.

［3］何守森，汪翼，孙宗花，等. 0-1 岁儿童家庭养育环境量表的编制及其信度效度研究［J］. 中国儿童保健杂志, 2008, 16（5）：503-506.

［4］何守森，汪翼，关春荣，等. 城市 1-3 岁儿童家庭养育环境量表的编制及其信度效度研究［J］. 中国儿童保健杂志, 2008, 16（06）：650-652.

［5］何守森，刘一霞，倪晨曦，等. 城市 3-6 岁儿童家庭养育环境量表的编制及其信度效度研究［J］. 中国儿童保健杂志, 2009, 2：134-136.

［6］马晓欣，何守森，关春荣，等. 学龄前儿童自信发展有关影响因素的研究［J］. 中国儿童保健杂志, 2011, 19（3）：224-226.

［7］鲍秀兰，郑毅，孙淑英，等. 0-3 岁早期综合干预培养婴幼儿健全人格的研究［J］. 中国儿童保健杂志, 2011, 19（7）：606-609.

［8］张艳，何守森，丁丽丽，等. 1-2 岁幼儿依恋特征及有关影响因素的探讨［J］. 中国儿童保健杂志, 2012, 20（11）：995-997.

［9］王静，何守森，王慧，等. 幼儿社会情绪发展影响因素的研究［J］. 中国儿童保健杂志, 2013, 21（12）：1250-1253.

［10］丁丽丽,何守森,周倩,等.家庭养育环境对儿童早期发育及情绪社会性发展的前瞻性研究［J］.中国儿童保健杂志,2016,24(9):910-916.

［11］田甜,宋佳,秦月意,等.江苏省学龄前儿童行为问题及其与家庭养育环境关系的研究［J］.中国儿童保健杂志,2017,25(12):1215-1217.

0~1岁儿童家庭养育环境问卷(城市版)

儿童姓名:_____　性别:_____　出生日期:_____年___月___日　填表人与儿童关系:_____

家长您好!

　　下面是关于孩子家庭养育环境的问卷,请根据近期6个月自己家庭对孩子养育情况如实回答。每题后面有从不(1)、很少(2)、有时(3)、经常(4)、总是(5)共5级备选答案,请在符合您孩子实际情况的等级选项数字上画"○",每题只选一个答案。

序号	项目	从不	很少	有时	经常	总是
1.	孩子活动的房间保持清洁、整齐	1	2	3	4	5
2.	让孩子参加早期潜能开发活动	1	2	3	4	5
3.	终日在外忙碌,很少有时间见到孩子	1	2	3	4	5
4.	关注孩子维生素/微量元素的营养状况	1	2	3	4	5
5.	孩子由亲生父母亲自看护	1	2	3	4	5
6.	把孩子捆扎得很紧,孩子四肢手足难以活动	1	2	3	4	5
7.	孩子的房间光线明亮,布置得丰富多彩	1	2	3	4	5
8.	带孩子离家到户外活动	1	2	3	4	5
9.	引导孩子翻身、爬行,探索周围环境	1	2	3	4	5
10.	拥有适合孩子年龄的图片、画书	1	2	3	4	5
11.	有意识的训练孩子发音	1	2	3	4	5
12.	看护人了解各种玩具的玩法及功用	1	2	3	4	5
13.	不太喜欢孩子,不愿和孩子在一起	1	2	3	4	5
14.	给孩子做被动体操、主动体操	1	2	3	4	5
15.	为了家庭或孩子的事情争吵、闹别扭	1	2	3	4	5
16.	有意识地让孩子接触认识各种物品	1	2	3	4	5
17.	有意识播放或哼唱音乐给孩子听	1	2	3	4	5
18.	对孩子的需求能够作出及时的回应	1	2	3	4	5
19.	亲吻、拥抱、爱抚孩子	1	2	3	4	5
20.	与孩子有肢体、目光的接触或交流	1	2	3	4	5
21.	对导致孩子的精神状态不佳的原因十分清楚	1	2	3	4	5
22.	与孩子一起玩玩具	1	2	3	4	5
23.	当孩子出现与平常不一样的表现便很着急	1	2	3	4	5
24.	有意识的和孩子说话	1	2	3	4	5
25.	训练孩子手的操控能力	1	2	3	4	5
26.	总担心孩子出事,把孩子限制得很死	1	2	3	4	5
27.	家里拥有适合孩子年龄的玩具	1	2	3	4	5
28.	感到带孩子很累、很烦	1	2	3	4	5
29.	注意学习了解婴幼儿发育和保健知识	1	2	3	4	5
30.	凭自己心情对孩子忽冷忽热	1	2	3	4	5
31.	给孩子及时、合理地添加各种辅食	1	2	3	4	5
32.	给孩子接触其他儿童一起玩耍、游戏的机会	1	2	3	4	5

填表日期:　　　年　月　日　　　审核医生:

1~3岁儿童家庭养育环境问卷(城市版)

儿童姓名:_____　性别:_____　出生日期:_____年____月____日　填表人与儿童关系:_____

家长:您好!

　　下面是关于孩子家庭养育环境的问卷,请根据近期6个月自己家庭对孩子养育情况如实回答。每题后面有从不(1)、很少(2)、有时(3)、经常(4)、总是(5)共5级备选答案,请在符合您孩子实际情况的等级选项数字上画"○",每题只选一个答案。

序号	项目	从不	很少	有时	经常	总是
1.	对家庭生活感到满意	1	2	3	4	5
2.	感到带孩子很烦、很累	1	2	3	4	5
3.	带孩子到商店、公园,参观各种展览	1	2	3	4	5
4.	家庭气氛融洽	1	2	3	4	5
5.	有多个可供儿童活动的房间	1	2	3	4	5
6.	与孩子一起阅读	1	2	3	4	5
7.	孩子活动的房间光线明亮,布置得丰富多彩	1	2	3	4	5
8.	带孩子离家到户外活动	1	2	3	4	5
9.	参加专业机构开展的儿童早期潜能开发活动	1	2	3	4	5
10.	拥有足够的适合孩子年龄的图书	1	2	3	4	5
11.	鼓励孩子做简单家务	1	2	3	4	5
12.	有意识训练孩子语言和发音	1	2	3	4	5
13.	有意识地鼓励孩子用笔涂画	1	2	3	4	5
14.	给孩子讲故事、诵诗歌	1	2	3	4	5
15.	引导帮助孩子进行手工活动或操作练习	1	2	3	4	5
16.	用恐怖的意象或故事(如大灰狼)吓唬孩子的自主行为	1	2	3	4	5
17.	及时、耐心解答孩子的发问	1	2	3	4	5
18.	给孩子提供机会与其他儿童一起玩耍游戏	1	2	3	4	5
19.	有意识按照公共准则引导和规范孩子的行为	1	2	3	4	5
20.	有意识引导孩子认知形状、大小、颜色、数字等	1	2	3	4	5
21.	鼓励孩子用语言表达自己的要求	1	2	3	4	5
22.	和孩子一起听音乐	1	2	3	4	5
23.	感到孩子可爱,喜欢和孩子在一起	1	2	3	4	5
24.	亲吻、拥抱、爱抚孩子	1	2	3	4	5
25.	总担心出事,把孩子限制得很死	1	2	3	4	5
26.	对孩子的精神状态不佳的原因十分清楚	1	2	3	4	5
27.	让孩子自己尝试穿衣、做事	1	2	3	4	5
28.	有意识训练孩子定时定点排便的习惯	1	2	3	4	5
29.	惩罚(叱骂、打屁股、罚站等)孩子	1	2	3	4	5
30.	让孩子和父母一起自行吃饭	1	2	3	4	5
31.	有意识引导孩子认知事物、发展词汇	1	2	3	4	5
32.	鼓励孩子做力所能及的事情	1	2	3	4	5
33.	与孩子经常有肢体、目光、言语的接触或交流	1	2	3	4	5

续表

序号	项目	从不	很少	有时	经常	总是
34.	了解各种玩具的玩法及其作用	1	2	3	4	5
35.	不喜欢孩子,不愿和孩子在一起	1	2	3	4	5
36.	对儿童早期潜能开发十分重视	1	2	3	4	5
37.	拥有足够的适合孩子年龄的玩具	1	2	3	4	5
38.	凭自己心情对孩子忽冷忽热	1	2	3	4	5
39.	孩子活动的房间保持整齐、清洁	1	2	3	4	5
40.	为家庭或孩子的事情而争吵、闹别扭	1	2	3	4	5
41.	对孩子的需求能够做出及时地回应	1	2	3	4	5

填表日期:_____年____月____日   审核医生:_____

3~6岁儿童家庭养育环境问卷(城市版)

儿童姓名:_____ 性别:_____ 出生日期:_____年____月____日 填表人与儿童关系:_____

家长:您好!

下面是关于孩子家庭养育环境的问卷,请根据近期6个月自己家庭对孩子养育情况如实回答。每题后面有从不(1)、很少(2)、有时(3)、经常(4)、总是(5)共5级备选答案,请在符合您孩子实际情况的等级选项数字上画"○",每题只选一个答案。

序号	项目	从不	很少	有时	经常	总是
1.	对家庭生活感到满意	1	2	3	4	5
2.	有意识和孩子一起唱歌、听音乐	1	2	3	4	5
3.	带孩子外出去郊区野外活动	1	2	3	4	5
4.	家庭气氛融洽	1	2	3	4	5
5.	有多个可供儿童活动的房间	1	2	3	4	5
6.	与孩子一起阅读,并引导孩子自行阅读	1	2	3	4	5
7.	孩子活动的房间光线明亮,布置得丰富多彩	1	2	3	4	5
8.	及时并耐心解答孩子的各种问题	1	2	3	4	5
9.	有意识按照公共准则引导和规范孩子的行为	1	2	3	4	5
10.	拥有足量适合孩子年龄阅读的图书	1	2	3	4	5
11.	家长了解各种玩具的玩法及其功用	1	2	3	4	5
12.	与孩子一起玩玩具,进行角色游戏	1	2	3	4	5
13.	引导孩子探索认识各种事物间的相互关系	1	2	3	4	5
14.	给孩子讲故事、诵诗歌	1	2	3	4	5
15.	用恐怖的意象或故事(如大灰狼)吓阻孩子的自主行为	1	2	3	4	5
16.	对孩子的良好行为及时进行肯定、鼓励	1	2	3	4	5
17.	让孩子参加各种户外活动(跑动,攀爬、游戏等)	1	2	3	4	5
18.	带孩子观看表演、参观博物馆	1	2	3	4	5
19.	让孩子和其他儿童一起玩耍、游戏	1	2	3	4	5
20.	凭自己心情对孩子忽冷忽热	1	2	3	4	5
21.	鼓励孩子生活自理(吃饭、穿衣、洗漱)	1	2	3	4	5

续表

序号	项目	从不	很少	有时	经常	总是
22.	有意识帮助孩子认知形状、大小、颜色、数字等	1	2	3	4	5
23.	和孩子进行目光、言语的交流	1	2	3	4	5
24.	亲子出现敌对或冲突	1	2	3	4	5
25.	有意识地训练孩子执笔、用笔和图画	1	2	3	4	5
26.	总担心出事，把孩子限制得很死	1	2	3	4	5
27.	延迟满足孩子要求，有意识锻炼孩子的自控能力	1	2	3	4	5
28.	感到孩子可爱，愿意和孩子在一起	1	2	3	4	5
29.	拥抱、爱抚孩子	1	2	3	4	5
30.	引导孩子和其他儿童的合作与竞争	1	2	3	4	5
31.	对孩子的不高兴或痛苦的原因十分清楚	1	2	3	4	5
32.	感到带孩子很累、很烦	1	2	3	4	5
33.	家长之间对孩子的行为规范要求和教育方式一致	1	2	3	4	5
34.	鼓励孩子做家务（整理物品、打扫卫生等）	1	2	3	4	5
35.	对孩子关怀备至，包办一切事务	1	2	3	4	5
36.	有意识培养孩子的良好生活习惯	1	2	3	4	5
37.	引导孩子进行手工活动或操作练习	1	2	3	4	5
38.	让孩子自己自主管理自己的物品	1	2	3	4	5
39.	给孩子自己做决定的机会	1	2	3	4	5
40.	惩罚（叱骂、打屁股、罚站等）孩子	1	2	3	4	5
41.	鼓励并提供机会让孩子克服困难解决自己的问题	1	2	3	4	5
42.	为家庭或孩子的事情而争吵	1	2	3	4	5
43.	鼓励孩子尽量用语言表达自己	1	2	3	4	5
44.	经常强迫孩子多吃一点	1	2	3	4	5
45.	拥有足量的与年龄适宜的玩具	1	2	3	4	5
46.	对孩子任何事情都要干涉	1	2	3	4	5
47.	给孩子的诉说、表达或申辩的机会	1	2	3	4	5
48.	带孩子到商店、公园	1	2	3	4	5
49.	赞赏孩子的好奇心，有意识培养孩子兴趣	1	2	3	4	5
50.	无端向孩子发脾气	1	2	3	4	5
51.	有意识帮助孩子认知事物，扩大词汇	1	2	3	4	5
52.	保持孩子活动的房间清洁、整齐	1	2	3	4	5
53.	对孩子的需求能够作出及时的回应	1	2	3	4	5

填表日期：　　　年　　月　　日　　　　审核医生：

四、婴儿-学步儿家庭环境观察评估表（IT-HOME）

（一）概述

家庭作为儿童生存的基本环境，对儿童各方面的发展都有重要的、潜在的影响，家庭环境对于多数个体而言，是早期发展最为依赖、最为重要的养育环境因素。考察早期家庭养育环境是儿童早期发展促进、儿童保健的现实需要。

家庭环境在家庭环境和儿童发展的相关研究中，家庭环境观察评估表（Home Observation for Measurement of the Environment，HOME）是应用较广泛的评估工具之一。HOME 评定估表是由 Bettye M. Caldwell 和 Robert H.Bradley 在 20 世纪 60 年代的一项纵向研究中首次编制并使用的。该评估的理论基础是 Bronfenbrenner 的生态系统理论，该理论将个体发展所处的相互嵌套且不断变化的环境称为行为系统。该评估表的目的在于测量自然环境下，儿童在家庭中可得到的激励和社会情感的支持等各个方面的数量和质量，关注儿童在与家庭环境有关的客体、事件及其相互作用中得到的信息。该评估表纳入了一系列不同的社会和物理指标，并根据儿童不同的年龄阶段划分为 4 个版本：婴儿-学步儿版（0~3 岁），儿童早期版（3~6 岁），儿童中期版（6~10 岁）和青春期早期版（10~15 岁）。其中，婴儿/学步儿版 HOME 评估表（IT-HOME）已经在世界各国家和地区被广泛应用。研究表明，IT-HOME 各维度及总分和儿童发展的许多方面相关显著，包括依恋、认知、动作、语言、社会情绪性和学业成就。同时，IT-HOME 得分也与家庭社会经济地位及其他家庭风险因素显著相关。

有中国研究者曾将 HOME 评估表修改为问卷形式，虽然问卷形式操作较为简便，但在填写过程中，家长可能会由于社会期望而存在隐瞒行为，会对问卷中的一些消极反应做出不符合实际情况的回答，问卷所得的信息也没有观察和访谈得到的信息内容完整。首都师范大学心理学院王争艳教授、卢珊副教授及其团队对该评估表的跨文化适用性进行了研究，考察了该评估表中文版的信度和效度，以期为中国的婴儿-学步儿的家庭环境的评估和测量提供可靠和有效的工具。

（二）量表结构及评分标准

1. 量表的内容及其结构介绍　家庭环境观察评估表——婴儿-学步儿版（IT-HOME）该评估表适用于测查从出生~3 岁的婴儿-学步儿家庭环境。评估表包括 45 个条目，分为 6 个维度：反应性：11 条；接纳性：8 条；组织性：6 条；学习材料：9 条；卷入性：6 条；多样性：5 条。

2. 评分标准及结果分析　HOME 考察条目分为观察项、访谈项和两者均可这 3 类，但并没有设定单独的观察和访谈时间，观察是融入访谈之中的。而访谈又可以采取半结构化和结构化的形式，计分是结合在施测过程中的。

评估条目采取"是/否"二分计分法，统计各维度"是"的数目，计为维度得分，6 个维度得分之和计为总评估表得分。观察者之间的一致性要求达到 0.9 及以上。

（三）量表的信效度

在 164 名 12~36 个月的儿童中发现，中文版婴儿-学步儿家庭环境观察评估表（ITHOME-C）的观察者一致性系数为 0.941；各维度和学步儿的认知、精细动作和粗大动作有显著相关，能够有效区分城市和流动家庭的家庭环境，具有较好的外部效度。

（四）量表的临床应用

中文版 IT-HOME 是一个有效的测量工具，可以用来对 0~3 岁婴儿和学步儿的家庭环境进行评估。另外，还可以进一步考察家庭环境质量的某些方面和儿童认知、情绪和社会性发展的联系。

（五）量表的特点及使用中的注意事项

1. **施测条件**　该评估表应在孩子自然生活情境下对家庭环境和亲子互动进行观察，以及对主要看护者进行访谈。孩子处于觉醒状态，并且和主要看护人同在家中。施测者要保持轻松自然的谈话，努力让主要看护者自然、不拘谨。

2. **施测时长**　在 HOME 指导手册中，并没有明确规定整个施测的精确时长，只是大致提到"1个小时左右"。参照已有研究中大多数将 HOME 施测实际界定为"45~90 分钟的家庭访问"，建议在我们的研究中，统一时间标准，限定为 1 个小时，但要注意需要满足作者的要求测查到所有的 HOME 条目。

3. **施测计分**　HOME 考察条目分为观察项、访谈项和两者均可这 3 类，但并没有设定单独的观察和访谈时间，观察是融入访谈之中的。而访谈又可以采取半结构化和结构化的形式，计分是结合在施测过程中的。

（六）量表开发者及联系方式

北京市海淀区首都师范大学心理学院儿童早期发展中心，E-mail：cdcenter@sina.com。

（王争艳）

参　考　文　献

［1］BRADLEY RH，CORWYN RF. Caring for children around the world：A view from HOME［J］. International Journal of Behavioral Development，2005，26：468-478.

［2］JENNIFER，CHIANG TL，BRADLEY RH，et al. Adaptation and validation of the home-sf as a caregiver report home environment measure for use in the Taiwan birth cohort study（tbcs）［J］. Early Child Development & Care，2011，181（181）：949-965.

［3］BRONFENBRENNER U，CECI SJ. Nature-nurture reconceptualizedin developmental perspective：abioecological model［J］.Psychological Review，1994，101（4）：568- 586.

［4］BRADLEY RH，CALDWELL BM，CORWYN RF，et al. The child care home inventories：assessing the quality of family child care homes［J］. Early Childhood Research Quarterly，2003，18（3）：294-309.

［5］BRADLEY RH. Children's home environments，health，behavior，and intervene- tionefforts：a review using the home［J］. Genetic Social & General Psychology Monographs，1993，119（4）：437-490.

［6］何守森，汪翼，关春荣，等 . 城市 1~3 岁儿童家庭养育环境量表的编制及其信度效度研究［J］. 中国儿童保健杂志，2008，16（6）：650-652.

［7］卢珊，李璇，姜霁航，等 . 中文版婴儿-学步儿家庭环境观察评估表的信效度分析［J］. 中国临床心理学杂志，2018（2）：244-248.

五、父母养育和家庭适应量表（PAFAS）

（一）概述

父母养育和家庭适应量表（Parenting and family adjustment scales，PAFAS）是由澳大利亚昆士兰大学 Matthew R Sanders 等于 2013 年设计，2015 年编制而成，其中文版本于 2016 年翻译修订。该工具可用于父母养育实践和家庭适应力地评估,适用于评价公共卫生、个人或团体育儿干预措施时养育实践和家长适应力的变化。

(二)量表结构及特点

1. 量表结构 该量表适用于2~12岁儿童家长。该量表共有30个条目,包括父母养育和家庭适应两个分量表。关于父母养育部分有18个条目,涉及养育一致性、强迫性、鼓励性和亲子关系4个维度,用于测量养育实践与亲子关系质量。家庭适应部分包括12个条目,对应父母适应、家庭关系和父母协作三个维度,用于测量父母情感适应与教养中的家庭支持。每一个条目采用Lidek 4级评分,"完全不符""有点符合""比较相符""完全符合"分别对应0、1、2、3。

2. 使用方法 本工具为家长自填式问卷。

3. 评价标准 评价时对量表中所选结果进行计分,其中包括17道反向计分题。各维度条目结果之和为各维度的得分,分量表得分相加为总分,分数越高表明功能失调程度更高。

(三)工具的信效度及临床应用研究

1. 工具的信效度 该工具的英文版具有良好的内部一致性(0.70~0.96)以及令人满意的结构效度(0.40~0.87)和预测效度,并且在澳大利亚、西班牙和中国的2~12岁儿童父母中都具有良好的信效度。

2. 临床应用研究 该工具被广泛用于澳大利亚及其他国家的父母积极养育项目的家长状况评估,也有将该工具用于评价发育困难儿童的家长能力。我国城市地区0~5岁儿童父母在PAFAS量表中的总得分为21.42(13.42~28.42)分,其中父母养育和家庭适应两个分量表得分为14.00(11.00~17.70)分和7.70(3.70~11.70)分;在该研究中的PAFAS总分的Cronbach's为0.79,提示具有较好的信度。

(四)量表特点及注意事项

1. 问卷特点 该工具有利于儿童保健服务者和研究者较全面地了解儿童父母的养育方式和家庭适应情况,具有简便、快速等优点。

2. 注意事项 该工具目前主要用于研究,其在临床评价和指导中的作用尚有待进一步探讨。

(张 悦)

参 考 文 献

[1] GUO M,MORAWSKA A,FILUS A. Validation of the Parenting and Family Adjustment Scales to Measure Parenting Skills and Family Adjustment in Chinese Parents [M]. Measurement & Evaluation in Counseling & Development,2016.

[2] 杨金柳行,张悦,冯围围,等. 中国城市地区0-5岁儿童养育实践相关因素分析[J]. 中华流行病学杂志,2019,40(4):422-426.

[3] SANDERS MR,MORAWSKA A,HASLAM DM,et al. Parenting and Family Adjustment Scales (PAFAS):validation of a brief parent-report measure for use in assessment of parenting skills and family relationships [J]. Child Psychiatry Hum Dev,2014,45(3):255-272.

[4] MEJIA A,FILUS A,CALAM R,et al. Measuring Parenting Practices and Family Functioning with Brief and Simple Instruments:Validation of the Spanish Version of the PAFAS [S]. Child Psychiatry & Human Development,2015,46(3):426-437.

[5] MA JLC,WONG TKY,LAU YK,et al. Parenting Stress and Perceived Family Functioning of Chinese Parents in Hong Kong:Implications for Social Work Practice [M]. Asian Social Work and Policy Review,2011.

[6] HAAR K,EL-KHANI A,MOLGAARD V,et al. Afghanistan field implementation team. Strong

families：a new family skills training programme for challenged and humanitarian settings：a single-arm intervention tested in Afghanistan［J］. BMC Public Health，2020，20（1）：634-639.

［7］SUMARGI A，FILUS A，MORAWSKA A，et al. The Parenting and Family Adjustment Scales（PAFAS）：an Indonesian Validation Study［S］. Journal of Child & Family Studies，2017.

［8］潘虹地，张悦，唐鹤，等. 卡瑞坦尼家长育儿信心量表的中国城市地区婴幼儿家长中的常模研究［J］. 中华预防医学杂志，2021，55（10）：1209-1213.

六、卡瑞坦尼养育信心量表（KPCS）

（一）概述

育儿信心体现了父母及照养人在育儿过程中的胜任感。卡瑞坦尼养育信心量表（Ka Otane Parenting Coofidench Scale，KPCS）由 Cmcnh 等于 2007 年研制，用于评价参与照养的 0~12 月龄婴儿父母或照养人育儿信心的工具。

（二）量表结构及特点

1. 量表结构　共有 15 个条目，内容涉及日常照顾、对儿童的支持、对角色的认同、获得外界支持等方面。采用 Lidert S 级评分，"几乎不""很少""有时"和"经常"由 0、1、2、3 分代表。中国疾病预防控制中心妇幼保健中心对该量表的中英文条目表述进行校对和修订，用于我国 0~6 岁婴幼儿家长中，具体条目见参考文献。

2. 使用方法与评价标准　该工具为问卷式，总分由各条目得分累积相加，共 45 分。原量表在澳大利亚人群中将临床界值划分为：≥40 为非临床范围，36~39 分为轻度，31~35 为中度，<31 为重度。在我国城市地区婴幼儿家长中应用获得 KPCS 中文版中总分的第 50 百分位得分为 41 分，研究者将 38 分及以上界定为非临床干预范围；得分在 33~30 分和 29 分及以下为中、重度的育儿信心严重不足，建议进行临床干预。

（三）工具的信效度及临床应用研究

1. 工具的信效度　KPCS 英文版具有可接受的内部一致性（0.81）、重测信度（0.88）、判别效度和收敛效度。以 39 分及以下为界值，量表的敏感性为 86%，阳性预测值和阴性预测值都为 88%。在北京、重庆、青岛、柳州和马鞍山 5 市的妇幼保健院进行信效度的评价，其内在一致性 Cronbach's α 系数为 0.86，提示具有较好的信度。在北京市海淀区妇幼保健院和安徽马鞍山妇幼保健院进行了信效度的评价，重测信度为 0.817，折半信度为 0.789。

2. 临床应用研究　KPCS 被证明是临床服务中用于评价父母养育效能的有效工具。该工具在我国被用于中国疾病预防控制中心妇幼保健中心的"中国城市地区 0~6 岁儿童家庭养育状况调查"，在丹麦被用于 "Incredible Years™ Parents and Babies Program" 的项目评价。

（四）量表特点及注意事项

1. 量表特点　该量表以自我效能理论为基础，具有操作简单、评分容易等特点，尤其适用于临床服务中快速了解家长的心理状态，从而提供有针对性地解释和指导。

2. 注意事项　建议使用该量表总分进行育儿信心水平的总体评价，不建议使用各因子部分进行分析评价。

（五）量表原文及修订者联系方式

该工具用于临床使用或研究时，可登录卡瑞坦尼官方网址。

（张　悦）

参 考 文 献

［1］CRNCEC R，BARNETT B，MATTHEY S. Development of an instrument to assess perceived self-efficacy in the parents of infants［J］. Res Nurs Health，2008，31（5）：442-53.

［2］潘虹地，张悦，唐鹤，等. 卡瑞坦尼家长育儿信心量表的中国城市地区婴幼儿家长中的常模研究［J］. 中华预防医学杂志，2021，55（10）：1209-1213.

［3］杨金柳行，张悦，冯围围，等. 中国城市地区 0-5 岁儿童养育实践相关因素分析［J］. 中华流行病学杂志，2019，40（4）：422-426

［4］杨金柳行，张悦，张良芬，等. 家长育儿信心量表的汉化及信效度检验［J］. 中华预防医学杂志. 中华预防医学杂志，2021，55（10）：811-817.

［5］MAIKEN，PONTOPPIDAN. The effectiveness of the Incredible Years™ Parents and Babies Program as a universal prevention intervention for parents of infants in Denmark：study protocol for a pilot randomized controlled trial［M］. Trials，2015.

［6］ČRNČEC R，BARNETT B，MATTHEY S. Karitane Parenting Confidence Scale：Manual［S］. Sydney：Sydney South West Area Health Service，2008.

七、婴幼儿养育问卷（BCQ）

（一）概述

1. **编制目的及意义**　婴幼儿养育问卷（The Baby Care Questionnaire，BCQ）是英国 Alice Winstanley，Merideth Gattis 于 2013 年编制的。婴幼儿期是一个需要父母对其进行高度保护及悉心考虑其营养、睡眠及情感依恋的时期。对于如何满足婴幼儿的需要及特定的养育行为，世界各地的父母所做出的决定是不同的，制订与文化背景相适应的关于婴幼儿养育原则的工具就显得尤为必要，以便评估及降低在每位婴幼儿养育过程中所存在的风险性。

2. **编制过程简介**　综合有关婴幼儿期养育的文献、养育书籍、有关父母建议的网络资源以及关于父母养育的网址及论坛的相关讨论，共选定了最初的 58 项条目。经外部顾问的提议最终确定为 48 项条目，并分为若干组别。通过对志愿者父母关于这些条目的认识度进行访谈，对其中的相关表达及概念做出修改。最后再对于修改后的量表进行验证。BCQ 中文版的修订及标准化过程已开始进行。

（二）量表的结构及评分标准

1. **量表的内容及结构介绍**　BCQ 是以问卷调查的方式进行测试的。BCQ 问卷结构和协调性两大因子组成，分为喂养、睡眠、安抚三类共 48 条。

2. **BCQ 的测试**　测试需要的时间为 10~20 分钟（试填时间）。测试项目通俗易懂，操作要求不高。测试适用对象：期待孕育下一代的个体或是 0~2 岁婴幼儿的父母。

（三）量表的信度及效度研究

1. **抽样的代表性**　样本抽取于英国的关于对发展心理学感兴趣的家庭名单。

2. 信效度研究指标 BCQ 问卷的 Cronbach's α 系数数大于 0.7。并且有较好地效度。

（四）问卷的特点及使用中的注意事项

1. 特点 在婴幼儿养育的领域，此量表是第一个综合养育原则及实践进行调查的量表。

2. 注意事项 为研究不同社会文化背景下的心理现象，我们首先必须保证在同等的基础结构上进行评价，以保证测量的等价性。

（五）量表原文及修订者联系方式。

修订者：Merideth Gattis；联系方式：E-mail：gattism@cardiff.ac.uk。

陈佳，联系方式：E-mail：chenjia8410@163.com。

（陈 佳）

参 考 文 献

WINSTANLEY A，GATTIS M. The Baby Care Questionnaire：a measure of parenting principles and practices during infancy［J］. Infant Behav Dev，2013，36（4）：762-775.

婴幼儿养育问卷（BCQ）

A1. i）请回想昨晚、前晚、大前晚，你的宝宝在哪里睡觉？请选出"√"所有合适的答案。

a）医院 _____ e）我的床 _____

b）在宝宝自己的卧室内婴儿床 _____ f）其他地方 _____

c）在我卧室的婴儿床 _____ g）在其他亲人或保姆的床 _____

d）在其他亲人或保姆卧室的婴儿床 _____

ii）请你估计昨晚、前晚、大前晚，你宝宝每晚总共睡了多少时间。

每晚总共的睡眠时间

昨晚 _____ 小时 _____ 分钟

前晚 _____ 小时 _____ 分钟

大前晚 _____ 小时 _____ 分钟

iii）请你估计昨晚、前晚、大前晚，你宝宝每晚总共醒来多少次。

每晚醒来的次数

昨晚 _____ 次

前晚 _____ 次

大前晚 _____ 次

A2. 请细心阅读以下每一句，并选出你对每题的意见：十分同意、同意、不同意或十分不同意。

项目	十分同意	同意	不同意	十分不同意
很难判断宝宝什么时候需要睡眠	☐	☐	☐	☐
活动休息不定时，宝宝晚上也能安睡	☐	☐	☐	☐
固定的睡眠时间会让父母难以享受亲子时间	☐	☐	☐	☐
固定的入睡方法会让父母难以享受亲子时间	☐	☐	☐	☐

项目	十分同意	同意	不同意	十分不同意
无论父母怎么做,宝宝夜里都会醒来又再入睡	☐	☐	☐	☐
我晚上应该要听到宝宝发出的声音	☐	☐	☐	☐
要宝宝定时睡觉会使宝宝不开心	☐	☐	☐	☐
尽早制定有规律的睡眠时间表很重要	☐	☐	☐	☐
安静的房间利于宝宝安睡	☐	☐	☐	☐
固定的睡眠时间表对宝宝有益	☐	☐	☐	☐
有时候,宝宝会比平日需要多一点或少一点睡眠	☐	☐	☐	☐
宝宝夜里醒来时若能与父母有身体接触,对宝宝有益	☐	☐	☐	☐
当宝宝夜里哭闹想知道身旁有没有人,父母最好不要采取任何行动	☐	☐	☐	☐

B1. i) 你现在怎样喂哺你的宝宝?请"√"出所有合适的答案。

a) 母乳 _____   e) 糊状食物 _____
b) 奶粉 _____   f) 固体食物 _____
c) 事先准备的母乳 _____   g) 牛奶 _____
d) 母乳库 _____

ii) 请你估计昨天、前天、大前天,你每天总共花多少时间喂哺你的宝宝(请只回顾你自己照顾宝宝的时间,不用考虑别人照顾宝宝的时间)。

每天总共时间

昨天 _____ 小时 _____ 分钟
前天 _____ 小时 _____ 分钟
大前天 _____ 小时 _____ 分钟

B2. 请细心阅读以下每一句,并"√"出你对每题的意见:十分同意、同意、不同意或十分不同意。

项目	十分同意	同意	不同意	十分不同意
喂哺宝宝的方式会随年龄自然改变	☐	☐	☐	☐
有规律的喂哺能使宝宝平和、满足	☐	☐	☐	☐
平日习惯用的喂哺时间表容易落实	☐	☐	☐	☐
平日习惯用的喂哺方法容易落实	☐	☐	☐	☐
定时喂哺的一个风险就是宝宝可能吃不够	☐	☐	☐	☐
父母应该找出一个适合宝宝的饮食规律及程序	☐	☐	☐	☐
依照宝宝的喜好或意愿来喂哺,会引起问题	☐	☐	☐	☐
依照日常惯用的喂哺时间表,会令父母比较难尽情享受做父母的乐趣	☐	☐	☐	☐
依照日常惯用的喂哺方法,会令父母比较难尽情享受做父母的乐趣	☐	☐	☐	☐
尽早制定喂哺时间表很重要	☐	☐	☐	☐
给宝宝一点奶或食物是试探宝宝是否饿了的一个好方法	☐	☐	☐	☐
宝宝不知道自己什么时候肚子饿	☐	☐	☐	☐
即使不饿,宝宝也会吃给他们的奶或食物	☐	☐	☐	☐
宝宝不会跟从固定的饮食时间表	☐	☐	☐	☐

C1. i) 请你估计昨天、前天、大前天,宝宝每天总共哭多少时间。请只估计你和宝宝在一起的时候(例如,不要计算宝宝在托儿所的时间)。

每天哭的总共时间

昨天	_____ 小时	_____ 分钟
前天	_____ 小时	_____ 分钟
大前天	_____ 小时	_____ 分钟

ii) 请你估计昨天、前天、大前天,你每天总共用多少时间搂着或抱着你的宝宝。这包括宝宝在背带的时间。请不要包括别人照顾宝宝的时间。

每天搂抱宝宝的总共时间

昨天	_____ 小时	_____ 分钟
前天	_____ 小时	_____ 分钟
大前天	_____ 小时	_____ 分钟

C2. 请细心阅读以下每一句,并选出你对每题的意见:十分同意、同意、不同意或十分不同意。

项目	十分同意	同意	不同意	十分不同意
活动休息有规律的宝宝比较少哭	☐	☐	☐	☐
宝宝哭闹不会受平日活动或休息的时间表影响	☐	☐	☐	☐
宝宝哭闹不会受平日活动或休息的方法影响	☐	☐	☐	☐
家长应尽快照顾正在哭闹的宝宝	☐	☐	☐	☐
让宝宝按照固定的时间表活动或休息,他/她就会更爱哭	☐	☐	☐	☐
让宝宝按照固定的方法活动或休息,他/她就会更爱哭	☐	☐	☐	☐
宝宝哭闹的原因没办法知道	☐	☐	☐	☐
"让宝宝有一段固定的时间平复不安的情绪,并每周延长这段时间"是一个好主意	☐	☐	☐	☐
轻抚和轻摇等身体接触有助于安抚宝宝	☐	☐	☐	☐
日间经常抱宝宝会造成宝宝要求更多	☐	☐	☐	☐
不快些回应哭闹的宝宝,会令宝宝日后哭得更多	☐	☐	☐	☐
按照固定的时间表活动或休息,有助于安抚情绪不安的宝宝	☐	☐	☐	☐
日常活动休息是否规律跟宝宝的哭闹没有关系	☐	☐	☐	☐
不理会哭闹的宝宝,会令宝宝缺乏安全感	☐	☐	☐	☐

D1. 你从哪里获取育儿心得? 请"√"所有合适的答案。

a) 你的配偶/伴侣/爱人 _____
b) 宝宝的祖父母 _____
c) 宝宝的外祖父母 _____
d) 亲戚 _____
e) 朋友 _____
f) 医护人员 _____
g) 书籍 _____
h) 报纸、杂志 _____
i) 互联网 _____

D2. 最近怎样安排照顾你的宝宝?以下每一种安排,请你计算每周各占多少时间(每周多少个全天和多少个半天)。

父母中一人或两人都在家照顾宝宝	_____ 半天	_____ 全天
在祖父母家	_____ 半天	_____ 全天
在外祖父母家	_____ 半天	_____ 全天
在亲戚家	_____ 半天	_____ 全天
在保姆家	_____ 半天	_____ 全天
在育婴院/托儿所	_____ 半天	_____ 全天

| 亲人/亲戚在我家照顾宝宝 | ＿＿＿＿＿＿＿半天 | ＿＿＿＿＿＿＿全天 |
| 保姆在我家照顾宝宝 | ＿＿＿＿＿＿＿半天 | ＿＿＿＿＿＿＿全天 |

我的出生日期(阳历):＿＿＿＿＿年＿＿月＿＿日

我的职业:

a) 工人	＿＿＿＿＿＿＿	e) 农民	＿＿＿＿＿＿＿
b) 商人	＿＿＿＿＿＿＿	g) 没有上班	＿＿＿＿＿＿＿
c) 专业人士	＿＿＿＿＿＿＿	f) 全职照顾我的宝宝	＿＿＿＿＿＿＿
d) 白领	＿＿＿＿＿＿＿		

我们家里每月平均收入:

a) 少于1 000元	＿＿＿＿＿＿＿	d) 3 000元至4 000元	＿＿＿＿＿＿＿
b) 1 000元至2 000元	＿＿＿＿＿＿＿	e) 4 000元至5 000元	＿＿＿＿＿＿＿
c) 2 000元至3 000元	＿＿＿＿＿＿＿	f) 5 000元以上	＿＿＿＿＿＿＿

这个宝宝是我生的第一个孩子:是 / 否

八、家庭教养方式问卷(FUSQ)

(一)概述

家庭教养方式问卷(Family Upbringing Style Questionaire,FUSQ)由程灶火教授于2009年编制,至2011年完成标准化和信效度验证。家庭教养方式指父母或其他主要监护人在抚养和教育子女过程中的态度、行为和方式方法的总体概况,涉及许多既独立又相关的维度。Schaefer的父母教养行为问卷包含接纳-拒绝、自主-控制和严厉-放纵3个维度,Parker的亲子关系问卷涉及情感温暖-冷漠拒绝和心理自主-心理控制两个维度。Perris的父母养育方式评价量表涵盖15种教养行为。在传统中国文化中,非常重视集体主义和行为规范教育,父母期望儿童具有这样一些品质:顺从、良好个性和品德、行为不能有辱家庭名声、尊老爱幼和人际和谐,父母在子女教育中扮演严父慈母的角色,在学业上寄予高期望,在行为上严格管教,在物质上给予极大满足。

纵观国内外现状,不同教养方式问卷涉及的维度和教养行为各不相同,但都涉及一些最基本的维度或教养方式,如宽容型、独裁型、权威型和放任型。我们借鉴国内外教养方式问卷和相关研究文献。选择了20种教养方式,并按每种教养方式对儿童心理健康与发展的可能影响,将其配对成10个积极-消极教养维度。按照我们对每种教养方式的理解。遵循简洁性、可读性和习俗化等原则,参考国内外相关问卷内容和自身临床工作经验,每种教养方式编写8~10个条目。经过同行专家评议和小样本预试,并考虑到每个维度的条目数,最终每个维度保留12个条目(6个正性条目,6个负性条目),共120个条构成正式问卷,命名为家庭教养方式问卷(Family Upbringing Style Questionnaire,FUSQ)。

(二)问卷结构和内容

FUSQ包含接纳-拒绝、民主-独裁、尊重-羞辱、关心-袒护、宽容-放纵、激励-惩罚、理解-责备、温情-粗暴、管教-控制和期望-苛求等10个维度,每个维度包含12个条目(6个正性条目,6个负性条目)。探索性因素分析发现有3个特征根大于1的因子,父母两个版本版的因素负荷模式完全一致,较EMBU的因子负荷模式更理想;第一因子和第二因子分别为积极教养方式和消极教养方式,这与我们的构想完全一致:第三因子包含放纵、袒护和期望,其意义因人而异.对某些人来说是积极的,对另一些人可能是消极的,袒护和期望在第一因子上也有较高的负荷,尽管与最初构想不符,却在意料之中,与我们在临床实践中观察到现象一致。

1. **积极教养方式**（positive parenting）　包括接纳、民主、尊重、关心、宽容、激励、理解、温情、管教等 9 种教养方式。

2. **消极教养方式**（negative parenting）　包括拒绝、独裁、羞辱、惩罚、粗暴、控制、苛求等 8 种教养方式。

3. **条件教养方式**（conditioned parenting）　包括袒护、放纵和期望等 3 种教养方式，其中袒护和期望在积极教养方式因子上也有中等负荷。

（三）信度与效度

1. **重测信度**　间隔 2~4 周重测样本 140 人（男 41 人，女 99 人），其中小学生 43 人、初中生 44 人、高中生 53 人，平均年龄（14.4±2.4）岁。按父亲版/母亲版分别计算各维度的重测信度，各维度的重测信度分别为：接纳-拒绝（0.672/0.682）；民主-独裁（0.722/0.744）；尊重-羞辱（0.781/0.644）；关心-袒护（0.719/0.702）；宽容-放纵（0.754/0.669）；激励-惩罚（0.771/0.717）；理解-责备（0.801/0.801）；温情-粗暴（0.822/0.755）；管教-控制（0.717/0.737）；期望-苛求（0.740/0.654）。

父、母版各维度的信度互有高低，总体没有显著差异。

2. **同质信度**　基于总样本（3 976 人）分别计算父亲版/母亲版的 α 系数和分半信度，各维度的 α 系数分别为：接纳-拒绝（0.738/0.742）；民主-独裁（0.769/0.775）；尊重-羞辱（0.811/0.807）；关心-袒护（0.734/0.710）；宽容-放纵（0.698/0.707）；激励-惩罚（0.824/0.823）；理解-责备（0.804/0.820）；温情-粗暴（0.803/0.804）；管教-控制（0.496/0.505）；期望-苛求（0.725/0.726）。

分半信度略高于 α 系数，父亲版各维度的分半信度在 0.637~0.869 之间，母亲版各维度的分半信度在 0.635~0.865 之间。

3. **构想效度**　所有积极教养方式的条目与维度呈正相关，所有消极教养方式的条目与维度分呈负相关。10 个教养方式维度间存在中度相关，父亲版各维度间的相关为 0.32~0.80，母亲版各维度间的相关为 0.35~0.81。父亲版和母亲版因素分析均获得 3 因素结构：接纳、民主、尊重、关心、宽容、激励、理解、温情和管教等 9 种积极教养方式主要负荷第一因子；拒绝、独裁、羞辱、惩罚、责备、粗暴、控制和苛求等 8 种消极教养方式主要负荷第二因子；负荷于第三因子的教养方式有放纵、袒护和期望 3 种。

4. **实证效度**　FUSQ 和 SCL-90 检测样本 158 人，其中小学生 57 人、初中生 52 人和高中生 59 人，平均年龄（14.4±2.8）岁。大多数教养方式与 SCL-90 因子分存在负相关，相关值在 0.20~0.40，其中理解-责备、关心-袒护和接纳-拒绝与 SCL-90 因子分的相关相对较高。

（四）常模标准和临床应用

1. **常模样本**　有效常模样本 3 976 人，其中男性 1 847（46.5%）人，女性 2 129（53.5%）人；小学 866 人（21.8%），初中 969（24.4%），高中 876（20.0%），大中专 1 265（31.8%）；年龄 9~26 岁，平均（16.52±3.4）岁；教育年限 4~16 年，平均（9.8±3.4）年；大家庭 1 228 人（32.3%）、核心家庭 2 251 人（59.3%）、单亲家庭 128 人（3.4%）、离异家庭 56 人（1.5%）、重组家庭 56 人（1.5%）和其他家庭 77 人（2.0%）；父母平均年龄分别为（43.0±5.0）岁和（41.2±5.0）岁；父/母文化程度：小学（235/464）人、初中（1 197/1 349）人、高中或中专（1 550/1 402）人、大专（534/443）、本科（405/279）人和研究生（55/39）人。

2. **常模标准**　无论是父亲版或母亲版，女性被试的平均得分高于男性被试（P<0.001）：父亲在接纳-拒绝、民主-独裁、尊重-羞辱、管教-控制和期望-苛求等 5 个维度上的得分高于母亲（P<0.05），母亲在关心-袒护、激励-惩罚和温情-粗暴等 3 个维度上的得分高于父亲（P<0.01）；被试感知到的父母教养方式具有较高的一致性（r=0.797~0.868）。除理解-责备和管教-控制两个维度，其他维度的均分都 40 分左右（表 13-3）。

3. **临床应用**　FUSQ 主要用于儿童和青少年主观感受到的家庭教养方式，在一定程度上反映了他们对父母教养方式的满意程度。家庭教养方式对儿童成长和心理健康具有重要意义，有关家庭教养方式与青少年心理行为发展的关系国内外均有报道。总体而言，接纳、民主、尊重、激励、理解和管教等积极教养

表 13-3　家庭教养方式的基础统计数据

项目	父亲版		母亲版		父母比较 t 值	父母教养相关性
	男	女	男	女		
接纳-拒绝	39.0±6.9	41.3±6.7	39.1±7.0	41.1±7.0	2.278*	0.836
民主-独裁	37.1±7.7	39.0±7.9	37.0±7.7	38.9±7.9	2.089*	0.828
尊重-羞辱	42.4±8.0	44.3±7.1	42.3±7.8	43.5±7.3	7.122**	0.804
关心-袒护	39.1±7.1	39.0±7.3	40.2±6.9	40.1±6.8	−16.693**	0.820
宽容-放纵	41.2±6.7	43.1±6.1	41.2±6.9	43.2±6.1	−0.159	0.868
激励-惩罚	40.6±8.3	42.5±7.9	40.9±8.0	42.7±7.8	−3.699**	0.843
理解-责备	36.6±8.7	38.6±9.0	36.6±8.8	38.7±9.1	−0.044	0.836
温情-粗暴	40.9±7.9	42.8±7.3	41.3±7.7	43.0±7.3	−3.149**	0.797
管教-控制	35.4±5.6	37.1±5.7	35.0±5.6	36.7±5.7	8.463**	0.798
期望-苛求	37.9±4.9	40.3±4.6	37.8±4.7	40.0±4.7	7.147**	0.865

注：男女比较，**. $P<0.01$；父母比较，*. $P<0.05$、**. $P<0.01$；父母教养方式相关性，**. $P<0.01$。

方式对心理健康和行为规范有促进作用，拒绝、独裁、惩罚、责备和控制等消极教养方式与心理障碍和青少年违法密切关联。如 Pettit 等研究显示行为管教能减少青少年违法行为，心理控制则增加心理障碍和品行问题；Drake 指出家庭因素在儿童焦虑障碍的发展、预防和治疗中都具有重要作用。有些教养方式似乎与某些心理行为障碍有特殊联系，如拒绝、责备和心理控制与抑郁、焦虑等内化心理障碍关联，独裁、羞辱和惩罚与违法、攻击、逃学等外化心理障碍关联。

研究发现，病例组与对照组家庭教养方式的比较分析发现，病例组各教养方式维度分均低于对照组，提示病例组父母更倾向于采用消极教养方式，如拒绝、惩罚、责备或粗暴。父母教养方式与心理症状存在显著相关，其中抑郁症状、躯体症状、人格品行和注意问题与家养方式关系最密切，理解-责备、尊重-羞辱、激励-惩罚和管教-控制对心理症状影响最显著。同时发现父母教养方式对各症状维度具有不同影响（R^2 值在 0.129~0.236），如抑郁症状主要受父亲接纳、父亲关心、父母理解、父母责备、父母温情、父母控制和父母苛求等教养方式影响，人格品行受母亲民主、母亲羞辱、母亲放纵、母亲理解、父母温情、父母粗暴和父亲期望等教养方式影响，其中接纳、关心、理解、责备、温情、控制和苛求等教养方式对多数心理症状维度都有显著影响。

（五）实施与解释

FUSQ 为自评量表，一般情况下由被试自己填写，特殊情况下可有主试通过询问代为填写，适用于 10 岁以上儿童青少年，具有 3 年以上教育水平。该问卷即可作为儿童和青少年心理咨询和家庭教育指导重要工具，也可作为研究工具调查不同心理行为的家庭教养特征。主要自己感受到的父母教养方式，重点评定童年期的教养方式，每个条目采用 1~5 五级评分（1=从来不用，2=偶尔使用，3=有时使用，4=经常使用，5=总是使用），以维度分为评价指标，分数越高表示教养方式越积极。也可按均数±1 个标准差将每个维度分正性、中间型和负性，如接纳（>47 分）、中间型（33~47 分）和拒绝（<33 分），对家庭教养方式做定性评估。

1. **指导语**　这是一份帮助您回忆您小时候父母对教养方式的问卷，请你仔细阅读每一条，判断每条所描述的情况在父母教育您时使用的频率，每个条目后面有 5 个数字，这些数字代表每种教养方式的使用频率：1=从来不用，2=偶尔使用，3=有时使用，4=经常使用，5=总是使用。与您父亲和母亲对您的教养方式可能不同，请对父亲和母亲的教养方式分别做出判断。你一定要仔细看，认真填写，以便反映出您父母对您的真实教养情况。

2. **统计指标**　统计 10 个维度得分，每个维度包含 12 个条目，6 个积极教养条目采用正向记分、6 个消极教养条目采用反向记分。然后按记分键将每个维度所包含条目的得分相加，即得维度分，得分范围为12~60分。各维度记分键如下：

(1) 接纳–拒绝=接纳(2+12+34+54+100+119)+拒绝(15+39+68+73+94+108)。

(2) 民主–独裁=民主(18+38+47+97+112+115)+独裁(4+21+35+44+56+63)。

(3) 尊重–羞辱=尊重(16+24+26+28+31+51)+羞辱(8+19+33+36+59+67)。

(4) 关心–袒护=关心(13+29+40+42+45+83)+袒护(3+48+50+62+78+110)。

(5) 宽容–放纵=宽容(9+27+52+57+106+116)+放纵(60+20+25+41+65+71)。

(6) 激励–惩罚=激励(7+32+69+76+98+90)+惩罚(80+82+84+86+104+114)。

(7) 理解–责备=理解(58+88+91+93+118+120)+责备(11+46+64+79+95+99)。

(8) 温情–粗暴=温情(43+72+75+87+101+103)+粗暴(14+55+61+81+105+107)。

(9) 管教–控制=管教(5+49+77+92+102+109)+控制(1+23+53+74+111+113)。

(10) 期望–苛求=期望(17+22+30+85+96+117)+苛求(6+10+37+66+70+89)。

3. 结果解释　FUSQ以10个维度分为评价指标，分数越高表示教养方式越积极，以各维度做剖图分析，可直观地显示家庭教养方式特点。可按均数±1个标准差将每个维度分正性、中间型和负性，如接纳(>47分)、中间型(33~47分)和拒绝(<33分)，对家庭教养方式做定性评估。也可以直接用20种教养方式分析家庭教养方式的特点。

(六) 量表编制者及联系方式

程灶火，E-mail：zaohuocheng@sina.com。

(程灶火)

参　考　文　献

[1] 程灶火，奚晓岚，陈媛媛. 家庭教养方式问卷的编制和信效度研究[J]. 中国临床心理学杂志，2011，19(6)：711-714.

[2] 张婷，刘新民，程灶火. 家庭教养方式问卷信效度再检验[J]. 中国临床心理学杂志，2013，21(3)：420-421.

[3] 张嫚茹，金凤仙，程灶火，等. 家庭教养方式问卷结构效度的验证性因素分析[J]. 中国临床心理学杂志，2015，23(1)：26-28.

[4] 金凤仙，程灶火，刘新民，等. 违法青少年家庭环境、教养方式和人格特征的对照研究[J]. 中国临床心理学杂志，2016，24(1)：53-55.

[5] 程灶火，金凤仙，王国强，等. 家庭环境、教养方式和人格对青少年违法的影响及影响路径[J]. 中国临床心理学杂志，2016，24(2)：287-292.

[6] 张嫚茹，王国强，刘健，等. 家庭环境、教养方式和人格对青少年心理障碍的影响路径[J]. 中华行为医学与脑科学杂志，2018，27(4)：361-365.

家庭教养方式问卷(FUSQ)

您的姓名：_____　性别：____　年龄：____　民族：____　职业：_____　教育年限：_____

家庭类型：核心型，大家庭，单亲型，离异，重组，其他；经济状况：贫困，一般，较好，富裕

父亲年龄：_____　文化：_____　职业：_____　　母亲年龄：_____　文化：_____　职业：_____

学校或单位：_____　家庭通信地址：_____　填写日期：_____

填表说明：

这是一份帮助您回忆您小时候父母对教养方式的问卷，请你仔细阅读每一条，判断每条所描述的情况在父、母教育您时使用的频率，每个条目后面有5数字，这些数字代表每种教养方式的使用频率：1=从来不用，2=偶尔使用，3=有时使用，4=经常使用，5=总是使用。与您父亲和母亲对您的教养方式可能不同，请对父亲和母亲的教养方式分别做出判断。你一定要仔细看，认真填写，以便反映出您父母对您的真实教养情况。

续表

项目	父亲的使用频率					母亲的使用频率				
1. 父母喜欢盘问我交友和户外活动情况	1	2	3	4	5	1	2	3	4	5
2. 即便我表现不如别人,父母也不觉得丢面子	1	2	3	4	5	1	2	3	4	5
3. 父母把最好的东西都留给我	1	2	3	4	5	1	2	3	4	5
4. 父母要求我绝对听话或服从安排	1	2	3	4	5	1	2	3	4	5
5. 父母跟我讲学习的重要性和学习方法	1	2	3	4	5	1	2	3	4	5
6. 父母要求我的品行不能让别人有任何挑剔	1	2	3	4	5	1	2	3	4	5
7. 当我独立思考解决难题时,父母夸奖我	1	2	3	4	5	1	2	3	4	5
8. 父母用使我难堪的方式惩罚我	1	2	3	4	5	1	2	3	4	5
9. 父母能接受我的批评和建议	1	2	3	4	5	1	2	3	4	5
10. 父母希望我能考上名牌大学	1	2	3	4	5	1	2	3	4	5
11. 父母伤心的样子,让我感到自己是个罪人	1	2	3	4	5	1	2	3	4	5
12. 我喜欢的事情和活动,父母就会支持我	1	2	3	4	5	1	2	3	4	5
13. 当我生病或受伤时,父母比我更着急或痛苦	1	2	3	4	5	1	2	3	4	5
14. 父母有时以欺骗的方式来改变我的行为	1	2	3	4	5	1	2	3	4	5
15. 父母在我面前夸奖别人家的孩子	1	2	3	4	5	1	2	3	4	5
16. 尽管我有许多不足,父母仍然爱我	1	2	3	4	5	1	2	3	4	5
17. 父母希望我品行端庄、有教养	1	2	3	4	5	1	2	3	4	5
18. 只要我的建议是合理,父母都会认真考虑	1	2	3	4	5	1	2	3	4	5
19. 父母当着别人的面取笑我	1	2	3	4	5	1	2	3	4	5
20. 父母从不过问我的交友情况	1	2	3	4	5	1	2	3	4	5
21. 父母认为他们的想法都是正确的	1	2	3	4	5	1	2	3	4	5
22. 父母希望在学校里有好行为表现	1	2	3	4	5	1	2	3	4	5
23. 父母想改变我,以便符合他们的标准	1	2	3	4	5	1	2	3	4	5
24. 我不愿意说的事,父母不会逼我说	1	2	3	4	5	1	2	3	4	5
25. 父母对我在外面的活动一无所知	1	2	3	4	5	1	2	3	4	5
26. 在讨论问题时,父母很在意我的看法	1	2	3	4	5	1	2	3	4	5
27. 父母允许我有自己的朋友和活动	1	2	3	4	5	1	2	3	4	5
28. 在许多方面,父母尊重我自己的选择	1	2	3	4	5	1	2	3	4	5
29. 父母对我的关心是无私的,不求回报	1	2	3	4	5	1	2	3	4	5
30. 父母期望我认真学习,将来有出息	1	2	3	4	5	1	2	3	4	5
31. 父母相信我有能力处理自己的事情	1	2	3	4	5	1	2	3	4	5
32. 当我努力学习取得好成绩时,父母表扬我	1	2	3	4	5	1	2	3	4	5
33. 父母把我在家里做的"傻事"告诉别人	1	2	3	4	5	1	2	3	4	5
34. 不管结果如何,只要我努力了,父母都喜欢我	1	2	3	4	5	1	2	3	4	5
35. 在父母面前,我没有说话或发表意见的权力	1	2	3	4	5	1	2	3	4	5
36. 父母在别人面前指责我懒惰、没用	1	2	3	4	5	1	2	3	4	5
37. 父母要求我做任何事情都不能失误	1	2	3	4	5	1	2	3	4	5
38. 当我们意见不一致时,父母会与我商量解决	1	2	3	4	5	1	2	3	4	5

项目	父亲的使用频率					母亲的使用频率				
39. 父母拒绝与我说话	1	2	3	4	5	1	2	3	4	5
40. 当我不顺心的时候,父母会安慰我	1	2	3	4	5	1	2	3	4	5
41. 父母对我抽烟、喝酒等视而不见	1	2	3	4	5	1	2	3	4	5
42. 当我学习上遇到难题时,父母会辅导我	1	2	3	4	5	1	2	3	4	5
43. 父母待我的同学或朋友非常热情	1	2	3	4	5	1	2	3	4	5
44. 父母严格限制我的交友和活动范围	1	2	3	4	5	1	2	3	4	5
45. 当我悲伤或痛苦时,父母会开导我	1	2	3	4	5	1	2	3	4	5
46. 当我生病时,父母会怪我不讲卫生	1	2	3	4	5	1	2	3	4	5
47. 即便我的要求不合理,父母还是跟我讲道理	1	2	3	4	5	1	2	3	4	5
48. 与别人发生矛盾时,父母无原则地帮着我	1	2	3	4	5	1	2	3	4	5
49. 父母试图潜移默化地影响我	1	2	3	4	5	1	2	3	4	5
50. 我与父母一方发生冲突时,另一方就会维护我	1	2	3	4	5	1	2	3	4	5
51. 在家里,我感觉到父母能真诚平等待我	1	2	3	4	5	1	2	3	4	5
52. 父母为我自然发展提供有利环境	1	2	3	4	5	1	2	3	4	5
53. 父母想改变我的想法	1	2	3	4	5	1	2	3	4	5
54. 父母为我的进步感到自豪	1	2	3	4	5	1	2	3	4	5
55. 父母总是用暴力来左右我的一切	1	2	3	4	5	1	2	3	4	5
56. 父母按他们的想法设计我的未来	1	2	3	4	5	1	2	3	4	5
57. 父母允许我有自己的想法或爱好	1	2	3	4	5	1	2	3	4	5
58. 与父母谈心是一件比较愉快的事	1	2	3	4	5	1	2	3	4	5
59. 父母在我朋友或同学面前数落我的缺点	1	2	3	4	5	1	2	3	4	5
60. 父母对我的学习情况从来不过问	1	2	3	4	5	1	2	3	4	5
61. 父母经常为点小事大呼小叫	1	2	3	4	5	1	2	3	4	5
62. 父母从不让我受到一点委屈或伤害	1	2	3	4	5	1	2	3	4	5
63. 父母对我的饮食起居有明确规定,不能违抗	1	2	3	4	5	1	2	3	4	5
64. 不论什么事没做好,父母首先是埋怨或怪罪	1	2	3	4	5	1	2	3	4	5
65. 即便我说谎或欺骗,父母也不批评我	1	2	3	4	5	1	2	3	4	5
66. 父母期望我的学习成绩名列前茅	1	2	3	4	5	1	2	3	4	5
67. 父母当着别人的面训斥或打我	1	2	3	4	5	1	2	3	4	5
68. 父母只看到我的缺点,看不到我的优点	1	2	3	4	5	1	2	3	4	5
69. 当我关心和尊敬老人时,父母称赞我	1	2	3	4	5	1	2	3	4	5
70. 父母要求我在各方面都要超过别人	1	2	3	4	5	1	2	3	4	5
71. 在家里,我可以对父母发脾气或伤害他们	1	2	3	4	5	1	2	3	4	5
72. 我能从父母眼神和举止中感到温暖	1	2	3	4	5	1	2	3	4	5
73. 无论我怎样努力都得不到父母的夸奖	1	2	3	4	5	1	2	3	4	5
74. 父母想控制我生活中的每件事	1	2	3	4	5	1	2	3	4	5
75. 父母在教育我时,非常在意我感受	1	2	3	4	5	1	2	3	4	5

项目	父亲的使用频率					母亲的使用频率				
76. 当我遇到困难和挫折时,父母鼓励我	1	2	3	4	5	1	2	3	4	5
77. 父母抓住时机教我如何为人处世	1	2	3	4	5	1	2	3	4	5
78. 家庭的一切活动都是以我为中心	1	2	3	4	5	1	2	3	4	5
79. 父母会说:我们为你日夜操劳就得到这样的报答	1	2	3	4	5	1	2	3	4	5
80. 当我考试成绩不理想时,父母就批评我	1	2	3	4	5	1	2	3	4	5
81. 若不听吩咐,父母就破口大骂	1	2	3	4	5	1	2	3	4	5
82. 当我做错事时,父母就体罚我	1	2	3	4	5	1	2	3	4	5
83. 当我遇到困难的时,父母会帮助我	1	2	3	4	5	1	2	3	4	5
84. 即使很小的过失,父母也会严厉惩罚我	1	2	3	4	5	1	2	3	4	5
85. 父母希望我懂事、孝顺	1	2	3	4	5	1	2	3	4	5
86. 父母无缘无故地惩罚我	1	2	3	4	5	1	2	3	4	5
87. 父母跟我讲话总是轻声细语的	1	2	3	4	5	1	2	3	4	5
88. 在我做错事时,父母会宽慰我	1	2	3	4	5	1	2	3	4	5
89. 父母要求我每天向他们报告学习和活动情况	1	2	3	4	5	1	2	3	4	5
90. 当我悲观失望时,父母宽慰和激励我	1	2	3	4	5	1	2	3	4	5
91. 我很愿意把自己的烦恼告诉父母	1	2	3	4	5	1	2	3	4	5
92. 父母教做一些力所能及的事情	1	2	3	4	5	1	2	3	4	5
93. 我很乐意与父母谈论我的朋友	1	2	3	4	5	1	2	3	4	5
94. 父母对我的合理要求和需要置之不理	1	2	3	4	5	1	2	3	4	5
95. 当我考试成绩不好,父母会怨我不认真	1	2	3	4	5	1	2	3	4	5
96. 父母期望我有良好的同学关系	1	2	3	4	5	1	2	3	4	5
97. 我的事情父母能让我自己做决定	1	2	3	4	5	1	2	3	4	5
98. 当我有好的行为表现时,父母赞扬我	1	2	3	4	5	1	2	3	4	5
99. 无论家里遇到什么问题,父母总是责备我	1	2	3	4	5	1	2	3	4	5
100. 父母喜欢在别人面前夸奖我	1	2	3	4	5	1	2	3	4	5
101. 父母在回答我的问题时非常耐心细致	1	2	3	4	5	1	2	3	4	5
102. 父母对我的教育是动之以情,晓之以理	1	2	3	4	5	1	2	3	4	5
103. 父母很关心我的心理和身体健康	1	2	3	4	5	1	2	3	4	5
104. 当我不听话时,父母就生气、训斥我	1	2	3	4	5	1	2	3	4	5
105. 父母喜欢无缘无故打我	1	2	3	4	5	1	2	3	4	5
106. 父母允许我做自己喜欢的事	1	2	3	4	5	1	2	3	4	5
107. 我看到父母走近,就感到紧张害怕	1	2	3	4	5	1	2	3	4	5
108. 父母不对我微笑、不与我亲近	1	2	3	4	5	1	2	3	4	5
109. 父母鼓励我独立思考,自己的事自己做	1	2	3	4	5	1	2	3	4	5
110. 父母无原则地满足我的不合理要求	1	2	3	4	5	1	2	3	4	5
111. 父母愿意了解我的学习情况,检查我作业	1	2	3	4	5	1	2	3	4	5
112. 家庭的一些重要决定,父母也向我说明原因	1	2	3	4	5	1	2	3	4	5

项目	父亲的使用频率					母亲的使用频率				
113. 在谈话中,父母要我听从他们的观点	1	2	3	4	5	1	2	3	4	5
114. 当我的表现不合期望时,父母就不理睬我	1	2	3	4	5	1	2	3	4	5
115. 凡与我有关的事情,父母会征询我的意见	1	2	3	4	5	1	2	3	4	5
116. 父母允许我与他们有不同意见	1	2	3	4	5	1	2	3	4	5
117. 父母希望我能敬老爱幼	1	2	3	4	5	1	2	3	4	5
118. 在考试失败时,父母会先安慰我	1	2	3	4	5	1	2	3	4	5
119. 父母喜欢我交的朋友	1	2	3	4	5	1	2	3	4	5
120. 我愿意与父母谈论学校里的情况	1	2	3	4	5	1	2	3	4	5

九、回应性照护评价量表(RCRS)

(一) 概述

1. 回应性照护评价量表的编制及意义 婴幼儿回应性照护评价量表(Responsive Caregiving Rating Scale,RCRS)是由家长自报的评估 0~4 岁儿童家长回应性照护水平的量表,由复旦大学公共卫生学院童连副教授开发,量表具有良好的信度和效度。

回应性照护对 0~3 岁婴幼儿的健康与发展至关重要。2018 年 WHO 发布养育照护促进儿童早期发展框架,其中回应性照护、健康、营养、安全保障以及早期学习是养育照护的 5 大重要组成要素。回应性照护要求照护者能根据婴幼儿提供的线索,敏感地发现婴幼儿的需求和兴趣,尊重婴幼儿的节奏,准确地对婴儿的睡眠、饥饿和警觉等个体化行为表现做出反应,满足其需求。评估回应性照护水平是提升照护质量的前提。

国际上已有许多研究关注婴幼儿回应性照护评估,较为成熟的评估工具有基于观察法的亲子互动评估量表(Caregiver-child Interaction Rating Scale,IRS)、婴幼儿照顾者-儿童互动质量观察工具(Quality of Caregiver Child Interactions for Infants and Toddlers,Q-CCIIT)、婴幼儿回应性照护检查表(The Infant/Toddler Responsive Caregiving Checklist,ITRCC)等,这些量表多是基于观察的评估方法。如亲子互动评估量表通过对 0~6 岁儿童与照护者间互动过程的观察,对儿童的社会性和养育者的养育行为加以评价。该量表是基于直接或间接观察评估养育者的回应性照护水平和亲子互动能力,评价人员需要经过正规培训才能掌握该项评估技术。该量表也由童连博士课题组完成了中文版的开发和中国常模的建立。婴幼儿照顾者-儿童互动质量观察工具用于衡量非父母照护者与婴幼儿的互动质量,适用于各种托育环境,包括以中心为基础的托育机构和家庭式托育机构,需要专业人员观察照护者与儿童的互动,使用评分表对各个维度进行评分,最后根据总样本的得分情况对照护者进行评级。ITRCC 旨在评估基于托育中心的从出生到 3 岁(36 个月)的儿童群体的照护质量,同样是基于现场观察式的评估,并且至少需要 3 小时。

因此,基于观察法的回应性照护水平评价的方法耗时较长,并且多需要经过系统的培训才能使用。相比之下,家长自报量表使用简便,适合用于大样本量的家长回应性照护水平调查研究。

2. 适用对象 量表适用于 0~4 岁儿童的照护人。

(二) 婴幼儿回应性照护评价量表开发过程

1. 条目编撰 婴幼儿回应性照护评价量表的条目设计以依恋理论为基础,通过文献研究,初步确立回应性照护的构成要素。在回应性照护的概念框架下,参考国际上较成熟的回应性照护评估工具建立条目池,结合开放式访谈调查结果,形成原始条目池。经过心理学测量知识和问卷编制专家的初筛和修改,并结合儿童保健、儿童心理等相关领域研究者的意见,对条目内容进行修订,最终形成原始量表。因此该问卷具有良好的内容效度。

幼儿回应性照护评价量表采用 5 级评分自评式量表计分,"非常符合"计 5 分;"比较符合"计 4 分;"一般"计 3 分;"比较不符合"计 2 分;"非常符合"计 1 分。得分越高表示回应性照护质量越高。

2. 信效度检验的数据收集 婴幼儿回应性照护评价量表的数据收集在 2020 年 3 月 10 日—5 月 15 日在上海市 16 个区的妇幼保健院、社区卫生服务中心开展。共对 0~4 岁儿童家长开展电子问卷调查,收集有效问卷 2 759 份。

问卷调查对象纳入标准:上海市常住人口(过去 6 个月常住上海);0~4 岁婴幼儿家长;家中婴幼儿智力正常且无重大疾病。由社区卫生服务中心门诊医生邀请前来就诊或体检的婴幼儿家长,通过手机扫描填写电子问卷。重测信度在首次施测 1 月后,随机抽取 98 个家庭进行重测。

研究同时使用长处和困难问卷(Strengths and Difficulties Questionnaire, SDQ)为标准,对回应性照护评价量表的同时效度进行检验。由于 SDQ 问卷的适用年龄为 2~4 岁,用于评估 SDQ 与回应性照护问卷结果一致性的样本为 2~4 岁儿童,共 1 631 例。

(三) 量表信效度

1. 信度 总量表的 Cronbach's α 系数为 0.97。因子一"促进认知与情感发展"的 α 系数为 0.95,因子二"回应性"的 α 系数为 0.93,因子三"尊重自主性"的 α 系数为 0.91。总量表重测信度为 0.78,分半信度为 0.98,均表明量表具有良好的信度。见表 13-4。

表 13-4　回应照护量表的信度分析

项目	Cronbach's α 系数	分半信度	重测信度
因子 1:促进认知与情感发展	0.95	0.97	0.75
因子 2:回应性	0.93	0.94	0.62
因子 3:尊重自主性	0.91	0.92	0.74
总量表	0.97	0.98	0.78

16 条目版本量表的 Cronbach's α 系数为 0.97。维度一"促进认知与情感发展"的 α 系数为 0.95,维度二"回应性"的 α 系数为 0.93,维度三"尊重自主性"的 α 系数为 0.91。总量表重测信度为 0.78,分半信度为 0.98,均表明量表具有良好的信度。

维度一"促进认知与情感发展",可方差解释性为 31.01%,包含条目 1~8,如"谈论表情或情绪""开展语言类的游戏"等。

维度二"回应性",可解释方差 25.57%,包含条目 9~12,如"合理安排儿童生活作息""懂得孩子语言和非语言信号"。

维度三"尊重自主性",可解释方差 21.46%,包含条目 13~16,如"让孩子自己动手""注意环境的安全性"。

27 条目版本包含 4 个维度,分别是促进认知与语言发展、促进社会与情感发展、敏感和回应性和促进自主性发展。

2. 结构效度 回应性照护量表原始条目共有 18 个,KMO 值为 0.975,Bartlett 球状检验 $P<0.001$,表明适合进行因子分析。采用探索性因素分析,进行因子旋转后,最后所得的方案为 16 个条目的三因素方案,此方案解释了 78.04% 的总方差。

因子一"促进认知与情感发展",可方差解释性为 31.01%,包含条目 1~8,如"谈论表情或情绪""开展语言类的游戏"等;因子二"回应性",可解释方差 25.57%,包含条目 9~12,如"合理安排儿童生活作息""懂得孩子语言和非语言信号";因子三"尊重自主性",可解释方差 21.46%,包含条目 13~16,如"让孩子自己动手""注意环境的安全性"。

通过对 16 条目三因素模型进行验证性因子分析,模型修正指数显示条目 7、8 间具有高度相关性,因此对模型进行修正,修正后模型拟合系数良好:CFI=0.971,TLI=0.965,RMSEA=0.069,SRMR=0.024。验证性因素分析的各项指标表明量表模型适配良好,结构效度较好(图 13-1)。

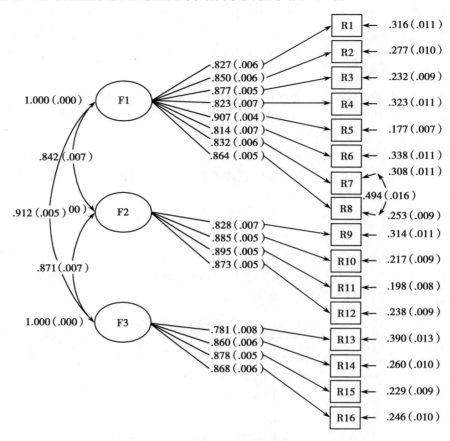

图 13-1　回应性照护量表的三因素模型验证性因子分析

3. **同时效度**　以长处和困难问卷(Strengths and Difficulties Questionnaire,SDQ)为校标,对回应性照护评价量表的同时效度进行检验。SDQ 是由美国心理学家 Goodman. R 在 1997 年编制并用于评估儿童青少年的行为和情绪问题,具有良好的信效度,被多国和多地区采用。SDQ 问卷由上海市精神卫生中心引入我国,在 2005 年建立了上海常模,信效度检验良好,适合上海地区儿童青少年的评估。SDQ问卷(家长版)共有 25 个条目,可评估情绪症状、品行问题、多动问题、同伴交往问题和亲社会行为 5 个因子及困难总分,困难总分是由情绪症状、品行问题、多动问题、同伴交往问题构成。根据上海市精神卫生中心制定的常模评分标准,困难总分 >16 分为异常。本研究检出儿童心理行为异常率为 16.86%。SDQ 正常组儿童和异常组儿童家长的回应性照护得分有显著差异。正常组儿童的回应性照护总得分(72.73±9.15)分,显著高于异常儿童的总分(67.92±11.08)分。此外,在回应性照护量表 3 个分维度"促进认知与情感发展""回应性""尊重自主性"上,正常组的得分均高于异常组,差异均有意义(P<0.001),说明心理行为正常组儿童得到的回应性照护水平高于心理行为异常组儿童,表明量表具有较好的同时效度。见表 13-5。

表 13-5　SDQ 不同组别儿童的回应性照护得分情况比较

因子	正常组 (n=1 356)	异常组 (n=275)	SDQ 总分合计 (n=1 631)	Z	P
促进认知与情感发展	35.95±4.98	33.65±5.85	35.56±5.21	6.090	<0.001
回应性	18.46±2.38	17.18±3.08	18.24±2.56	7.250	<0.001
尊重自主性	18.33±2.39	17.09±2.92	18.12±2.53	7.185	<0.001
总分	72.73±9.15	67.92±11.08	71.92±9.67	7.071	<0.001

（四）量表编制及联系方式

复旦大学公共卫生学院，妇幼与儿少卫生教研室，上海 200032，童连；联系方式：E-mail：ltong@fudan.edu.cn。

（童　连）

参 考 文 献

［1］黄楹，张海峰，童连．婴幼儿回应性照护评价量表的初步编制与评价［J］.中国儿童保健杂志，2022，30（4）1-6.

［2］黄楹，张海峰，童连．国际托育质量与儿童发展研究进展［J］.中国儿童保健杂志，2020，28（9）：997-1001.

［3］BREBNER C，HAMMOND L，SCHAUMLOFFEL N，et al. Using relationships as a tool：early childhood educators' perspectives of the child-caregiver relationship in a childcare setting［J］. EARLY CHILD DEV CARE，2015，185（5）：709-726.

［4］WORLD HEALTH ORGANIZATION，UNITED NATIONS CHILDREN S FUND，WORLD BANK GROUP. Nurturing care for early childhood development：a framework for helping children survive and thrive to transform health and human potential［R］. Geneva：World Health Organization：2018.

［5］KOVACH BA，DA ROS DA. Respectful，Individual，and Responsive Caregiving for Infants：The Key to Successful Care in Group Settings［J］. Young Children，1998，53（3）：61-64.

［6］ANME T. The validity and reliability of interaction rating scale（IRS）：characteristics for children with behavioral or environmental difficulties［J］. Japanese journal of human sciences of health-social services，2007，14：23-31.

［7］Administration For Children and Families. Measuring the Quality of Caregiver-Child Interactions for Infants and Toddlers（Q-CCIIT）［EB/OL］.［2021-3-25］.

［8］SHONKOFF J，RICHMOND J，LEVITT P，et al. From best practices to breakthrough impacts a science based approach to building a more promising future for young children and families［R］. Cambridge：Center on the Developing Child at Harvard University，2016.

［9］HOLMES J. Attachment theory：The Wiley-Blackwell Encyclopedia of Social Theory［Z］. New Jersey：Wiley Online Library，2017.

［10］BRETHERTON I. The origins of attachment theory：John Bowlby and Mary Ainsworth.［J］. DEV PSYCHOL，1992，28（5）：759.

［11］寇建华，杜亚松，夏黎明．儿童长处和困难问卷（父母版）上海常模的信度和效度［J］.上海精神医学杂志，2005，17（1）：25-28.

［12］方积乾，陆盈．现代医学统计学［M］.北京：人民卫生出版社，2015.

［13］彦艳，王彤．医学统计学［M］.5 版．北京：人民卫生出版社，2010.

［14］Hair JF，Black WC，Babin BJ，et al. Multivariate data analysis［M］. New Jersey：Prentice hall，1998.

［15］苏为华．多指标综合评价理论与方法问题研究［D］.厦门：厦门大学，2000.

［16］Park MS，Kang KJ，Jang SJ，et al. Evaluating test-retest reliability in patient-reported outcome measures for older people：A systematic review［J］. INT J NURS STUD，2018，79：58-69.

［17］陆爱军，王永强，王永飞，等．上海市松江区 7-16 岁中小学生情绪和行为问题调查［J］.精神医学杂志，2015，28（2）：99-101.

［18］Anme T,Shinohara R,Sugisawa Y,et al. Gender differences of children's social skills and parenting using Interaction Rating Scale（IRS）［J］. Procedia-Social and Behavioral Sciences, 2010,2（2）:260-268.

［19］Anme T,Shinohara R,Sugisawa Y,et al. Interaction Rating Scale（IRS）as an evidence-based practical index of children's social skills and parenting［J］. J EPIDEMIOL,2010,20（Supplement_Ⅱ）:S419-S426.

［20］吴瑞,陈佳,颜引妹,等. 镇江市学龄前儿童情绪行为问题现况调查及其影响因素分析［J］. 现代预防医学杂志,2020,47（4）:616-619.

［21］Du Y,Kou J,Coghill D. The validity,reliability and normative scores of the parent,teacher and self report versions of the Strengths and Difficulties Questionnaire in China［J］. Child Adol Psych Men,2008,2（1）:8.

［22］Mikulincer M,Shaver PR. Attachment,Caregiving,and Parenting［M］//Pathways and Barriers to Parenthood. Switzerland:Springer International Publishing,2019:305-319.

［23］Scherer E,Hagaman A,Chung E,et al. The relationship between responsive caregiving and child outcomes:evidence from direct observations of mother-child dyads in Pakistan［J］. Bmc Public Health,2019,19（1）:252.

［24］Shaw DS,Keenan K,Vondra JI. Developmental precursors of externalizing behavior:ages 1 to 3.［J］. Dev Psychol,1994,30（3）:355.

十、父母养育效能感量表（PSOC）

（一）概述

父母养育效能感量表（Parenting Sense of Competence Scale,PSOC），也叫亲职胜任感量表或子女管教效能感量表。最早由加拿大学者 Gibaud-Wallston 和 Wandersman 于 1978 在 Bandura 自我效能理论的基础上开发出来,Bandura 将父母自我效能解释为:父母在处理养育孩子过程中出现的各种问题的能力和信心的程度。Bandura 认为低的自我效能会导致持续性缺乏、忧郁、自责而引起角色满足感下降。这就定义了父母养育效能感应包含父母的效能和角色满足感两个方面的内容。满足感主要评估在照顾子女方面遇到的挫败、焦虑和动力等情感因素;效能则反映家长在担任养育职责时的能量和解决问题的能力。因此,有必要开发一个包含自我效能和满足感两个方面用于测量父母养育能力的量表,并对其进行规范的度量。

（二）量表内容及评分方法

本量表原文有 17 个条目,后修订者虽然删除一个条目,但国外仍有很多学者采用原量表的条目,在我国内地的应用中是否应删除第 17 个条目还有待进一步研究。量表包含了满足感和效能感两个维度。

1. **满足感维度**　该维度中有 9 个条目,如"即使作为父母有很大的回报,但我却为我现时年龄的孩子感到烦恼"及"作为父母,我不及我的父亲或母亲好"。

2. **效能感维度**　该维度中有 8 个条目,如"我认为我可以给初为人父母的人作榜样,让他们知道如何去做个好父母"及"已经为人父母一段日子了,我感到我已经完全熟悉这个角色"。

3. **评分方法**　量表为自评量表,采用李克特六级评分法进行测量,从"非常同意"到"非常不同意"分为 1~6 分。

满足感的 9 个条目直接计分,得分越高表明满足感越强。

效能感的 8 个条目 1、6、7、10、11、13、15、17 条目需反向计分,得分越高表明效能越高,量表总分越高表明父母的养育效能感越强。

(三) 信度与效度研究

Gibaud-Wallston 和 Wandersman 首次将 PSOC 量表用于婴幼儿的父母亲进行了调查,调查结果显示本量表在此类人群中具有良好有内部一致性,两个维度的 Crobach's α 系数分别为 0.70、0.82,调查结果发现,婴幼儿母亲比父亲拥有更高的养育效能感,且父母双方的这种效能感的得分在一定的时间内均呈上升趋势。Wandersman 等人应用本量表调查发现父亲的养育效能感得分与家庭亲密度有关,Cutrona 等人的研究发现母亲的养育效能感得分在婴幼儿性格养成及母亲产后的社会支持中起调节作用。后期学者将此量表用于年龄较大的儿童及临床案例中对父母养育效能感进行测量,如 Mash 和 Johnston 将本量表多次用于测量多动症儿童及正常儿童父母的养育效能感,均取得良好的效果。因此,本量表可用于婴幼儿、年龄较大的儿童及临床儿童病例中,以测评其父母养育效能感。

Mash 和 Johnston 于 1989 年对 500 多名 4~9 岁儿童的父母(父亲:215 名,母亲:297 名)应用本量表的调查结果对量表进行了规范的信效度分析,因子分析结果与原来的两个维度保持一致,但条目 17 的因子负荷未达到 0.40,因此将本量表进行修订,内部一致性分析(16 个条目),结果得出,整个量表的 Cronbach's α 系数为 0.79,满足感与效能感两个分量表的 Cronbach's α 系数分别为 0.75 和 0.76。Ohan 等学者于 2000 年对 220 名 5~12 岁儿童父母(父母亲分别 110 名)对本量表(17 个条目)进行了信效度分析,结果发现仍是两个维度最合适,两个维度分别解释公因子的 31.8% 和 11.4%,因子 17 的负荷也达到要求,两个维度的 Cronbach's α 系数均为 0.80,母亲与父亲分别分析后结果均一致。Rogers 和 Matthews 于 2004 年将 Mash 和 Johnston 修订后的 16 条量表应用于澳大利亚 1 000 多名 6 个月~15 岁儿童的父母中(父亲:329 名,母亲:737 名)进行调查,因子分析的结果发现,量表可分为 3 个维度,3 个维度解释的公因子负荷分别为,效能感 28.2%,满足感 14.6%,兴趣 8.8%,内部一致性分析结果 3 个维度的 Cronbach's α 系数分别为 0.78,0.77 和 0.58,因此作者建议后期仍需进行研究,以决定是否保留第 3 个维度。泰国学者 Suwansujarid 等人于 2013 年将本量表(17 个条目)译为泰语版,用于 195 名泰国儿童的父亲进行测评,及信效度和模型适配分析,结果与原量表保持一致,量表总的 Cronbach's α 系数为 0.78,效能感和满足感两个维度的 Cronbach's α 系数分别为 0.73 和 0.80,依据修订版将条目 17 删除后,模型拟合度各项指标均良好。而中国香港学者 Ngai 等人将本量表(17 个条目)译为中文版,用于 170 名母亲进行测试,结果表明中文版量表的 Cronbach's α 系数为 0.85,重测信度为 0.87,因子分析也支持两个维度的构建。但在内地尚未见使用,因此需进行有效的验证。

本量表可便于医护人员对父母自身所感知到的养育的能力进行评估、识别和为其提供相应的社会支持提供依据。

(王媛婕)

参 考 文 献

［1］BANDURA A. Self-efficacy mechanism in human agency［J］. American Psychologist,1982, 37(2):122-124.

［2］香港理工大学应用社会科学系. 天水围(北)家庭功能、亲职压力及子女管教效能感研究报告［R］.(2008-8-9)香港:香港理工大学,2008.

［3］GIBAUD-WALLSTON J,WANDERSMAN L. Development and utility of the Parenting Sense of Competence Scale［M］. Paper presented at the Annual Meeting of the American Psychological Association, Toronto,1978:2-28.

［4］ROGERS H,MATTHEWS J. The parenting sense of competence scale:Investigation of the factor structure,reliability,and validity for an Australian sample［J］. Australian Psychologist, 2004,39(1):88-90.

［5］SUWANSUJARID T,VATANASOMBOON P,GAYLORD N,et al. Validation of the parenting sense of competence scale in fathers:Thai version［J］. The Southeast Asian Journal Tropical Medicine and Public Health,2013,44（5）:916-918.

十一、婴幼儿护理效能量表（ICS）

（一）概述

婴幼儿护理效能量表（Infant Care Scale,ICS）由 Froman 和 Owen 于 1989 年依据 Bandura 的自我效能理论编制而成,量表开发的目的是测量 1 岁以下幼儿母亲的自我效能;另外应用此量表能及早发现母亲在照顾幼儿过程中出现的问题,从而尽可能避免幼儿健康及日常生活中不良问题的发展;同时本量表也可用于相关研究,为父母养育技能的提高提供指导。

（二）ICS 的结构及内容

量表最初为 48 个条目,后经 3 所大学的 6 名护理专家、3 名社区家庭访护士及 2 名在医院妇产科工作的护士修订后,调整为包含 51 个条目,及 1 个测谎题（最终不计入总分和分析）,共 52 个条目的最终量表,量表包含知识和技能两大维度,内容涵盖了婴幼儿健康、饮食及安全方面的内容,细分为健康知识、饮食知识、安全知识、健康生活技巧、饮食技巧和安全技能 6 个方面。量表为自评量表,采用 Likert 5 级评分法,从"很少"到"非常多"分为"1~5"5 个等级,得分越高表明护理效能感越高。

（三）ICS 的信度与效度

量表开发者对一个大型社区医院的 200 位父母亲进行调查,分析得出本量表具有良好的内部一致性,总量表的 Cronbach's α 系数为 0.975,知识（knowledge）和技能（skill）两个维度的 Cronbach's α 系数分别为 0.947 和 0.963,且具有良好的结构效度和表面效度,回归分析显示母亲的年龄越大,已有的儿童越多,母亲的自我效能感越高。Hudson 等人应用本量表对 44 对父母进行纵向调查,结果表明本量表的 Cronbach's α 系数大于 0.95,母亲的 ICS 总分高于父亲,且随着时间的推移,母亲和父亲的 ICS 总分均有显著增高,表明本量表用于测量婴幼儿父母的养育效能感有很好的效果,可用于医护工作者在产后对父母进行测评,并根据测评结果,帮助其尽快适应父母亲的身份。Elek 等人对 Hudson 等人的数据进行 2 次分析,32 个头胎婴儿的父母亲在产后 4~12 个月应用本量表测量其养育效能感,量表两个维度的 Cronbach's α 系数无论在父亲还是母亲调查中均达到 0.90 以上。

（四）应用研究及评定方法

本量表为评估 1 岁以下儿童照顾者的护理效能提供了一个信效度良好的工具,并为促进婴儿照顾者育儿技能的发展提供指导。目前本量表尚未见到中文版本,在国内的进一步研究及适用程度仍有待考证。

（王媛婕）

参 考 文 献

［1］HUDSON DB,ELEK SM,Fleck CM. First-time mothers' and fathers' transition to parenthood:Infant care self-efficacy,parenting satisfaction［J］,and infant sex. Issues in Comprehensive Pediatric Nursing,2001,24（1）:31-33.

［2］FROMAN RD,OWEN SV. Infant care self-efficacy［J］. Scholarly Inquiry for Nursing Practice,

1989,3(3):199-201.

[3] ELEK SM,HUDSON DB,Bouffard C. Marital and parenting satisfaction and infant care self-efficacy during the transition to parenthood the effect of infant sex [J]. Issues in Comprehensive Pediatric Nursing,2003,26(1):45-48.

第二节　父母及抚养人喂养类量表

一、儿童喂养问卷(CFQ)

(一) 概述

儿童喂养问卷(Child Feeding Questionnaire,CFQ)是目前应用最为广泛的父母喂养行为的自评工具,适用于2~11岁儿童的家长,主要用于评估父母在儿童喂养方面的行为和信念。该量表由美国学者 Birch 等从 1994 年开始编制,历经 3 个阶段。

第 1 阶段:Birch 等从 Costanzo 和 Woody(1985)的研究中选取了 24 个强制选择条目纳入 CFQ,并在 77 个学龄前儿童(46 个女孩,31 个男孩)的家长中应用,发现家长控制的观念和行为与孩子饮食有关联。

第 2 阶段:Birch 等对条目进行修订,在 275 个学龄前儿童的家长中应用并进行探索性因子分析,得出父母对孩子体重的担心(concern about child weight)、父母对孩子体重的感知(perceived child weight)和父母对自身体重的感知(perceived parent weight)3 个因子。

第 3 阶段:Birch 等增加了限制饮食(restriction)和逼迫进食(pressure to eat)两个维度,且增加了与喂养有关的父母感知责任(perceived responsibility)和监督饮食(monitoring)的相关条目。至此,最终形成 31 个条目、7 个维度的问卷。

除了在美国被大量应用外,CFQ 量表先后发展形成了日文、土耳其文、瑞典文、中文、西班牙文和德文的版本。通过在不同种族、不同年龄段的人群中的应用和检验发现:除个别维度外,其信效度检验基本令人满意。

(二) 量表的结构及评分标准

1. 量表的内容及结构介绍　Birch 最终形成的 CFQ 量表包含 31 个条目、7 个维度。CFQ 的 7 个维度分别为以下内容:

(1) 与喂养有关的父母责任(perceived responsibility):3 个条目。

(2) 父母对自身体重的感知(perceived parent weight):4 个条目。

(3) 父母对孩子体重的感知(perceived child weight):6 个条目。

(4) 父母对孩子体重的担心(concern about child weight):3 个条目。

(5) 限制饮食(restriction):8 个条目。

(6) 逼迫进食(pressure to eat):4 个条目。

(7) 监督饮食(monitoring):3 个条目。

其中,前 4 个维度用于测量与儿童体重有关的家长的感知和看法,后 3 个维度用于评价家长具体的喂养行为和态度。Birch 在测试对象的选择上有下述入选标准:家中的儿童不存在严重的食物过敏或影响其进食的慢性疾病状态,没有饮食禁忌(例如肉类食物),家长应为与孩子一起生活的亲生父母。

2. 评分标准及结果分析　CFQ 为自评问卷,各条目采用 Likert 5 级评分(1~5),每个维度的分数为所属条目的平均分。各维度的分数越高,说明父母在该维度的控制欲越强。

（三）量表的信度及效度研究

总体而言，CFQ 量表的内部一致性较好，但其个别维度的 Cronbach's α 值在部分研究中未达到可接受的水平。CFQ 量表的结构效度在不同研究中的差异较大：早期研究倾向支持量表的 7 因子结构，但近期的一些研究，尤其是采用非英语版量表的研究，认为 8 因子结构较 7 因子结构更为合理（即从"限制饮食"维度中提取出两个条目，另构成"将食物作为奖励"这一新的维度）。

最初，量表发展者 Birch 等在研究中采用方便抽样抽取了 3 个样本，对 CFQ 问卷进行信效度检验。第 1 个样本为 394 个 5~9 岁以非西班牙白人为主的女孩父母（居住在宾夕法尼亚），第 2 个样本为 148 个 8~11 岁以非西班牙白人为主的儿童父母（居住在科罗拉多州丹佛市市区）。为了检验该量表是否能在其他种族人群中适用，选取的第 3 个样本为 126 个 7~11 岁西班牙儿童为主的父母（居住在科罗拉多州丹佛市市区）。CFQ 在第 1 个样本中的内部一致性检验显示了可以接受的信度，7 个维度的 Cronbach's α 分别为：与喂养有关的父母责任（perceived responsibility）0.88；父母对自身体重的感知（perceived parent weight）0.71；父母对孩子体重的感知（perceived child weight）0.83；父母对孩子体重的担心（concern about child weight）0.75；限制饮食（restriction）0.73；逼迫进食（pressure to eat）0.70；监督饮食（monitoring）0.92。结构效度检验提示 7 因子结构的合理性：在第 1 个样本中的 CFA 模型拟合度较好，$\chi^2(229)=419$，CFI=0.95，NNFI=0.94，RMSEA=0.04；在第 2 个样本中的拟合度也较高，$\chi^2(227)=309$，CFI=0.92，NNFI=0.91，RMSEA=0.05；在第 3 个样本中，7 因子的 CFA 模型同样得到较高的拟合度，$\chi^2(166)=232$，CFI=0.91，NNFI=0.89，RMSEA=0.05。

随后，Davison、Fish、Galloway、Ogden、Brown、Kroller、Farrow 等依次对 CFQ 的维度在孩子为 2~11 岁的白种人中做过信效度检验，Cronbach's α 均在 0.63~0.93 之间，验证了该量表在白种人中具有良好的信效度。Anderson、Powers 和 Boles 也对 CFQ 的维度在孩子为 2~5 岁的黑种人中进行过信效度检验，限制饮食和逼迫饮食这两个维度的 Cronbach's α 在 0.54~0.69 之间。Corsini、Joyce 等在 4~8 岁澳大利亚儿童家长中的信效度结果显示，Cronbach's α 均在 0.69~0.93 之间。Geng 等将 CFQ 译成日文后对日本 960 位 9~12 岁小学孩子的家长进行检验，各维度的 Cronbach's α 在 0.65~0.90 之间。Polat 等将 CFQ 翻译成土耳其语后，应用于 158 名 2~11 岁儿童的母亲，Cronbach's α 在 0.63~0.76 之间，整个量表的内部一致性系数为 0.75。Kasemsup 等也将该量表在 80 个 3~5 岁的（老挝）赫蒙族人群中进行信效度的检验，除了监督饮食（0.60）和家长对自身体重的感知（0.28）这两个维度外，Cronbach's α 均在 0.70 以上。Kanpheungton 等在 755 个孩子为 4~6 岁的泰国家长中对该量表进行过信效度检验，其中有 6 个维度的 Cronbach's α 在 0.67~0.89 之间，将 CFQ 除去 5 个条目后，验证性因子分析显示泰国版 CFQ（TH-CFQ）的 7 因子模型有较好的拟合度。

Taveras 等将 CFQ 量表中的部分条目适当改动后应用在 1 160 个 1 岁孩子的家长中，"逼迫进食"维度的 Cronbach's α 达到了 0.90；Kaur 等将 CFQ 进行修改后应用于 260 个多种族（55% 的非裔美籍人，35% 的白人，10% 为其他）的 10~19 岁的青少年父母，并进行了信效度的检验，7 因子的 CFA 模型在该样本中的拟合度较好，$\chi^2(229)=419$，CFI=0.94，TLI=0.93，RMSEA=0.04。研究者在增加了一个有关监督含糖饮料的条目后，除"父母在喂养方面的责任感"维度的 Cronbach's α 稍低外（0.60），其余维度的 Cronbach's α 均达到可接受水平（0.71~0.88）。

Ricarda Schmidt 等在 982 名 2~13 岁儿童的母亲中对德文版 CFQ 进行信效度检验。结果显示，量表所属不少条目存在"地板效应"和"天花板效应"；量表的 8 因子结构（将维度"限制饮食"中的两个条目提取出来，另组成维度"将食物作为奖励"）较 7 因子结构表现出更佳的数据拟合效果；CFQ 各维度的 Cronbach's α 在 0.65~0.91 之间。该研究还报告了 CFQ 的常模数值，并初步证明了 CFQ 跨性别的稳定性、跨年龄段的差异（见于 2~5 岁组与 10~13 岁组之间）。

朱大乔课题组对 CFQ 进行汉化和修订，选择了 28 个条目，并在"监督饮食"维度新增一个条目（与监督饮用含糖饮料有关），初步形成 29 个条目的中文版 CFQ。该修订版 CFQ 在 198 名 3~7 岁学龄前儿童的母亲中进行测试，因子分析提示：删除 3 个条目后，量表的 8 因子结构（将"限制饮食"中的两个条目提取出来，另组成维度"将食物作为奖励"较 7 因子结构更为合理；各维度的 Cronbach's α 在 0.598~0.867 之间；

重测信度 ICC 在 0.859~0.960。

（四）量表的临床应用研究

目前 CFQ 量表在临床应用上较多地被应用在家长喂养行为（包括不同体重情况的家长）与儿童身体质量指数（BMI）的相关性研究中。Brich 等分析父母的 CFQ 得分与孩子体重的相关性时发现：家长对自身体重的感知、家长对孩子体重的感知、家长对孩子体重的担心与孩子的体重情况都是正相关的；逼迫进食则与孩子的体重情况呈负相关。除此之外，限制饮食与孩子的体重情况的正相关性较小，而监督饮食、与喂养有关的父母责任与孩子的体重情况没有相关性。其他研究者也应用 CFQ 量表来研究家长喂养行为与儿童 BMI 的相关性。例如，Powers 等研究表明低收入的非裔美籍学龄前儿童的母亲的"逼迫进食"与儿童的 BMI z 值得分有显著的相关性（$r=-0.16, P<0.01$），而母亲的"限制饮食"行为只有在肥胖母亲身上与儿童 BMI 显示出正相关（$r=0.20, P=0.03$）。Carnell 等在研究多种家长喂养措施与英国学龄前儿童的肥胖相关性时，得出 CFQ 中的逼迫进食得分高与较低的 BMI z 值存在显著相关，CFQ 中的限制饮食得分与 BMI z 值则相关不明显。Kasemsup 等对美国的老挝苗族人（Hmong）检验母亲对儿童的喂养态度和行为是否与学龄前儿童的超重有关，研究发现：母亲对儿童体重的感知与其对孩子在特定食物方面的限制进食有关，但是母亲在儿童喂养方面的态度（除了母亲对儿童体重的感知）和行为与儿童的 BMI 没有相关性；研究者认为这可能是由于其他影响因素的存在，如母亲的教育水平、其他喂养者的因素以及文化因素。Kanpheungton 等也应用修订后的泰语版本（TH-CFQ）CFQ 量表并研究家长喂养方面的看法、态度、担心与行为以及他们与孩子体重的关系时得出，更易监督孩子饮食的家长有更强烈的喂养方面的责任，并更倾向于限制孩子进食；更担心孩子超重的家长更倾向于限制儿童进食，有超重或者肥胖孩子的家长对自己孩子的体重更加担心。Haycraft 等则检验了 CFQ 自评所得的家长喂养行为与观察法所得的家长喂养行为是否一致，以及家长喂养行为与 BMI 的关系。研究结果表明：父亲的喂养行为自评结果与试验观察结果一致，但母亲的喂养行为自评结果与观察结果并不相关；孩子的 BMI 与母亲或者父亲的喂养行为没有关联（自评或试验观察），而更高 BMI 的父母在进食期间会表现出更多的逼迫进食行为。

CFQ 量表也应用在家长喂养行为与儿童摄食种类的相关性研究中。Fisher 等在研究家长对女孩蔬菜、水果、微量元素和脂肪的摄入影响时，选择 CFQ 中"逼迫进食"维度中的 4 个条目调查了 197 位父母，研究发现，大多数家长不存在逼迫进食行为[平均分（2.5±0.8）分]，家长的逼迫进食与女孩蔬菜水果、微量元素的摄入呈负相关（r 分别为 $-0.18, -0.12, P<0.05$）。Galloway 等采取重复测量的试验设计，研究了逼迫学龄前儿童进食是否会影响其对食物的摄入喜好（$n=27$）。该试验选取 CFQ 中"逼迫进食"维度中的 4 个条目测量母亲逼迫儿童进食的程度，结果显示：逼迫进食对儿童在健康食物的摄取和情绪反应上有负面影响。

（五）量表的特点及使用中的注意事项

该量表在不同种族、年龄层次、经济收入的儿童的家长中均显示出了较好的信效度，提示该量表可能适用于学龄前儿童到中学儿童之间的各个年龄层次，也可能适用于各个种族的人群。

（六）作者联系方式

原作者联系方式：Leann L. Birch，Department of Human Development and Family Studies，S-211 Henderson South Bldg.，The Pennsylvania State University，University Park，PA 16802，U.S.A. Tel：814 865 0053；Fax：814 867 8296；E-mail：llb15@psu.edu。

中文版 CFQ 作者及联系方式：朱大乔，E-mail：zhudaqiao@aliyun.com，上海交通大学护理学院。

（朱大乔）

参 考 文 献

［1］ BIRCH LL.Confirmatory factor analysis of the Child Feeding Questionnaire：a measure of parental attitudes，beliefs and practices about child feeding and obesity proneness［J］. Appetite，2001，36（3）：201-210.

［2］ SCHMIDT R. Parental feeding practices in families with children aged 2-13 years：Psychometric properties and child age-specific norms of the German version of the Child Feeding Questionnaire（CFQ）［J］. Appetite，2017，109：154-164.

［3］ CARNELL S，WARDLE J. Associations between multiplemeasures of parental feeding and children's adiposity in United Kingdom Preschoolers［J］. Obesity，2007，15（1）：137-144.

［4］ FISHER JO.Parental influences on young girls' fruit and vegetable，micronutrient，and fat intakes［J］. J Am Diet Assoc，2002，102（1）：58-64.

［5］ GALLOWAY AT. 'Finish your soup'：Counterproductive effects of pressuring children to eat on intake and affect［J］. Appetite，2006，46（3）：318-323.

［6］ OGDEN J，REYNOLDS R，SMITH A. Expanding the concept of parental control：A role for overt and covert control in children's snacking behaviour？［J］. Appetite，2006，47（1）：100-106.

［7］ KRÖLLER K，WARSCHBURGER P. Associations between maternal feeding style and food intake of children with a higher risk for overweight［J］. Appetite，2008，51（1）：166-172.

［8］ FARROW CV，GALLOWAY AT，FRASER K. Sibling eating behaviours and differential child feeding practices reported by parents［J］. Appetite，2009，52（2）：307-312.

［9］ BOLES RE. Confirmatory factor analysis of the Child Feeding Questionnaire among low-income African American families of preschool children［J］. Appetite，2010，54（2）：402-405.

［10］ KASEMSUP R，REICKS M. The relationship between maternal child-feeding practices and overweight in Hmong preschool children［J］. Ethn Dis，2006，16（1）：187-193.

［11］ 郑丽霞，宋道平，陈楚琳，等 . 中文版儿童喂养问卷在学龄前儿童家长中的信效度分析［J］. 中国儿童保健杂志，2016，24（10）：1019-1023.

［12］ HAYCRAFT EL. and Blissett JM. Maternal and paternal controlling feeding practices：reliability and relationships with BMI［J］. Obesity，2008，16（7）：1552-1558.

二、照护者喂养方式问卷（CFSQ）

（一）概述

照护者喂养方式问卷（Caregivers' Feeding Style Questionnaire，CFSQ）由 Hughes 等发展形成。鉴于相关喂养方式问卷主要针对欧美人群，Hughes 等在 2005 年制定了此问卷，专门用于评估低收入少数民族儿童照护者（如西班牙裔、非裔）的喂养方式。CFSQ 适用于 3~5 岁低收入少数民族儿童的照护者。该问卷最初包含 38 个条目，后经测试，去除 14 个得分低的条目（低分条目表明相关喂养行为并不常见，发生频率较低）并进行探索性因子分析，最终调整形成 19 个条目的 CFSQ。

国内朱大乔等人对 CFSQ 量表进行了汉化和初步的检验，用于调查学龄前儿童的父母的喂养方式。

（二）量表的结构及评分标准

1. 量表的内容及结构介绍　CFSQ 问卷为自评问卷，包含 2 个维度（要求和回应）、19 个条目，采用

Likert 5 级评分(分值为 1~5 分)。其中,19 个条目中的 7 个条目构成了"回应(responsiveness)"维度,19 个条目中的所有条目构成了"要求(demandingness)"条目。该问卷受试者主要为低收入的少数民族(非裔美籍和西班牙)儿童的照护者。

2. 评分标准及结果分析 该量表根据研究目的的不同,有两种评分标准。

(1) 类型学角度(主要用于学术研究):喂养方式的判断方法:以维度的中位数为界值,计算各维度的平均分,分为高低分值两组,进而将家长的喂养风格(方式)分成权威型 authoritative(高要求,高回应)、专制型 authoritarian(高要求,低回应)、纵容型 indulgent(低要求,高回应)和置之不理型 uninvolved(低要求,低回应)4 种。后两种也合称为自由型(permissive)(图 13-2)。

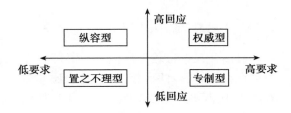

图 13-2 喂养方式分类(类型学角度)

"要求"维度: 19 个条目的平均分,即:(1+2+3+4+5+6+7+8+9+10+11+12+13+14+15+16+17+18+19)/19。

"回应"维度: 以孩子为中心的 7 个条目的平均分与 19 个条目的平均分的比值[(3+4+6+8+9+15+17)/7]/[(1+2+3+4+5+6+7+8+9+10+11+12+13+14+15+16+17+18+19)/19]。

Hughes 等在 2012 年综合 5 个研究进行分析,对该量表建立区分低收入少数民族家长喂养方式的分界点:"要求"维度以 2.80 分为分界点,"回应"维度以 1.16 分为分界点(表 13-6)。

表 13-6 5 个样本要求和回应维度中值

序号	样本量	种族*	要求	回应
研究 1	231	AA,H	2.79	1.16
研究 2	718	AA,H,W	2.79	1.17
研究 3	99	AA,H,W	2.63	1.21
研究 4	177	AA,H	3.00	1.14
研究 5	134	海地人,巴西人,拉丁美洲人	2.89	1.12
平均			2.82	1.16
标准差			0.14	0.03

注:AA=非裔美国人,H=西班牙人,W=白种人。

(2) 维度的角度(作为临床判别工具)

1) 以家长为中心的喂养策略/高度控制 Parent-centered/high control(1+16+19)/3。

2) 以家长为中心的喂养策略/偶尔控制 Parent-centered/contingency management(2+12+18+14)/4。

3) 以儿童为中心的喂养策略 Child-centered(3+4+6+9+15+17)/6。

(三) 量表的信度及效度研究

Hughes 等在 231 个 3~5 岁的低收入少数民族儿童家长(130 个西班牙人,101 个非裔美籍人)对 CFSQ 的信效度进行了检验。研究发现"要求"维度的 Cronbach's α 为 0.85,"回应"维度中以父母为中心的策略和以孩子为中心的策略的 Cronbach's α 分别为 0.86 和 0.71。7~14 天后,作者对 25 位家长完成了重测信度的检验,"要求"条目和"以孩子为中心的策略"的重测信度(ICC)分别为 0.85 和 0.82。Hughes 等在后续分析中发现 2 因子模型的拟合度较差,而调整后的 3 因子[即以家长为中心的策略/高度控制(parent-centered/high control),以家长为中心的策略/偶尔控制(parent-centered/contingency management),以儿童为中心的策略(child-centered)]、13 个条目的模型具有较好的拟合度,[$\chi^2(223)$ =98.45,P=0.002 2,RMSEA=0.052(90%CI=0.031~0.070),NNFI=0.96,CFI=0.97,SRMR=0.054],并验证了该量表在西班牙和非裔美籍的低收入学龄前儿童这两种人群中的适用性。

朱大乔等人对 CFSQ 进行汉化和修订后,在 582 名 3~7 岁学龄前儿童的母亲中进行了测试,探索性因子分析和验证性因子分析提示:CFSQ 的双因子模型("以家长为中心"和"以孩子为中心")结构符合教养方式的理论构想,数据拟合优度较佳,但存在个别条目的因子载荷不高的问题。CFSQ 总体的 Cronbach's α 为 0.888,以父母为中心的维度为 0.872,以孩子为中心的维度为 0.806。

（四）量表的临床应用研究

目前,CFSQ 被较多地应用在家长的喂养方式与孩子 BMI 的相关性研究。Hughes 等发现在喂养方式上存在种族差异:西班牙人(62.5%)比非裔美籍人(37.5%)更倾向于采取纵容型喂养方式,而非裔美籍人(66.7%)比西班牙人(33.3%)更倾向于采取置之不理型喂养方式,且纵容型家长的孩子比专制型家长的孩子 BMI 更高。Hughes 等还发现:在控制变量(如家长喜好、孩子脾气、种族、儿童年龄、家长 BMI)后,纵容型的喂养方式与儿童高 BMI 有显著的相关性。同样,Hennessy 等的研究应用发现:纵容型喂养方式与儿童高 BMI 有相关性,喂养方式在限制饮食的喂养行为和儿童体重(BMI 的 Z 值)中起调节作用。

Hughes 等还用 CFSQ 作为研究工具,分析在低收入家庭中不同喂养方式的家长的情绪和孩子性情特点是否存在不同。研究结果表明:随着喂养方式的不同,家长的情绪和孩子的性情特点有所不同,纵容型家长表现出更低的自我负面情绪和更低的对孩子的消极情感,而家长纵容型的喂养方式可能会导致孩子过度摄入食物。另外,Hughes 等在研究照顾者的喂养行为方式对孩子食物摄入的影响时,曾在 CFSQ 基础上增加了 8 个条目,形成 30 个条目的 CFSQ 问卷,增加的条目更有助于评估自由型(permissive)喂养并且有助于提高该维度的内部信度。该问卷在 50 位 549 个 3~5 岁的低收入非裔美籍和西班牙儿童的照顾者(25 个非裔美籍人,25 个西班牙人)中进行应用,通过 CFSQ 进行自评将照护者分类,同时研究者将该问卷与自制的喂养行为记录系统(Feeding Behavior Coding System)的结果相比较,在纵容型的维度上具有较强相关性($r=0.27, P \leqslant 0.05$),在权威型的维度上有一定的相关性趋势($r=0.24, P=0.07$),但在专制型的维度上没有相关性。

（五）量表的特点及使用中的注意事项

CFSQ 问卷可以帮助研究者探查家长(照顾者)的喂养方式。与具体的喂养行为不同,喂养方式作为与儿童喂养有关的特定教养方式,是家长的喂养观念、态度、行为以及对孩子情感表现的一种组合方式,是一种相对固定的行为风格,如权威型、专制型和纵容型喂养方式。

CFSQ 的计分方法依研究目的不同而有差异,研究者在使用过程中要注意加以区别。

（六）量表原文及修订者

原作者联系方式:Sheryl O. Hughes:Department of Pediatrics,Children's Nutrition Research Center,Baylor College of Medicine,1100 Bates Avenue,Houston,TX 77030-2600,U.S.A.,shughes@bcm.tmc.edu。

中文版 CFSQ 联系方式:上海交通大学护理学院,朱大乔。E-mail:zhudaqiao@aliyun.com。

（朱大乔）

参 考 文 献

［1］HUGHES SO. Revisiting a neglected construct:parenting styles in a child-feeding context ［J］. Appetite,2005,44(1):83-92.

［2］HUGHES SO. Measuring feeding in low-income African-American and Hispanic parents ［J］. Appetite,2006,46(2):215-223.

［3］HUGHES SO. Caregiver's Feeding Styles Questionnaire. Establishing cutoff points ［J］. Appetite,2012,58(1):393-395.

［4］HUGHES SO. Indulgent feeding style and children's weight status in preschool ［J］. Journal of

Developmental and Behavioral Pediatrics, 2008, 29(5):403-410.

［5］HENNESSY E. Parent behavior and child weight status among a diverse group of underserved rural families［J］. Appetite, 2010, 54(2):369-377.

［6］TOVAR A. Immigrating to the US: What Brazilian, Latin American and Haitian Women Have to Say About Changes to Their Lifestyle That May be Associated with Obesity［J］. Journal of Immigrant and Minority Health, 2013, 15(2):357-364.

［7］HUGHES SO. Emotional climate, feeding practices, and feeding styles: an observational analysis of the dinner meal in Head Start families［J］. The International Journal of Behavioral Nutrition and Physical Activity, 2011, 8:60.

照护者喂养方式问卷(中文修订版)

指导语:以下问题是关于您与孩子在正餐时间的互动情况。请选择一个最符合您实际情况的答案,并在相应的方框内打"√"。注意,每个问题只能选择一个答案。

您经常在孩子就餐的时候做以下事情吗?	从不	很少	有时候	经常	总是
1. 为了让孩子吃饭,对孩子进行身体上的约束(比如:把孩子"按"在椅子上让他/她吃饭)	1	2	3	4	5
2. 许诺给孩子**食物以外的事物**来让孩子吃饭(比如,"如果你把青菜吃掉,饭后我就让你玩球)	1	2	3	4	5
3. 把食物做成有趣的样子来鼓励孩子进食(比如,把蛋饼做成笑脸,把水果切成花朵的图形)	1	2	3	4	5
4. 吃饭期间,询问孩子有关食物的问题	1	2	3	4	5
5. 要求孩子多少都得吃一点她/他碗里的食物	1	2	3	4	5
6. 跟孩子讲道理来让她/他吃饭(比如,"牛奶可以让你变强壮,对你的健康有好处")	1	2	3	4	5
7. 对孩子不吃饭的行为,会用言语来表达不满	1	2	3	4	5
8. 允许孩子(**从已经准备好的饭菜里**)挑选他/她自己想吃的东西吃	1	2	3	4	5
9. 对孩子吃饭时的表现进行表扬(比如,"你吃了青菜,真是个好孩子")	1	2	3	4	5
10. 暗示孩子去吃饭(比如,告诉孩子,"你的饭要凉了")	1	2	3	4	5
11. 对孩子说,"快去吃饭"	1	2	3	4	5
12. 警告孩子,如果他/她不吃饭,你会拿走或取消(**食物之外的**)某样事物。(比如,"如果你不把肉吃完,饭后就不要玩了")	1	2	3	4	5
13. 要求孩子吃碗里的某样食物(比如,"把你碗里的青菜吃了")。	1	2	3	4	5
14. 警告孩子,如果她/他不吃(饭),您就会拿走一样食物(比如,"如果你不把蔬菜吃完,就别想得到水果")	1	2	3	4	5
15. 在进餐的时候,对孩子正在吃的食物说一些好听的话(比如,"你碗里的虾仁很好吃","你吃的青菜里有维生素")	1	2	3	4	5
16. 为了让孩子吃饭,用调羹(勺子)喂他们	1	2	3	4	5
17. 为孩子吃饭提供便利条件(比如,把食物切成小块)	1	2	3	4	5
18. 把食物作为奖励来鼓励孩子吃东西(比如,"如果你把蔬菜吃完,我就给你一些水果")	1	2	3	4	5
19. 央求孩子吃饭	1	2	3	4	5

三、学龄前儿童照护人喂养行为量表(CPCFBS)

(一)概述

学龄前儿童照护人喂养行为量表(Chinese Preschooler's Caregivers Feeding Behavior Scale,CPCFBS)是由空军军医大学尚磊教授课题组于2014—2018年编制的。世界卫生组织报告,超重和肥胖已成为危害儿童青少年健康的重要公共卫生问题之一,儿童期是预防超重和肥胖的关键期,而儿童的饮食行为受父母喂养行为的影响。早期识别儿童照护人喂养行为中存在的问题并进行及时矫正,对降低超重、肥胖等各种营养相关性疾病发病率具有重要意义,而要准确识别就需要科学的测量和评价工具。针对目前我国学龄前儿童照护人喂养行为相关研究中缺乏标准的、具有较高信度和效度的评价工具,为推动我国儿童喂养与饮食行为相关研究的进一步发展,2014—2018年,在空军军医大学尚磊教授牵头下编制了适用于我国文化背景和饮食特点的学龄前儿童照护人喂养行为量表。

课题组在回顾国内外儿童照护人喂养行为研究相关文献的基础上,分析儿童照护人喂养行为的内涵及相关因素,通过专家咨询、核心小组讨论等方法就3~6岁照护人喂养行为所涉及的内容进行访谈,结合学龄前儿童照护人喂养行为特点,预设学龄前儿童照护人喂养行为评价维度;依据国内外相关研究和目标人群小组讨论法,以合理构建法和经验法构建了包含116个条目的条目池;采用包括116个条目的条目池对50名3~6岁儿童的主要照护人进行试验性测试,依据测试结果和专家意见,形成了包含8个维度、95个条目的学龄前儿童照护人喂养行为量表初稿。

采用量表初稿对3~6岁儿童照护人进行初始调查。运用离散趋势法、因子分析法以及Cronbach's α系数法对量表初稿的条目进行筛选,采用探索性因子分析结合平行分析萃取量表的初始维度,结合专家意见对部分条目修订后形成包含60个条目的试用量表。

采用试用量表对学龄前儿童的主要照护人进行测试。综合运用离散趋势法、t检验法、主成分分析法、因子分析法以及Cronbach's α系数法对试用问卷的条目进行再次筛选,采用因子分析法对量表维度进行验证并命名,最终形成包含7个维度、35个条目的正式量表。采用Cronbach's α系数、分半信度系数、重测信度系数等指标对量表的信度进行评价。采用专家评议评价其内容效度,根据量表各维度得分与量表总分的相关系数评价其关联效度,采用探索性因子分析和验证性因子分析相结合的交叉验证法对量表的结构效度进行评价。同时采用条目打包技术和多组验证性因子分析模型,对量表在不同性别、年龄组和体重组的跨组测量不变性进行检验。

本量表尚未申报科研成果和知识产权保护。

(二)量表的结构及评分标准

本量表适用于3~6岁学龄前儿童,由测试人介绍完量表的测试目的和填写方法后,由主要照护人根据儿童最近1个月的喂养行为代答问卷。量表由35个条目组成,分为责任喂养、体重担忧、鼓励健康饮食、饮食内容限制、饮食行为限制、逼迫喂养、监督饮食7个维度,每个维度条目数为3~8个。完成量表约需20分钟。

量表反应尺度采用"从不、极少、有时、多数、总是"里克特五级记分法,分别代表1、2、3、4、5分(该量表不包含反向条目)。各维度得分等于所包含条目得分之和除以条目数,得分越高,表示照护人存在该喂养行为的可能性越大。常模及评分标准见表13-7。

表13-7 常模及评价标准

维度	均分	标准差	阳性界值	严重界值
责任喂养	3.85	0.69	3.00	3.40
体重担忧	2.17	0.93	2.11	2.47
鼓励健康饮食	3.79	0.65	3.51	3.99

续表

维度	均分	标准差	阳性界值	严重界值
内容限制	3.59	0.81	3.39	3.72
行为限制	3.64	0.76	3.49	3.75
强迫喂养	3.51	0.82	3.45	3.92
监督饮食	3.92	0.82	3.85	4.02

（三）量表的信度及效度研究

1. 量表的信度 在西安、济南城区及郊区共选择5所幼儿园912名3~6岁学龄前儿童，对其主要照护人进行正式量表调查。该样本在一定程度上能反映我国不同地域饮食特点和经济发展水平的差异，样本量足够，样本代表性较好。依据实测数据对量表的信度、效度进行评价。信度评价结果显示量表的同质信度Cronbach's α系数为0.91，各维度Cronbach's α系数介于0.65~0.88之间；Guttman分半信度系数为0.90，各维度分半信度系数介于0.68~0.88之间；量表重测信度系数为0.80，各维度重测信度系数界于0.64~0.84之间。

2. 量表的效度 效度评价结果显示各维度间的相关系数为0.05~0.51，各维度得分均值与量表均值间的相关系数为0.47~0.79，均为正相关关系；内容效度比为0.65~0.76；验证性因子分析拟合指标为：λ^2/df=2.58<3，拟合优度指数（GFI）=0.91>0.9、调整的拟合优度指数（AGFI）=0.89、规范拟合指数（NFI）=0.89、非规范拟合指数（NNFI）=0.92、比较拟合指数（CFI）=0.93，各项指标值均接近于1；近似误差均方根（RMSEA）=0.046≤0.05，满足统计学要求，说明量表具有较可靠的结构效度。

（四）量表的临床应用研究

目前该量表已应用于学龄前儿童肥胖、便秘等消化系统疾病、生存质量、生长发育等相关研究。临床应用显示儿童不同性别组间各因子平均得分差异均无统计学意义（P均>0.05）。除逼迫喂养因子外，其他因子平均得分在不同年龄组间的差异均有统计学意义（P均≤0.05），且除体重担忧得分随年龄增加而减少外，其他维度平均得分大致呈随着年龄增加而增加的趋势；除体重担忧因子得分呈现随体重增加而增加的趋势外，其他因子平均得分在儿童不同体重组间的差异均无统计学意义（P>0.05）。责任喂养、逼迫喂养、监督饮食各因子平均得分在照护者不同年龄的组间差异均有统计学意义（P均≤0.05）；责任喂养、饮食内容限制喂养、逼迫喂养、监督饮食各因子平均得分在照护者不同受教育程度的组间差异均有统计学意义（P均≤0.05）；除饮食内容限制喂养、逼迫喂养、监督饮食外，其余四个因子平均得分在不同家庭月总收入的组间差异均有统计学意义（P均≤0.05）。除饮食行为限制喂养、逼迫喂养外，其余五个因子平均得分在照护者与儿童不同关系间的组间差异均有统计学意义（P均≤0.05）。

（五）量表的特点及使用中的注意事项

本量表是基于我国儿童照护人喂养行为特点，参考国外儿童照护人喂养行为量表的基础上编制而成的。由于目前国内外尚无儿童照护人喂养行为问题的诊断工具，导致本量表的效标效度无法验证。国外的同类量表也仅用于儿童照护人喂养行为的评价，不能用于照护人喂养行为问题的诊断。因此，本量表适用于儿童照护人喂养行为相关研究中对照护人喂养行为的评价、临床中对儿童照护人喂养行为的初步识别和程度判断，不能用于确诊。

本量表为主要照护人代答量表，在实际测试中，必须选择照顾儿童日常饮食、与孩子相处时间最长的照护人来填写问卷。主要照护人可以是父母、祖父母、保姆、亲戚等。测试前，测试者需详细介绍测试的目的、量表的填写方法，测试完毕后对反向条目进行反向计分后，按7个维度分别计算平均分，并依据常模和评价标准进行评价。

另外，由于我国地域广阔，不同地区社会经济发展水平、饮食习惯存在巨大差异，量表的信度、效度评价仅基于全国两个城市和郊区的调查数据,在实际应用中,仍需基于不同对象进行信度、效度检验。同时,课题组也乐意通过合作,实现数据共享,对本量表及常模进一步进行完善。

(尚 磊 袁 静)

参 考 文 献

[1] SHLOIM N, EDELSON LR, MARTIN N, et al. Parenting Styles, Feeding Styles, Feeding Practices, and Weight Status in 4-12 Year-Old Children: A Systematic Review of the Literature [J]. Frontiers in Psychology, 2015, 6(12): 1-20.

[2] LUO JJ. Influencing factors and prevention strategies of obesity in preschool children [J]. Shanghai Medical & Pharmaceutical Journal, 2017, 38(2): 59-62.

[3] 章志红,朱小康,廖承红,等. 学龄前儿童家长喂养行为及其影响因素分析[J]. 中国妇幼保健杂志, 2015, 30(17): 2784-2787.

[4] BIRCH LL, FISHER JO, GRIMM-THOMAS K, et al. Confirmatory factor analysis of the Child Feeding Questionnaire: a measure of parental attitudes, beliefs and practices about child feeding and obesity proneness [J]. Appetite, 2001, 36(3): 201-210.

[5] BERGMEIER H, SKOUTERIS H, HETHERINGTON M. Systematic research review of observational approaches used to evaluate mother-child mealtime interactions during preschool years [J]. American Journal of Clinical Nutrition, 2014, 101(1): 7-15.

[6] BAUGHCUM AE, POWER SW, JOHNSON SB. Maternal feeding practices and beliefs and their relationships to overweight in early childhood [J]. Developmental and Behavioral Pediatrics, 2001, 22(6): 391-408.

[7] WARDLE J, SANDERSON S, GUTHRIE C A, et al. Parental Feeding Style and the Inter-generational Transmission of Obesity Risk [J]. OBESITY RESEARCH, 2002, 10(6): 453-462.

[8] HUGHES SO, POWER TG, ORLET FISHER J, et al. Revisiting a neglected construct: parenting styles in a child-feeding context [J]. Appetite, 2005, 44(1): 83-92.

[9] HUGHES S O, CROSS MB, HENNESSY E, et al. Caregiver's Feeding Styles Questionnaire. Establishing cutoff points [J]. Appetite, 2012, 58(1): 393-395.

[10] TSCHANN JM, GREGORICH SE, PENILLA C, et al. Parental feeding practices in Mexican American families: initial test of an expanded measure [J]. International Journal of Behavioral Nutrition and Physical Activity, 2013, 10(6): 1-11. DOI: 10.1186/ 1479-5868-10-6.

[11] SAVAGE JS, ROLLINS BY, KUGLER KC, et al. Development of a theory-based questionnaire to assess structure and control in parent feeding (SCPF) [J]. International Journal of Behavioral Nutrition and Physical Activity, 2017, 14(1): 1-11.

学龄前儿童照护人喂养行为量表(CPCFBS)

说明:尊敬的家长您好:请根据您和孩子近1个月来的实际情况放心填写,并在符合您的情况的选项一栏打"√"。

项目	从不	极少	有时	多数	总是
1. 我会明确告诉孩子什么可以吃,什么不可以吃,并进行解释	1	2	3	4	5
2. 我会鼓励孩子吃不同种类的食物,并告诉孩子不同食物的营养价值及对他生长发育的好处	1	2	3	4	5
3. 我在购买食物时会关注食物的营养成分	1	2	3	4	5

项目	从不	极少	有时	多数	总是
4. 我在准备一日三餐时你会尽量搭配多种食物	1	2	3	4	5
5. 我会非常有规律地为孩子提供一日三餐	1	2	3	4	5
6. 我会避免购买不想让孩子吃的甜食	1	2	3	4	5
7. 我负责决定孩子吃什么(食物的种类如健康食品等)	1	2	3	4	5
8. 我要求孩子每天都要按时吃早餐	1	2	3	4	5
9. 我担心孩子会超重	1	2	3	4	5
10. 我担心孩子为了保持理想体重而节制饮食	1	2	3	4	5
11. 当我不在孩子身边时,我会担心孩子吃得太多	1	2	3	4	5
12. 我必须保证我的孩子不会吃太多高脂食品	1	2	3	4	5
13. 我必须保证我的孩子不会吃太多他/她特别喜欢的食品	1	2	3	4	5
14. 我必须保证我的孩子不会吃太多甜食(如糖果、冰淇淋、蛋糕、甜点等)	1	2	3	4	5
15. 我会有意识地不让我的孩子接触某些垃圾食品	1	2	3	4	5
16. 我会每天让孩子吃新鲜蔬菜、水果	1	2	3	4	5
17. 我会经常让孩子吃水产品	1	2	3	4	5
18. 我会鼓励孩子品尝新的食物	1	2	3	4	5
19. 我会鼓励孩子吃有利于健康的食物	1	2	3	4	5
20. 我会尽量保证一日三餐都有固定的时间和地点	1	2	3	4	5
21. 为了让孩子能吃的更多,我会变着花样认真准备每一餐	1	2	3	4	5
22. 和孩子一起吃饭时,我不会玩手机、看电视	1	2	3	4	5
23. 和孩子一起吃饭时,我不会剩饭	1	2	3	4	5
24. 和孩子一起吃饭时,我每餐吃饭时间不会超过30分钟	1	2	3	4	5
25. 和孩子一起吃饭时,我会限制自己吃东西,不暴食暴饮	1	2	3	4	5
26. 在孩子面前,我通常不喝饮料、不吃零食	1	2	3	4	5
27. 和孩子一起吃饭时,我即使不饿也会按时吃饭	1	2	3	4	5
28. 和孩子一起吃饭时,即使不喜欢,我也会尽量表现出对各种健康食物都很喜欢吃	1	2	3	4	5
29. 正餐时,如果孩子没有吃完你盛给他的食物,你会想办法(如哄、劝、玩或表扬等)让他吃完	1	2	3	4	5
30. 正餐时,即使孩子说不饿,你也会想办法让他/她吃些东西	1	2	3	4	5
31. 我必需特别小心(采取各种办法),以确保孩子吃饱	1	2	3	4	5
32. 我会监督孩子少喝饮料(如可乐、果粒橙等)	1	2	3	4	5
33. 我会监督孩子少吃零食(如吃薯片、饼干、膨化食品等)	1	2	3	4	5
34. 我会监督孩子少吃高脂食品(如肥肉、牛肉干、火腿肠、油炸食物等)	1	2	3	4	5
35. 我会监督孩子少吃甜食(如糖果、冰淇淋、蛋糕、甜点等)	1	2	3	4	5

四、婴幼儿喂养困难评分量表(MCH-FS)中文版

(一)概述

婴幼儿喂养困难评分量表中文版(the Montreal Children Hospital Feeding Scale,MCH-FS)是由加拿大蒙特利尔儿童医院心理学家 Maria Ramsay 等潜心 30 年研制。中文版 MCH-FS 是由 2008 年湖北省妇幼保健院徐海清教授带领的科研团队对该量表进行标准化的。

婴幼儿喂养是儿童期发育保健的基础。2005 年,发展中国家估计有 1/3 的 5 岁以下儿童由于不良喂养和重复感染而导致发育迟缓。全球每年死亡的 1 000 多万 5 岁以下儿童中有 50% 左右直接或间接与营养不良有关。5 岁以下儿童中 35% 的疾病与营养不良相关。在改善儿童生存状况,促进儿童健康成长和发育方面,婴幼儿喂养是一个关键领域。适宜的喂养方式能改善能量和营养物的摄入,使儿童获得较好的营养状况,有助于降低患病率和死亡率,减少日后罹患慢性病的风险,促使身心发育更加健全。喂养困难是一系列多因素共同作用的结果,其中可能包括婴幼儿生长状况,婴幼儿口腔运动障碍和/或父母(喂养人)与婴幼儿双方行为问题。为此,选择合适的测定工具(量表)能有效、便利地对喂养困难进行临床诊断。本文介绍加拿大蒙特利尔儿童医院的婴幼儿喂养困难评分量表中文版(The Montreal Children Hospital Feeding Scale,MCH-FS),以便广大实际工作者采用。

(二)MCH-FS 量表中文版概况

MCH-FS 量表是由加拿大蒙特利尔儿童医院心理学家 Maria Ramsay 等潜心 30 年研制。由 14 个条目构成,采用 1~7 级记分法。鉴于饮食和喂养的文化依赖性,国外的量表不能直接翻译过来使用。必须对西方量表进行汉化处理形成相应的中文版量表。为此,从 2008 年开始,由湖北省妇幼保健院儿童保健科徐海青带领的科研团队对该量表进行汉化,主要是量表的翻译与回译,以及文化调适两个过程。

(三)MCH-FS 中文版的计分方法

MCH-FS 中文版共分为 14 个条目。分别计算各条目以及总量表得分。因此,从理论上说,可分别对条目得分、总量表得分进行统计分析,但通常只对后者进行分析。

1. **条目得分和总量表得分的计算** MCH-FS 中文版的 14 个条目均采用 1~7 等级式条目设置。在评分时正向条目直接计 1~7 分,将各个目得分相加即可得到总量表的得分。

2. **缺失值的处理** 若条目的回答上有缺失值(未回答),则该人的该条目得分也为缺失值(未计算得分),相应总得分计分方法为:条目得分之和 ×14(总条目数)÷ 实际回答的条目数。

3. **标化分的计算** 前面计算的得分是未经过标化的原始分数(粗分),量表总得分(粗分)14~98。随后按 Logit 变换法将粗分转化为标化分。已有现成的表格可查阅粗分相对应的标准分值。

4. **诊断标准** 标化分≤50 无喂养困难,标化分 51~60 喂养困难轻度障碍,标化分 61~70 喂养困难中度障碍,标化分 >70 喂养困难重度障碍。

(四)MCH-FS 中文版的特性考评

1. **效度** 经因子分析选出 4 个主成分,可合并为 4 大方面,代表喂养困难的 4 个方面:婴幼儿生长状况(条目 12);婴幼儿口腔运动功能(条目 7、8、11);家长的喂养行为(条目 1、2、9、10、13、14);婴幼儿的进食行为(条目 3、4、5、6)等。

其累计方差贡献达 70.42 %。由此说明测定结果符合量表的构想,有较好的结构效度。

2. **信度** 对儿童生长状况,儿童口腔运动功能、家长的喂养行为和儿童的进食行为 4 个领域以及量表总分两次测定间重测相关系数分别为:0.86、0.85、0.84、0.84 和 0.87;不论对各领域还是总量表,两次测定的得分均值间差异均无统计学意义(P>0.001),说明有较好的重测信度。将条目按奇偶顺序分为两半,计算两部分条目得分的相关系数,结果为 r = 0.87,有很好的分半信度。婴幼儿生长状况、婴幼儿口腔运动

功能、家长的喂养行为和婴幼儿的进食行为 4 个领域的 Cronbach's α 系数分别为 0.85、0.86、0.83 和 0.79，说明其内部一致性信度较好。

3. 反应度　对 4 个领域及总量表第一次和第三次测定得分的均值进行比较，结果表明：除婴幼儿口腔运动功能这一个领域外，其他领域及量表总分在进行喂养困难的治疗前后差异有统计学意义（$P<0.05$），说明量表具有一定的反应度。

4. 可行性分析　绝大多数被测试者（文盲除外）能在 5 分钟内完成问卷；问卷回收率 100%，其中问卷合格率为 97.76%。这些表明量表具有良好的可接受性，用该量表调查具有很好的可行性。

（五）临床应用研究

1. 适用范围　该量表适合年龄介于 6 个月~3 周岁的婴幼儿，用于喂养困难诊断筛查和喂养困难程度分级。

2. 应用情况　该量表已在全国 69 个县（市），100 多家妇幼保健、医疗机构广泛应用。

综上所述，MCH-FS 中文版量表具有较好的信度、效度、反应度及可行性，能作为我国儿童喂养困难的测评工具。通过对儿童喂养困难的测评，使临床医生更好地选择治疗方案及对诊断为不同程度喂养困难的儿童采取个体化的管理对策。

（徐海青　戴　琼）

参 考 文 献

［1］LEDFORD JR, GAST DL, LUSCRE D, et al.Observational and incidental learning by children with autism during small group instruction［J］.J Autism Dev Disord, 2008, 2(38):86-103.

［2］BIRMINGHAM CL, FIROZ T.Rumination in eating disorders:Literaturereview［J］.Eat Weight Disord, 2006, 5(11):85-89.

［3］CATHLEEN C, PIAZZAL.Feeding disorders and behavior:What have we learned［J］. Developmental Disabilities Research Reviews, 2008, 3(14):174-181.

［4］HOWE TH, HSU CH, TSAI MW, et al.Prevalence of feeding related issues/difficultiesin Taiwanese children with history of prematurity, 2003- 2006［J］.Research in Developmental Disabilities, 2009, 5(10):845-852.

［5］DAVIES WH, SATTER E, BERLIN KS, et al.Reconceptualizing feeding and feeding disorders in interpersonal context:the case for a relational disorder［J］.JFam Psychol, 2006, 20(4):409-417.

［6］HEBEBRAND J, MULLER TD, HOLTKAMP K, etal.The role of leptin in anorexia nervosa: Clinicalimplications［J］.Mol Psychiatry, 2007, 12(1):23-35.

［7］ESLICK GD, TALLEY NJ.Dysphagia:epidemiology, risk factors and impact on quality of life-a population-based study［J］.AlimentPharmacol Ther, 2008, 6(27):971-979.

［8］HOLSEN LM, LAWSON EA, BLUM J, et al. Food motivation circuitry hypoactivation related to hedonic and nonhedonic aspects of hunger and satiety in women with active anorexia nervosa and weight-restored women with anorexia nervosa［J］. J Psychiatry Neurosci, 2012, 37(5): 322-332.

［9］MILES AE, KAPLAN AS, NIKOLOVA YS, et al. Neuroanatomical signatures of anorexia nervosa psychopathology:An exploratory MRI/DTI study in a mixed sample enriched for disease vulnerability［J］. Psychiatry Res Neuroimaging, 2021, 307:111228.

［10］EHRLICH S, TAM FI. Editorial:Refeeding in Anorexia Nervosa:Quo Vadis ?［J］. J Am Acad Child Adolesc Psychiatry, 2021, 60(5):566-567.

婴幼儿喂养困难评分量表

1. 你觉得你在喂养孩子过程中有困难吗?

1	2	3	4	5	6	7
非常困难						容易

2. 你对孩子的喂养及进食感到担心吗?

1	2	3	4	5	6	7
不担心						非常担心

3. 你孩子的食欲如何?

1	2	3	4	5	6	7
非常差						好

4. 孩子每餐从什么时候开始拒绝进食?

1	2	3	4	5	6	7
进餐一开始						进餐结束

5. 你孩子每餐进食需要多少分钟?

1	2	3	4	5	6	7
1~10	11~20	21~30	31~40	41~50	51~60	>60分钟

6. 你孩子进餐时表现如何(哭闹、玩玩具、看电视、乱跑等)?

1	2	3	4	5	6	7
无上述表现						非常明显

7. 你孩子是否对进食某类食物有恶心、呕吐的现象?

1	2	3	4	5	6	7
从来没有						大多数时候有

8. 你孩子是否有嘴中含着食物但不吞咽的现象?

1	2	3	4	5	6	7
大多数时候						从来没有

9. 你孩子在进食时是否需要逗引或追着喂?

1	2	3	4	5	6	7
从来没有						大多数时候

10. 你强迫孩子进食吗?

1	2	3	4	5	6	7
大多数时候						从来没有

11. 你孩子的咀嚼(或吮吸)能力如何?

1	2	3	4	5	6	7
良好						非常差

续表

12. 你孩子的生长状况如何？

1	2	3	4	5	6	7
非常差						良好

13. 孩子的进食情况对你和孩子之间关系的影响如何？

1	2	3	4	5	6	7
非常消极						无影响

14. 孩子的进食情况对家庭成员之间关系的影响如何？

1	2	3	4	5	6	7
无影响						非常消极

其他情况：

五、父母对儿童喂养控制问卷（PCOCF）

（一）概述

父母对儿童喂养控制问卷（Parental Control Over Child Feeding，PCOCF）是由 Murashinma 等（2011 年）用来评估低收入家庭中母亲对儿童喂养的各种控制行为。

（二）内容与计分方法

该问卷由 24 个条目、7 个维度组成，即高度控制（high control），高度应变（high contingency），以孩子为中心的喂养（child-centered feeding），富营养食物的鼓励行为（nutrient-dense food encouraging practice），高能量食物的阻拦行为（energy-dense food discouraging practice），进餐期间的行为（mealtime behavior），进餐时间的安排（timing of meal）。

采用 Likert 5 级评分，从"从不"（计分"1"）到"一直"（计分"5"），其中有 8 个测量不良行为的条目采用反向计分，各个维度的分值为对应条目的平均分。

（三）信度效度分析

Murashinma 等在多种族、低收入的 3~5 岁儿童家长中（$n=330$）进行信效度检验，结果证实了 7 因子结构的合理性（Chi-square=330，df=228，$P<0.05$，CFI=0.942，RMSEA=0.037）和可接受的信度 Cronbach's α 为（0.59~0.79）。

重测信度 r 为（0.45~0.85）。临床应用研究表明高度控制与高度应变与孩子的 BMI 呈负相关（r 分别为 -0.14，-0.13，$P<0.05$），以孩子为中心的喂养，富营养食物的鼓励行为和进餐时间的安排与孩子营养摄入有显著相关性[r 分别为 0.20，0.26（$P<0.01$）；-0.12（$P<0.05$）]，高能量食物的阻拦行为与孩子能量摄入呈负相关（$r=-0.26$，$P<0.01$）。Murashinma 等在后续分析中，把家长的喂养控制行为分为直接控制（directive control）（高度控制与高度应变 2 个维度）和非直接控制（nondirective control）（其他 5 个维度）两类；在结构效度检验中，将就餐时间这个维度去除后，模型显示了较好的拟合度（$X^2=292$，df=179，$P<0.05$，CFI=0.927，RMSEA=0.044），且结构方程模型证实，孩子的体重水平与母亲的直接控制呈负相关，母亲的非直接控制与孩子摄入更多营养、更少摄入能量呈正相关，母亲的直接控制与孩子的食物摄入没有关联。PCOCF 在发展初始，研究者即对儿童喂养控制行为进行了较为宽泛的界定，这也使得该问卷更能真实反映父母对儿童喂养控制的多种行为（包括直接控制行为、间接控制行为和对饮食环境的控制）。

（四）原作者联系方式

Megumi Murashima：Department of Food Science and Human Nutrition，Michigan State University，204 GM Trout，East Lansing，MI 48824，E-mail：USAmurashi1@msu.edu。

（朱大乔）

六、学龄前儿童喂养问卷（PFQ）

（一）概述

学龄前儿童喂养问卷（Reschooler Feeding Questionnaire，PFQ）是由 Baughcum 等（2001 年）编制，用来评估学龄前儿童父母的喂养行为和信念，进而探索影响儿童肥胖的可能因素。

（二）内容与评分方法

该问卷由 8 个维度、32 个条目组成，采用 Likert 5 级评分（分值 0~4 分），其中有 1 个条目采用反向计分，各维度的分值为对应条目的平均分。

（三）信度效度分析

Baughcum 等在以白种人为主（占样本总体的 81%）的 2~5 岁儿童家长中（$n=634$）对 PFQ 进行信校度检验，结果提示该问卷 8 因子结构是合理的（可解释总变异量的 58%），8 个因子的 Cronbach's α 依次为：喂养困难（difficulty in child feeding）0.87，担心孩子过度进食或超重（concern about child overeating or being overweight）0.83，逼迫孩子多吃（pushing the child to eat more）0.70，用食物安抚孩子（using food to calm the child）0.68，担心孩子低体重（concern about child being underweight）0.69，孩子掌控的喂养关系（child's control of feeding interactions）0.50，喂养互动期间的结构（structure during feeding interactions）0.37，与年龄不相称的喂食（age-inappropriate feeding）0.18。

（四）临床应用

Baughcum 等的临床应用结果并未表明某个喂养方式与儿童超重有相关性，但是，在高收入和低收入的家长中，喂养行为却存在不同。考虑到受试者可能对 PFQ 条目的理解可能存在不一致，Jain 等（2004 年）围绕该问卷各个维度对 2~5 岁非裔美籍儿童的家长进行访谈，发现有 3 个维度（喂养困难、逼迫孩子多吃、用食物安抚孩子）的测评内容被受访者误解；这也就意味着这些维度所属条目需要加以修订，以便消除受试者的误解，并进一步提高该问卷的信效度。Setch 等（2007 年）将该问卷修订形成 9 个维度、31 个条目的西班牙语版本，应用在 235 名 1~5 岁儿童的父母中，发现其中 3 个维度的内部一致性信度不高；这可能是由于原始问卷并非针对西班牙语人群，使得受试者对条目的理解有别于英语语种国家的人群。

（五）原作者联系方式

BAUGHCUM：Department of Clinical and Health Psychology，University of Florida，Gainesville。

（朱大乔）

参 考 文 献

［1］BIRCH LL. Confirmatory factor analysis of the Child Feeding Questionnaire：a measure of parental attitudes，beliefs and practices about child feeding and obesity proneness［J］. Appetite，2001，36（3）：201-210.

［2］SHAN XY. Influence of Parents' Child-feeding Practices on Child's Weight Status among

Chinese Adolescents in Beijing〔D〕. Southern Illinois University at Carbondale, 2010, 212.

〔3〕DAVISON KK, BIRCH LL. Weight status, parent reaction, and self-concept in five-year-old girls〔J〕. Pediatrics, 2001, 107(1):46-53.

〔4〕FISHER JO. Parental influences on young girls' fruit and vegetable, micronutrient, and fat intakes〔J〕. J Am Diet Assoc, 2002, 102(1):58-64.

〔5〕GALLOWAY A T. "Finish your soup": Counterproductive effects of pressuring children to eat on intake and affect〔J〕. Appetite, 2006, 46(3):318-323.

〔6〕MURASHIMA M. Confirmatory factor analysis of a questionnaire measuring control in parental feeding practices in mothers of Head Start children〔J〕. Appetite, 2011, 56(3):594-601.

〔7〕BROWN KA. The role of parental control practices in explaining children's diet and BMI〔J〕. Appetite, 2008, 50(2-3):252-259.

〔8〕KRÖLLER K, WARSCHBURGER P. Associations between maternal feeding style and food intake of children with a higher risk for overweight〔J〕. Appetite, 2008, 51(1): 166-172.

〔9〕FARROW CV, Galloway AT, Fraser K. Sibling eating behaviours and differential child feeding practices reported by parents〔J〕. Appetite, 2009. 52(2):307-312.

〔10〕ANDERSON CB. Cross-cultural equivalence of feeding beliefs and practices: The psychometric properties of the child feeding questionnaire among Blacks and Hispanics〔J〕. Preventive Medicine, 2005, 41(2):521-531.

〔11〕POWERS SW. Maternal Feeding Strategies, Child Eating Behaviors, and Child BMI in Low-Income African-American Preschoolers〔J〕. Obesity, 2006, 14(11):2026-2033.

〔12〕BOLES RE. Confirmatory factor analysis of the Child Feeding Questionnaire among low-income African American families of preschool children〔J〕. Appetite, 2010, 54(2):402-405.

〔13〕MURASHIMA M. Feeding behaviors of low-income mothers: directive control relates to a lower BMI in children, and a nondirective control relates to a healthier diet in preschoolers〔J〕. The American Journal of Clinical Nutrition, 2012, 95(5):1031-1037.

〔14〕JOYCE JL, ZIMMER-GEMBECK MJ. Parent feeding restriction and child weight. The mediating role of child disinhibited eating and the moderating role of the parenting context〔J〕. Appetite, 2009, 52(3):726-734.

〔15〕KASEMSUP R, REICKS M. The relationship between maternal child-feeding practices and overweight in Hmong preschool children〔J〕. Ethn Dis, 2006, 16(1):187-93.

〔16〕POLAT S, ERCI B. Psychometric properties of the child feeding scale in Turkish mothers〔J〕. Asian Nursing Research, 2010, 4(3):111-121.

〔17〕HENNESSY E. Parent behavior and child weight status among a diverse group of underserved rural families〔J〕. Appetite, 2010, 54(2):369-377.

〔18〕HUGHES SO. Caregiver's Feeding Styles Questionnaire. Establishing cutoff points〔J〕. Appetite, 2012, 58(1):393-395.

〔19〕TOVAR A. Immigrating to the US: What Brazilian, Latin American and Haitian Women Have to Say About Changes to Their Lifestyle That May be Associated with Obesity〔J〕. Journal of Immigrant and Minority Health, 2013, 15(2):357-364.

第三节　育儿压力类量表

一、简式育儿压力问卷（PSI-SF）

（一）概述

简式育儿压力问卷（Parenting Stress Index-short Form, PSI-SF），是长型育儿压力问卷（Parental Stress Index）的缩版，由 Abidin 于 1990 年编制，由原来问卷的 120 题简化为 36 题。量表包含 3 个主

要维度。

1. 育儿愁苦（parental distress）　履行育儿角色时，由于父母个人的因素，造成对压力的愁苦感受。包括胜任感、角色限制、与配偶的冲突、缺乏社会支持、抑郁等。这个因素相当于长型育儿压力问卷中的父母领域。

2. 亲子互动失调（parent-child dysfunctional interaction）　在亲子互动中，父母觉得孩子与自己的期望相差甚远，且很少感受到孩子的回馈与增强，此时父母会感到失望，与孩子有距离、亲子关系失调。这个因素相当于长型育儿压力问卷中的父母领域与儿童领域，为互动领域。

3. 困难儿童（difficult child）　孩子拥有某些特质，导致父母困扰、担心，这些特质通常与气质类似，但也包括通过学习而来的行为，如适应能力、情绪、需求度、活动量及问题行为等问题。这个因素相当于长型育儿压力问卷中的儿童领域。

（二）量表的信效度

Abidin 对 PSI-SF 的验证是基于两个以白种人已婚母亲为主的样本，当时研究的对象为 3 个月~10 岁孩童的父母亲，平均年龄在 4 岁以下。研究发现，PSI-SF 和长型育儿压力问卷总分之间的相关性相当高（$r=0.87$）。2006 年 Haskett ME 等人以 185 名父母为样本，对 PSI-SF 量表的心理计量学特征进行了研究。因子分析显示有 2 个明显的因素涉及育儿愁苦和亲子互动失调。这两个量表在内部都是一致的，并且这些量表与父母的精神病理、父母对孩子适应的感知以及观察到的父母和孩子的行为相关。PSI-SF 量表得分与 1 年后父母对孩子行为的报告有关，而儿童压力分量表是父母虐待史的显著预测因子。

（三）临床应用情况及效果

PSI-SF 量表已成为衡量各种家庭和儿童（包括残疾儿童）育儿压力的最广泛使用的工具之一。除了在研究中广泛使用之外，PSI-SF 量表还被广泛用作识别需要咨询服务父母的临床工具，从而帮助他们进行家庭干预并帮助他们评估该计划。例如，Derguy C 等人验证患有 ASD（$n=370$）儿童的法国父母的 PSI-SF 的有效性，结果显示各维度呈中度相关，表现出良好的内部一致性。Akiko Tokunaga 等人采用 PSI-SF 量表对 83 名学龄前儿童父母所经历的养育压力与儿童行为特征之间的关系进行了研究，发现父亲的育儿压力与多动/注意力不集中显著相关，母亲的育儿压力与同伴关系问题和情绪症状显著相关。国内，耿岚，柯晓燕等人采用简式育儿压力问卷（中文版）对随机抽取的 420 组南京市的 6 个月婴儿及其母亲进行调查并比较分析。结果发现母亲的文化程度与育儿压力呈负相关，婴儿的性别、家庭收入及母亲年龄与母亲的育儿压力差异无统计学意义。刘维韦等采用 PSI-SF 量表探讨二孩儿童母亲的育儿压力状况及相关因素，为制定降低儿童母亲育儿压力的决策措施提供科学依据。

（四）量表使用注意事项

量表适用人群为：3 个月~10 岁孩童的父母亲。量表包含 3 个因子，分别是：育儿愁苦（1~12 题）；亲子互动失调（13~24 题）；困难儿童（25~36 题）。采用 5 分制记分方法，从非常同意~非常不同意 5 个程度。记分方向为反向，分别给予 5、4、3、2、1 分。得分越高，代表其育儿压力越大。总分等于及高于百分等级 90 和低于百分等级 15 的母亲分别被认为是高压力人群和低压力人群。

（肖　婷　柯晓燕）

参 考 文 献

［1］LUO J, WANG MC, GAO Y, et al.Refining the Parenting Stress Index-Short Form（PSI-SF）in Chinese Parents［J］.Assessment, 2021, 28（2）:551-566.

［2］DERGUY C, LOYAL D, DEVOUCHE E, et al.Should we use the Parental Stress Index-Short Form in parents of children with ASD？A French validation study［J］.Res Dev Disabil, 2020,

104：103716.

［3］刘维韦,付路,葛晓云,等.二孩儿童母亲的育儿压力状况及相关因素［J］.中国心理卫生杂志,2020,34(03):224-228.

［4］TOKUNAGA A,IWANAGA R,YAMANISHI Y,et al.Relationship between parenting stress and children's behavioral characteristics in Japan［J］.Pediatr Int,2019,61(7):652-657.

［5］BARROSO N E.Psychometric properties of the Parenting Stress Index-Short Form(PSI-SF)in a high-risk sample of mothers and their infants［J］.Psychol Assess,2016,28(10):1331-1335.

［6］耿岚,柯晓燕,薛晴,等.婴儿母亲育儿压力及相关影响因素分析［J］.中国医学文摘儿科学杂志,2008,27(6):457-459.

简式育儿压力问卷

指导语: 下列表格中列出了您可能会有的感受,您觉得这些说法是否符合您自己的情况,您是否同意? 请在最符合您情况的选项上画圈。请仔细回答每一个问题,不要漏选。谢谢!

项目	非常不同意	不同意	不肯定	同意	非常同意
1. 我常常觉得自己不太能处理好事情	1	2	3	4	5
2. 我发现自己为了孩子的需求,放弃自己的生活比我想象得更多	1	2	3	4	5
3. 我觉得做父母的责任把我束缚住了	1	2	3	4	5
4. 自从我有了这孩子,我没办法尝试新的事情	1	2	3	4	5
5. 自从我有了这孩子,我觉得我几乎没办法做我喜欢做的事情	1	2	3	4	5
6. 我对我自己最后一次买给自己的衣服不满意	1	2	3	4	5
7. 我在烦恼我生活里的好几件事情	1	2	3	4	5
8. 有了这孩子,我和我爱人的关系增添了比我想象的多得多的问题	1	2	3	4	5
9. 我觉得孤单,没有朋友	1	2	3	4	5
10. 当我参加聚会的时候,我通常不期待会玩得开心	1	2	3	4	5
11. 我不像以前那么对别人有兴趣了	1	2	3	4	5
12. 我不喜欢以前喜欢的事情了	1	2	3	4	5
13. 我的孩子难得做让我高兴的事情	1	2	3	4	5
14. 很多时候我觉得我的孩子不喜欢我,也不想亲近我	1	2	3	4	5
15. 我的孩子对我笑的时候比我想象的少得多	1	2	3	4	5
16. 当我为我的孩子做事的时候,我觉得没有人欣赏和感激我所做的一切	1	2	3	4	5
17. 在玩的时候,我的孩子不会经常咯咯地笑或者大笑	1	2	3	4	5
18. 我的孩子学东西不像大多数孩子那么快	1	2	3	4	5
19. 我的孩子笑得没有大多数孩子那么多	1	2	3	4	5
20. 我的孩子能做的事情没有我期望的多	1	2	3	4	5
21. 要让我孩子习惯新的东西,要花很多时间而且非常困难	1	2	3	4	5
22. 我觉得我:(请按照下面的选项,选择)	1	2	3	4	5

    (1) 不太会做人父/母

    (2) 一个做人父/母有困难的人

    (3) 一个一般的父/母

    (4) 一个比一般更好点的父/母

    (5) 一个非常好的父/母

项目	非常 不同意	不同意	不肯定	同意	非常 同意
23. 我希望我会对我的孩子有比现在更亲近和更温暖的感觉,这点现在很困扰我	1	2	3	4	5
24. 有的时候我的孩子故意做一些事情来烦我	1	2	3	4	5
25. 我的孩子似乎哭闹的次数比大多数孩子多	1	2	3	4	5
26. 我的孩子通常醒来时都心情不好	1	2	3	4	5
27. 我觉得我的孩子情绪不稳定而且很容易不开心	1	2	3	4	5
28. 我的孩子做的一些事情实在让我很烦恼	1	2	3	4	5
29. 当我的孩子遇到不喜欢的人或事,反应很强烈	1	2	3	4	5
30. 我的孩子会很容易因为微不足道的小事生气,不开心	1	2	3	4	5
31. 让我的孩子按时睡觉或吃饭比我预想的更难	1	2	3	4	5
32. 我发现让我孩子做某些事情或者停止做某些事情(请按照下面的选项,选择) (1)比我预想的难很多 (2)比我预想的难 (3)跟我预想的差不多 (4)比我预想的简单 (5)比我预想的简单得多	1	2	3	4	5

项目	10件或 10件 以上	8~9 件	6~7 件	4~5 件	1~3 件
33. 仔细想一想,数一数,您孩子做的让您很烦心的事情。例如:不听话,好动,哭闹,干扰,打架等(请选择右面的数字)	1	2	3	4	5
34. 有些事情我孩子做得实在让我觉得烦恼	1	2	3	4	5
35. 我孩子的问题比我预想的多	1	2	3	4	5
36. 我的孩子对我的要求比大多数孩子更多	1	2	3	4	5

二、父母育儿压力问卷(PSI)

(一)概述

父母育儿压力(parenting stress,PSI)是指父母在履行父母角色及亲子互动的过程中产生的困难、焦虑、紧张等压力感。父母育儿压力早在 20 世纪 70—80 年代就得到学者的广泛关注,且测量父母育儿压力的方法也有了一定程度的发展,Abidin 将有关子女教养与管教的压力从家庭生活中分离出来,并依据自己的临床经验及多位学者的相关研究,整合父母教养角色的不同变项,建构了父母育儿压力模型(parenting stress model)并发展了这一父母育儿压力量表(Parenting Stress Index,简称 PSI),PSI 是目前为止使用最广泛的一个测量工具。

PSI 最早由 Burke 和 Abidin 于 1980 年在亲子关系理论基础上研制而成,量表的研制主要是为了筛查和诊断父母亲养育孩子压力的大小和程度,旨在尽早识别孩子在生长发育过程中出现的各种问题。Abidin 等人在相关文献和临床经验的基础上,依据亲子关系理论,形成最初的量表,并经六个亲子关系理论的专家进行了专家评议,形成最初的 PSI 量表,包含有 150 个条目,量表主要从孩子的特质(child characteristics)、母亲的特质(mother characteristics)及环境方面压力(situational/demographic variables)3 方面来探寻父母养育压力的来源。后来作者对本量表进行了持续的改版和优化,适用范围也由最初的 4 岁以下幼儿扩大到 12 岁以下的儿童。

(二) PSI 的结构和内容

1. PSI 第 3 版　作者将量表由最初的 150 个条目缩减至 120 个条目,并正式采用了 5 级评分法,在此版本中作者将量表的最终计算分为 17 项评分,其中包括 7 项儿童特质得分(child domain scores)、8 项父母亲特质得分(parent domain scores)、一项总压力得分(total stress score)及可选填的一项生活压力分(life stress score)。

2. PSI 第 4 版　量表仍为 120 个条目,但作者对量表结构进行了重新划分,主要包括孩子特质(child domains,47 个条目)和父母特质(parent domains,54 个条目)两个方面,这两个方面结合形成总的压力量表,另外还有一个方面是不因养育孩子所引起的生活压力(life stress,19 个条目)。

(1) 孩子特质:主要是指孩子拥有某些特质使父母担心、困扰或精疲力竭,亲子互动过程中,父母对孩子行为表现的评价也会影响父母对孩子的期望,进而影响父母的压力感受,细分为 6 个方面:适应性(adaptability)、多动性/分心(hyperactivity/distractibility)、要求(demandingness)、性绪(mood)、可接纳性(acceptability)、对父母的增强(reinforces for parent)。

(2) 父母特质:指父母在履行角色时本身的人格特质及情境因素都会影响父母的压力感受,细分为 7 个方面:忧郁(depression)、胜任感(sense of competence)、和孩子的依附(attachment)、角色限制(restriction of role)、社交孤离(social isolation)、夫妻关系(relationship with spouse)、自身健康状况(parent health)。

两个部分均采用五级评分法,从"非常同意"到"非常不同意"分为五个等级。而生活压力部分采用是非题格式。

(3) 不因养育孩子所引起的生活压力。

(三) PSI 的信度与效度

评估受测试者在过去一年中有无发生重大生活压力事件。此版本通过对 534 位母亲和 522 位父亲进行测评,结果得出,量表两大方面及总压力得分的内部一致性系数均达 0.96 以上,间隔 3 周后孩子特质和父母特质两个主要方面的重测信度分别为 0.82 和 0.71,儿童特质各分量表的内部一致性系数在 0.78~0.88 之间,重测信度在 0.55~0.82 之间;父母特质各分量表的内部一致性系数在 0.75~0.87 之间,重测信度在 0.69~0.91 之间;总压力得分的重测信度在 0.65~0.96 之间。

因素分析结果也表明量表效度良好,且量表的多国翻译版本的信效度测评均得到良好的结果,本次分析作者还得出本量表总得分的正常范围是 175~245 分,大致是得分排序的 10%~75%,总得分及各方面得分的高低,能为干预措施提供很好地借鉴,若儿童特质部分得分高,则儿童特质是引起父母压力的主要原因,应对孩子进行适当的干预,而若儿童本身是缺陷儿童,则孩子特质方面的得分肯定会高于父母特质得分,而当两方面得分均极高时,则可能是孩子极度活跃。

学者 Tam KK 于 1994 年将 PSI 第 6 版翻译成中文,并对中国香港 248 位母亲进行测评,结果显示中文版 PSI 具有良好的信效度,整个量表的内部一致性 Cronbach's α 系数为 0.93,父母特质和孩子特质的克龙巴赫 α 系数分别为 0.85 和 0.91。

(四) 简量表 PSI-SF 应用研究

由于本量表为 1 个长量表,作者应临床医生及相关研究者的要求,于 1995 年在原有长量表因素分析结果的基础上从原有的 3 个部分分别抽出 12 个条目简化形成了 1 个仅包含 36 个条目的简量表 PSI-SF(Parenting Stress Index-Short Form),形成 3 个新的维度:育儿愁苦(Parental Distress)、亲子互动失调(Parent-Child Dysfunctional)、困难儿童(Difficult Child),每个维度含 12 个条目。

量表也采用 5 级评分法,1~5 分别表示"非常不同意""不同意""不确定""同意"和"非常同意",总分值 36~180 分,得分越高表明压力越大。

1. 育儿愁苦维度 反映了父母对育儿能力、与配偶间冲突处理、社会支持及其他生活压力几个方面的观点。

2. 亲子互动失调维度 评估的是父母对孩子不能满足期望及与孩子间不能良好互动时的态度。

3. 困难儿童维度 调查的是父母对孩子情绪化、抵触及不合作时的反应;量表可用于基础医疗服务者对相关家庭的随访,也可用在学校、心理诊所及相关研究中。

PSI-SF 问世后信效度经严格检验,Abidin 以 4 岁以下儿童已婚白种人母亲作为样本测得长量表与短量表总分相关系数达 0.87。Reitman 等人对 196 名 3~5 岁儿童的母亲应用本量表进行测评,得出总量表内部一致性为 0.95,3 个维度内部一致性系数均达 0.88~0.89,且模型适配指数良好。PSI-SF 中文版也已运用于中国人群的研究,Yeh 等人以长量表的中文版为基准,对简版量表进行适当修改和调整以符合中国台湾文化后,对中国台湾 149 位父母亲进行测评,结果表明,量表具有良好的信效度,育儿愁苦、亲子互动失调、困难儿童 3 个维度内部一致性系数分别为 0.87、0.88、0.79,模型适配指数虽未达到完美适配,但各项系数均良好。目前为止,国内也已有许多学者采用此简版量表对父母育儿压力进行测量,信效均良好。此外,本量表还被国内外许多学者用于调查患有孤独症、自闭症、癌症及 NICU 等患儿父母压力的调查,且经检验或适当调整后,本量表亦适用于此类人群。

国内有关父母育儿压力的相关议题在 2007 年以前并未受到学者关注,但到近几年,此议题的研究在逐渐增多,这与日益严重的家庭问题、亲子困扰、家庭暴力等引发的社会问题有关。这说明,在家庭结构与生活内涵日趋多元化之际,较多的研究者有兴趣投入此领域的研究,试图去探究在不同情境中的现代父母对于育儿压力的感受程度,以及可能有关的影响因素。本量表可以为此领域的研究提供一个良好的工具,但其在国内各类型受试者中的应用仍需进一步验证。

(王媛婕)

参 考 文 献

[1] ABIDIN RR. Parenting Stress Index-professional manual [M]. 3rd ed. Lutz,FL:Psychological Assessment Resource,1995.

[2] ABIDIN RR. Parenting stress index:A measure of the parent-child system [M]. In C.P. Zalaquett & R.J. Wood,Evaluating stress:A book of resources. Lanham,MD:Scarecrow Press, Inc,1997:277-291.

[3] SOLIS ML,ABIDIN RR. The Spanish version Parenting Stress Index:a psychometric study [J]. Journal of Clinical Child Psychology,1991,20(4):372.

[4] LOYD BH,ABIDIN RR. Revision of the Parenting Stress Index [J]. Journal of Pediatric Psychology,1985,10(2):167-171.

[5] TAM KK,CHAN Y,WONG CM. Validation of the parenting stress index among Chinese mothers in Hong Kong [M].Journal of Community psychology,1994.

[6] REITMAN D,CURRIER RO,Stickle TR. A critical evaluation of the Parenting Stress Index-Short Form(PSI-SF)in a Head Start Population [J]. Journal of Clinical Child and Adolescent Psychology,2002,31(3):384-386.

[7] YEH CH,CHEN ML,LI W,et al. The Chinese version of the Parenting Stress Index:a psychometric study [J]. Acta Paediatrica,2001,90(12):1470-1476.